主编
Anne M. Gilroy
Brian R. MacPherson
Jamie C. Wikenheiser

编者
Michael Schuenke
Erik Schulte
Udo Schumacher

绘图
Markus Voll
Karl Wesker

ATLAS OF ANATOMY
4th Edition

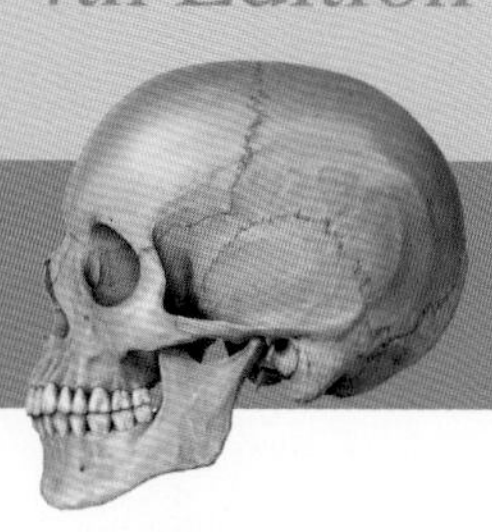

人体解剖学图谱

主译
欧阳钧

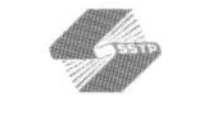

上海科学技术出版社

图书在版编目（CIP）数据

人体解剖学图谱 / （美）安妮·M. 吉尔罗伊等主编 ；欧阳钧主译. -- 上海 ：上海科学技术出版社，2023.9
书名原文：Atlas of Anatomy(Fourth Edition)
ISBN 978-7-5478-6073-1

Ⅰ. ①人… Ⅱ. ①安… ②欧… Ⅲ. ①人体解剖学—图谱 Ⅳ. ①R322-64

中国国家版本馆CIP数据核字(2023)第020214号

Original title: Atlas of Anatomy, 4/e, edited by Anne M. Gilroy, Brian R. MacPherson, Jamie C. Wikenheiser. Based on the work of Michael Schuenke, Erik Schulte, Udo Schumacher. Illustrations by Markus Voll and Karl Wesker.

上海市版权局著作权合同登记号 图字：09-2020-969号

人体解剖学图谱

主编 Anne M. Gilroy Brian R. MacPherson Jamie C. Wikenheiser

编者 Michael Schuenke Erik Schulte Udo Schumacher

绘图 Markus Voll Karl Wesker

主译 欧阳钧

上海世纪出版（集团）有限公司
上 海 科 学 技 术 出 版 社 出版、发行
（上海市闵行区号景路 159 弄 A 座 9F－10F）
邮政编码 201101 www.sstp.cn
山东韵杰文化科技有限公司印刷
开本 889×1194 1/16 印张 45
字数：1 458 千字
2023 年 9 月第 1 版 2023 年 9 月第 1 次印刷
ISBN 978-7-5478-6073-1/R·2704
定价：498.00 元

内容提要

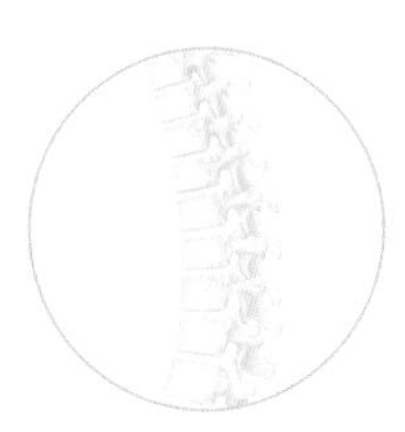

《人体解剖学图谱》是由德国 Thieme 出版社出版的优秀解剖学图谱，是基于三卷本 *Thieme Atlas of Anatomy* 的又一经典之作。与国内外其他解剖图谱相比，本书的优点主要集中在以下几方面。①图文并茂：2 000 余幅图片与简洁的文字说明融为一体，超出了传统图谱的范畴，能起到解剖教科书的作用。②呈现方式独特：每个对开面为一个单元，详细介绍一个部位的解剖结构；除了精美的插图与文字说明外，还配有大量总结关键知识和信息的表格，这种教学呈现方式是独特的。③紧密结合临床：书中概括的“临床要点”及提供的大量影像学资料，能方便读者紧密联系临床实践。④与时俱进：本书紧跟医学概念、术语和诊疗技术的发展，较前一版新增了 120 多幅插图和影像学图片，并对部分内容进行了重新组织和编写。因此，本书弥补了国内教材或图谱的不足，便于医学生早期接触临床知识，提高学习兴趣。同时，本书也可供临床医师、解剖学教师以及对人体解剖感兴趣的读者阅读与参考。

献 词

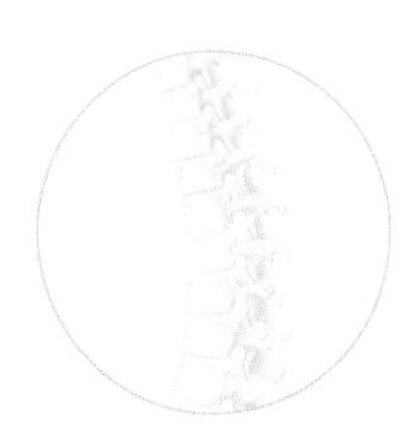

献给我的学生们，他们在全国各地从事着不同的专业工作，献身服务于为无数人更好生活的医疗事业，他们的同理心和善良鼓舞着我。我为有机会陪伴他们同行一段人生旅程而感恩。

同样献给 Colin 和 Bryan。

——Anne M. Gilroy

献给我的朋友和导师 Ken McFadden 博士，他指导了我早期的大体解剖学训练，是一位卓越的教学楷模。过去 40 多年来我所教过的成千上万的学生给予我许多建议，在此表示深深的感谢，是你们使我成为更好的老师。 然而，倘若没有已故妻子 Cynthia Long 的坚定支持、帮助和鼓励，我不可能获得如今的成就。

——Brian R. MacPherson

献给我的妻子 Jen 和我的儿子 Quinn。

——Jamie C. Wikenheiser

译者名单

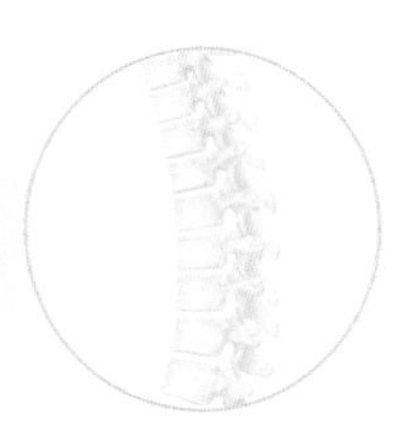

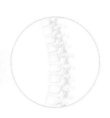

主　译　欧阳钧

译　者　（按姓氏汉语拼音排序）

毕振宇　戴景兴　樊庭宇　冯雁婷

江春宇　李庆涛　李时祺　彭　彦

钱　蕾　孙培栋　王乙琲　杨　洋

杨宇超

编者名单

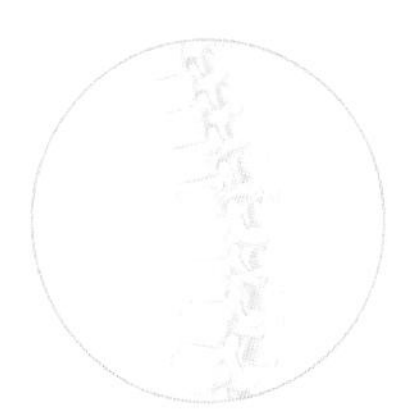

主编

Anne M. Gilroy, MA

Professor Emeritus
Department of Radiology
University of Massachusetts Medical School
Worcester, Massachusetts

Brian R. MacPherson, PhD

Professor and Vice Chair
Department of Neuroscience
University of Kentucky College of Medicine
Lexington, Kentucky

Jamie C. Wikenheiser, PhD

Associate Professor
Department of Anatomy and Neurobiology
UC Irvine School of Medicine
Irvine, California

编者

Michael Schuenke, MD, PhD

Institute of Anatomy
Christian Albrechts University Kiel
Kiel, Germany

Erik Schulte, MD

Department of Functional and Clinical Anatomy
University Medicine
Johannes Gutenberg University
Mainz, Germany

Udo Schumacher, MD, FRCPath, CBiol, FSB, DSc

Institute of Anatomy and Experimental Morphology
Center for Experimental Medicine
University Cancer Center
University Medical Center Hamburg-Eppendorf
Hamburg, Germany

绘图

Markus Voll

Karl Wesker

中文版前言

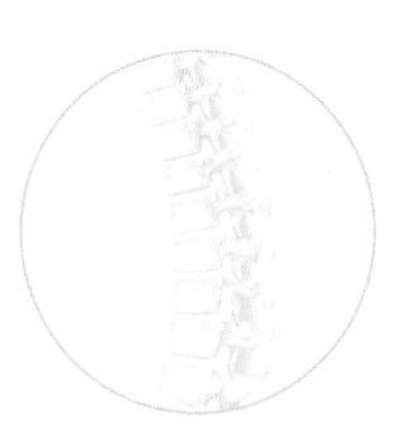

Thieme出版社的《人体解剖学图谱》原著第4版的中文译本终于面世了，若不是新冠疫情的原因，这部享誉全球的图谱应该会更早地呈现在您的面前。虽然这是一份姗姗来迟的礼物，但是一定不会令您失望。

人体的结构虽然千年不变，但是人体解剖学却是一门持续发展的学科。随着新的概念、术语、诊疗技术的发展，解剖学图谱的更新对于医学生而言就显得更为重要。

原著第4版的一个重要改进是每篇增加了近30个新的临床要点，且大部分都附有插图。这些要点涉及人体功能学、病理学、解剖学变异、临床处置、诊断技术、胚胎发育和衰老等知识，充分体现了引导学生尽早接触临床知识的重要性，是一个非常实用且效果良好的尝试。

原著第4版的另一个特点是在每篇的"断层解剖学和放射解剖学"一章中做了充分的扩展，增补了40多幅MRI和CT图像，同时每一幅断层图像都配有定位图，主要断面也配有断层图片对照，极大地方便了断层解剖学的学习。原著作者还以重新组织和编写内容及增加栏目等方式修订了许多表格，通过内容列表和增加120多幅新的插图和影像学图片，改善了全书的布局。特别是对于解剖学的重点和难点，如腹膜、腹股沟、会阴结构等内容，都增加了新的图片和表格。

Thieme出版社的《人体解剖学图谱》是我最喜欢的单卷本解剖图谱，希望它成为您学习人体解剖学的好助手。

欧阳钧

2023年3月1日

英文版序

基于图片及编排方式这两个因素而言，我个人认为这是一卷从未有过的单卷本解剖图谱。

Markus Voll 和 Karl Wesker 两位艺术家为解剖学艺术创建了一个新的标准。他们在画作中独具匠心的透视处理和通透的光影表现，使读者对每一个结构都能有准确的三维理解。

作者按照学生在头脑中建立人体结构所需要的信息顺序编排图谱。每个对开面所呈现的图谱就是一堂独立的课，不经意间将老师丰富的经验和深思熟虑的指导带给您。我真心希望自己在学生时代能有这样一本图谱。

Robert D. Acland (1941—2016)

Louisville，Kentucky

2015 年 12 月

英文版前言

在这部刚刚出版的第 4 版《人体解剖学图谱》中，我们很自豪地认为自己尽最大努力呈现了清晰、准确的人体解剖学故事。在第 4 版的编写中，来自加州大学尔湾分校的 Jamie C. Wikenheiser 博士作为合著者加入了我们。Jamie 对解剖学的热爱，对细节的关注，以及对各层级解剖学课程的丰富教学经验，使他成为图谱编辑团队的优秀成员，并将继续助力这本图谱后续的更新和再版。

与以前的版本一样，我们已竭尽全力回应全球读者的要求、建议和批评。一如既往，我们认为解剖学是一门持续发展的学科。随着概念和术语的发展，我们有责任传承和保持图谱在这些方面的更新。因此，此版的首要任务是对概念和术语进行更新，并进一步梳理图谱中已有的材料。其中，我们对自主神经支配示意图做出了重大修订，现在的图进行了统一设计，以清楚地区分交感神经和副交感神经及节前和节后纤维。我们通过重新组织和编写内容及增加栏目的方式，修订了许多表格。第 3 版在每篇增加了“断层解剖学和放射解剖学”，第 4 版在此基础上又新增了 40 多幅 MRI 和 CT 图像。现在，整本图谱的断层图像都附有新的定位图。

此版图谱的另一个重点是提供了更多基于示意图的信息，以阐述复杂的解剖学概念，其中包括补充了新原理图，扩增了原图的图解，特别是在每篇中增加了近 30 个新的临床要点（大部分带有插图）。这些要点关注了功能学、病理学、解剖学变异、临床处置、诊断技术、胚胎发育和衰老等方面的内容。

我们继续尝试通过更好地组织章节内容和新增图片来使解剖学上的难点更容易理解。在此版本中，我们保留了前一版中广受欢迎的跨页设计，同时也通过将内容列表及添加 120 多幅新插图和影像图片的方式，尽力改善全书的布局。读者会注意到此版本的两个主要变化。在“腹部”篇及“骨盆和会阴”篇中，重点放在了腹膜、肠系膜和腹膜间隙。腹股沟区是学生的一个学习难点，我们增加了新图片和表格；会

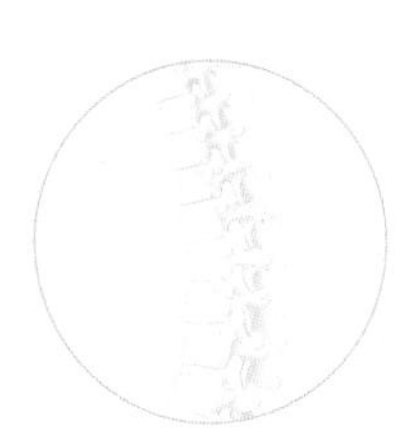

阴结构也同样有新的和修订的图片。“头颈部”篇是另一个主要修订的部分。为了使本图谱与解剖学课程中的教学方式保持一致，我们将颈部的章节放在头部的章节之前，并且增加了新的解剖图。学生将欣赏到诸如海绵窦、翼腭窝、颞下窝、口腔和鼻腔等区域的重新编排后的清晰图像。最后，我们也扩展了大脑和神经系统章节的概述。

我们一如既往地感谢许多同事和审阅者的贡献，他们对早期版本提供了重要的反馈意见，提醒我们注意错误和歧义，并分享了建议，提供了新的资料。

我们深知，尽管我们的努力很重要，但这只是使这本图谱最终成型的一部分工作。Thieme 出版社的团队在这个过程中一直鼓励和支持我们。我们向最重要的贡献者致以深深的谢意：感谢策划编辑 Judith Tomat、营销编辑 Delia DeTurris 和生产经理 Barbara Chernow 博士在其各自领域的专业知识和奉献精神，以及给予我们能出色完成本书编撰工作的信心和鼓励。

Anne M. Gilroy
Worcester, Massachusetts

Brian R. MacPherson
Lexington, Kentucky

Jamie C. Wikenheiser
Irvine, California

2019 年 12 月

英文版初版前言

Thieme Atlas of Anatomy 三卷系列的图片具有非凡的细节，准确而美观，令我们每一位作者惊叹并折服。我们认为这些图片是对过去 50 年来解剖学教育最重要的补充之一。我们希望利用这些卓越的图片，为好奇且渴望学习的医学生们创作一册简明的单卷人体解剖图谱。

我们遇到的第一个挑战是在大量的图片中选择最便于学生理解和老师教学的解剖图。一路走来，我们始终认为创作一册单卷图谱并不仅仅是从原系列中选择图片，还需要确保每一幅图在传递大量细节的同时，兼顾整体呈现和引线标注的干净、易读。因此，我们重新绘制或修订了数百幅图片以适应新图谱的要求。此外，在需要丰富内容的章节增加了关键的示意图和简要的小结、表格，增加了几十幅放射解剖学图片和重要的临床要点。另外，表面解剖图均配有问题，设计的问题引导学生注意与体格检查最相关的解剖学细节。这些要素均按照局部顺序编排，以促进学生对整体解剖的了解。在每个局部，先按系统显示不同结构，然后是将各系统联系起来的局部解剖学图片。所有这一切均采用了临床的角度来观察解剖结构。独特的对开页图设计可以充分展示主题并吸引读者。

我们解剖学课程的教学经验加起来有近 100 年，我们希望凭借这些努力能够创作出一本全面且易于使用的参考书。

我们要感谢 Thieme 出版社的工作人员，他们非常专业地推动了这项工作。我们衷心感谢教育产品的编辑主任 Cathrin E. Schulz 博士，她总是和蔼地提醒我们截止日期，并在出现问题时提供帮助。更重要的是，她总是鼓励、帮助我们，并称赞我们的努力。

我们对策划编辑 Bridget Queenan 致以特别的感谢，她在信息的可视化和直观性方面的非凡天赋为这本图谱的内容呈现提供了帮助。我们特别感谢她能够抓住许多

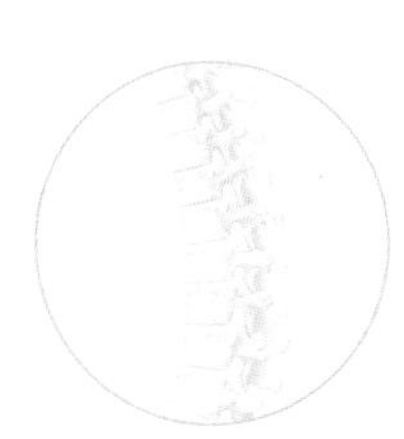

细节，并且总是耐心地回应我们改变图片和标注的要求。

诚挚地感谢高级制作编辑 Elsie Starbecker, 她仔细而快速地制作了图谱的 2 200 多张图片。最后，要感谢策划编辑 Rebecca McTavish 在校对阶段加入团队。他们辛勤的工作使得这本书得以面世。

Anne M. Gilroy
Worcester，Massachusetts

Brian R. MacPherson
Lexington，Kentucky

Lawrence M. Ross
Houston，Texas

2008 年 3 月

致 谢

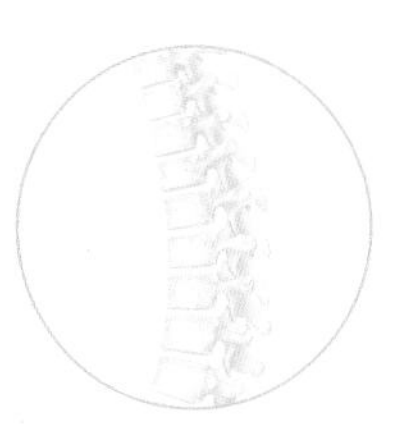

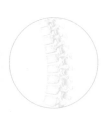

衷心感谢经典的优秀图谱 *Thieme Atlas of Anatomy* 三卷系列的作者 Michael Schuenke、Erik Schulte 和 Udo Schumacher，以及绘图者 Karl Wesker 和 Marcus Voll，他们为图谱辛勤工作多年。

感谢众多的师生们，你们告知我们作品的长处，也让我们关注到错误、歧义和新信息，并建议我们怎样更有效地描述一个主题。你们的建议结合我们利用图谱进行解剖教学的经验，为这一版图谱的修订提供了指导。

再次诚挚地感谢以下第一版顾问委员会成员的贡献。

- Jennifer Brueckner-Collins，PhD
  University of Louisville School of Medicine
  Louisville，Kentucky

- Jennifer Carr，PhD
  Salem State University
  Salem，Massachusetts

- C. Cem Denk，MD，PhD
  Hacettepe University
  Faculty of Medicine
  Ankara，Turkey

- Gary J. Farkas，PhD
  University of California，San Francisco School of Medicine
  San Francisco，California

- Derek Harmon，PhD
  University of California，San Francisco School of Medicine
  San Francisco，California

- Lindsey Kent（Class of 2020）
  West Virginia School of Osteopathic Medicine
  Lewisburg，West Virginia

- Barbie Klein，PhD
  University of California，San Francisco School of Medicine
  San Francisco，California

- Nancy Lin（Class of 2021）
  CUNY School of Medicine
  New York，New York

- Luís Otávio Carvalho de Moraes，PhD
  Federal University of São Paulo
  São Paulo，Brazil

- F. Baker Mills IV，MS（Class of 2021）
  University of South Carolina School of Medicine
  Columbia，South Carolina

- Stephen M. Novak，MD，JD
  Harvard University
  Cambridge，Massachusetts

- Joy R. Patel（Class of 2021）
  NYIT College of Osteopathic Medicine
  Old Westbury，New York

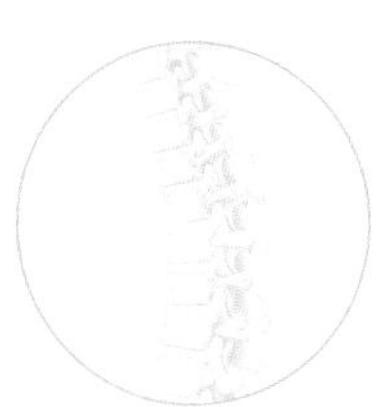

- Paisley Lynae Pauli, MHA(Class of 2021)
  University of the Incarnate Word
  School of Osteopathic Medicine
  San Antonio, Texas

- Guenevere Rae, MS, PhD
  Tulane University School of Medicine
  New Orleans, Louisiana

- Sherese Richards, MD
  The College of St. Scholastica
  Duluth, Minnesota

- William J. Swartz, PhD
  LSU Health Sciences Center
  New Orleans, Louisiana

目 录

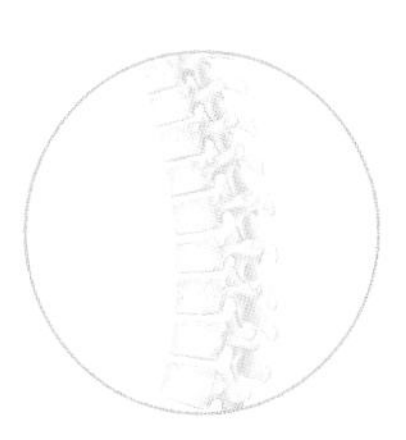

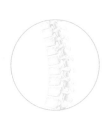

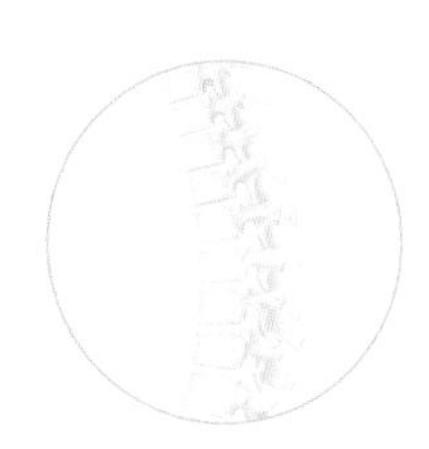

第 4 篇　骨盆和会阴 ...227

第 5 篇　上肢 ...293

第 6 篇　下肢 ...407

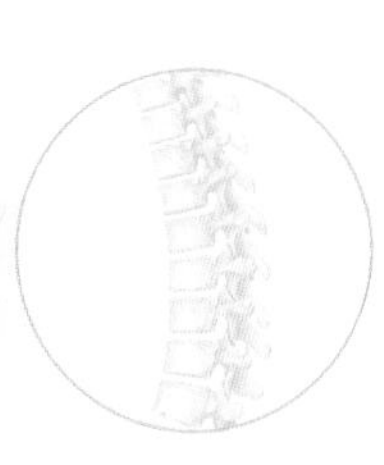

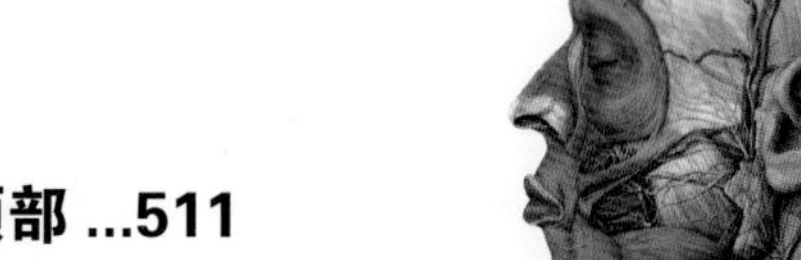

第 7 篇　头颈部 ...511

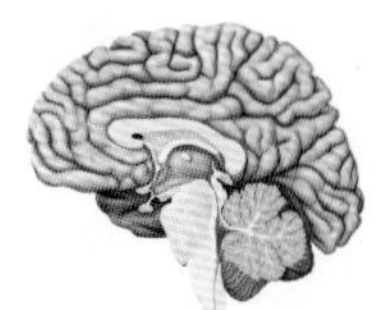

第 8 篇　脑和神经系统 ...673

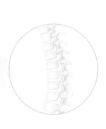

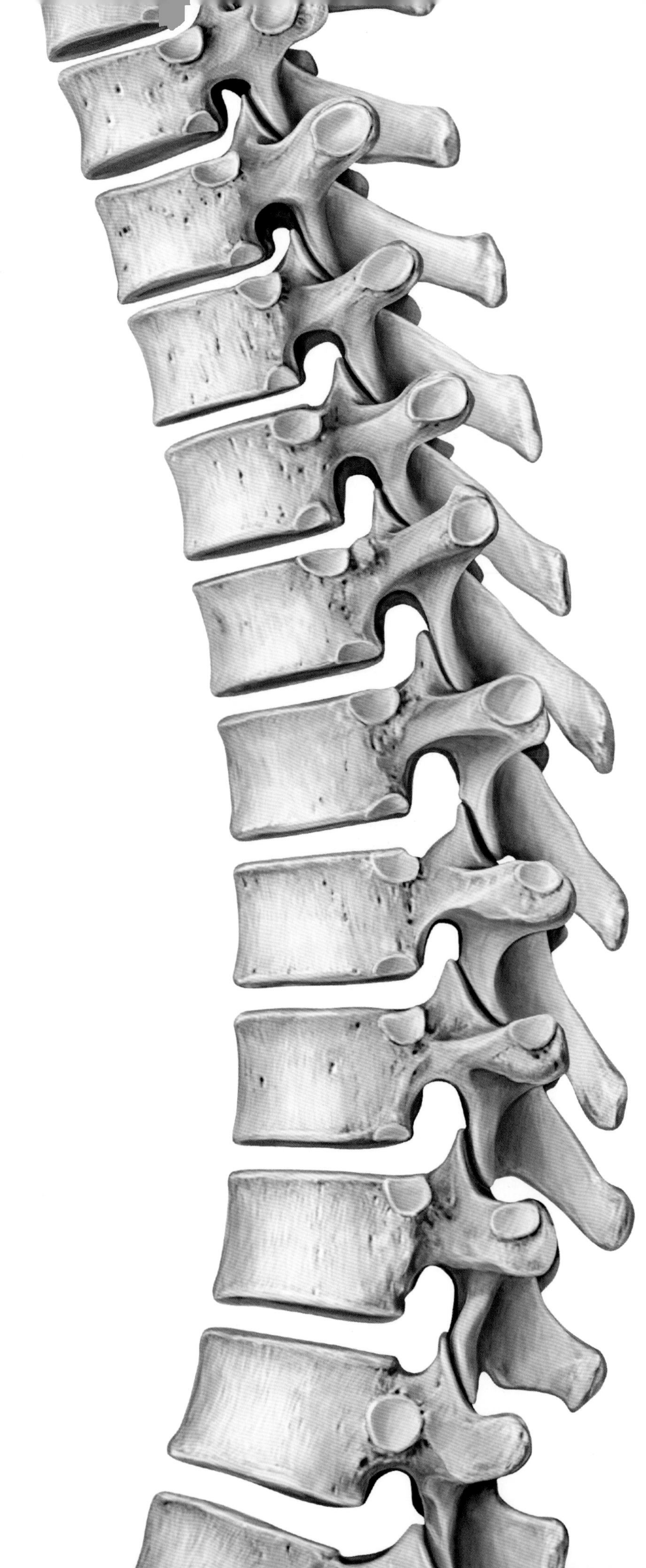

第 1 篇　背 部

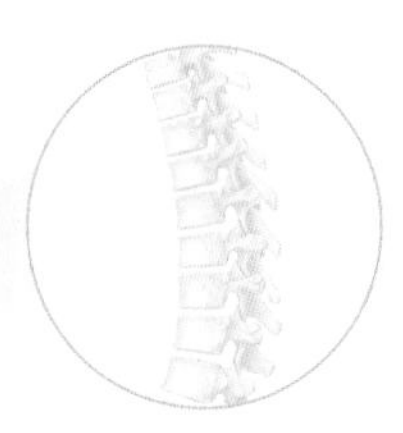

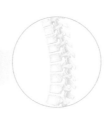

第 1 章　表面解剖

表面解剖

图 1.1　背部可触及的结构

后面观。

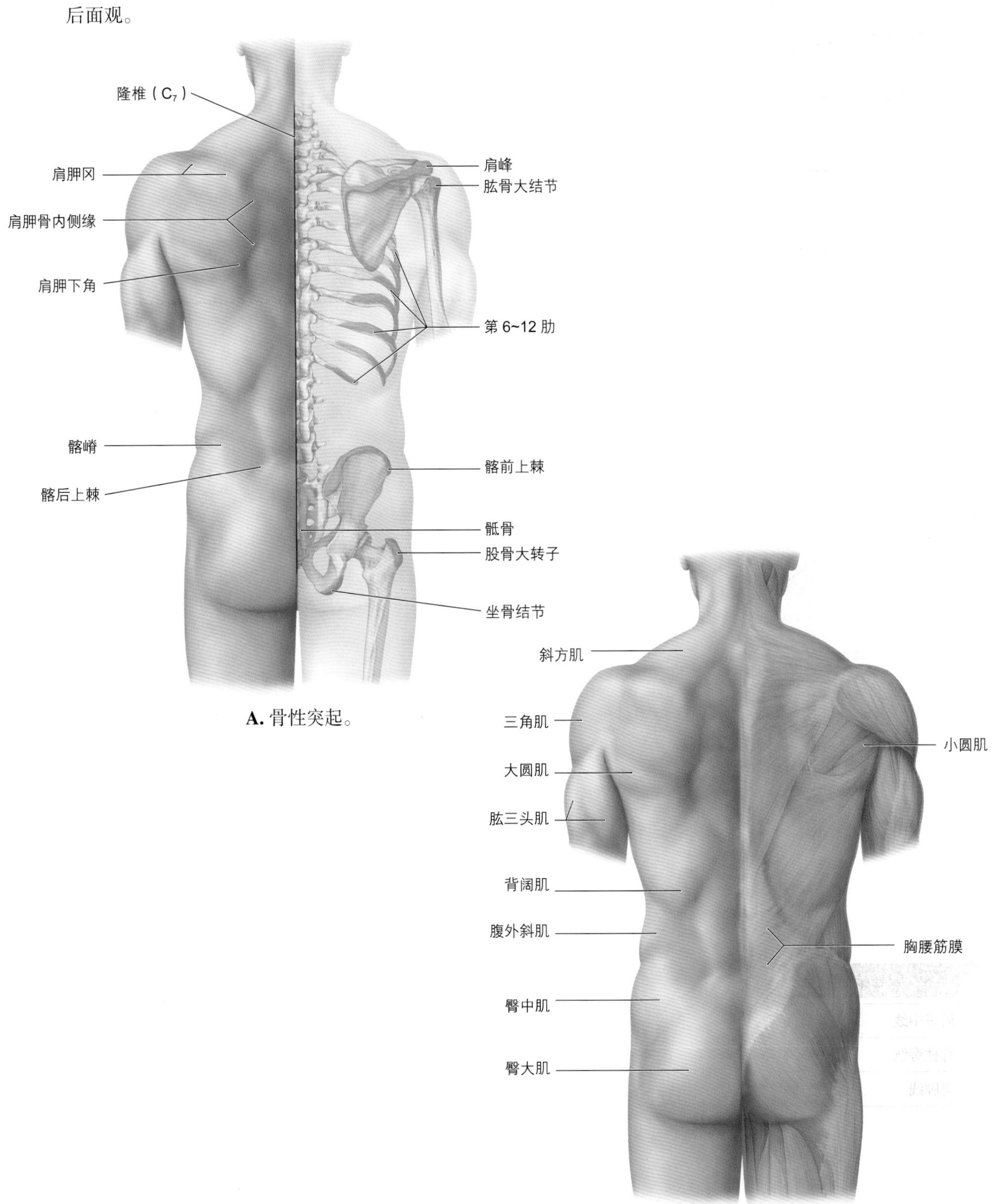
隆椎（C7）
肩胛冈
肩胛骨内侧缘
肩胛下角
髂嵴
髂后上棘
肩峰
肱骨大结节
第 6~12 肋
髂前上棘
骶骨
股骨大转子
坐骨结节
斜方肌
三角肌
大圆肌
肱三头肌
背阔肌
腹外斜肌
臀中肌
臀大肌
小圆肌
胸腰筋膜

A. 骨性突起。

B. 肌性标志。

图 1.2 背部和臀部的分区

后面观。

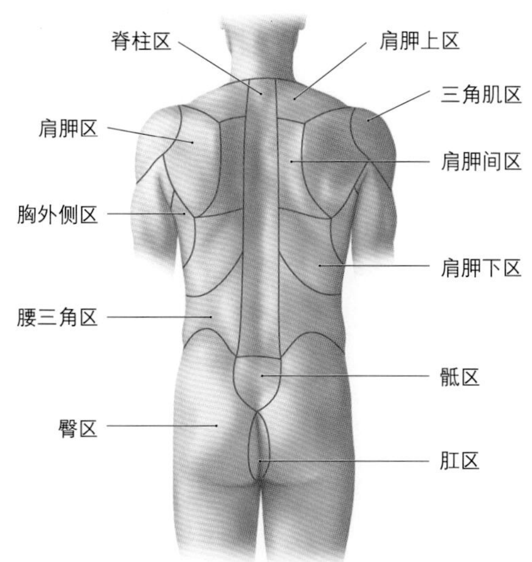
脊柱区
肩胛上区
三角肌区
肩胛区
肩胛间区
胸外侧区
肩胛下区
腰三角区
骶区
臀区
肛区

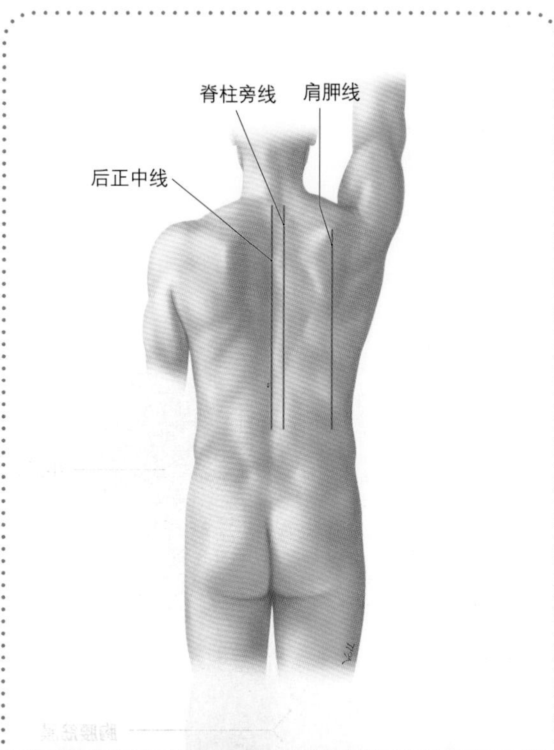
脊柱旁线
肩胛线
后正中线

表 1.1	背部参照线
后正中线	躯干后面正中连接棘突的线
脊柱旁线	沿横突末端所引的垂线
肩胛线	经过肩胛下角的垂线

图 1.3 棘突和背部的体表标志

后面观。

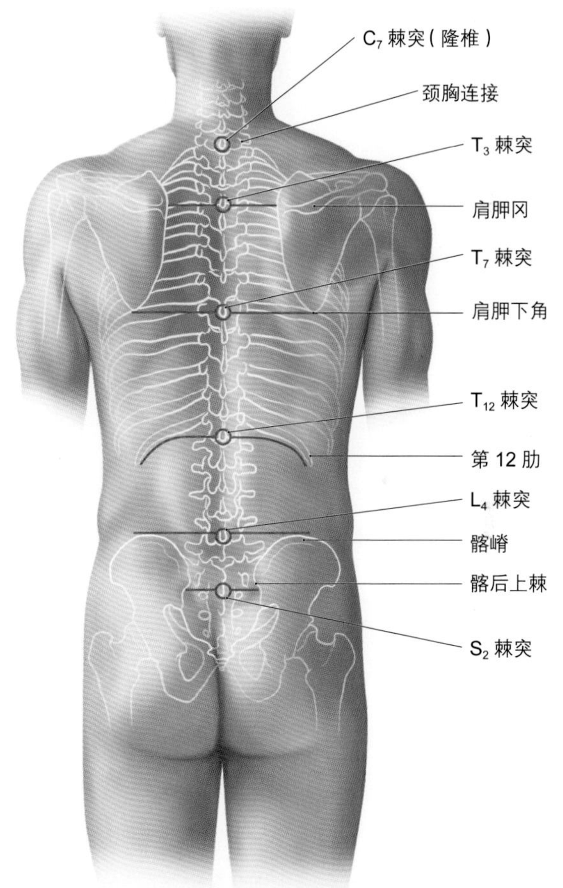
C_7 棘突（隆椎）
颈胸连接
T_3 棘突
肩胛冈
T_7 棘突
肩胛下角
T_{12} 棘突
第 12 肋
L_4 棘突
髂嵴
髂后上棘
S_2 棘突

表 1.2 棘突提供了有意义的后方体表标志

脊柱棘突	后方体表标志
C_7	隆椎（C_7 的棘突肉眼可见，也可触及）
T_3	肩胛冈
T_7	肩胛下角
T_{12}	位于第 12 肋下方
L_4	髂嵴的最高点
S_2	髂后上棘（可借髂骨处的皮肤凹陷识别）

第 2 章　骨、韧带和关节

脊柱：概述

脊柱分为 4 段：颈椎、胸椎、腰椎和骶椎。颈椎和腰椎均前凸（向前弯）；胸椎和骶椎均后凸（向后弯）。

图 2.1　脊柱

左侧面观。

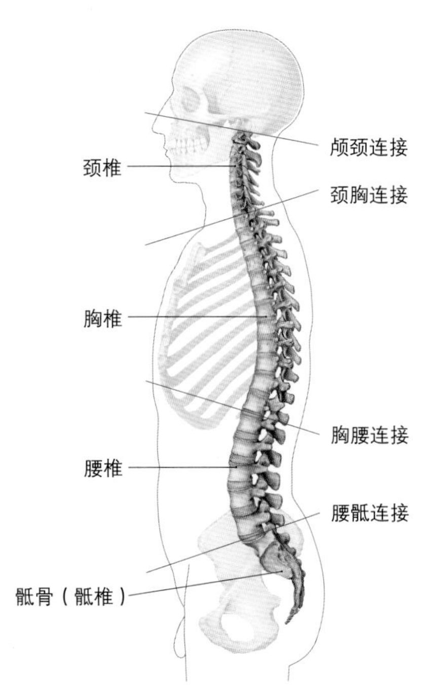
颅颈连接
颈椎
颈胸连接
胸椎
胸腰连接
腰椎
腰骶连接
骶骨（骶椎）

A. 脊柱的分段。

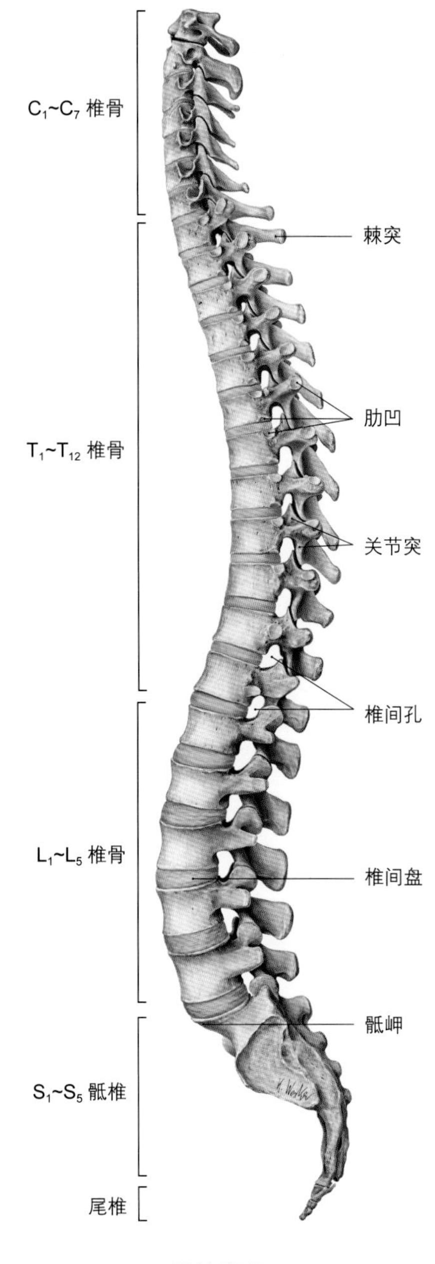
C_1~C_7 椎骨
棘突
肋凹
T_1~T_{12} 椎骨
关节突
椎间孔
L_1~L_5 椎骨
椎间盘
骶岬
S_1~S_5 骶椎
尾椎

B. 骨性脊柱。

临床要点 2.1

脊柱的发育

脊柱的弯曲特点随出生后的发育过程而变化，新生儿只有部分特征。新生儿具有脊柱后凸（A）；腰椎前凸是后天形成，在青春期稳定（C）。

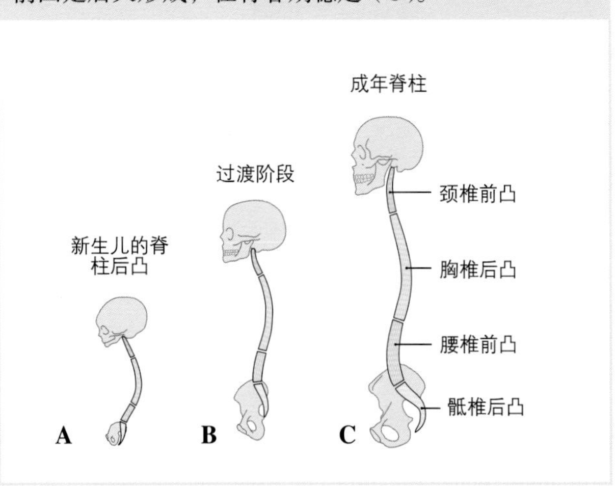
成年脊柱
过渡阶段
新生儿的脊柱后凸
颈椎前凸
胸椎后凸
腰椎前凸
骶椎后凸
A
B
C

图 2.2 正常脊柱的解剖位置

左侧面观。

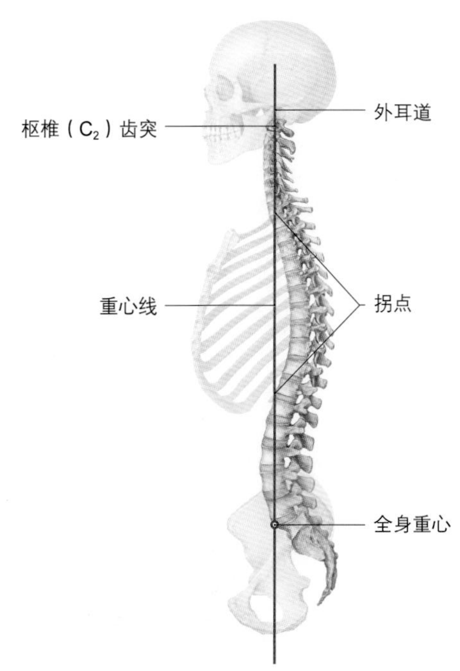
枢椎（C_2）齿突
外耳道
重心线
拐点
全身重心

A. 重心线：重心线经过一些解剖标志，包括颈胸连接和胸腰连接的拐点，继续经过重心（骶岬前方）后，向下经过髋关节、膝关节和踝关节。

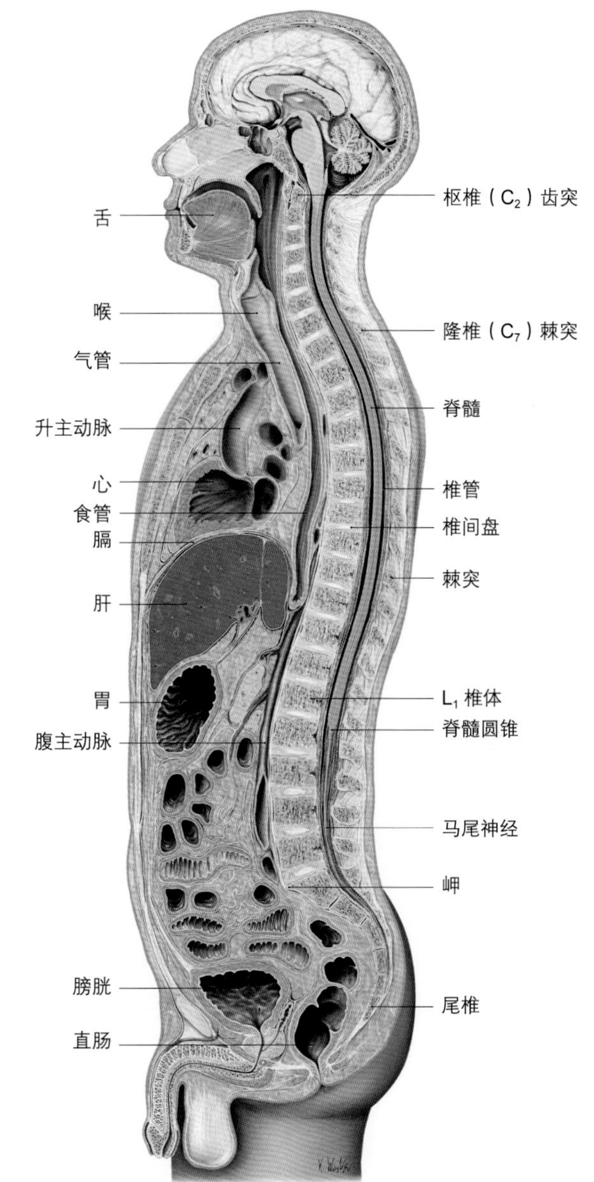
舌
喉
气管
升主动脉
心
食管
膈
肝
胃
腹主动脉
膀胱
直肠
枢椎（C_2）齿突
隆椎（C_7）棘突
脊髓
椎管
椎间盘
棘突
L_1 椎体
脊髓圆锥
马尾神经
岬
尾椎

B. 成年男性的正中矢状断面。

临床要点 2.2

异常的脊柱弯曲

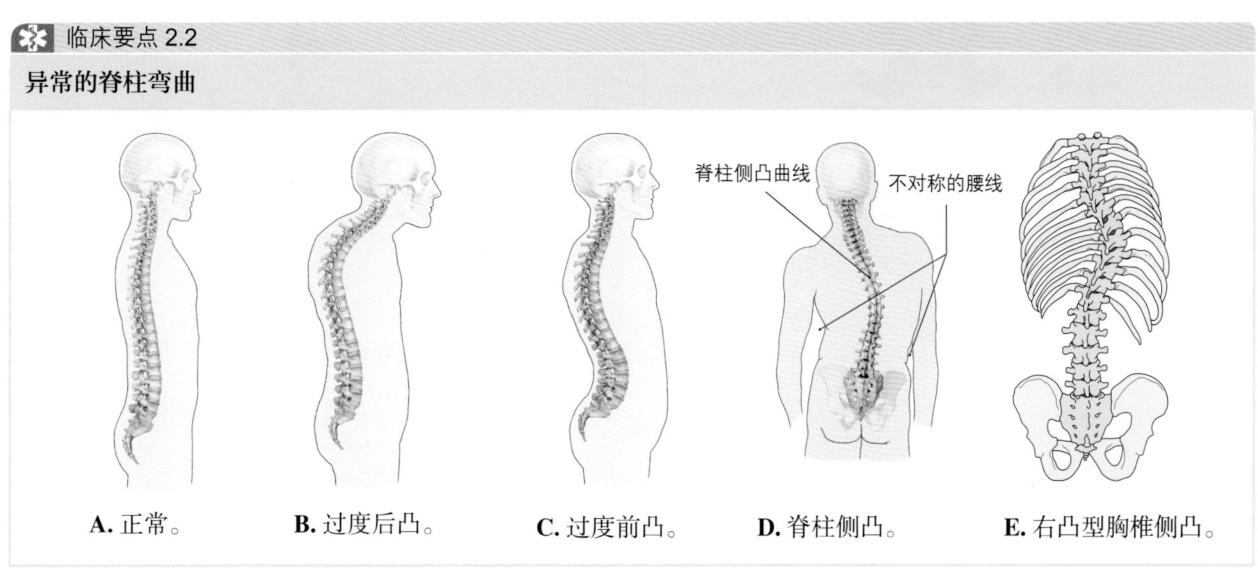
脊柱侧凸曲线
不对称的腰线

A. 正常。 **B.** 过度后凸。 **C.** 过度前凸。 **D.** 脊柱侧凸。 **E.** 右凸型胸椎侧凸。

脊柱：构成

图 2.3 构成脊柱的骨

腰椎横突起源于肋原基，所以又叫肋突。

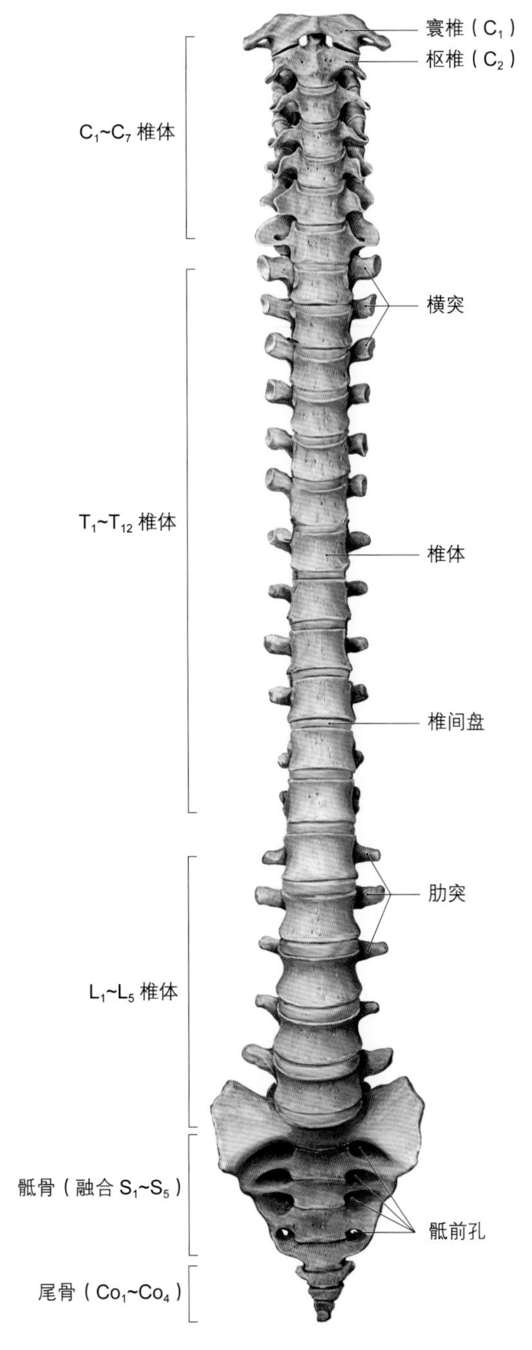
寰椎（C_1）
枢椎（C_2）
C_1~C_7 椎体
横突
T_1~T_{12} 椎体
椎体
椎间盘
肋突
L_1~L_5 椎体
骶骨（融合 S_1~S_5）
骶前孔
尾骨（Co_1~Co_4）

A. 前面观。

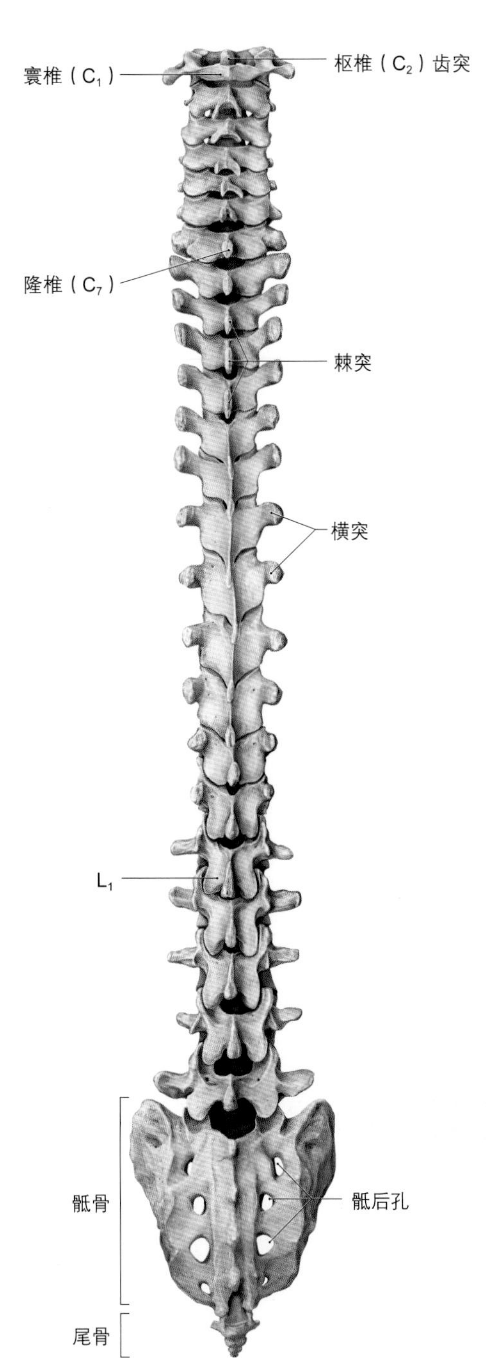
寰椎（C_1）
枢椎（C_2）齿突
隆椎（C_7）
棘突
横突
L_1
骶骨
骶后孔
尾骨

B. 后面观。

图 2.4 椎骨的结构

左后上面观。除寰椎（C_1）和枢椎（C_2）外，所有椎体具有相同的结构。

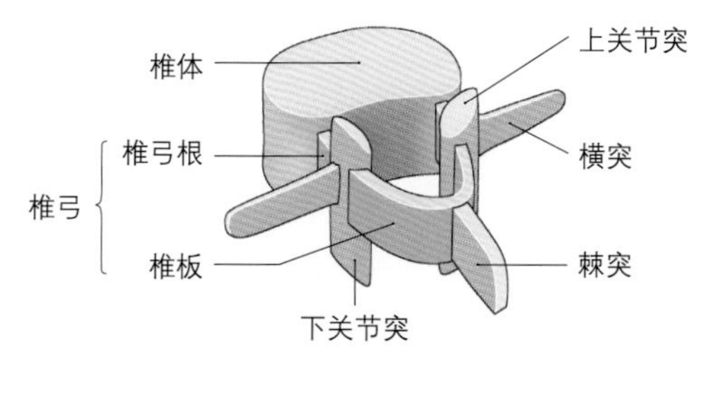
椎体
上关节突
椎弓根
横突
椎弓
椎板
棘突
下关节突

图 2.5 典型的椎骨

上面观。

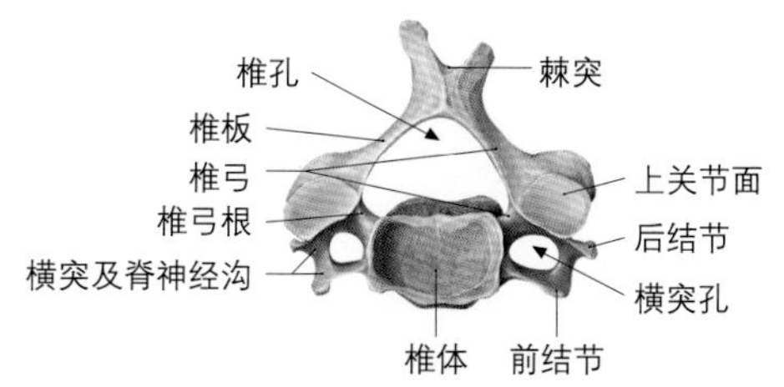
椎孔
棘突
椎板
椎弓
上关节面
椎弓根
后结节
横突及脊神经沟
横突孔
椎体
前结节

A. 颈椎（C_4）。

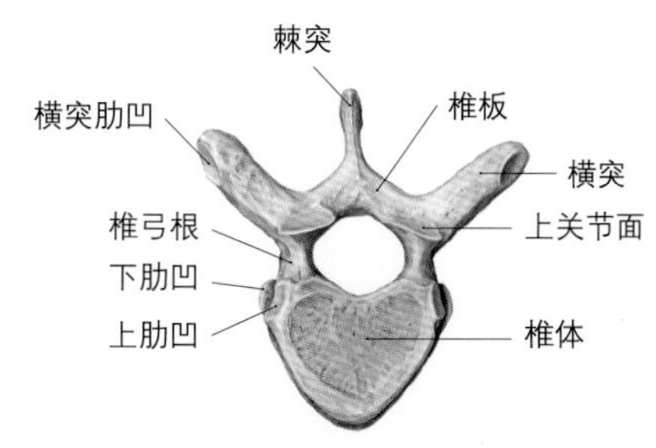
棘突
横突肋凹
椎板
横突
椎弓根
上关节面
下肋凹
上肋凹
椎体

B. 胸椎（T_6）。

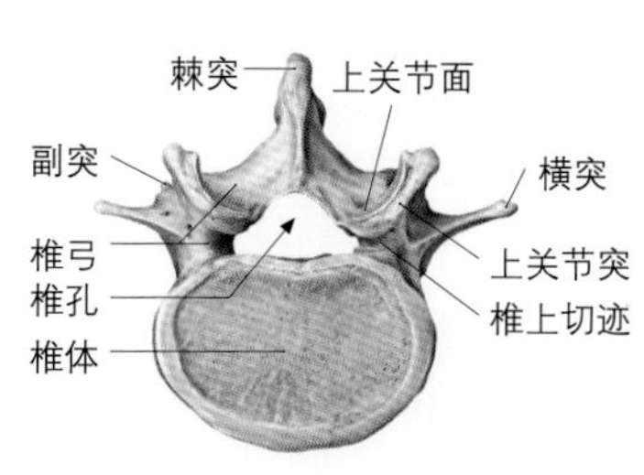
棘突
上关节面
副突
横突
椎弓
上关节突
椎孔
椎上切迹
椎体

C. 腰椎（L_4）。

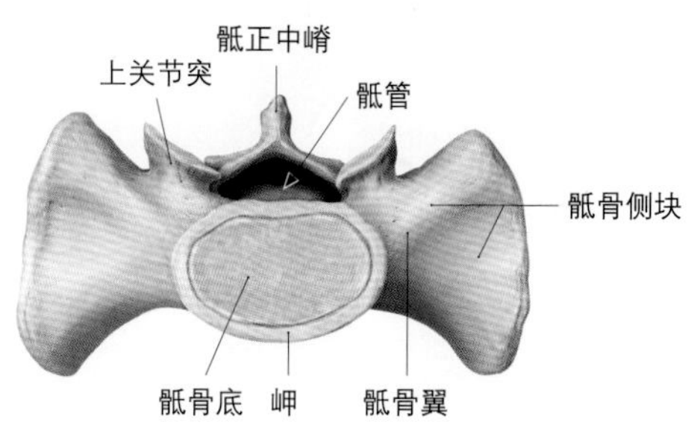
骶正中嵴
上关节突
骶管
骶骨侧块
骶骨底
岬
骶骨翼

D. 骶骨。

表 2.1 椎骨的结构

椎骨	椎体	椎孔	横突	关节突	棘突
颈椎 C_3*~C_7	小（肾形）	大（三角形）	小（C_7 可能缺失），前后结节围成横突孔	后上和前下；关节面倾斜，大多近似水平	短（C_3~C_5）；分叉（C_3~C_6）；长（C_7）
胸椎 T_1~T_{12}	中等（心形），有横突肋凹	小（圆形）	大且长，长度自 T_1~T_{12} 递减；有横突肋凹（T_1~T_{10}）	后外侧和前内侧；关节面呈冠状面	长，向后下方倾斜；尖端可达下位椎体水平
腰椎 L_1~L_5	大（肾形）	中等（三角形）	又称肋突，长且薄，背侧有副突	后内侧（或内侧）和前外侧（或外侧）；关节面呈矢状面；乳突位于上关节突后面	短且宽
骶椎 S_1~S_5 已融合	自底至尖逐渐减小	骶管	融合为雏肋（肋，见第 56~59 页）	骶外侧关节面后上方的上面	骶正中嵴

注：* 寰椎与枢椎是特殊椎骨，见第 8、9 页。

颈椎

颈椎的7块椎骨与一般椎骨外形差异较大。其特殊外形专门用于承受头的重量，并且能使颈椎在各个方向上运动。C_1 和 C_2 又分别被称为寰椎和枢椎，C_7 因为其棘突长而明显，被称作隆椎。

图 2.6 颈椎

左侧面观。

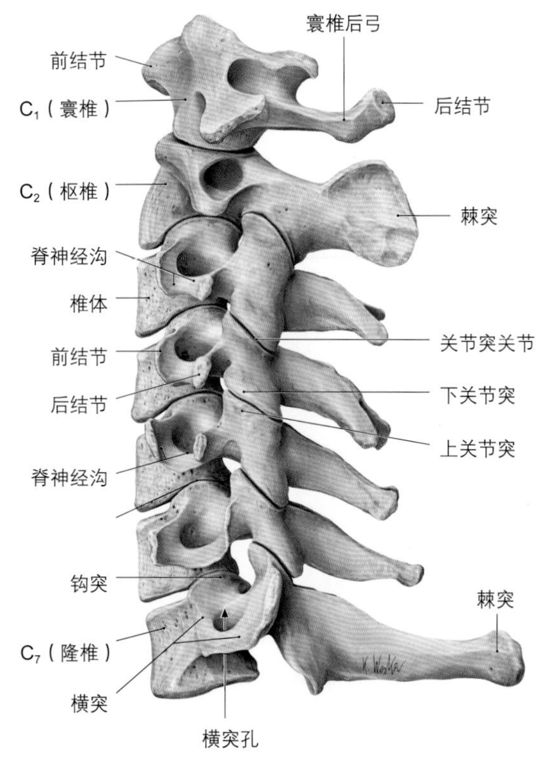
寰椎后弓
前结节
C1（寰椎）
后结节
C2（枢椎）
棘突
脊神经沟
椎体
关节突关节
前结节
下关节突
后结节
上关节突
脊神经沟
钩突
棘突
C7（隆椎）
横突
横突孔

A. 颈椎的椎骨，左侧面观。

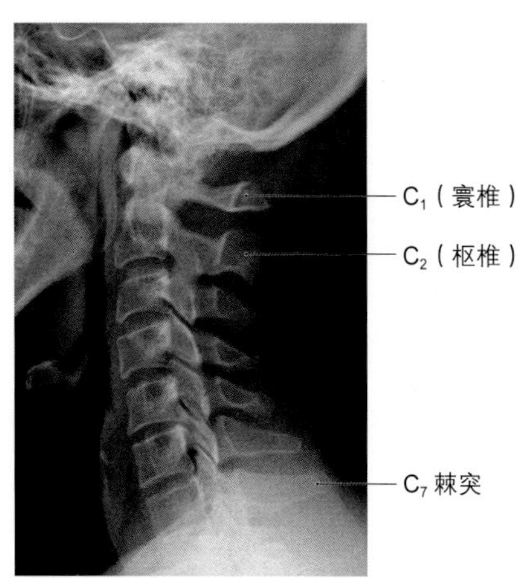
C1（寰椎）
C2（枢椎）
C7 棘突

B. 颈椎的X线片，左侧位。

图 2.7 寰椎（C_1）

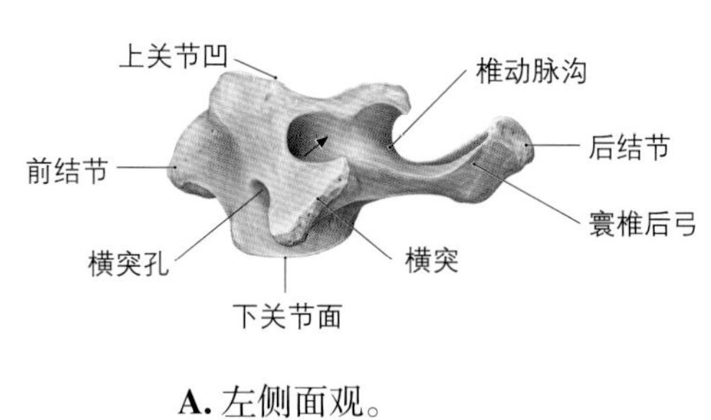
上关节凹
椎动脉沟
后结节
前结节
寰椎后弓
横突孔
横突
下关节面

A. 左侧面观。

图 2.8 枢椎（C_2）

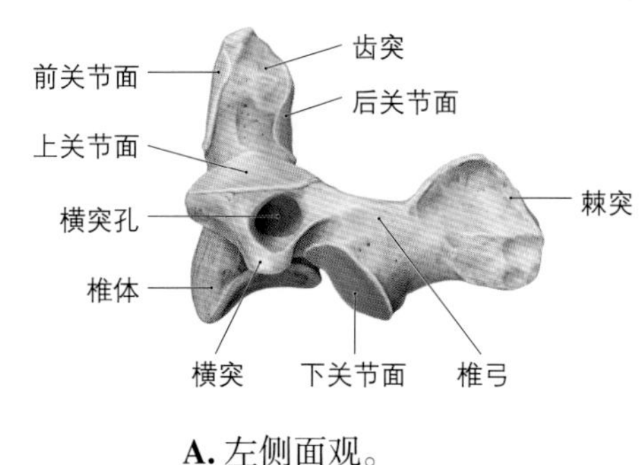
齿突
前关节面
后关节面
上关节面
棘突
横突孔
椎体
横突
下关节面
椎弓

A. 左侧面观。

图 2.9 典型的颈椎（C_4）

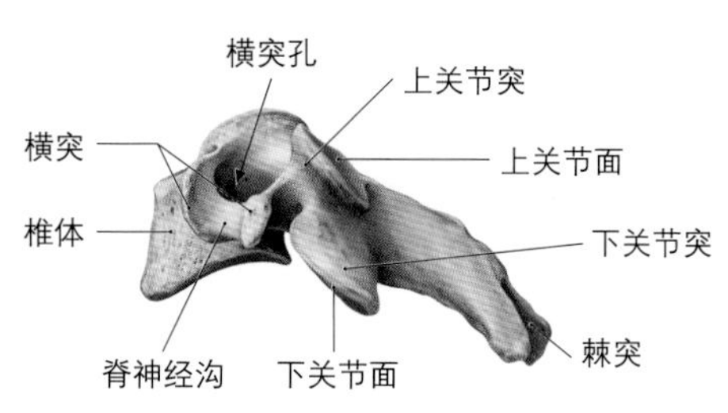
横突孔
上关节突
横突
上关节面
椎体
下关节突
棘突
脊神经沟
下关节面

A. 左侧面观。

临床要点 2.3

颈椎损伤

颈椎易发生因过伸而造成的损伤，比如“挥鞭伤”，当头后伸超过正常范围时可发生。最常见的颈椎损伤有枢椎齿突骨折、创伤性枢椎滑脱（椎体前移）以及寰椎骨折。患者的愈后主要取决于损伤的水平（见第 42 页）。

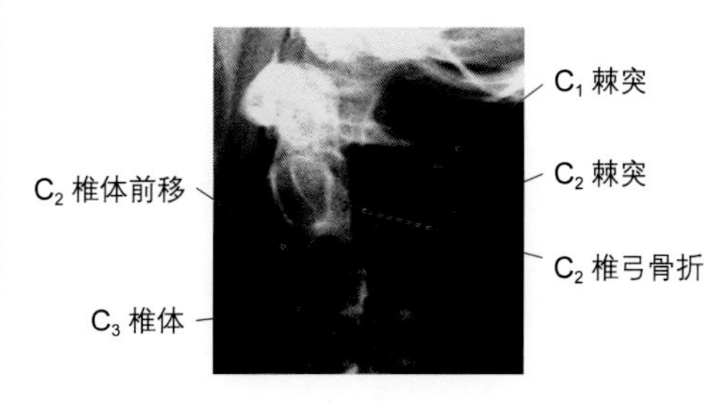

C_1 棘突
C_2 棘突
C_2 椎体前移
C_2 椎弓骨折
C_3 椎体

该患者由于没有系安全带撞击到汽车仪表盘，颈椎过伸导致枢椎椎弓骨折以及创伤性 C_2 滑脱，并且伴 C_2 和 C_3 间韧带撕脱。这种损伤被称为 hangman 骨折。

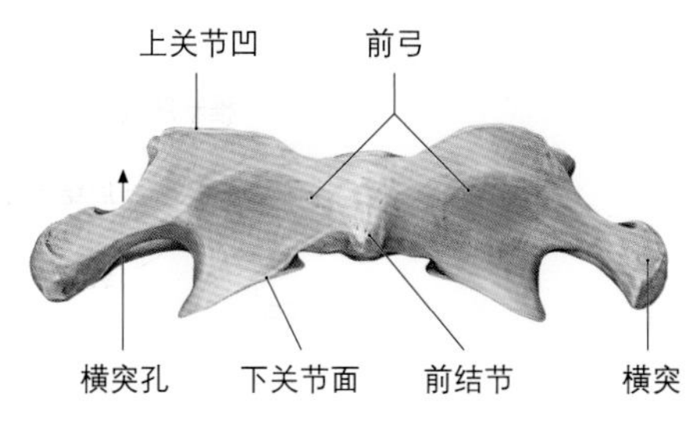

上关节凹
前弓
横突孔
下关节面
前结节
横突

B. 前面观。

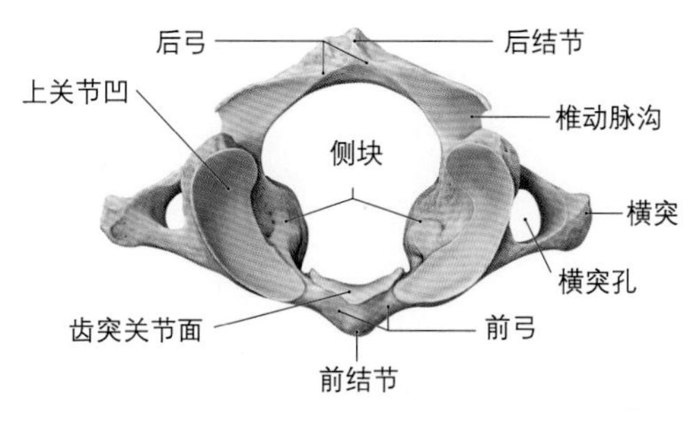

后弓
后结节
上关节凹
椎动脉沟
侧块
横突
横突孔
齿突关节面
前弓
前结节

C. 上面观。

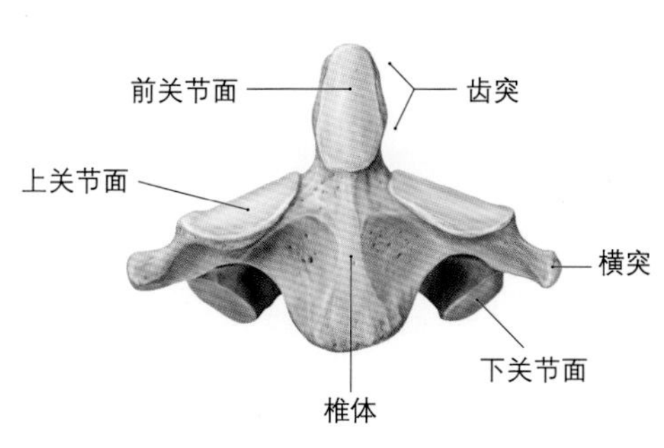

前关节面
齿突
上关节面
横突
下关节面
椎体

B. 前面观。

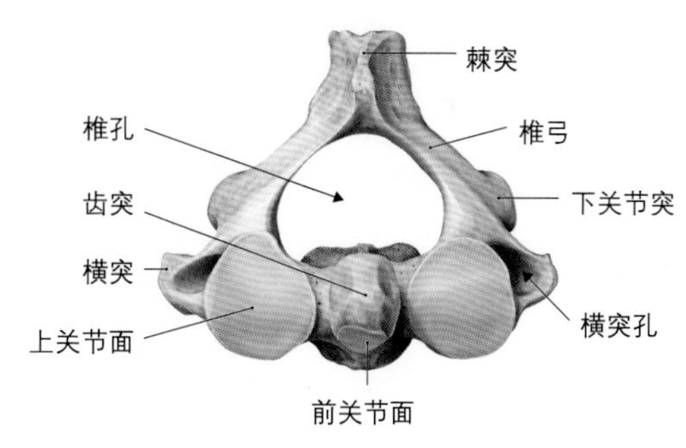

棘突
椎孔
椎弓
齿突
下关节突
横突
上关节面
横突孔
前关节面

C. 上面观。

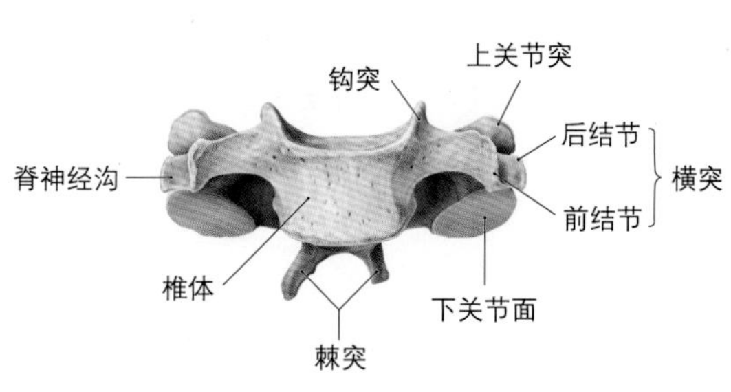

上关节突
钩突
后结节
脊神经沟
横突
前结节
椎体
下关节面
棘突

B. 前面观。

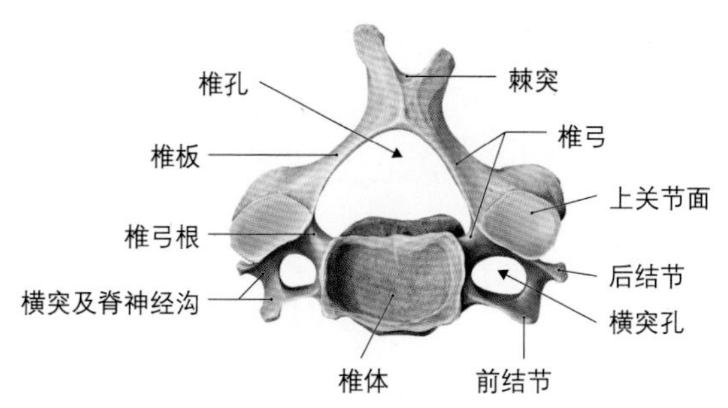

椎孔
棘突
椎弓
椎板
上关节面
椎弓根
后结节
横突及脊神经沟
横突孔
椎体
前结节

C. 上面观。

胸椎和腰椎

图 2.10 胸椎

左侧面观。

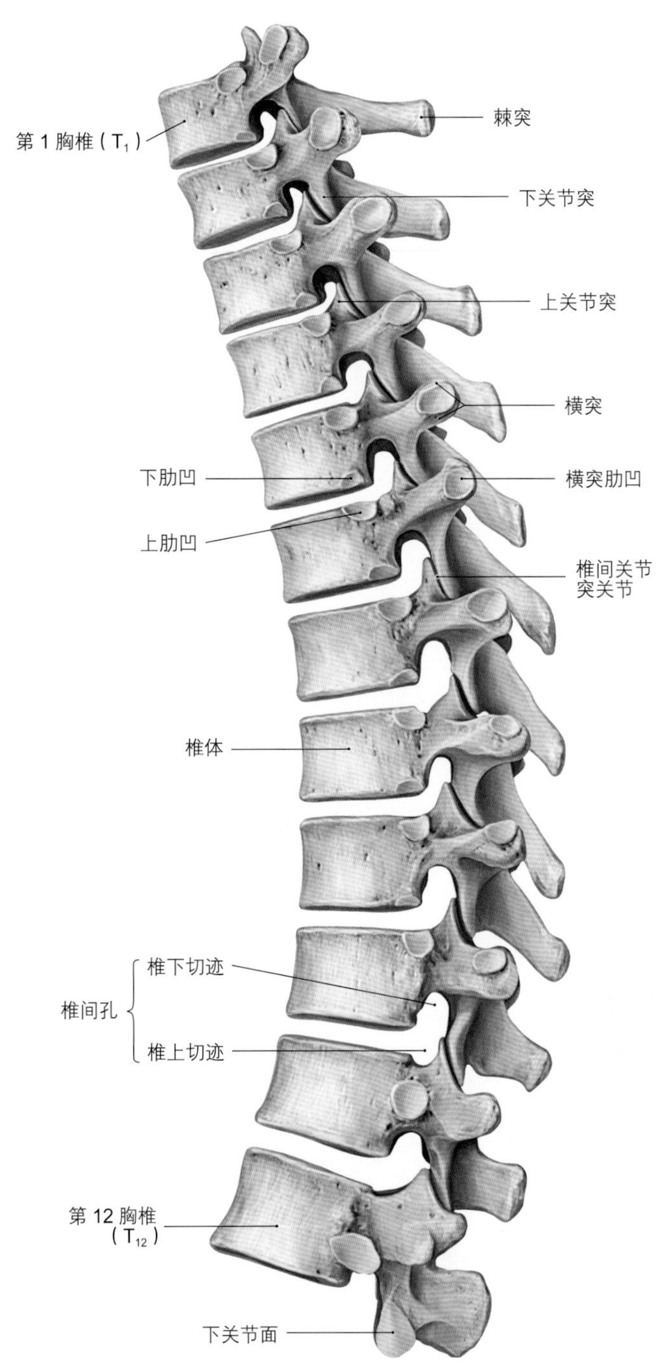
第 1 胸椎（T_1）
棘突
下关节突
上关节突
横突
下肋凹
横突肋凹
上肋凹
椎间关节
突关节
椎体
椎间孔
椎下切迹
椎上切迹
第 12 胸椎
（T_{12}）
下关节面

图 2.11 典型的胸椎（T_6）

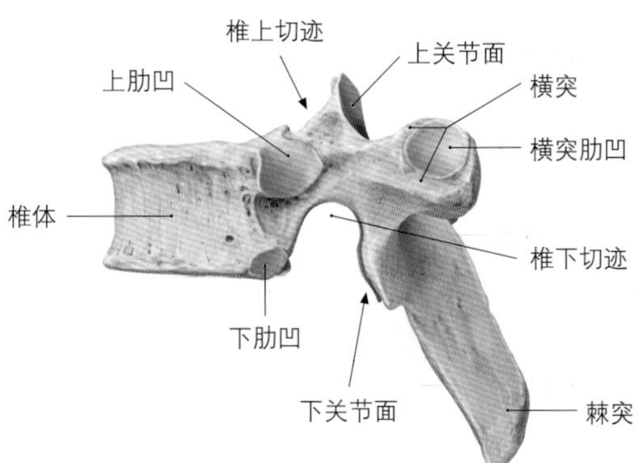
椎上切迹
上关节面
上肋凹
横突
横突肋凹
椎体
椎下切迹
下肋凹
下关节面
棘突

A. 左侧面观。

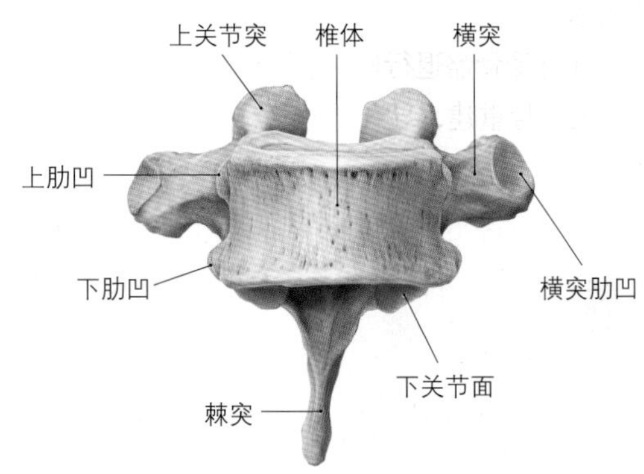
上关节突
椎体
横突
上肋凹
下肋凹
横突肋凹
下关节面
棘突

B. 前面观。

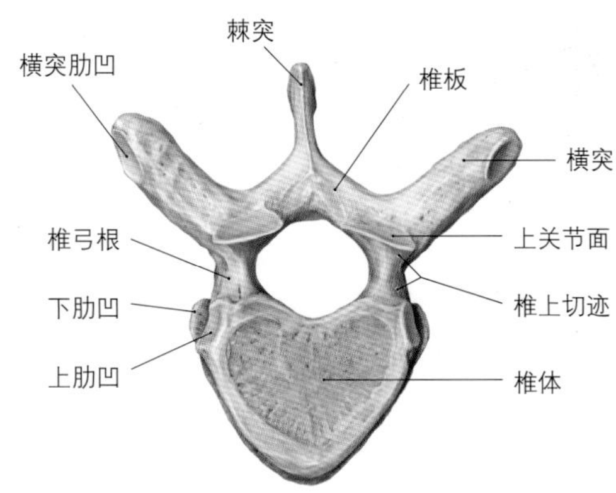
棘突
横突肋凹
椎板
横突
椎弓根
上关节面
下肋凹
椎上切迹
上肋凹
椎体

C. 上面观。

图 2.12 腰椎

左侧面观。

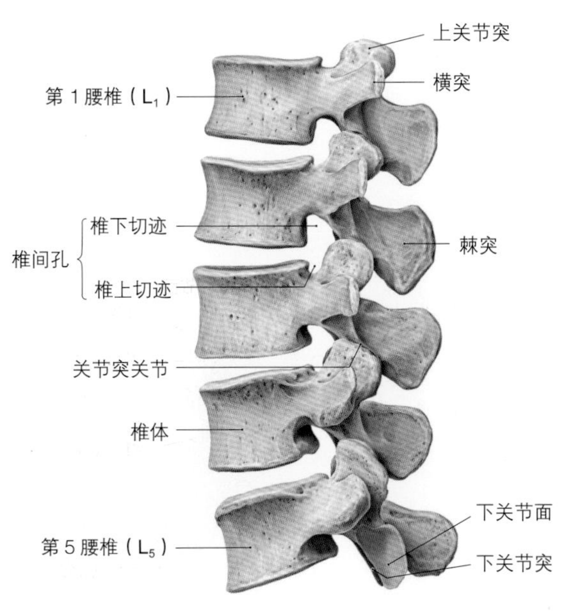
上关节突
横突
第 1 腰椎（L1）
椎下切迹
椎间孔
棘突
椎上切迹
关节突关节
椎体
下关节面
第 5 腰椎（L5）
下关节突

图 2.13 典型的腰椎（L_4）

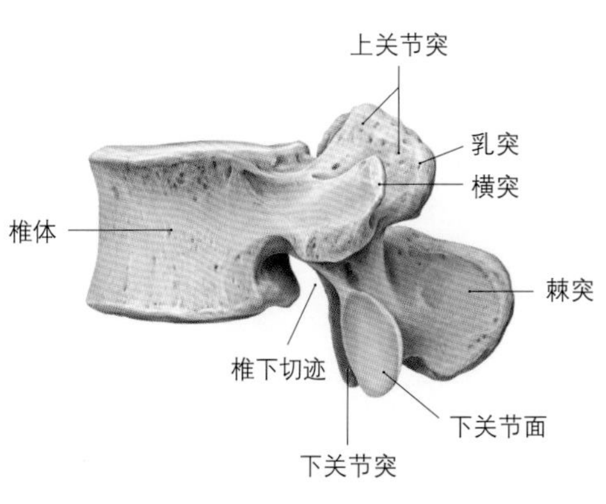
上关节突
乳突
横突
椎体
棘突
椎下切迹
下关节面
下关节突

A. 左侧面观。

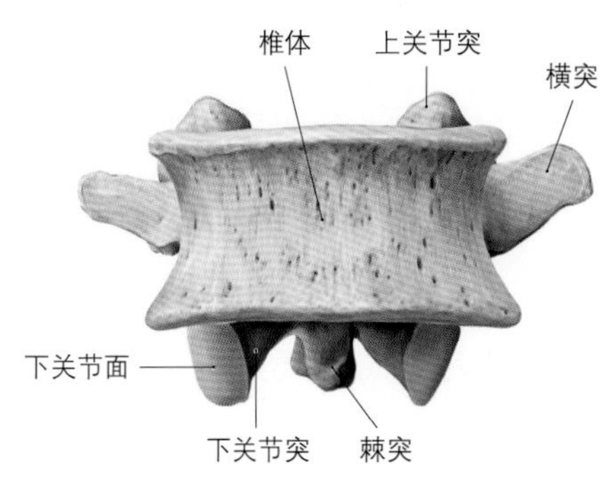
椎体
上关节突
横突
下关节面
下关节突
棘突

B. 前面观。

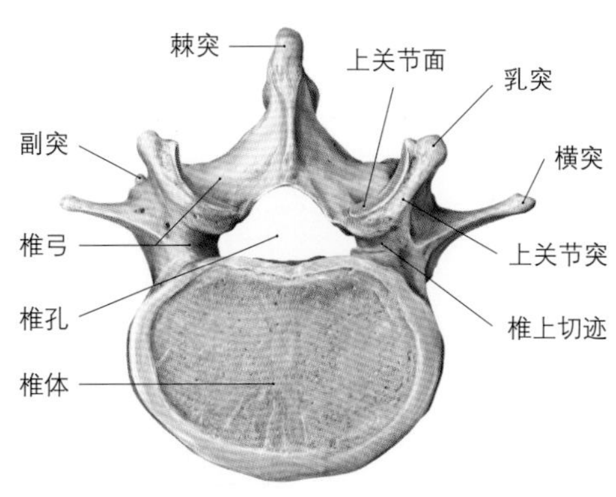
棘突
上关节面
乳突
副突
横突
椎弓
上关节突
椎孔
椎上切迹
椎体

C. 上面观。

临床要点 2.4

骨质疏松

脊柱是受骨骼退行性疾病影响最大的结构，在骨质疏松人群中，骨吸收大于骨重建，导致骨量丢失。症状有压缩性骨折和腰背痛。

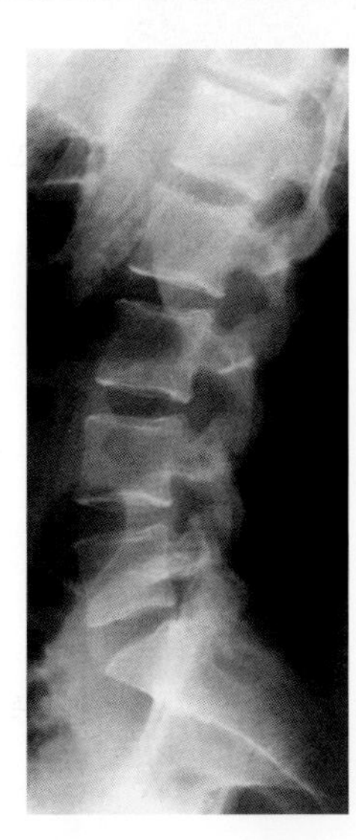

A. 正常腰椎的 X 线片，左侧位（经允许引自 Moeller TB, Reif E. Pocket Atlas of Radiographic Anatomy, 3rd ed. New York, NY: Thieme; 2010）。

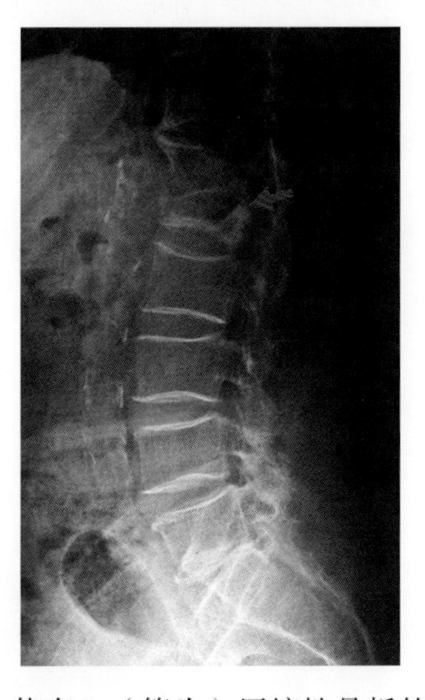

B. 伴有 L_1（箭头）压缩性骨折的骨质疏松腰椎的 X 线片。注意椎体骨密度下降，内部骨小梁结构粗糙（经允许引自 Jallo J, Vaccaro AR. Neurotrauma and Critical Care of the Spine, 1st ed. New York, NY: Thieme; 2009）。

骶骨和尾骨

骶骨由 5 块骶椎在出生后融合形成。骶骨底与 L_5 相关节，骶骨尖与尾骨（3 或 4 个退化的椎骨）相关节。见第 230 页图 19.1。

图 2.14 骶骨和尾骨

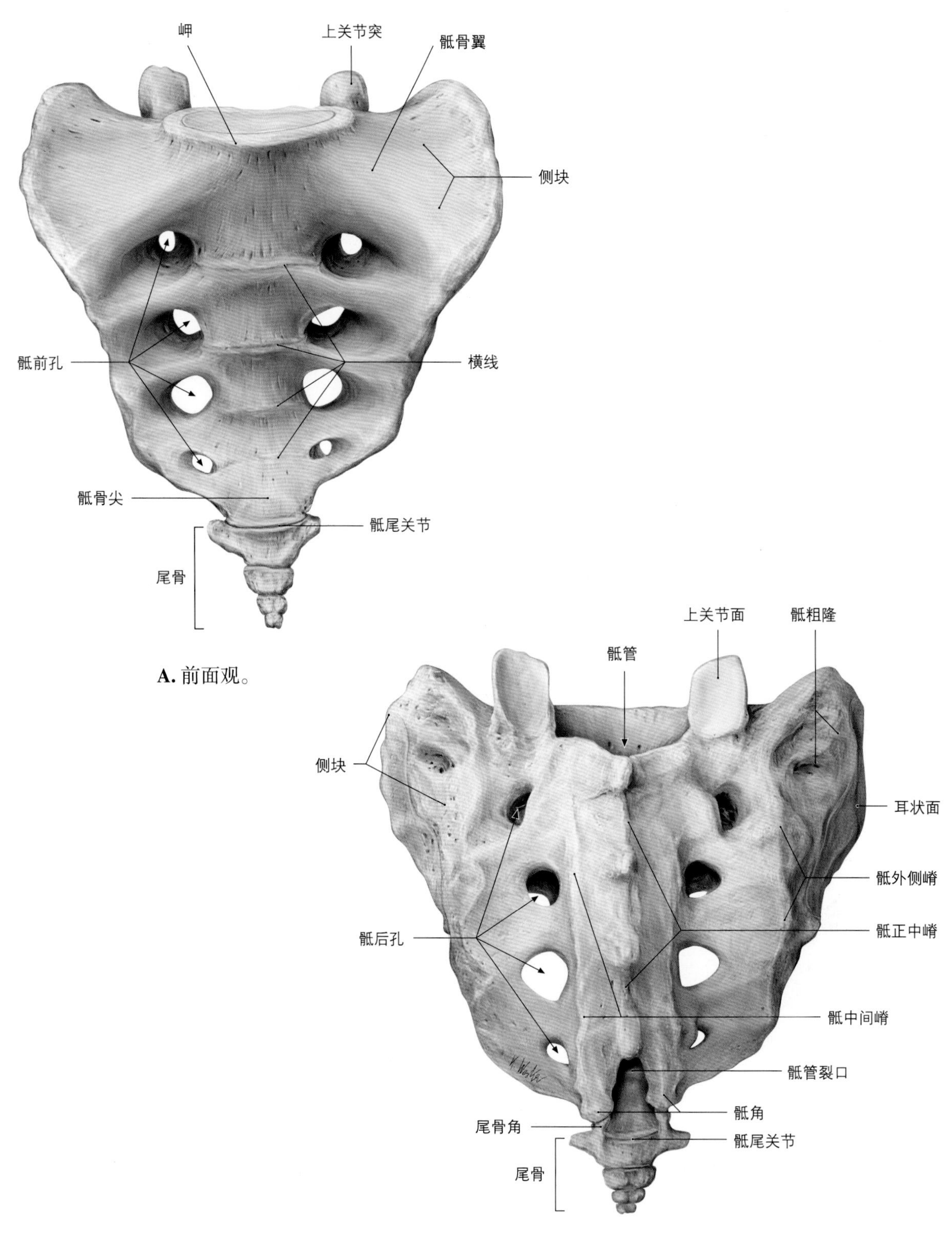
岬
上关节突
骶骨翼
侧块
骶前孔
横线
骶骨尖
骶尾关节
尾骨
上关节面
骶粗隆
骶管
侧块
耳状面
骶外侧嵴
骶后孔
骶正中嵴
骶中间嵴
骶管裂口
骶角
尾骨角
骶尾关节
尾骨

A. 前面观。

B. 后面观。

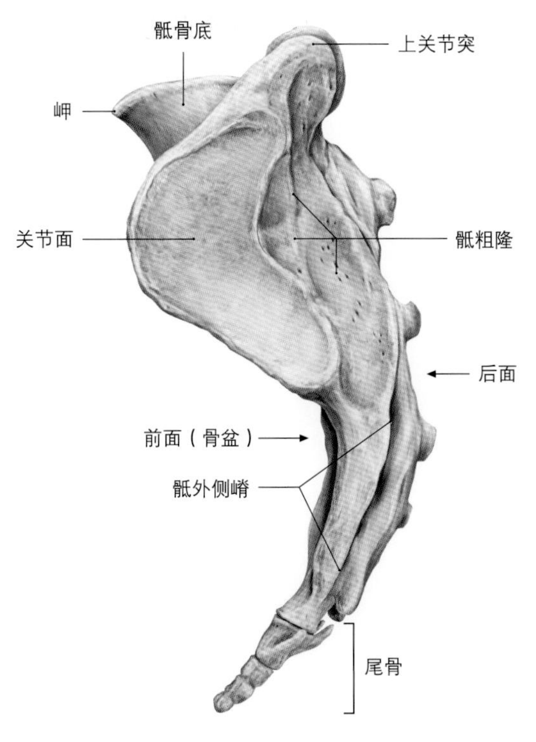
骶骨底
上关节突
岬
关节面
骶粗隆
后面
前面（骨盆）
骶外侧嵴
尾骨

C. 左侧面观。

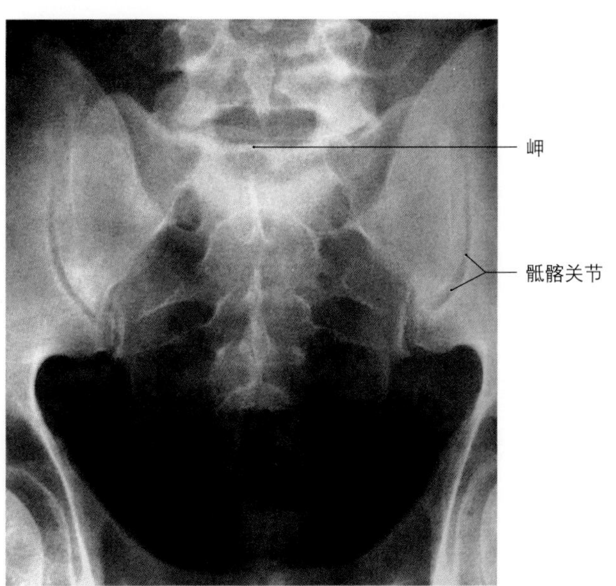
岬
骶髂关节

D. 骶骨的 X 线片，前后位片（经允许引自 Moeller TB, Reif E. Pocket Atlas of Radiographic Anatomy, 3rd ed. New York, NY: Thieme; 2010）。

图 2.15 骶骨

上面观。

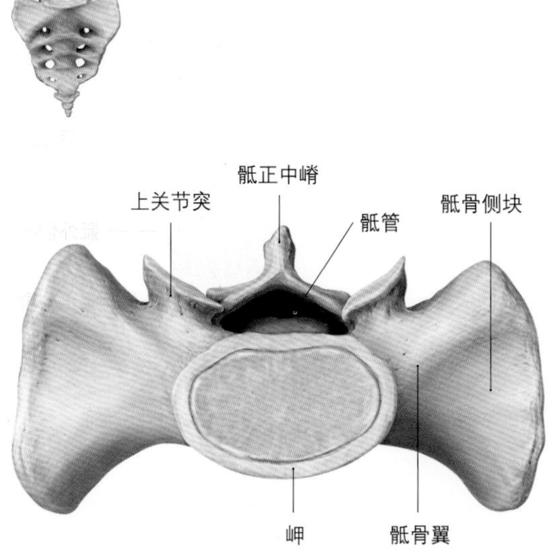
骶正中嵴
上关节突
骶管
骶骨侧块
岬
骶骨翼

A. 骶骨底，上面观。

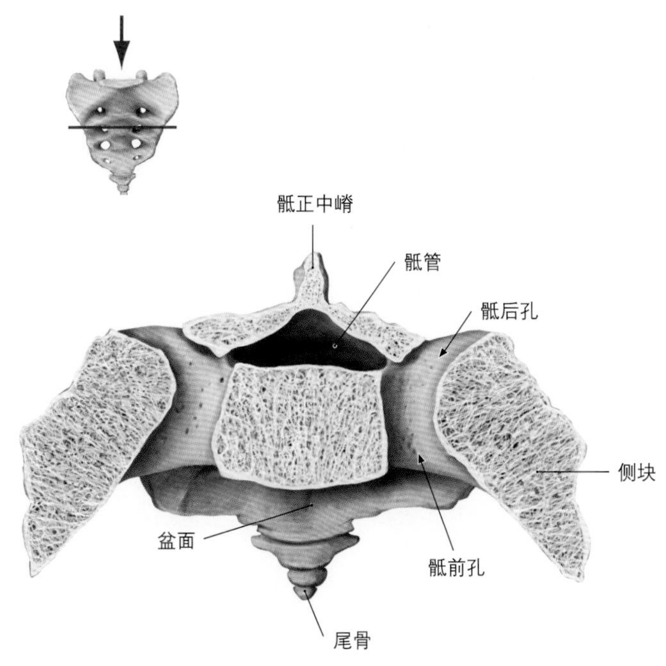
骶正中嵴
骶管
骶后孔
侧块
盆面
骶前孔
尾骨

B. 经 S_2 的横切面，显示骶前孔和骶后孔，上面观。

椎间盘

图 2.16　脊柱的椎间盘

T_{11}-T_{12} 的正中矢状面，左侧面观。椎间盘位于两个椎体之间（椎间关节，见第 16 页）。

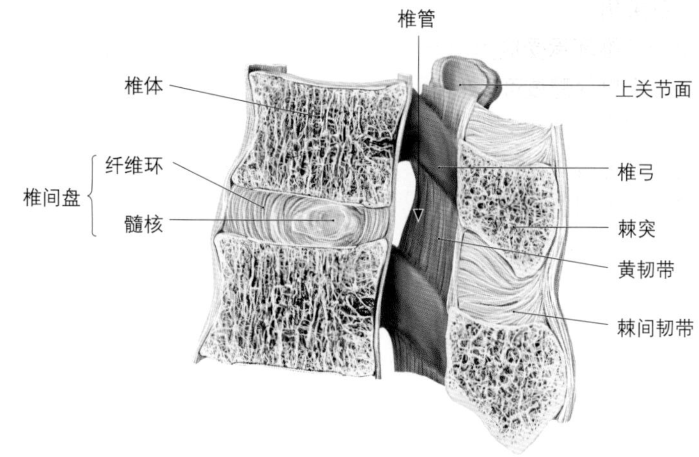
椎管
椎体
上关节面
纤维环
椎间盘
髓核
椎弓
棘突
黄韧带
棘间韧带

图 2.17　椎间盘的结构

前上面观，切除椎间盘前半和右侧半的终板。椎间盘由外层纤维环和凝胶状的核（髓核）构成。

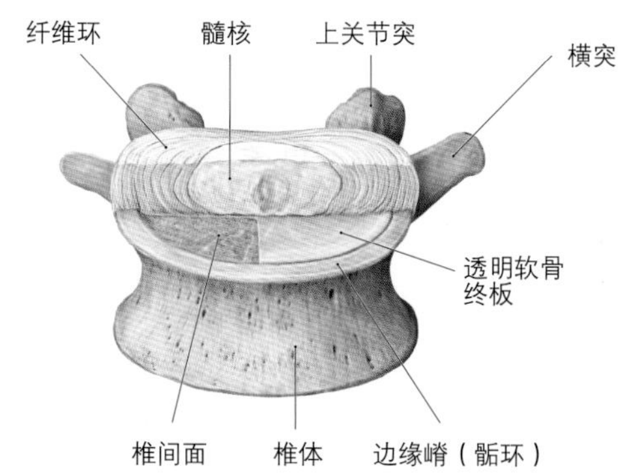
纤维环
髓核
上关节突
横突
透明软骨
终板
椎间面
椎体
边缘嵴（骺环）

图 2.18　椎间盘和椎管的关系

L_4，上面观。

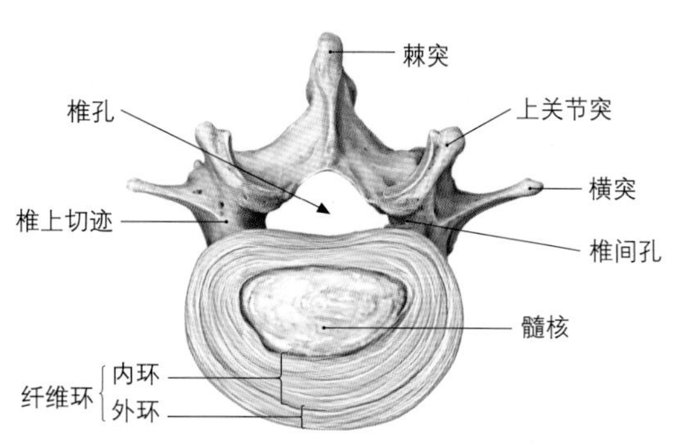
棘突
椎孔
上关节突
横突
椎上切迹
椎间孔
髓核
纤维环
内环
外环

图 2.19　纤维环外侧区

L_3-L_4 椎间盘前面观。

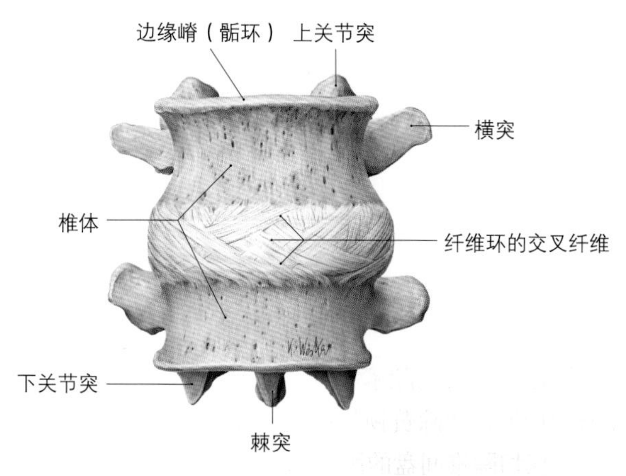
边缘嵴（骺环）
上关节突
横突
椎体
纤维环的交叉纤维
下关节突
棘突

临床要点 2.5

腰椎间盘突出

由于纤维环承受应力的能力随年龄而降低，在外力作用下，髓核可能会从纤维环薄弱处突出。如果纤维环完全破裂，突出的髓核可以压迫椎间孔内容物（神经根和血管，见下面的椎间盘后外侧突出）。患者常会有剧烈的下腰痛。疼痛会涉及相应皮节（见第 42 页）。当脊神经运动支受累时，其支配的肌力变弱。检查特定腰椎节段神经支配的肌功能及其支配的皮肤感觉是诊断的重要步骤。例如：第一骶神经支配腓肠肌和比目鱼肌，因此，该神经受累时会影响用足趾站立和行走（见第 446 页）。

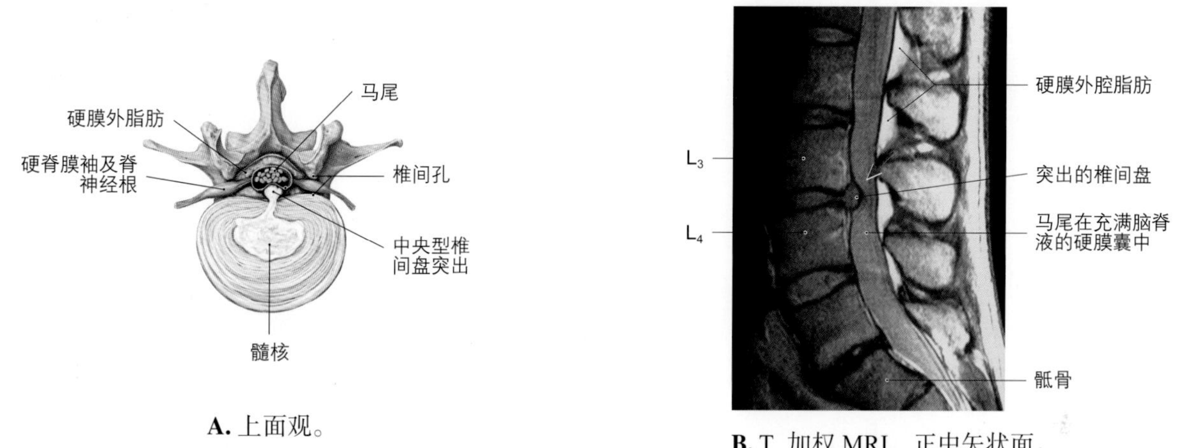
马尾
硬膜外脂肪
硬脊膜袖及脊神经根
椎间孔
中央型椎间盘突出
髓核
L3
L4
硬膜外腔脂肪
突出的椎间盘
马尾在充满脑脊液的硬膜囊中
骶骨

A. 上面观。

B. T_2 加权 MRI，正中矢状面。

后侧椎间盘突出（A、B）： 在 MRI 中，L_3-L_4 节段椎间盘髓核明显向后突出（后纵韧带突出）。此节段硬膜囊受压明显。

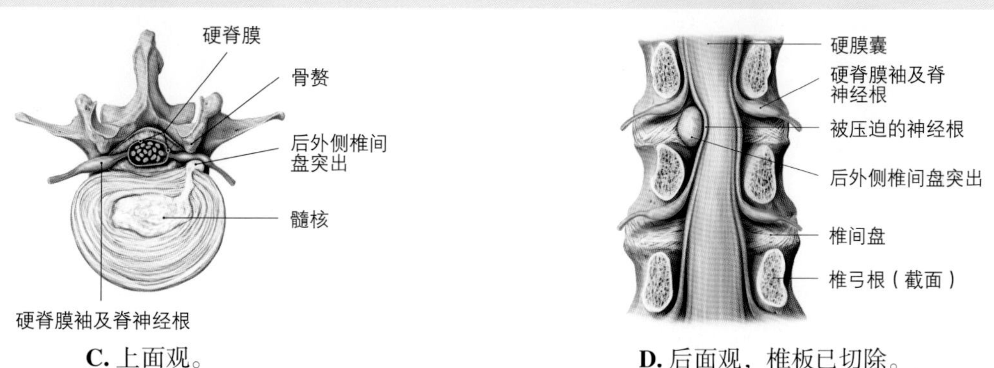
硬脊膜
骨赘
后外侧椎间盘突出
髓核
硬脊膜袖及脊神经根
硬膜囊
硬脊膜袖及脊神经根
被压迫的神经根
后外侧椎间盘突出
椎间盘
椎弓根（截面）

C. 上面观。

D. 后面观，椎板已切除。

后外侧型椎间盘突出（C、D）： 后外侧型椎间盘突出可能压迫穿过椎间孔的脊神经。如果突出的椎间盘偏内侧，可能不影响这个节段的神经而影响下一节段。

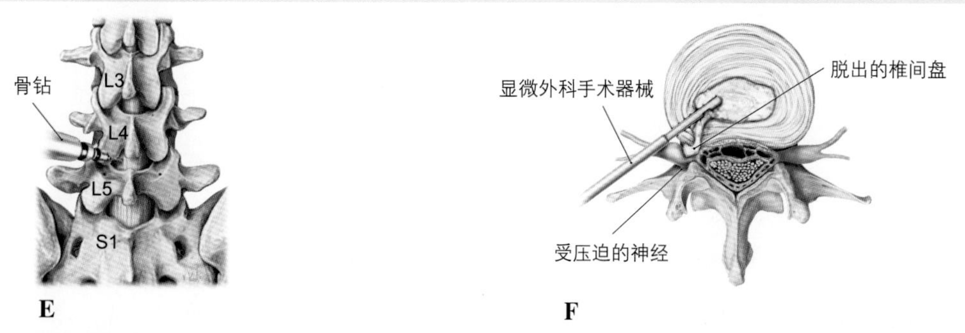
骨钻
L3
L4
L5
S1
显微外科手术器械
脱出的椎间盘
受压迫的神经

E

F

微创椎间盘切除术（E、F）： 旨在切除压迫神经根的部分脱出的椎间盘。通过小切口，将竖脊肌翻向外侧以显露黄韧带，切除黄韧带进入椎管探查神经根。为了扩大手术入路和施行神经根减压，需要切除一小部分关节突关节。仅切除椎间盘的脱出部分，保持其余的组织完整。

脊柱的关节：概述

表 2.2 脊柱的关节

颅椎关节		
①	寰枕关节	枕骨至 C_1
②	寰枢关节	C_1~C_2
椎体间的关节		
③	钩椎关节	C_3~C_7
④	椎体间连结	C_2~S_1
椎板间的关节		
⑤	关节突关节	C_2~S_1

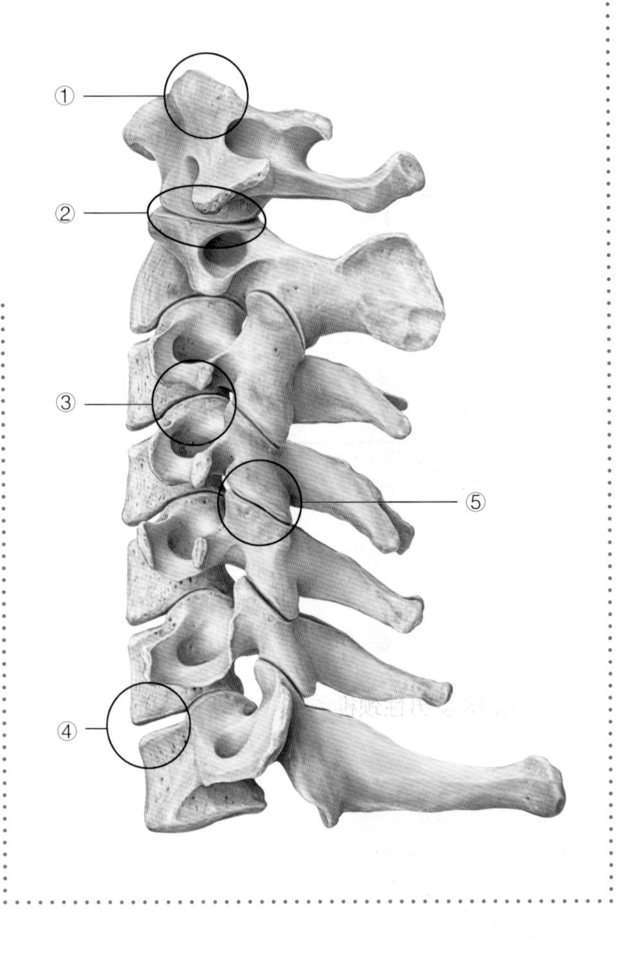
①
②
③
⑤
④

图 2.20 关节突（椎间）关节

不同脊柱节段关节突关节的方向不同，会影响运动方向和角度。

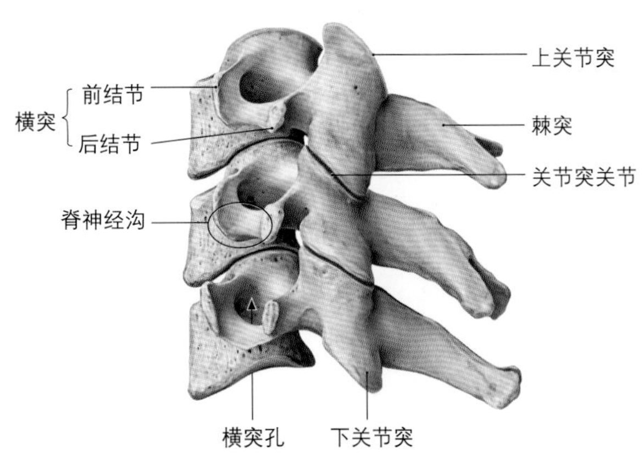
上关节突
横突
前结节
后结节
棘突
关节突关节
脊神经沟
横突孔
下关节突

A. 颈椎，左侧面观。关节突关节与水平面成 45°。

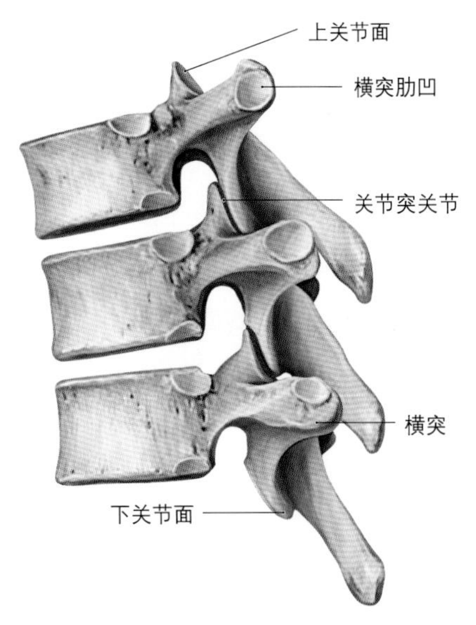
上关节面
横突肋凹
关节突关节
横突
下关节面

B. 胸椎，左侧面观。关节位于冠状面方向。

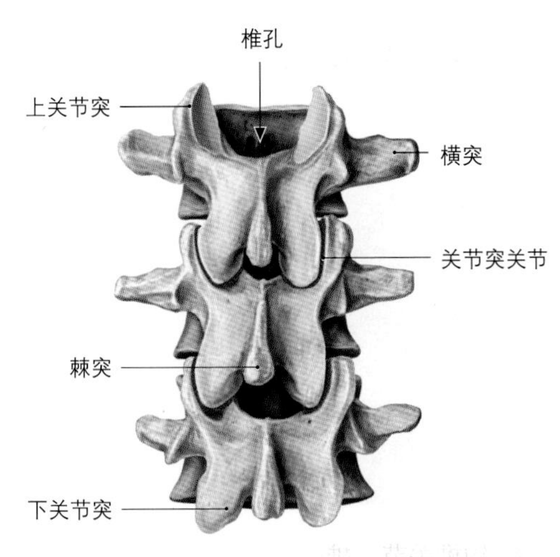
椎孔
上关节突
横突
关节突关节
棘突
下关节突

C. 腰椎，后面观。关节位于矢状面方向。

图 2.21 钩椎关节

前面观。钩椎关节形成于儿童时期，位于 C_3~C_7 钩突与上位椎体之间。该关节可能由椎间盘软骨内的裂隙形成，具有关节特征。如果裂隙完全撕裂，髓核突出的风险将会增加（见第 15 页）。

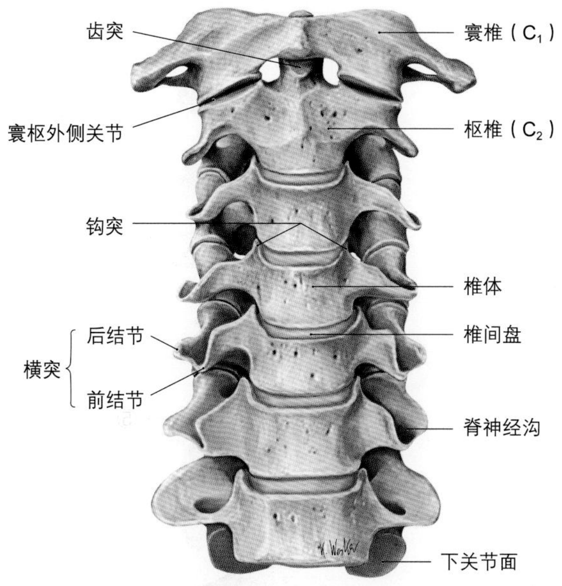

齿突
寰椎（C1）
寰枢外侧关节
枢椎（C2）
钩突
椎体
后结节
横突
前结节
椎间盘
脊神经沟
下关节面

A. 18 岁男性颈椎的钩椎关节，前面观。

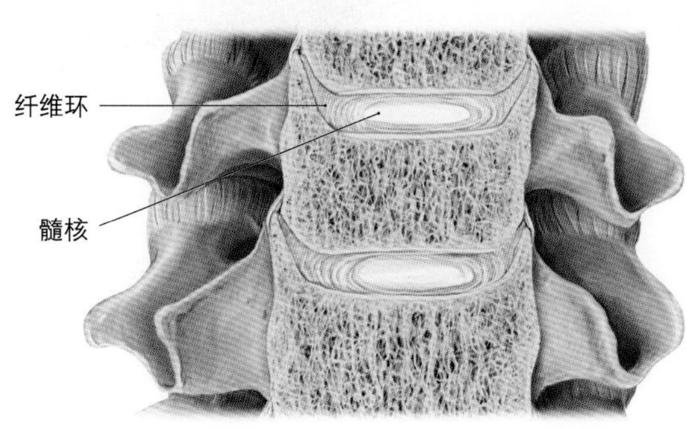

纤维环
髓核

B. 钩椎关节（放大），冠状面前面观。

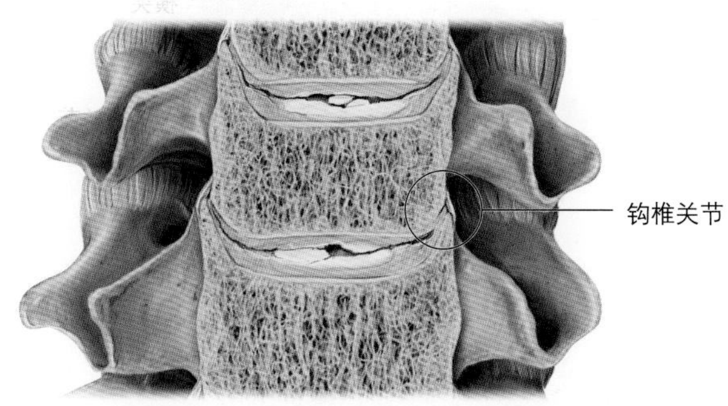

钩椎关节

C. 钩椎关节，椎间盘分裂，冠状面前面观。

临床要点 2.6

钩突邻近的脊神经和椎动脉

脊神经和椎动脉分别穿过椎间孔和横突孔（A 和 B）。钩椎关节病（退行性病变）会导致钩突（C）上骨生长（骨赘），压迫神经和血管引起颈椎慢性疼痛。

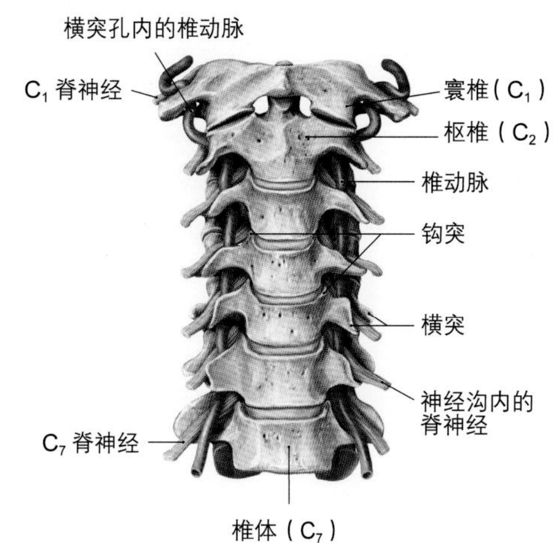

横突孔内的椎动脉
C1 脊神经
寰椎（C1）
枢椎（C2）
椎动脉
钩突
横突
神经沟内的脊神经
C7 脊神经
椎体（C7）

A. 颈椎，前面观。

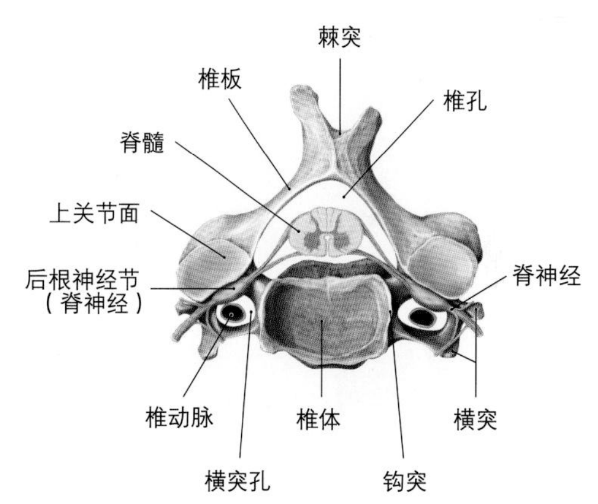

棘突
椎板
椎孔
脊髓
上关节面
后根神经节（脊神经）
脊神经
椎动脉
椎体
横突
横突孔
钩突

B. C_4，上面观。

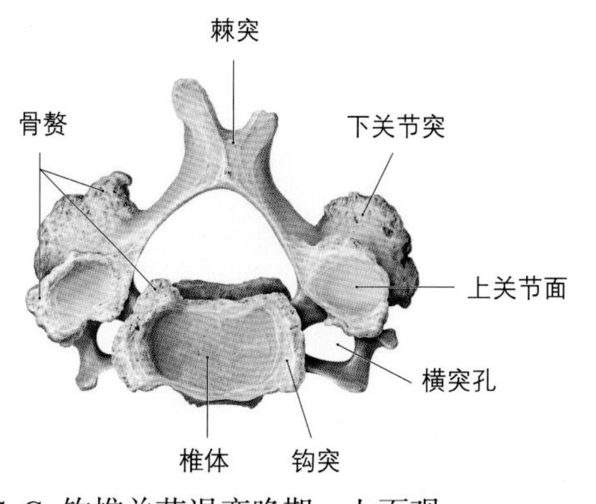

棘突
骨赘
下关节突
上关节面
横突孔
椎体
钩突

C. C_4 钩椎关节退变晚期，上面观。

脊柱的关节：颅椎区

图 2.22　颅椎关节

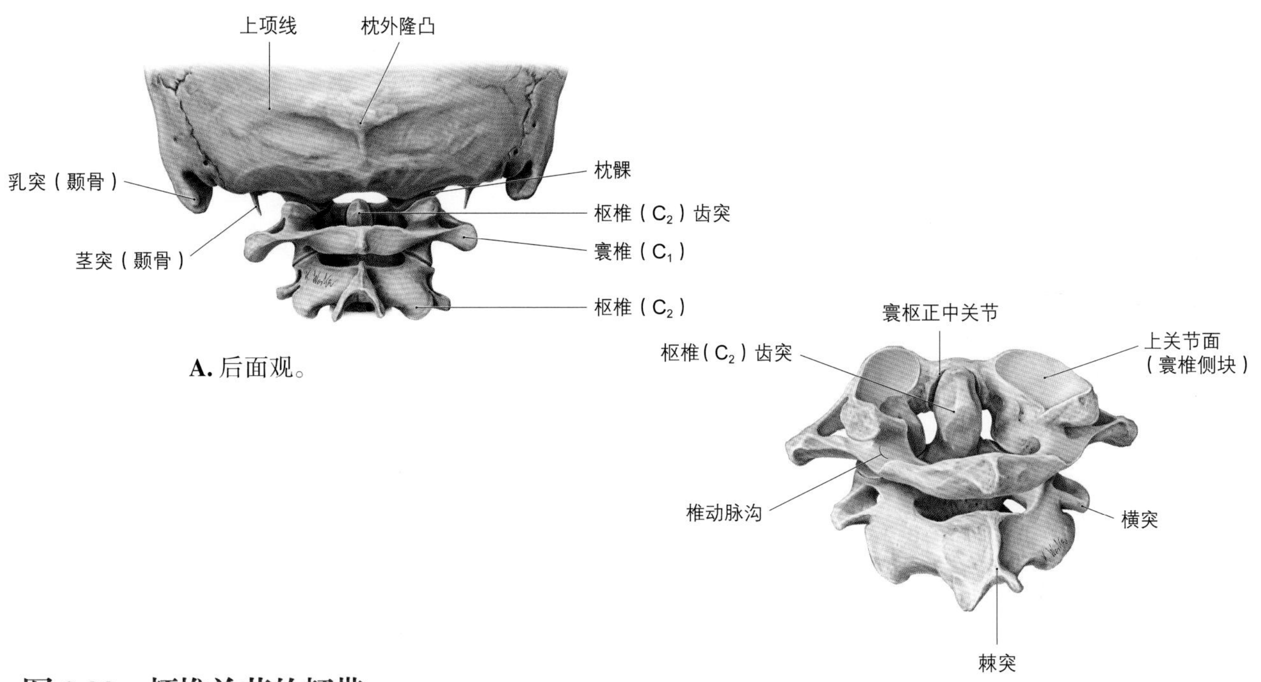
上项线
枕外隆凸
乳突（颞骨）
枕髁
枢椎（C_2）齿突
寰椎（C_1）
茎突（颞骨）
枢椎（C_2）
寰枢正中关节
枢椎（C_2）齿突
上关节面
（寰椎侧块）
椎动脉沟
横突
棘突

A. 后面观。

B. 寰椎和枢椎，后上面观。

图 2.23　颅椎关节的韧带

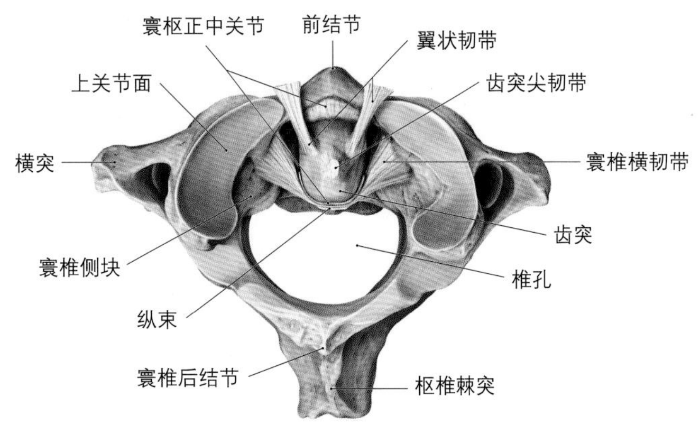
寰枢正中关节
前结节
翼状韧带
上关节面
齿突尖韧带
横突
寰椎横韧带
齿突
寰椎侧块
椎孔
纵束
寰椎后结节
枢椎棘突

A. 寰枢正中关节的韧带，上面观。寰椎的小凹被关节囊覆盖。

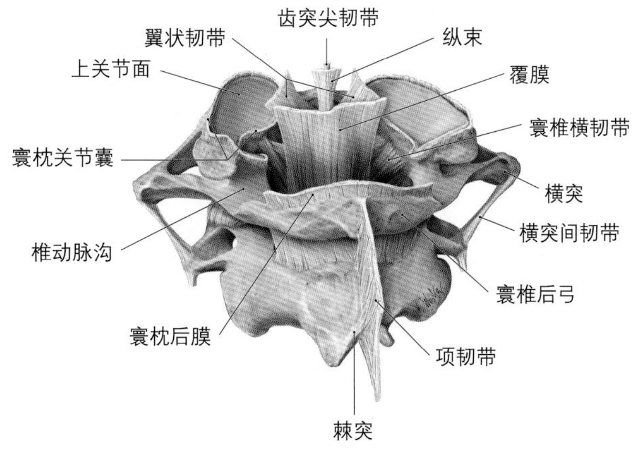
齿突尖韧带
翼状韧带
纵束
上关节面
覆膜
寰椎横韧带
寰枕关节囊
横突
横突间韧带
椎动脉沟
寰椎后弓
寰枕后膜
项韧带
棘突

B. 颅椎关节韧带，后上面观。枢椎齿突被覆膜覆盖。

寰枕关节是由凸起的枕骨髁和轻微凹陷的寰椎（C_1）上关节凹形成的两个关节。寰枢关节指的是由寰椎（C_1）和枢椎（C_2）形成的两个侧方关节和一个中间关节。

图 2.24　颅椎关节韧带的解剖

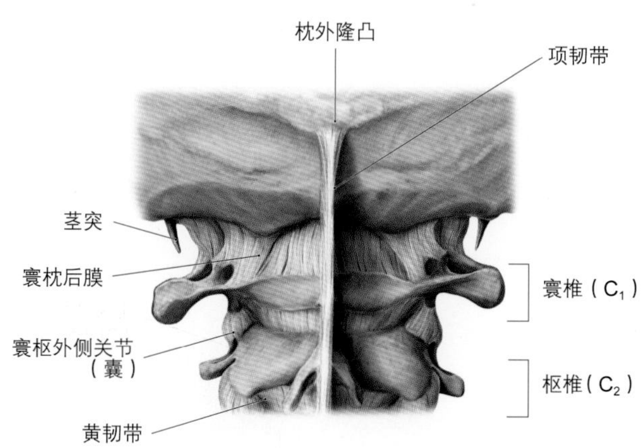
枕外隆凸
项韧带
茎突
寰枕后膜
寰椎（C_1）
寰枢外侧关节（囊）
枢椎（C_2）
黄韧带

A. 项韧带和寰枕后膜。

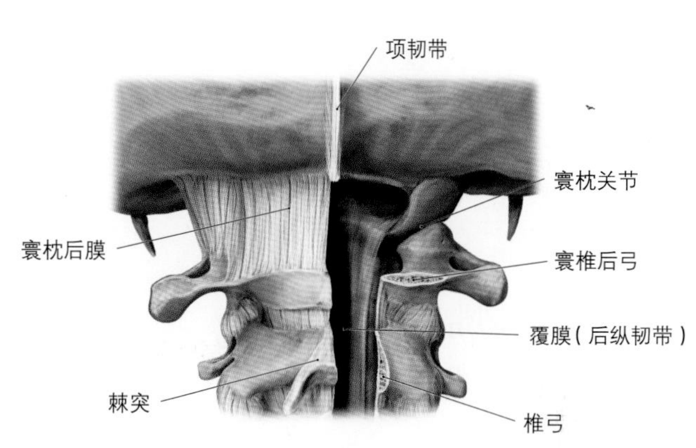
项韧带
寰枕关节
寰枕后膜
寰椎后弓
覆膜（后纵韧带）
棘突
椎弓

B. 后纵韧带。切除：脊髓，椎管开窗。

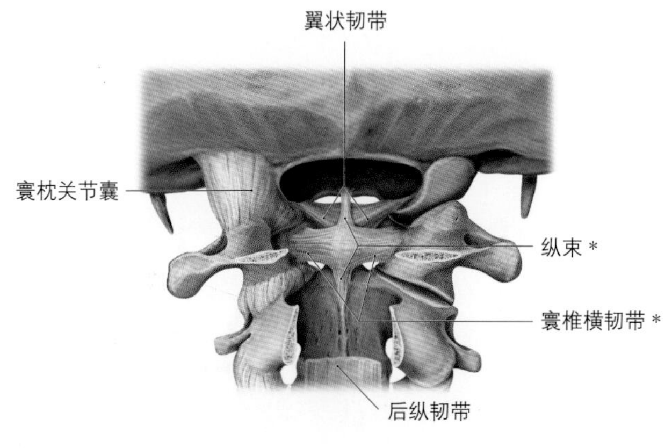
翼状韧带
寰枕关节囊
纵束 *
寰椎横韧带 *
后纵韧带

C. 寰椎十字韧带（*）。切除：覆膜、寰枕后膜以及椎弓。

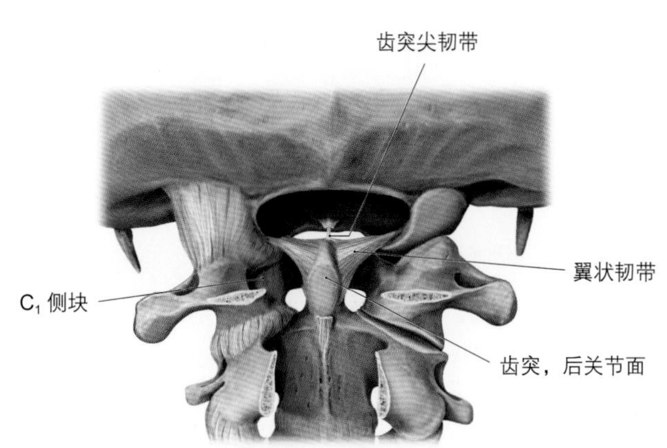
齿突尖韧带
翼状韧带
C_1 侧块
齿突，后关节面

D. 翼状韧带和齿突尖韧带。切除：寰椎横韧带。

脊柱的韧带：概述和颈椎

脊柱的韧带连接椎骨，并使脊柱在承受高力学载荷和剪切应力的同时限制其运动范围。韧带被细分为椎体韧带和椎弓韧带。

图 2.25 脊柱的韧带

左后外侧斜视图。

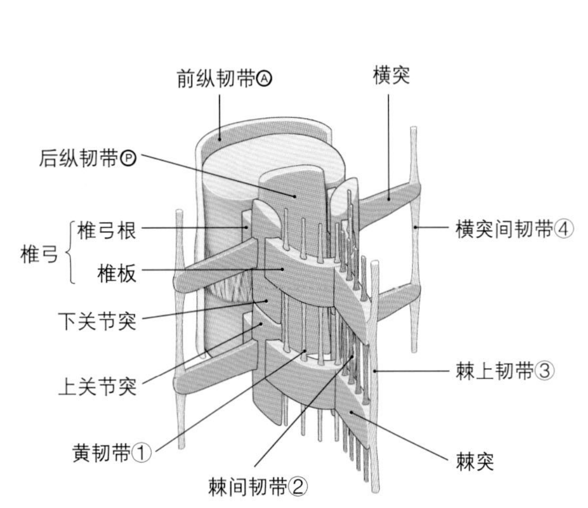

前纵韧带Ⓐ
横突
后纵韧带Ⓟ
椎弓
椎弓根
椎板
横突间韧带④
下关节突
上关节突
棘上韧带③
黄韧带①
棘间韧带②
棘突

表 2.3 脊柱的韧带

韧带		位置
椎体韧带		
Ⓐ	前纵韧带	沿椎体的前表面走行
Ⓟ	后纵韧带	沿椎体的后表面走行
椎弓韧带		
①	黄韧带	椎板之间
②	棘间韧带	棘突之间
③	棘上韧带	沿棘突后缘走行
④	横突间韧带	横突之间
项韧带 *		枕外隆凸和 C_7 棘突之间

注：* 相当于棘上韧带在上方变宽。

图 2.26 前纵韧带

颅底切除的前面观。

图 2.27 后纵韧带

椎板切除和脊髓移除后，椎管打开的后面观。覆膜由后纵韧带扩展而成。

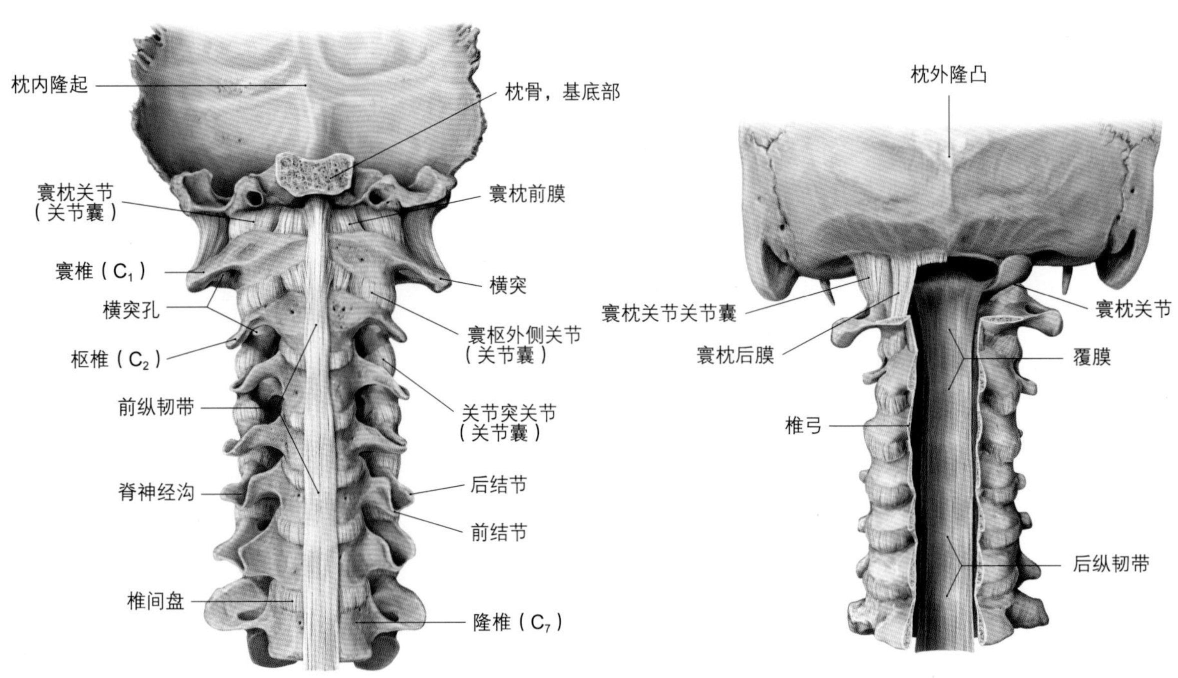

枕内隆起
枕骨，基底部
寰枕关节（关节囊）
寰枕前膜
寰椎（C1）
横突
横突孔
寰枢外侧关节（关节囊）
枢椎（C2）
前纵韧带
关节突关节（关节囊）
脊神经沟
后结节
前结节
椎间盘
隆椎（C7）
枕外隆凸
寰枕关节关节囊
寰枕关节
寰枕后膜
覆膜
椎弓
后纵韧带

图 2.28 颈椎的韧带

正中矢状面观。

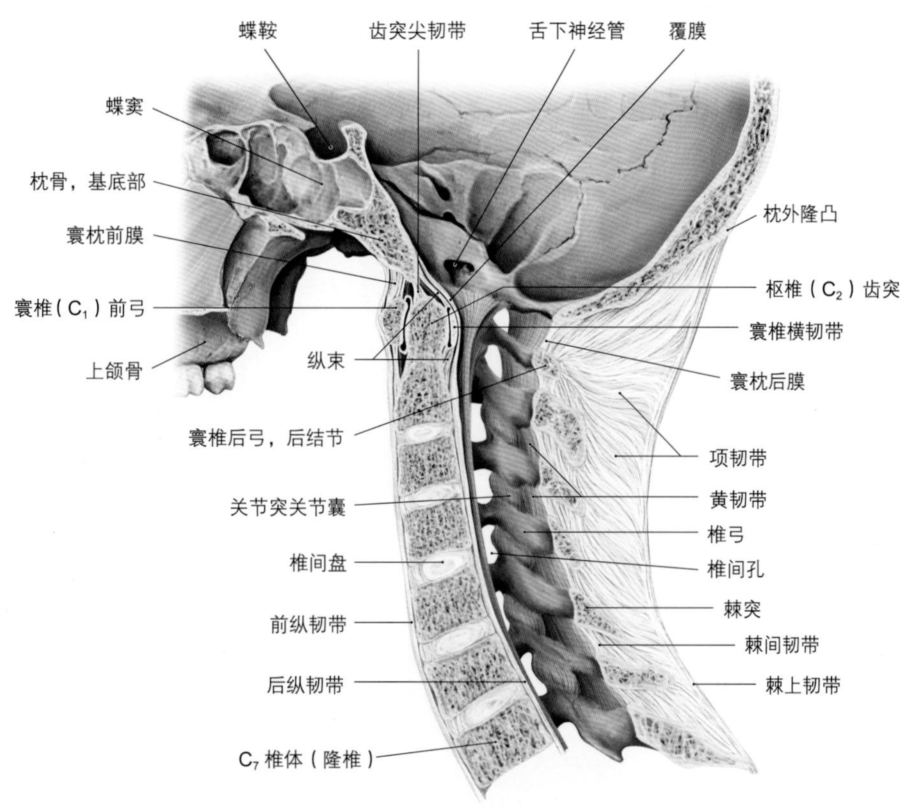
蝶鞍
齿突尖韧带
舌下神经管
覆膜
蝶窦
枕骨，基底部
枕外隆凸
寰枕前膜
枢椎（C_2）齿突
寰椎（C_1）前弓
寰椎横韧带
纵束
上颌骨
寰枕后膜
寰椎后弓，后结节
项韧带
关节突关节囊
黄韧带
椎弓
椎间盘
椎间孔
棘突
前纵韧带
棘间韧带
后纵韧带
棘上韧带
C_7 椎体（隆椎）

A. 正中矢状面，左侧面观。项韧带是棘上韧带自隆椎（C_7）至枕外隆凸间在矢状位的扩展。

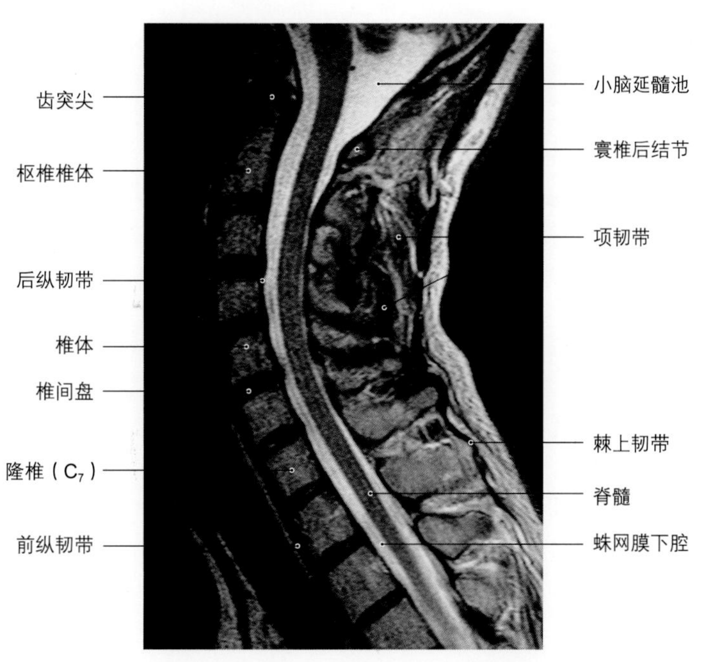
齿突尖
小脑延髓池
枢椎椎体
寰椎后结节
项韧带
后纵韧带
椎体
椎间盘
棘上韧带
隆椎（C_7）
脊髓
前纵韧带
蛛网膜下腔

B. MRI 正中矢状位片，T_2 加权，左侧面观。

脊柱的韧带：胸腰椎

图 2.29 脊柱的韧带：胸腰关节

T_{11}~L_3 的左侧面观，其中 T_{11}~T_{12} 在正中矢状切开。

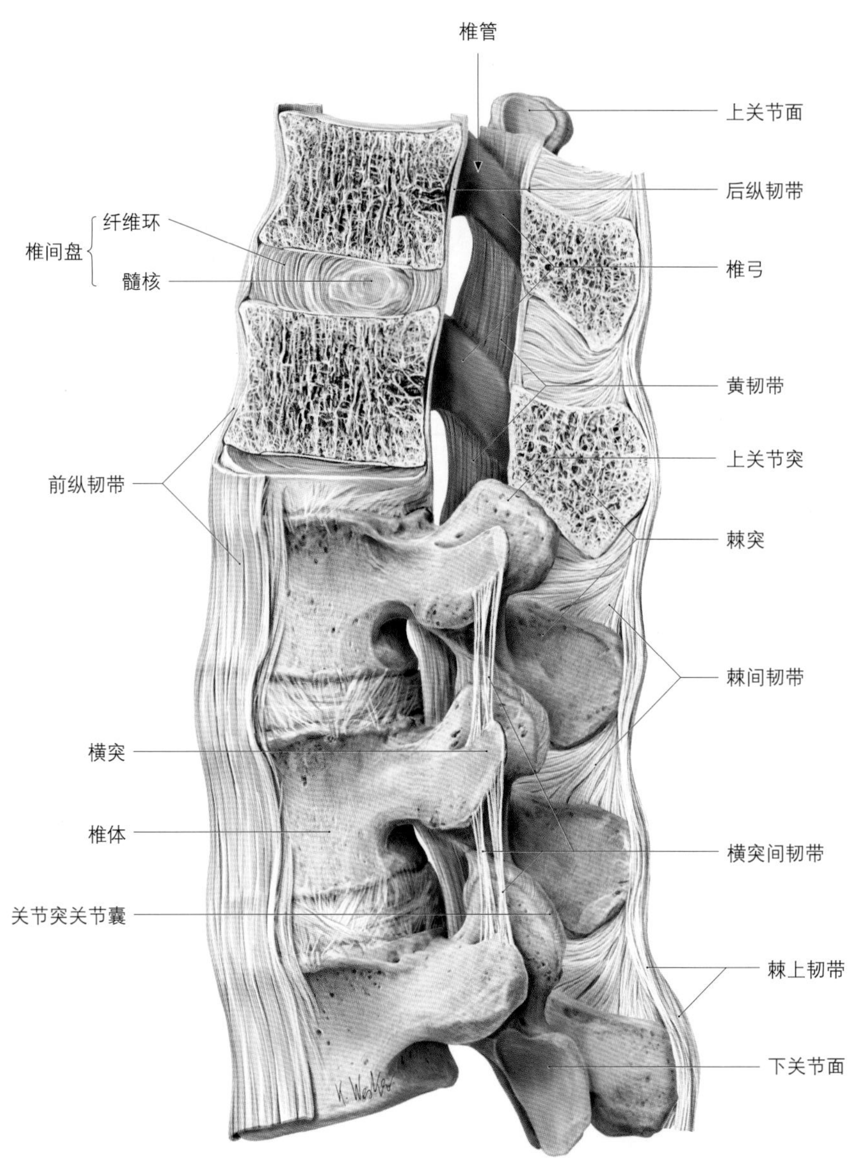
椎管
上关节面
后纵韧带
椎间盘
纤维环
髓核
椎弓
黄韧带
上关节突
前纵韧带
棘突
棘间韧带
横突
椎体
横突间韧带
关节突关节囊
棘上韧带
下关节面

临床要点 2.7

脊柱融合手术

脊柱融合术是一种用于恢复脊柱稳定性或消除运动疼痛的外科手术。基本的原理是融合两块或更多的椎骨，使它们愈合成一块坚固的骨。可以在脊柱的任何部位进行融合。

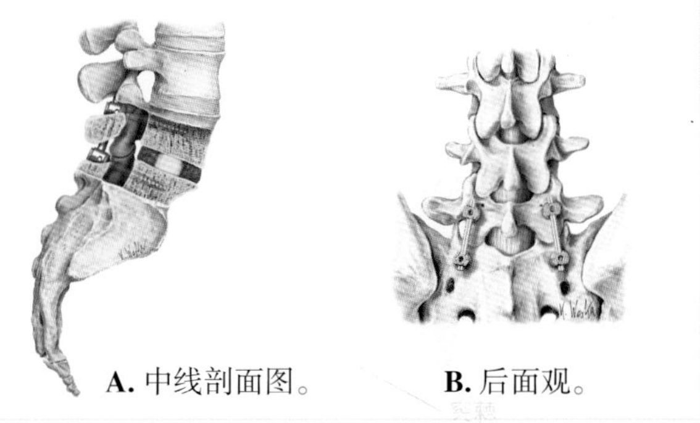

A. 中线剖面图。 **B.** 后面观。

图 2.30 前纵韧带

L_3~L_5 前面观。

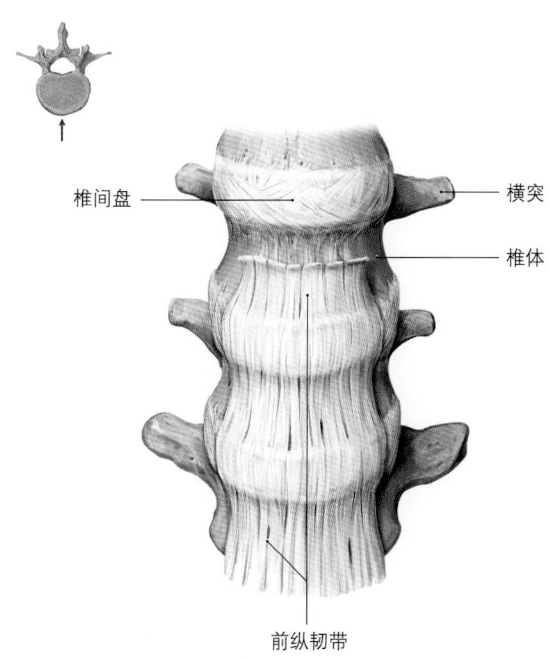
椎间盘
横突
椎体
前纵韧带

图 2.31 黄韧带和横突间韧带

L_2~L_5 水平打开椎管的前面观。切除 L_2~L_4 椎体。

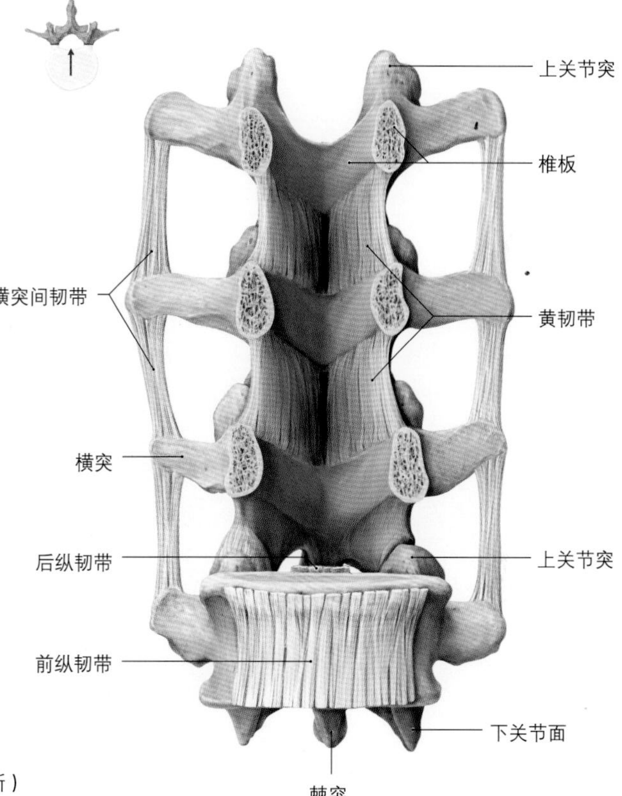
上关节突
椎板
横突间韧带
黄韧带
横突
后纵韧带
上关节突
前纵韧带
下关节面
棘突

图 2.32 后纵韧带

L_2~L_5 水平打开椎管的后面观。自椎弓根处切除 L_2~L_4 椎板。

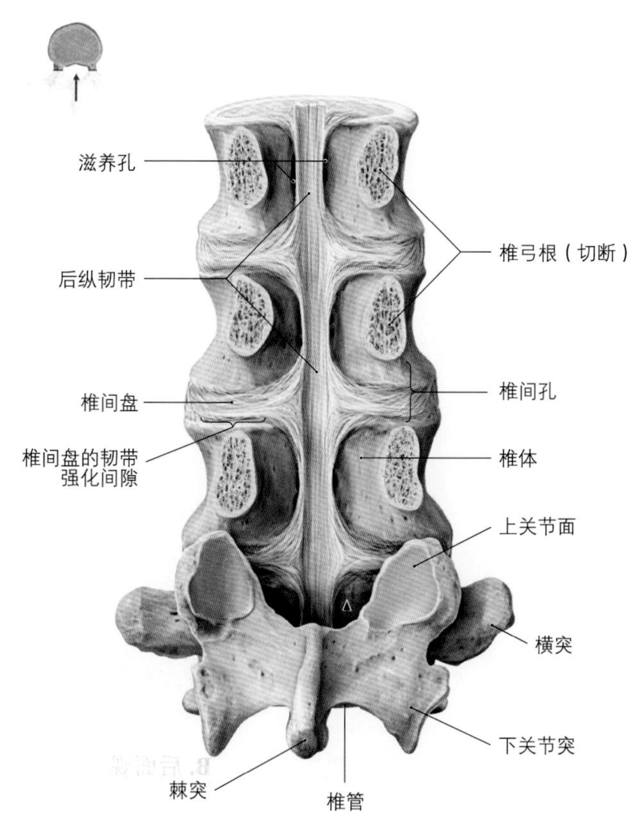
滋养孔
椎弓根（切断）
后纵韧带
椎间孔
椎间盘
椎间盘的韧带
强化间隙
椎体
上关节面
横突
下关节突
棘突
椎管

第 3 章　肌

背肌：概述

背肌分为两群，浅层的外在肌和深层的固有肌，被胸腰筋膜后层分隔。浅层的外在肌被认为是上肢肌延续到背部，这部分肌在上肢部分描述，见第 312~317 页。

图 3.1　背部浅层外在肌

后面观。切除：右侧斜方肌和背阔肌。显示：胸腰筋膜。注意：胸腰筋膜后层有起自背阔肌的腱膜加强。

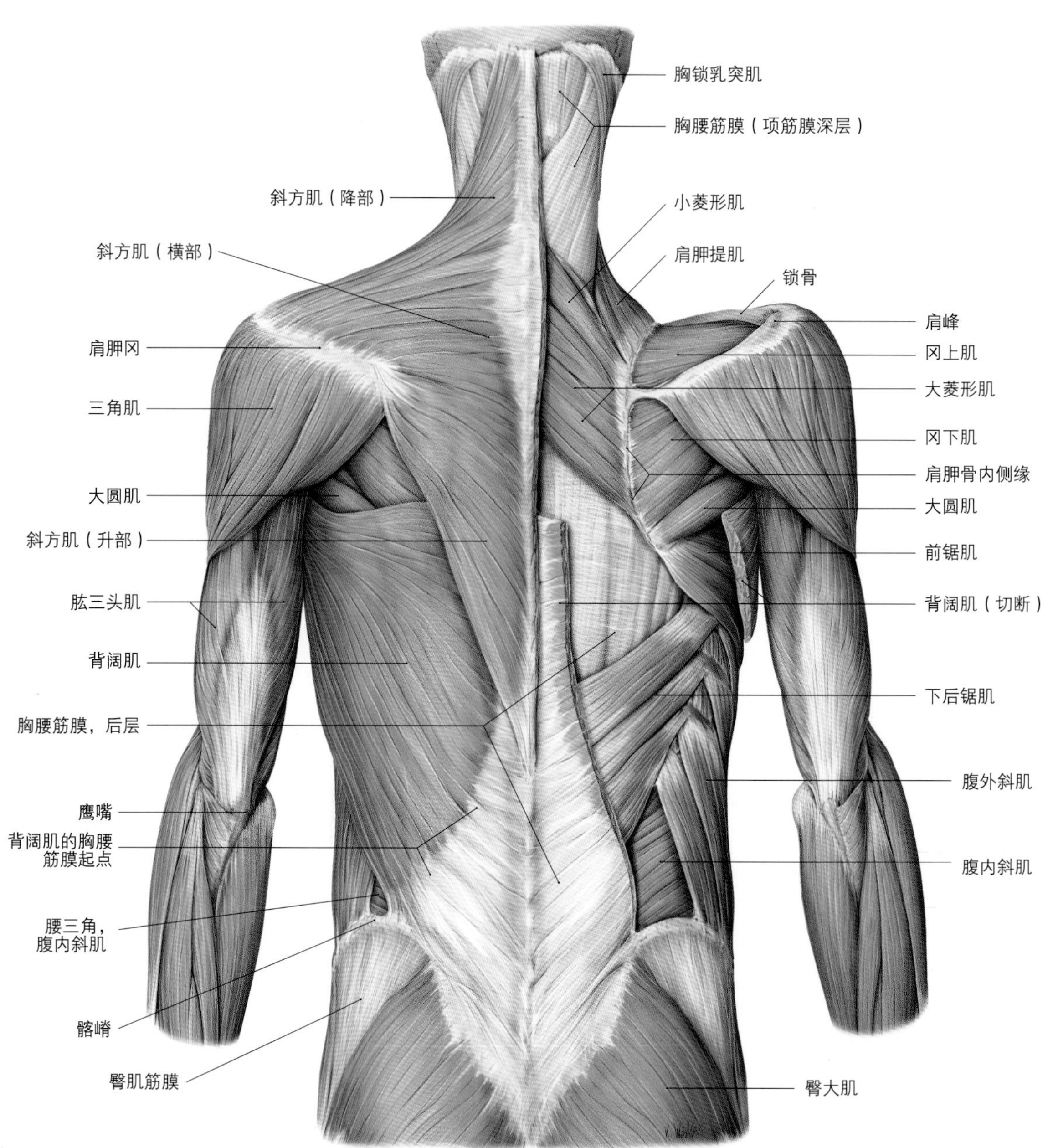
胸锁乳突肌
胸腰筋膜（项筋膜深层）
斜方肌（降部）
小菱形肌
斜方肌（横部）
肩胛提肌
锁骨
肩峰
肩胛冈
冈上肌
三角肌
大菱形肌
冈下肌
肩胛骨内侧缘
大圆肌
大圆肌
斜方肌（升部）
前锯肌
肱三头肌
背阔肌（切断）
背阔肌
下后锯肌
胸腰筋膜，后层
腹外斜肌
鹰嘴
背阔肌的胸腰
筋膜起点
腹内斜肌
腰三角，
腹内斜肌
髂嵴
臀肌筋膜
臀大肌

图 3.2 胸腰筋膜

横切面，上面观。背部固有肌被一个由胸腰筋膜、椎弓和相应节段棘突与横突所形成的骨纤维管包围。胸腰筋膜的后层和中层在固有肌外缘融合。在颈部，后层与项筋膜（深层）混合，延续为颈深筋膜（椎前层）。

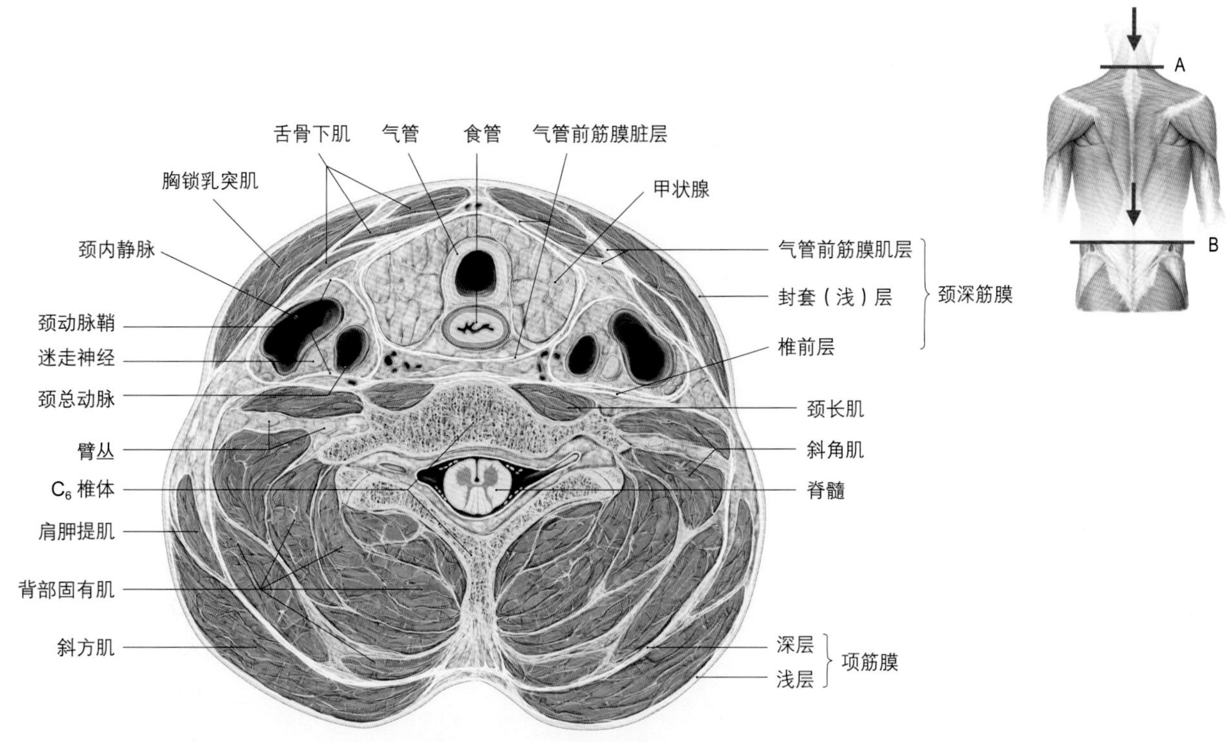
舌骨下肌
气管
食管
气管前筋膜脏层
胸锁乳突肌
甲状腺
颈内静脉
气管前筋膜肌层
封套（浅）层
颈深筋膜
颈动脉鞘
迷走神经
椎前层
颈总动脉
颈长肌
臂丛
斜角肌
C6 椎体
脊髓
肩胛提肌
背部固有肌
斜方肌
深层
浅层
项筋膜
A
B

A. C_6 椎体横切面，上面观。

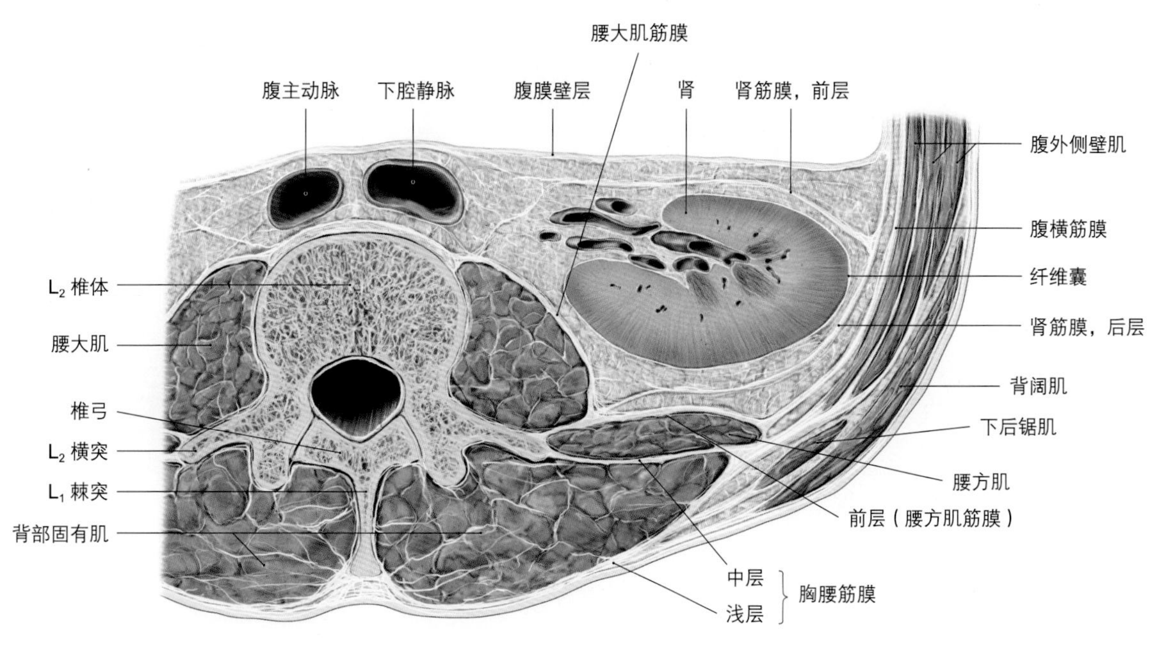
腰大肌筋膜
腹主动脉
下腔静脉
腹膜壁层
肾
肾筋膜，前层
腹外侧壁肌
腹横筋膜
L2 椎体
纤维囊
腰大肌
肾筋膜，后层
背阔肌
椎弓
下后锯肌
L2 横突
腰方肌
L1 棘突
前层（腰方肌筋膜）
背部固有肌
中层
胸腰筋膜
浅层

B. L_2 水平横切面，上面观。切除：马尾和腹前壁。

颈椎固有肌

图 3.3 项部肌

后面观。切除：斜方肌、胸锁乳突肌、头夹肌和半棘肌（右侧）。显示：右侧项部肌。

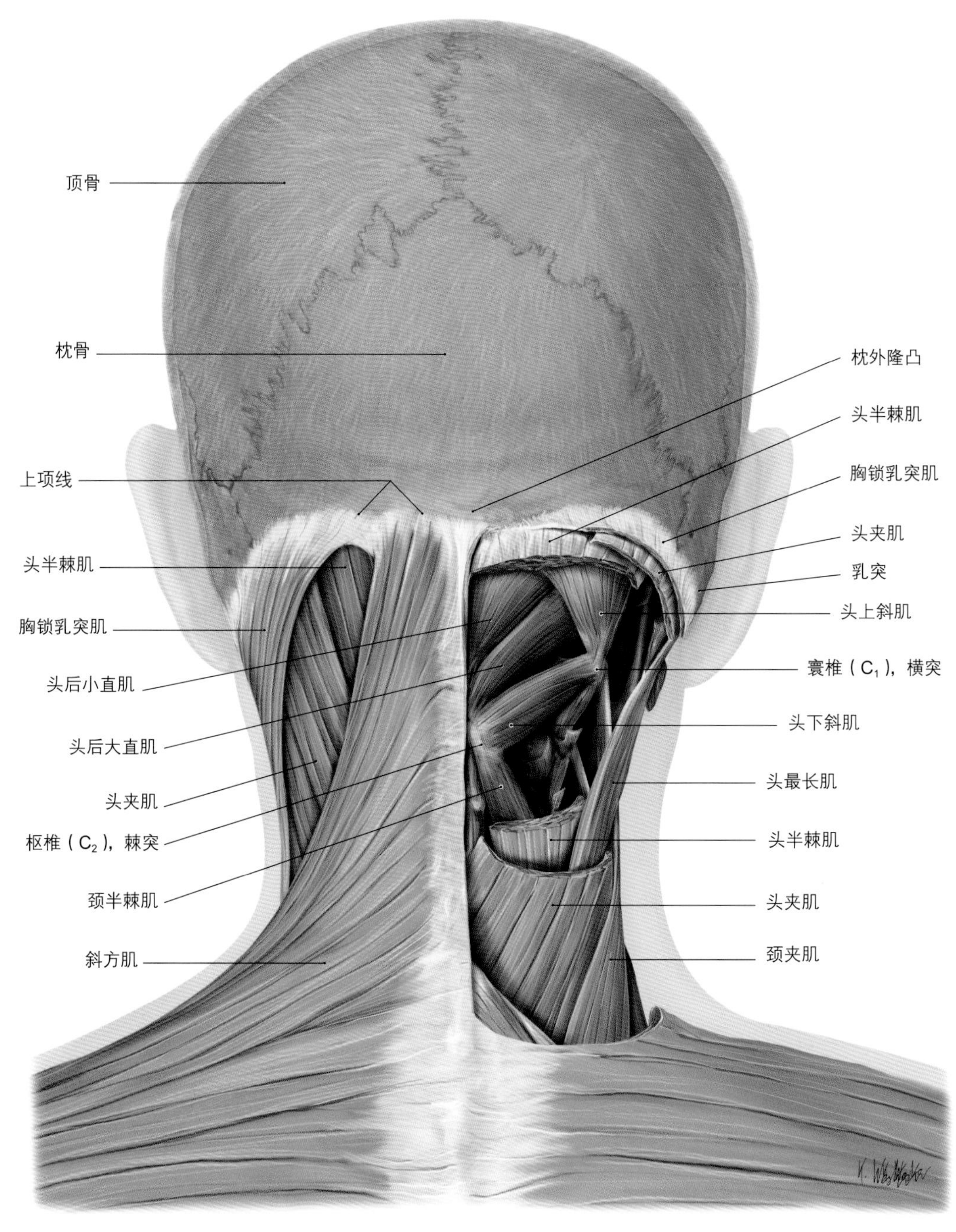
顶骨
枕骨
上项线
头半棘肌
胸锁乳突肌
头后小直肌
头后大直肌
头夹肌
枢椎（C_2），棘突
颈半棘肌
斜方肌
枕外隆凸
头半棘肌
胸锁乳突肌
头夹肌
乳突
头上斜肌
寰椎（C_1），横突
头下斜肌
头最长肌
头半棘肌
头夹肌
颈夹肌

图 3.4 项部短肌

后面观，如图 3.6 所示。

项部的 3 块短肌（头下斜肌、头上斜肌和头后大直肌）构成枕下三角的边界。

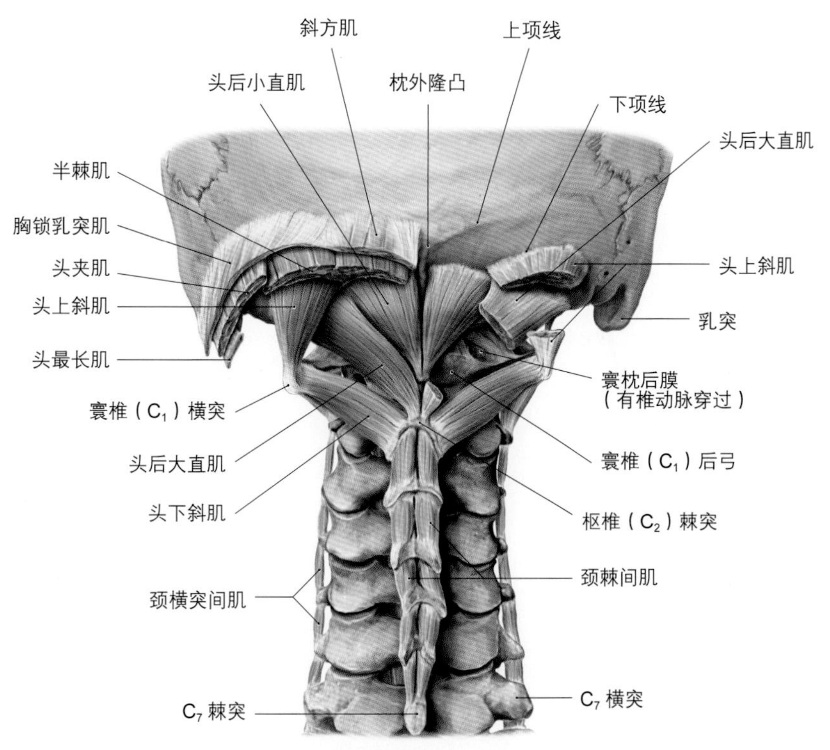
斜方肌
上项线
头后小直肌
枕外隆凸
下项线
头后大直肌
半棘肌
胸锁乳突肌
头夹肌
头上斜肌
头上斜肌
乳突
头最长肌
寰枕后膜
（有椎动脉穿过）
寰椎（C_1）横突
头后大直肌
寰椎（C_1）后弓
头下斜肌
枢椎（C_2）棘突
颈棘间肌
颈横突间肌
C_7 棘突
C_7 横突

A. 项部短肌的行程。

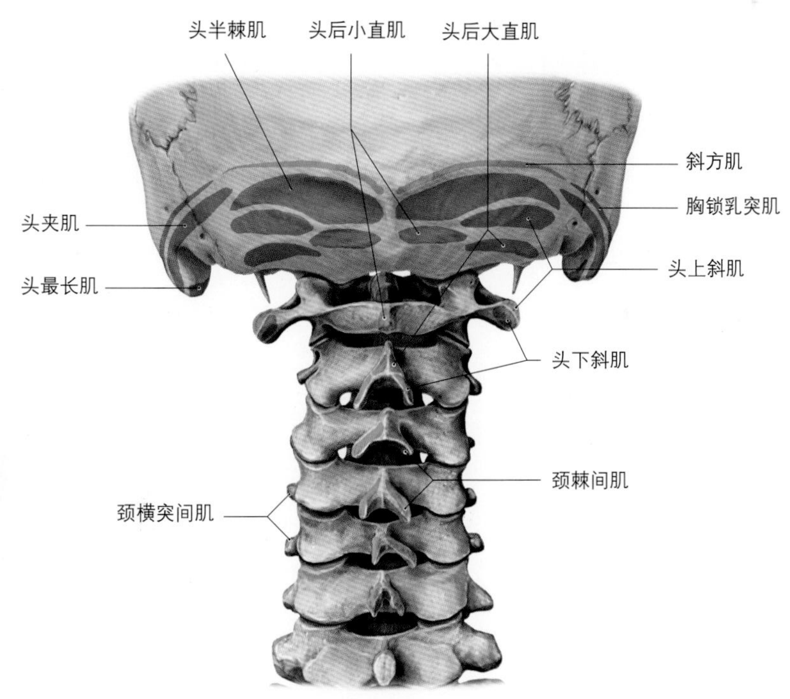
头半棘肌
头后小直肌
头后大直肌
斜方肌
胸锁乳突肌
头夹肌
头上斜肌
头最长肌
头下斜肌
颈棘间肌
颈横突间肌

B. 枕下区。肌肉起点为红色，止点为蓝色。

背部固有肌

背部浅层肌（斜方肌、背阔肌、肩胛提肌和菱形肌）在上肢部分讨论，见第 312、313 页。后锯肌是深层固有肌的过渡肌，在此归为浅层肌。

图 3.5 背部固有肌

后面观。按顺序解剖胸腰椎筋膜、背部固有肌浅层、背部固有肌中层和背部固有肌深层。

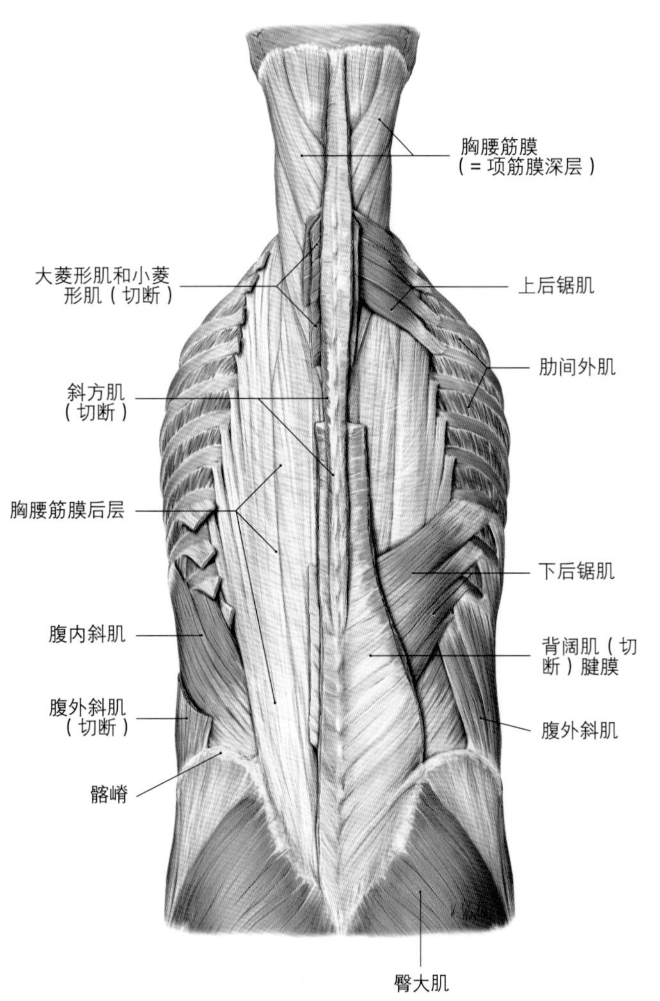
胸腰筋膜
（= 项筋膜深层）
大菱形肌和小菱形肌（切断）
上后锯肌
肋间外肌
斜方肌
（切断）
胸腰筋膜后层
下后锯肌
腹内斜肌
背阔肌（切断）腱膜
腹外斜肌
（切断）
腹外斜肌
髂嵴
臀大肌

A. 胸腰筋膜。切除：上肢带肌和背部浅层肌（除后锯肌以及背阔肌起源的腱膜外）。显示：胸腰筋膜后层。

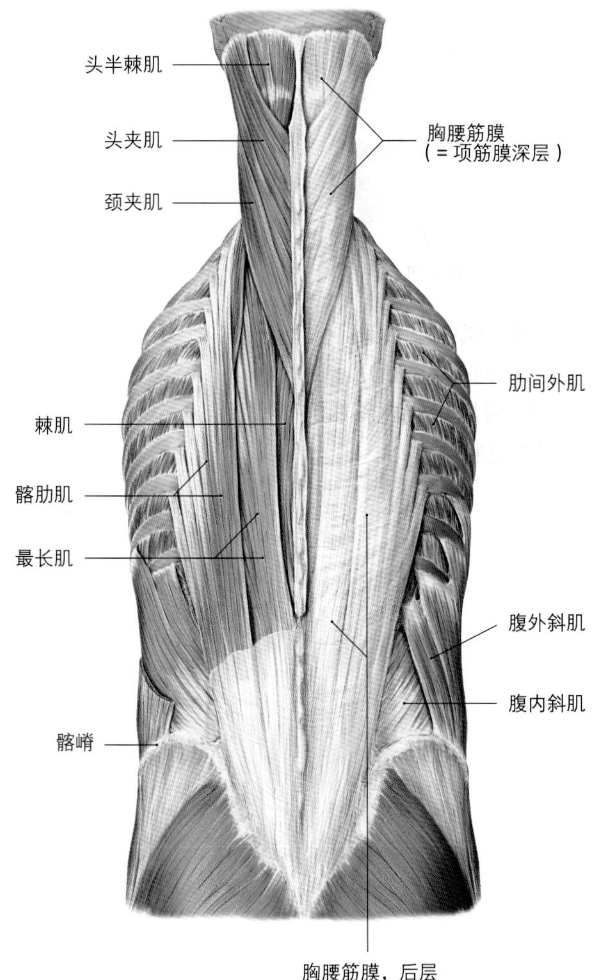
头半棘肌
头夹肌
颈夹肌
胸腰筋膜
（= 项筋膜深层）
肋间外肌
棘肌
髂肋肌
最长肌
腹外斜肌
腹内斜肌
髂嵴
胸腰筋膜，后层

B. 背部浅层和中层固有肌。切除：胸腰筋膜，后层（左侧）。显示：竖脊肌和夹肌。

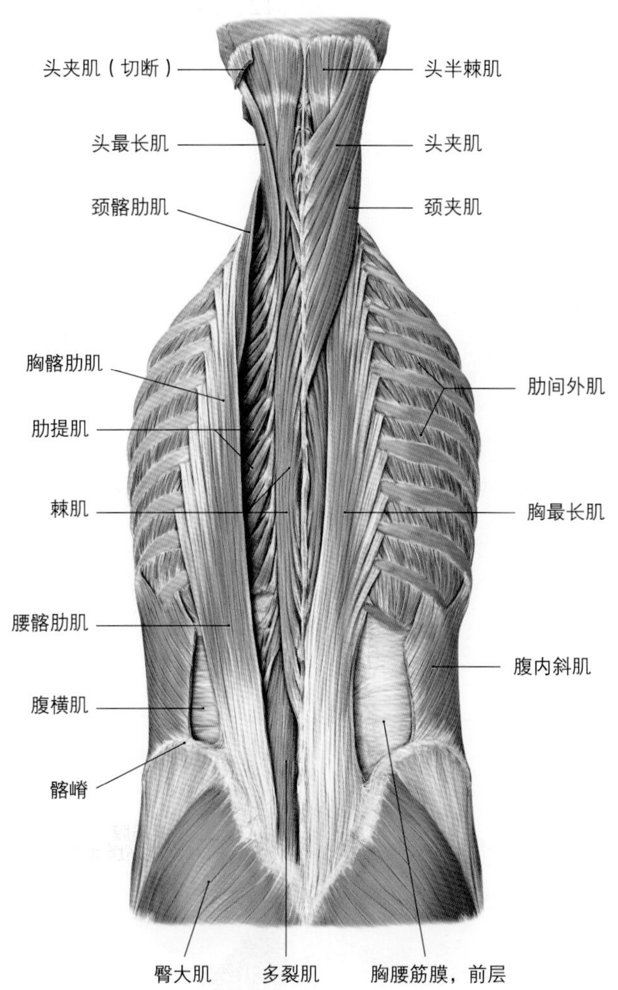
头夹肌（切断）
头半棘肌
头最长肌
头夹肌
颈髂肋肌
颈夹肌
胸髂肋肌
肋间外肌
肋提肌
棘肌
胸最长肌
腰髂肋肌
腹内斜肌
腹横肌
髂嵴
臀大肌
多裂肌
胸腰筋膜，前层

C. 背部固有肌中层和深层。切除：胸最长肌和颈最长肌、夹肌（左侧），髂肋肌（右侧）。注意：胸腰筋膜后层是腹内斜肌和腹横肌的起点。显示：背部深层肌群。

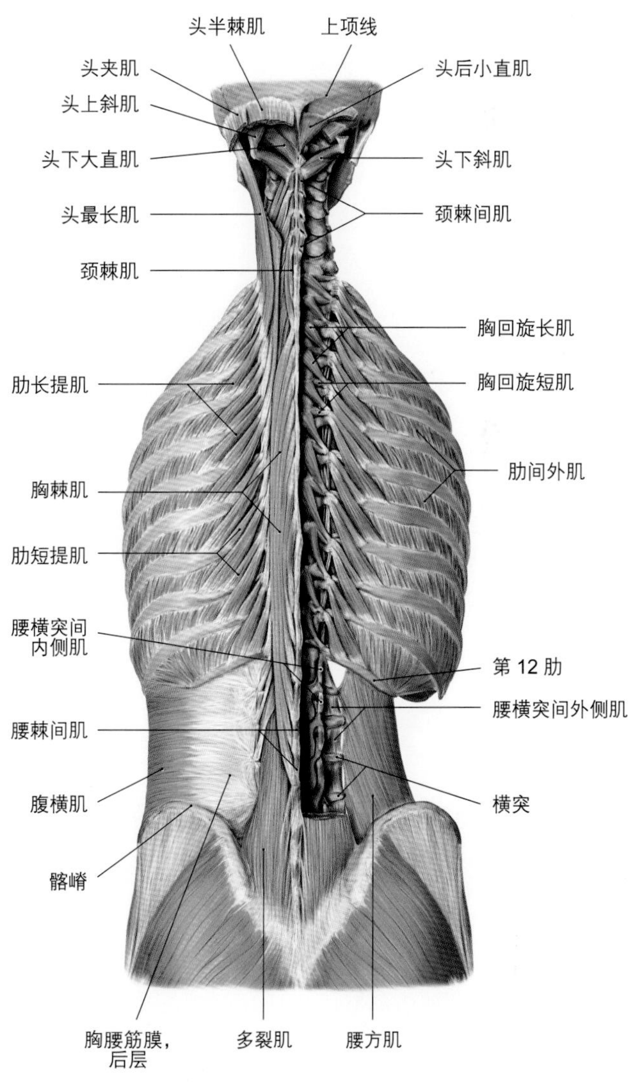
头半棘肌
上项线
头夹肌
头后小直肌
头上斜肌
头下大直肌
头下斜肌
头最长肌
颈棘间肌
颈棘肌
胸回旋长肌
肋长提肌
胸回旋短肌
肋间外肌
胸棘肌
肋短提肌
腰横突间
内侧肌
第 12 肋
腰横突间外侧肌
腰棘间肌
横突
腹横肌
髂嵴
胸腰筋膜，
后层
多裂肌
腰方肌

D. 背部固有肌深层。切除：全部背部固有肌浅层和中层，深筋膜和多裂肌（右侧）。显示：横突间肌和腰方肌（右侧）。

背肌（Ⅰ）

图 3.6 项部和颅椎关节短肌

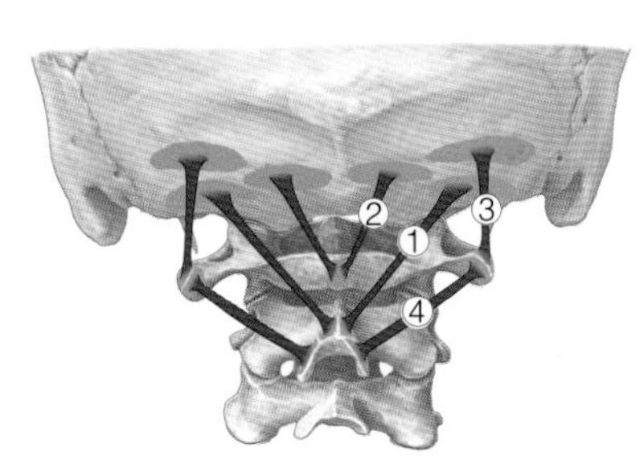
②
①
③
④

A. 后面观，示意图。

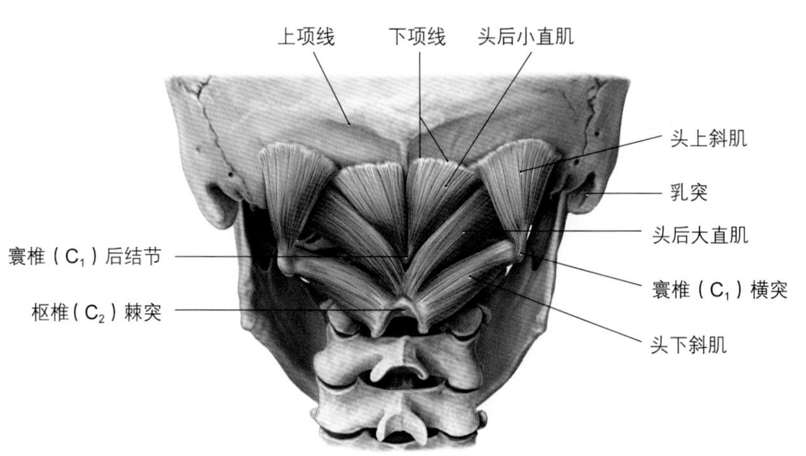
上项线
下项线
头后小直肌
头上斜肌
乳突
头后大直肌
寰椎（C1）横突
头下斜肌
寰椎（C1）后结节
枢椎（C2）棘突

B. 枕下肌，后面观。

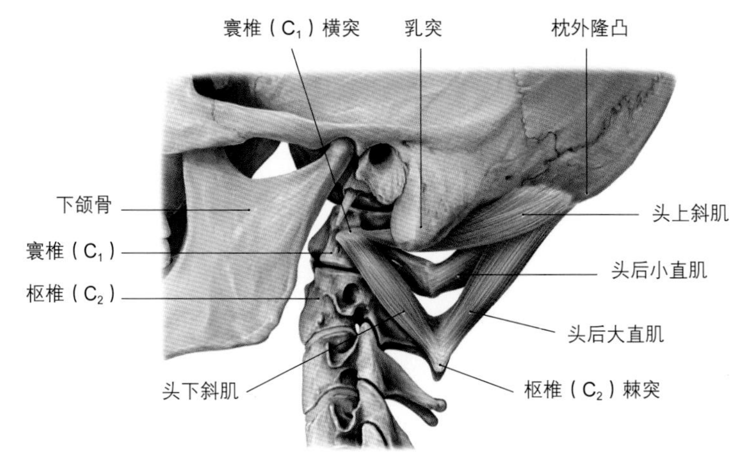
寰椎（C1）横突
乳突
枕外隆凸
下颌骨
寰椎（C1）
枢椎（C2）
头上斜肌
头后小直肌
头后大直肌
头下斜肌
枢椎（C2）棘突

C. 枕下肌，左侧面观。

表 3.1 项部和颅椎关节短肌

肌名		起点	止点	支配神经	运动
头后直肌	①头后大直肌	C_2（棘突）	枕骨（下项线，中 1/3 处）	C_1 脊神经（后支，枕下神经）	双侧：头后伸 单侧：头转向同侧
	②头后小直肌	C_1（后结节）	枕骨（下项线，内 1/3 处）		
头斜肌	③头上斜肌	C_1（横突）	枕骨（下项线，中 1/3 处，头后大直肌上方）		双侧：头后伸 单侧：头倾向同侧，转向对侧
	④头下斜肌	C_2（棘突）	C_1（横突）		双侧：头后伸 单侧：头转向同侧

图 3.7 椎前肌

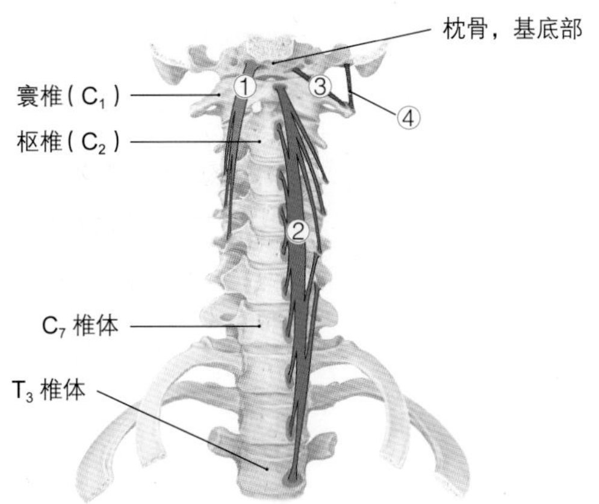
枕骨，基底部
寰椎（C_1）
枢椎（C_2）
C_7 椎体
T_3 椎体
①
②
③
④

A. 前面观，示意图。

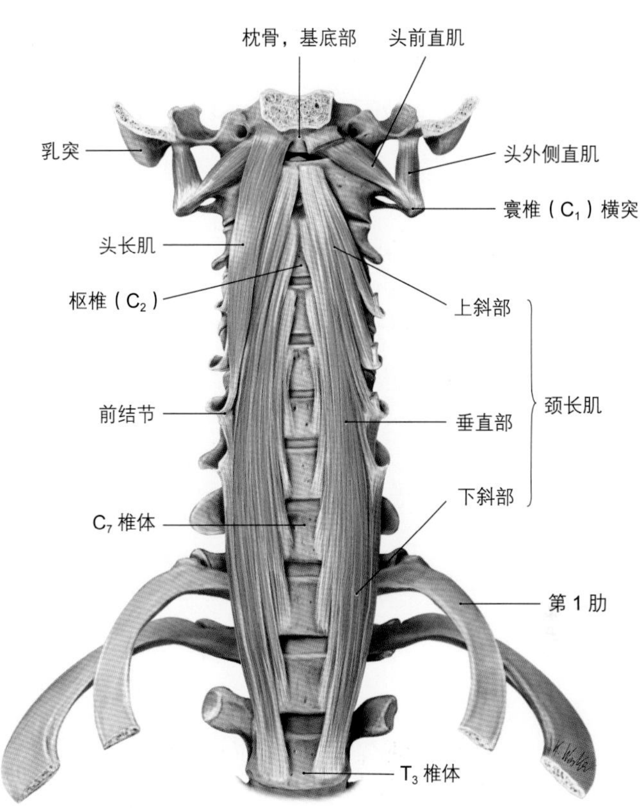
枕骨，基底部
头前直肌
乳突
头外侧直肌
寰椎（C_1）横突
头长肌
枢椎（C_2）
上斜部
颈长肌
前结节
垂直部
下斜部
C_7 椎体
第 1 肋
T_3 椎体

B. 椎前肌，前面观。切除：头长肌（左侧）、颈部器官。

表 3.2 椎前肌

肌名		起点	止点	支配神经	运动
①头长肌		C_3~C_6（横突，前结节）	枕骨（基底部）	颈丛的直接分支（C_1~C_3）	双侧：头前屈 单侧：头倾向同侧并轻微转向同侧
②颈长肌	垂直部	C_5~T_3（椎体前面）	C_2~C_4（椎体前面）	颈丛的直接分支（C_2~C_6）	双侧：颈椎前屈 单侧：颈椎侧弯和转向同侧
	上斜部	C_3~C_5（横突，前结节）	C_1（横突，前结节）		
	下斜部	T_1~T_3（椎体前面）	C_5~C_6（横突，前结节）		
③头前直肌		寰椎（侧块）	枕骨（基底部）	C_1 脊神经（前支）	双侧：寰枕关节前屈 单侧：寰枕关节侧弯
④头外侧直肌		寰椎（横突）	枕骨（基底部，外侧髁）		

背肌（II）

背部深层肌群分为浅层、中层和深层。后锯肌为背部浅层肌，受肋间神经前支支配，而不是支配深层肌的后支。后锯肌放在此处，是因为在解剖背部深层肌时显示了后锯肌。

表 3.3　背部深层肌的浅层

肌肉		起点	止点	支配神经	运动
后锯肌	①后上锯肌	项韧带，C_7~T_3（棘突）	第 2~4 肋（上缘）	脊神经，T_2~T_5（前支）	提肋
	②后下锯肌	T_{11}~L_2（棘突）	第 8~12 肋（下缘，接近肋角）	脊神经，T_9~T_{12}（前支）	降肋
夹肌	③头夹肌	项韧带，C_7~T_3 或 T_4（棘突）	项线外 1/3（枕骨），乳突（颞骨）	脊神经，C_1~C_6（后支、侧支）	双侧：后伸颈椎和头 单侧：屈曲头，向同侧旋转
	④颈夹肌	T_3~T_6 或 T_7（棘突）	C_1~C_3/C_4（横突）		

图 3.8　背部深层肌的浅层，示意图

右侧，后面观。

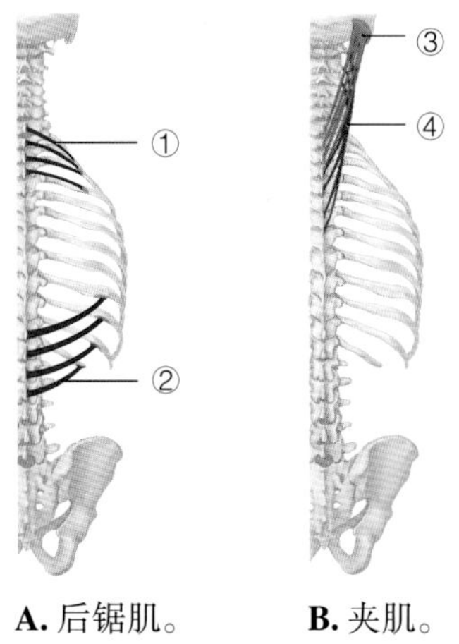
③
④
①
②

A. 后锯肌。　**B.** 夹肌。

图 3.9　背部深层肌的中层，示意图

右侧，后面观。这些肌群统称为竖脊肌。

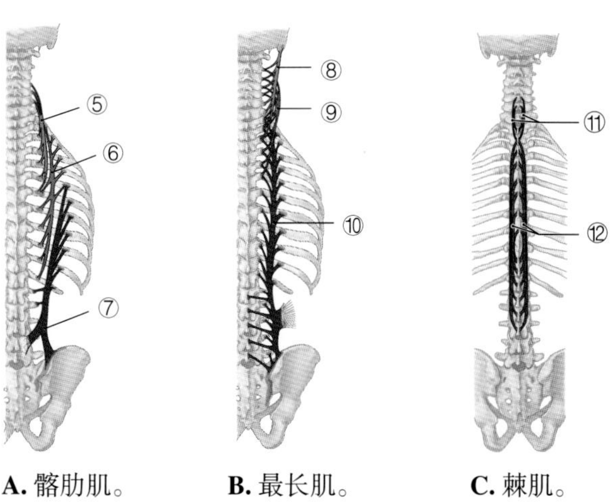
⑤
⑥
⑦
⑧
⑨
⑩
⑪
⑫

A. 髂肋肌。　**B.** 最长肌。　**C.** 棘肌。

表 3.4　背部深层肌肉的中层（竖脊肌）

肌名		起点	止点	支配神经	运动
髂肋肌	⑤颈髂肋肌	第 3~7 肋	C_4~C_6（横突）	脊神经，C_8~L_1（后支、侧支）	双侧：后伸脊柱 单侧：向同侧侧弯脊柱
	⑥胸髂肋肌	第 7~12 肋	第 1~6 肋		
	⑦腰髂肋肌	骶骨，髂嵴，胸腰筋膜（后层）	第 6~12 肋，胸腰筋膜(后层)，上腰椎（横突）		
最长肌	⑧头最长肌	T_1~T_3（横突），C_4~C_7（横突和关节突）	颞骨（乳突）	脊神经，C_1~L_5（后支、侧支）	双侧：头后伸 单侧：屈曲头，向同侧旋转
	⑨颈最长肌	T_1~T_6（横突）	C_2~C_5（横突）		双侧：后伸脊柱 单侧：向同侧侧弯脊柱
	⑩胸最长肌	骶骨，髂嵴，腰椎（棘突），下胸椎（横突）	第 2~12 肋，胸腰椎（横突）		
棘肌	⑪颈棘肌	C_5~T_2（棘突）	C_2~C_5（棘突）	脊神经（后支）	双侧：后伸颈椎和胸椎 单侧：向同侧侧弯颈椎和胸椎
	⑫胸棘肌	T_{10}~L_3（棘突，侧面）	T_2~T_8（棘突，侧面）		

图 3.10　背部深层肌的浅层和中层

后面观。

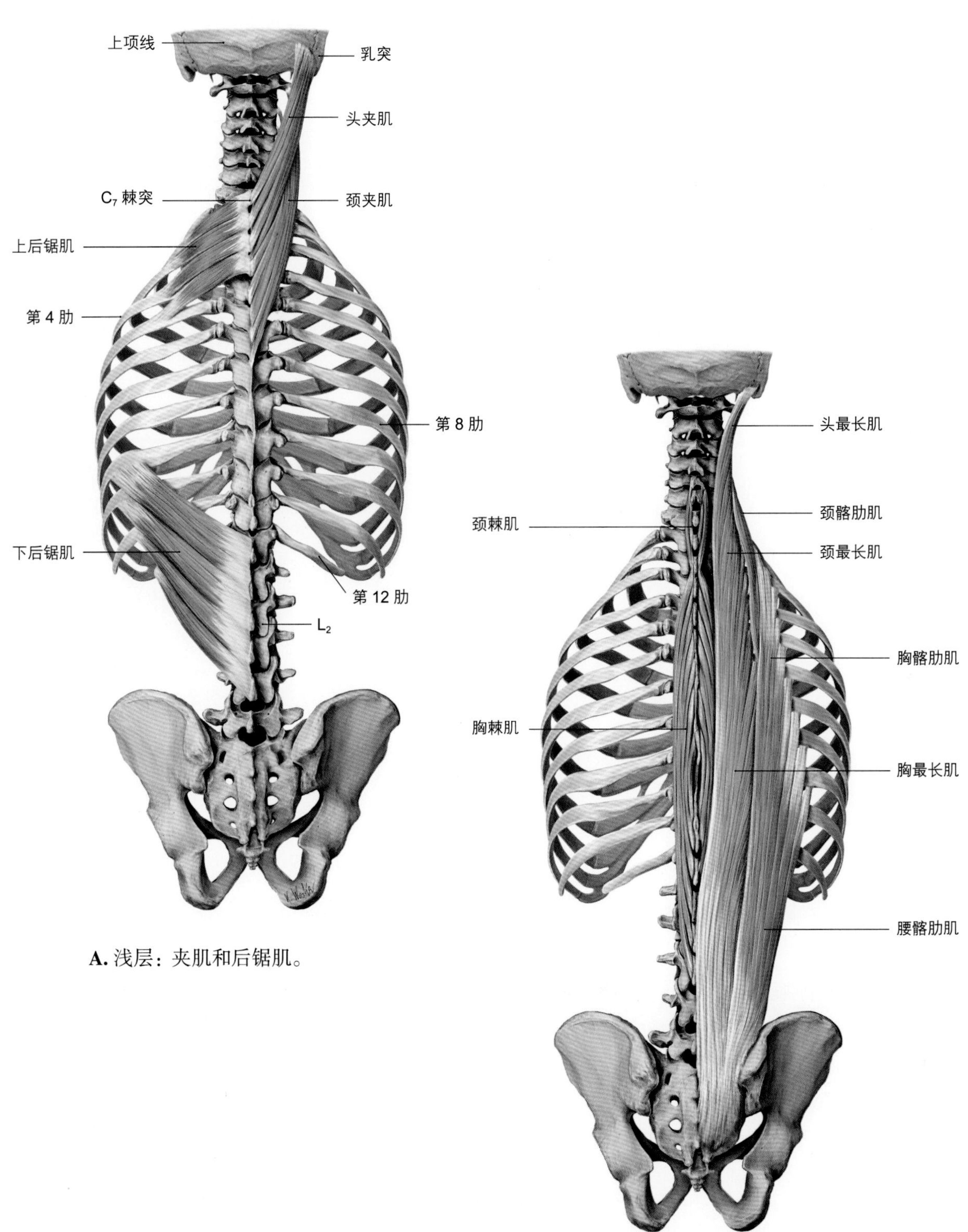

上项线
乳突
头夹肌
C_7 棘突
颈夹肌
上后锯肌
第 4 肋
第 8 肋
下后锯肌
第 12 肋
L_2
头最长肌
颈髂肋肌
颈棘肌
颈最长肌
胸髂肋肌
胸棘肌
胸最长肌
腰髂肋肌

A. 浅层：夹肌和后锯肌。

B. 中层（竖脊肌）：髂肋肌、最长肌和棘肌。

背肌（Ⅲ）

背部深层肌分为两群：横突棘肌群和深层节段肌群。横突棘肌群位于横突和棘突之间。

表 3.5 横突棘肌群

肌名		起点	止点	支配神经	运动
回旋肌	①回旋短肌	T_1~T_{12}（横突至上一位椎骨棘突）		脊神经（后支）	双侧：后伸胸椎 单侧：向对侧旋转胸椎
	②回旋长肌	T_1~T_{12}（横突至上二位椎骨棘突）			
多裂肌③		骶骨、髂骨、L_1~L_5的乳突、T_1~T_4和C_4~C_7横突及关节突	跨2~4节段椎体棘突的上内侧		双侧：后伸脊柱 单侧：向同侧侧弯并向对侧旋转脊柱
半棘肌	④头半棘肌	C_4~T_7（横突和关节突）	枕骨（上下项线之间）		双侧：后伸颈椎、胸椎和头（稳定颅椎关节） 单侧：向同侧侧弯并向对侧旋转头、颈椎和胸椎
	⑤颈半棘肌	T_1~T_6（横突）	C_2~C_5（棘突）		
	⑥胸半棘肌	T_6~T_{12}（横突）	C_6~T_4（棘突）		

图 3.11 横突棘肌群

后面观，示意图。

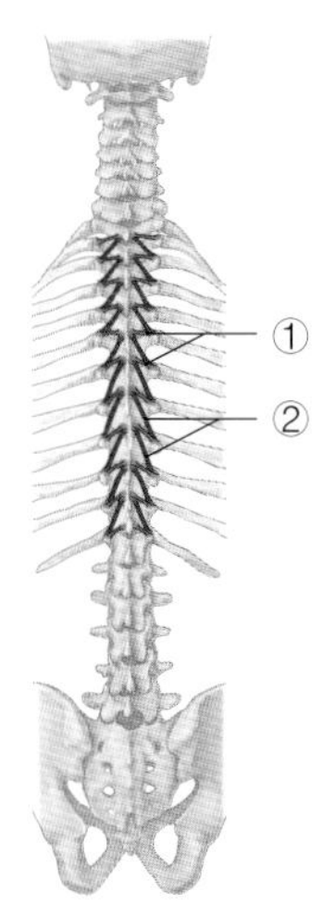
①
②

A. 回旋肌。

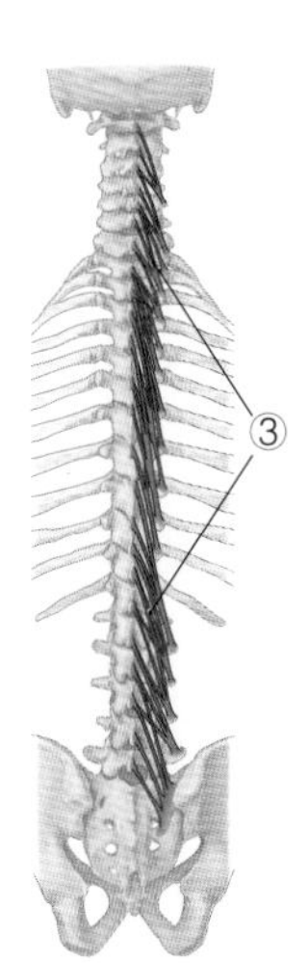
③

B. 多裂肌。

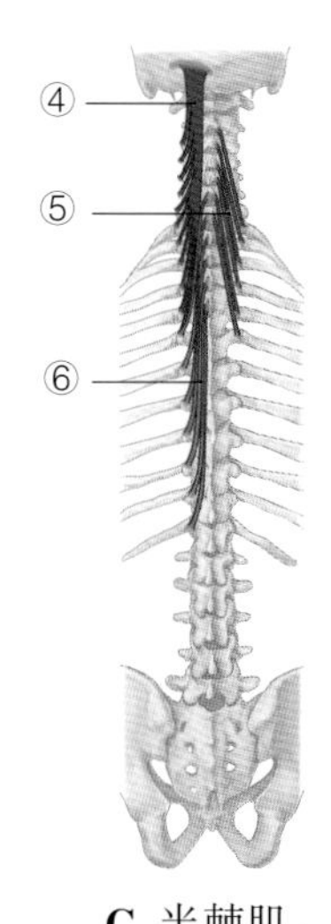
④
⑤
⑥

C. 半棘肌。

图 3.12 深层节段肌群

后面观，示意图。

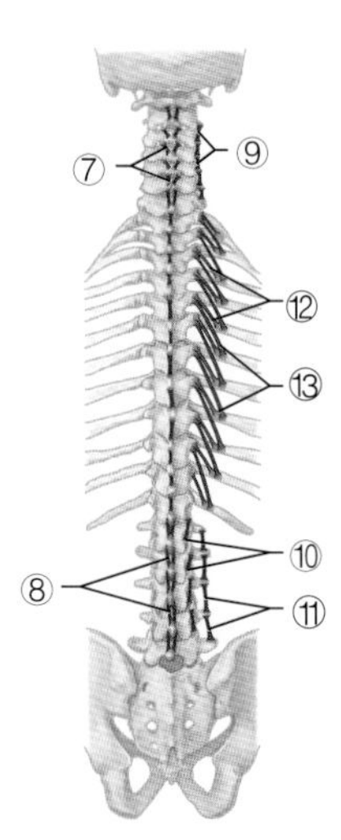
⑦
⑨
⑫
⑬
⑩
⑧
⑪

表 3.6 深层节段肌群

肌名		起点	止点	支配神经	运动
棘间肌 *	⑦颈棘间肌	C_1~C_7（邻近椎骨的棘突间）		脊神经（后支）	后伸颈椎和腰椎
	⑧腰棘间肌	L_1~L_5（邻近椎骨的棘突间）			
横突间肌 *	颈横突间前肌	C_2~C_7（邻近椎骨的前结节间）		脊神经（前支）	双侧：稳定和后伸颈椎与腰椎 单侧：颈椎、腰椎向同侧弯曲
	⑨颈横突间后肌	C_2~C_7（邻近椎骨的后结节间）		脊神经（后支）	
	⑩腰横突间内侧肌	L_1~L_5（邻近椎骨的乳突间）			
	⑪腰横突间外侧肌	L_1~L_5（邻近椎骨的横突间）		脊神经（前支）	
肋提肌	⑫肋短提肌	C_7~T_{11}（横突）	下一肋的肋角	脊神经（后支）	双侧：胸椎后伸 单侧：向同侧弯曲并向对侧旋转胸椎
	⑬肋长提肌		下两肋的肋角		

注：* 棘间肌和横突间肌横跨整个脊柱，这里只包含了和临床相关的部分。

图 3.13 背部深层肌的深层

后面观。

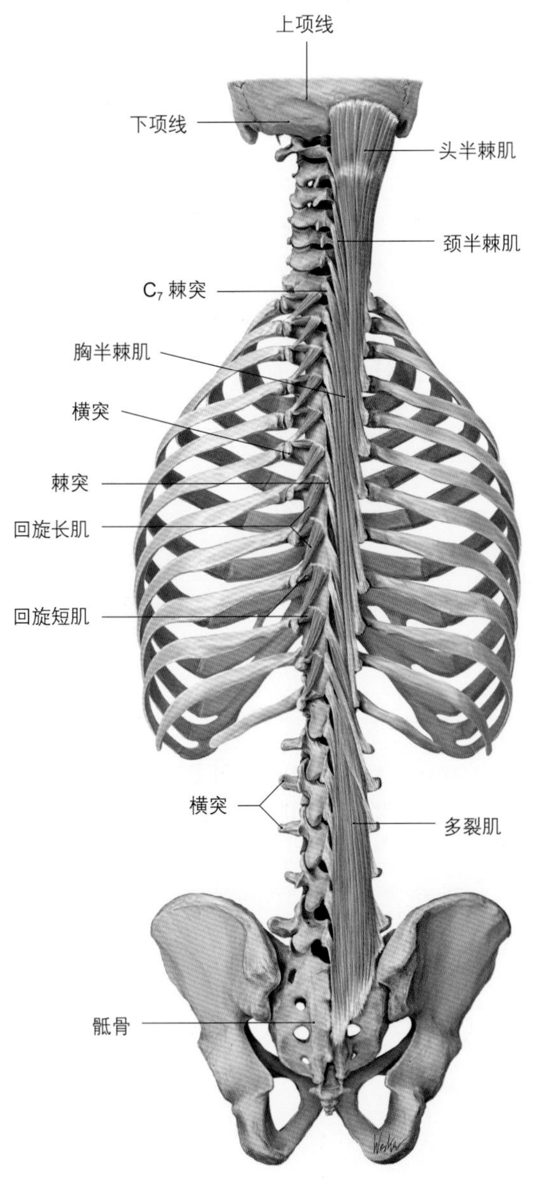
上项线
下项线
头半棘肌
颈半棘肌
C_7 棘突
胸半棘肌
横突
棘突
回旋长肌
回旋短肌
横突
多裂肌
骶骨

A. 横突棘肌群：回旋肌、多裂肌和半棘肌。

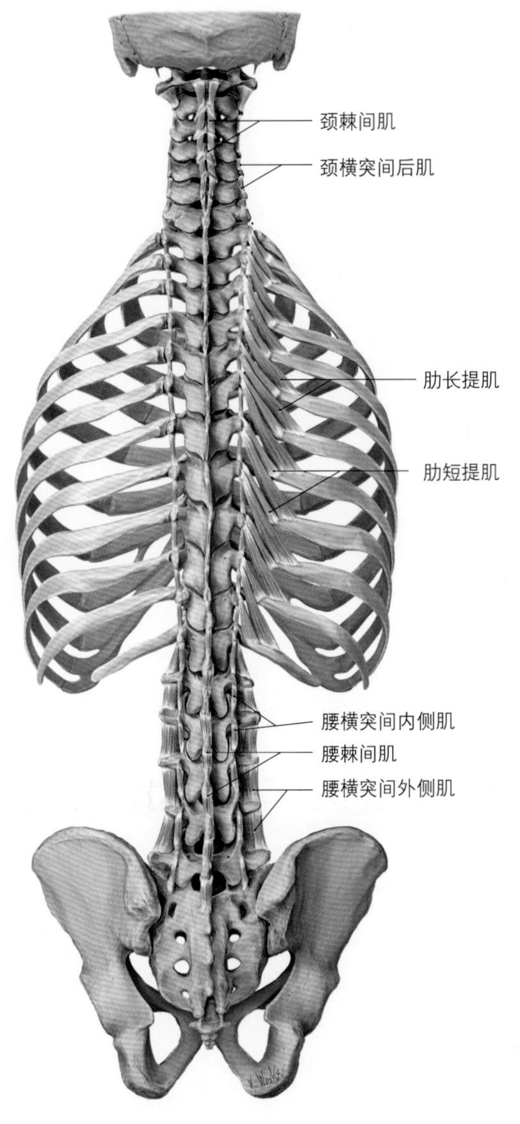
颈棘间肌
颈横突间后肌
肋长提肌
肋短提肌
腰横突间内侧肌
腰棘间肌
腰横突间外侧肌

B. 深层节段肌群：棘间肌、横突间肌和肋提肌。

第4章 神经、血管

背部的动脉和静脉

图4.1 背部的动脉

背部血管来源于肋间后动脉，肋间后动脉发自胸主动脉或锁骨下动脉。

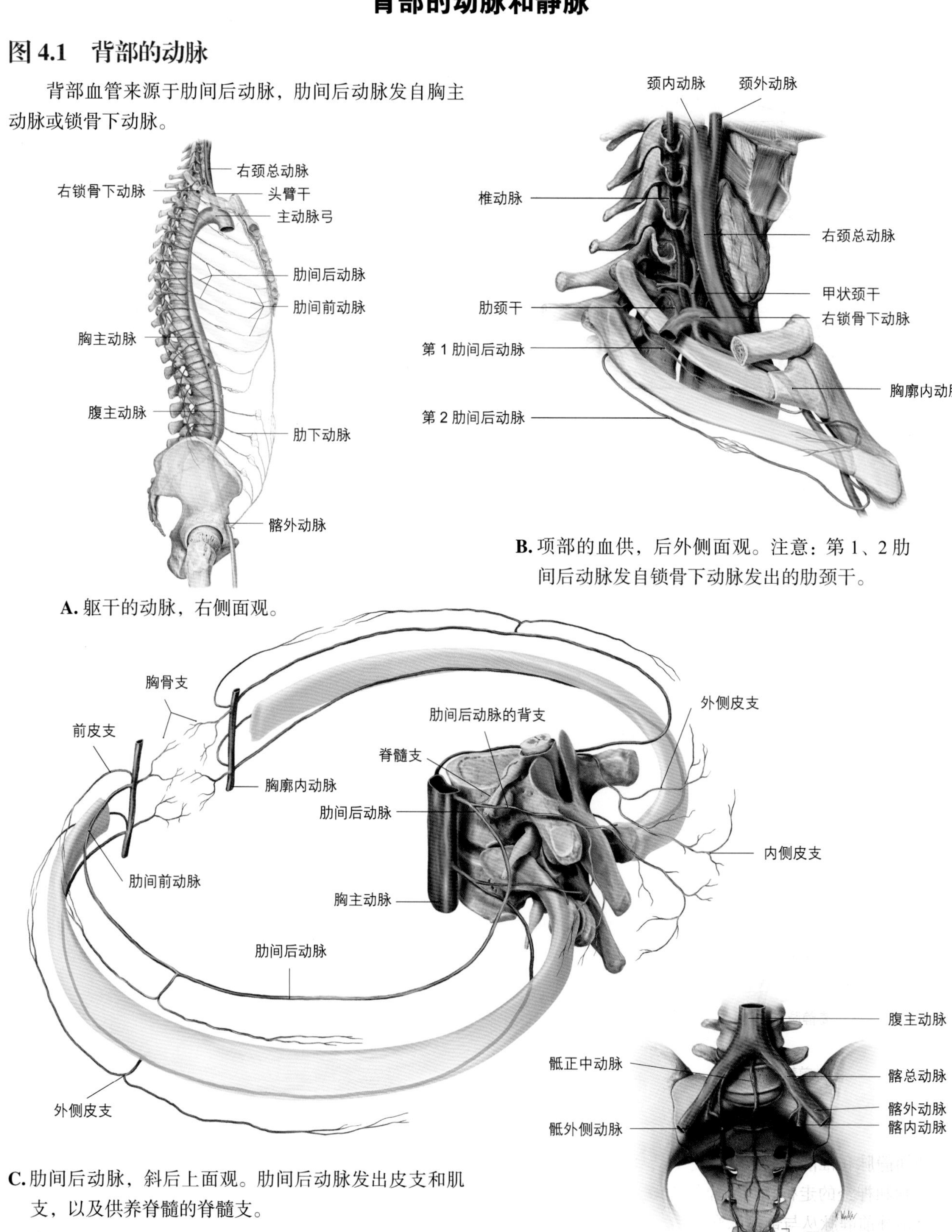
右颈总动脉
右锁骨下动脉
头臂干
主动脉弓
肋间后动脉
肋间前动脉
胸主动脉
腹主动脉
肋下动脉
髂外动脉
颈内动脉
颈外动脉
椎动脉
右颈总动脉
甲状颈干
肋颈干
右锁骨下动脉
第1肋间后动脉
胸廓内动脉
第2肋间后动脉
胸骨支
前皮支
肋间后动脉的背支
外侧皮支
脊髓支
胸廓内动脉
肋间后动脉
内侧皮支
肋间前动脉
胸主动脉
肋间后动脉
外侧皮支
腹主动脉
骶正中动脉
髂总动脉
髂外动脉
髂内动脉
骶外侧动脉
尾骨

A. 躯干的动脉，右侧面观。

B. 项部的血供，后外侧面观。注意：第1、2肋间后动脉发自锁骨下动脉发出的肋颈干。

C. 肋间后动脉，斜后上面观。肋间后动脉发出皮支和肌支，以及供养脊髓的脊髓支。

D. 骶骨的血供，前面观。

图 4.2 背部的静脉

背部静脉通过肋间后静脉、半奇静脉和腰升静脉汇入奇静脉。脊柱内的静脉汇入分布于脊柱全长的椎静脉丛。

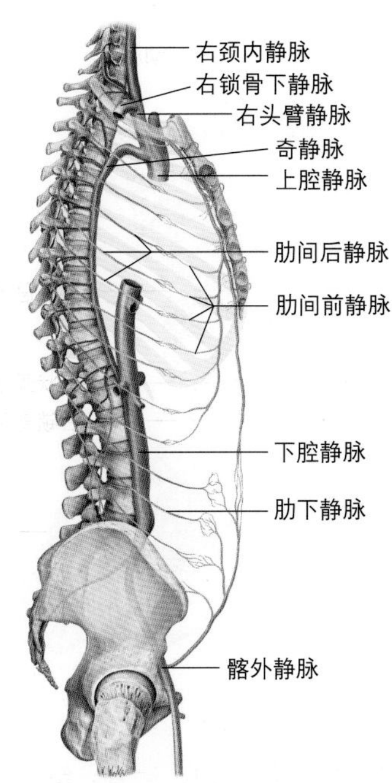
右颈内静脉
右锁骨下静脉
右头臂静脉
奇静脉
上腔静脉
肋间后静脉
肋间前静脉
下腔静脉
肋下静脉
髂外静脉

A. 躯干静脉，右侧面观。

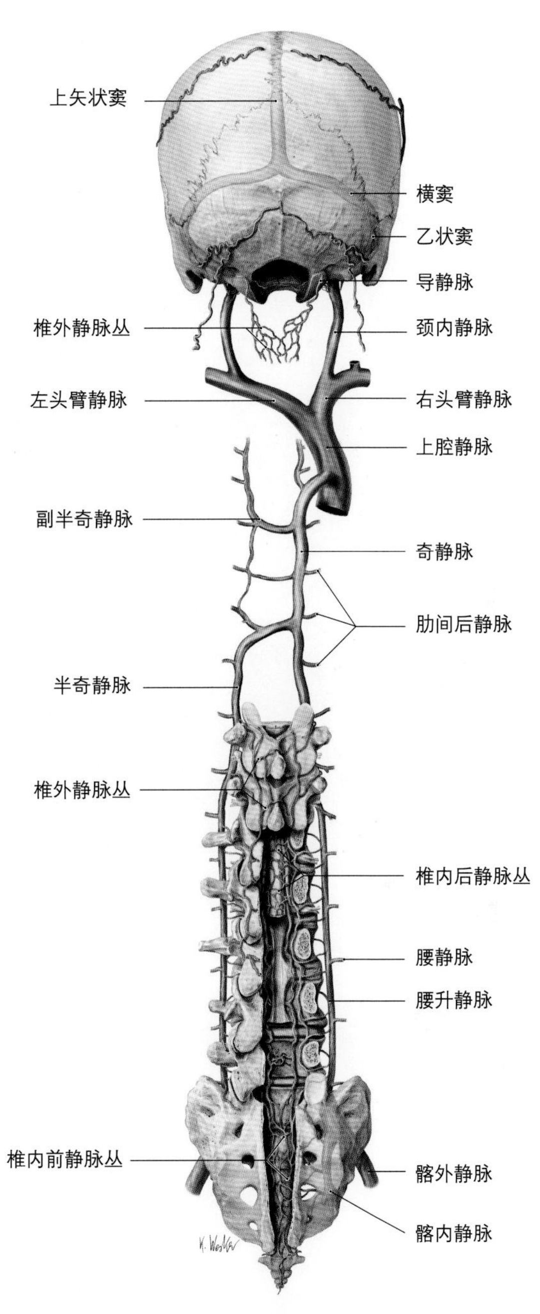
上矢状窦
横窦
乙状窦
导静脉
椎外静脉丛
颈内静脉
左头臂静脉
右头臂静脉
上腔静脉
副半奇静脉
奇静脉
肋间后静脉
半奇静脉
椎外静脉丛
椎内后静脉丛
腰静脉
腰升静脉
椎内前静脉丛
髂外静脉
髂内静脉

B. 椎静脉丛，腰椎和骶骨开窗的后面观。椎外静脉丛通过颅骨的导静脉与乙状窦交通。椎外静脉丛沿脊柱外面分为前、后两部分。椎内前、后静脉丛分布于椎间孔并引流脊髓血供。

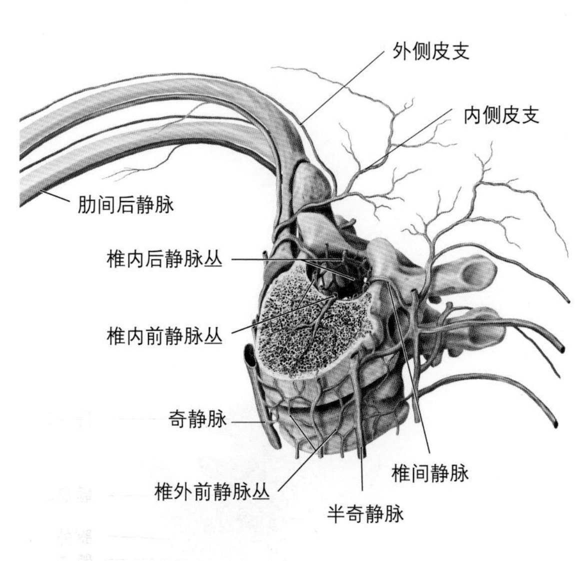
外侧皮支
内侧皮支
肋间后静脉
椎内后静脉丛
椎内前静脉丛
奇静脉
椎间静脉
椎外前静脉丛
半奇静脉

C. 肋间静脉和椎前静脉丛，前上面观。肋间静脉与肋间动脉和神经的走行相近（见第 36、38 页）。注意：可见椎外前静脉丛与奇静脉交通。

背部的神经

背部的神经来源于脊神经的分支。脊神经后支支配大多数背部深层肌，脊神经前支支配背部浅层肌。

图 4.3 背部的神经

脊柱和脊髓的横切面及周围肌，上面观。

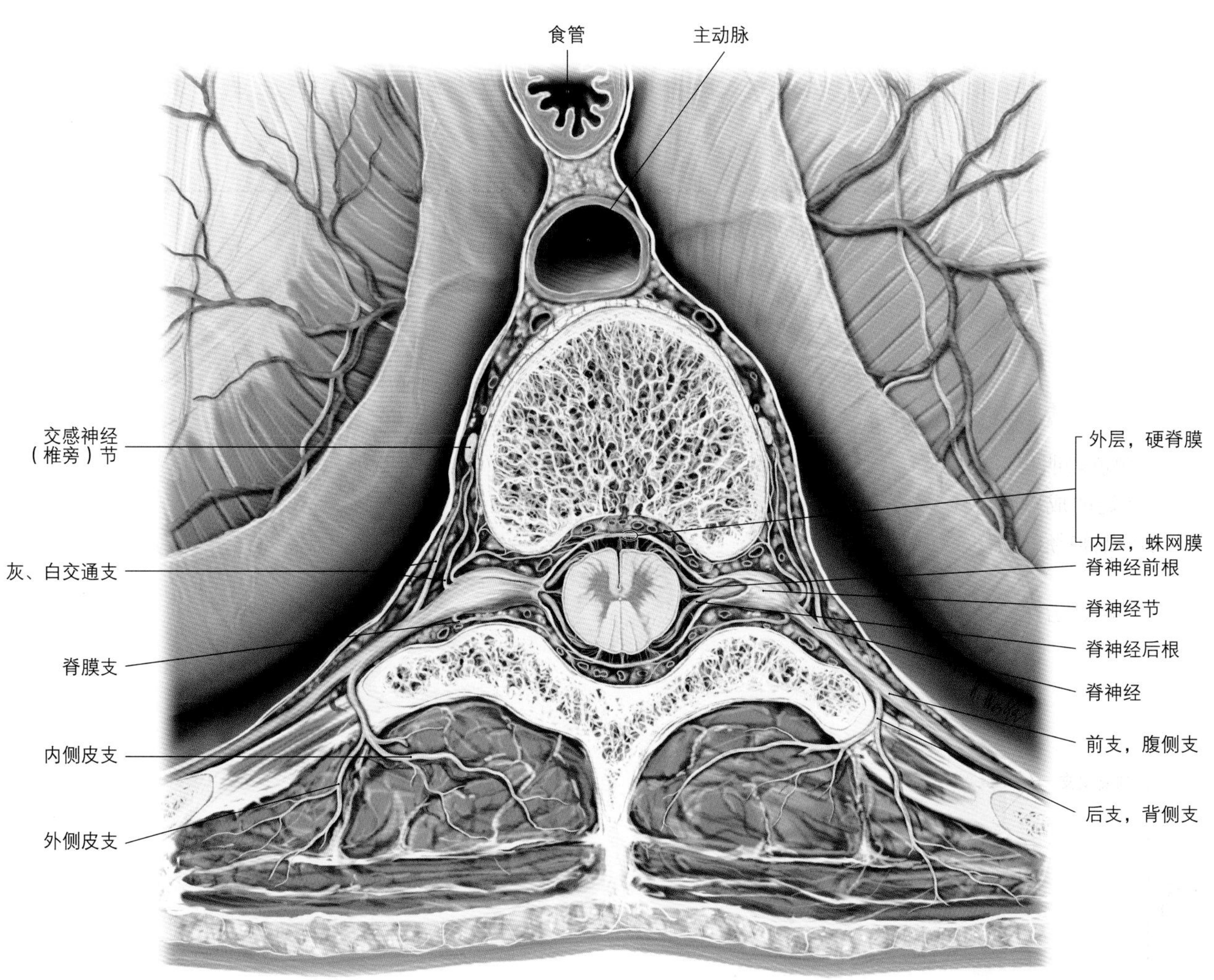
食管
主动脉
交感神经
（椎旁）节
灰、白交通支
脊膜支
内侧皮支
外侧皮支
外层，硬脊膜
内层，蛛网膜
脊神经前根
脊神经节
脊神经后根
脊神经
前支，腹侧支
后支，背侧支

图 4.4 项部的神经

右侧，后面观。

表 4.1 项部的神经

分支		功能
后（背）支	枕下神经（C_1）	支配头后大、小直肌和头上、下斜肌
	枕大神经（C_2）	辅助支配头半棘肌，支配耳廓后皮肤和头皮至冠状缝
	第 3 枕神经（C_3）	辅助支配头半棘肌、C_2~C_3 小关节和上项线下方的一小部分皮肤
前（腹）支	枕小神经（C_2）	仅支配皮肤，支配耳廓后外侧部头皮和耳廓内侧上 1/3 皮肤
	耳大神经（C_2，C_3）	仅支配皮肤，支配覆盖腮腺的皮肤、大部分耳廓、颈部侧面和耳廓后面大部分皮肤

注：C_1~C_3 脊神经前支发出颈袢，支配舌下肌（见第 524 页）。

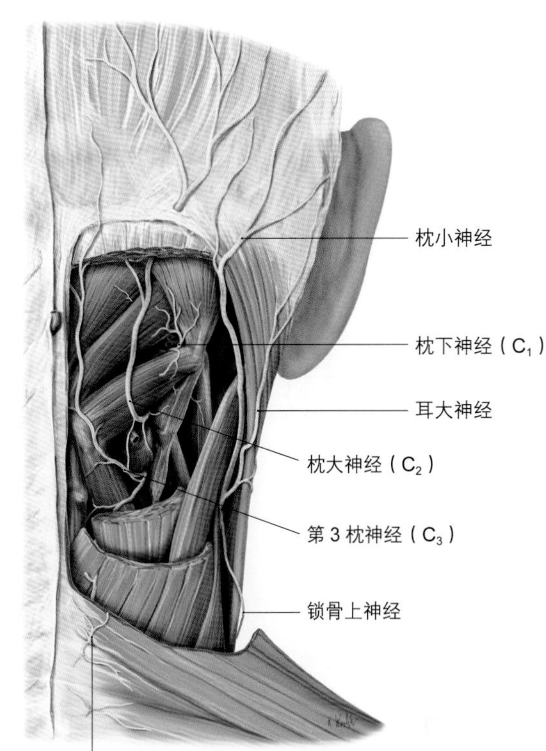

枕小神经
枕下神经（C_1）
耳大神经
枕大神经（C_2）
第 3 枕神经（C_3）
锁骨上神经
第 5 颈神经后支

图 4.5 背部皮肤的神经支配

不同颜色表明皮区的神经支配来自特定的周围神经（A），或特定的成对脊神经（B）。皮肤感觉丧失的模式可以帮助诊断神经的损伤。

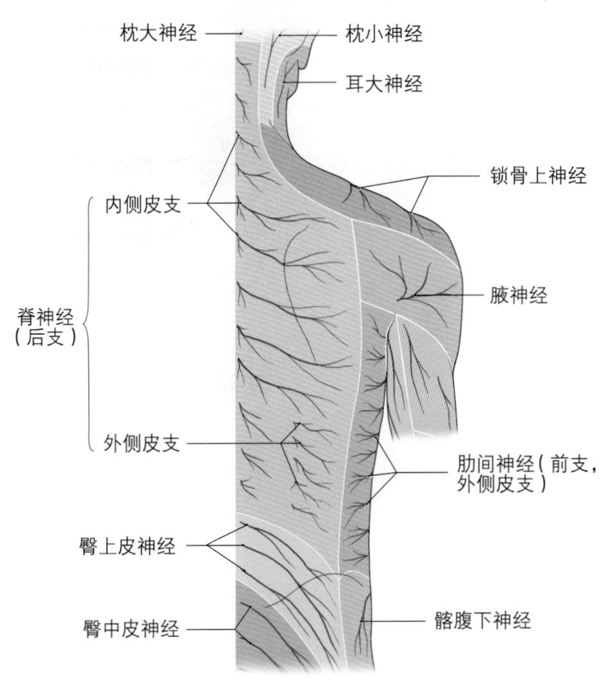

枕大神经
枕小神经
耳大神经
锁骨上神经
内侧皮支
脊神经（后支）
腋神经
外侧皮支
肋间神经（前支，外侧皮支）
臀上皮神经
臀中皮神经
髂腹下神经

A. 特定周围神经的皮神经支配模式。

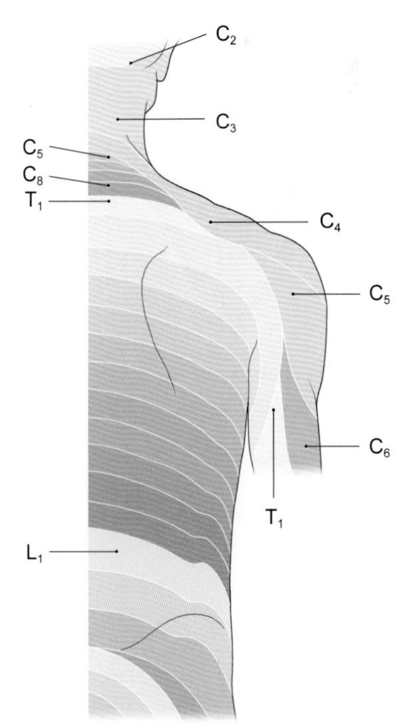

C_2
C_3
C_5
C_8
T_1
C_4
C_5
C_6
T_1
L_1

B. 皮节：皮节是接受一对脊神经（发自一个脊髓节段）支配的双侧带状皮肤区域。注意：C_1 脊神经是纯运动性的，所以没有 C_1 皮节。

脊髓

颅腔的硬脑膜由两层组成，即骨膜和脑膜。只有脑膜层延续到椎管包裹脊髓。硬脑膜的骨膜层终止于枕骨大孔，由椎管内椎骨的骨膜替代。由于这两个区域结构上的差异，椎管内硬膜囊与颅腔内的不同，不与骨黏附。

图 4.6 原位脊髓

椎管开窗的后面观。

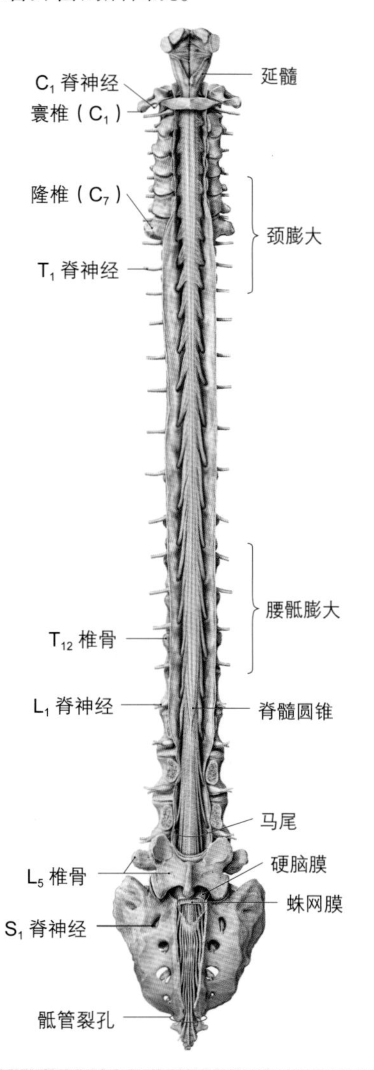
C_1 脊神经
寰椎（C_1）
延髓
隆椎（C_7）
颈膨大
T_1 脊神经
腰骶膨大
T_{12} 椎骨
L_1 脊神经
脊髓圆锥
马尾
硬脑膜
L_5 椎骨
蛛网膜
S_1 脊神经
骶管裂孔

图 4.7 脊髓及其脊膜层

后面观，打开硬脊膜并切开蛛网膜。脊髓的详细解剖见第 690、691 页。

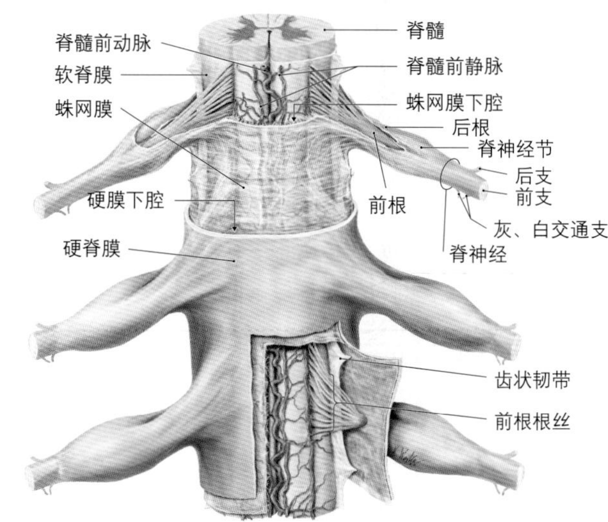
脊髓前动脉
软脊膜
蛛网膜
脊髓
脊髓前静脉
蛛网膜下腔
后根
脊神经节
后支
前支
灰、白交通支
脊神经
前根
硬膜下腔
硬脊膜
齿状韧带
前根根丝

图 4.8 原位颈髓：横切面

上面观，C_4 节段的脊髓。

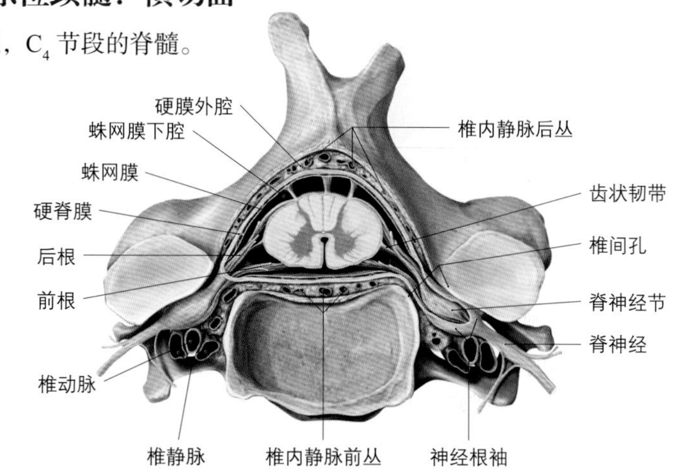
硬膜外腔
蛛网膜下腔
椎内静脉后丛
蛛网膜
齿状韧带
硬脊膜
椎间孔
后根
前根
脊神经节
脊神经
椎动脉
椎静脉
椎内静脉前丛
神经根袖

临床要点 4.1

脊柱裂

脊柱裂是一种神经管缺损，发生于脊柱和脊髓不能正常形成时。在美国，大约每 1 500 个新生儿中就有 1 个病例。主要分为三种类型。

- 隐性脊柱裂（A）是脊柱最常见的先天性异常，其中 L_5 和（或）S_1 椎板发育不全。这种缺陷通常是隐性的，大多数人不知道他们有这种情况，因为椎骨的缺陷很小。一般情况下没有脊柱功能紊乱。
- 脊柱裂（脑脊膜膨出）（B）见于一个或多个椎弓发育不全，表现为脑脊膜疝或囊。脊髓和神经正常，未受严重影响。
- 脊柱裂（脊髓脊膜膨出）（C）发生于多个椎弓根发育不全，导致脑膜和脊神经均疝出。这是最严重的类型，使新生儿面临威胁生命的感染、肠道和膀胱功能障碍，以及下肢完全瘫痪。

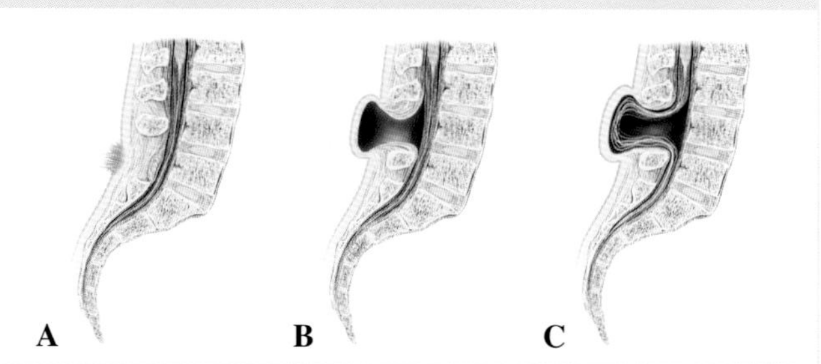
A
B
C

图 4.9　椎管内马尾

后面观，部分切除骶骨后面。

图 4.10　马尾，横切面

上面观，L_2 水平的马尾。

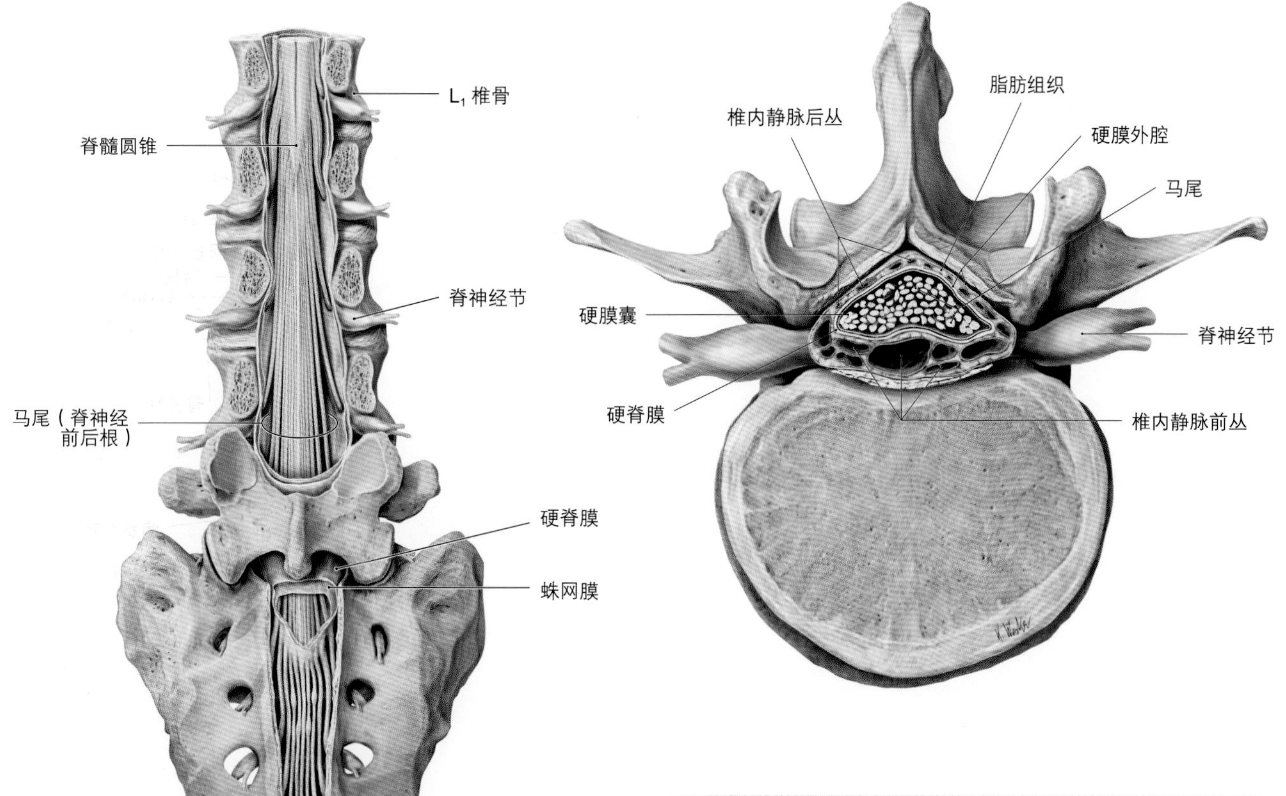

L_1 椎骨
脊髓圆锥
脊神经节
马尾（脊神经前后根）
硬脊膜
蛛网膜
骶管裂孔
终丝
脂肪组织
椎内静脉后丛
硬膜外腔
马尾
硬膜囊
脊神经节
硬脊膜
椎内静脉前丛

图 4.11　不同年龄的脊髓、硬膜囊和脊柱

前面观。脊髓的纵向生长速度比脊柱慢。出生时，脊髓末端的脊髓圆锥位于 L_3 平面，成年后的一般位置为 L_1/L_2 平面。硬膜囊一直延续到骶骨上部。

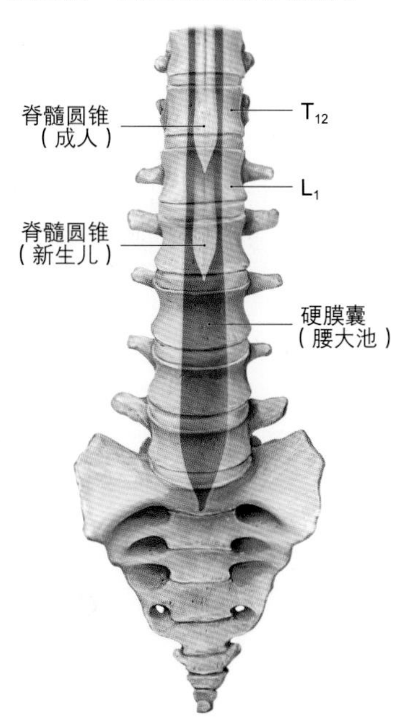

脊髓圆锥（成人）
T_{12}
L_1
脊髓圆锥（新生儿）
硬膜囊（腰大池）

临床要点 4.2

腰椎穿刺

针穿刺进入硬膜囊（腰大池）通常会滑过脊神经根，而不伤及脊髓和神经根。患者呈前屈位时，腰椎的棘突分开，可以从 L_3 和 L_4 间取脑脊液样本（2）。

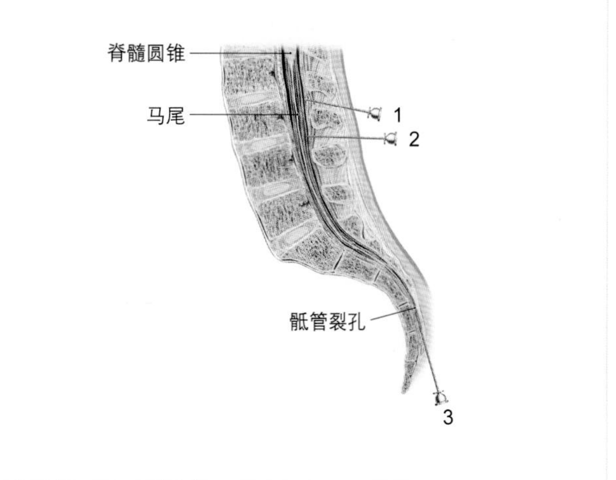

脊髓圆锥
马尾
1
2
骶管裂孔
3

麻醉

脊椎麻醉（腰麻）也采用同样的方式（2）。硬膜外麻醉是将导管置于硬膜外腔，不穿透硬膜囊（1）。也可以通过骶管裂孔穿刺完成（3）。

脊髓节段和脊神经

图 4.12 脊髓节段

脊髓分为 31 个节段，每个节段都支配着头、躯干或四肢的某个特定皮肤区域（皮节）。传入（感觉）后根丝和传出（运动）前根丝构成每个节段脊神经后根和前根。前后根融合为混合（运动和感觉）的脊神经，从椎间孔穿出后立即分为前支和后支。

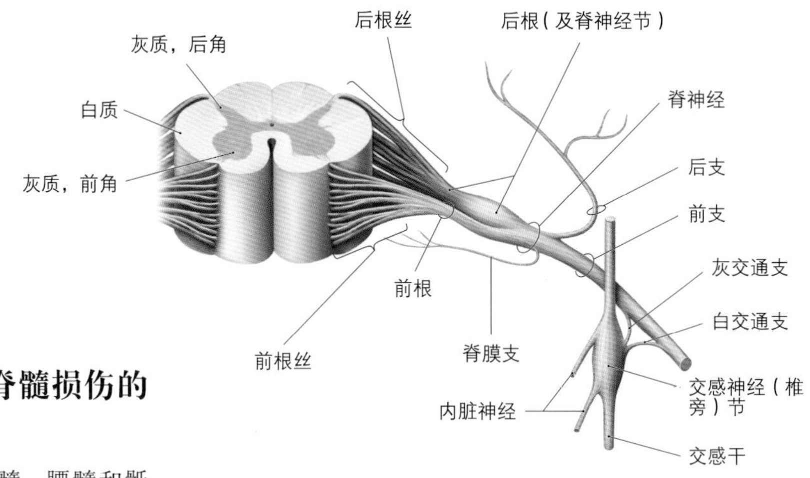
后根丝
后根（及脊神经节）
灰质，后角
白质
脊神经
灰质，前角
后支
前支
灰交通支
前根
白交通支
前根丝
脊膜支
交感神经（椎旁）节
内脏神经
交感干

图 4.13 脊髓节段、皮节以及脊髓损伤的表现

脊髓主要分为 4 个部分：颈髓、胸髓、腰髓和骶髓。图中以不同颜色标注了不同区域：红色，颈髓；棕色，胸髓；绿色，腰髓；蓝色，骶髓。

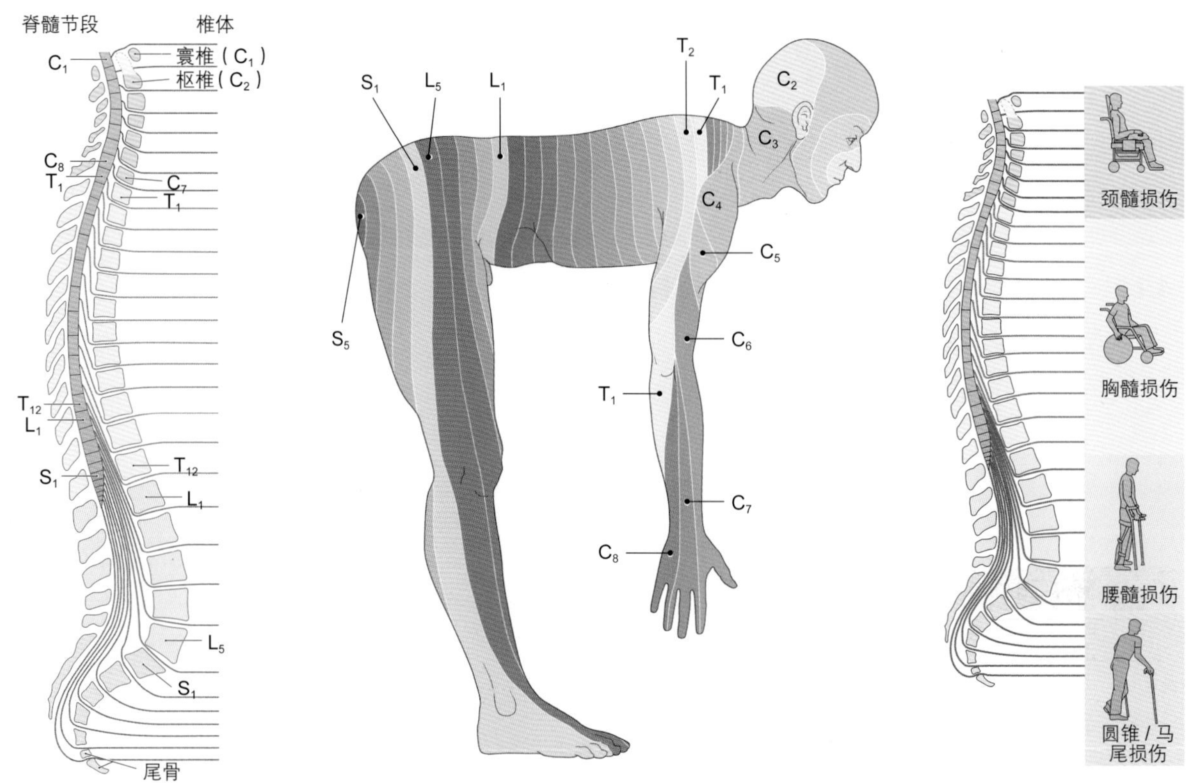
脊髓节段
椎体
C1
寰椎（C1）
枢椎（C2）
C8
T1
C7
T1
T12
L1
S1
T12
L1
L5
S1
尾骨
T2
S1
L5
L1
T1
C2
C3
C4
C5
S5
C6
T1
C7
C8
颈髓损伤
胸髓损伤
腰髓损伤
圆锥/马尾损伤

A. 脊髓节段。脊神经从同序数椎骨的上方穿出。但是，由于有 C_8 脊神经而没有 C_8，所以 C_8 脊神经从 T_1 椎骨上方穿出，T_1 以下各节段的脊神经则从同序数椎骨下方穿出。

B. 皮节，接受一对脊神经（发自一个脊髓节段）感觉支配的带状皮肤区域。注意：C_1 脊神经是纯运动神经，因此没有 C_1 皮节。

C. 脊髓在不同部位损伤后的表现。

图 4.14 脊神经的分支

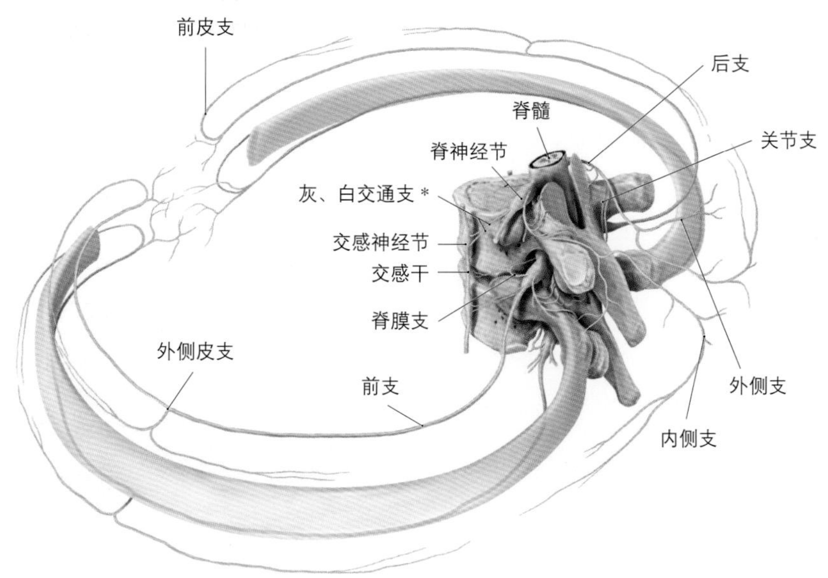
前皮支
后支
脊髓
脊神经节
关节支
灰、白交通支*
交感神经节
交感干
脊膜支
外侧皮支
前支
外侧支
内侧支

A. 胸神经上外侧面观。脊神经后支发出肌支和皮支，也发出至关节突关节的关节支。脊神经前支构成颈丛（C_1~C_4）、臂丛（C_5~T_1）、腰丛（T_{12}~L_4）和骶丛（L_4~S_3）。T_1~T_{11} 前支发出肋间神经（T_{12} 发出肋下神经）。

注：* 灰、白交通支包含交感干和脊神经的节前和节后纤维。

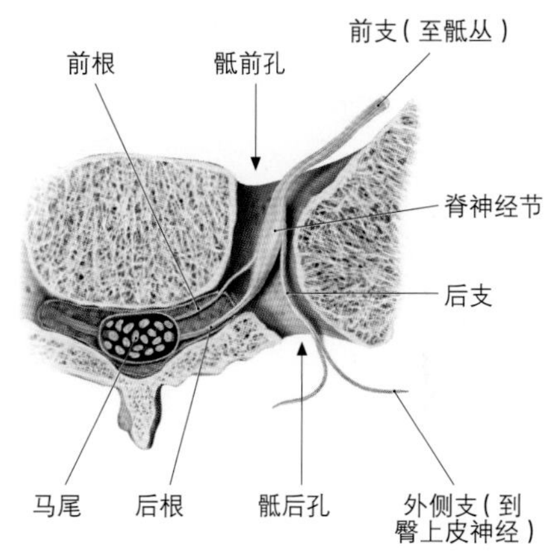
前支(至骶丛)
前根
骶前孔
脊神经节
后支
马尾
后根
骶后孔
外侧支(到臀上皮神经)

B. 骶孔内的脊神经分支。右侧骶骨横切面上面观。

表 4.2 脊神经的分支

分支			区域
脊膜支			脊膜，脊柱的韧带
后支（背侧支）	内侧支	关节支	关节突关节
		肌支	背部深层肌
		皮支	头、颈、背部和臀部的皮肤
	外侧支	皮支	
		肌支	背部深层肌
前支（腹侧支）	外侧皮支		侧胸壁皮肤
	前皮支		前胸壁皮肤

脊髓的动脉和静脉

与脊髓自身相同，脊髓的动、静脉由多个水平系统构成（脊髓各节段的血管）并整合为一个垂直系统。

图 4.15 脊髓的动脉

不成对的脊髓前动脉和成对的脊髓后动脉一般发自椎动脉。脊髓动脉在椎管内下降的过程中有节段性的髓动脉汇入。根据节段不同，这些汇入的分支可发自椎动脉、颈升/颈深动脉、肋间后动脉、腰动脉或骶动脉。

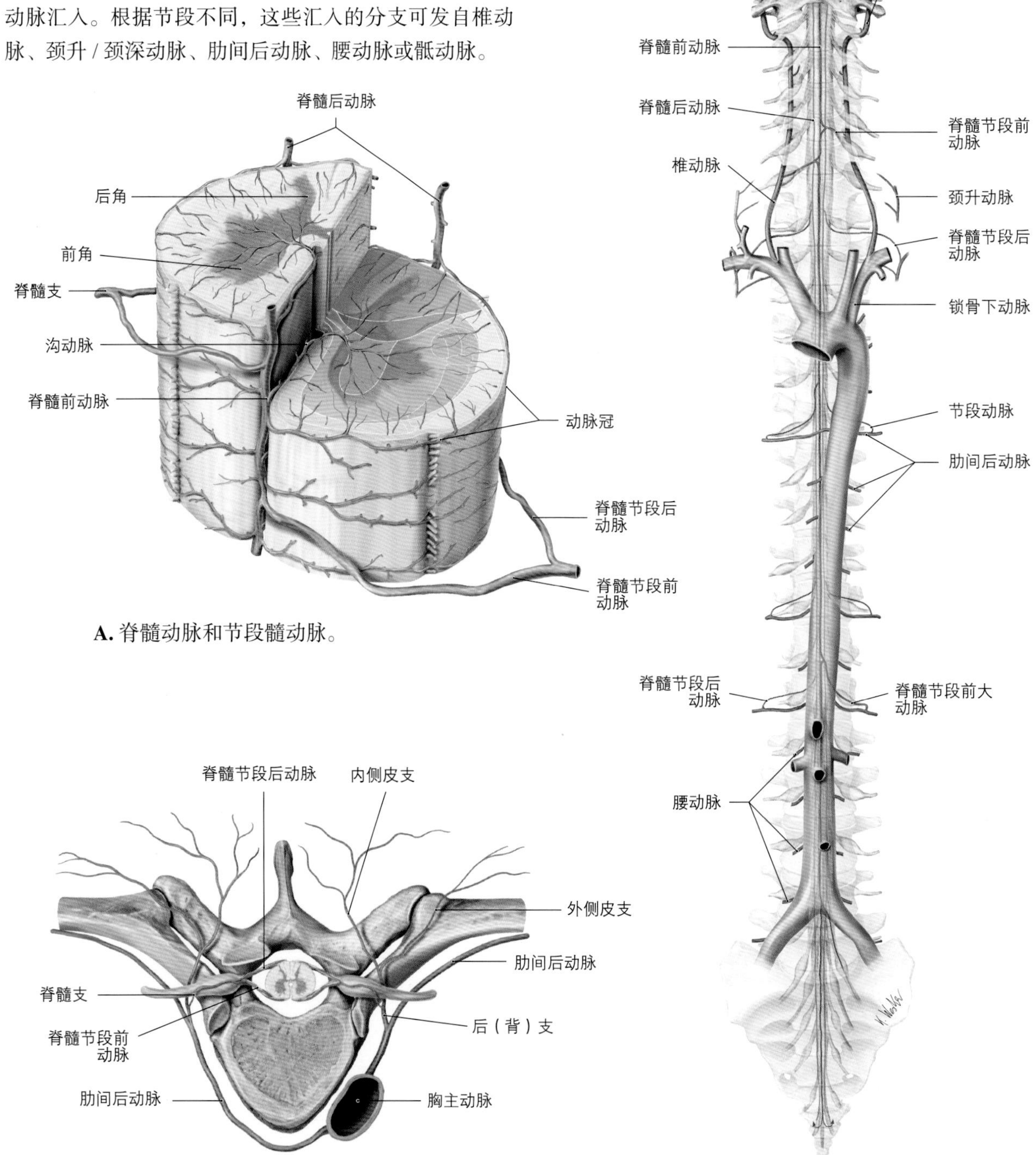

脊髓后动脉
后角
前角
脊髓支
沟动脉
脊髓前动脉
动脉冠
脊髓节段后动脉
脊髓节段前动脉
脊髓节段后动脉
内侧皮支
外侧皮支
肋间后动脉
脊髓支
后（背）支
脊髓节段前动脉
肋间后动脉
胸主动脉
基底动脉
椎动脉
脊髓前动脉
脊髓后动脉
脊髓节段前动脉
椎动脉
颈升动脉
脊髓节段后动脉
锁骨下动脉
节段动脉
肋间后动脉
脊髓节段后动脉
脊髓节段前大动脉
腰动脉

A. 脊髓动脉和节段髓动脉。

B. 脊髓节段动脉的起源。在胸部，脊髓节段动脉发自肋间后动脉的脊髓支（见第 36 页）。

C. 动脉供应系统。

图 4.16 脊髓的静脉

脊髓内部的血供通过静脉丛注入脊髓前、后静脉。根静脉和脊髓静脉通过椎内静脉丛与脊髓静脉连接。椎间静脉和椎体静脉连接椎内、外静脉丛，最后注入奇静脉系统。

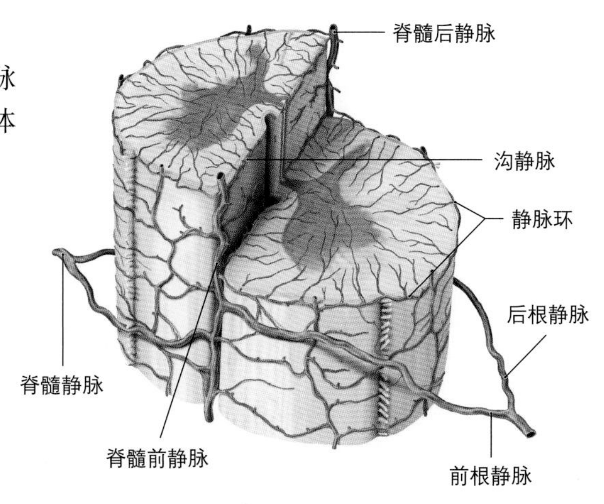
脊髓后静脉
沟静脉
静脉环
后根静脉
脊髓静脉
脊髓前静脉
前根静脉

B. 脊髓静脉和根静脉。

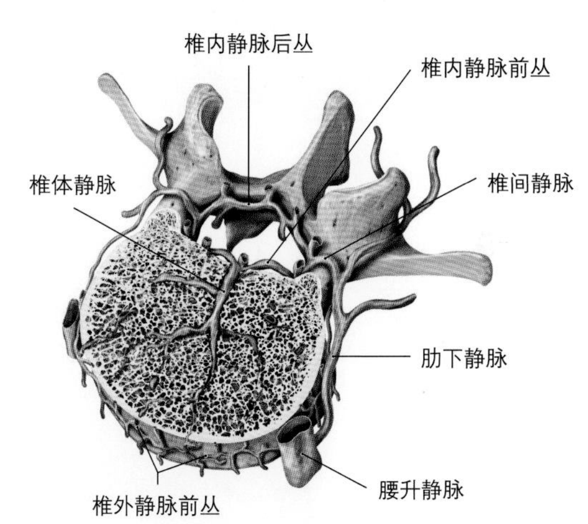
椎内静脉后丛
椎内静脉前丛
椎体静脉
椎间静脉
肋下静脉
腰升静脉
椎外静脉前丛

C. 椎静脉丛。

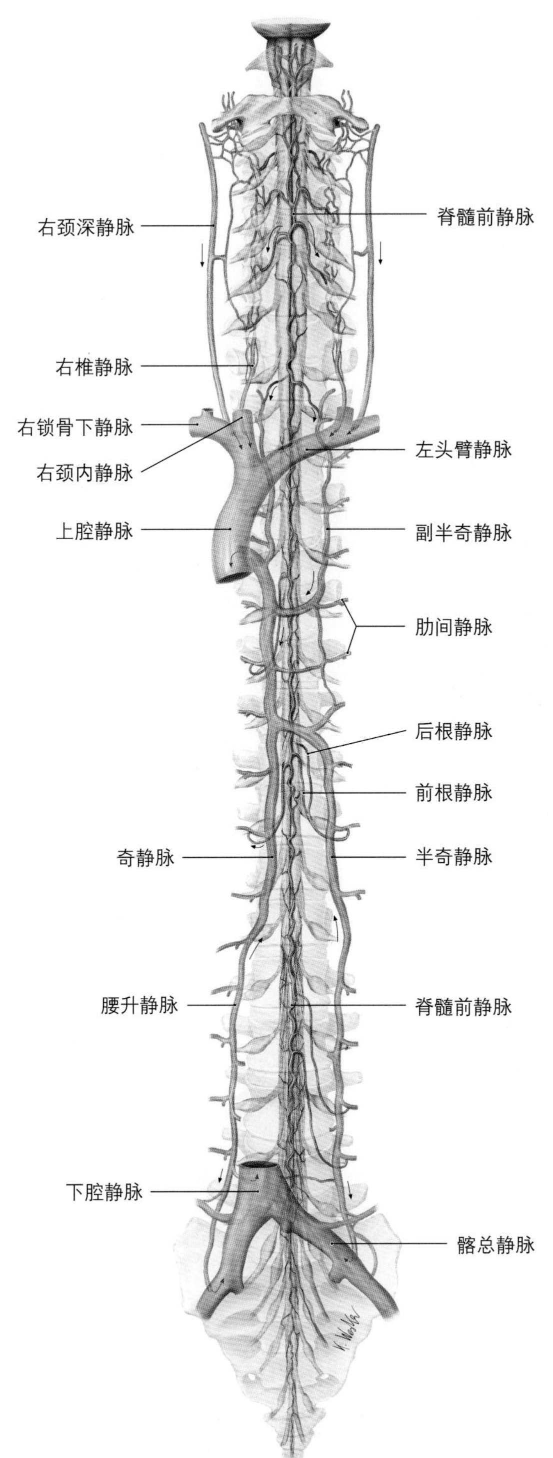
右颈深静脉
脊髓前静脉
右椎静脉
右锁骨下静脉
右颈内静脉
左头臂静脉
上腔静脉
副半奇静脉
肋间静脉
后根静脉
前根静脉
奇静脉
半奇静脉
腰升静脉
脊髓前静脉
下腔静脉
髂总静脉

A. 静脉引流系统。

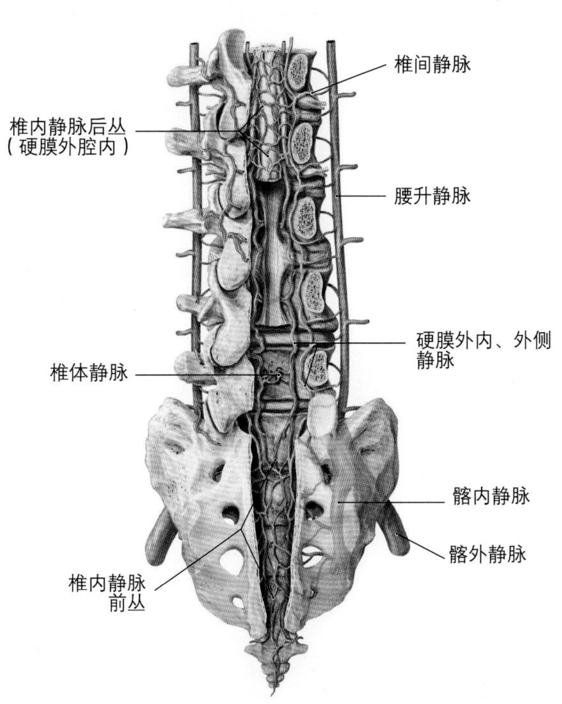
椎间静脉
椎内静脉后丛
（硬膜外腔内）
腰升静脉
硬膜外内、外侧
静脉
椎体静脉
髂内静脉
髂外静脉
椎内静脉
前丛

D. 骶管和腰椎椎管内的静脉。

背部神经、血管的分布

图 4.17　项部的神经、血管

后面观。切除：斜方肌、胸锁乳突肌和头半棘肌。显示：枕下区。

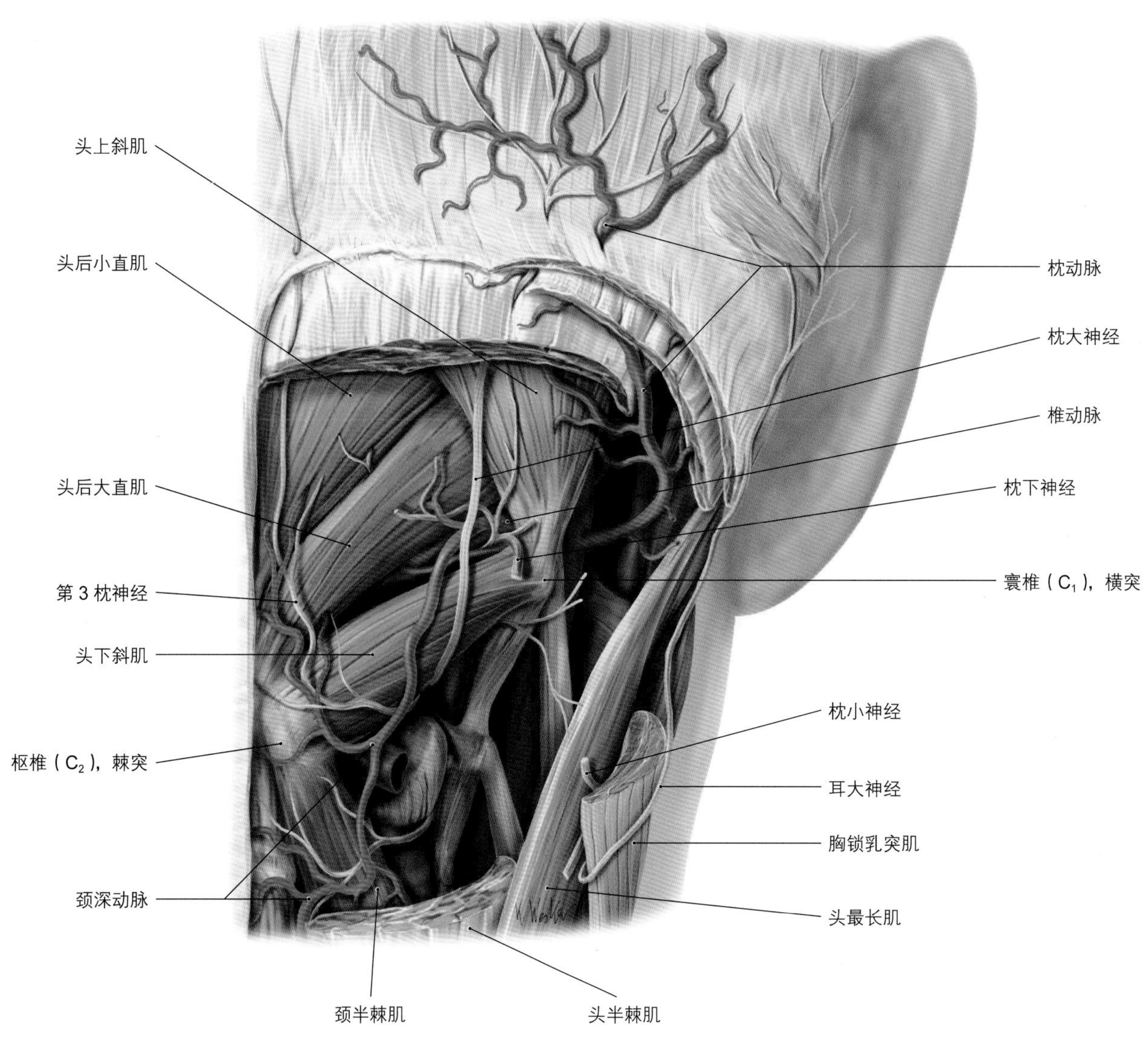

头上斜肌
头后小直肌
头后大直肌
第 3 枕神经
头下斜肌
枢椎（C_2），棘突
颈深动脉
颈半棘肌
头半棘肌
枕动脉
枕大神经
椎动脉
枕下神经
寰椎（C_1），横突
枕小神经
耳大神经
胸锁乳突肌
头最长肌

图 4.18　背部的神经、血管

后面观。切除：肌膜（除胸腰筋膜后层）、背阔肌（右侧）。翻开：斜方肌（右侧）。显示：肩胛深区的颈横动脉。肋间血管的行程见第 72 页。

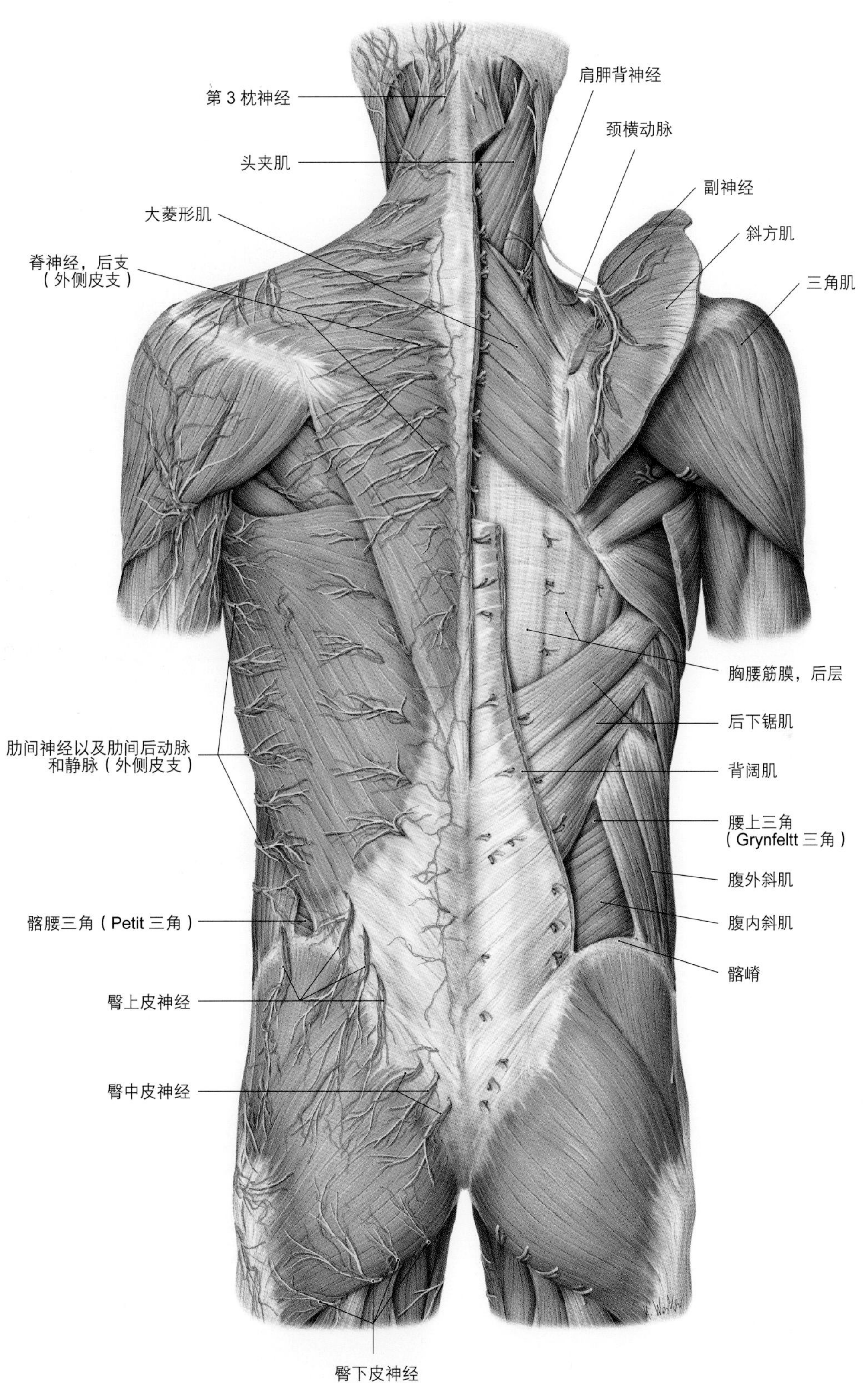
第 3 枕神经
头夹肌
大菱形肌
脊神经，后支（外侧皮支）
肋间神经以及肋间后动脉和静脉（外侧皮支）
髂腰三角（Petit 三角）
臀上皮神经
臀中皮神经
臀下皮神经
肩胛背神经
颈横动脉
副神经
斜方肌
三角肌
胸腰筋膜，后层
后下锯肌
背阔肌
腰上三角（Grynfeltt 三角）
腹外斜肌
腹内斜肌
髂嵴

第 5 章 断层解剖学和放射解剖学

背部放射解剖学（Ⅰ）

图 5.1 脊柱磁共振成像（MRI）

矢状位（经允许引自 Moeller TB, Reif E. Atlas of Sectional Anatomy: The Musculoskeletal System. New York, NY: Thieme; 2009）。

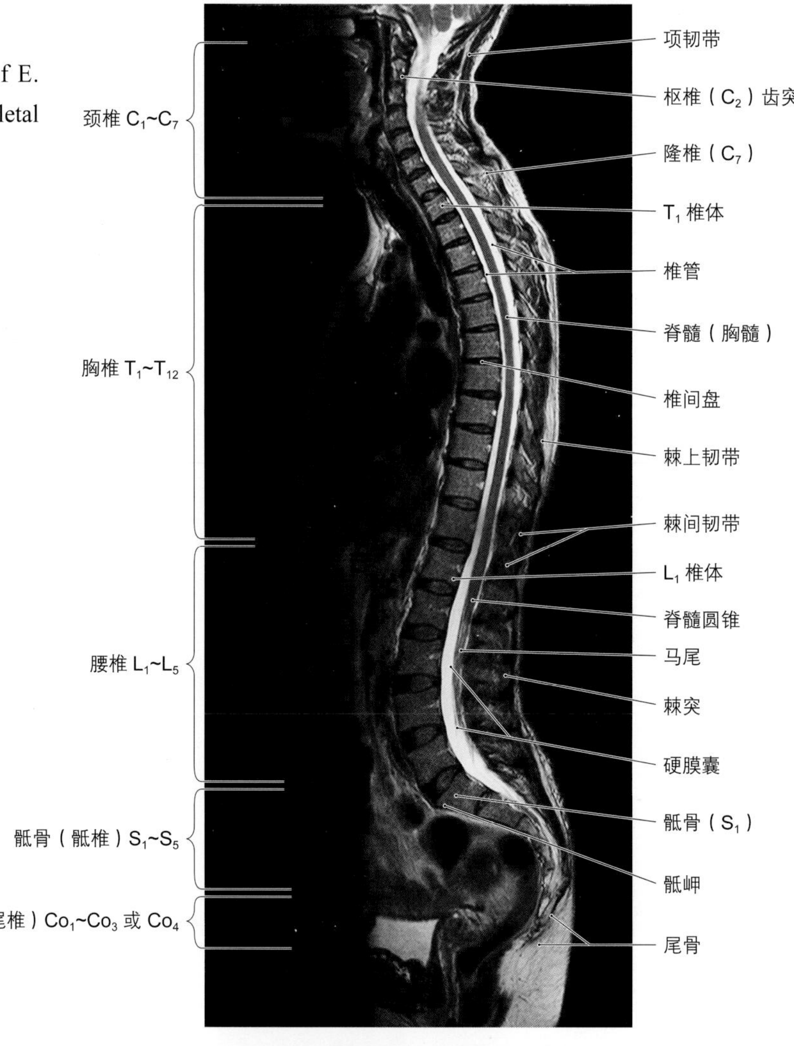
颈椎 C_1~C_7
胸椎 T_1~T_{12}
腰椎 L_1~L_5
骶骨（骶椎）S_1~S_5
尾骨（尾椎）Co_1~Co_3 或 Co_4
项韧带
枢椎（C_2）齿突
隆椎（C_7）
T_1 椎体
椎管
脊髓（胸髓）
椎间盘
棘上韧带
棘间韧带
L_1 椎体
脊髓圆锥
马尾
棘突
硬膜囊
骶骨（S_1）
骶岬
尾骨

图 5.2 腰椎 MRI

旁矢状位（经允许引自 Moeller TB, Reif E. Atlas of Sectional Anatomy: The Musculoskeletal System. New York, NY: Thieme; 2009）。

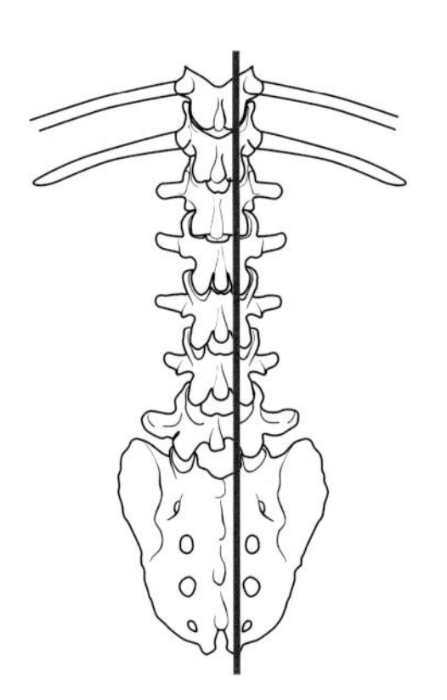

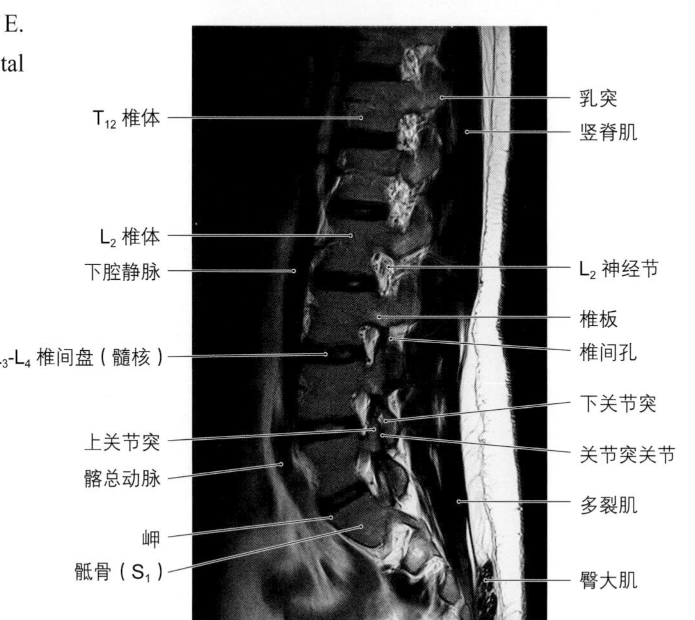
T_{12} 椎体
L_2 椎体
下腔静脉
L_3-L_4 椎间盘（髓核）
上关节突
髂总动脉
岬
骶骨（S_1）
乳突
竖脊肌
L_2 神经节
椎板
椎间孔
下关节突
关节突关节
多裂肌
臀大肌

图 5.3　颈椎 X 线片

侧面观（经允许引自 Moeller TB, Reif E. Pocket Atlas of Radiographic Anatomy, 3rd ed. New York, NY: Thieme; 2010）。

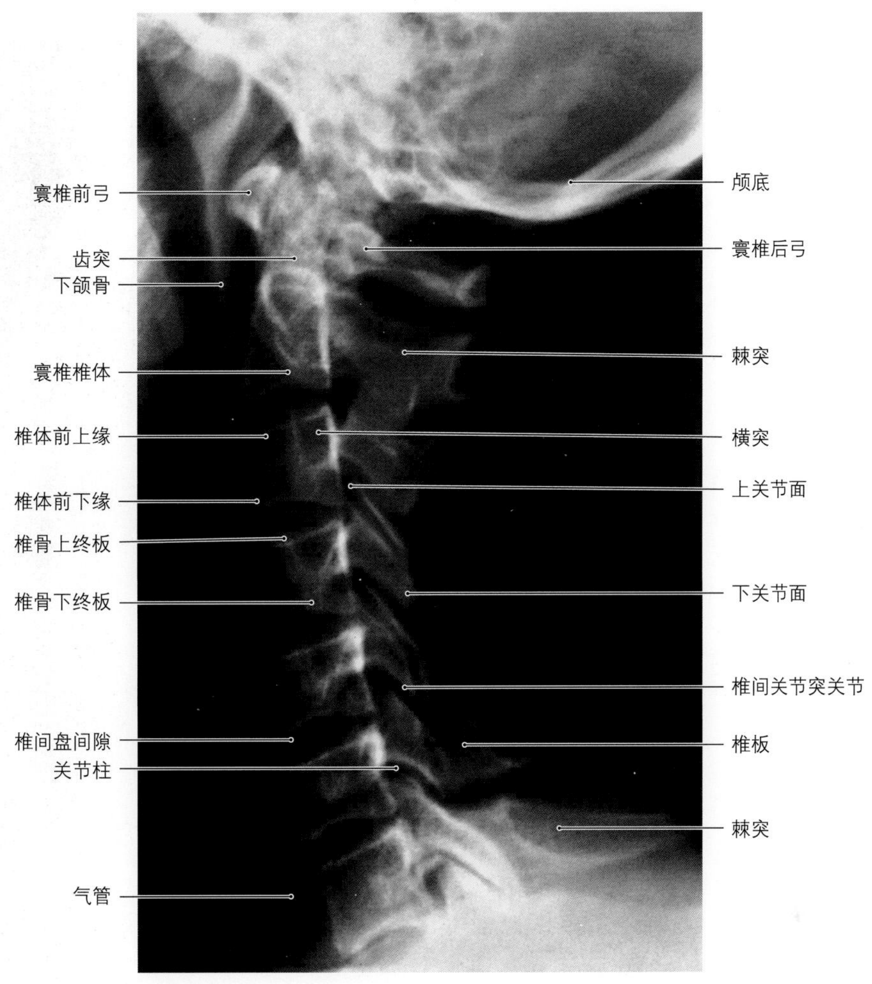
寰椎前弓
齿突
下颌骨
寰椎椎体
椎体前上缘
椎体前下缘
椎骨上终板
椎骨下终板
椎间盘间隙
关节柱
气管
颅底
寰椎后弓
棘突
横突
上关节面
下关节面
椎间关节突关节
椎板
棘突

图 5.4　胸椎 X 线片

前后位，下胸椎区（经允许引自 Moeller TB, Reif E. Pocket Atlas of Radiographic Anatomy, 3rd ed. New York, NY: Thieme; 2010）。

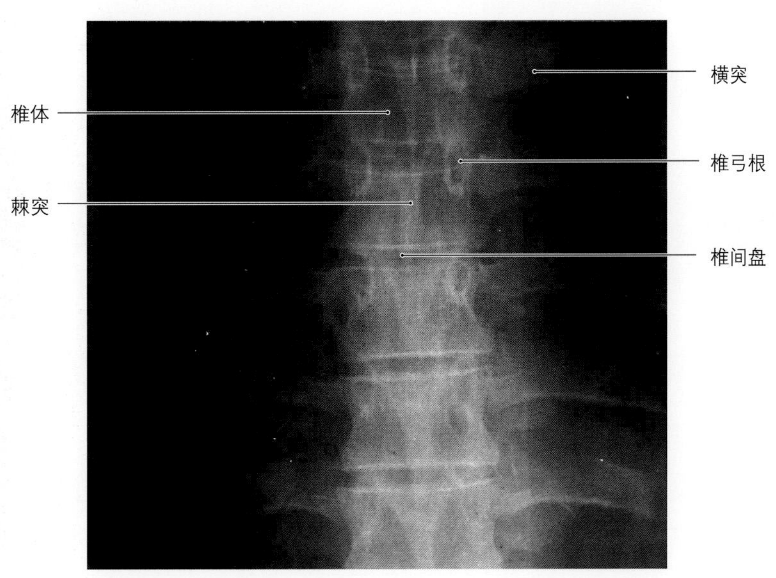
椎体
棘突
横突
椎弓根
椎间盘

背部放射解剖学（II）

图 5.5 腰椎 X 线片

侧位片（经允许引自 Moeller TB, Reif E. Pocket Atlas of Radiographic Anatomy, 3rd ed. New York, NY: Thieme; 2010）。

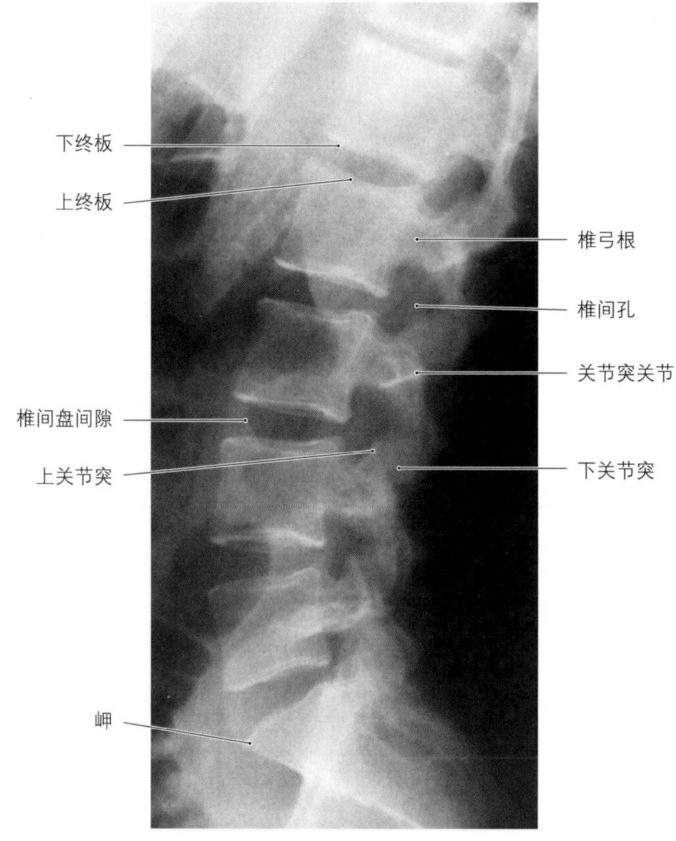
下终板
上终板
椎弓根
椎间孔
关节突关节
椎间盘间隙
上关节突
下关节突
岬

图 5.6 腰椎 X 线片

斜位片（经允许引自 Moeller TB, Reif E. Pocket Atlas of Radiographic Anatomy, 3rd ed. New York, NY: Thieme; 2010）。

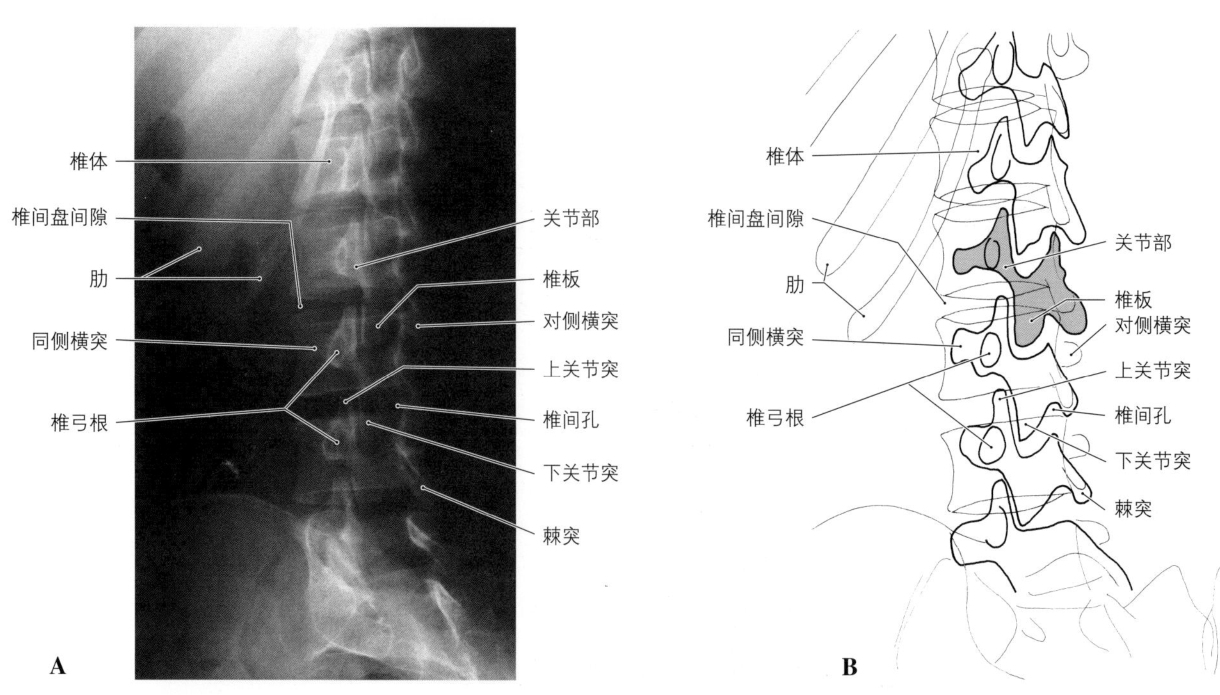
椎体
椎间盘间隙
肋
同侧横突
椎弓根
关节部
椎板
对侧横突
上关节突
椎间孔
下关节突
棘突
A
椎体
椎间盘间隙
肋
同侧横突
椎弓根
关节部
椎板
对侧横突
上关节突
椎间孔
下关节突
棘突
B

图 5.7 骶骨 MRI（Ⅰ）

斜位（经允许引自 Moeller TB, Reif E. Atlas of Sectional Anatomy: The Musculoskeletal System. New York, NY: Thieme; 2009）。

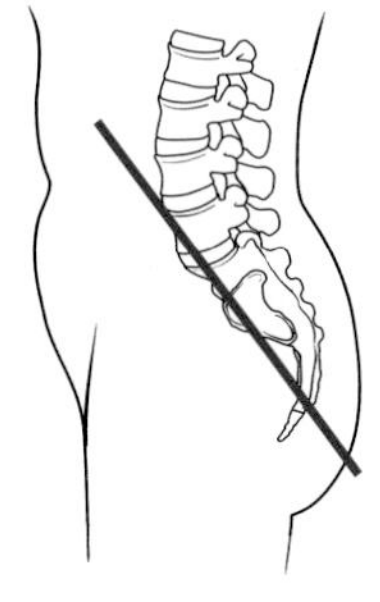

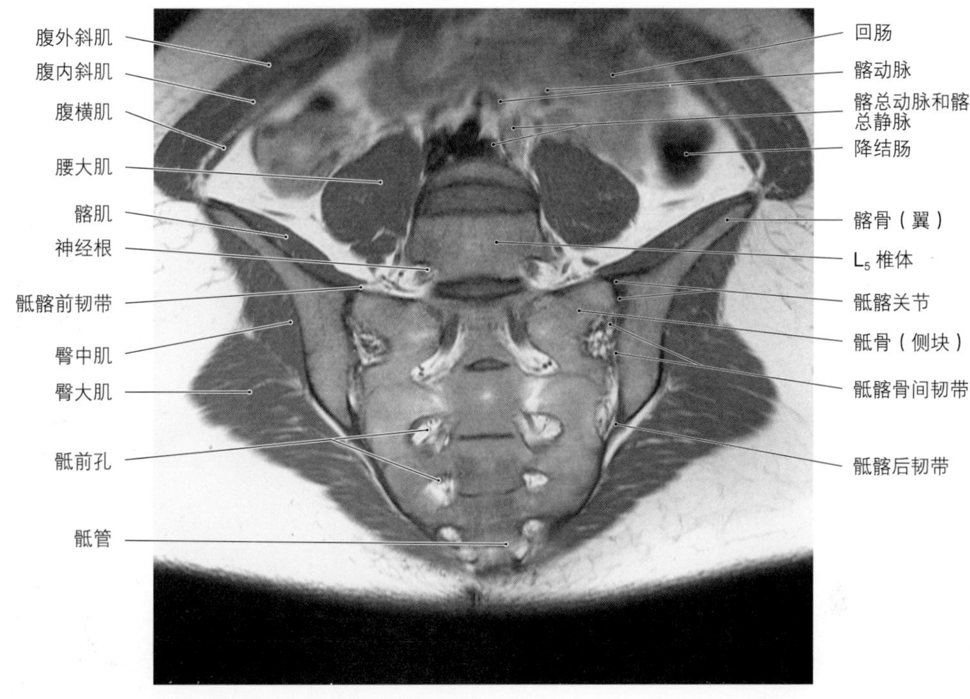
腹外斜肌
腹内斜肌
腹横肌
腰大肌
髂肌
神经根
骶髂前韧带
臀中肌
臀大肌
骶前孔
骶管
回肠
髂动脉
髂总动脉和髂总静脉
降结肠
髂骨（翼）
L_5 椎体
骶髂关节
骶骨（侧块）
骶髂骨间韧带
骶髂后韧带

图 5.8 骶骨 MRI（Ⅱ）

斜位（经允许引自 Moeller TB, Reif E. Atlas of Sectional Anatomy: The Musculoskeletal System. New York, NY: Thieme; 2009）。

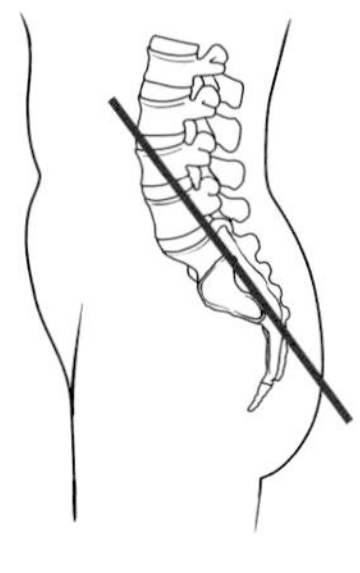

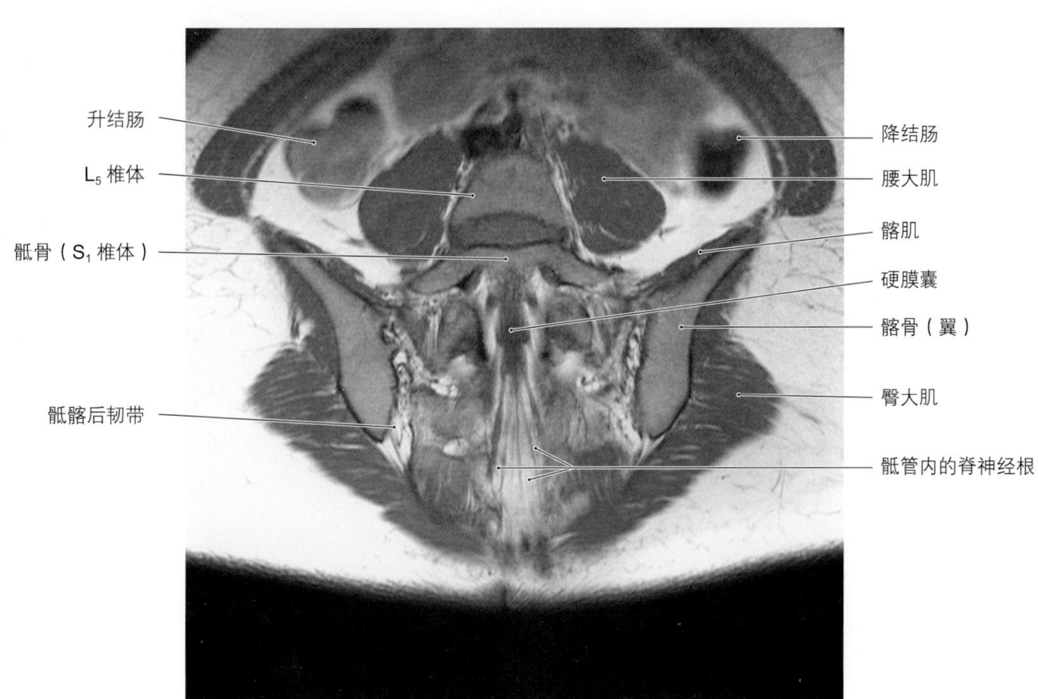
升结肠
L_5 椎体
骶骨（S_1 椎体）
骶髂后韧带
降结肠
腰大肌
髂肌
硬膜囊
髂骨（翼）
臀大肌
骶管内的脊神经根

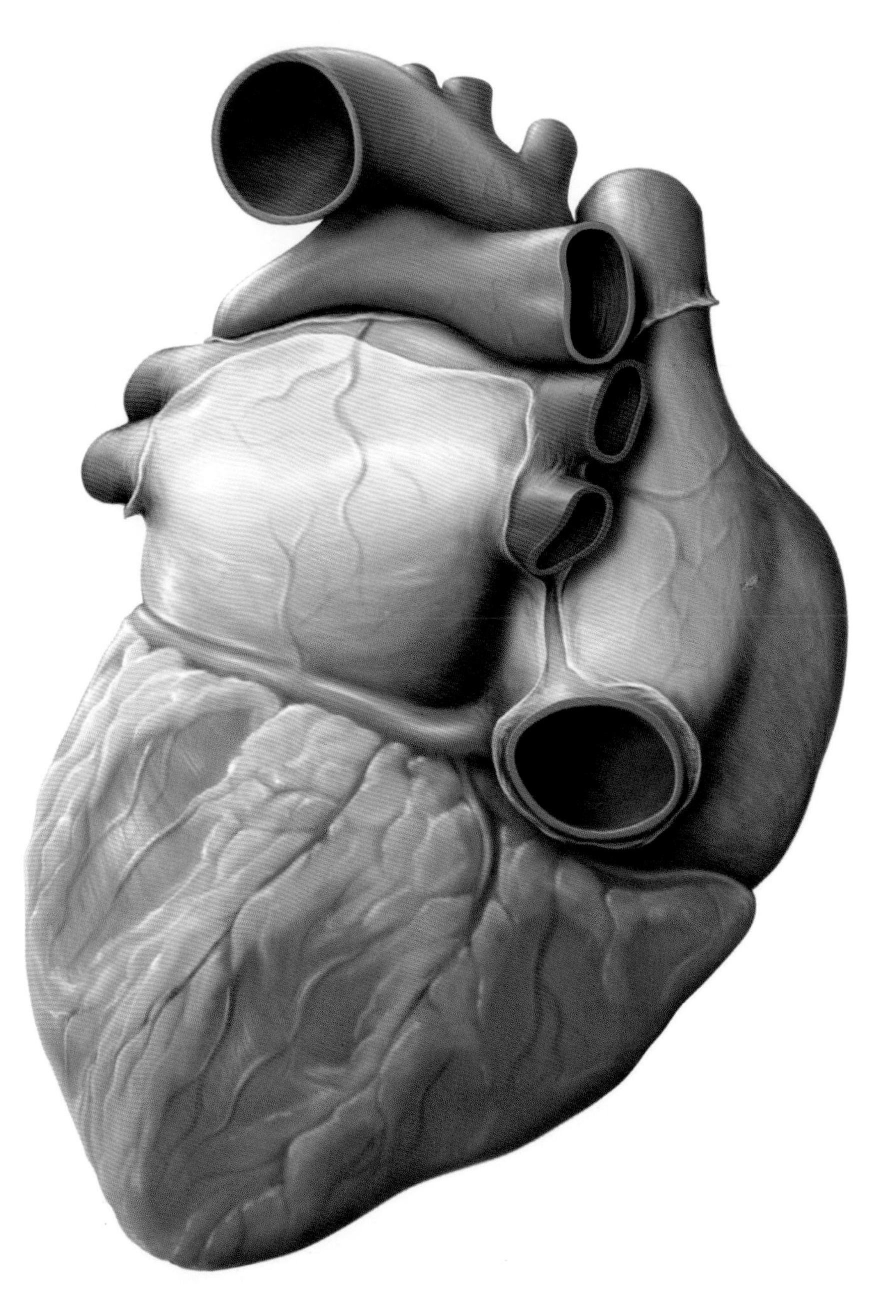

第 2 篇　胸 部

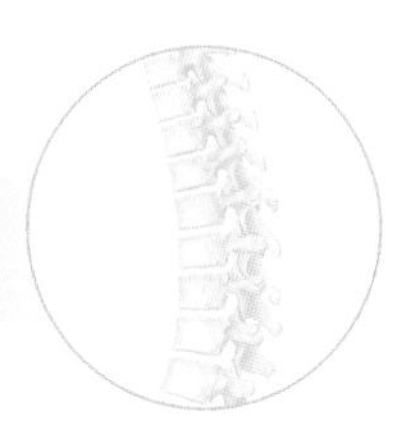

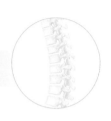

第 6 章　表面解剖

表面解剖

图 6.1　胸部的分区

前面观。

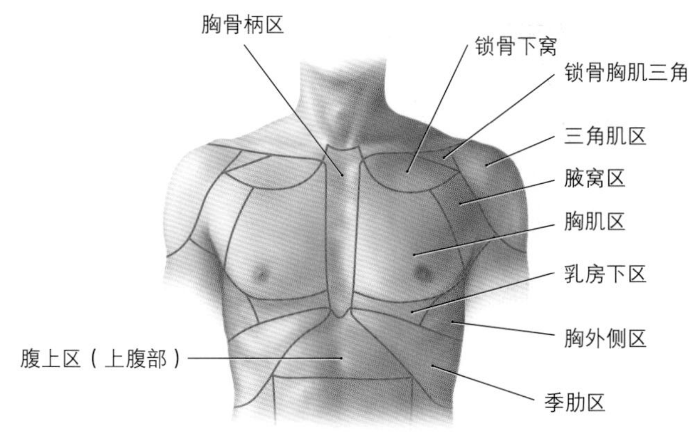
胸骨柄区
锁骨下窝
锁骨胸肌三角
三角肌区
腋窝区
胸肌区
乳房下区
胸外侧区
腹上区（上腹部）
季肋区

图 6.2　可触及的胸部结构

前面观。

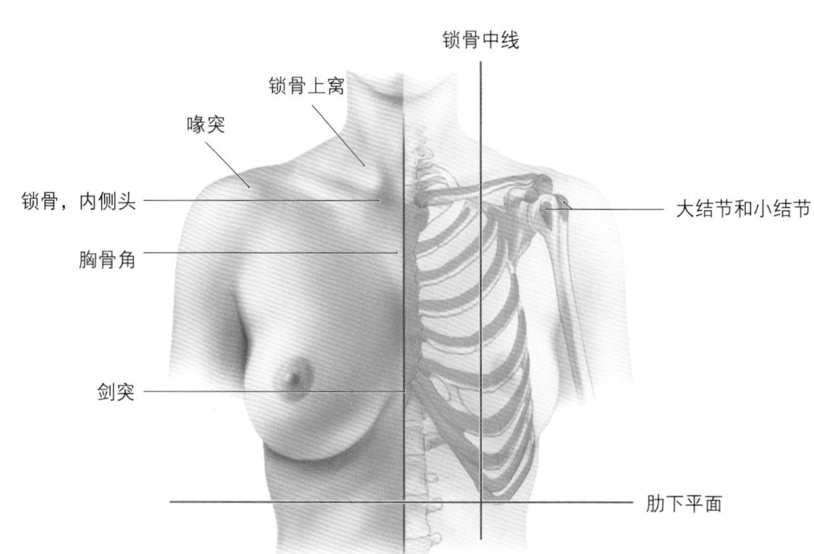
锁骨中线
锁骨上窝
喙突
锁骨，内侧头
大结节和小结节
胸骨角
剑突
肋下平面

A. 骨性突起。

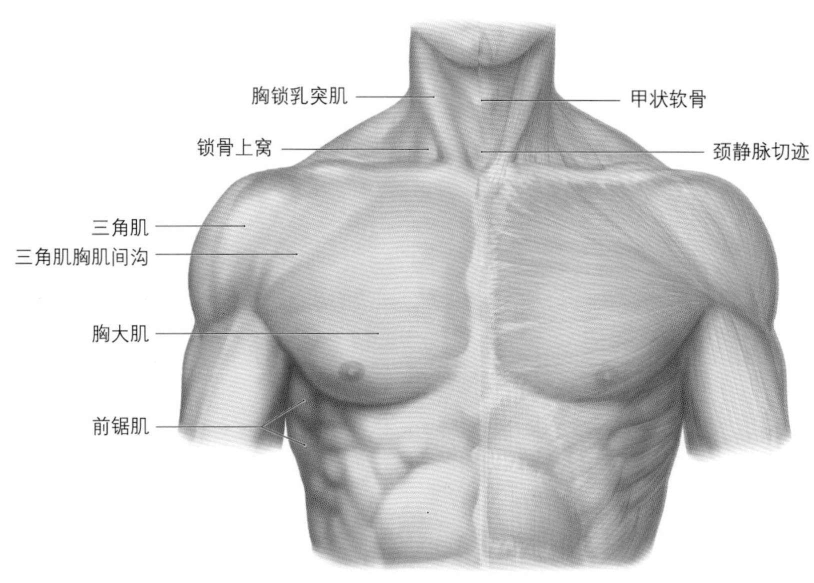
胸锁乳突肌
甲状软骨
锁骨上窝
颈静脉切迹
三角肌
三角肌胸肌间沟
胸大肌
前锯肌

B. 肌性结构。

图 6.3 胸部的垂直参考线

前面观。

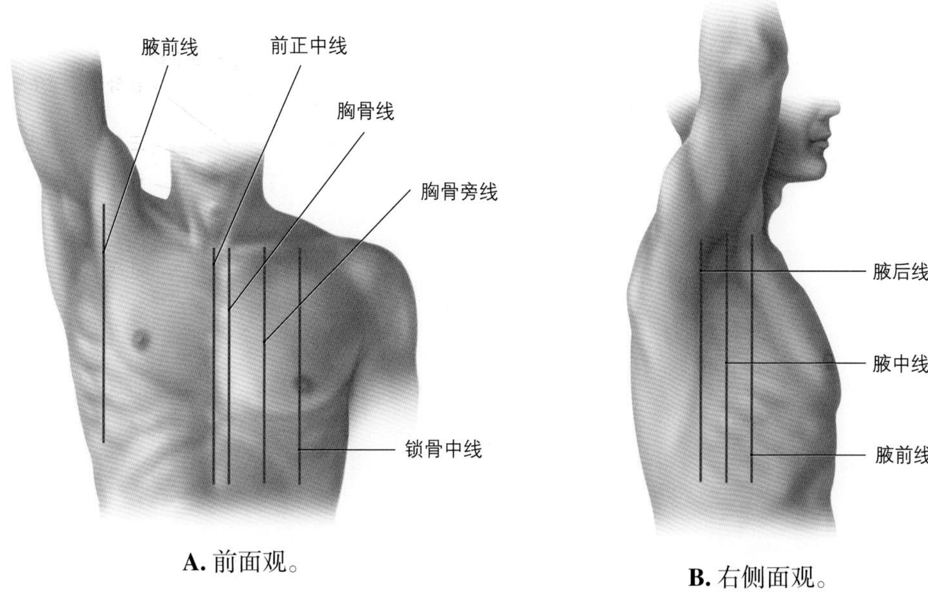
腋前线
前正中线
胸骨线
胸骨旁线
锁骨中线
腋后线
腋中线
腋前线

A. 前面观。

B. 右侧面观。

图 6.4 胸膜腔和肺在胸部骨骼的投影

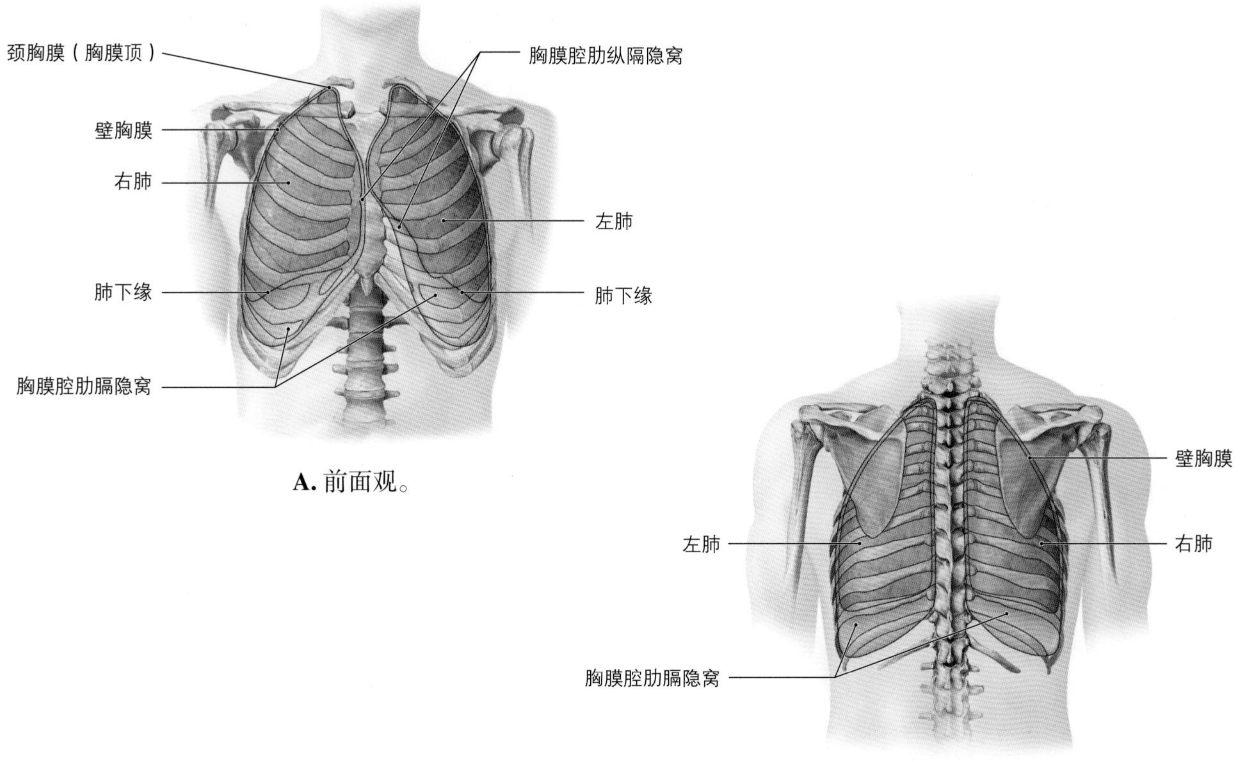
颈胸膜（胸膜顶）
壁胸膜
右肺
肺下缘
胸膜腔肋膈隐窝
胸膜腔肋纵隔隐窝
左肺
肺下缘
壁胸膜
左肺
右肺
胸膜腔肋膈隐窝

A. 前面观。

B. 后面观。

第 7 章　胸壁

胸部骨骼

胸部骨骼由 12 块胸椎（见第 10 页）、12 对肋及肋软骨和胸骨构成。除参与呼吸运动外，它在一定程度上保护重要脏器。女性胸腔一般较男性的窄而短。

图 7.1　胸部骨骼

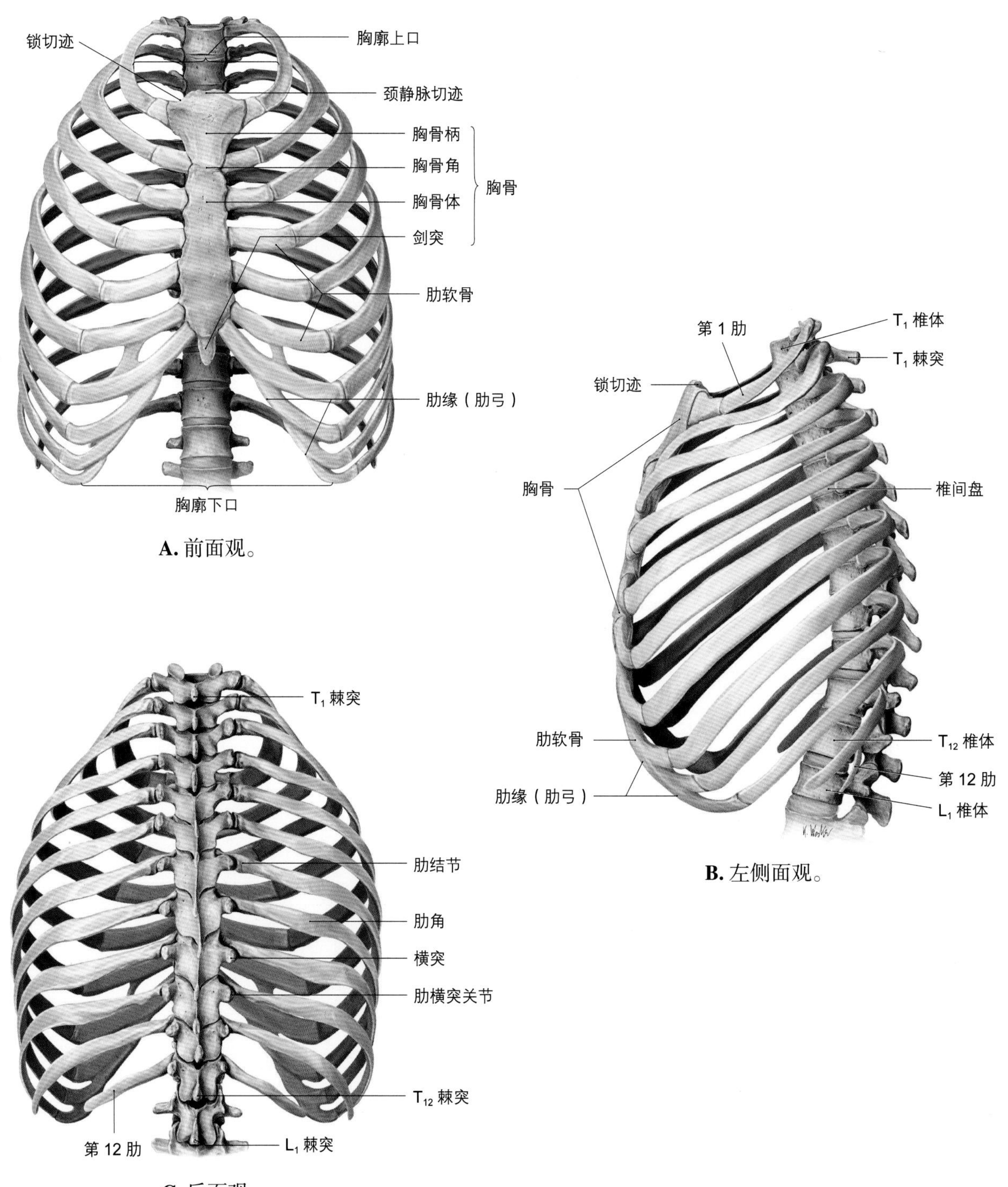
锁切迹
胸廓上口
颈静脉切迹
胸骨柄
胸骨角
胸骨体
剑突
胸骨
肋软骨
肋缘（肋弓）
胸廓下口
第 1 肋
T_1 椎体
T_1 棘突
锁切迹
胸骨
椎间盘
肋软骨
肋缘（肋弓）
T_{12} 椎体
第 12 肋
L_1 椎体
T_1 棘突
肋结节
肋角
横突
肋横突关节
T_{12} 棘突
第 12 肋
L_1 棘突

A. 前面观。

B. 左侧面观。

C. 后面观。

图 7.2　一个胸节的结构

第 6 对肋上面观。

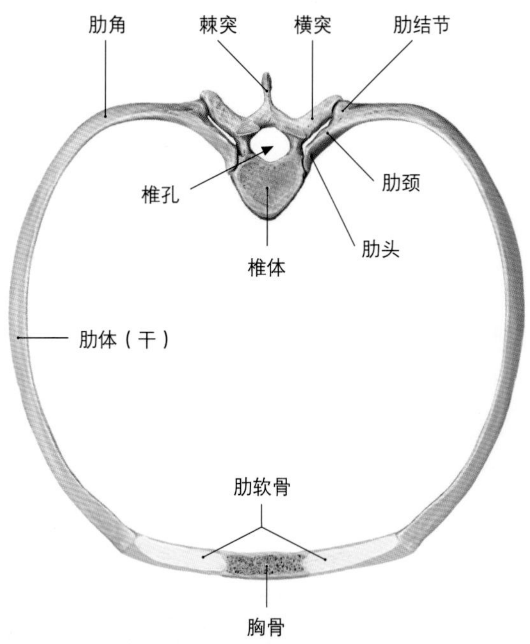
肋角
棘突
横突
肋结节
椎孔
肋颈
椎体
肋头
肋体（干）
肋软骨
胸骨

表 7.1	一个胸节的构成	
椎骨		
肋	骨部（肋骨）	头
		颈
		肋结节
		体（包括肋角）
	肋骨部（肋软骨）	
胸骨（仅与真肋的肋软骨相关节；如图 7.3 所示）		

图 7.3　肋的类型

左侧面观。

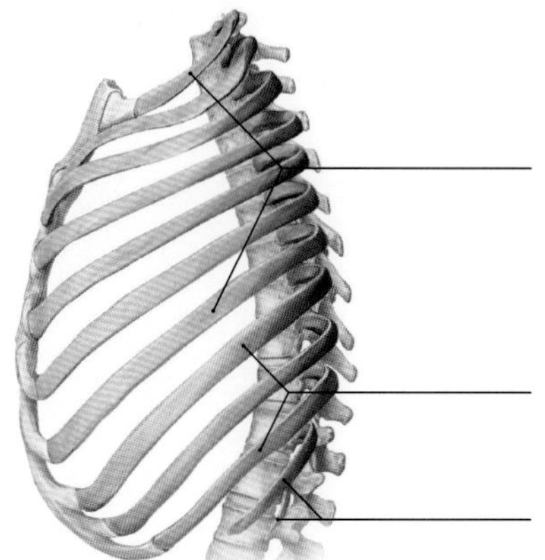

肋的类型	肋	前方的关节
真肋	1~7	胸骨（肋切迹）
假肋	8~10	肋上面
浮肋	11、12	无

胸骨和肋

图 7.4 胸骨

胸骨形似匕首，由胸骨柄（手柄）、胸骨体（刀锋）和剑突（刀锋尖）构成。胸骨柄和胸骨体的连接处（胸骨角）通常突起，标志着第 2 肋关节的位置。胸骨角（向后平对 T_4/T_5 间隙）是内部结构的重要体表标志。

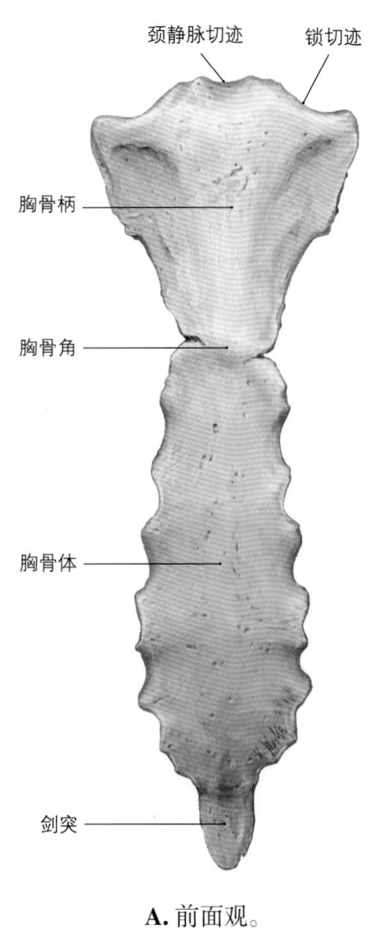
颈静脉切迹
锁切迹
胸骨柄
胸骨角
胸骨体
剑突

A. 前面观。

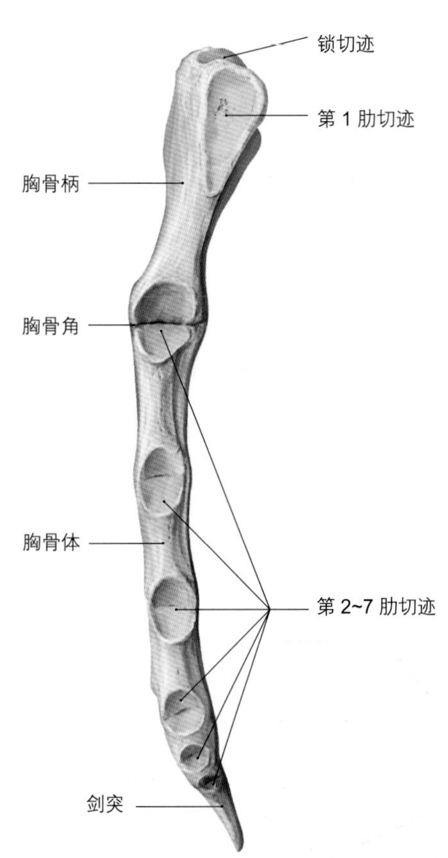
锁切迹
第 1 肋切迹
胸骨柄
胸骨角
胸骨体
第 2~7 肋切迹
剑突

B. 左侧面观。肋切迹是与真肋的肋软骨构成的关节部位（如图 7.3 所示）。

图 7.5 肋

右肋，上面观。肩关节见第 298、299 页。

冈上窝
第 12 肋
肩胛切迹
肩峰
肩锁关节
枢椎（C_2）齿突
寰椎（C_1）
喙突
第 1 肋
锁骨
胸锁关节
第 5 肋
第 2 肋
胸骨柄

A. 肋的大小和形状变化。

肋结节
肋颈
肋头
锁骨下动脉沟
前斜角肌结节
锁骨下静脉沟
锁骨体（干）

B. 第 1 肋。大多数肋的下缘有一条沟（见图 7.24），保护肋间血管和神经。

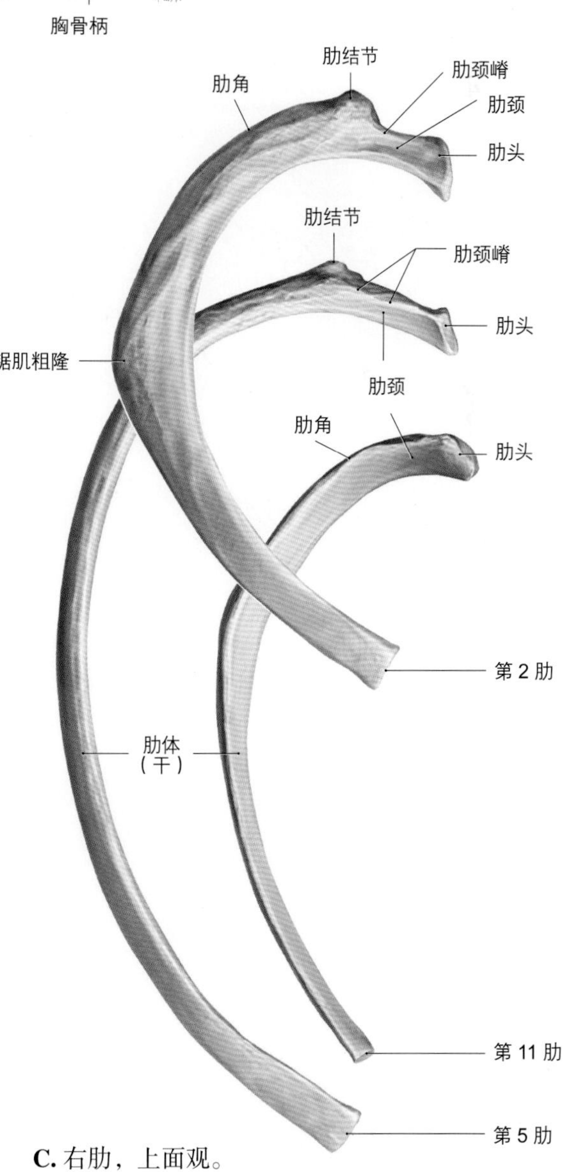
肋结节
肋角
肋颈嵴
肋颈
肋头
肋结节
肋颈嵴
肋头
前锯肌粗隆
肋颈
肋角
肋头
第 2 肋
肋体
（干）
第 11 肋
第 5 肋

C. 右肋，上面观。

胸廓关节

膈是安静呼吸时的主要呼吸肌（见第 64 页）。胸壁肌（见第 62 页）带动深度（被动）吸气。

图 7.6 胸廓的运动

深吸气（红色）；深呼气（蓝色）。深吸气时，横径和前后径以及胸骨下角均增加。膈进一步下降增加胸腔的容积。

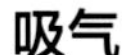
吸气

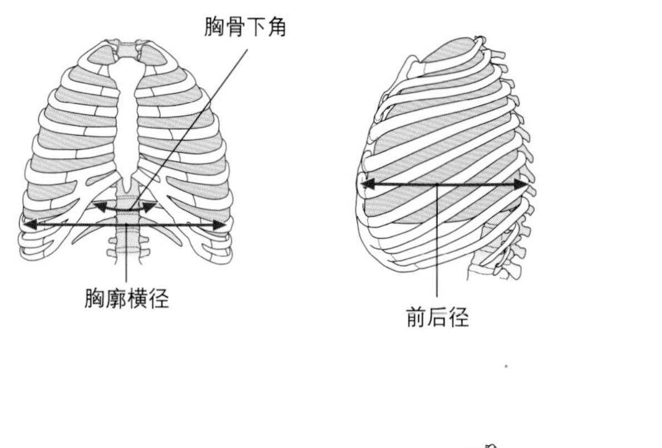
胸骨下角
胸廓横径
前后径

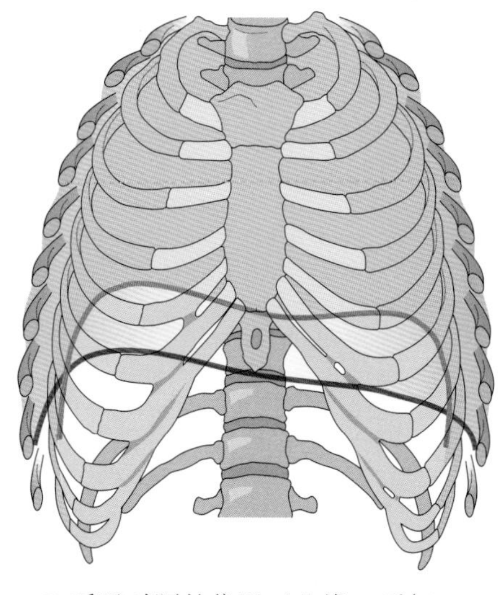

呼气

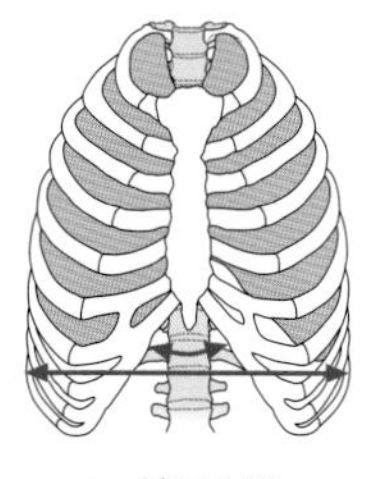

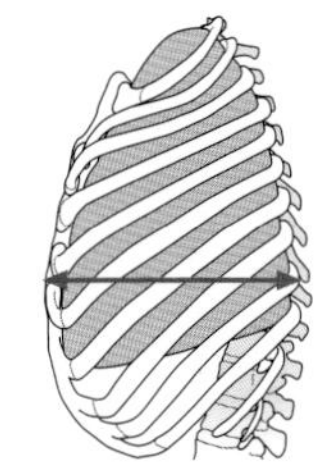

A. 前面观。

B. 左侧面观。

C. 呼吸时膈的位置（蓝线 = 呼气；红线 = 吸气）。

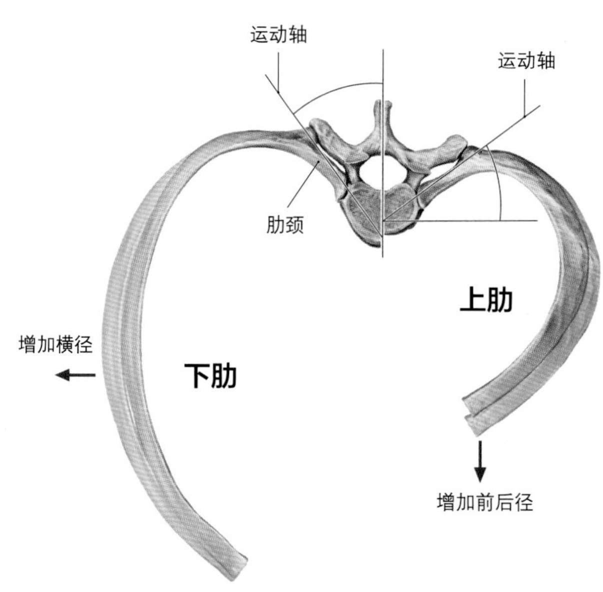
运动轴
运动轴
肋颈
上肋
增加横径
下肋
增加前后径

D. 肋轴的运动，上面观。

图 7.7 胸肋关节

胸骨右侧半前面剖开的前面观。真关节只见于第2~5肋，第1、6、7肋借软骨结合与胸骨连结。

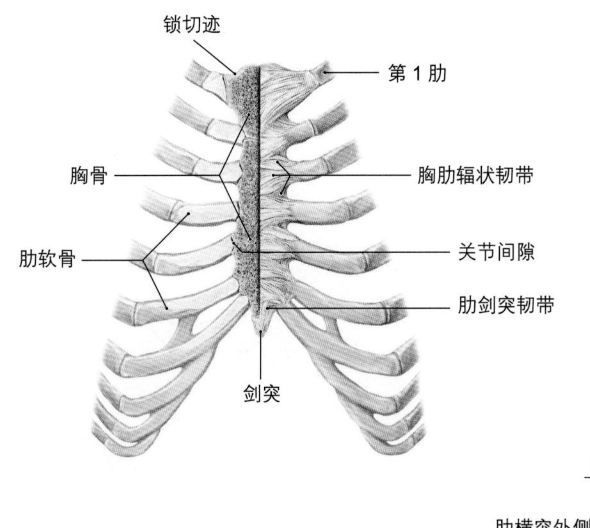
锁切迹
第 1 肋
胸骨
胸肋辐状韧带
肋软骨
关节间隙
肋剑突韧带
剑突

图 7.8 肋椎关节

每根肋的肋椎关节由两个滑膜关节构成。每根肋的肋结节与相应椎体的肋凹相关节（A）。大多数肋头与同序数的椎体及上位椎体相关节。第1、11、12肋通常只与相应的椎体相关节。

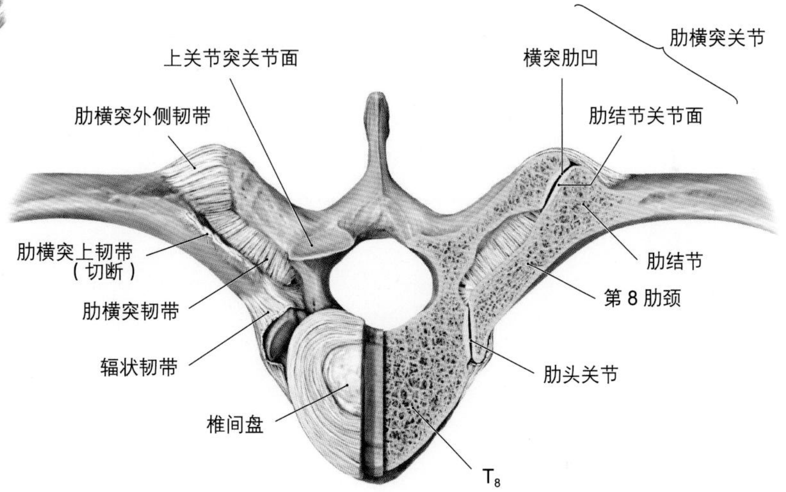
肋横突关节
上关节突关节面
横突肋凹
肋横突外侧韧带
肋结节关节面
肋横突上韧带
（切断）
肋结节
第 8 肋颈
肋横突韧带
辐状韧带
肋头关节
椎间盘
T8

A. 肋横突关节。左肋关节横切面上面观。

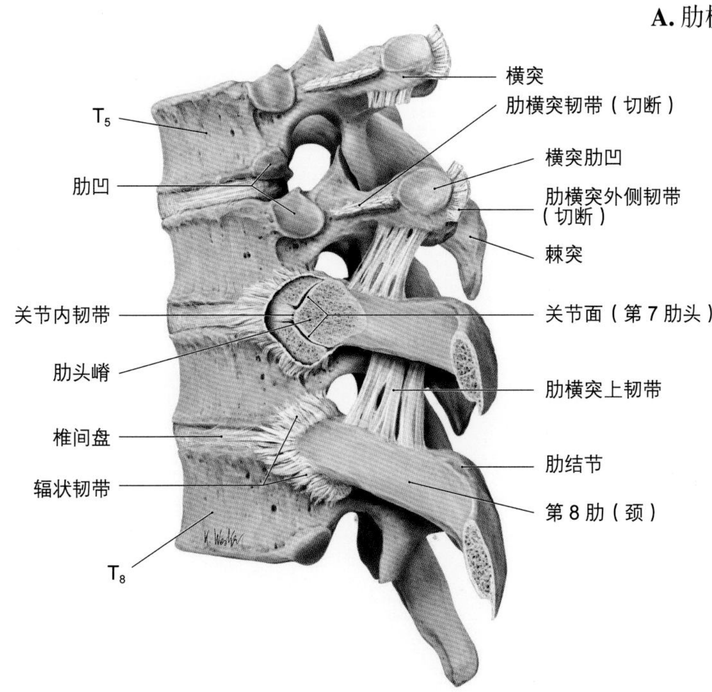
横突
T5
肋横突韧带（切断）
横突肋凹
肋凹
肋横突外侧韧带
（切断）
棘突
关节内韧带
关节面（第 7 肋头）
肋头嵴
肋横突上韧带
椎间盘
肋结节
辐状韧带
第 8 肋（颈）
T8

B. 肋椎关节。第7肋头关节打开的左侧面观。

胸壁肌

胸壁肌的主要功能是胸式呼吸，其他肌也辅助深吸气：胸大肌和前锯肌会在肩部讨论（见第 318、319 页），后锯肌会在背部讨论（见第 32 页）。

图 7.9 胸壁肌

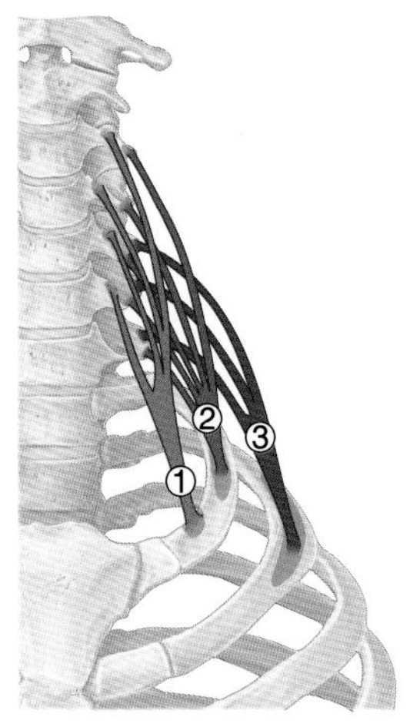
②
③
①

A. 斜角肌，前面观。

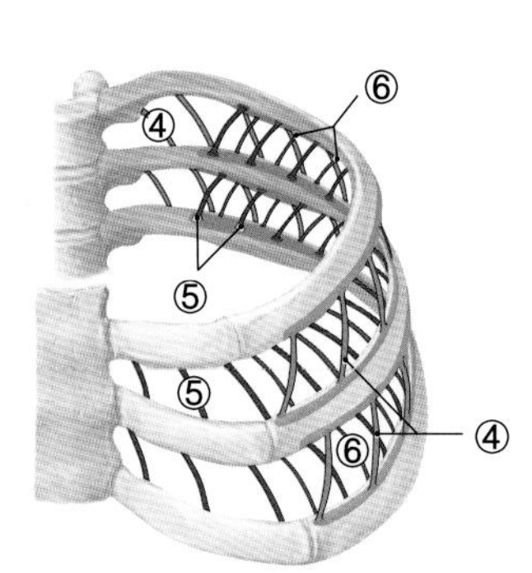
⑥
④
⑤
⑤
④
⑥

B. 肋间肌，前面观。

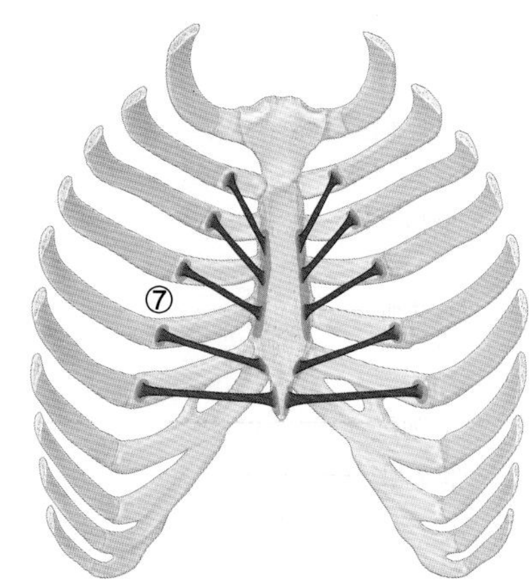
⑦

C. 胸横肌，后面观。

表 7.2 胸壁肌

肌名		起点	止点	神经分布	运动
斜角肌	①前斜角肌	C_3~C_6（横突，前结节）	第 1 肋（前斜角肌结节）	C_4~C_6 脊神经前支	参与肋运动：上提上位肋（吸气） 固定肋：向同侧弯颈椎（单侧），屈颈（双侧）
	②中斜角肌	C_1、C_2（横突） C_3~C_7（横突，后结节）	第 1 肋（锁骨下动脉沟后方）	C_3~C_8 脊神经前支	
	③后斜角肌	C_5~C_7（横突，后结节）	第 2 肋（外表面）	C_6~C_8 脊神经前支	
肋间肌	④肋间外肌	肋下缘至下位肋上缘（行程自肋结节至软骨–骨连结斜向前下）		第 1~11 肋间神经	提肋（吸气），支撑肋间隙，稳定胸壁
	⑤肋间内肌	肋下缘至下位肋上缘（行程自肋角至胸骨斜向前上）			降肋（呼气），支撑肋间隙，稳定胸壁
	⑥肋间最内肌				
肋下肌		肋下缘至下位 2~3 肋的内面		肋间神经附近	降肋（呼气）
⑦胸横肌		胸骨和剑突（内面）	第 2~6 肋骨（肋软骨内面）	第 2~6 肋间神经	轻微降肋（呼气）

图 7.10 胸壁肌

前面观。肋间外肌在前方被肋间外膜替代。肋间内肌在后方被肋间内膜替代。

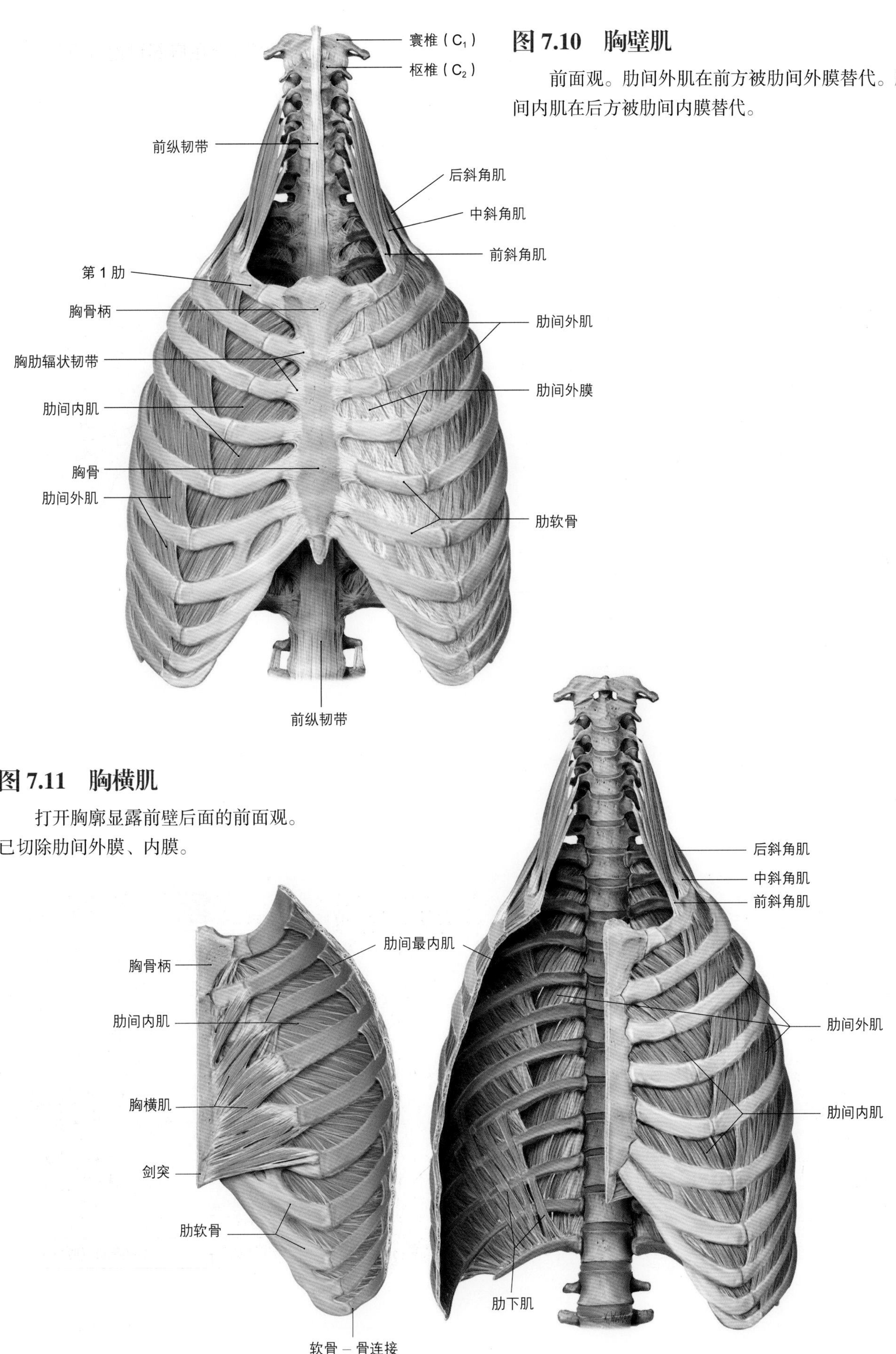
寰椎（C_1）
枢椎（C_2）
前纵韧带
后斜角肌
中斜角肌
前斜角肌
第 1 肋
胸骨柄
肋间外肌
胸肋辐状韧带
肋间外膜
肋间内肌
胸骨
肋间外肌
肋软骨
前纵韧带
后斜角肌
中斜角肌
前斜角肌
肋间最内肌
胸骨柄
肋间内肌
肋间外肌
胸横肌
肋间内肌
剑突
肋软骨
肋下肌
软骨－骨连接

图 7.11 胸横肌

打开胸廓显露前壁后面的前面观。已切除肋间外膜、内膜。

膈

图 7.12 膈

膈分隔胸腔和腹腔，有两个不对称的穹顶和三个孔（有主动脉、下腔静脉和食管穿过；如图 7.13C 所示）。

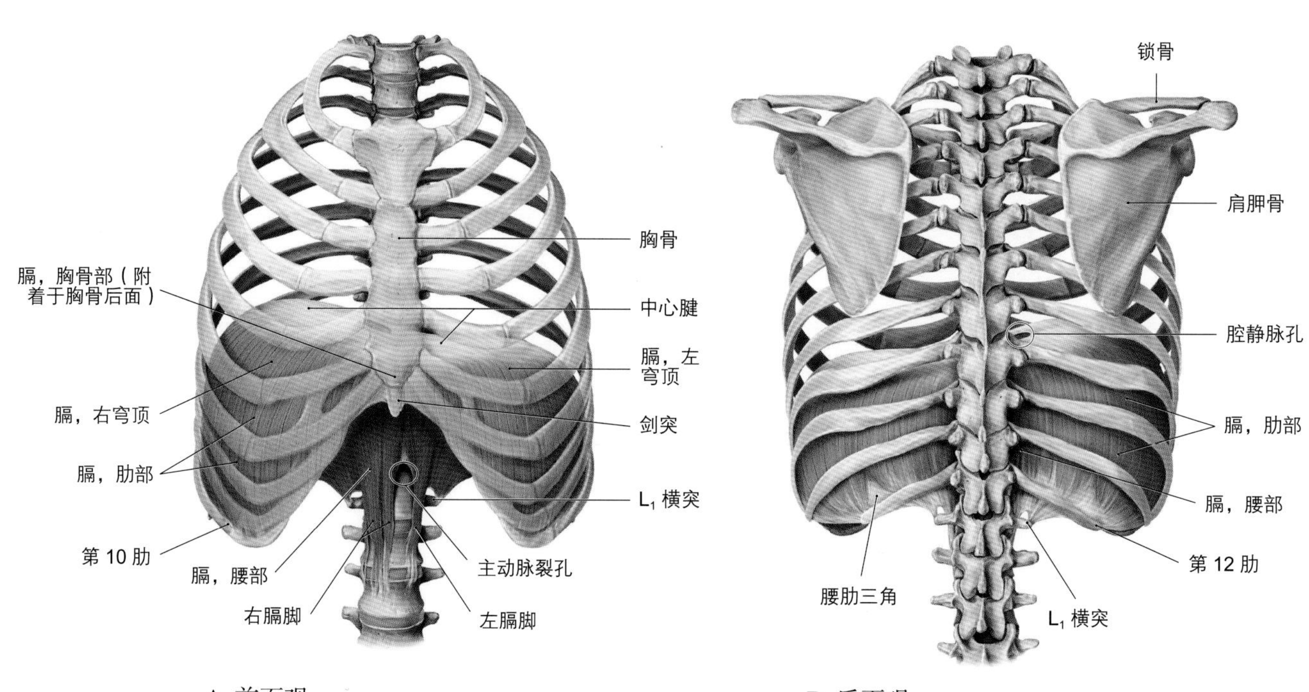

胸骨
膈，胸骨部（附着于胸骨后面）
中心腱
膈，左穹顶
膈，右穹顶
剑突
膈，肋部
L_1 横突
第 10 肋
膈，腰部
主动脉裂孔
右膈脚
左膈脚
锁骨
肩胛骨
腔静脉孔
膈，肋部
膈，腰部
第 12 肋
腰肋三角
L_1 横突

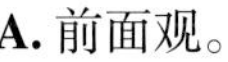

A. 前面观。 **B.** 后面观。

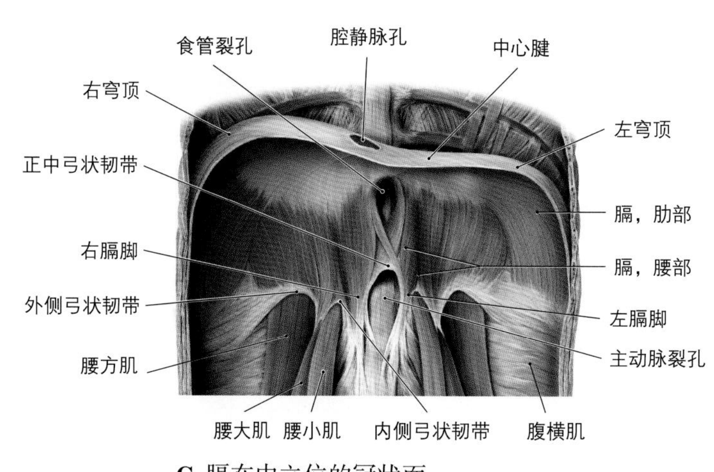

食管裂孔
腔静脉孔
中心腱
右穹顶
左穹顶
正中弓状韧带
膈，肋部
右膈脚
膈，腰部
外侧弓状韧带
左膈脚
腰方肌
主动脉裂孔
腰大肌
腰小肌
内侧弓状韧带
腹横肌

C. 膈在中立位的冠状面。

表 7.3 膈

肌名		起点	止点	神经分布	运动
膈	肋部	第 7~12 肋（内面，肋弓下缘）	中心腱	膈神经（C_3~C_5 颈丛）	主要的呼吸肌（膈式呼吸和胸式呼吸）；辅助压缩腹部脏器（腹压）
	腰部	内侧部：L_1~L_3 椎体、椎间盘和前纵韧带，以及左、右膈脚			
		外侧部：外侧和内侧弓状韧带			
	胸骨部	剑突（背面）			

图 7.13　原位膈

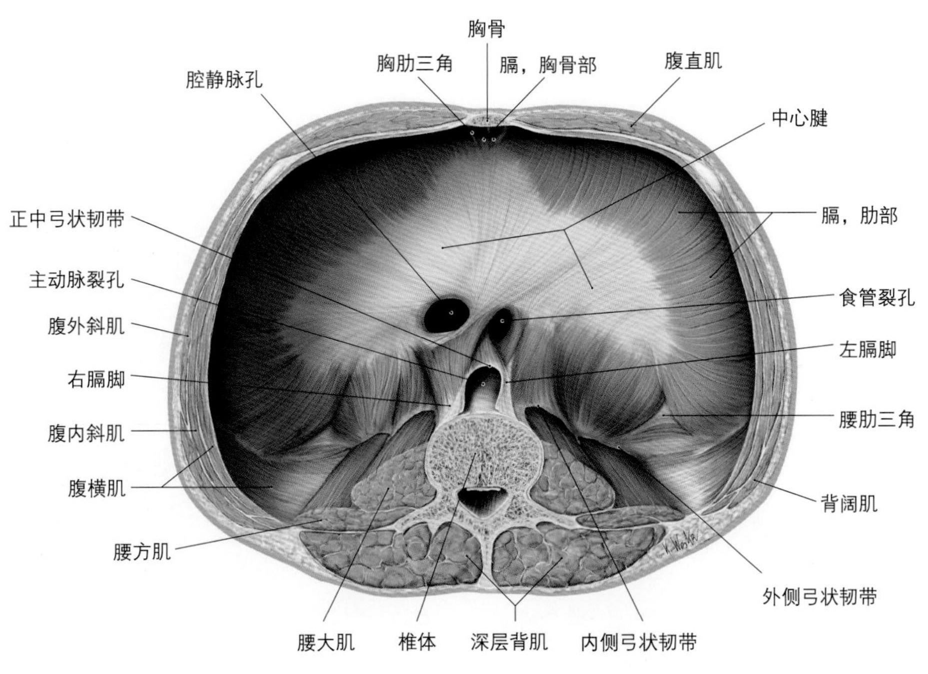

胸骨
胸肋三角
膈，胸骨部
腹直肌
腔静脉孔
中心腱
正中弓状韧带
膈，肋部
主动脉裂孔
食管裂孔
腹外斜肌
左膈脚
右膈脚
腰肋三角
腹内斜肌
腹横肌
背阔肌
腰方肌
外侧弓状韧带
腰大肌
椎体
深层背肌
内侧弓状韧带

A. 下面观。

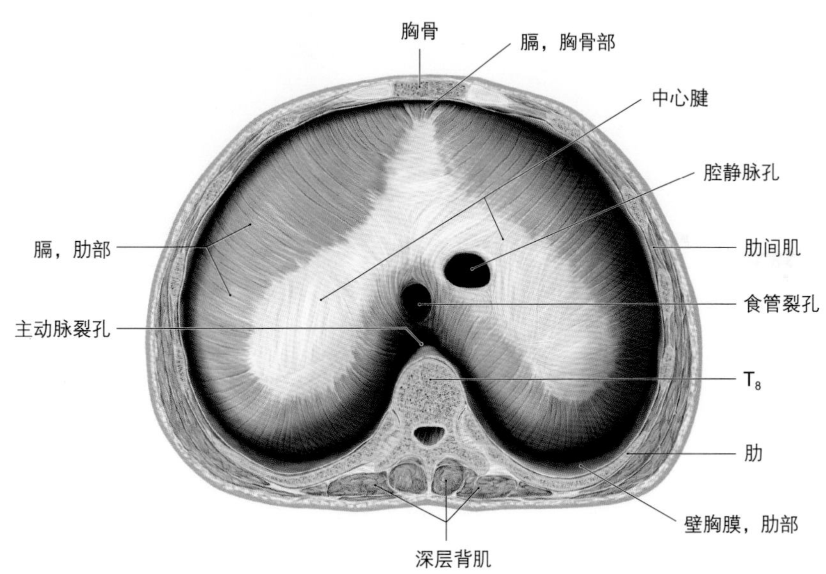

胸骨
膈，胸骨部
中心腱
腔静脉孔
膈，肋部
肋间肌
主动脉裂孔
食管裂孔
T_8
肋
壁胸膜，肋部
深层背肌

B. 上面观。

T_8
下腔静脉
食管
T_{10}
T_{12}
主动脉

C. 膈裂孔，左侧面观。

膈的神经、血管

图 7.14　膈的神经、血管

打开的胸廓前面观。

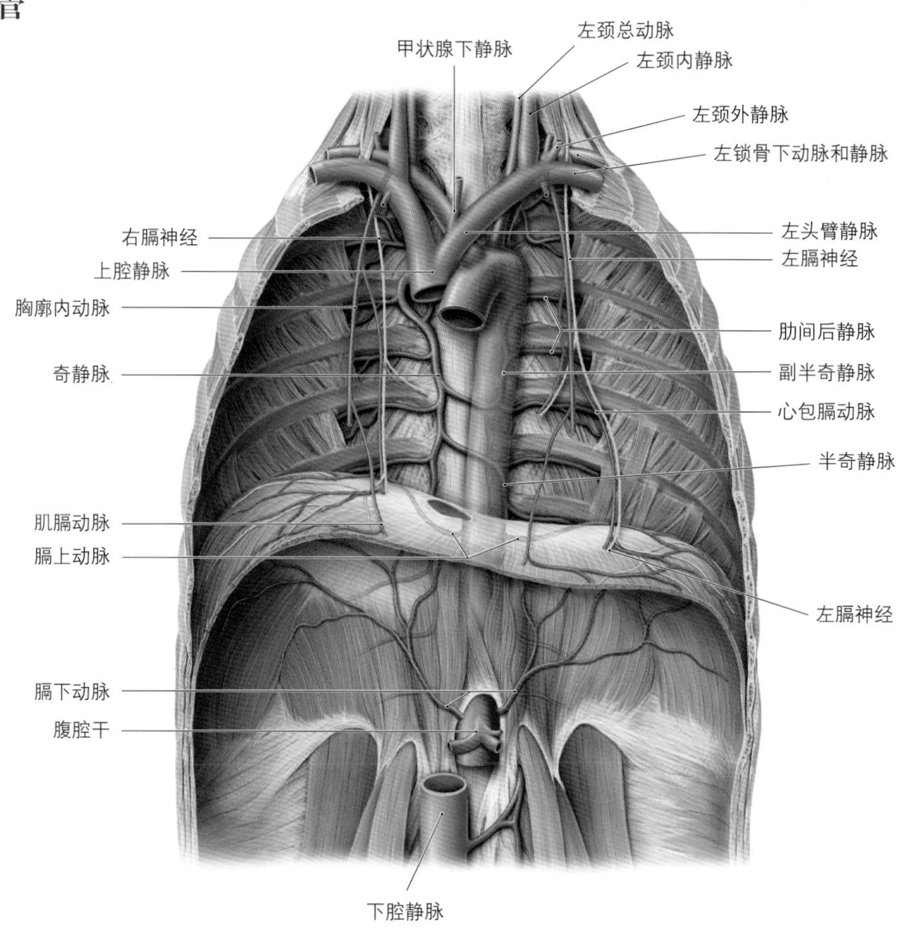
甲状腺下静脉
左颈总动脉
左颈内静脉
左颈外静脉
左锁骨下动脉和静脉
右膈神经
左头臂静脉
上腔静脉
左膈神经
胸廓内动脉
肋间后静脉
奇静脉
副半奇静脉
心包膈动脉
半奇静脉
肌膈动脉
膈上动脉
左膈神经
膈下动脉
腹腔干
下腔静脉

图 7.15　膈的神经支配

前面观。膈神经位于纤维心包侧面，与心包膈动脉和静脉伴行。注意：膈神经也支配心包。

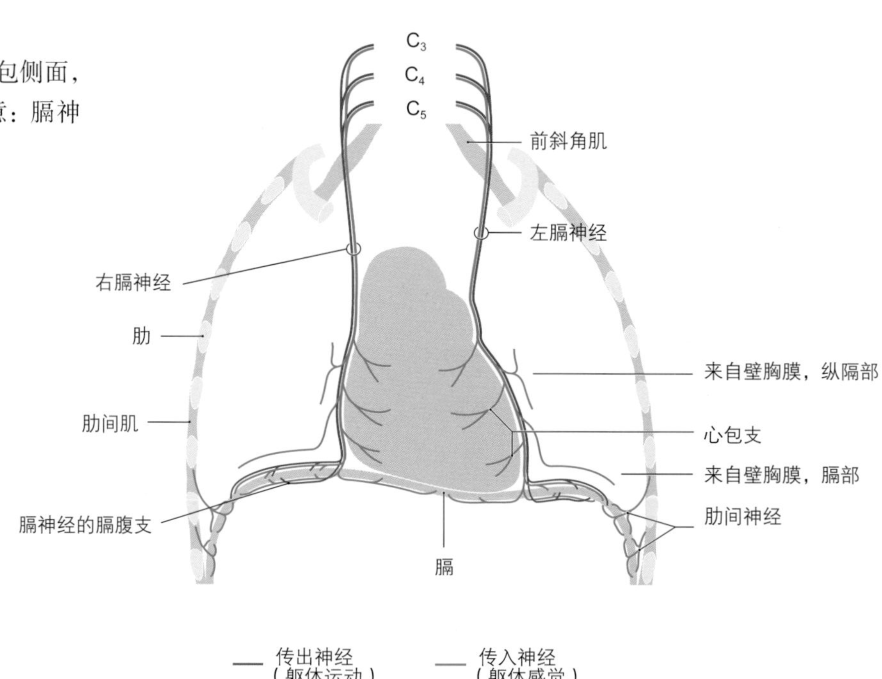
C_3
C_4
C_5
前斜角肌
左膈神经
右膈神经
肋
来自壁胸膜，纵隔部
肋间肌
心包支
来自壁胸膜，膈部
膈神经的膈腹支
肋间神经
膈
传出神经
（躯体运动）
传入神经
（躯体感觉）

表 7.4 膈的血管			
动脉	起源	静脉	汇入
膈下动脉（主要血供）	腹主动脉，偶尔发自腹腔干	膈下静脉	下腔静脉
膈上动脉	胸主动脉	膈上静脉	奇静脉（右侧）、半奇静脉（左侧）
心包膈动脉	胸廓内动脉	心包膈静脉	胸廓内静脉或头臂静脉
肌膈动脉		肌膈静脉	胸廓内静脉

图 7.16 膈的动脉和神经

注意：膈的边缘接受最下肋间神经的感觉神经支配。

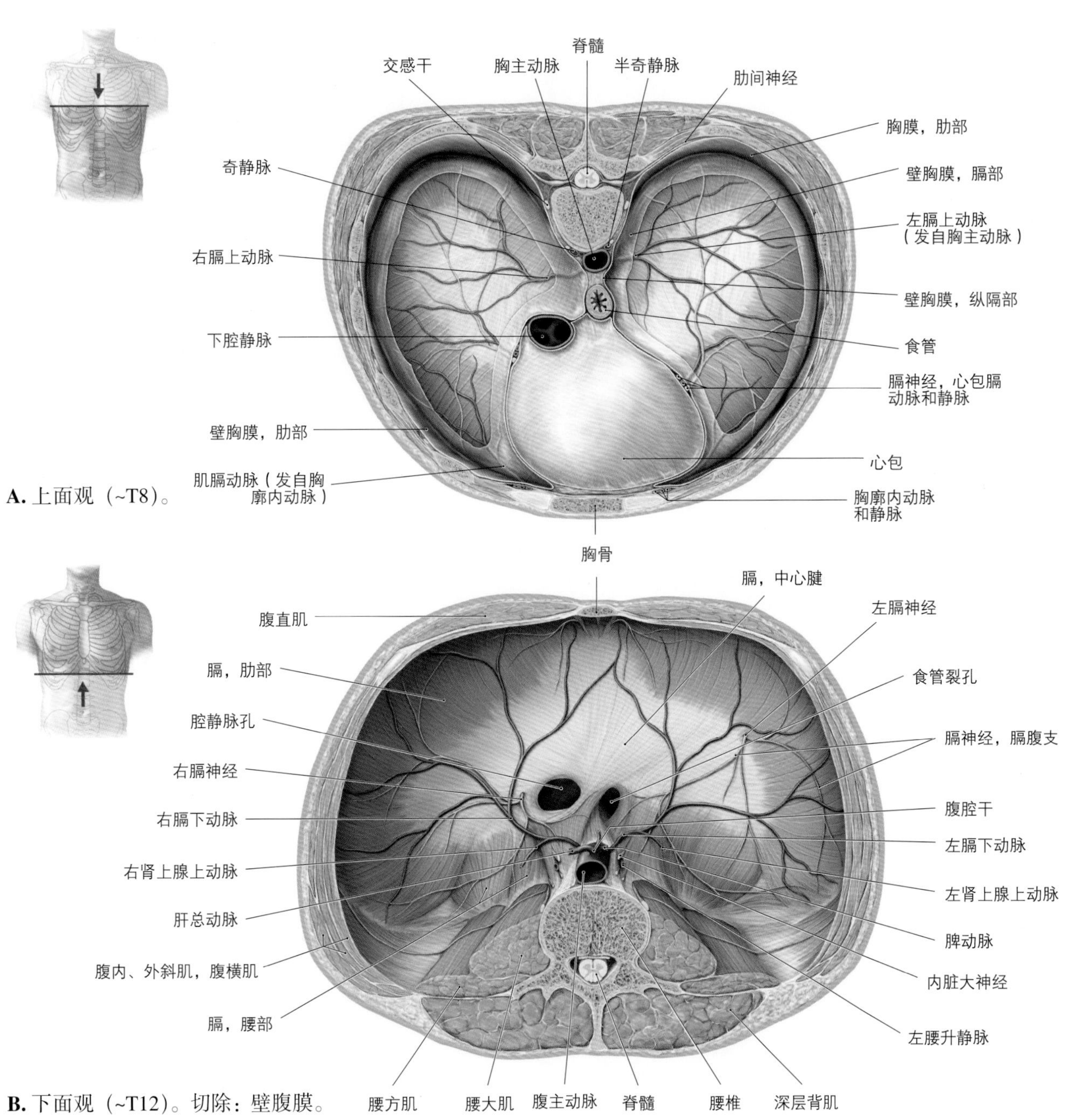
脊髓
交感干
胸主动脉
半奇静脉
肋间神经
胸膜，肋部
奇静脉
壁胸膜，膈部
左膈上动脉（发自胸主动脉）
右膈上动脉
壁胸膜，纵隔部
下腔静脉
食管
膈神经，心包膈动脉和静脉
壁胸膜，肋部
心包
肌膈动脉（发自胸廓内动脉）
胸廓内动脉和静脉
胸骨
膈，中心腱
腹直肌
左膈神经
膈，肋部
食管裂孔
腔静脉孔
膈神经，膈腹支
右膈神经
腹腔干
右膈下动脉
左膈下动脉
右肾上腺上动脉
左肾上腺上动脉
肝总动脉
脾动脉
腹内、外斜肌，腹横肌
内脏大神经
膈，腰部
左腰升静脉
腰方肌
腰大肌
腹主动脉
脊髓
腰椎
深层背肌

A. 上面观（~T8）。

B. 下面观（~T12）。切除：壁腹膜。

胸壁的动脉和静脉

肋间后动脉与肋间前动脉吻合供应胸壁结构。肋间后动脉发自胸主动脉，但第 1 和第 2 支除外，其发自肋间上动脉（肋颈干分支）。

图 7.17 胸壁的动脉

前面观。

表 7.5 胸壁的动脉

起点	分支
腋动脉	胸外侧动脉
	胸肩峰动脉
锁骨下动脉	肋间后动脉（第 1 和第 2 支；如图 4.1 所示，第 36 页）
	胸上动脉
胸主动脉	肋间后动脉（第 3~12 支）
胸廓内动脉	肋间前动脉
	肌膈动脉
	腹壁上动脉

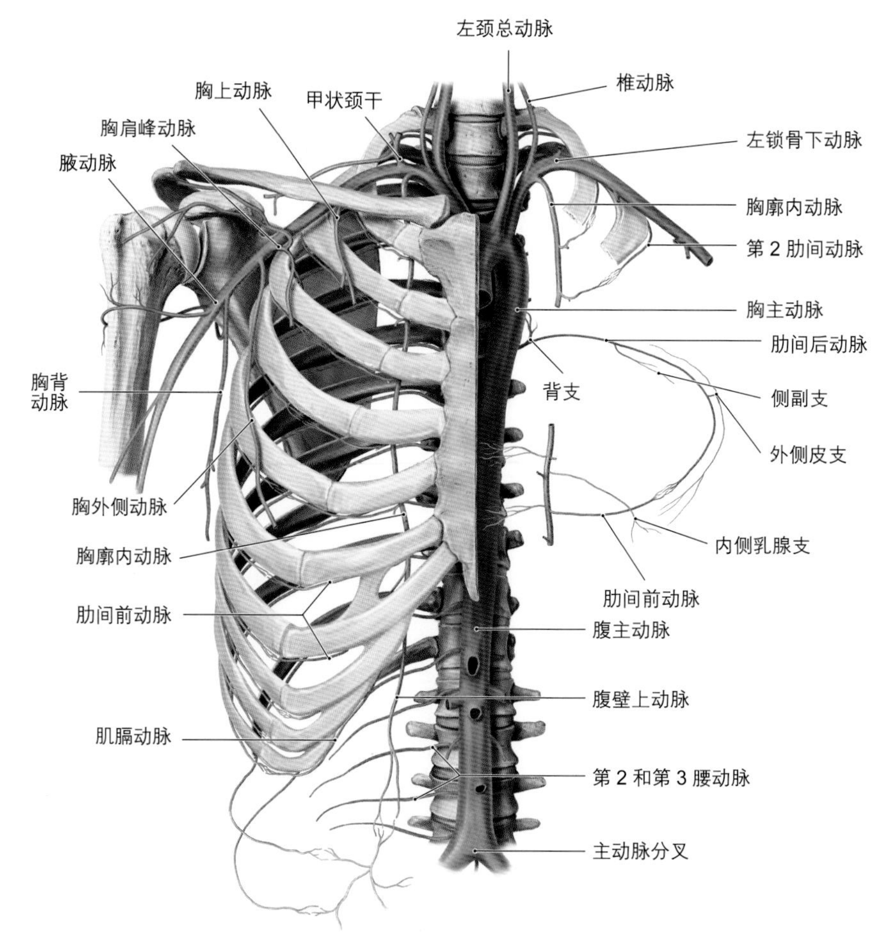
左颈总动脉
胸上动脉
甲状颈干
椎动脉
胸肩峰动脉
左锁骨下动脉
腋动脉
胸廓内动脉
第 2 肋间动脉
胸主动脉
肋间后动脉
胸背
动脉
背支
侧副支
外侧皮支
胸外侧动脉
内侧乳腺支
胸廓内动脉
肋间前动脉
肋间前动脉
腹主动脉
腹壁上动脉
肌膈动脉
第 2 和第 3 腰动脉
主动脉分叉

图 7.18 肋间动脉的分支

上面观。

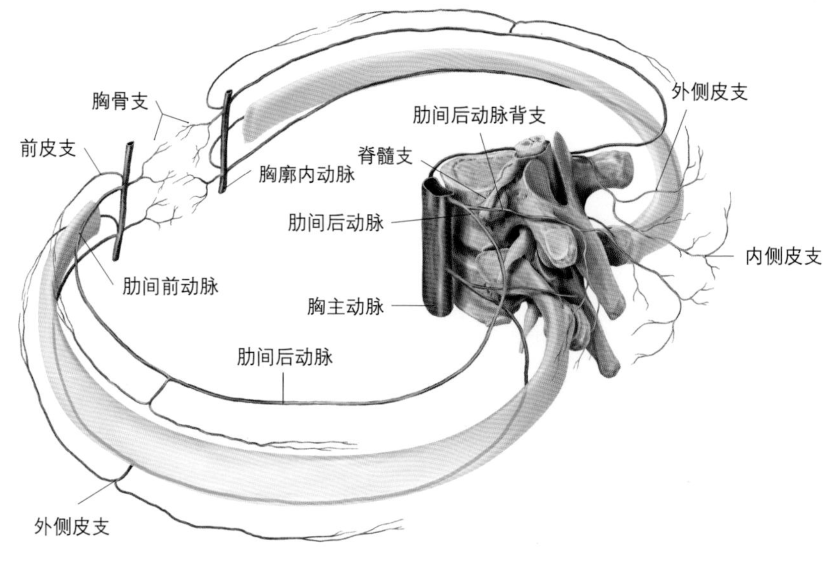
胸骨支
前皮支
肋间后动脉背支
外侧皮支
脊髓支
胸廓内动脉
肋间后动脉
内侧皮支
肋间前动脉
胸主动脉
肋间后动脉
外侧皮支

表 7.6 肋间动脉的分支

动脉	分支		供应范围
肋间后动脉	背支	脊髓支	脊髓
		内侧皮支	胸后壁
		外侧皮支	
	侧副支		胸外侧壁
肋间前动脉	外侧皮支 *		胸前壁

注：* 发自外侧皮支的乳房外侧支协同发自胸廓内动脉的内侧乳腺支供应乳房。

肋间静脉主要汇入奇静脉系统，但是也汇入胸廓内静脉。血液最终通过上腔静脉回流入心。肋间静脉与同名动脉伴行。然而，脊柱的静脉形成椎外静脉丛分布于脊柱全长（见第 37 页）。

图 7.19 胸壁的静脉

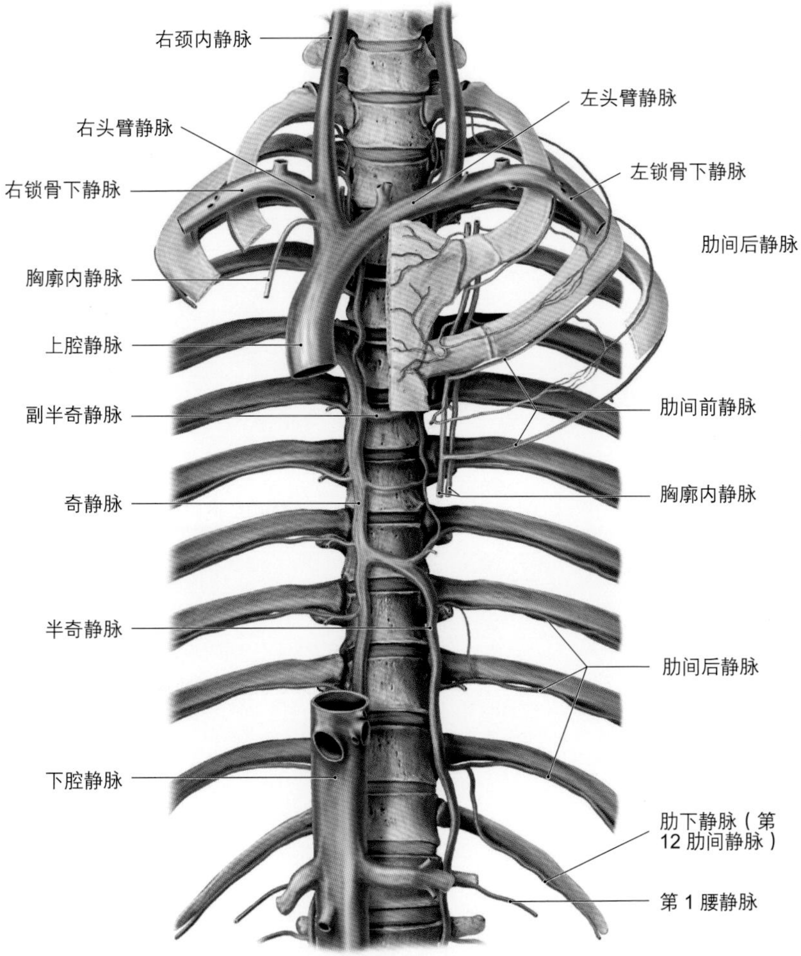

右颈内静脉
右头臂静脉
右锁骨下静脉
胸廓内静脉
上腔静脉
副半奇静脉
奇静脉
半奇静脉
下腔静脉
左头臂静脉
左锁骨下静脉
肋间前静脉
胸廓内静脉
肋间后静脉
肋下静脉（第 12 肋间静脉）
第 1 腰静脉

A. 打开胸腔的前面观。

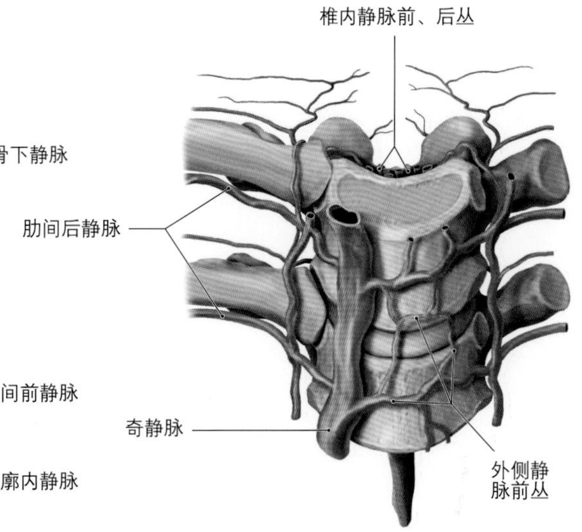

椎内静脉前、后丛
肋间后静脉
奇静脉
外侧静脉前丛

B. 椎静脉丛，前面观。

图 7.20 浅静脉

前面观。胸腹壁静脉是上下腔静脉梗阻时潜在的浅表侧副静脉引流通路。

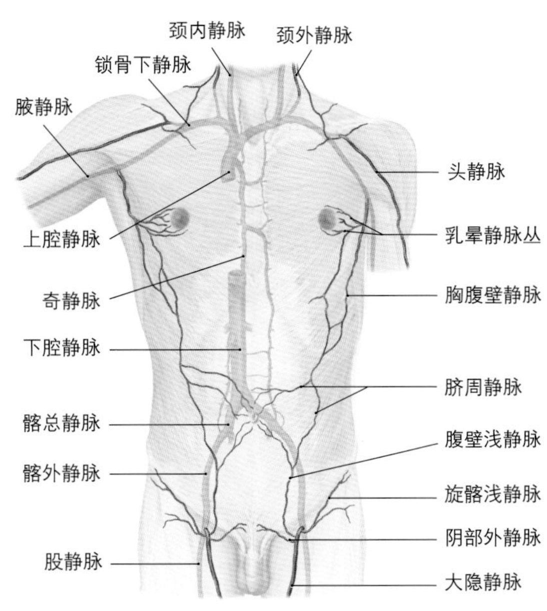
颈内静脉
颈外静脉
锁骨下静脉
腋静脉
头静脉
上腔静脉
乳晕静脉丛
奇静脉
胸腹壁静脉
下腔静脉
脐周静脉
髂总静脉
腹壁浅静脉
髂外静脉
旋髂浅静脉
阴部外静脉
股静脉
大隐静脉

胸壁的神经

图 7.21 肋间神经

前面观。切除第 1 肋以显露第 1 和第 2 肋间神经。

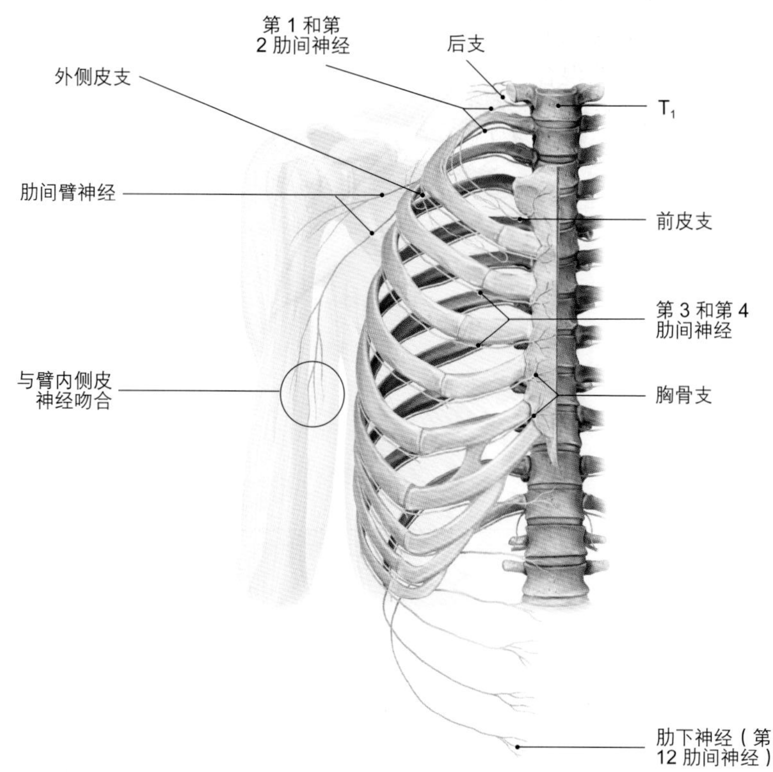
第 1 和第 2 肋间神经
后支
T$_1$
外侧皮支
肋间臂神经
前皮支
第 3 和第 4 肋间神经
与臂内侧皮神经吻合
胸骨支
肋下神经（第 12 肋间神经）

图 7.22 胸壁皮肤的神经支配

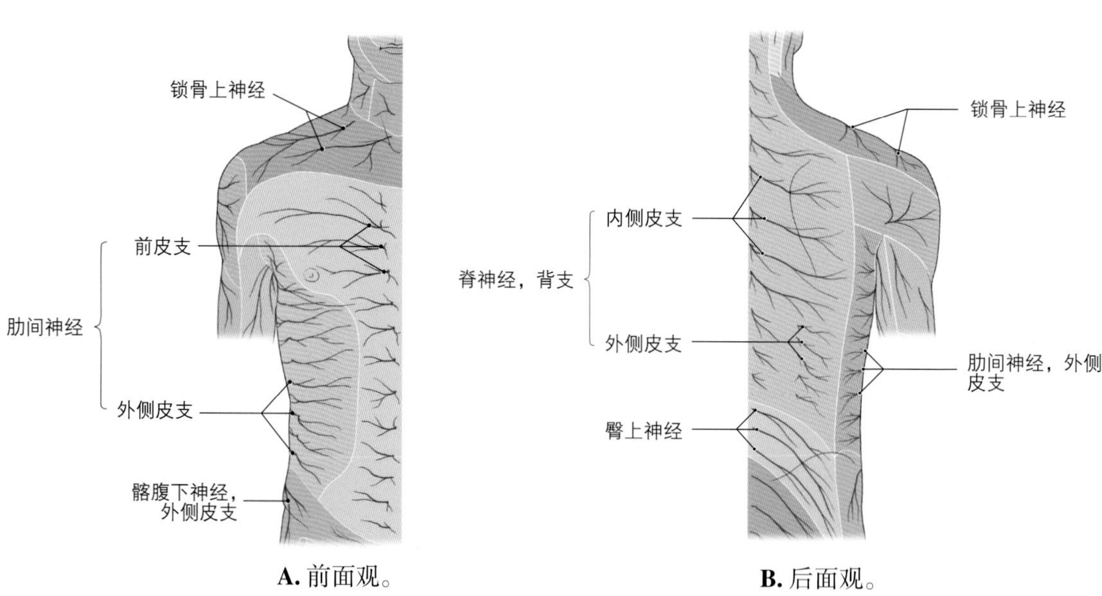
锁骨上神经
前皮支
肋间神经
外侧皮支
髂腹下神经，外侧皮支
锁骨上神经
内侧皮支
脊神经，背支
外侧皮支
肋间神经，外侧皮支
臀上神经

A. 前面观。　**B.** 后面观。

图 7.23 脊神经的分支

上面观。脊神经是由后（背侧）根和前（腹侧）根结合而成。后根为感觉纤维，前根为运动纤维。脊神经及其后续的分支均为混合神经，含有运动和感觉纤维。脊神经通过椎间孔离开椎管。其后支支配背部的皮肤和深层背肌；前支形成颈丛、臂丛、腰丛和骶丛及肋间神经。详见第 38 页。

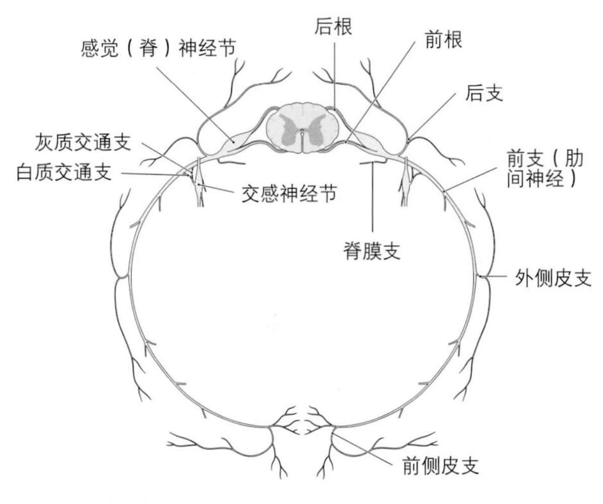
后根
感觉（脊）神经节
前根
后支
灰质交通支
白质交通支
交感神经节
前支（肋间神经）
脊膜支
外侧皮支
前侧皮支

图 7.24 肋间神经的行程

冠状面，前面观。

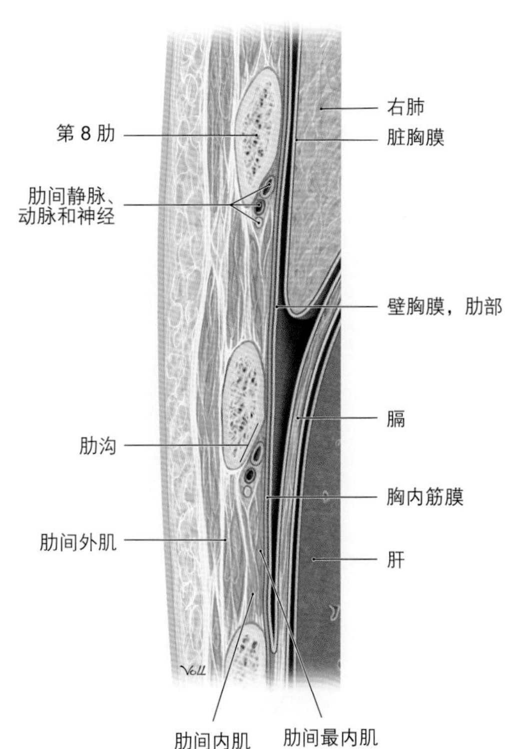
右肺
第 8 肋
脏胸膜
肋间静脉、动脉和神经
壁胸膜，肋部
膈
肋沟
胸内筋膜
肋间外肌
肝
肋间内肌
肋间最内肌

图 7.25 胸壁的皮节

标志：T_4 一般包括乳头，T_6 支配剑突上的皮肤。

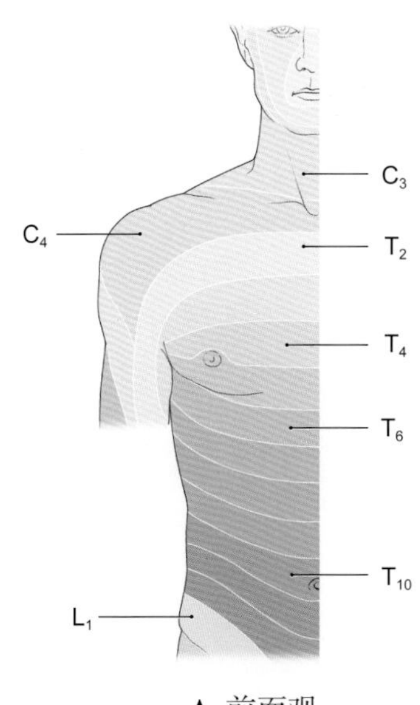
C3
C4
T2
T4
T6
T10
L1

A. 前面观。

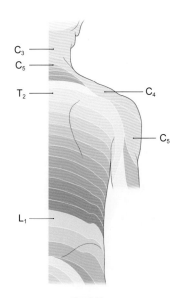

C3
C5
T2
C4
C5
L1

B. 后面观。

胸壁神经、血管的分布

图 7.26 正面结构

前面观（见第 4 章中的“背部神经、血管的分布”）。

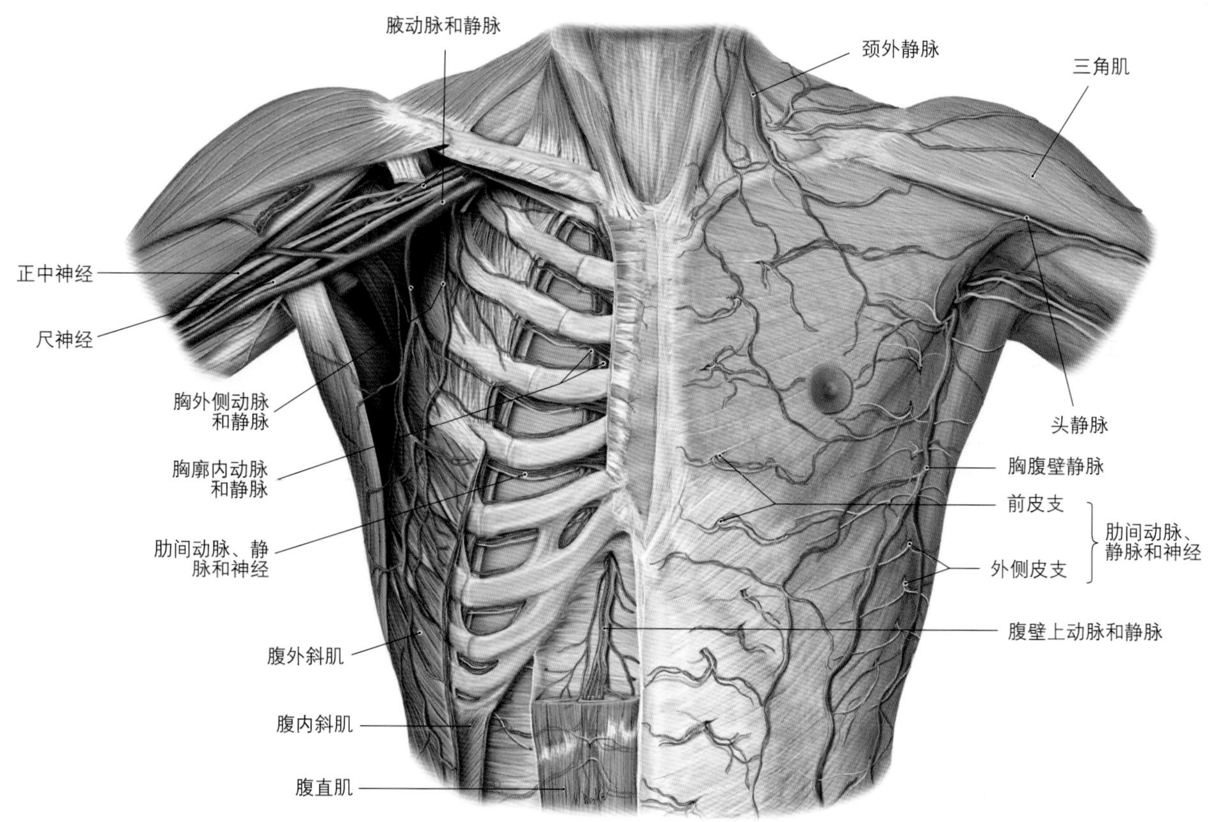
腋动脉和静脉
颈外静脉
三角肌
正中神经
尺神经
胸外侧动脉和静脉
胸廓内动脉和静脉
肋间动脉、静脉和神经
腹外斜肌
腹内斜肌
腹直肌
头静脉
胸腹壁静脉
前皮支
外侧皮支
肋间动脉、静脉和神经
腹壁上动脉和静脉

临床要点 7.1

胸管的插入

胸膜腔间聚集的异常液体（例如支气管肺癌导致的胸腔积液）可能需要插入胸管。通常，坐位患者最佳穿刺部位是腋后线第 4 或第 5 水平肋间隙。引流管要在肋上缘插入以避免损伤肋间血管和神经。气胸详见第 123 页的临床要点 10.4。

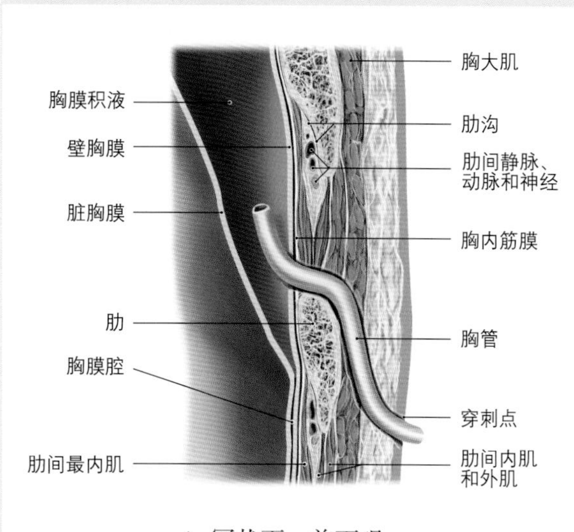
胸膜积液
壁胸膜
脏胸膜
肋
胸膜腔
肋间最内肌
胸大肌
肋沟
肋间静脉、动脉和神经
胸内筋膜
胸管
穿刺点
肋间内肌和外肌

A. 冠状面，前面观。

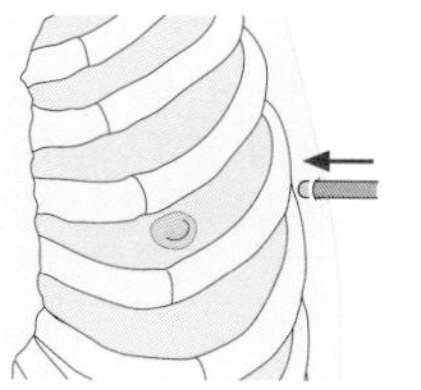

B. 引流管垂直于胸壁插入。

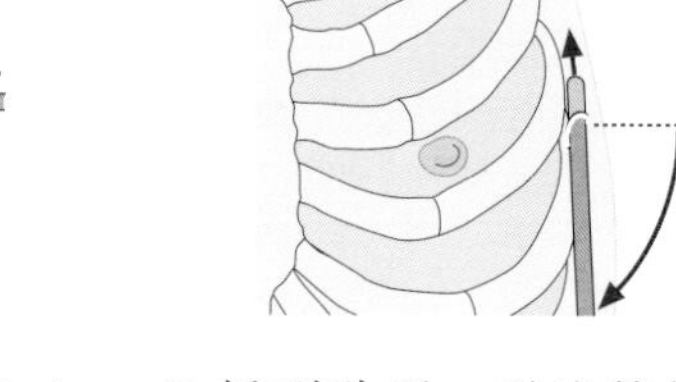

C. 插到肋后，引流管转向上，在与胸壁平行的皮下平面走行。

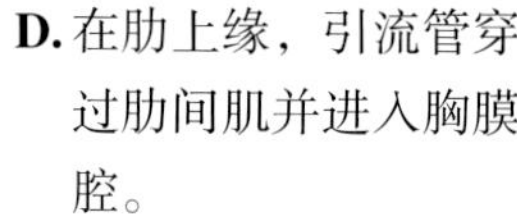

D. 在肋上缘，引流管穿过肋间肌并进入胸膜腔。

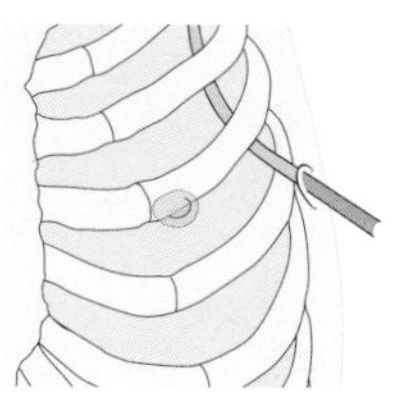

图 7.27 肋间结构横切面

横切面，前上面观。肋沟内肋间血管的关系，从上至下为静脉、动脉和神经（见第 72 页的临床要点 7.1）。

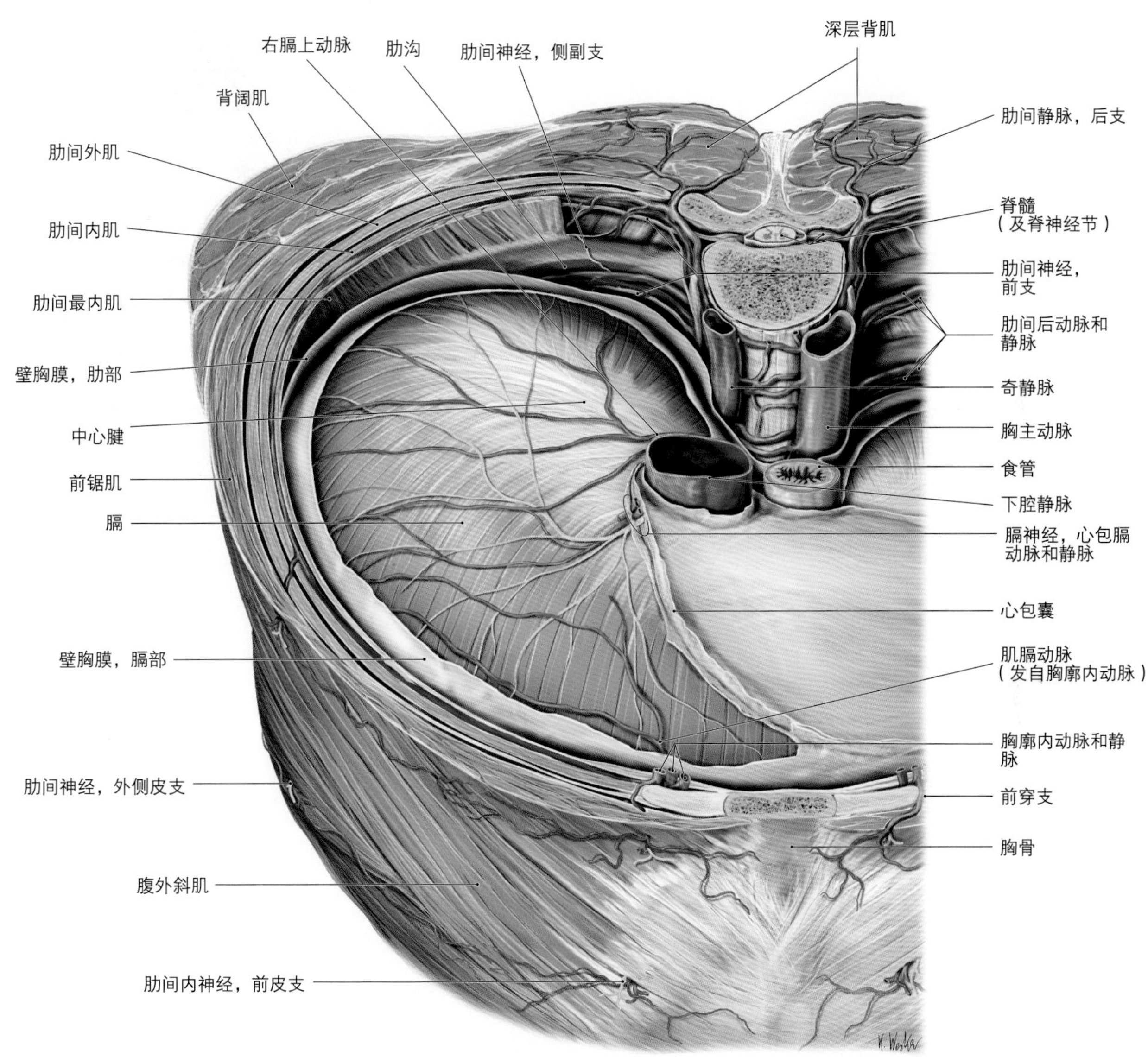

深层背肌
右膈上动脉
肋沟
肋间神经，侧副支
背阔肌
肋间静脉，后支
肋间外肌
脊髓
（及脊神经节）
肋间内肌
肋间神经，
前支
肋间最内肌
肋间后动脉和
静脉
壁胸膜，肋部
奇静脉
中心腱
胸主动脉
食管
前锯肌
下腔静脉
膈
膈神经，心包膈
动脉和静脉
心包囊
壁胸膜，膈部
肌膈动脉
（发自胸廓内动脉）
胸廓内动脉和静
脉
肋间神经，外侧皮支
前穿支
胸骨
腹外斜肌
肋间内神经，前皮支

女性乳房

女性乳房，皮下组织层的变异汗腺，由腺组织、纤维基质和脂肪组成。乳房位于第 2~6 肋，借结缔组织疏松地附着于胸部、腋部和腹部的浅筋膜。乳房还有乳房悬韧带支撑。乳房组织常伸入腋窝，称为腋尾部。

图 7.28 胸壁的动脉

前面观。

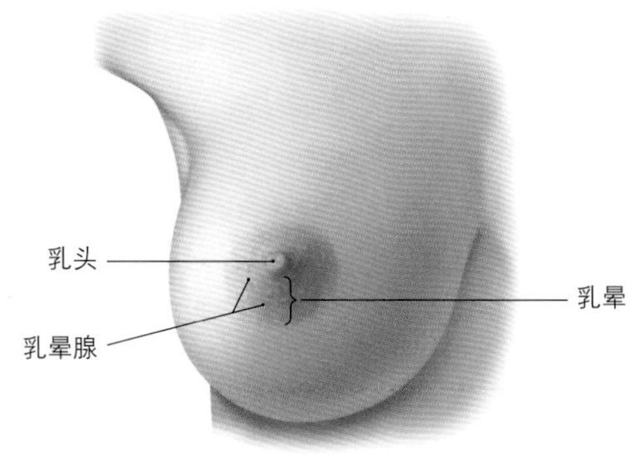
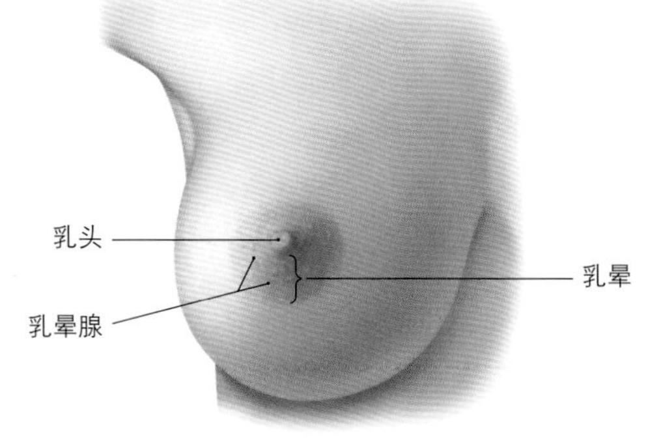
乳头
乳晕
乳晕腺

图 7.29 乳腺嵴

在两性中均有退化的乳腺沿乳腺嵴分布。虽然只有胸部的正常乳头存在，但偶尔可见人类中形成副乳头(多乳头)。

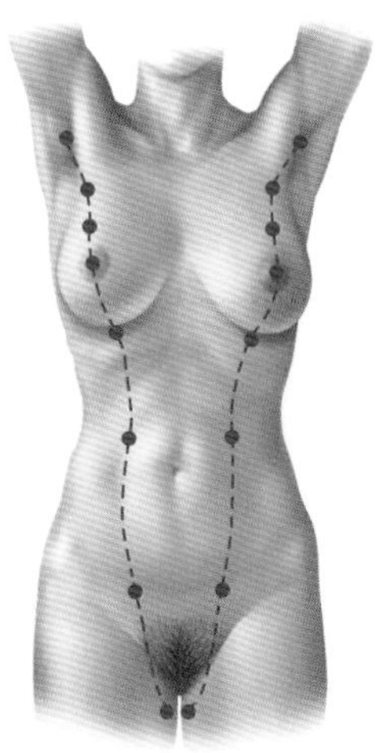

图 7.30 乳房的血供

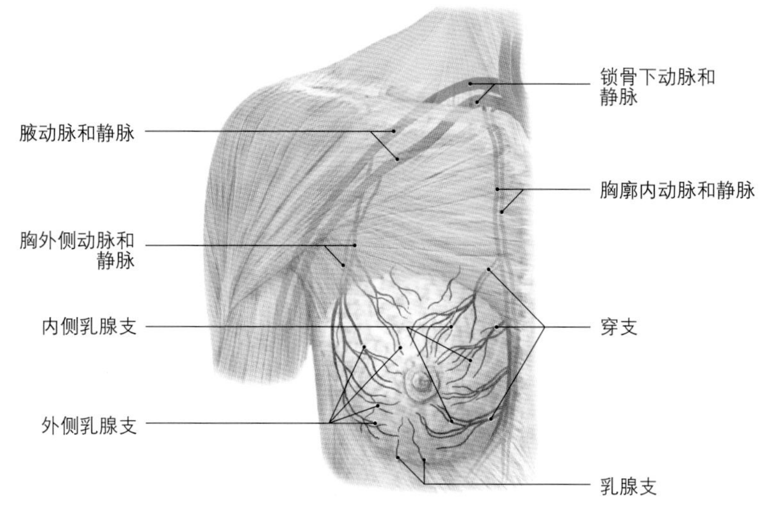
锁骨下动脉和静脉
腋动脉和静脉
胸廓内动脉和静脉
胸外侧动脉和静脉
内侧乳腺支
穿支
外侧乳腺支
乳腺支

图 7.31 乳房的感觉神经支配

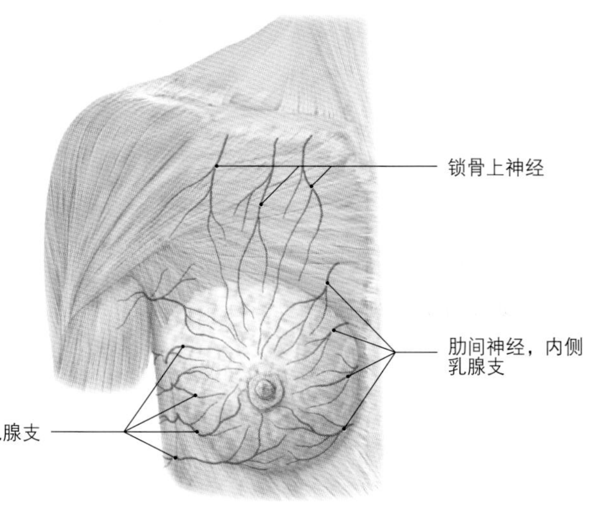
锁骨上神经
肋间神经，内侧乳腺支
肋间神经，外侧乳腺支

腺组织由10~20个乳腺小叶组成，每个小叶都有独立的输乳管。腺导管开口于深色乳晕中央隆起的乳头。腺管近端开口于一个被称为输乳窦的扩张部。乳晕上的突起是乳晕腺（皮脂腺）的开口。腺体和输乳管被血供丰富的坚实纤维脂肪组织包绕。

图 7.32 乳腺的结构

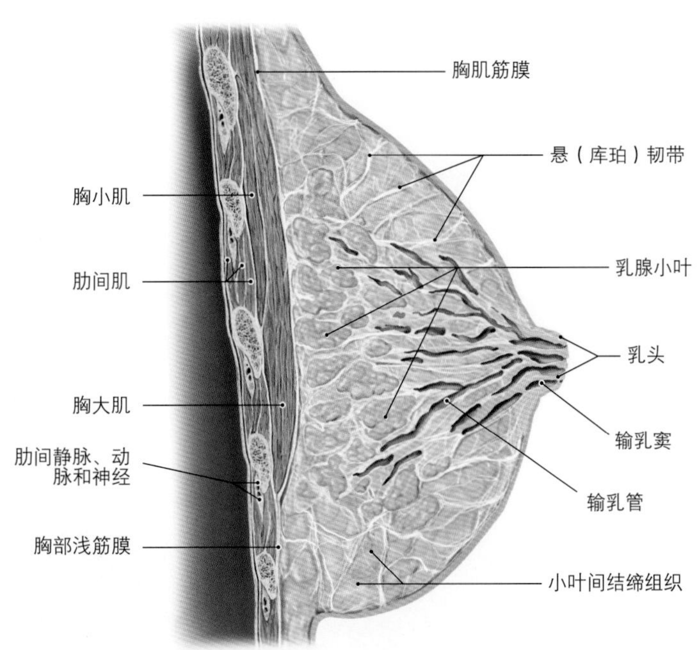
胸肌筋膜
悬（库珀）韧带
胸小肌
肋间肌
乳腺小叶
乳头
胸大肌
输乳窦
肋间静脉、动脉和神经
输乳管
胸部浅筋膜
小叶间结缔组织

A. 沿锁骨中线的矢状面。

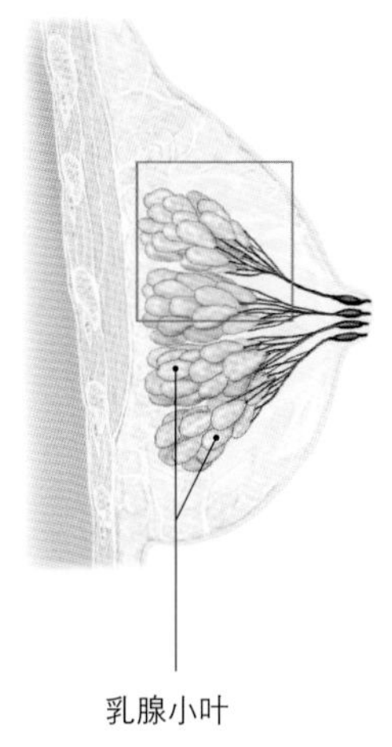
乳腺小叶

B. 导管系统和部分小叶，矢状面。非泌乳的乳房（如图所示）内，小叶由基本的腺泡簇构成。

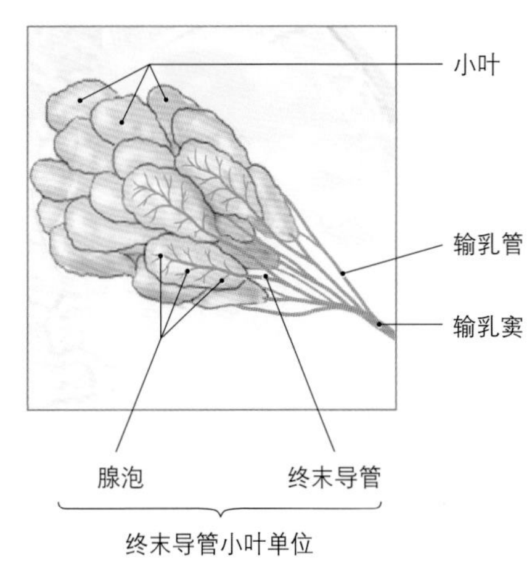
小叶
输乳管
输乳窦
腺泡
终末导管
终末导管小叶单位

C. 终末导管小叶单位（TDLU）。成簇的腺泡组成小叶注入终末导管；这些结构统称为TDLU。

女性乳房淋巴

乳房（未显示）的淋巴管分为3个系统：表浅、皮下和深层。这些淋巴主要汇入腋淋巴结，基于它们与胸小肌的关系进行分类（表7.7）。乳房内侧部由胸骨旁淋巴结引流，与胸廓内血管相关。

图7.33 腋淋巴结

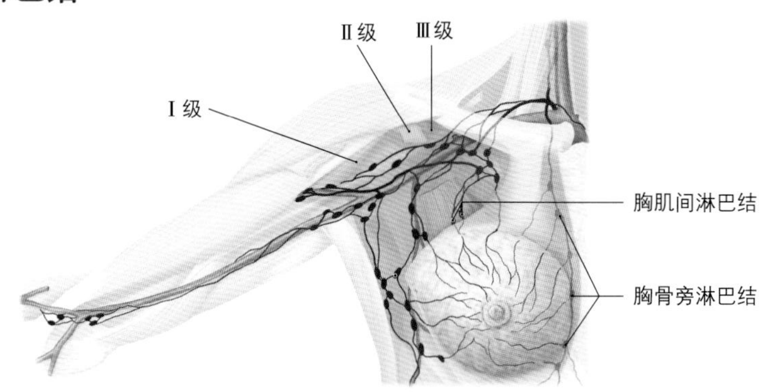
Ⅱ级
Ⅲ级
Ⅰ级
胸肌间淋巴结
胸骨旁淋巴结

A. 乳房的淋巴引流。Ⅰ、Ⅱ和Ⅲ级的详解见表7.7。

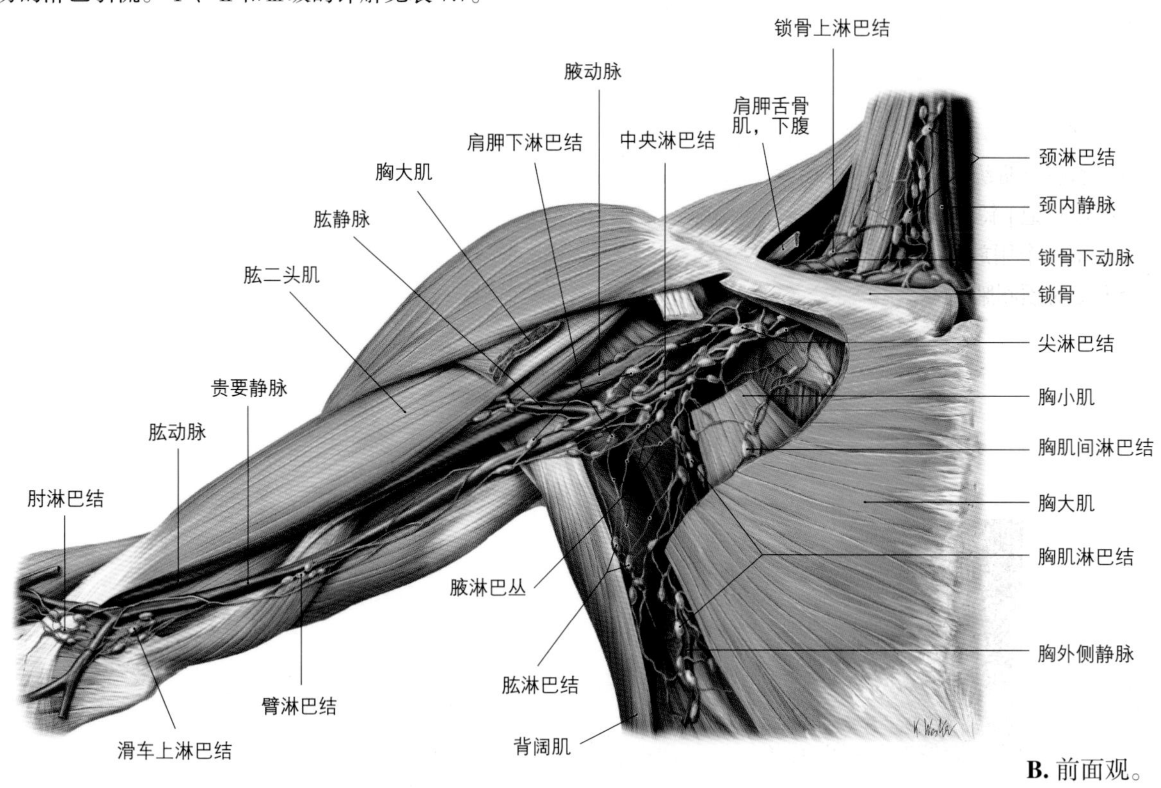
锁骨上淋巴结
腋动脉
肩胛舌骨肌，下腹
肩胛下淋巴结
中央淋巴结
胸大肌
肱静脉
肱二头肌
贵要静脉
肱动脉
肘淋巴结
颈淋巴结
颈内静脉
锁骨下动脉
锁骨
尖淋巴结
胸小肌
胸肌间淋巴结
胸大肌
胸肌淋巴结
腋淋巴丛
胸外侧静脉
肱淋巴结
臂淋巴结
滑车上淋巴结
背阔肌

B. 前面观。

表7.7 腋淋巴结分级

等级		位置	淋巴结
Ⅰ	腋下群	胸小肌外侧	胸肌淋巴结
			肩胛下淋巴结
			肱淋巴结
Ⅱ	腋中群	沿胸小肌	中央淋巴结
			胸肌间淋巴结
Ⅲ	锁骨下上群	胸小肌内侧	尖淋巴结

临床要点 7.2

乳腺癌

位于小叶内结缔组织内的干细胞促进多种细胞生长，是管道系统增殖和腺泡分化所必需的。这使终末导管小叶单位（TDLU）成为原发恶性乳腺肿瘤的常见部位。

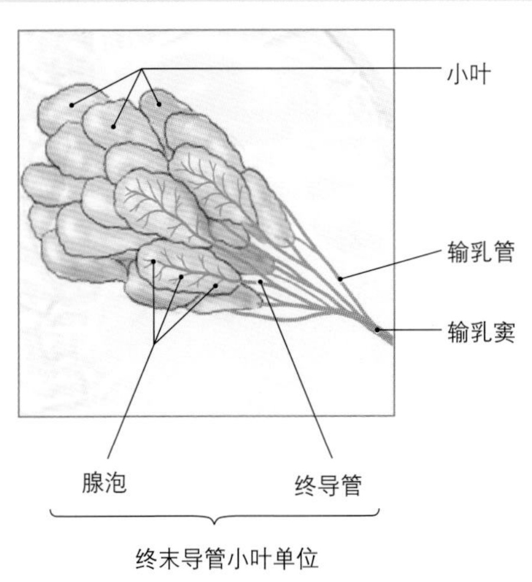
小叶
输乳管
输乳窦
腺泡
终导管
终末导管小叶单位

A. 终末导管小叶单位。

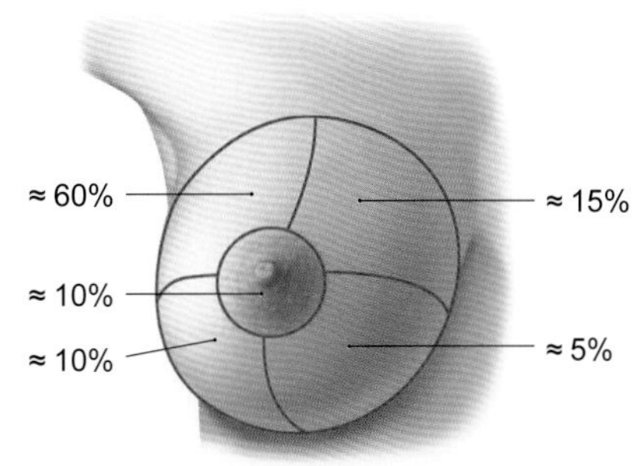
≈ 60%
≈ 15%
≈ 10%
≈ 10%
≈ 5%

B. 恶性肿瘤发病的四个象限。

肿瘤原发于乳腺并通过淋巴管转移。虽然胸骨旁淋巴结为肿瘤细胞跨越中线转移提供一个途径，但是深层淋巴系统引流（Ⅲ级）尤为重要。乳腺癌的生存率与腋窝淋巴结水平的淋巴结转移数目高度相关。转移性侵袭可通过放射性标记[锝-99m（^{99m}Tc）]胶体的核医学图谱判定。下游前哨淋巴结是第一个接受肿瘤淋巴引流的淋巴结，因此是第一个用放射性可视的淋巴结。一旦确定，可以切除它（通过前哨淋巴结切除术）对肿瘤行组织学检查。这个方法对预测腋窝淋巴结转移程度的准确率达 98%。

转移性侵袭	5 年生存率
Ⅰ级	65%
Ⅱ级	31%
Ⅲ级	约 0%

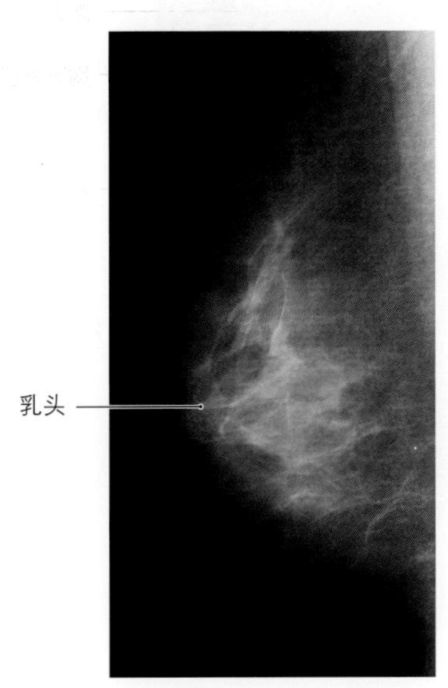
乳头

C. 正常乳房 X 线片。

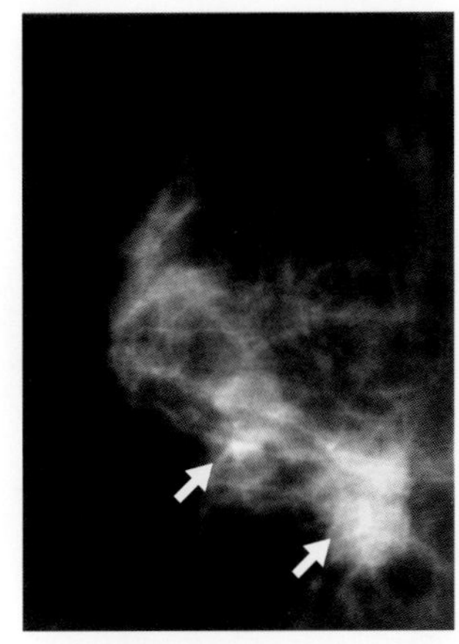
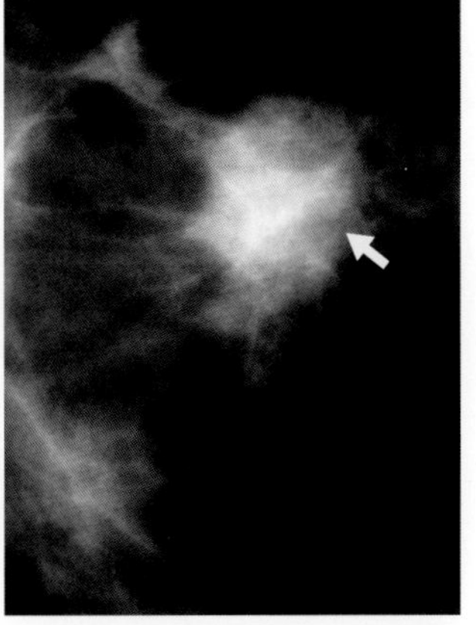

D. 浸润性导管癌（不规则白色区域，箭头）的乳房 X 线片。大的病变改变了乳腺邻近组织的结构。

第 8 章 胸腔

胸腔的分区

胸腔分为三大部分：纵隔（见第 90 页）和两个肺腔（见第 112 页）。

图 8.1 胸腔

冠状面，前面观。

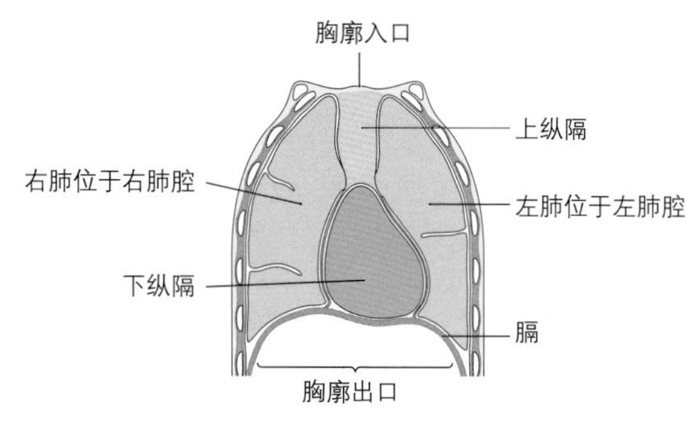
胸廓入口
上纵隔
右肺位于右肺腔
左肺位于左肺腔
下纵隔
膈
胸廓出口

A. 胸腔的分区。

表 8.1	胸腔的主要结构		
纵隔	上纵隔		胸腺、大血管、气管、食管和胸导管
	下纵隔	前	胸腺（特别是儿童）
		中	心、心包和大血管根部
		后	胸主动脉、胸导管、食管、奇静脉系统
肺腔	右肺腔		右肺
	左肺腔		左肺

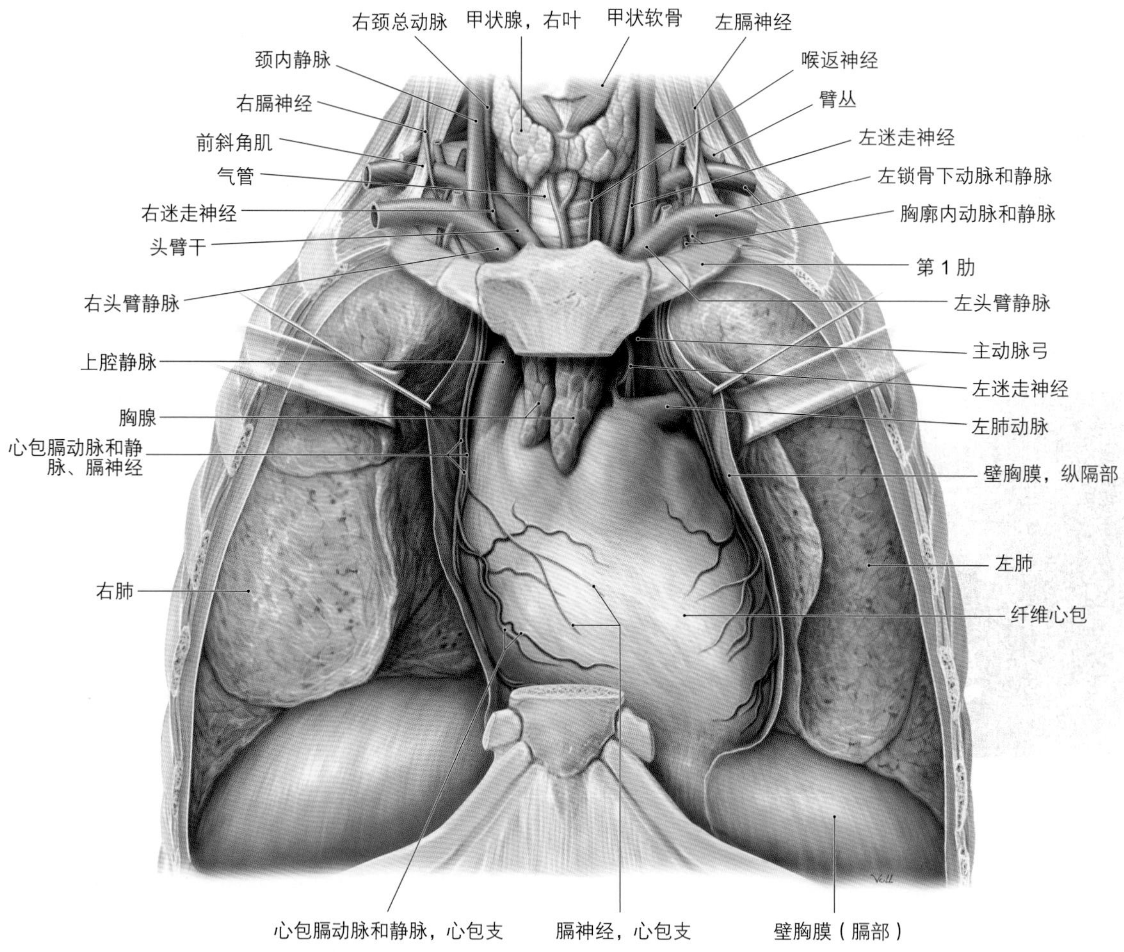

右颈总动脉
甲状腺，右叶
甲状软骨
左膈神经
颈内静脉
喉返神经
右膈神经
臂丛
前斜角肌
左迷走神经
气管
左锁骨下动脉和静脉
右迷走神经
胸廓内动脉和静脉
头臂干
第 1 肋
右头臂静脉
左头臂静脉
主动脉弓
上腔静脉
左迷走神经
胸腺
左肺动脉
心包膈动脉和静脉、膈神经
壁胸膜，纵隔部
左肺
右肺
纤维心包
心包膈动脉和静脉，心包支
膈神经，心包支
壁胸膜（膈部）

B. 打开的胸腔。切除：胸壁，前纵隔的结缔组织。

图 8.2 纵隔的分部

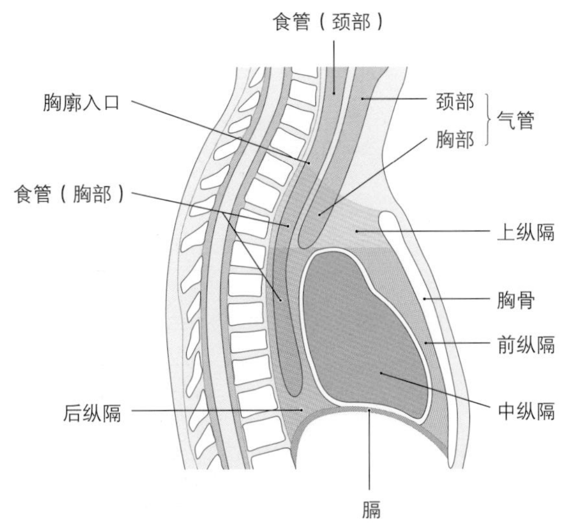
食管（颈部）
胸廓入口
颈部
胸部
气管
食管（胸部）
上纵隔
胸骨
前纵隔
后纵隔
中纵隔
膈

A. 正中矢状面，侧面观。

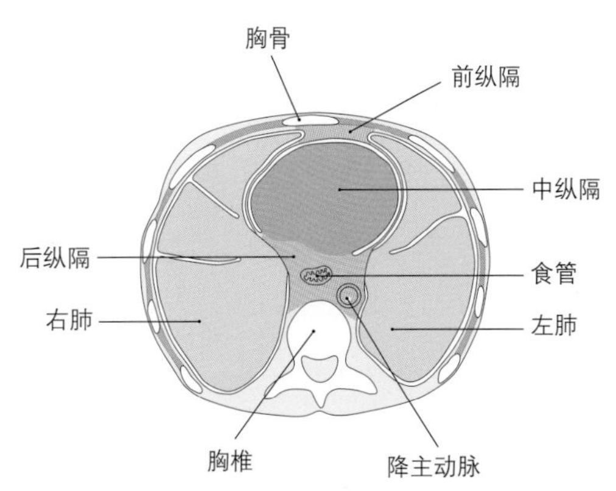
胸骨
前纵隔
中纵隔
后纵隔
食管
右肺
左肺
胸椎
降主动脉

B. 横切面，下面观。

图 8.3 胸腔的横切面

胸腔的计算机断层（CT）扫描，下面观。

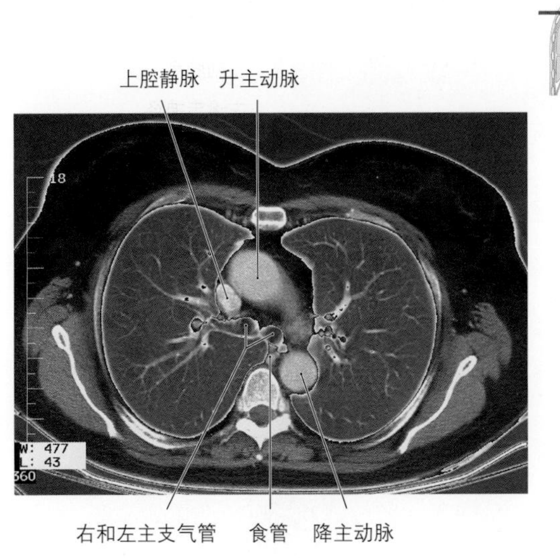
上腔静脉
升主动脉
右和左主支气管
食管
降主动脉

A. 上纵隔。

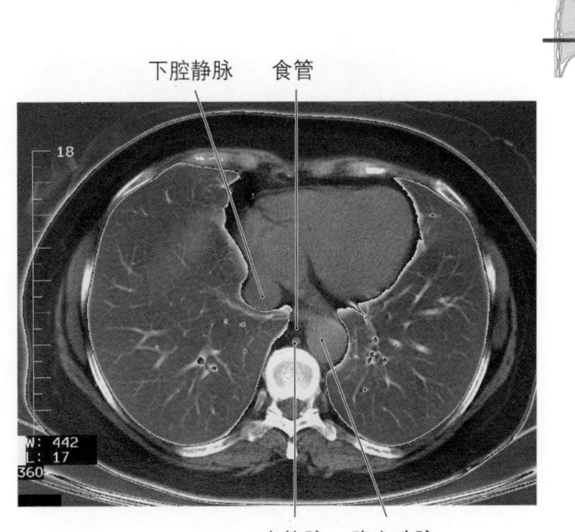
下腔静脉
食管
奇静脉
降主动脉

B. 下纵隔。

胸腔的动脉

主动脉弓有三大分支：头臂干、左颈总动脉和左锁骨下动脉。主动脉在主动脉弓后开始下降，在胸骨角水平移行为胸主动脉，穿过膈的主动脉裂孔后成为腹主动脉。

图 8.4 胸主动脉

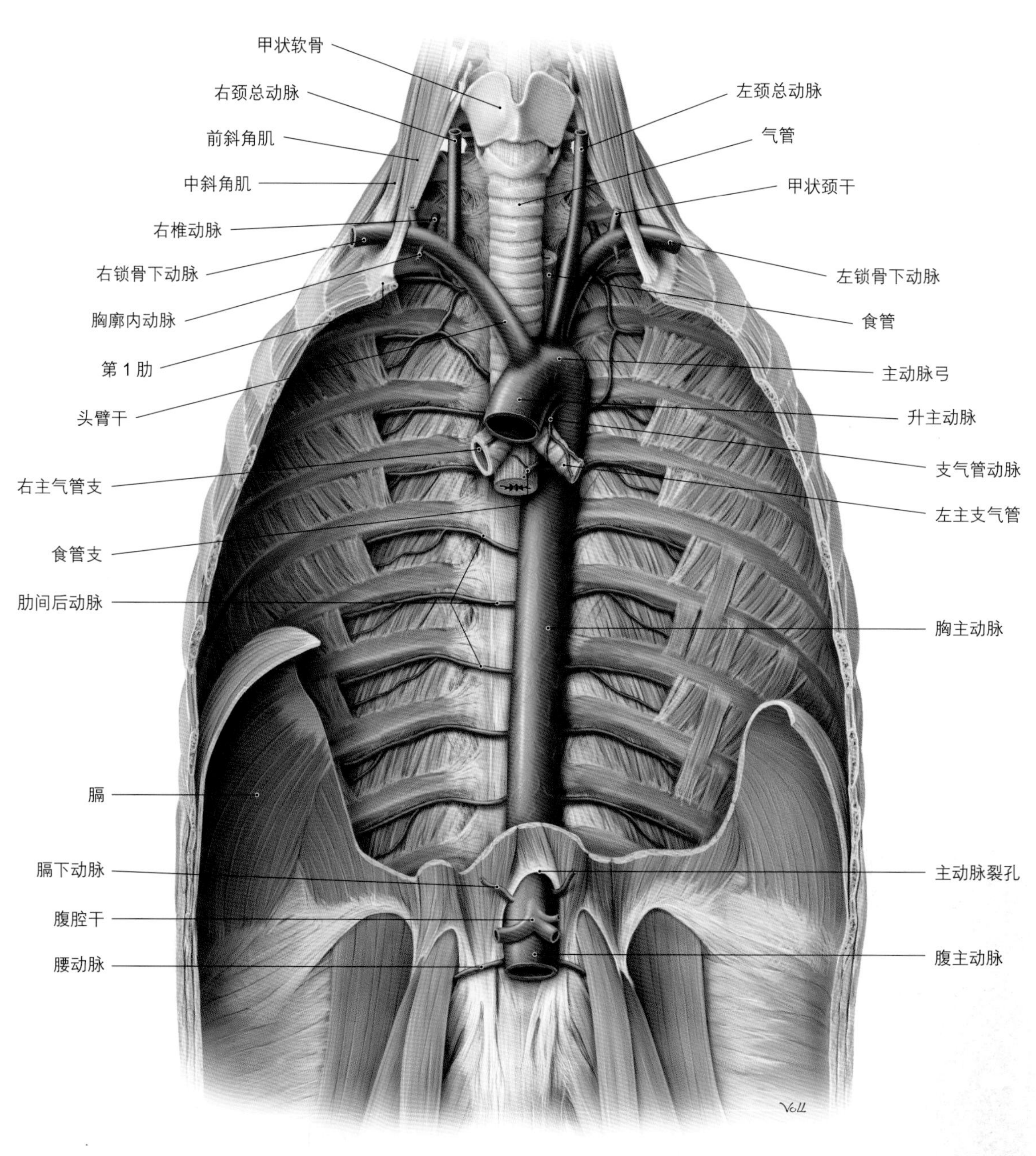
甲状软骨
右颈总动脉
前斜角肌
中斜角肌
右椎动脉
右锁骨下动脉
胸廓内动脉
第 1 肋
头臂干
右主气管支
食管支
肋间后动脉
膈
膈下动脉
腹腔干
腰动脉
左颈总动脉
气管
甲状颈干
左锁骨下动脉
食管
主动脉弓
升主动脉
支气管动脉
左主支气管
胸主动脉
主动脉裂孔
腹主动脉

A. 原位胸主动脉，前面观。切除：心、肺和部分膈。

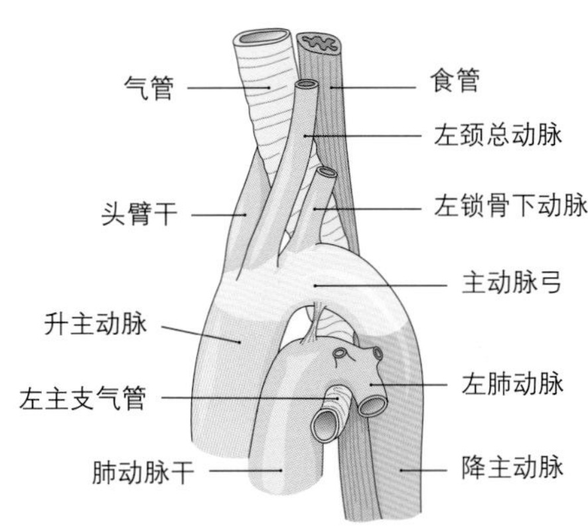
气管
食管
左颈总动脉
头臂干
左锁骨下动脉
主动脉弓
升主动脉
左主支气管
左肺动脉
肺动脉干
降主动脉

B. 主动脉的分部，左侧面观。注意：主动脉弓始于也终于胸骨角水平（见第58页）。

表 8.2　胸主动脉分支

胸腔器官由胸主动脉的直接分支，以及来自锁骨下动脉的间接分支供应。

<table>
<tr><th>主动脉分部</th><th colspan="3">分支</th><th>供应区域</th></tr>
<tr><td>○ 升主动脉</td><td colspan="3">左、右冠状动脉</td><td>心
支气管、气管、食管</td></tr>
<tr><td rowspan="10">○ 主动脉弓</td><td rowspan="2">头臂干</td><td colspan="2">右锁骨下动脉</td><td>见左锁骨下动脉</td></tr>
<tr><td colspan="2">右颈总动脉</td><td rowspan="3">头和颈</td></tr>
<tr><td colspan="3">左颈总动脉</td></tr>
<tr><td rowspan="7">左锁骨下动脉</td><td colspan="2">椎动脉</td></tr>
<tr><td rowspan="4">胸廓内动脉</td><td>肋间前动脉</td><td>胸前壁</td></tr>
<tr><td>胸腺支</td><td>胸腺</td></tr>
<tr><td>纵隔支</td><td>后纵隔</td></tr>
<tr><td>心包膈动脉</td><td>心包、膈</td></tr>
<tr><td>甲状颈干</td><td>甲状腺下动脉</td><td>食管、气管、甲状腺</td></tr>
<tr><td>肋颈干</td><td>肋上动脉</td><td>胸壁</td></tr>
<tr><td rowspan="3">○ 降主动脉</td><td colspan="3">脏支</td><td>细支气管、气管、食管</td></tr>
<tr><td rowspan="2">壁支</td><td colspan="2">肋间后动脉</td><td>胸后壁</td></tr>
<tr><td colspan="2">膈上动脉</td><td>膈</td></tr>
</table>

临床要点 8.1

主动脉夹层

主动脉内壁（内膜）撕裂，导致血液使主动脉壁层分离，形成一个“假腔”，可导致主动脉破裂危及生命。症状包括呼吸困难（气短）和突然出现的剧烈疼痛。急性主动脉夹层常发生于升主动脉，一般需要手术治疗。更多远端主动脉夹层可保守治疗，而不产生并发症（如器官血供阻塞，这种情况可置入支架恢复血流）。主动脉夹层若发生于冠状动脉根部可引起心肌梗死。

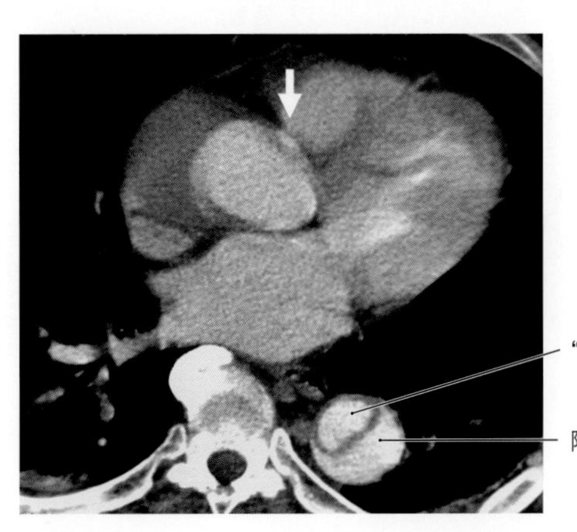
“假腔”
降主动脉

A. 主动脉夹层。部分内膜仍附着于主动脉壁上的结缔组织（箭头所示）。

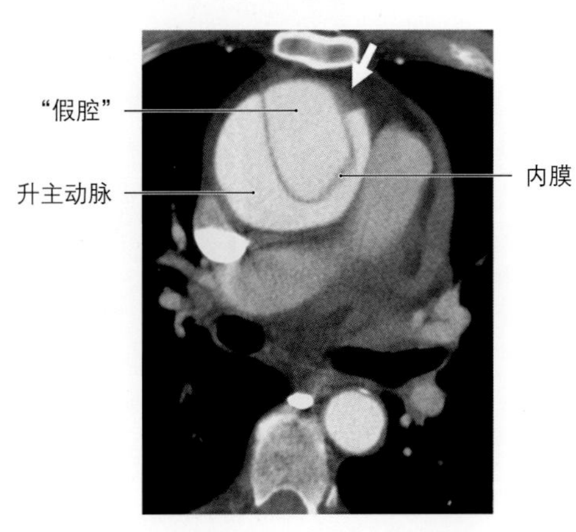
“假腔”
升主动脉
内膜

B. 冠状动脉的血流完整（箭头所示）。

胸腔的静脉

上腔静脉由两条头臂静脉在 T_2~T_3 水平汇合而成。它接收奇静脉系统的引流（下腔静脉没有胸腔的属支）。

图 8.5 上腔静脉和奇静脉系统

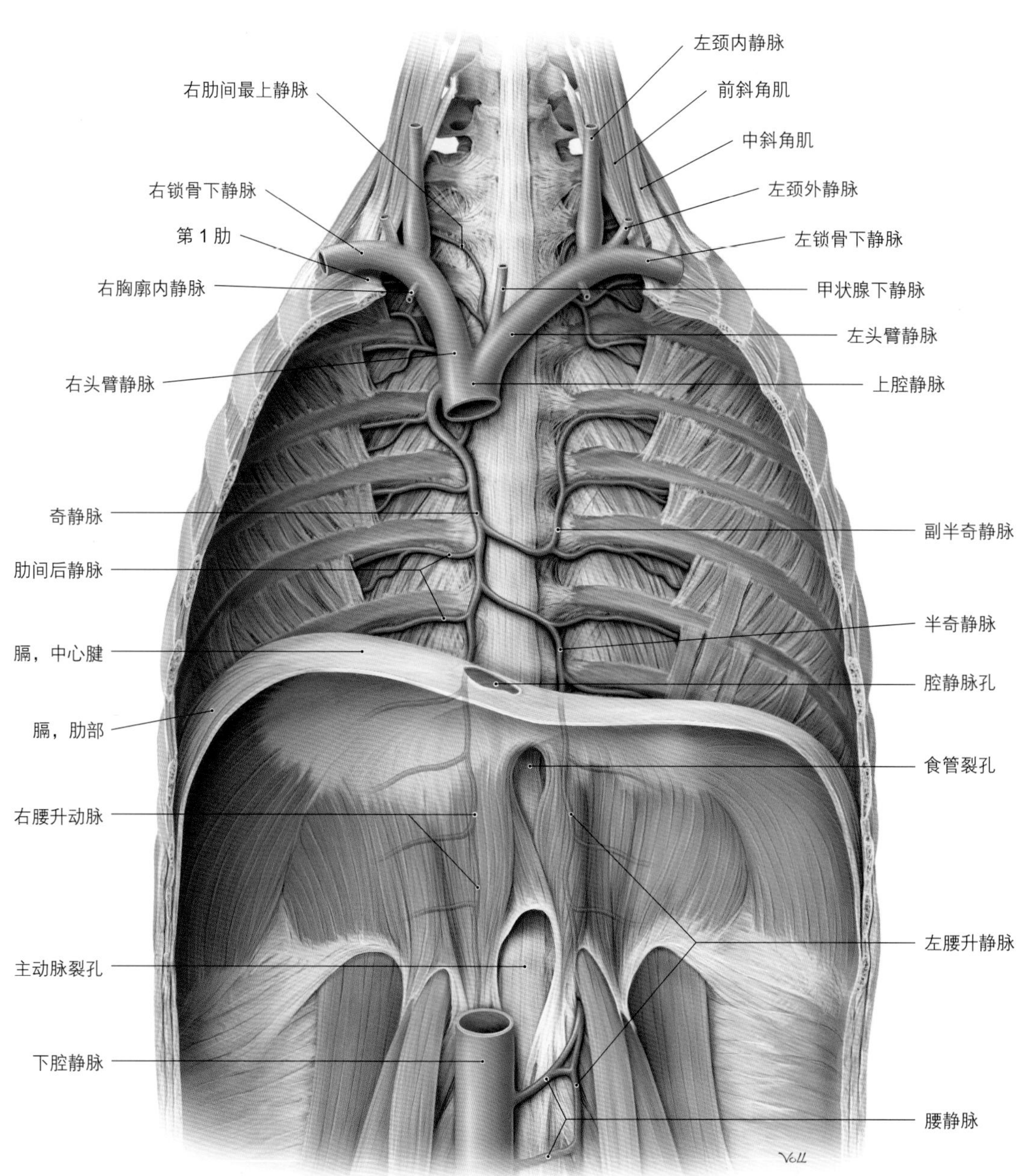
左颈内静脉
右肋间最上静脉
前斜角肌
中斜角肌
右锁骨下静脉
左颈外静脉
第 1 肋
左锁骨下静脉
右胸廓内静脉
甲状腺下静脉
左头臂静脉
右头臂静脉
上腔静脉
奇静脉
副半奇静脉
肋间后静脉
半奇静脉
膈，中心腱
腔静脉孔
膈，肋部
食管裂孔
右腰升动脉
左腰升静脉
主动脉裂孔
下腔静脉
腰静脉
Voll

A. 胸腔的静脉（去除内脏），打开胸腔的前面观（胸后壁）。

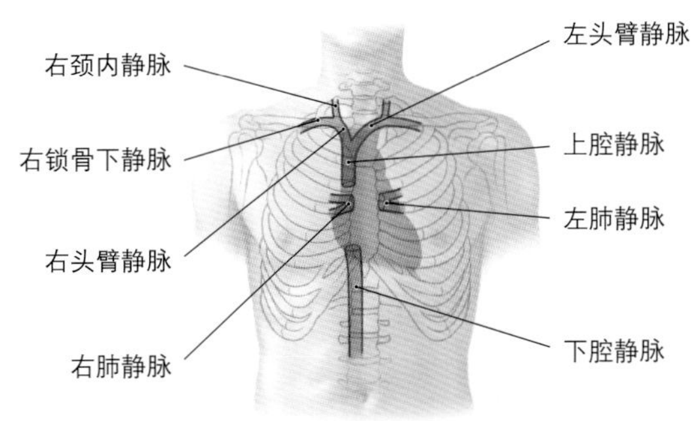
右颈内静脉
左头臂静脉
右锁骨下静脉
上腔静脉
左肺静脉
右头臂静脉
右肺静脉
下腔静脉

B. 腔静脉在胸部的投影，前面观。

表 8.3 胸部上腔静脉属支

主静脉	属支		引流区域
头臂静脉	甲状腺下静脉		食管、气管、甲状腺
	颈内静脉		头、颈、上肢
	颈外静脉		
	锁骨下静脉		
	肋间最上静脉		
	心包静脉		
	左肋间上静脉		
奇静脉系统（左侧，副半奇静脉；右侧，奇静脉）	脏支		气管、支气管、食管
	壁支	肋间后静脉	胸腔内侧壁和膈
		膈上静脉	
		右肋间上静脉	
胸廓内动脉	胸腺静脉		胸腺
	纵隔属支		后纵隔
	肋间前静脉		胸前壁
	心包膈静脉		心包
	肌膈静脉		膈

注：上纵隔的结构也可直接通过气管、食管和纵隔静脉引流到头臂静脉。

图 8.6 奇静脉系统

前面观。

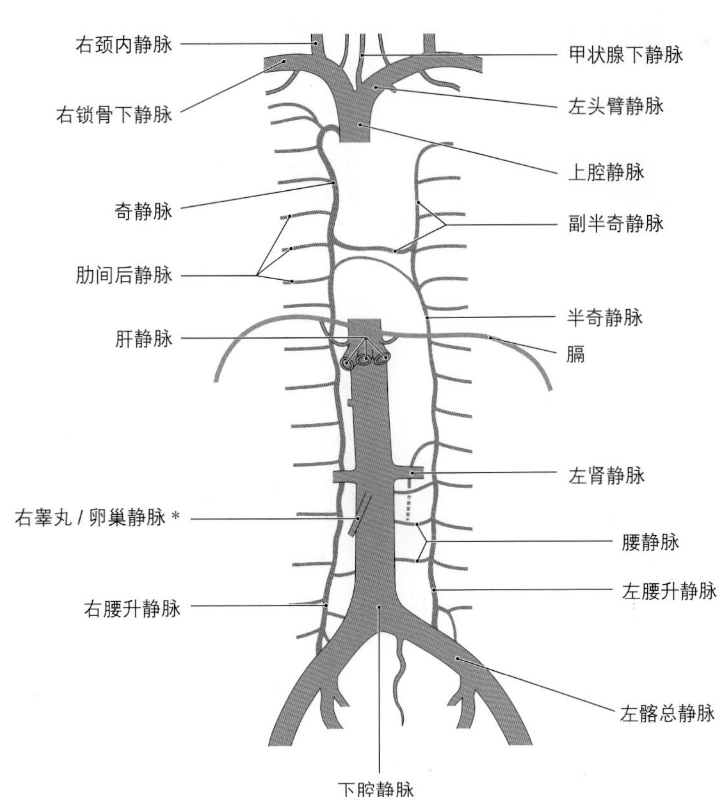
右颈内静脉
甲状腺下静脉
右锁骨下静脉
左头臂静脉
上腔静脉
奇静脉
副半奇静脉
肋间后静脉
半奇静脉
肝静脉
膈
左肾静脉
右睾丸 / 卵巢静脉 *
腰静脉
左腰升静脉
右腰升静脉
左髂总静脉
下腔静脉

* 左侧睾丸 / 卵巢静脉汇入左肾静脉。

胸腔的淋巴管

胸导管是身体的主要淋巴管。在腹部 L_1 水平起自乳糜池，胸导管汇入左颈内静脉和锁骨下静脉汇合处。右淋巴导管流入右颈内静脉和右锁骨下静脉的汇合处。

图 8.7 胸腔淋巴干

打开胸腔的前面观。

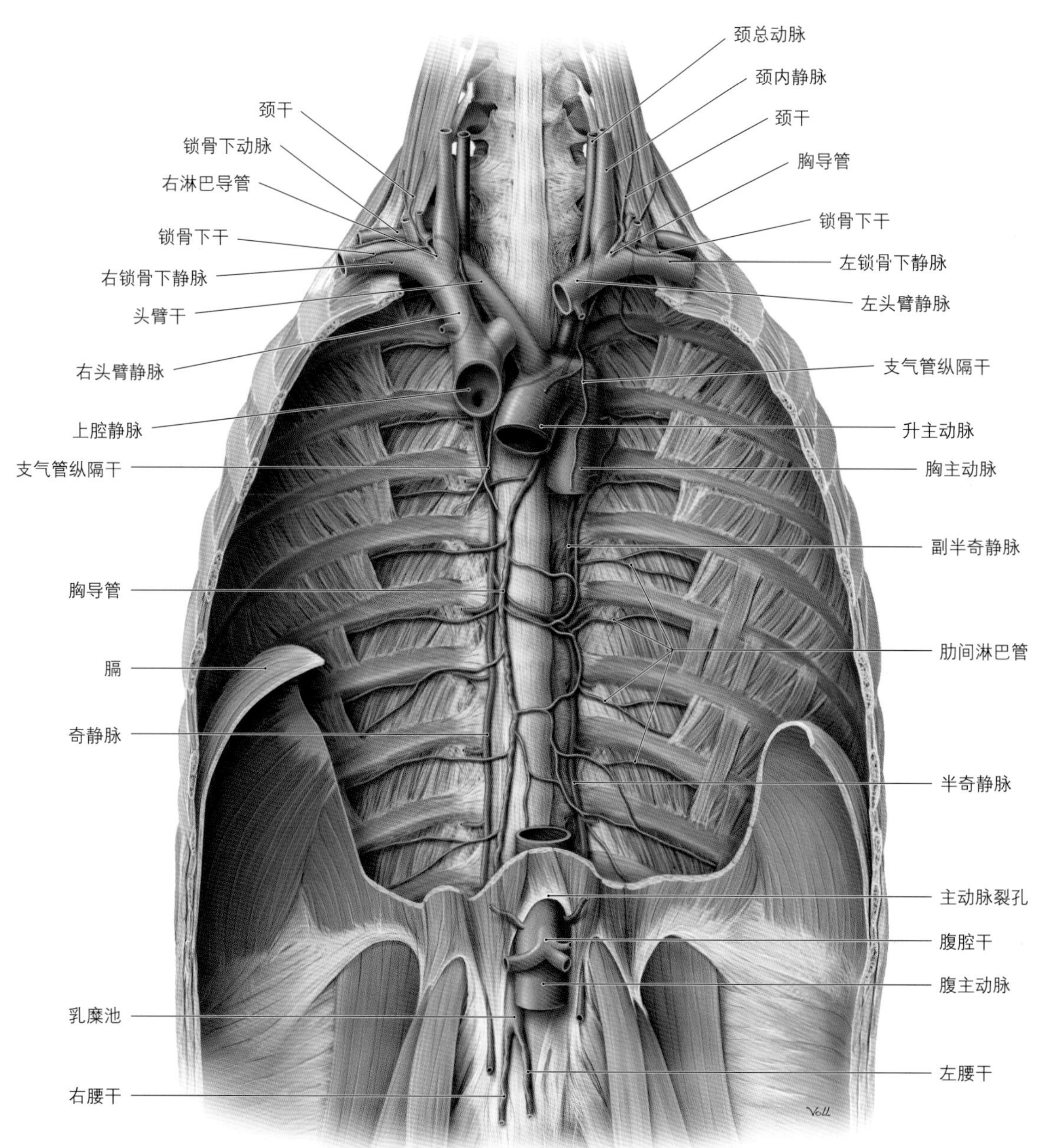
颈总动脉
颈内静脉
颈干
胸导管
锁骨下干
左锁骨下静脉
左头臂静脉
支气管纵隔干
升主动脉
胸主动脉
副半奇静脉
肋间淋巴管
半奇静脉
主动脉裂孔
腹腔干
腹主动脉
左腰干
颈干
锁骨下动脉
右淋巴导管
锁骨下干
右锁骨下静脉
头臂干
右头臂静脉
上腔静脉
支气管纵隔干
胸导管
膈
奇静脉
乳糜池
右腰干
Voll

图 8.8 淋巴引流的象限

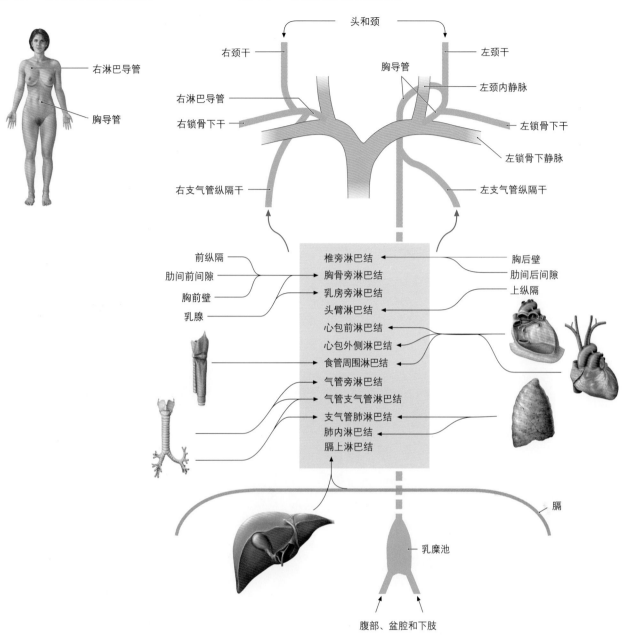

右淋巴导管
胸导管

图 8.9 胸部的淋巴通路

头和颈
右颈干
左颈干
胸导管
左颈内静脉
右淋巴导管
右锁骨下干
左锁骨下干
左锁骨下静脉
右支气管纵隔干
左支气管纵隔干
前纵隔
肋间前间隙
胸前壁
乳腺
椎旁淋巴结
胸骨旁淋巴结
乳房旁淋巴结
头臂淋巴结
心包前淋巴结
心包外侧淋巴结
食管周围淋巴结
气管旁淋巴结
气管支气管淋巴结
支气管肺淋巴结
肺内淋巴结
膈上淋巴结
胸后壁
肋间后间隙
上纵隔
膈
乳糜池
腹部、盆腔和下肢

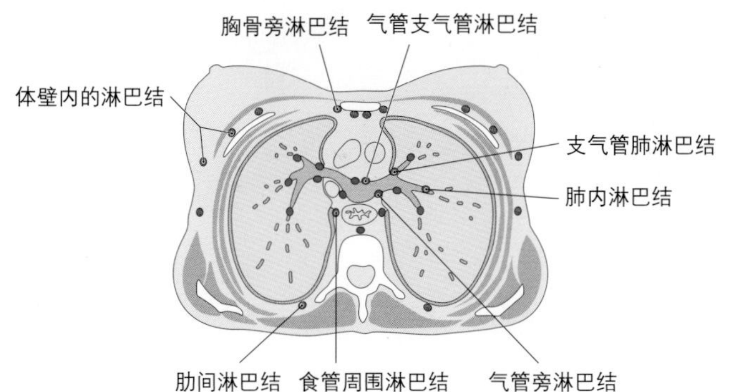
胸骨旁淋巴结
气管支气管淋巴结
体壁内的淋巴结
支气管肺淋巴结
肺内淋巴结
肋间淋巴结
食管周围淋巴结
气管旁淋巴结

图 8.10 胸腔淋巴结

气管杈（T_4~T_5）水平的横切面，上面观。胸部淋巴结可以分为三个广泛的群：胸壁淋巴结（粉色）、肺的淋巴结（蓝色）和纵隔淋巴结（绿色）。纵隔淋巴结详见第 110、111 页。

胸腔的神经

第2篇 胸部

胸部的神经支配多为自主神经，发自椎旁交感干和副交感迷走神经。有两个例外：膈神经支配心包和膈（第 66 页）；肋间神经支配胸壁（第 70 页）。

图 8.11 胸部的神经

打开胸腔的前面观。

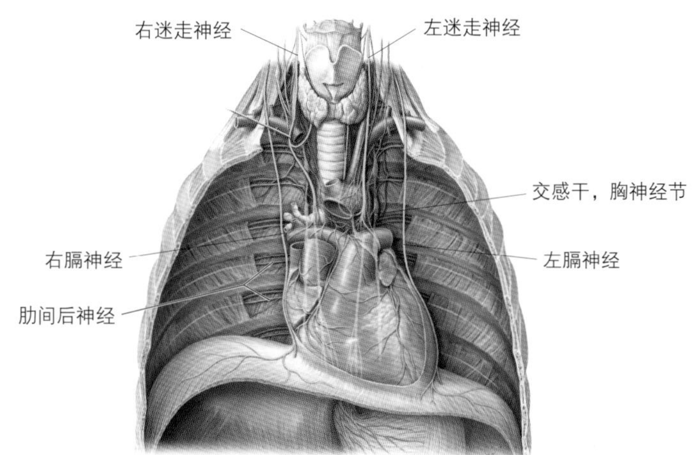

右迷走神经
左迷走神经
交感干，胸神经节
右膈神经
左膈神经
肋间后神经

A. 胸腔的神经支配。

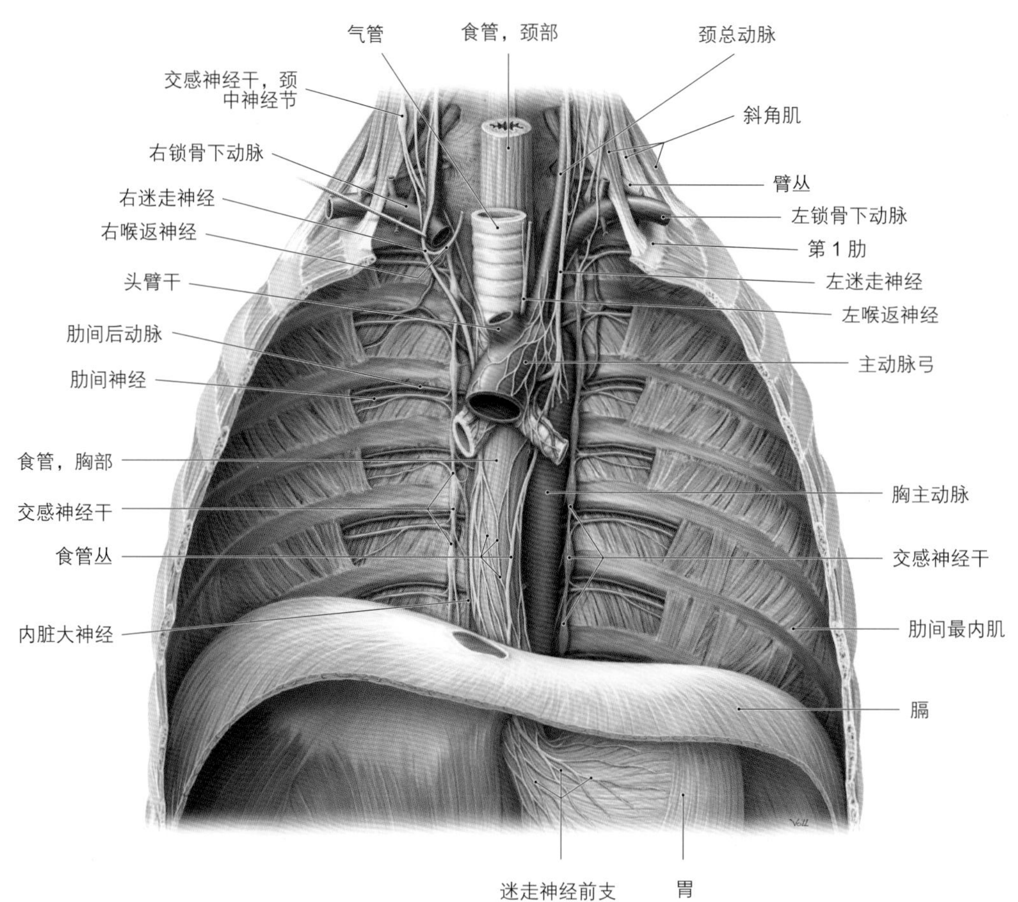

气管
食管，颈部
颈总动脉
交感神经干，颈中神经节
斜角肌
右锁骨下动脉
臂丛
右迷走神经
左锁骨下动脉
右喉返神经
第 1 肋
头臂干
左迷走神经
左喉返神经
肋间后动脉
主动脉弓
肋间神经
食管，胸部
胸主动脉
交感神经干
食管丛
交感神经干
肋间最内肌
内脏大神经
膈
迷走神经前支
胃

B. 原位的胸部神经。注意：喉返神经轻微向前翻开；通常它们位于气管食管间沟内，因此在甲状腺手术中易被损伤。

自主神经支配平滑肌、心肌和腺体。它分为交感神经（红）和副交感神经（蓝）系统，一起调节血流量、腺体分泌和器官功能。

图 8.12 胸部交感神经和副交感神经系统

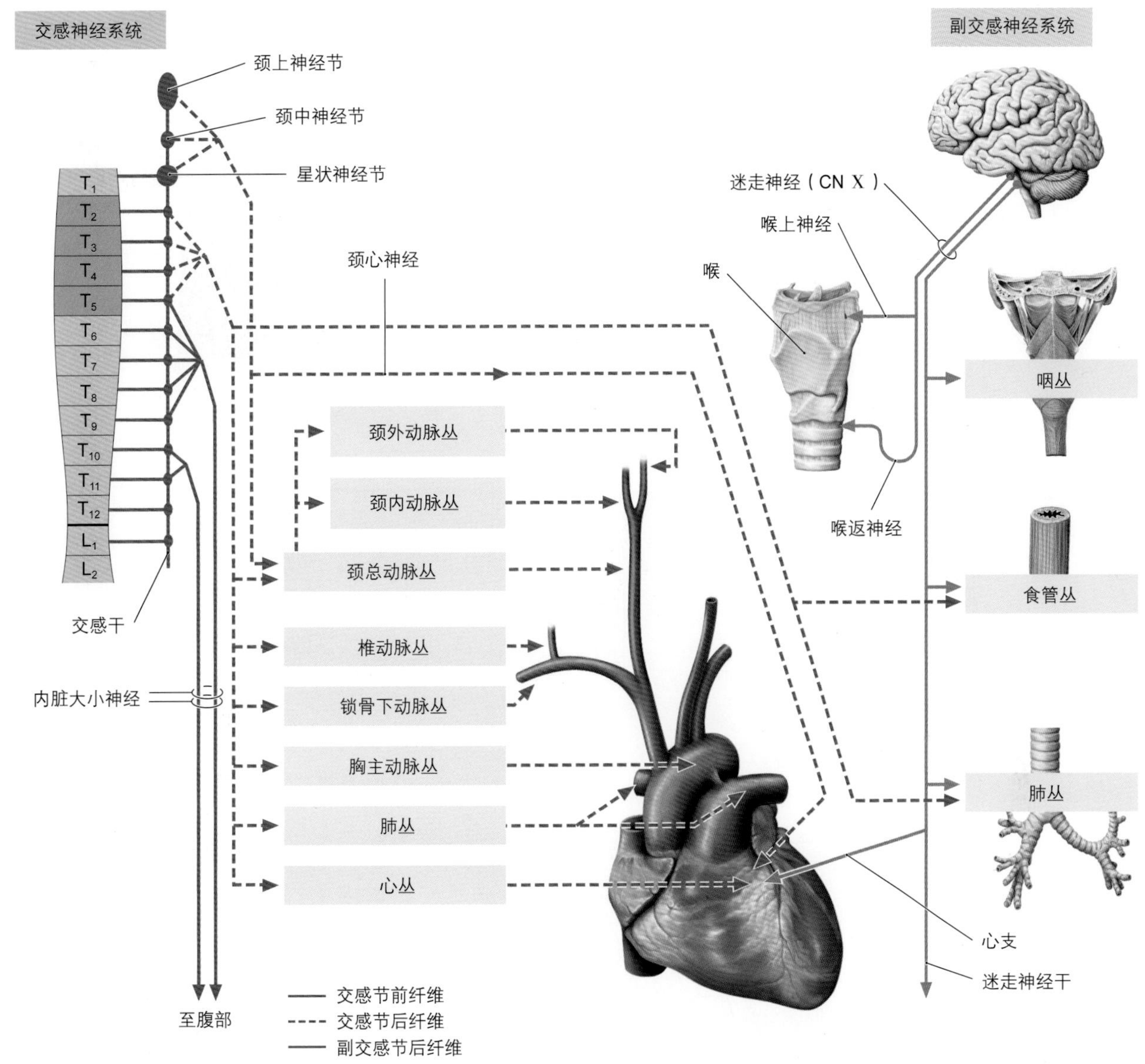
交感神经系统
副交感神经系统
颈上神经节
颈中神经节
星状神经节
T1
T2
T3
T4
T5
T6
T7
T8
T9
T10
T11
T12
L1
L2
交感干
内脏大小神经
至腹部
颈心神经
颈外动脉丛
颈内动脉丛
颈总动脉丛
椎动脉丛
锁骨下动脉丛
胸主动脉丛
肺丛
心丛
迷走神经（CN X）
喉上神经
喉
喉返神经
咽丛
食管丛
肺丛
心支
迷走神经干
交感节前纤维
交感节后纤维
副交感节后纤维

表 8.4 外周交感神经系统

节前纤维起点 *	神经节细胞	节后纤维分布	作用靶点
脊髓	交感神经干	沿肋间神经	胸壁的血管和腺体
		伴随胸廓内动脉	内脏
		构成内脏大小神经	腹部

注：* 节前神经元的轴突经前根出脊髓，与交感神经节的节后神经元形成突触。

表 8.5 外周副交感神经系统

节前纤维起点	节前运动纤维轴突的行程 *		作用靶点
脑干	迷走神经（CN X）	心支	心丛
		食管支	食管丛
		气管支	气管
		支气管支	肺丛（支气管、肺血管）

注：* 副交感神经系统的神经节细胞散布于其靶器官内。迷走神经为这些靶器官的节前运动纤维轴突。

第 9 章 纵隔

纵隔：概述

纵隔是位于两肺的胸膜囊之间的空隙。它分为两部分：上纵隔和下纵隔。下纵隔进一步分为前、中、后部。

图 9.1 纵隔的分区

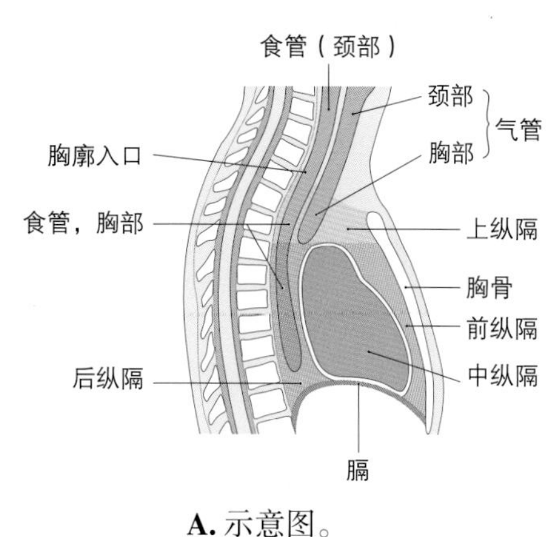
食管（颈部）
颈部
胸部
气管
胸廓入口
食管，胸部
上纵隔
胸骨
前纵隔
后纵隔
中纵隔
膈

A. 示意图。

表 9.1 纵隔的内容物

	○上纵隔	下纵隔		
		○前	●中	●后
器官	• 胸腺 • 气管 • 食管	• 胸腺，位于下方（尤其在儿童中）	• 心脏 • 心包	• 食管
动脉	• 主动脉弓 • 头臂干 • 左颈总动脉 • 左锁骨下动脉	• 小血管	• 升主动脉 • 肺动脉干和分支 • 心包膈动脉	• 胸主动脉和分支
静脉和淋巴	• 上腔静脉 • 头臂静脉 • 胸导管和右淋巴导管	• 小血管、淋巴管和淋巴结	• 上腔静脉 • 奇静脉 • 肺静脉 • 心包膈静脉	• 奇静脉 • 副半奇静脉和半奇静脉 • 胸导管
神经	• 膈神经 • 心神经 • 左喉返神经 • 迷走神经	• 无	• 膈神经	• 迷走神经

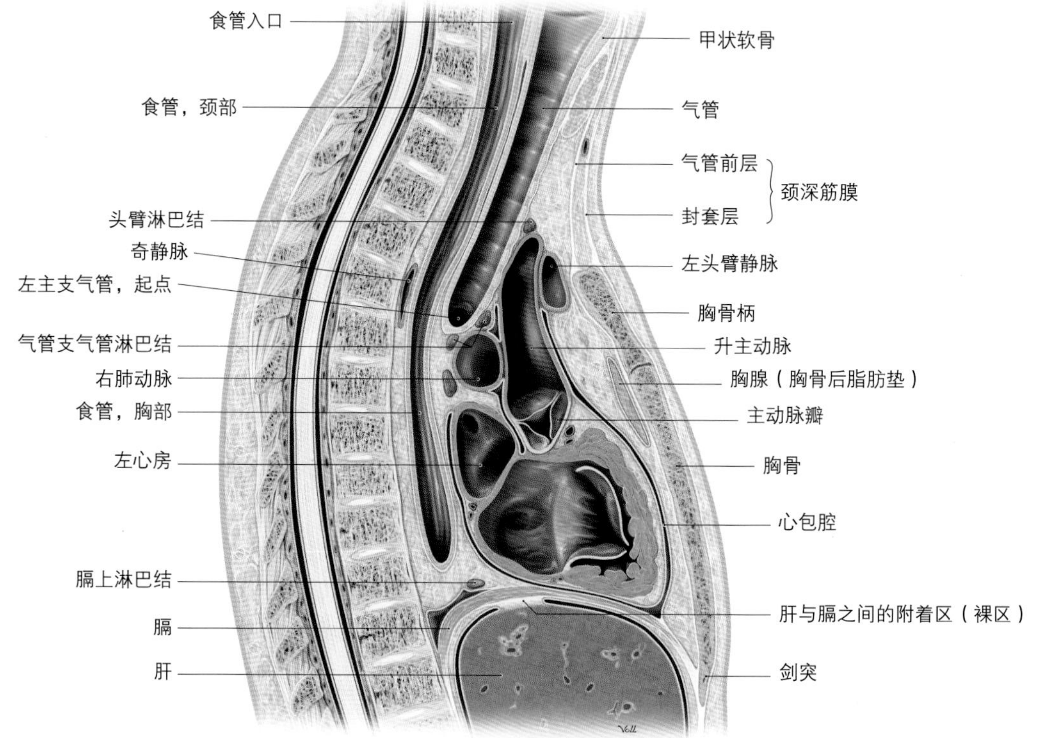
食管入口
甲状软骨
食管，颈部
气管
气管前层
颈深筋膜
封套层
头臂淋巴结
奇静脉
左头臂静脉
左主支气管，起点
胸骨柄
气管支气管淋巴结
升主动脉
右肺动脉
胸腺（胸骨后脂肪垫）
食管，胸部
主动脉瓣
左心房
胸骨
心包腔
膈上淋巴结
肝与膈之间的附着区（裸区）
膈
肝
剑突

B. 正中矢状面，右侧面观。

图 9.2 纵隔的内容物

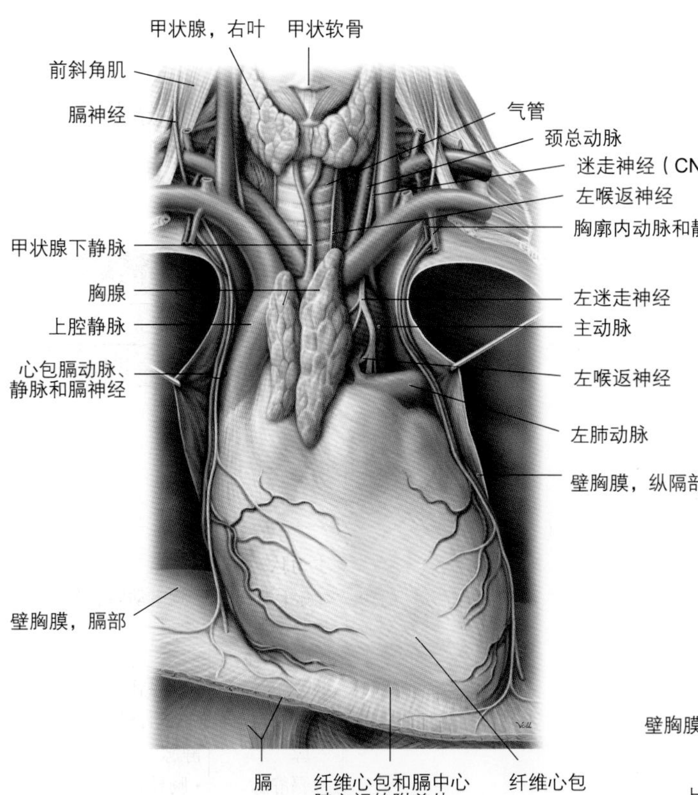
甲状腺，右叶
甲状软骨
前斜角肌
膈神经
气管
颈总动脉
迷走神经（CN X）
左喉返神经
胸廓内动脉和静脉
甲状腺下静脉
胸腺
上腔静脉
心包膈动脉、静脉和膈神经
左迷走神经
主动脉
左喉返神经
左肺动脉
壁胸膜，纵隔部
壁胸膜，膈部
膈
纤维心包和膈中心腱之间的附着处
纤维心包

A. 前面观。胸腺伸入下纵隔的前部，并在整个儿童期生长。在青春期，高水平的循环性激素导致胸腺萎缩，留下难以辨认的部分埋在前纵隔的脂肪中。

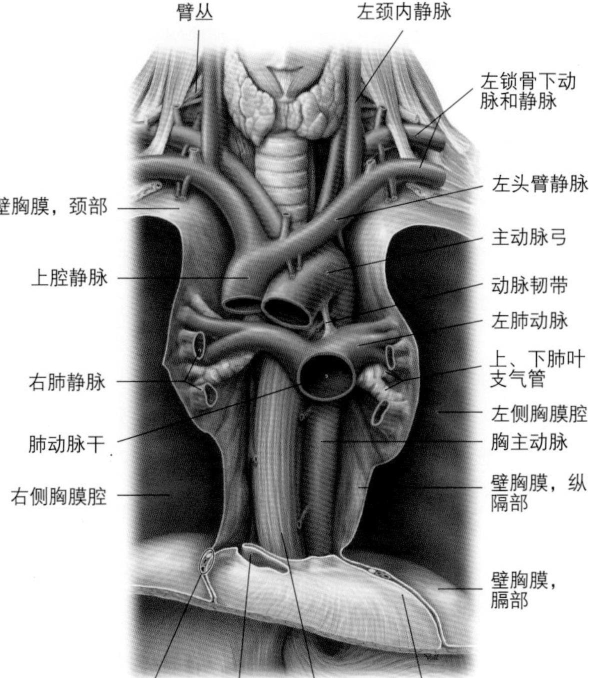
臂丛
左颈内静脉
左锁骨下动脉和静脉
壁胸膜，颈部
左头臂静脉
主动脉弓
上腔静脉
动脉韧带
左肺动脉
上、下肺叶支气管
右肺静脉
左侧胸膜腔
肺动脉干
胸主动脉
右侧胸膜腔
壁胸膜，纵隔部
壁胸膜，膈部
心包膈动脉、静脉和膈神经
腔静脉孔
食管，胸部
纤维心包

B. 心、心包和胸腺切除后的前面观。

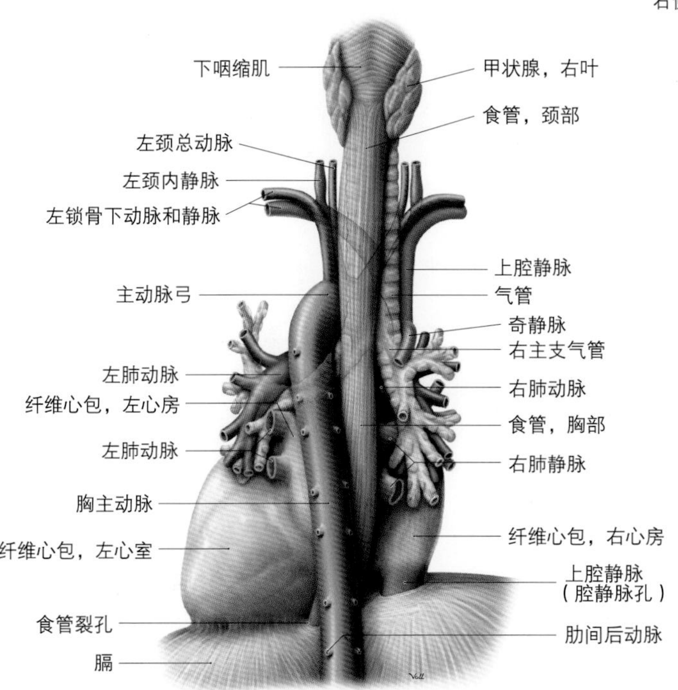
下咽缩肌
甲状腺，右叶
食管，颈部
左颈总动脉
左颈内静脉
左锁骨下动脉和静脉
上腔静脉
主动脉弓
气管
奇静脉
右主支气管
左肺动脉
右肺动脉
纤维心包，左心房
食管，胸部
左肺动脉
右肺静脉
胸主动脉
纤维心包，右心房
纤维心包，左心室
上腔静脉（腔静脉孔）
食管裂孔
肋间后动脉
膈

C. 后面观。

纵隔：结构

图 9.3 纵隔

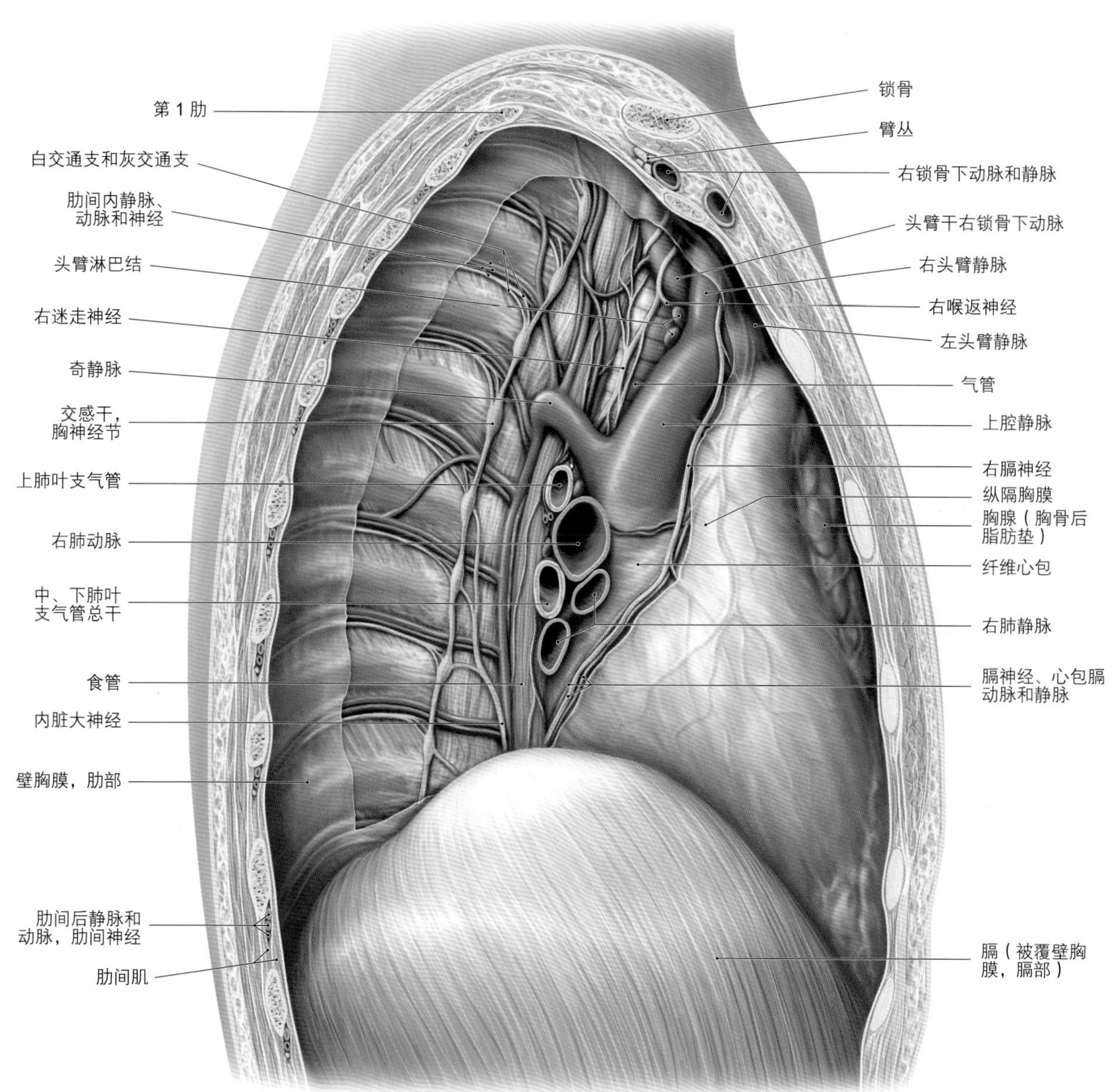
第 1 肋
白交通支和灰交通支
肋间内静脉、
动脉和神经
头臂淋巴结
右迷走神经
奇静脉
交感干，
胸神经节
上肺叶支气管
右肺动脉
中、下肺叶
支气管总干
食管
内脏大神经
壁胸膜，肋部
肋间后静脉和
动脉，肋间神经
肋间肌
锁骨
臂丛
右锁骨下动脉和静脉
头臂干右锁骨下动脉
右头臂静脉
右喉返神经
左头臂静脉
气管
上腔静脉
右膈神经
纵隔胸膜
胸腺（胸骨后
脂肪垫）
纤维心包
右肺静脉
膈神经、心包膈
动脉和静脉
膈（被覆壁胸
膜，膈部）

A. 右侧面观，旁矢状面。注意许多结构穿过上、下（中、后）纵隔。

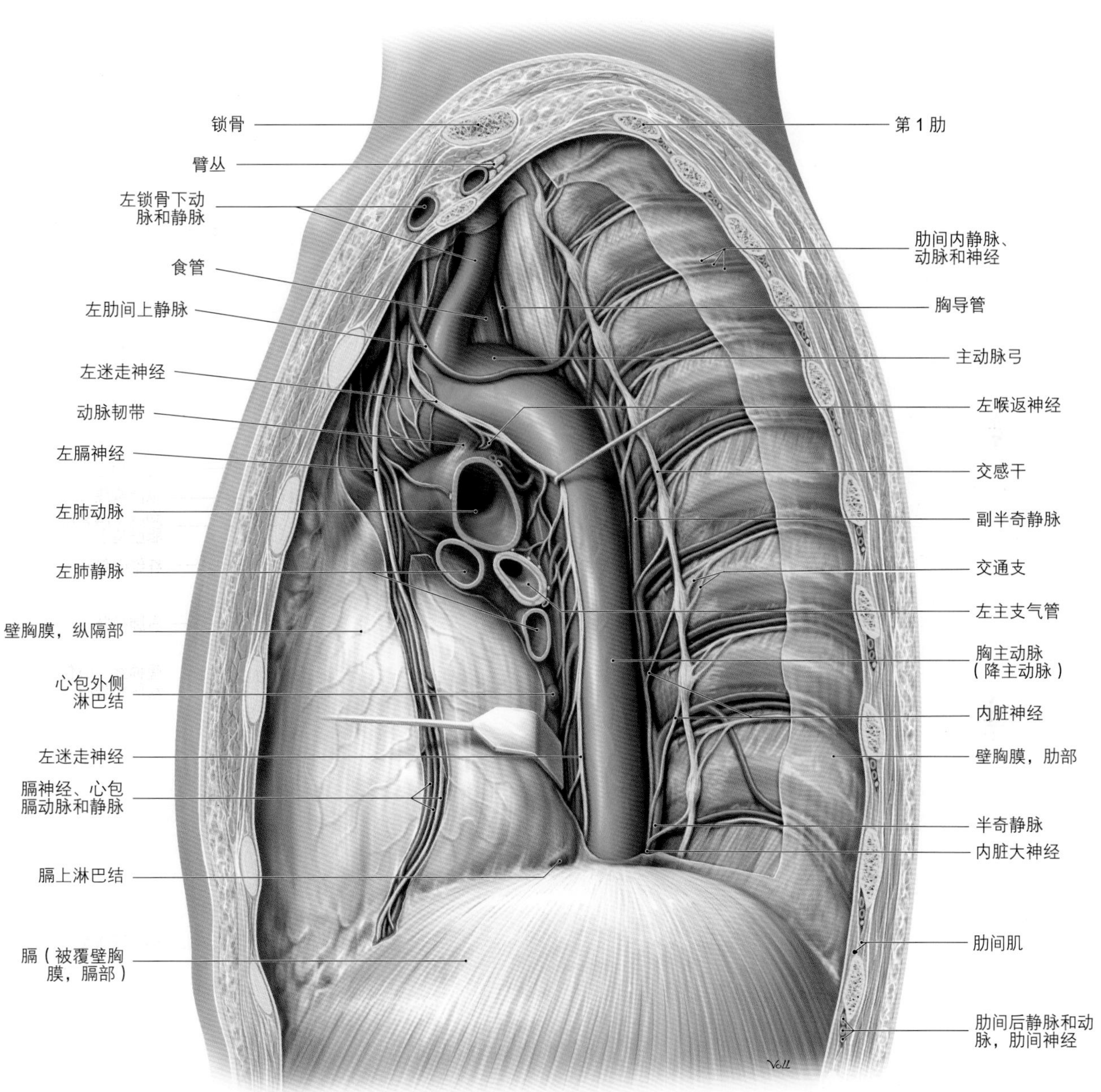
锁骨
臂丛
左锁骨下动脉和静脉
食管
左肋间上静脉
左迷走神经
动脉韧带
左膈神经
左肺动脉
左肺静脉
壁胸膜，纵隔部
心包外侧淋巴结
左迷走神经
膈神经、心包膈动脉和静脉
膈上淋巴结
膈（被覆壁胸膜，膈部）
第1肋
肋间内静脉、动脉和神经
胸导管
主动脉弓
左喉返神经
交感干
副半奇静脉
交通支
左主支气管
胸主动脉（降主动脉）
内脏神经
壁胸膜，肋部
半奇静脉
内脏大神经
肋间肌
肋间后静脉和动脉，肋间神经
Voll

B. 左侧面观，旁矢状面。切除：左肺和壁胸膜。显示：后纵隔结构。

心：功能和毗邻

心泵血：非氧合的血入肺，氧合的血流经全身。心位于胸骨后中纵隔的心包腔内，在含肺的左、右胸膜腔之间。圆锥形的心指向胸腔的左前方。

图 9.4 循环

含氧血用红色显示，无氧血用蓝色显示。胎儿的循环见第 104 页。

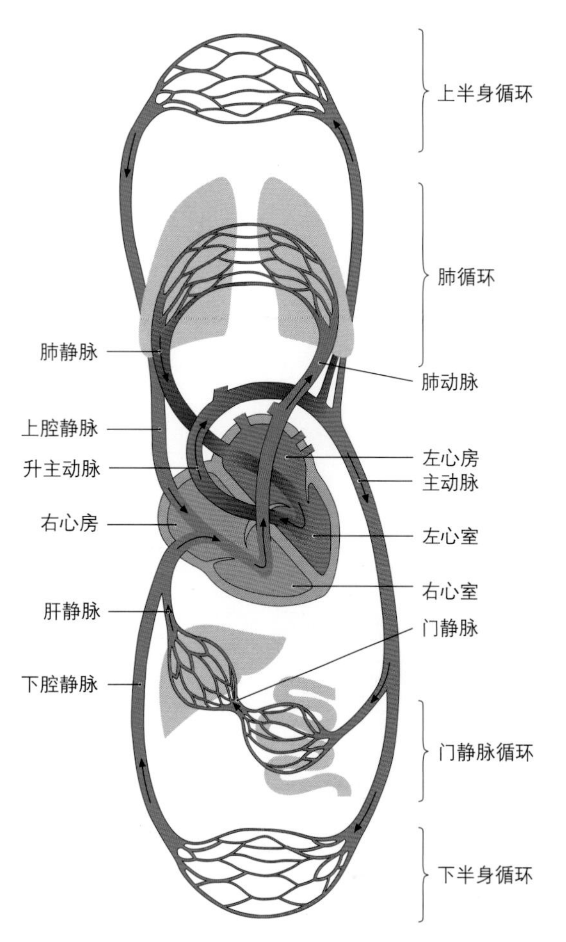
上半身循环
肺循环
肺静脉
肺动脉
上腔静脉
升主动脉
左心房
主动脉
右心房
左心室
右心室
肝静脉
门静脉
下腔静脉
门静脉循环
下半身循环

图 9.5 心的局部解剖关系

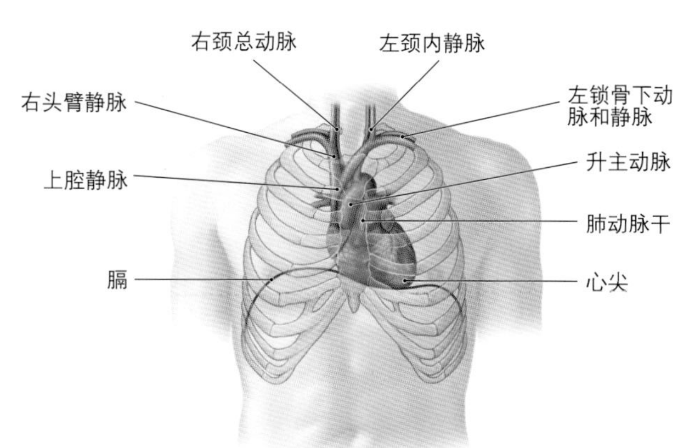
右颈总动脉
左颈内静脉
右头臂静脉
左锁骨下动脉和静脉
升主动脉
上腔静脉
肺动脉干
膈
心尖

A. 心和大血管在胸部的投影，前面观。

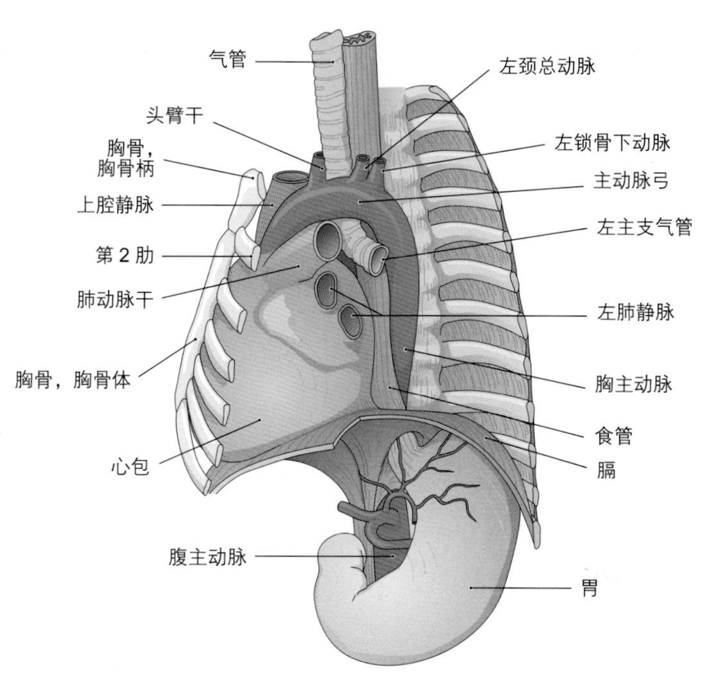
气管
左颈总动脉
头臂干
左锁骨下动脉
胸骨，胸骨柄
主动脉弓
上腔静脉
左主支气管
第 2 肋
肺动脉干
左肺静脉
胸骨，胸骨体
胸主动脉
食管
心包
膈
腹主动脉
胃

B. 左侧面观。切除：左胸壁和左肺。

图 9.6 原位心

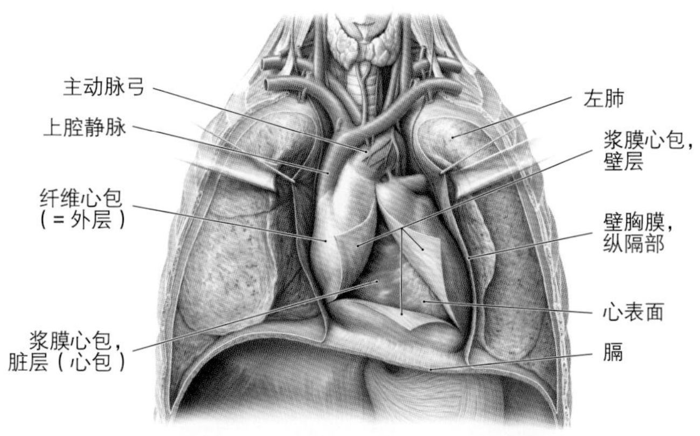
主动脉弓
上腔静脉
纤维心包
（= 外层）
浆膜心包，
脏层（心包）
左肺
浆膜心包，
壁层
壁胸膜，
纵隔部
心表面
膈

A. 打开胸腔的前面观，切除胸腺并翻开心包前面以显示心。

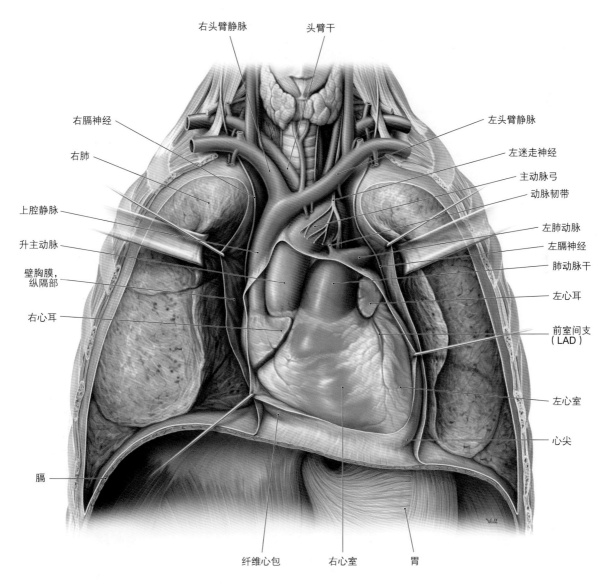

右头臂静脉
头臂干
右膈神经
右肺
上腔静脉
升主动脉
壁胸膜，
纵隔部
右心耳
膈
左头臂静脉
左迷走神经
主动脉弓
动脉韧带
左肺动脉
左膈神经
肺动脉干
左心耳
前室间支
（LAD）
左心室
心尖
纤维心包
右心室
胃

B. 打开胸腔的前面观，切除胸腺、心包前层以显示心。

心包

图 9.7　心包腔后方

打开胸腔切除心包前层的前面观。心被部分提起以显示后心包腔和心包斜窦。

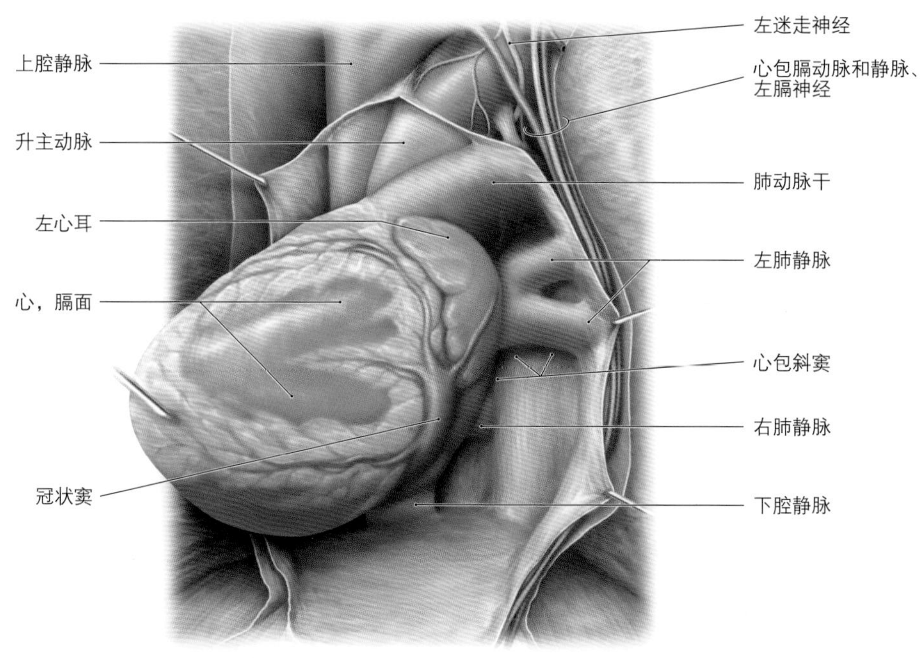
上腔静脉
升主动脉
左心耳
心，膈面
冠状窦
左迷走神经
心包膈动脉和静脉、
左膈神经
肺动脉干
左肺静脉
心包斜窦
右肺静脉
下腔静脉

图 9.8　心包后层

打开胸腔的前面观，切除心包前层和心以显示心包后层和心包斜窦。心包横窦是心包浆膜层在心的动脉和静脉等大血管周围反折形成的通道。

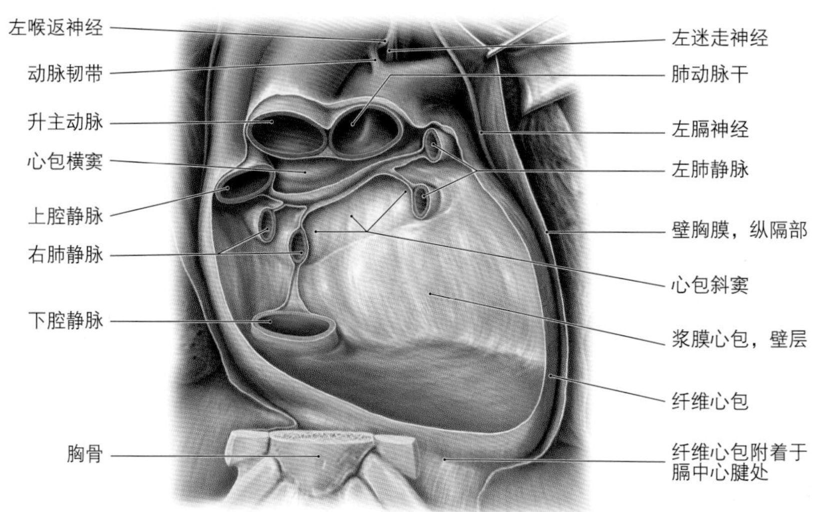
左喉返神经
动脉韧带
升主动脉
心包横窦
上腔静脉
右肺静脉
下腔静脉
胸骨
左迷走神经
肺动脉干
左膈神经
左肺静脉
壁胸膜，纵隔部
心包斜窦
浆膜心包，壁层
纤维心包
纤维心包附着于
膈中心腱处

图 9.9　心后方的结构

打开胸腔的前面观，切除心包前层和心，并在心包后层开窗以显示紧邻心后方的结构。这里显示了食管与心的紧邻关系，可以用经食管的超声扫描来评估左心房。

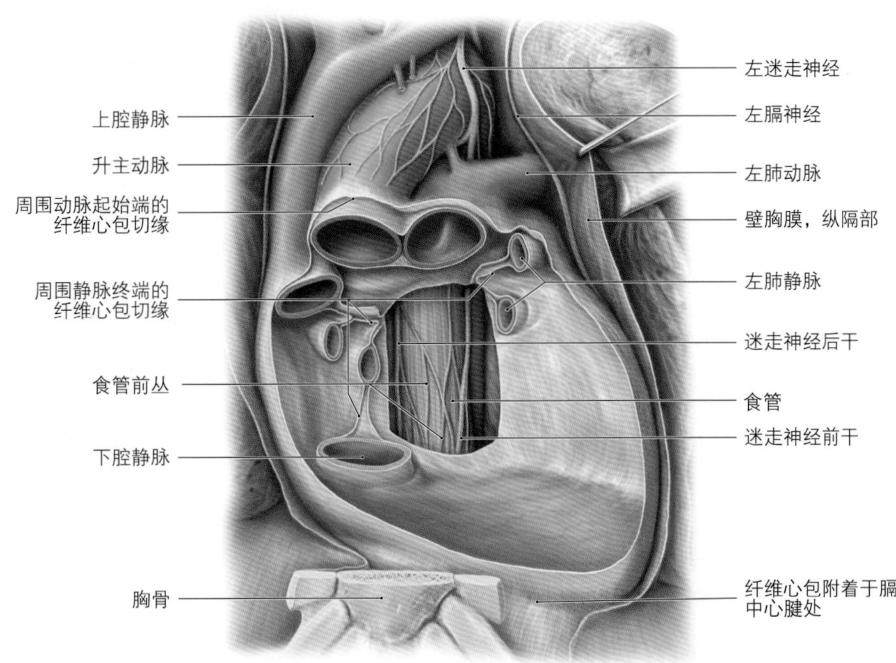
上腔静脉
升主动脉
周围动脉起始端的纤维心包切缘
周围静脉终端的纤维心包切缘
食管前丛
下腔静脉
胸骨
左迷走神经
左膈神经
左肺动脉
壁胸膜，纵隔部
左肺静脉
迷走神经后干
食管
迷走神经前干
纤维心包附着于膈中心腱处

图 9.10　心包、心包腔和心包横窦

纵隔的矢状面。纤维心包附着于膈的中心腱并延续至大血管外层。浆膜心包壁层衬于纤维心包内面，脏层则附着于心。心包腔是心周围浆膜心包脏层和壁层之间的间隙，内有一薄层浆液对运动起润滑作用。浆膜性心包的脏层和壁层行至大血管周围反折并互相延续。心包横窦是浆膜心包在动脉和静脉间反折形成的通道。

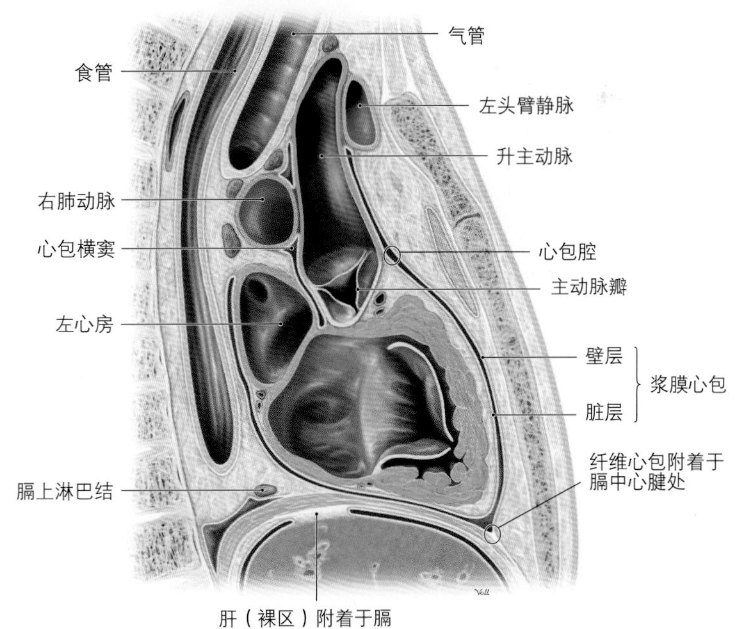
气管
食管
左头臂静脉
升主动脉
右肺动脉
心包横窦
心包腔
主动脉瓣
左心房
壁层
浆膜心包
脏层
纤维心包附着于膈中心腱处
膈上淋巴结
肝（裸区）附着于膈

临床要点 9.1

心脏压塞

液体或血液快速充盈心包腔，全面抑制心的扩张，减少心的血液回流，从而减少心输出量。心脏压塞这种情况下可能是致命的，除非能解除压塞。必须将液体或血液快速清除以恢复心脏功能，然后纠正液体或血液聚集的原因。

心：表面和腔室

注意浆膜心包脏层反折形成浆膜心包壁层。

图 9.11 心表面

心有三个面：前面（胸肋面）、后面（心底）、下面（膈面）。

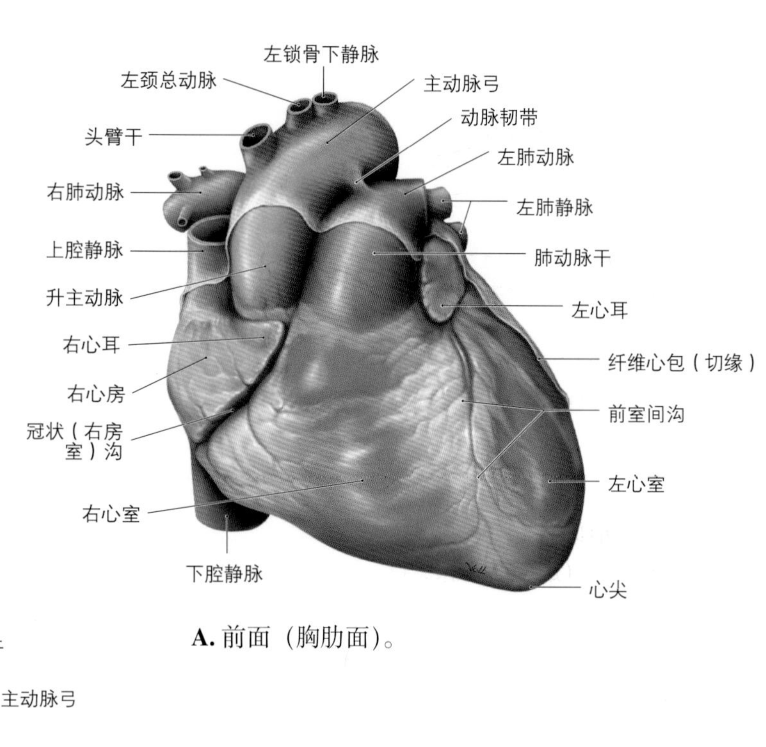
左锁骨下静脉
左颈总动脉
主动脉弓
动脉韧带
头臂干
左肺动脉
右肺动脉
左肺静脉
上腔静脉
肺动脉干
升主动脉
左心耳
右心耳
纤维心包（切缘）
右心房
前室间沟
冠状（右房室）沟
左心室
右心室
下腔静脉
心尖

A. 前面（胸肋面）。

左颈总动脉
左锁骨下动脉
头臂干
主动脉弓
左肺动脉
上腔静脉
左肺静脉
右肺动脉
左心耳
右肺静脉
左心房
右心房
左心室
浆膜心包脏层（反折缘）
冠状窦
下腔静脉

B. 后面（心底）。

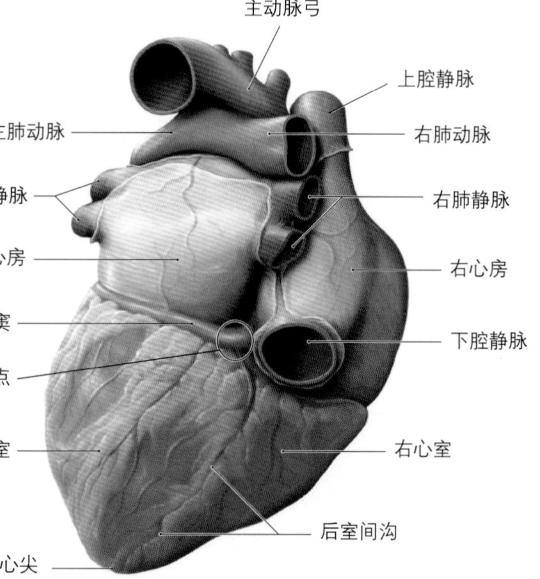
主动脉弓
上腔静脉
左肺动脉
右肺动脉
左肺静脉
右肺静脉
左心房
右心房
冠状窦
下腔静脉
房室交点
左心室
右心室
后室间沟
心尖

C. 下面（膈面）。

图 9.12 心腔

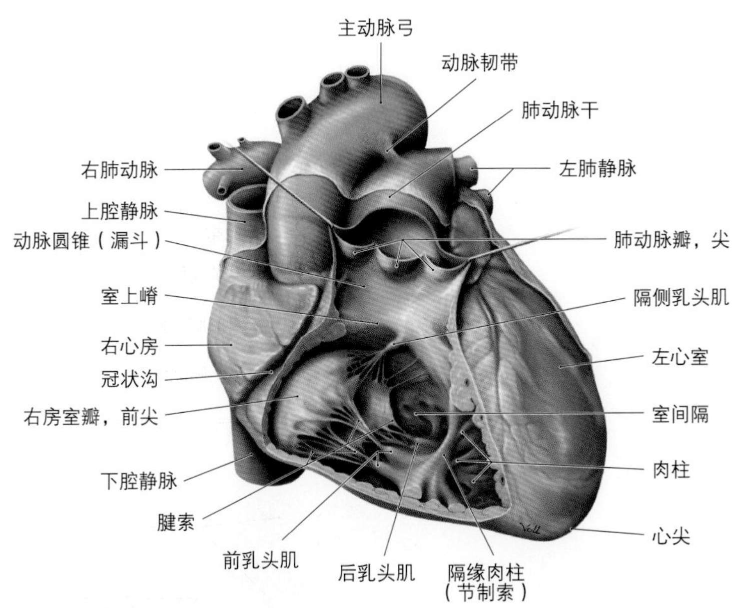
主动脉弓
动脉韧带
肺动脉干
右肺动脉
左肺静脉
上腔静脉
动脉圆锥（漏斗）
肺动脉瓣，尖
室上嵴
隔侧乳头肌
右心房
左心室
冠状沟
右房室瓣，前尖
室间隔
肉柱
下腔静脉
腱索
心尖
前乳头肌
后乳头肌
隔缘肉柱
（节制索）

A. 右心室，前面观。注意室上嵴是胚胎心室和心球（成年的动脉圆锥）间成熟界限的标志。

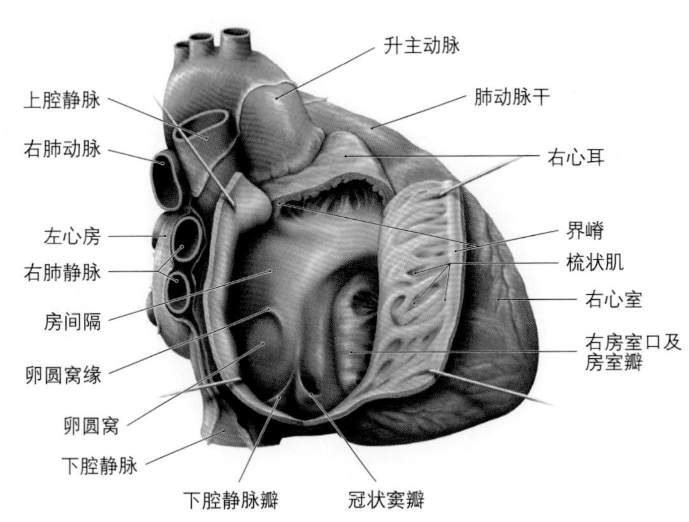
升主动脉
上腔静脉
肺动脉干
右肺动脉
右心耳
界嵴
左心房
梳状肌
右肺静脉
右心室
房间隔
右房室口及
房室瓣
卵圆窝缘
卵圆窝
下腔静脉
下腔静脉瓣
冠状窦瓣

B. 右心房，右侧面观。

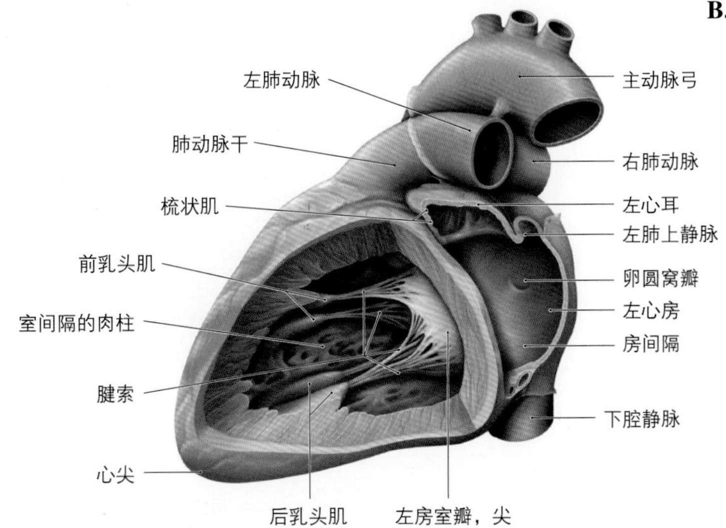
左肺动脉
主动脉弓
肺动脉干
右肺动脉
梳状肌
左心耳
左肺上静脉
前乳头肌
卵圆窝瓣
左心房
室间隔的肉柱
房间隔
腱索
下腔静脉
心尖
后乳头肌
左房室瓣，尖

C. 左心房和心室，左侧面观。注意心室壁不规则肉柱的特点。

心：瓣膜

心瓣膜分为两组：半月瓣和房室瓣。两个半月形的瓣膜（主动脉瓣和肺动脉瓣）位于两个大动脉的底部，调节从心室注入主动脉和肺动脉干的血液。两个房室瓣（左侧和右侧）位于心房和心室交界处。

图 9.13 心瓣膜

心瓣膜平面，上面观。切除：心房和大动脉。

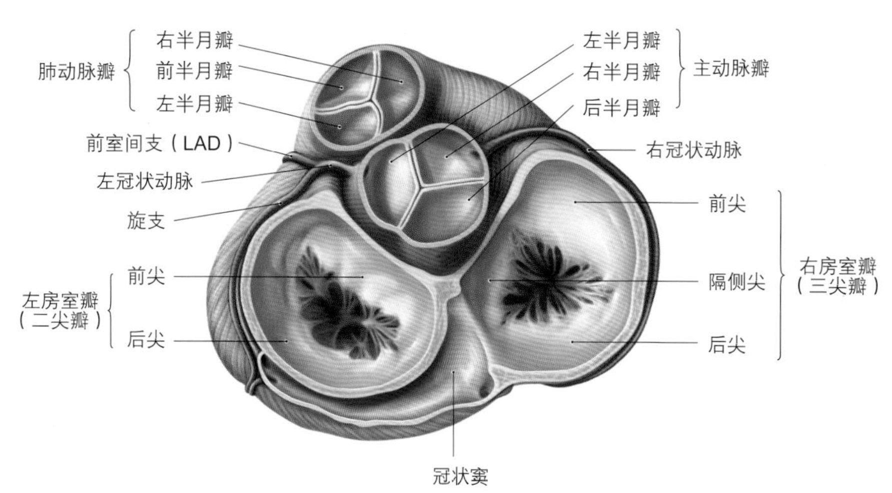
肺动脉瓣
右半月瓣
前半月瓣
左半月瓣
前室间支（LAD）
左冠状动脉
旋支
左房室瓣
（二尖瓣）
前尖
后尖
左半月瓣
右半月瓣
后半月瓣
主动脉瓣
右冠状动脉
前尖
隔侧尖
后尖
右房室瓣
（三尖瓣）
冠状窦

A. 心室舒张期（心室扩张）。关闭：半月瓣。开放：房室瓣。

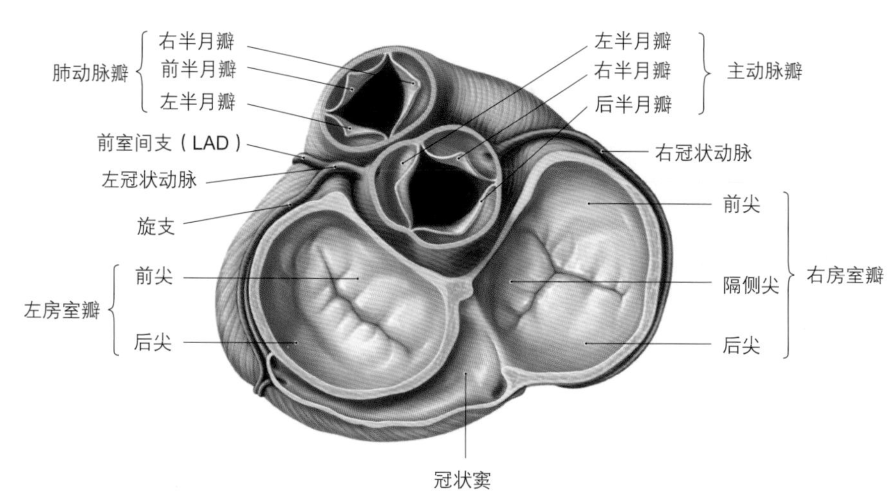
肺动脉瓣
右半月瓣
前半月瓣
左半月瓣
前室间支（LAD）
左冠状动脉
旋支
左房室瓣
前尖
后尖
左半月瓣
右半月瓣
后半月瓣
主动脉瓣
右冠状动脉
前尖
隔侧尖
后尖
右房室瓣
冠状窦

B. 心室收缩期（心室收缩）。关闭：房室瓣。开放：半月瓣。

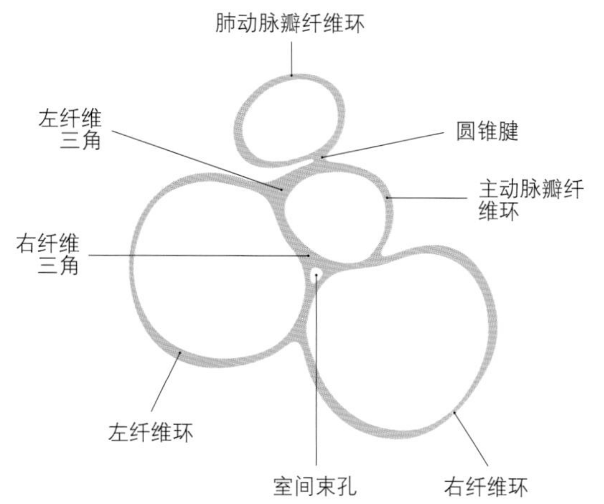
肺动脉瓣纤维环
左纤维三角
圆锥腱
主动脉瓣纤维环
右纤维三角
左纤维环
室间束孔
右纤维环

C. 心的支架，上面观。心的支架由致密的纤维结缔组织构成。纤维环和室间三角分隔心房与心室。支架提供了力学稳定性、电子绝缘性（心传导系见第 102 页），以及心肌和瓣膜的附着点。

表 9.2 心瓣膜听诊区

瓣膜	解剖学投影	听诊位置
主动脉瓣	胸骨左缘（第 3 肋水平）	右侧第 2 肋间（胸骨缘）
肺动脉瓣	胸骨左缘（第 3 肋软骨水平）	左侧第 2 肋间（胸骨缘）
左房室瓣	左侧第 4/ 第 5 肋软骨	左侧第 5 肋间（锁骨中线）或心尖部
右房室瓣	胸骨（第 5 肋软骨水平）	左侧第 5 肋间（胸骨缘）

图 9.14 半月瓣

瓣膜纵向切开并打开。

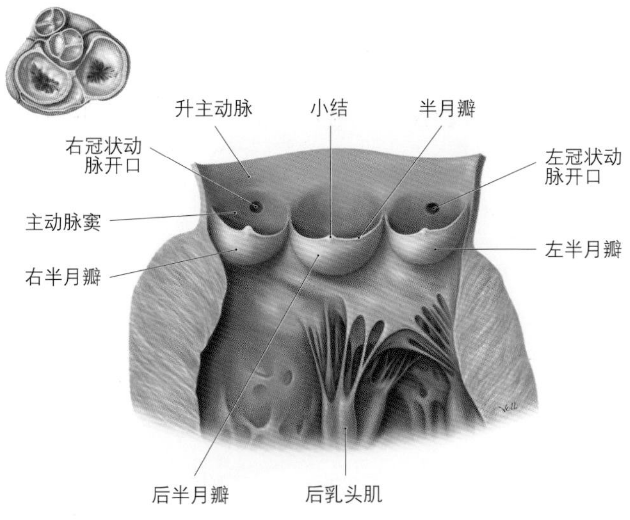
升主动脉
小结
半月瓣
右冠状动脉开口
左冠状动脉开口
主动脉窦
左半月瓣
右半月瓣
后半月瓣
后乳头肌

A. 主动脉瓣。

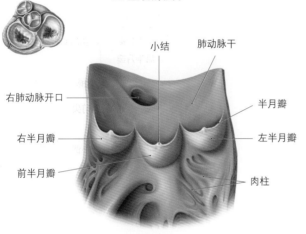

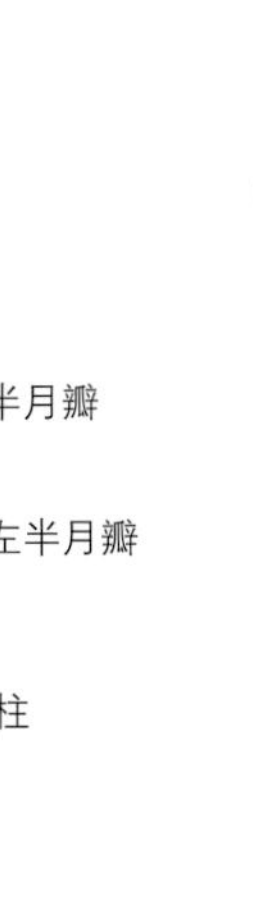
小结
肺动脉干
右肺动脉开口
半月瓣
右半月瓣
左半月瓣
前半月瓣
肉柱

B. 肺动脉瓣。

图 9.15 房室瓣

心室收缩期前面观。

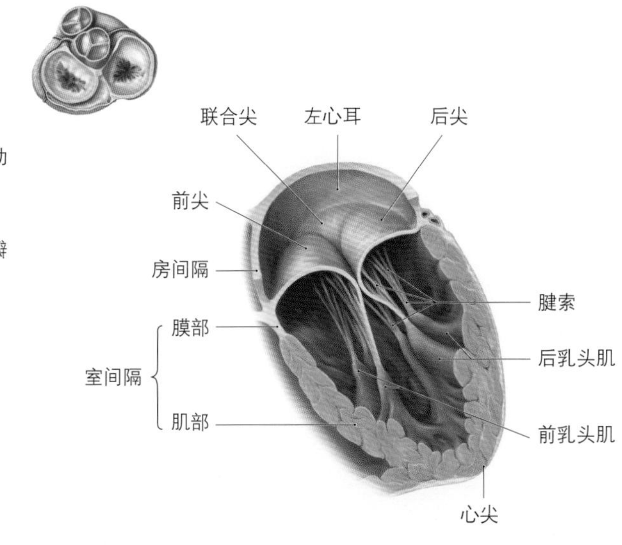
联合尖
左心耳
后尖
前尖
房间隔
腱索
膜部
室间隔
后乳头肌
肌部
前乳头肌
心尖

A. 左房室瓣。

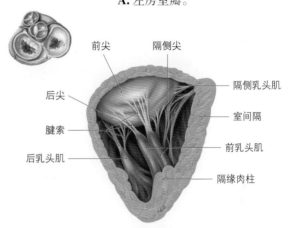

前尖
隔侧尖
隔侧乳头肌
后尖
室间隔
腱索
前乳头肌
后乳头肌
隔缘肉柱

B. 右房室瓣。

临床要点 9.2

心瓣膜听诊

心音由半月瓣和房室瓣关闭时产生，借流经瓣膜的血液传导。因此产生的声音在“下游”，即定义的听诊位置（图中黑圈）听诊最好。心瓣膜病导致流经瓣膜的血液产生湍流；所产生的杂音可在相应的听诊区听到。

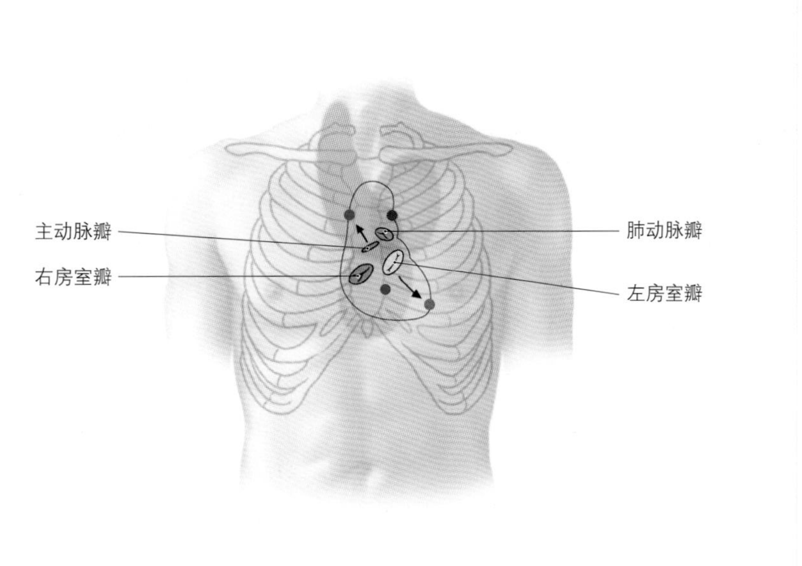
主动脉瓣
肺动脉瓣
右房室瓣
左房室瓣

心的动脉和静脉

图 9.16 冠状动脉和心的静脉

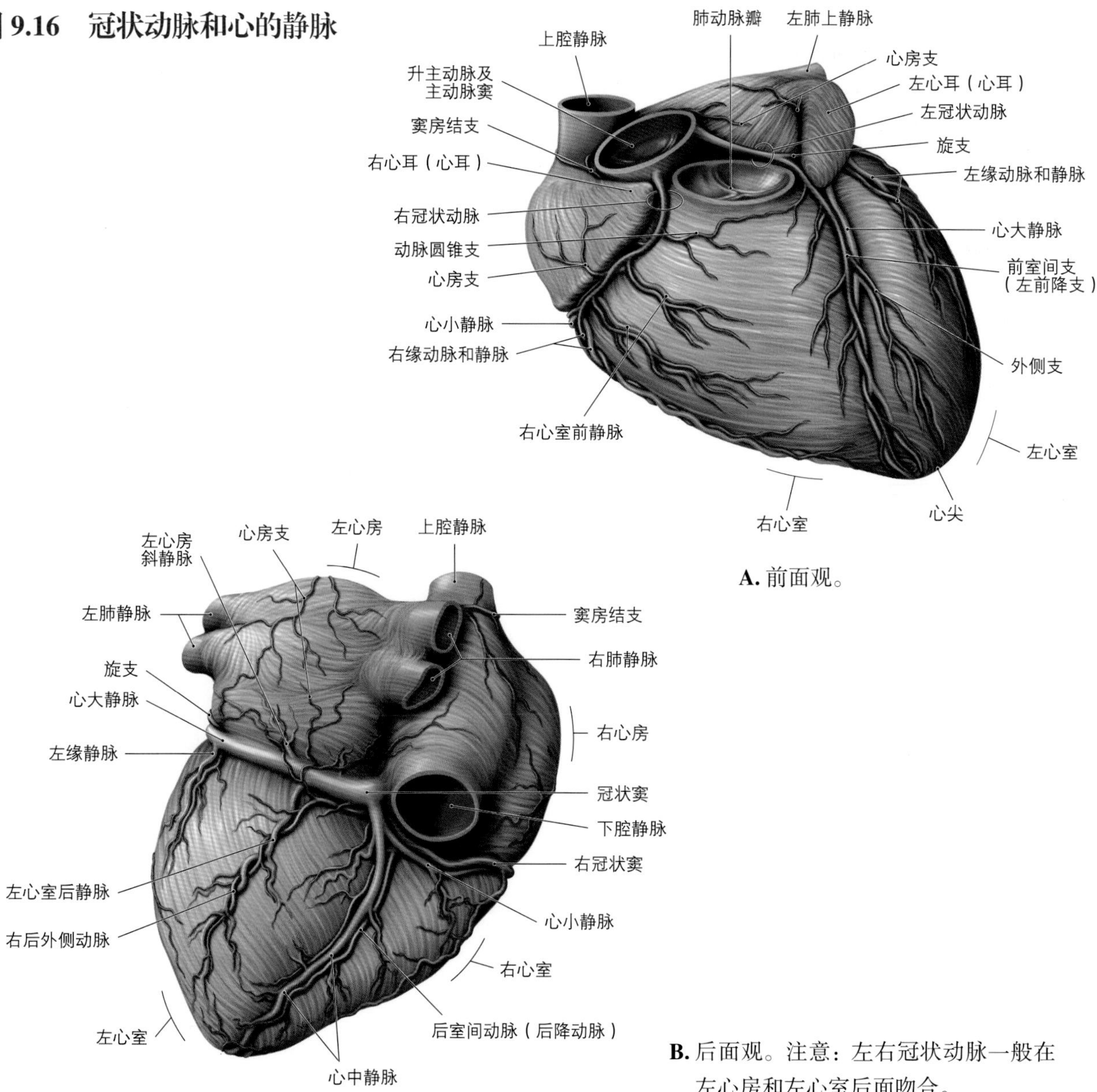
上腔静脉
肺动脉瓣
左肺上静脉
升主动脉及主动脉窦
心房支
左心耳（心耳）
左冠状动脉
窦房结支
旋支
右心耳（心耳）
左缘动脉和静脉
右冠状动脉
心大静脉
动脉圆锥支
前室间支（左前降支）
心房支
心小静脉
右缘动脉和静脉
外侧支
右心室前静脉
左心室
右心室
心尖
左心房斜静脉
心房支
左心房
上腔静脉
左肺静脉
窦房结支
右肺静脉
旋支
心大静脉
右心房
左缘静脉
冠状窦
下腔静脉
右冠状窦
左心室后静脉
心小静脉
右后外侧动脉
右心室
左心室
后室间动脉（后降动脉）
心中静脉

A. 前面观。

B. 后面观。注意：左右冠状动脉一般在左心房和左心室后面吻合。

表 9.3 冠状动脉分支

左冠状动脉	右冠状动脉
旋支 • 心房支 • 左缘支 • 左室后支	窦房结支 动脉圆锥支 心房支 右缘支
前室间支（左前降支） • 动脉圆锥支 • 外侧支 • 室间隔支	后室间支（后降支） • 室间隔支 房室结支 右后外侧支

表 9.4 心静脉的属支

静脉	属支	汇入
心前静脉（没有显示）		右心房
心大静脉	前室间支静脉	冠状窦
	左缘静脉	
	左房斜静脉	
左室后静脉		
心中静脉（后室间静脉）		
心小静脉	右室前静脉	
	右缘静脉	

图 9.17　冠状动脉的分布

心的前、后面观及心室横切面的上面观。每根冠状动脉营养心肌区的“分布”如横切面所示，但是，“优势”的概念是指动脉发出后室间动脉，如前、后面观所示。右冠状动脉及分支（绿色）；左冠状动脉及分支（红色）。

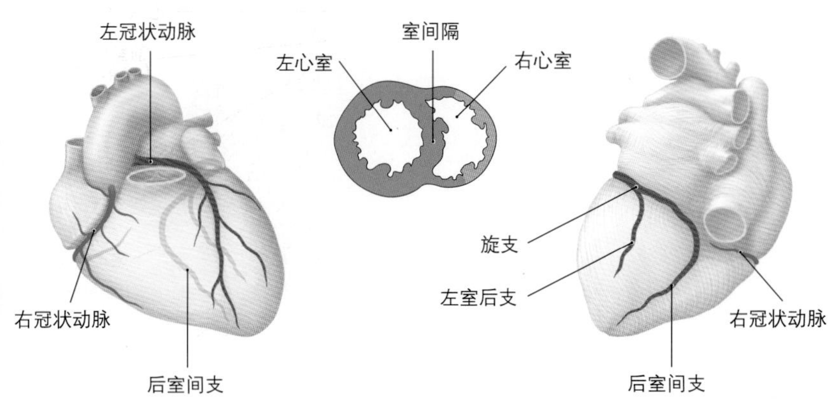

左冠状动脉
室间隔
左心室
右心室
旋支
左室后支
右冠状动脉
右冠状动脉
后室间支
后室间支

A. 左冠状动脉优势型（15%~17%）。

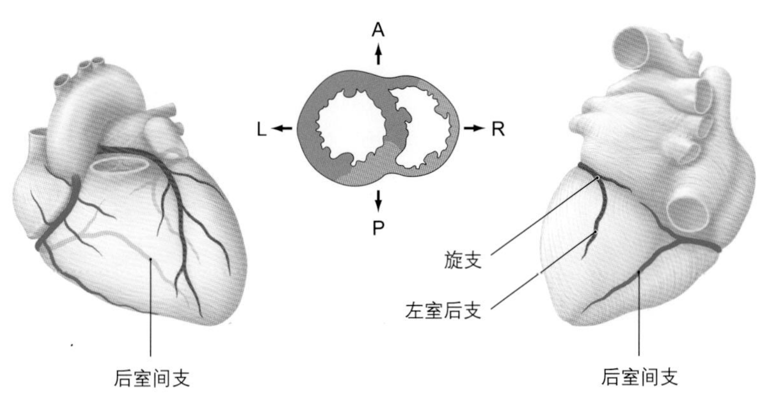

A
L
R
P
旋支
左室后支
后室间支
后室间支

B. 平衡型，右冠状动脉优势（67%~70%）。

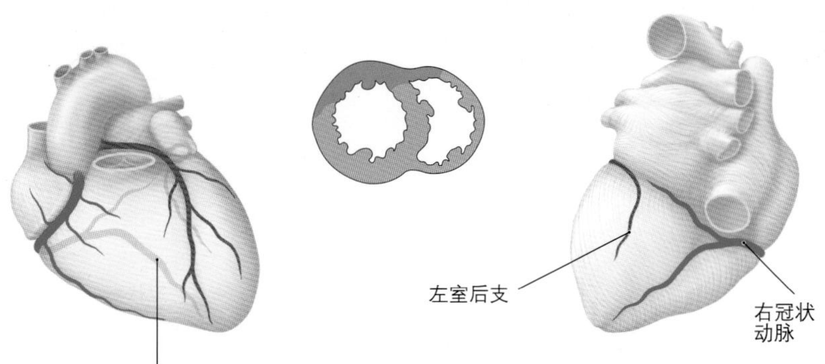

左室后支
右冠状动脉
后室间支

C. 右冠状动脉优势型（约 15%）。

临床要点 9.3

冠脉血流量受干扰

尽管冠状动脉间有结构性吻合，但从功能角度来看属终末动脉。动脉粥样硬化是常见的引起供血不足的原因，由于斑块沉积在血管壁导致冠状动脉腔狭窄。当管腔直径（狭窄）达到一个临界点时，冠状动脉的血流减少可引起胸痛（心绞痛）。起初，这种疼痛可由体力劳动诱发，但是最终在休息时仍然存在，常常呈放射状特征（如左上肢内侧、左侧头颈部）。当血供不足引起心肌组织死亡（坏死）时发生心肌梗死。梗死的位置和范围取决于狭窄的血管（如图 A~ 图 E 所示，摘自 Heinecker）。

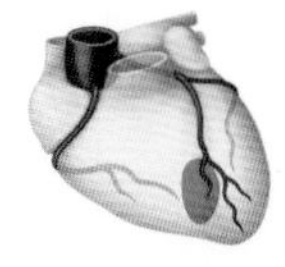

A. 心尖上前梗死。

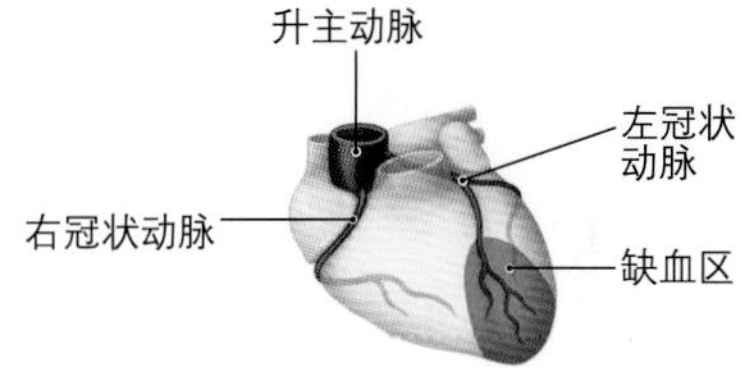

升主动脉
左冠状动脉
右冠状动脉
缺血区

B. 心尖前梗死。

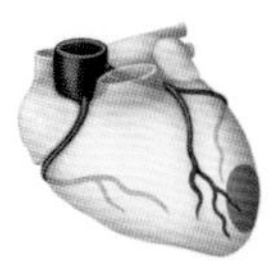

C. 前外侧梗死。

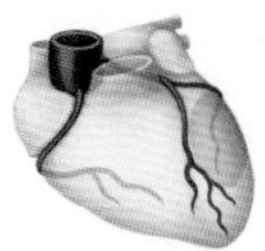

D. 后外侧梗死。

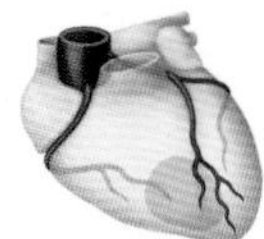

E. 后壁梗死。

心传导及神经支配

心肌收缩受心传导系调节。该传导系是特化的心肌细胞（浦肯野纤维）产生和传导兴奋性冲动至心。传导系有两个节，均位于右心房：窦房结（SA），又被称为起搏器，以及房室结（AV）。

图 9.18　心传导系

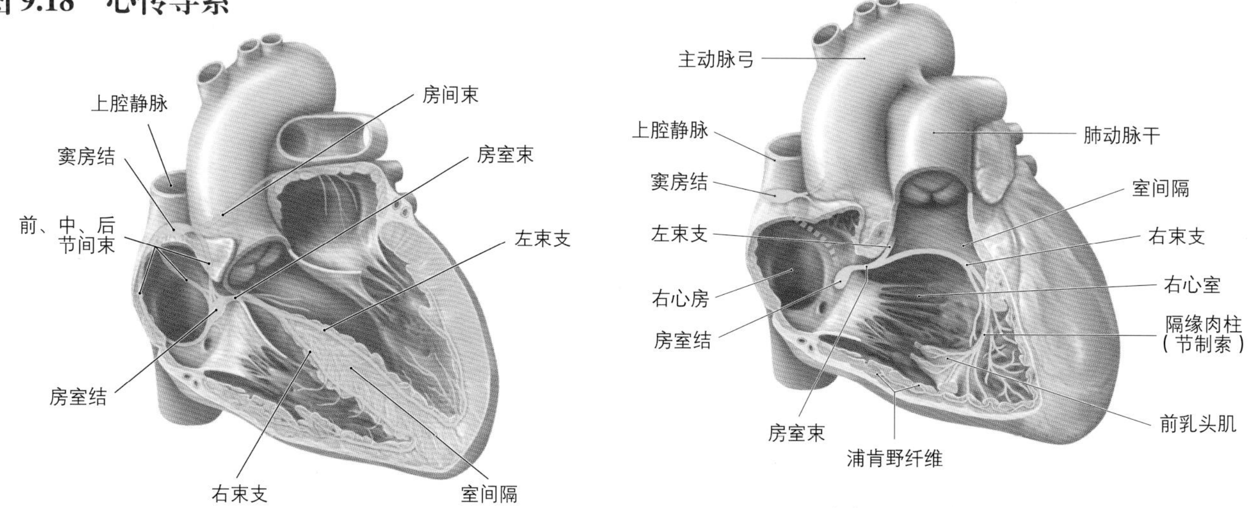
上腔静脉
窦房结
前、中、后
节间束
房室结
房间束
房室束
左束支
右束支
室间隔
主动脉弓
上腔静脉
窦房结
左束支
右心房
房室结
房室束
浦肯野纤维
肺动脉干
室间隔
右束支
右心室
隔缘肉柱
（节制索）
前乳头肌

A. 前面观。剖开：全部四个心腔。

B. 右侧面观。剖开：右心房和心室。

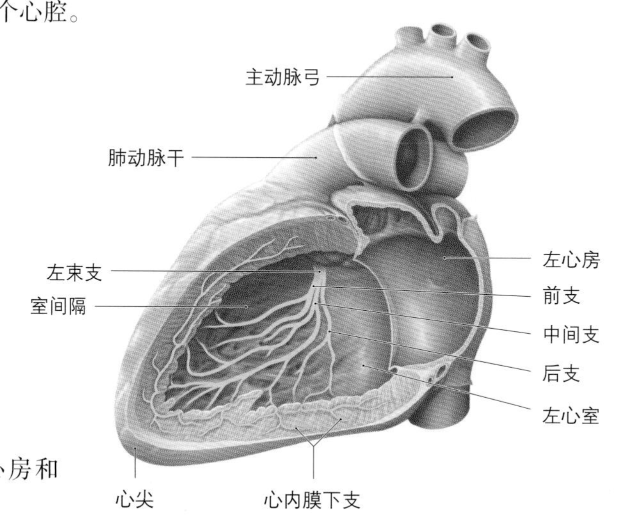
主动脉弓
肺动脉干
左束支
室间隔
左心房
前支
中间支
后支
左心室
心尖
心内膜下支

C. 左后面观。剖开：左心房和心室。

临床要点 9.4

心电图（ECG）

心搏动（物理偶极）穿过心且可被电极检测。使用三个电极可分别记录心在三个轴或向量（Einthoven 肢体导联）的电活动，并生成心电图（ECG）。心电图将心动周期（心跳）还原为一系列的波、段和间隔。心电图的这些内容可用于诊断心跳是否正常（例如心肌梗死、心室扩张）。注意：虽然只需要三个导联，但标准心电图检查至少包括另外两个（Godlberger 导联、Wilson 导联）。

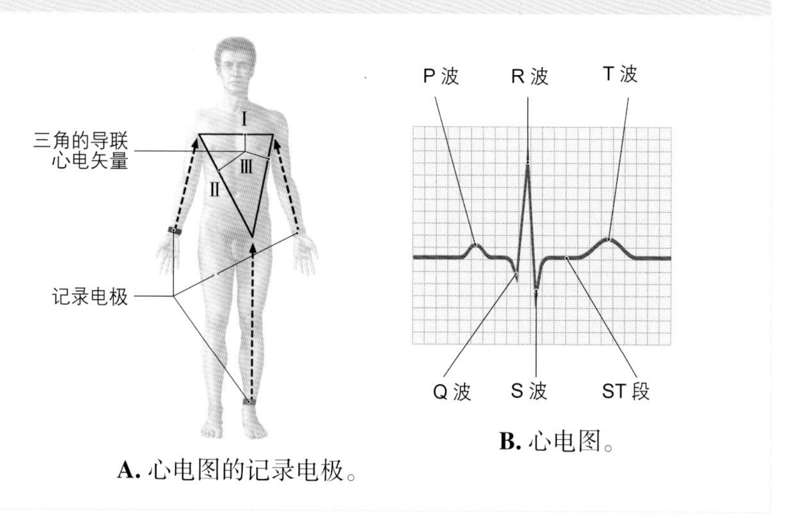
三角的导联
心电矢量
I
II
III
记录电极
P 波
R 波
T 波
Q 波
S 波
ST 段

A. 心电图的记录电极。

B. 心电图。

交感神经支配：T_1~T_6 脊髓节段的节前神经元发出纤维至颈部和上胸部交感神经节换神经元。三条颈心神经和胸心支组成心丛。副交感神经支配：节前神经元和纤维通过心支走行至心，部分发自颈部。在窦房结附近和沿冠状动脉分布的节后神经元换元。

图 9.19　心的自主神经支配

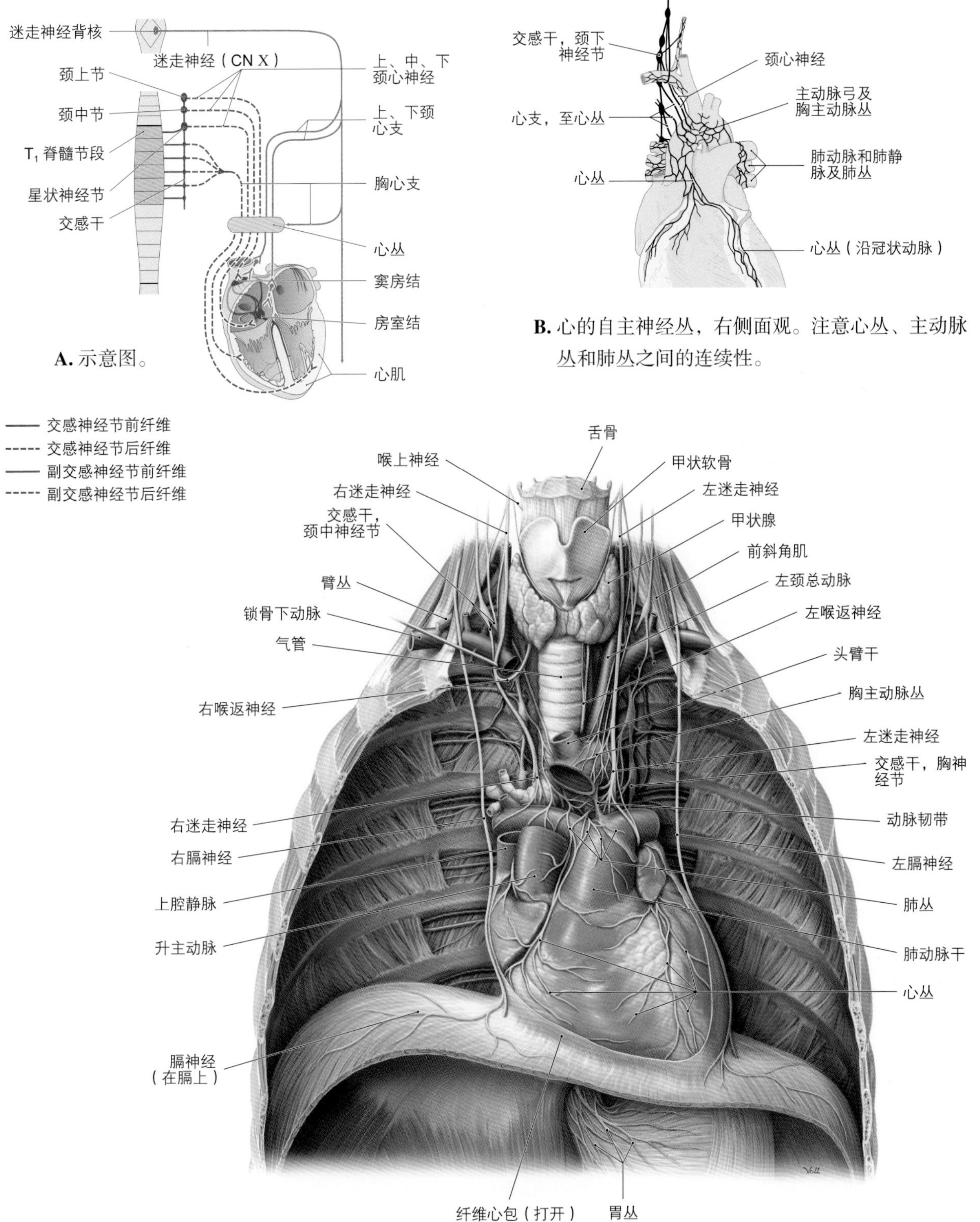
迷走神经背核
迷走神经（CN X）
颈上节
颈中节
T_1 脊髓节段
星状神经节
交感干
上、中、下颈心神经
上、下颈心支
胸心支
心丛
窦房结
房室结
心肌
交感神经节前纤维
交感神经节后纤维
副交感神经节前纤维
副交感神经节后纤维
交感干，颈下神经节
心支，至心丛
心丛
颈心神经
主动脉弓及胸主动脉丛
肺动脉和肺静脉及肺丛
心丛（沿冠状动脉）
舌骨
喉上神经
右迷走神经
交感干，颈中神经节
臂丛
锁骨下动脉
气管
右喉返神经
甲状软骨
左迷走神经
甲状腺
前斜角肌
左颈总动脉
左喉返神经
头臂干
胸主动脉丛
左迷走神经
交感干，胸神经节
动脉韧带
右迷走神经
右膈神经
上腔静脉
升主动脉
左膈神经
肺丛
肺动脉干
心丛
膈神经（在膈上）
纤维心包（打开）
胃丛

A. 示意图。

B. 心的自主神经丛，右侧面观。注意心丛、主动脉丛和肺丛之间的连续性。

C. 心的自主神经。打开胸腔的前面观。

出生前和出生后循环

图 9.20 出生前循环

摘自 Fritsch 和 Kühnel。

①富含氧气和营养的胎儿血从胎盘经脐静脉传递给胎儿。

②大约一半的血绕过肝（通过静脉导管）然后进入下腔静脉。其余的血进入门静脉供应肝，提供营养和氧气。

③血从下腔静脉进入右心房，绕过右心室（因为肺尚没有功能）通过卵圆孔进入左心房，从右到左分流。

④血从上腔静脉进入右心房，通过右心室进入肺动脉干。大部分血液通过开放的动脉导管进入主动脉，从右到左分流。

⑤主动脉内部分含氧的血通过发自髂内动脉的一对脐动脉返回到胎盘。

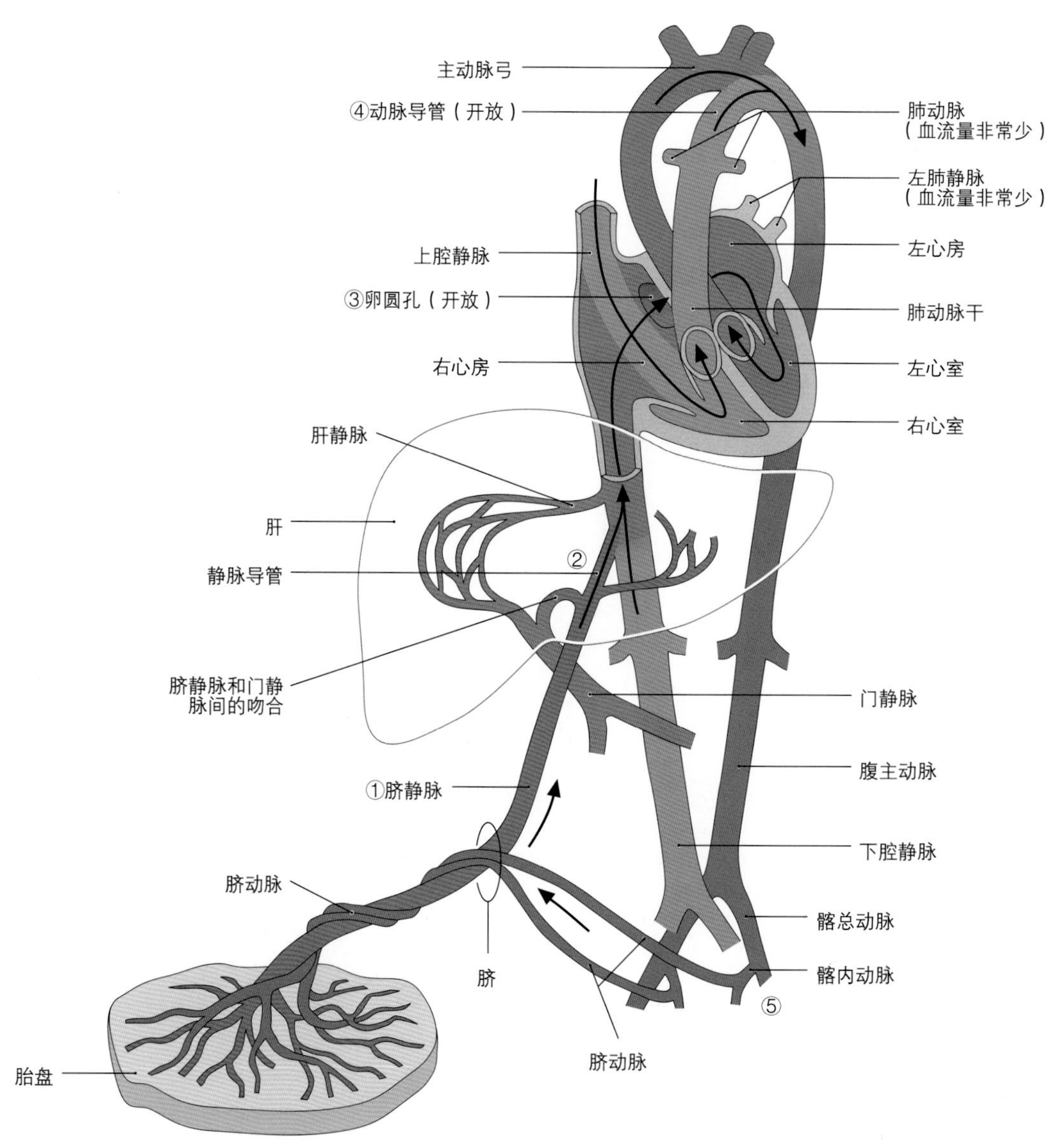
主动脉弓
④动脉导管（开放）
肺动脉
（血流量非常少）
左肺静脉
（血流量非常少）
上腔静脉
左心房
③卵圆孔（开放）
肺动脉干
右心房
左心室
右心室
肝静脉
肝
静脉导管
②
脐静脉和门静脉间的吻合
门静脉
腹主动脉
①脐静脉
下腔静脉
脐动脉
髂总动脉
脐
髂内动脉
⑤
脐动脉
胎盘

图 9.21　出生后循环

摘自 Fritsch 和 Kühnel。

①出生后肺开始呼吸，肺血压下降，引起血液从右肺动脉干进入肺动脉。

②卵圆孔和动脉导管关闭，消除了胎儿从右到左的分流。此时，肺循环和体循环在心内分离。

③随着婴儿与胎盘分离，脐动脉闭塞（近侧部除外），随后脐静脉和静脉导管闭塞。

④此时血液通过肝开始代谢。

表 9.5　胎儿循环结构的产物

胎儿结构	成人遗迹
动脉导管	动脉韧带
卵圆孔	卵圆窝
静脉导管	静脉韧带
脐静脉	肝圆韧带
脐动脉	脐内侧韧带

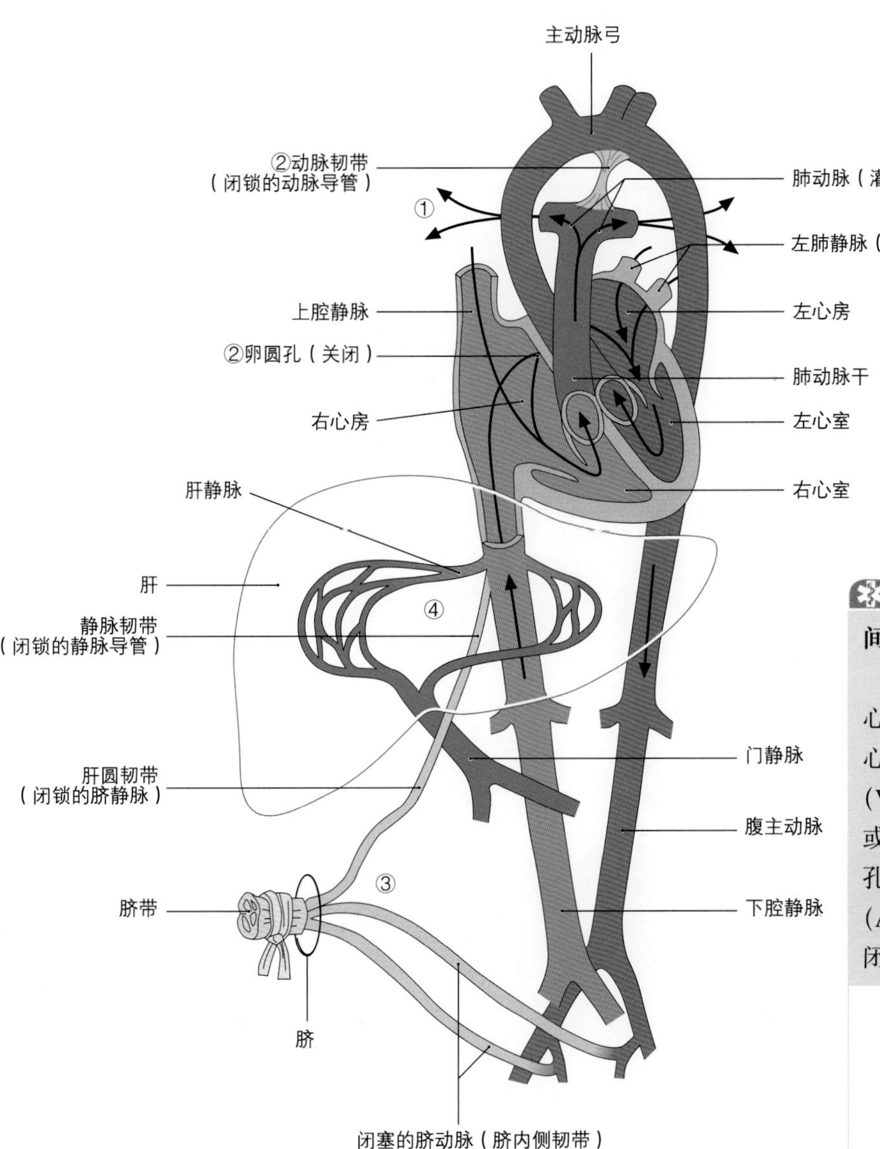
主动脉弓
②动脉韧带
（闭锁的动脉导管）
①
肺动脉（灌注）
左肺静脉（灌注）
上腔静脉
左心房
②卵圆孔（关闭）
肺动脉干
右心房
左心室
右心室
肝静脉
肝
④
静脉韧带
（闭锁的静脉导管）
门静脉
肝圆韧带
（闭锁的脐静脉）
腹主动脉
③
脐带
下腔静脉
脐
闭塞的脐动脉（脐内侧韧带）

临床要点 9.5

间隔缺损

间隔缺损，最常见的一种先天性心脏缺陷，使得血液在心收缩期从左心腔不当地进入右心腔。室间隔缺损（VSD，如下图所示）是室间隔的膜部或肌部的缺损，但膜部最常见。卵圆孔未闭，为最常见的房间隔缺损（ASD），是胎儿血液分流没有正确关闭所致。LV，左心室；RV，右心室。

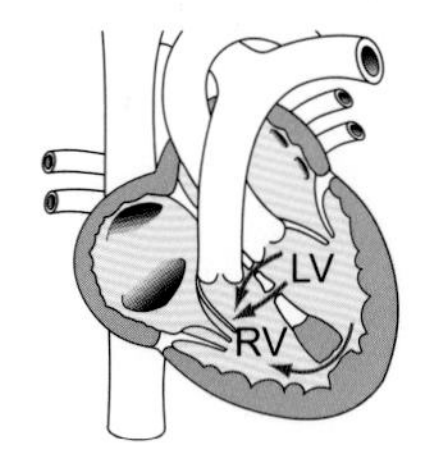
LV
RV

食 管

食管分为三部分：颈部（C_6~T_1）、胸部（T_1 到膈的食管裂孔）和腹部（膈到胃的贲门）。食管在胸主动脉偏右侧下降并略向左在胸骨剑突下方穿过膈。

图 9.22 食管：位置和狭窄

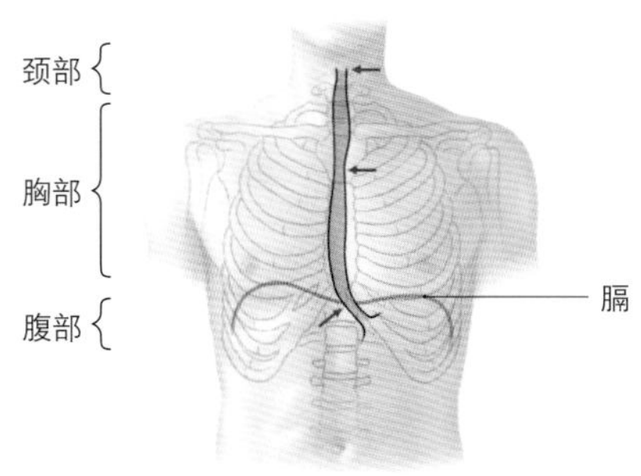
颈部
胸部
腹部
膈

A. 食管在胸壁上的投影。箭头示食管狭窄。

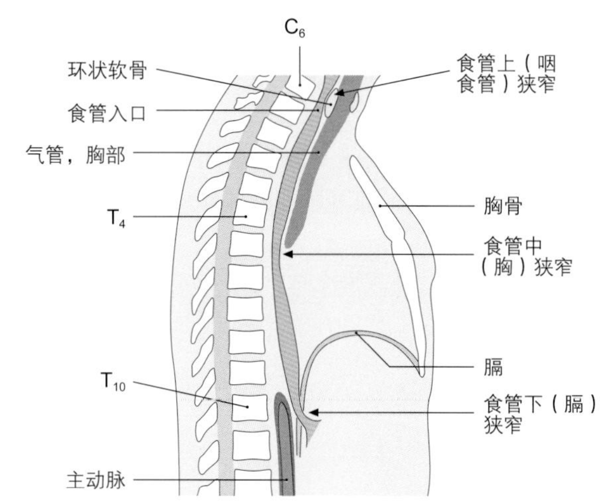
C6
环状软骨
食管入口
气管，胸部
T4
T10
主动脉
食管上（咽食管）狭窄
胸骨
食管中（胸）狭窄
膈
食管下（膈）狭窄

B. 食管狭窄，右侧面观。

图 9.23 原位食管

前面观。

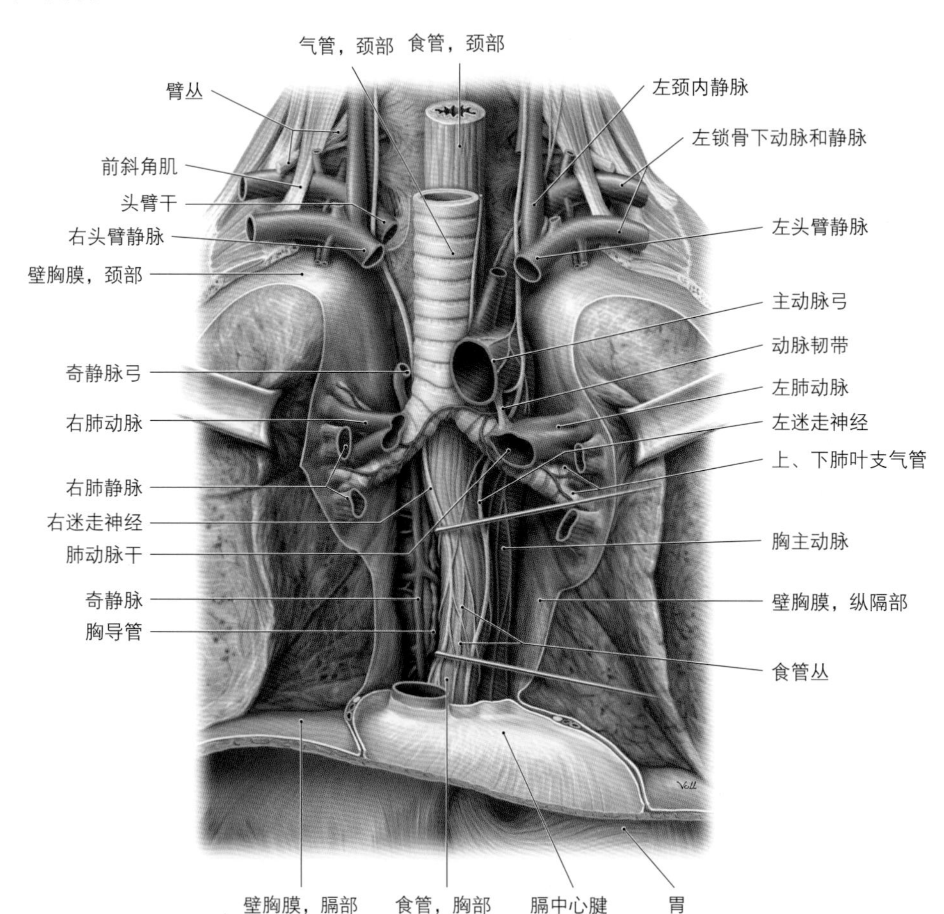
气管，颈部
食管，颈部
臂丛
前斜角肌
头臂干
右头臂静脉
壁胸膜，颈部
奇静脉弓
右肺动脉
右肺静脉
右迷走神经
肺动脉干
奇静脉
胸导管
左颈内静脉
左锁骨下动脉和静脉
左头臂静脉
主动脉弓
动脉韧带
左肺动脉
左迷走神经
上、下肺叶支气管
胸主动脉
壁胸膜，纵隔部
食管丛
壁胸膜，膈部
食管，胸部
膈中心腱
胃

图 9.24 食管的结构

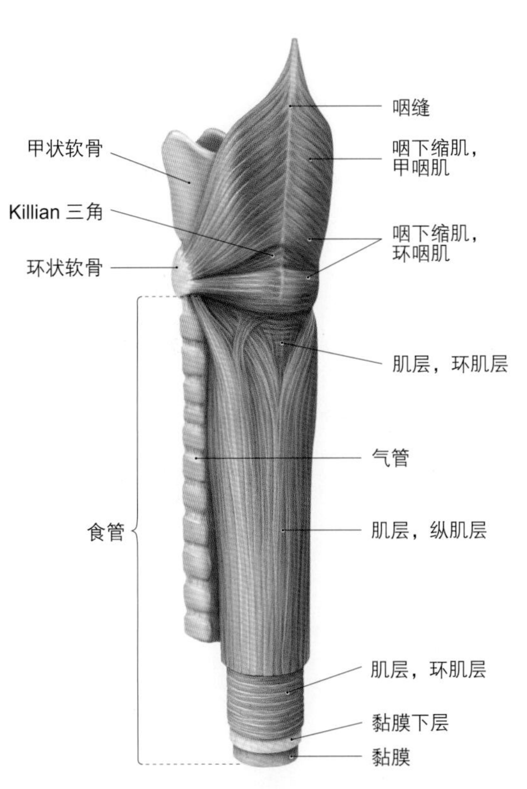
咽缝
甲状软骨
咽下缩肌，甲咽肌
Killian 三角
咽下缩肌，环咽肌
环状软骨
肌层，环肌层
气管
食管
肌层，纵肌层
肌层，环肌层
黏膜下层
黏膜

A. 食管壁，左斜后面观。咽（见第 650 页）；气管（见第 120 页）。

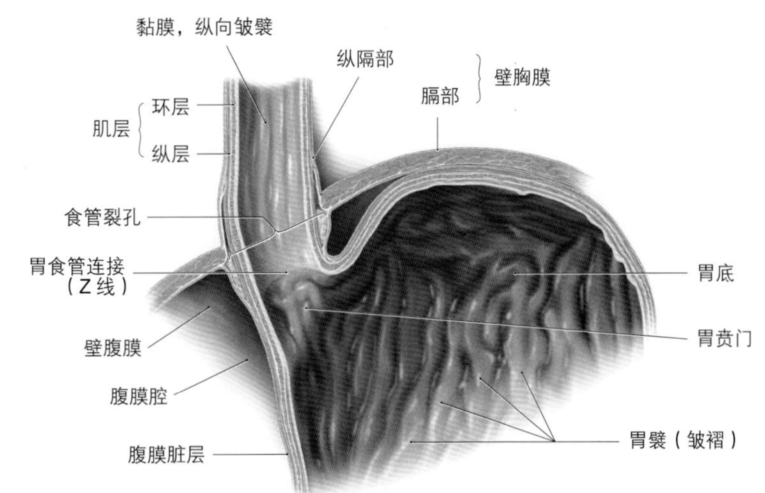
黏膜，纵向皱襞
纵隔部
壁胸膜
膈部
肌层
环层
纵层
食管裂孔
胃食管连接（Z 线）
胃底
胃贲门
壁腹膜
腹膜腔
胃襞（皱褶）
腹膜脏层

B. 食管胃连接，前面观。此处的括约肌不易鉴别，相反，膈的食管裂孔具有括约肌的功能。由于其 Z 字形态，因此常常被称为“Z 线”。

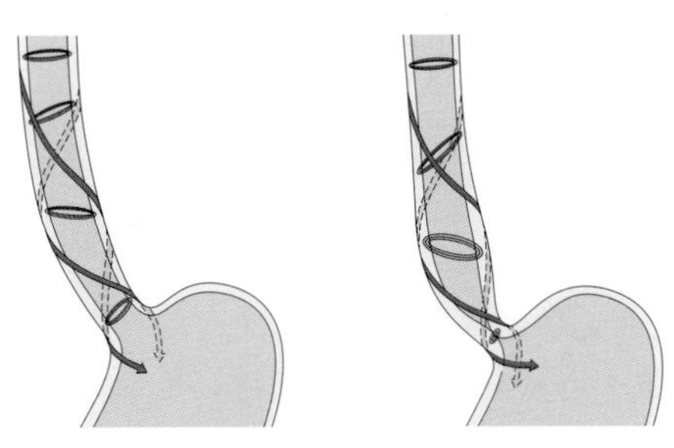

C. 食管肌的功能结构。

临床要点 9.6

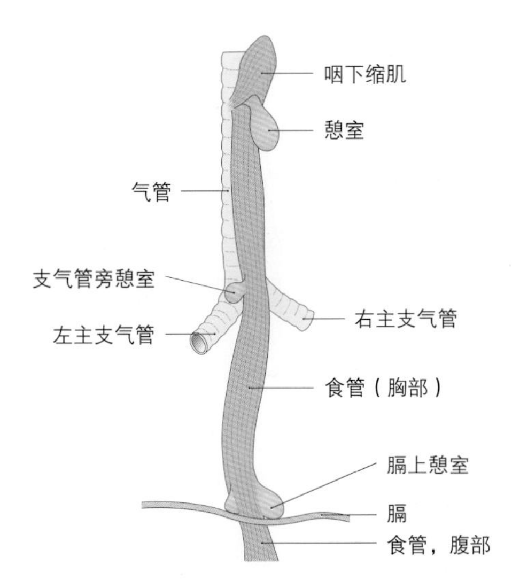
咽下缩肌
憩室
气管
支气管旁憩室
右主支气管
左主支气管
食管（胸部）
膈上憩室
膈
食管，腹部

食管憩室

憩室（异常的外翻或囊袋）通常发生在食管壁的薄弱处。主要有三种类型的食管憩室。

- 咽下（咽－食管）憩室：外翻发生在咽与食管交界处。包括 Zenker 憩室（占总数的 70%）。
- “真”牵引憩室：全壁层突出，不是典型地发生在特征性的薄弱处。然而，这种憩室通常由于炎症过程所致（如淋巴管炎），因此易发生在食管与支气管和支气管淋巴结相接触的位置（胸部或支气管旁憩室）。
- “假”性推出憩室：由于食管内压力上升，导致黏膜和黏膜下层通过食管肌层的薄弱点突出（如在正常吞咽时）。这些包括食管裂孔旁和膈上憩室（占总数的 10%）。

食管的神经、血管

交感神经支配：节前纤维发自 T_2~T_6 脊髓段。节后纤维自交感链加入食管丛。副交感神经支配：节前纤维来自迷走神经背核，走行于迷走神经中形成广泛的食管丛。注意：节后神经元位于食管壁内。食管颈部的纤维走行于喉返神经内。

图 9.25 食管的自主神经支配

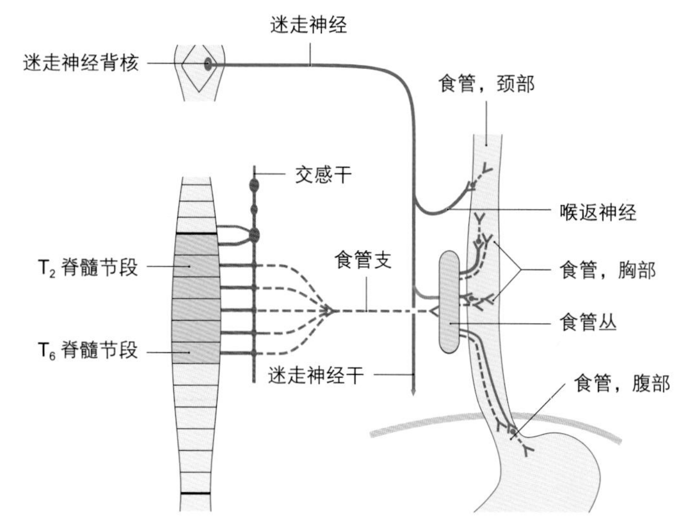
迷走神经
迷走神经背核
食管，颈部
交感干
喉返神经
食管支
T2 脊髓节段
食管，胸部
食管丛
T6 脊髓节段
迷走神经干
食管，腹部
交感神经节前纤维
交感神经节后纤维
副交感神经节前纤维
副交感神经节后纤维

图 9.26 食管丛

左、右迷走神经从食管左、右两侧开始下降。当其开始加入食管丛时，分别转食管前方和后方。当迷走神经进入腹腔后被命名为迷走神经前干和后干。

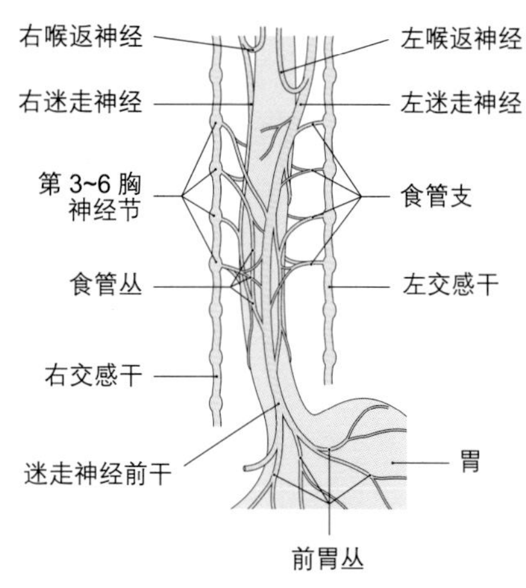
右喉返神经
左喉返神经
右迷走神经
左迷走神经
第 3~6 胸神经节
食管支
食管丛
左交感干
右交感干
迷走神经前干
胃
前胃丛

A. 前面观。注意节后交感神经纤维加入食管丛。

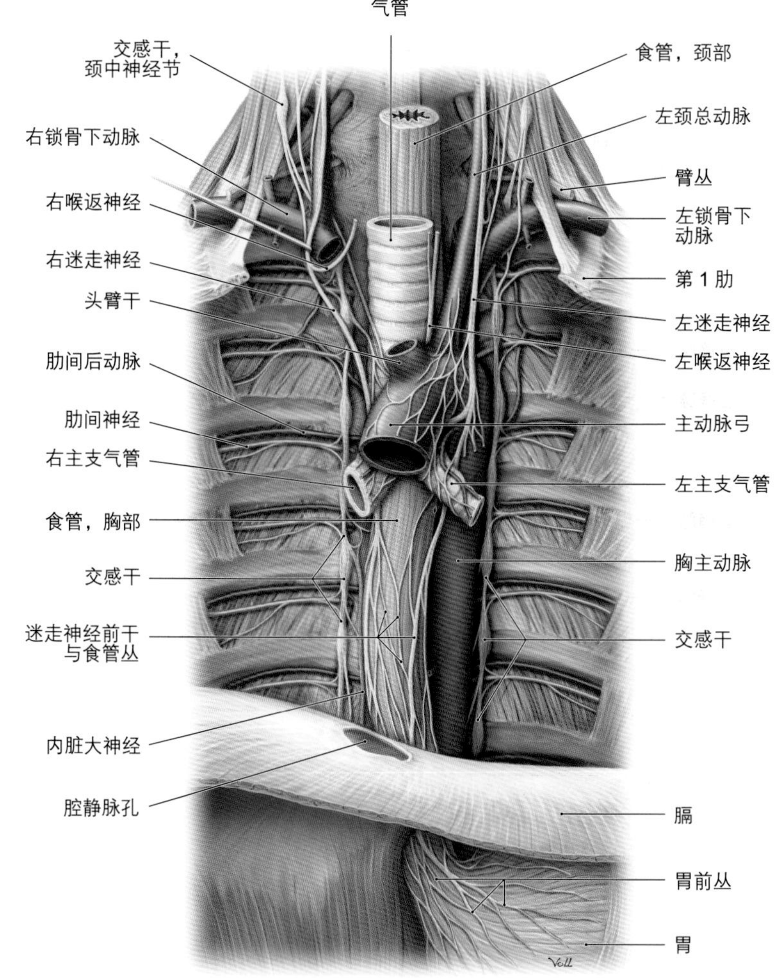
气管
交感干，颈中神经节
食管，颈部
左颈总动脉
右锁骨下动脉
臂丛
右喉返神经
左锁骨下动脉
右迷走神经
第 1 肋
头臂干
左迷走神经
左喉返神经
肋间后动脉
肋间神经
主动脉弓
右主支气管
左主支气管
食管，胸部
胸主动脉
交感干
迷走神经前干与食管丛
交感干
内脏大神经
腔静脉孔
膈
胃前丛
胃

B. 原位食管丛。前面观。

左迷走神经
右迷走神经
食管丛
迷走神经后干
胃
胃后丛

C. 后面观。

图 9.27 食管的动脉

前面观。

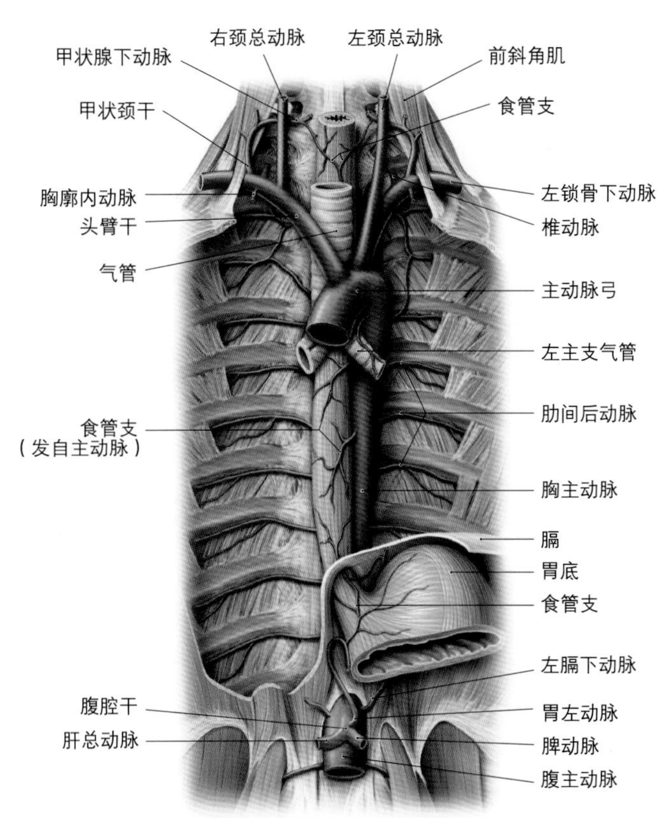
右颈总动脉
左颈总动脉
甲状腺下动脉
前斜角肌
食管支
甲状颈干
胸廓内动脉
左锁骨下动脉
头臂干
椎动脉
气管
主动脉弓
左主支气管
肋间后动脉
食管支
（发自主动脉）
胸主动脉
膈
胃底
食管支
左膈下动脉
腹腔干
胃左动脉
肝总动脉
脾动脉
腹主动脉

图 9.28 食管的静脉

前面观。

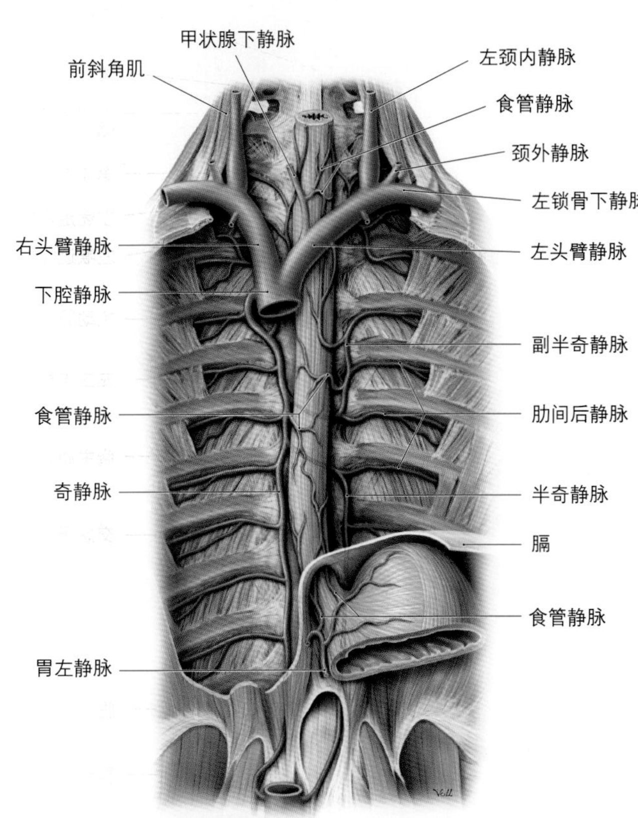
甲状腺下静脉
前斜角肌
左颈内静脉
食管静脉
颈外静脉
左锁骨下静脉
右头臂静脉
左头臂静脉
下腔静脉
副半奇静脉
食管静脉
肋间后静脉
奇静脉
半奇静脉
膈
食管静脉
胃左静脉

表 9.6 食管的血管

分段	食管动脉的起源	食管静脉的引流
颈部	甲状腺下动脉	甲状腺下静脉
	直接从甲状腺颈干或者颈总动脉发出的分支较少	左头臂静脉
胸部	主动脉（4 或 5 条食管动脉）	左上：副半奇静脉或左头臂静脉
		左下：半奇静脉
		右侧：奇静脉
腹部	胃左动脉	胃左静脉

纵隔的淋巴

上纵隔淋巴结引流膈、心包、食管下段、肺和肝的淋巴，汇入支气管纵隔干。腹部的膈下淋巴结收集膈、肺下叶的淋巴液输送到腰干。注意：心包也可以向上引流至头臂淋巴结。

图 9.29 纵隔和胸腔淋巴结

左前斜面观。

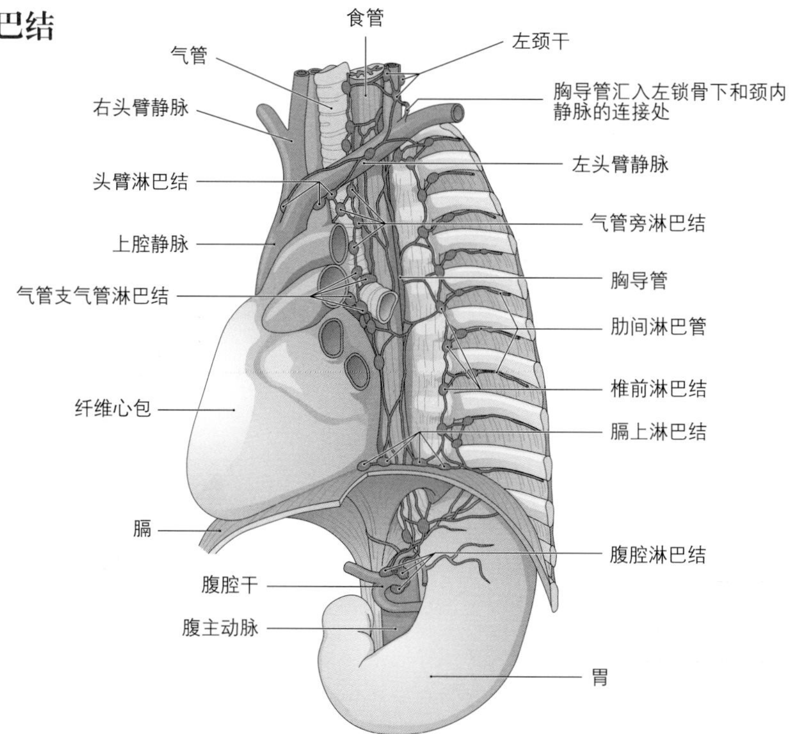
食管
左颈干
气管
胸导管汇入左锁骨下和颈内静脉的连接处
右头臂静脉
左头臂静脉
头臂淋巴结
气管旁淋巴结
上腔静脉
胸导管
气管支气管淋巴结
肋间淋巴管
椎前淋巴结
纤维心包
膈上淋巴结
膈
腹腔淋巴结
腹腔干
腹主动脉
胃

图 9.30 心的淋巴引流

心有一个独特的“交叉”引流系统：左心房和左心室的淋巴引流至右静脉角，而右心房和右心室的淋巴引流至左静脉角。

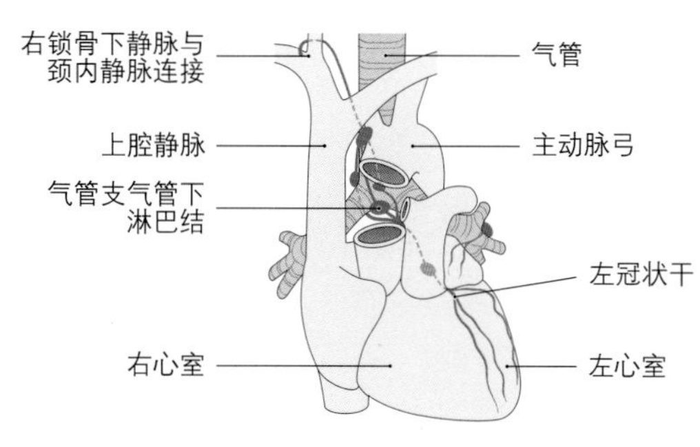
右锁骨下静脉与颈内静脉连接
气管
上腔静脉
主动脉弓
气管支气管下淋巴结
左冠状干
右心室
左心室

A. 左侧心腔的淋巴引流，前面观。

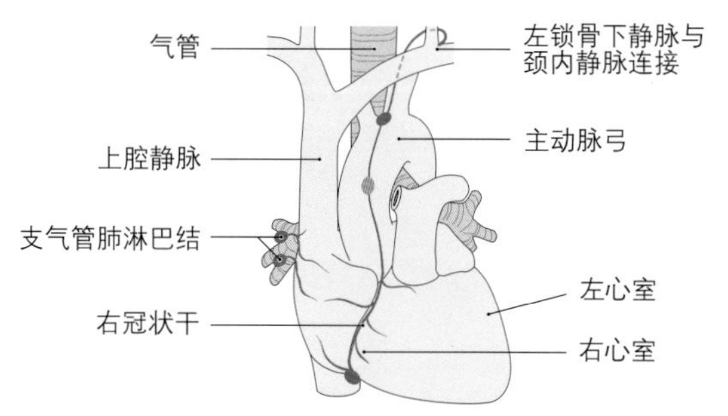
气管
左锁骨下静脉与颈内静脉连接
主动脉弓
上腔静脉
支气管肺淋巴结
左心室
右冠状干
右心室

B. 右侧心腔的淋巴引流，前面观。

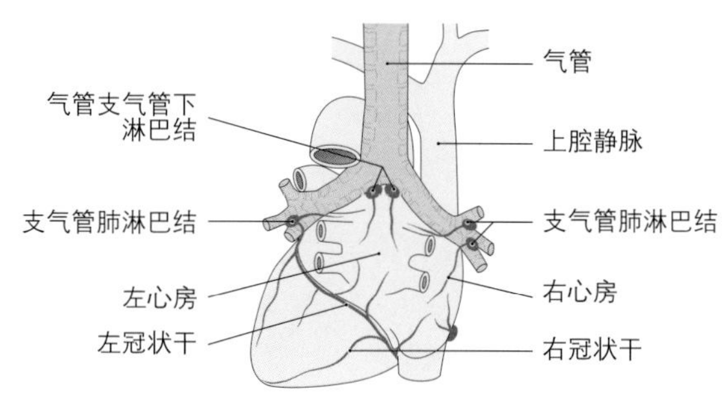
气管
气管支气管下淋巴结
上腔静脉
支气管肺淋巴结
支气管肺淋巴结
左心房
右心房
左冠状干
右冠状干

C. 后面观。

食管旁淋巴结引流食管。颈部食管的淋巴主要引流至头侧，通过颈深淋巴结，然后至颈静脉干。胸部食管分两部分引流至支气管纵隔干：上半部分向头侧引流，下半部分通过膈上淋巴结向下引流。支气管肺淋巴结和气管旁淋巴结引流肺、支气管和气管的淋巴进入支气管纵隔干（见第128页）。

图 9.31 纵隔淋巴结

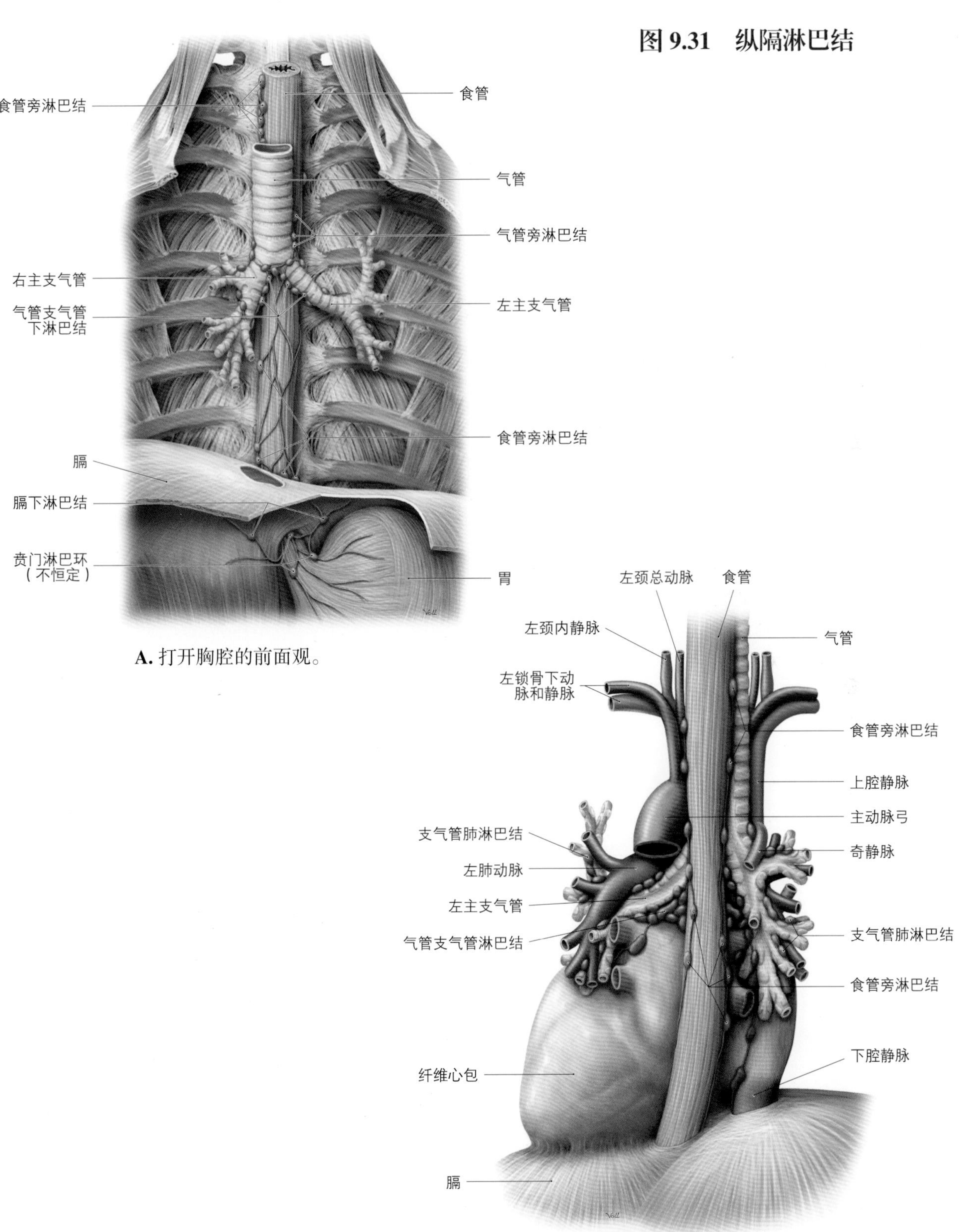
食管旁淋巴结
食管
气管
气管旁淋巴结
右主支气管
气管支气管
下淋巴结
左主支气管
食管旁淋巴结
膈
膈下淋巴结
贲门淋巴环
（不恒定）
胃
左颈总动脉
食管
左颈内静脉
气管
左锁骨下动
脉和静脉
食管旁淋巴结
上腔静脉
主动脉弓
支气管肺淋巴结
奇静脉
左肺动脉
左主支气管
支气管肺淋巴结
气管支气管淋巴结
食管旁淋巴结
下腔静脉
纤维心包
膈

A. 打开胸腔的前面观。

B. 纵隔淋巴结后面观。

第 10 章　肺腔

肺 腔

成对的肺腔容纳左肺和右肺，两个肺腔被纵隔完全分隔，且维持负压（见呼吸力学，第 122、123 页）。左侧肺腔较右侧肺腔稍小，以前方更明显，这是因为纵隔内心的位置不对称所致，心主要位于左侧。因此在心水平上左侧壁胸膜和肺的部分边界移位，也反映在肺腔前缘与左、右体表标志线交叉点所形成的胸部标志差异中。

图 10.1　肺及肺腔的边界线

标志线上方的红点表示肺下界，下方的蓝点表示肺腔的下界。

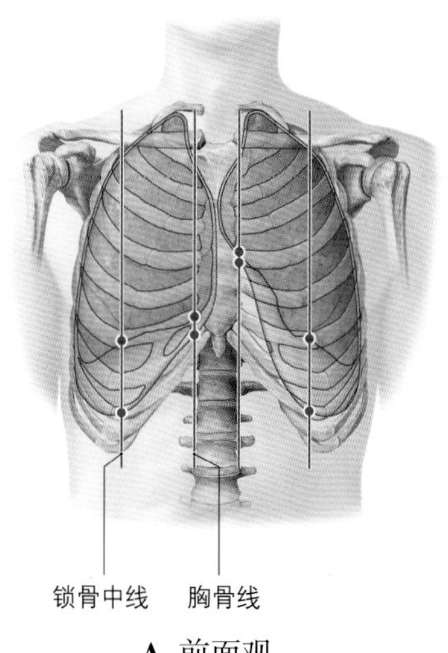

锁骨中线
胸骨线

A. 前面观。

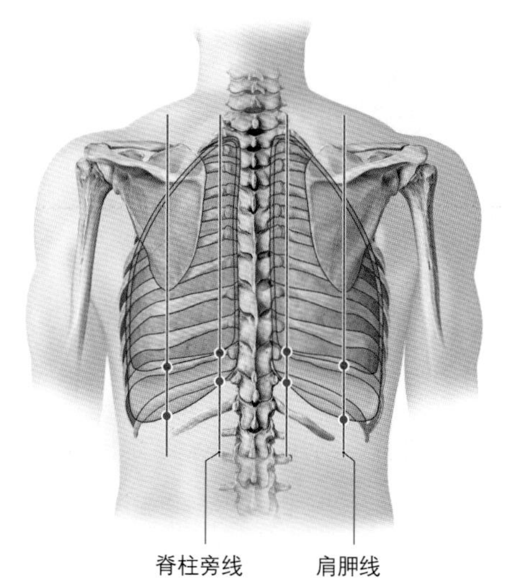

脊柱旁线
肩胛线

B. 后面观。

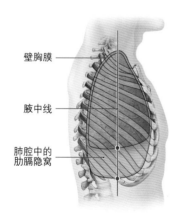

壁胸膜
腋中线
肺腔中的
肋膈隐窝

C. 右侧面观。

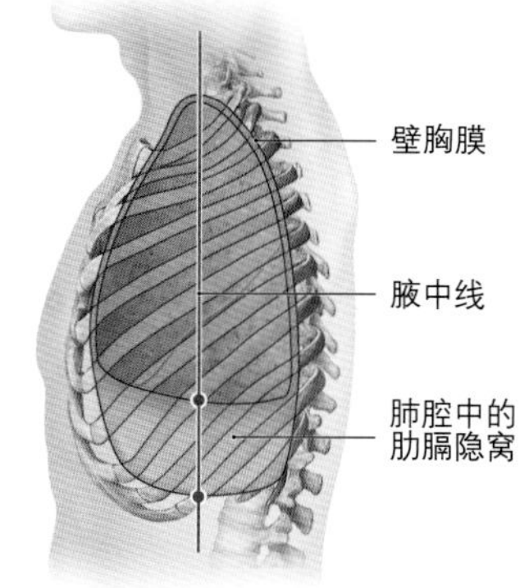

壁胸膜
腋中线
肺腔中的
肋膈隐窝

D. 左侧面观。

表 10.1　肺腔的边界以及对应的体表标志点

体表标志线	右肺	右侧胸膜壁层	左肺	左侧胸膜壁层
胸骨线	第 6 肋	第 7 肋	第 4 肋	第 4 肋
锁骨中线	第 6 肋	第 8 肋软骨	第 6 肋	第 8 肋
腋中线	第 8 肋	第 10 肋	第 8 肋	第 10 肋
肩胛线	第 10 肋	第 11 肋	第 10 肋	第 11 肋
脊柱旁线	第 10 肋	T_{12} 椎骨	第 10 肋	T_{12} 椎骨

图 10.2 壁胸膜

肺腔以两层浆膜为界。脏胸膜覆于肺表面，而成对的壁胸膜衬于胸腔内壁。壁胸膜的四个部分相互延续（肋部、膈部、纵隔部和颈部）。

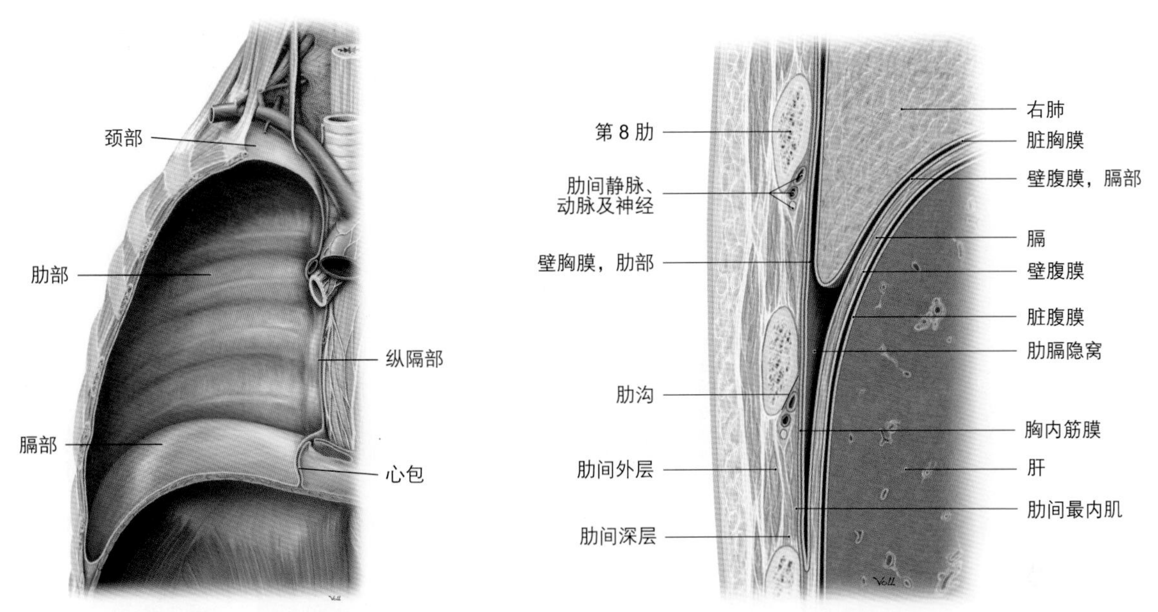
颈部
肋部
纵隔部
膈部
心包
第 8 肋
肋间静脉、
动脉及神经
壁胸膜，肋部
肋沟
肋间外层
肋间深层
右肺
脏胸膜
壁腹膜，膈部
膈
壁腹膜
脏腹膜
肋膈隐窝
胸内筋膜
肝
肋间最内肌

A. 壁胸膜的部分。剖开：右侧脏胸膜，前面观。

B. 肋膈隐窝。冠状面前面观，膈胸膜在胸腔内壁（延续为肋胸膜）处反折形成肋膈隐窝。

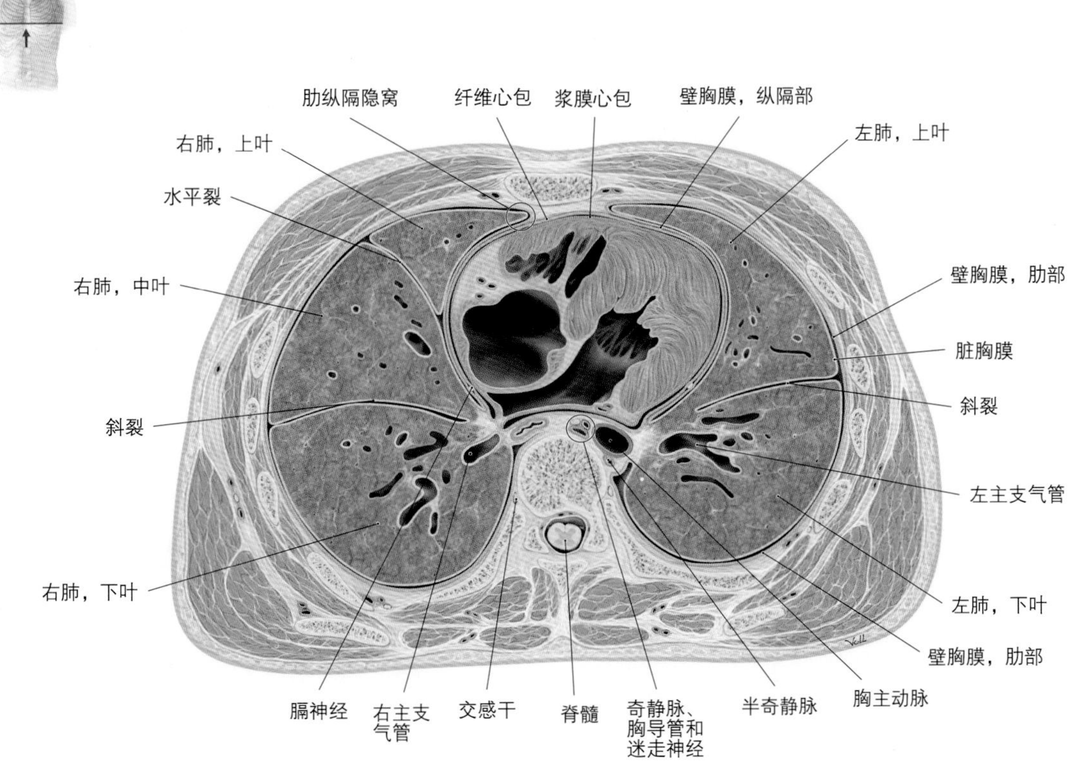
肋纵隔隐窝
纤维心包
浆膜心包
壁胸膜，纵隔部
右肺，上叶
左肺，上叶
水平裂
右肺，中叶
壁胸膜，肋部
脏胸膜
斜裂
斜裂
左主支气管
右肺，下叶
左肺，下叶
壁胸膜，肋部
膈神经
右主支
气管
交感干
脊髓
奇静脉、
胸导管和
迷走神经
半奇静脉
胸主动脉

C. T_7 横切面，下面观。肋胸膜在心包附近的反折形成肋纵隔隐窝。

胸膜：分区、隐窝和神经支配

图 10.3 胸膜及其分区

胸前壁和壁胸膜的肋部切除以显示原位肺。

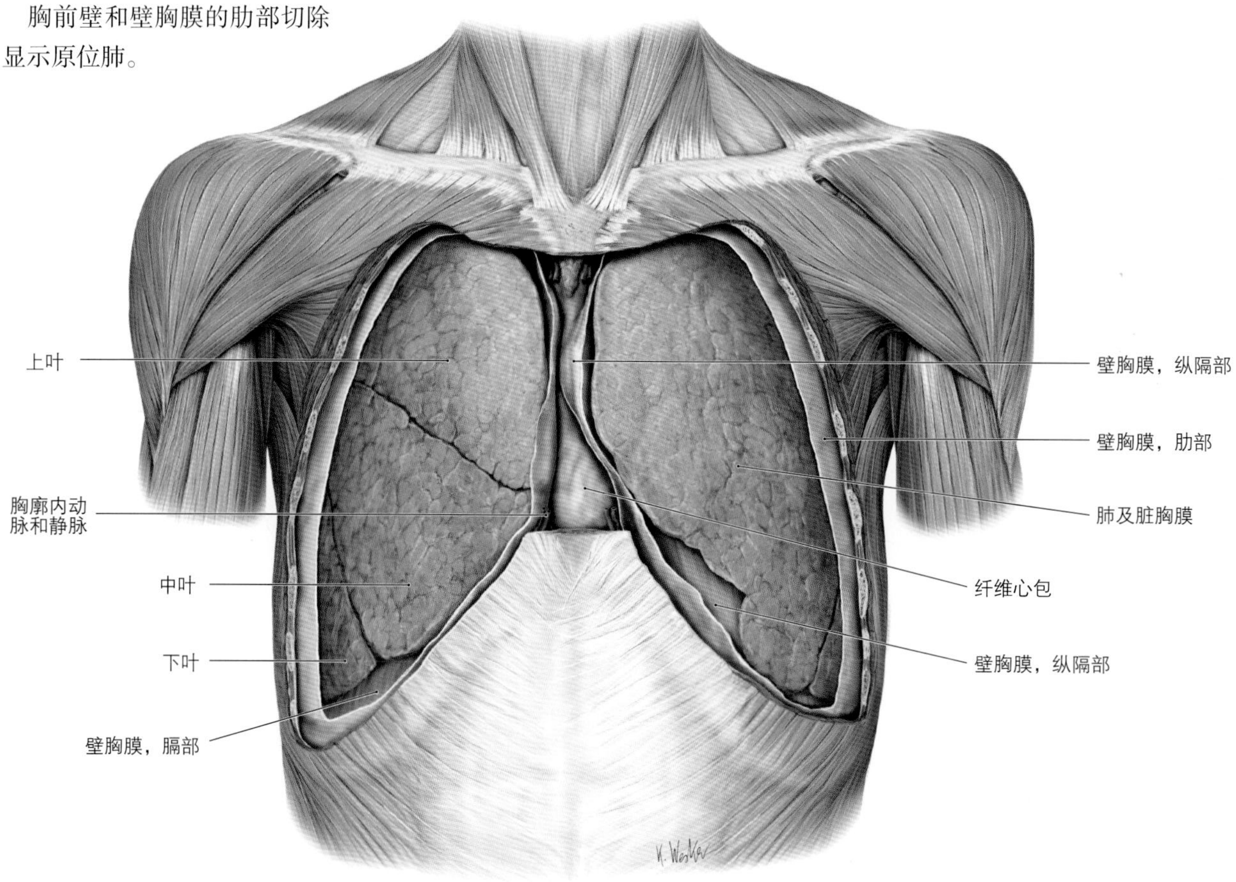

上叶
胸廓内动脉和静脉
中叶
下叶
壁胸膜，膈部
壁胸膜，纵隔部
壁胸膜，肋部
肺及脏胸膜
纤维心包
壁胸膜，纵隔部

图 10.4 胸膜的神经支配

肋间神经支配壁胸膜的肋部、颈部和膈部的周边。膈神经支配壁胸膜的纵隔部和膈中心腱部分。自主神经支配肺表面的脏胸膜。

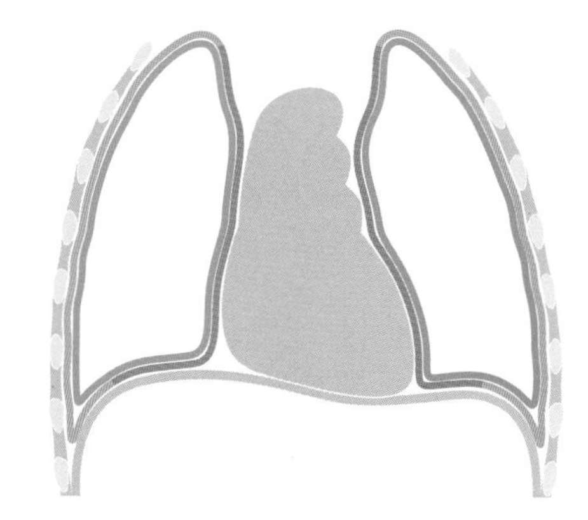

肋间神经支配的壁胸膜
膈神经支配的壁胸膜
自主神经支配的脏胸膜

图 10.5 肋纵隔隐窝和肋膈隐窝

在胸腔左侧，检查者的指尖伸入肋纵隔隐窝和肋膈隐窝中。这些隐窝的形成是由于壁胸膜的肋部在纤维心包上反折为纵隔胸膜（肋纵隔隐窝），或在膈上反折为膈胸膜（肋膈隐窝）。

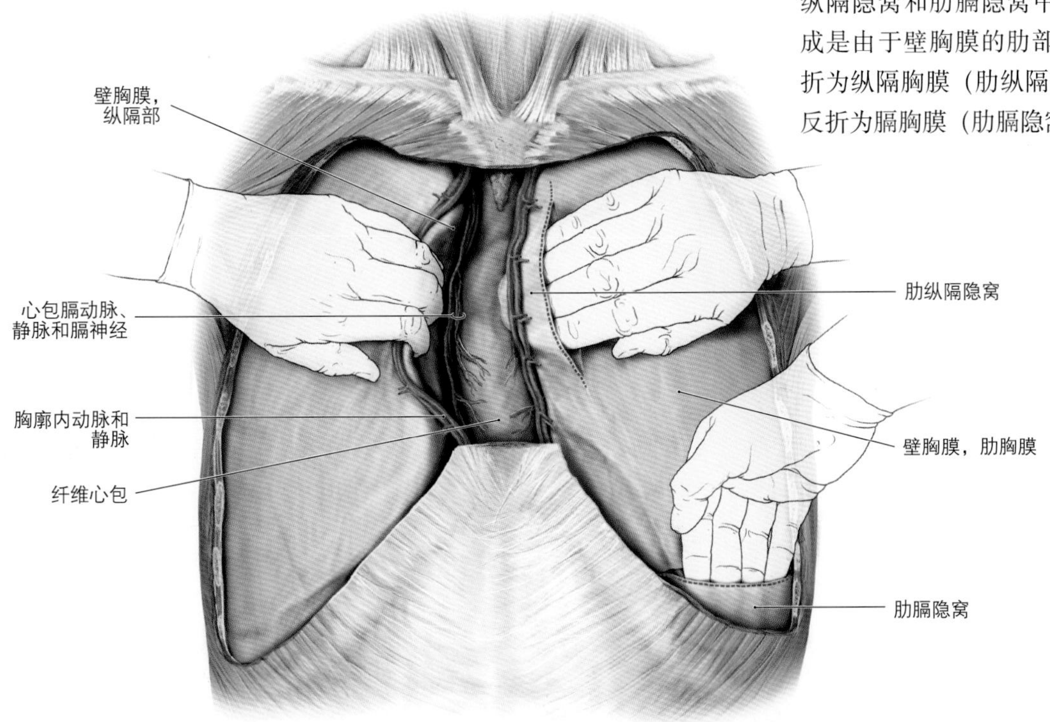
壁胸膜，纵隔部
心包膈动脉、静脉和膈神经
胸廓内动脉和静脉
纤维心包
肋纵隔隐窝
壁胸膜，肋胸膜
肋膈隐窝

图 10.6 胸膜隐窝

T_8 横切面，上面观。

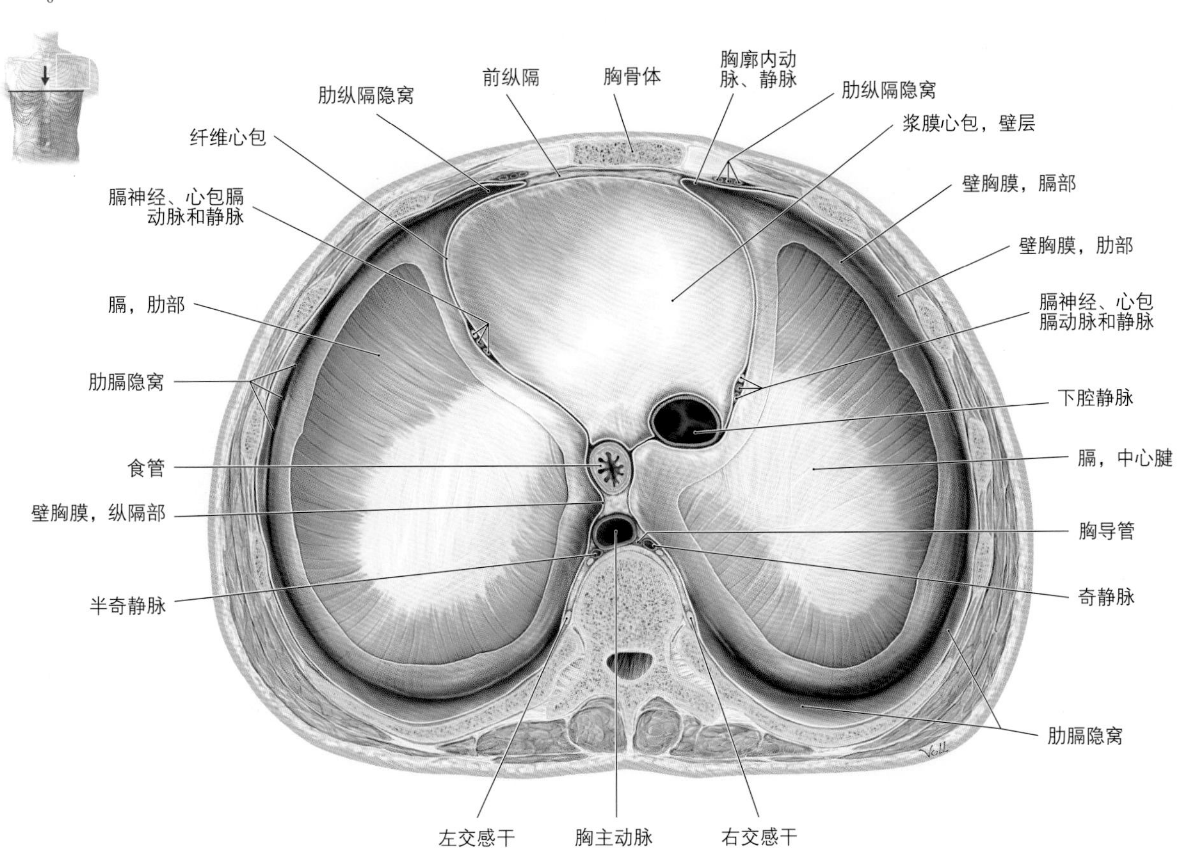
肋纵隔隐窝
前纵隔
胸骨体
胸廓内动脉、静脉
肋纵隔隐窝
浆膜心包，壁层
纤维心包
膈神经、心包膈动脉和静脉
壁胸膜，膈部
壁胸膜，肋部
膈，肋部
膈神经、心包膈动脉和静脉
肋膈隐窝
下腔静脉
食管
膈，中心腱
壁胸膜，纵隔部
胸导管
半奇静脉
奇静脉
肋膈隐窝
左交感干
胸主动脉
右交感干

肺

图 10.7　原位肺

左肺和右肺占据了整个胸膜腔。由于心的位置不对称，左肺较右肺稍小。

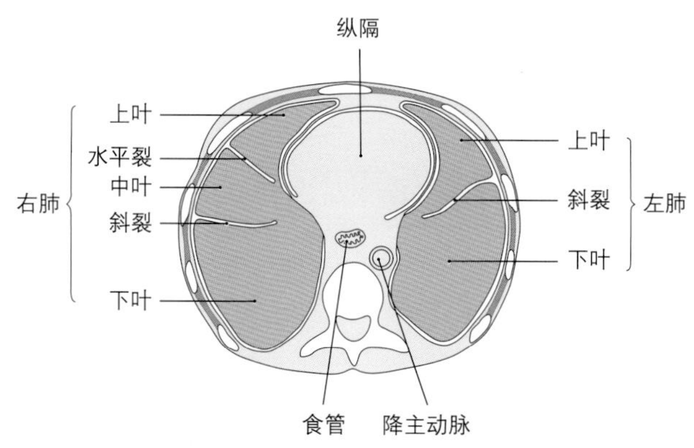
纵隔
右肺
上叶
水平裂
中叶
斜裂
下叶
上叶
斜裂
下叶
左肺
食管
降主动脉

A. 肺的局部解剖学关系，横切面，下面观。

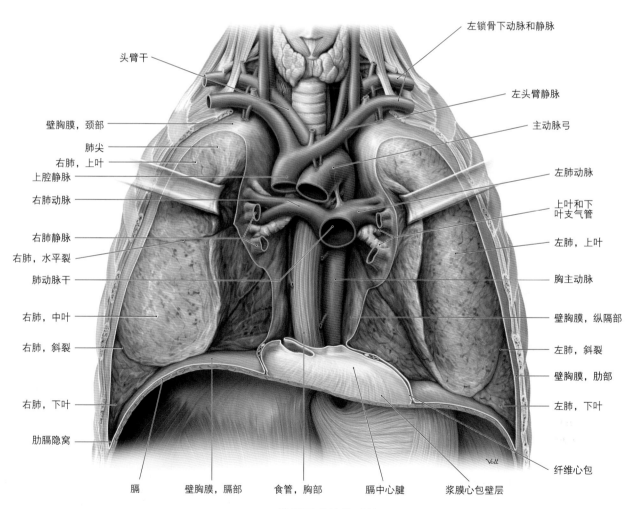

左锁骨下动脉和静脉
头臂干
左头臂静脉
主动脉弓
壁胸膜，颈部
肺尖
右肺，上叶
上腔静脉
右肺动脉
左肺动脉
上叶和下叶支气管
右肺静脉
右肺，水平裂
左肺，上叶
肺动脉干
胸主动脉
右肺，中叶
壁胸膜，纵隔部
右肺，斜裂
左肺，斜裂
壁胸膜，肋部
右肺，下叶
左肺，下叶
肋膈隐窝
纤维心包
膈
壁胸膜，膈部
食管，胸部
膈中心腱
浆膜心包壁层

B. 肺翻开后的前面观。

图 10.8　肺的大体解剖

水平裂与斜裂将右肺分为了三个叶：上叶、中叶和下叶。斜裂将左肺分成了两个叶：上叶和下叶。每侧的肺尖向上伸入颈根部。肺门是支气管和神经、血管等结构与肺连接的位置。

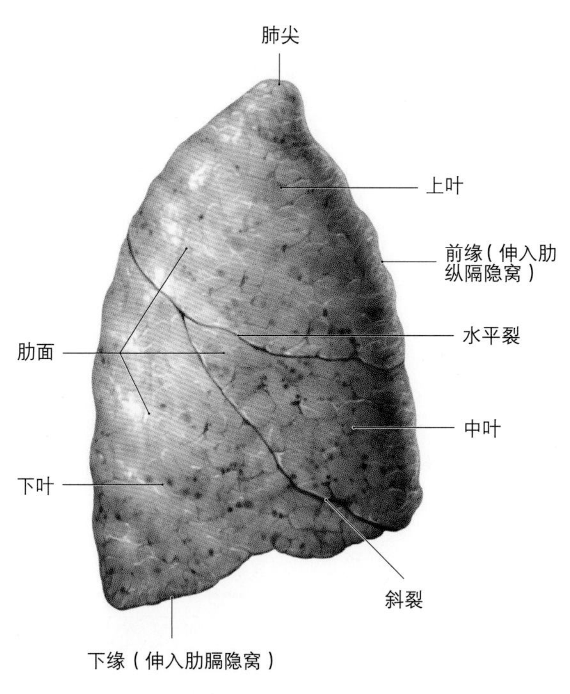
肺尖
上叶
前缘（伸入肋纵隔隐窝）
肋面
水平裂
中叶
下叶
斜裂
下缘（伸入肋膈隐窝）

A. 右肺，外侧面观。

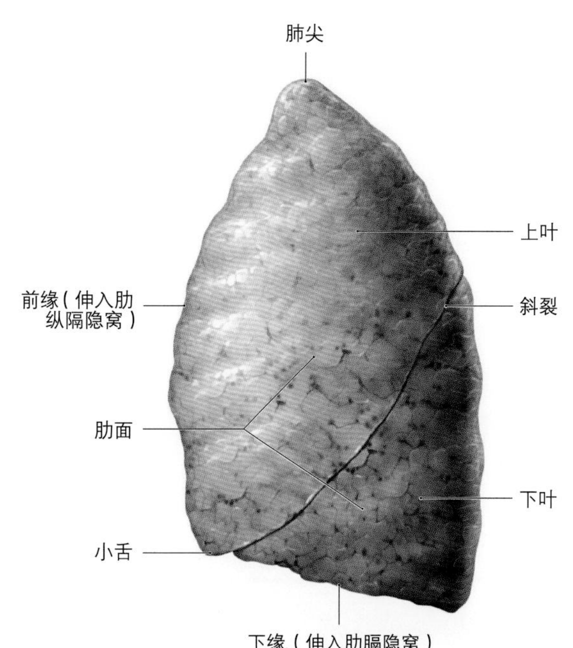
肺尖
上叶
前缘（伸入肋纵隔隐窝）
斜裂
肋面
下叶
小舌
下缘（伸入肋膈隐窝）

B. 左肺，外侧面观。

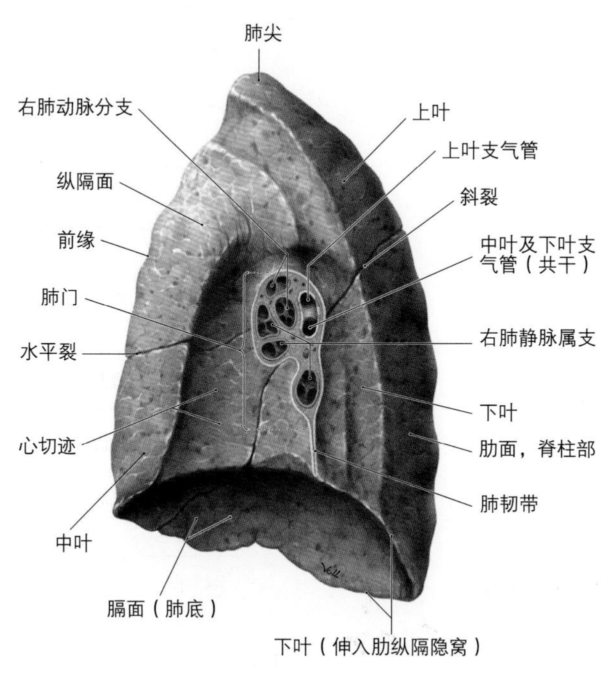
肺尖
右肺动脉分支
上叶
上叶支气管
纵隔面
斜裂
前缘
中叶及下叶支气管（共干）
肺门
右肺静脉属支
水平裂
下叶
心切迹
肋面，脊柱部
肺韧带
中叶
膈面（肺底）
下叶（伸入肋纵隔隐窝）

C. 右肺，内侧面观。

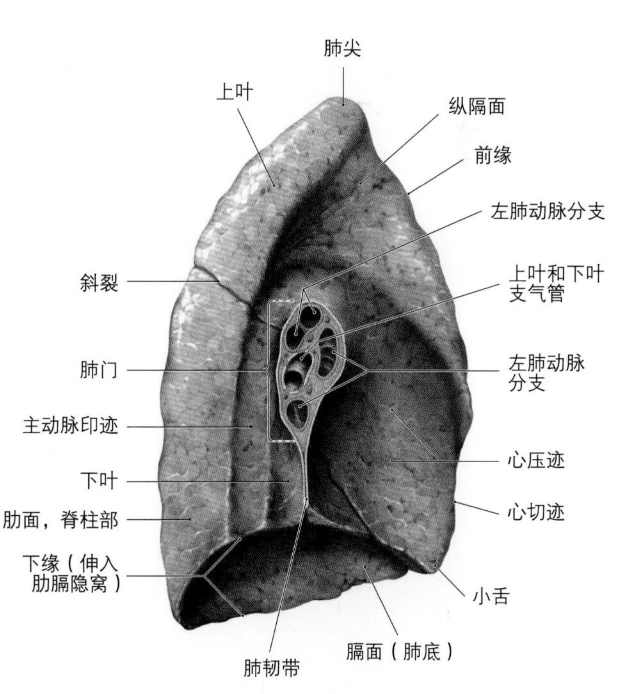
肺尖
上叶
纵隔面
前缘
左肺动脉分支
上叶和下叶支气管
斜裂
左肺动脉分支
肺门
主动脉印迹
心压迹
下叶
心切迹
肋面，脊柱部
下缘（伸入肋膈隐窝）
小舌
膈面（肺底）
肺韧带

D. 左肺，内侧面观。

第2篇 胸部

肺的支气管肺段

肺叶进一步分为支气管肺段，是可切除的最小肺单位，每段有一个三级（段）支气管供气。注意：这些分段不是以表面边界来划分的，而是依据其支气管来源。

图 10.9　肺的分段

前面观。详细的气管及支气管树见第 120、121 页。

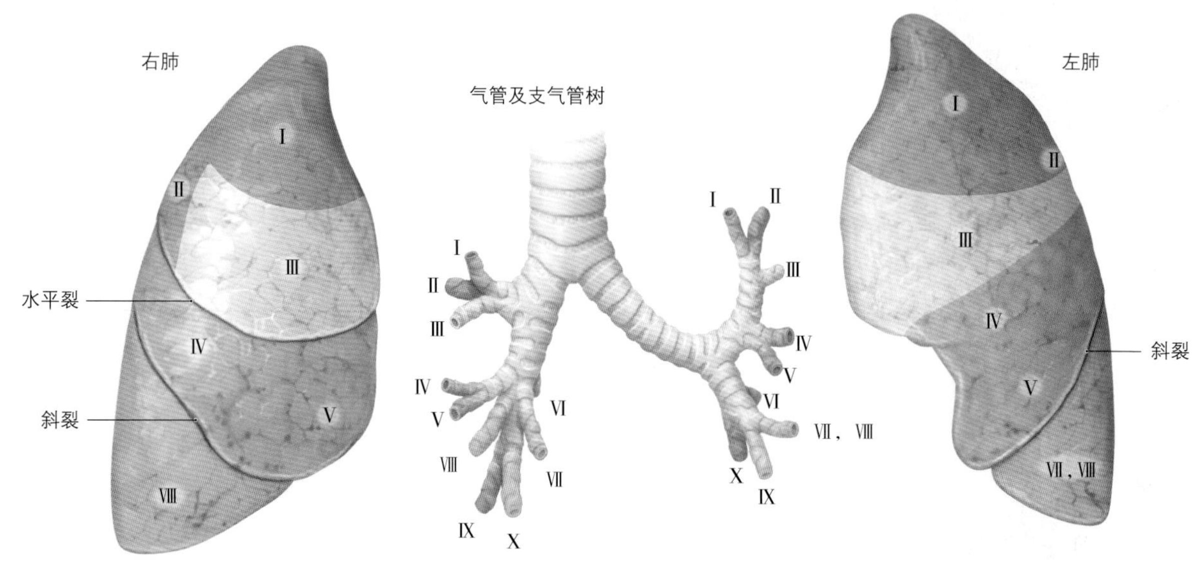

右肺
气管及支气管树
左肺
水平裂
斜裂
斜裂
Ⅰ
Ⅱ
Ⅲ
Ⅳ
Ⅴ
Ⅵ
Ⅶ
Ⅷ
Ⅸ
Ⅹ
Ⅶ、Ⅷ

图 10.10　支气管造影正位片

右肺前面观。

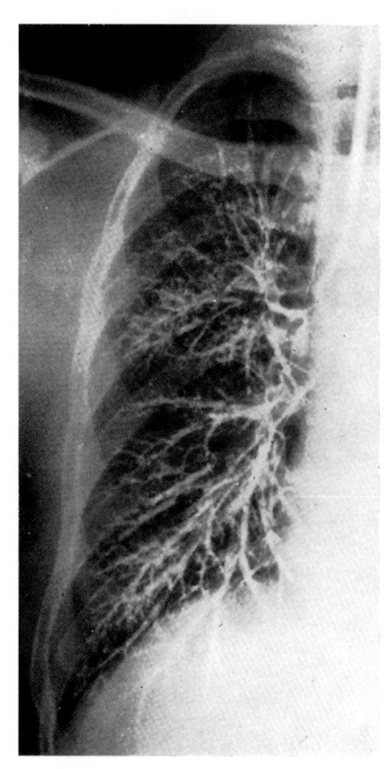

表 10.2　肺的节段性结构

右肺		左肺	
上叶			
Ⅰ	尖段	尖后段	Ⅰ
Ⅱ	后段		Ⅱ
Ⅲ	前段		Ⅲ
中叶		**小舌**	
Ⅳ	外侧段	上舌段	Ⅳ
Ⅴ	内侧段	下舌段	Ⅴ
下叶			
Ⅵ	上段		Ⅵ
Ⅶ	内侧底段		Ⅶ
Ⅷ	前底段		Ⅷ
Ⅸ	外侧底段		Ⅸ
Ⅹ	后底段		Ⅹ

注：每个段都由同名的段支气管供气（如尖段支气管给尖段供气）。支气管及支气管树详情见第 120、121 页。

图 10.11 右肺：支气管肺段

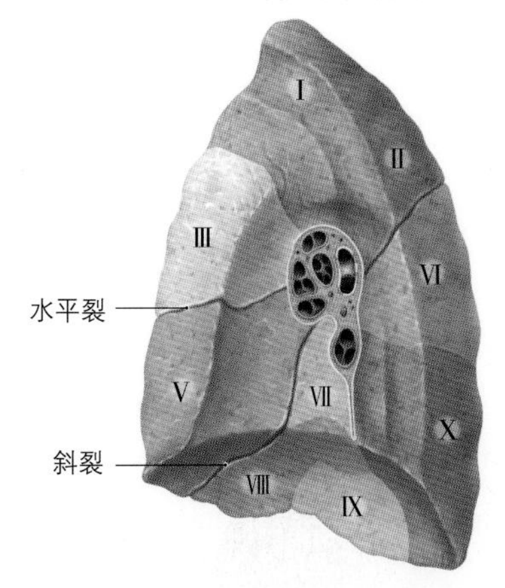
Ⅰ
Ⅱ
Ⅲ
Ⅵ
水平裂
Ⅴ
Ⅶ
Ⅹ
斜裂
Ⅷ
Ⅸ

A. 内侧面观。

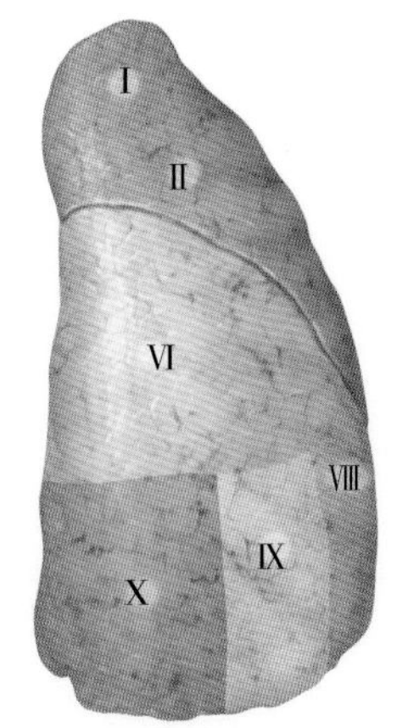
Ⅰ
Ⅱ
Ⅵ
Ⅷ
Ⅸ
Ⅹ

B. 后面观。

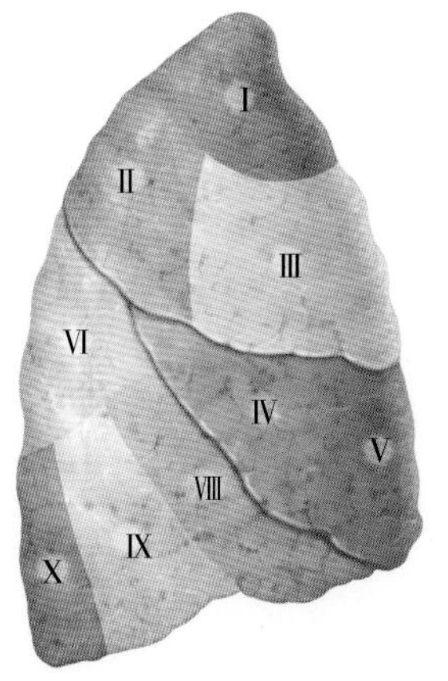
Ⅰ
Ⅱ
Ⅲ
Ⅵ
Ⅳ
Ⅴ
Ⅷ
Ⅸ
Ⅹ

C. 外侧面观。

图 10.12 左肺：支气管肺段

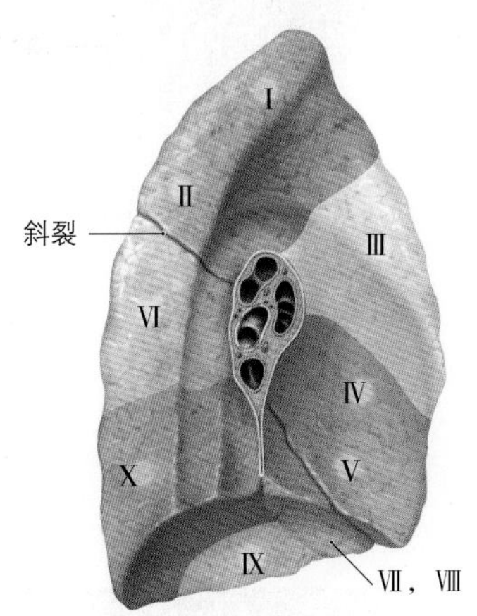
Ⅰ
Ⅱ
斜裂
Ⅲ
Ⅵ
Ⅳ
Ⅹ
Ⅴ
Ⅸ
Ⅶ，Ⅷ

A. 内侧面观。

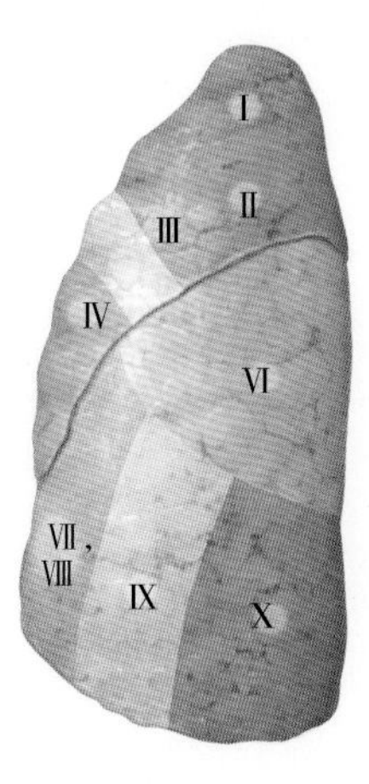
Ⅰ
Ⅲ
Ⅱ
Ⅳ
Ⅵ
Ⅶ，
Ⅷ
Ⅸ
Ⅹ

B. 后面观。

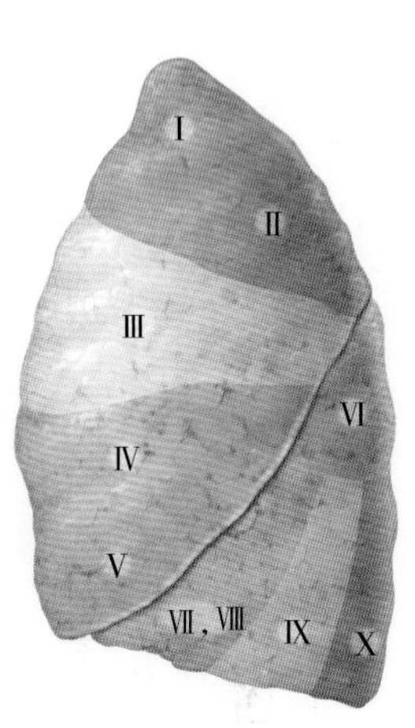
Ⅰ
Ⅱ
Ⅲ
Ⅵ
Ⅳ
Ⅴ
Ⅶ，Ⅷ
Ⅸ
Ⅹ

C. 外侧面观。

临床要点 10.1

肺切除术

肺癌、肺气肿或肺结核患者可能需要切除受损部分的肺。外科医生根据肺叶、肺段的解剖来切除受损肺组织。

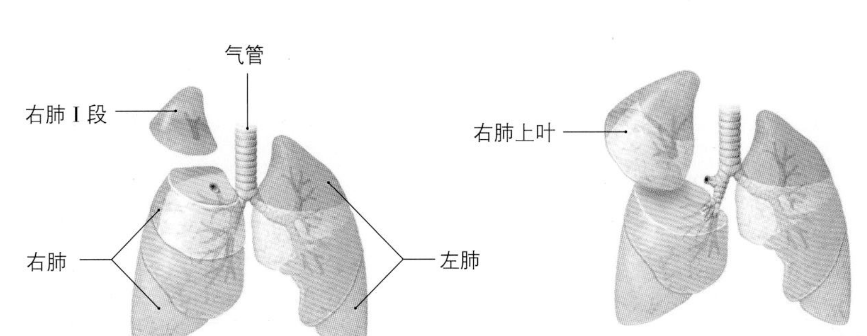
气管
右肺Ⅰ段
右肺
左肺

A. 肺段（楔形）切除术：切除一段或更多的肺段。

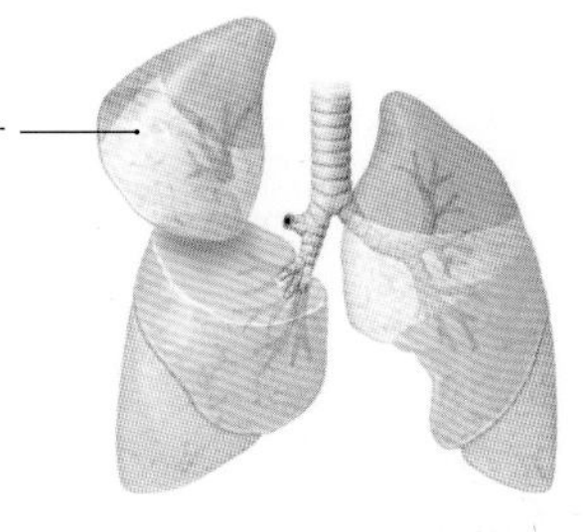
右肺上叶

B. 肺叶切除：切除一个肺叶。

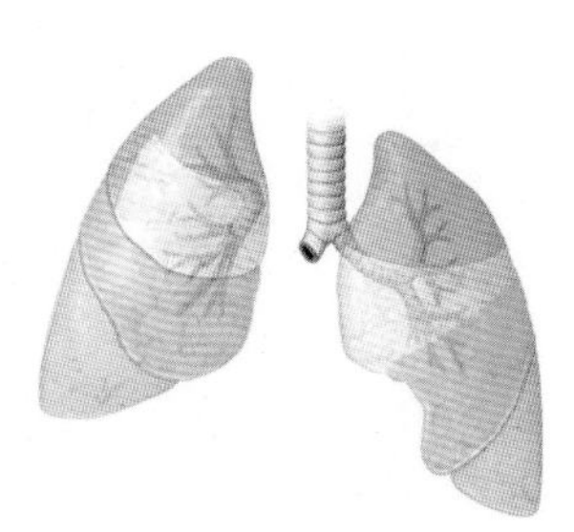

C. 肺切除术：切除整个肺脏。

气管和支气管树

在（或靠近）胸骨角水平，最低的气管软骨转为前后位形成气管隆嵴。气管在气管隆嵴处分叉形成左、右主支气管。每个支气管向肺发出肺叶支气管。

图 10.13 气管

甲状腺的结构见第 530 页。

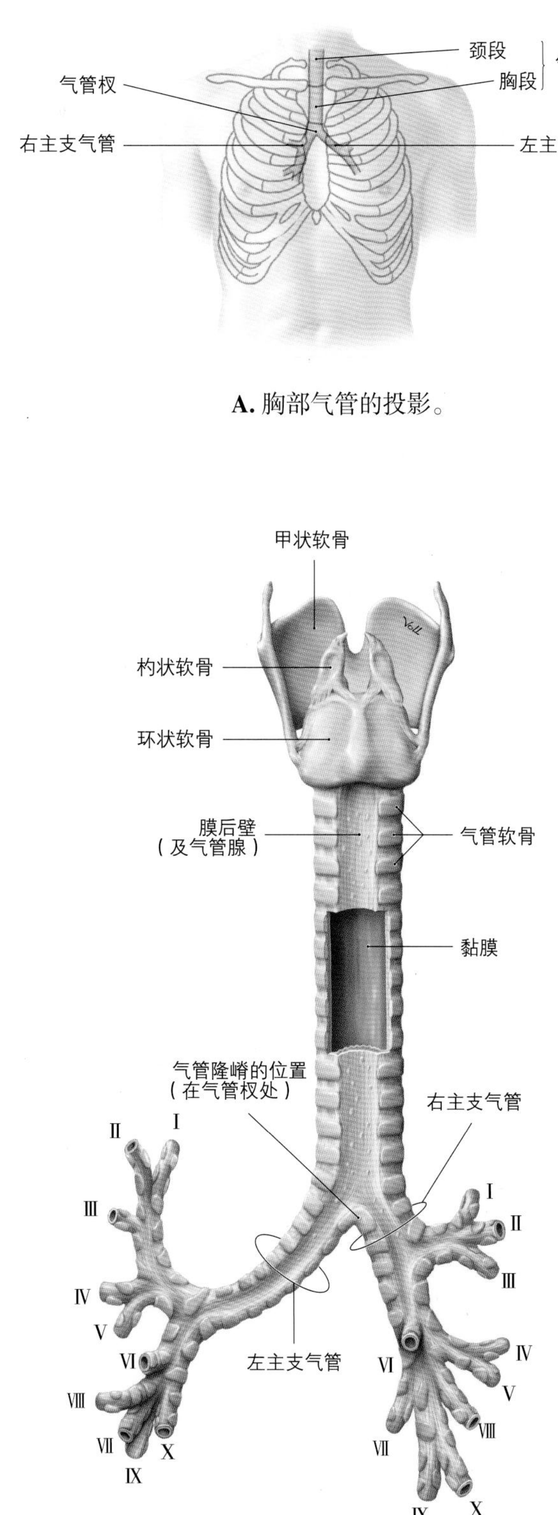
颈段
胸段
气管
气管杈
右主支气管
左主支气管
甲状软骨
杓状软骨
环状软骨
膜后壁
（及气管腺）
气管软骨
黏膜
气管隆嵴的位置
（在气管杈处）
右主支气管
左主支气管
I
II
III
IV
V
VI
VII
VIII
IX
X

A. 胸部气管的投影。

C. 后面观，剖开后壁。

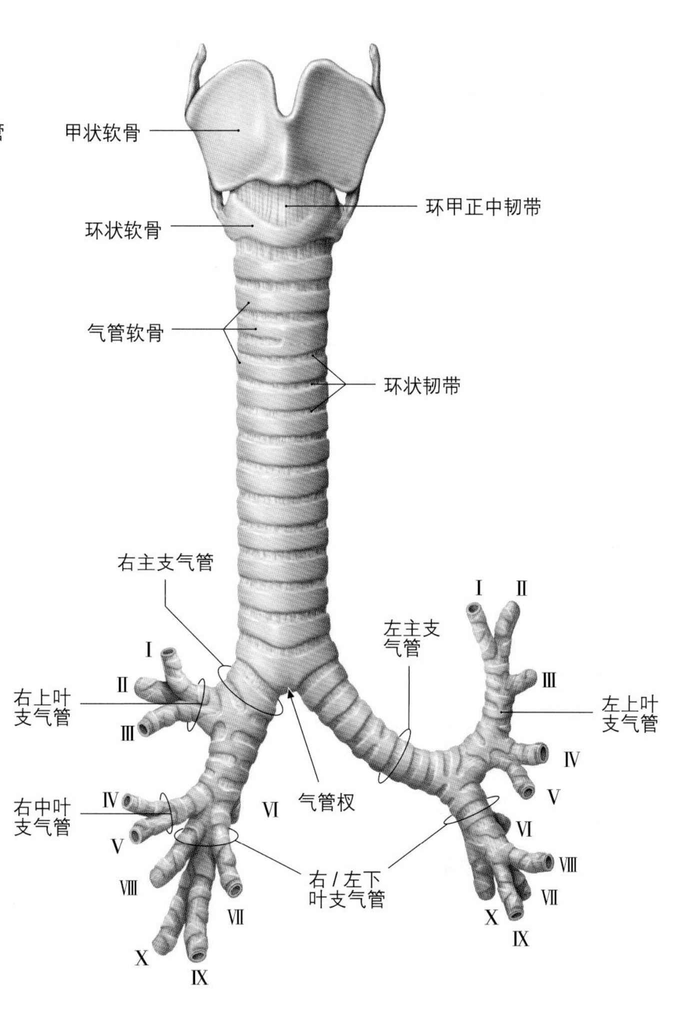
甲状软骨
环甲正中韧带
环状软骨
气管软骨
环状韧带
右主支气管
左主支
气管
右上叶
支气管
左上叶
支气管
右中叶
支气管
气管杈
右 / 左下
叶支气管
I
II
III
IV
V
VI
VII
VIII
IX
X

B. 前面观。

> **临床要点 10.2**
>
> **异物吸入**
>
> 幼儿有异物吸入的致命风险很高。一般情况下，异物更容易卡在右主支气管，因为左主支气管在气管杈处分叉角度更大，近乎水平地跨过心，而右主支气管在气管杈处分叉角度则更小。

支气管树的传导部包括从气管杈到终末支气管的部分。呼吸部包括呼吸性细支气管、肺泡管、肺泡囊和肺泡。

图 10.14 支气管树

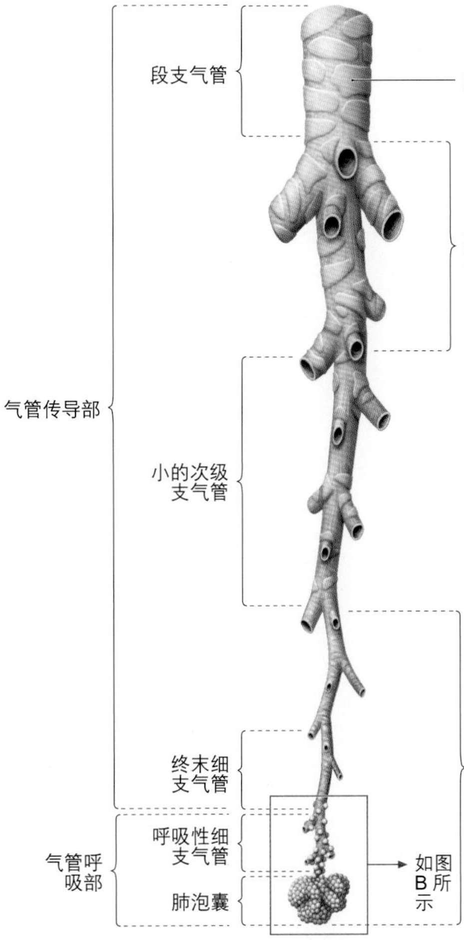

段支气管
软骨板
大的次级支气管
气管传导部
小的次级支气管
终末细支气管
细支气管（无软骨壁）
气管呼吸部
呼吸性细支气管
肺泡囊
如图B所示

A. 气管树的分段。

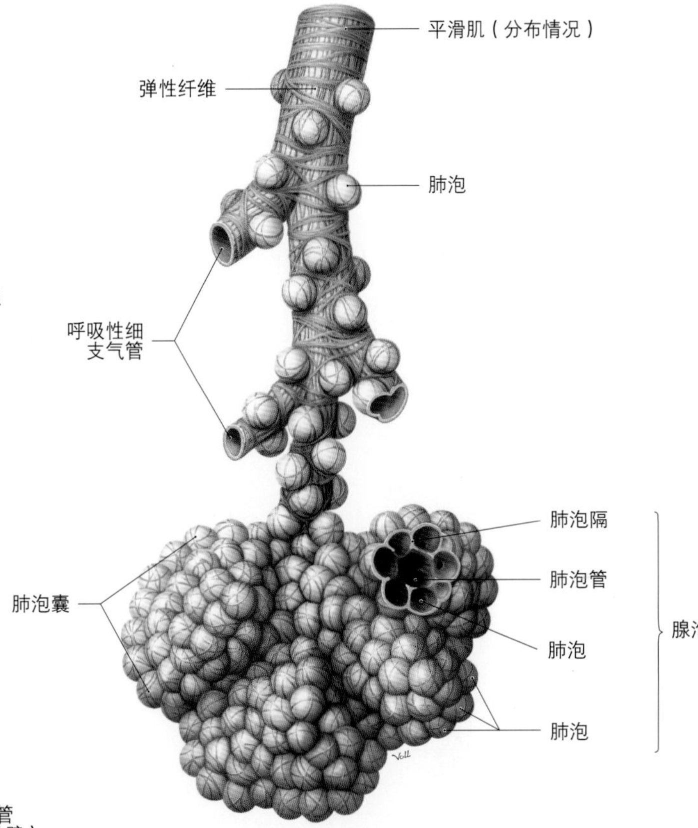

平滑肌（分布情况）
弹性纤维
肺泡
呼吸性细支气管
肺泡隔
肺泡管
肺泡囊
肺泡
腺泡
肺泡

B. 支气管树的呼吸部。

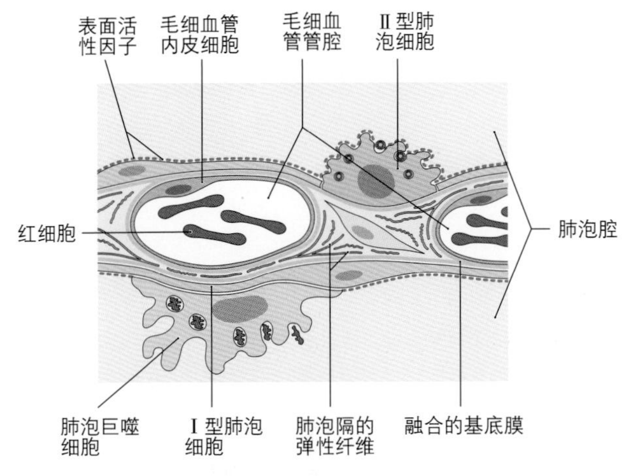

表面活性因子
毛细血管内皮细胞
毛细血管管腔
Ⅱ型肺泡细胞
红细胞
肺泡腔
肺泡巨噬细胞
Ⅰ型肺泡细胞
肺泡隔的弹性纤维
融合的基底膜

C. 肺泡的上皮内衬。

临床要点 10.3

呼吸障碍

最常见的呼吸障碍在支气管水平上的原因为哮喘。在肺泡水平上的呼吸障碍可以由气体扩散距离增加、通气减少（肺气肿）或液体渗出（如肺炎）所致。

扩散距离： 气体交换发生于肺泡和毛细血管腔之间（如图 10.14C 所示）。在此处，毛细血管内皮细胞的基底膜与Ⅰ型肺泡上皮细胞融合，减少了 0.5 μm 的交换距离。引起扩散距离增加的疾病（如水肿引起的液体聚集或炎症）会引起呼吸障碍。

肺泡的状态： 肺气肿继发于慢性阻塞性肺疾病，可致肺泡破坏或损伤，因此减少了可供气体交换的表面积。

表面活性物： 表面活性物质是可以降低肺泡表面张力的蛋白磷脂膜，可以使肺容易扩张。肺不成熟的早产儿不能产生足够的表面活性物质，导致呼吸问题。表面活性物质由肺泡上皮细胞（肺泡壁细胞）产生和吸收。Ⅰ型和Ⅱ型肺泡上皮细胞分别吸收和分泌表面活性物质。

呼吸力学

呼吸力学是在胸腔体积有规律的增大及缩小过程中实现的，并且伴随着肺的扩张和收缩。吸气（红色）：膈收缩并下降为吸气位，增加了胸腔纵向的容积。胸部肌的收缩（肋间外肌与斜角肌、肋间肌和后锯肌）上提肋，扩张矢状轴和横轴方向的胸腔容积（图 10.16A、B）。胸腔表面张力使脏层和壁胸膜相贴，因此，胸腔容积的改变导致肺体积的改变。这在胸膜隐窝处尤其明显：在功能残气量位（吸气与呼气之间的休息位置）时，肺并不完全充满胸膜腔。当胸膜腔扩张时，胸腔产生负压。气压差的存在引起空气的吸入（吸气）。呼气（蓝色）：在被动呼气期间，胸廓肌放松，膈恢复到呼气位。肺收缩增加了肺内压力，使空气从肺排出。而主动呼气时，肋间内肌（与横胸肌和肋下黏膜）可主动和迅速降肋，比被动呼气更有效。

图 10.15　呼吸中胸腔容积的变化

吸气位置（红色）；呼气位置（蓝色）。

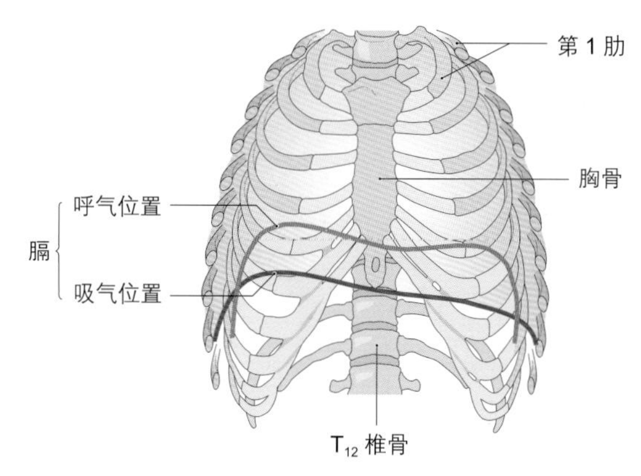
第 1 肋
胸骨
膈
呼气位置
吸气位置
T_{12} 椎骨

图 10.16　吸气：胸腔扩张

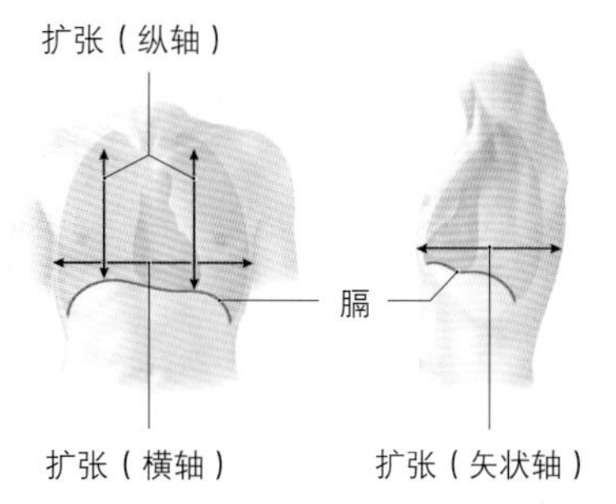
扩张（纵轴）
膈
扩张（横轴）
扩张（矢状轴）

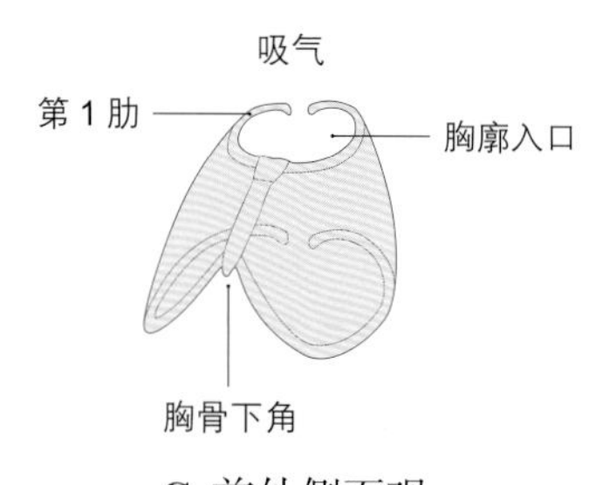
吸气
第 1 肋
胸廓入口
胸骨下角

A. 前面观。　**B.** 左外侧面观。　**C.** 前外侧面观。

图 10.18　肺容积在呼吸时的变化

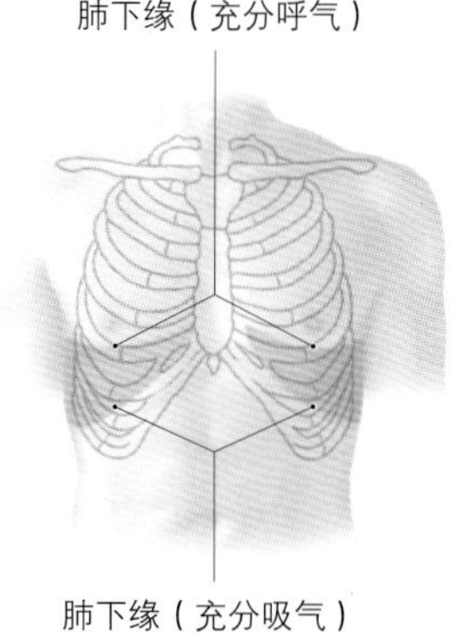
肺下缘（充分呼气）
肺下缘（充分吸气）

图 10.17　呼气：胸膜腔收缩

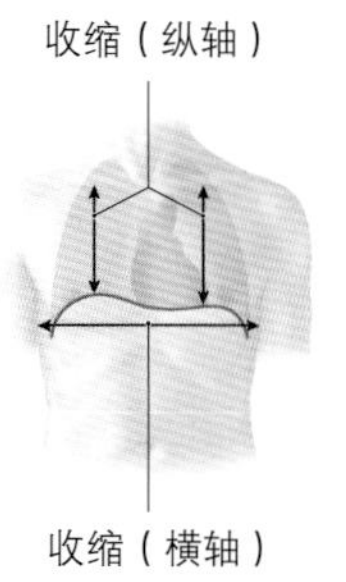
收缩（纵轴）
收缩（横轴）

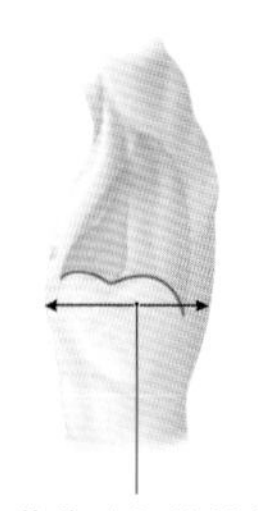
收缩（矢状轴）

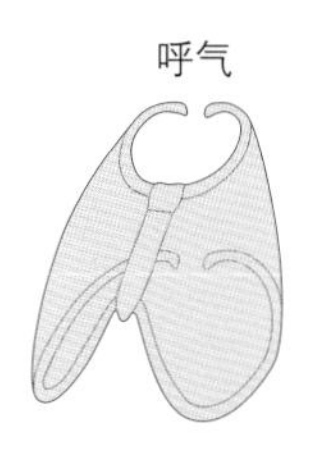
呼气

A. 前面观。　**B.** 左外侧面观。　**C.** 前外侧面观。

图 10.19 吸气：肺扩张

图 10.20 呼气：肺收缩

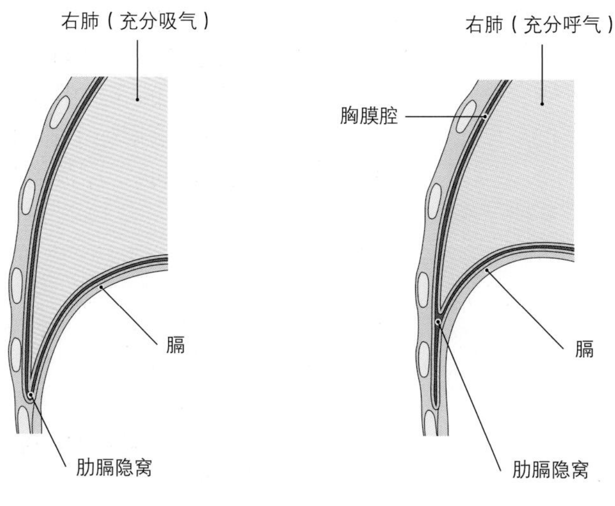
右肺（充分吸气）
膈
肋膈隐窝
右肺（充分呼气）
胸膜腔
膈
肋膈隐窝

图 10.21 肺和支气管树的运动

肺的容积随胸腔容积而改变，整个气管树也伴随着肺运动。这些结构在距离肺门更远处的支气管树部分产生更强的呼吸音。

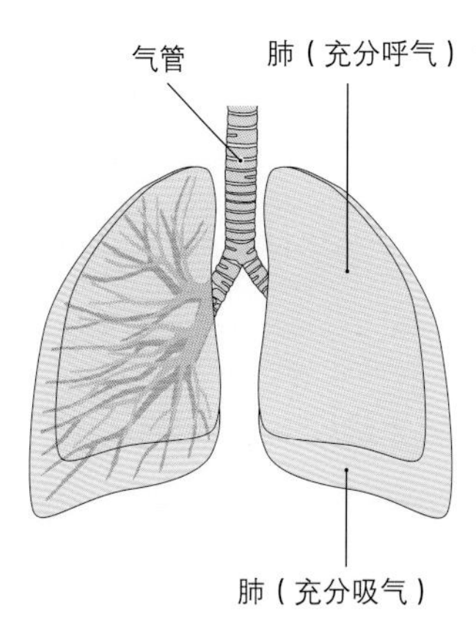
气管
肺（充分呼气）
肺（充分吸气）

临床要点 10.4

气胸

胸膜腔通常与外界环境隔绝。壁胸膜、脏胸膜或肺的损伤可使空气进入胸膜腔（气胸）。肺因其自身的弹性而塌陷，患者出现呼吸障碍。健侧肺功能在正常压力变化下维持功能，导致“纵隔摆动”：在吸气时纵隔向健侧移动，呼气时回到中线。张力性气胸的发生是由于外伤脱落或移位的组织从胸壁内面覆盖在缺损上。这种移动瓣允许空气进入，但不能排出，导致压力不断上升。纵隔移向健侧，可能导致大血管扭转并阻碍静脉血回心。如果不治疗的话，张力性气胸是致命的。

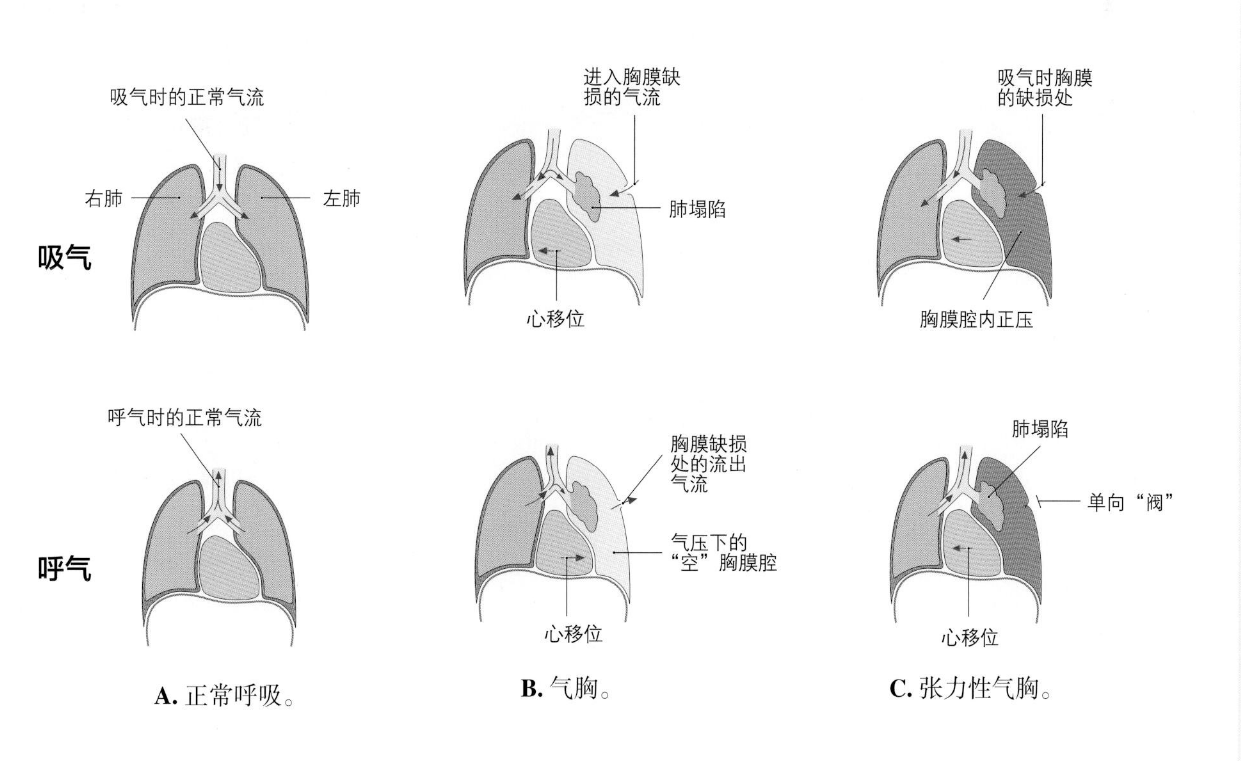
吸气时的正常气流
右肺
左肺
吸气
进入胸膜缺损的气流
肺塌陷
心移位
吸气时胸膜的缺损处
胸膜腔内正压
呼气时的正常气流
呼气
胸膜缺损处的流出气流
气压下的“空”胸膜腔
心移位
肺塌陷
单向“阀”
心移位

A. 正常呼吸。 **B.** 气胸。 **C.** 张力性气胸。

肺动脉和静脉

肺动脉干发自右心室并分为左、右肺动脉。成对的肺静脉自左心房两侧进入。肺动脉伴随支气管树分支，但肺静脉则不同，其位于肺小叶的边缘。

图 10.22　肺动脉和静脉

前面观。

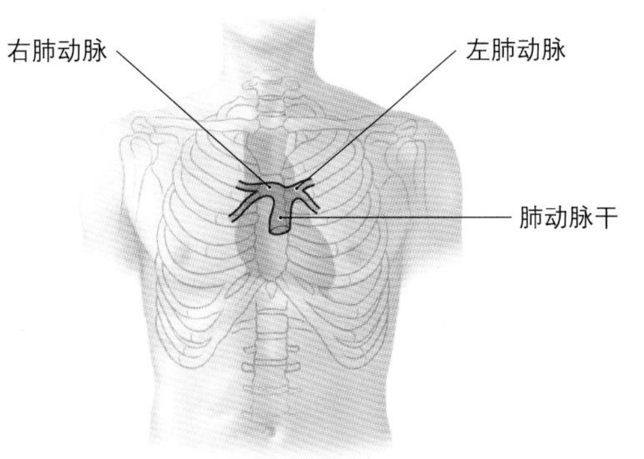
右肺动脉
左肺动脉
肺动脉干

A. 肺动脉在胸壁的投影。

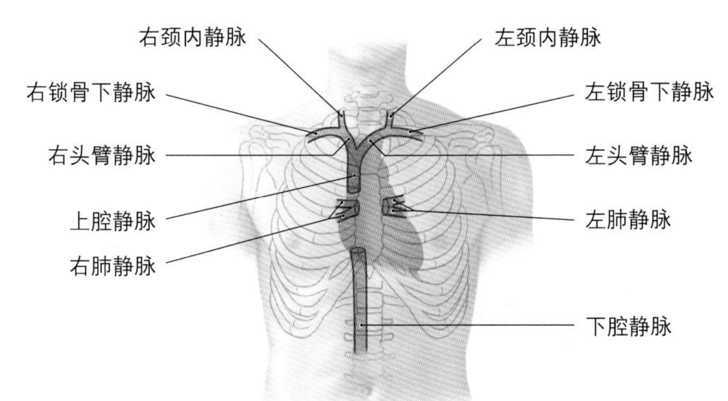
右颈内静脉
左颈内静脉
右锁骨下静脉
左锁骨下静脉
右头臂静脉
左头臂静脉
上腔静脉
左肺静脉
右肺静脉
下腔静脉

B. 肺静脉在胸壁的投影。

气管
右肺
左肺
上叶
上叶
右主支气管
主动脉弓
左主支气管
右肺动脉
左肺动脉
右肺上静脉
左肺上静脉
右肺下静脉
左肺下静脉
上腔静脉
升主动脉
肺动脉干
右心房
左心室
中叶
下叶
下腔静脉
右心室
心尖
下叶

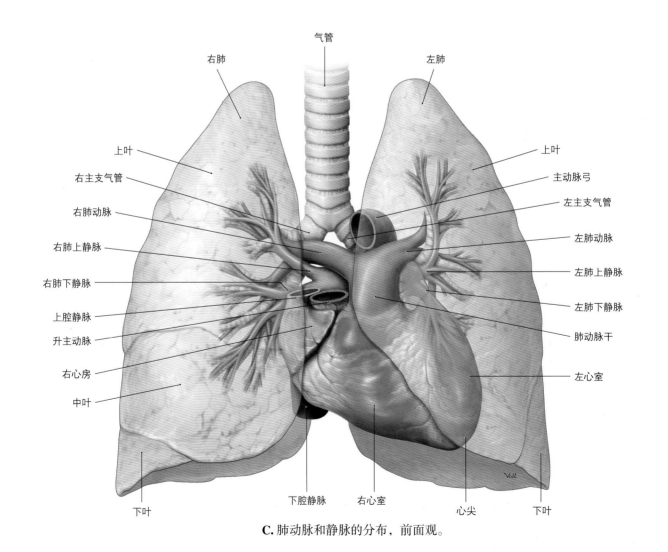

C. 肺动脉和静脉的分布，前面观。

图 10.23 肺动脉

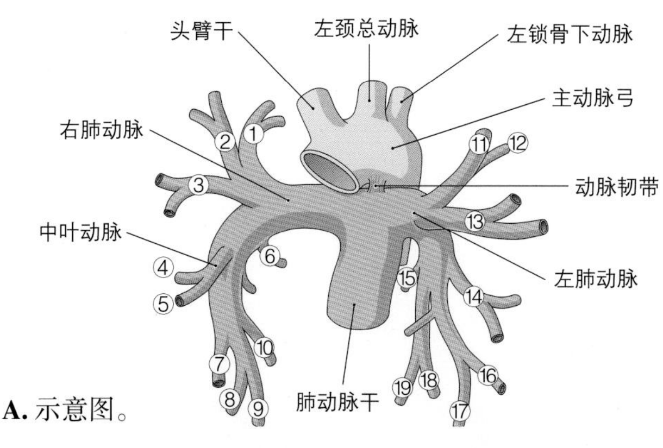
头臂干
左颈总动脉
左锁骨下动脉
主动脉弓
右肺动脉
动脉韧带
中叶动脉
左肺动脉
肺动脉干
① ② ③ ④ ⑤ ⑥ ⑦ ⑧ ⑨ ⑩ ⑪ ⑫ ⑬ ⑭ ⑮ ⑯ ⑰ ⑱ ⑲

A. 示意图。

图 10.24 肺静脉

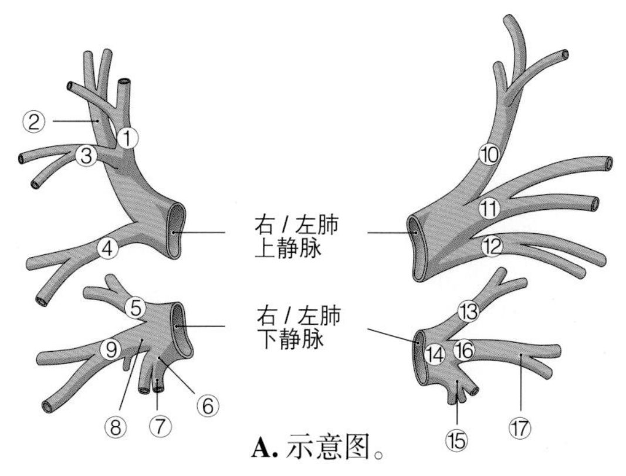
右 / 左肺
上静脉
右 / 左肺
下静脉
① ② ③ ④ ⑤ ⑥ ⑦ ⑧ ⑨ ⑩ ⑪ ⑫ ⑬ ⑭ ⑮ ⑯ ⑰

A. 示意图。

表 10.3 肺动脉及其分支

右肺动脉			左肺动脉
上叶动脉			
①	尖段动脉		⑪
②	后段动脉		⑫
③	前段动脉		⑬
中叶动脉			
④	外侧段动脉	肺舌动脉	⑭
⑤	内侧段动脉		
下叶动脉			
⑥	上段动脉		⑮
⑦	前底段动脉		⑯
⑧	外侧底段动脉		⑰
⑨	后底段动脉		⑱
⑩	内侧底段动脉		⑲

表 10.4 肺静脉及其属支

右肺静脉		左肺静脉	
上肺静脉			
①	尖支	尖后静脉	⑩
②	后支		
③	前支	前支	⑪
④	中叶支	舌支	⑫
下肺静脉			
⑤	上支		⑬
⑥	底段总静脉		⑭
⑦	底段下静脉		⑮
⑧	底段上静脉		⑯
⑨	底段前静脉		⑰

B. 肺动脉造影，动脉期，前面观（经允许引自 Moeller TB, Reif E. Pocket Atlas of Radiographic Anatomy, 3rd ed. New York, NY: Thieme; 2010）。

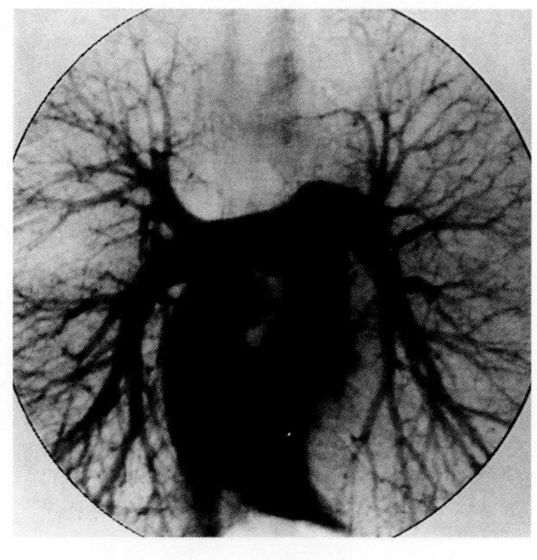

B. 肺动脉造影，静脉期，前面观（经允许引自 Moeller TB, Reif E. Pocket Atlas of Radiographic Anatomy, 3rd ed. New York, NY: Thieme; 2010）。

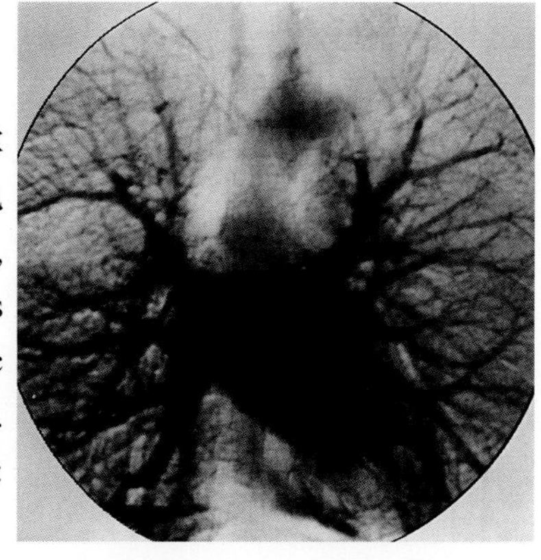

临床要点 10.5

肺栓塞

肺栓塞具有潜在的致命危险，发生于血块通过静脉系统迁移后堵塞一支肺动脉。症状包括痛苦呼吸（呼吸困难）和心动过速（心率增加）。大多数肺栓子源于在下肢和骨盆静脉的淤血（静脉血栓）。病因包括制动、凝血障碍和创伤。注意：栓子是血栓（血凝块）迁移（栓塞）而来。

气管支气管树的神经、血管

图 10.25 肺血管

呼吸系统主要负责肺内的气体交换。肺动脉（蓝色所示）携带缺氧血沿支气管树走行。肺静脉及其属支（红色所示）是体内唯一携带含氧血的静脉，含氧血来自肺小叶外围的肺泡毛细血管。

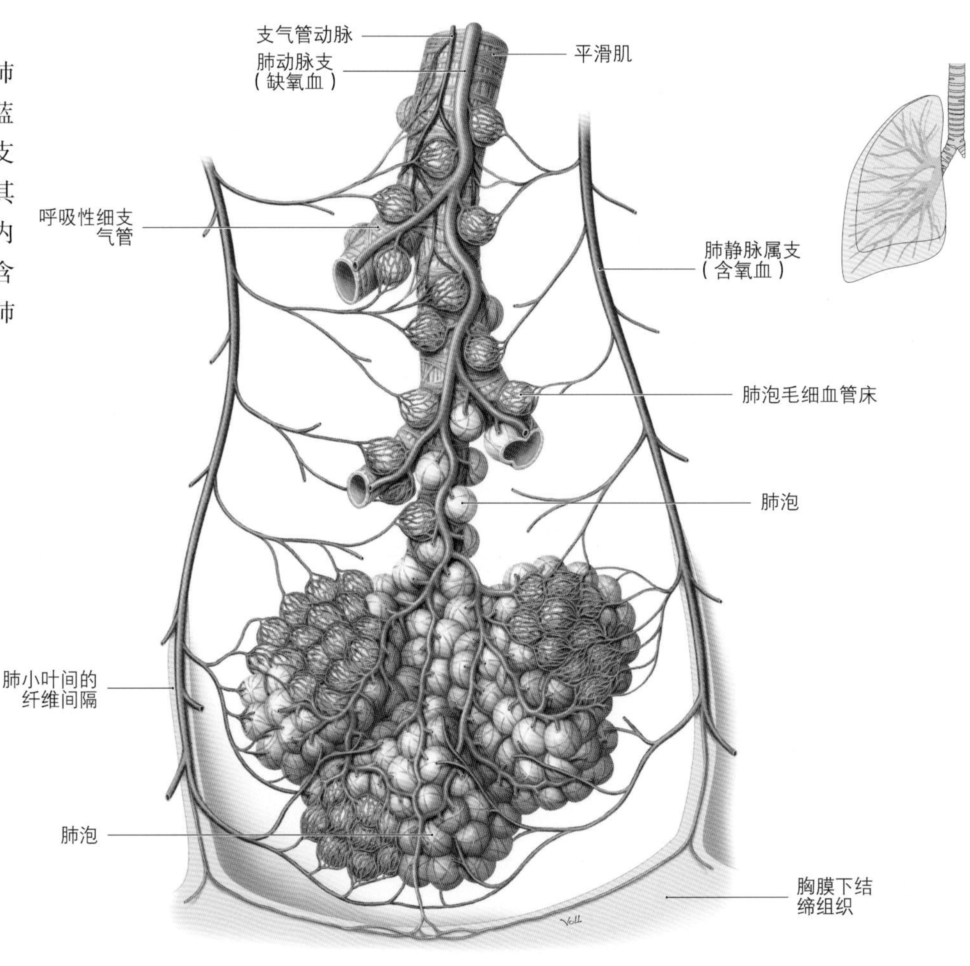
支气管动脉
肺动脉支
（缺氧血）
平滑肌
呼吸性细支气管
肺静脉属支
（含氧血）
肺泡毛细血管床
肺泡
肺小叶间的纤维间隔
肺泡
胸膜下结缔组织

图 10.26 气管支气管动脉

支气管树的营养血管是位于气道外膜的支气管动脉。通常情况下，有 1~3 个支气管动脉直接从主动脉发出。也可以从肋间后动脉发出。

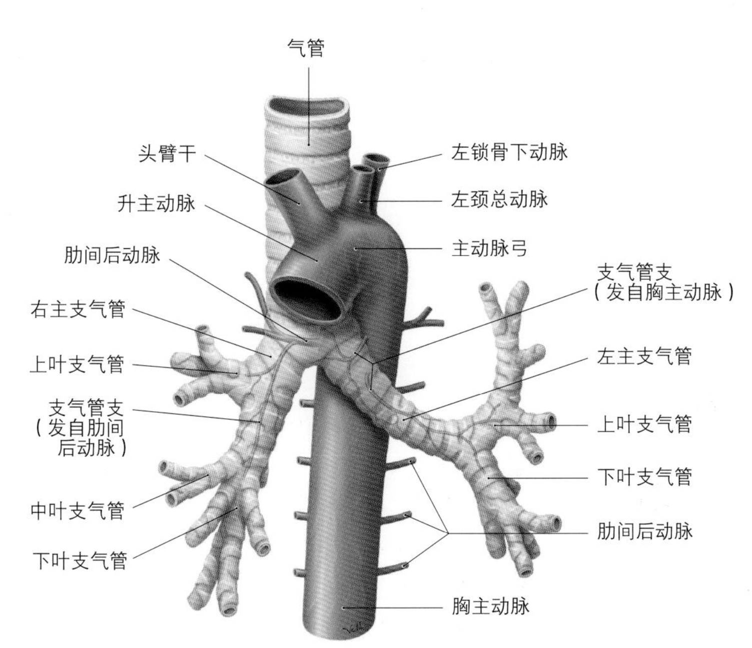
气管
头臂干
左锁骨下动脉
升主动脉
左颈总动脉
主动脉弓
肋间后动脉
支气管支
（发自胸主动脉）
右主支气管
左主支气管
上叶支气管
支气管支
（发自肋间后动脉）
上叶支气管
下叶支气管
中叶支气管
肋间后动脉
下叶支气管
胸主动脉

图 10.27 气管支气管树的静脉

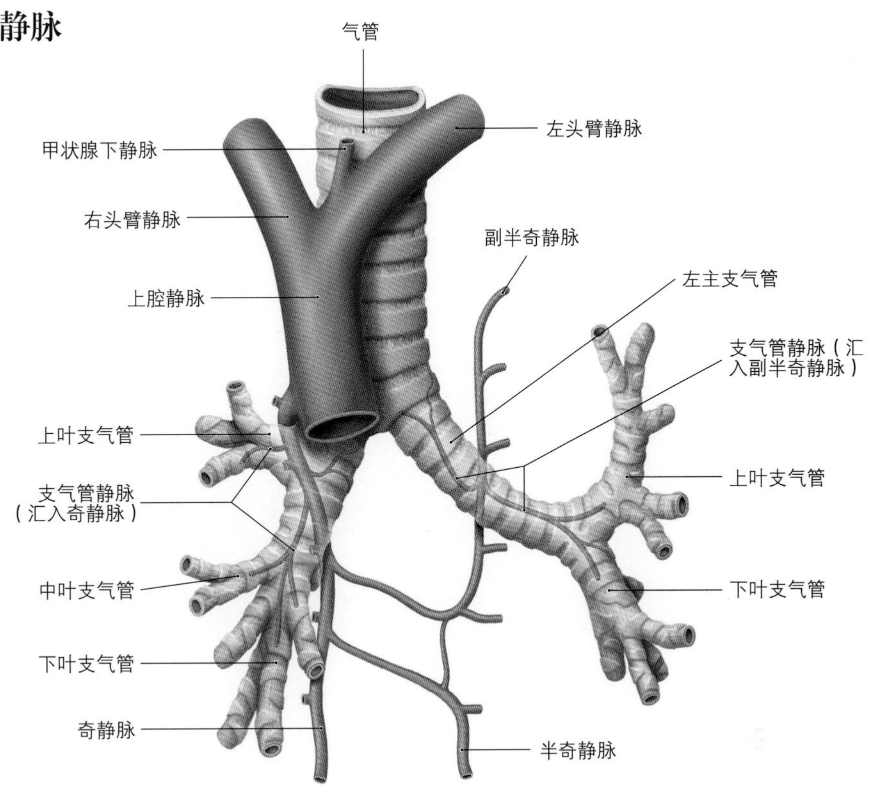
气管
甲状腺下静脉
左头臂静脉
右头臂静脉
副半奇静脉
上腔静脉
左主支气管
支气管静脉（汇入副半奇静脉）
上叶支气管
支气管静脉（汇入奇静脉）
上叶支气管
中叶支气管
下叶支气管
下叶支气管
奇静脉
半奇静脉

图 10.28 气管支气管树的自主神经支配

交感神经支配（红色）；副交感神经支配（蓝色）。

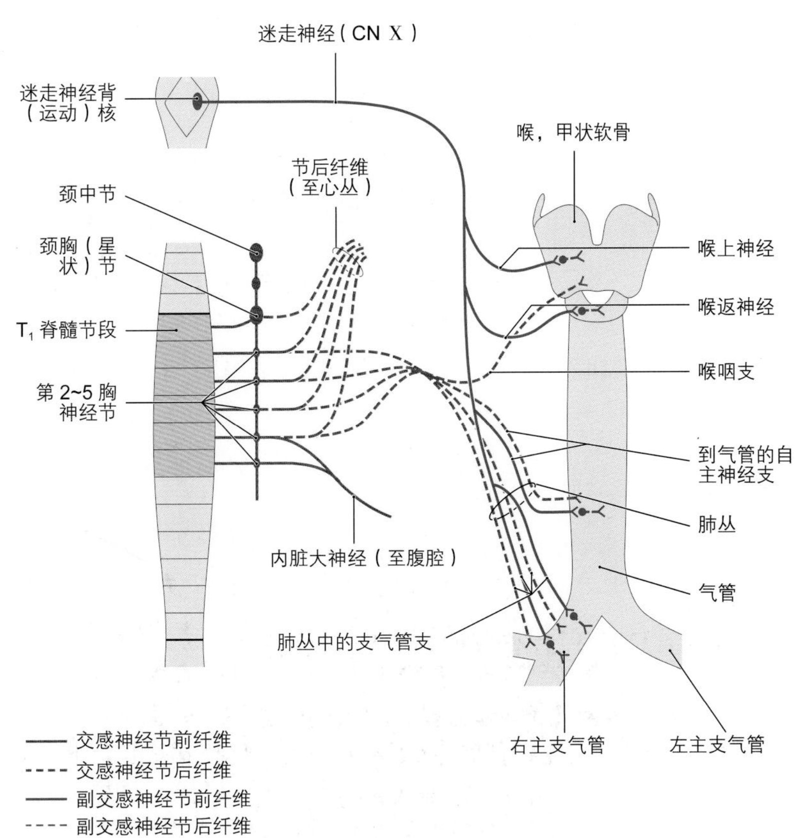
迷走神经（CN X）
迷走神经背（运动）核
喉，甲状软骨
节后纤维（至心丛）
颈中节
颈胸（星状）节
喉上神经
喉返神经
T1 脊髓节段
喉咽支
第 2~5 胸神经节
到气管的自主神经支
肺丛
内脏大神经（至腹腔）
气管
肺丛中的支气管支
交感神经节前纤维
交感神经节后纤维
副交感神经节前纤维
副交感神经节后纤维
右主支气管
左主支气管

胸膜腔的淋巴

肺和支气管由两套淋巴引流系统引流。支气管周围淋巴网沿气管树收集支气管和大部分肺的淋巴。胸膜下淋巴网收集肺周围和脏胸膜的淋巴。

图 10.29 胸膜腔和胸壁的淋巴引流

A. 支气管淋巴引流网，冠状面，前面观。肺（内）淋巴结沿支气管树从肺引流淋巴至支气管肺（肺门）淋巴结。随后淋巴依次经过上、下气管支气管淋巴结，气管旁淋巴结，支气管纵隔干，最后进入右淋巴导管或胸导管。注意：左下叶大量淋巴引流至右上气管支气管淋巴结。

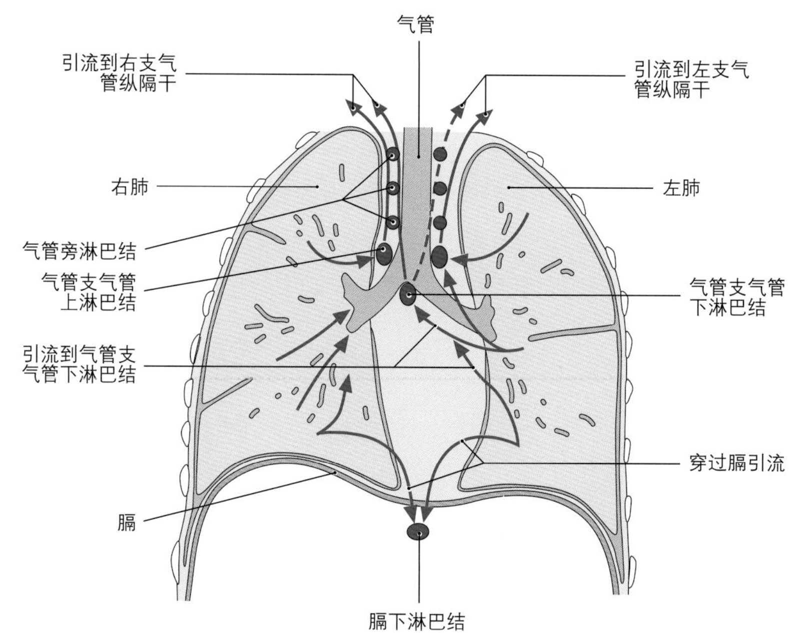
气管
引流到右支气管纵隔干
引流到左支气管纵隔干
右肺
左肺
气管旁淋巴结
气管支气管上淋巴结
气管支气管下淋巴结
引流到气管支气管下淋巴结
穿过膈引流
膈
膈下淋巴结

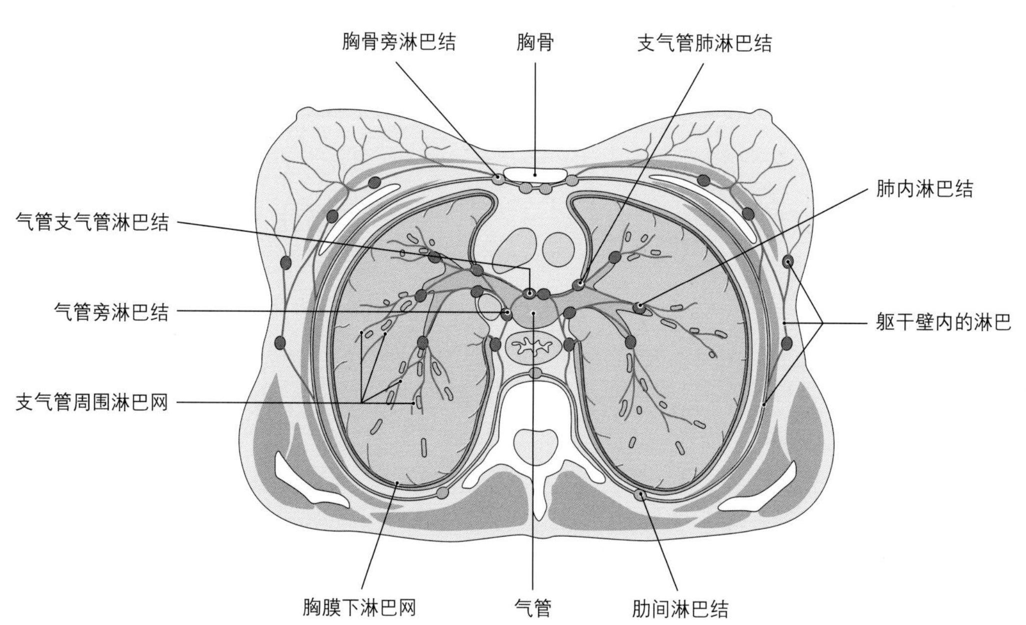
胸骨旁淋巴结
胸骨
支气管肺淋巴结
肺内淋巴结
气管支气管淋巴结
气管旁淋巴结
躯干壁内的淋巴
支气管周围淋巴网
胸膜下淋巴网
气管
肋间淋巴结

B. 胸膜下和胸壁的淋巴网，横切面，上面观。

图 10.30 胸膜腔的淋巴结

肺部淋巴结前面观。

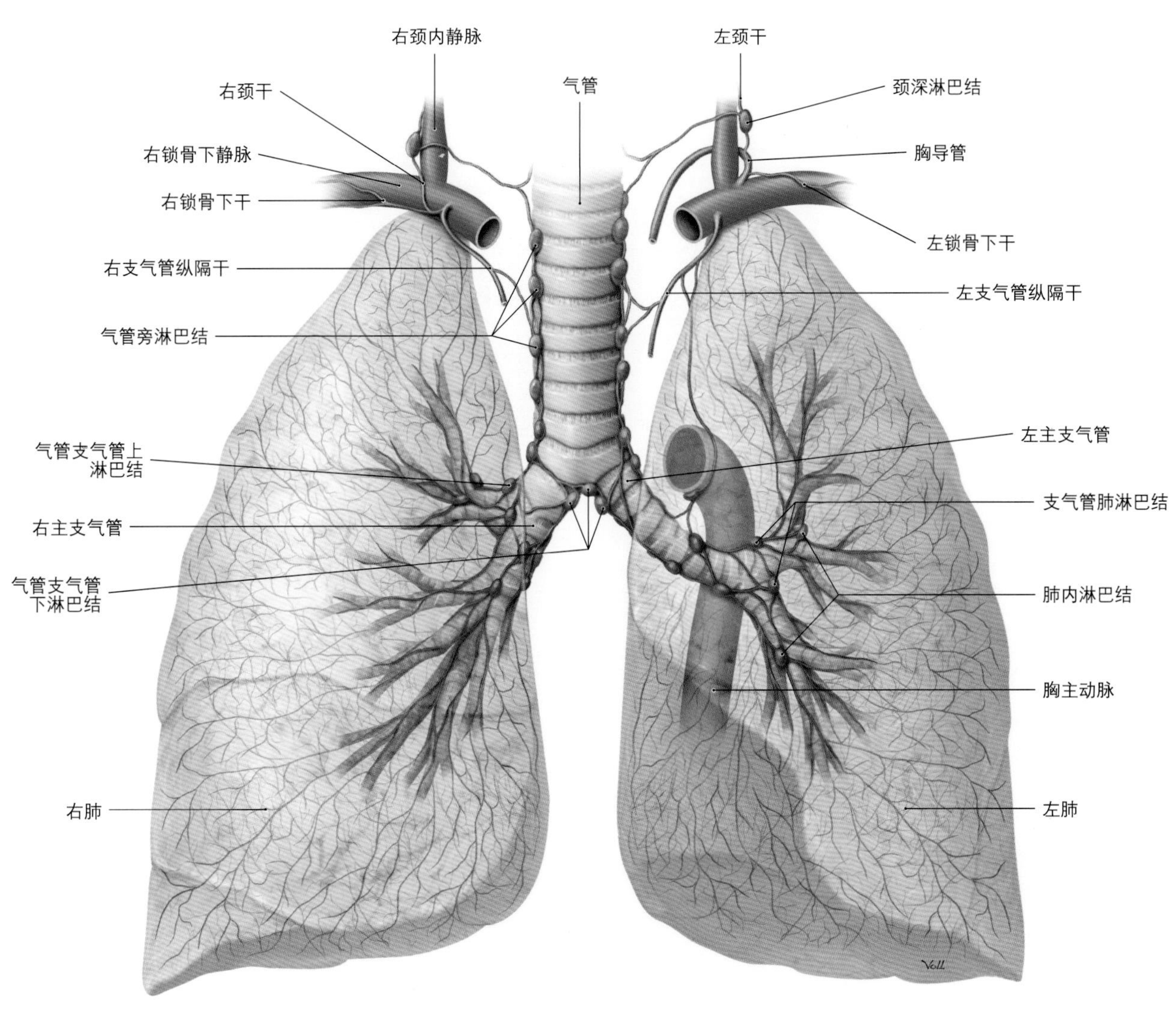
右颈内静脉
左颈干
气管
右颈干
颈深淋巴结
右锁骨下静脉
胸导管
右锁骨下干
左锁骨下干
右支气管纵隔干
左支气管纵隔干
气管旁淋巴结
左主支气管
气管支气管上
淋巴结
支气管肺淋巴结
右主支气管
气管支气管
下淋巴结
肺内淋巴结
胸主动脉
右肺
左肺

临床要点 10.6

肺癌

肺癌约占所有癌症的 20%，主要由吸烟引起。它首先发生在支气管内膜，迅速转移到支气管肺淋巴结，随后转移到其他淋巴结群，包括锁骨上淋巴结。它也可以通过血液转移到肺、脑、骨和肾上腺。肺癌可侵犯邻近的结构，如膈神经，导致半膈瘫痪；或喉返神经，导致声带麻痹引起声音嘶哑。

第 11 章 断层解剖学和放射解剖学

胸部断层解剖学

图 11.1 胸部经胸廓入口区的横切面

下面观。

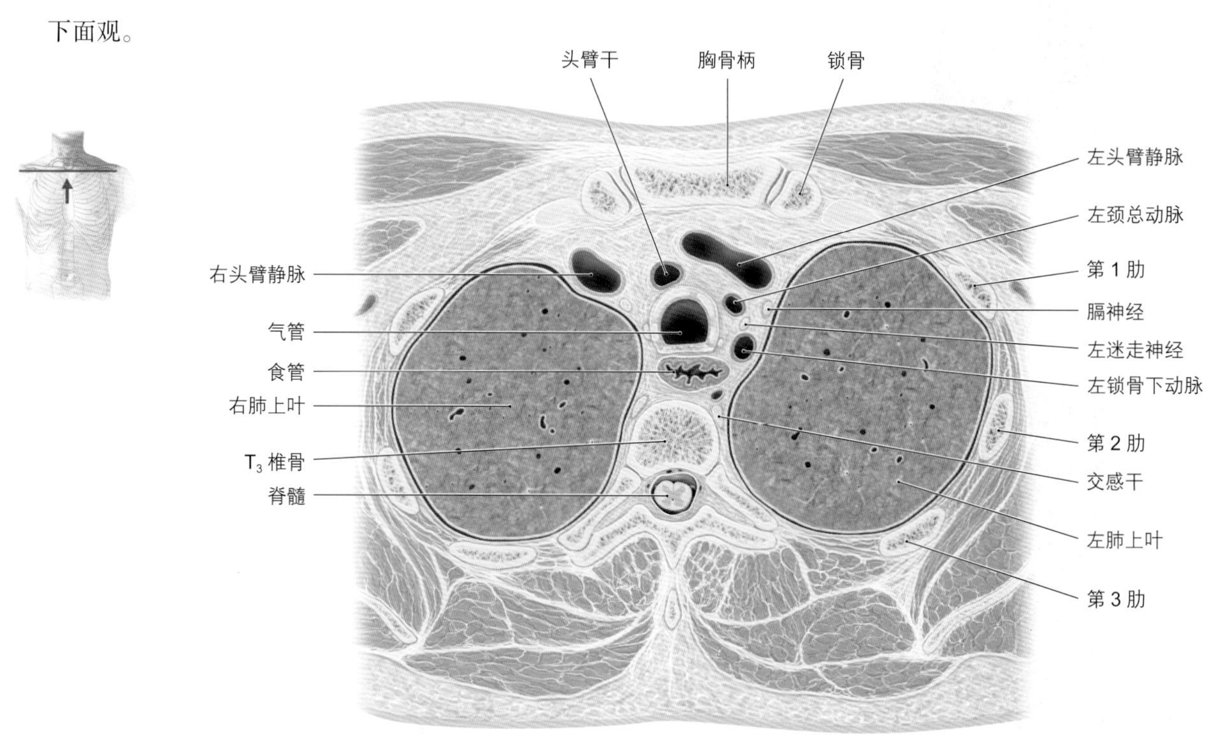

头臂干
胸骨柄
锁骨
左头臂静脉
左颈总动脉
第 1 肋
膈神经
左迷走神经
左锁骨下动脉
第 2 肋
交感干
左肺上叶
第 3 肋
右头臂静脉
气管
食管
右肺上叶
T_3 椎骨
脊髓

图 11.2 胸部中段横切面

下面观。

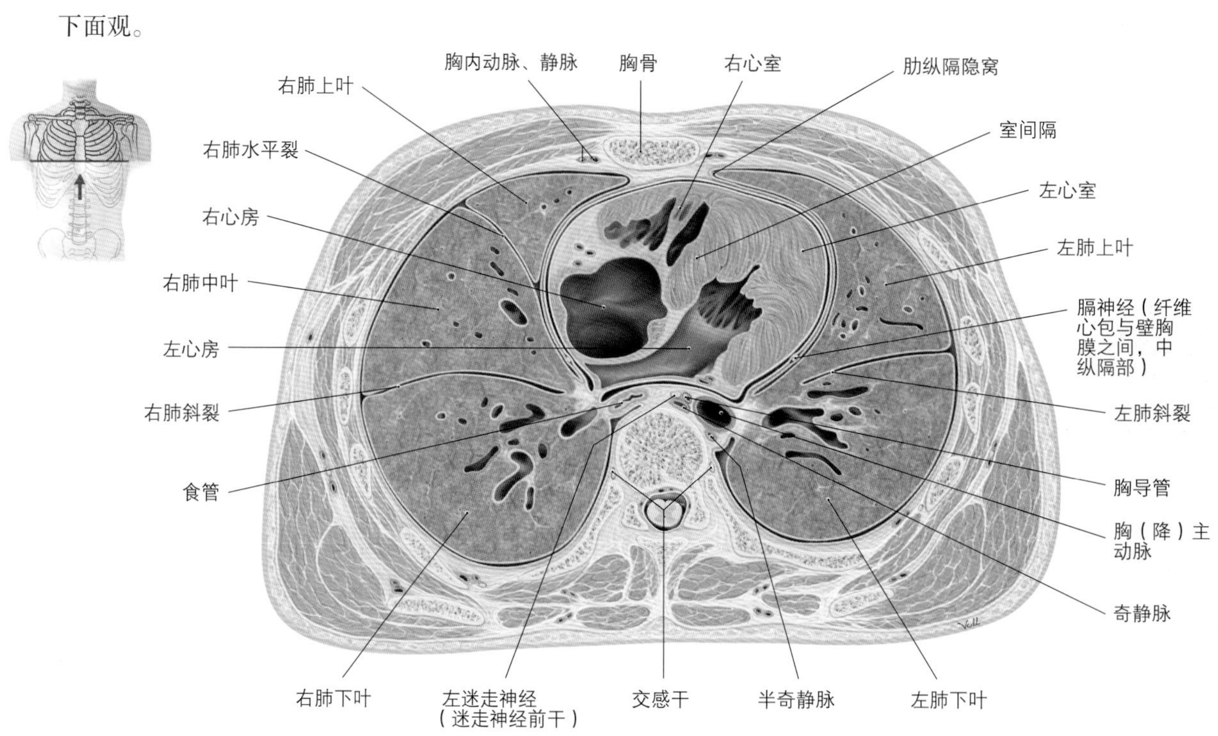

胸内动脉、静脉
胸骨
右心室
肋纵隔隐窝
室间隔
左心室
左肺上叶
膈神经（纤维心包与壁胸膜之间，中纵隔部）
左肺斜裂
胸导管
胸（降）主动脉
奇静脉
右肺上叶
右肺水平裂
右心房
右肺中叶
左心房
右肺斜裂
食管
右肺下叶
左迷走神经（迷走神经前干）
交感干
半奇静脉
左肺下叶

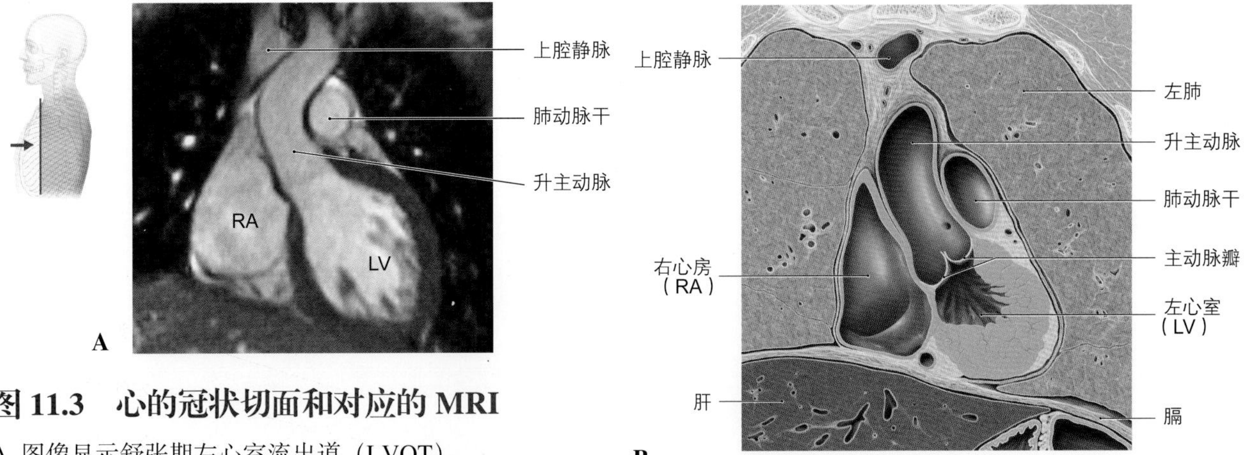
上腔静脉
肺动脉干
升主动脉
RA
LV
A
上腔静脉
左肺
升主动脉
肺动脉干
主动脉瓣
右心房
（RA）
左心室
（LV）
肝
膈
B

图 11.3 心的冠状切面和对应的 MRI

A. 图像显示舒张期左心室流出道（LVOT）。

B. 对应的心冠状（额状）解剖学断面，前面观。

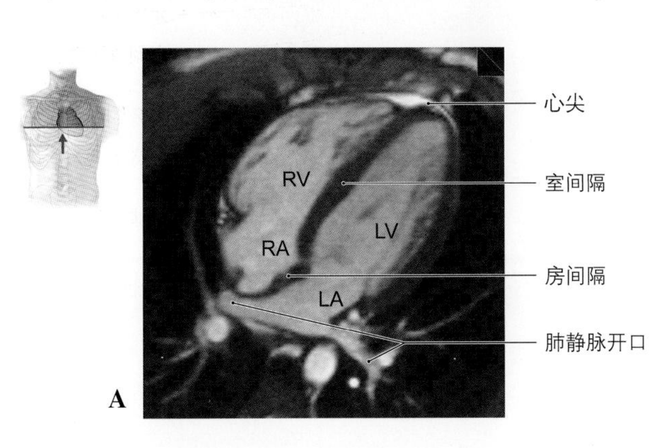
心尖
室间隔
RV
LV
RA
LA
房间隔
肺静脉开口
A
右心室
（RV）
三尖瓣
右心房
（RA）
肺静脉
食管
室间隔
肌部
左心室
（LV）
二尖瓣
左心房
（LA）
升主动脉
B

图 11.4 心的横切面和对应的 MRI

A. 图像显示舒张期心的左右两侧房室连接（四腔视图）。

B. 对应的心横切面，前面观。

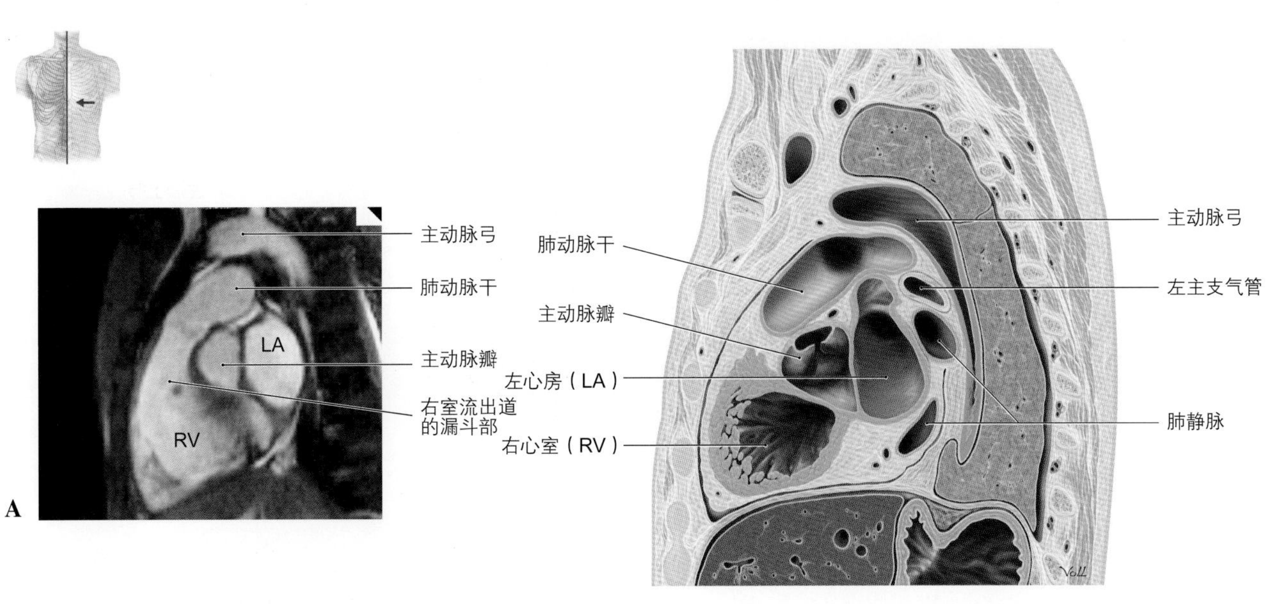
主动脉弓
肺动脉干
LA
主动脉瓣
右室流出道
的漏斗部
RV
A
肺动脉干
主动脉瓣
左心房（LA）
右心室（RV）
主动脉弓
左主支气管
肺静脉
B

图 11.5 心的矢状切面和对应的 MRI

A. 图像显示舒张期右心室流出道（RVOT）。

B. 对应的心矢状切面，左侧面观。

胸部放射解剖学（I）

图 11.6　心 X 线片

（经允许引自 Lange S. Radiologische Diagnostik der Thoraxerkrankungen, 4th ed. Stuttgart: Thieme; 2010）

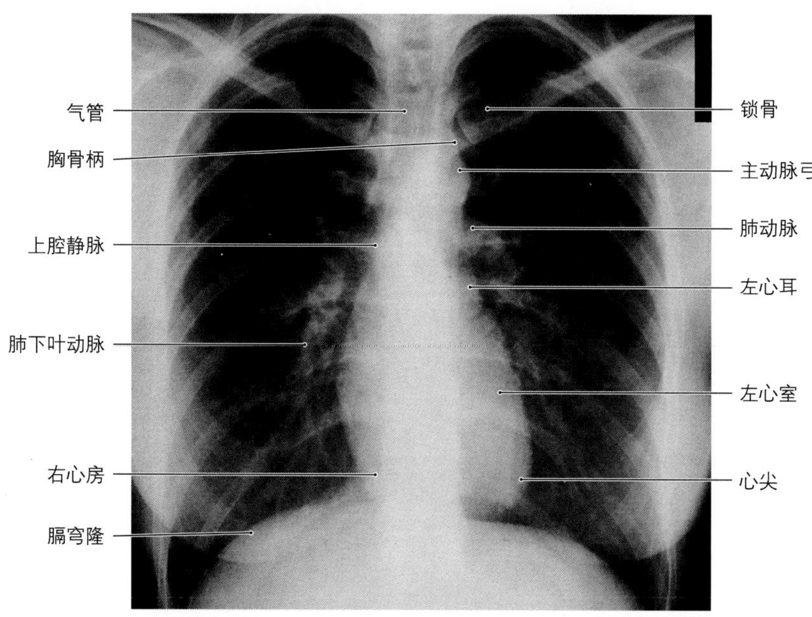

气管
胸骨柄
上腔静脉
肺下叶动脉
右心房
膈穹隆
锁骨
主动脉弓
肺动脉
左心耳
左心室
心尖

A. 前后位胸片，前面观。

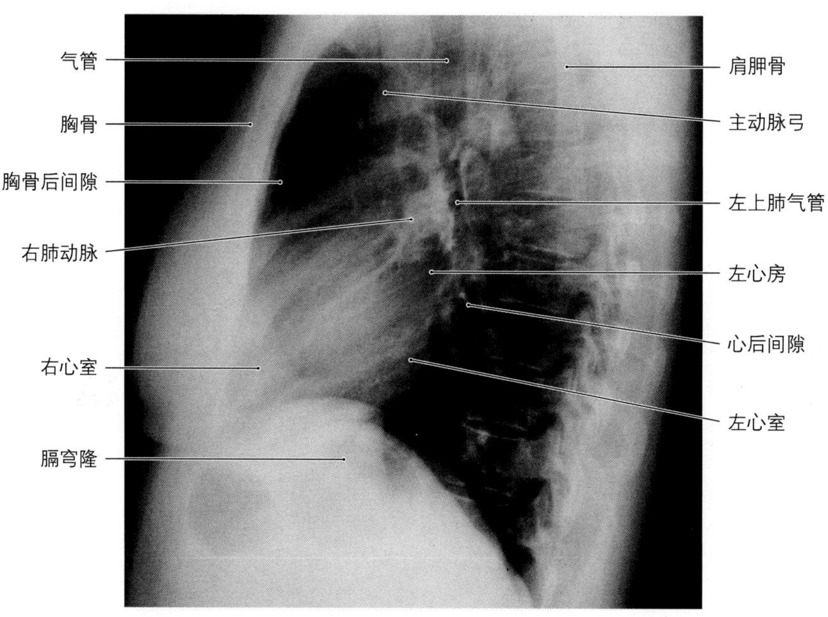

气管
胸骨
胸骨后间隙
右肺动脉
右心室
膈穹隆
肩胛骨
主动脉弓
左上肺气管
左心房
心后间隙
左心室

B. 左侧胸片。

图 11.7 左支气管造影照片

前后位（经允许引自 Moeller TB, Reif E. Pocket Atlas of Radiographic Anatomy, 3rd ed. New York, NY: Thieme; 2010）。

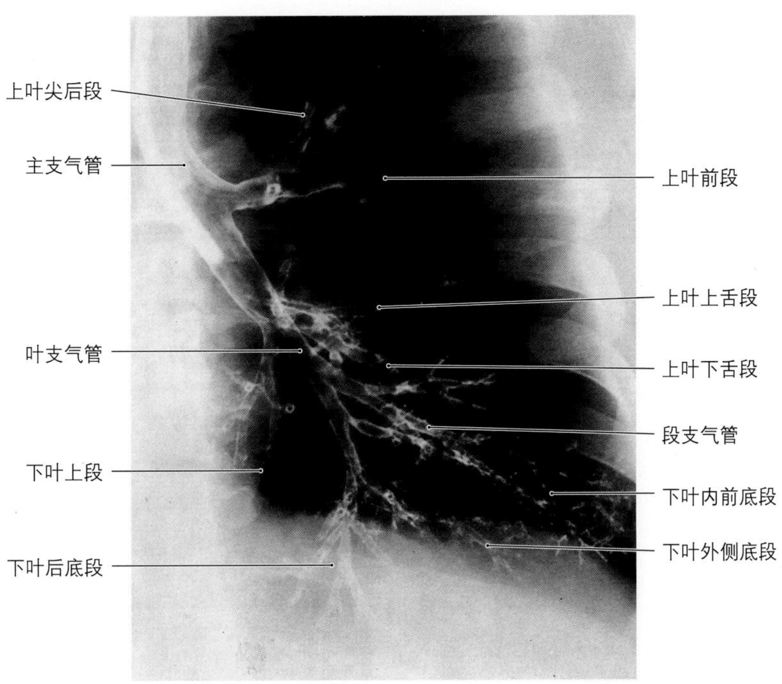
上叶尖后段
主支气管
叶支气管
下叶上段
下叶后底段
上叶前段
上叶上舌段
上叶下舌段
段支气管
下叶内前底段
下叶外侧底段

图 11.8 胸部 MRI

冠状面观（经允许引自 Moeller TB, Reif E. Pocket Atlas of Sectional Anatomy, Vol 2, 3rd ed. New York, NY: Thieme; 2007）。

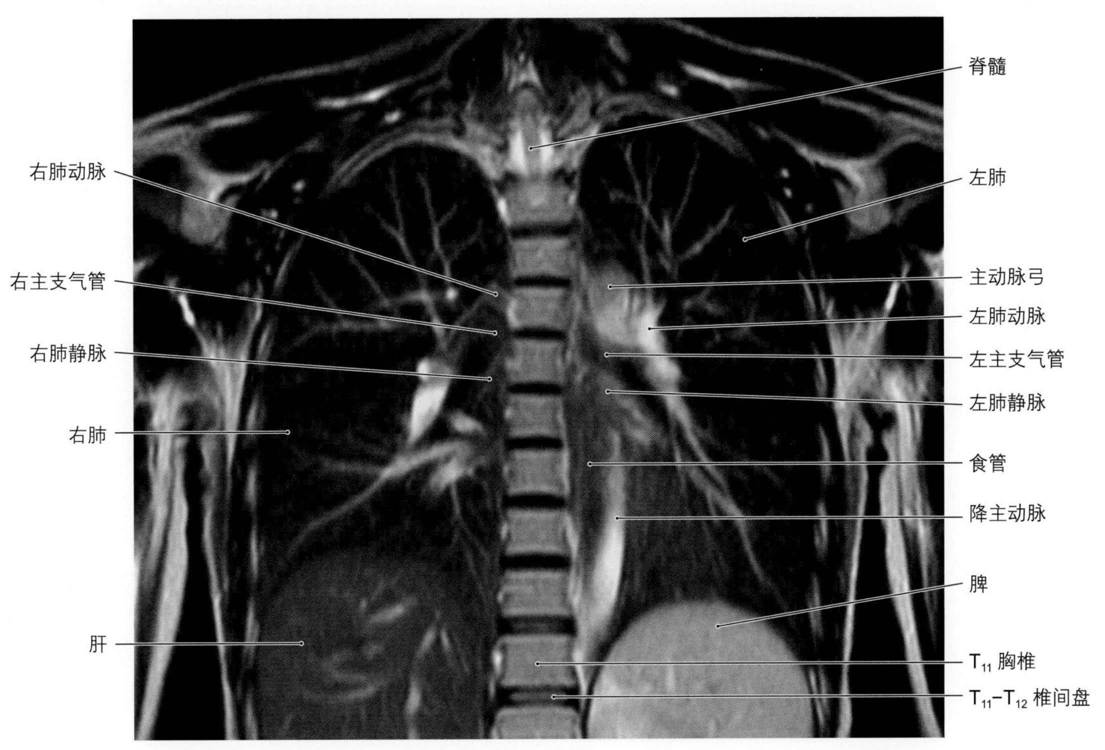
右肺动脉
右主支气管
右肺静脉
右肺
肝
脊髓
左肺
主动脉弓
左肺动脉
左主支气管
左肺静脉
食管
降主动脉
脾
T_{11} 胸椎
T_{11}–T_{12} 椎间盘

图 11.9 右前斜位的左冠状动脉选择性冠状动脉造影

图 11.10 左前斜位的右冠状动脉选择性冠状动脉造影

（经允许引自 Thelen M. et al. Bildgebene Kardiodiagnostik. Stuttgart: Thieme; 2007）

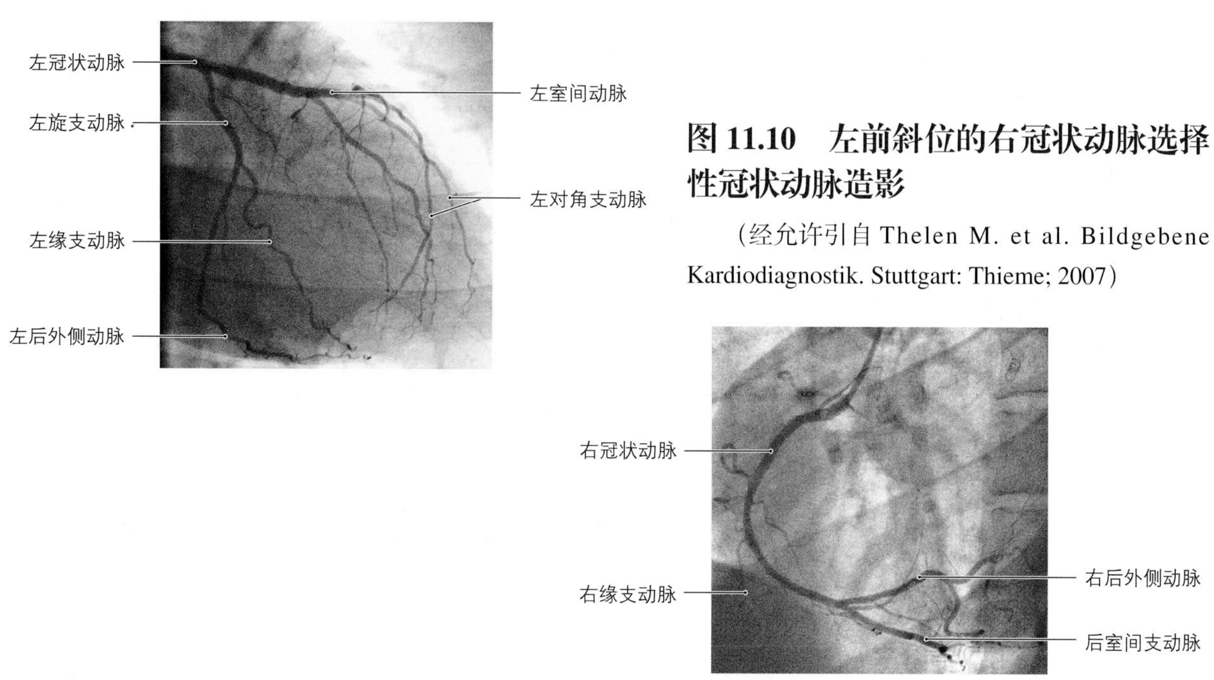
左冠状动脉
左旋支动脉
左缘支动脉
左后外侧动脉
左室间动脉
左对角支动脉
右冠状动脉
右缘支动脉
右后外侧动脉
后室间支动脉

图 11.11 心 CT

CT 血管造影（经允许引自 Moeller TB, Reif E. Pocket Atlas of Sectional Anatomy, Vol 2, 4th ed. New York, NY: Thieme; 2014）。

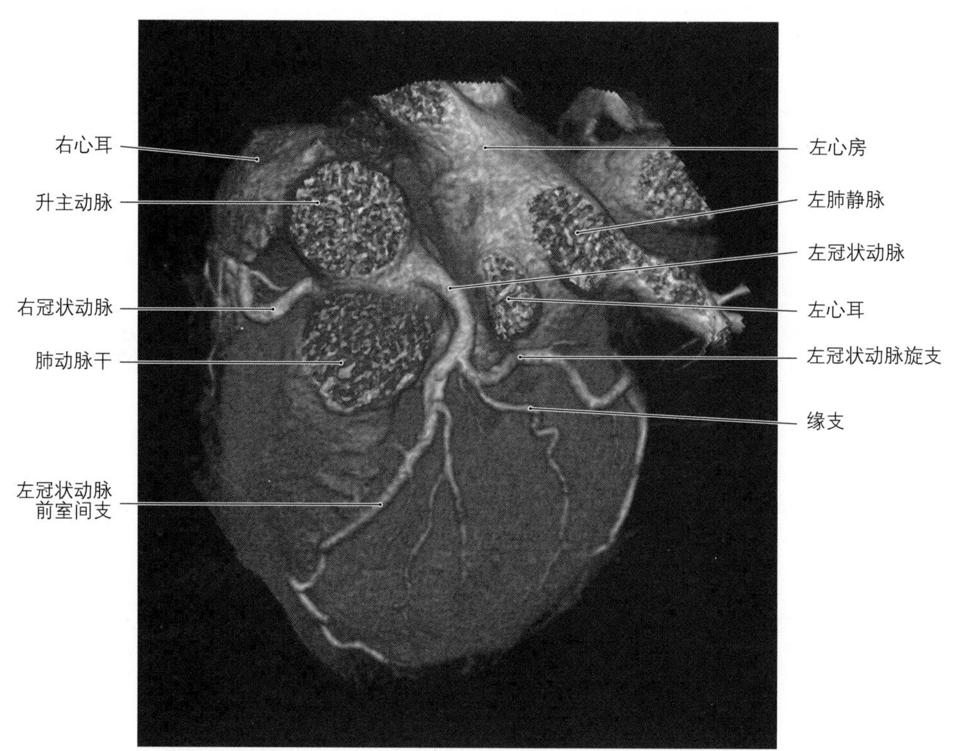
右心耳
升主动脉
右冠状动脉
肺动脉干
左冠状动脉
前室间支
左心房
左肺静脉
左冠状动脉
左心耳
左冠状动脉旋支
缘支

图 11.12 心 MRI

（经允许引自 Moeller TB, Reif E. Pocket Atlas of Sectional Anatomy, Vol 2, 4th ed. New York, NY: Thieme; 2014）

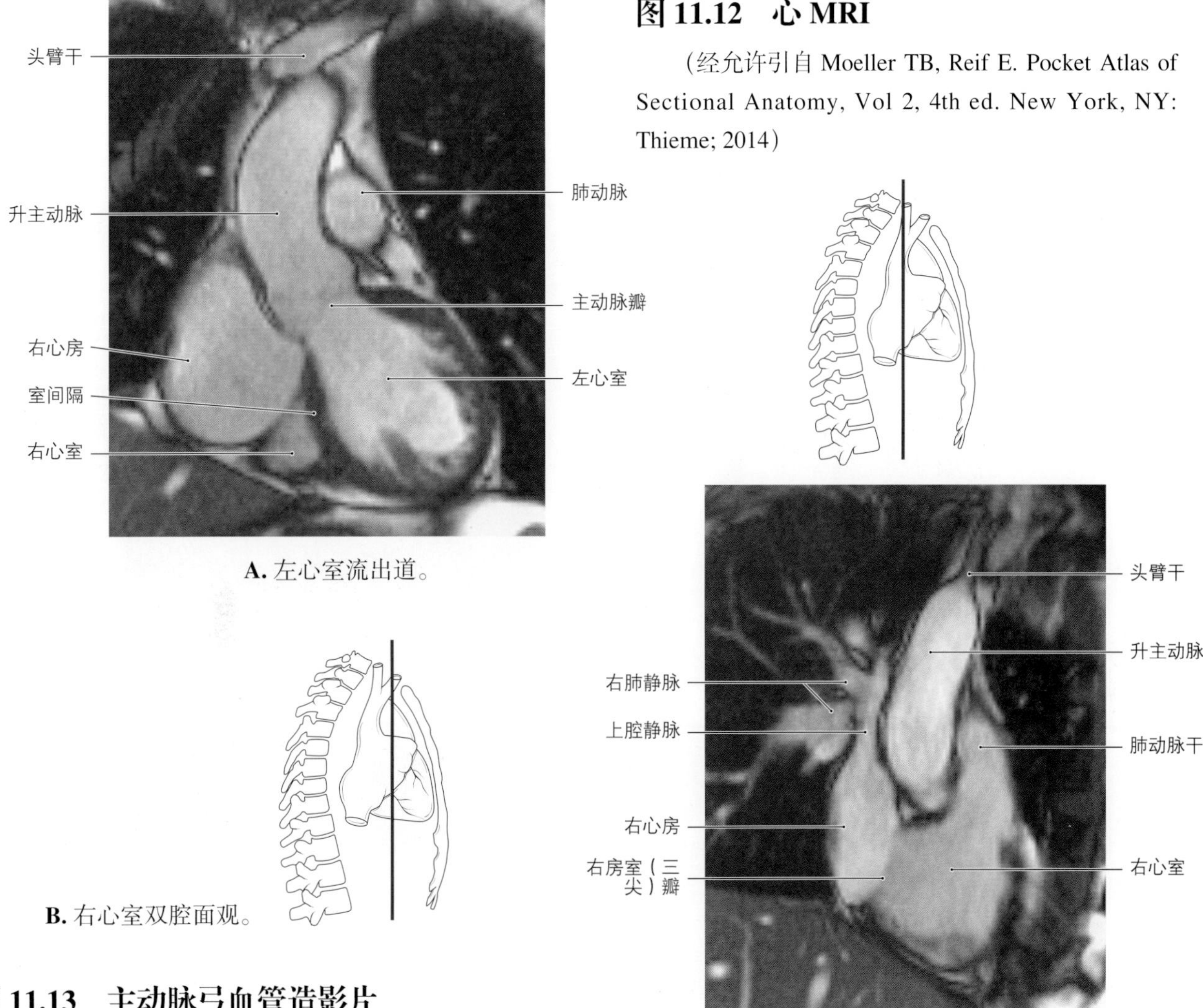
头臂干
升主动脉
肺动脉
主动脉瓣
右心房
室间隔
左心室
右心室
头臂干
升主动脉
右肺静脉
上腔静脉
肺动脉干
右心房
右房室（三尖）瓣
右心室

A. 左心室流出道。

B. 右心室双腔面观。

图 11.13 主动脉弓血管造影片

左外侧面观。

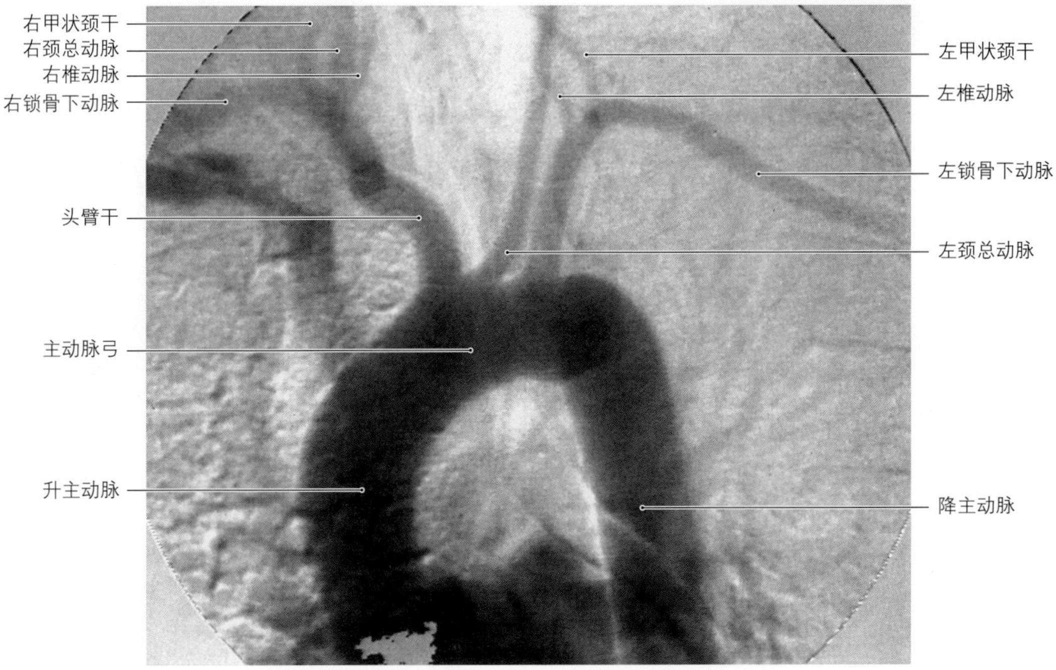

右甲状颈干
右颈总动脉
右椎动脉
右锁骨下动脉
头臂干
主动脉弓
升主动脉
左甲状颈干
左椎动脉
左锁骨下动脉
左颈总动脉
降主动脉

胸部放射解剖学（Ⅲ）

图 11.14 胸部 CT

（经允许引自 Moeller TB, Reif E. Pocket Atlas of Sectional Anatomy, Vol 2, 4th ed. New York, NY: Thieme; 2014）

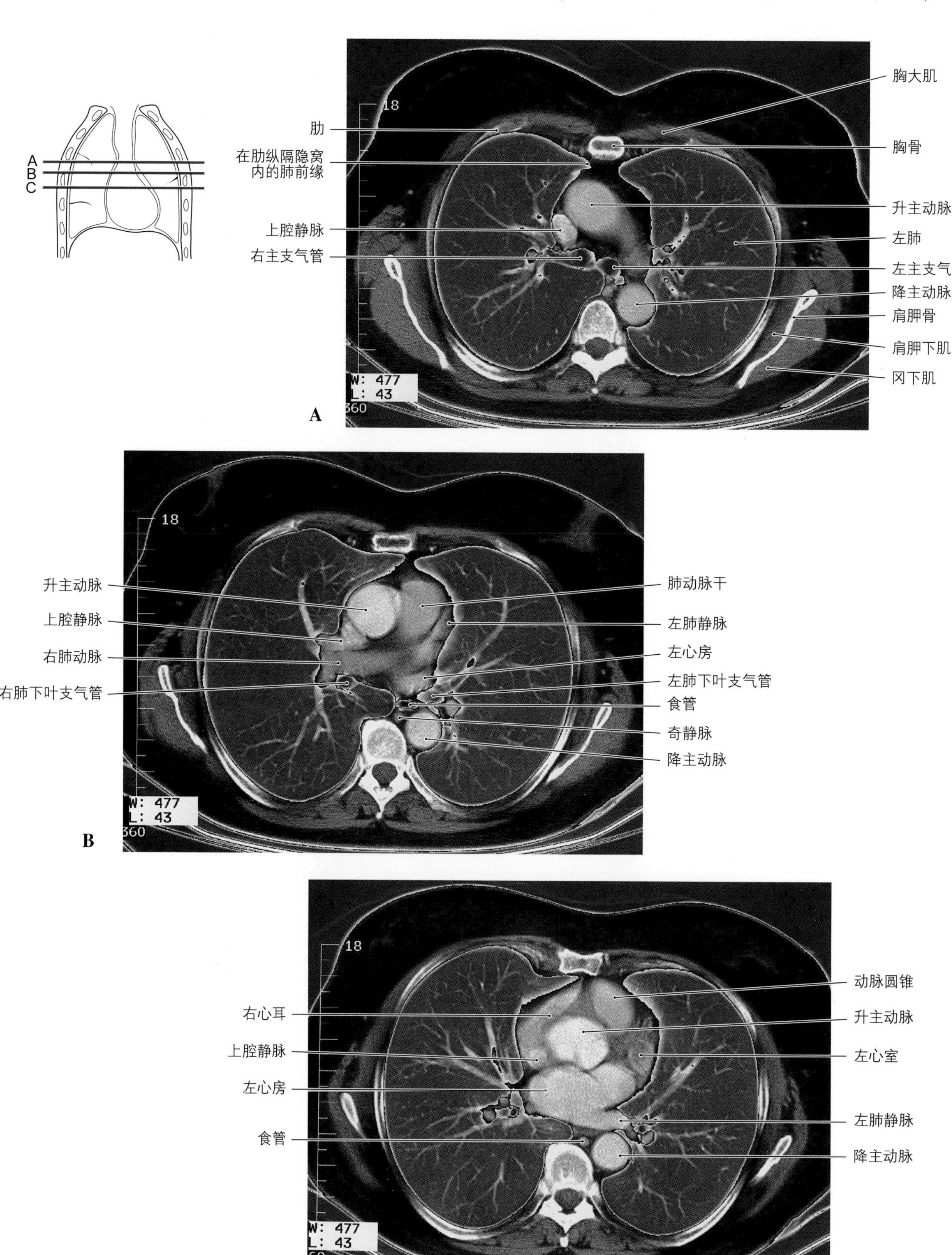
A
B
C
肋
在肋纵隔隐窝内的肺前缘
上腔静脉
右主支气管
胸大肌
胸骨
升主动脉
左肺
左主支气管
降主动脉
肩胛骨
肩胛下肌
冈下肌
18
W: 477
L: 43
360
A
升主动脉
上腔静脉
右肺动脉
右肺下叶支气管
肺动脉干
左肺静脉
左心房
左肺下叶支气管
食管
奇静脉
降主动脉
B
右心耳
上腔静脉
左心房
食管
动脉圆锥
升主动脉
左心室
左肺静脉
降主动脉
C

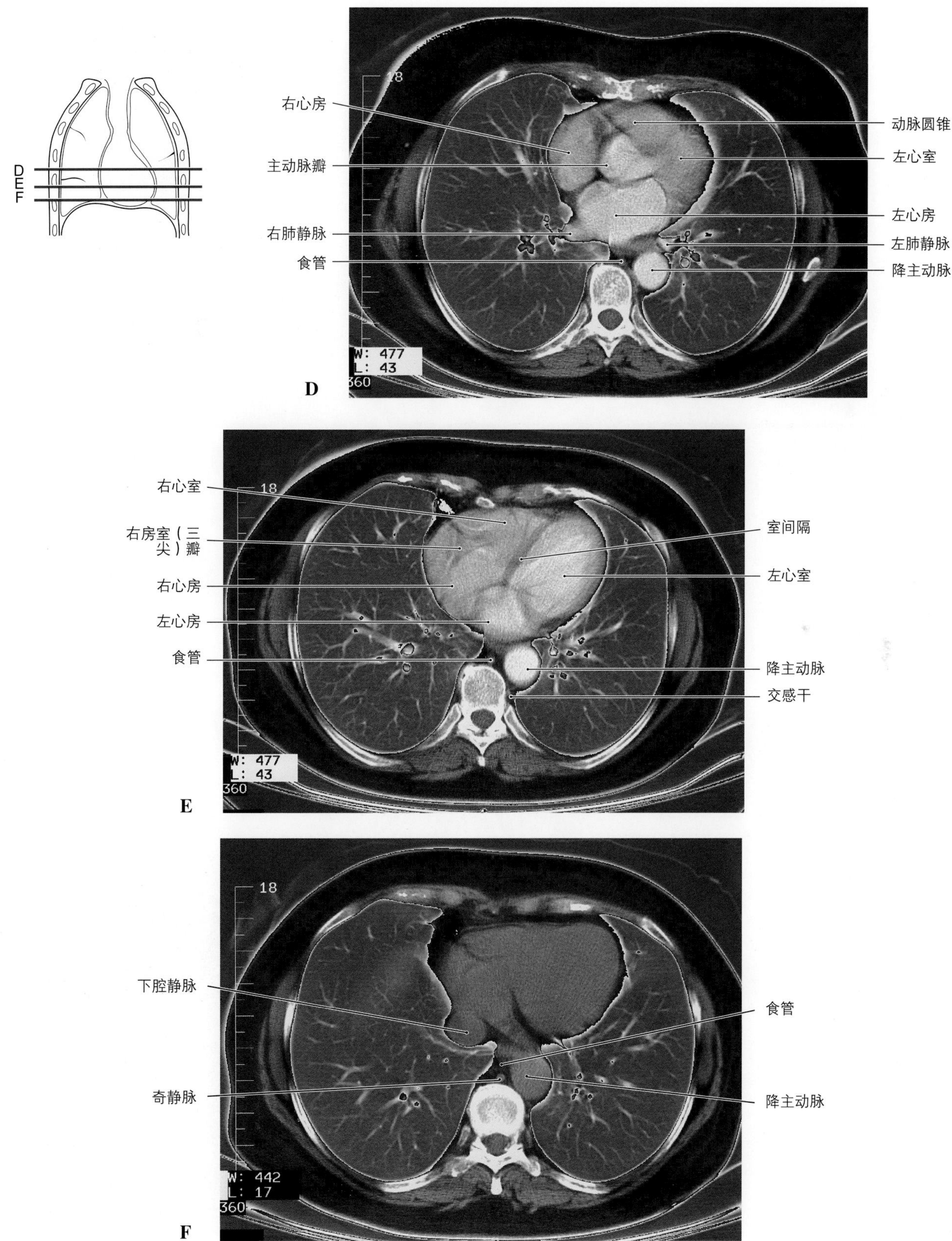
D
E
F
右心房
主动脉瓣
右肺静脉
食管
动脉圆锥
左心室
左心房
左肺静脉
降主动脉
W: 477
L: 43
360
D
右心室
右房室（三尖）瓣
右心房
左心房
食管
室间隔
左心室
降主动脉
交感干
W: 477
L: 43
360
E
下腔静脉
奇静脉
食管
降主动脉
W: 442
L: 17
360
F

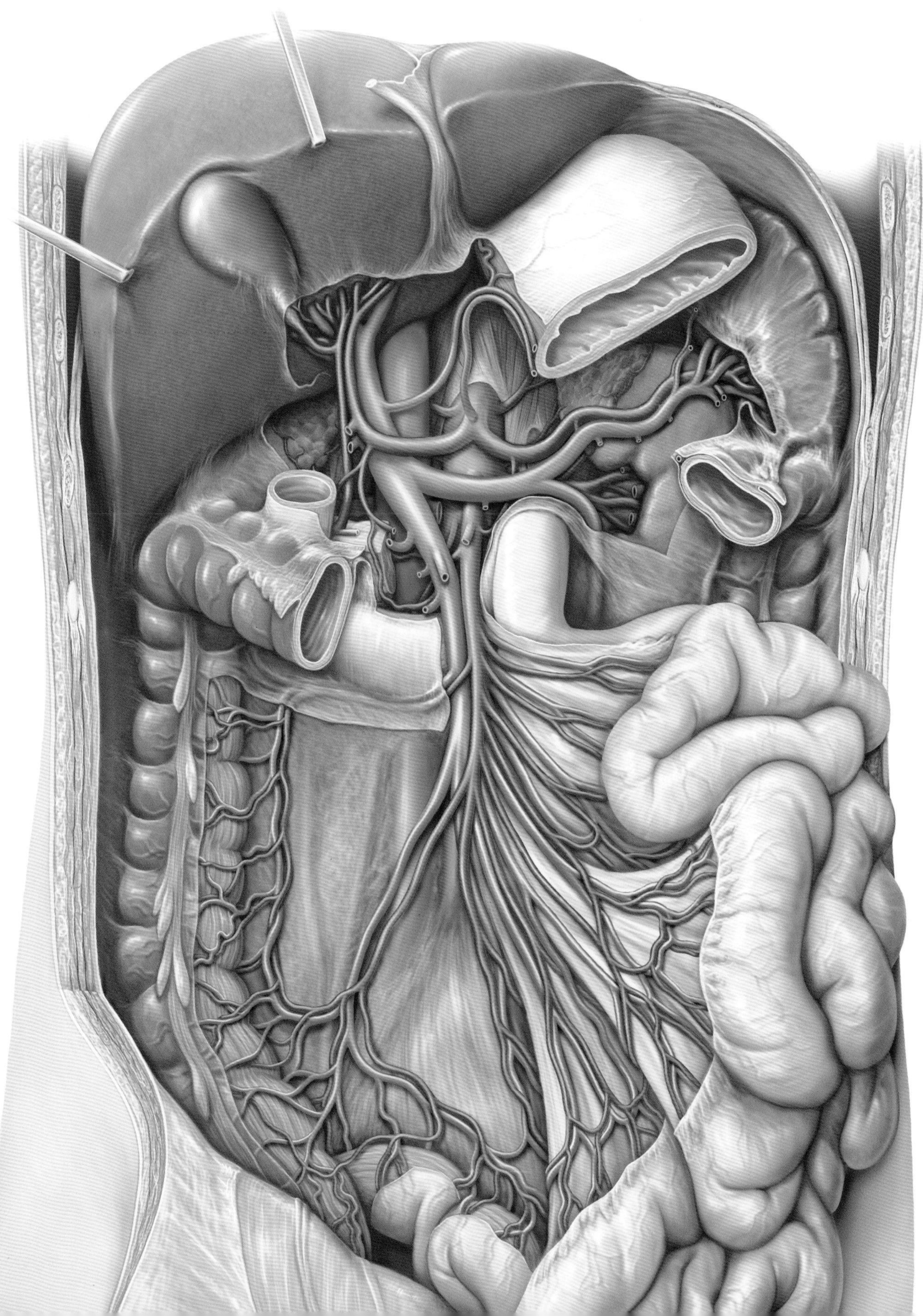

第3篇　腹部

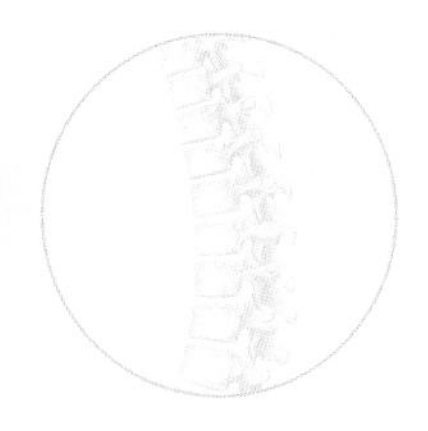

第 12 章 表面解剖

表面解剖

图 12.1 腹部及骨盆的可触及结构

前面观。背部的结构见第 2、3 页。

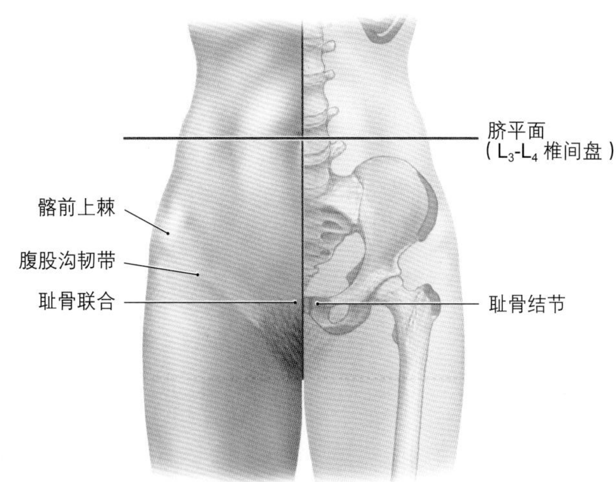
脐平面
（L_3-L_4 椎间盘）
髂前上棘
腹股沟韧带
耻骨联合
耻骨结节

A. 骨性突起。

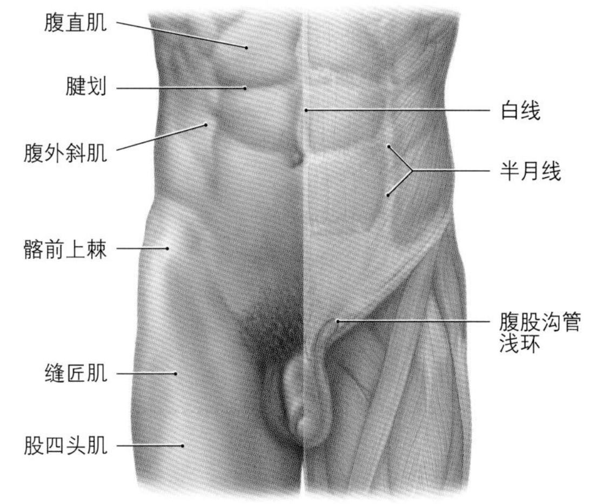
腹直肌
腱划
白线
腹外斜肌
半月线
髂前上棘
腹股沟管
浅环
缝匠肌
股四头肌

B. 肌性标志。

图 12.2 盆腹腔的分区和层次

前面观。腹腔和盆腔中器官的位置可以按象限和层次来描述。

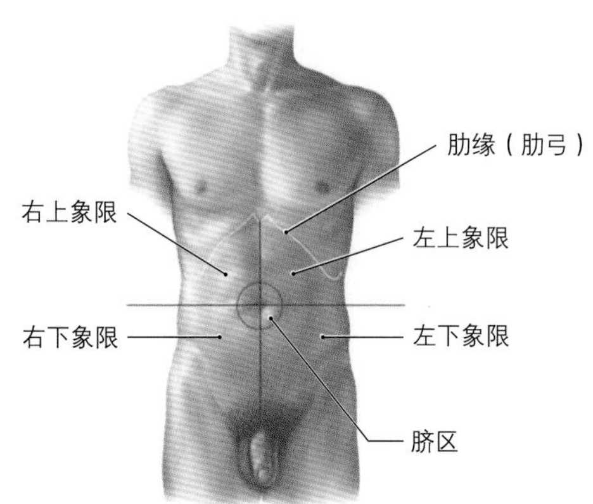
肋缘（肋弓）
右上象限
左上象限
右下象限
左下象限
脐区

A. 四分法，以正中矢状面与经 L_3-L_4 椎间盘的脐平面相交来划分。

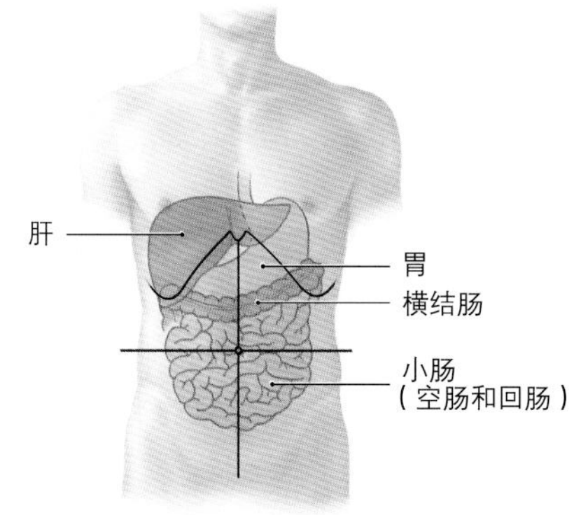
肝
胃
横结肠
小肠
（空肠和回肠）

B. 前层器官。

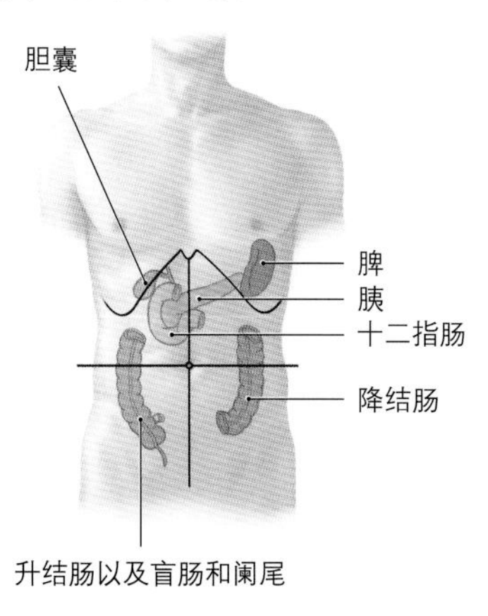
胆囊
脾
胰
十二指肠
降结肠
升结肠以及盲肠和阑尾

C. 中层器官。

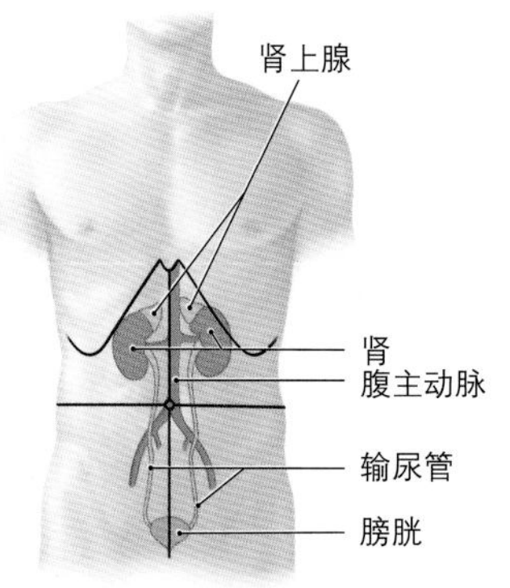
肾上腺
肾
腹主动脉
输尿管
膀胱

D. 后层器官。

表 12.1 经腹腔的横切面

①经幽门平面	在胸骨柄上缘与耻骨联合上缘连线中点处的横切面
②肋下平面	经肋缘最低处（第 10 肋软骨下缘）的平面
③髂嵴上平面	经髂嵴最高点的平面
④结节间平面	经髂结节水平的平面（髂结节位于髂前上棘后外方约 5 cm 处）
⑤棘间平面	经髂前上棘的平面

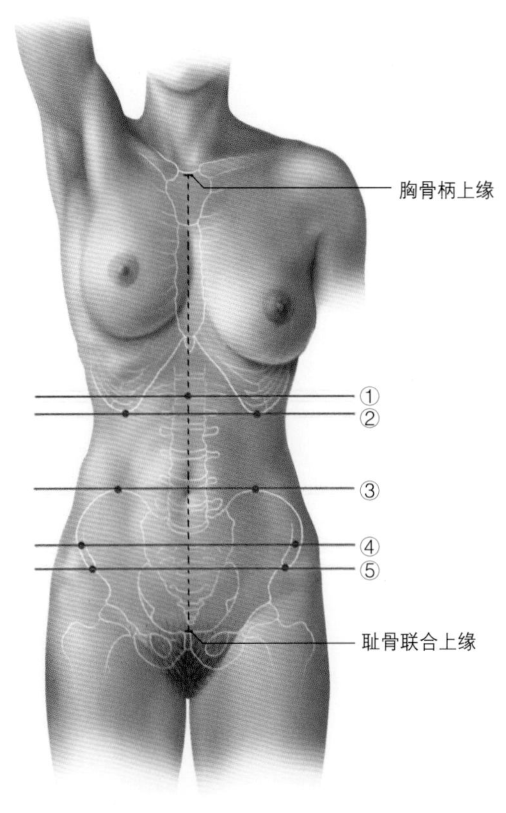
胸骨柄上缘
①
②
③
④
⑤
耻骨联合上缘

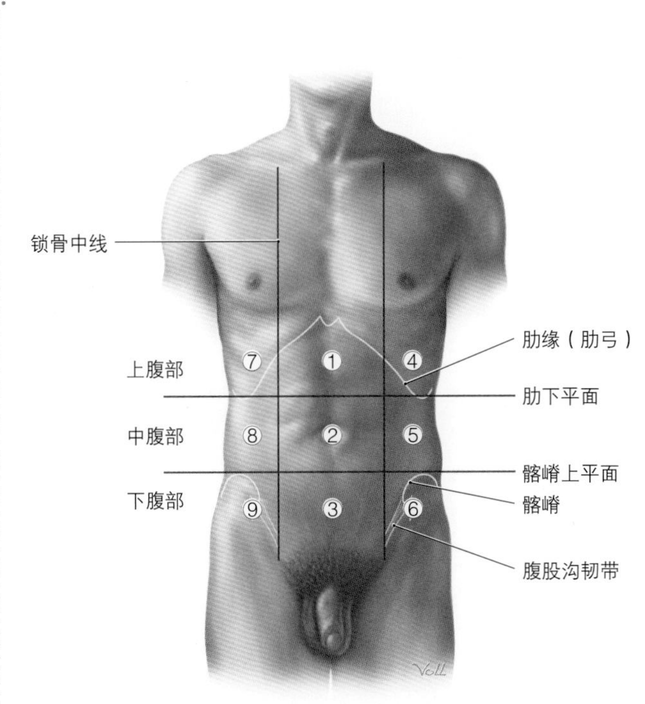
锁骨中线
上腹部
中腹部
下腹部
肋缘（肋弓）
肋下平面
髂嵴上平面
髂嵴
腹股沟韧带
⑦ ① ④
⑧ ② ⑤
⑨ ③ ⑥

表 12.2 腹部的分区

①腹上区
②脐区
③耻区
④左季肋区
⑤左腹外侧（腰）区
⑥左腹股沟区
⑦右季肋区
⑧右腹外侧（腰）区
⑨右腹股沟区

第 13 章 腹壁

腹壁的骨性结构

图 13.1 腹壁的骨性结构

前面观。这些骨是腹前外侧肌和韧带附着的部位，构成一个可保护部分腹腔器官的骨笼。

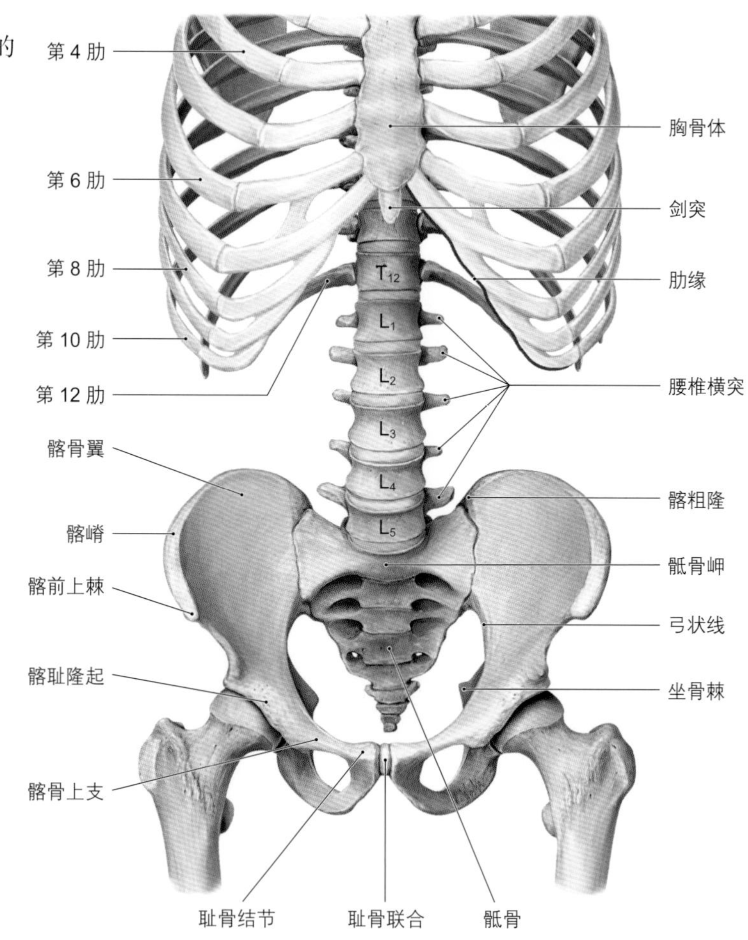
第 4 肋
胸骨体
第 6 肋
剑突
第 8 肋
T_{12}
肋缘
L_1
第 10 肋
L_2
腰椎横突
第 12 肋
L_3
髂骨翼
L_4
髂粗隆
髂嵴
L_5
骶骨岬
髂前上棘
弓状线
髂耻隆起
坐骨棘
髂骨上支
耻骨结节
耻骨联合
骶骨

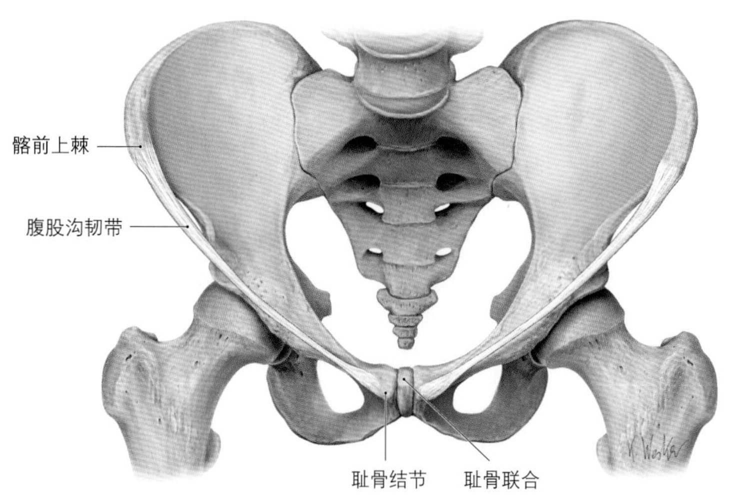
髂前上棘
腹股沟韧带
耻骨结节
耻骨联合

图 13.2 腹股沟韧带

男性骨盆，前上面观。

腹股沟韧带是一个重要的体表标志，构成了腹壁和大腿之间的分界。它是由腹前壁最浅的腹外斜肌腱膜的下缘形成。腹股沟韧带外侧附着于髂前上棘，内侧附着于耻骨结节。因为它形成了腹股沟管的底（见表 13.2）和腹股沟后间隙的顶部（见图 34.31），具有重要临床意义。

图 13.3 腹壁肌的附着点

左侧髋骨。肌的起点为红色，止点为蓝色。

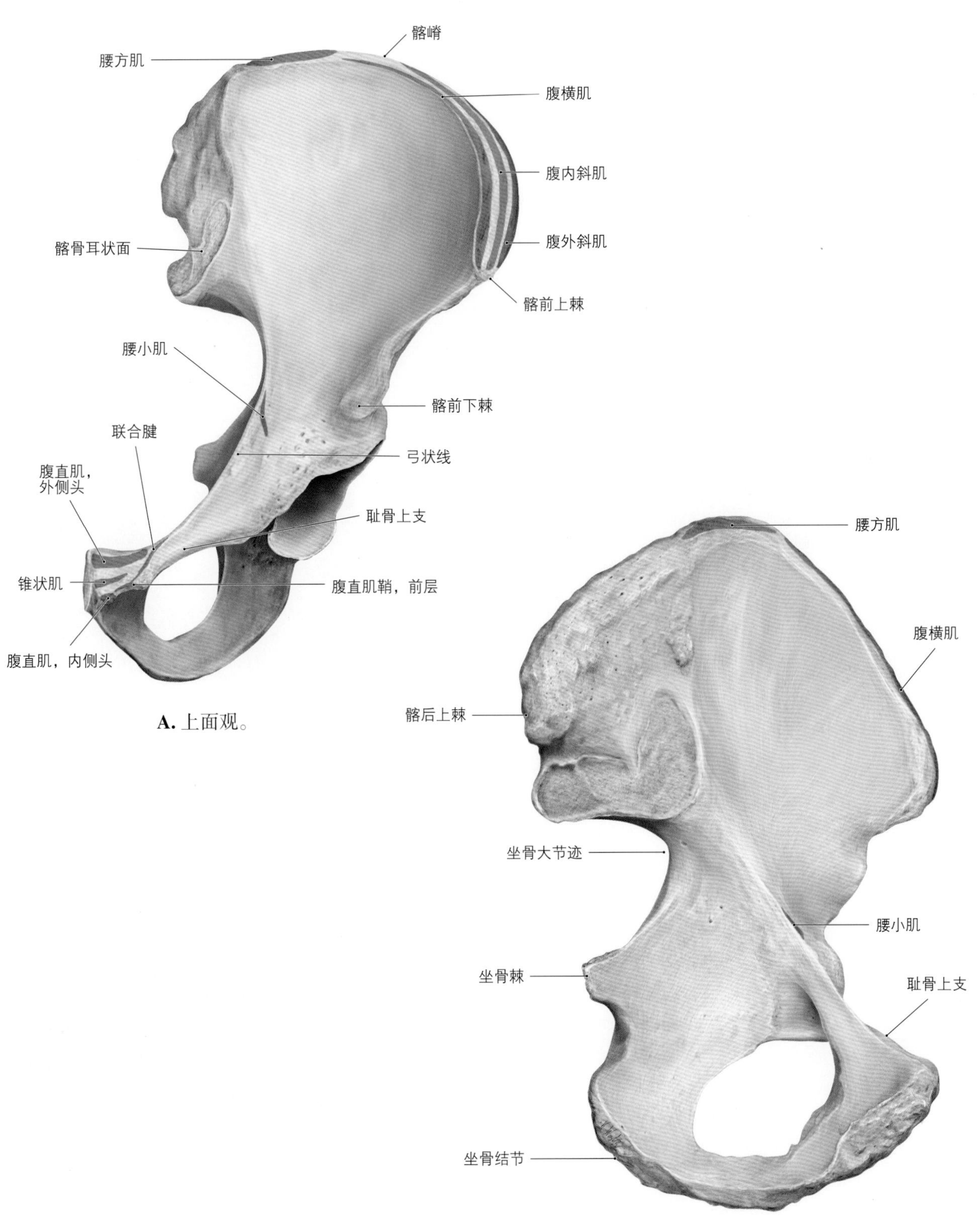
髂嵴
腰方肌
腹横肌
腹内斜肌
腹外斜肌
髂骨耳状面
髂前上棘
腰小肌
髂前下棘
联合腱
弓状线
腹直肌，
外侧头
耻骨上支
锥状肌
腹直肌鞘，前层
腹直肌，内侧头
腰方肌
腹横肌
髂后上棘
坐骨大节迹
腰小肌
坐骨棘
耻骨上支
坐骨结节

A. 上面观。

B. 内侧面观。

腹前外侧壁肌

腹前外侧壁的斜肌包括腹外斜肌、腹内斜肌和腹横肌。腹后壁或深层肌（尤其是腰大肌）属功能性髋肌（见第 148 页）。

图 13.4 腹壁肌

右侧，前面观。

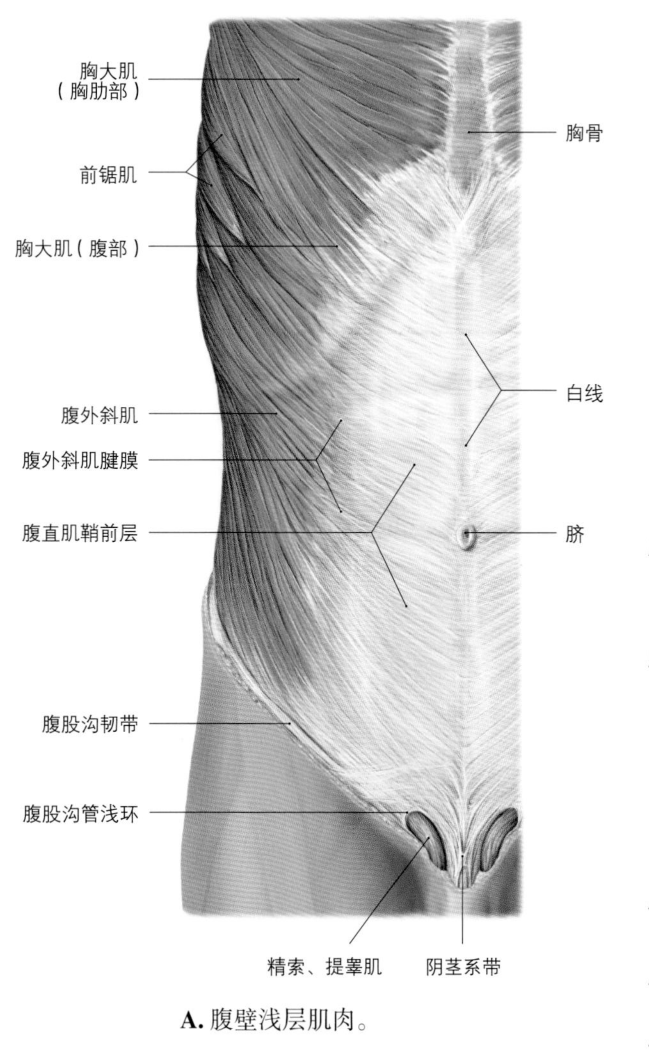
胸大肌
（胸肋部）
胸骨
前锯肌
胸大肌（腹部）
白线
腹外斜肌
腹外斜肌腱膜
腹直肌鞘前层
脐
腹股沟韧带
腹股沟管浅环
精索、提睾肌
阴茎系带

A. 腹壁浅层肌肉。

肋间内肌
肋软骨
胸骨
肋间外肌
剑突
腹直肌
腹外斜肌
白线
腹内斜肌
脐
腹内斜肌
腱膜
髂前上棘
腹股沟韧带
腹直肌鞘
前层
精索、
提睾肌

B. 移除腹外斜肌、胸大肌及前锯肌。

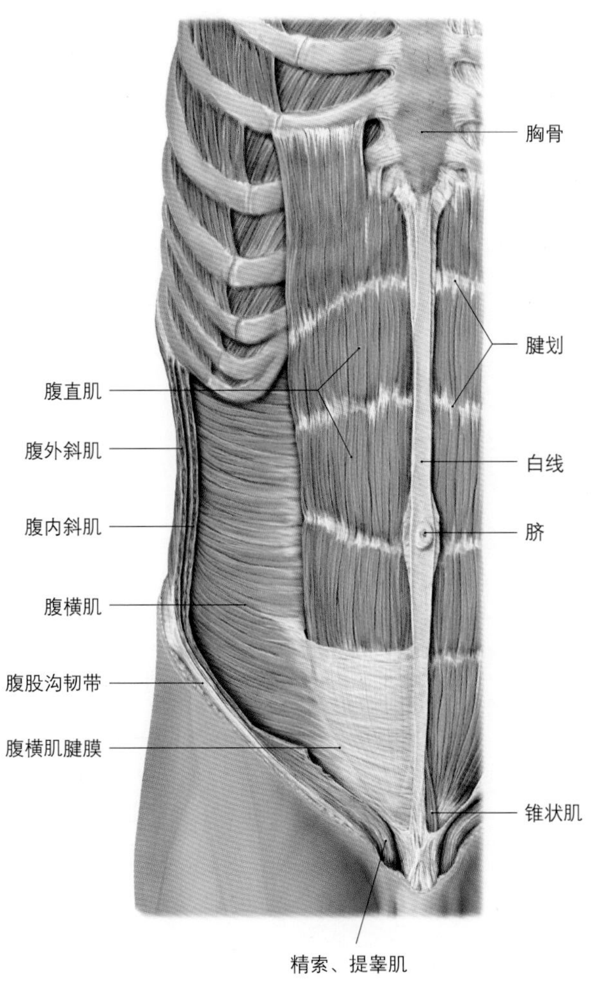
胸骨
腱划
腹直肌
腹外斜肌
白线
腹内斜肌
脐
腹横肌
腹股沟韧带
腹横肌腱膜
锥状肌
精索、提睾肌

C. 切除：腹外斜肌和腹内斜肌。

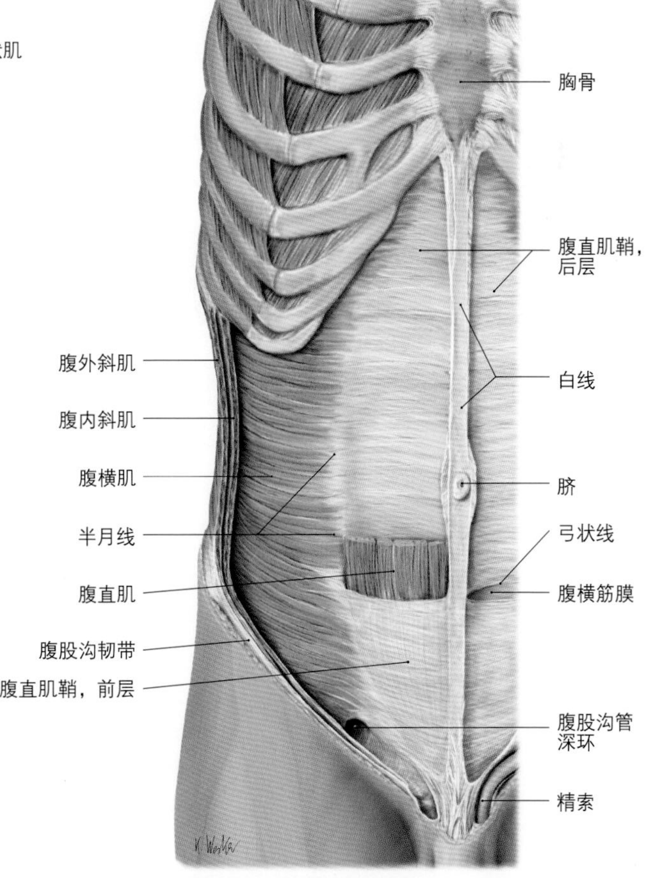
胸骨
腹直肌鞘，
后层
腹外斜肌
白线
腹内斜肌
腹横肌
脐
半月线
弓状线
腹直肌
腹横筋膜
腹股沟韧带
腹直肌鞘，前层
腹股沟管
深环
精索

D. 切除：腹直肌。

腹直肌鞘和腹后壁肌

图 13.5 腹直肌鞘

腹直肌鞘包围中线两侧的腹直肌和锥状肌。鞘的前后两层由腹前外侧肌腱膜分开包绕腹直肌而形成。弓状线是后层的下缘，弓状线以下所有腱膜都从前方包绕腹直肌。

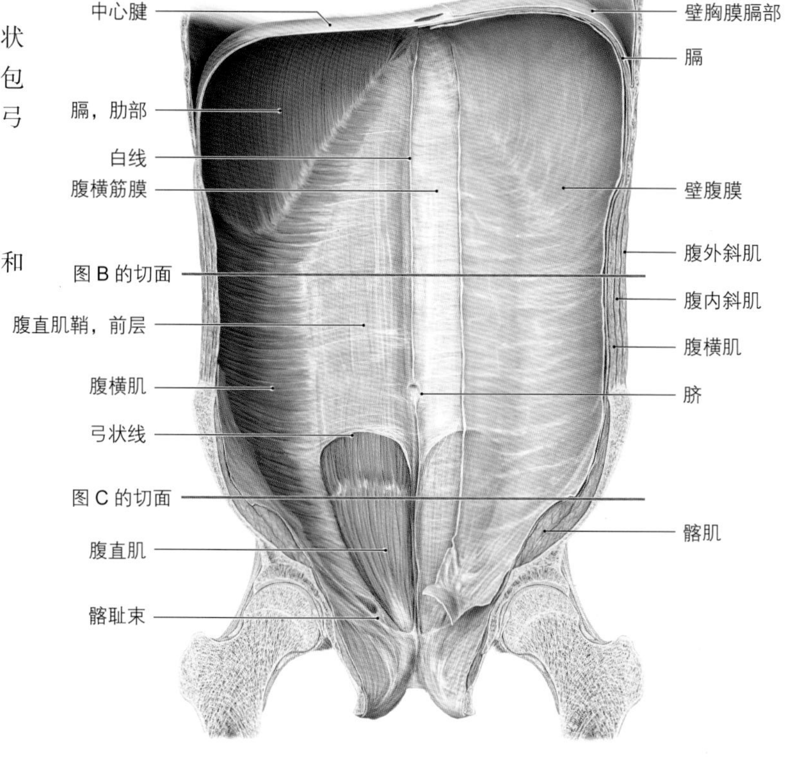
中心腱
膈，肋部
白线
腹横筋膜
图 B 的切面
腹直肌鞘，前层
腹横肌
弓状线
图 C 的切面
腹直肌
髂耻束
壁胸膜膈部
膈
壁腹膜
腹外斜肌
腹内斜肌
腹横肌
脐
髂肌

A. 腹前壁后面（内面）观。切除左侧腹膜和腹横筋膜以显露腹直肌鞘。

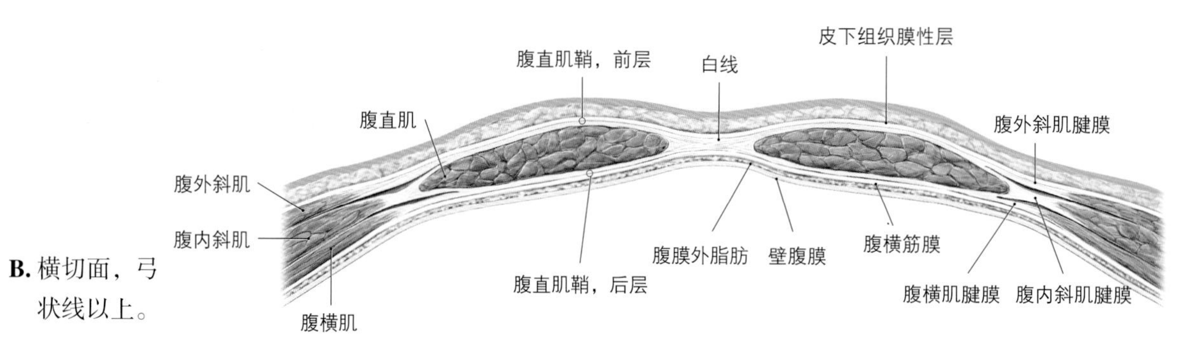
腹直肌鞘，前层
白线
皮下组织膜性层
腹直肌
腹外斜肌腱膜
腹外斜肌
腹内斜肌
腹横肌
腹膜外脂肪
壁腹膜
腹横筋膜
腹直肌鞘，后层
腹横肌腱膜
腹内斜肌腱膜

B. 横切面，弓状线以上。

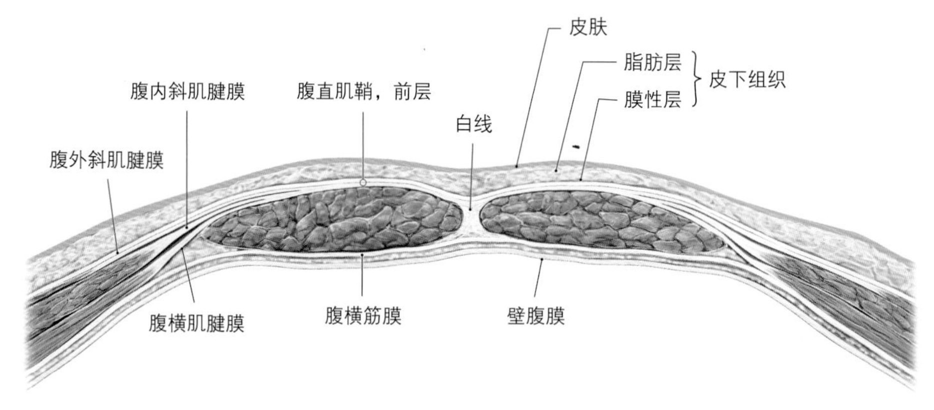
皮肤
脂肪层
膜性层
皮下组织
腹内斜肌腱膜
腹直肌鞘，前层
白线
腹外斜肌腱膜
腹横肌腱膜
腹横筋膜
壁腹膜

C. 横切面，弓状线以下。

图 13.6 腹后壁肌

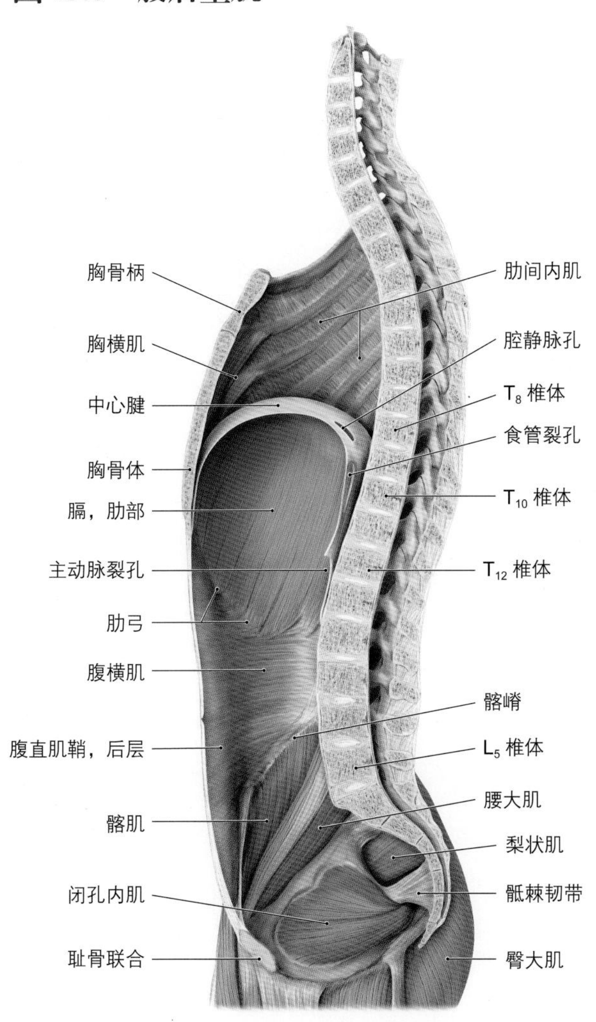
胸骨柄
胸横肌
中心腱
胸骨体
膈，肋部
主动脉裂孔
肋弓
腹横肌
腹直肌鞘，后层
髂肌
闭孔内肌
耻骨联合
肋间内肌
腔静脉孔
T_8 椎体
食管裂孔
T_{10} 椎体
T_{12} 椎体
髂嵴
L_5 椎体
腰大肌
梨状肌
骶棘韧带
臀大肌

A. 正中位置矢状面图。

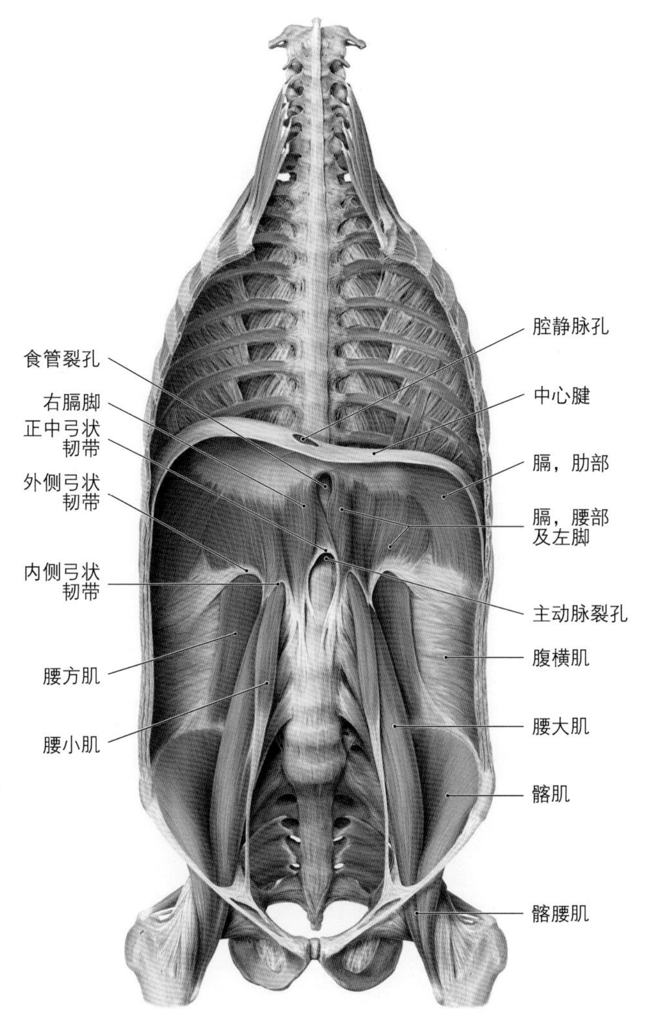
食管裂孔
右膈脚
正中弓状韧带
外侧弓状韧带
内侧弓状韧带
腰方肌
腰小肌
腔静脉孔
中心腱
膈，肋部
膈，腰部及左脚
主动脉裂孔
腹横肌
腰大肌
髂肌
髂腰肌

B. 正中位带膈的冠状面图。

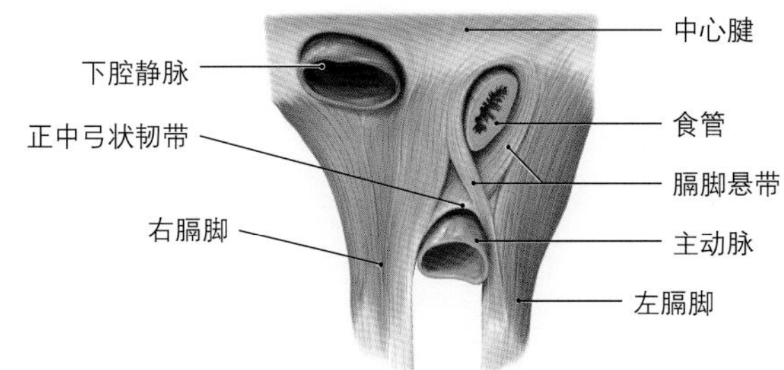
下腔静脉
正中弓状韧带
右膈脚
中心腱
食管
膈脚悬带
主动脉
左膈脚

C. 膈裂孔及通过的结构，前面观。腔静脉孔位于中线的右侧，食管和主动脉裂孔位于左侧。注意膈的膈脚通常右侧向下延伸到 L_3 椎体，左侧向下延伸到 L_2 椎体。

临床要点 13.1

膈疝

膈疝是指腹腔脏器通过膈的先天性或后天性裂孔进入胸腔。目前最常见的疝出部位是食管裂孔，占膈疝病例的 90%。“滑动”疝占这些裂孔疝的 85%，发生于食管远端和胃贲门通过食管裂孔向上滑入胸腔时。

腹壁肌

图 13.7 腹前壁肌

前面观。

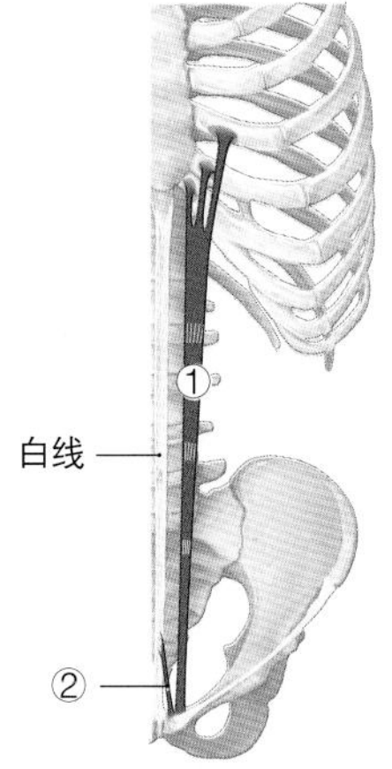
①
白线
②

图 13.8 腹前外侧壁肌

前面观。

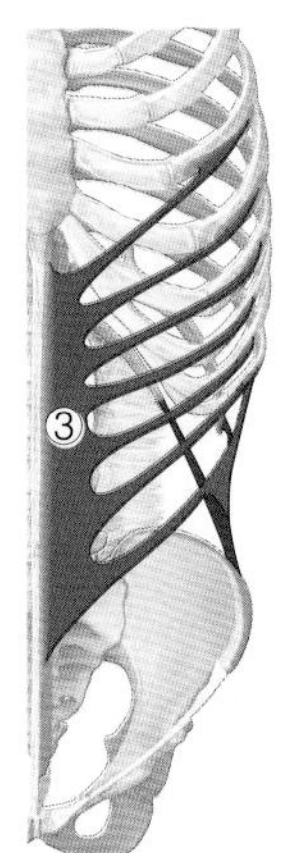
③
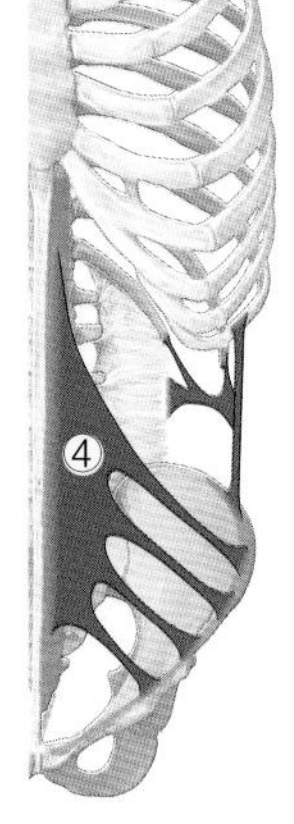
④
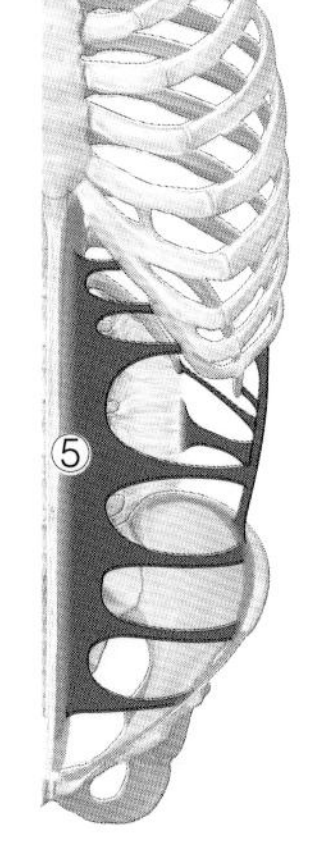
⑤

A. 腹外斜肌。 **B.** 腹内斜肌。 **C.** 腹横肌。

图 13.9 腹后壁肌

前面观。腰大肌和髂肌通常统称为髂腰肌。

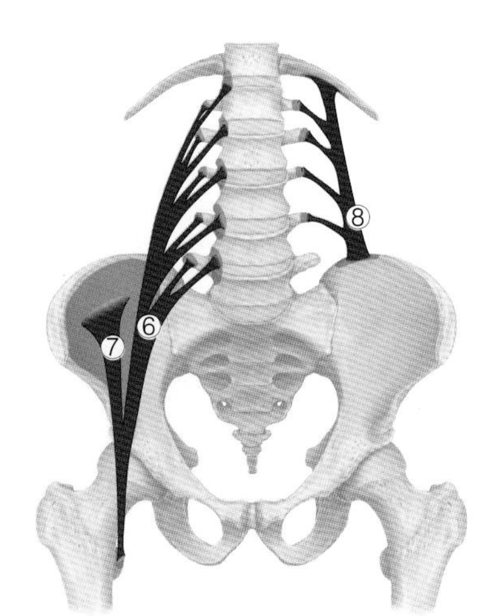
⑧
⑥
⑦

表 13.1 腹壁肌

肌名	起点	止点	神经支配	运动
腹前壁肌				
①腹直肌	外侧头：耻骨嵴到耻骨结节 内侧头：耻骨联合前部	第 5~7 肋软骨、胸骨剑突	肋间神经（T_5~T_{11}）、肋下神经（T_{12}）	屈曲躯干，压缩腹部，稳定骨盆
②锥状肌	耻骨（腹直肌起点前部）	白线（与腹直肌鞘伴行）	肋下神经（T_{12}）	紧张腹白线
腹前外侧壁肌				
③腹外斜肌	第 5~12 肋（外表面）	白线、耻骨结节、髂嵴前部	肋间神经（T_7~T_{11}）、肋下神经（T_{12}）	一侧：向同侧屈曲躯干，向外侧旋转躯干 双侧：屈曲躯干，压缩腹部，稳定骨盆
④腹内斜肌	胸腰筋膜（深层）、髂嵴（中间线）、髂前上棘、髂腰筋膜	第10~12肋(下缘)、白线(前层和后层)	肋间神经（T_7~T_{11}）、肋下神经（T_{12}）、髂腹下神经、髂腹股沟神经	
⑤腹横肌	第 7~12 肋软骨（内面）、胸腰筋膜（深层）、髂嵴、髂前上棘（内唇）、髂腰筋膜	白线、耻骨嵴		一侧：向同侧转动躯干 双侧：压缩腹部
腹后壁肌				
腰小肌 *（如图 31.19 所示）	T_{12}、L_1 椎体和椎间盘(外侧面)	耻骨肌线、髂耻支、髂筋膜，最低的纤维可达腹股沟韧带	L_1~L_2（L_3）脊神经	稍微屈曲躯干
⑥腰大肌 浅层	T_{12}~L_4 椎体与相关椎间盘（外侧面）	股骨（小转子），加入髂腰肌止点		髋关节：屈曲和外旋 腰椎（股骨固定时）： 一侧，收缩时向外侧弯躯干 双侧，收缩时可从仰卧位提起躯干
⑥腰大肌 深层	L_1~L_5（横突）			
⑦髂肌	髂窝		股神经（L_2~L_4）	
⑧腰方肌	髂嵴和髂腰韧带（未显示）	第 12 肋、L_1~L_4（横突）	肋下神经（T_{12}）、L_1~L_4 脊神经	一侧：向同侧弯躯干 双侧：屏气和呼气，稳定第 12 肋

注：* 大约 50% 的人有此肌。见第 64~65 页。

图 13.10 腹壁肌

前面观。

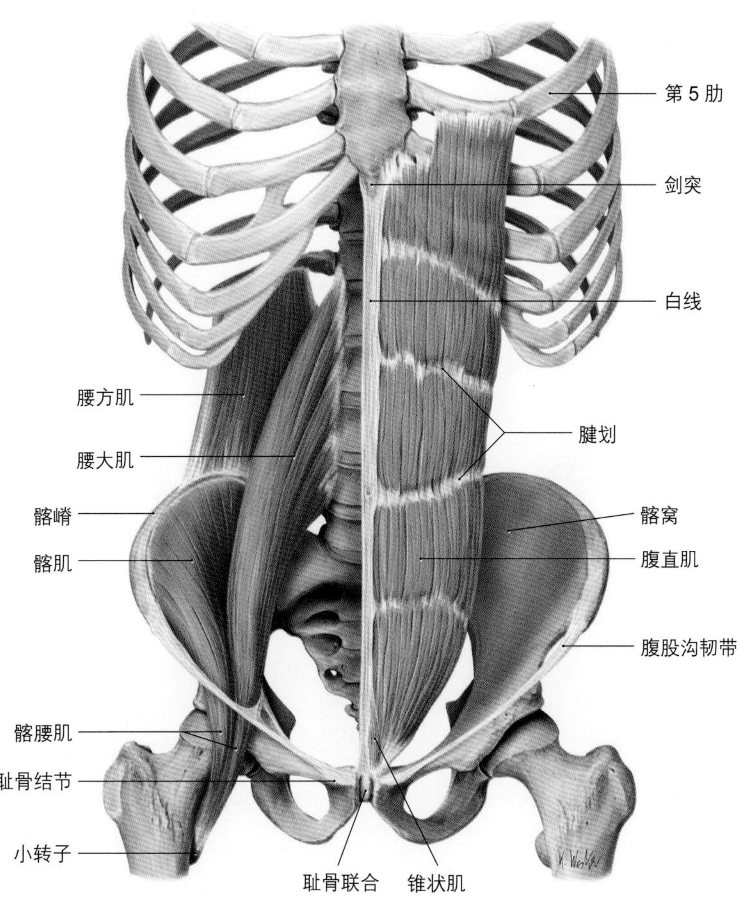
第 5 肋
剑突
白线
腰方肌
腱划
腰大肌
髂嵴
髂窝
髂肌
腹直肌
腹股沟韧带
髂腰肌
耻骨结节
小转子
耻骨联合
锥状肌

A. 前部和后部的肌。

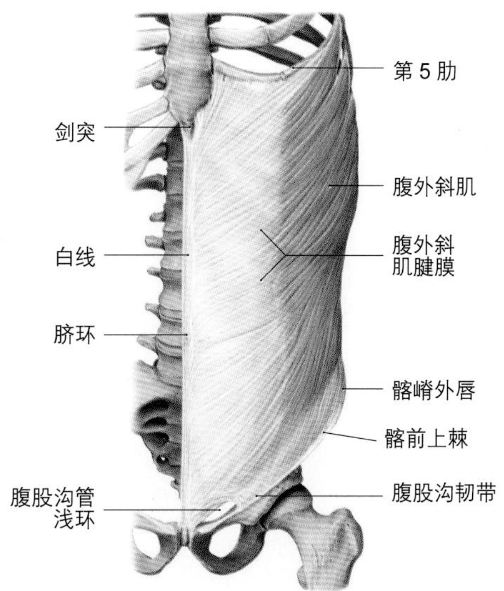
第 5 肋
剑突
腹外斜肌
白线
腹外斜
肌腱膜
脐环
髂嵴外唇
髂前上棘
腹股沟管
浅环
腹股沟韧带

B. 腹外斜肌。

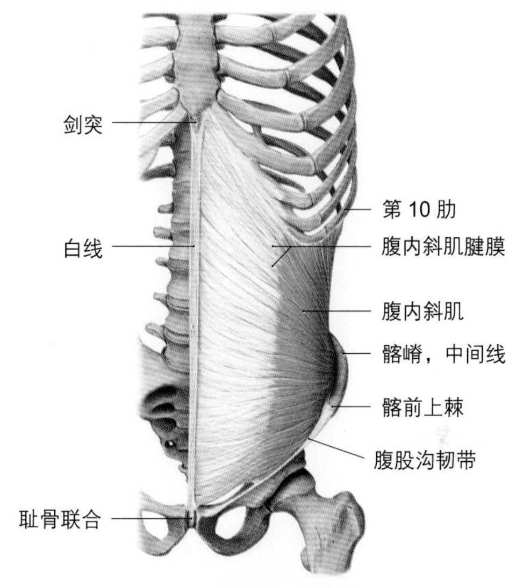
剑突
第 10 肋
白线
腹内斜肌腱膜
腹内斜肌
髂嵴，中间线
髂前上棘
腹股沟韧带
耻骨联合

C. 腹内斜肌。

图 13.11 腹前外侧壁肌是一个功能单位

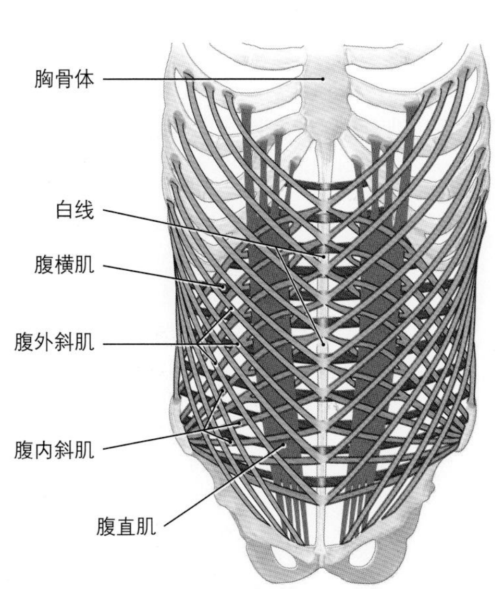
胸骨体
白线
腹横肌
腹外斜肌
腹内斜肌
腹直肌

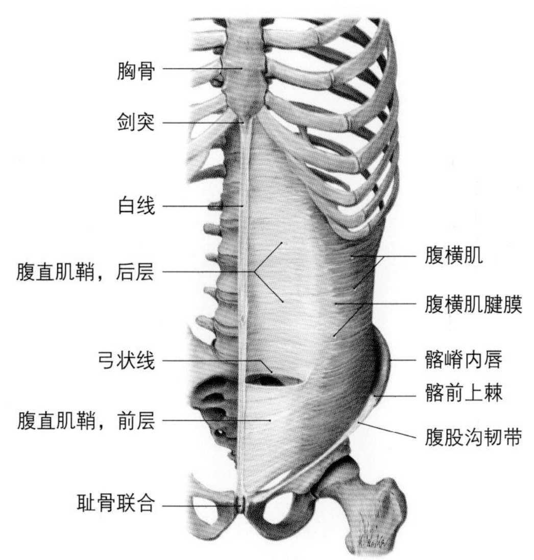
胸骨
剑突
白线
腹横肌
腹直肌鞘，后层
腹横肌腱膜
弓状线
髂嵴内唇
髂前上棘
腹直肌鞘，前层
腹股沟韧带
耻骨联合

D. 腹横肌。

腹股沟区和腹股沟管

腹股沟区是腹前壁与股前区的交界处。腹股沟管是腹腔内结构（如精索）进出腹腔的重要通道。

图 13.12 腹股沟区

右侧，前面观。

腹外斜肌
腹内斜肌
腹横肌
腹直肌
白线
腹直肌鞘
髂腰肌
股神经
髂耻弓
腹股沟韧带
腹壁浅筋膜
腹外斜肌腱膜
髂腹股沟神经
生殖股神经，生殖支
股动脉和静脉
腹股沟反转韧带
精索
陷窝韧带
耻骨结节
提睾肌及提睾肌筋膜
精索外筋膜
腹股沟管浅环
外侧脚
脚间纤维
内侧脚
耻骨肌
表 13.2 中插图的切面

A. 男性。

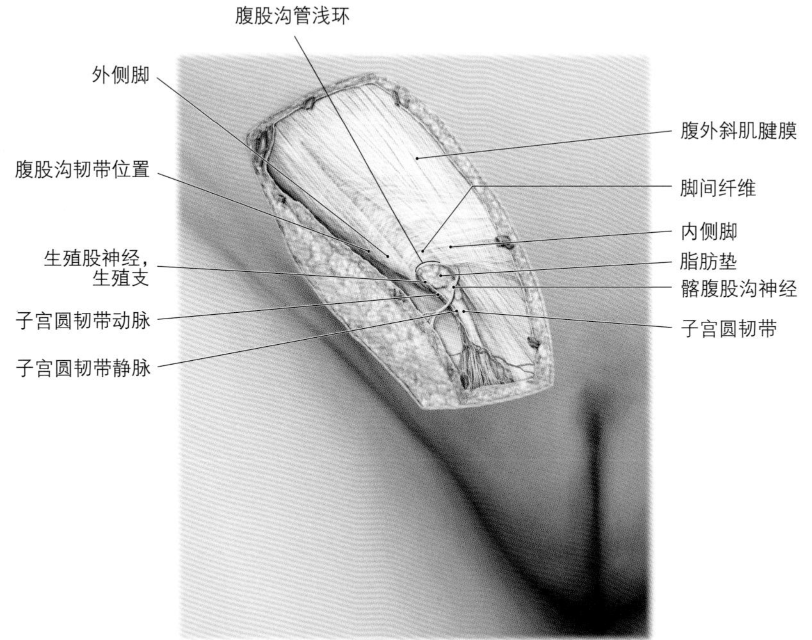

腹股沟管浅环
外侧脚
腹股沟韧带位置
生殖股神经，生殖支
子宫圆韧带动脉
子宫圆韧带静脉
腹外斜肌腱膜
脚间纤维
内侧脚
脂肪垫
髂腹股沟神经
子宫圆韧带

B. 女性。

临床要点 13.2

腹股沟管的性别差异

腹股沟管是穿过腹前壁下部的一条斜行通道。在男性，它代表着睾丸在围产期从腹后壁迁移到阴囊的路径。精索（见表 13.4）穿过管腔，将睾丸与泌尿生殖系统的其他部分连接起来。女性腹股沟管较小，仅包含子宫圆韧带及其神经血管结构。子宫圆韧带是胚胎引带末端遗迹，这个结构最初存在于男性和女性，但在男性中随着睾丸的下降而退化。

表 13.2 腹股沟管的结构

结构			构成
壁	前壁	①	腹外斜肌腱膜
	顶	②	腹内斜肌
		③	腹横肌
	后壁	④	腹横筋膜
		⑤	壁腹膜
	底	⑥	腹股沟韧带（腹外斜肌腱膜下方及股部阔筋膜附近的密集编织的纤维）
开口	腹股沟管浅环		开口于腹外斜肌腱膜，以内侧脚和外侧脚、脚间纤维及腹股沟反转韧带为界
	腹股沟管深环		脐外侧襞（腹壁下血管）外侧的腹横筋膜外翻形成

注：经图 13.12A 的矢状面。

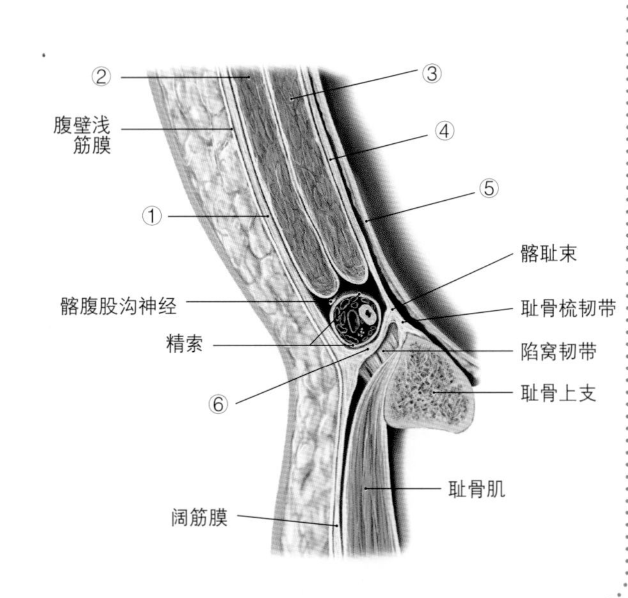
②
③
腹壁浅筋膜
④
⑤
①
髂耻束
髂腹股沟神经
耻骨梳韧带
精索
陷窝韧带
⑥
耻骨上支
耻骨肌
阔筋膜

图 13.13 腹股沟区的解剖

右侧，前面观。

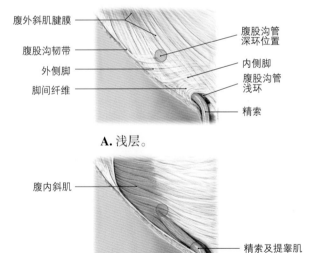

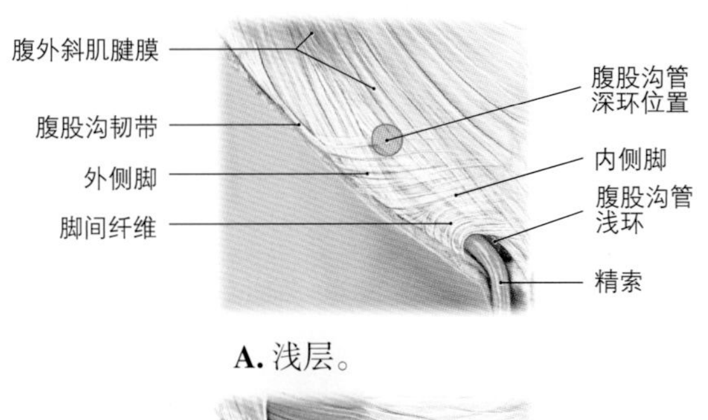
腹外斜肌腱膜
腹股沟管深环位置
腹股沟韧带
内侧脚
外侧脚
腹股沟管浅环
脚间纤维
精索

A. 浅层。

腹内斜肌

精索及提睾肌

B. 切除：腹外斜肌腱膜。

腹横肌

腹直肌

腹股沟韧带

腹横筋膜

精索及精索内筋膜

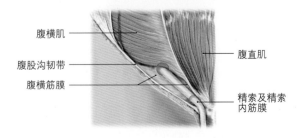

C. 切除：腹内斜肌。

图 13.14 腹股沟管开口

右侧，前面观。

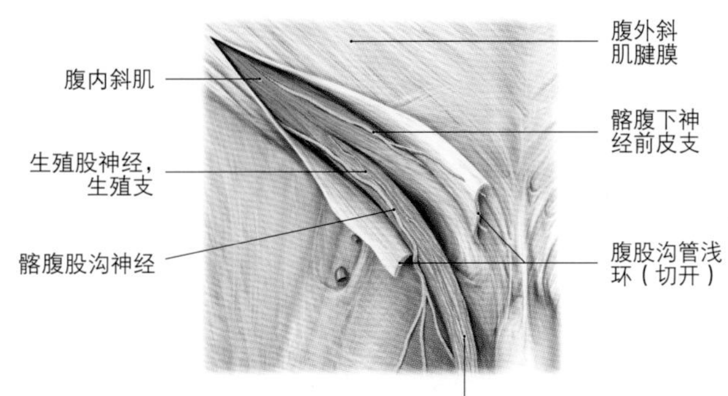
腹外斜肌腱膜
腹内斜肌
髂腹下神经前皮支
生殖股神经，生殖支
髂腹股沟神经
腹股沟管浅环（切开）
精索及提睾肌和提睾肌筋膜

A. 分开：腹外斜肌腱膜。

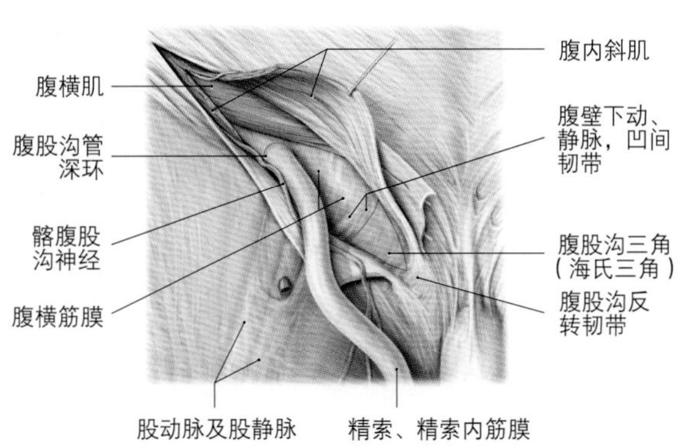
腹内斜肌
腹横肌
腹壁下动、静脉，凹间韧带
腹股沟管深环
髂腹股沟神经
腹股沟三角（海氏三角）
腹横筋膜
腹股沟反转韧带
股动脉及股静脉
精索、精索内筋膜

B. 分开：腹内斜肌和提睾肌。

腹股沟区和腹股沟疝

图 13.15 腹前壁疝的发生部位

冠状切面，男性，后面（内面）观。

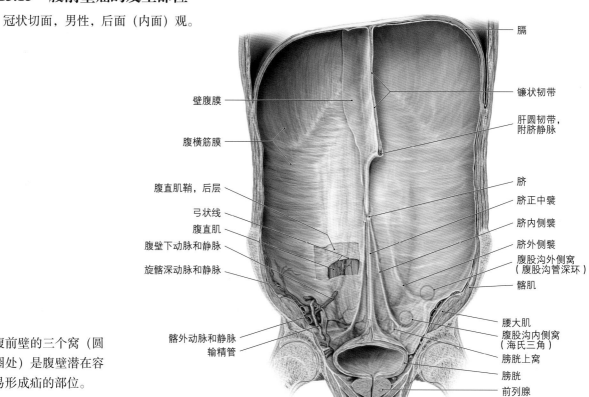

膈
壁腹膜
镰状韧带
腹横筋膜
肝圆韧带，附脐静脉
腹直肌鞘，后层
脐
弓状线
脐正中襞
腹直肌
脐内侧襞
腹壁下动脉和静脉
脐外侧襞
腹股沟外侧窝（腹股沟管深环）
旋髂深动脉和静脉
髂肌
腰大肌
髂外动脉和静脉
腹股沟内侧窝（海氏三角）
输精管
膀胱上窝
膀胱
前列腺

A. 腹前壁的三个窝（圆圈处）是腹壁潜在容易形成疝的部位。

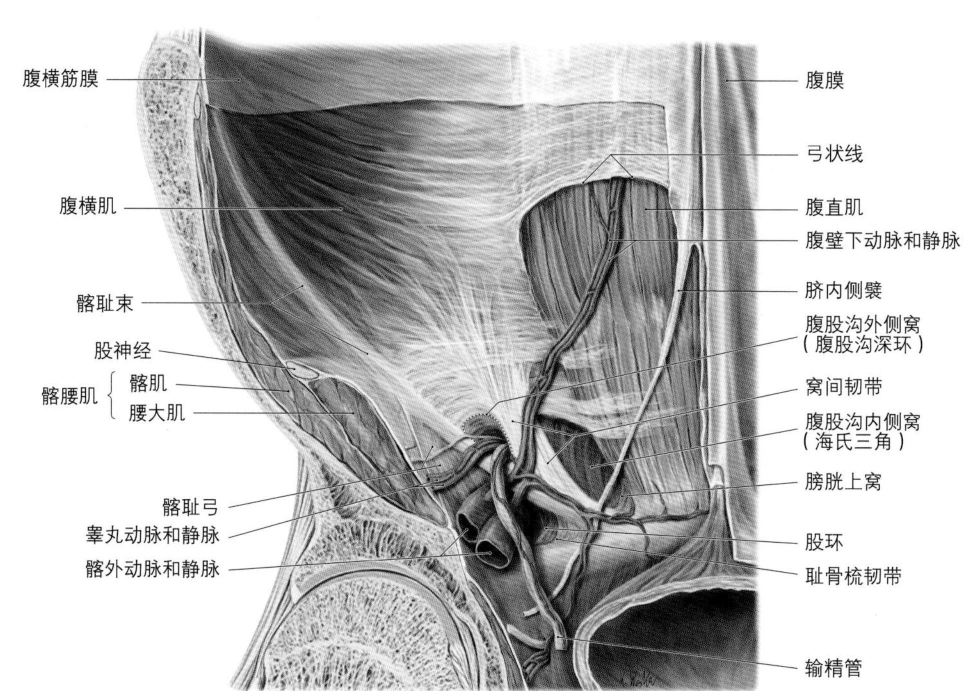
腹横筋膜
腹膜
弓状线
腹横肌
腹直肌
腹壁下动脉和静脉
髂耻束
脐内侧襞
股神经
腹股沟外侧窝（腹股沟深环）
髂腰肌
髂肌
腰大肌
窝间韧带
腹股沟内侧窝（海氏三角）
髂耻弓
膀胱上窝
睾丸动脉和静脉
股环
髂外动脉和静脉
耻骨梳韧带
输精管

B. 男性腹股沟区的疝内面开口。A 图的细节，切除腹膜和腹横筋膜以显示疝的开口。彩色阴影指示出膀胱上疝（绿色）、间接疝（青绿色）和直接疝（紫色）的开口（见表 13.3）。

图 13.16 男性腹股沟及其内容物与腹壁结构关系示意图

右侧前面观。

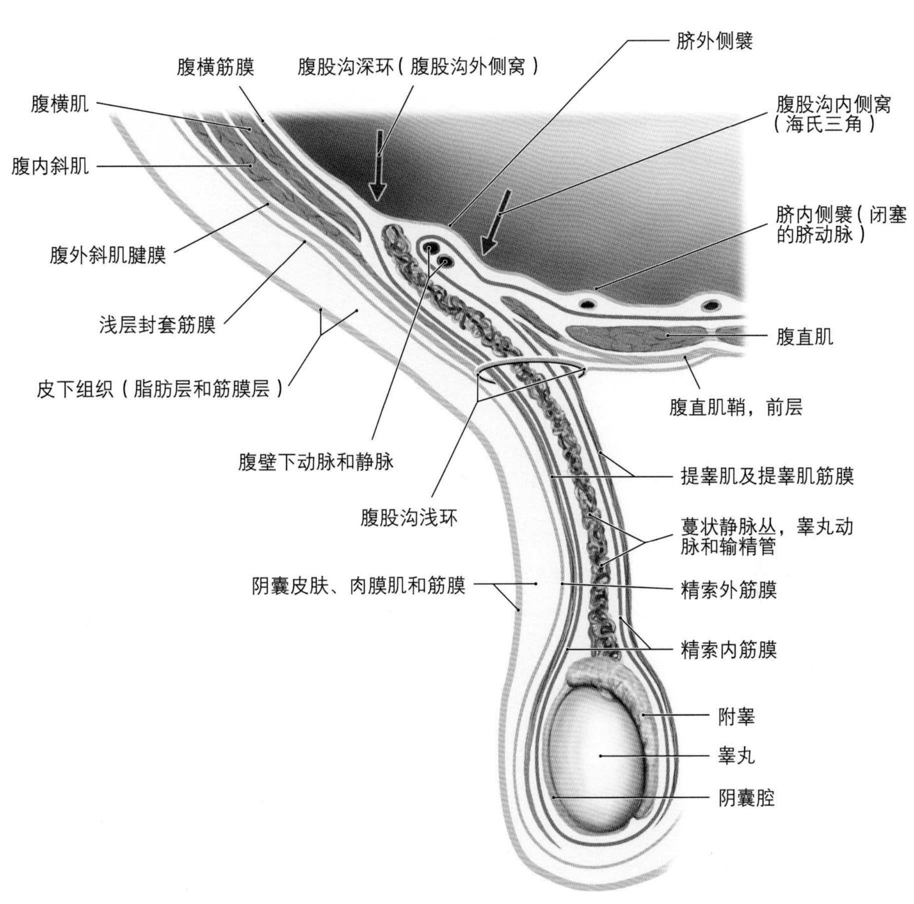
腹横筋膜
腹股沟深环（腹股沟外侧窝）
脐外侧襞
腹横肌
腹股沟内侧窝（海氏三角）
腹内斜肌
脐内侧襞（闭塞的脐动脉）
腹外斜肌腱膜
浅层封套筋膜
腹直肌
皮下组织（脂肪层和筋膜层）
腹直肌鞘，前层
腹壁下动脉和静脉
提睾肌及提睾肌筋膜
腹股沟浅环
蔓状静脉丛，睾丸动脉和输精管
阴囊皮肤、肉膜肌和筋膜
精索外筋膜
精索内筋膜
附睾
睾丸
阴囊腔

表 13.3 腹股沟疝		

大多数腹股沟疝见于男性。均发生于腹股沟韧带上方，如果足够大，则可以从浅环向外突出。然而，疝囊的内部发生位置和疝囊（覆盖物）的结构因疝的不同分类而异。股疝在女性中更常见，起源于腹股沟韧带下方的股环，从大腿的大隐静脉裂孔突出。

疝的类型	发生位置	疝囊
腹股沟斜疝（先天性或后天性）	腹股沟外侧窝（深环）至腹壁下血管	腹膜，腹横筋膜，提睾肌
腹股沟直疝（后天性）	腹股沟内侧窝（海氏三角）至腹壁下血管	腹膜，腹横筋膜
股疝	股环，腹股沟韧带下方	大隐静脉裂孔的筛状筋膜

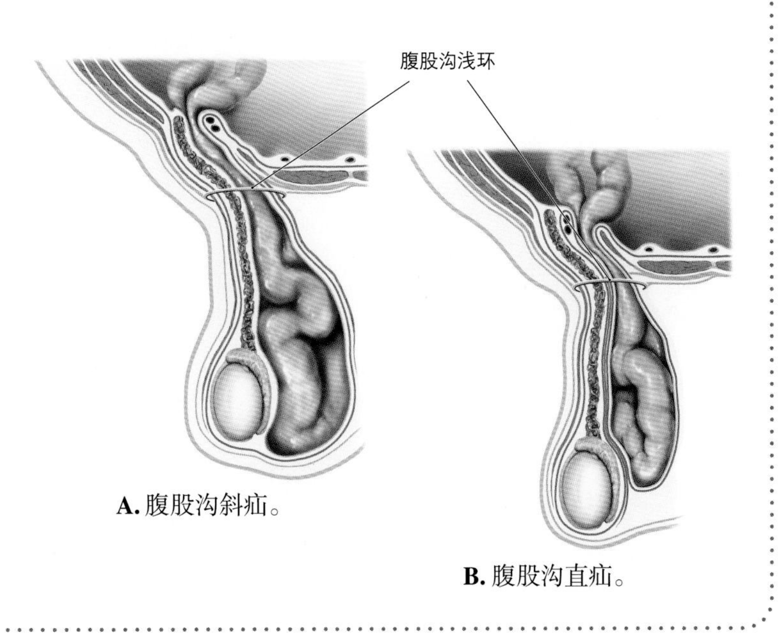
腹股沟浅环

A. 腹股沟斜疝。

B. 腹股沟直疝。

阴囊和精索

阴囊、睾丸和精索上的覆盖物是腹前壁肌肌性层和筋膜层的延续，并且也覆盖于腹股沟管上。

图 13.17 阴囊和精索

前面观。

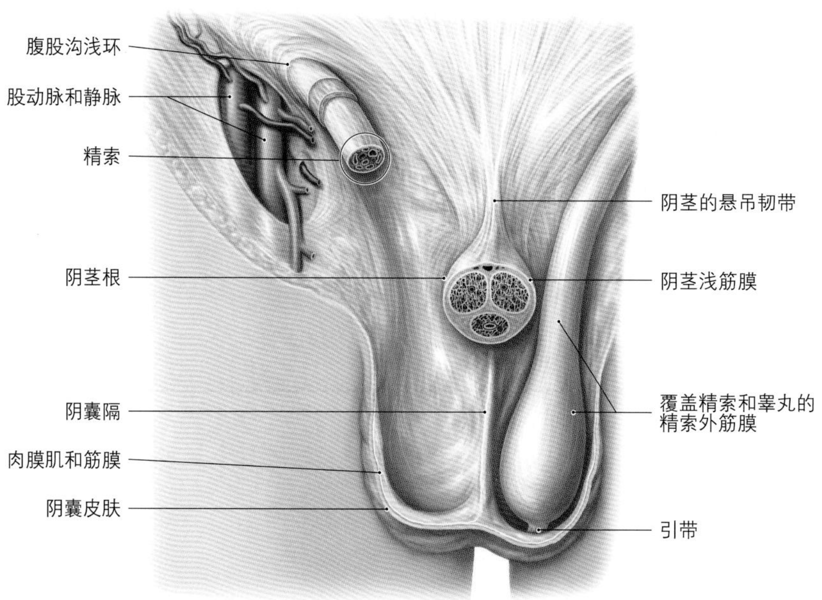
腹股沟浅环
股动脉和静脉
精索
阴茎根
阴囊隔
肉膜肌和筋膜
阴囊皮肤
阴茎的悬吊韧带
阴茎浅筋膜
覆盖精索和睾丸的精索外筋膜
引带

A. 阴囊的结构和内容物。

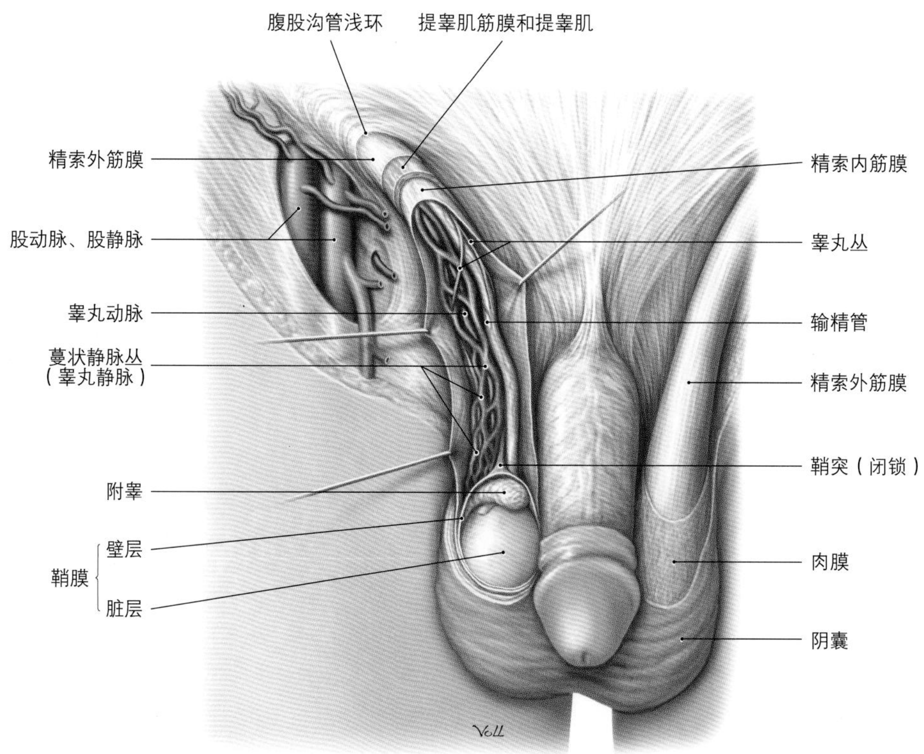
腹股沟管浅环
提睾肌筋膜和提睾肌
精索外筋膜
股动脉、股静脉
睾丸动脉
蔓状静脉丛（睾丸静脉）
附睾
鞘膜
壁层
脏层
精索内筋膜
睾丸丛
输精管
精索外筋膜
鞘突（闭锁）
肉膜
阴囊

B. 打开精索的筋膜层、肌层显示内容物。

表 13.4 精索内容物

覆盖层	内容物
精索外筋膜	① 髂腹股沟神经
提睾肌	② 提睾肌动脉和静脉
	③ 生殖股神经，生殖支
精索内筋膜	④ 输精管动脉和静脉
	⑤ 输精管
	⑥ 睾丸动脉
	⑦ 闭锁的鞘突
	⑧ 睾丸丛
	⑨ 蔓状静脉丛

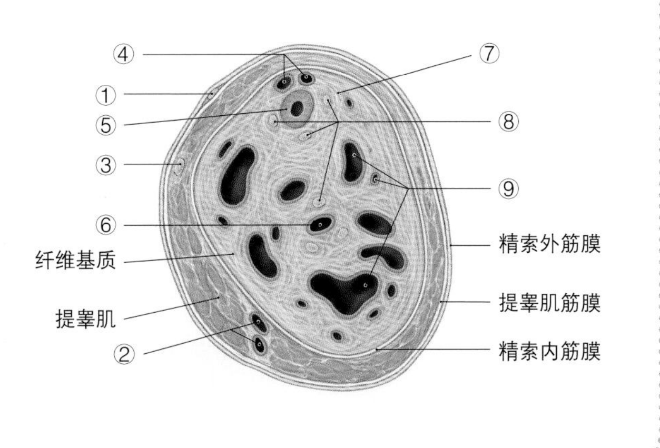
④
⑦
①
⑤
⑧
③
⑨
⑥
纤维基质
精索外筋膜
提睾肌
提睾肌筋膜
②
精索内筋膜

图 13.18 睾丸和附睾

左外侧面观。

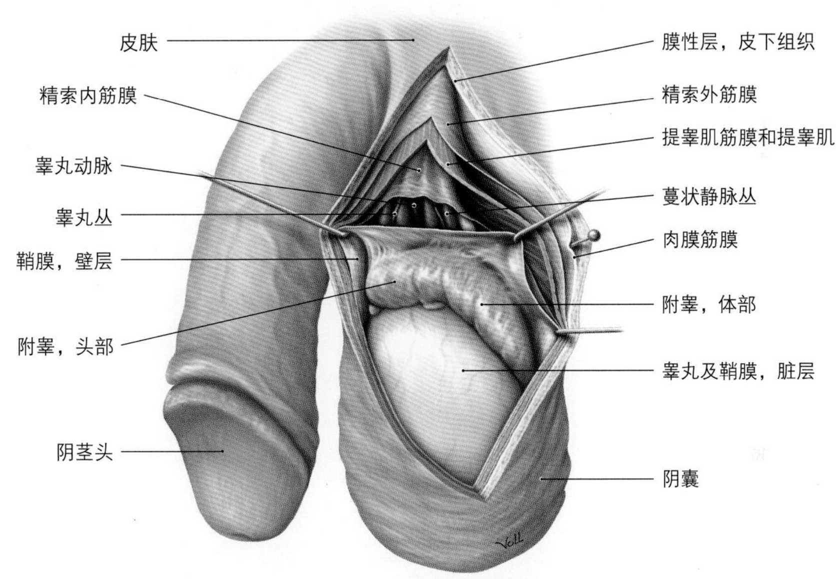
皮肤
膜性层，皮下组织
精索内筋膜
精索外筋膜
提睾肌筋膜和提睾肌
睾丸动脉
蔓状静脉丛
睾丸丛
肉膜筋膜
鞘膜，壁层
附睾，体部
附睾，头部
睾丸及鞘膜，脏层
阴茎头
阴囊

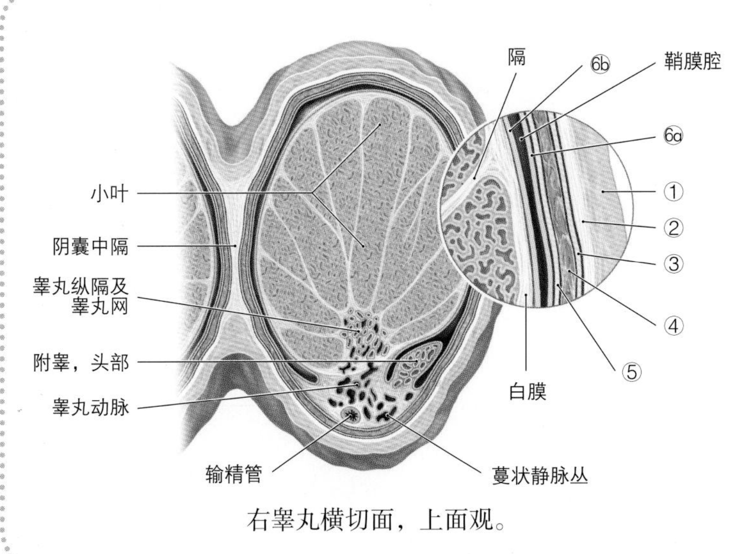
隔
6b
鞘膜腔
6a
小叶
①
阴囊中隔
②
③
睾丸纵隔及
睾丸网
④
附睾，头部
⑤
白膜
睾丸动脉
输精管
蔓状静脉丛

右睾丸横切面，上面观。

表 13.5 睾丸的覆盖物

	覆盖层	来源
①	阴囊皮肤	腹部皮肤
②	肉膜和筋膜	腹壁浅筋膜的膜性层（Scapa 筋膜）
③	精索外筋膜	腹外斜肌腱膜
④	提睾肌和（或）提睾肌筋膜	腹内斜肌
⑤	精索内筋膜	腹横筋膜
6a	鞘膜，壁层	腹膜
6b	鞘膜，脏层	

注：腹横肌没有延伸成为精索或睾丸的覆盖物。

第 14 章　腹腔和间隙

腹盆腔的分部

图 14.1　腹盆腔脏器

男性盆腹腔正中矢状面，左侧面观。

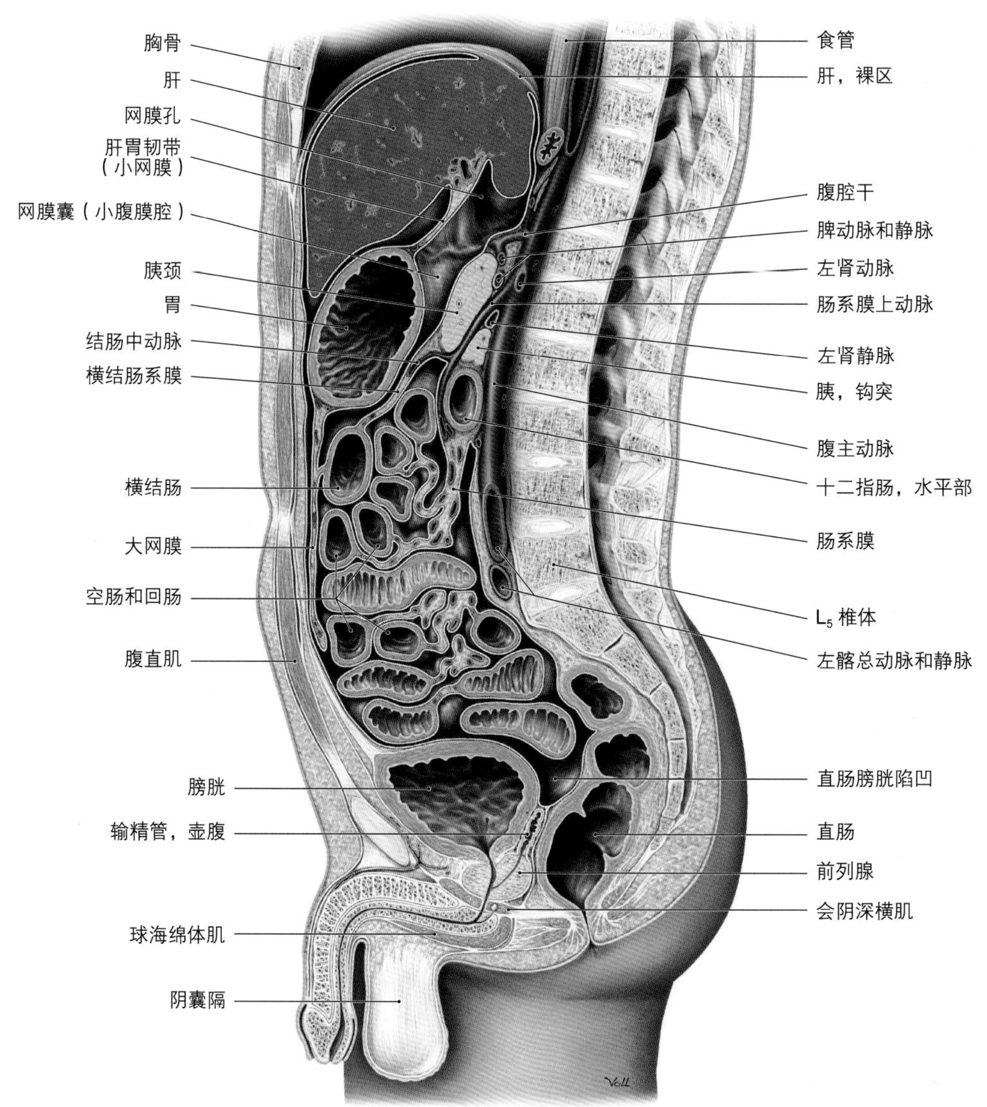
胸骨
肝
网膜孔
肝胃韧带（小网膜）
网膜囊（小腹膜腔）
胰颈
胃
结肠中动脉
横结肠系膜
横结肠
大网膜
空肠和回肠
腹直肌
膀胱
输精管，壶腹
球海绵体肌
阴囊隔
食管
肝，裸区
腹腔干
脾动脉和静脉
左肾动脉
肠系膜上动脉
左肾静脉
胰，钩突
腹主动脉
十二指肠，水平部
肠系膜
L_5 椎体
左髂总动脉和静脉
直肠膀胱陷凹
直肠
前列腺
会阴深横肌

临床要点 14.1

急性腹痛

急性腹痛（“急腹症”）可以非常严重以致腹壁敏感（板状腹），且可致肠蠕动停止。病原包括器官炎症，如阑尾炎、胃溃疡穿孔（见第 167 页），或器官被结石或肿瘤堵塞。女性的生产过程或异位妊娠可产生严重腹痛。

图 14.2 盆腔和腹腔的划分

每一列图显示了正中矢状切面的左侧面观，以及两个横切面，一个位于 L_1 水平，另一个位于骶骨下部，均为下面观。

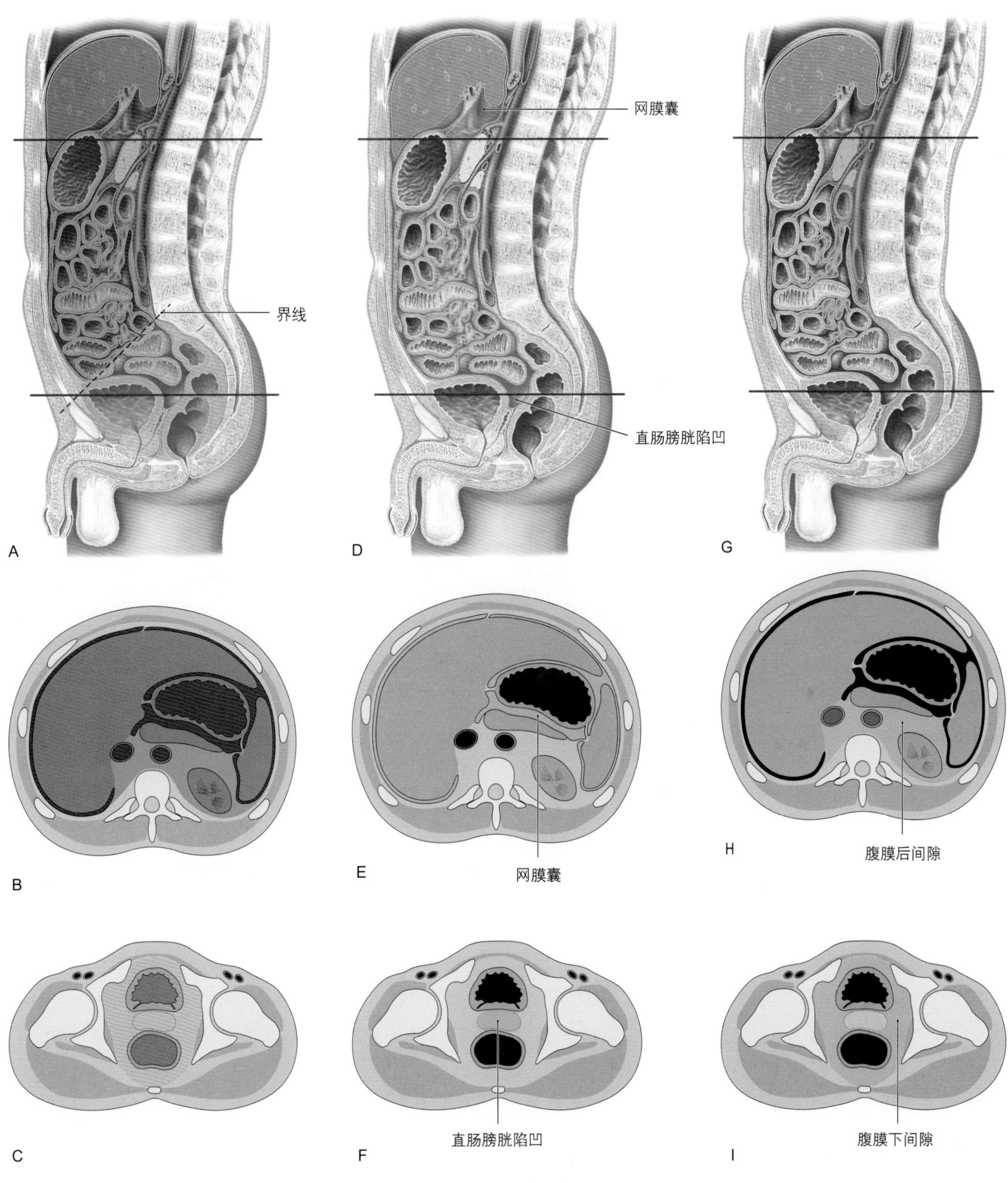
界线
网膜囊
直肠膀胱陷凹
网膜囊
腹膜后间隙
直肠膀胱陷凹
腹膜下间隙
A
B
C
D
E
F
G
H
I

A~C. 体腔分布图：腹腔和盆腔（界线是分隔这两个体腔的假想线）。

D~F. 浆膜腔（腹膜腔）：腹部腹膜腔和盆部腹膜腔。

G~I. 结缔组织间隙（腹膜外隙）：腹膜后隙和腹膜下隙；浆膜腔和腹膜外隙借腹膜分隔。

腹膜、肠系膜和网膜

腹盆腔内的器官，根据其与周围腹膜（腹腔内的浆膜）和肠系膜（腹膜的一个连接器官与腹壁的双层膜）的关系来划分不同类别（见表 14.1）。

图 14.3　腹膜腔

通过男盆腹腔正中矢状面，左侧面观。腹膜显示为红色。

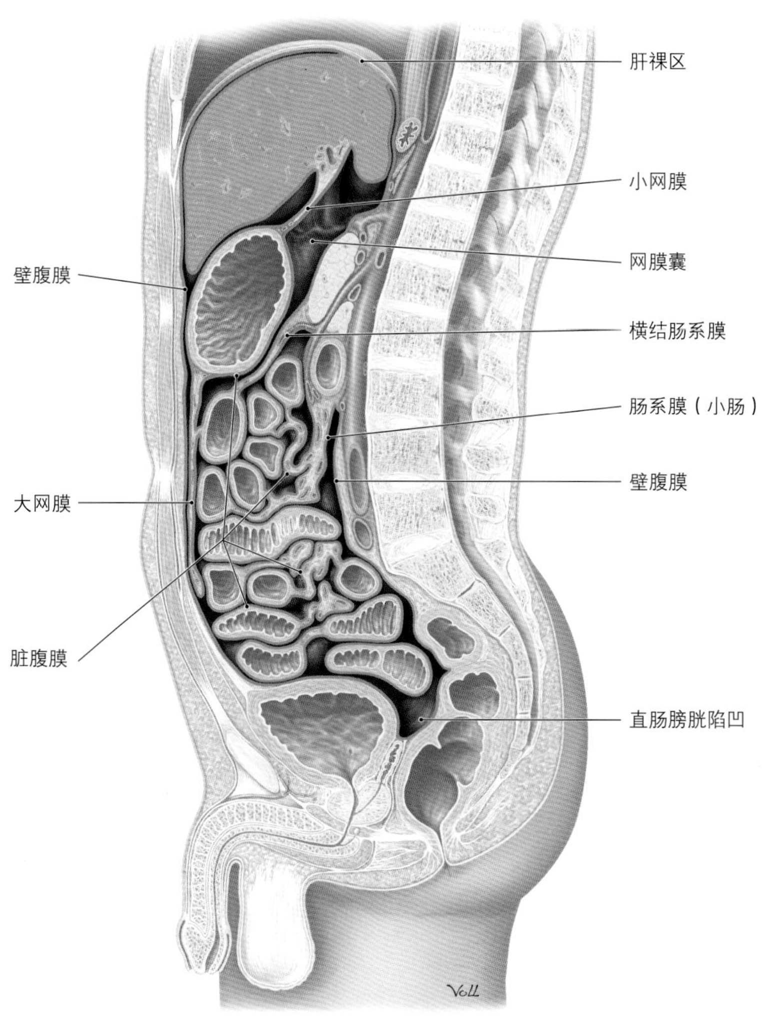
肝裸区
小网膜
网膜囊
壁腹膜
横结肠系膜
肠系膜（小肠）
壁腹膜
大网膜
脏腹膜
直肠膀胱陷凹
Voll

临床要点 14.2

腹膜炎和腹水

手术或炎症器官（十二指肠、胆囊、阑尾）破裂后使腹膜受到细菌污染，导致腹膜炎症，即腹膜炎。通常伴有严重的腹痛、压痛、恶心和发热，当扩散到整个腹膜腔时可能致命。腹膜炎经常导致腹水，由于浓度梯度的变化而导致毛细血管内液体的丢失，腹膜腔内积聚大量的腹水。腹水也可伴有其他病理情况，如转移性肝癌和门静脉高压症。在这种情况下，积聚在腹腔的腹水可达数升。可通过穿刺术抽吸腹水。小心进针穿过腹壁，以避开膀胱和下腹部血管。

图 14.4 腹腔内位和腹膜外位（原发和继发于腹膜后）器官的腹膜关系示意图

横切面，上面观（见表 14.2）。

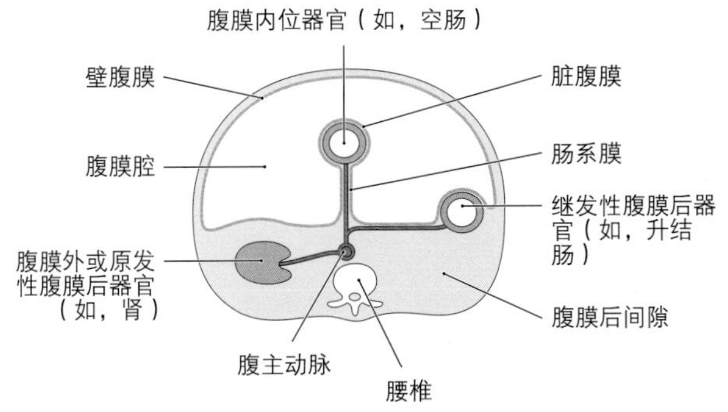
腹膜内位器官（如，空肠）
壁腹膜
脏腹膜
腹膜腔
肠系膜
继发性腹膜后器官（如，升结肠）
腹膜外或原发性腹膜后器官（如，肾）
腹膜后间隙
腹主动脉
腰椎

图 14.5 腹膜内位器官与肠系膜和周围腹膜的关系

箭头指示肠系膜内血管的位置。

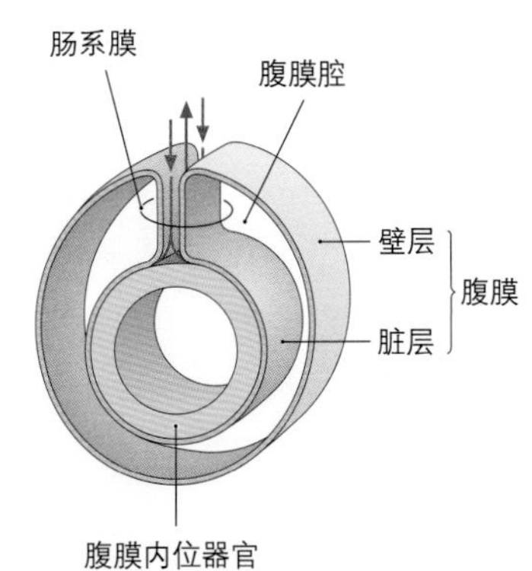
肠系膜
腹膜腔
壁层
腹膜
脏层
腹膜内位器官

图 14.6 大网膜和小网膜的结构及其与网膜囊的关系

矢状切面，左侧面观。

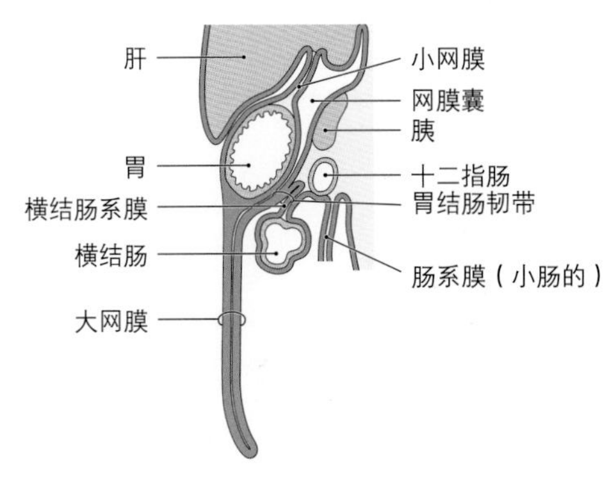
肝
小网膜
网膜囊
胰
胃
十二指肠
胃结肠韧带
横结肠系膜
横结肠
肠系膜（小肠的）
大网膜

表 14.1 肠系膜和网膜

肠系膜	肠系膜（小肠的）
	横结肠系膜
	乙状结肠系膜
	阑尾系膜
网膜	小网膜
	大网膜

注：腹膜返折将器官连接到体壁或其他器官，使胃肠道能正常活动，同时防止过度运动。肠系膜是双层腹膜，将腹腔内位器官固定于腹后壁，内有神经和血管走行。网膜是将胃和十二指肠连于另一个器官或腹后壁的双层腹膜。

表 14.2 腹盆腔器官的分类，依据其与腹膜关系

位置		器官		
腹膜内位器官：这些器官有系膜且被腹膜完全覆盖				
腹腔腹膜		•胃 •小肠（空肠、回肠、十二指肠上部） •脾 •肝	•胆囊 •盲肠和阑尾（变异的部分可为腹膜后位） •大肠（横结肠和乙状结肠）	
盆腔腹膜		•子宫（宫底和宫体）	•卵巢	•输卵管
腹膜外位器官：这些器官没有系膜或在发育中退化				
腹膜后位	原发	•肾脏和输尿管	•肾上腺	•子宫颈
	继发	•十二指肠（降部、水平部和升部） •胰	•升结肠、降结肠和盲肠 •直肠（上 2/3）	
腹膜间位		•膀胱 •输尿管远端 •前列腺	•精囊 •子宫颈	•阴道 •直肠（下 1/3）

肠系膜和腹膜隐窝

腹膜腔分为大的大腹腔囊和小的网膜囊（小腹膜腔）。大网膜是从胃大弯悬吊的裙状襞，覆盖横结肠前面，在十二指肠降部和胰前方与横结肠系膜附着，将腹腔分为结肠上区（肝、胆囊和胃）和结肠下区(肠道)。

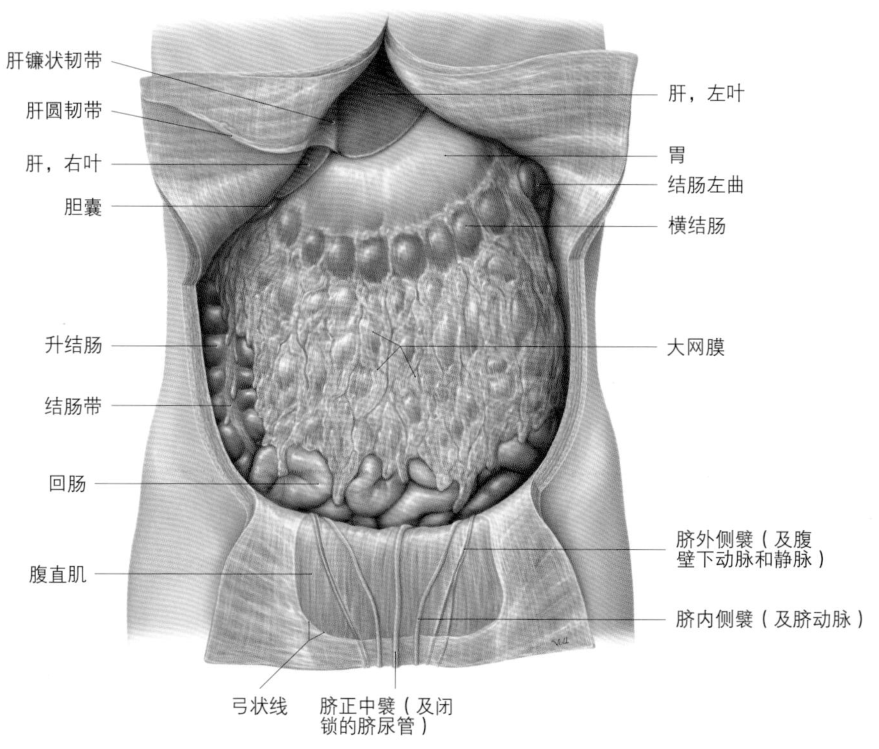
肝镰状韧带
肝圆韧带
肝，右叶
胆囊
升结肠
结肠带
回肠
腹直肌
弓状线
脐正中襞（及闭锁的脐尿管）
肝，左叶
胃
结肠左曲
横结肠
大网膜
脐外侧襞（及腹壁下动脉和静脉）
脐内侧襞（及脐动脉）

图 14.7 腹膜腔解剖

前面观。

A. 大腹膜腔。翻起：腹壁。

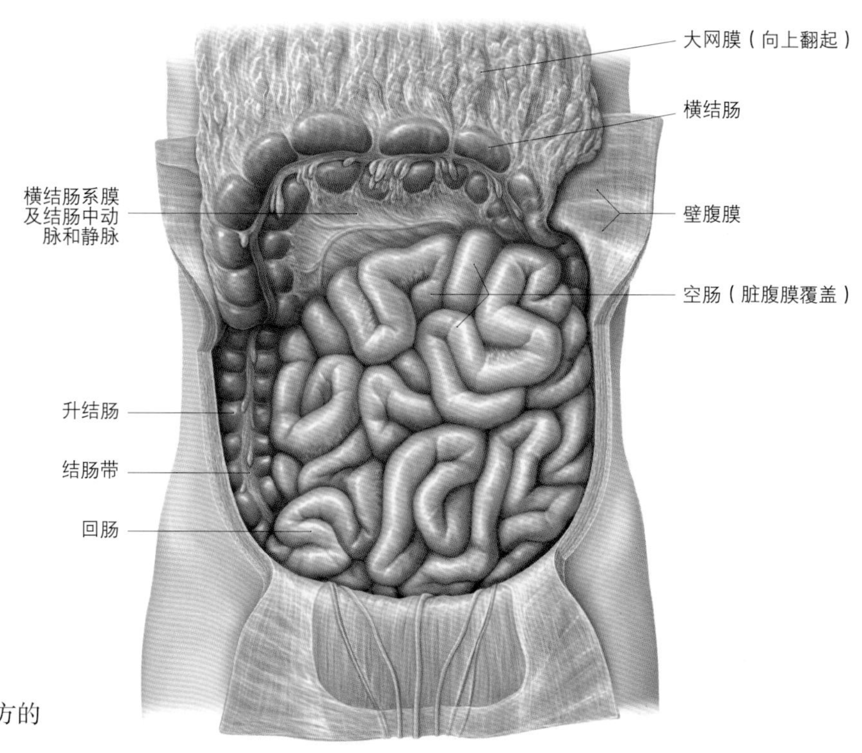
大网膜（向上翻起）
横结肠
横结肠系膜及结肠中动脉和静脉
壁腹膜
空肠（脏腹膜覆盖）
升结肠
结肠带
回肠

B. 结肠下区，在横结肠系膜附着下方的腹膜腔。翻开：大网膜与横结肠。

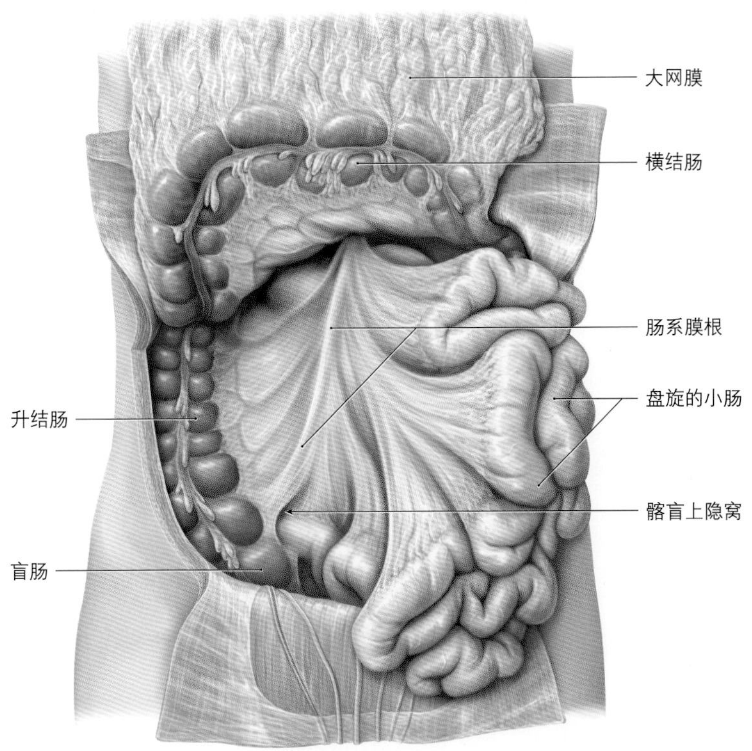
大网膜
横结肠
肠系膜根
盘旋的小肠
升结肠
髂盲上隐窝
盲肠

C. 小肠系膜。翻开：大网膜、横结肠和小肠。

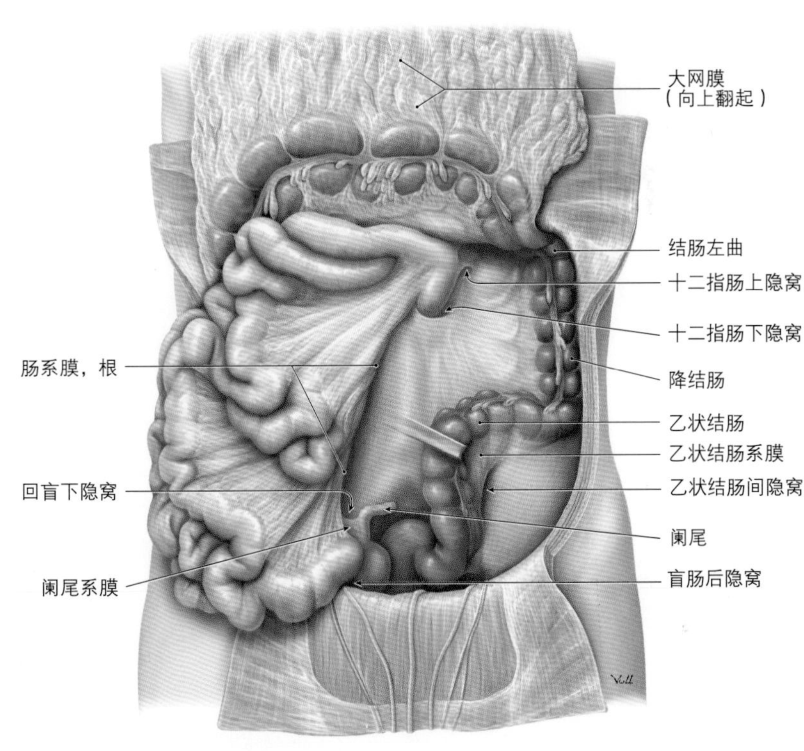
大网膜
（向上翻起）
结肠左曲
十二指肠上隐窝
十二指肠下隐窝
肠系膜，根
降结肠
乙状结肠
乙状结肠系膜
乙状结肠间隐窝
回盲下隐窝
阑尾
阑尾系膜
盲肠后隐窝

D. 结肠下区肠系膜和肠系膜隐窝。翻开：大网膜、横结肠、小肠及乙状结肠。

小网膜和网膜囊

网膜囊或小腹膜腔，是位于胃和小网膜（连接胃小弯和十二指肠近端与肝的双层腹膜结构）后面的腹膜腔部分。网膜囊与大腹膜腔借小网膜游离缘后的网膜孔互相连通。

图 14.8　小网膜

前面观，肝向上拉。箭头所示为网膜孔，经网膜孔进入位于小网膜后面的网膜囊。

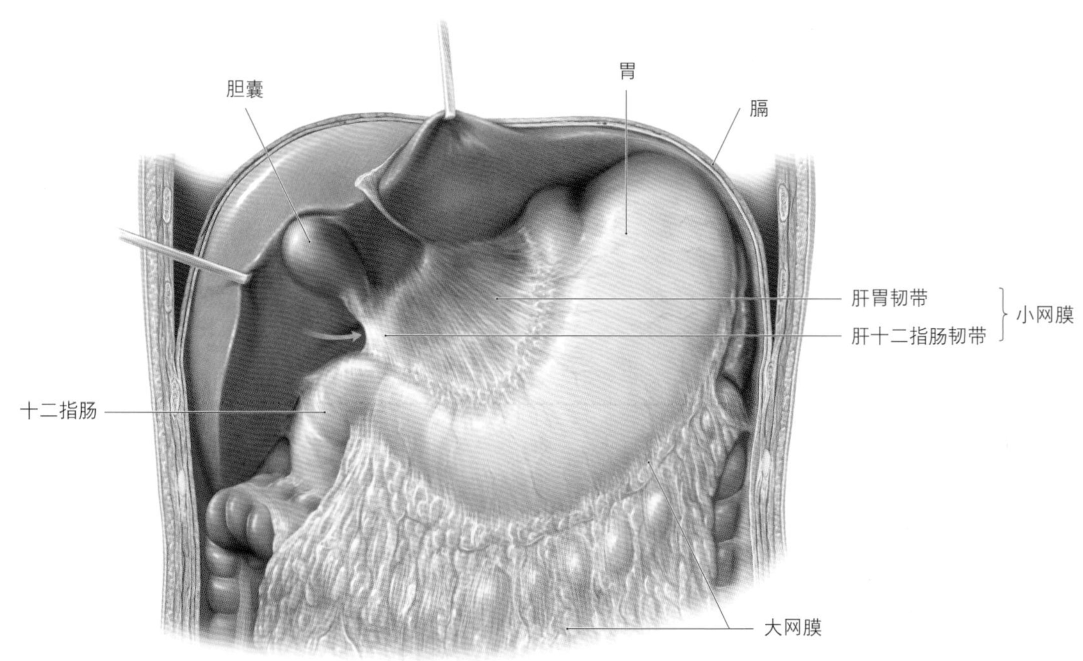
胆囊
胃
膈
肝胃韧带
肝十二指肠韧带
小网膜
十二指肠
大网膜

图 14.9　原位网膜囊

前面观。离断：胃结肠韧带。翻开：肝。翻起：胃。

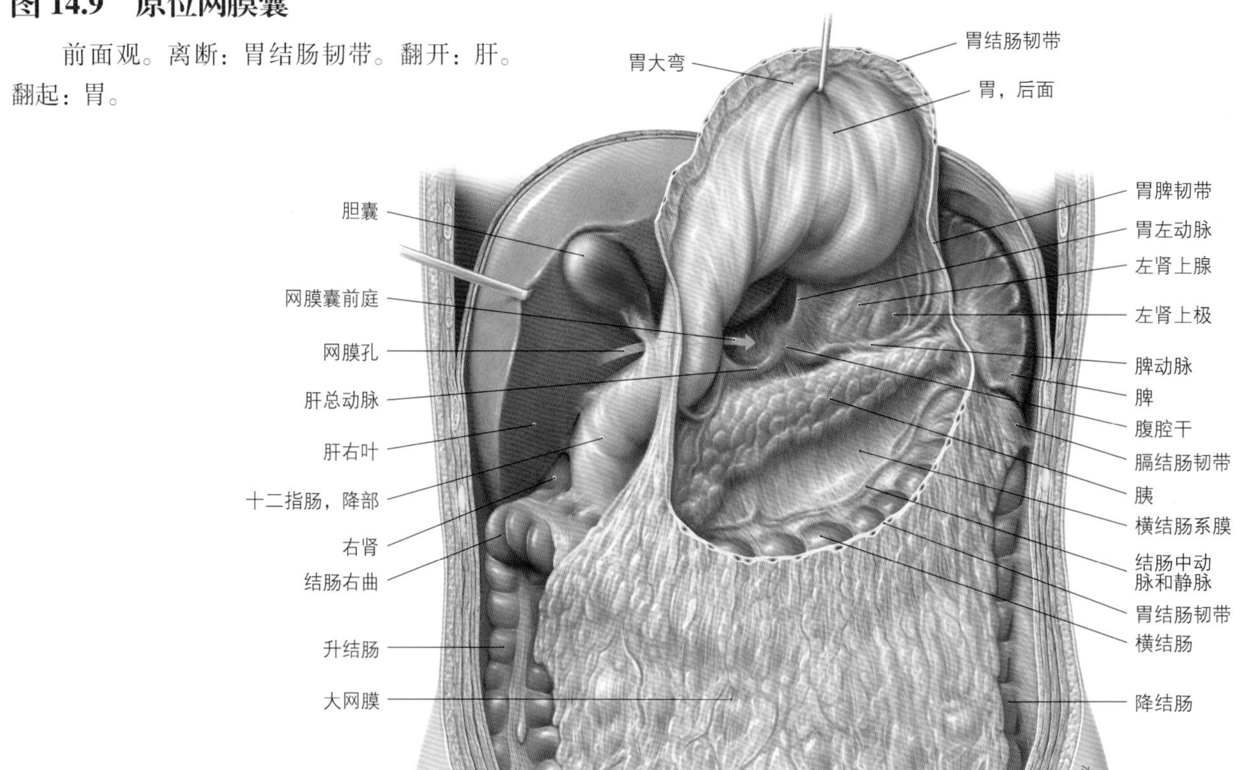
胃大弯
胃结肠韧带
胃，后面
胆囊
网膜囊前庭
网膜孔
肝总动脉
肝右叶
十二指肠，降部
右肾
结肠右曲
升结肠
大网膜
胃脾韧带
胃左动脉
左肾上腺
左肾上极
脾动脉
脾
腹腔干
膈结肠韧带
胰
横结肠系膜
结肠中动脉和静脉
胃结肠韧带
横结肠
降结肠

图 14.10 网膜囊位置

横切面，下面观。

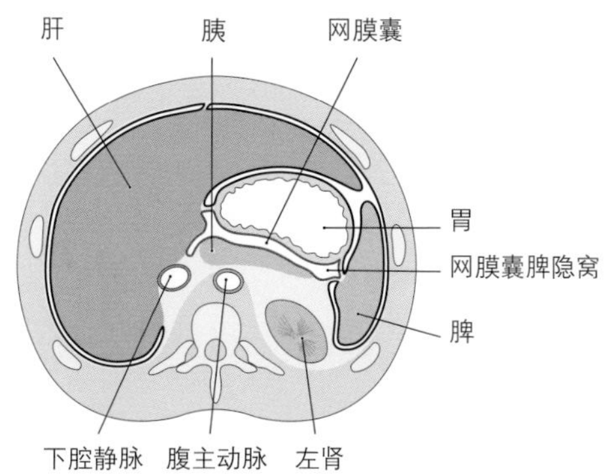
肝
胰
网膜囊
胃
网膜囊脾隐窝
脾
下腔静脉
腹主动脉
左肾

图 14.11 网膜囊（小腹膜腔）的境界和壁

前面观。

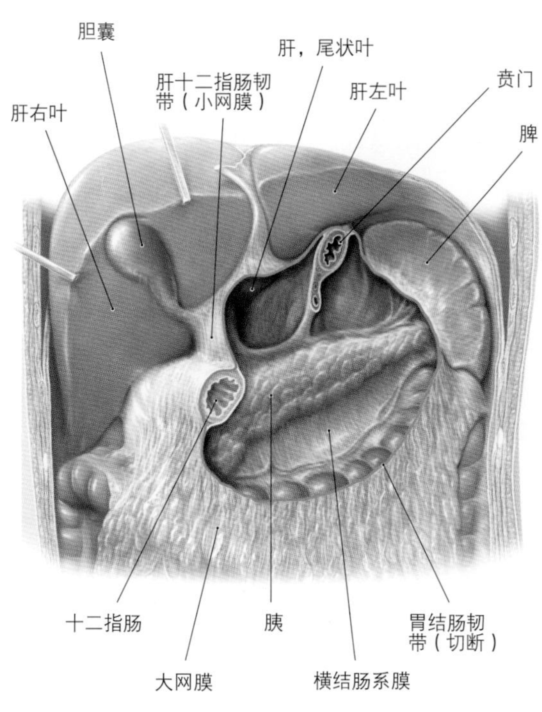
胆囊
肝，尾状叶
肝十二指肠韧带（小网膜）
肝左叶
贲门
肝右叶
脾
十二指肠
胰
胃结肠韧带（切断）
大网膜
横结肠系膜

A. 网膜囊（小腹膜腔）的境界。

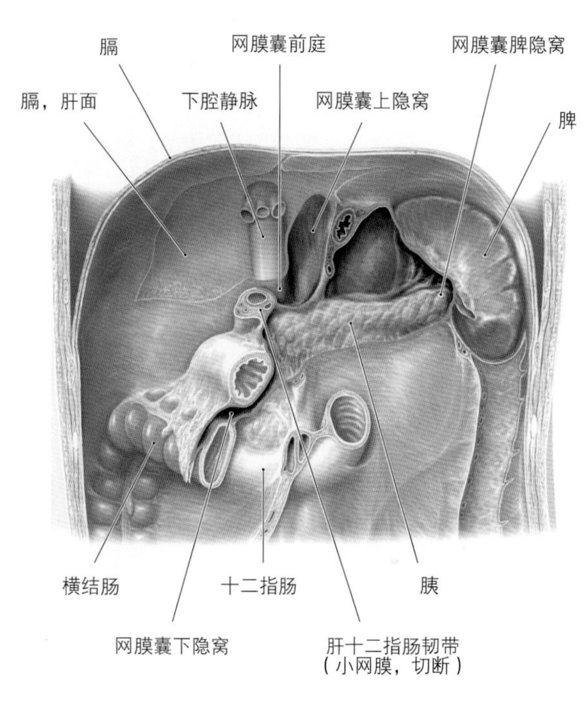
膈
网膜囊前庭
网膜囊脾隐窝
膈，肝面
下腔静脉
网膜囊上隐窝
脾
横结肠
十二指肠
胰
网膜囊下隐窝
肝十二指肠韧带（小网膜，切断）

B. 网膜囊（小腹膜腔）后壁。

表 14.3 网膜囊的境界

方位	境界	隐窝
前方	小网膜、胃结肠韧带	—
下方	横结肠系膜	下隐窝
上方	肝（尾状叶）	上隐窝
后方	胰、主动脉（腹部）、腹腔干、脾动脉和静脉、胃胰襞、左肾上腺、左肾（上极）	—
右侧	肝、十二指肠球部	—
左侧	脾、胃脾韧带	脾隐窝

表 14.4 网膜孔境界

方位	境界
前方	肝十二指肠韧带和门静脉、肝固有动脉和胆管
下方	十二指肠（上部）
后方	下腔静脉、膈（右脚）
上方	肝（尾状叶）

注：网膜孔是大腹膜腔与网膜囊（小腹膜腔）之间的通道（见图 14.9 中的箭头）。

肠系膜和腹后壁

图 14.12　腹膜内位器官的系膜附着部位

前面观。切除：胃、空肠和回肠。翻开：肝。

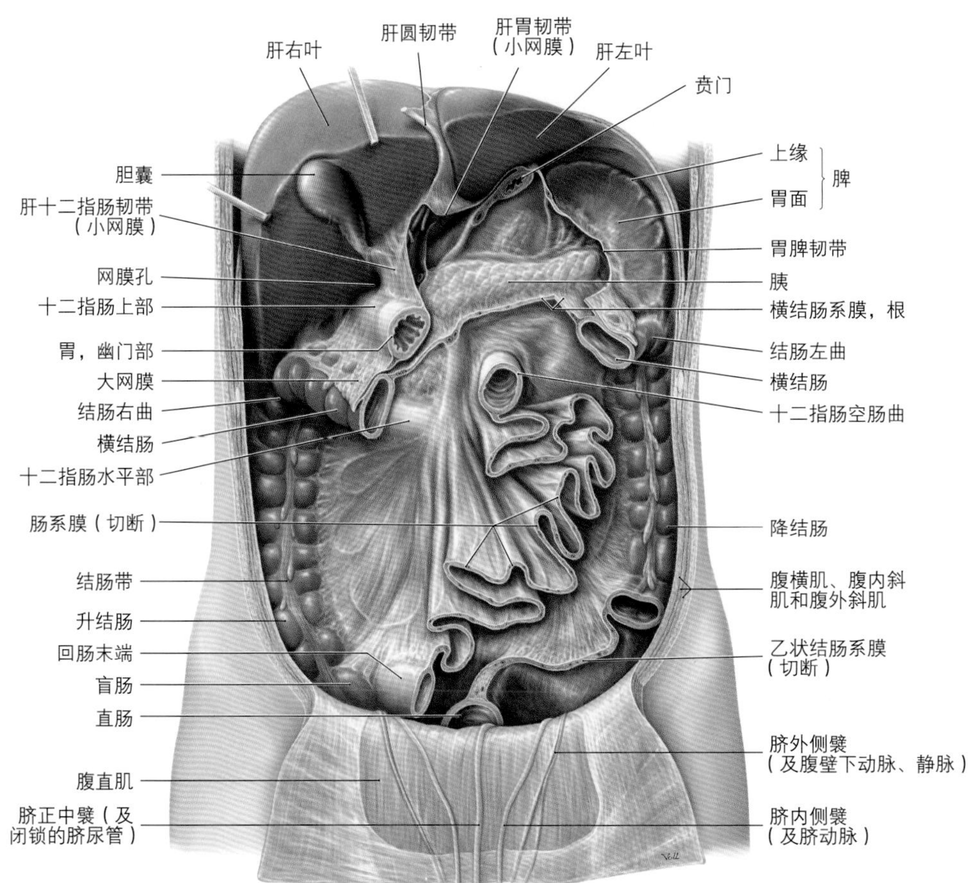
肝右叶
肝圆韧带
肝胃韧带（小网膜）
肝左叶
贲门
胆囊
肝十二指肠韧带（小网膜）
网膜孔
十二指肠上部
胃，幽门部
大网膜
结肠右曲
横结肠
十二指肠水平部
肠系膜（切断）
结肠带
升结肠
回肠末端
盲肠
直肠
腹直肌
脐正中襞（及闭锁的脐尿管）
上缘
胃面
脾
胃脾韧带
胰
横结肠系膜，根
结肠左曲
横结肠
十二指肠空肠曲
降结肠
腹横肌、腹内斜肌和腹外斜肌
乙状结肠系膜（切断）
脐外侧襞（及腹壁下动脉、静脉）
脐内侧襞（及脐动脉）

图 14.13　肠系膜连于腹壁的位置

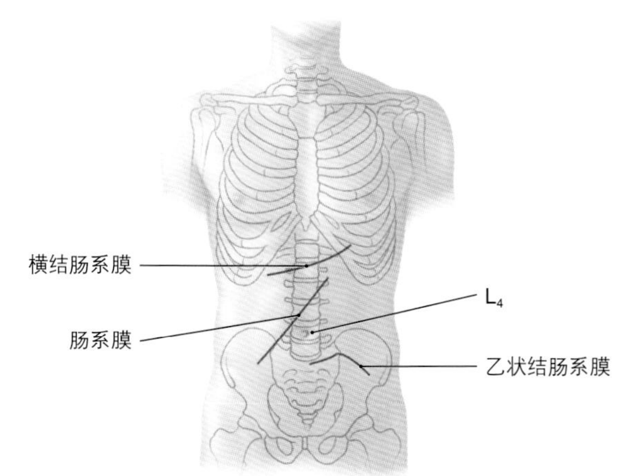
横结肠系膜
肠系膜
L_4
乙状结肠系膜

图 14.14 腹膜腔的后壁

前面观。切除所有腹膜内位器官。显示所有腹膜后的结构（见表 14.2 和第 250 页）。

壁腹膜
膈，肝面
肝静脉
下腔静脉
胃的贲门
右肾上腺
肝十二指肠韧带（门静脉、肝动脉和胆管）
右肾
十二指肠 上部
降部
胰头
十二指肠 水平部
升部
腹主动脉
肠系膜根
右髂总动脉、静脉
升结肠（附着部位）
阑尾系膜
右输尿管
直肠
左肾上腺
胃脾韧带
脾动脉和静脉
胰，体和尾
左肾
左结肠动脉和静脉
降结肠（附着部位）
肠系膜上动脉和静脉
肠系膜下动脉
腹横肌、腹内斜肌和腹外斜肌
结肠旁沟
壁腹膜
乙状结肠系膜
左输尿管
髂外动脉

图 14.15 腹腔内的引流间隙和隐窝

前面观。

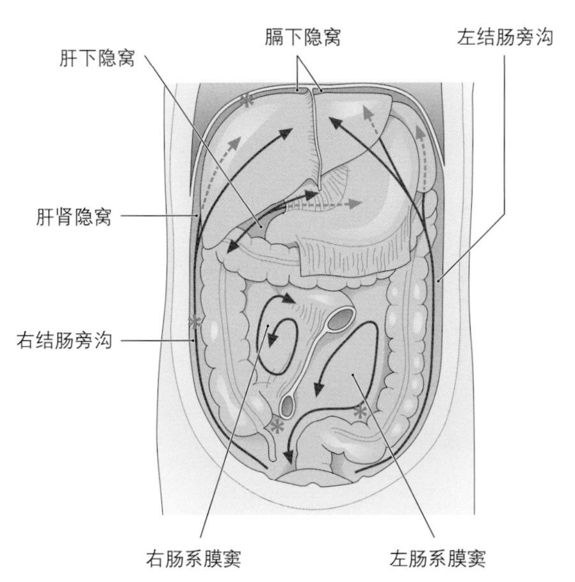
肝下隐窝
膈下隐窝
左结肠旁沟
肝肾隐窝
右结肠旁沟
右肠系膜窦
左肠系膜窦

A. 前面观，切除大网膜和小肠；肿瘤转移好发部位（见蓝色星）。

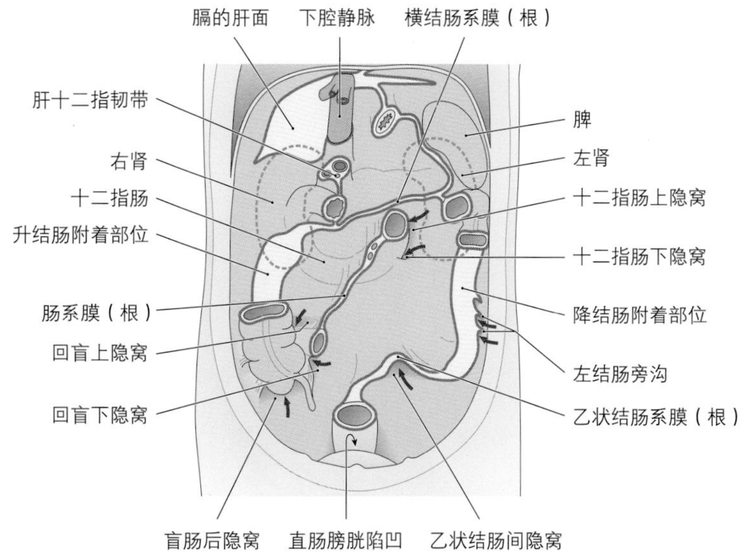
膈的肝面
下腔静脉
横结肠系膜（根）
肝十二指韧带
右肾
十二指肠
升结肠附着部位
肠系膜（根）
回盲上隐窝
回盲下隐窝
脾
左肾
十二指肠上隐窝
十二指肠下隐窝
降结肠附着部位
左结肠旁沟
乙状结肠系膜（根）
盲肠后隐窝
直肠膀胱陷凹
乙状结肠间隐窝

B. 腹膜腔的后壁，前面观。肠系膜根和器官附着部位形成部分有分界的空间（隐窝或沟），在那里腹膜液可以自由流动。

第 15 章 脏器

胃

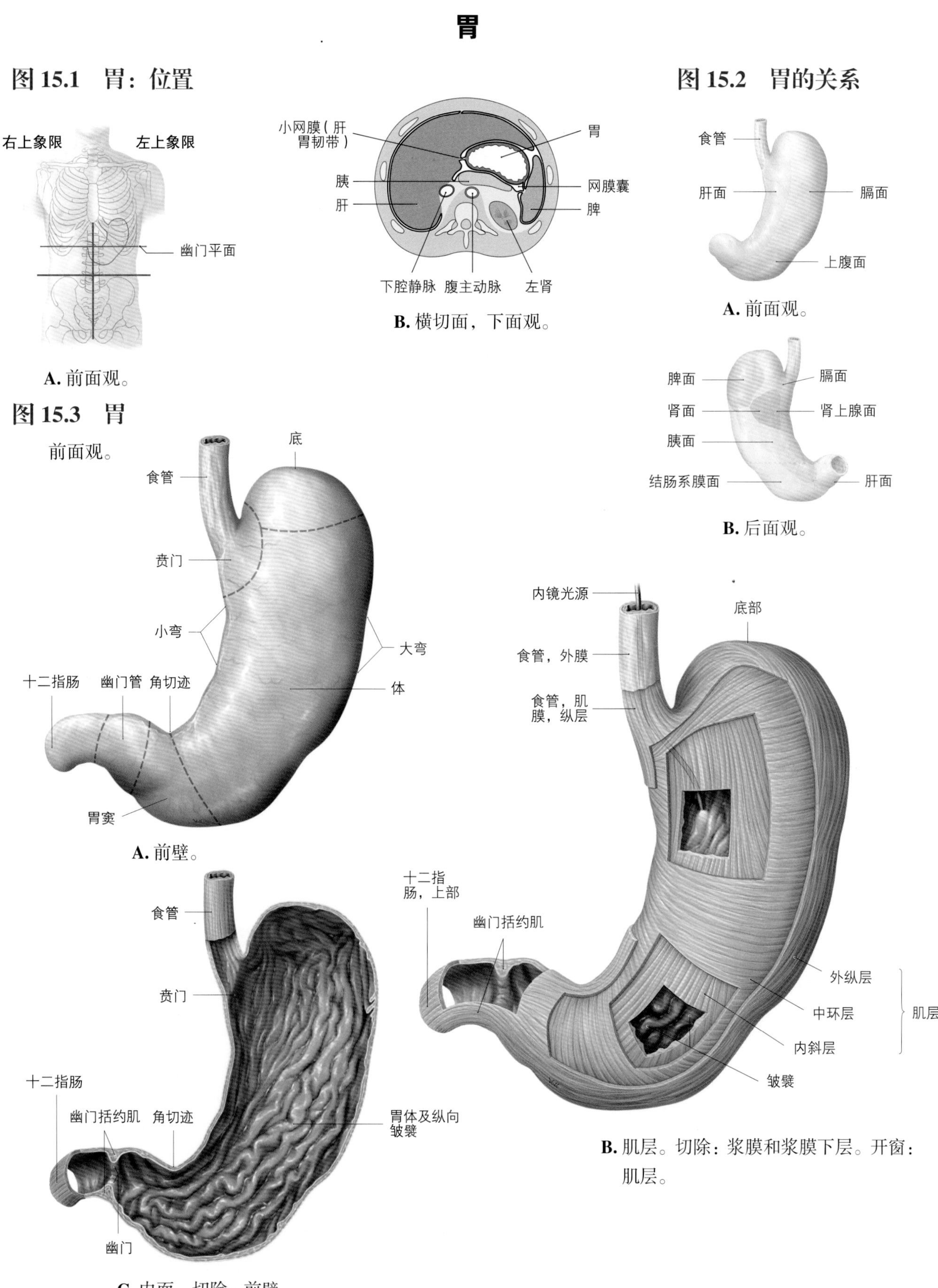

图 15.1 胃：位置
右上象限
左上象限
幽门平面
A. 前面观。
小网膜（肝胃韧带）
胰
肝
胃
网膜囊
脾
下腔静脉
腹主动脉
左肾
B. 横切面，下面观。
图 15.2 胃的关系
食管
肝面
膈面
上腹面
A. 前面观。
脾面
肾面
胰面
结肠系膜面
膈面
肾上腺面
肝面
B. 后面观。
图 15.3 胃
前面观。
底
食管
贲门
小弯
大弯
体
十二指肠
幽门管
角切迹
胃窦
A. 前壁。
内镜光源
食管，外膜
食管，肌膜，纵层
底部
十二指肠，上部
幽门括约肌
外纵层
中环层
内斜层
肌层
皱襞
B. 肌层。切除：浆膜和浆膜下层。开窗：肌层。
食管
贲门
十二指肠
幽门括约肌
角切迹
胃体及纵向皱襞
幽门
C. 内面。切除：前壁。

胃主要位于左上象限，属腹膜内位器官，它的肠系膜分为小网膜和大网膜。

图 15.4 原位胃

打开上腹部的前面观。箭头所示为网膜孔。

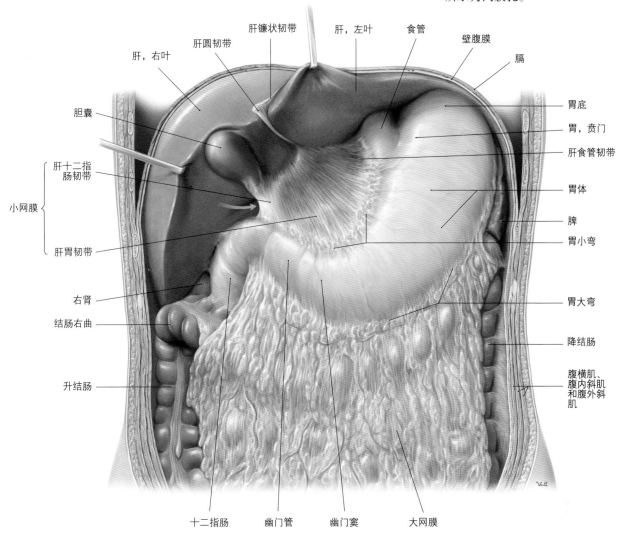

肝镰状韧带
肝，左叶
食管
肝圆韧带
壁腹膜
肝，右叶
膈
胆囊
胃底
胃，贲门
肝食管韧带
肝十二指肠韧带
小网膜
胃体
脾
肝胃韧带
胃小弯
右肾
胃大弯
结肠右曲
降结肠
腹横肌、腹内斜肌和腹外斜肌
升结肠
十二指肠
幽门管
幽门窦
大网膜

临床要点 15.1

胃炎和胃溃疡

胃炎和胃溃疡是最常见的两种胃病，与胃酸增多有关，乙醇、药物（如阿司匹林）和幽门螺杆菌可为诱因。症状包括食欲减退、疼痛，甚至出血，表现为黑色粪便或者常被称为“咖啡渣”样深棕色呕吐物。胃炎局限于胃的内表面，而胃溃疡则侵入胃壁。图 C 的胃溃疡被纤维蛋白覆盖并呈现血色素斑。

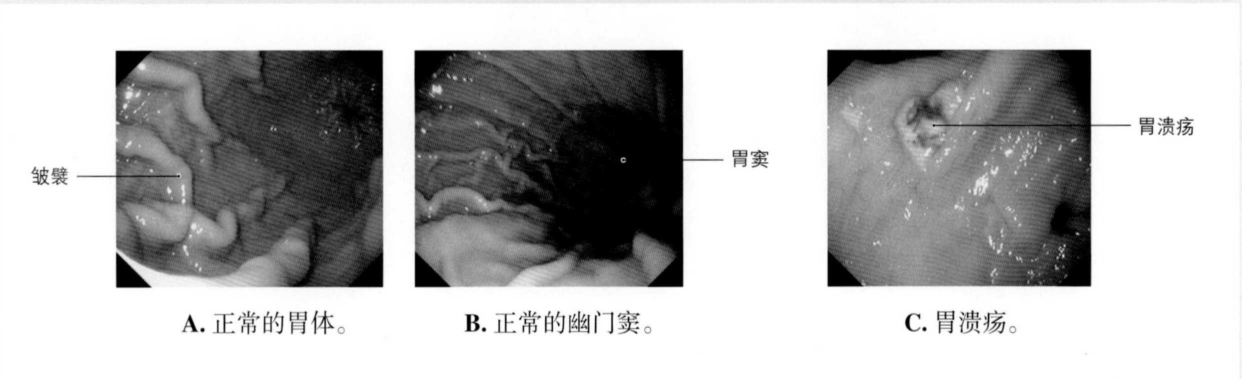

皱襞
胃窦
胃溃疡

A. 正常的胃体。 **B.** 正常的幽门窦。 **C.** 胃溃疡。

十二指肠

小肠由十二指肠、空肠和回肠构成。十二指肠的大部分是腹膜后位器官，分为 4 部：上部、降部、水平部和升部。

图 15.5　十二指肠：位置

前面观。

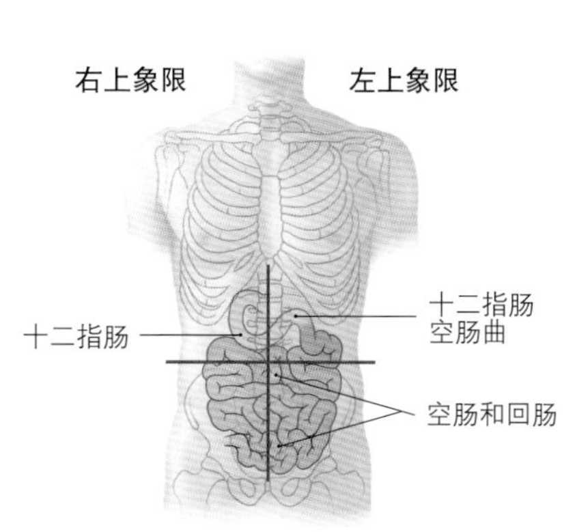
右上象限
左上象限
十二指肠
十二指肠
空肠曲
空肠和回肠

图 15.6　十二指肠的分部

前面观。

下腔静脉
食管
膈，右脚
十二指肠球部
膈，左脚
上部
（第 1 部分）
腹腔干
十二指肠上曲
十二指肠
悬韧带
降部
（第 2 部分）
肠系膜上动脉
空肠
十二指肠下曲
升部（第 4 部分）
水平部（第 3 部分）

图 15.7　十二指肠

前面观，剖开前壁。

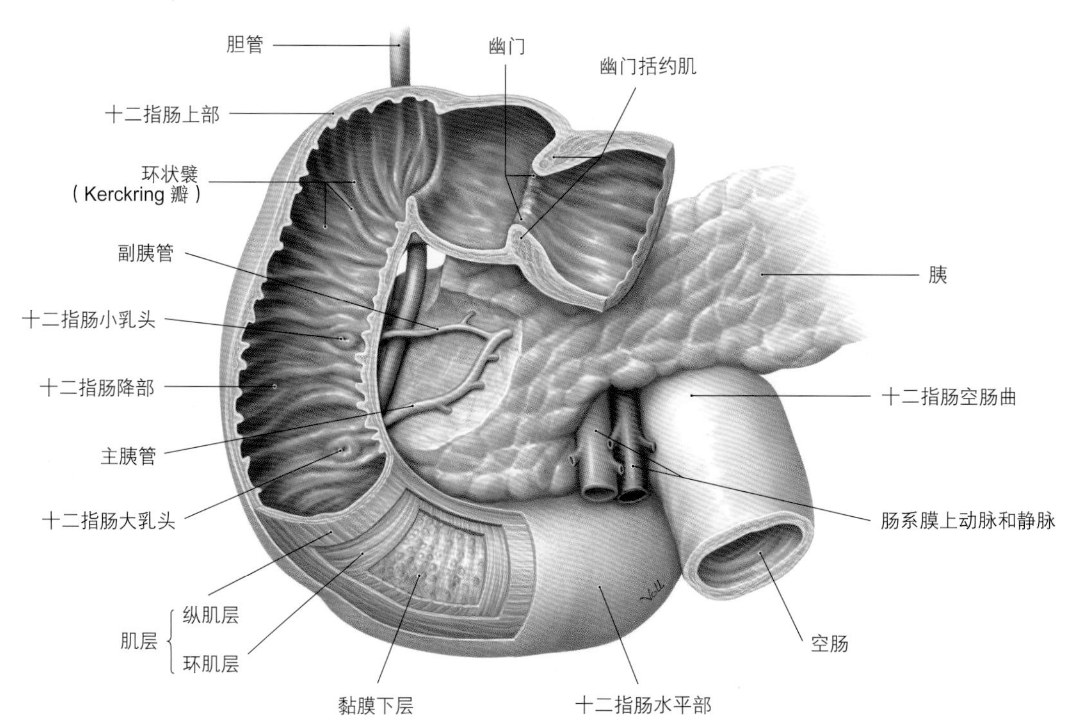
胆管
幽门
幽门括约肌
十二指肠上部
环状襞
（Kerckring 瓣）
副胰管
胰
十二指肠小乳头
十二指肠降部
十二指肠空肠曲
主胰管
肠系膜上动脉和静脉
十二指肠大乳头
纵肌层
肌层
环肌层
空肠
黏膜下层
十二指肠水平部

图 15.8　原位十二指肠

前面观。切除：胃、肝、小肠和大部分横结肠。削薄：腹膜后脂肪和结缔组织。

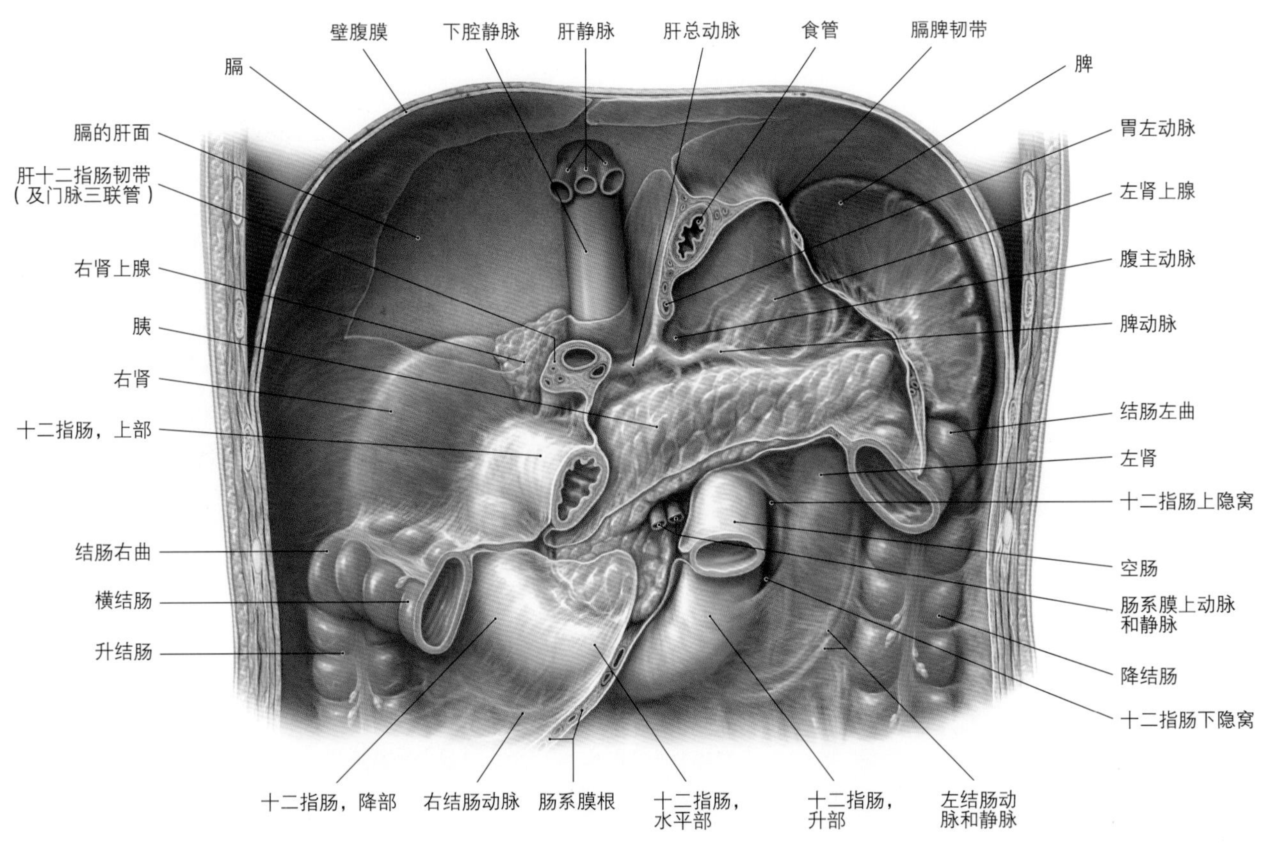

壁腹膜
下腔静脉
肝静脉
肝总动脉
食管
膈脾韧带
膈
脾
膈的肝面
胃左动脉
肝十二指肠韧带
（及门脉三联管）
左肾上腺
右肾上腺
腹主动脉
胰
脾动脉
右肾
十二指肠，上部
结肠左曲
左肾
十二指肠上隐窝
结肠右曲
空肠
横结肠
肠系膜上动脉
和静脉
升结肠
降结肠
十二指肠下隐窝
十二指肠，降部
右结肠动脉
肠系膜根
十二指肠，
水平部
十二指肠，
升部
左结肠动
脉和静脉

临床要点 15.2

乳头区内镜检查

十二指肠降部有两条重要导管的开口：胆总管和胰管（见图 15.27）。这些管道可以通过内镜逆行胰胆管造影术（ERCP）行 X 线检查，ERCP 是指将造影剂经内镜注入十二指肠乳头。十二指肠憩室（一般为无害性外翻）可能使此过程复杂化。

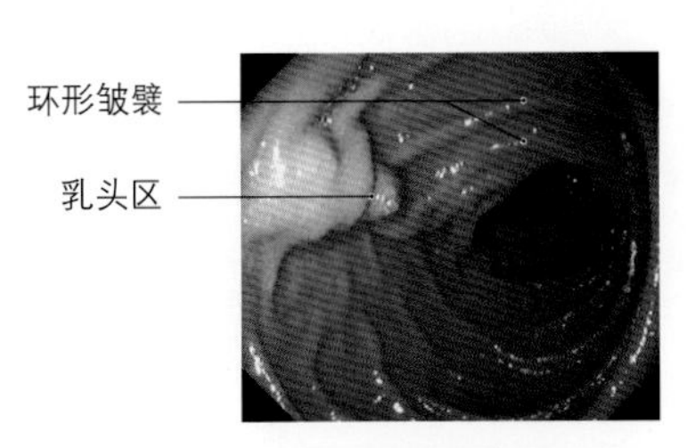

环形皱襞
乳头区

A. 内镜图。

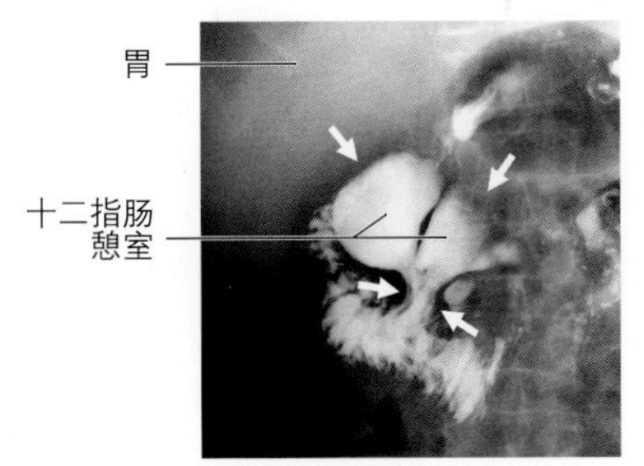

胃
十二指肠
憩室

B. X 线片。

空肠和回肠

图 15.9 空肠和回肠：位置

前面观。腹膜内的空肠和回肠被肠系膜包裹。

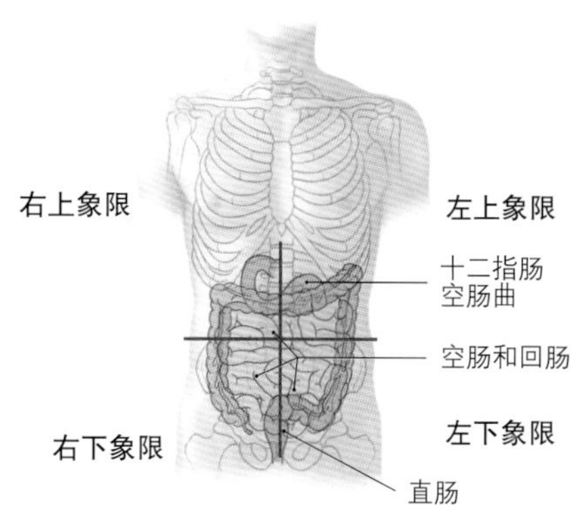
右上象限
左上象限
十二指肠空肠曲
空肠和回肠
右下象限
左下象限
直肠

图 15.10 空肠和回肠壁的结构

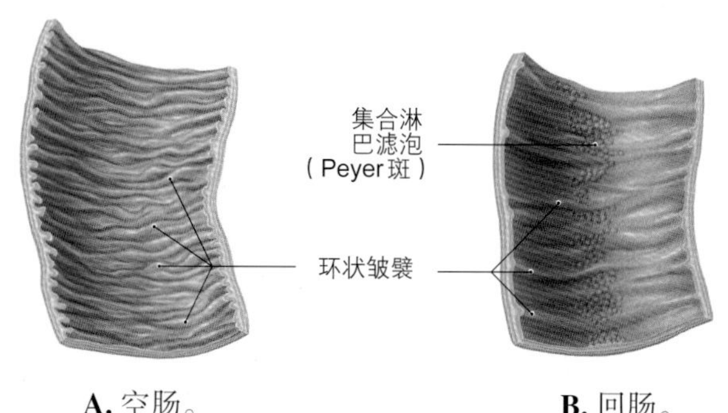
集合淋巴滤泡（Peyer斑）
环状皱襞

A. 空肠。 **B.** 回肠。

图 15.11 原位空肠和回肠

前面观。翻开：横结肠。

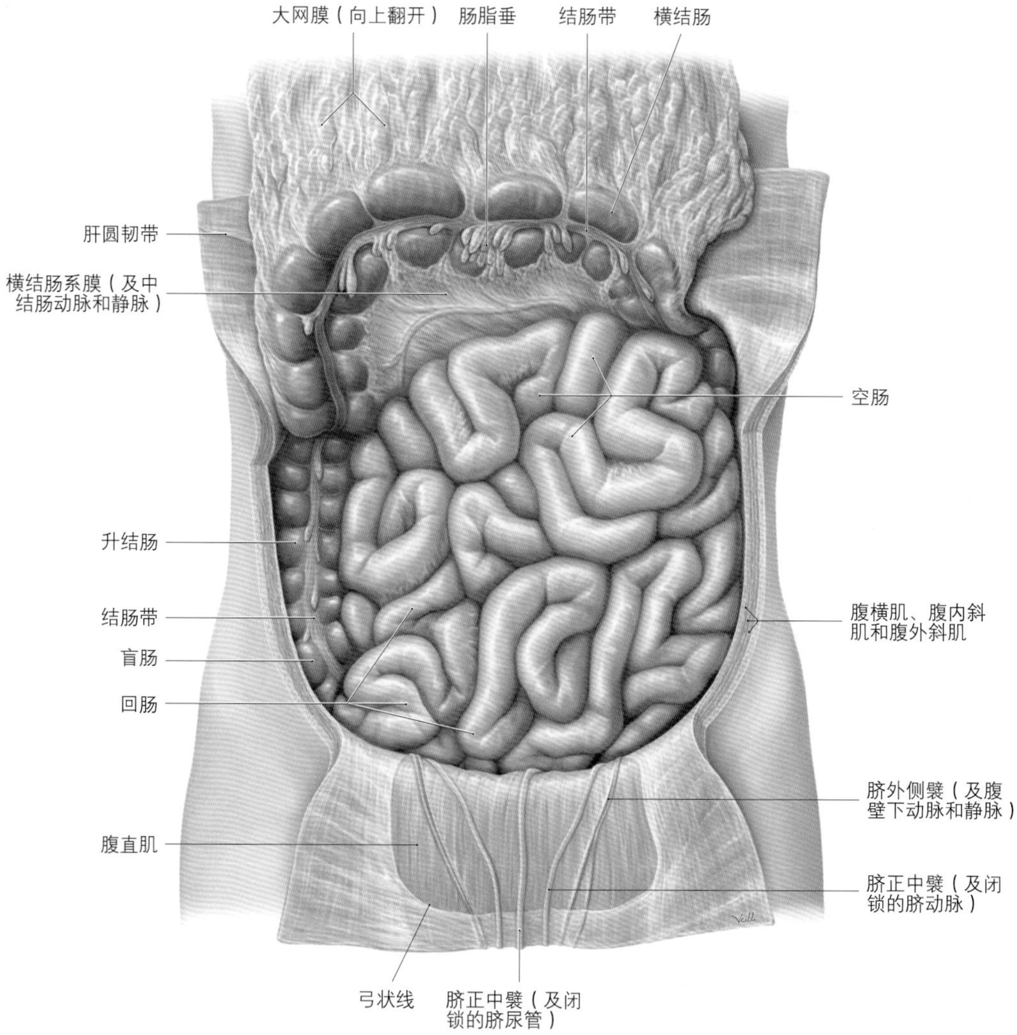

大网膜（向上翻开）
肠脂垂
结肠带
横结肠
肝圆韧带
横结肠系膜（及中结肠动脉和静脉）
空肠
升结肠
结肠带
盲肠
回肠
腹横肌、腹内斜肌和腹外斜肌
脐外侧襞（及腹壁下动脉和静脉）
腹直肌
脐正中襞（及闭锁的脐动脉）
弓状线
脐正中襞（及闭锁的脐尿管）

临床要点 15.3

克罗恩病

克罗恩病是消化道的一种慢性炎症，常发生于回肠终末段（占 30%）。患者常较年轻，有腹痛、恶心、体温升高和腹泻等症状。起初，这些症状常与阑尾炎症状混淆。克罗恩病的慢性炎症常引起的并发症为瘘管（此病例中，在两个胃肠道区间有一个异常通道）(B)。

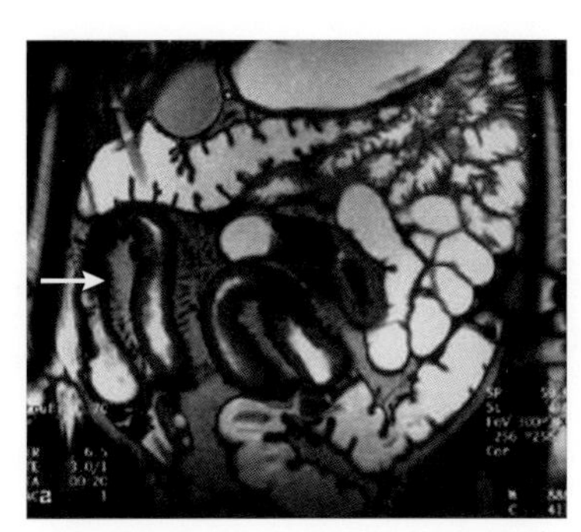

A. MRI 显示回肠末端肠壁增厚（箭头所示）。

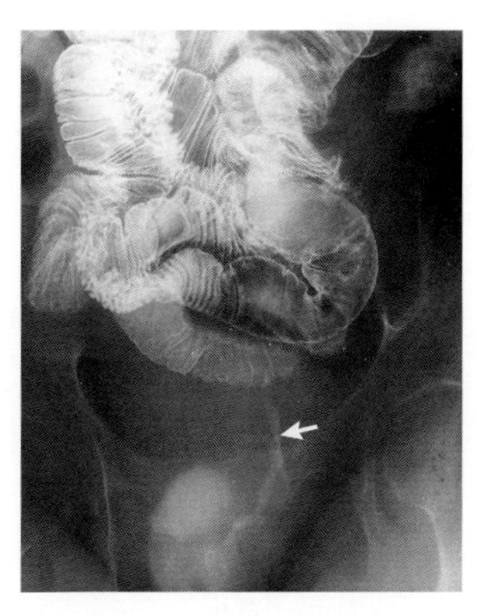

B. 气钡双重造影显示回直肠瘘（箭头所示）。

图 15.12 小肠的肠系膜

前面观。切除：胃、回肠和空肠。翻开：肝。

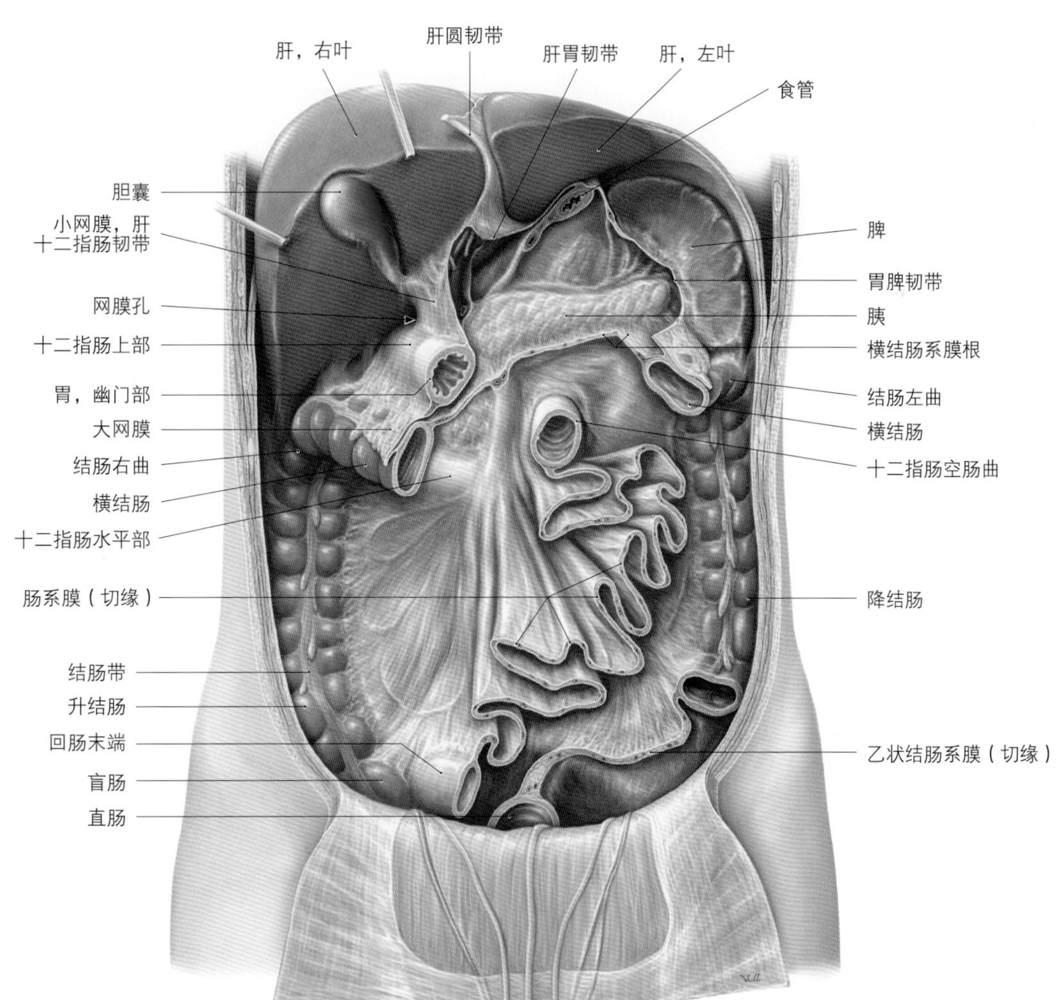
肝，右叶
肝圆韧带
肝胃韧带
肝，左叶
食管
胆囊
小网膜，肝十二指肠韧带
网膜孔
十二指肠上部
胃，幽门部
大网膜
结肠右曲
横结肠
十二指肠水平部
肠系膜（切缘）
结肠带
升结肠
回肠末端
盲肠
直肠
脾
胃脾韧带
胰
横结肠系膜根
结肠左曲
横结肠
十二指肠空肠曲
降结肠
乙状结肠系膜（切缘）

盲肠、阑尾和结肠

升结肠和降结肠是继发的腹膜后位器官，但是有时它们会被短的肠系膜挂于腹后壁。注意：在临床应用中，结肠左曲常指脾曲，而结肠右曲常指肝曲。

图 15.13 大肠：位置

前面观。

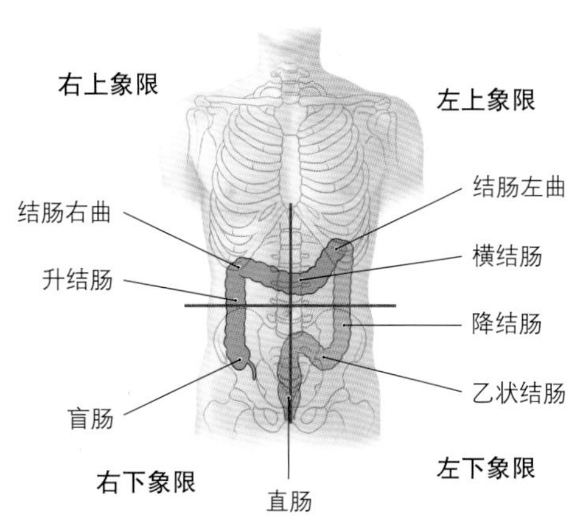

右上象限
左上象限
结肠右曲
结肠左曲
升结肠
横结肠
降结肠
乙状结肠
盲肠
右下象限
左下象限
直肠

图 15.14 回盲口

纵向冠状面的前面观。

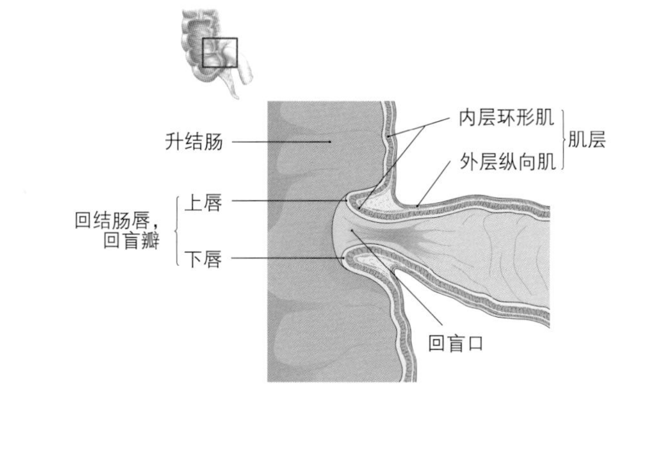

升结肠
内层环形肌
外层纵向肌
肌层
回结肠唇，回盲瓣
上唇
下唇
回盲口

图 15.15 大肠

前面观。

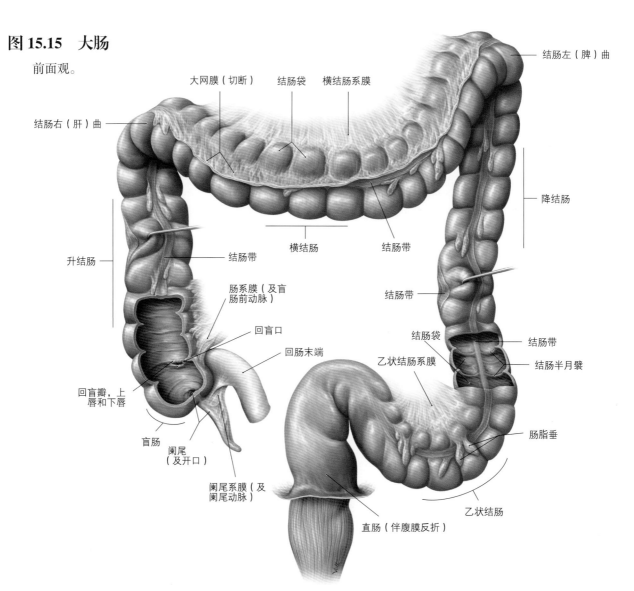

结肠左（脾）曲
大网膜（切断）
结肠袋
横结肠系膜
结肠右（肝）曲
降结肠
横结肠
结肠带
升结肠
结肠带
结肠带
肠系膜（及盲肠前动脉）
回盲口
结肠袋
结肠带
回肠末端
乙状结肠系膜
结肠半月襞
回盲瓣，上唇和下唇
肠脂垂
盲肠
阑尾（及开口）
阑尾系膜（及阑尾动脉）
乙状结肠
直肠（伴腹膜反折）

图 15.16 原位大肠

前面观。翻开：横结肠和大网膜。切除：腹膜内的小肠。

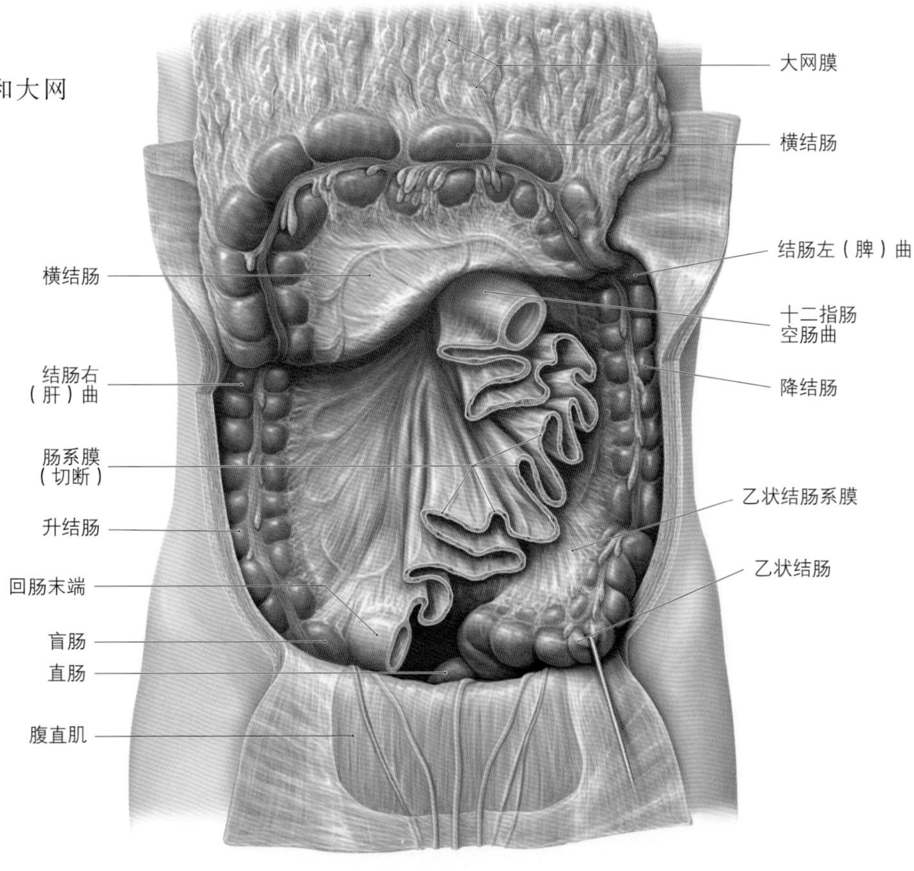
大网膜
横结肠
结肠左（脾）曲
十二指肠空肠曲
降结肠
乙状结肠系膜
乙状结肠
横结肠
结肠右（肝）曲
肠系膜（切断）
升结肠
回肠末端
盲肠
直肠
腹直肌

临床要点 15.4

结肠炎

溃疡性结肠炎是大肠的一种慢性炎症性疾病，常起始于直肠。典型症状包括腹泻（有时带血）、腹痛、体重下降和其他脏器的炎症。患者患结直肠癌的风险较高。

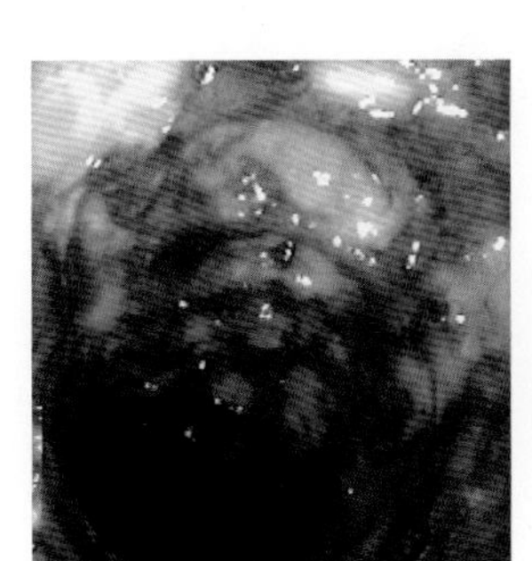

A. 溃疡性结肠炎的结肠镜检查。

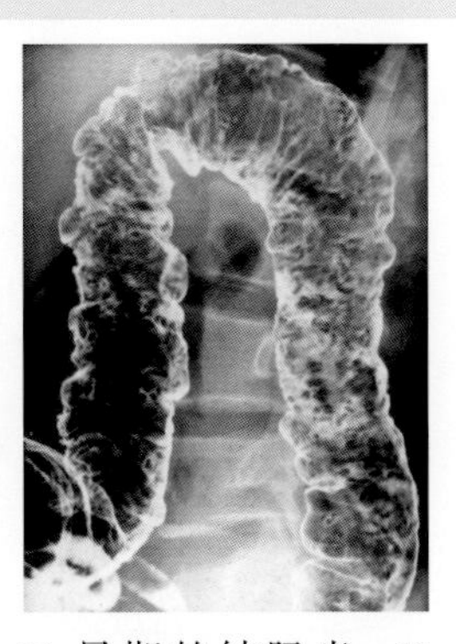

B. 早期的结肠炎。X线气钡双重造影照片，前面观。

临床要点 15.5

结肠癌

结直肠恶性肿瘤是最常见的实体瘤。超过 90% 的患者大于 50 岁。在早期，肿瘤可以没有症状；晚期症状包括食欲减退、排便变化和体重下降。粪便带血是最有力的证据，需要彻底的检查。痔疮并不是粪便带血最好的解释，除非其他的检查（包括结肠镜）是阴性的。

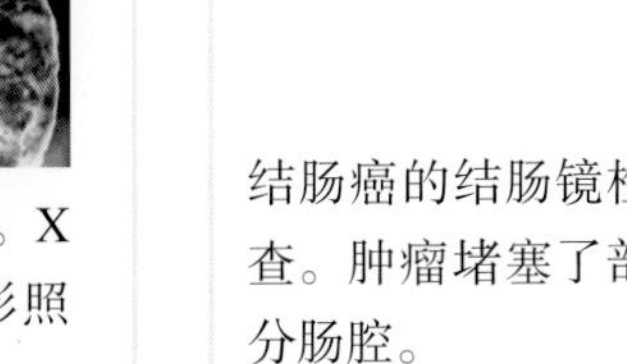

结肠癌的结肠镜检查。肿瘤堵塞了部分肠腔。

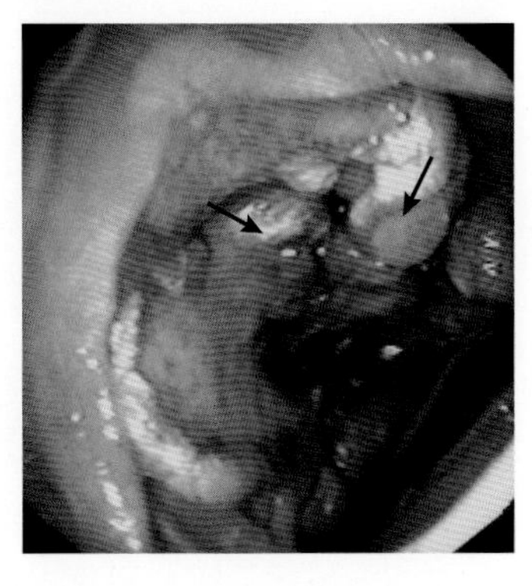

肝：概述

图 15.17 肝：位置

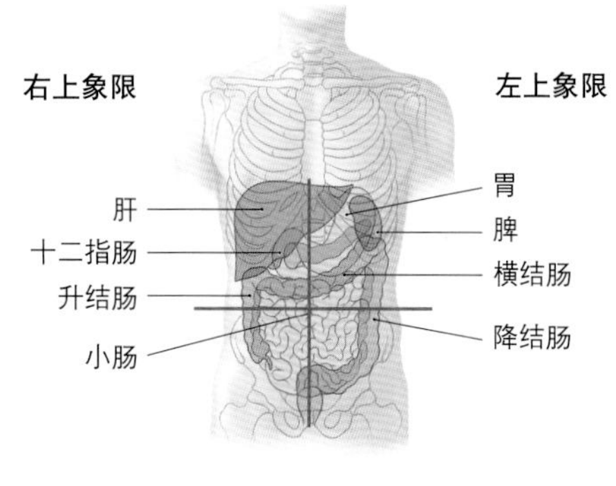
右上象限
左上象限
肝
十二指肠
升结肠
小肠
胃
脾
横结肠
降结肠

A. 前面观。

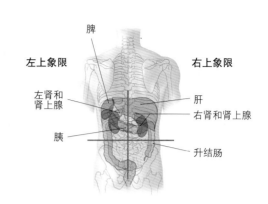

脾
左上象限
右上象限
左肾和肾上腺
肝
右肾和肾上腺
胰
升结肠

B. 后面观。

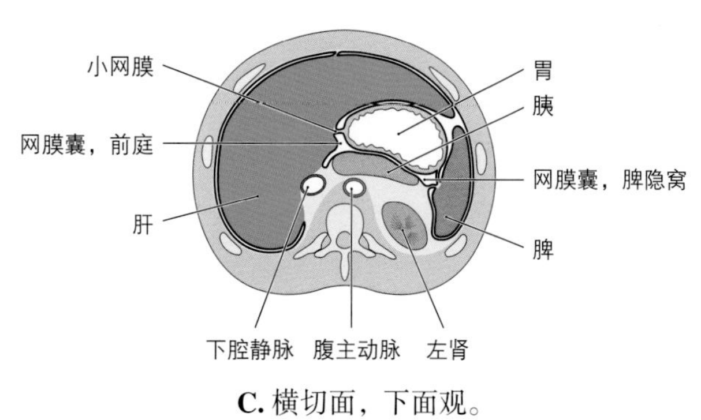
小网膜
网膜囊，前庭
肝
胃
胰
网膜囊，脾隐窝
脾
下腔静脉
腹主动脉
左肾

C. 横切面，下面观。

图 15.18 肝的毗邻关系

脏面，下面观。

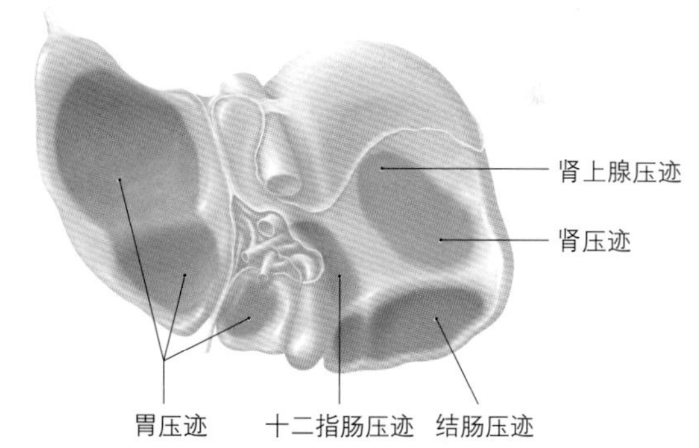
肾上腺压迹
肾压迹
胃压迹
十二指肠压迹
结肠压迹

图 15.19 原位肝

前面观。肝是腹膜内位器官，除了“肝裸区”（见图 15.21）；它的系膜包括镰状韧带、冠状韧带和三角韧带（见图 15.22）。

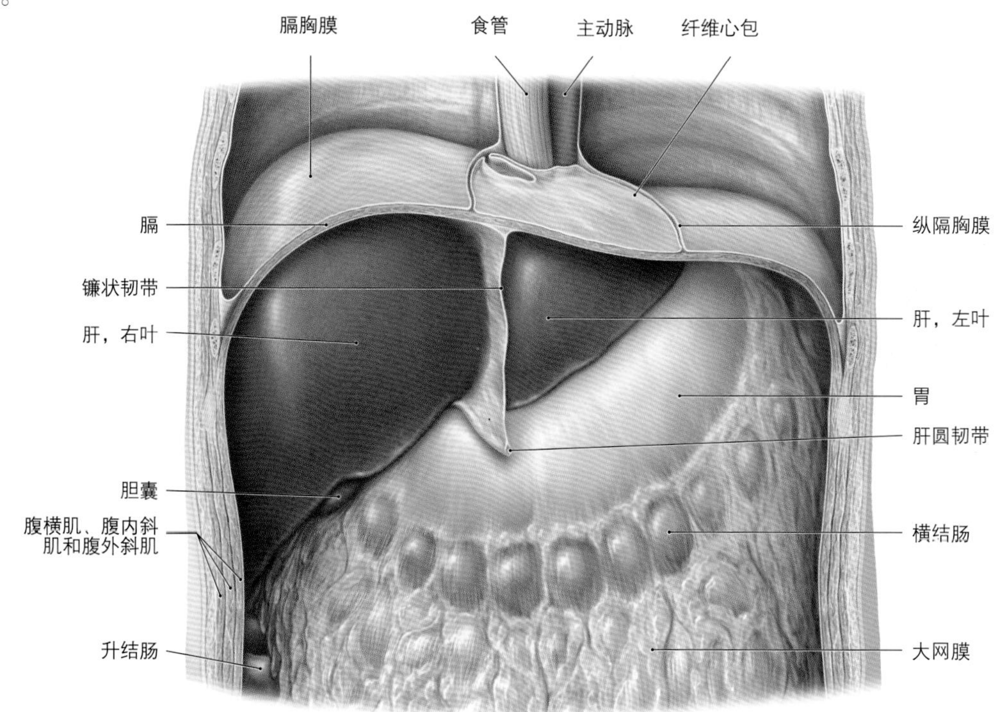
膈胸膜
食管
主动脉
纤维心包
膈
镰状韧带
肝，右叶
胆囊
腹横肌、腹内斜肌和腹外斜肌
升结肠
纵隔胸膜
肝，左叶
胃
肝圆韧带
横结肠
大网膜

图 15.20 原位肝：下面

翻起肝显示其下面的胆囊。

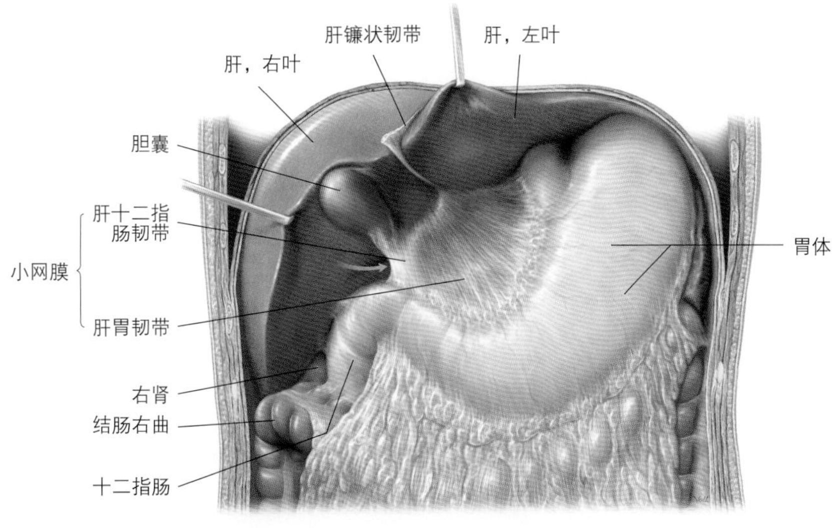
肝镰状韧带
肝，左叶
肝，右叶
胆囊
肝十二指肠韧带
小网膜
肝胃韧带
胃体
右肾
结肠右曲
十二指肠

图 15.21 肝在膈上的附着处

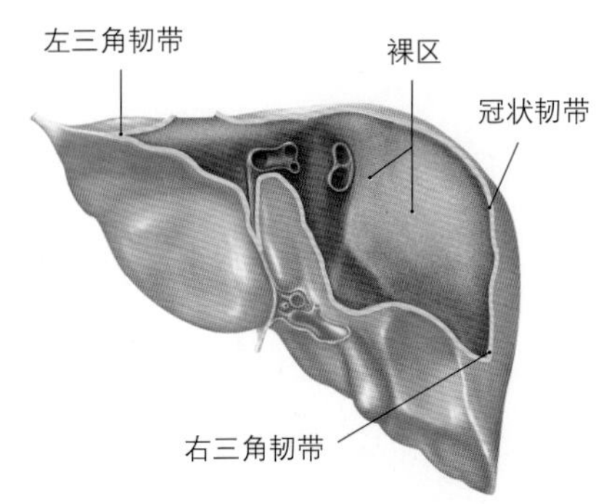
左三角韧带
裸区
冠状韧带
右三角韧带

A. 肝的膈面，后面观。

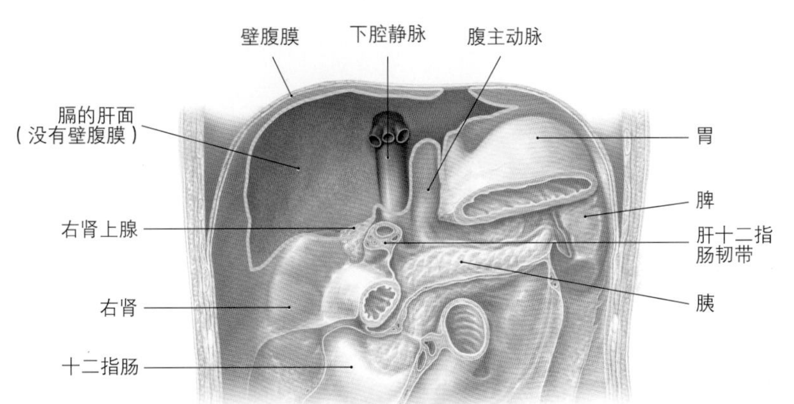
壁腹膜
下腔静脉
腹主动脉
膈的肝面
（没有壁腹膜）
胃
脾
右肾上腺
肝十二指肠韧带
胰
右肾
十二指肠

B. 膈的肝面，前面观。

临床要点 15.6

肝硬化

肝硬化是一种导致肝实质不可逆纤维化的疾病。酒精滥用是主要原因（70% 的病例），其次是乙型肝炎。门脉高压症伴侧支血管扩张是常见的并发症，约有 30% 的病例发生。

晚期肝硬化的相关改变。所有三个序列都显示肝脏中有多发性再生结节，结节表面轮廓清晰。只有尾状叶（图 B，箭头所示）受影响较小，仍然显示出相对正常的信号。

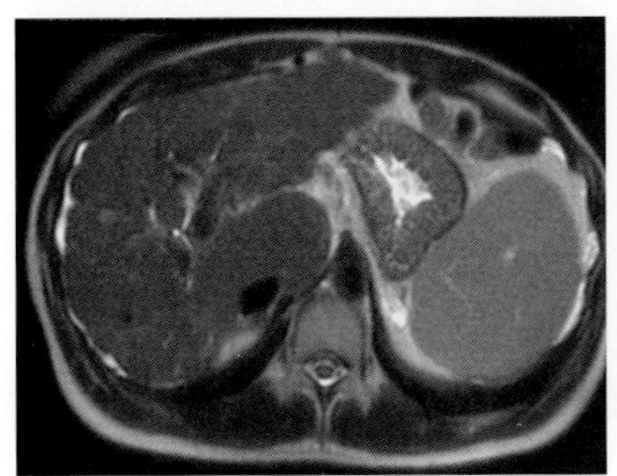

A. T2W 序列（经允许引自 Krombach GA, Mahnken AH. Body Imaging: Thorax and Abdomen. New York, NY: Thieme; 2018）。

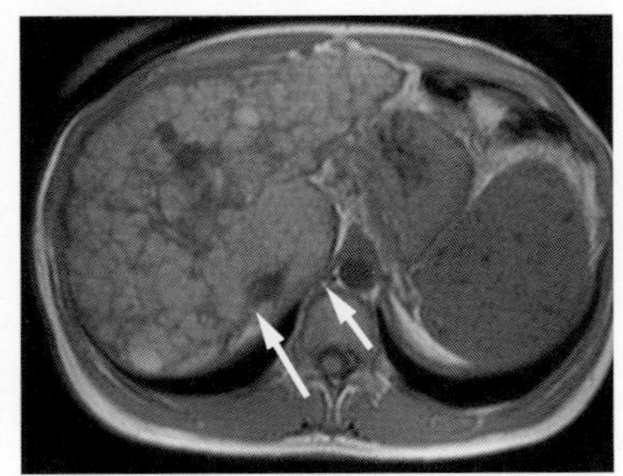

B. T1W 序列（经允许引自 Krombach GA, Mahnken AH. Body Imaging: Thorax and Abdomen. New York, NY: Thieme; 2018）。

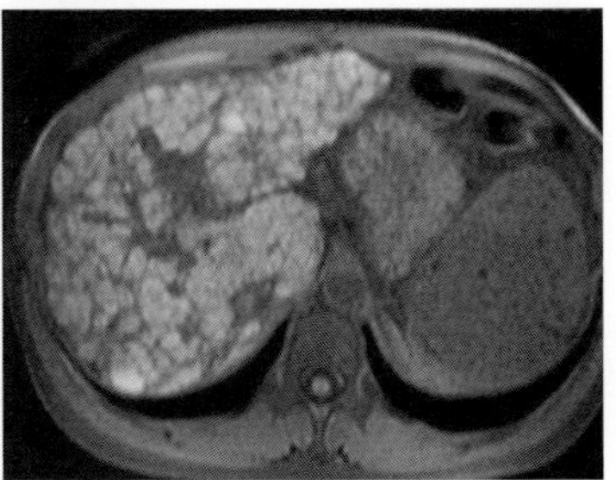

C. 减脂 T1W 序列（经允许引自 Krombach GA, Mahnken AH. Body Imaging: Thorax and Abdomen. New York, NY: Thieme; 2018）。

肝：分叶和分段

图 15.22 肝的表面

肝被韧带分成 4 个叶：右叶、左叶、尾状叶和方叶。镰状韧带是双层的壁腹膜，它从腹前壁反折回来延伸至肝，作为脏腹膜覆盖于肝表面，将其分为左、右解剖学分叶。肝圆状韧带位于镰状韧带游离缘，它是闭塞的脐静脉，曾从脐延伸至肝。

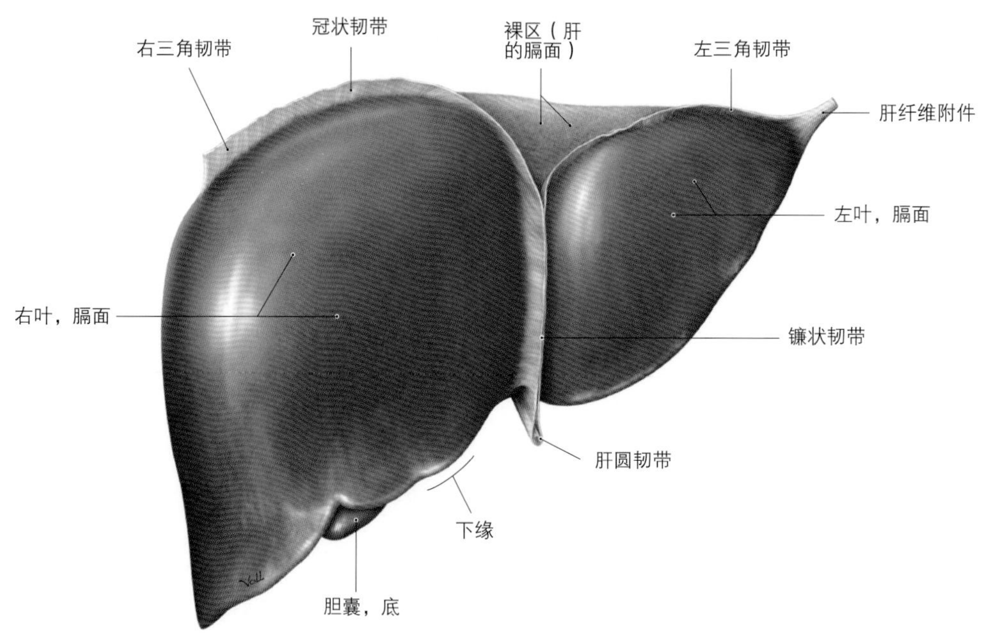
冠状韧带
右三角韧带
裸区（肝的膈面）
左三角韧带
肝纤维附件
左叶，膈面
右叶，膈面
镰状韧带
肝圆韧带
下缘
胆囊，底

A. 前面观。

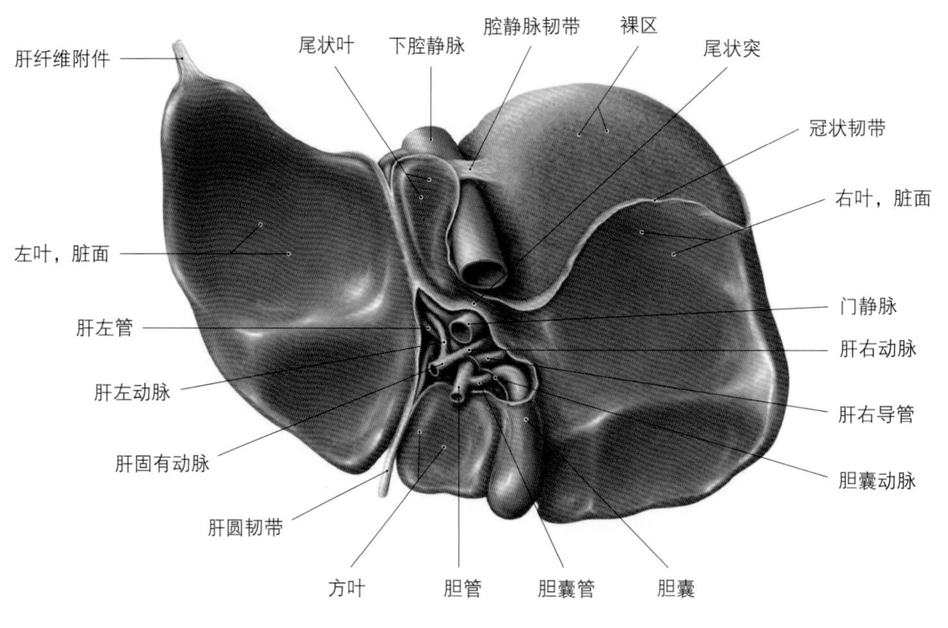
肝纤维附件
尾状叶
下腔静脉
腔静脉韧带
裸区
尾状突
冠状韧带
右叶，脏面
左叶，脏面
门静脉
肝左管
肝右动脉
肝左动脉
肝右导管
肝固有动脉
胆囊动脉
肝圆韧带
方叶
胆管
胆囊管
胆囊

B. 下面观。

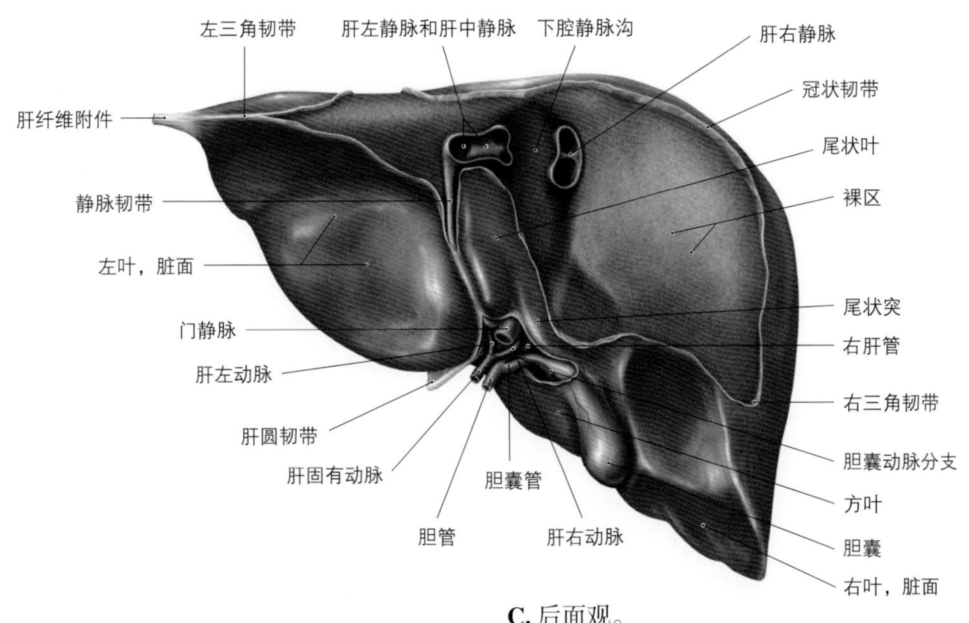
左三角韧带
肝左静脉和肝中静脉
下腔静脉沟
肝右静脉
冠状韧带
肝纤维附件
尾状叶
静脉韧带
裸区
左叶，脏面
尾状突
门静脉
右肝管
肝左动脉
右三角韧带
肝圆韧带
胆囊动脉分支
肝固有动脉
胆囊管
方叶
胆管
肝右动脉
胆囊
右叶，脏面

C. 后面观。

图 15.23 肝的分段

肝按照功能分区，进一步分为肝段（见表 15.1）。每个肝段由肝动脉、门静脉和肝总管的三级分支来提供营养，三者组成门脉三联管。

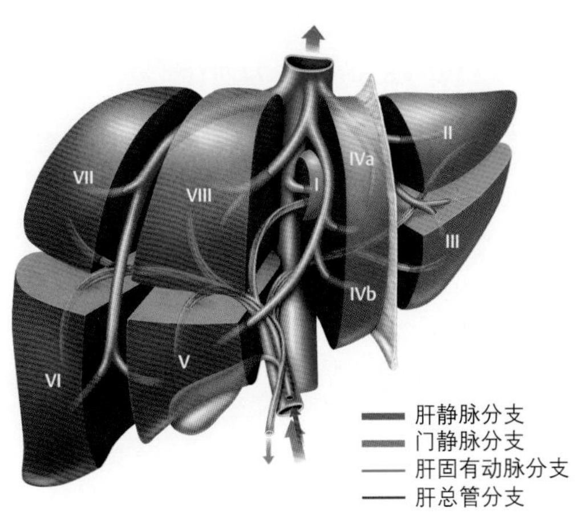
VII
VIII
I
IVa
II
III
IVb
V
VI
肝静脉分支
门静脉分支
肝固有动脉分支
肝总管分支

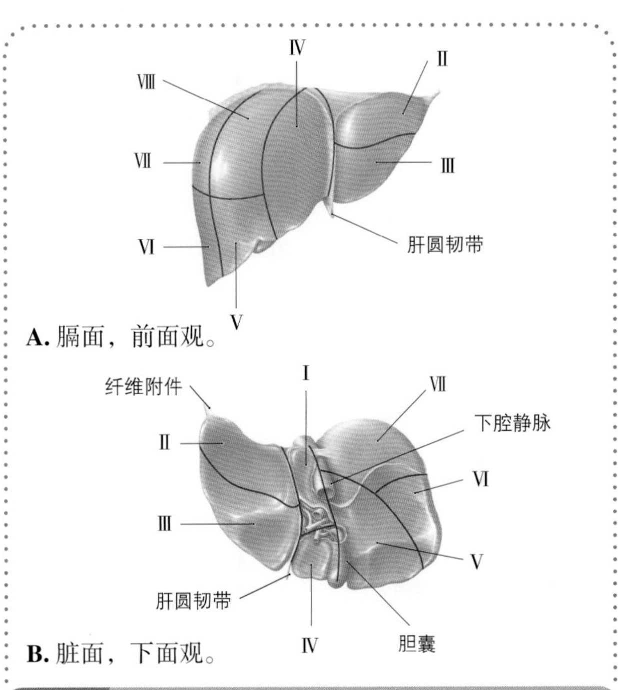
Ⅳ
Ⅱ
Ⅷ
Ⅶ
Ⅲ
Ⅵ
肝圆韧带
Ⅴ
纤维附件
Ⅰ
Ⅶ
下腔静脉
Ⅱ
Ⅵ
Ⅲ
Ⅴ
肝圆韧带
Ⅳ
胆囊

A. 膈面，前面观。

B. 脏面，下面观。

表 15.1 肝段

分部	分区	分段	
左叶	前区	Ⅰ	尾状叶
	左后区	Ⅱ	左后外侧段
		Ⅲ	左前外侧段
	左内侧区	Ⅳ	左内侧段
右叶	右内侧区	Ⅴ	右前内侧段
		Ⅵ	右前外侧段
	右外侧区	Ⅶ	右后外侧段
		Ⅷ	右后内侧段

胆囊和胆管

图 15.24 胆囊：位置

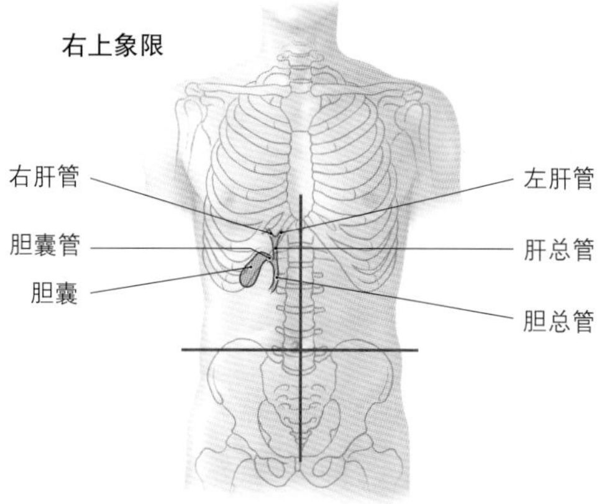

右上象限
右肝管
胆囊管
胆囊
左肝管
肝总管
胆总管

A. 前面观。

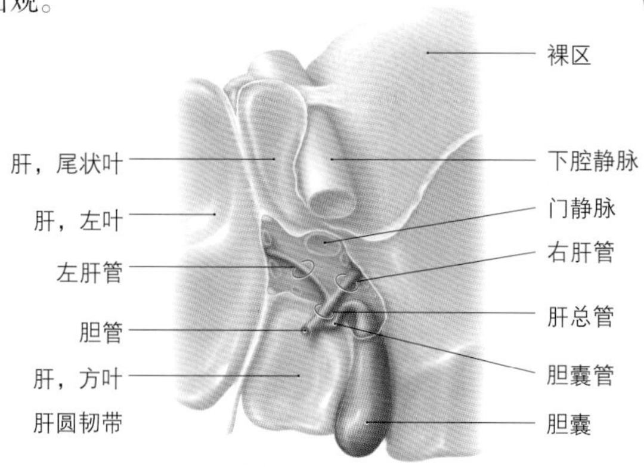

图 15.25 肝胆管：位置

肝表面投影，前面观。

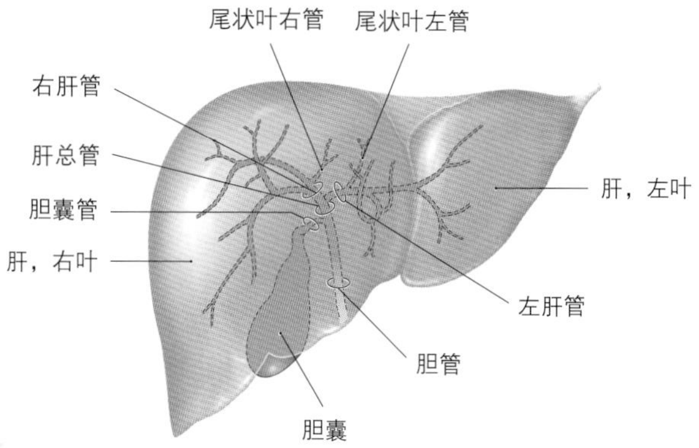

尾状叶右管
尾状叶左管
右肝管
肝总管
胆囊管
肝，右叶
肝，左叶
左肝管
胆管
胆囊

裸区
肝，尾状叶
下腔静脉
肝，左叶
门静脉
左肝管
右肝管
胆管
肝总管
肝，方叶
胆囊管
肝圆韧带
胆囊

B. 下面观。

图 15.26 胆道括约肌系统

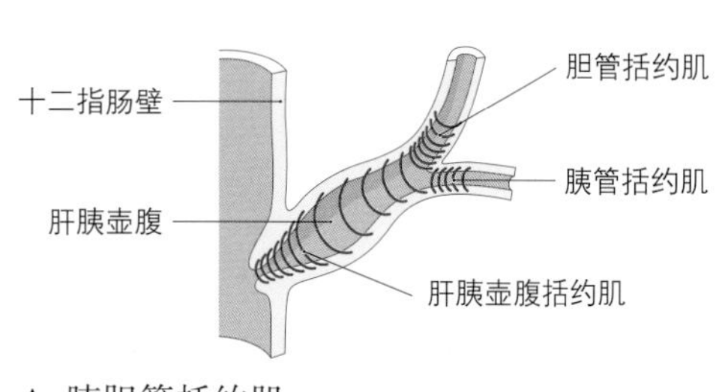
十二指肠壁
肝胰壶腹
胆管括约肌
胰管括约肌
肝胰壶腹括约肌

A. 胰胆管括约肌。

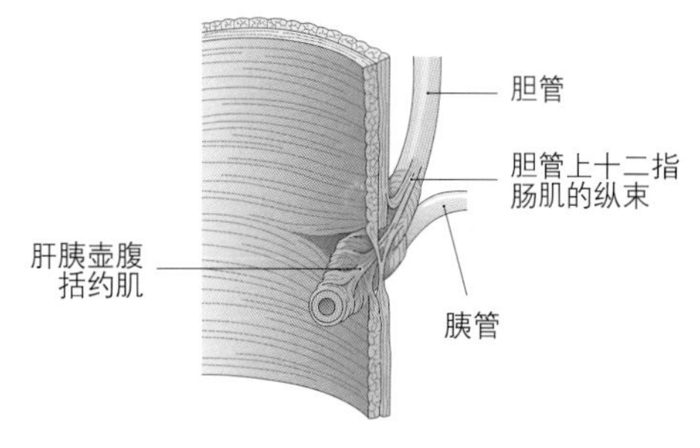
胆管
胆管上十二指
肠肌的纵束
肝胰壶腹
括约肌
胰管

B. 十二指肠壁内的括约肌系统。

图 15.27 肝外胆管

前面观。剖开：胆囊和十二指肠。

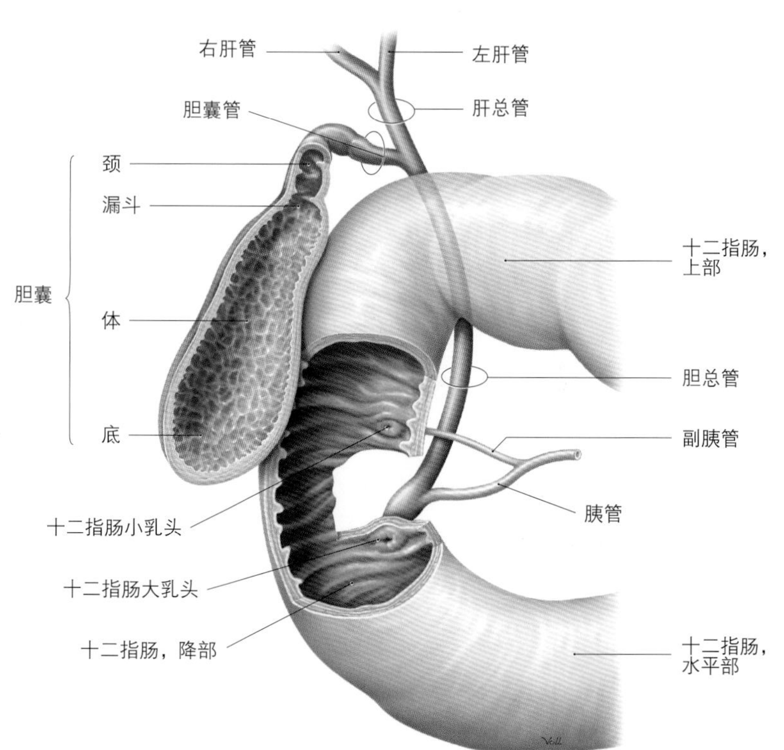
右肝管
左肝管
胆囊管
肝总管
颈
漏斗
胆囊
体
底
十二指肠，
上部
胆总管
副胰管
胰管
十二指肠小乳头
十二指肠大乳头
十二指肠，降部
十二指肠，
水平部

图 15.28 原位胆道

前面观。切除：胃、小肠、横结肠和大部分肝。胆囊是腹膜内位器官，被覆脏腹膜并不附着于肝。

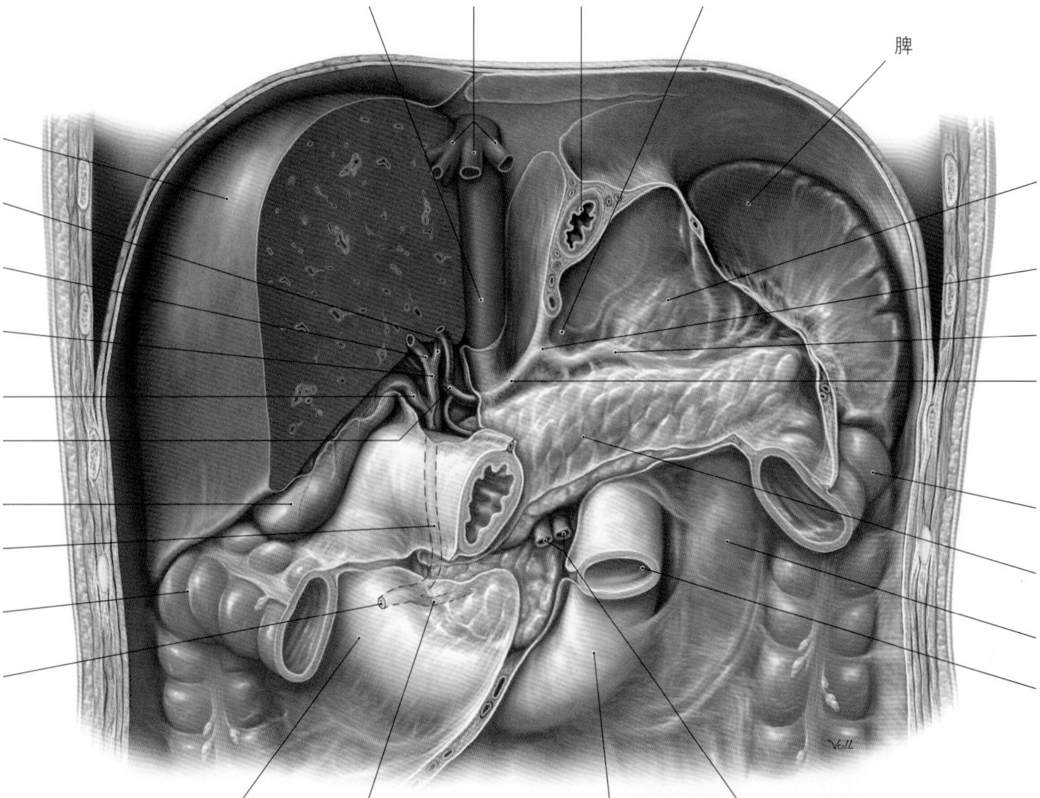

下腔静脉
肝静脉
食管
腹主动脉
脾
肝，右叶
左肝管
右肝管
肝总管
胆囊管
肝固有动脉
胆囊
胆管
结肠右曲
肝胰管（开口于十二指肠大乳头）
左肾上腺
腹腔干
脾动脉
肝总动脉
结肠左曲
胰
左肾
空肠
十二指肠，降部
胰管
十二指肠，升部
肠系膜上动脉和静脉

图 15.29 胰胆管造影术 MR

（经允许引自 Moeller TB, Reif E. Pocket Atlas of Sectional Anatomy, Vol 2, 3rd ed. New York, NY: Thieme; 2007）

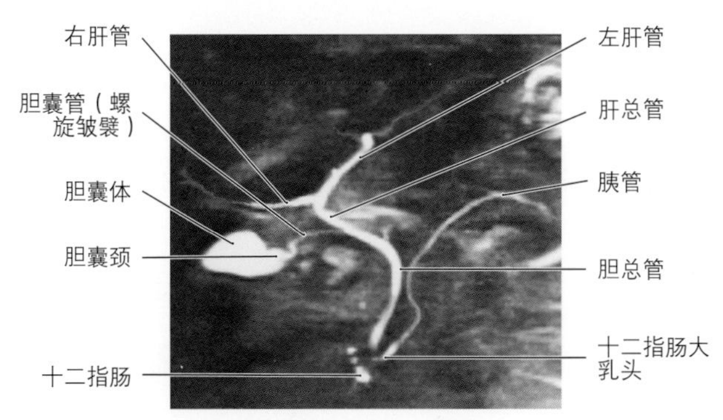
右肝管
胆囊管（螺旋皱襞）
胆囊体
胆囊颈
十二指肠
左肝管
肝总管
胰管
胆总管
十二指肠大乳头

临床要点 15.7

胆管梗阻

胆汁在胆囊储存和浓缩，某些物质如胆固醇，可形成结晶，从而形成胆结石。胆结石迁移至胆管可引起剧烈的疼痛（绞痛）。胆结石也可在乳头区堵塞胰管，引起急性的甚至威胁生命的胰腺炎。

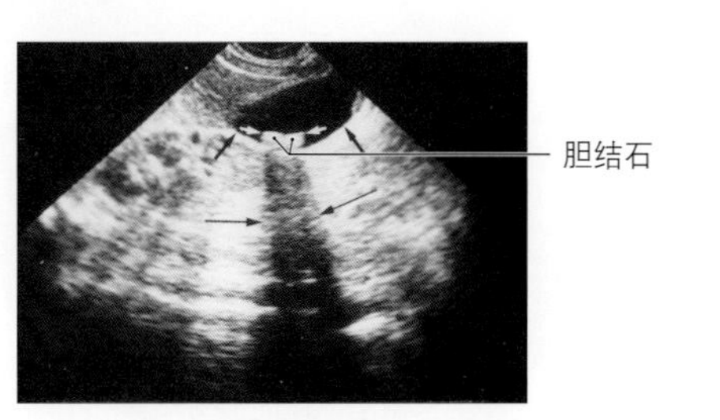
胆结石

超声图显示两块胆结石。黑色箭头标记为胆结石后方的无回声区。

胰和脾

图 15.30 胰和脾：位置

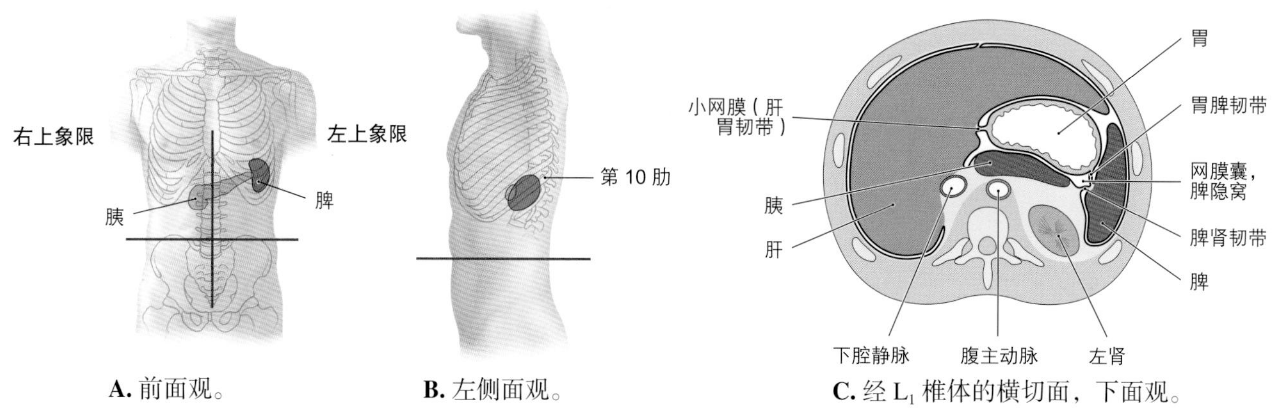
右上象限
左上象限
胰
脾
第 10 肋
胃
小网膜（肝胃韧带）
胃脾韧带
网膜囊，脾隐窝
胰
肝
脾肾韧带
脾
下腔静脉
腹主动脉
左肾

A. 前面观。 **B.** 左侧面观。 **C.** 经 L_1 椎体的横切面，下面观。

图 15.31 胰

胰管解剖的前面观。

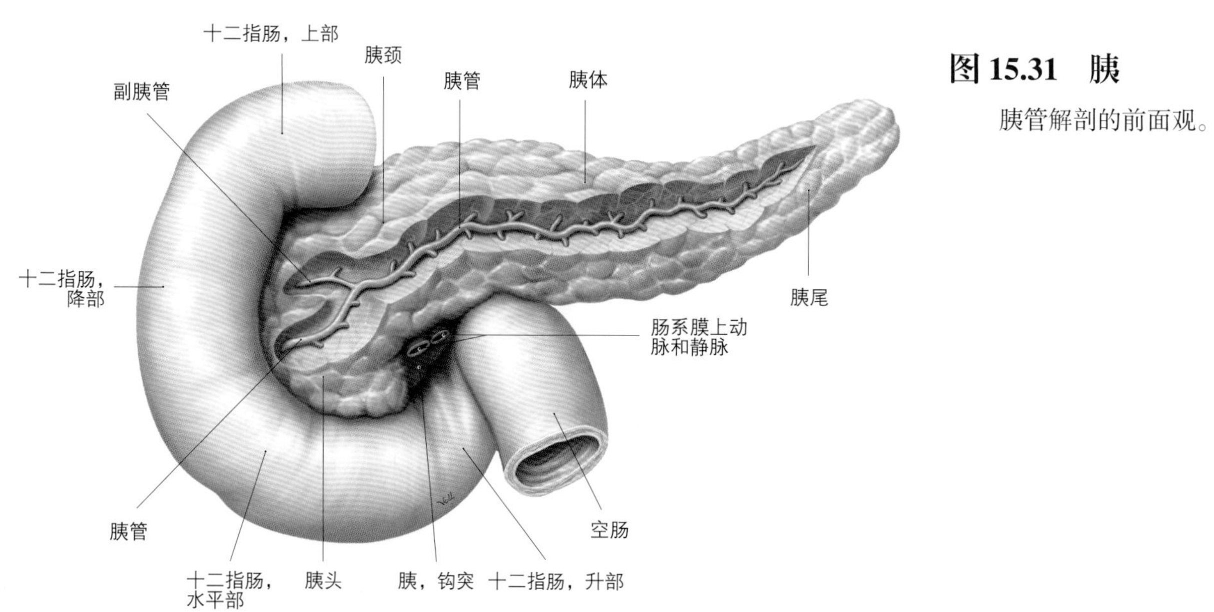
十二指肠，上部
胰颈
胰管
胰体
副胰管
十二指肠，降部
胰尾
肠系膜上动脉和静脉
胰管
空肠
十二指肠，水平部
胰头
胰，钩突
十二指肠，升部

图 15.32 脾

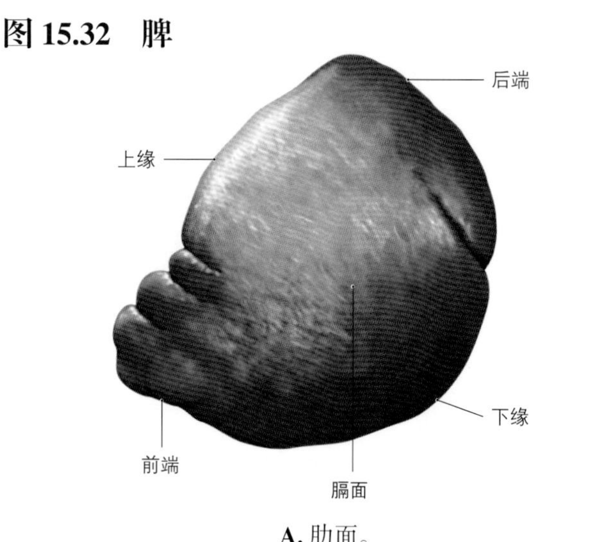
后端
上缘
下缘
前端
膈面

A. 肋面。

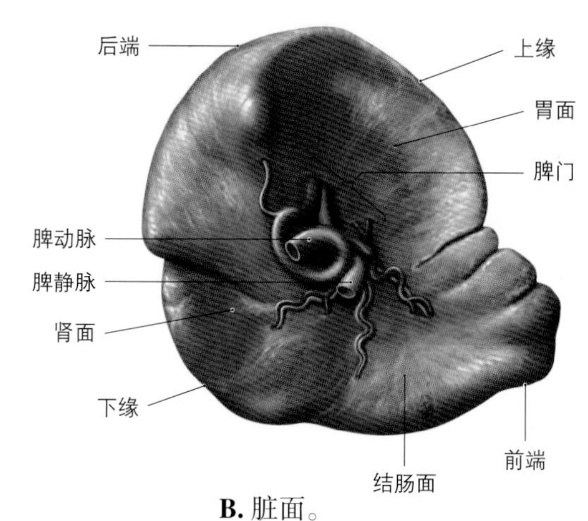
后端
上缘
胃面
脾门
脾动脉
脾静脉
肾面
下缘
前端
结肠面

B. 脏面。

图 15.33 原位胰和脾

前面观。切除：肝、胃、小肠和大肠。胰是腹膜后位器官，而脾是腹膜内位器官。

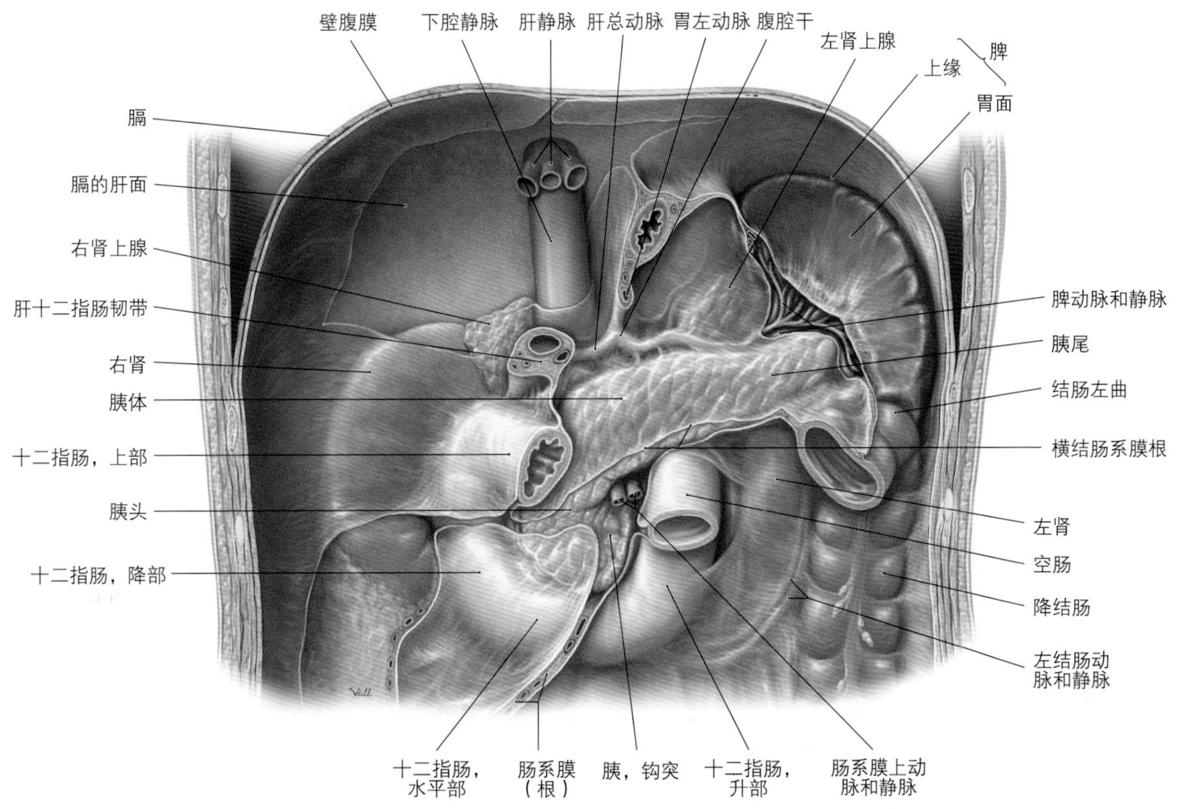
壁腹膜
下腔静脉
肝静脉
肝总动脉
胃左动脉
腹腔干
左肾上腺
脾
上缘
胃面
膈
膈的肝面
右肾上腺
肝十二指肠韧带
右肾
胰体
十二指肠，上部
胰头
十二指肠，降部
脾动脉和静脉
胰尾
结肠左曲
横结肠系膜根
左肾
空肠
降结肠
左结肠动脉和静脉
十二指肠，水平部
肠系膜（根）
胰，钩突
十二指肠，升部
肠系膜上动脉和静脉

图 15.34 胰和脾：横切面

上面观。经 L_1 椎体横切面。

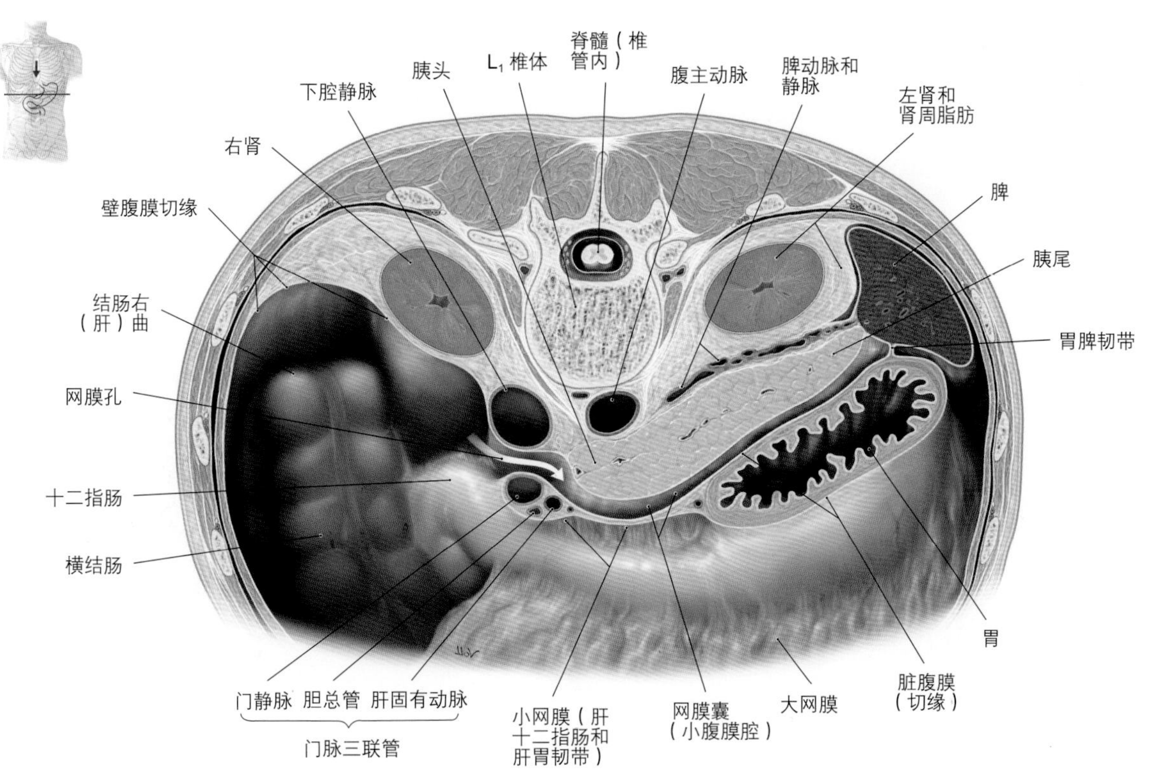
脊髓（椎管内）
L_1 椎体
胰头
下腔静脉
腹主动脉
脾动脉和静脉
左肾和肾周脂肪
右肾
壁腹膜切缘
脾
胰尾
结肠右（肝）曲
胃脾韧带
网膜孔
十二指肠
横结肠
胃
门静脉
胆总管
肝固有动脉
门脉三联管
小网膜（肝十二指肠和肝胃韧带）
网膜囊（小腹膜腔）
大网膜
脏腹膜（切缘）

肾和肾上腺（Ⅰ）

图 15.35 肾和肾上腺：位置

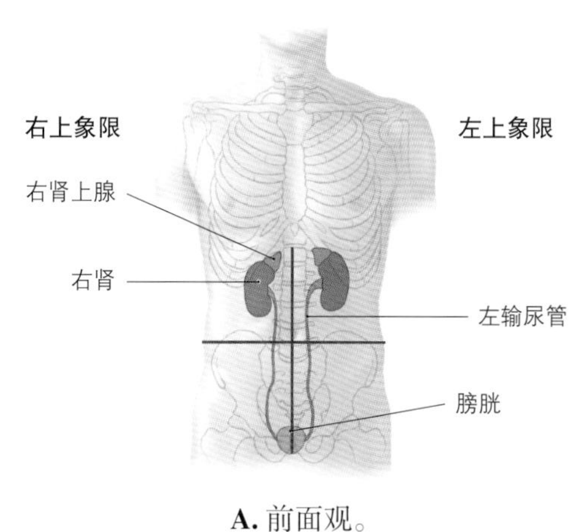
右上象限
左上象限
右肾上腺
右肾
左输尿管
膀胱

A. 前面观。

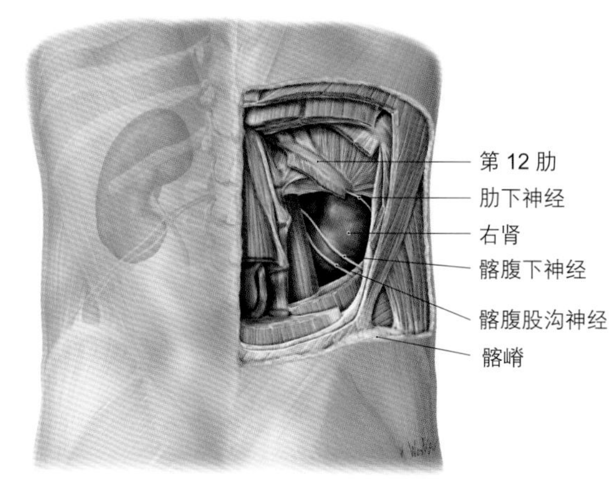
第 12 肋
肋下神经
右肾
髂腹下神经
髂腹股沟神经
髂嵴

B. 后面观。右侧开窗。

图 15.36 肾的毗邻关系：器官相邻区域

前面观。

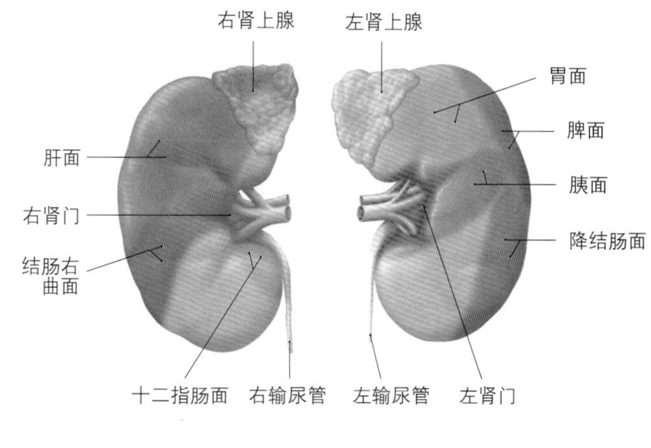
右肾上腺
左肾上腺
胃面
脾面
肝面
胰面
右肾门
降结肠面
结肠右曲面
十二指肠面
右输尿管
左输尿管
左肾门

图 15.37 肾床内的右肾

右肾床的矢状面。

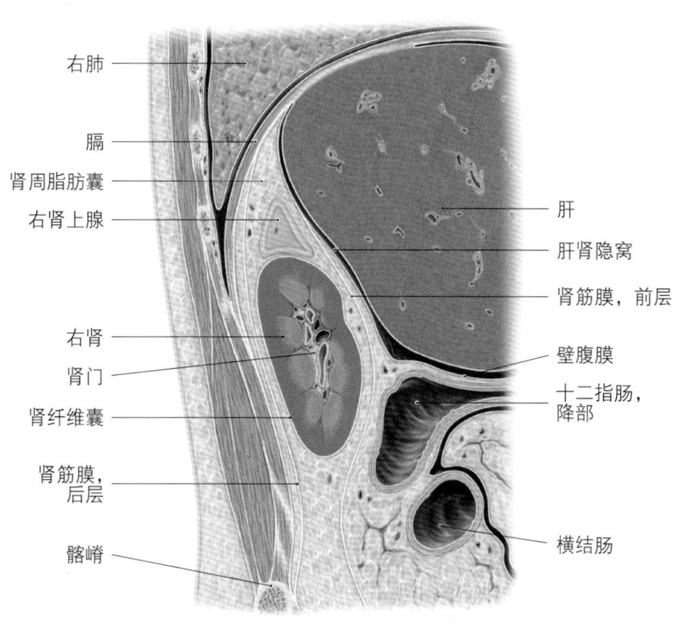
右肺
膈
肾周脂肪囊
右肾上腺
肝
肝肾隐窝
肾筋膜，前层
右肾
壁腹膜
肾门
十二指肠，降部
肾纤维囊
肾筋膜，后层
横结肠
髂嵴

A. 近肾门处的矢状切面，右侧面观。

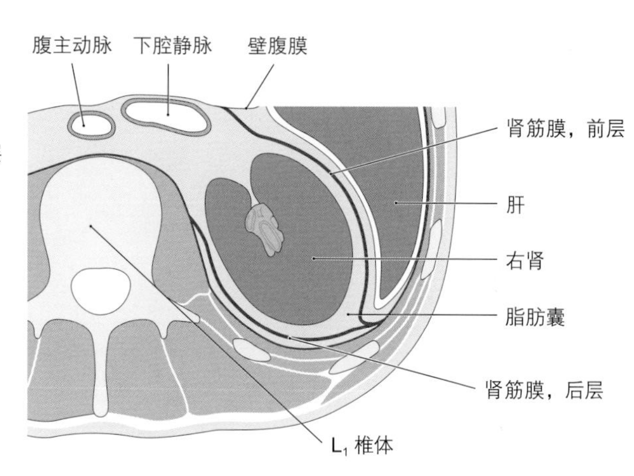
腹主动脉
下腔静脉
壁腹膜
肾筋膜，前层
肝
右肾
脂肪囊
肾筋膜，后层
L_1 椎体

B. 经 L_1/L_2 水平腹部横断面，上面观。

图 15.38　腹膜后的肾和肾上腺

前面观。肾和肾上腺都是腹膜外位器官。

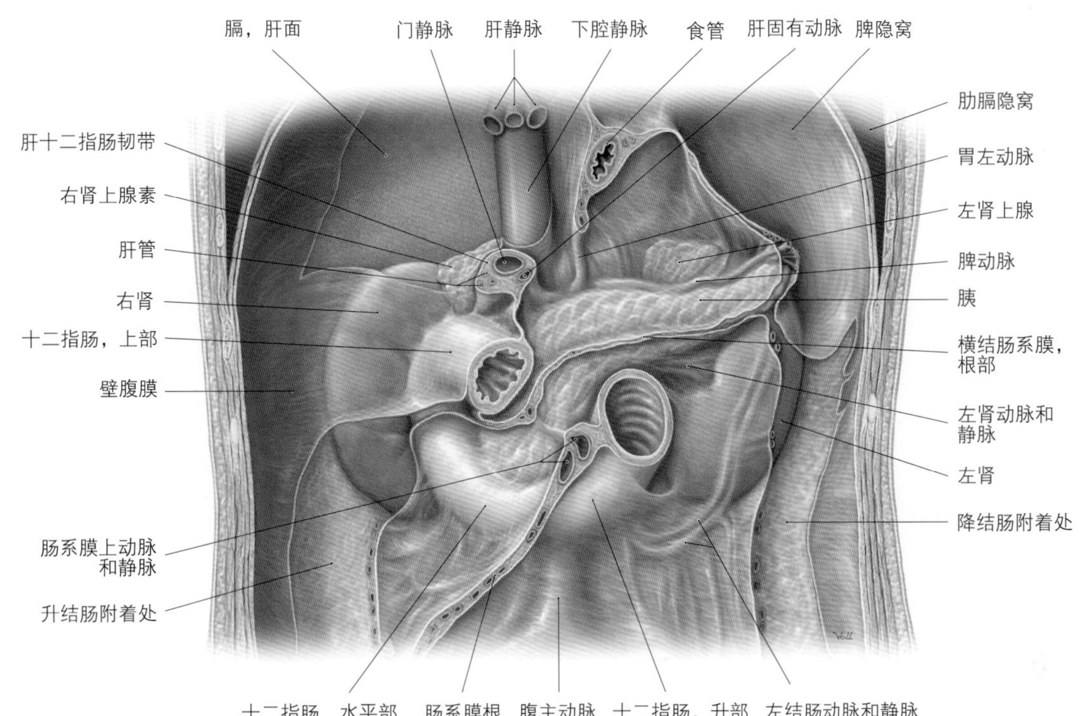
膈，肝面
门静脉
肝静脉
下腔静脉
食管
肝固有动脉
脾隐窝
肋膈隐窝
肝十二指肠韧带
胃左动脉
右肾上腺素
左肾上腺
肝管
脾动脉
右肾
胰
十二指肠，上部
横结肠系膜，根部
壁腹膜
左肾动脉和静脉
左肾
降结肠附着处
肠系膜上动脉和静脉
升结肠附着处
十二指肠，水平部
肠系膜根
腹主动脉
十二指肠，升部
左结肠动脉和静脉

A. 切除：腹膜内位器官，以及部分升降结肠。

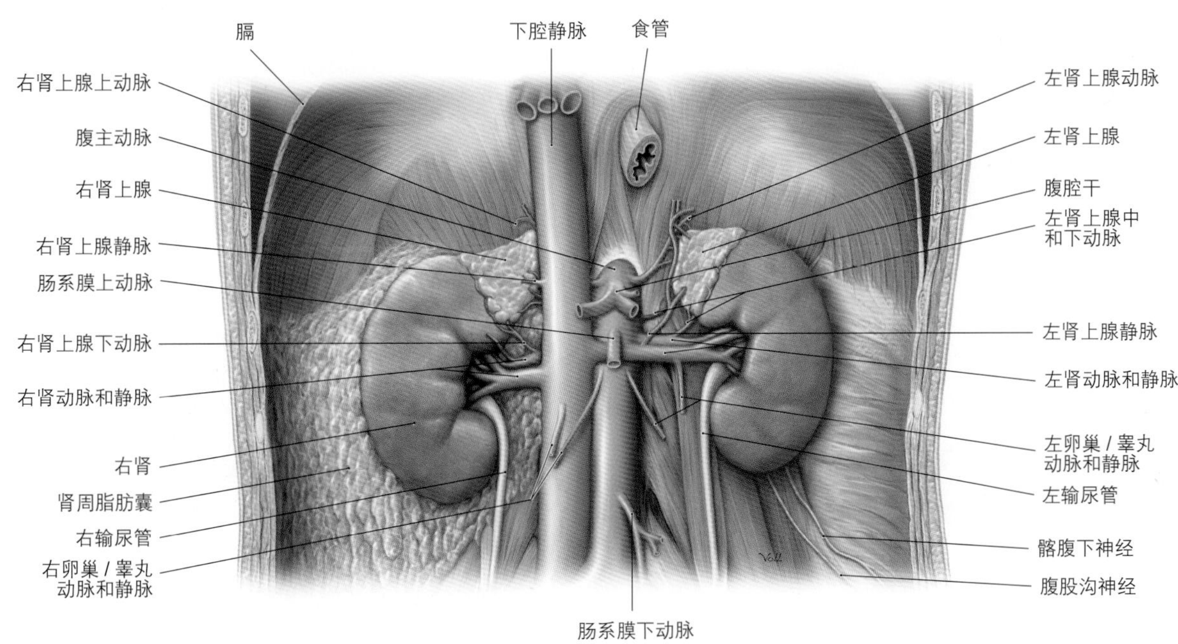
膈
下腔静脉
食管
右肾上腺上动脉
左肾上腺动脉
腹主动脉
左肾上腺
右肾上腺
腹腔干
左肾上腺中和下动脉
右肾上腺静脉
肠系膜上动脉
左肾上腺静脉
右肾上腺下动脉
左肾动脉和静脉
右肾动脉和静脉
左卵巢 / 睾丸动脉和静脉
右肾
左输尿管
肾周脂肪囊
右输尿管
髂腹下神经
右卵巢 / 睾丸动脉和静脉
腹股沟神经
肠系膜下动脉

B. 切除：腹膜、脾和胃肠器官，以及脂肪囊（左侧）。翻起：食管。

肾和肾上腺（II）

图 15.39 肾：构造

右肾和肾上腺。

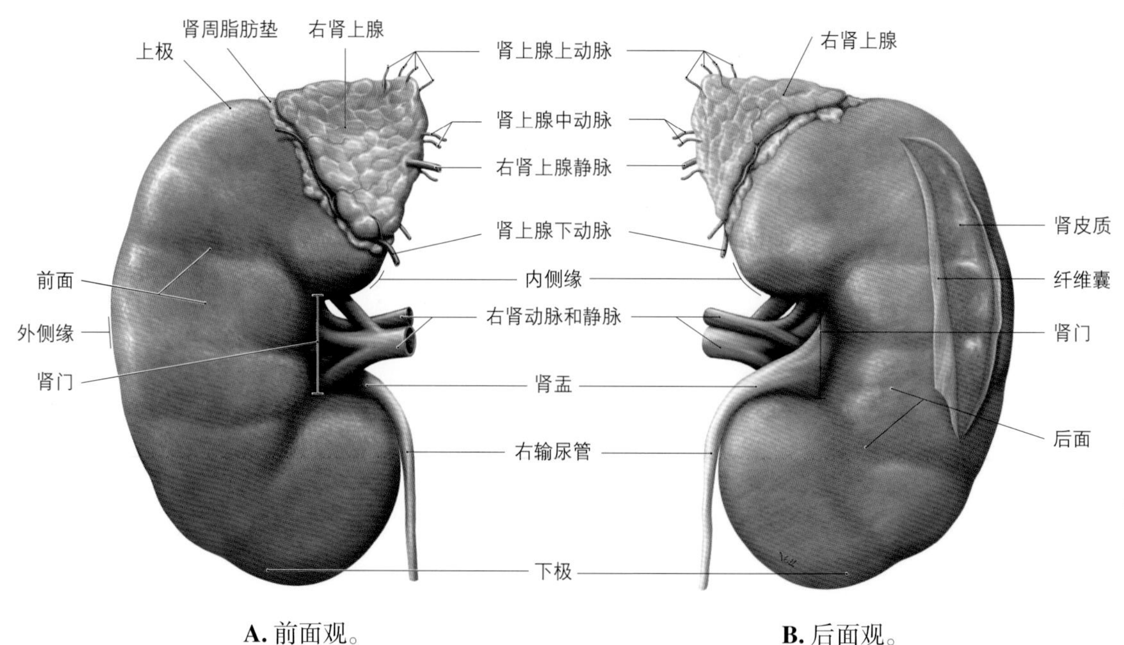

肾周脂肪垫
右肾上腺
上极
肾上腺上动脉
右肾上腺
肾上腺中动脉
右肾上腺静脉
肾皮质
肾上腺下动脉
前面
内侧缘
纤维囊
外侧缘
右肾动脉和静脉
肾门
肾门
肾盂
后面
右输尿管
下极

A. 前面观。

B. 后面观。

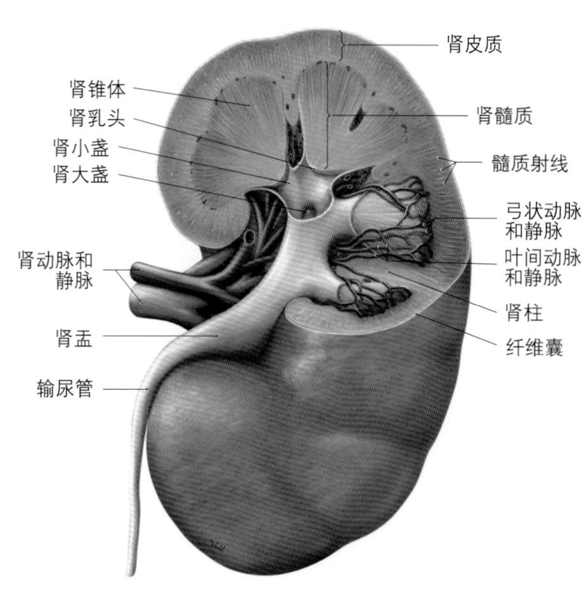

肾皮质
肾锥体
肾乳头
肾髓质
肾小盏
肾大盏
髓质射线
弓状动脉和静脉
肾动脉和静脉
叶间动脉和静脉
肾柱
肾盂
纤维囊
输尿管

C. 上半部切除的后面观。

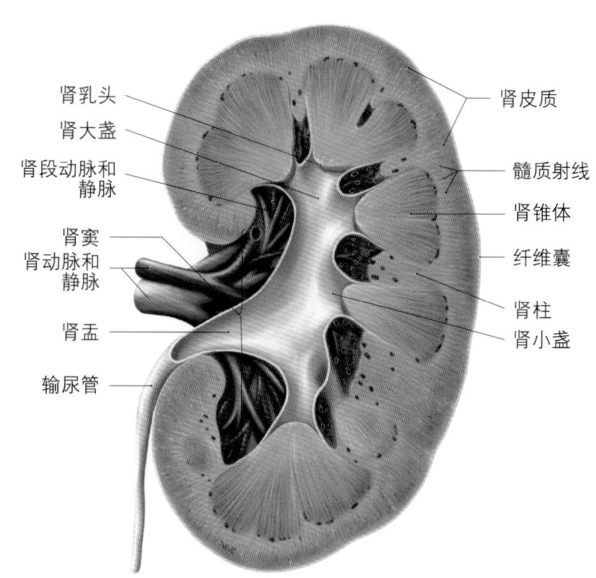

肾乳头
肾皮质
肾大盏
肾段动脉和静脉
髓质射线
肾锥体
肾窦
纤维囊
肾动脉和静脉
肾柱
肾小盏
肾盂
输尿管

D. 后面观，正中矢状面。

图 15.40 右肾和肾上腺

前面观。切除：肾周脂肪囊。翻起：下腔静脉。

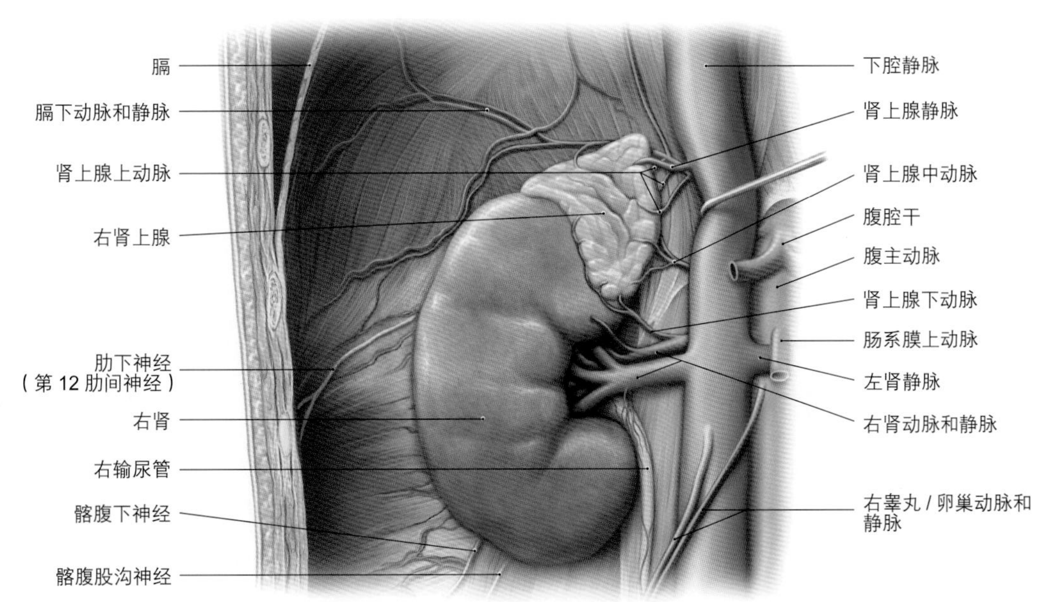
膈
膈下动脉和静脉
肾上腺上动脉
右肾上腺
肋下神经
（第 12 肋间神经）
右肾
右输尿管
髂腹下神经
髂腹股沟神经
下腔静脉
肾上腺静脉
肾上腺中动脉
腹腔干
腹主动脉
肾上腺下动脉
肠系膜上动脉
左肾静脉
右肾动脉和静脉
右睾丸 / 卵巢动脉和
静脉

图 15.41 左肾和肾上腺

前面观。切除：肾周脂肪囊。翻起：胰。

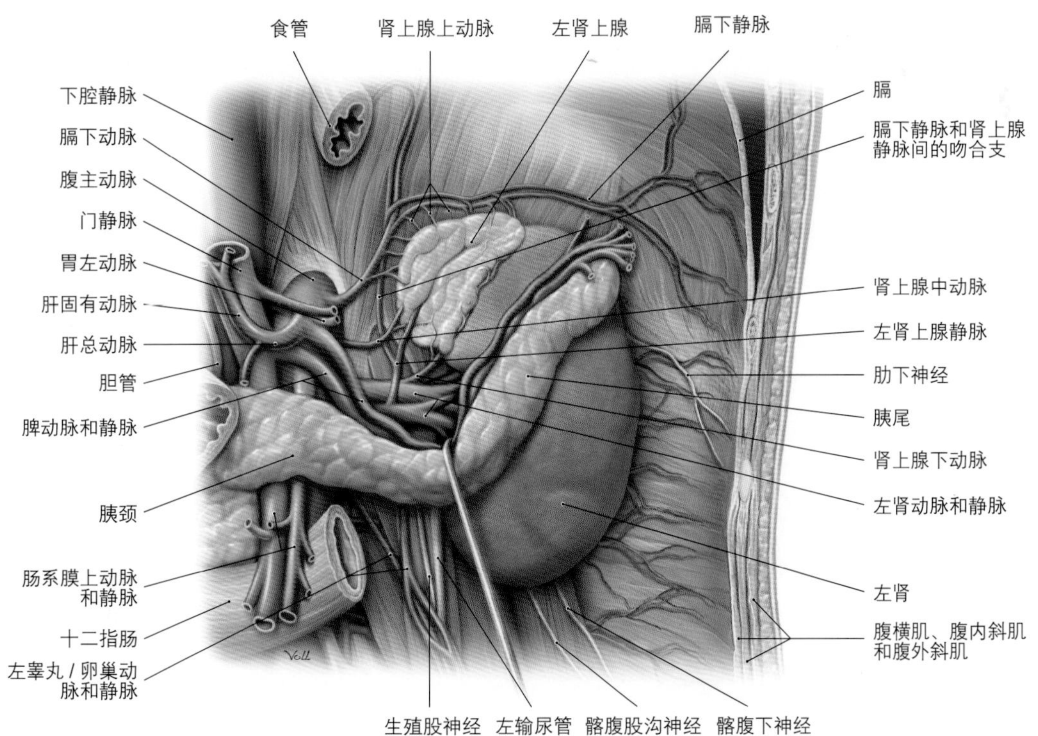
食管
肾上腺上动脉
左肾上腺
膈下静脉
下腔静脉
膈下动脉
腹主动脉
门静脉
胃左动脉
肝固有动脉
肝总动脉
胆管
脾动脉和静脉
胰颈
肠系膜上动脉
和静脉
十二指肠
左睾丸 / 卵巢动
脉和静脉
膈
膈下静脉和肾上腺
静脉间的吻合支
肾上腺中动脉
左肾上腺静脉
肋下神经
胰尾
肾上腺下动脉
左肾动脉和静脉
左肾
腹横肌、腹内斜肌
和腹外斜肌
生殖股神经
左输尿管
髂腹股沟神经
髂腹下神经

第 16 章 神经、血管

腹壁和腹腔脏器的动脉

图 16.1 腹壁的动脉

除了胸主动脉和腹主动脉分支外，腹壁还由锁骨下动脉、髂外动脉和股动脉的分支供应。这些血管间存在大量潜在的吻合交通，可以成为腹主动脉堵塞时潜在的旁路循环通路。

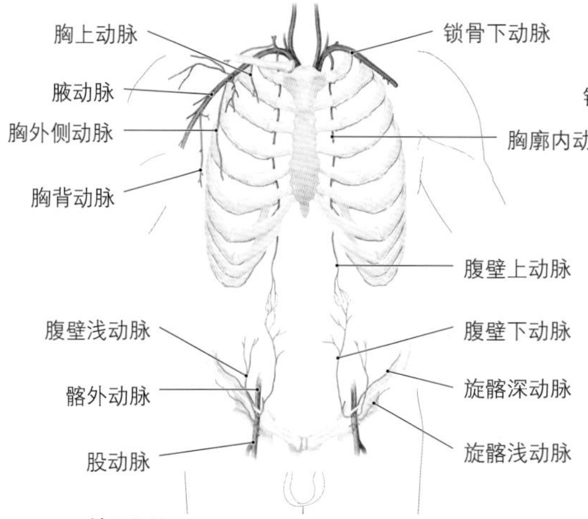

A. 前面观。

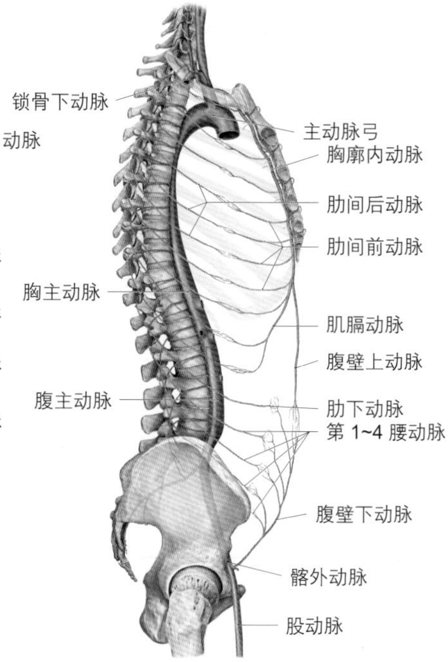

B. 侧面观。

图 16.2 腹主动脉及其主要分支

前面观。腹主动脉从 T_{12} 延伸到 L_4 分叉处。发出脏支至肾、肾上腺、性腺和胃肠系统，发出壁支至体壁。

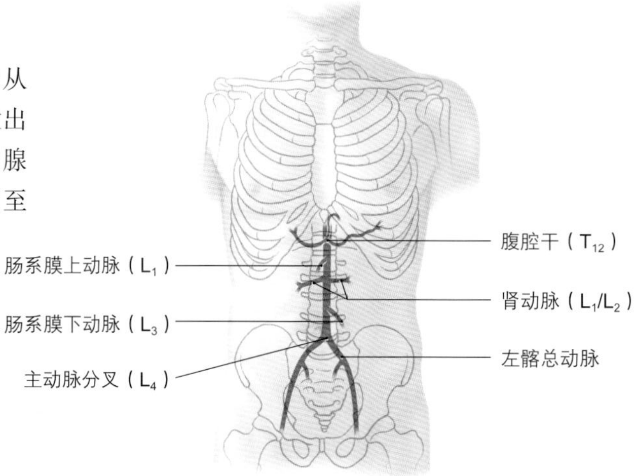

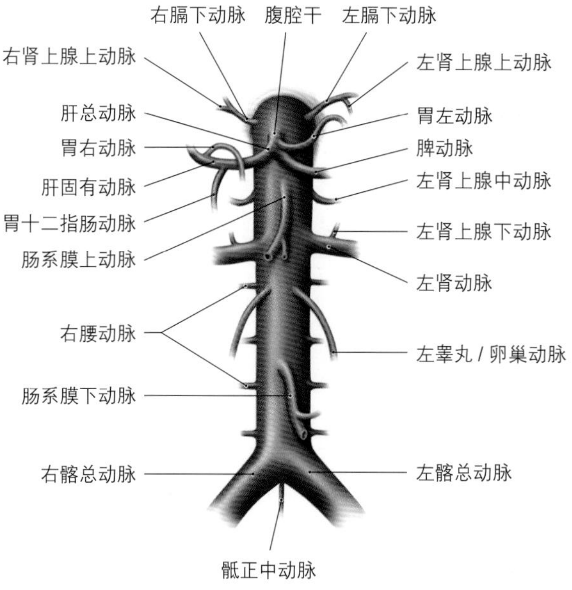

表 16.1 腹主动脉的分支

腹主动脉发出 3 条不成对的主干（加粗的字）和不成对的骶正中动脉，也发出 6 对成对的分支

腹主动脉的分支	分支	
膈下动脉（成对）	肾上腺上动脉	
腹腔干	胃左动脉	
	脾动脉	
	肝总动脉	肝固有动脉
		胃右动脉
		胃十二指肠动脉
肾上腺中动脉（成对）		
肠系膜上动脉		
肾动脉（成对）	肾上腺下动脉	
腰动脉（L_1~L_4，成对）		
睾丸 / 卵巢动脉（成对）		
肠系膜下动脉		
髂总动脉（成对）	髂外动脉	
	髂内动脉	
骶正中动脉		

图 16.3　腹腔干

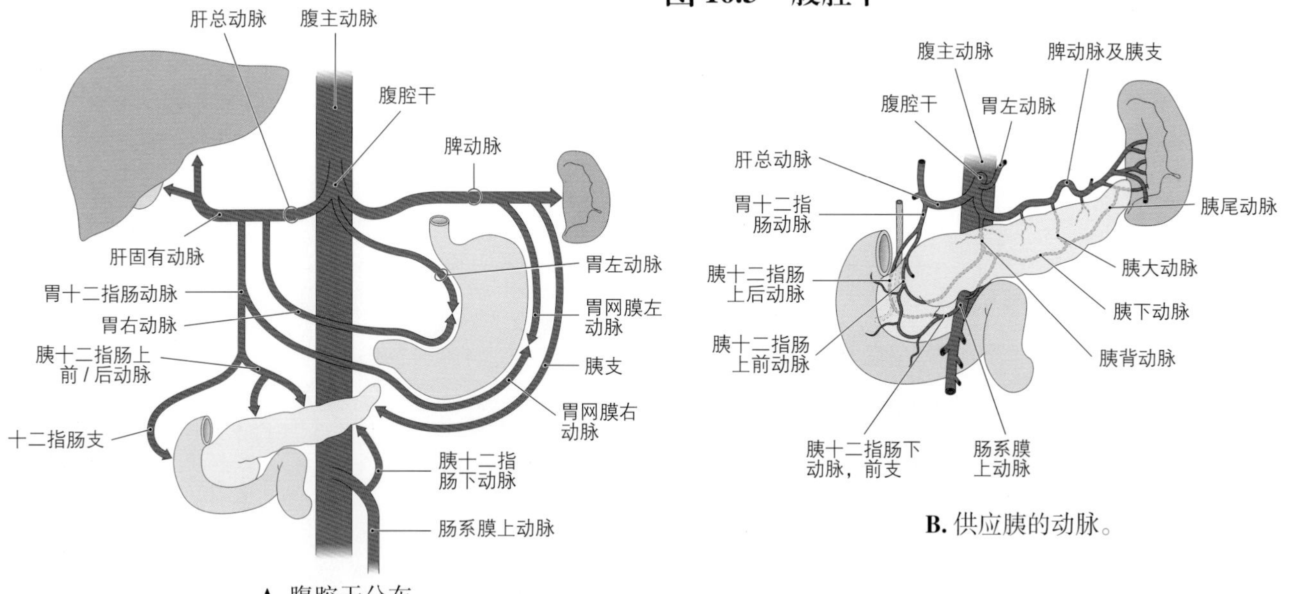
肝总动脉
腹主动脉
腹腔干
脾动脉
肝固有动脉
胃左动脉
胃十二指肠动脉
胃右动脉
胃网膜左动脉
胰十二指肠上前/后动脉
胰支
胃网膜右动脉
十二指肠支
胰十二指肠下动脉
肠系膜上动脉
腹主动脉
脾动脉及胰支
腹腔干
胃左动脉
肝总动脉
胃十二指肠动脉
胰尾动脉
胰大动脉
胰十二指肠上后动脉
胰下动脉
胰十二指肠上前动脉
胰背动脉
胰十二指肠下动脉，前支
肠系膜上动脉

A. 腹腔干分布。

B. 供应胰的动脉。

图 16.4　肠系膜上动脉

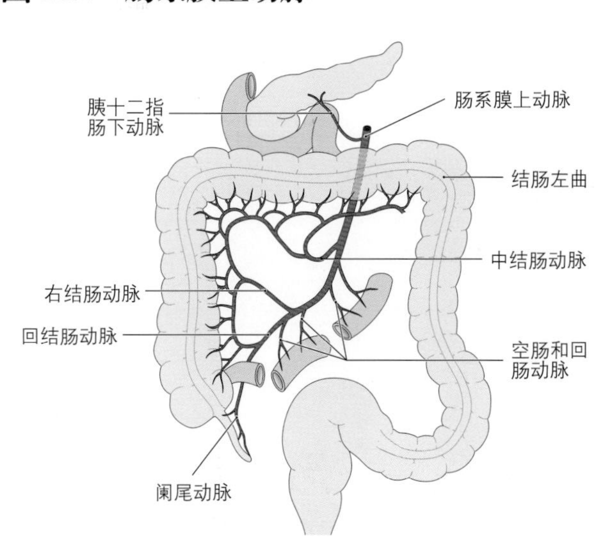
胰十二指肠下动脉
肠系膜上动脉
结肠左曲
中结肠动脉
右结肠动脉
回结肠动脉
空肠和回肠动脉
阑尾动脉

图 16.5　肠系膜下动脉

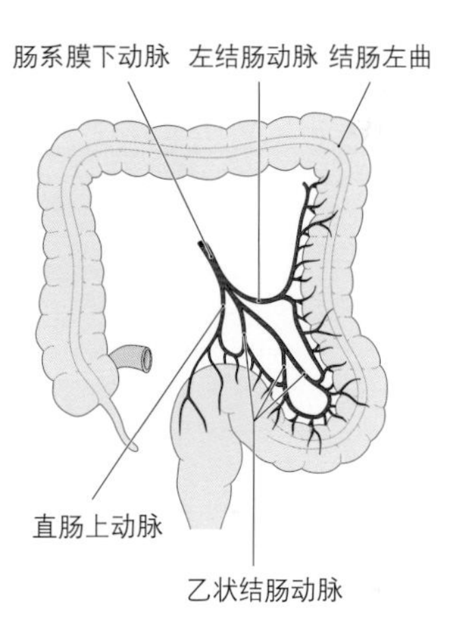
肠系膜下动脉
左结肠动脉
结肠左曲
直肠上动脉
乙状结肠动脉

图 16.6　腹主动脉吻合

覆盖腹腔动脉血供区的三个主要吻合相互重叠，以保证腹部有足够的血运。

(1) 腹腔干与肠系膜上动脉间借胰十二指肠动脉吻合。

(2) 肠系膜上下动脉间借中结肠动脉和左结肠动脉吻合。

(3) 肠系膜下动脉和髂内动脉间借直肠上、中和下动脉吻合。

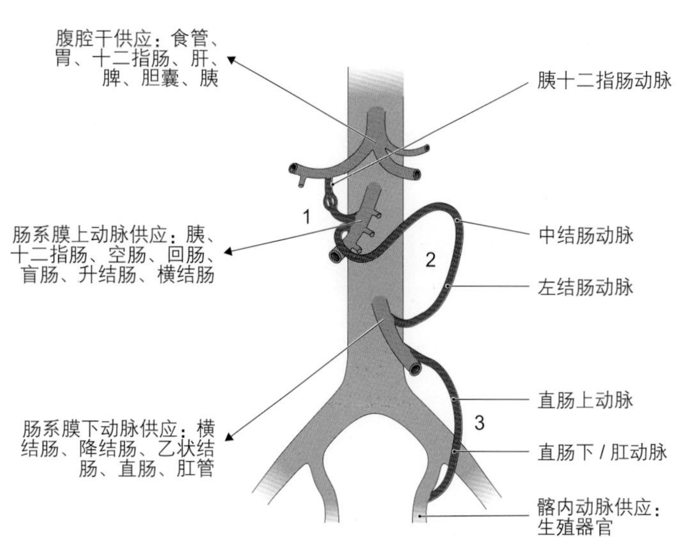
腹腔干供应：食管、胃、十二指肠、肝、脾、胆囊、胰
胰十二指肠动脉
1
肠系膜上动脉供应：胰、十二指肠、空肠、回肠、盲肠、升结肠、横结肠
中结肠动脉
2
左结肠动脉
直肠上动脉
3
肠系膜下动脉供应：横结肠、降结肠、乙状结肠、直肠、肛管
直肠下/肛动脉
髂内动脉供应：生殖器官

腹主动脉和肾动脉

图 16.7 腹主动脉

女性腹腔前面观。切除：除左肾和肾上腺外的所有器官。腹主动脉是胸主动脉远侧端的延续（见第 80 页），在 T_{12} 水平进入腹腔，并在 L_4 分叉为髂总动脉。

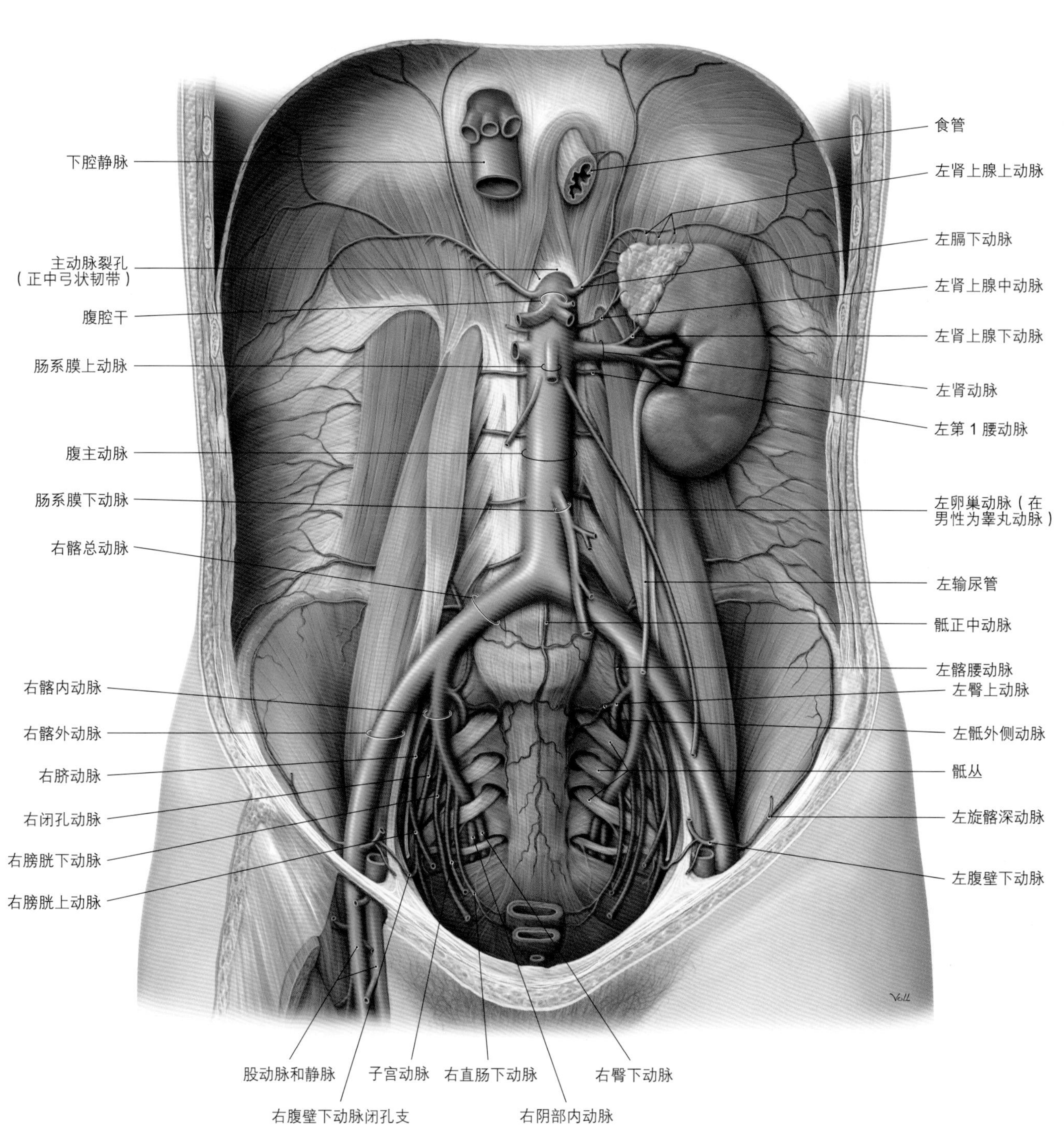
食管
下腔静脉
左肾上腺上动脉
左膈下动脉
主动脉裂孔
（正中弓状韧带）
左肾上腺中动脉
腹腔干
左肾上腺下动脉
肠系膜上动脉
左肾动脉
左第 1 腰动脉
腹主动脉
肠系膜下动脉
左卵巢动脉（在
男性为睾丸动脉）
右髂总动脉
左输尿管
骶正中动脉
左髂腰动脉
右髂内动脉
左臀上动脉
右髂外动脉
左骶外侧动脉
右脐动脉
骶丛
右闭孔动脉
左旋髂深动脉
右膀胱下动脉
左腹壁下动脉
右膀胱上动脉
股动脉和静脉
子宫动脉
右直肠下动脉
右臀下动脉
右腹壁下动脉闭孔支
右阴部内动脉

图 16.8　肾动脉

左肾，前面观。肾动脉自 L_2 水平发出。每条肾动脉分为一条前支和一条后支。前支进一步分为 4 条肾段动脉（圆环处）。

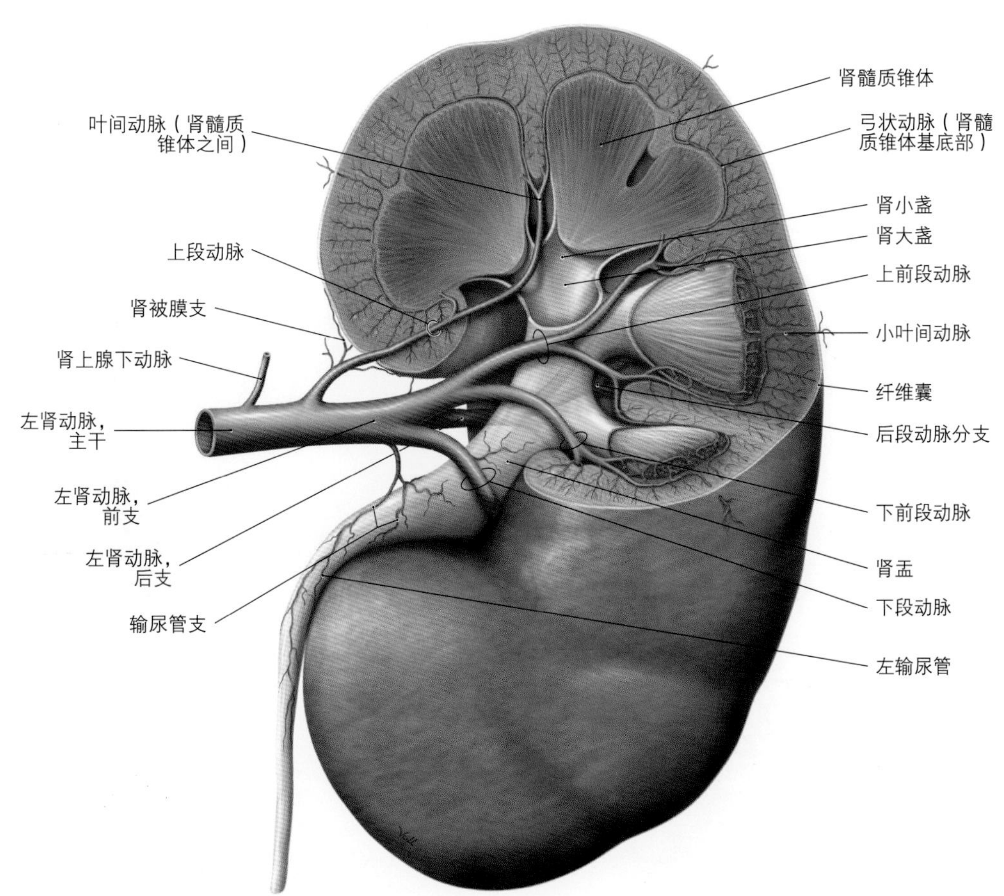
肾髓质锥体
叶间动脉（肾髓质锥体之间）
弓状动脉（肾髓质锥体基底部）
肾小盏
肾大盏
上段动脉
上前段动脉
肾被膜支
小叶间动脉
肾上腺下动脉
纤维囊
左肾动脉，主干
后段动脉分支
左肾动脉，前支
下前段动脉
左肾动脉，后支
肾盂
下段动脉
输尿管支
左输尿管

临床要点 16.1

肾动脉变异

右肾前面观。当肾从盆腔的发育位置上升至腰部时，新的肾动脉形成而原有的动脉退化。通常情况下退化并不完全，形成多条肾动脉至一个肾或双肾。

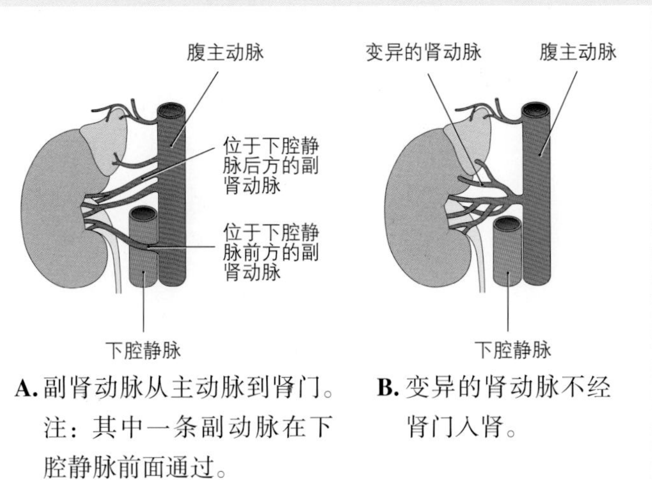
腹主动脉
位于下腔静脉后方的副肾动脉
位于下腔静脉前方的副肾动脉
下腔静脉
变异的肾动脉
腹主动脉
下腔静脉

A. 副肾动脉从主动脉到肾门。注：其中一条副动脉在下腔静脉前面通过。

B. 变异的肾动脉不经肾门入肾。

临床要点 16.2

肾性高血压

肾是重要的血压传感器和调节器。肾动脉狭窄致肾血流减少并刺激肾素的分泌，肾素是裂解血管紧张肽原释放血管紧张素 I 的酶。随后进一步裂解产生血管紧张素 II，引起血管收缩和血压升高。在诊断高血压时应当排除肾性高血压。

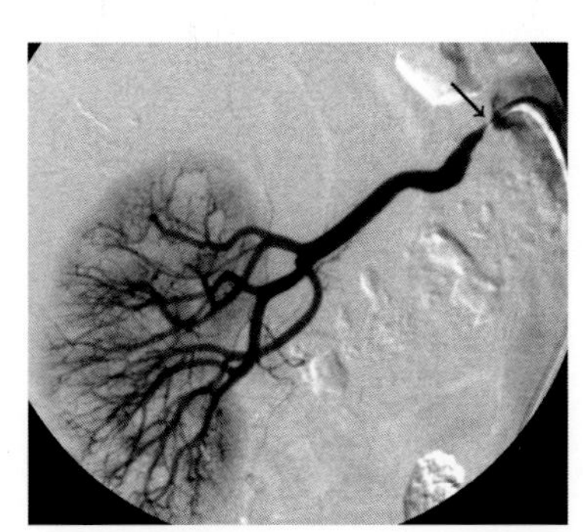

通过动脉造影可见右肾血管狭窄（箭头）。

腹腔干

图 16.9 腹腔干：胃、肝和胆囊

前面观。打开小网膜，切开大网膜。腹腔干在约 T_{12} 水平起源于腹主动脉，供应前肠发育来的近端消化道和脾。前肠发育的器官包括食管（远端 1.25 cm）、胃、十二指肠（近侧半）、肝、胆囊和胰（上部）。

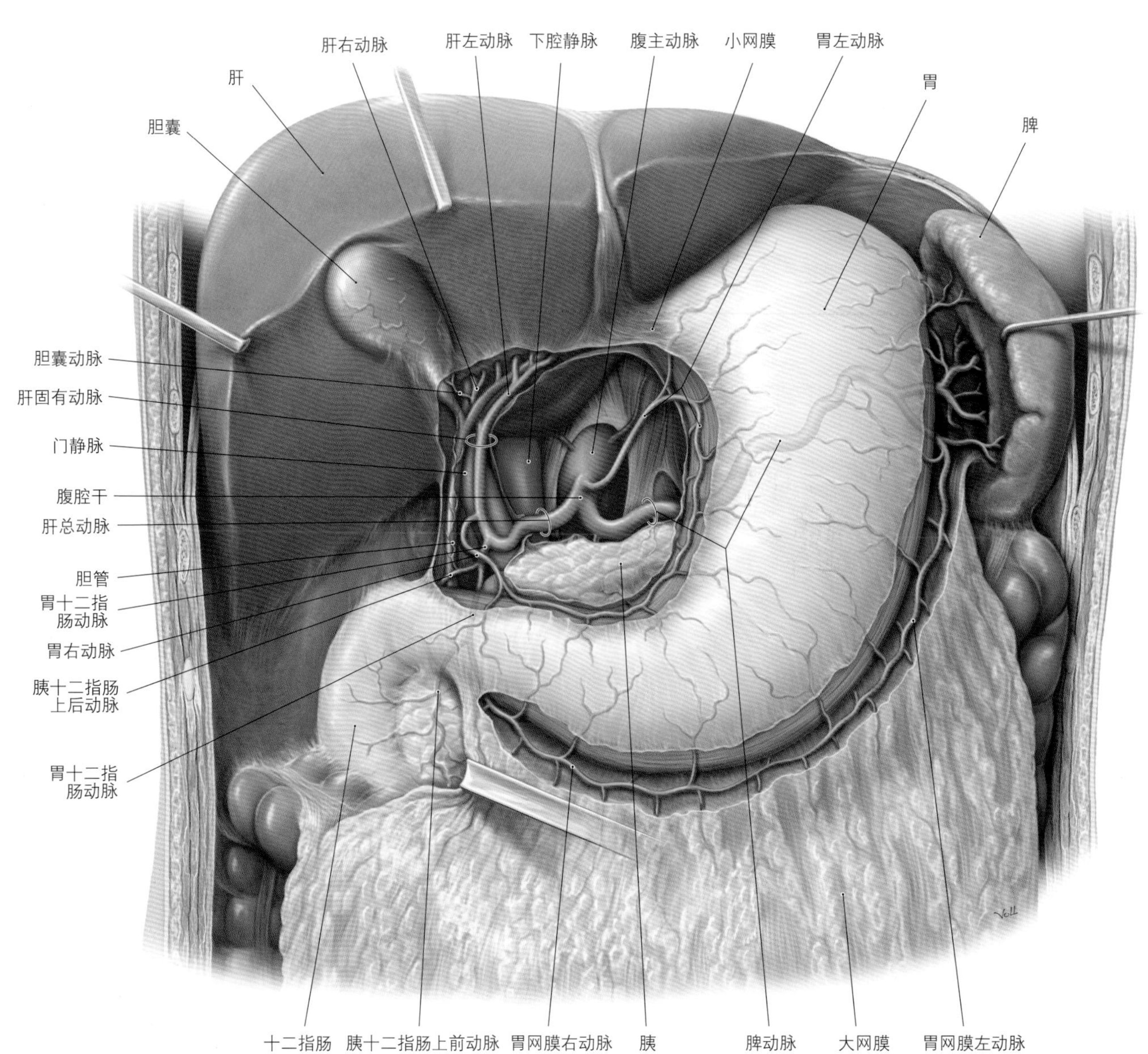
肝右动脉
肝左动脉
下腔静脉
腹主动脉
小网膜
胃左动脉
肝
胃
胆囊
脾
胆囊动脉
肝固有动脉
门静脉
腹腔干
肝总动脉
胆管
胃十二指肠动脉
胃右动脉
胰十二指肠上后动脉
胃十二指肠动脉
十二指肠
胰十二指肠上前动脉
胃网膜右动脉
胰
脾动脉
大网膜
胃网膜左动脉

图 16.10　腹腔干：胰、十二指肠和脾

前面观。切除：胃（体部）和小网膜。

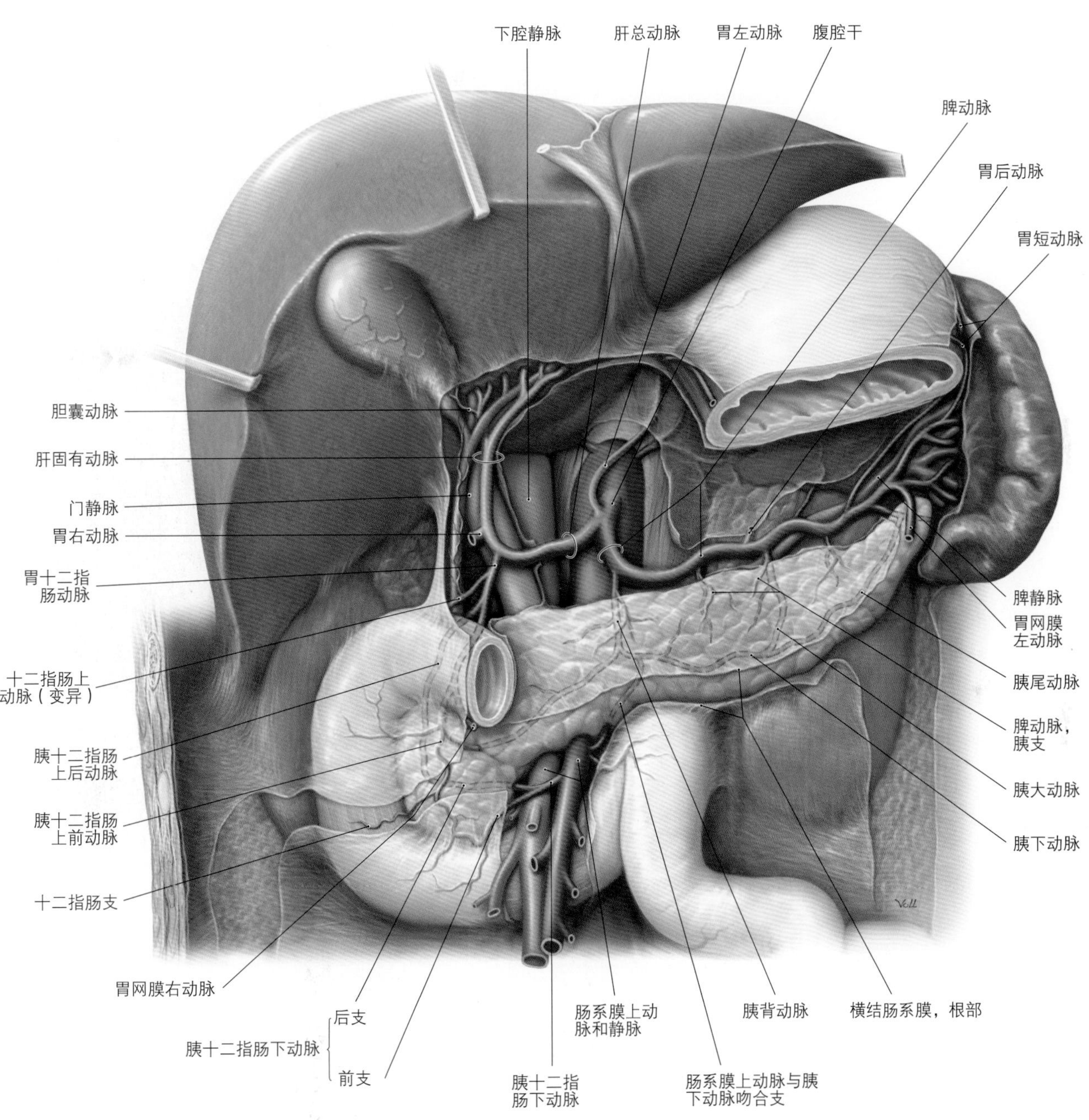
下腔静脉
肝总动脉
胃左动脉
腹腔干
脾动脉
胃后动脉
胃短动脉
胆囊动脉
肝固有动脉
门静脉
胃右动脉
胃十二指
肠动脉
十二指肠上
动脉（变异）
胰十二指肠
上后动脉
胰十二指肠
上前动脉
十二指肠支
胃网膜右动脉
后支
胰十二指肠下动脉
前支
脾静脉
胃网膜
左动脉
胰尾动脉
脾动脉，
胰支
胰大动脉
胰下动脉
肠系膜上动
脉和静脉
胰背动脉
横结肠系膜，根部
胰十二指
肠下动脉
肠系膜上动脉与胰
下动脉吻合支

肠系膜上动脉和肠系膜下动脉

图 16.11 肠系膜上动脉

前面观。部分切除：胃、十二指肠和腹膜。翻开：肝和胆囊。注意：中结肠动脉已经被切断（图 16.12）肠系膜上、下动脉分别在 L_1 和 L_3 水平从主动脉发出。供应中肠发育的结构：十二指肠（远侧半）、空肠和回肠、盲肠和阑尾、升结肠、结肠右曲、近端 2/3 横结肠。

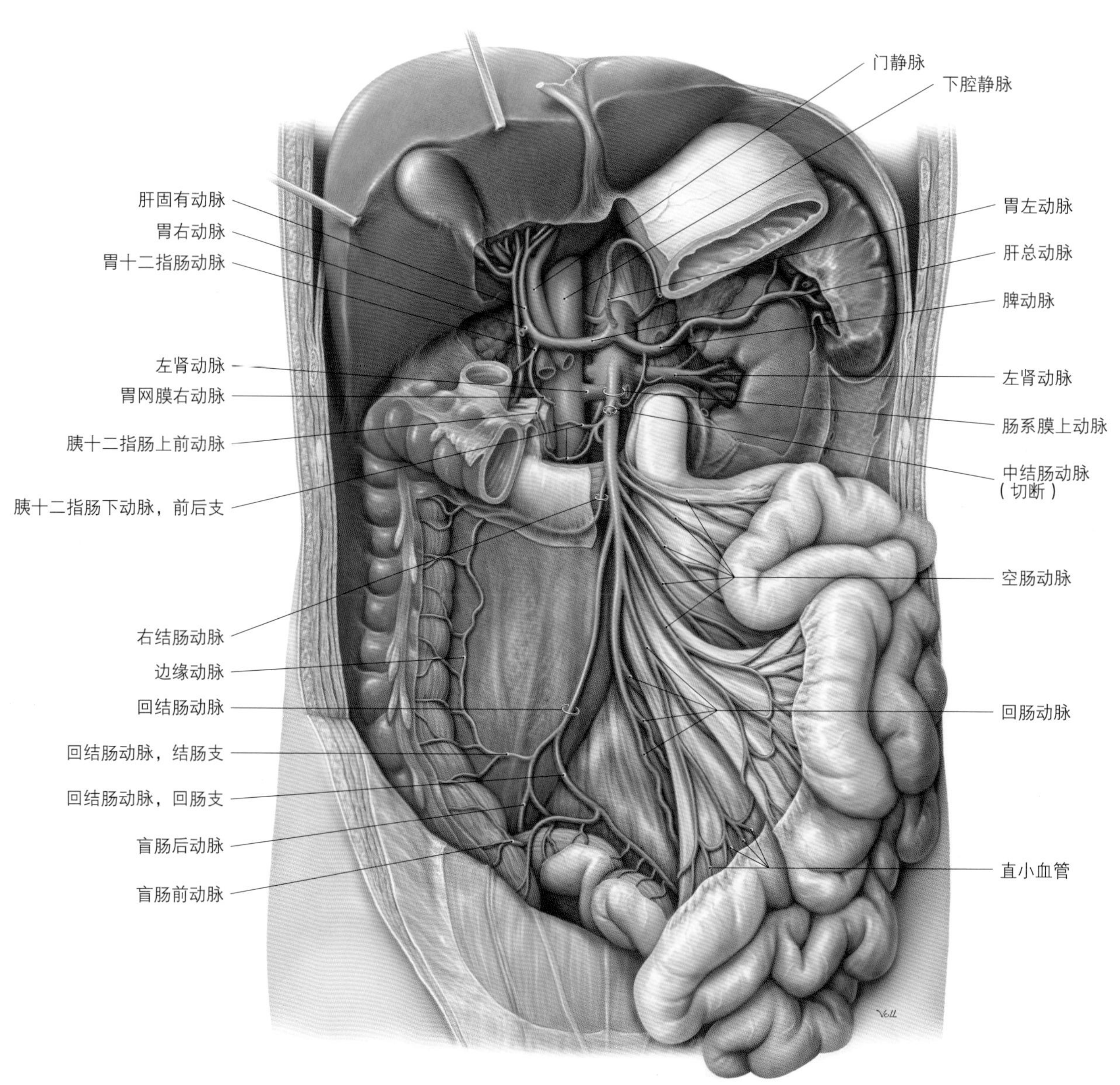
门静脉
下腔静脉
肝固有动脉
胃右动脉
胃十二指肠动脉
左肾动脉
胃网膜右动脉
胰十二指肠上前动脉
胰十二指肠下动脉，前后支
右结肠动脉
边缘动脉
回结肠动脉
回结肠动脉，结肠支
回结肠动脉，回肠支
盲肠后动脉
盲肠前动脉
胃左动脉
肝总动脉
脾动脉
左肾动脉
肠系膜上动脉
中结肠动脉
（切断）
空肠动脉
回肠动脉
直小血管

临床要点 16.3

肠系膜缺血

肠系膜上动脉（SMA）由于血栓或栓子（急性），或继发于严重动脉粥样硬化（慢性）而闭塞导致小肠血流减少（缺血）。在急性状态下，栓子可以在其起始处阻塞 SMA；或者，如果栓子足够小，可能会进一步远行阻塞远端的外周分支。急性缺血会导致受影响小肠部分的坏死。慢性缺血由于血管阻塞是渐进发生的而威胁较小，会形成侧支血管供应受影响肠管。由于肠动脉之间存在广泛吻合，慢性血管性缺血罕见。只有当三条主要血管（腹腔干或肠系膜上、下动脉）中的两条受损时才会出现症状。

图 16.12 肠系膜下动脉

前面观。切除：空肠和回肠。翻开：横结肠。肠系膜下动脉起源于 L_3 水平的主动脉、供应后肠发育的结构：横结肠（远端 1/3）、结肠左曲、降结肠、乙状结肠、直肠和肛管（上部）。

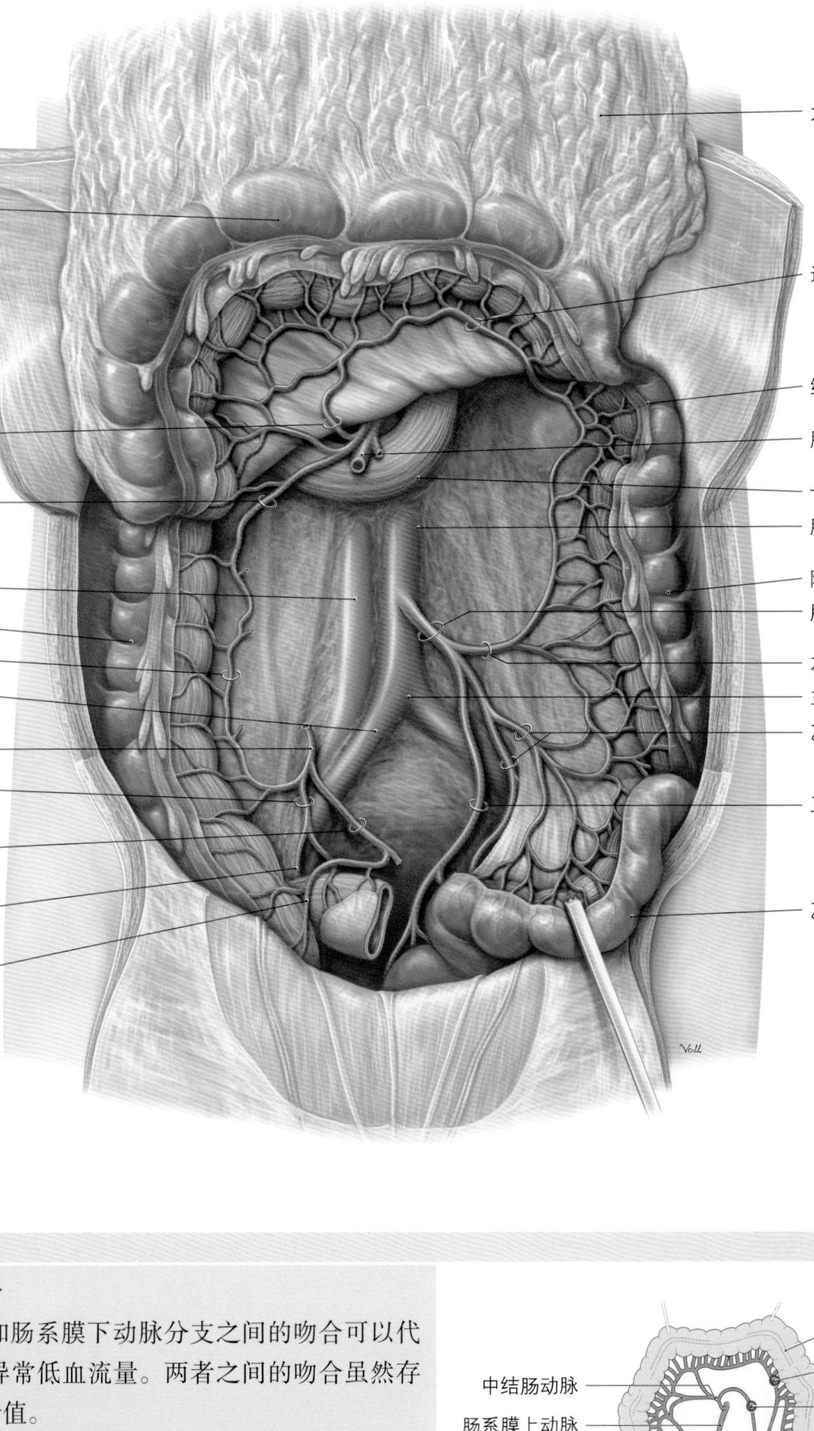

大网膜
横结肠
边缘动脉
结肠左（脾）曲
中结肠动脉
肠系膜上动脉（切断）
右结肠动脉
十二指肠
腹主动脉
下腔静脉
降结肠
肠系膜下动脉
升结肠
边缘动脉
左结肠动脉
右髂总动脉
主动脉杈
回结肠动脉（切断）
乙状结肠动脉
回结肠动脉，结肠支
直肠上动脉
回结肠动脉，回肠支
盲肠后动脉
乙状结肠
盲肠前动脉

临床要点 16.4

大肠动脉的血管吻合

肠系膜上动脉和肠系膜下动脉分支之间的吻合可以代偿任何一条动脉的异常低血流量。两者之间的吻合虽然存在变异，但有重要价值。

Riolan 动脉弓：两端分别发自肠系膜上动脉和肠系膜下动脉，在其起点附近连接中结肠动脉和左结肠动脉。

边缘动脉（Drummond 动脉）：连接结肠的所有动脉，并沿肠系膜边缘靠近肠管走行。

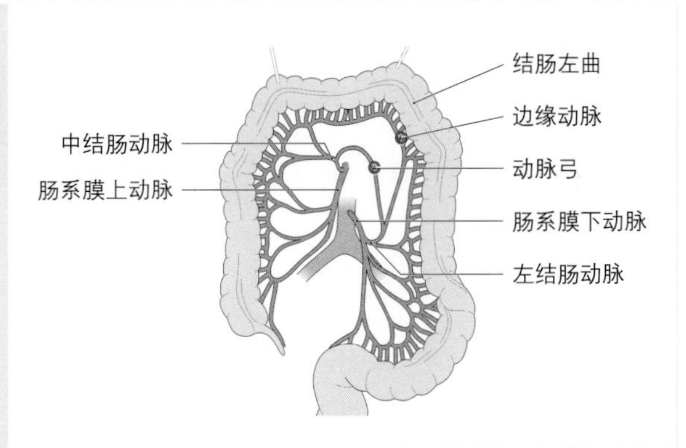
结肠左曲
边缘动脉
中结肠动脉
动脉弓
肠系膜上动脉
肠系膜下动脉
左结肠动脉

腹壁和腹腔脏器的静脉

图 16.13　腹壁的静脉

腹壁静脉伴随动脉走行，收集腹壁静脉血，是奇静脉系统和下腔静脉的属支。此外，一条大的胸腹壁静脉连接股静脉和腋静脉。

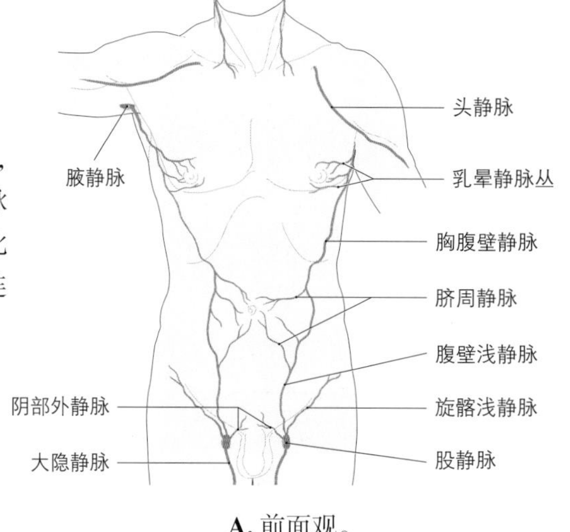
头静脉
腋静脉
乳晕静脉丛
胸腹壁静脉
脐周静脉
腹壁浅静脉
阴部外静脉
旋髂浅静脉
大隐静脉
股静脉

A. 前面观。

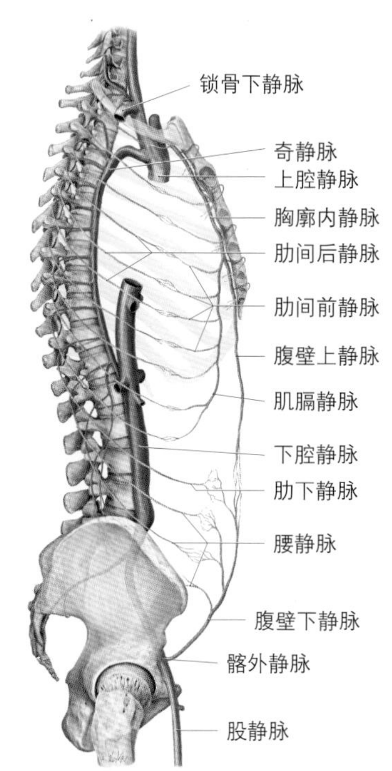
锁骨下静脉
奇静脉
上腔静脉
胸廓内静脉
肋间后静脉
肋间前静脉
腹壁上静脉
肌膈静脉
下腔静脉
肋下静脉
腰静脉
腹壁下静脉
髂外静脉
股静脉

B. 侧面观。

图 16.14　下腔静脉：位置

前面观。下腔静脉由髂总静脉在 L_5 水平汇合而成，沿脊柱右侧上行，在 T_8 水平穿膈的腔静脉孔，止于胸腔内心的右心房。

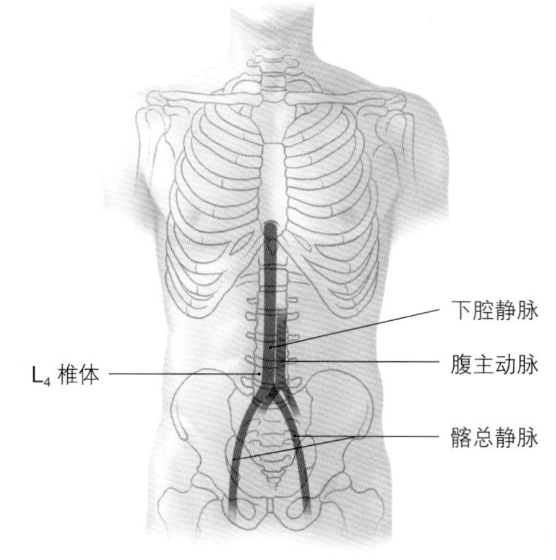
下腔静脉
腹主动脉
L4 椎体
髂总静脉

表 16.2		下腔静脉的属支
⑴R	⑴L	膈下静脉（成对）
②		肝静脉（3 条）
⑶R	⑶L	肾上腺静脉（右侧静脉是直接属支）
⑷R	⑷L	肾静脉（成对）
⑸R	⑸L	睾丸 / 卵巢静脉（右侧静脉是直接属支）
⑹R	⑹L	腰升静脉（成对），非直接属支
⑺R	⑺L	腰静脉
⑻R	⑻L	髂总静脉（成对）
⑨		骶正中静脉

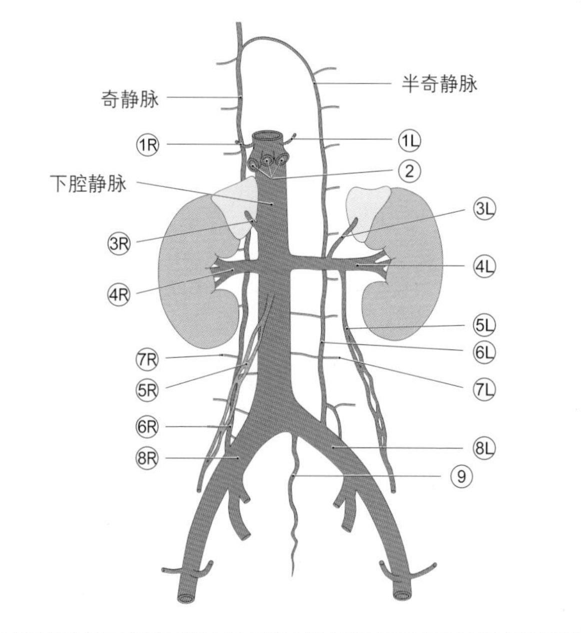
半奇静脉
奇静脉
1R
1L
2
下腔静脉
3L
3R
4L
4R
5L
6L
7R
7L
5R
6R
8L
8R
9

图 16.15 门静脉

门静脉（见第 198 页）收集来自腹盆腔器官的静脉血，这些器官由腹腔干和肠系膜上、下动脉供血。

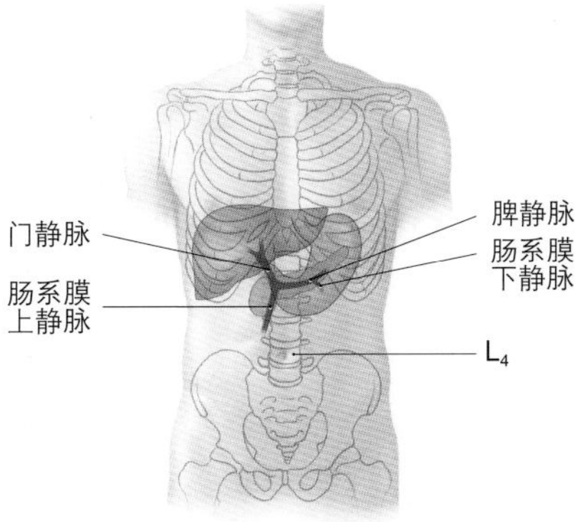

门静脉
肠系膜上静脉
脾静脉
肠系膜下静脉
L_4

A. 位置，前面观。

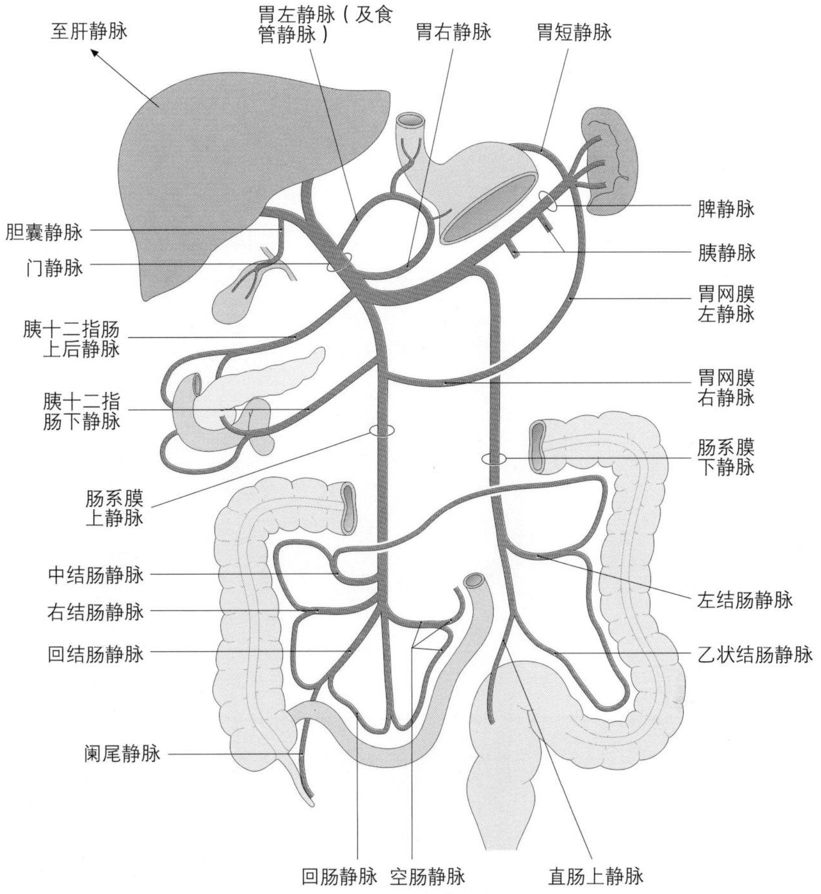

至肝静脉
胃左静脉（及食管静脉）
胃右静脉
胃短静脉
胆囊静脉
门静脉
胰十二指肠上后静脉
胰十二指肠下静脉
肠系膜上静脉
中结肠静脉
右结肠静脉
回结肠静脉
阑尾静脉
回肠静脉
空肠静脉
直肠上静脉
脾静脉
胰静脉
胃网膜左静脉
胃网膜右静脉
肠系膜下静脉
左结肠静脉
乙状结肠静脉

B. 门静脉分支。

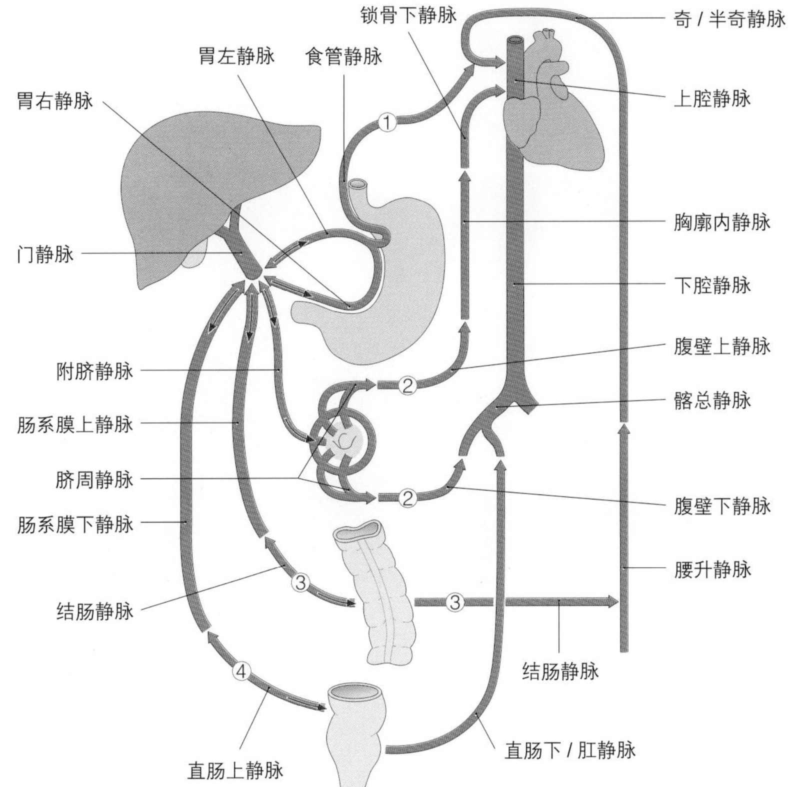

锁骨下静脉
奇 / 半奇静脉
胃左静脉
食管静脉
胃右静脉
上腔静脉
门静脉
胸廓内静脉
下腔静脉
腹壁上静脉
附脐静脉
髂总静脉
肠系膜上静脉
脐周静脉
腹壁下静脉
肠系膜下静脉
腰升静脉
结肠静脉
结肠静脉
直肠上静脉
直肠下 / 肛静脉

C. 门静脉系和体静脉系间的侧副循环通路。当门脉系统堵塞时，门静脉可将血液从肝回流至其供应的静脉，即将这些富含营养的血经腔静脉回流至心。红色箭头指示血逆流至食管静脉（①）、附脐静脉（②）、结肠静脉（③）和直肠下、肛静脉（④）。

> **临床要点 16.5**
>
> **癌转移**
>
> 直肠上静脉引流区的肿瘤可经门脉系统向肝血管床扩散（肝转移）。直肠下、肛静脉引流区的肿瘤可经下腔静脉和右心转移至肺血管床（肺转移）。

下腔静脉和肾静脉

图 16.16 下腔静脉

女性腹部前面观。切除左肾和肾上腺外的所有器官。下腔静脉沿椎体右侧走行，自 L_5 起始处到 T_8 膈的腔静脉裂孔。与主动脉的分支不同，脏支和壁支引流到下腔静脉是不对称的（注意肾上腺、性腺和奇静脉的引流）。它通过腰静脉与奇静脉系统沟通，并通过肝静脉接受门静脉系统的血液。

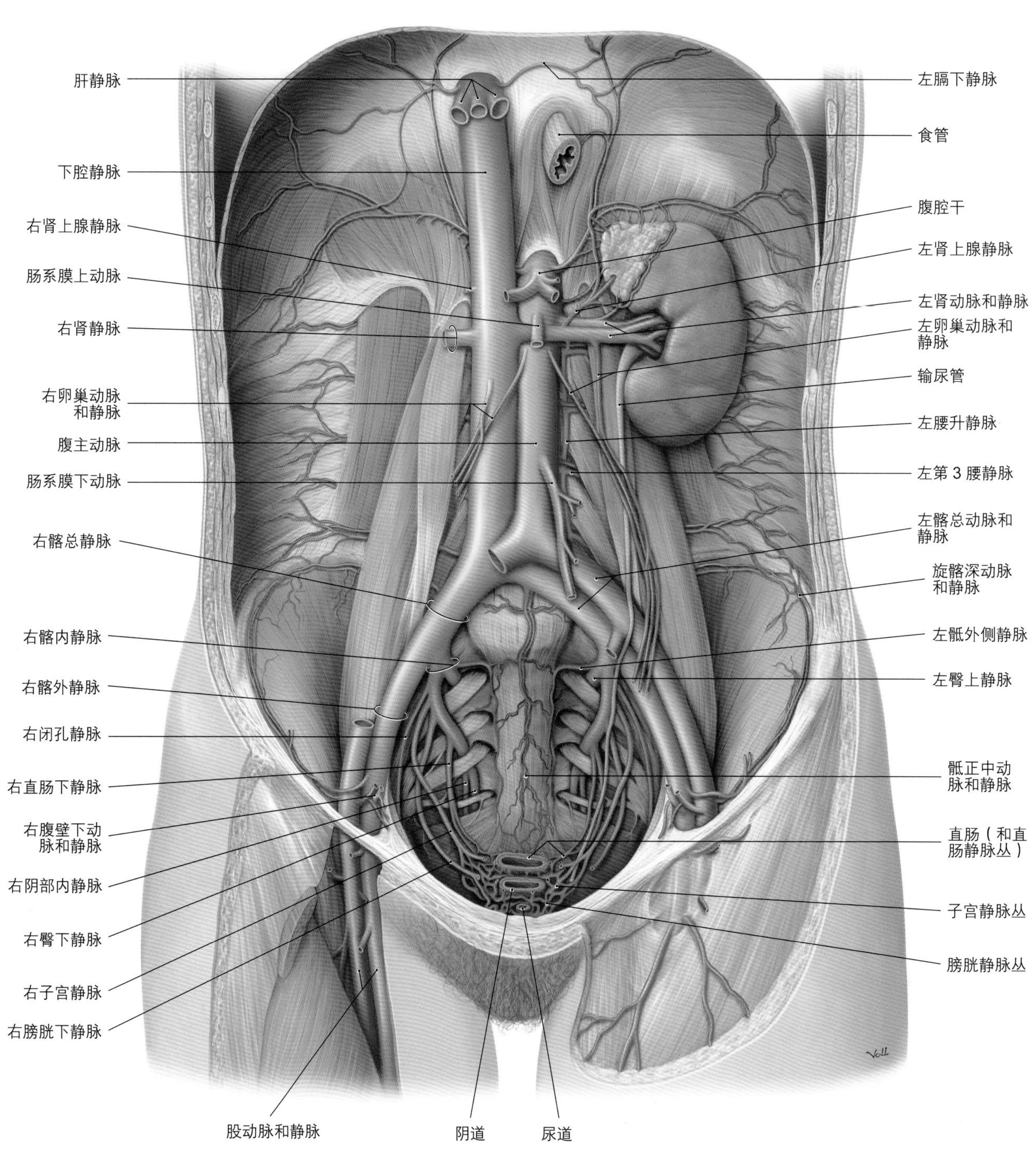
肝静脉
下腔静脉
右肾上腺静脉
肠系膜上动脉
右肾静脉
右卵巢动脉和静脉
腹主动脉
肠系膜下动脉
右髂总静脉
右髂内静脉
右髂外静脉
右闭孔静脉
右直肠下静脉
右腹壁下动脉和静脉
右阴部内静脉
右臀下静脉
右子宫静脉
右膀胱下静脉
股动脉和静脉
阴道
尿道
左膈下静脉
食管
腹腔干
左肾上腺静脉
左肾动脉和静脉
左卵巢动脉和静脉
输尿管
左腰升静脉
左第 3 腰静脉
左髂总动脉和静脉
旋髂深动脉和静脉
左骶外侧静脉
左臀上静脉
骶正中动脉和静脉
直肠（和直肠静脉丛）
子宫静脉丛
膀胱静脉丛

图 16.17 肾静脉

前面观。单独的肾动脉见第 189 页。切除：除肾和肾上腺外的所有器官。

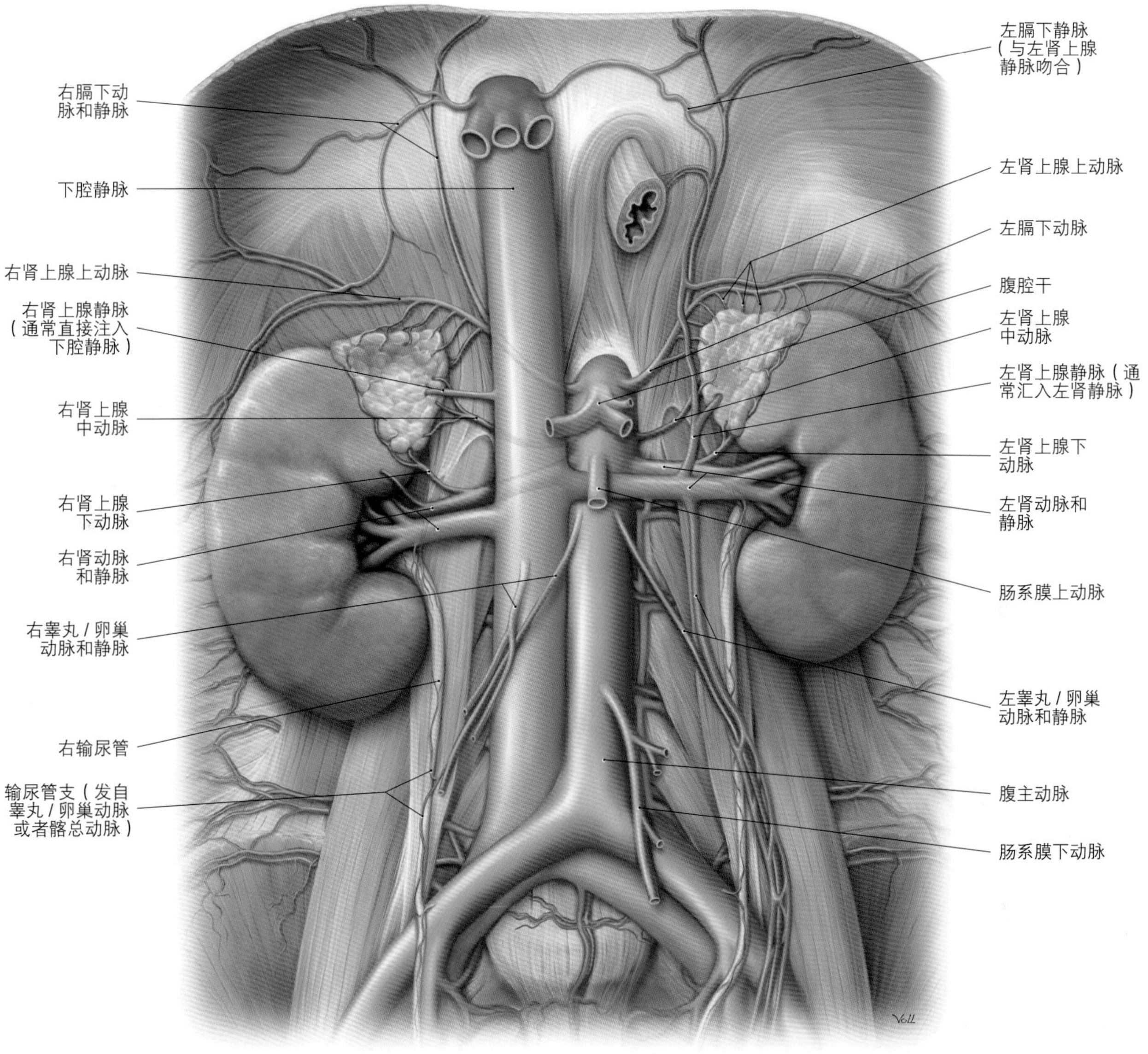

右膈下动脉和静脉
下腔静脉
右肾上腺上动脉
右肾上腺静脉（通常直接注入下腔静脉）
右肾上腺中动脉
右肾上腺下动脉
右肾动脉和静脉
右睾丸 / 卵巢动脉和静脉
右输尿管
输尿管支（发自睾丸 / 卵巢动脉或者髂总动脉）
左膈下静脉（与左肾上腺静脉吻合）
左肾上腺上动脉
左膈下动脉
腹腔干
左肾上腺中动脉
左肾上腺静脉（通常汇入左肾静脉）
左肾上腺下动脉
左肾动脉和静脉
肠系膜上动脉
左睾丸 / 卵巢动脉和静脉
腹主动脉
肠系膜下动脉

临床要点 16.6

左肾静脉的属支

在右侧，肾上腺静脉和睾丸 / 卵巢静脉直接汇入下腔静脉。然而，左侧相应的静脉则汇入左肾静脉（这是早期发育的遗迹，发育期有左右两侧腔静脉）。这种不对称的引流模式被认为是导致精索静脉曲张多发生在左侧的原因。

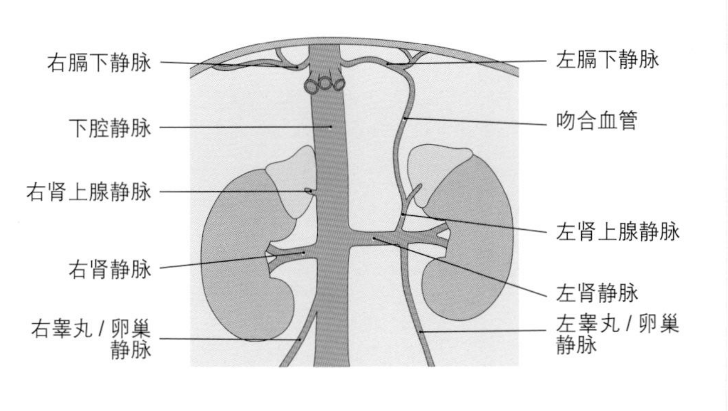
右膈下静脉
下腔静脉
右肾上腺静脉
右肾静脉
右睾丸 / 卵巢静脉
左膈下静脉
吻合血管
左肾上腺静脉
左肾静脉
左睾丸 / 卵巢静脉

图 16.18 门静脉：胃和十二指肠

前面观。切除：肝、小网膜和腹膜。剖开：大网膜。门静脉通常由肠系膜上静脉和脾静脉在胰颈后面汇合而成。

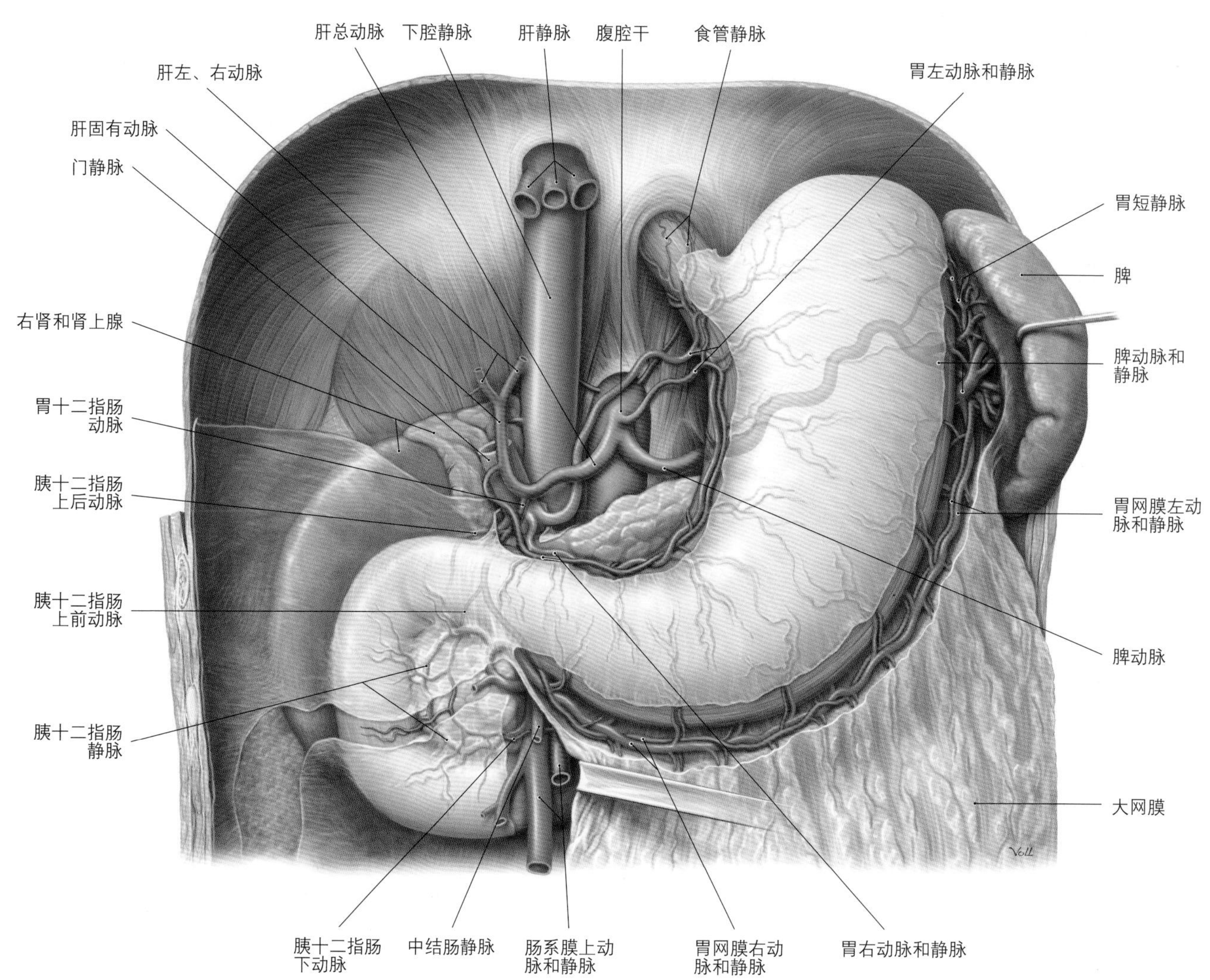
肝总动脉
下腔静脉
肝静脉
腹腔干
食管静脉
肝左、右动脉
胃左动脉和静脉
肝固有动脉
门静脉
胃短静脉
脾
右肾和肾上腺
脾动脉和
静脉
胃十二指肠
动脉
胰十二指肠
上后动脉
胃网膜左动
脉和静脉
胰十二指肠
上前动脉
脾动脉
胰十二指肠
静脉
大网膜
胰十二指肠
下动脉
中结肠静脉
肠系膜上动
脉和静脉
胃网膜右动
脉和静脉
胃右动脉和静脉

图 16.19 门静脉：胰和脾

前面观。部分切除：肝、胃、胰和腹膜。

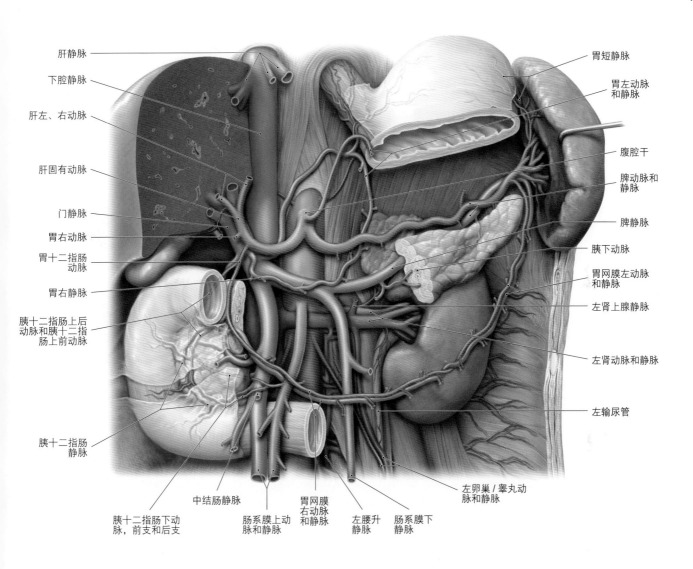

肝静脉
下腔静脉
肝左、右动脉
肝固有动脉
门静脉
胃右动脉
胃十二指肠动脉
胃右静脉
胰十二指肠上后动脉和胰十二指肠上前动脉
胰十二指肠静脉
胃短静脉
胃左动脉和静脉
腹腔干
脾动脉和静脉
脾静脉
胰下动脉
胃网膜左动脉和静脉
左肾上腺静脉
左肾动脉和静脉
左输尿管
左卵巢 / 睾丸动脉和静脉
中结肠静脉
胰十二指肠下动脉，前支和后支
肠系膜上动脉和静脉
胃网膜右动脉和静脉
左腰升静脉
肠系膜下静脉

临床要点 16.7

食管静脉曲张

食管上部静脉引流入奇静脉系统，但食管下部通过胃左静脉引流入门静脉系统。由于存在门腔静脉的吻合，门静脉高压症患者常发生食管壁静脉曲张（扩张，箭头所示）。这种情况相关的最大风险是严重的急性大出血。

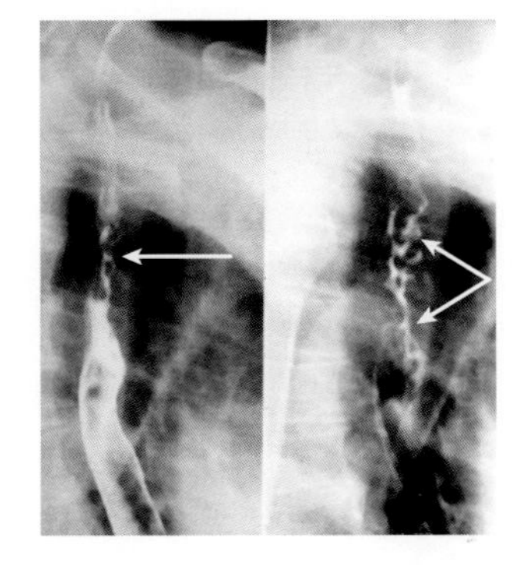

肠系膜上静脉和肠系膜下静脉

图 16.20 肠系膜上静脉

前面观。部分切除：胃、十二指肠和腹膜。切除：胰、大网膜和横结肠。翻开：肝和胆囊。移位：小肠。肠系膜上静脉接受来自全部小肠以及盲肠、阑尾、升结肠和 2/3 横结肠的静脉。它通常位于肠系膜上动脉的右侧，在胰颈后方与脾静脉汇合形成门静脉。

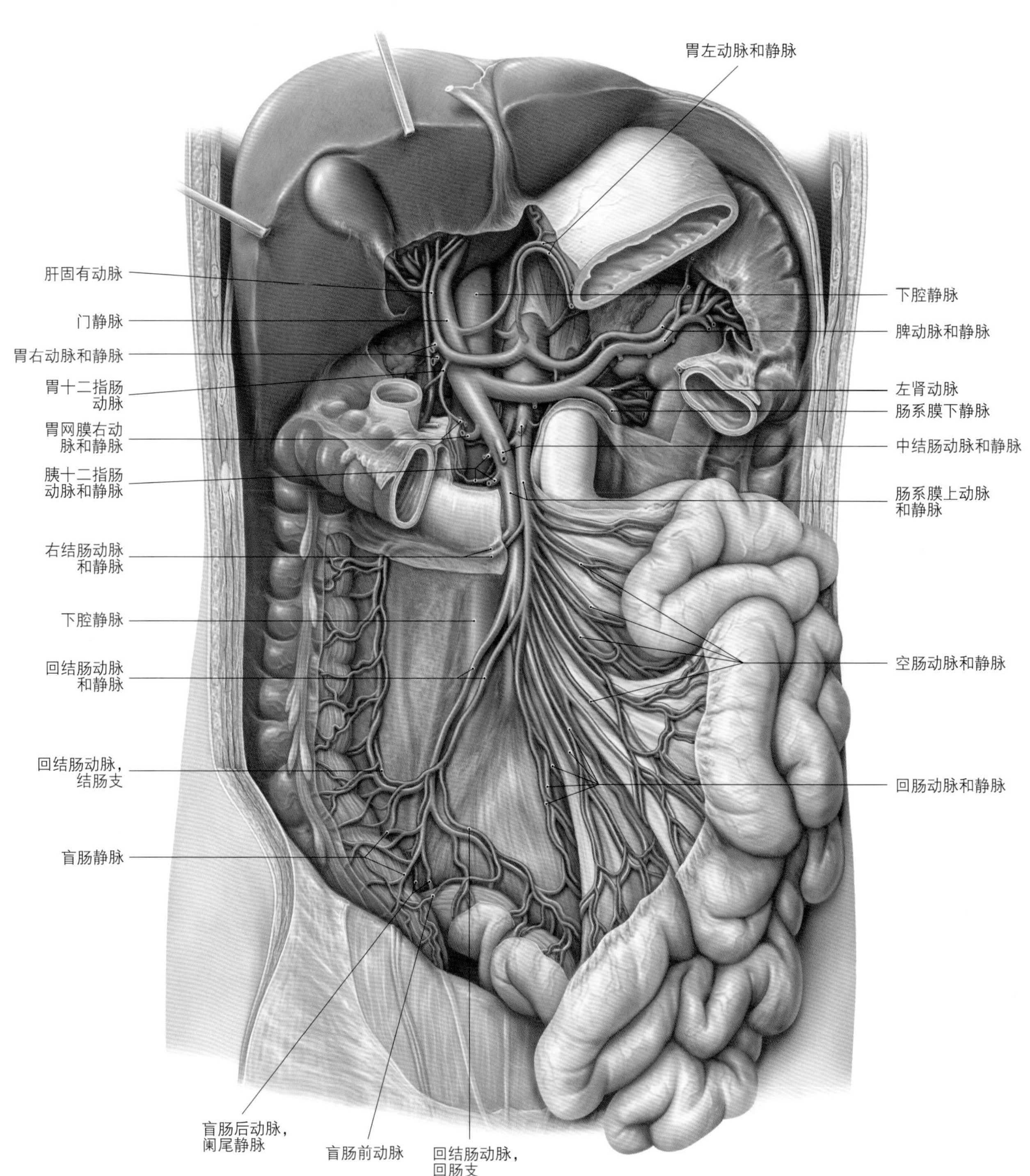
胃左动脉和静脉
肝固有动脉
门静脉
胃右动脉和静脉
胃十二指肠动脉
胃网膜右动脉和静脉
胰十二指肠动脉和静脉
右结肠动脉和静脉
下腔静脉
回结肠动脉和静脉
回结肠动脉，结肠支
盲肠静脉
下腔静脉
脾动脉和静脉
左肾动脉
肠系膜下静脉
中结肠动脉和静脉
肠系膜上动脉和静脉
空肠动脉和静脉
回肠动脉和静脉
盲肠后动脉，阑尾静脉
盲肠前动脉
回结肠动脉，回肠支

图 16.21　肠系膜下静脉

前面观。部分切除：胃、十二指肠和腹膜。切除：胰、大网膜、横结肠和小肠。翻开：肝和胆囊。肠系膜下静脉收集的区域比肠系膜上静脉小。它接受来自横结肠远端、降结肠和乙状结肠以及直肠上段的静脉。在腹膜后上升并与动脉分离，通常在胃和胰的后方与汇入脾静脉。注意，升结肠和降结肠的静脉也可能被腹膜后的腰静脉引流并注入下腔静脉，构成一个门腔静脉侧副通路。

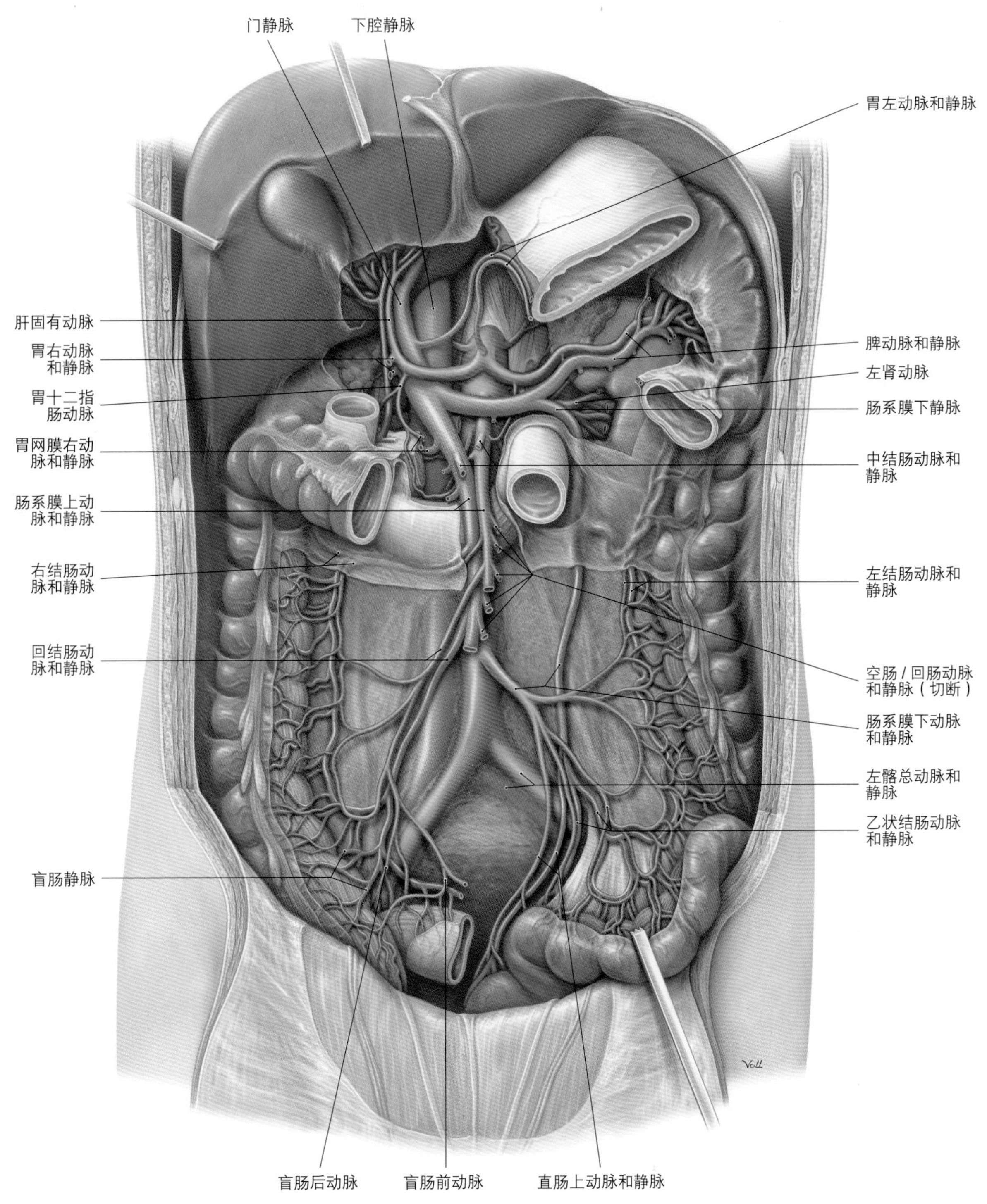
门静脉
下腔静脉
胃左动脉和静脉
肝固有动脉
胃右动脉和静脉
胃十二指肠动脉
胃网膜右动脉和静脉
肠系膜上动脉和静脉
右结肠动脉和静脉
回结肠动脉和静脉
盲肠静脉
脾动脉和静脉
左肾动脉
肠系膜下静脉
中结肠动脉和静脉
左结肠动脉和静脉
空肠 / 回肠动脉和静脉（切断）
肠系膜下动脉和静脉
左髂总动脉和静脉
乙状结肠动脉和静脉
盲肠后动脉
盲肠前动脉
直肠上动脉和静脉
Voll

腹壁和腹腔器官的淋巴

图 16.22 躯干前壁的淋巴引流

体壁皮肤的淋巴主要由腋窝和腹股沟浅淋巴结收集（箭头指示淋巴流向）。脐与肋弓之间的一条曲线是确定了两个引流范围之间的“分水岭”。右上象限（绿色）的淋巴由右淋巴管引流。身体其余部分的淋巴（蓝色）由胸导管引流。

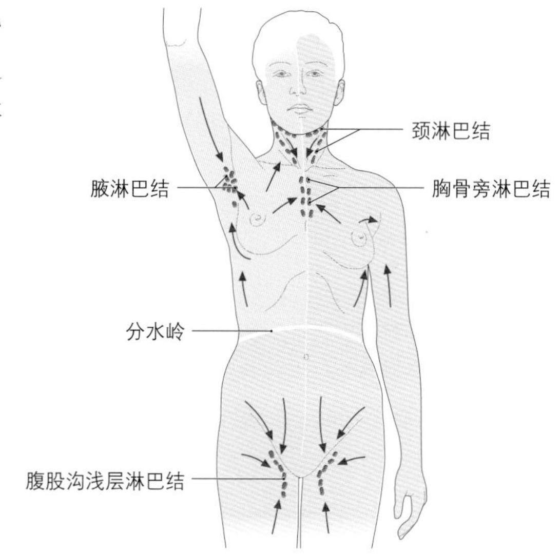
颈淋巴结
腋淋巴结
胸骨旁淋巴结
分水岭
腹股沟浅层淋巴结

图 16.23 腹膜内位器官的淋巴引流

见表 16.3 的编号。腹腔、骨盆和下肢的淋巴引流，最终注入腰淋巴结（临床上，为主动脉淋巴结）。腰淋巴结包含主动脉右外侧（腔静脉）淋巴结、主动脉左外侧淋巴结、主动脉前淋巴结和主动脉后淋巴结。

从主动脉外侧淋巴结和主动脉后淋巴结发出的输出淋巴管形成腰干，而从主动脉前淋巴结发出的淋巴管则形成肠干。腰干和肠干终止于乳糜池。

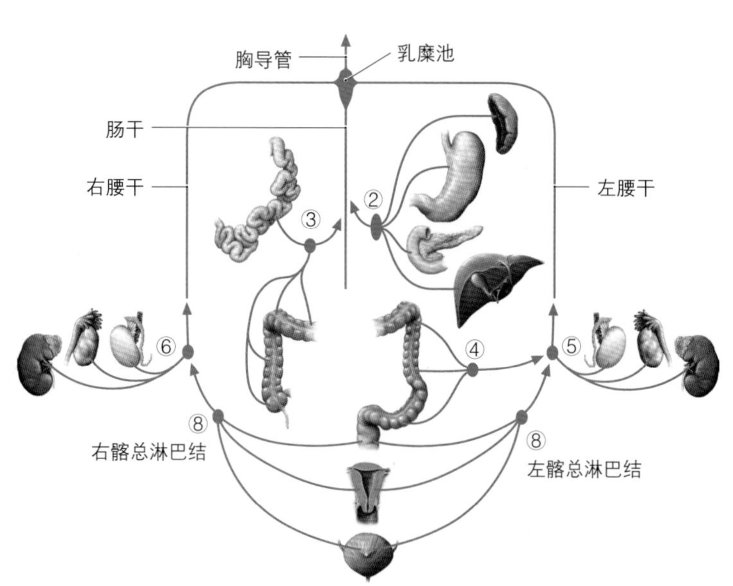
胸导管
乳糜池
肠干
右腰干
左腰干
②
③
④
⑤
⑥
⑧
右髂总淋巴结
⑧
左髂总淋巴结

表 16.3 腹腔淋巴结

①膈下淋巴结		
腰淋巴结	主动脉前淋巴结	②腹腔淋巴结
		③肠系膜上淋巴结
		④肠系膜下淋巴结
	⑤主动脉左外侧淋巴结	
	⑥主动脉右外侧（腔静脉）淋巴结	
	⑦主动脉后淋巴结	
⑧髂总淋巴结		

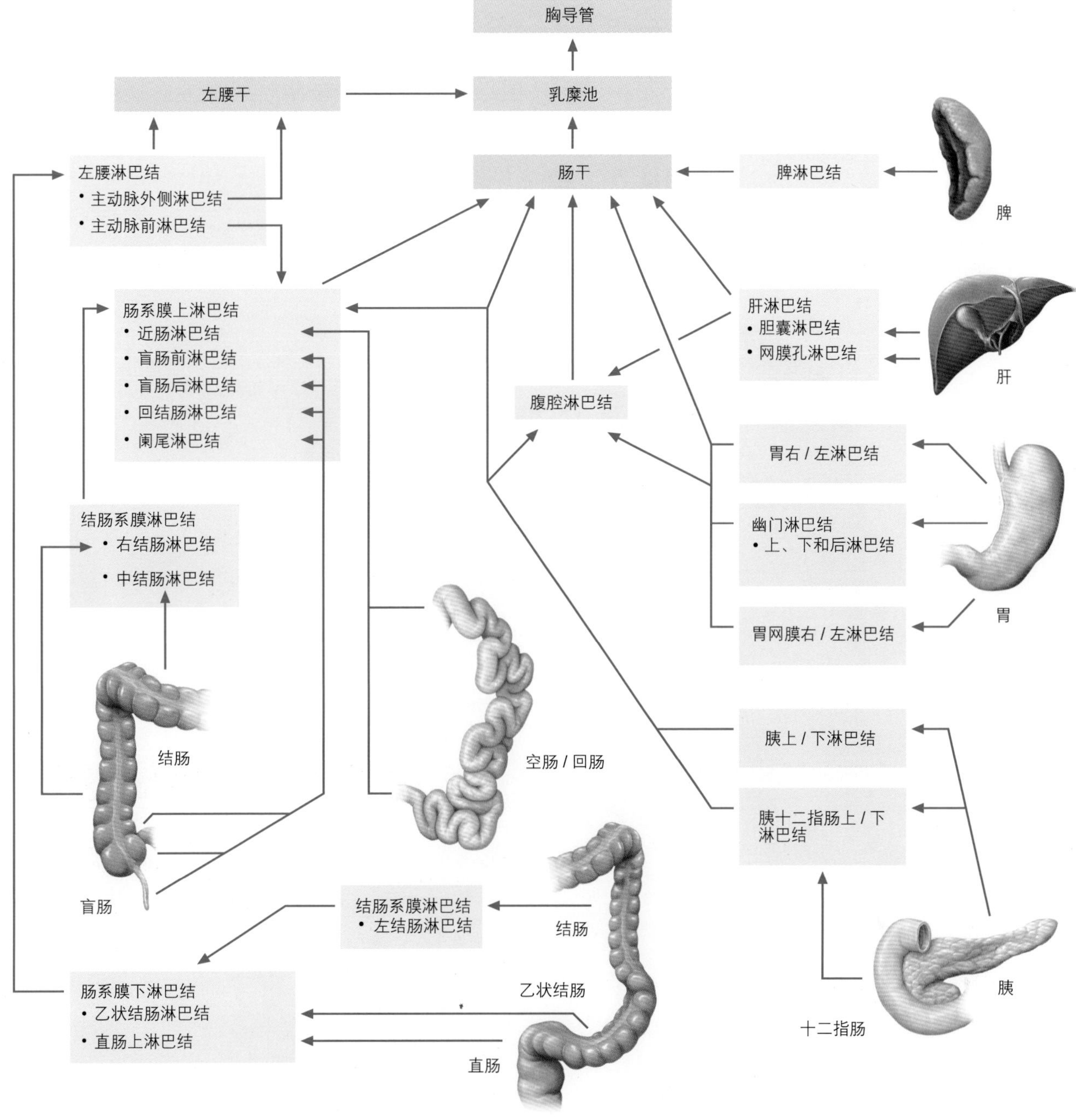
胸导管
左腰干
乳糜池
肠干
脾淋巴结
脾
左腰淋巴结
• 主动脉外侧淋巴结
• 主动脉前淋巴结
肠系膜上淋巴结
• 近肠淋巴结
• 盲肠前淋巴结
• 盲肠后淋巴结
• 回结肠淋巴结
• 阑尾淋巴结
肝淋巴结
• 胆囊淋巴结
• 网膜孔淋巴结
肝
腹腔淋巴结
胃右 / 左淋巴结
幽门淋巴结
• 上、下和后淋巴结
胃
胃网膜右 / 左淋巴结
结肠系膜淋巴结
• 右结肠淋巴结
• 中结肠淋巴结
结肠
空肠 / 回肠
胰上 / 下淋巴结
胰十二指肠上 / 下淋巴结
盲肠
结肠系膜淋巴结
• 左结肠淋巴结
结肠
胰
十二指肠
肠系膜下淋巴结
• 乙状结肠淋巴结
• 直肠上淋巴结
乙状结肠
直肠

图 16.24　引流消化器官和脾的外周淋巴通路

除了降结肠、乙状结肠和直肠上半部的淋巴结是左腰干引流外，脾和大多数消化器官的淋巴均直接起于局部的淋巴结或经中间集合淋巴结引流至肠干。

三大集合淋巴结如下。

• 腹腔淋巴结收集胃、十二指肠、胰、脾和肝的淋巴。就局部解剖学关系而言，在解剖时它们与附近上腹部器官的区域淋巴结不易区分。

• 肠系膜上淋巴结收集空肠、回肠、升结肠和横结肠的淋巴。

• 肠系膜下淋巴结收集降结肠、乙状结肠和直肠的淋巴。

这些淋巴结主要经肠干引流至乳糜池，但是有一条引流旁路是经左腰淋巴结。盆腔的淋巴也引流至肠系膜下和主动脉外侧淋巴结。盆腔淋巴完整的引流通路见第 276 页。

腹后壁的淋巴结

腹腔和盆腔淋巴结可分为壁淋巴结和脏淋巴结。大部分壁淋巴结位于腹后壁。

图 16.25　腹腔和盆腔顶叶淋巴结

前面观。切除：除血管外的所有内脏结构。

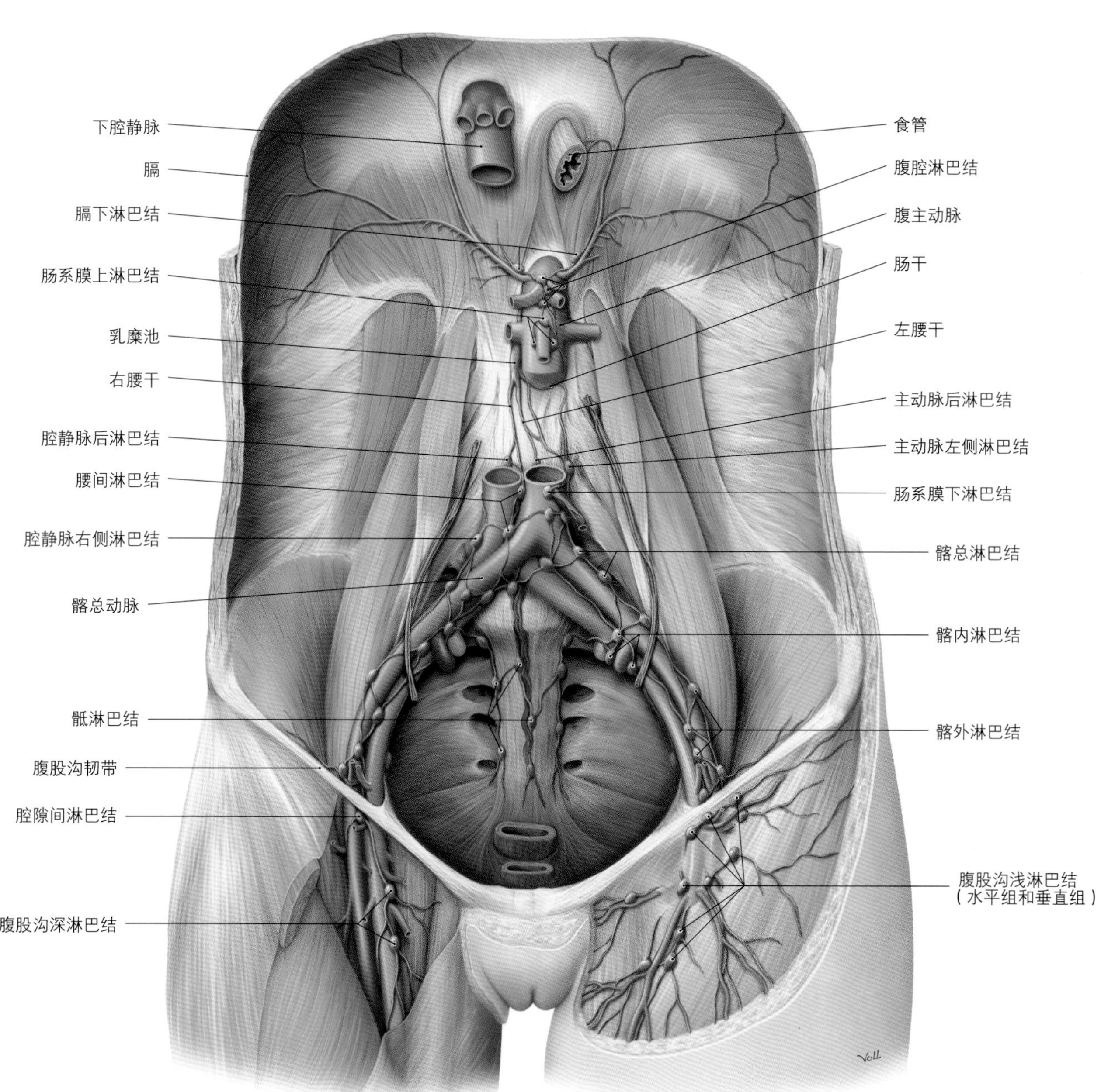
下腔静脉
膈
膈下淋巴结
肠系膜上淋巴结
乳糜池
右腰干
腔静脉后淋巴结
腰间淋巴结
腔静脉右侧淋巴结
髂总动脉
骶淋巴结
腹股沟韧带
腔隙间淋巴结
腹股沟深淋巴结
食管
腹腔淋巴结
腹主动脉
肠干
左腰干
主动脉后淋巴结
主动脉左侧淋巴结
肠系膜下淋巴结
髂总淋巴结
髂内淋巴结
髂外淋巴结
腹股沟浅淋巴结
（水平组和垂直组）
Voll

图 16.26 肾、输尿管和肾上腺的淋巴结

前面观。

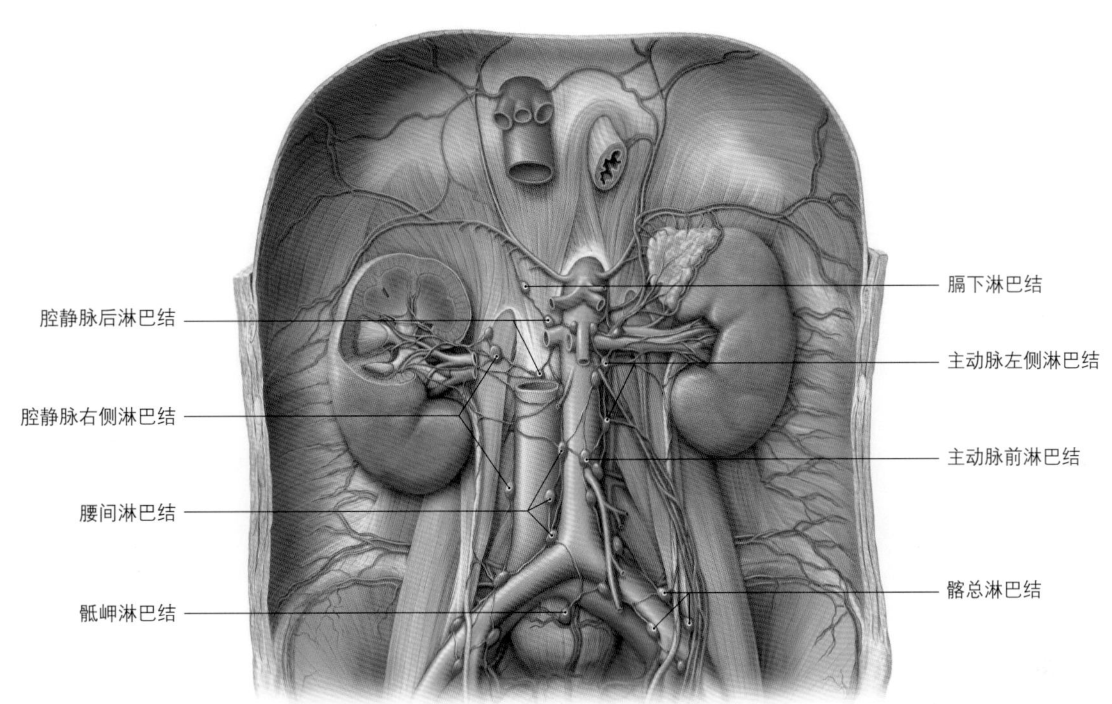
腔静脉后淋巴结
腔静脉右侧淋巴结
腰间淋巴结
骶岬淋巴结
膈下淋巴结
主动脉左侧淋巴结
主动脉前淋巴结
髂总淋巴结

图 16.27 肾和生殖腺（及盆腔器官）的淋巴回流

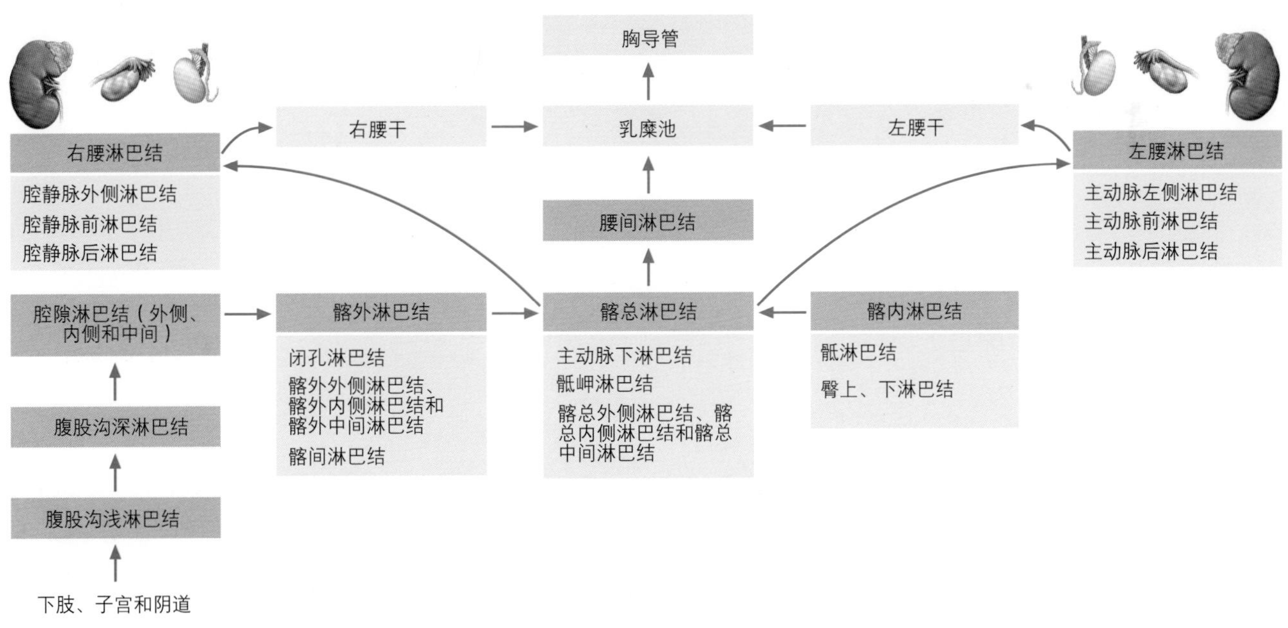
胸导管
右腰干
乳糜池
左腰干
右腰淋巴结
腔静脉外侧淋巴结
腔静脉前淋巴结
腔静脉后淋巴结
腰间淋巴结
左腰淋巴结
主动脉左侧淋巴结
主动脉前淋巴结
主动脉后淋巴结
腔隙淋巴结（外侧、内侧和中间）
髂外淋巴结
闭孔淋巴结
髂外外侧淋巴结、髂外内侧淋巴结和髂外中间淋巴结
髂间淋巴结
髂总淋巴结
主动脉下淋巴结
骶岬淋巴结
髂总外侧淋巴结、髂总内侧淋巴结和髂总中间淋巴结
髂内淋巴结
骶淋巴结
臀上、下淋巴结
腹股沟深淋巴结
腹股沟浅淋巴结
下肢、子宫和阴道

结肠上区器官的淋巴结

图 16.28 胃和肝的淋巴结

前面观。切除：小网膜。剖开：大网膜。箭头所指为淋巴引流的方向。

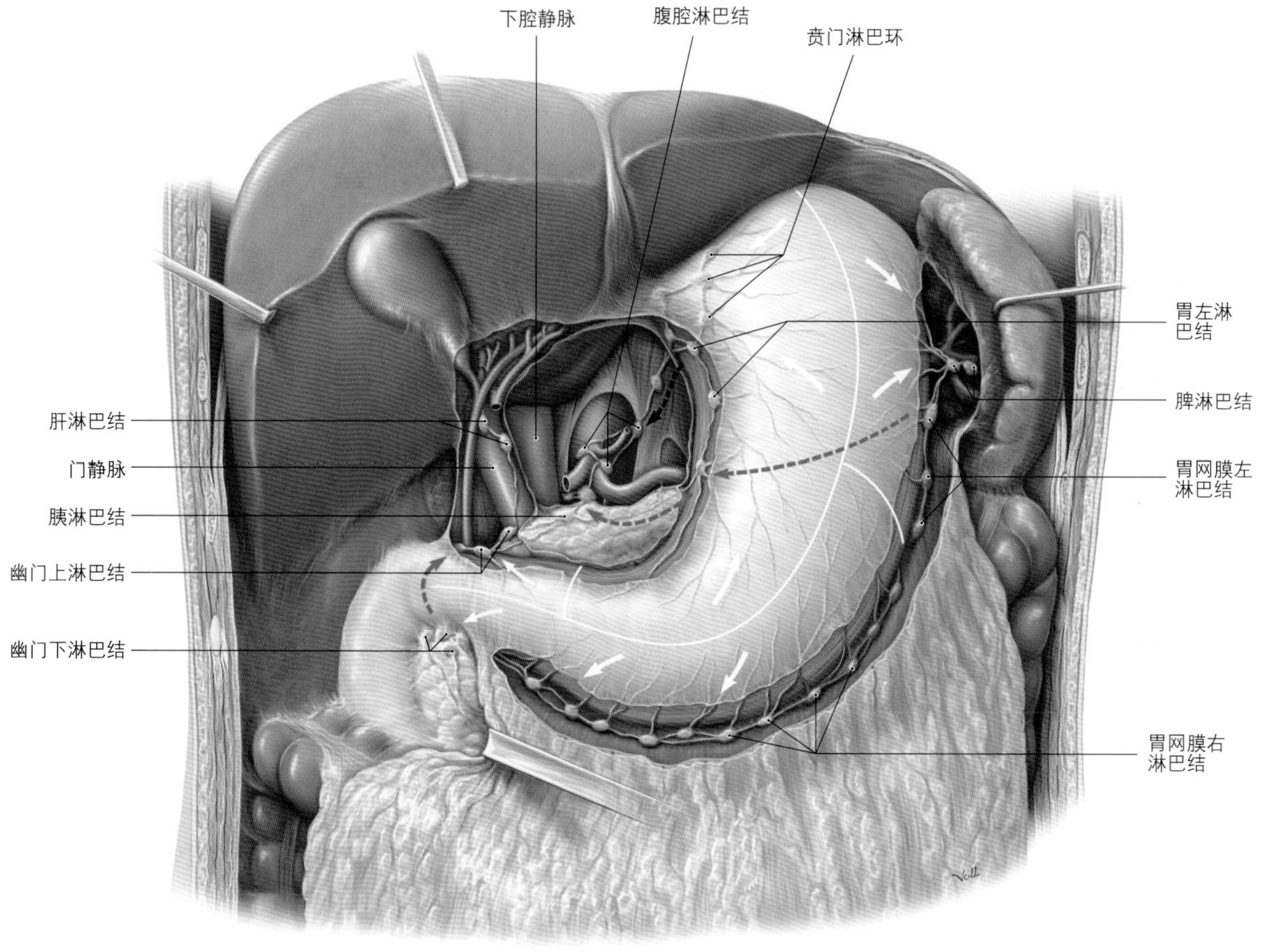

下腔静脉
腹腔淋巴结
贲门淋巴环
胃左淋巴结
脾淋巴结
胃网膜左淋巴结
肝淋巴结
门静脉
胰淋巴结
幽门上淋巴结
幽门下淋巴结
胃网膜右淋巴结

图 16.29 肝和胆道的淋巴引流

前面观。肝是主要的淋巴产生器官，肝区的重要通路如下。

• 肝和肝内胆管：大部分淋巴向下经肝淋巴结引流至腹腔淋巴结，然后进入肠干和乳糜池，但是也可能通过一条更直接的旁路而不经腹腔淋巴结。小部分向上经膈下淋巴结引流至腰干。它也可以穿过膈至膈上淋巴结，注入支气管纵隔干。

• 胆囊：淋巴最先引流至胆囊淋巴结，然后进入上述通路中的一条引流。

• 胆总管：淋巴通过幽门淋巴结（幽门上、下和后）和网膜孔淋巴结引流至腹腔淋巴结，然后进入肠干。

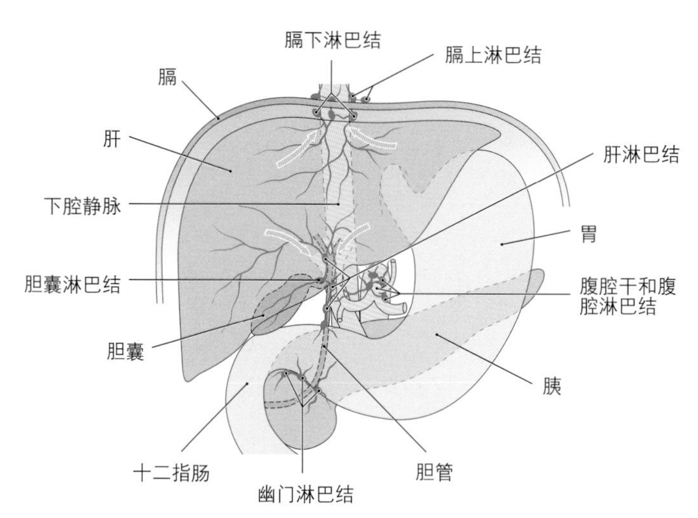

膈下淋巴结
膈上淋巴结
膈
肝
肝淋巴结
下腔静脉
胃
胆囊淋巴结
腹腔干和腹腔淋巴结
胆囊
胰
十二指肠
胆管
幽门淋巴结

图 16.30 脾、胰和十二指肠的淋巴结

前面观。切除：胃和结肠。

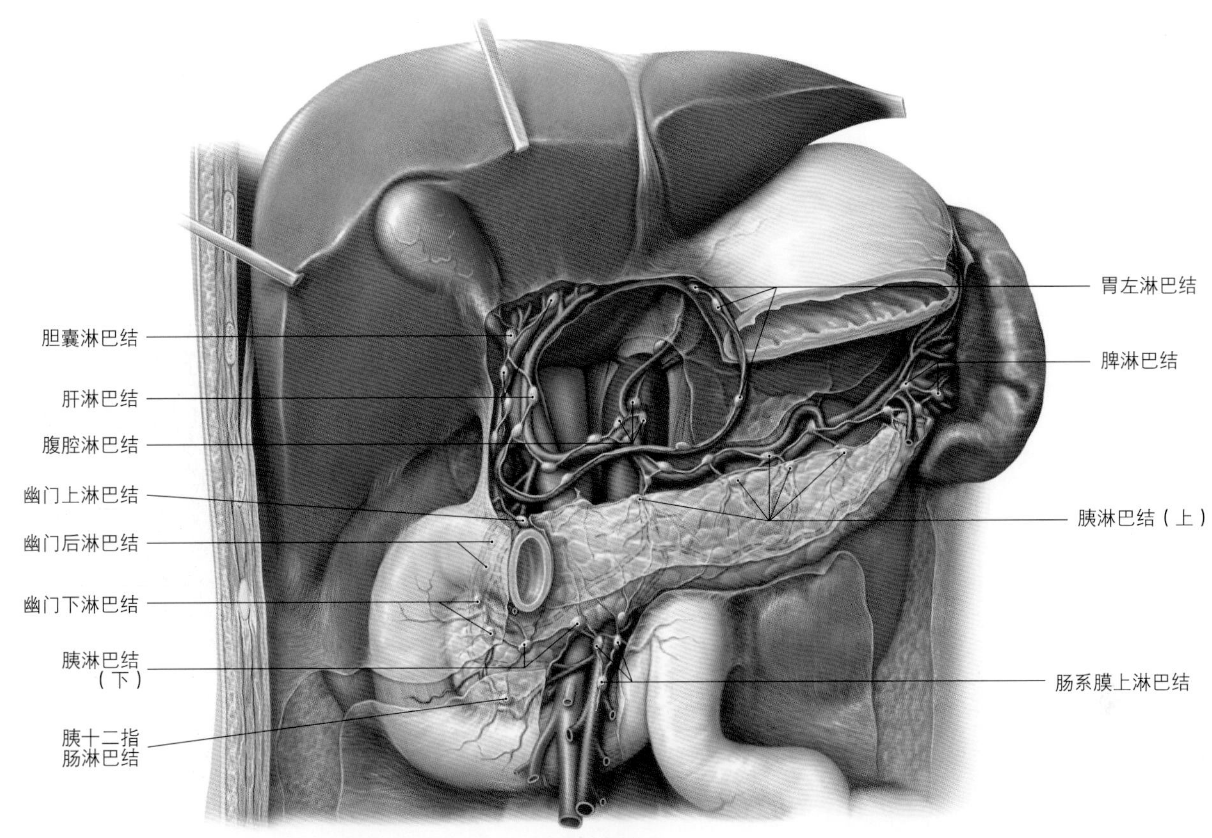
胃左淋巴结
胆囊淋巴结
脾淋巴结
肝淋巴结
腹腔淋巴结
幽门上淋巴结
胰淋巴结（上）
幽门后淋巴结
幽门下淋巴结
胰淋巴结
（下）
肠系膜上淋巴结
胰十二指
肠淋巴结

图 16.31 胃、肝、脾、胰和十二指肠的淋巴引流

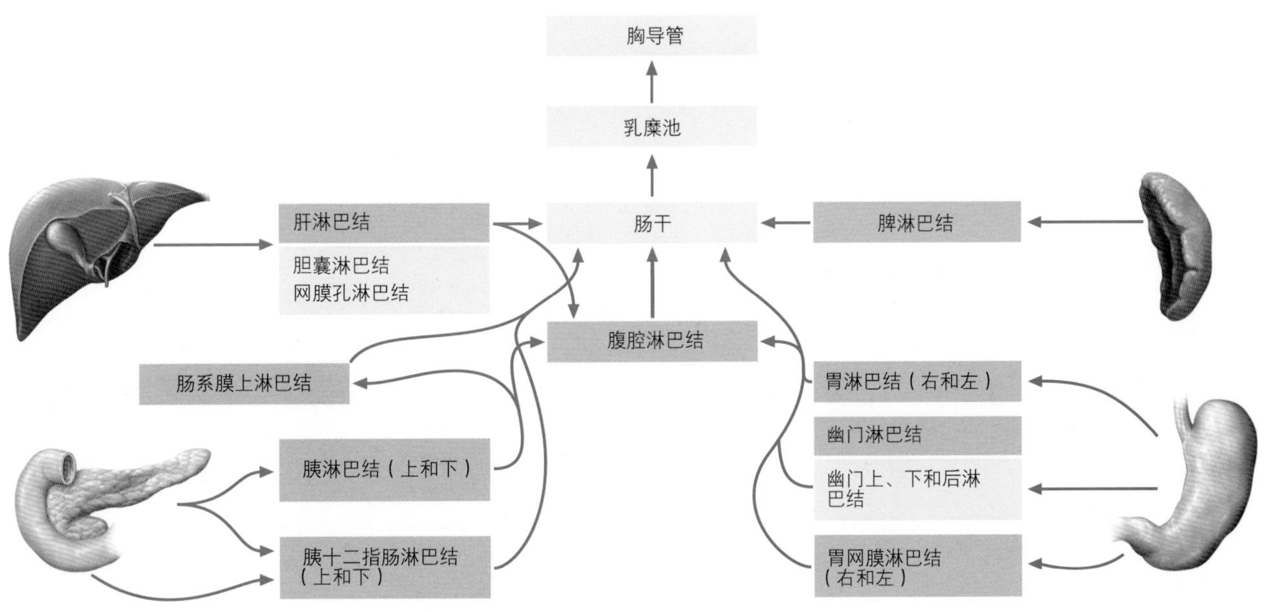
胸导管
乳糜池
肝淋巴结
胆囊淋巴结
网膜孔淋巴结
肠干
脾淋巴结
腹腔淋巴结
肠系膜上淋巴结
胃淋巴结（右和左）
幽门淋巴结
幽门上、下和后淋巴结
胰淋巴结（上和下）
胰十二指肠淋巴结（上和下）
胃网膜淋巴结（右和左）

结肠下区器官的淋巴结

图 16.32 空肠和回肠的淋巴结

前面观。切除：胃、肝、胰和结肠。

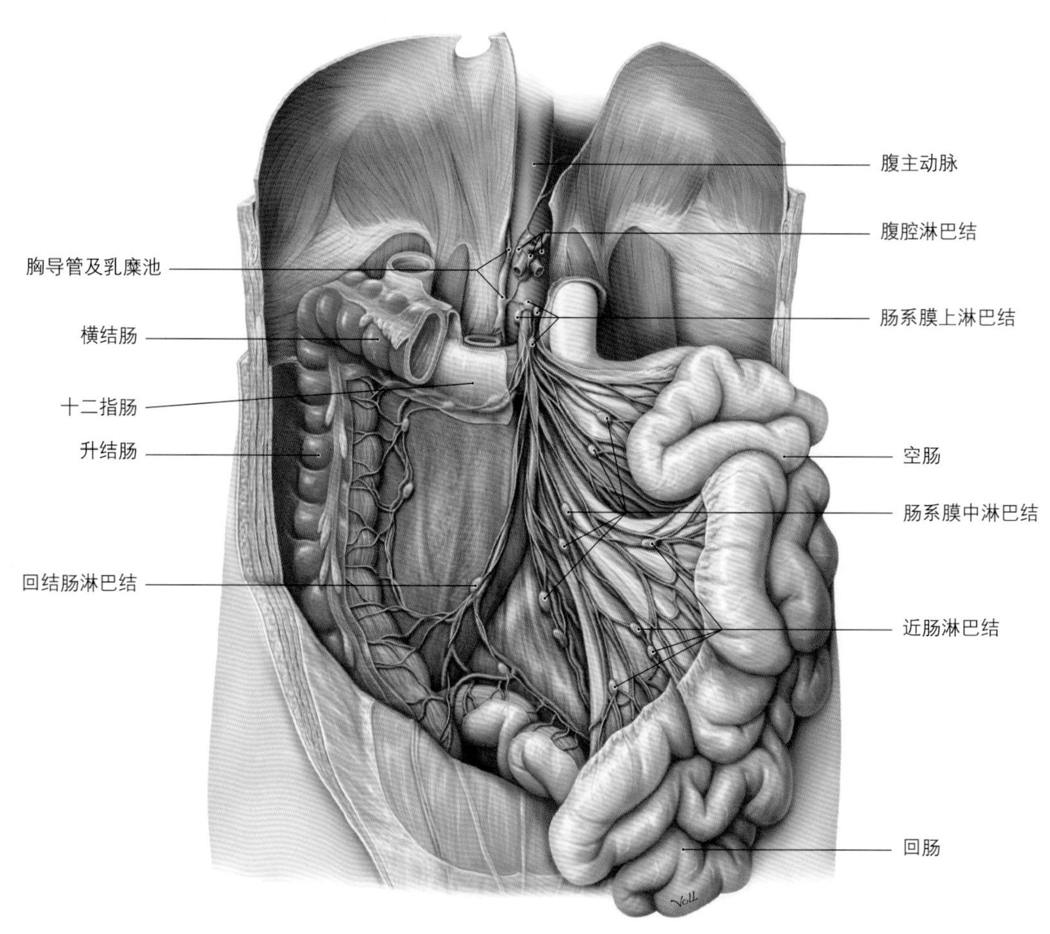
腹主动脉
腹腔淋巴结
胸导管及乳糜池
横结肠
肠系膜上淋巴结
十二指肠
升结肠
空肠
肠系膜中淋巴结
回结肠淋巴结
近肠淋巴结
回肠

图 16.33 小肠的淋巴引流

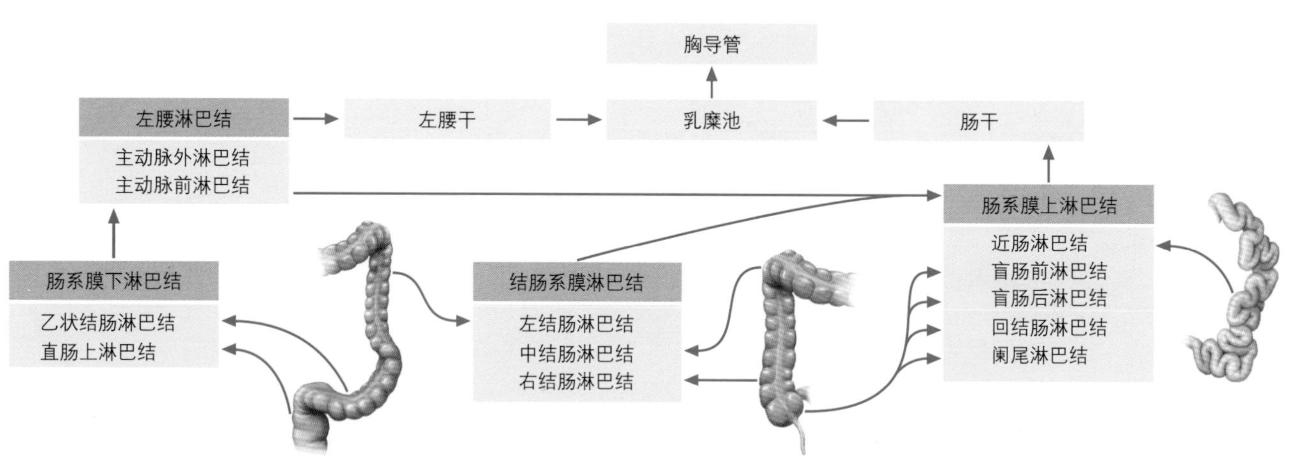
胸导管
左腰淋巴结
主动脉外淋巴结
主动脉前淋巴结
左腰干
乳糜池
肠干
肠系膜上淋巴结
近肠淋巴结
盲肠前淋巴结
盲肠后淋巴结
回结肠淋巴结
阑尾淋巴结
肠系膜下淋巴结
乙状结肠淋巴结
直肠上淋巴结
结肠系膜淋巴结
左结肠淋巴结
中结肠淋巴结
右结肠淋巴结

图 16.34 大肠的淋巴结

前面观。翻开：横结肠和大网膜。

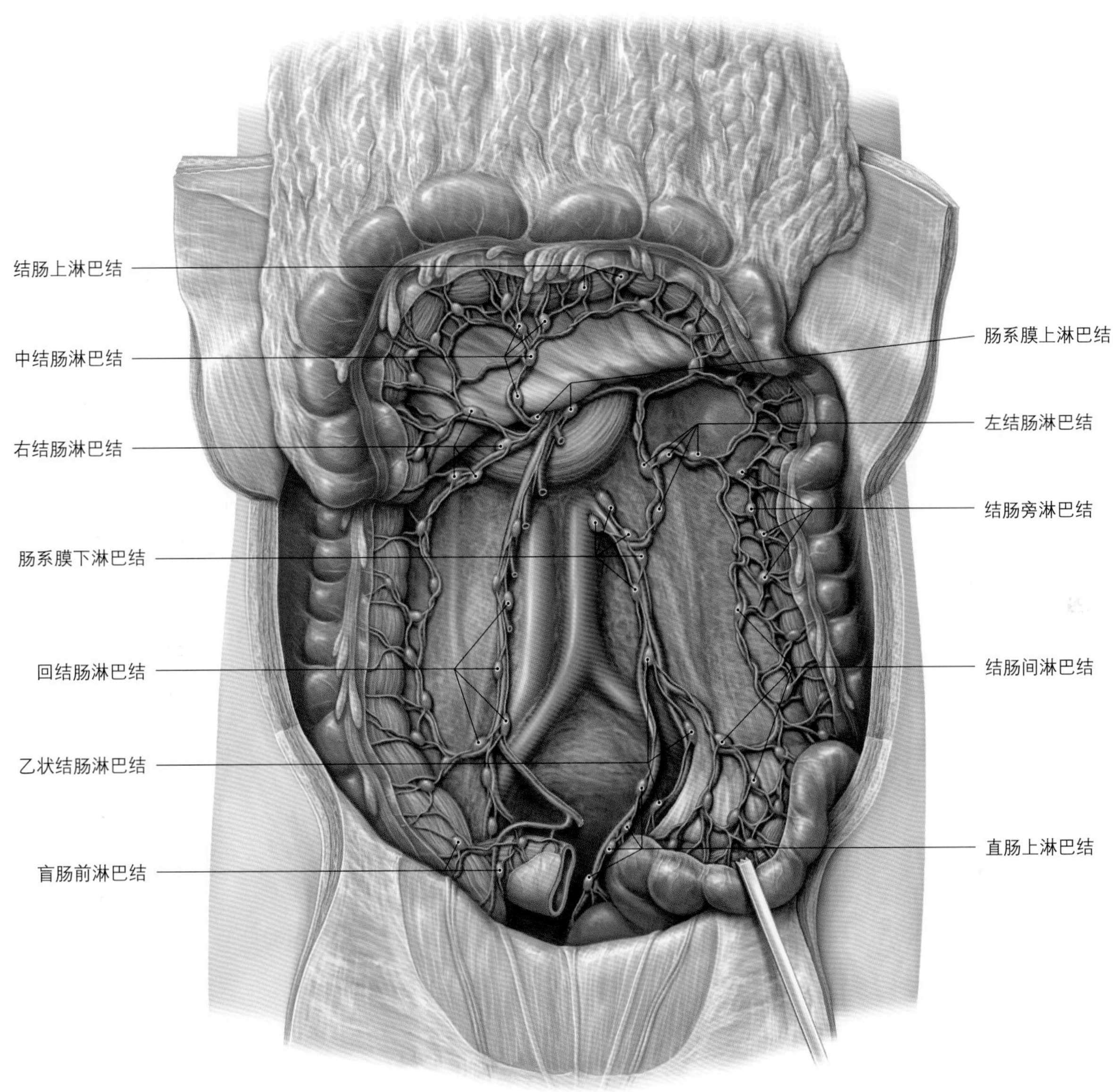
结肠上淋巴结
中结肠淋巴结
右结肠淋巴结
肠系膜下淋巴结
回结肠淋巴结
乙状结肠淋巴结
盲肠前淋巴结
肠系膜上淋巴结
左结肠淋巴结
结肠旁淋巴结
结肠间淋巴结
直肠上淋巴结

临床要点 16.8

大肠的淋巴引流

大肠区域淋巴引流具有重要的临床意义。

- 升结肠、盲肠和横结肠：淋巴首先引流至右结肠和中结肠淋巴结，然后引流至肠系膜上淋巴结，最后流向肠干。
- 降结肠：淋巴首先引流至左结肠淋巴结，然后引流至肠系膜下淋巴结，再经左腰淋巴结流入左腰干。
- 乙状结肠：淋巴首先引流至乙状结肠淋巴结，然后沿着上述降结肠淋巴的路径回流。
- 直肠上段：淋巴首先引流至直肠上淋巴结，然后沿着上述乙状结肠淋巴的路径回流。

因此，恶性肿瘤经淋巴转移时必须经过多个淋巴结群（在肿瘤切除时应彻底清除这些淋巴结）才能到达肠干和胸导管，最终进入血流。这种长距离的淋巴扩散途径改善了治愈的前景。

腹壁神经

图 16.35 腹腔和盆腔的体神经

前面观。腹壁由躯体神经支配，包括下位肋间神经和腰丛分支。

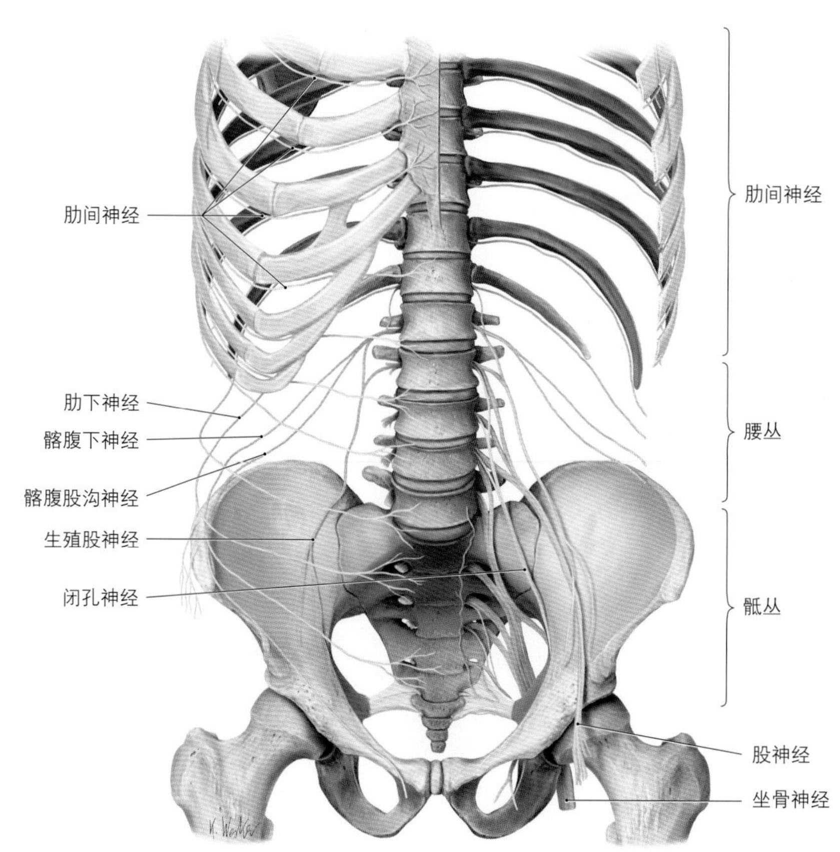
肋间神经
肋间神经
肋下神经
髂腹下神经
髂腹股沟神经
生殖股神经
闭孔神经
腰丛
骶丛
股神经
坐骨神经

图 16.36 躯干前部的皮神经支配

前面观。

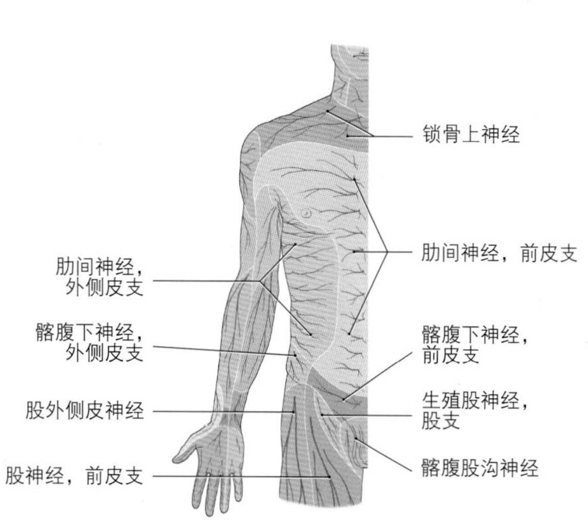
锁骨上神经
肋间神经，前皮支
肋间神经，
外侧皮支
髂腹下神经，
外侧皮支
髂腹下神经，
前皮支
股外侧皮神经
生殖股神经，
股支
股神经，前皮支
髂腹股沟神经

图 16.37 躯干前部的皮节

前面观。

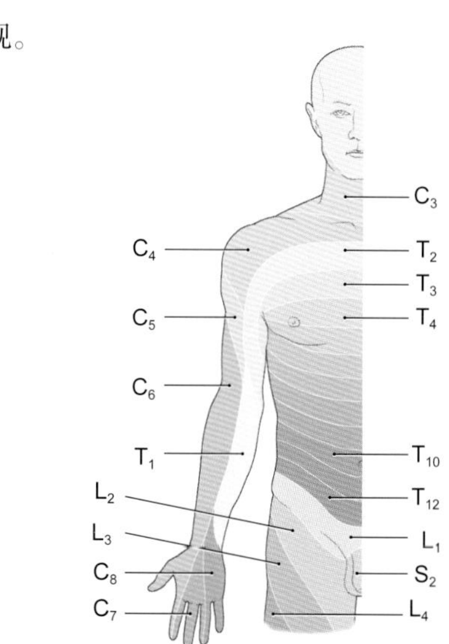
C3
C4
T2
T3
C5
T4
C6
T1
T10
L2
T12
L3
L1
C8
S2
C7
L4

图 16.38 腰丛的神经

前面观。

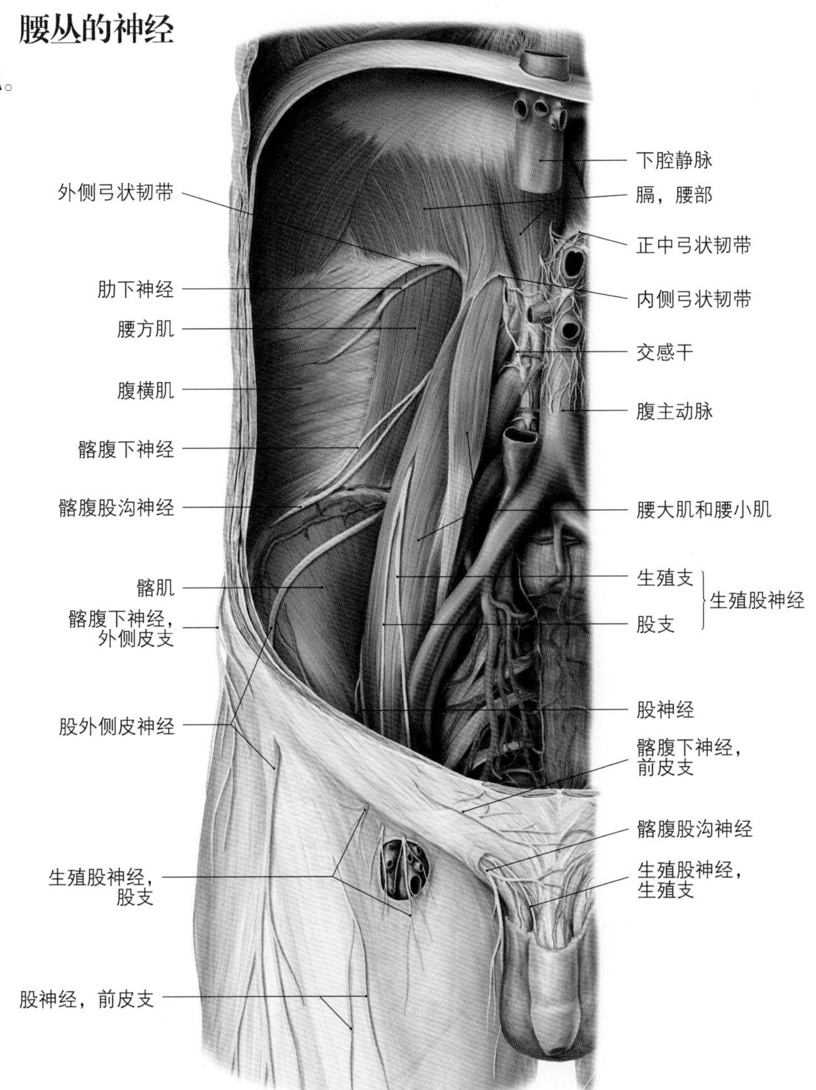
下腔静脉
膈，腰部
外侧弓状韧带
正中弓状韧带
肋下神经
内侧弓状韧带
腰方肌
交感干
腹横肌
腹主动脉
髂腹下神经
髂腹股沟神经
腰大肌和腰小肌
髂肌
生殖支
生殖股神经
股支
髂腹下神经，
外侧皮支
股神经
股外侧皮神经
髂腹下神经，
前皮支
髂腹股沟神经
生殖股神经，
股支
生殖股神经，
生殖支
股神经，前皮支

A. 原位腰丛。切除：除血管外的所有内脏结构。

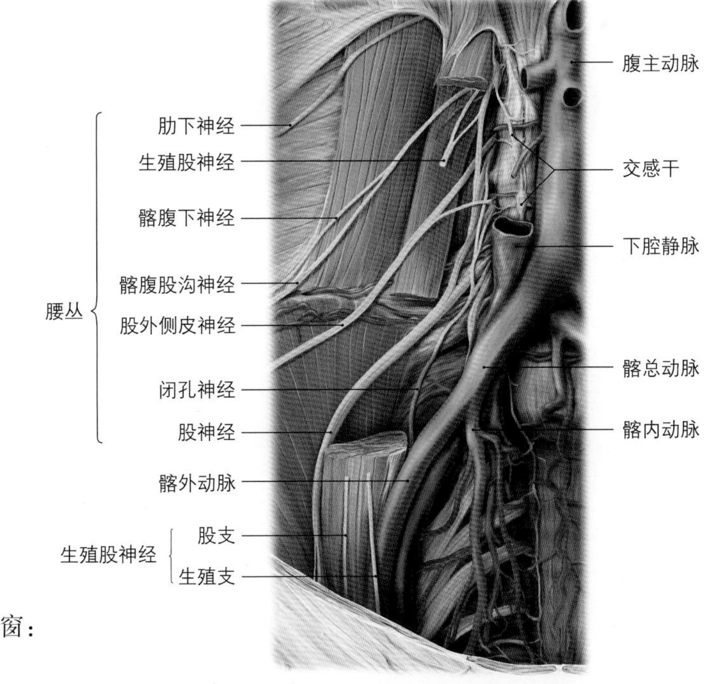
腹主动脉
肋下神经
生殖股神经
交感干
髂腹下神经
下腔静脉
髂腹股沟神经
腰丛
股外侧皮神经
髂总动脉
闭孔神经
股神经
髂内动脉
髂外动脉
股支
生殖股神经
生殖支

B. 腰丛的解剖。开窗：腰大肌和腰小肌。

自主神经：概述

图 16.39 腹腔和盆腔的交感与副交感神经系统

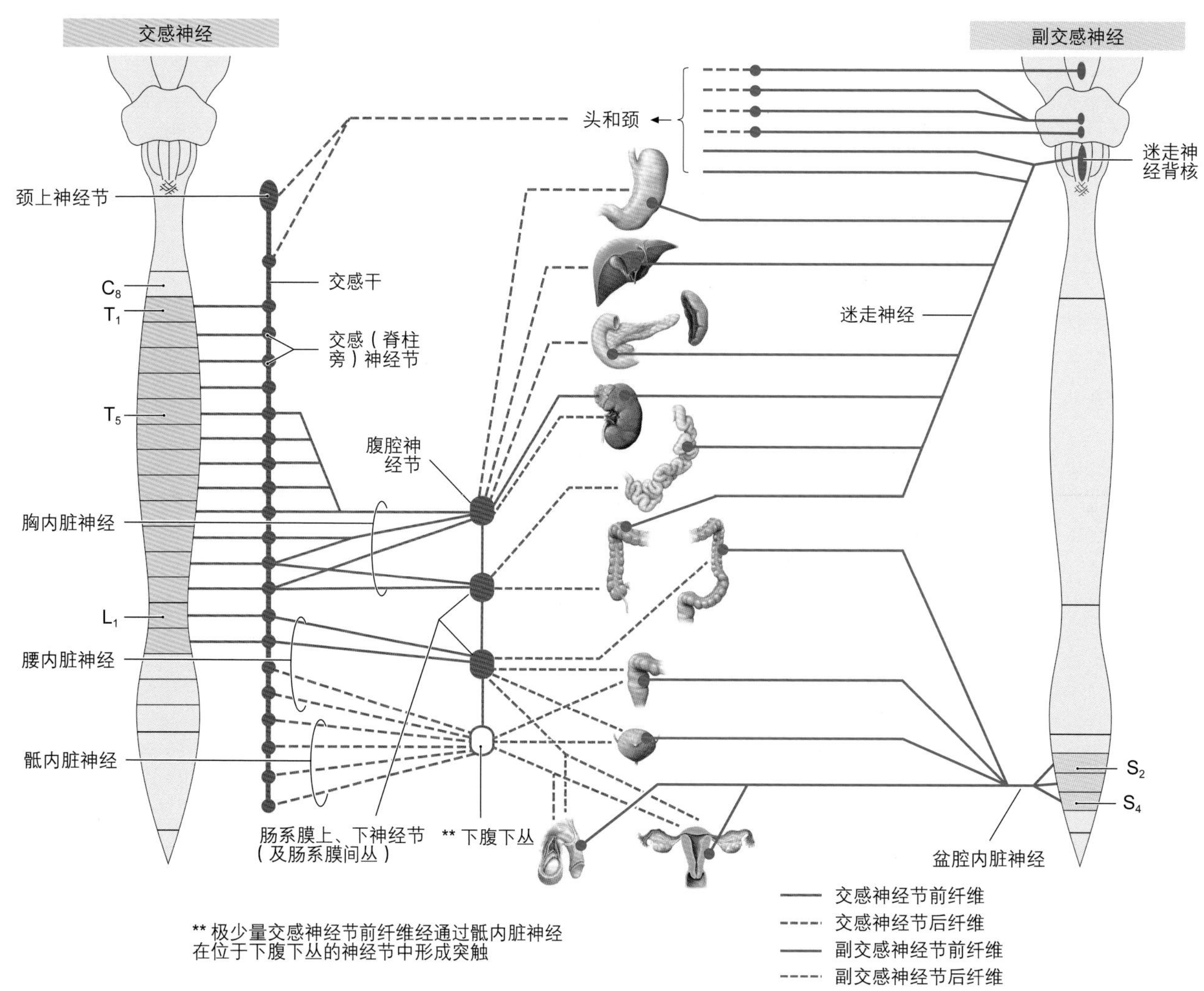
交感神经
副交感神经
头和颈
迷走神经背核
颈上神经节
交感干
C8
T1
交感（脊柱旁）神经节
迷走神经
T5
腹腔神经节
胸内脏神经
L1
腰内脏神经
骶内脏神经
S2
S4
肠系膜上、下神经节（及肠系膜间丛）
** 下腹下丛
盆腔内脏神经
交感神经节前纤维
交感神经节后纤维
副交感神经节前纤维
副交感神经节后纤维
** 极少量交感神经节前纤维经通过骶内脏神经在位于下腹下丛的神经节中形成突触

表 16.4 腹腔和盆腔自主神经系统的影响

器官（器官系统）		交感神经的效应	副交感神经的效应
胃肠道	纵行和环形肌纤维	↓运动力	↑运动力
	括约肌	收缩	松弛
	腺体	↓分泌	↑分泌
脾包膜		收缩	无影响
肝		↑糖原分解 / 糖异生	
胰	内分泌胰	↓胰岛素分泌	
	外分泌胰	↓分泌	↑分泌
膀胱	膀胱逼尿肌	松弛	收缩
	功能性膀胱括约肌	收缩	抑制收缩
精囊和输精管		收缩（射精）	无影响
子宫		收缩或松弛，取决于激素水平	
动脉		血管收缩	阴茎和阴蒂血管舒张（勃起）
肾上腺（髓质）		肾上腺素的释放	无影响
泌尿道	肾	血管收缩（↓尿生成）	血管舒张

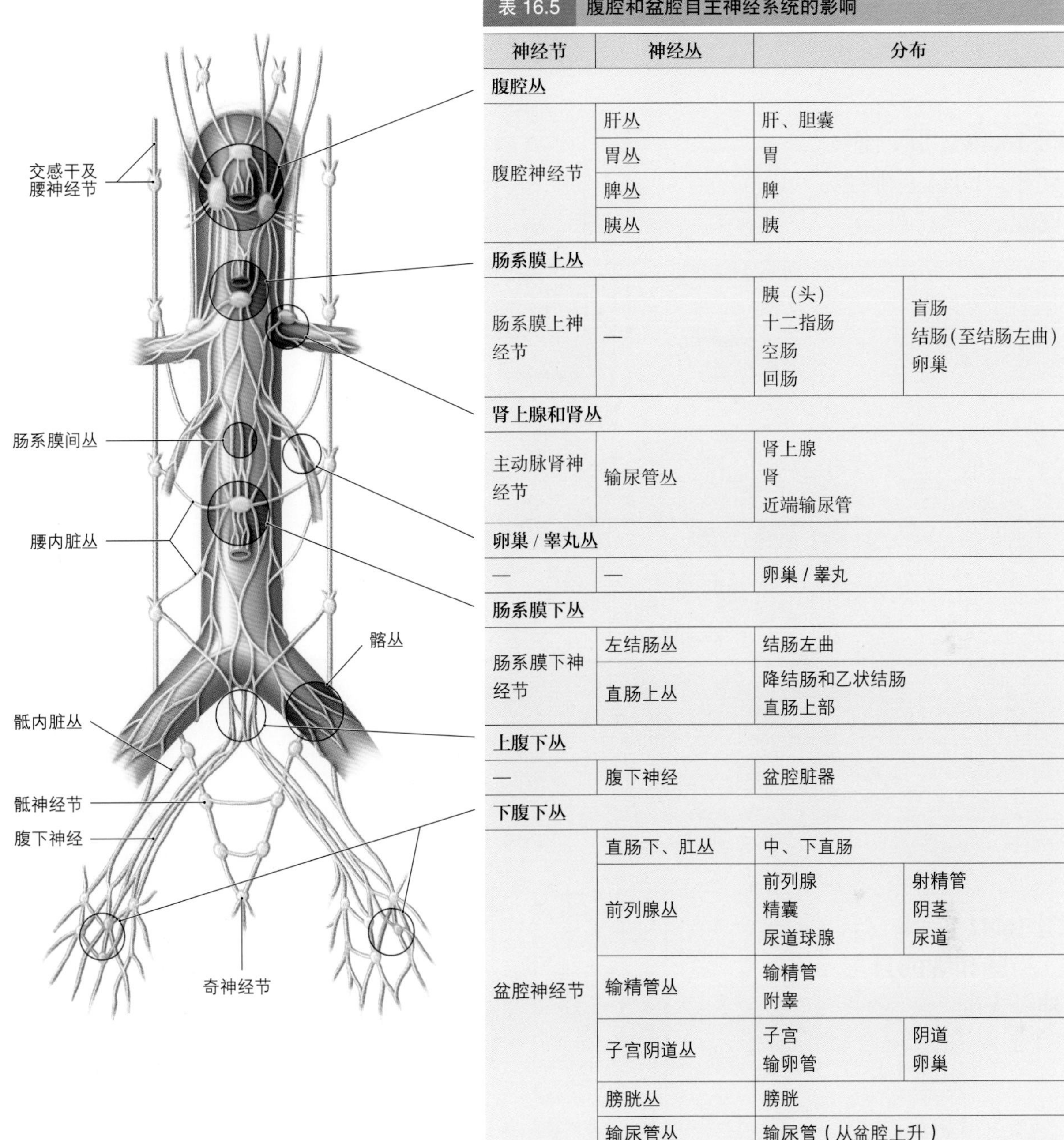
交感干及
腰神经节
肠系膜间丛
腰内脏丛
髂丛
骶内脏丛
骶神经节
腹下神经
奇神经节

表 16.5 腹腔和盆腔自主神经系统的影响

神经节	神经丛	分布	
腹腔丛			
腹腔神经节	肝丛	肝、胆囊	
	胃丛	胃	
	脾丛	脾	
	胰丛	胰	
肠系膜上丛			
肠系膜上神经节	—	胰（头） 十二指肠 空肠 回肠	盲肠 结肠(至结肠左曲) 卵巢
肾上腺和肾丛			
主动脉肾神经节	输尿管丛	肾上腺 肾 近端输尿管	
卵巢 / 睾丸丛			
—	—	卵巢 / 睾丸	
肠系膜下丛			
肠系膜下神经节	左结肠丛	结肠左曲	
	直肠上丛	降结肠和乙状结肠 直肠上部	
上腹下丛			
—	腹下神经	盆腔脏器	
下腹下丛			
盆腔神经节	直肠下、肛丛	中、下直肠	
	前列腺丛	前列腺 精囊 尿道球腺	射精管 阴茎 尿道
	输精管丛	输精管 附睾	
	子宫阴道丛	子宫 输卵管	阴道 卵巢
	膀胱丛	膀胱	
	输尿管丛	输尿管（从盆腔上升）	

注：两条骶交感神经干汇合并终止于尾骨前的小神经节，即奇神经节。

自主神经支配与牵涉痛

来自内脏（内脏痛）和皮肤（躯体疼痛）的疼痛传入神经终止于脊髓后角处相同的处理神经元。这些内脏和躯体传入纤维的聚集混淆了疼痛起源的辨识能力，这种现象称为牵涉痛。来自某一特定内脏器官的疼痛冲动持续投射到同一界限清晰的皮肤区域。因此，疼痛投射到的体表部位提供了病变器官的重要信息。

图 16.40　肝、胆囊和胃的自主神经支配

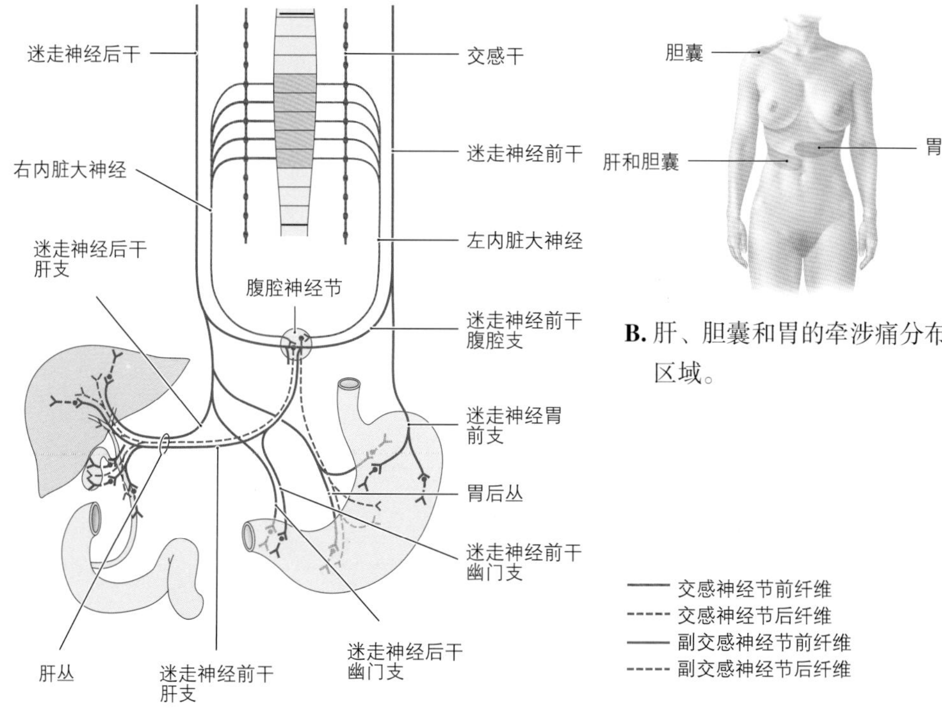
迷走神经后干
交感干
迷走神经前干
右内脏大神经
左内脏大神经
迷走神经后干肝支
腹腔神经节
迷走神经前干腹腔支
迷走神经胃前支
胃后丛
迷走神经前干幽门支
肝丛
迷走神经前干肝支
迷走神经后干幽门支
胆囊
胃
肝和胆囊
交感神经节前纤维
交感神经节后纤维
副交感神经节前纤维
副交感神经节后纤维

A. 腹腔丛分布于肝、胆囊和胃的示意图。

B. 肝、胆囊和胃的牵涉痛分布区域。

图 16.41　胰、十二指肠和脾的自主神经支配

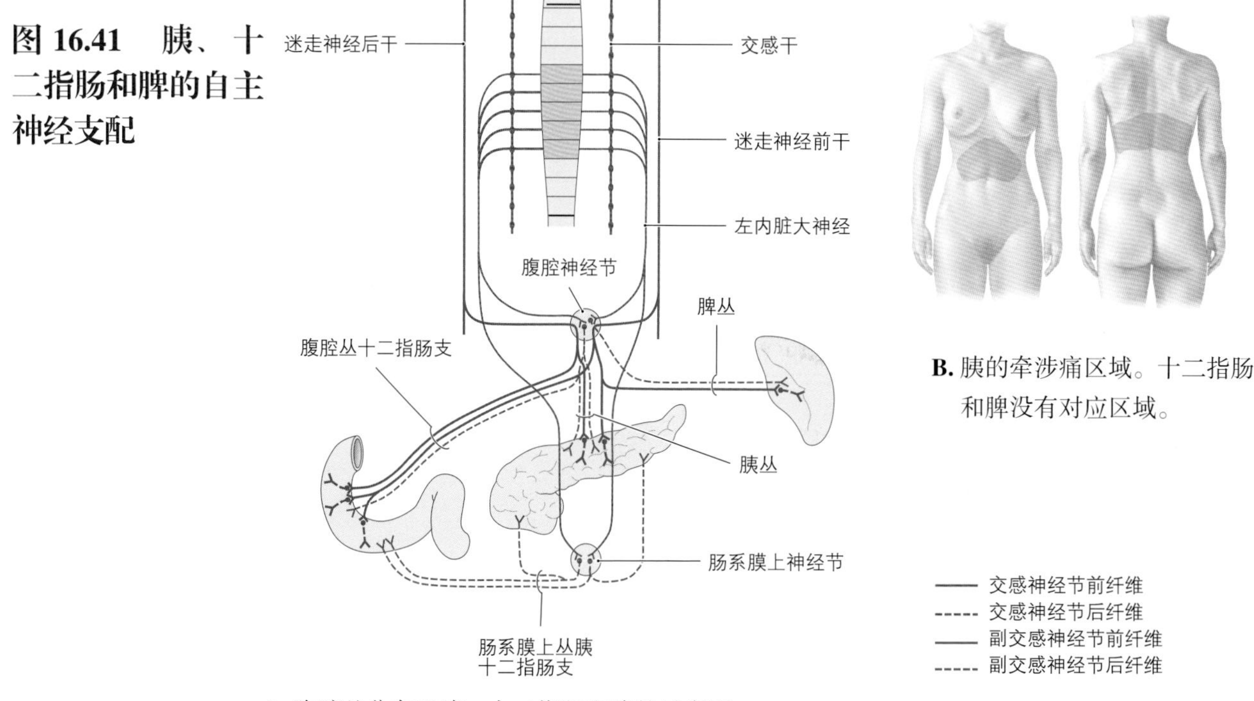
迷走神经后干
交感干
迷走神经前干
左内脏大神经
腹腔神经节
脾丛
腹腔丛十二指肠支
胰丛
肠系膜上神经节
肠系膜上丛胰十二指肠支
交感神经节前纤维
交感神经节后纤维
副交感神经节前纤维
副交感神经节后纤维

A. 腹腔丛分布于胰、十二指肠和脾的示意图。

B. 胰的牵涉痛区域。十二指肠和脾没有对应区域。

图 16.42 中肠和后肠的自主神经支配

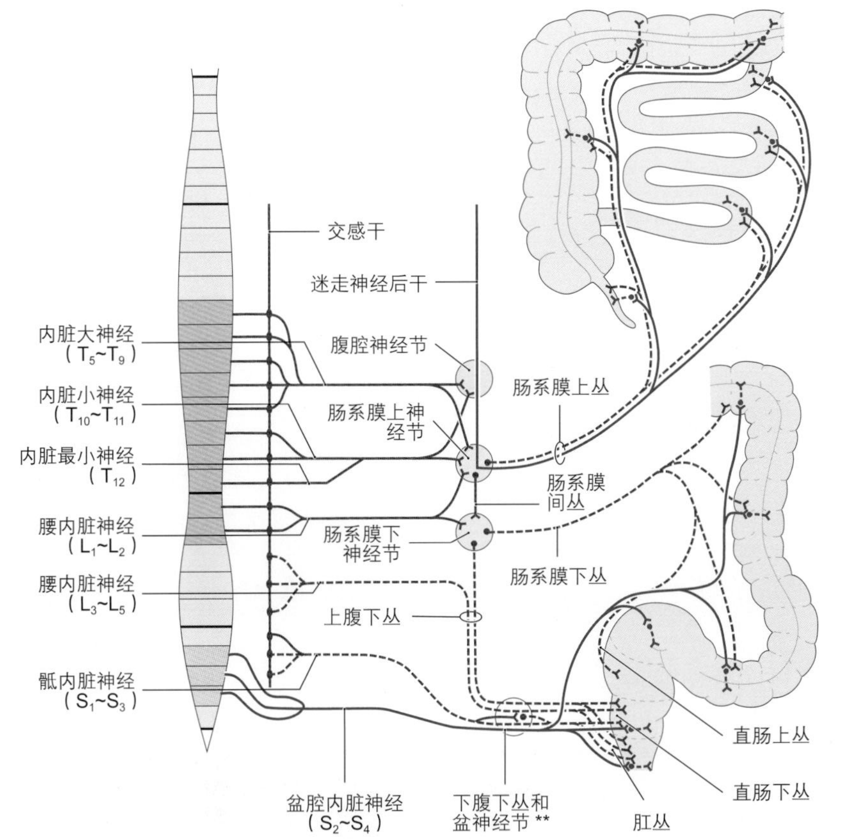
交感干
迷走神经后干
内脏大神经
(T_5~T_9)
腹腔神经节
内脏小神经
(T_{10}~T_{11})
肠系膜上丛
肠系膜上神经节
内脏最小神经
(T_{12})
肠系膜间丛
腰内脏神经
(L_1~L_2)
肠系膜下神经节
肠系膜下丛
腰内脏神经
(L_3~L_5)
上腹下丛
骶内脏神经
(S_1~S_3)
直肠上丛
直肠下丛
盆腔内脏神经
(S_2~S_4)
下腹下丛和
盆神经节 **
肛丛
交感神经节前纤维
交感神经节后纤维
副交感神经节前纤维
副交感神经节后纤维
** 极少量交感神经节前纤维经骶内脏神经在位于下腹下丛的神经节中形成突触

A. 肠系膜上丛、肠系膜下丛和下腹下丛的神经分布示意图。

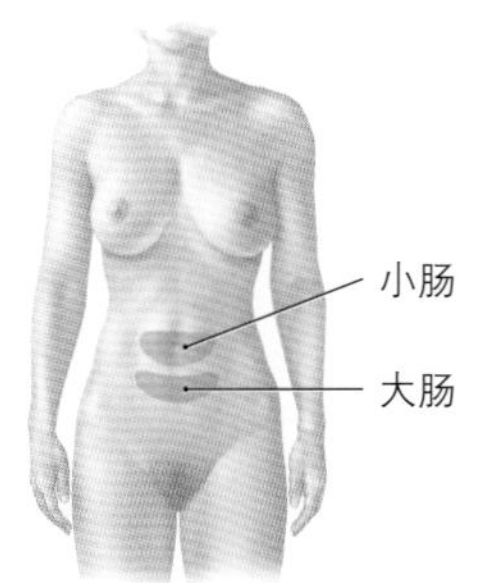
小肠
大肠

B. 小肠和大肠牵涉痛区域。

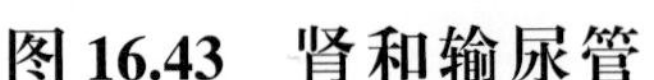

图 16.43 肾和输尿管上段的自主神经支配

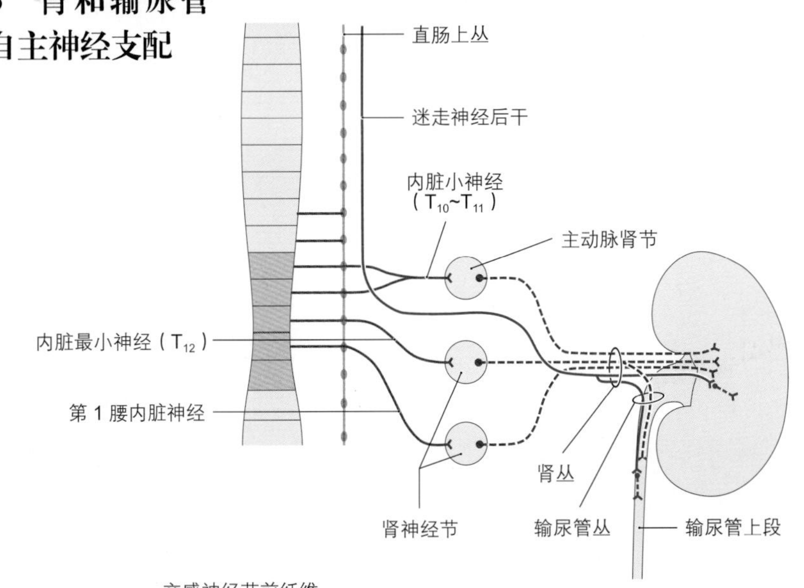
直肠上丛
迷走神经后干
内脏小神经
(T_{10}~T_{11})
主动脉肾节
内脏最小神经 (T_{12})
第 1 腰内脏神经
肾丛
肾神经节
输尿管丛
输尿管上段
交感神经节前纤维
交感神经节后纤维
副交感神经节前纤维
副交感神经节后纤维

A. 肾和输尿管丛分布示意图。

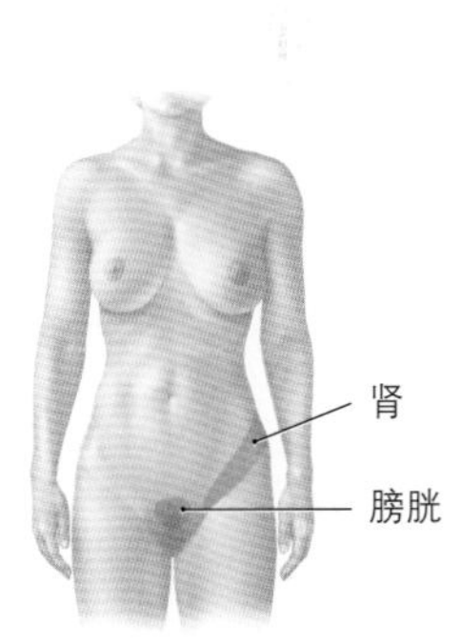
肾
膀胱

B. 左肾和膀胱的牵涉痛区域。

腹腔器官和泌尿器官的神经支配

图 16.44　腹腔前部器官的神经支配

前面观。切除：小网膜、升结肠和部分横结肠。剖开：网膜囊。迷走神经前后干分别发出腹腔支、肝支和幽门支，以及胃丛。示意图见第 214 页。

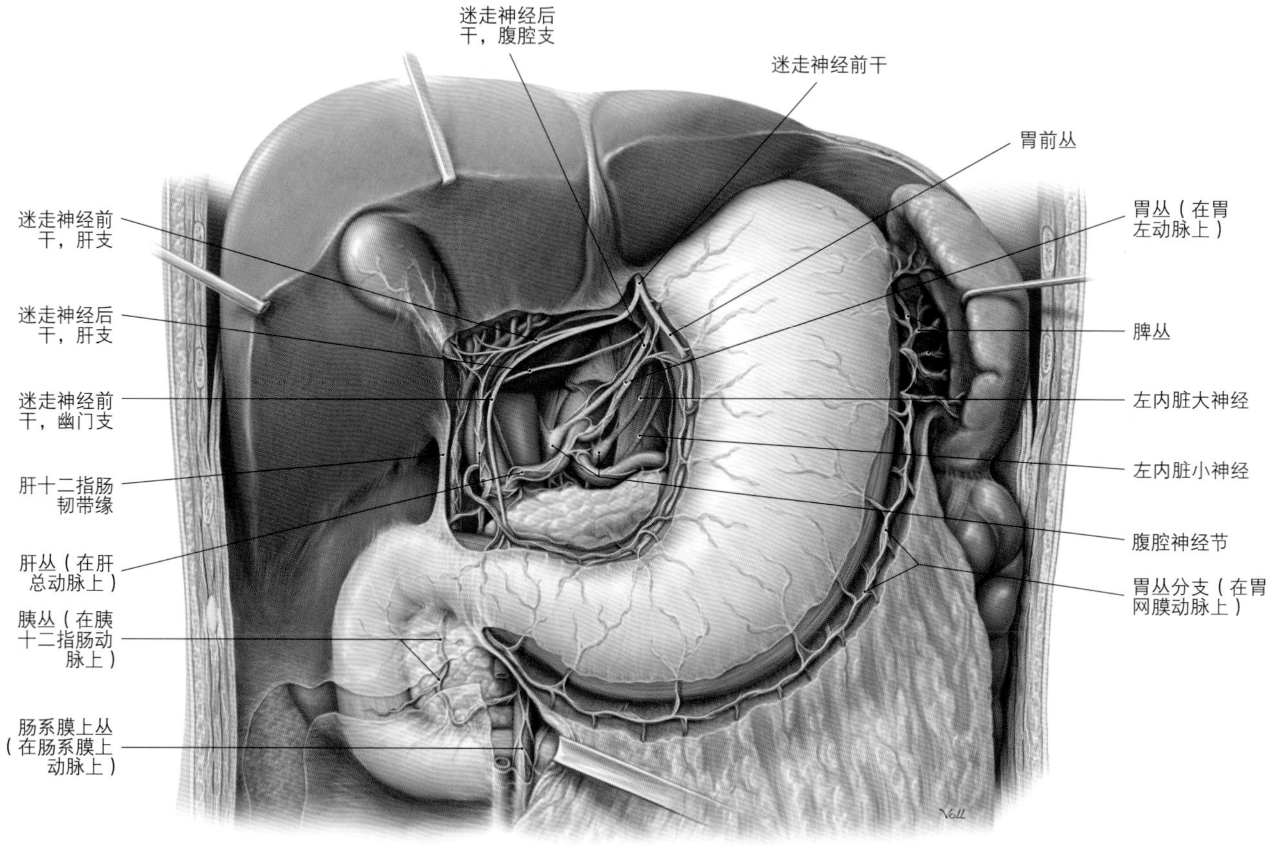

迷走神经后干，腹腔支
迷走神经前干
胃前丛
迷走神经前干，肝支
胃丛（在胃左动脉上）
迷走神经后干，肝支
脾丛
迷走神经前干，幽门支
左内脏大神经
肝十二指肠韧带缘
左内脏小神经
腹腔神经节
肝丛（在肝总动脉上）
胃丛分支（在胃网膜动脉上）
胰丛（在胰十二指肠动脉上）
肠系膜上丛（在肠系膜上动脉上）

临床要点 16.9

肠丛的结构

肠丛是自主神经系统的一部分，专门分布于胃肠道的所有器官。位于消化管壁内（壁内神经系统），受交感神经和副交感神经的影响。先天性肠丛缺失导致严重的胃肠道运输功能障碍（如，先天性巨结肠病）。肠丛在整个胃肠道中的结构基本上是相同的，仅在直肠下段肠壁有一个区域没有神经节细胞。肠丛中有以下三个子系统。

- 黏膜下丛（Meissner 丛）。
- 肠肌丛（Auerbach 丛）。
- 浆膜下丛。

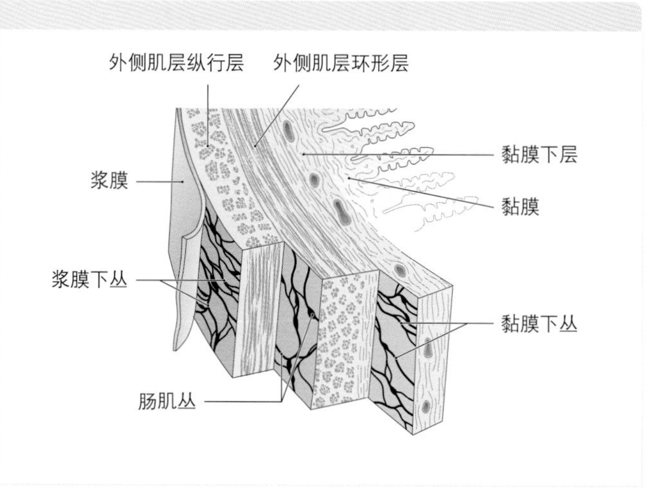
外侧肌层纵行层
外侧肌层环形层
黏膜下层
浆膜
黏膜
浆膜下丛
黏膜下丛
肠肌丛

图 16.45 泌尿器官的神经支配

男性腹腔和盆腔前面观。切除：腹膜、大部分胃和腹腔器官，保留肾、肾上腺和膀胱。示意图见第 215、282 页。

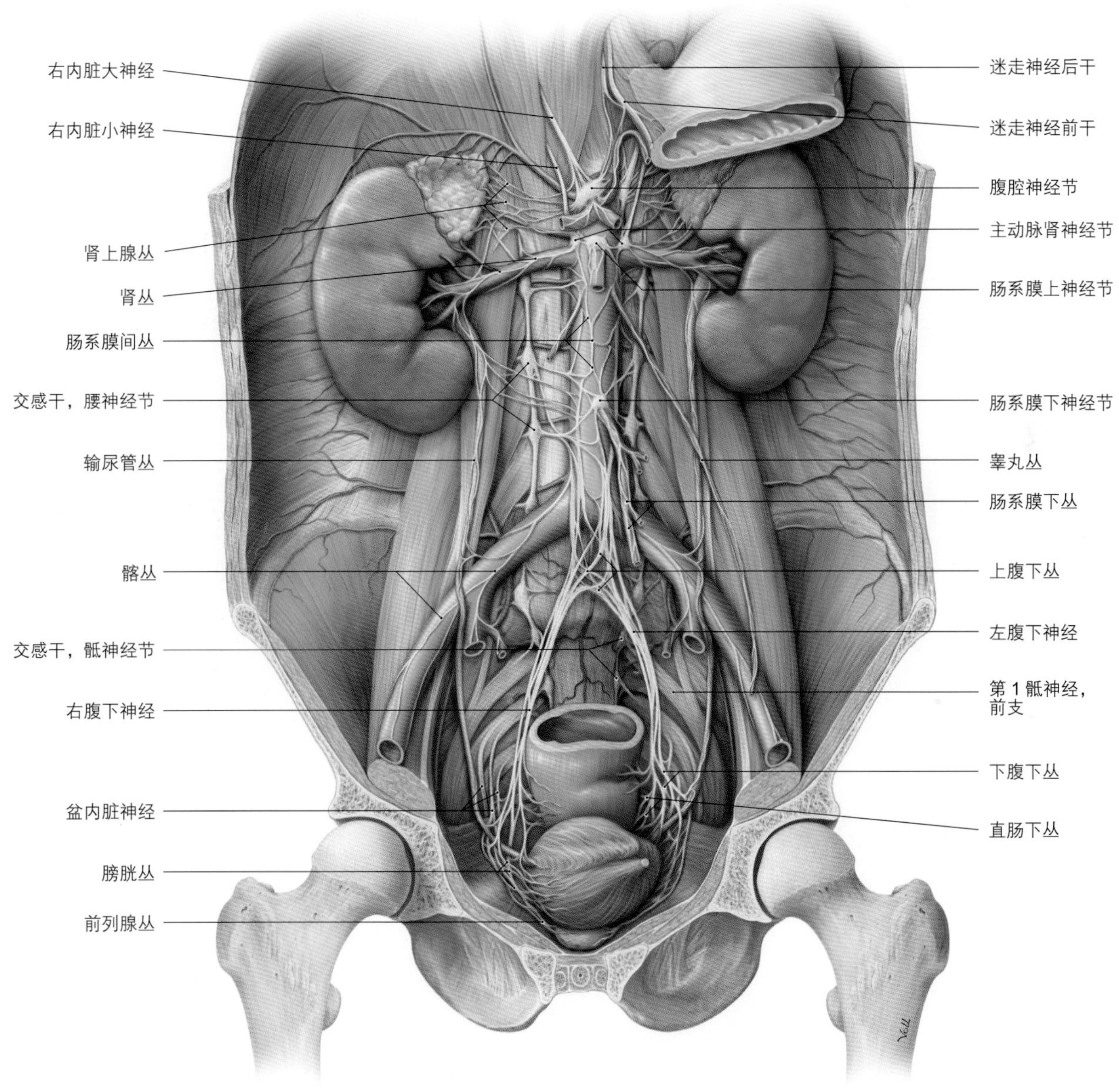
右内脏大神经
右内脏小神经
肾上腺丛
肾丛
肠系膜间丛
交感干，腰神经节
输尿管丛
髂丛
交感干，骶神经节
右腹下神经
盆内脏神经
膀胱丛
前列腺丛
迷走神经后干
迷走神经前干
腹腔神经节
主动脉肾神经节
肠系膜上神经节
肠系膜下神经节
睾丸丛
肠系膜下丛
上腹下丛
左腹下神经
第 1 骶神经，
前支
下腹下丛
直肠下丛

肠的神经支配

图 16.46 小肠的神经支配

前面观。部分切除：胃、胰和横结肠（远端）。示意图见第 215 页。

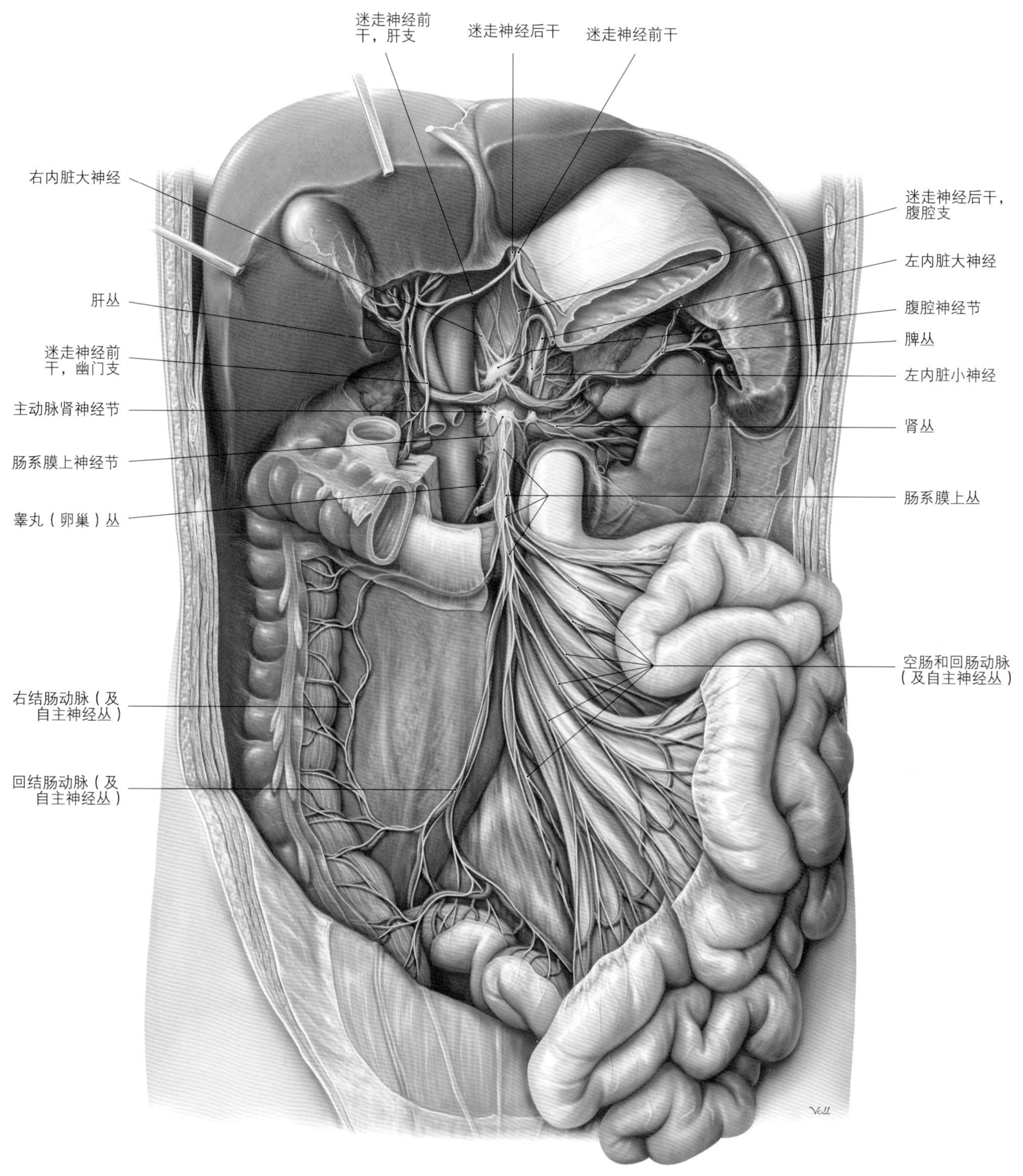
迷走神经前干，肝支
迷走神经后干
迷走神经前干
右内脏大神经
迷走神经后干，腹腔支
左内脏大神经
肝丛
腹腔神经节
脾丛
迷走神经前干，幽门支
左内脏小神经
主动脉肾神经节
肾丛
肠系膜上神经节
肠系膜上丛
睾丸（卵巢）丛
空肠和回肠动脉（及自主神经丛）
右结肠动脉（及自主神经丛）
回结肠动脉（及自主神经丛）

图 16.47 大肠的神经支配

前面观。切除：小肠。

翻开：横结肠和乙状结肠。示意图见第 215 页。

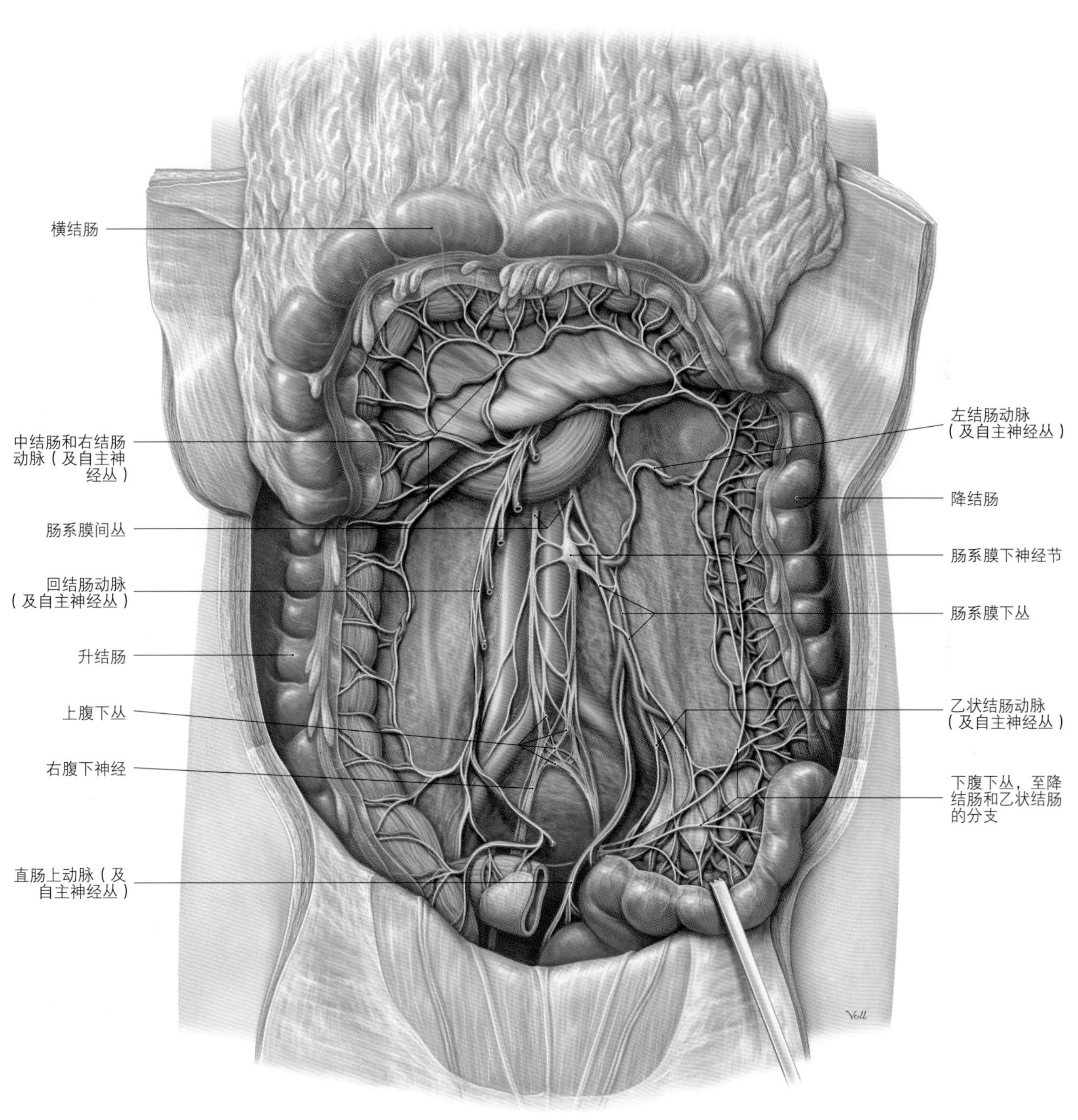
横结肠
中结肠和右结肠动脉（及自主神经丛）
肠系膜间丛
回结肠动脉（及自主神经丛）
升结肠
上腹下丛
右腹下神经
直肠上动脉（及自主神经丛）
左结肠动脉（及自主神经丛）
降结肠
肠系膜下神经节
肠系膜下丛
乙状结肠动脉（及自主神经丛）
下腹下丛，至降结肠和乙状结肠的分支
Voll

第 17 章　断层解剖学和放射解剖学

腹部断层解剖学

图 17.1　腹腔横切面

下面观。

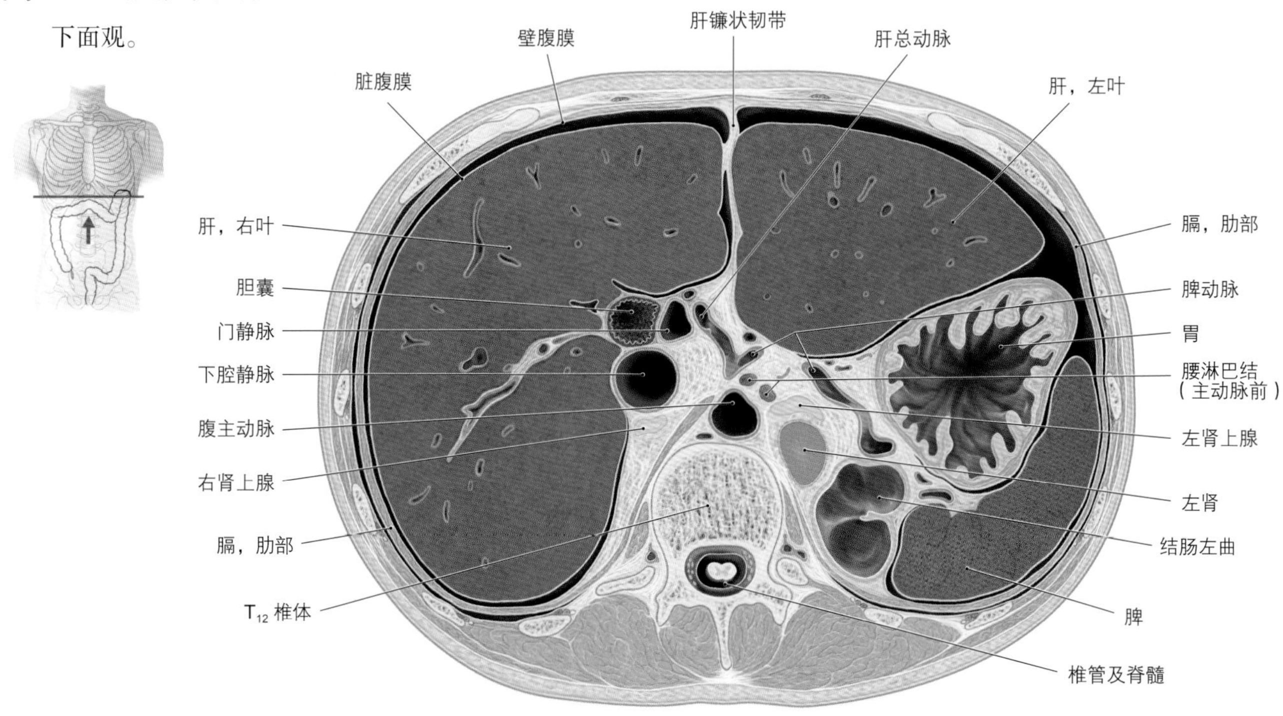
肝镰状韧带
壁腹膜
肝总动脉
脏腹膜
肝，左叶
肝，右叶
膈，肋部
胆囊
脾动脉
门静脉
胃
下腔静脉
腰淋巴结
（主动脉前）
腹主动脉
左肾上腺
右肾上腺
左肾
膈，肋部
结肠左曲
T_{12} 椎体
脾
椎管及脊髓

A. 经 T_{12} 椎体的横切面。

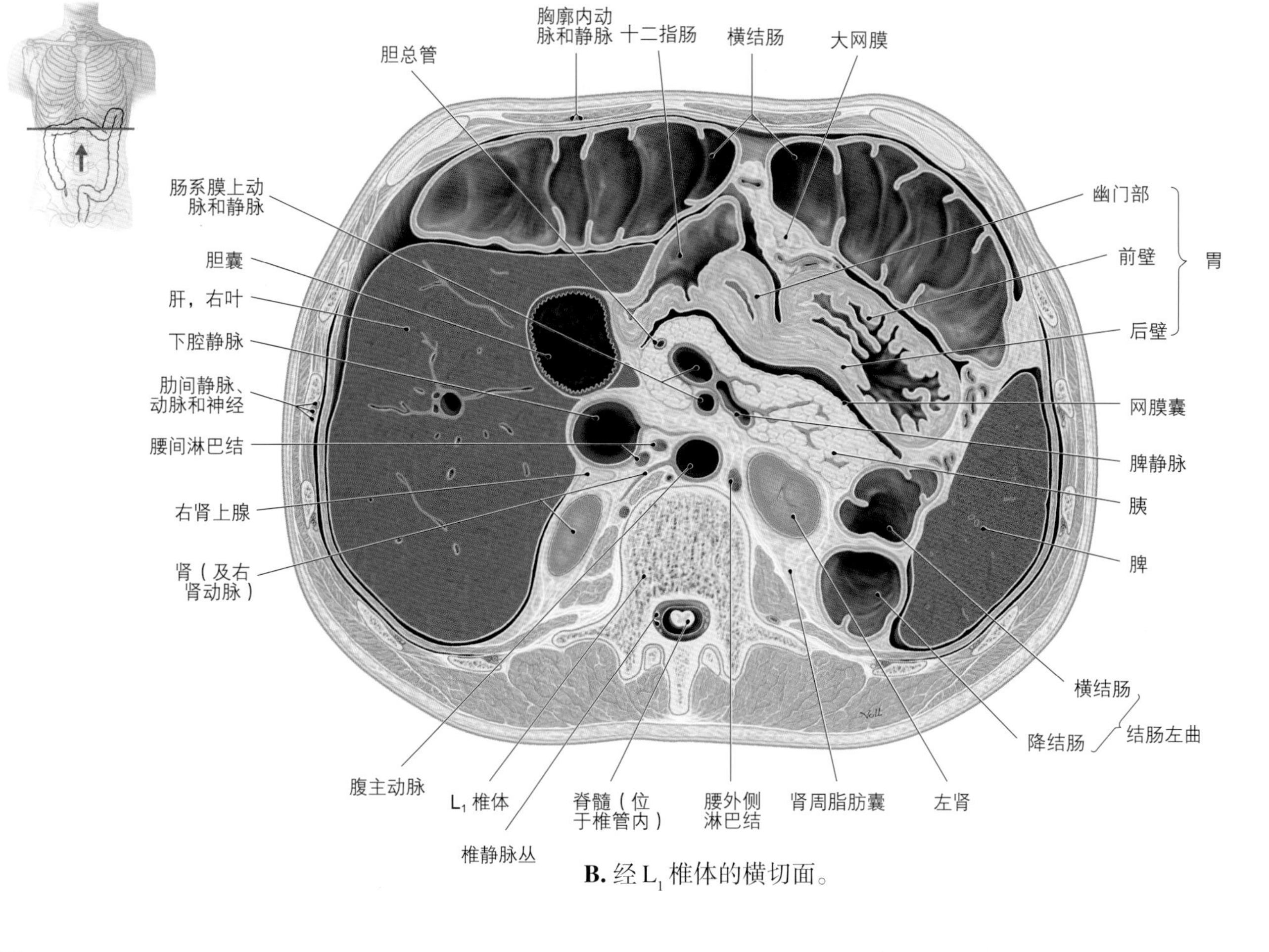

胸廓内动
脉和静脉
十二指肠
横结肠
大网膜
胆总管
肠系膜上动
脉和静脉
幽门部
前壁
后壁
胃
胆囊
肝，右叶
下腔静脉
肋间静脉、
动脉和神经
网膜囊
腰间淋巴结
脾静脉
右肾上腺
胰
肾（及右
肾动脉）
脾
横结肠
降结肠
结肠左曲
腹主动脉
L_1 椎体
脊髓（位
于椎管内）
腰外侧
淋巴结
肾周脂肪囊
左肾
椎静脉丛

B. 经 L_1 椎体的横切面。

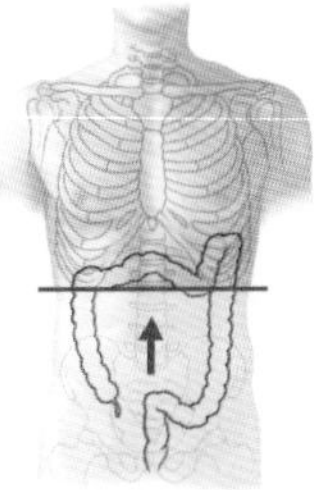

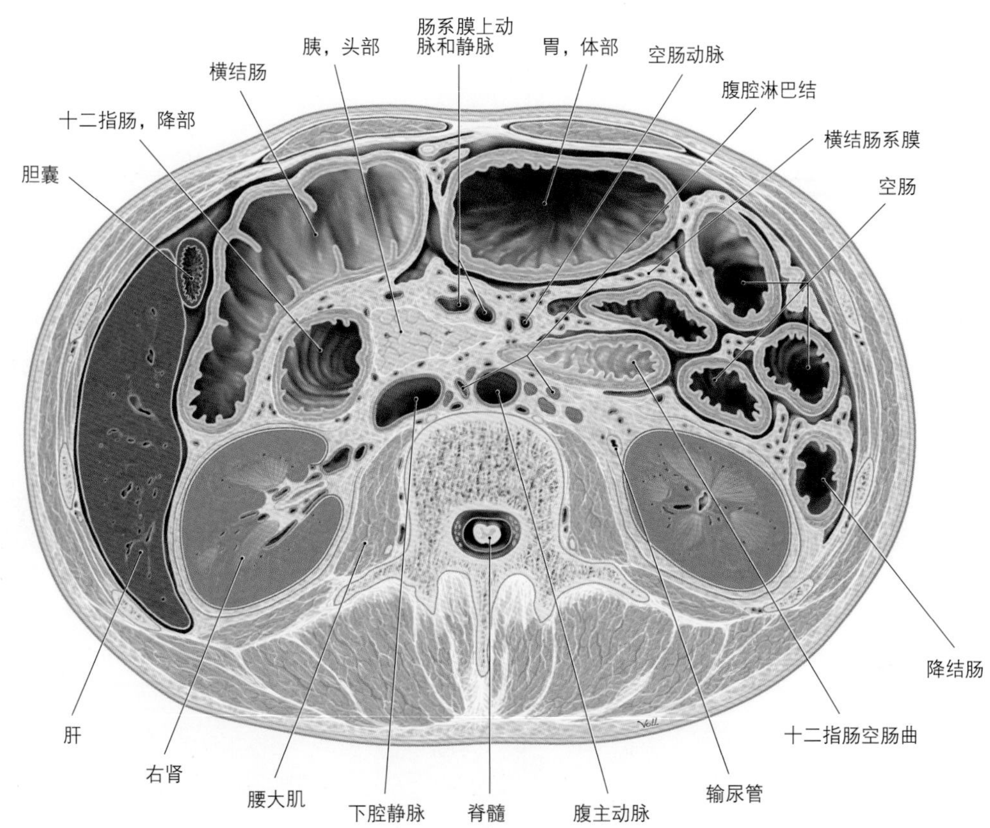
肠系膜上动
脉和静脉
胰，头部
胃，体部
空肠动脉
横结肠
腹腔淋巴结
十二指肠，降部
横结肠系膜
胆囊
空肠
降结肠
肝
十二指肠空肠曲
右肾
腰大肌
下腔静脉
脊髓
腹主动脉
输尿管

C. 经 L_2 椎体的横切面。

腹部放射解剖学（Ⅰ）

图 17.2 腹部 CT：横切面

（经允许引自 Moeller TB, Reif E. Pocket Atlas of Sectional Anatomy, Vol 2, 4th ed. New York, NY: Thieme; 2014）

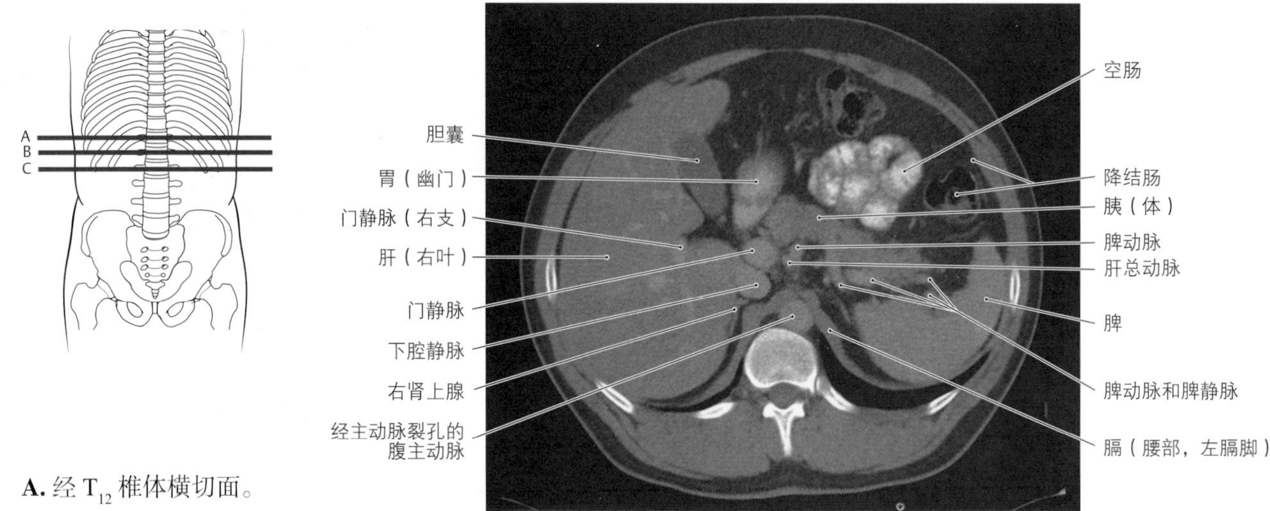
A
B
C
空肠
胆囊
胃（幽门）
门静脉（右支）
肝（右叶）
门静脉
下腔静脉
右肾上腺
经主动脉裂孔的腹主动脉
降结肠
胰（体）
脾动脉
肝总动脉
脾
脾动脉和脾静脉
膈（腰部，左膈脚）

A. 经 T_{12} 椎体横切面。

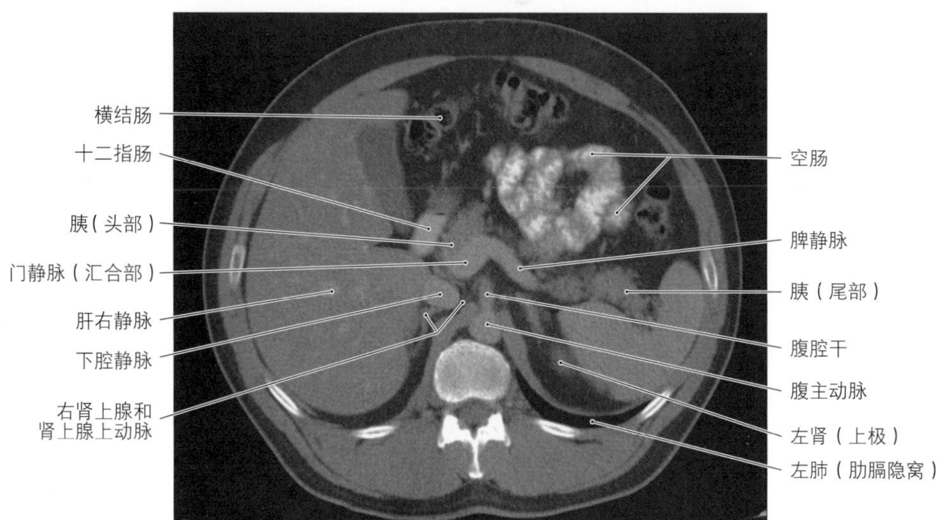
横结肠
十二指肠
胰（头部）
门静脉（汇合部）
肝右静脉
下腔静脉
右肾上腺和肾上腺上动脉
空肠
脾静脉
胰（尾部）
腹腔干
腹主动脉
左肾（上极）
左肺（肋膈隐窝）

B. 经 L_1 椎体的横切面。

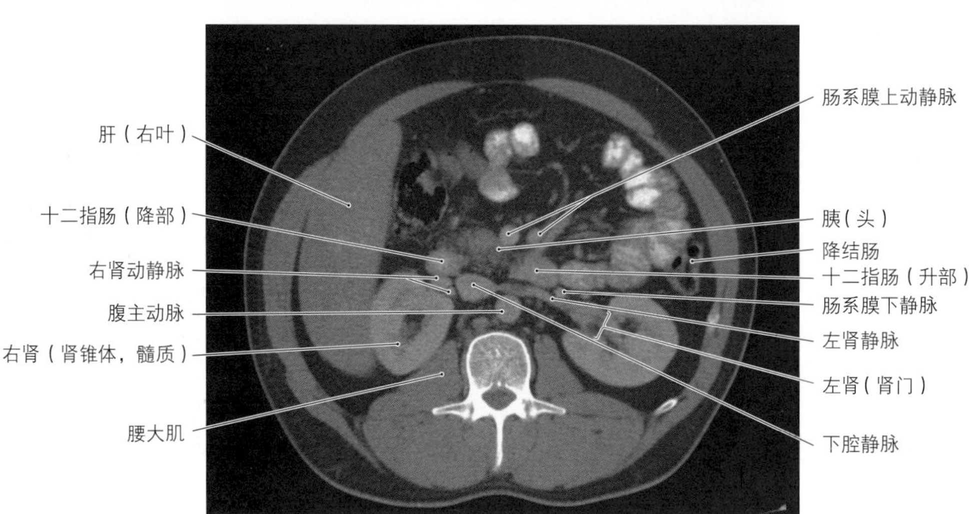
肝（右叶）
十二指肠（降部）
右肾动静脉
腹主动脉
右肾（肾锥体，髓质）
腰大肌
肠系膜上动静脉
胰（头）
降结肠
十二指肠（升部）
肠系膜下静脉
左肾静脉
左肾（肾门）
下腔静脉

C. 经 L_2 椎体的横切面。

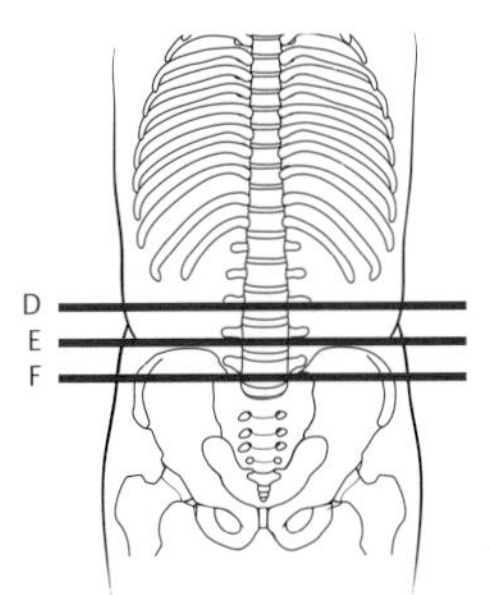
D
E
F

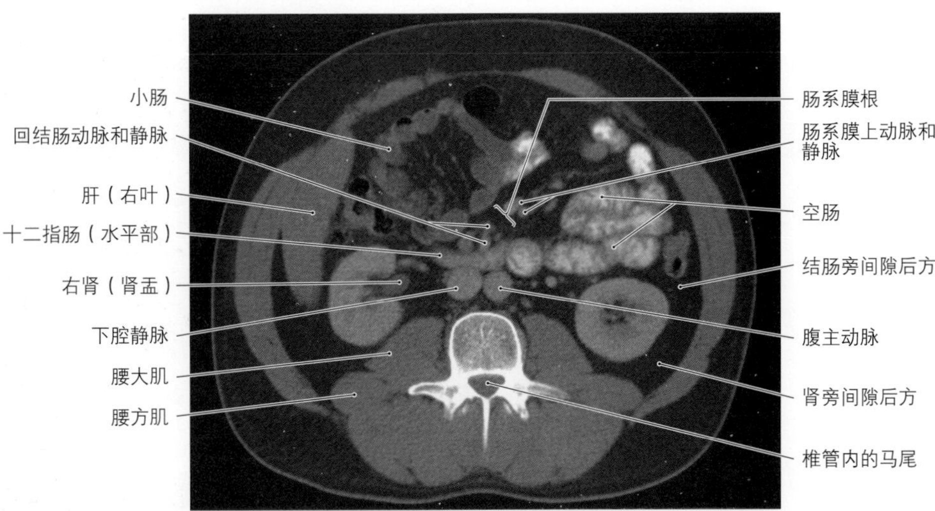
小肠
回结肠动脉和静脉
肝（右叶）
十二指肠（水平部）
右肾（肾盂）
下腔静脉
腰大肌
腰方肌
肠系膜根
肠系膜上动脉和静脉
空肠
结肠旁间隙后方
腹主动脉
肾旁间隙后方
椎管内的马尾

D. 经 L_3 椎体的横切面。

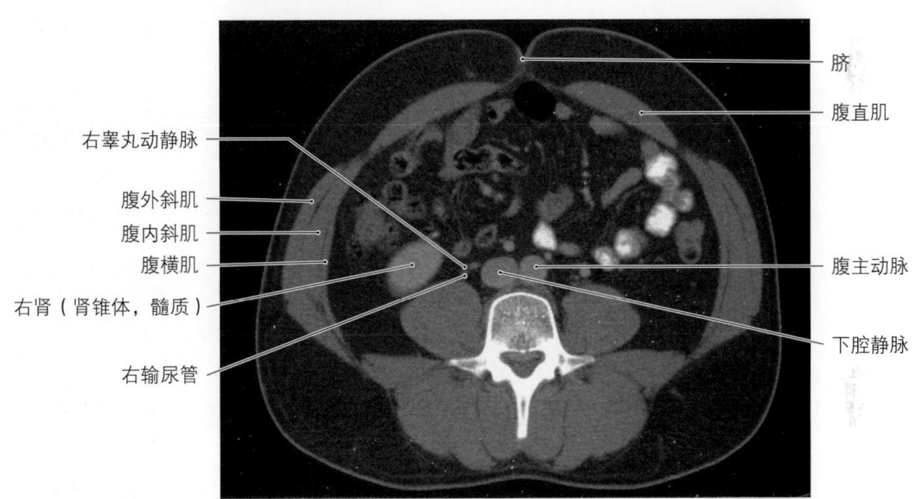
脐
腹直肌
右睾丸动静脉
腹外斜肌
腹内斜肌
腹横肌
右肾（肾锥体，髓质）
右输尿管
腹主动脉
下腔静脉

E. 经 L_4 椎体的横切面。

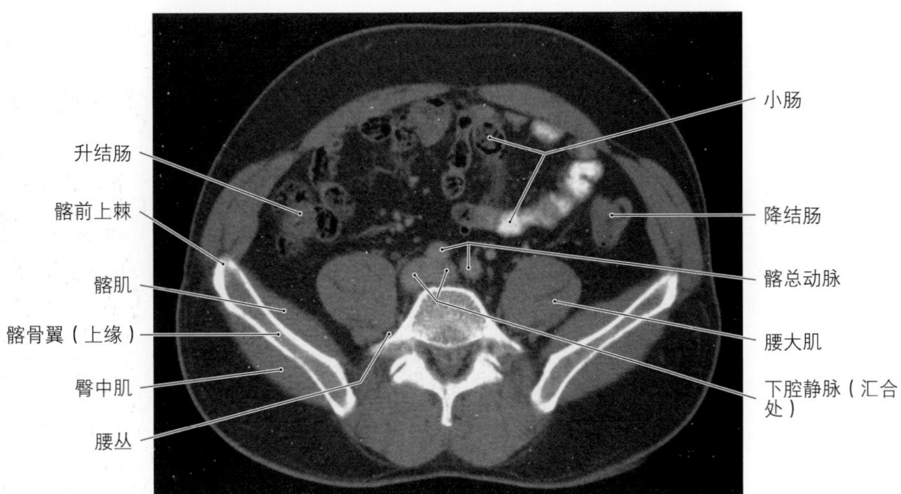
小肠
升结肠
髂前上棘
髂肌
髂骨翼（上缘）
臀中肌
腰丛
降结肠
髂总动脉
腰大肌
下腔静脉（汇合处）

F. 经 L_5 椎体的横切面。

腹部放射解剖学（II）

图 17.3 腹部 CT：经主动脉的矢状切面

（经允许引自 Moeller TB, Reif E. Pocket Atlas of Sectional Anatomy, Vol 2, 4th ed. New York, NY: Thieme; 2014）

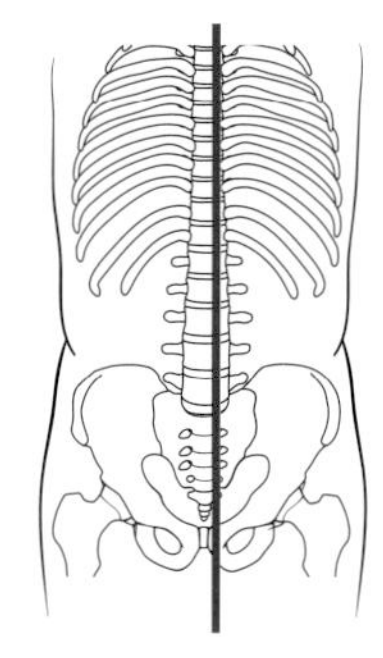

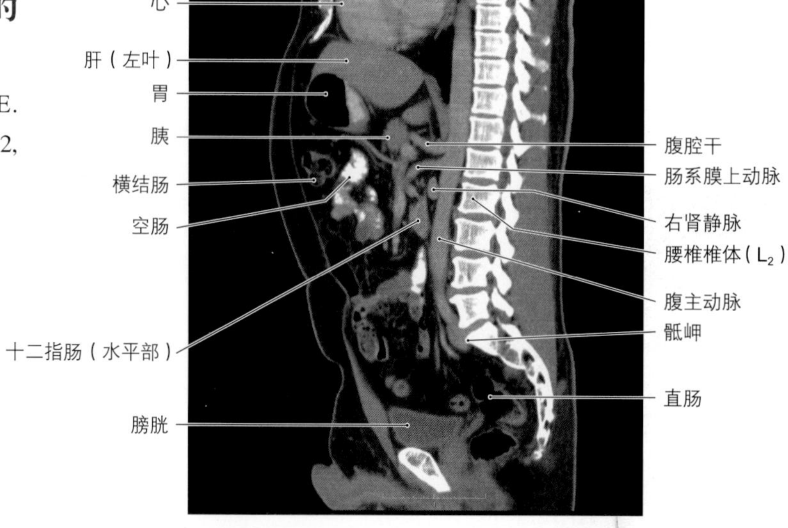
心
肝（左叶）
胃
胰
横结肠
空肠
十二指肠（水平部）
膀胱
腹腔干
肠系膜上动脉
右肾静脉
腰椎椎体（L_2）
腹主动脉
骶岬
直肠

图 17.4 腹部 CT：经肾的冠状切面

（经允许引自 Moeller TB, Reif E. Pocket Atlas of Sectional Anatomy, Vol 2, 4th ed. New York, NY: Thieme; 2014）

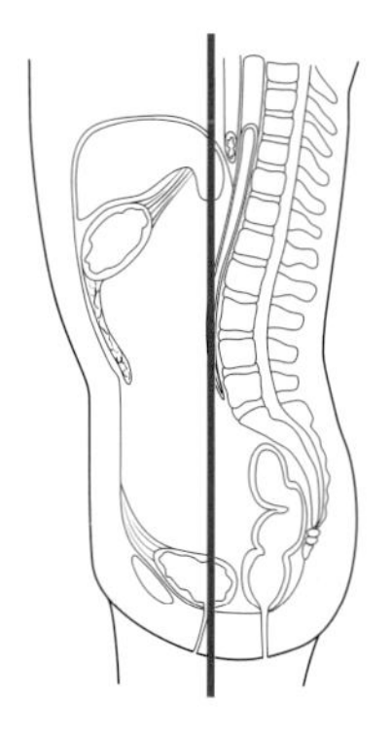

肝（右叶）
下腔静脉
右肾，上极和右肾动脉
肾盂
腰肌
髂肌
臀中肌
胃（底）
脾及脾动脉和脾静脉
胰（尾）
左肾静脉和动脉
左肾（肾皮质）
肠系膜下静脉
髂总动脉（左）

图 17.5 静脉注射肾盂造影 X 线片

前面观。

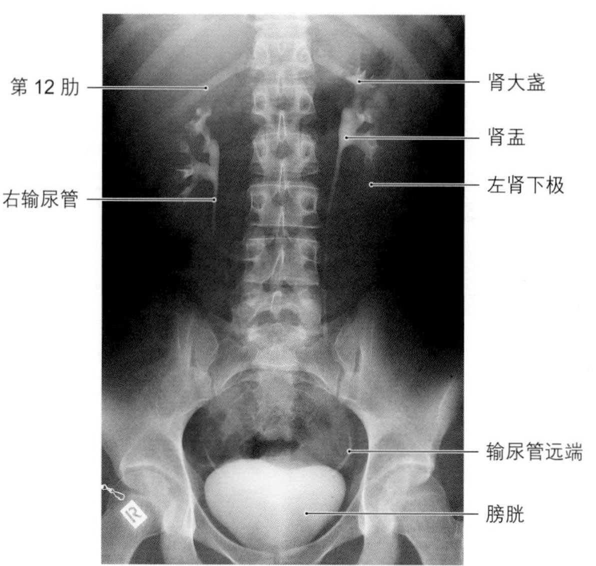
第 12 肋
右输尿管
肾大盏
肾盂
左肾下极
输尿管远端
膀胱

图 17.6 小肠气钡双重造影 X 线片

前面观。

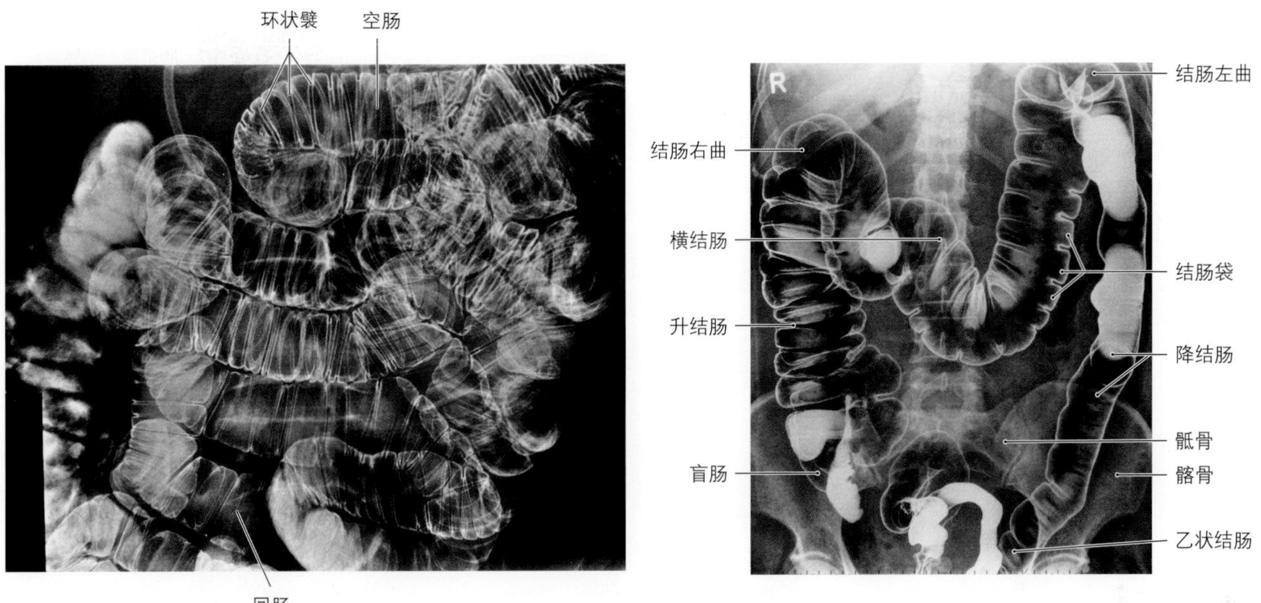
环状襞
空肠
回肠
R
结肠左曲
结肠右曲
横结肠
结肠袋
升结肠
降结肠
骶骨
盲肠
髂骨
乙状结肠

A. 小肠。

B. 大肠 [经允许引自 Reiser, M. et al. Radiologie (Duale Reihe), 2nd ed., Thieme, Stuttgart; 2006]。

图 17.7 小肠 MRI

冠状面观。在胃肠道疾病的诊断和评估中像 CT 和 MRI 这样的断层成像方式已经取代了传统的 X 线片方式（经允许引自 Krombach GA, Mahnken AH. Body Imaging: Thorax and Abdomen. New York, NY: Thieme; 2018）。

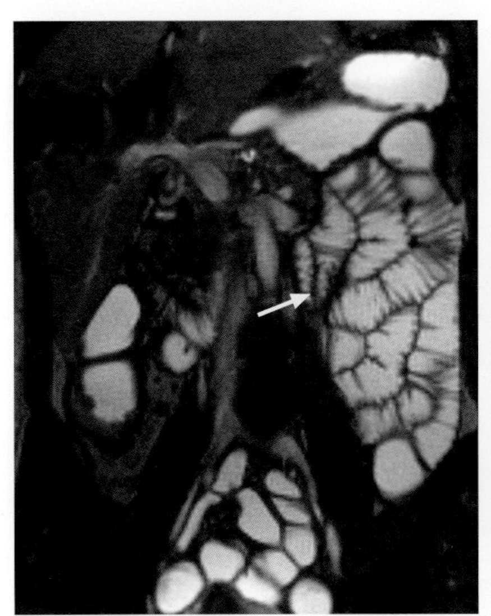

A. 空肠（箭头）。

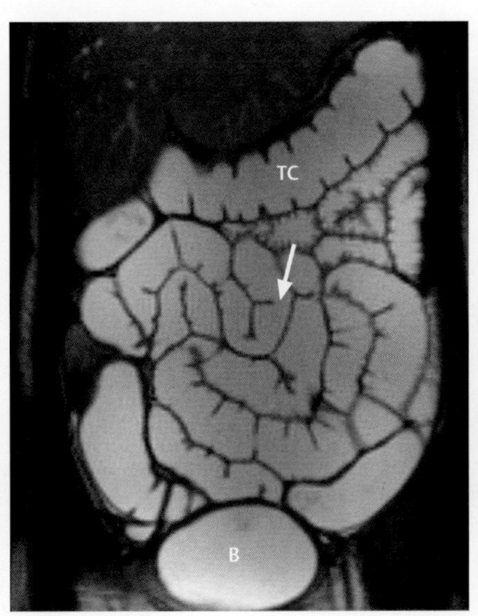
TC
B

B. 回肠（箭头），横结肠（TC），膀胱（B）。

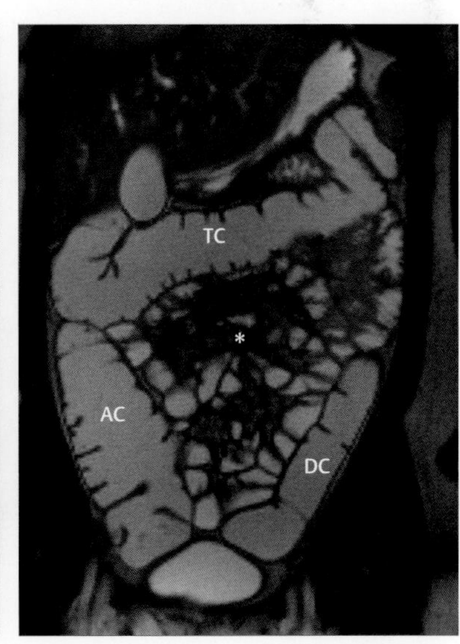
TC
*
AC
DC

B. 升结肠（AC），降结肠（DC），横结肠（TC），小肠和肠系膜结构（*）。

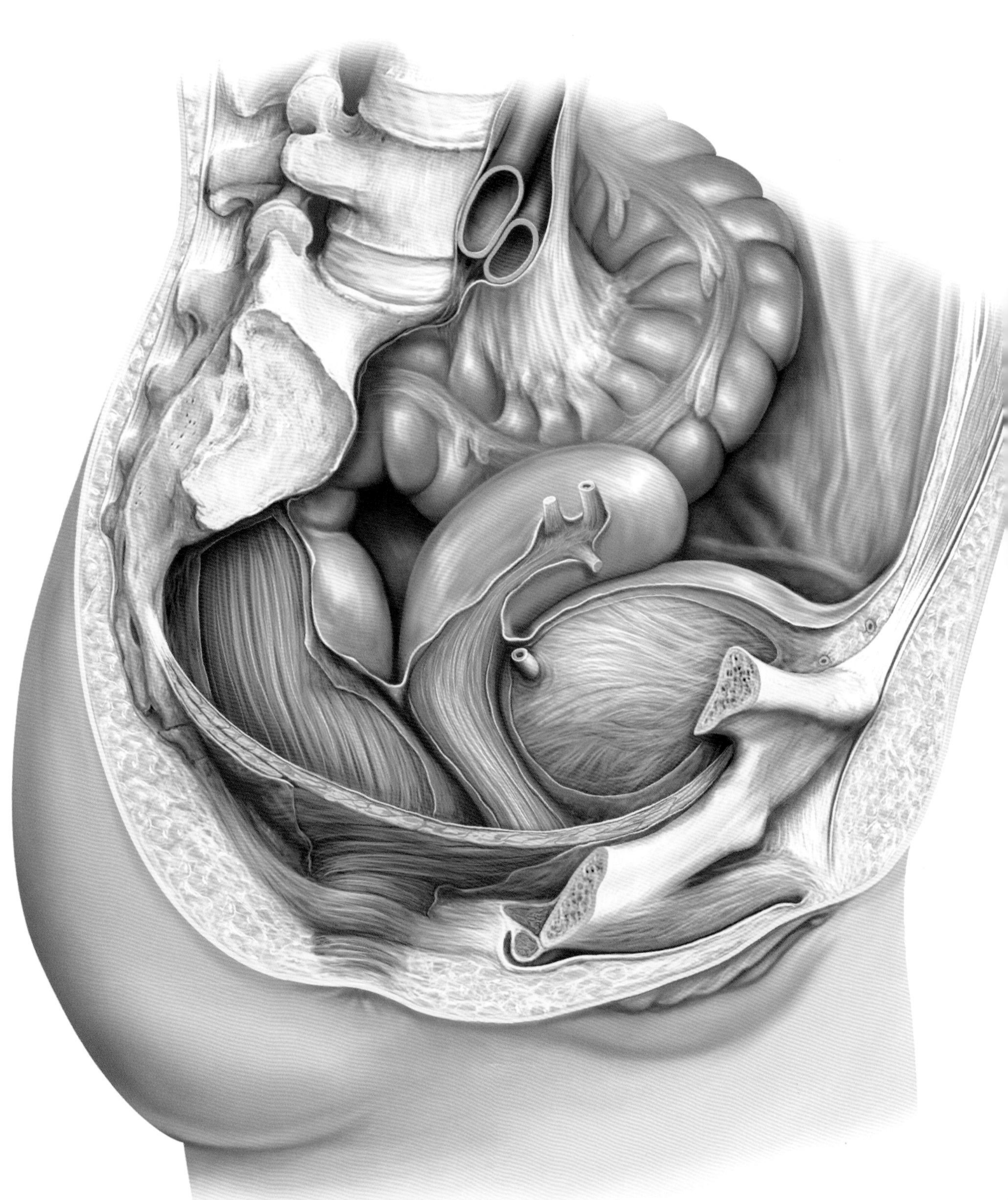

第 4 篇　骨盆和会阴

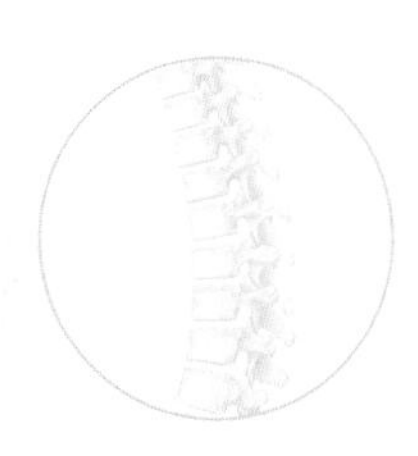

第 18 章 表面解剖

表面解剖

图 18.1 骨盆可触及的结构

前面观，男性和女性共有的结构，背部的结构见第 2、3 页。

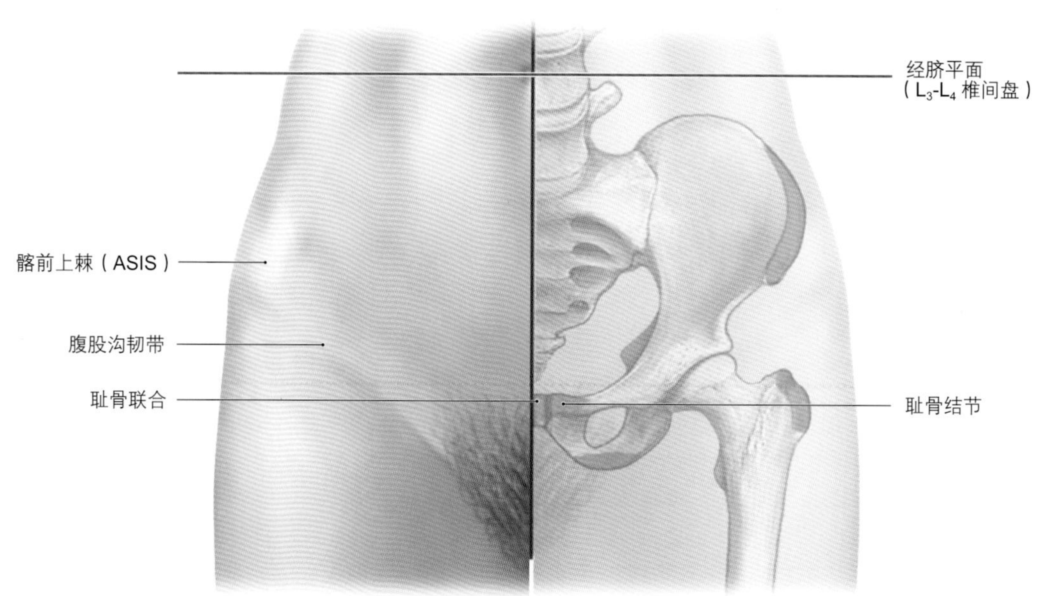
经脐平面
（L_3-L_4 椎间盘）
髂前上棘（ASIS）
腹股沟韧带
耻骨联合
耻骨结节

A. 骨性突起，女性骨盆。

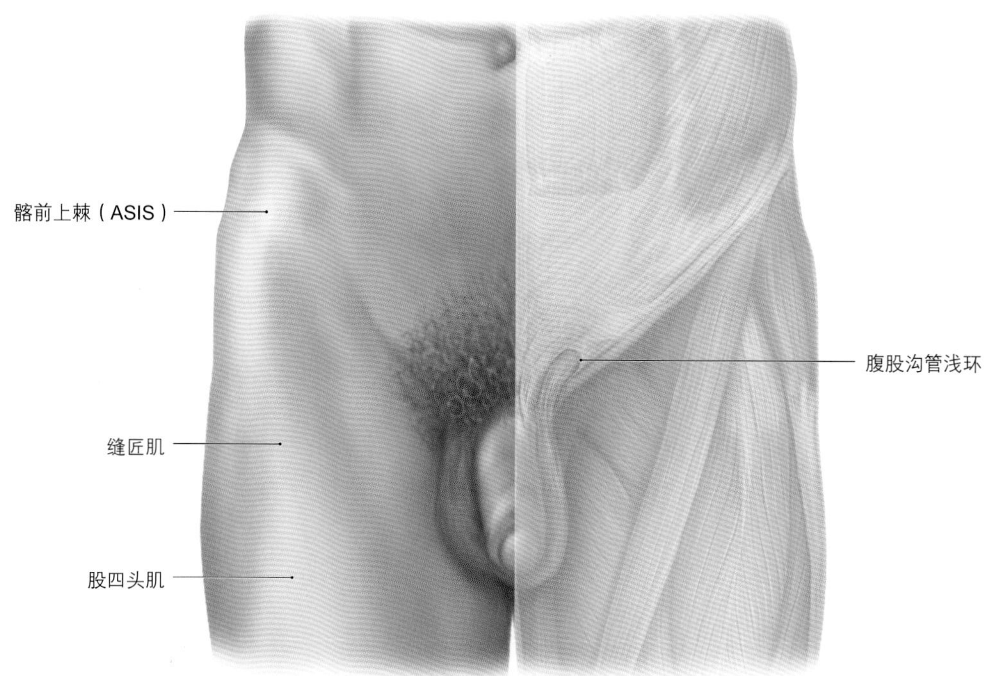
髂前上棘（ASIS）
腹股沟管浅环
缝匠肌
股四头肌

B. 肌性结构，男性骨盆。

会阴是躯干的最下部，位于大腿和臀部之间，从耻骨延伸到尾骨，上达盆膈下筋膜，包含肛三角和尿生殖三角的所有结构（图 18.2A）。会阴两侧的境界为耻骨联合、坐骨耻骨支、坐骨结节、骶结节韧带和尾骨。

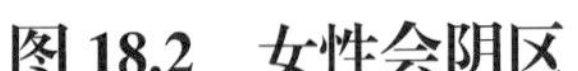

图 18.2　女性会阴区

截石位。

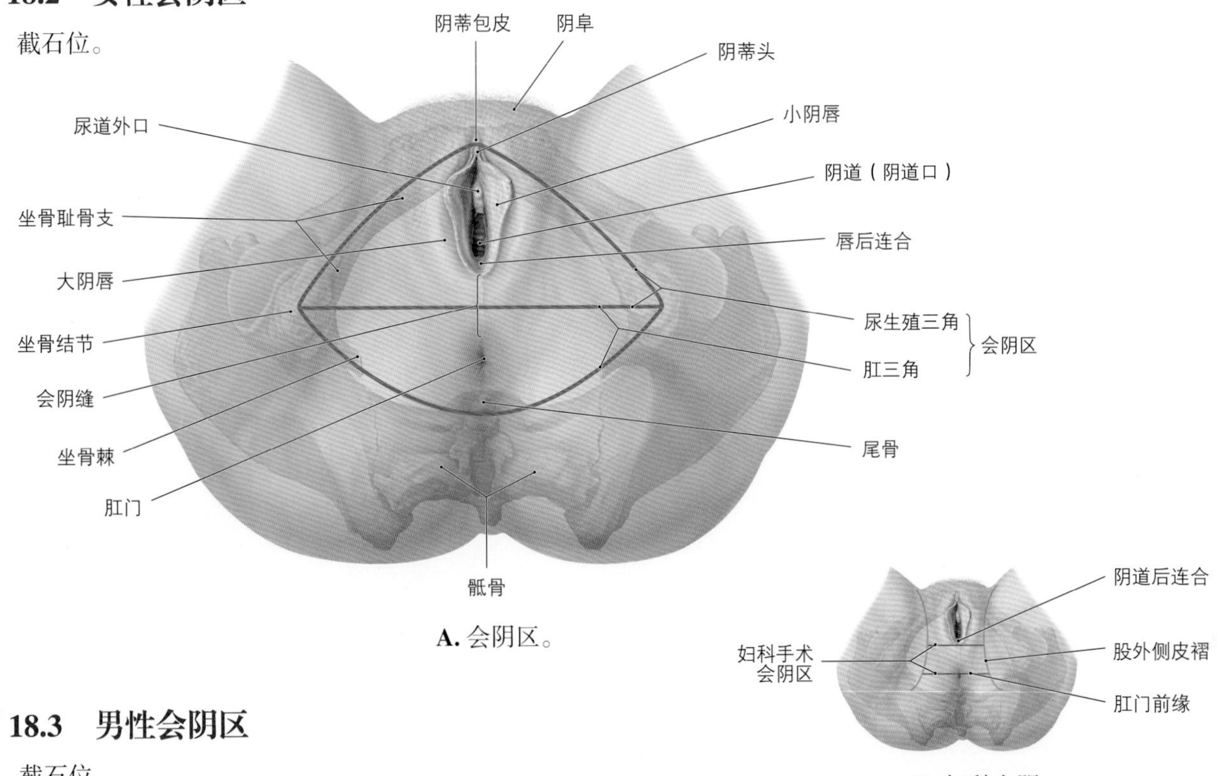

阴蒂包皮
阴阜
阴蒂头
尿道外口
小阴唇
阴道（阴道口）
坐骨耻骨支
唇后连合
大阴唇
尿生殖三角
会阴区
坐骨结节
肛三角
会阴缝
尾骨
坐骨棘
肛门
骶骨
阴道后连合
妇科手术
会阴区
股外侧皮褶
肛门前缘

A. 会阴区。

B. 妇科会阴。

图 18.3　男性会阴区

截石位。

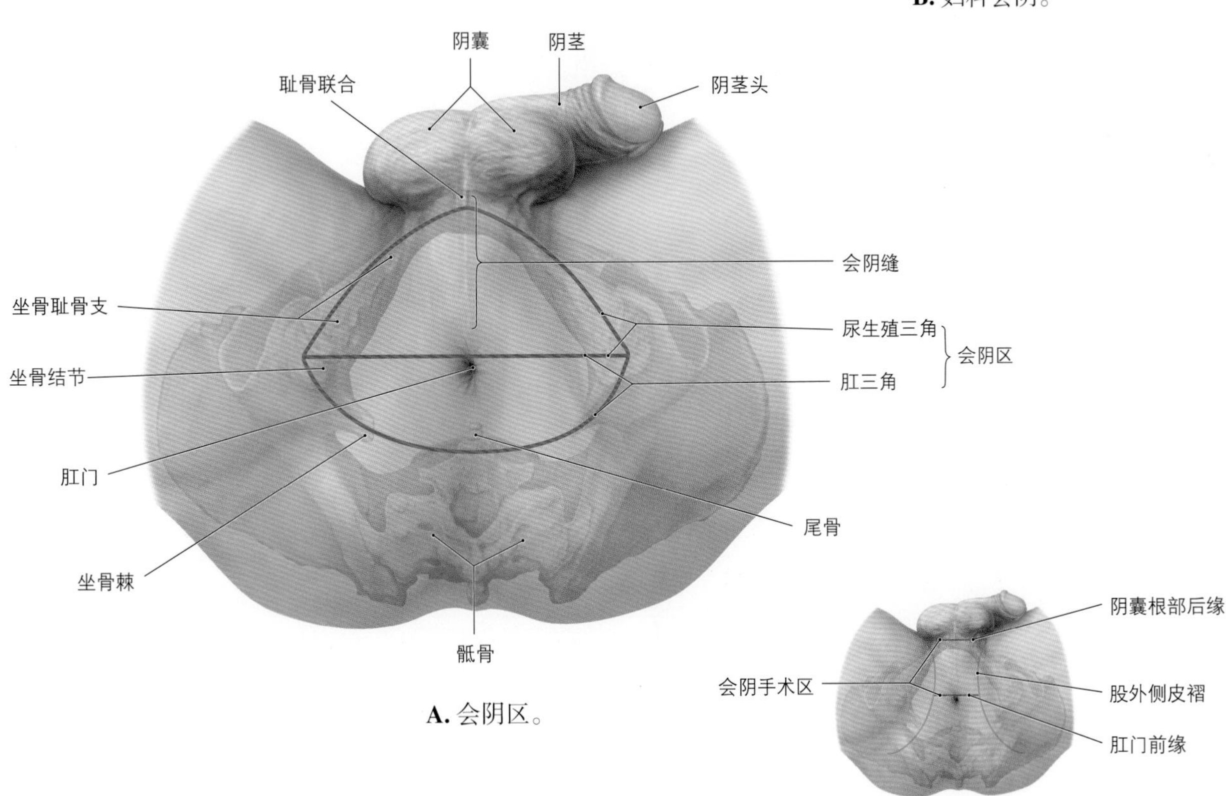

阴囊
阴茎
耻骨联合
阴茎头
会阴缝
坐骨耻骨支
尿生殖三角
会阴区
坐骨结节
肛三角
肛门
尾骨
坐骨棘
骶骨
阴囊根部后缘
会阴手术区
股外侧皮褶
肛门前缘

A. 会阴区。

B. 外科会阴。

第 19 章 骨、韧带和肌

盆带骨

骨盆是腹部下方盆带骨围成的区域，由两侧髋骨和骶骨连接脊柱与股骨。两侧髋骨在耻骨联合软骨处相互连接，并通过骶髂关节与骶骨连接，形成骨盆缘（红色区域，图 19.1）。盆带骨的稳定对正常行走时将躯干载荷传递到下肢非常必要。

图 19.1 盆带骨

前上面观，盆带骨由两侧髋骨和骶骨组成。

图 19.2 髋骨

右髋骨（男性）。

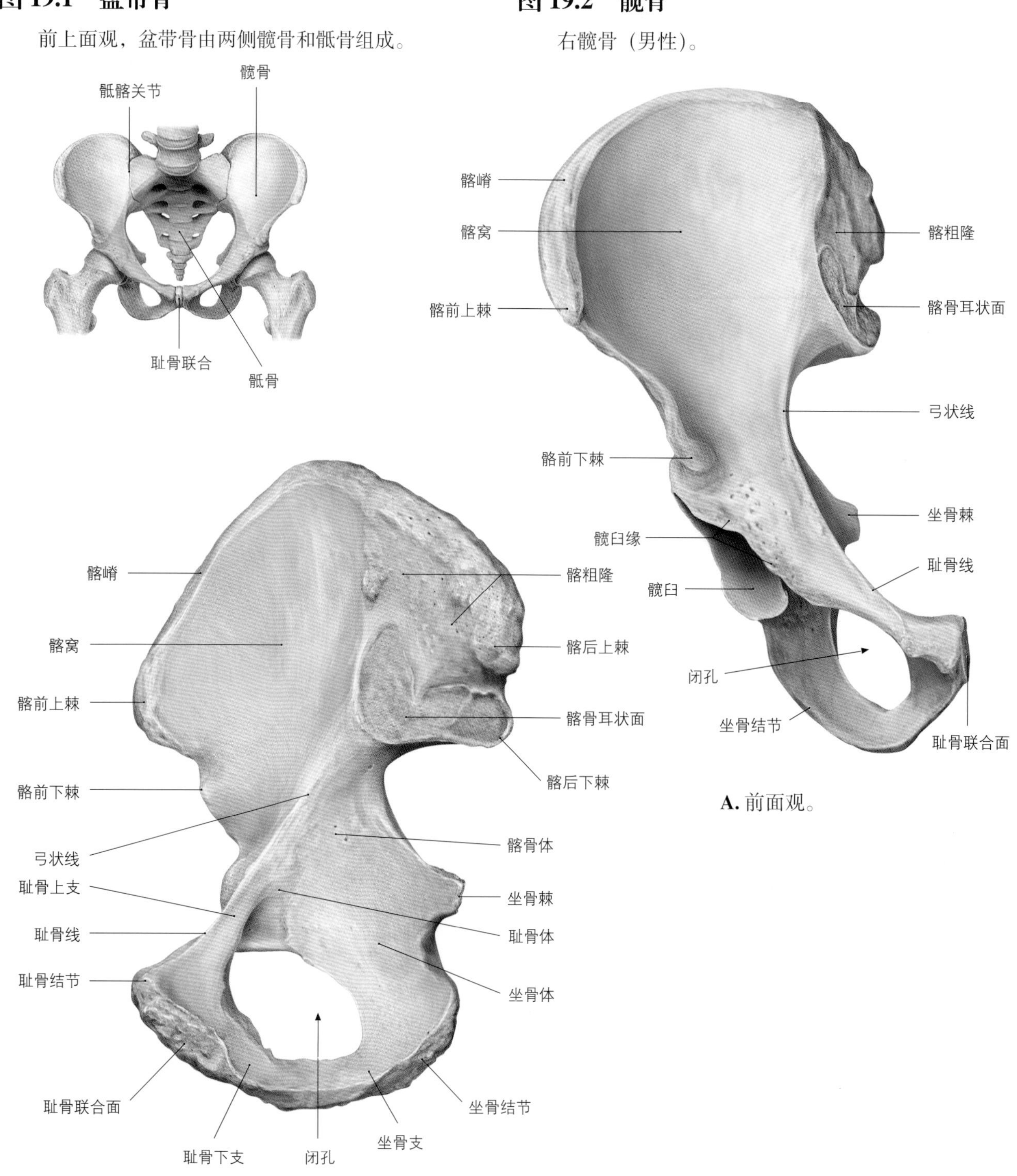
髋骨
骶髂关节
耻骨联合
骶骨
髂嵴
髂窝
髂粗隆
髂前上棘
髂骨耳状面
弓状线
髂前下棘
坐骨棘
髋臼缘
耻骨线
髋臼
闭孔
坐骨结节
耻骨联合面
髂嵴
髂粗隆
髂窝
髂后上棘
髂前上棘
髂骨耳状面
髂后下棘
髂前下棘
髂骨体
弓状线
耻骨上支
坐骨棘
耻骨线
耻骨体
耻骨结节
坐骨体
耻骨联合面
坐骨结节
坐骨支
耻骨下支
闭孔

A. 前面观。

B. 内侧面观。

图 19.3　髋骨的软骨连接

右髋骨，外侧面观，髋骨由髂骨、坐骨和耻骨构成。

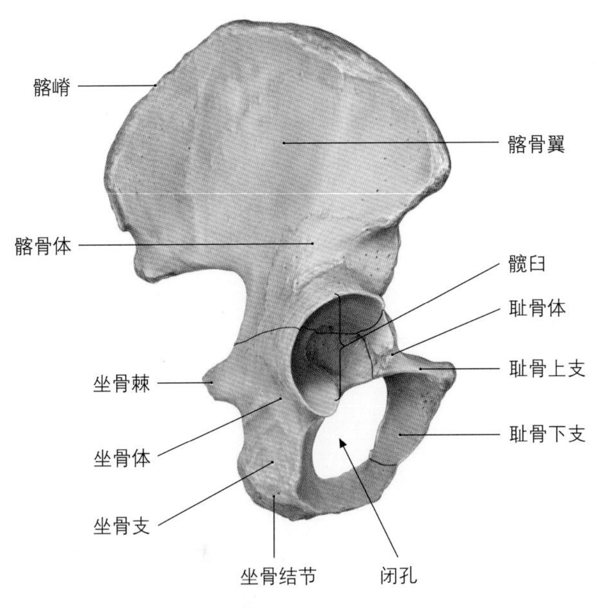
髂嵴
髂骨翼
髂骨体
髋臼
耻骨体
耻骨上支
坐骨棘
耻骨下支
坐骨体
坐骨支
坐骨结节
闭孔

A. 三块骨的软骨连接。

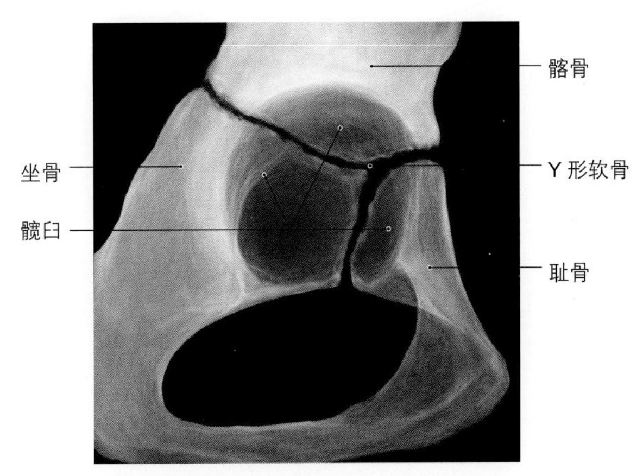
髂骨
坐骨
Y 形软骨
髋臼
耻骨

B. 儿童髋臼的 X 线片。

图 19.4　髋骨

右髋骨（男性），外侧面观。

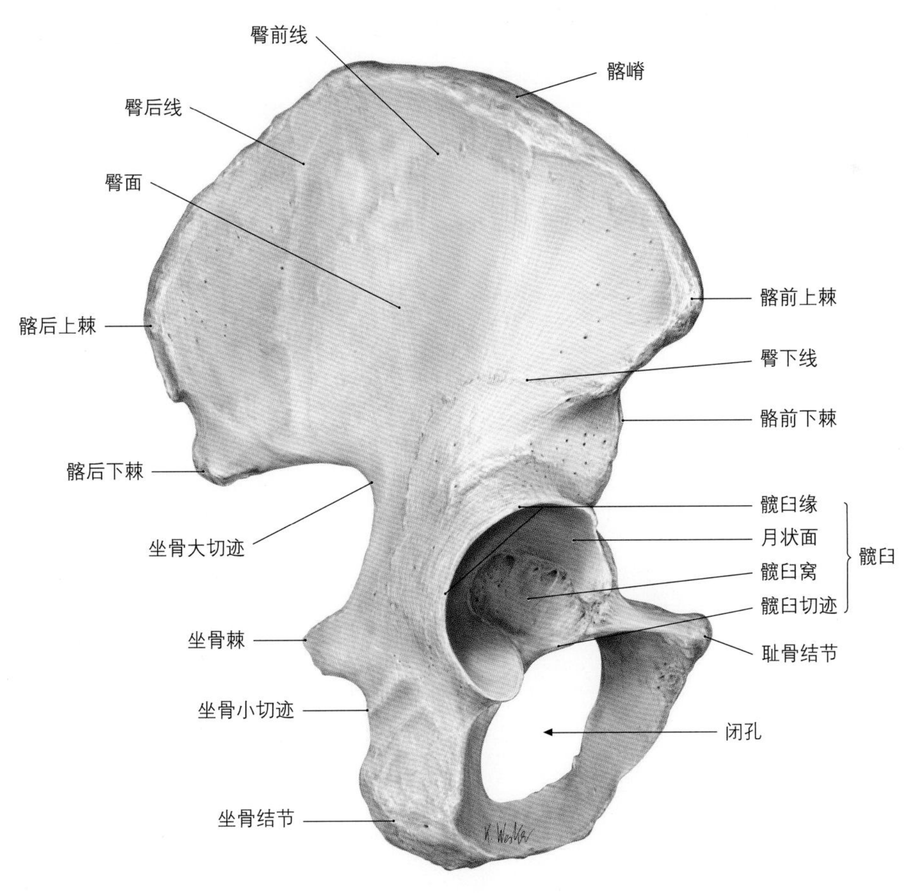
臀前线
髂嵴
臀后线
臀面
髂前上棘
髂后上棘
臀下线
髂前下棘
髂后下棘
髋臼缘
月状面
髋臼
坐骨大切迹
髋臼窝
髋臼切迹
坐骨棘
耻骨结节
坐骨小切迹
闭孔
坐骨结节

女性和男性的骨盆

图 19.5　女性骨盆

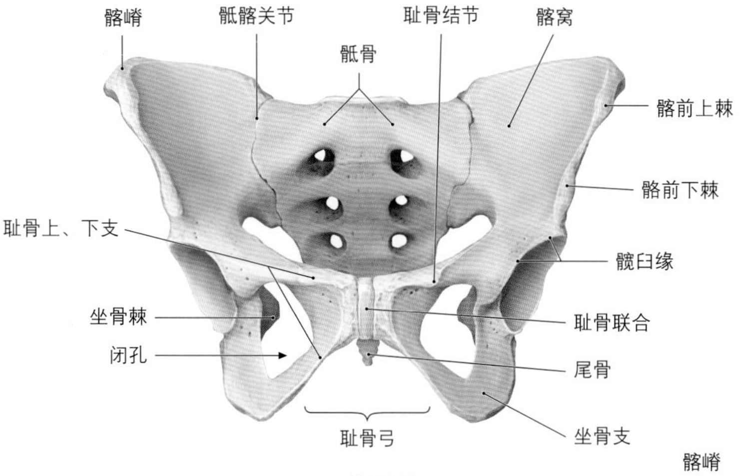

髂嵴
骶髂关节
骶骨
耻骨结节
髂窝
髂前上棘
髂前下棘
耻骨上、下支
髋臼缘
坐骨棘
耻骨联合
闭孔
尾骨
耻骨弓
坐骨支

A. 前面观。

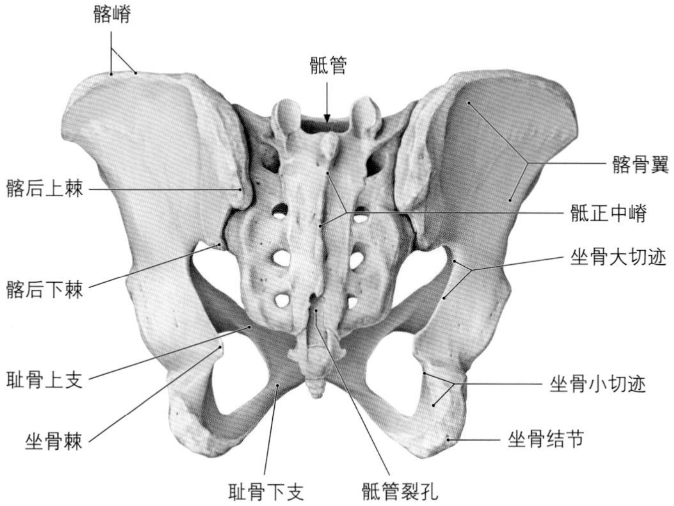

髂嵴
骶管
髂骨翼
髂后上棘
骶正中嵴
坐骨大切迹
髂后下棘
耻骨上支
坐骨小切迹
坐骨棘
坐骨结节
耻骨下支
骶管裂孔

B. 后面观。

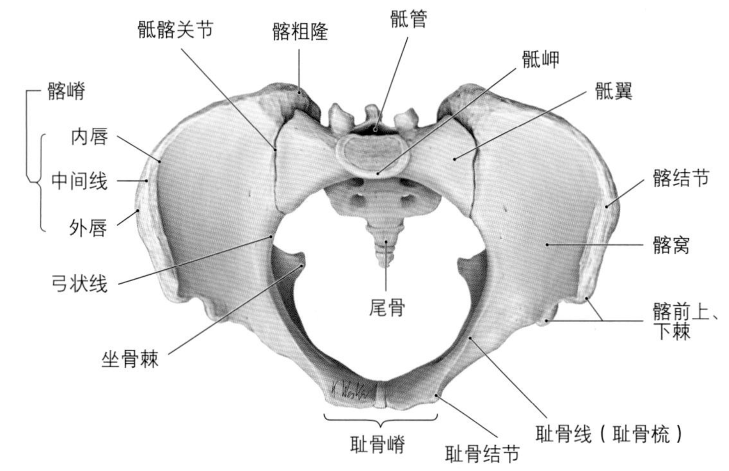
骶髂关节
髂粗隆
骶管
骶岬
髂嵴
骶翼
内唇
中间线
外唇
髂结节
髂窝
弓状线
尾骨
髂前上、
下棘
坐骨棘
耻骨嵴
耻骨结节
耻骨线（耻骨梳）

C. 上面观。

临床要点 19.1

分娩

产妇骨盆和胎头之间的关系若不匹配，则会导致在分娩期间出现并发症，可能需要剖腹产。母体因素包括早前骨盆创伤和先天畸形；胎儿因素包括脑积水（脑脊液循环障碍导致脑膨胀和颅扩张）。

图 19.6 男性骨盆

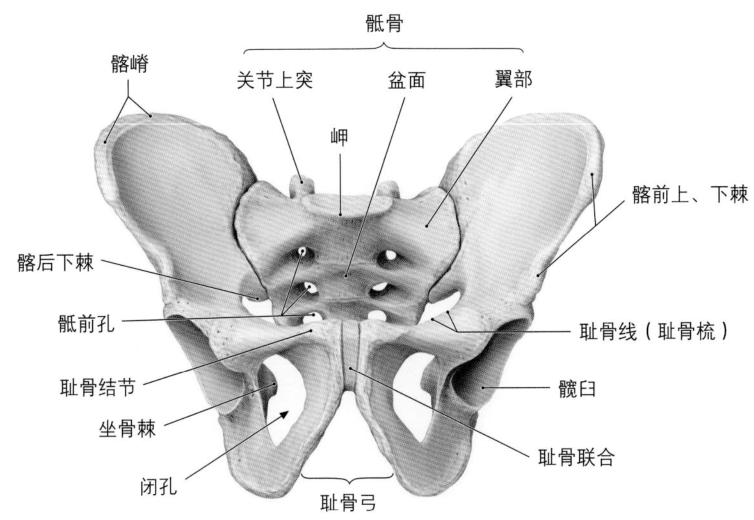
骶骨
髂嵴
关节上突
盆面
翼部
岬
髂前上、下棘
髂后下棘
骶前孔
耻骨线（耻骨梳）
耻骨结节
髋臼
坐骨棘
耻骨联合
闭孔
耻骨弓

A. 前面观。

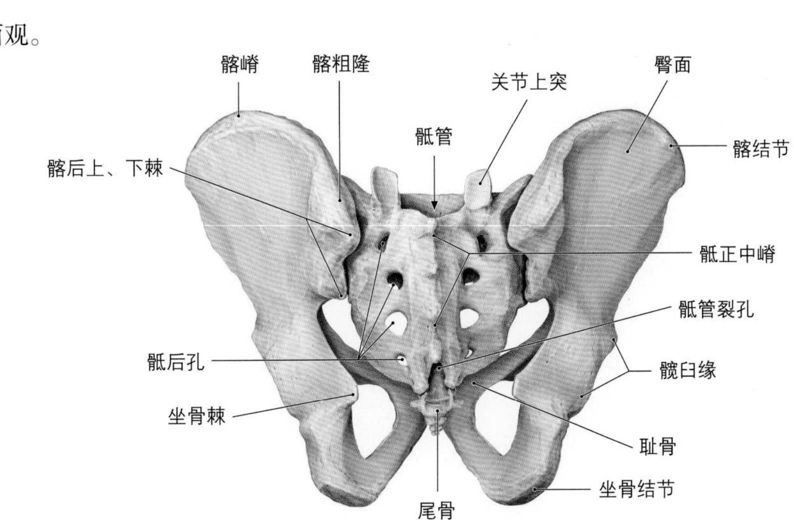
髂嵴
髂粗隆
关节上突
臀面
骶管
髂结节
髂后上、下棘
骶正中嵴
骶管裂孔
骶后孔
髋臼缘
坐骨棘
耻骨
坐骨结节
尾骨

B. 后面观。

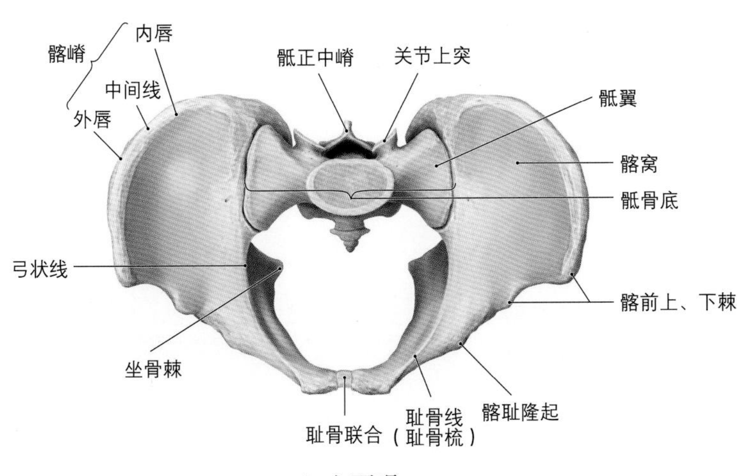
内唇
髂嵴
骶正中嵴
关节上突
中间线
外唇
骶翼
髂窝
骶骨底
弓状线
髂前上、下棘
坐骨棘
耻骨线
（耻骨梳）
髂耻隆起
耻骨联合

C. 上面观。

女性和男性的骨盆测量

骨盆入口，是骨盆上部的圆孔，为腹部和骨盆腔的分界。定义为经骶骨突起处、弓状线、耻骨梳、耻骨联合上缘等骨盆缘的平面。有时候，骨盆入口和骨盆缘这两个术语可以互换使用。骨盆出口，即骨盆下方的圆孔，由耻骨弓、坐骨结节、骶结节韧带下缘和尾骨尖围成。

表 19.1 骨盆的性别特征

结构	♀	♂
假骨盆	宽而浅	窄而深
骨盆入口	椭圆形	心形
骨盆出口	宽而圆	窄的长椭圆形
坐骨结节	外翻	内翻
骨盆腔	宽而浅	窄而深
骶骨	短、宽、扁平	长、窄、凸出
耻骨下角	90°~100°	70°

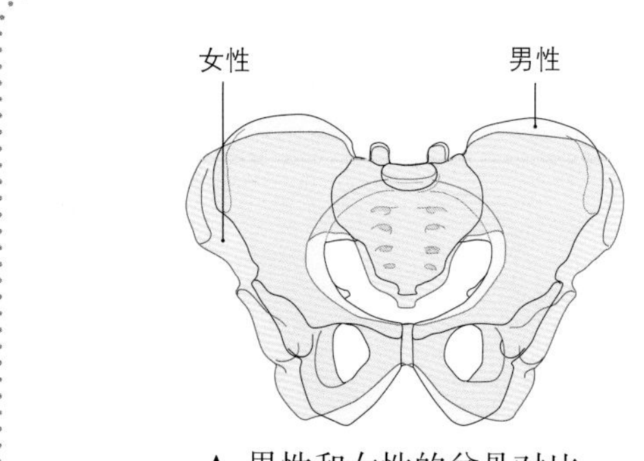
女性
男性

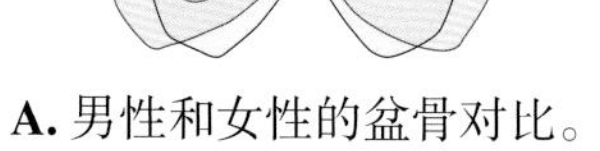

A. 男性和女性的盆骨对比。

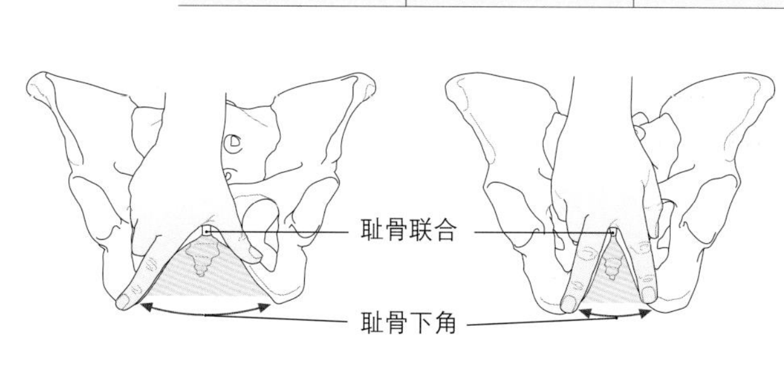
耻骨联合
耻骨下角

B. 女性。 **C.** 男性。

图 19.7 真骨盆和假骨盆

骨盆是腹部下方由盆带骨包围的区域。假骨盆紧邻腹腔下方，位于髂骨翼间和骨盆入口上方。真骨盆是骨盆入口和骨盆出口间骨包围的空间。它的下方以盆膈为界，也称为盆底。

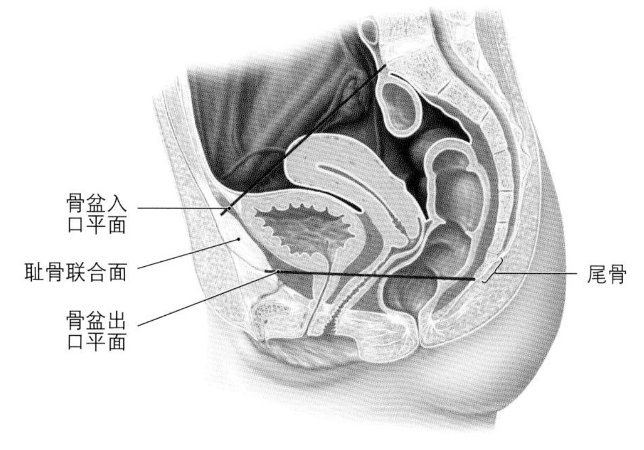
骨盆入口平面
耻骨联合面
骨盆出口平面
尾骨

A. 女性，左侧正中矢状面观。

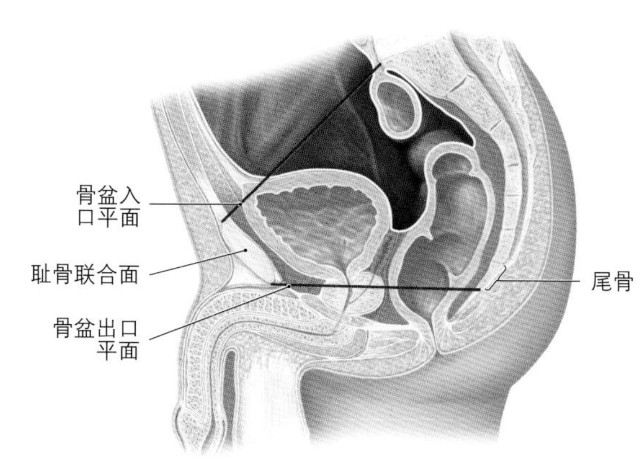
骨盆入口平面
耻骨联合面
骨盆出口平面
尾骨

B. 男性，左侧正中矢状面观。

图 19.8 女性小骨盆腔的最窄径

产科直径，即骶岬和耻骨联合后上方之间的距离，是小骨盆腔的最窄前后径（AP 径）。因为内脏的关系，这个径线很难测量，所以常用骶岬和耻骨联合下缘之间的对角结合径来估算它。骨盆界线是定义骨盆入口的部分边界。

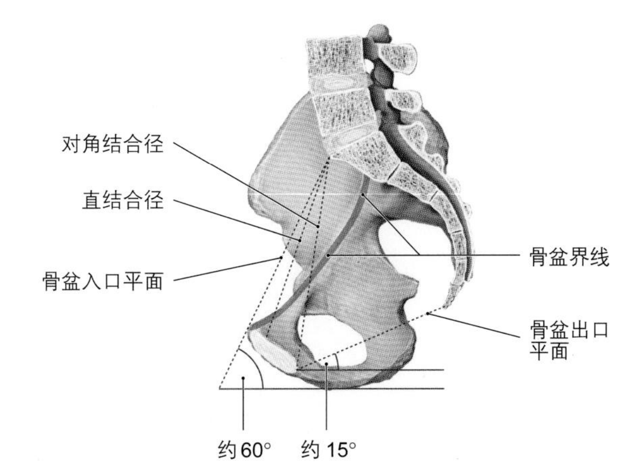
对角结合径
直结合径
骨盆入口平面
骨盆界线
骨盆出口平面
约 60°
约 15°

图 19.9 骨盆的入口和出口

图中所示的测量同时适用于男性和女性。女性骨盆入口的横径和斜径是产科的重要径线，因为它们是小骨盆（产道）的径线。坐骨棘间距是骨盆出口最窄的径线。

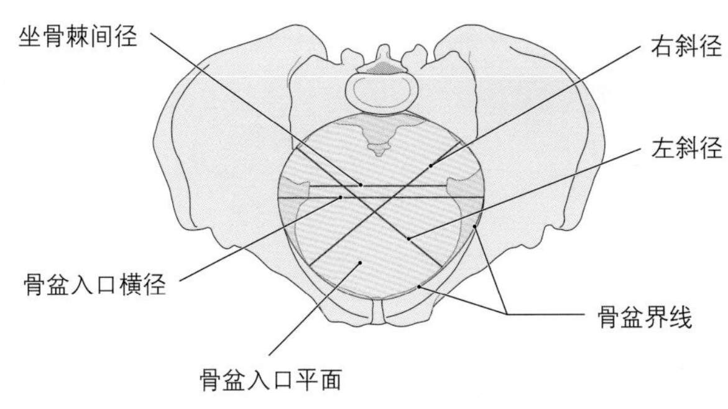
坐骨棘间径
右斜径
左斜径
骨盆入口横径
骨盆界线
骨盆入口平面

A. 女性骨盆，上面观，红色区域表示骨盆入口。

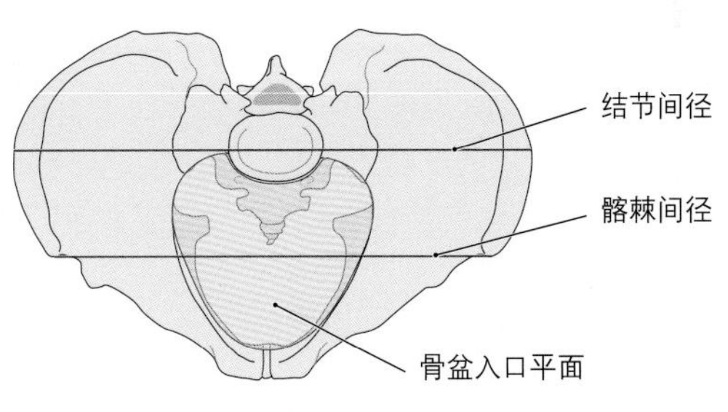
结节间径
髂棘间径
骨盆入口平面

B. 男性骨盆，上面观，红色区域表示骨盆入口。

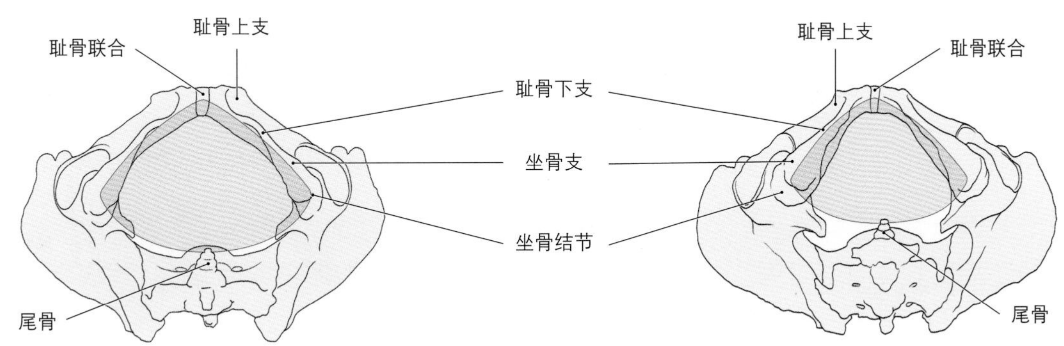
耻骨联合
耻骨上支
耻骨下支
坐骨支
坐骨结节
尾骨
耻骨上支
耻骨联合
尾骨

C. 女性骨盆，下面观，红色区域表示骨盆出口。

D. 男性骨盆，下面观，红色区域表示骨盆出口。

骨盆的韧带

图 19.10 骨盆韧带

男性骨盆。

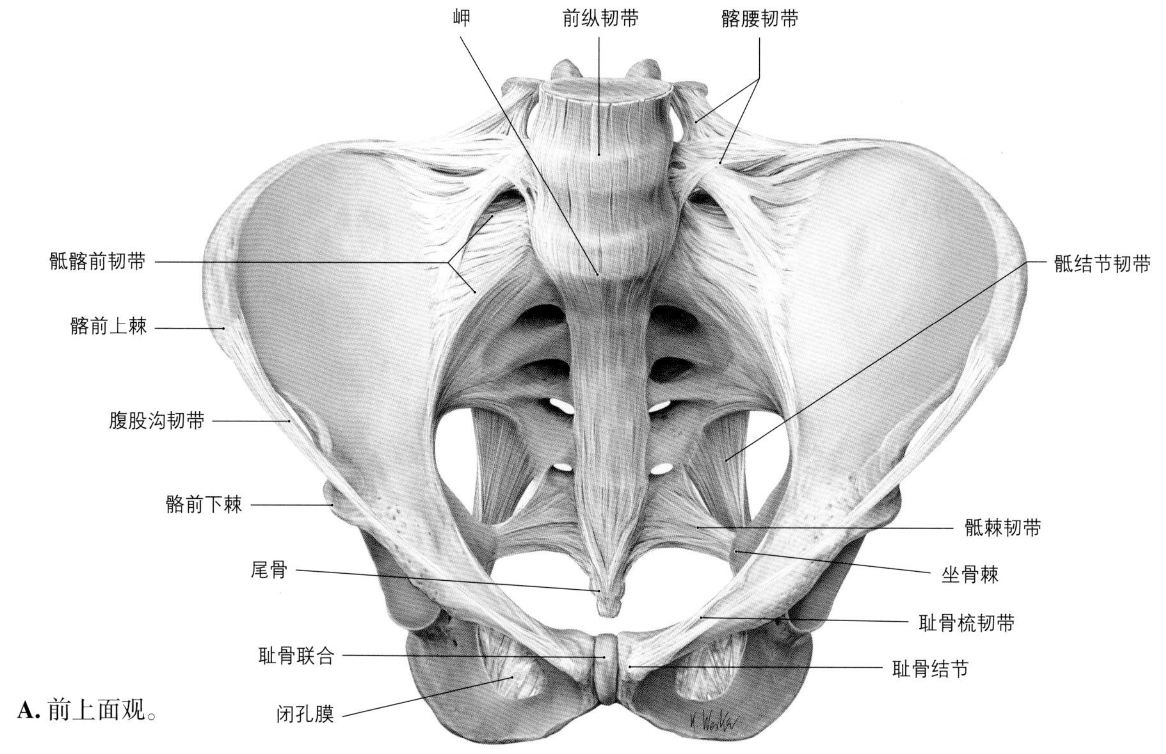
岬
前纵韧带
髂腰韧带
骶髂前韧带
髂前上棘
腹股沟韧带
髂前下棘
尾骨
耻骨联合
闭孔膜
骶结节韧带
骶棘韧带
坐骨棘
耻骨梳韧带
耻骨结节

A. 前上面观。

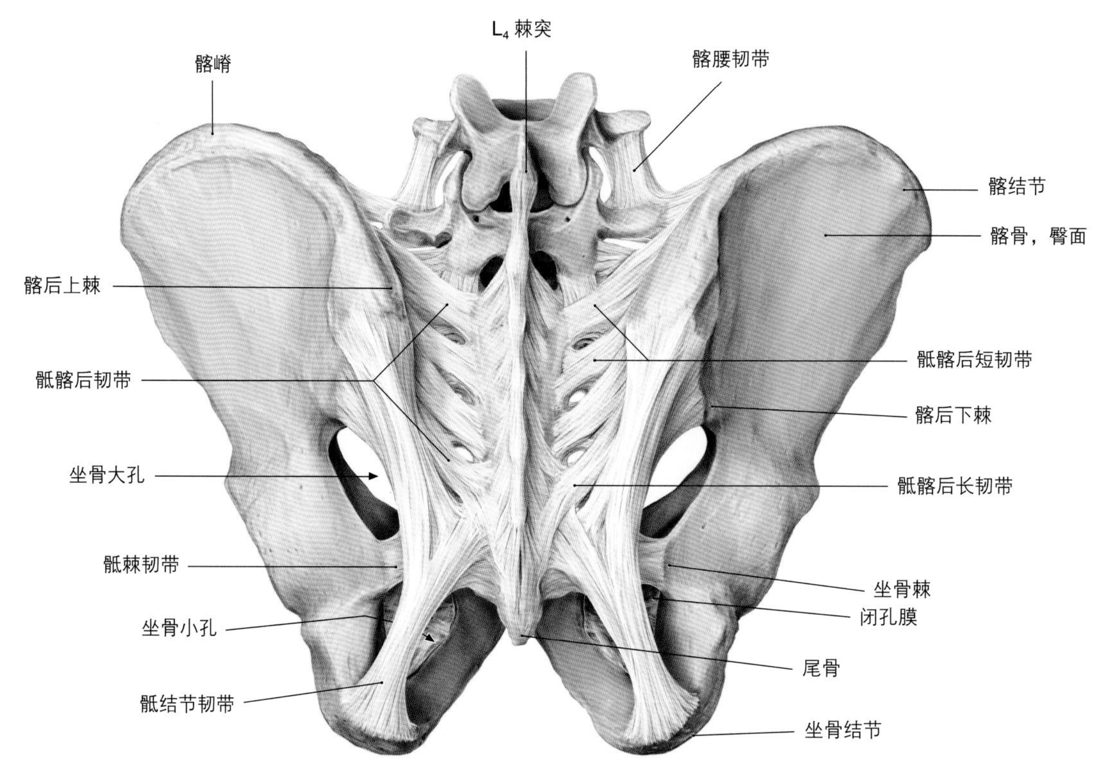
L_4 棘突
髂嵴
髂腰韧带
髂结节
髂骨，臀面
髂后上棘
骶髂后韧带
坐骨大孔
骶棘韧带
坐骨小孔
骶结节韧带
骶髂后短韧带
髂后下棘
骶髂后长韧带
坐骨棘
闭孔膜
尾骨
坐骨结节

B. 后面观，切除右侧骶髂后韧带浅部，以显示与深部骶髂骨间韧带编织的骶髂后长、短韧带。

图 19.11　骶髂关节韧带

男性骨盆。

图 19.12　骨盆韧带在髋骨上的附着点

左髋骨，内侧面观，绿色区域表示韧带附着点。

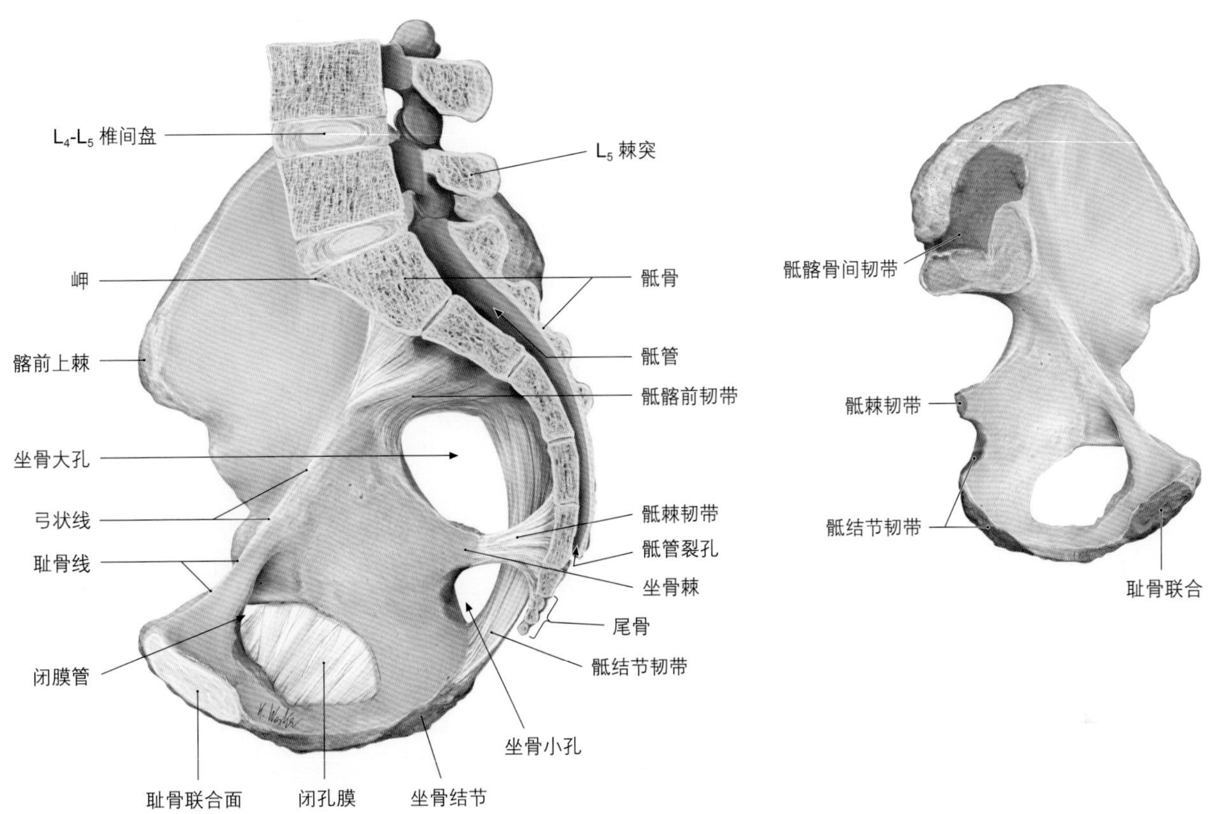

L_4-L_5 椎间盘
L_5 棘突
岬
骶骨
髂前上棘
骶管
骶髂前韧带
坐骨大孔
弓状线
骶棘韧带
耻骨线
骶管裂孔
坐骨棘
尾骨
闭膜管
骶结节韧带
坐骨小孔
耻骨联合面
闭孔膜
坐骨结节
骶髂骨间韧带
骶棘韧带
骶结节韧带
耻骨联合

A. 骨盆右半侧，内侧面观。

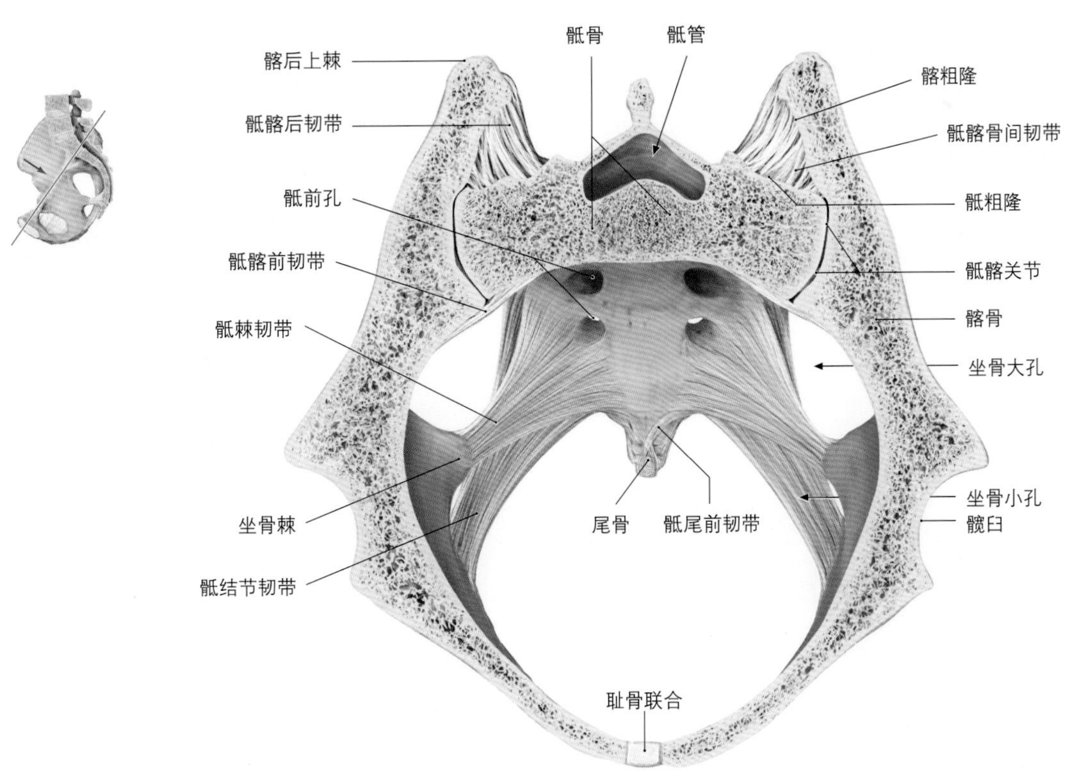

骶骨
骶管
髂后上棘
髂粗隆
骶髂后韧带
骶髂骨间韧带
骶前孔
骶粗隆
骶髂前韧带
骶髂关节
髂骨
骶棘韧带
坐骨大孔
坐骨小孔
髋臼
坐骨棘
尾骨
骶尾前韧带
骶结节韧带
耻骨联合

B. 斜切面，上面观。

盆底和会阴肌（Ⅰ）

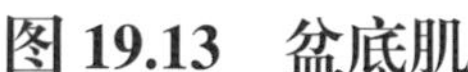

图 19.13 盆底肌

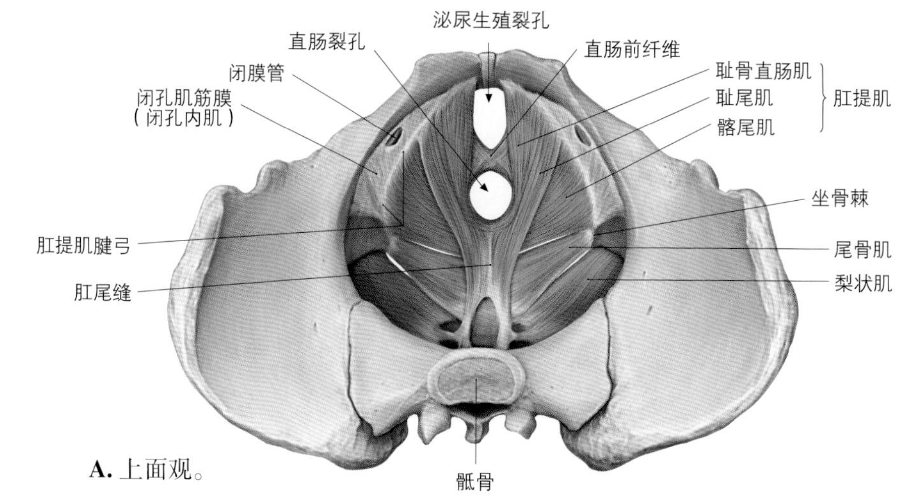
泌尿生殖裂孔
直肠裂孔
直肠前纤维
闭膜管
耻骨直肠肌
耻尾肌
髂尾肌
肛提肌
闭孔肌筋膜
（闭孔内肌）
坐骨棘
肛提肌腱弓
尾骨肌
梨状肌
肛尾缝
骶骨

A. 上面观。

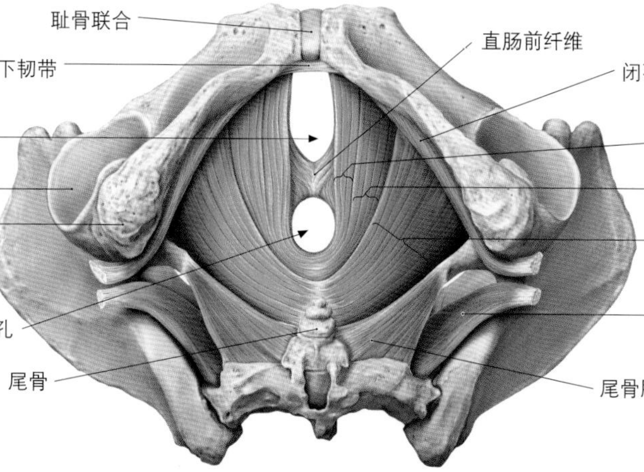

耻骨联合
耻骨下韧带
直肠前纤维
闭孔内肌
泌尿生殖裂孔
耻骨直肠肌
耻尾肌
肛提肌
髋臼
坐骨结节
髂尾肌
梨状肌
直肠裂孔
尾骨
尾骨肌

B. 下面观。

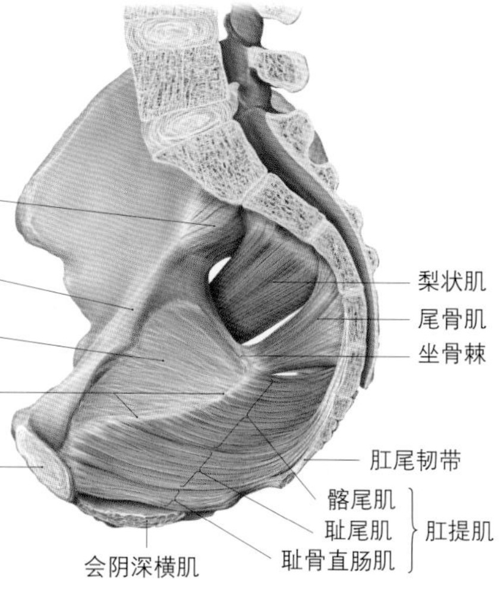

骶髂前韧带
弓状线
梨状肌
尾骨肌
闭孔内肌筋膜
坐骨棘
肛提肌腱弓
耻骨联合
肛尾韧带
髂尾肌
耻尾肌
肛提肌
耻骨直肠肌
会阴深横肌

C. 右半骨盆内侧面观。

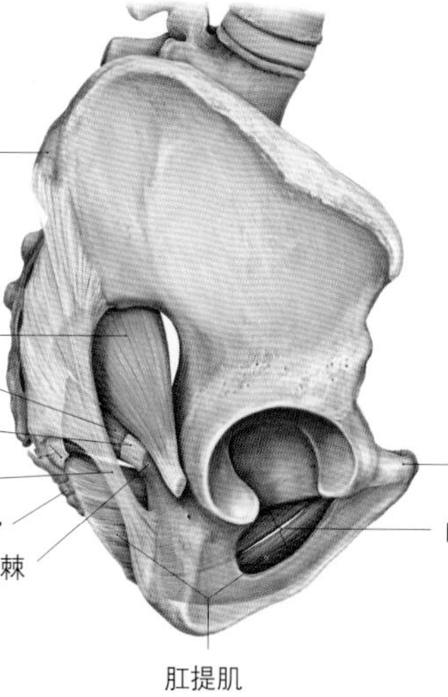

髂后上棘
梨状肌
尾骨肌
骶棘韧带
骶结节韧带
耻骨结节
尾骨
闭孔
坐骨棘
肛提肌

D. 右侧面观。

图 19.14 原位盆底肌和会阴肌及筋膜

截石位。左侧切除：会阴浅（Colles）筋膜、盆膈下筋膜和闭孔肌筋膜。

注意：绿色箭头向前指向坐骨肛门窝的前隐窝。

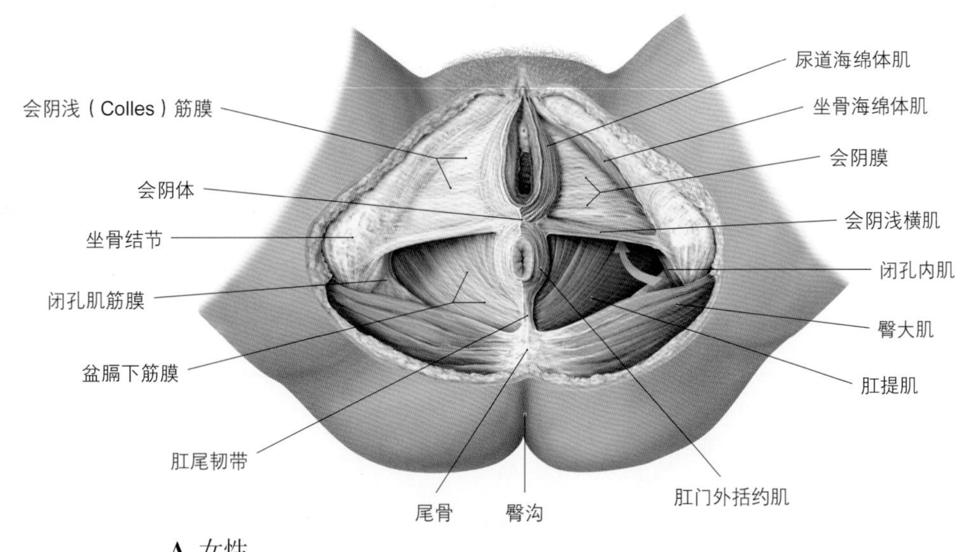

会阴浅（Colles）筋膜
会阴体
坐骨结节
闭孔肌筋膜
盆膈下筋膜
肛尾韧带
尾骨
臀沟
肛门外括约肌
尿道海绵体肌
坐骨海绵体肌
会阴膜
会阴浅横肌
闭孔内肌
臀大肌
肛提肌

A. 女性。

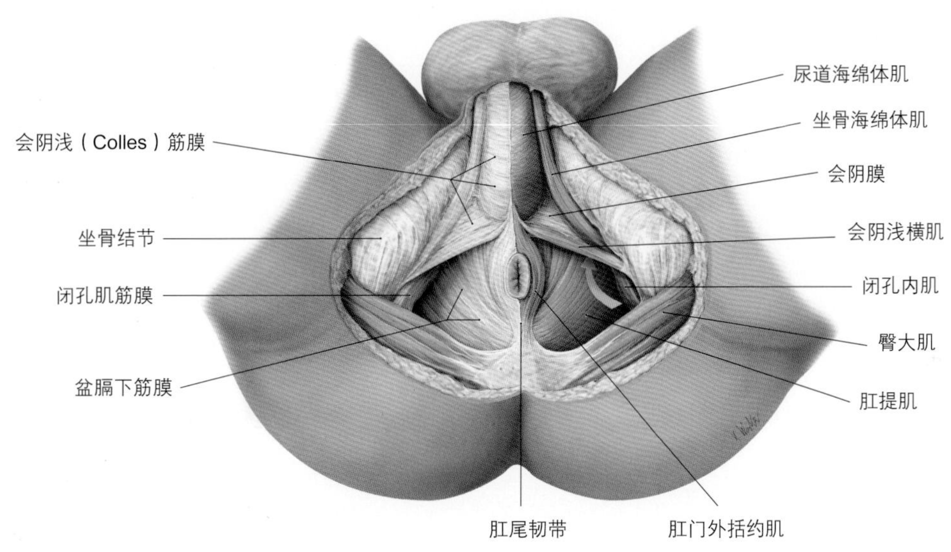

会阴浅（Colles）筋膜
坐骨结节
闭孔肌筋膜
盆膈下筋膜
肛尾韧带
肛门外括约肌
尿道海绵体肌
坐骨海绵体肌
会阴膜
会阴浅横肌
闭孔内肌
臀大肌
肛提肌

B. 男性。

图 19.15 肛提肌结构的性别差异

后面观，注意女性肛提肌各肌部之间的结缔组织间隙。

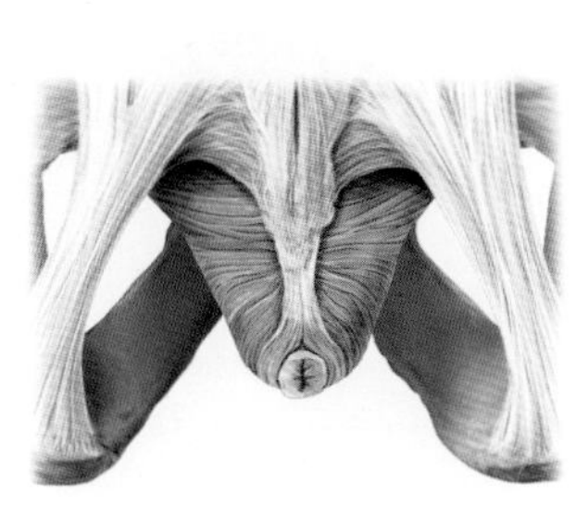

A. 男性。

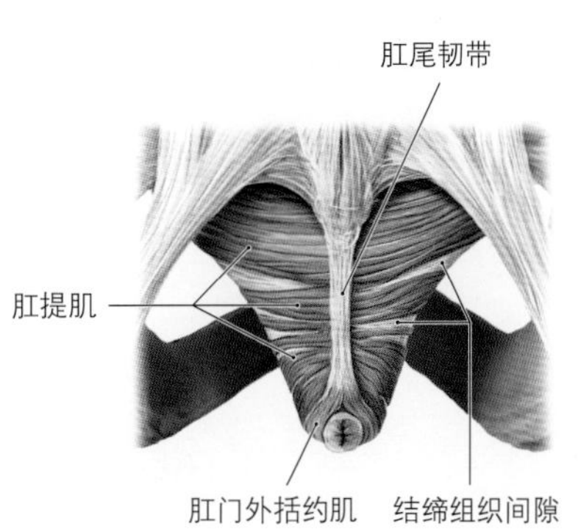

肛尾韧带
肛提肌
肛门外括约肌
结缔组织间隙

B. 女性。

盆底和会阴肌（Ⅱ）

图 19.16 盆底肌

上面观。

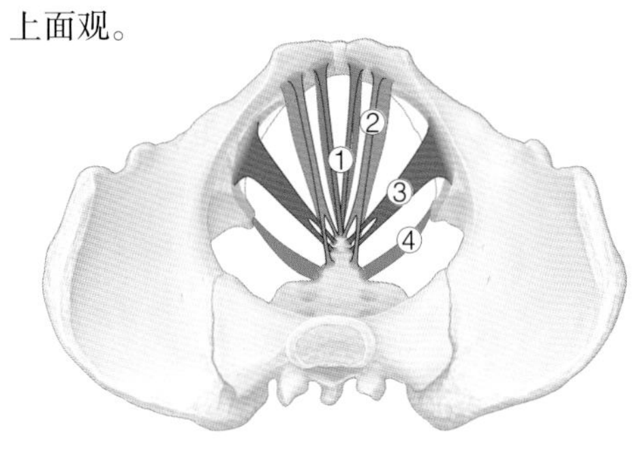

①
②
③
④

A. 盆膈肌。

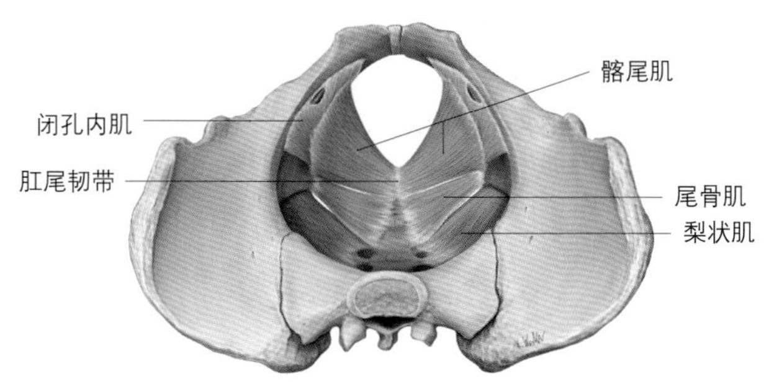

髂尾肌
闭孔内肌
肛尾韧带
尾骨肌
梨状肌

B. 盆底的最外层。

表 19.2 盆底肌

肌名		起点	止点	神经支配	运动
盆膈肌					
肛提肌	①耻骨直肠肌	耻骨上支（耻骨联合两侧）	肛尾韧带	肛提肌神经（S_4）、直肠下神经	盆膈：支持盆腔脏器
	②耻尾肌	耻骨（耻骨直肠肌起点外侧）	肛尾韧带、尾骨		
	③髂尾肌	肛提肌的闭孔内肌筋膜（肛提肌腱弓）			
④尾骨肌		尾骨和 S_5 的外侧面	坐骨棘	骶丛的直接支（S_4~S_5）	支持盆腔脏器，屈尾骨
盆壁肌（壁肌）					
梨状肌 *		骶骨（盆面）	股骨（大转子尖）	骶丛的直接分支（S_1~S_2）	髋关节：外旋、稳定并外展屈曲的髋关节
闭孔内肌 *		闭孔膜及其周围骨面（内面）	股骨（大转子内侧面）	骶丛的直接分支（L_5~S_1）	髋关节：外旋和外展屈曲的髋关节

注：* 梨状肌和闭孔内肌属于臀肌（请参阅第 426 页）。
女性和男性的外生殖器见第 262~265 页。

图 19.17 会阴肌

下面观。

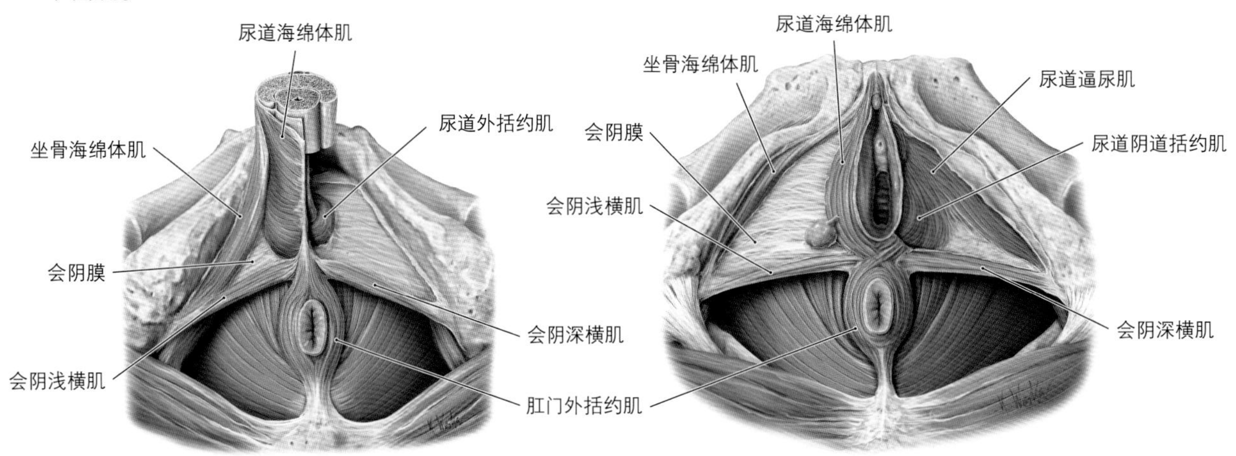

尿道海绵体肌
尿道外括约肌
坐骨海绵体肌
会阴膜
会阴深横肌
会阴浅横肌
肛门外括约肌
尿道海绵体肌
坐骨海绵体肌
尿道逼尿肌
会阴膜
尿道阴道括约肌
会阴浅横肌
会阴深横肌

A. 男性会阴浅肌和深肌。　**B.** 女性会阴浅肌和深肌。

表 19.3 会阴肌

<table>
<tr><th>肌名</th><th>起点</th><th>止点</th><th>神经支配</th><th>运动</th></tr>
<tr><td>①坐骨海绵体肌</td><td>坐骨支</td><td>阴茎脚或阴蒂脚</td><td rowspan="6">阴部神经（S_2~S_4）</td><td>通过将血液压入阴蒂或阴茎海绵体而维持勃起</td></tr>
<tr><td>②尿道海绵体肌</td><td colspan="2">从会阴体向前止于阴蒂（女性）或阴茎缝（男性）</td><td>女性：压缩前庭大腺
男性：辅助勃起</td></tr>
<tr><td>③会阴浅横肌</td><td>坐骨支</td><td>会阴体</td><td rowspan="2">协助会阴体固定于正中面，固定盆腔脏器，通过会阴肌支撑内脏管道</td></tr>
<tr><td>④会阴深横肌*</td><td>耻骨下支、坐骨支</td><td>会阴体和肛门外括约肌</td></tr>
<tr><td>⑤尿道外括约肌</td><td colspan="2">环绕尿道（被会阴深横肌隔开），在男性中，向前升至膀胱颈；在女性中，阴道周围的纤维即为尿道阴道括约肌，外侧一些为尿道逼尿肌（见图 21.9 和图 21.11）</td><td>关闭尿道</td></tr>
<tr><td>⑥肛门外括约肌</td><td colspan="2">环绕肛门（从会阴体向后止于肛尾韧带）</td><td>关闭肛门</td></tr>
<tr><td colspan="5">注：* 通常，女性的这些肌肉并不发达，而是由平滑肌组织取代。在生长发育期间，它为盆腔脏器提供动态支持。</td></tr>
</table>

图 19.18 男性会阴肌

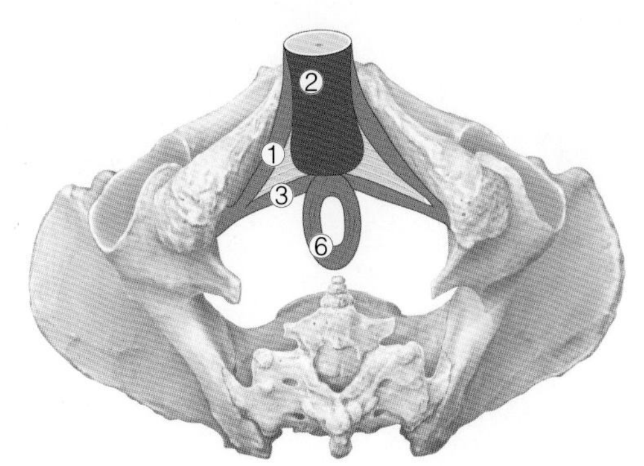

2
1
3
6

A. 男性浅层肌。

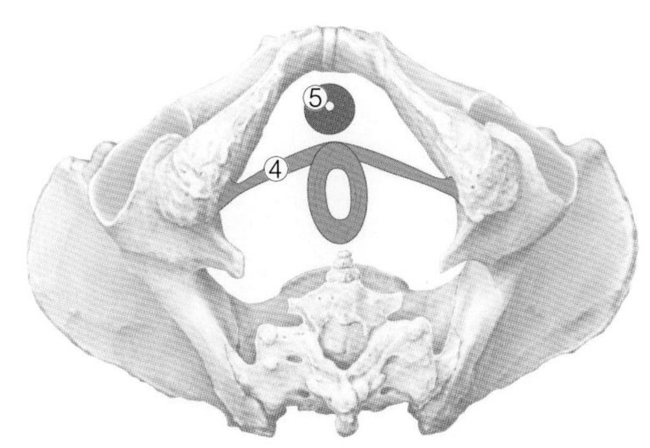

5
4

B. 男性深层肌。

图 19.19 女性会阴肌

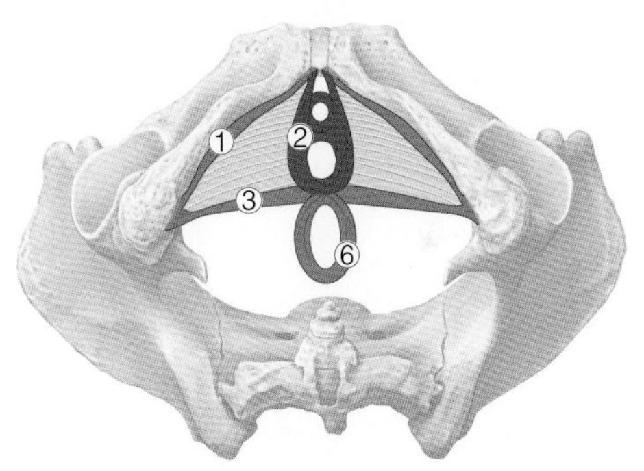

1
2
3
6

A. 女性浅层肌。

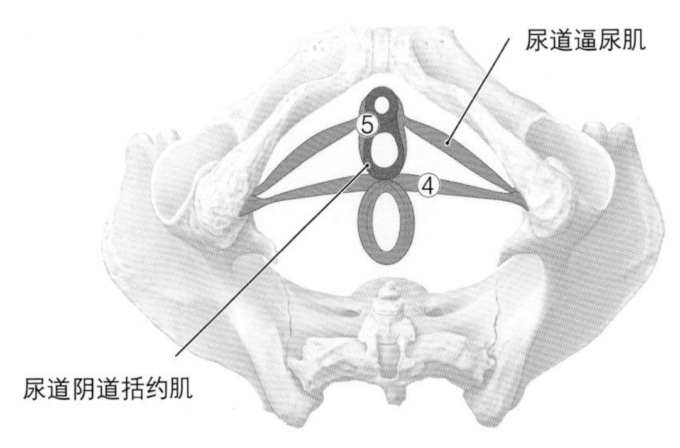

尿道逼尿肌
5
4
尿道阴道括约肌

B. 女性深层肌。

第 20 章 间隙

骨盆的内容物

图 20.1 男性骨盆

旁矢状面，右侧面观。

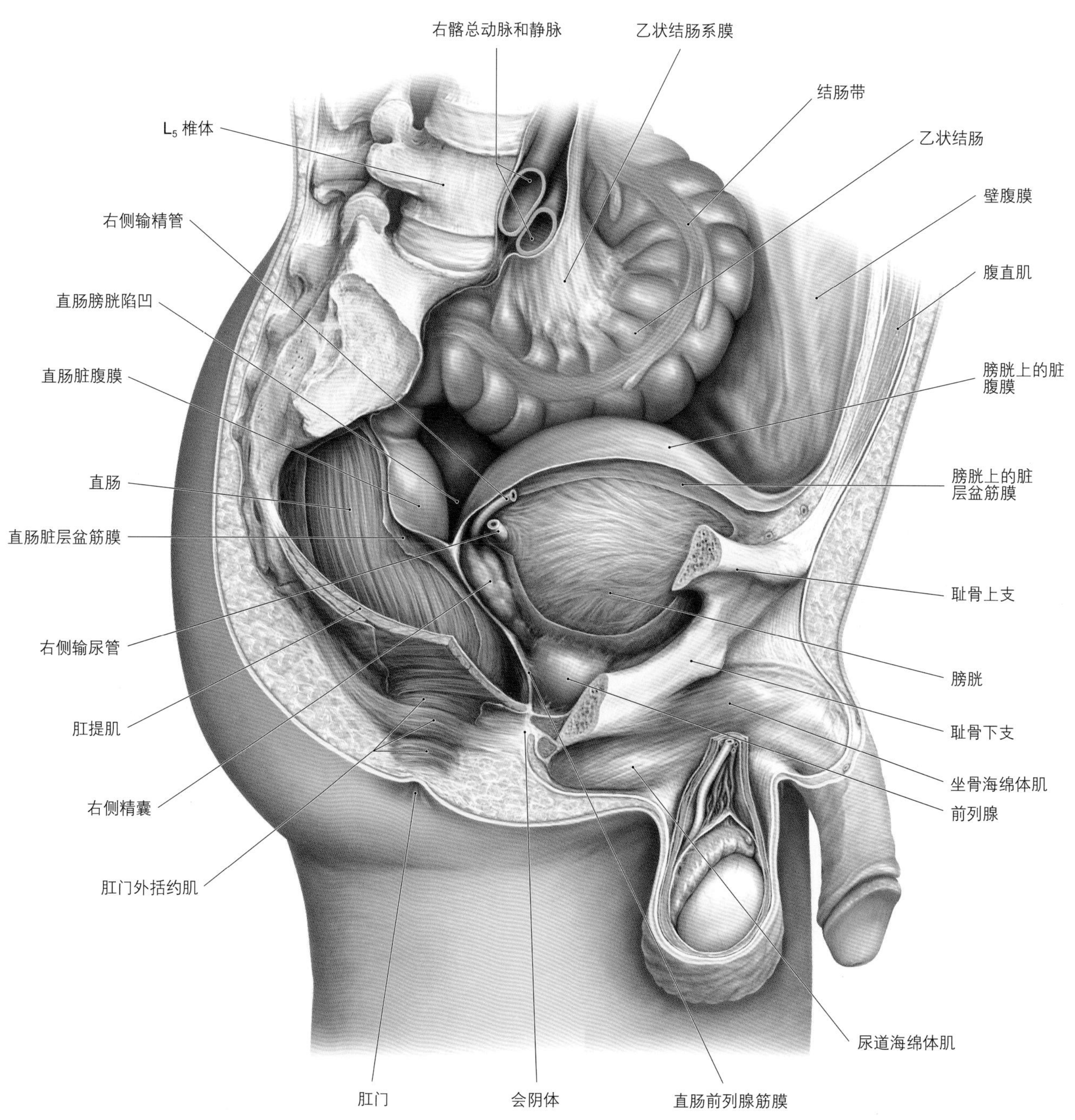
右髂总动脉和静脉
乙状结肠系膜
结肠带
L_5 椎体
乙状结肠
壁腹膜
右侧输精管
腹直肌
直肠膀胱陷凹
膀胱上的脏
腹膜
直肠脏腹膜
膀胱上的脏
层盆筋膜
直肠
直肠脏层盆筋膜
耻骨上支
右侧输尿管
膀胱
肛提肌
耻骨下支
坐骨海绵体肌
右侧精囊
前列腺
肛门外括约肌
尿道海绵体肌
肛门
会阴体
直肠前列腺筋膜

图 20.2　女性骨盆

旁矢状面，右侧面观。

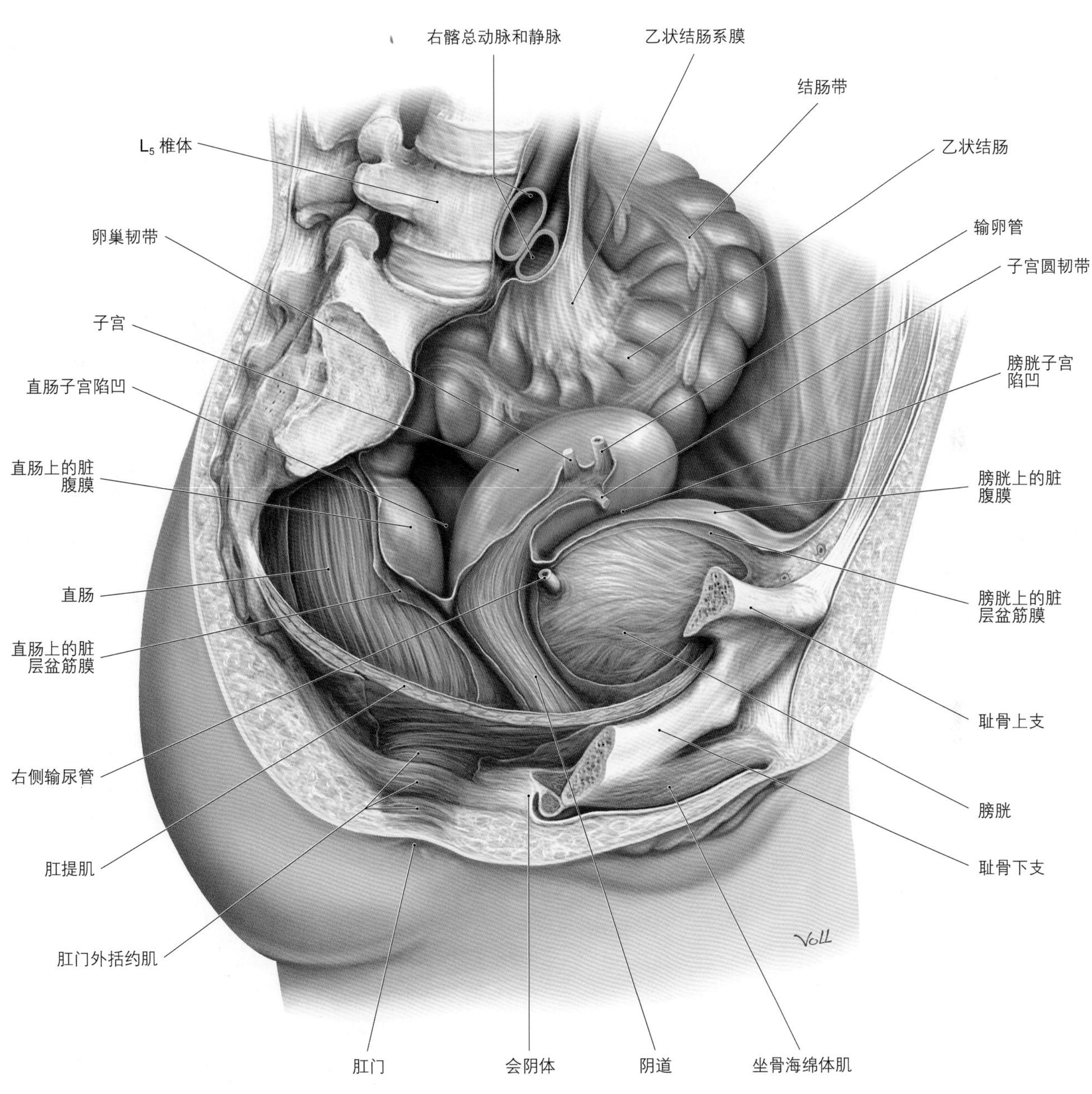
右髂总动脉和静脉
乙状结肠系膜
结肠带
L_5 椎体
乙状结肠
卵巢韧带
输卵管
子宫圆韧带
子宫
膀胱子宫陷凹
直肠子宫陷凹
直肠上的脏腹膜
膀胱上的脏腹膜
直肠
膀胱上的脏层盆筋膜
直肠上的脏层盆筋膜
耻骨上支
右侧输尿管
膀胱
肛提肌
耻骨下支
肛门外括约肌
Voll
肛门
会阴体
阴道
坐骨海绵体肌

腹膜关系

图 20.3 盆腔的腹膜关系：女性

上面观。

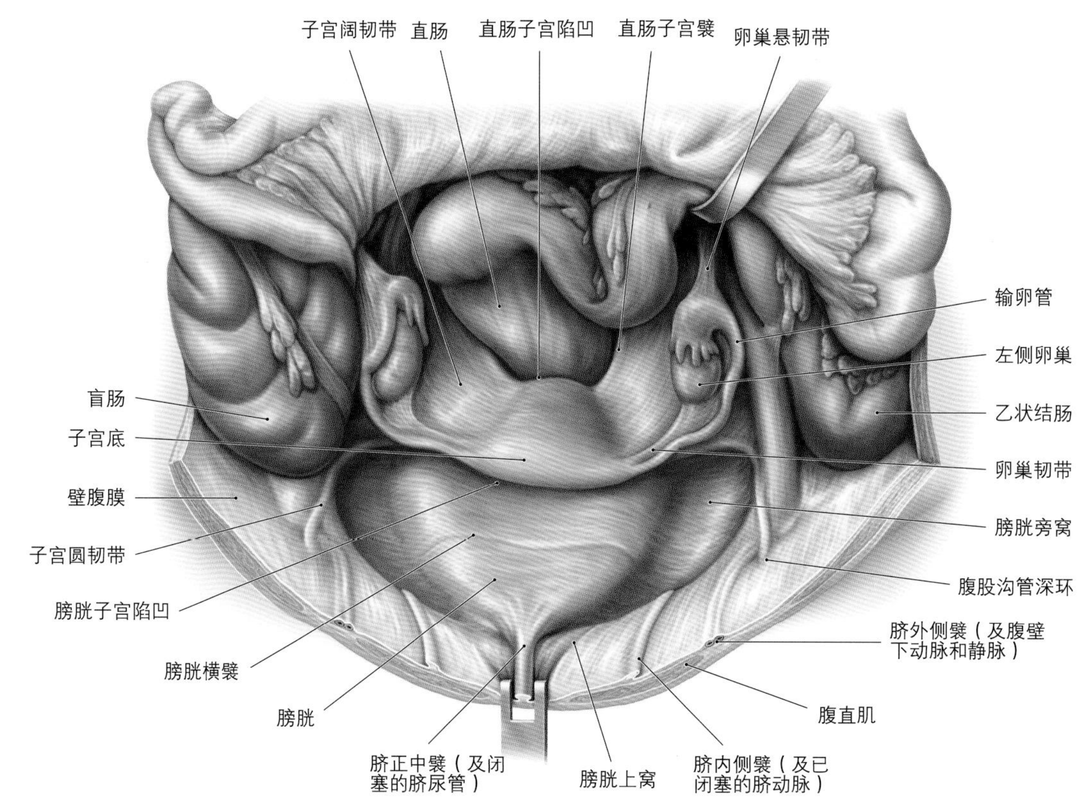
子宫阔韧带
直肠
直肠子宫陷凹
直肠子宫襞
卵巢悬韧带
输卵管
左侧卵巢
乙状结肠
卵巢韧带
膀胱旁窝
腹股沟管深环
脐外侧襞（及腹壁下动脉和静脉）
腹直肌
脐内侧襞（及已闭塞的脐动脉）
膀胱上窝
脐正中襞（及闭塞的脐尿管）
膀胱
膀胱横襞
膀胱子宫陷凹
子宫圆韧带
壁腹膜
子宫底
盲肠

A. 小骨盆，前上面观。切除：小肠袢和结肠（部分）。

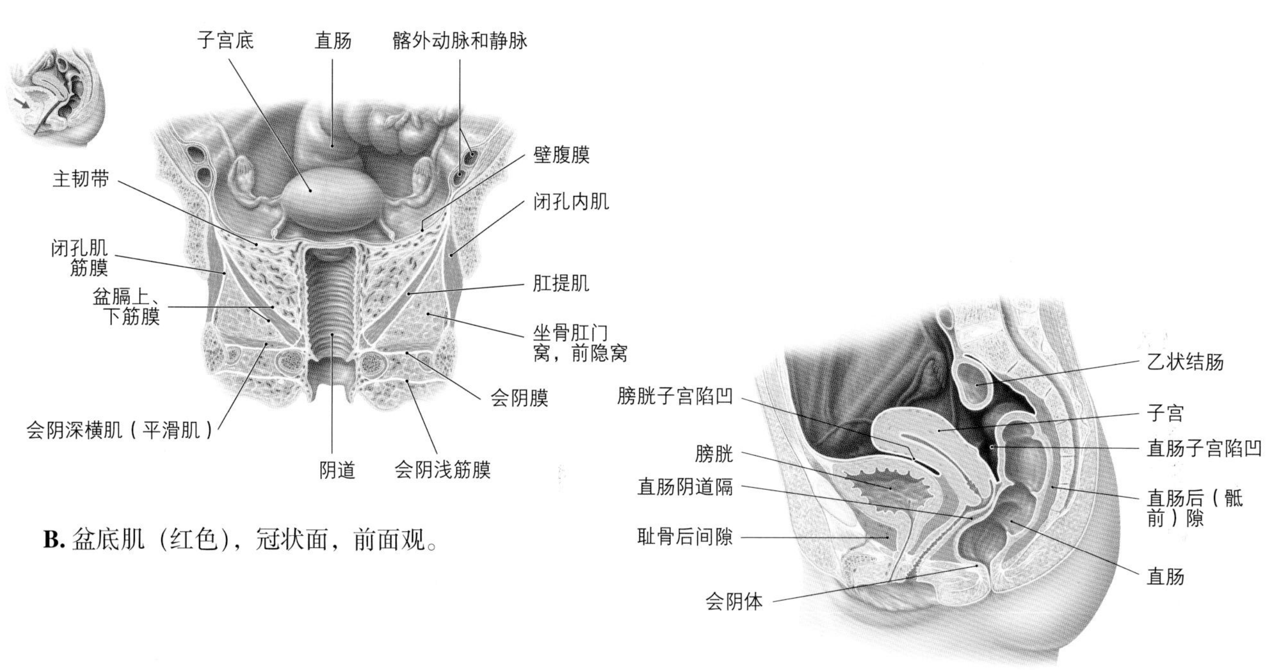
子宫底
直肠
髂外动脉和静脉
壁腹膜
主韧带
闭孔内肌
闭孔肌筋膜
肛提肌
盆膈上、下筋膜
坐骨肛门窝，前隐窝
会阴膜
会阴深横肌（平滑肌）
阴道
会阴浅筋膜
乙状结肠
子宫
膀胱子宫陷凹
直肠子宫陷凹
膀胱
直肠阴道隔
直肠后（骶前）隙
耻骨后间隙
直肠
会阴体

B. 盆底肌（红色），冠状面，前面观。

C. 骨盆腹膜和腹膜下间隙（绿色区域），正中矢状位，左侧观。

图 20.4 盆腔的腹膜关系：男性

上面观。

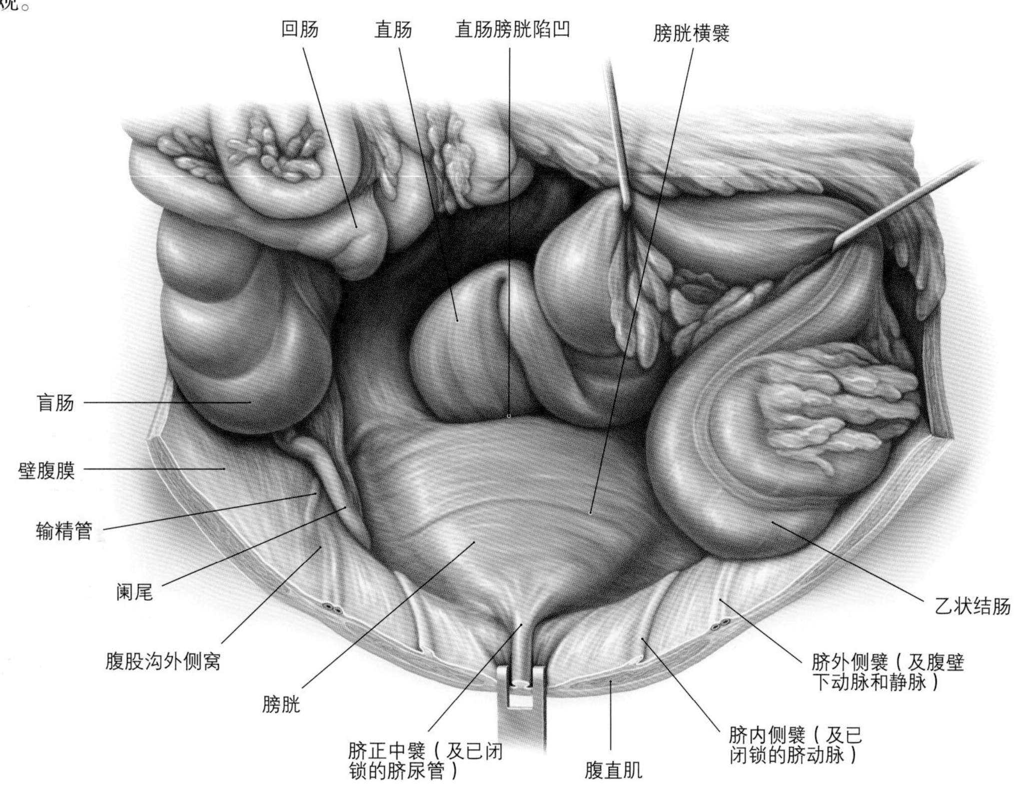
回肠
直肠
直肠膀胱陷凹
膀胱横襞
盲肠
壁腹膜
输精管
阑尾
腹股沟外侧窝
膀胱
脐正中襞（及已闭
锁的脐尿管）
腹直肌
脐内侧襞（及已
闭锁的脐动脉）
脐外侧襞（及腹壁
下动脉和静脉）
乙状结肠

A. 小骨盆，前上面观。切除：小肠和结肠（部分）。

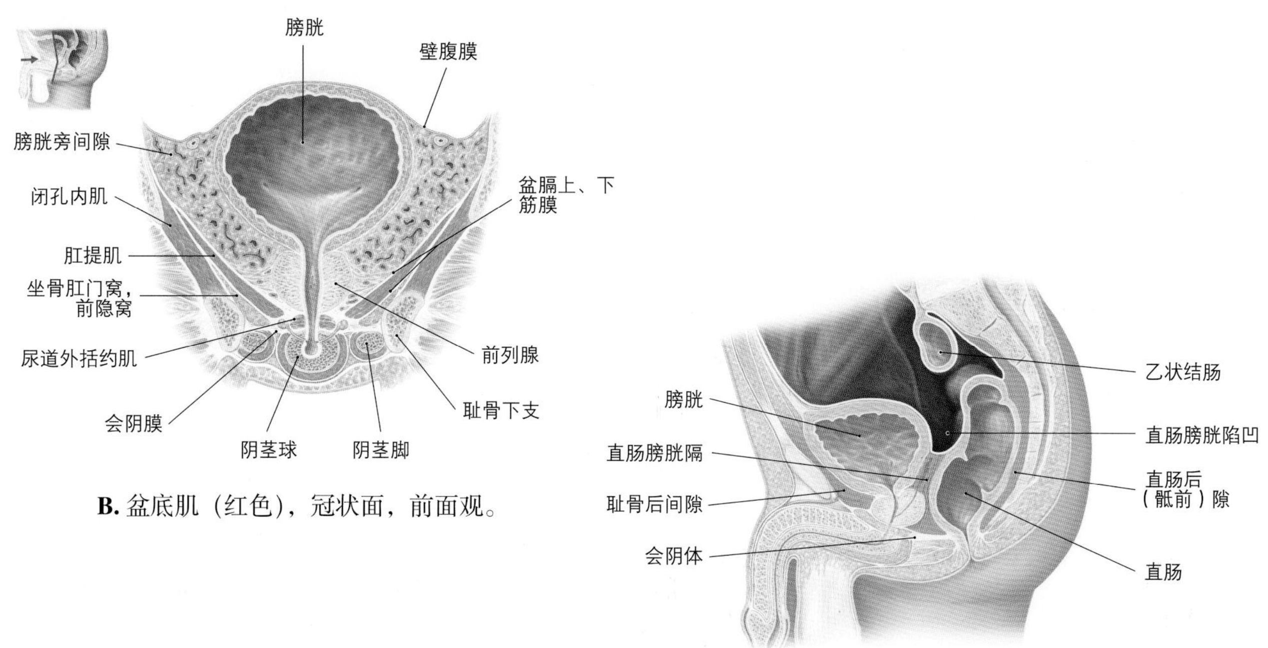
膀胱
壁腹膜
膀胱旁间隙
闭孔内肌
肛提肌
坐骨肛门窝，
前隐窝
尿道外括约肌
会阴膜
阴茎球
阴茎脚
耻骨下支
前列腺
盆膈上、下
筋膜
膀胱
直肠膀胱隔
耻骨后间隙
会阴体
乙状结肠
直肠膀胱陷凹
直肠后
（骶前）隙
直肠

B. 盆底肌（红色），冠状面，前面观。

C. 盆腔的腹膜和腹膜下间隙（绿色），正中矢状位，左侧面观。

骨盆和会阴

骨盆是腹部下方由盆带骨围成的区域。假骨盆或大骨盆，紧邻腹腔下方，位于髂翼间和骨盆入口上方。真骨盆或小骨盆，位于骨盆入口和骨盆出口之间，向下延伸至盆膈（提肛肌和尾骨肌），即附着于骨盆出口边界的肌性吊索。会阴是躯干最下部分，位于股与臀部之间，从耻骨延伸到尾骨，位于盆膈下方。会阴浅隙位于皮下组织膜性层（Colles 筋膜）与会阴膜之间。会阴深隙位于会阴膜和盆膈下筋膜之间。

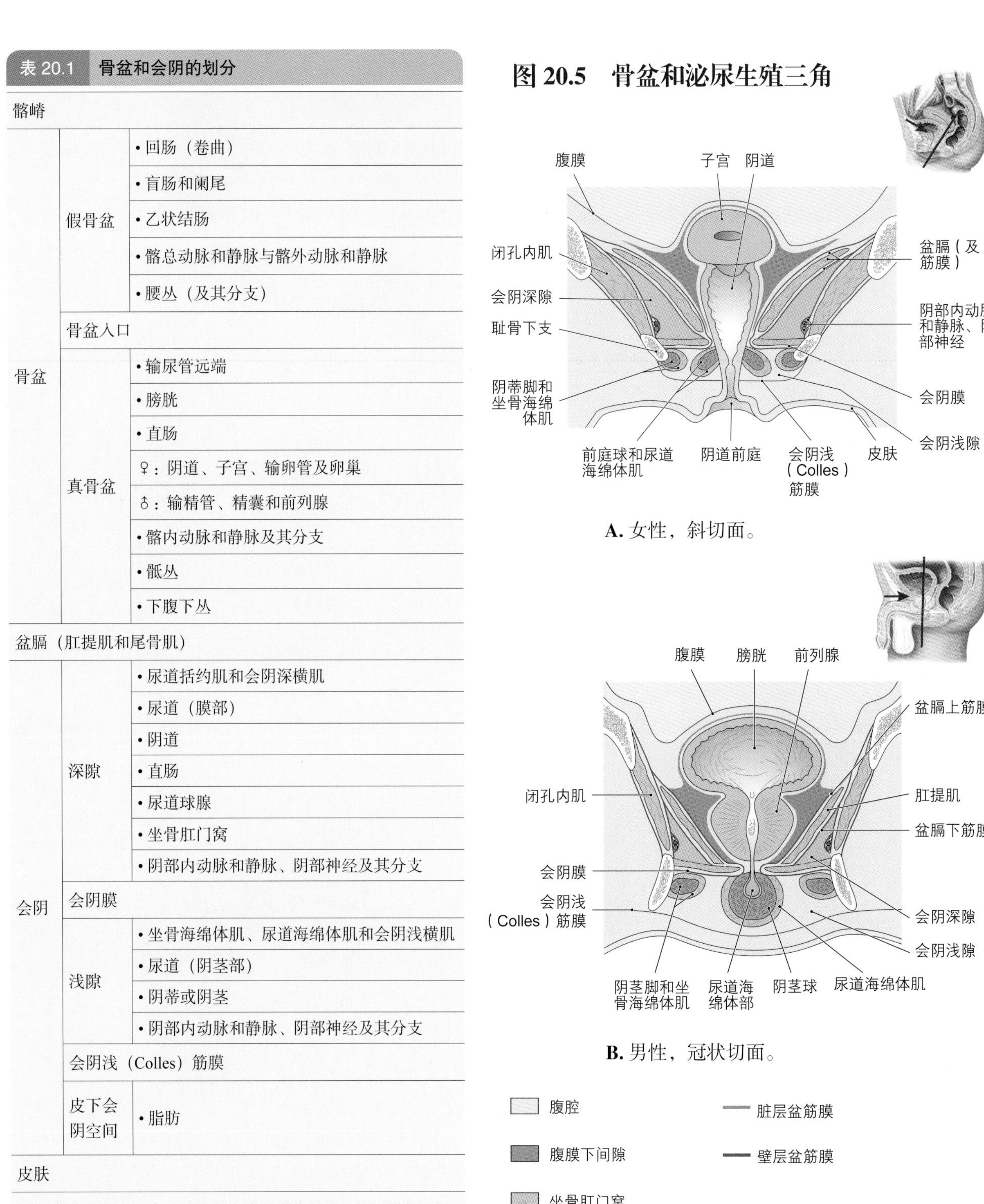

表 20.1 骨盆和会阴的划分

髂嵴		
骨盆	假骨盆	• 回肠（卷曲）
		• 盲肠和阑尾
		• 乙状结肠
		• 髂总动脉和静脉与髂外动脉和静脉
		• 腰丛（及其分支）
	骨盆入口	
	真骨盆	• 输尿管远端
		• 膀胱
		• 直肠
		♀：阴道、子宫、输卵管及卵巢
		♂：输精管、精囊和前列腺
		• 髂内动脉和静脉及其分支
		• 骶丛
		• 下腹下丛
盆膈（肛提肌和尾骨肌）		
会阴	深隙	• 尿道括约肌和会阴深横肌
		• 尿道（膜部）
		• 阴道
		• 直肠
		• 尿道球腺
		• 坐骨肛门窝
		• 阴部内动脉和静脉、阴部神经及其分支
	会阴膜	
	浅隙	• 坐骨海绵体肌、尿道海绵体肌和会阴浅横肌
		• 尿道（阴茎部）
		• 阴蒂或阴茎
		• 阴部内动脉和静脉、阴部神经及其分支
	会阴浅（Colles）筋膜	
	皮下会阴空间	• 脂肪
皮肤		

注：骨盆的水平取决于骨性标志（髂翼和骨盆入口/骨盆缘）。盆膈及其两层筋膜将会阴的内容物与真骨盆分开。

图 20.5 骨盆和泌尿生殖三角

腹膜
子宫
阴道
闭孔内肌
会阴深隙
耻骨下支
阴蒂脚和坐骨海绵体肌
盆膈（及筋膜）
阴部内动脉和静脉、阴部神经
会阴膜
会阴浅隙
前庭球和尿道海绵体肌
阴道前庭
会阴浅（Colles）筋膜
皮肤

A. 女性，斜切面。

腹膜
膀胱
前列腺
盆膈上筋膜
闭孔内肌
肛提肌
盆膈下筋膜
会阴膜
会阴浅（Colles）筋膜
会阴深隙
会阴浅隙
阴茎脚和坐骨海绵体肌
尿道海绵体部
阴茎球
尿道海绵体肌
腹腔
腹膜下间隙
坐骨肛门窝
脏层盆筋膜
壁层盆筋膜

B. 男性，冠状切面。

图 20.6 骨盆：斜切面

前面观。

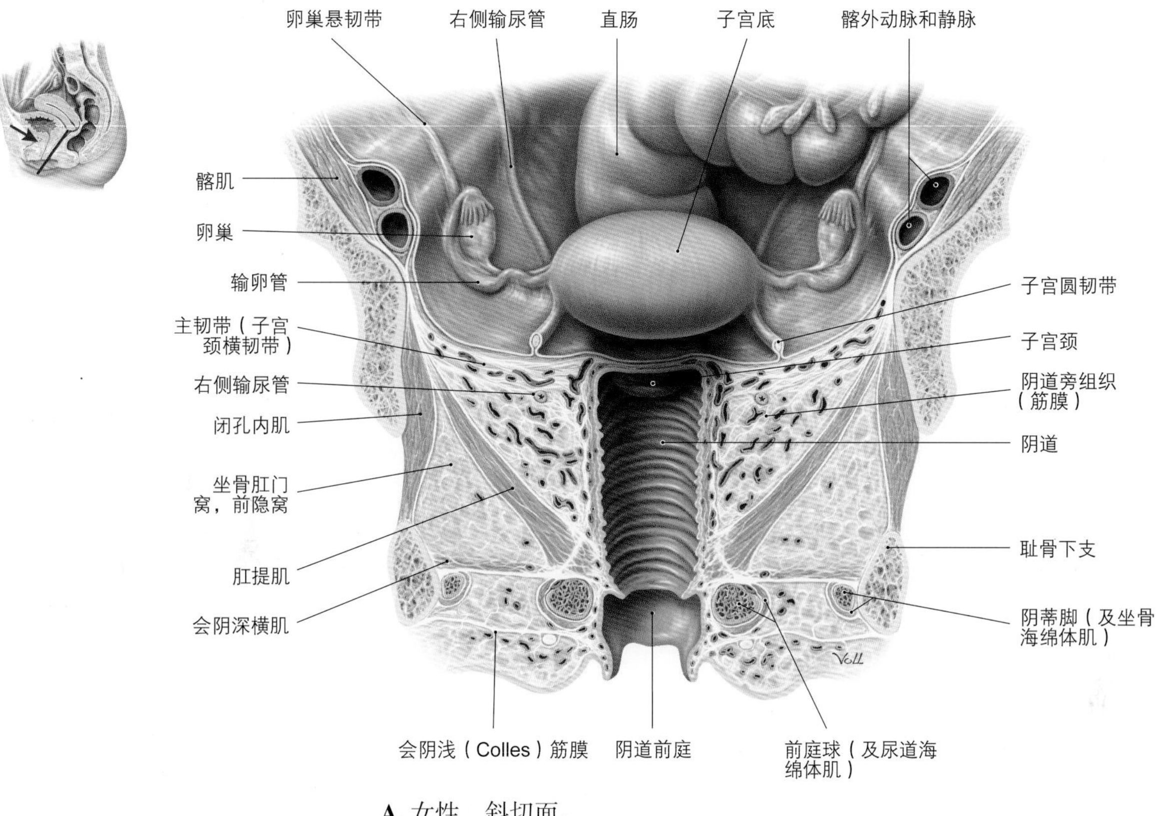

卵巢悬韧带
右侧输尿管
直肠
子宫底
髂外动脉和静脉
髂肌
卵巢
输卵管
主韧带（子宫颈横韧带）
右侧输尿管
闭孔内肌
坐骨肛门窝，前隐窝
肛提肌
会阴深横肌
子宫圆韧带
子宫颈
阴道旁组织（筋膜）
阴道
耻骨下支
阴蒂脚（及坐骨海绵体肌）
会阴浅（Colles）筋膜
阴道前庭
前庭球（及尿道海绵体肌）

A. 女性，斜切面。

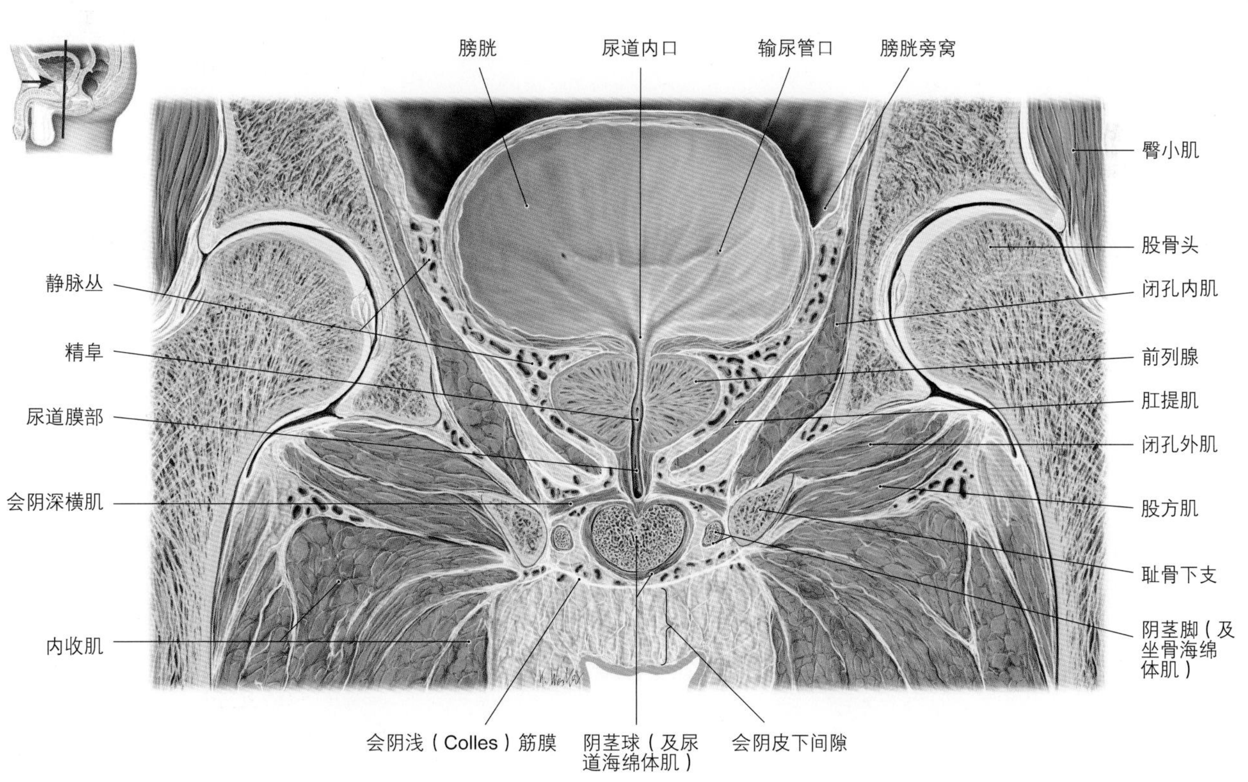

膀胱
尿道内口
输尿管口
膀胱旁窝
臀小肌
股骨头
闭孔内肌
前列腺
肛提肌
闭孔外肌
股方肌
耻骨下支
阴茎脚（及坐骨海绵体肌）
静脉丛
精阜
尿道膜部
会阴深横肌
内收肌
会阴浅（Colles）筋膜
阴茎球（及尿道海绵体肌）
会阴皮下间隙

B. 男性，冠状面。

第 21 章 脏器

直肠和肛管

图 21.1 直肠：位置

图 21.2 直肠的关闭

左侧面观，耻骨直肠肌作为肌性吊索，在直肠肛门交界处反折，其功能是控制排便。

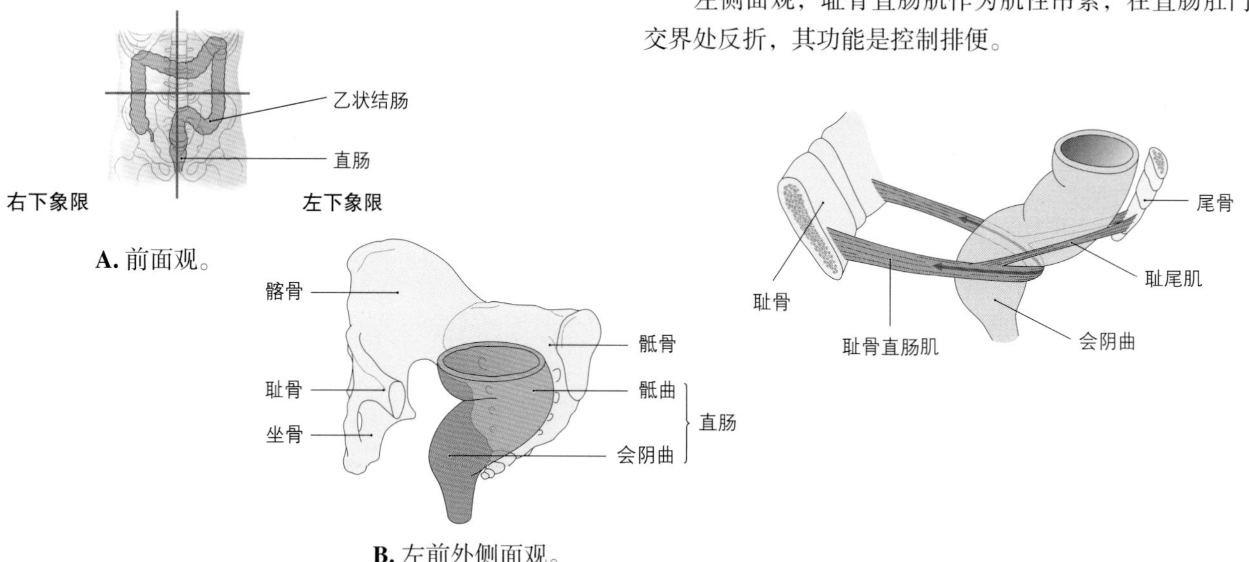
乙状结肠
直肠
右下象限
左下象限
髂骨
骶骨
耻骨
骶曲
直肠
坐骨
会阴曲
尾骨
耻尾肌
耻骨
耻骨直肠肌
会阴曲

A. 前面观。

B. 左前外侧面观。

图 21.3 原位直肠

冠状面，女性骨盆前面观；直肠上 1/3 的前部和两侧面有脏腹膜覆盖，中 1/3 只有前部被覆盖，下 1/3 位于壁腹膜下方。

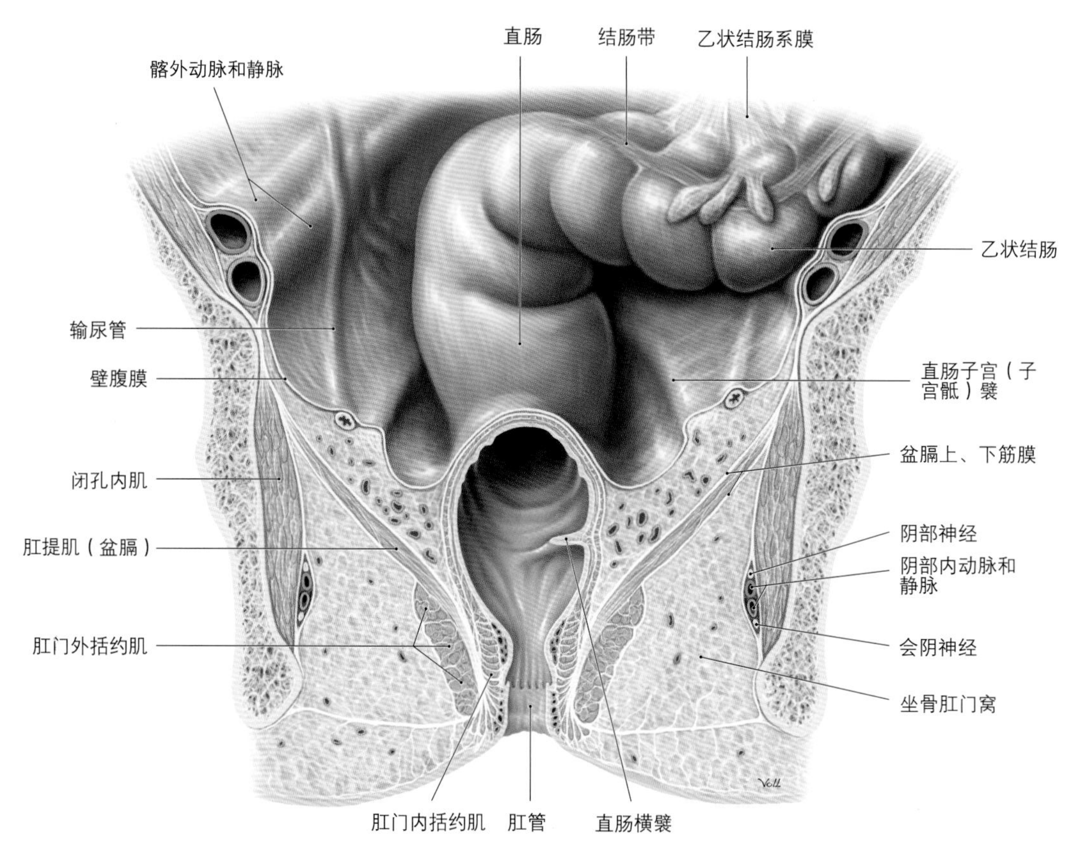
直肠
结肠带
乙状结肠系膜
髂外动脉和静脉
乙状结肠
输尿管
壁腹膜
直肠子宫（子宫骶）襞
盆膈上、下筋膜
闭孔内肌
阴部神经
肛提肌（盆膈）
阴部内动脉和静脉
肛门外括约肌
会阴神经
坐骨肛门窝
肛门内括约肌
肛管
直肠横襞

图 21.4 直肠和肛管

冠状面，切除前壁的前面观。

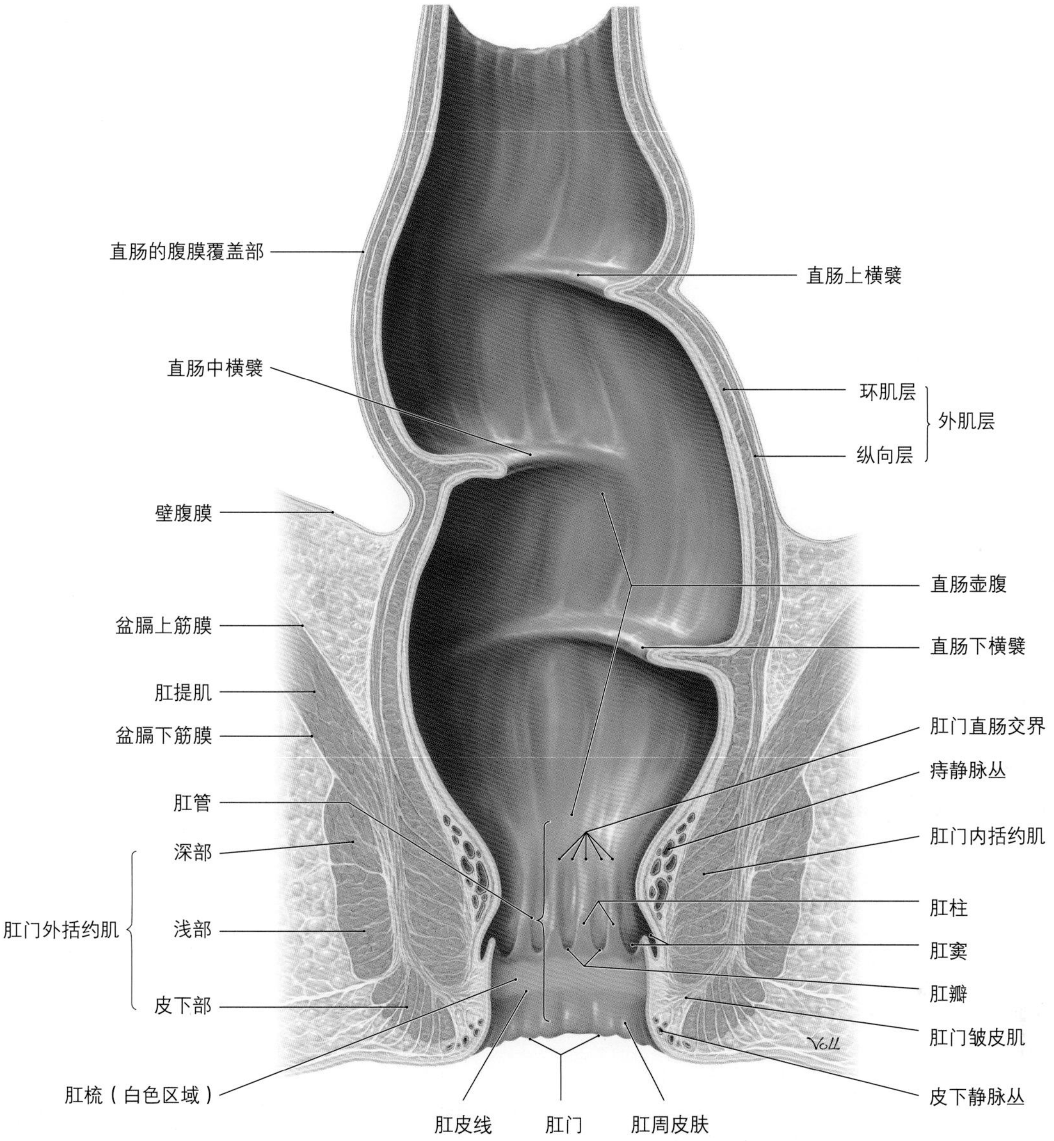

直肠的腹膜覆盖部
直肠上横襞
直肠中横襞
环肌层
纵向层
外肌层
壁腹膜
直肠壶腹
盆膈上筋膜
直肠下横襞
肛提肌
盆膈下筋膜
肛门直肠交界
痔静脉丛
肛管
肛门内括约肌
深部
肛门外括约肌
浅部
皮下部
肛柱
肛窦
肛瓣
肛门皱皮肌
皮下静脉丛
肛梳（白色区域）
肛皮线
肛门
肛周皮肤

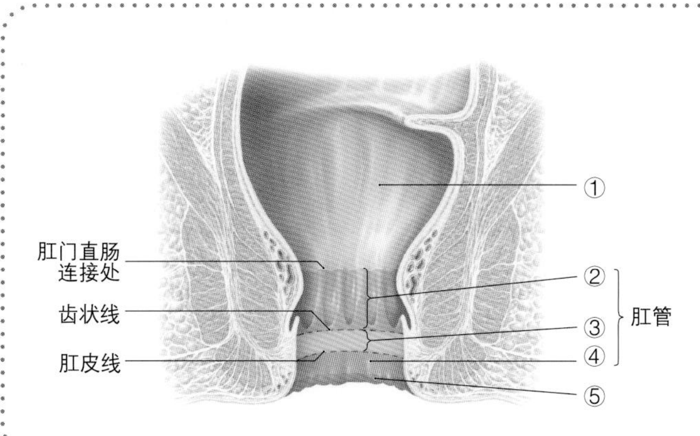
①
肛门直肠
连接处
②
齿状线
③
肛管
④
肛皮线
⑤

表 21.1 直肠和肛管区

分区		上皮组织
①直肠		类似于结肠样的腺窝；单层柱状上皮细胞和杯状细胞
肛管	②柱状区	非角化的复层鳞状上皮细胞
	③肛梳	
	④皮肤区	角化的复层鳞状上皮细胞及皮脂腺
⑤肛周皮肤（色素沉着）		角化的复层鳞状上皮细胞及皮脂腺、毛发和汗腺

输尿管

图 21.5 原位输尿管

前面观，男性腹部。切除：非泌尿系统的脏器和部分直肠。输尿管在腹膜后间隙沿腹后壁下降。在两侧跨过髂总动脉分叉为髂内、髂外动脉处进入骨盆。

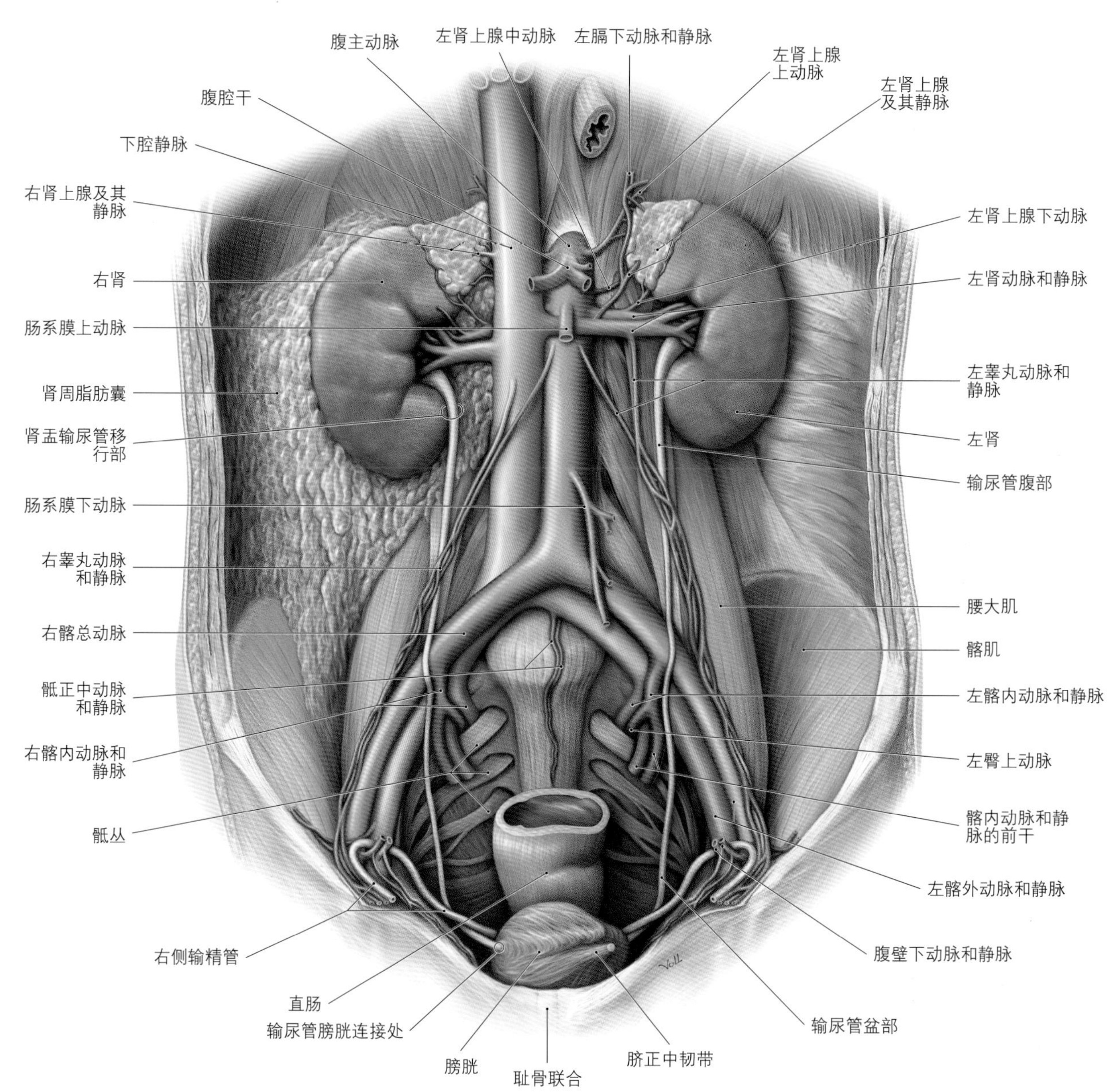
腹主动脉
左肾上腺中动脉
左膈下动脉和静脉
左肾上腺
上动脉
左肾上腺
及其静脉
腹腔干
下腔静脉
右肾上腺及其
静脉
左肾上腺下动脉
右肾
左肾动脉和静脉
肠系膜上动脉
左睾丸动脉和
静脉
肾周脂肪囊
左肾
肾盂输尿管移
行部
输尿管腹部
肠系膜下动脉
右睾丸动脉
和静脉
腰大肌
右髂总动脉
髂肌
骶正中动脉
和静脉
左髂内动脉和静脉
右髂内动脉和
静脉
左臀上动脉
骶丛
髂内动脉和静
脉的前干
左髂外动脉和静脉
右侧输精管
腹壁下动脉和静脉
直肠
输尿管膀胱连接处
输尿管盆部
膀胱
耻骨联合
脐正中韧带

图 21.6 男性盆腔内的输尿管

上面观，切除腹膜。

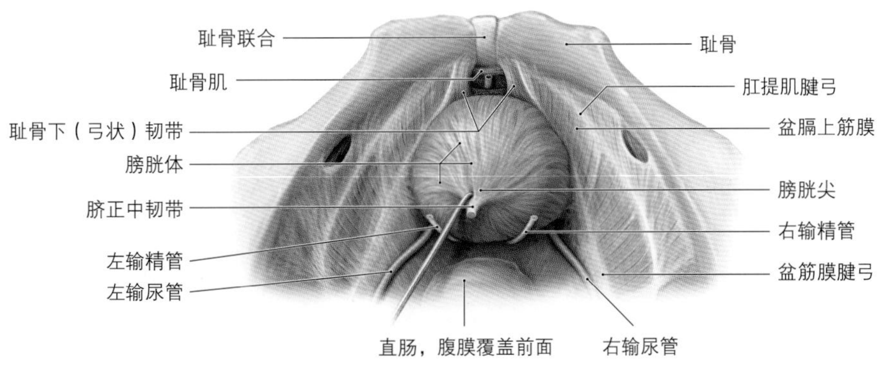
耻骨联合
耻骨
耻骨肌
肛提肌腱弓
耻骨下（弓状）韧带
盆膈上筋膜
膀胱体
膀胱尖
脐正中韧带
右输精管
左输精管
盆筋膜腱弓
左输尿管
直肠，腹膜覆盖前面
右输尿管

图 21.7 女性盆腔内的输尿管

上面观。输尿管骨盆段走行于子宫动脉下方，距子宫颈外侧约 2 cm。

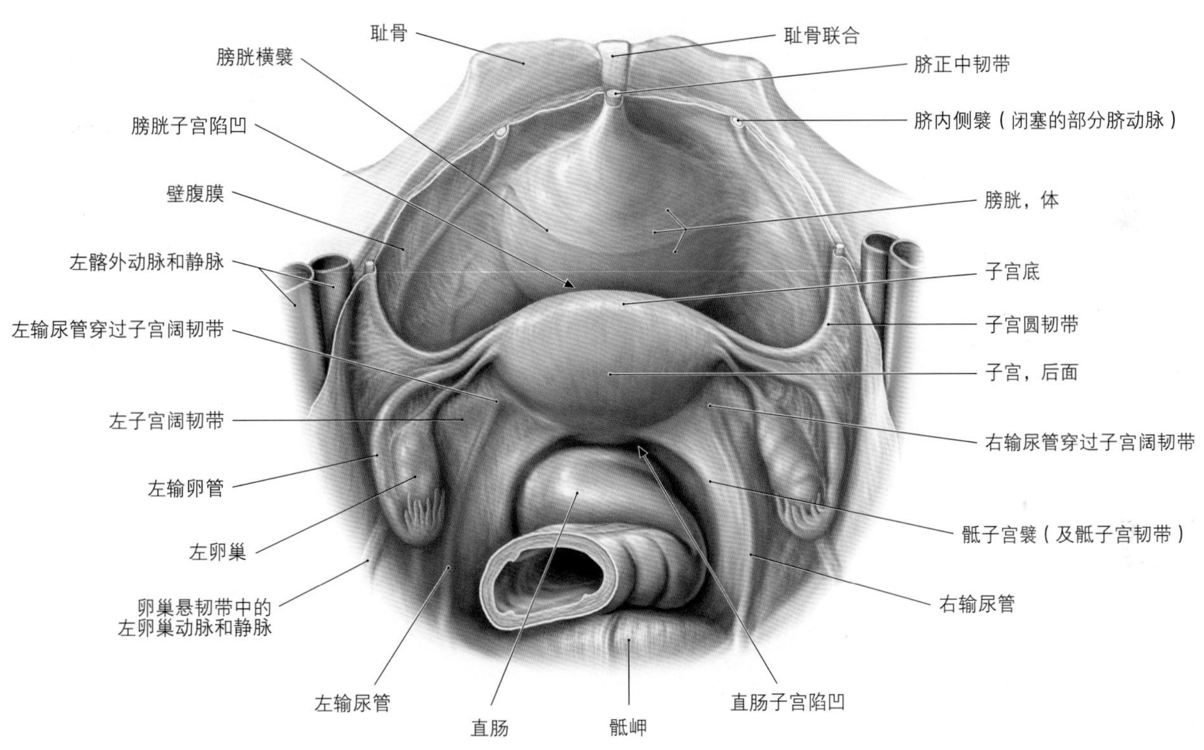
耻骨
耻骨联合
膀胱横襞
脐正中韧带
膀胱子宫陷凹
脐内侧襞（闭塞的部分脐动脉）
壁腹膜
膀胱，体
左髂外动脉和静脉
子宫底
左输尿管穿过子宫阔韧带
子宫圆韧带
子宫，后面
左子宫阔韧带
右输尿管穿过子宫阔韧带
左输卵管
骶子宫襞（及骶子宫韧带）
左卵巢
右输尿管
卵巢悬韧带中的
左卵巢动脉和静脉
左输尿管
直肠
骶岬
直肠子宫陷凹

临床要点 21.1

输尿管的解剖狭窄

正常的输尿管有 3 处狭窄，由肾盂排出的肾结石容易被狭窄卡住引起疼痛。

- 输尿管肾盂起始部的狭窄（肾盂输尿管移行处）。
- 输尿管跨过髂外或髂总血管处。
- 输尿管穿过膀胱壁处（输尿管膀胱移行处）。

偶有第 4 处狭窄，即睾丸 / 卵巢动脉和静脉从输尿管前方跨过处。

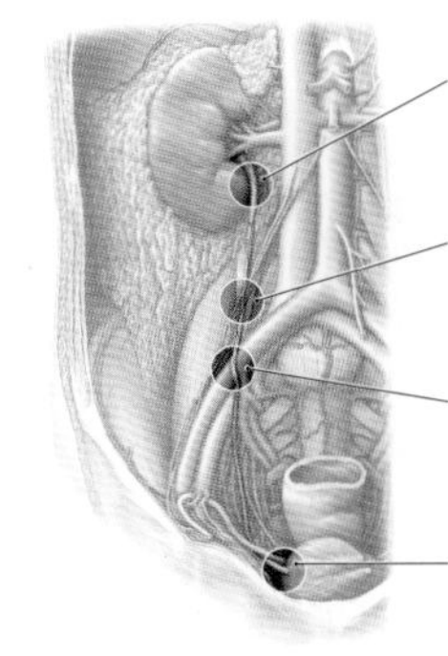
第 1 处狭窄：输尿管经过肾下极（腹部）
可能的狭窄处：睾丸 / 卵巢血管跨过输尿管前方
第 2 个狭窄：输尿管跨过髂血管（盆部）
第 3 个狭窄：输尿管穿过膀胱壁（壁内部）

膀胱和尿道

图 21.8 女性膀胱和尿道

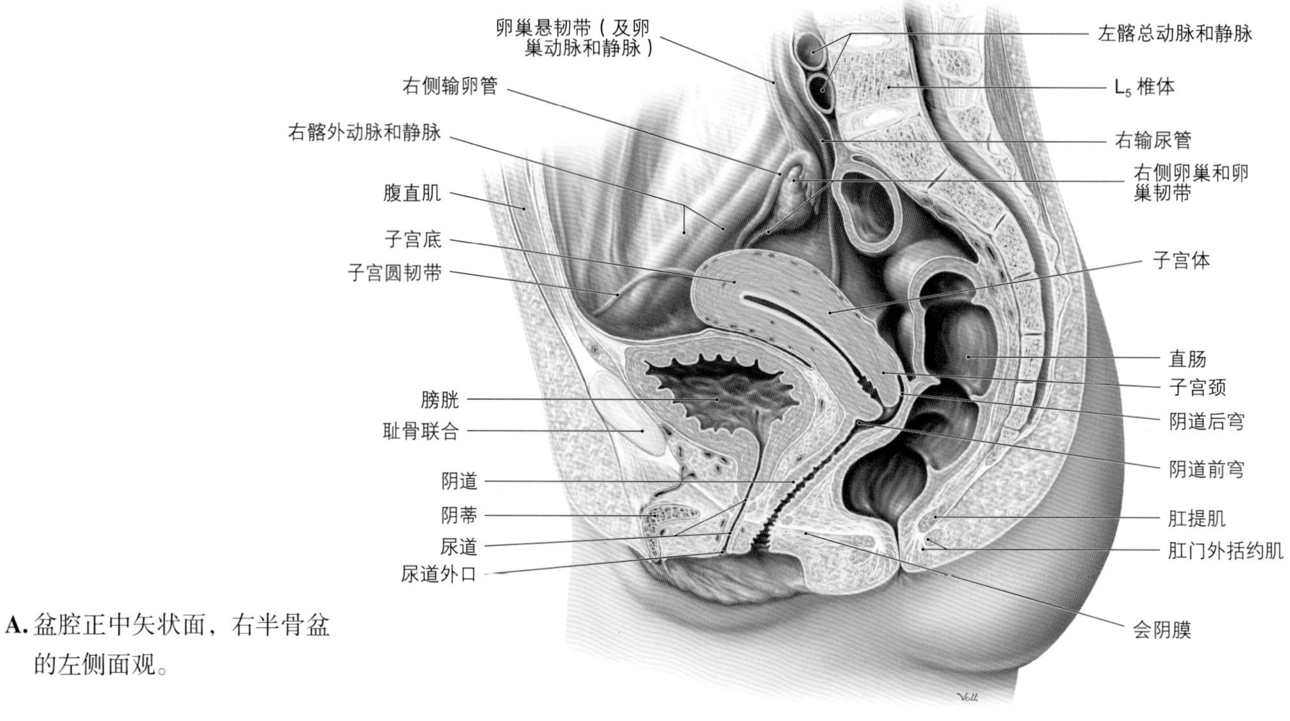
卵巢悬韧带（及卵巢动脉和静脉）
右侧输卵管
右髂外动脉和静脉
腹直肌
子宫底
子宫圆韧带
膀胱
耻骨联合
阴道
阴蒂
尿道
尿道外口
左髂总动脉和静脉
L_5 椎体
右输尿管
右侧卵巢和卵巢韧带
子宫体
直肠
子宫颈
阴道后穹
阴道前穹
肛提肌
肛门外括约肌
会阴膜

A. 盆腔正中矢状面，右半骨盆的左侧面观。

脐正中韧带
泌尿生殖腹膜
左侧输尿管
膀胱尖
脏层盆筋膜
膀胱底
膀胱体
膀胱颈
女性尿道

B. 膀胱和尿道，左侧观。

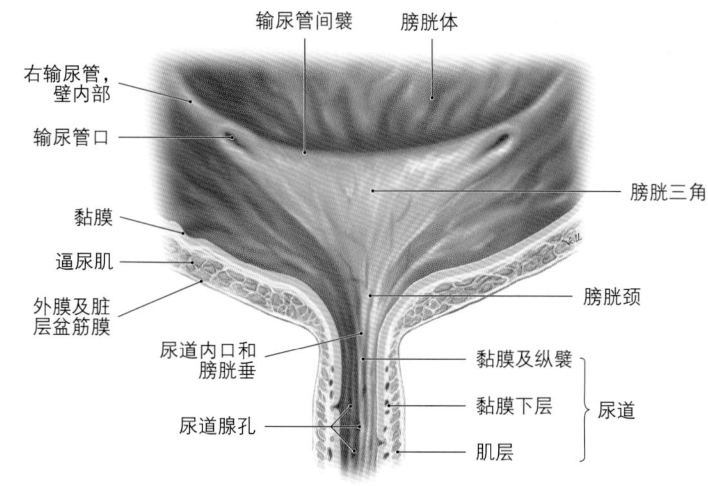
输尿管间襞
膀胱体
右输尿管，壁内部
输尿管口
膀胱三角
黏膜
逼尿肌
膀胱颈
外膜及脏层盆筋膜
尿道内口和膀胱垂
黏膜及纵襞
黏膜下层
尿道
尿道腺孔
肌层

C. 三角区和尿道，冠状面，前面观。

图 21.9 女性尿道括约肌结构

前外侧观。

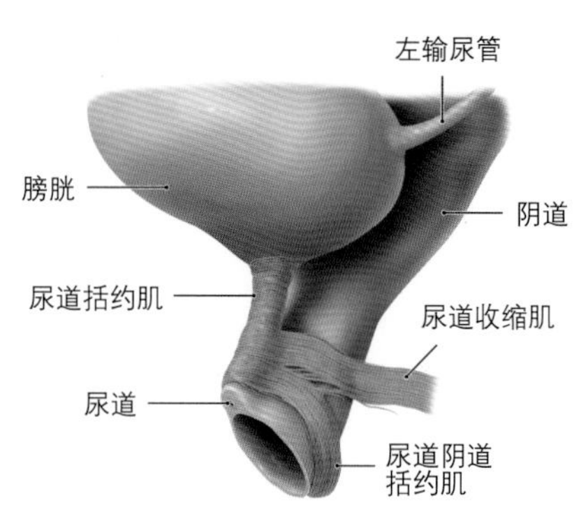
左输尿管
膀胱
阴道
尿道括约肌
尿道收缩肌
尿道
尿道阴道括约肌

图 21.10　男性膀胱和尿道

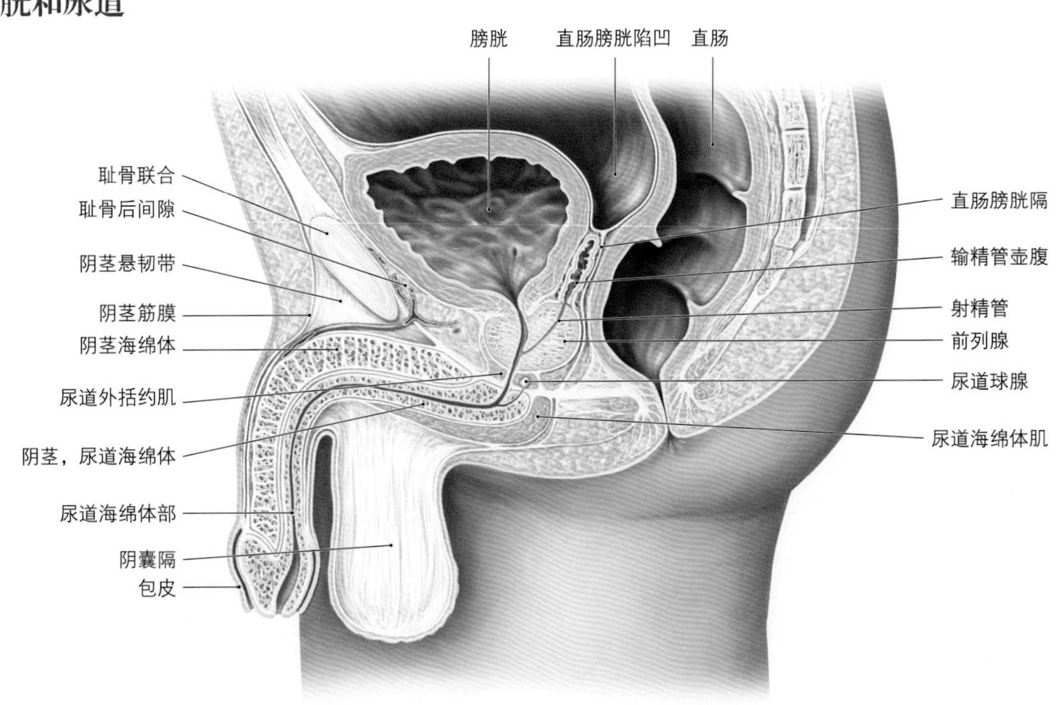
膀胱
直肠膀胱陷凹
直肠
耻骨联合
耻骨后间隙
阴茎悬韧带
阴茎筋膜
阴茎海绵体
尿道外括约肌
阴茎，尿道海绵体
尿道海绵体部
阴囊隔
包皮
直肠膀胱隔
输精管壶腹
射精管
前列腺
尿道球腺
尿道海绵体肌

A. 盆腔正中矢状面，右半骨盆的左侧面观。

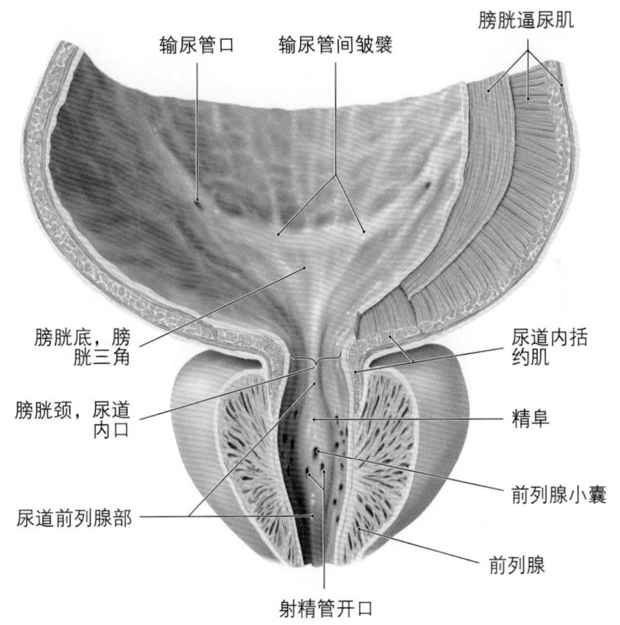
脐正中韧带
泌尿生殖腹膜
左输尿管
膀胱尖
膀胱底
脏层盆筋膜
输精管壶腹
膀胱体
前列腺
男性尿道

B. 膀胱、尿道和前列腺，左侧面观。

输尿管口
输尿管间皱襞
膀胱逼尿肌
膀胱底，膀胱三角
尿道内括约肌
膀胱颈，尿道内口
精阜
前列腺小囊
尿道前列腺部
前列腺
射精管开口

C. 膀胱三角区、尿道以及前列腺，冠状面，前面观。

图 21.11　男性尿道括约肌结构

侧面观。

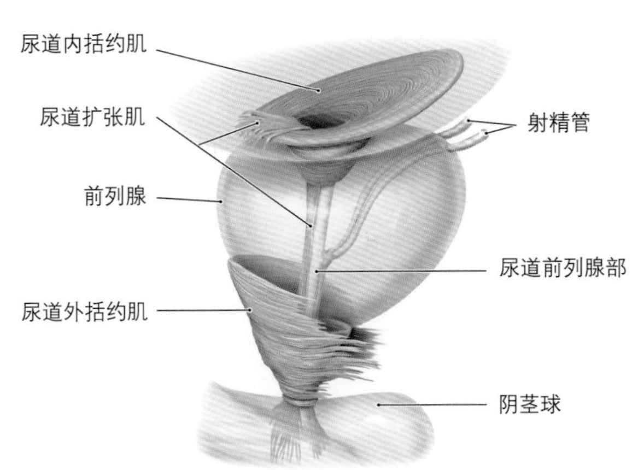
尿道内括约肌
尿道扩张肌
射精管
前列腺
尿道前列腺部
尿道外括约肌
阴茎球

生殖器概述

生殖器可按照形态（外与内）和功能进行分类（表 21.2 和表 21.3）。

表 21.2 女性生殖器

<table>
<tr><th colspan="3">器官</th><th>功能</th></tr>
<tr><td rowspan="4">内生殖器</td><td colspan="2">卵巢</td><td>产生生殖细胞和激素</td></tr>
<tr><td colspan="2">输卵管</td><td>受精部位及受精卵的运输器官</td></tr>
<tr><td colspan="2">子宫</td><td>孕育和分娩的器官</td></tr>
<tr><td colspan="2">阴道（上部）</td><td rowspan="2">交配和分娩的器官</td></tr>
<tr><td rowspan="5">外生殖器</td><td rowspan="5">外阴</td><td>阴道（前庭）</td></tr>
<tr><td>大阴唇和小阴唇</td><td rowspan="2">副交配器</td></tr>
<tr><td>阴蒂</td></tr>
<tr><td>大、小前庭大腺</td><td>产生黏液状分泌物</td></tr>
<tr><td>阴阜</td><td>保护耻骨</td></tr>
</table>

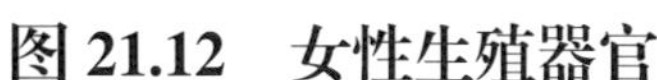

图 21.12 女性生殖器官

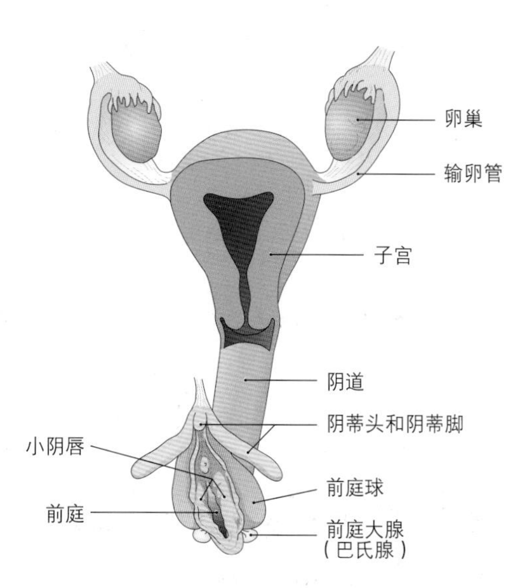
卵巢
输卵管
子宫
阴道
阴蒂头和阴蒂脚
小阴唇
前庭球
前庭
前庭大腺
（巴氏腺）

A. 内、外生殖器。

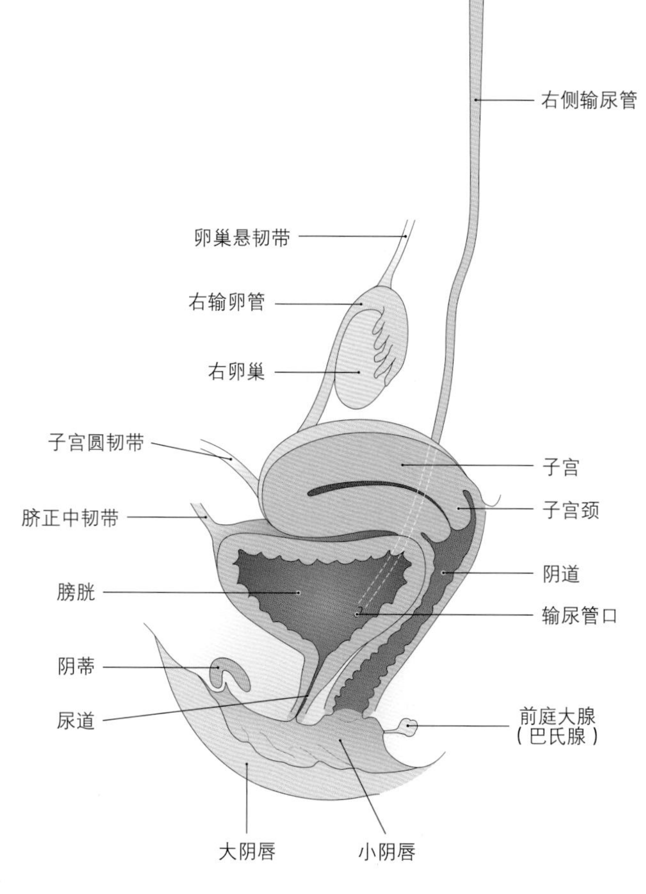
右肾
右侧输尿管
卵巢悬韧带
右输卵管
右卵巢
子宫圆韧带
脐正中韧带
膀胱
阴蒂
尿道
子宫
子宫颈
阴道
输尿管口
前庭大腺
（巴氏腺）
大阴唇
小阴唇

B. 泌尿生殖系统。注意：虽然女性泌尿和生殖管道的局部关系密切，但在功能上是不同的。

表 21.3 男性生殖器官			
器官			功能
内生殖器	睾丸		产生生殖细胞和激素
	附睾		储存精子
	输精管		精子的运输器官
	副性腺	前列腺	产生分泌物（精液）
		精囊	
		尿道球腺	
外生殖器	阴茎		交配和泌尿器官
	尿道		尿液和精液的通道
	阴囊		保护睾丸
	睾丸的覆盖物		

图 21.13 男性生殖器

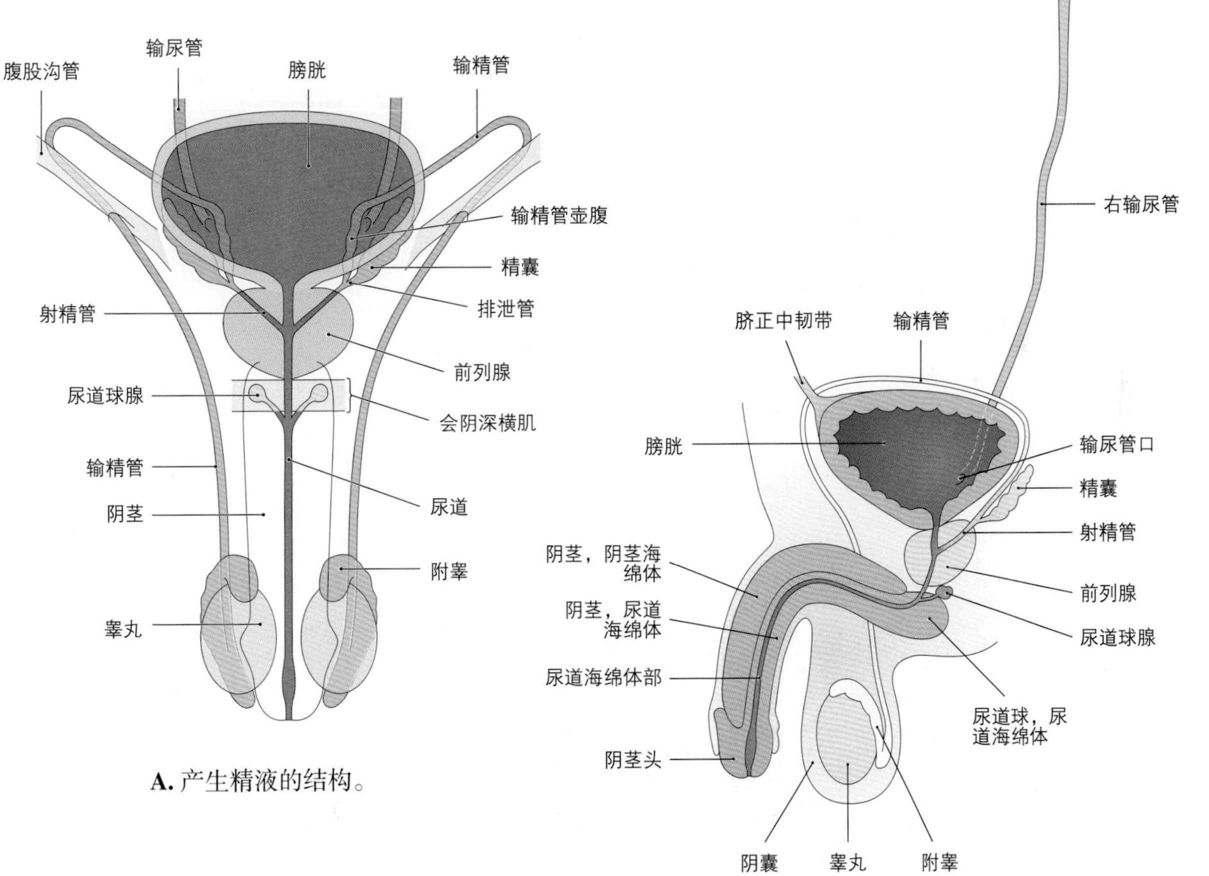
腹股沟管
输尿管
膀胱
输精管
输精管壶腹
精囊
排泄管
射精管
前列腺
尿道球腺
会阴深横肌
输精管
尿道
阴茎
附睾
睾丸
右肾
右输尿管
脐正中韧带
输精管
膀胱
输尿管口
精囊
射精管
阴茎，阴茎海绵体
前列腺
阴茎，尿道海绵体
尿道球腺
尿道海绵体部
尿道球，尿道海绵体
阴茎头
阴囊
睾丸
附睾

A. 产生精液的结构。

B. 泌尿生殖系统。注意：男性尿道是泌尿和生殖的共同通道。

子宫和卵巢

图 21.14 子宫阔韧带

子宫阔韧带区，矢状切面。子宫与卵巢的悬挂依赖于子宫阔韧带，子宫阔韧带是双层腹膜，由输卵管系膜、卵巢系膜和子宫系膜组成。

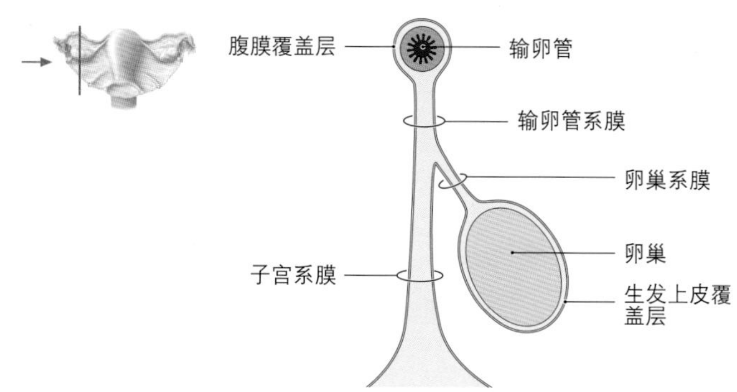
腹膜覆盖层
输卵管
输卵管系膜
卵巢系膜
卵巢
子宫系膜
生发上皮覆盖层

图 21.15 卵巢

右侧卵巢，后面观。

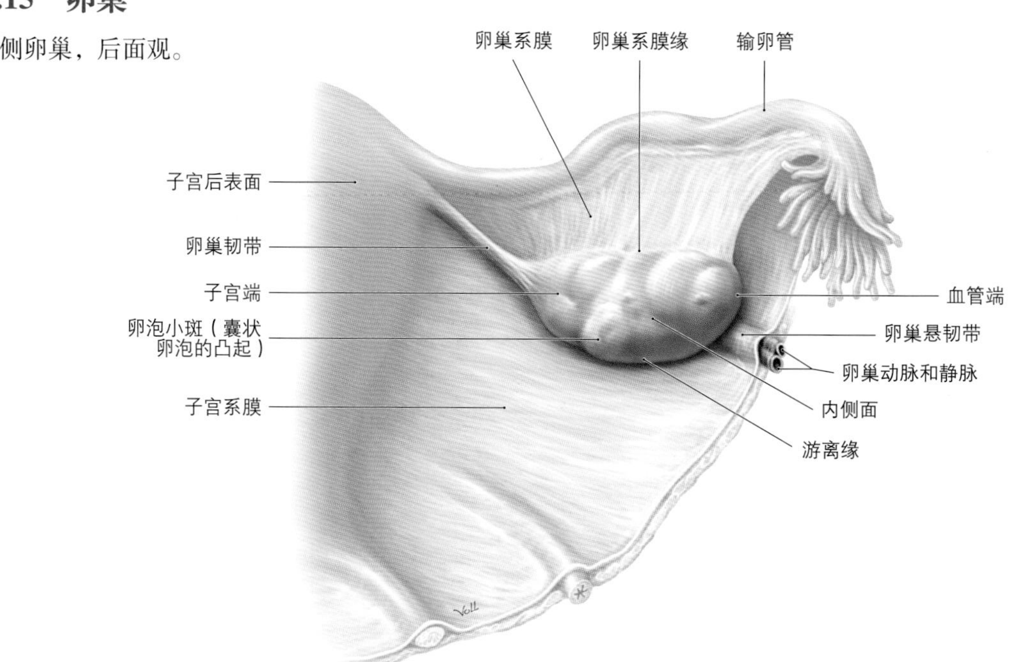
卵巢系膜
卵巢系膜缘
输卵管
子宫后表面
卵巢韧带
子宫端
卵泡小斑（囊状卵泡的凸起）
子宫系膜
血管端
卵巢悬韧带
卵巢动脉和静脉
内侧面
游离缘

图 21.16 子宫的正常弯曲和位置

正中矢状切面，左侧面观。可用以下术语描述子宫的位置。

①前屈：宫颈纵轴和子宫纵轴形成夹角，正常位置向前屈。

②前倾：宫颈纵轴和阴道纵轴形成夹角，正常位置为前倾。

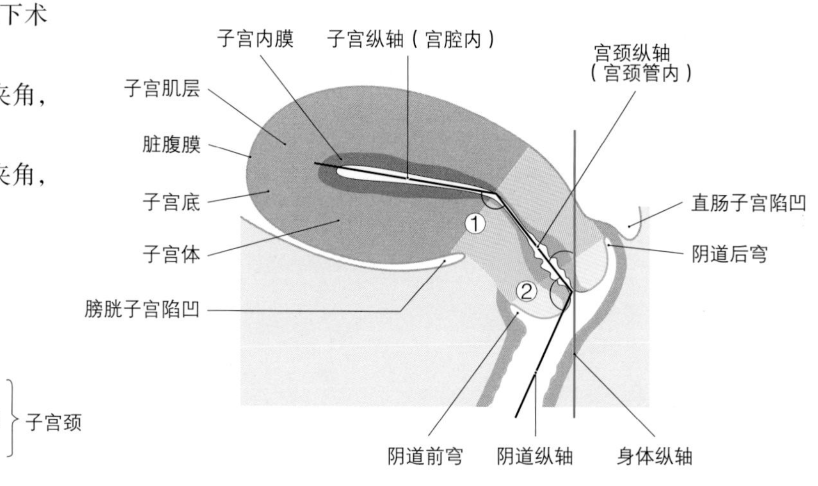
子宫内膜
子宫纵轴（宫腔内）
宫颈纵轴（宫颈管内）
子宫肌层
脏腹膜
子宫底
子宫体
膀胱子宫陷凹
直肠子宫陷凹
阴道后穹
阴道前穹
阴道纵轴
身体纵轴
①
②
子宫峡
阴道上部
阴道部
子宫颈

图 21.17 子宫与输卵管

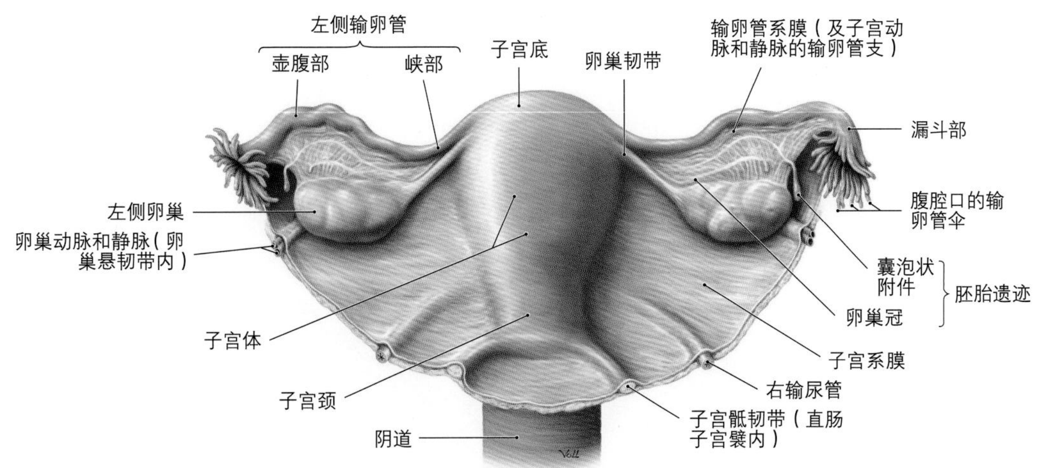
左侧输卵管
壶腹部
峡部
子宫底
卵巢韧带
输卵管系膜（及子宫动脉和静脉的输卵管支）
漏斗部
腹腔口的输卵管伞
左侧卵巢
卵巢动脉和静脉（卵巢悬韧带内）
囊泡状附件
卵巢冠
胚胎遗迹
子宫体
子宫系膜
右输尿管
子宫颈
子宫骶韧带（直肠子宫襞内）
阴道

A. 后上面观。

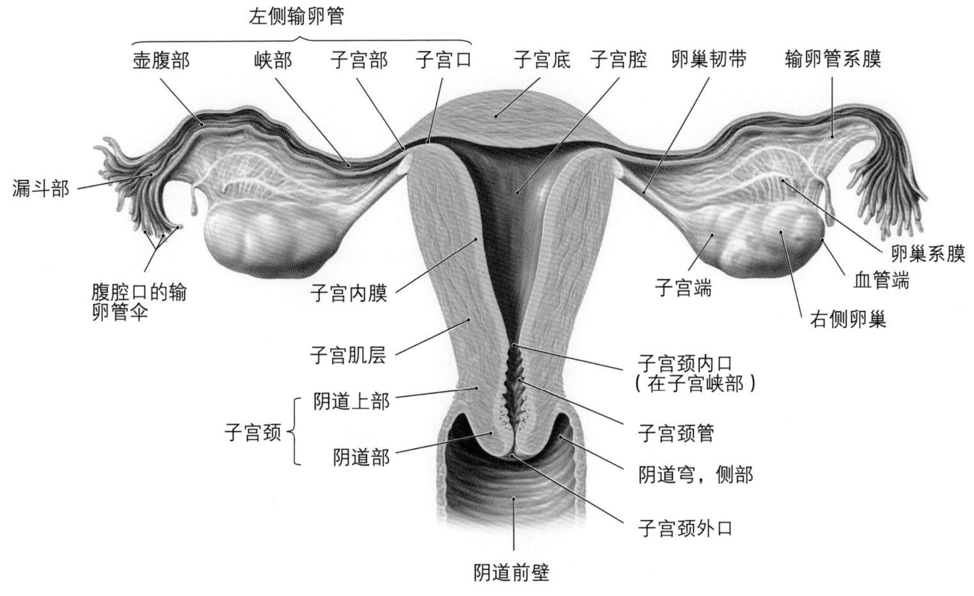
左侧输卵管
壶腹部
峡部
子宫部
子宫口
子宫底
子宫腔
卵巢韧带
输卵管系膜
漏斗部
卵巢系膜
血管端
子宫端
腹腔口的输卵管伞
子宫内膜
右侧卵巢
子宫肌层
子宫颈内口（在子宫峡部）
阴道上部
子宫颈
子宫颈管
阴道部
阴道穹，侧部
子宫颈外口
阴道前壁

B. 冠状面，子宫拉直后的后面观。切除：子宫系膜。

临床要点 21.2

异位妊娠

卵子在输卵管壶腹部受精之后，通常在子宫腔壁着床。然而，它也可能在其他位点着床（例如输卵管甚至腹膜腔）。输卵管妊娠是最常见的异位妊娠，有造成输卵管壁破裂的风险和潜在的危及生命的腹腔出血。输卵管妊娠的常见原因是炎症相关的输卵管黏膜粘连。

骨盆深部的韧带和筋膜

图 21.18 女性盆腔的韧带

上面观。切除：腹膜、神经、血管，以及膀胱上部，仅显示致密的筋膜（韧带）。盆腔深部韧带维持子宫在盆腔内的位置，预防子宫脱垂，即子宫下移入阴道。

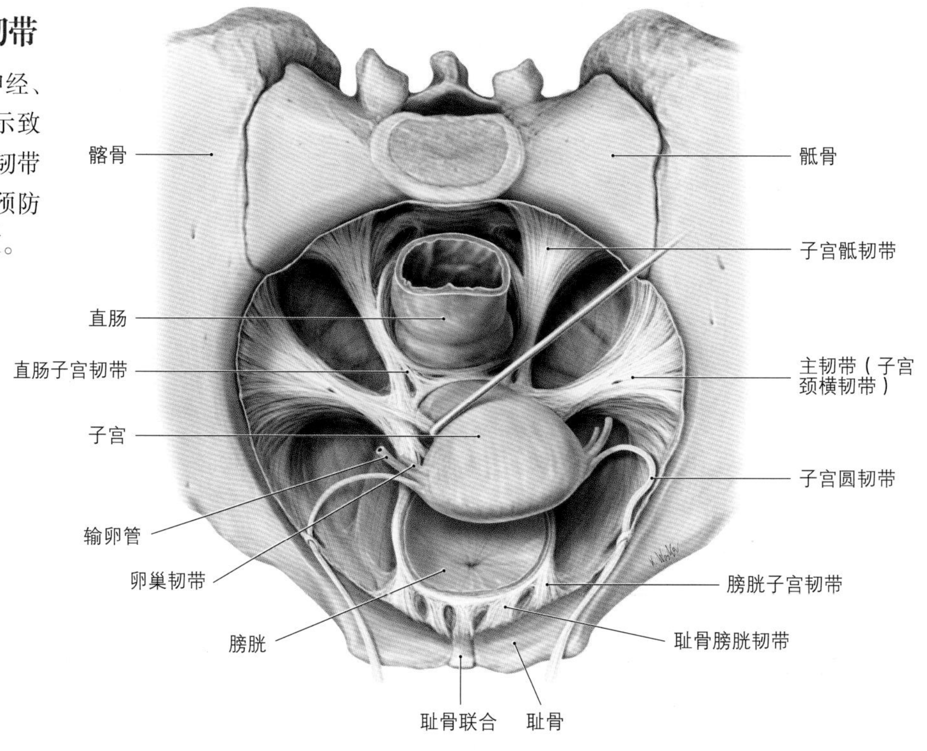
髂骨
骶骨
子宫骶韧带
直肠
直肠子宫韧带
主韧带（子宫颈横韧带）
子宫
子宫圆韧带
输卵管
卵巢韧带
膀胱子宫韧带
膀胱
耻骨膀胱韧带
耻骨联合
耻骨

图 21.19 女性盆腔的深部韧带

上面观。切除：腹膜、神经、血管、子宫和膀胱。子宫骶韧带和阴道旁组织维持子宫颈和阴道在盆腔中的位置。

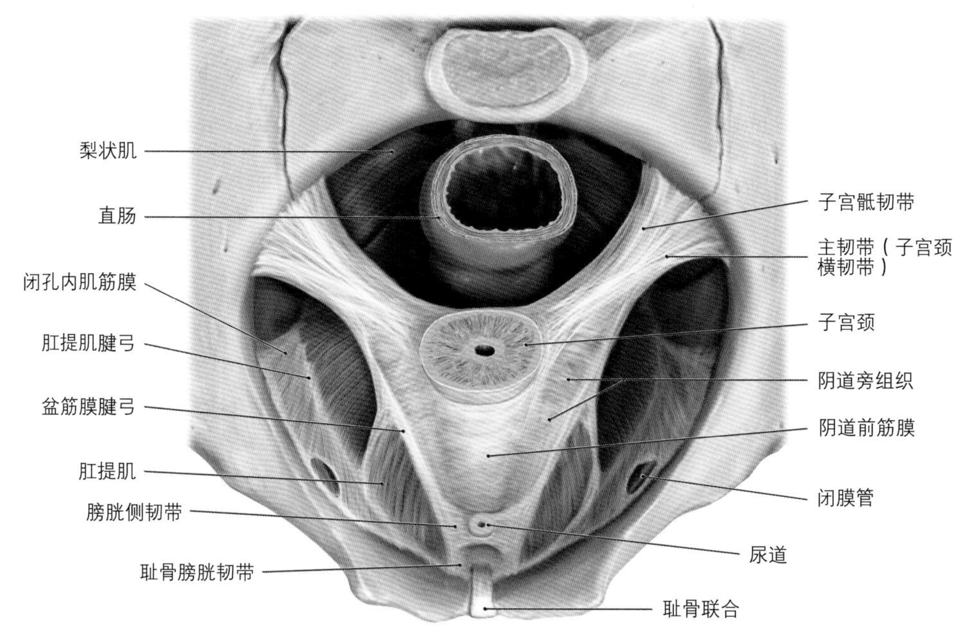
梨状肌
直肠
闭孔内肌筋膜
肛提肌腱弓
盆筋膜腱弓
肛提肌
膀胱侧韧带
耻骨膀胱韧带
子宫骶韧带
主韧带（子宫颈横韧带）
子宫颈
阴道旁组织
阴道前筋膜
闭膜管
尿道
耻骨联合

盆筋膜对盆腔脏器的支撑发挥着重要作用。在盆底两侧，盆腔器官的脏层筋膜是肌肉表面壁层筋膜的延续，且增厚的盆筋膜形成腱弓。在女性，阴道旁组织（脏层筋膜与腱弓的侧方连接）悬挂并固定阴道。耻骨膀胱韧带（与男性的耻骨前列腺韧带）是腱弓的延伸，主要支持固定膀胱及前列腺。盆内筋膜是一种填充于盆腔脏器间的疏松网状（脂肪）组织，可形成结构致密的“韧带”（子宫主韧带、膀胱侧韧带、直肠侧韧带；如图 21.20 所示），为盆腔内的输尿管和神经、血管提供通道。

图 21.20 女性盆腔的筋膜与韧带

经子宫颈的横切面，上面观。

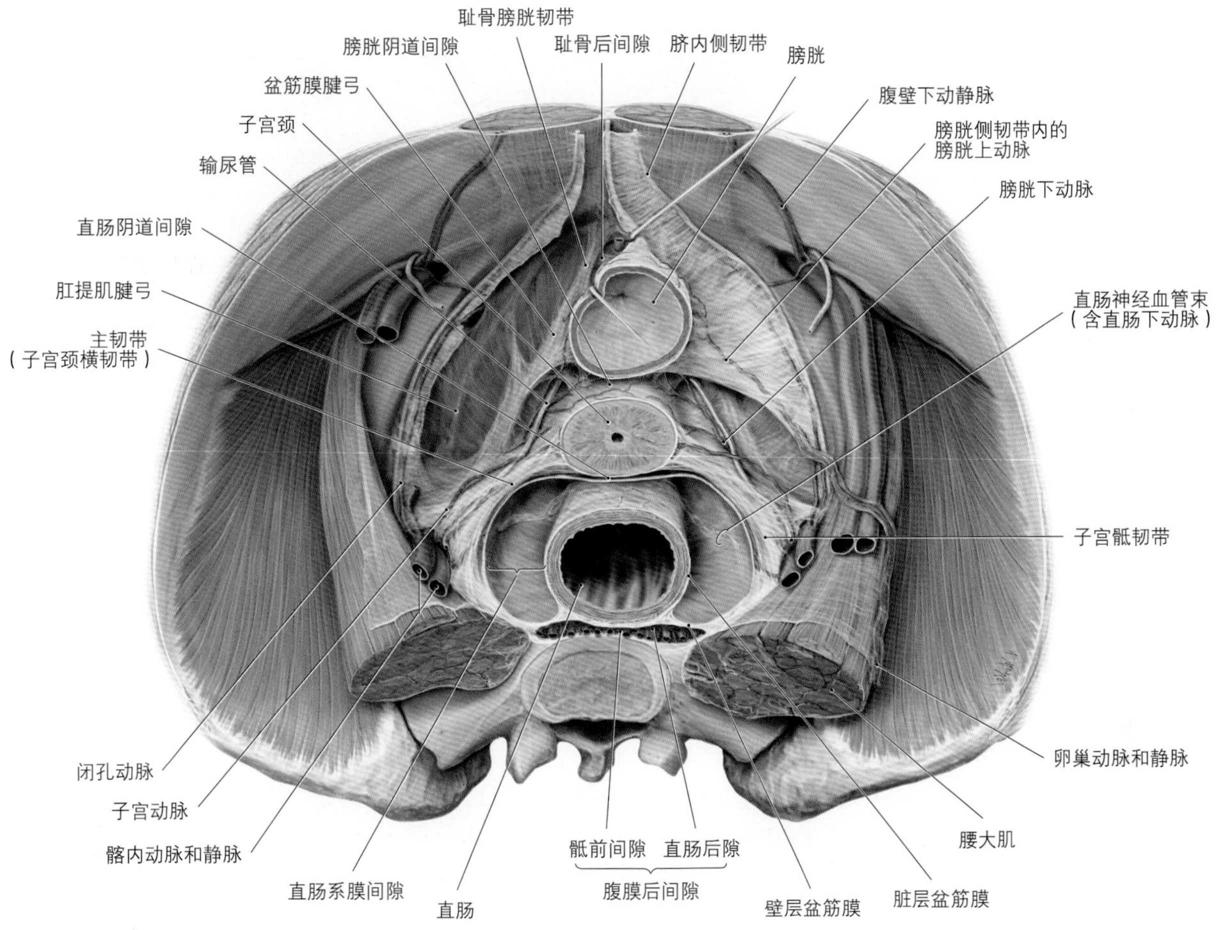
耻骨膀胱韧带
膀胱阴道间隙
耻骨后间隙
脐内侧韧带
膀胱
盆筋膜腱弓
腹壁下动静脉
子宫颈
膀胱侧韧带内的
膀胱上动脉
输尿管
膀胱下动脉
直肠阴道间隙
肛提肌腱弓
直肠神经血管束
（含直肠下动脉）
主韧带
（子宫颈横韧带）
子宫骶韧带
闭孔动脉
卵巢动脉和静脉
子宫动脉
腰大肌
髂内动脉和静脉
骶前间隙
直肠后隙
腹膜后间隙
直肠系膜间隙
直肠
壁层盆筋膜
脏层盆筋膜

阴 道

图 21.21 阴道的位置

正中矢状面，左侧面观。

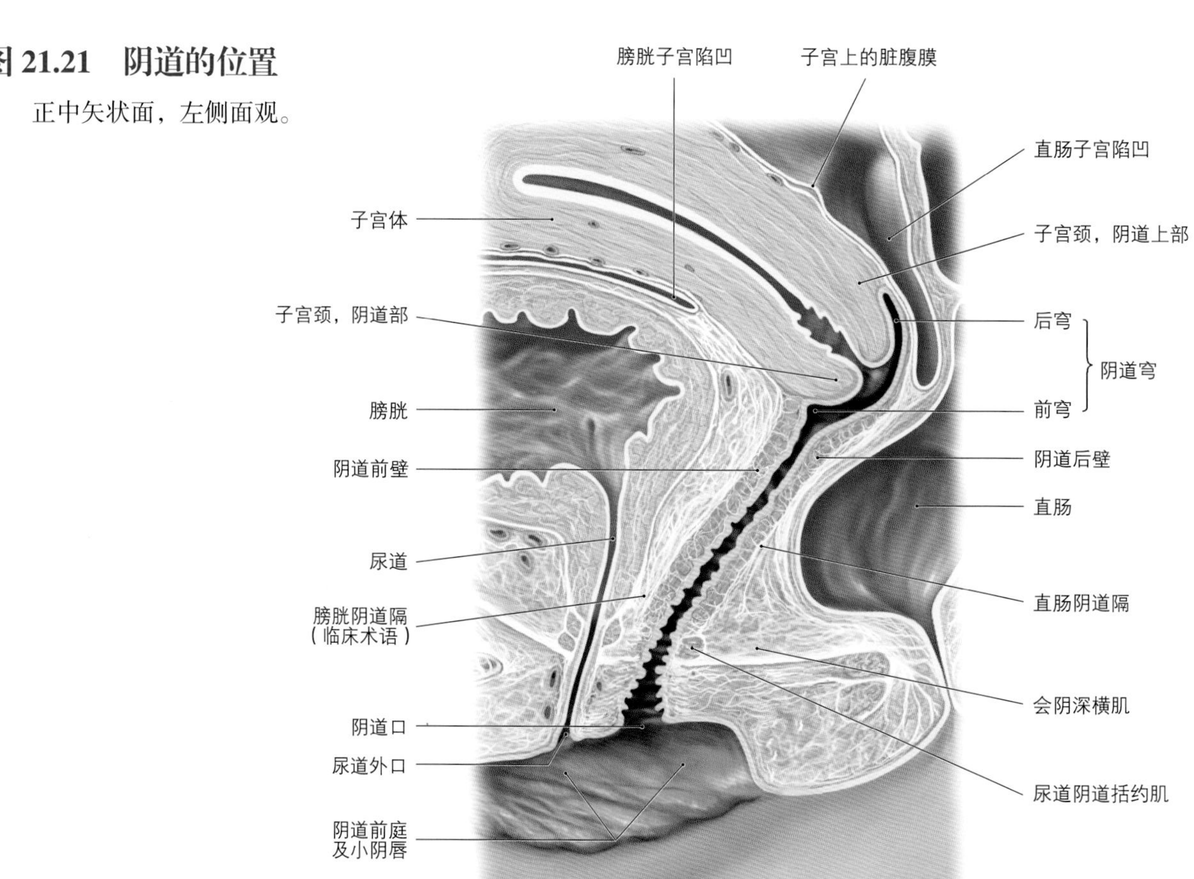
膀胱子宫陷凹
子宫上的脏腹膜
直肠子宫陷凹
子宫颈，阴道上部
后穹
阴道穹
前穹
阴道后壁
直肠
直肠阴道隔
会阴深横肌
尿道阴道括约肌
子宫体
子宫颈，阴道部
膀胱
阴道前壁
尿道
膀胱阴道隔
（临床术语）
阴道口
尿道外口
阴道前庭
及小阴唇

图 21.22 阴道与腹膜和盆腔脏器的关系

正中矢状切面，左侧面观。阴道几乎全部位于腹膜下间隙。但是，可经过阴道后穹隆做一切口，将子宫直肠陷凹的积液或脓肿引流排出，称为阴道后穹隆穿刺术。

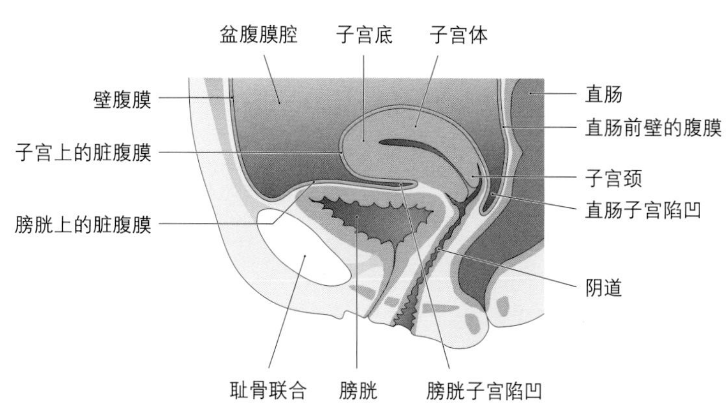
盆腹膜腔
子宫底
子宫体
壁腹膜
子宫上的脏腹膜
膀胱上的脏腹膜
直肠
直肠前壁的腹膜
子宫颈
直肠子宫陷凹
阴道
耻骨联合
膀胱
膀胱子宫陷凹

图 21.23 阴道的结构

后斜的冠状切面，后面观。

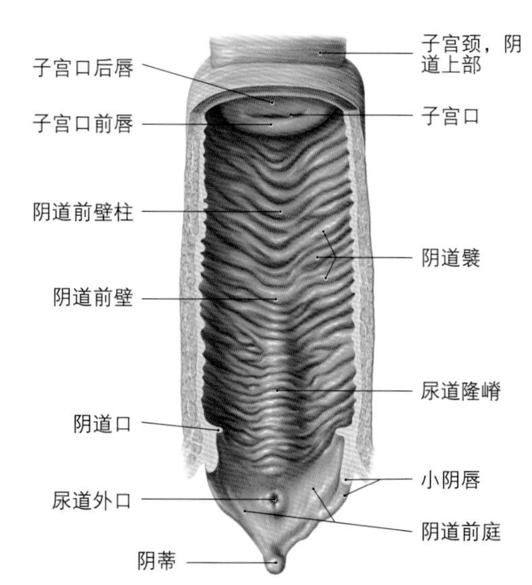
子宫口后唇
子宫口前唇
阴道前壁柱
阴道前壁
阴道口
尿道外口
阴蒂
子宫颈，阴道上部
子宫口
阴道皱
尿道隆嵴
小阴唇
阴道前庭

图 21.24　女性生殖器：冠状面

前面观，阴道位于盆腔和会阴，属腹膜外位器官。

卵巢悬韧带
髂内动静脉
子宫底
直肠
乙状结肠
壁腹膜
髂骨
右髂外动脉和静脉
髂肌
左侧卵巢
主韧带（子宫颈横韧带）（及部分子宫动脉和子宫静脉丛）
左侧输卵管
子宫圆韧带
子宫颈及子宫口
盆腔腹膜后间隙
阴道动脉分支及静脉丛
闭孔内肌（及闭孔筋膜）
肛提肌（及盆膈上、下筋膜）
阴道，后壁及阴道皱褶
会阴深横肌
坐骨耻骨支
会阴膜
阴蒂脚及坐骨海绵体肌
会阴浅（Colles）筋膜
尿道阴道括约肌
前庭球动脉
会阴动脉
子宫圆韧带
小阴唇
前庭球及球海绵体肌
大阴唇
阴道前庭（及阴道口）

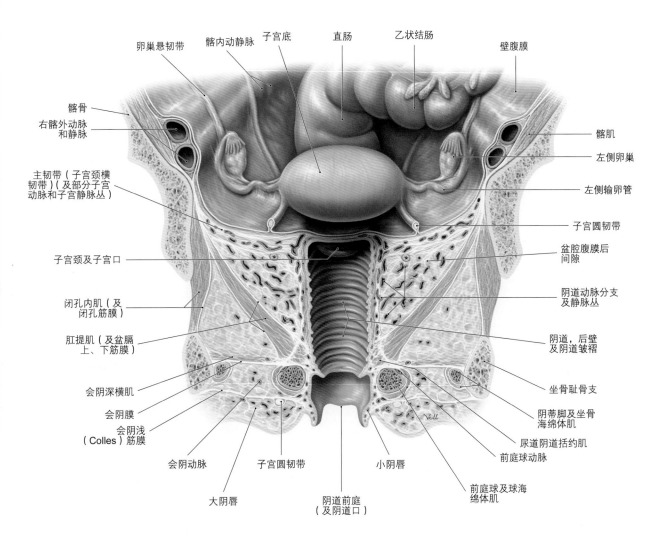

图 21.25　阴道：在会阴中的位置

下面观。

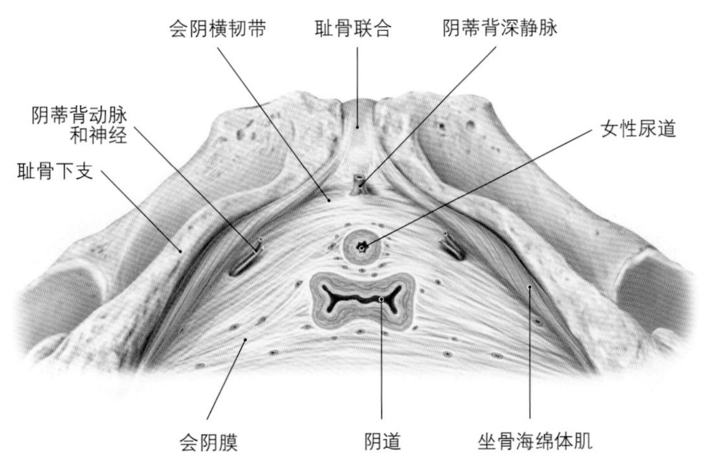
会阴横韧带
耻骨联合
阴蒂背深静脉
阴蒂背动脉和神经
女性尿道
耻骨下支
会阴膜
阴道
坐骨海绵体肌

女性外生殖器

图 21.26 女性外生殖器

截石位，分开小阴唇。

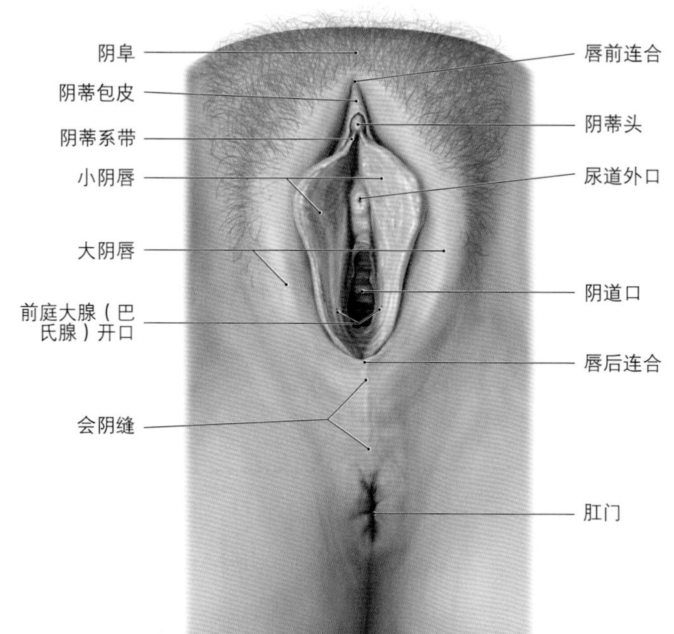
阴阜
阴蒂包皮
阴蒂系带
小阴唇
大阴唇
前庭大腺（巴氏腺）开口
会阴缝
唇前连合
阴蒂头
尿道外口
阴道口
唇后连合
肛门

图 21.27 阴道前庭及前庭大腺

截石位，分开小阴唇。

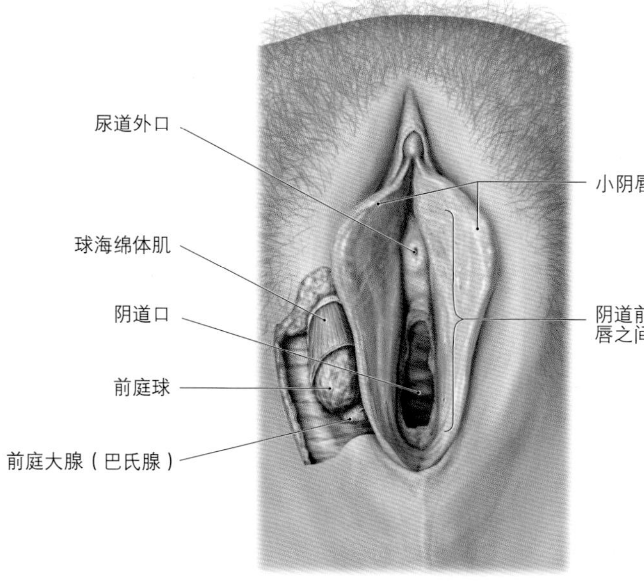
尿道外口
球海绵体肌
阴道口
前庭球
前庭大腺（巴氏腺）
小阴唇
阴道前庭（小阴唇之间的间隙）

图 21.28 女性会阴的勃起组织

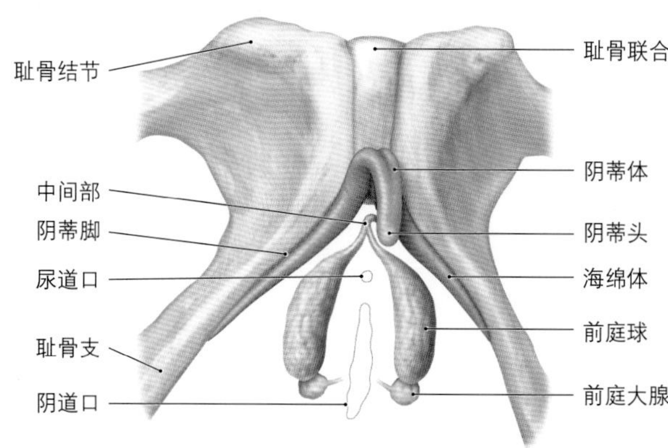
耻骨结节
中间部
阴蒂脚
尿道口
耻骨支
阴道口
耻骨联合
阴蒂体
阴蒂头
海绵体
前庭球
前庭大腺

图 21.29 女性的勃起组织和肌

截石位。切除：阴唇和皮肤。左侧切除：坐骨海绵体肌和尿道海绵体肌。

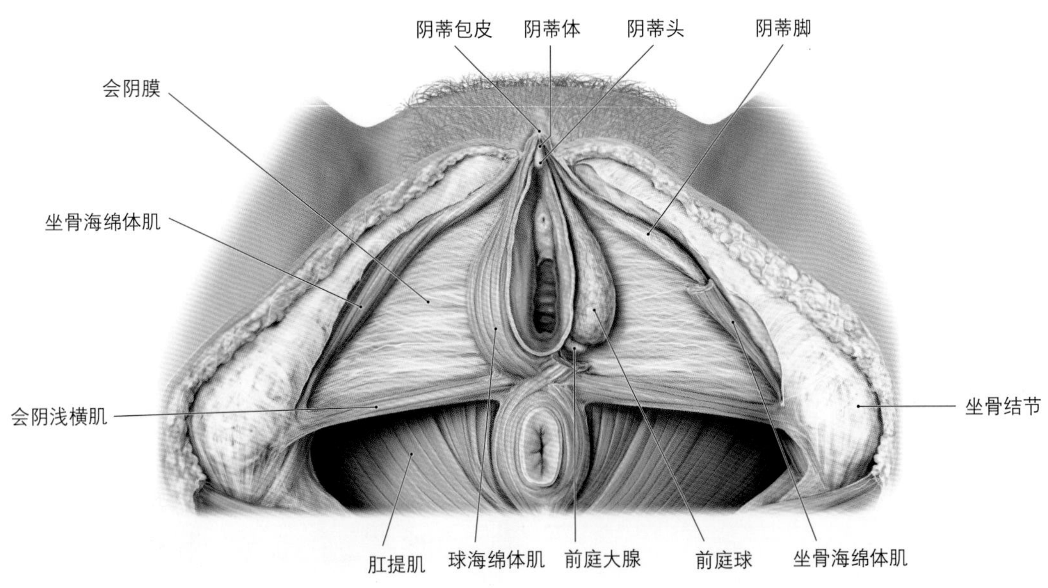
阴蒂包皮
阴蒂体
阴蒂头
阴蒂脚
会阴膜
坐骨海绵体肌
会阴浅横肌
坐骨结节
肛提肌
球海绵体肌
前庭大腺
前庭球
坐骨海绵体肌

临床要点 21.3

会阴切开术

会阴切开术是产科常见手术，用于扩大分娩产道。通常在婴儿分娩过程中有缺氧危险时运用，以加快婴儿娩出。或者，在会阴部皮肤变白时（提示血液流动减少），即有会阴撕裂的危险时，常实施会阴切开术。侧方切口越大产道越宽，但修复也越困难。

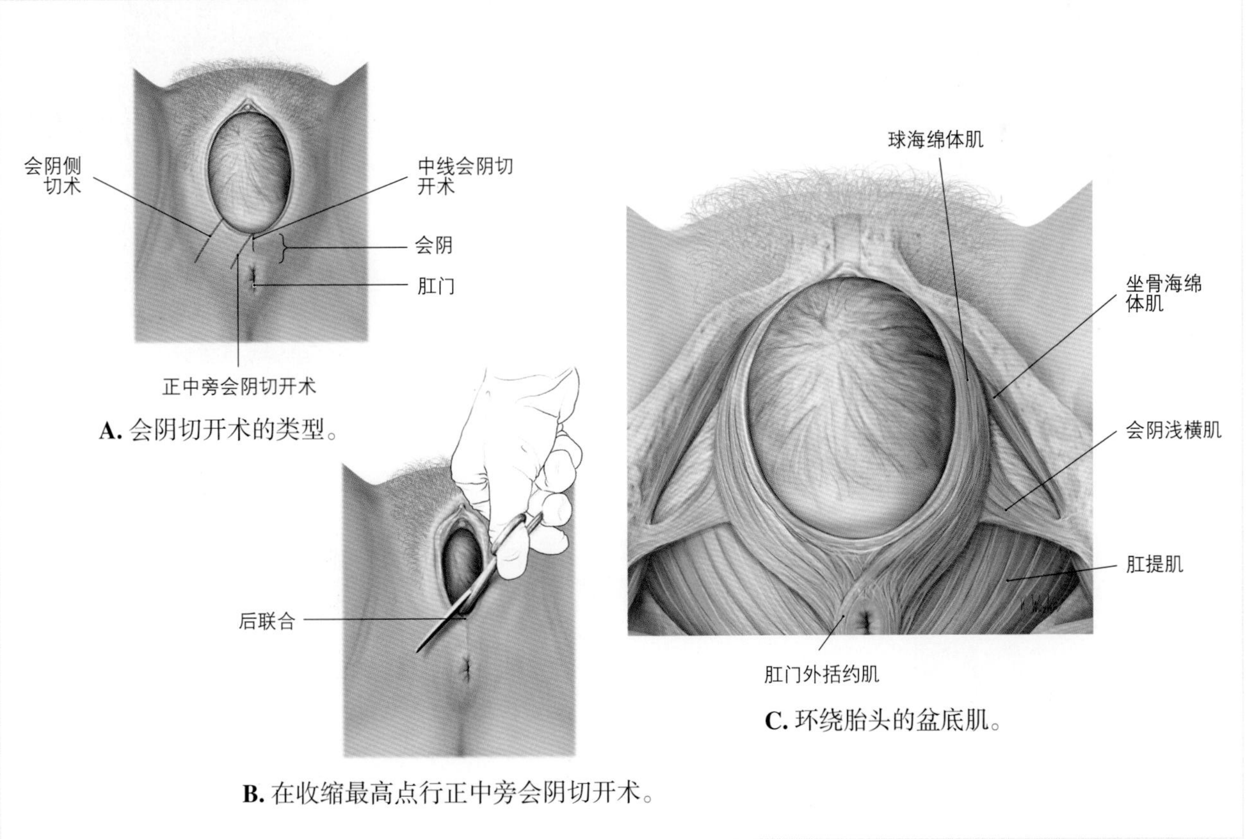
会阴侧切术
中线会阴切开术
会阴
肛门
正中旁会阴切开术
后联合
球海绵体肌
坐骨海绵体肌
会阴浅横肌
肛提肌
肛门外括约肌

A. 会阴切开术的类型。

B. 在收缩最高点行正中旁会阴切开术。

C. 环绕胎头的盆底肌。

阴茎、睾丸和附睾

图 21.30 阴茎

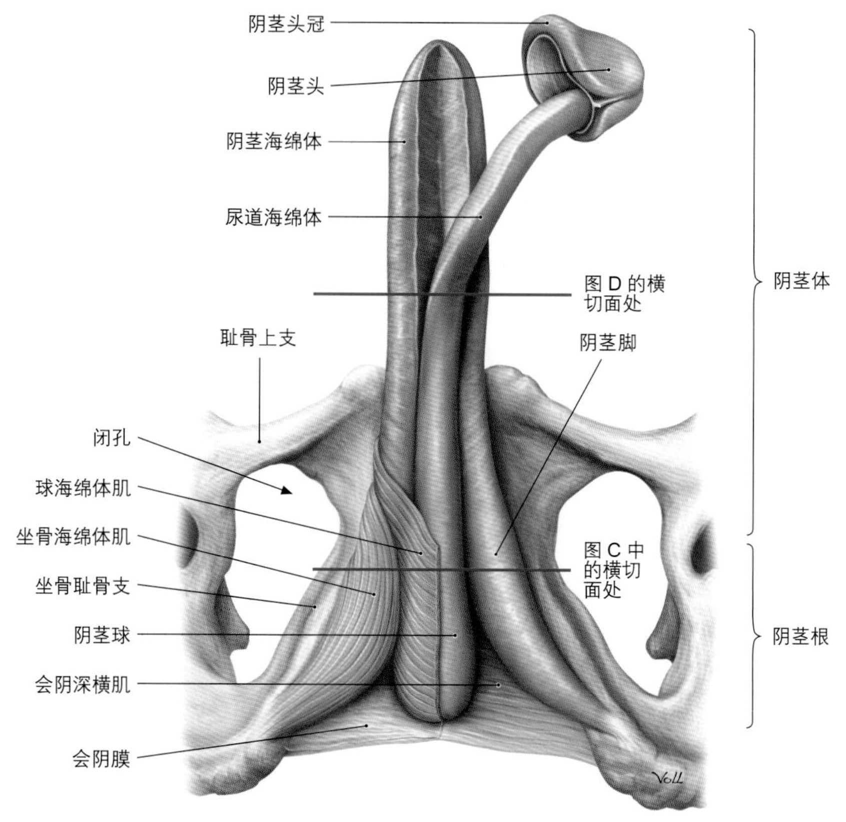
阴茎头冠
阴茎头
阴茎海绵体
尿道海绵体
图 D 的横切面处
阴茎体
耻骨上支
阴茎脚
闭孔
球海绵体肌
坐骨海绵体肌
图 C 中的横切面处
坐骨耻骨支
阴茎球
阴茎根
会阴深横肌
会阴膜

A. 下面观。

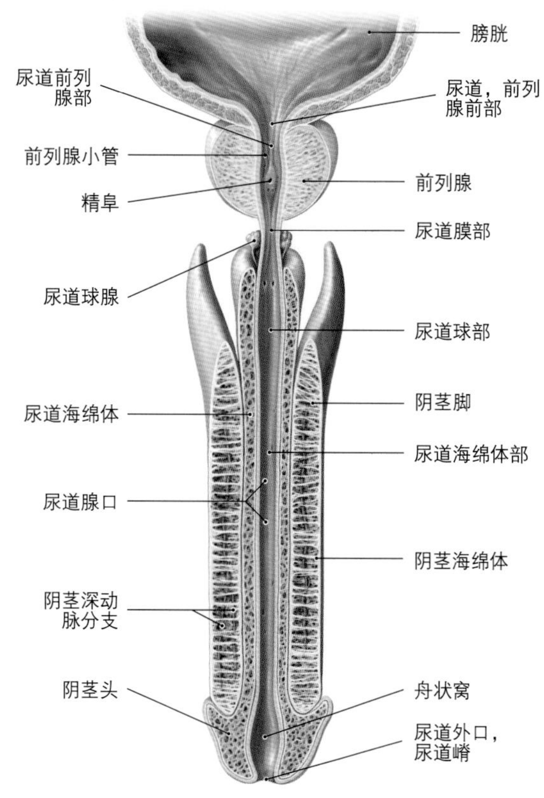
膀胱
尿道前列腺部
尿道，前列腺前部
前列腺小管
前列腺
精阜
尿道膜部
尿道球腺
尿道球部
尿道海绵体
阴茎脚
尿道海绵体部
尿道腺口
阴茎海绵体
阴茎深动脉分支
阴茎头
舟状窝
尿道外口，尿道嵴

B. 纵切面。

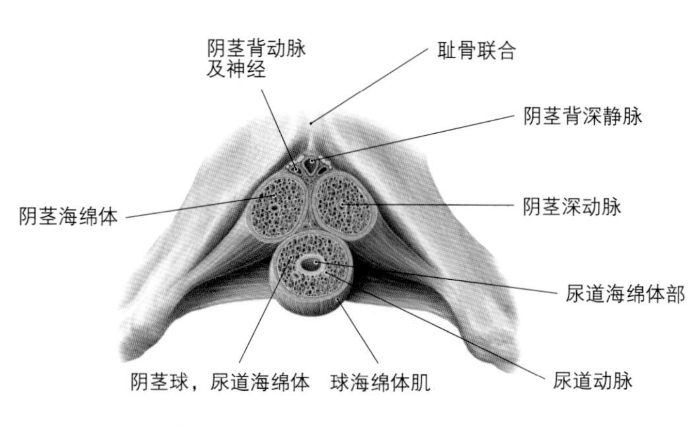
阴茎背动脉及神经
耻骨联合
阴茎背深静脉
阴茎海绵体
阴茎深动脉
尿道海绵体部
阴茎球，尿道海绵体
球海绵体肌
尿道动脉

C. 经阴茎根的横截面。

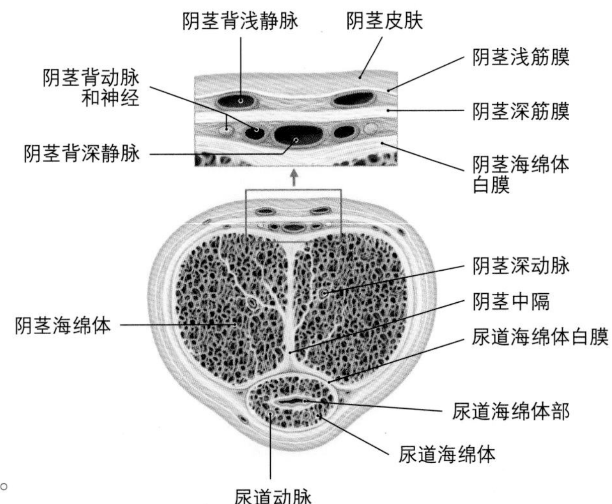
阴茎背浅静脉
阴茎皮肤
阴茎背动脉和神经
阴茎浅筋膜
阴茎深筋膜
阴茎背深静脉
阴茎海绵体白膜
阴茎深动脉
阴茎中隔
阴茎海绵体
尿道海绵体白膜
尿道海绵体部
尿道海绵体
尿道动脉

D. 经阴茎体的横切面。

图 21.31　睾丸与附睾

左侧面观。

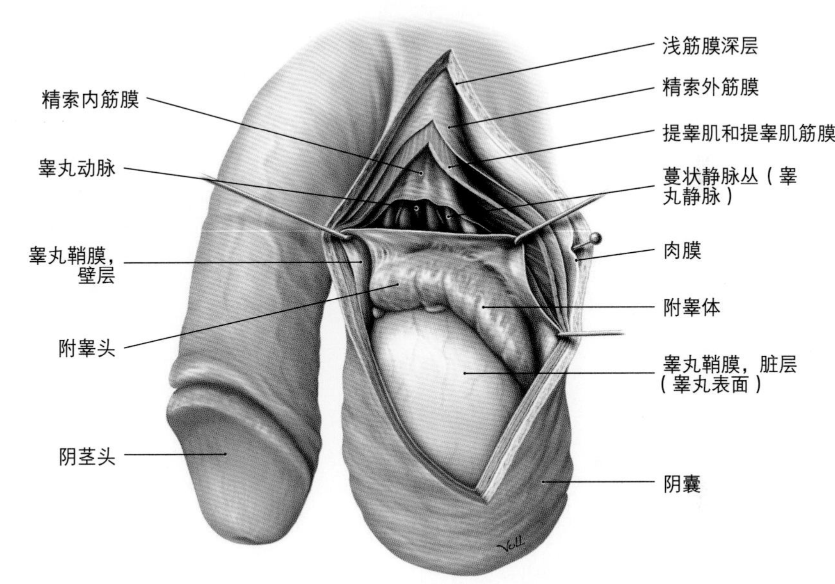
浅筋膜深层
精索内筋膜
精索外筋膜
提睾肌和提睾肌筋膜
睾丸动脉
蔓状静脉丛（睾丸静脉）
肉膜
睾丸鞘膜，壁层
附睾体
附睾头
睾丸鞘膜，脏层（睾丸表面）
阴茎头
阴囊

A. 原位睾丸和附睾。

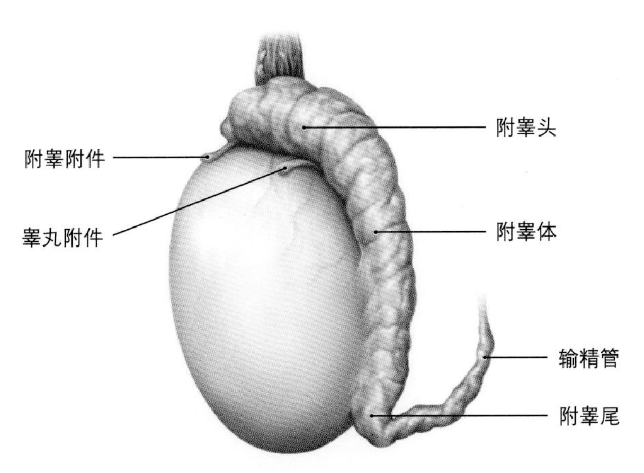
附睾头
附睾附件
睾丸附件
附睾体
输精管
附睾尾

B. 睾丸和附睾的表面解剖。

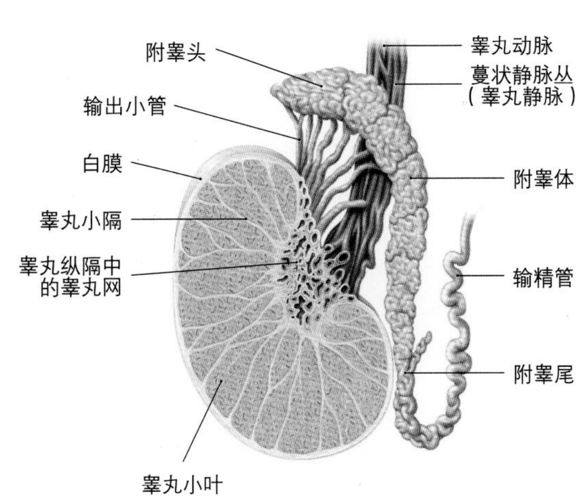
附睾头
睾丸动脉
蔓状静脉丛（睾丸静脉）
输出小管
白膜
附睾体
睾丸小隔
睾丸纵隔中的睾丸网
输精管
附睾尾
睾丸小叶

C. 睾丸和附睾的矢状面。

男性附属性腺

男性附属性腺由精囊、前列腺、尿道球腺组成，参与形成精液，具有营养精子以及中和男性尿道和女性阴道 pH 的功能。

图 21.32　附属性腺

后面观。

精囊管和输精管合成射精管。

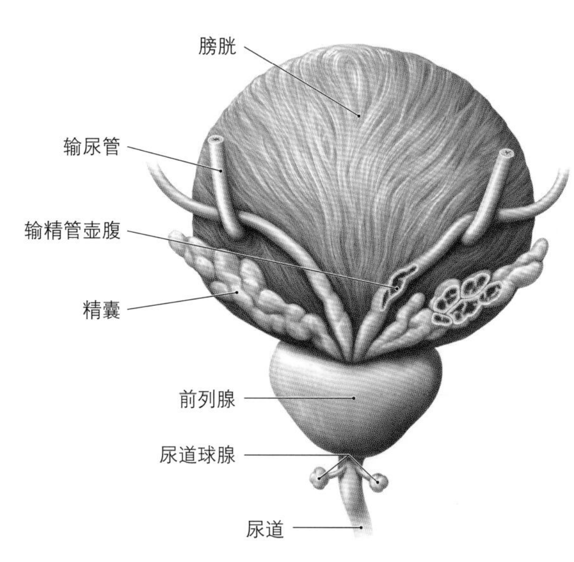
膀胱
输尿管
输精管壶腹
精囊
前列腺
尿道球腺
尿道

图 21.33　前列腺的解剖分部

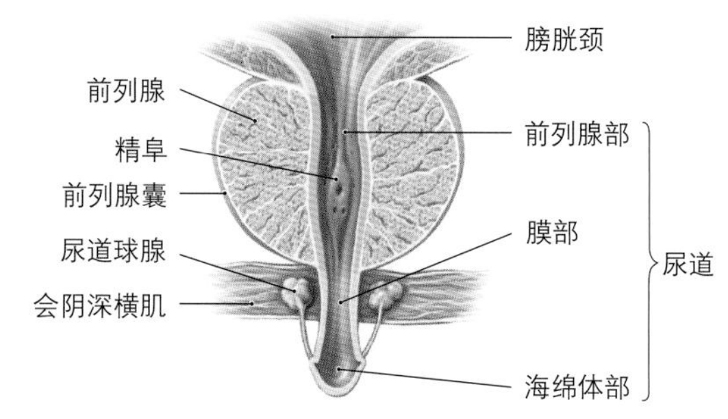
膀胱颈
前列腺
精阜
前列腺囊
尿道球腺
会阴深横肌
前列腺部
膜部
尿道
海绵体部

A. 冠状面，前面观。

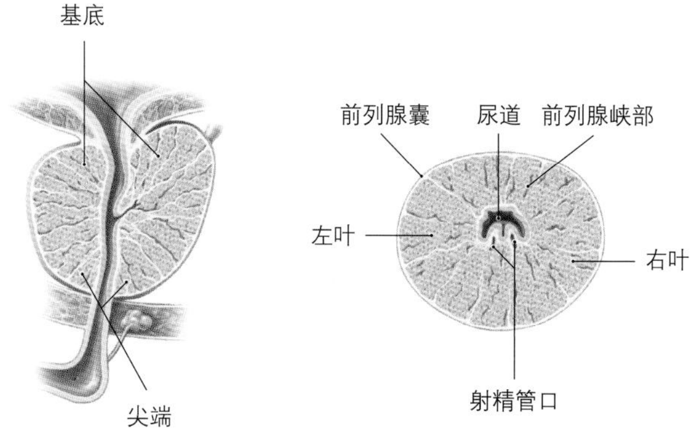
基底
尖端
前列腺囊
尿道
前列腺峡部
左叶
右叶
射精管口

B. 矢状面，左侧面观。　**C.** 横切面，上面观。

图 21.34　前列腺的临床分区

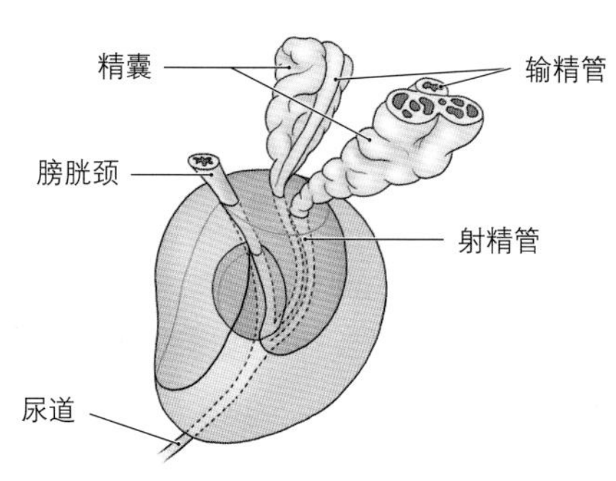
精囊
输精管
膀胱颈
射精管
尿道

A. 前列腺和精囊。

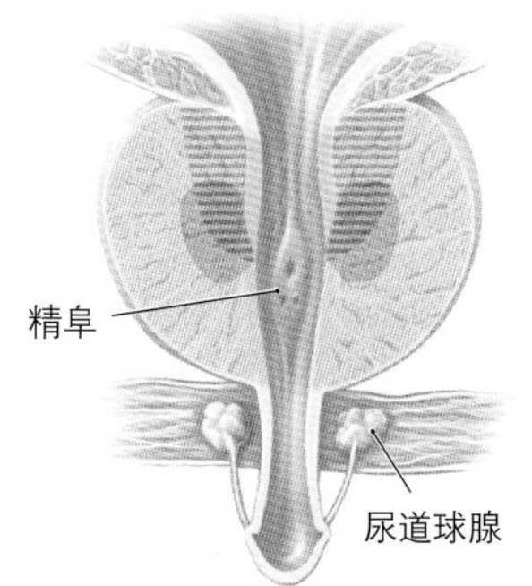
精阜
尿道球腺

B. 冠状面，前面观。

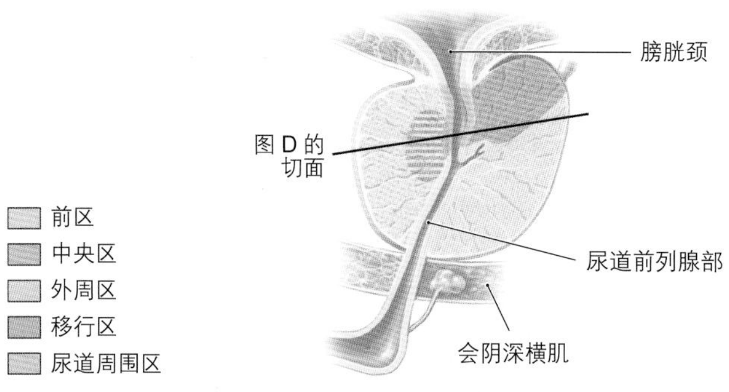
膀胱颈
图 D 的
切面
尿道前列腺部
会阴深横肌
前区
中央区
外周区
移行区
尿道周围区

C. 矢状面，左侧面观。

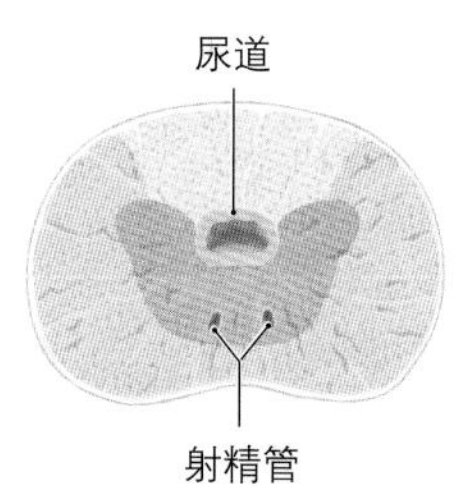
尿道
射精管

D. 横切面，上面观。

图 21.35 原位前列腺

男性骨盆的矢状面，左侧面观。

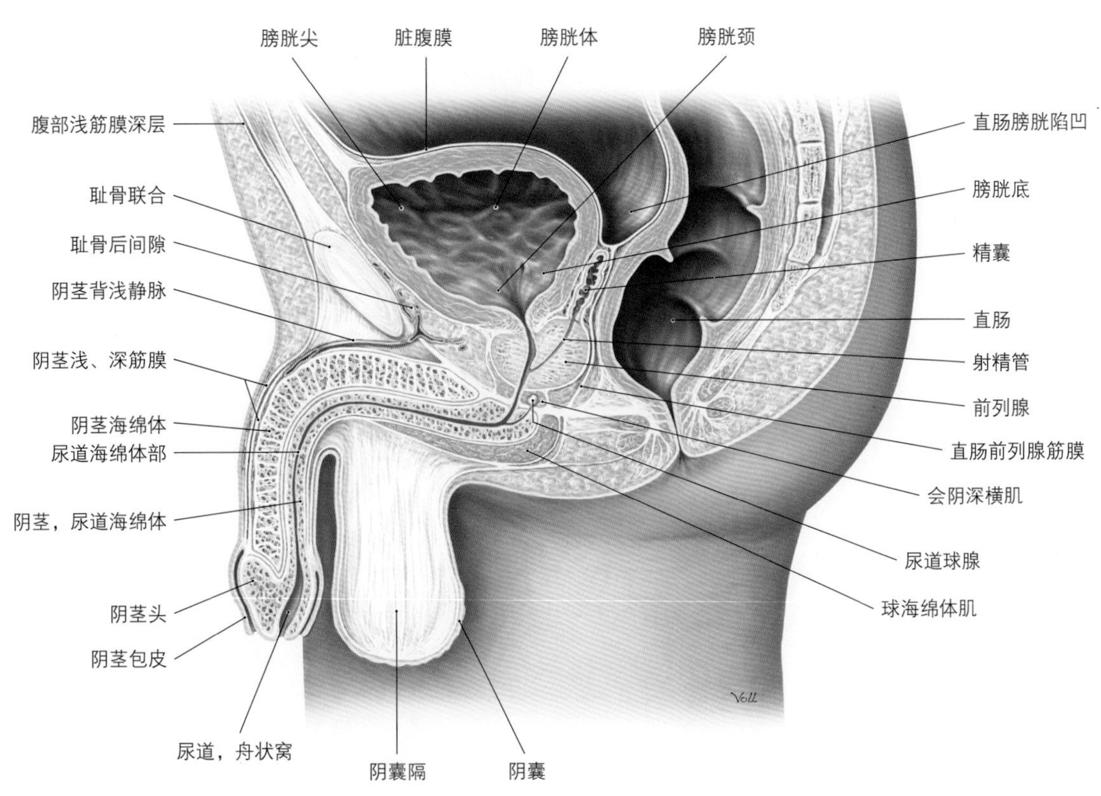

膀胱尖
脏腹膜
膀胱体
膀胱颈
腹部浅筋膜深层
耻骨联合
耻骨后间隙
阴茎背浅静脉
阴茎浅、深筋膜
阴茎海绵体
尿道海绵体部
阴茎，尿道海绵体
阴茎头
阴茎包皮
尿道，舟状窝
阴囊隔
阴囊
直肠膀胱陷凹
膀胱底
精囊
直肠
射精管
前列腺
直肠前列腺筋膜
会阴深横肌
尿道球腺
球海绵体肌

临床要点 21.4

前列腺癌是老年男性最常见的恶性肿瘤之一，通常发生于前列腺包膜下（前列腺囊深面）的外周区。与腺体中央区的良性前列腺增生不同，前列腺癌在早期不会引起尿梗阻。外周区的肿瘤在直肠检查时可触及直肠前壁有坚硬肿块。在某些前列腺疾病，特别是前列腺癌，前列腺特异性抗原，即 PSA 在血液中大量增加。这种蛋白可通过简单的血液测试来检测。

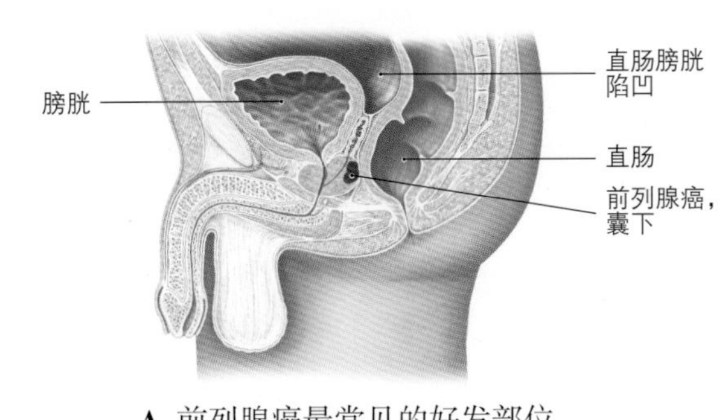

膀胱
直肠膀胱陷凹
直肠
前列腺癌，囊下

A. 前列腺癌最常见的好发部位。

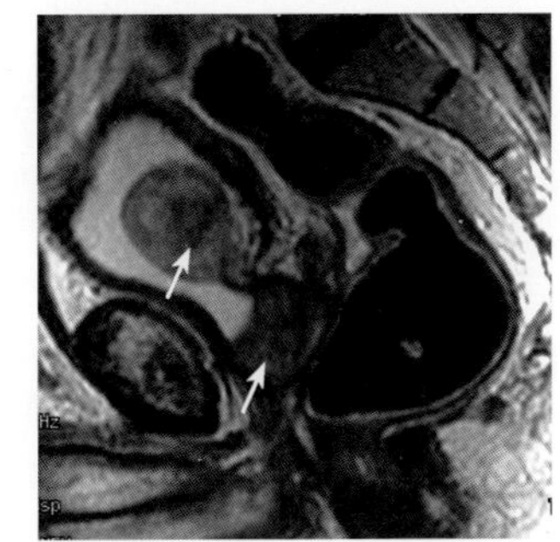

B. 前列腺癌（箭头）膀胱浸润。

第22章 神经、血管

盆腔脏器和盆壁的血供概述

图22.1 右髂内动脉的分支

男性盆腔侧壁，左侧面观。髂内动脉起源于髂总动脉，其前干向盆腔器官发出脏支，向盆腔壁发出壁支。后干只发出壁后支。女性发出的子宫和阴道动脉支是与男性血管系统的最主要区别。

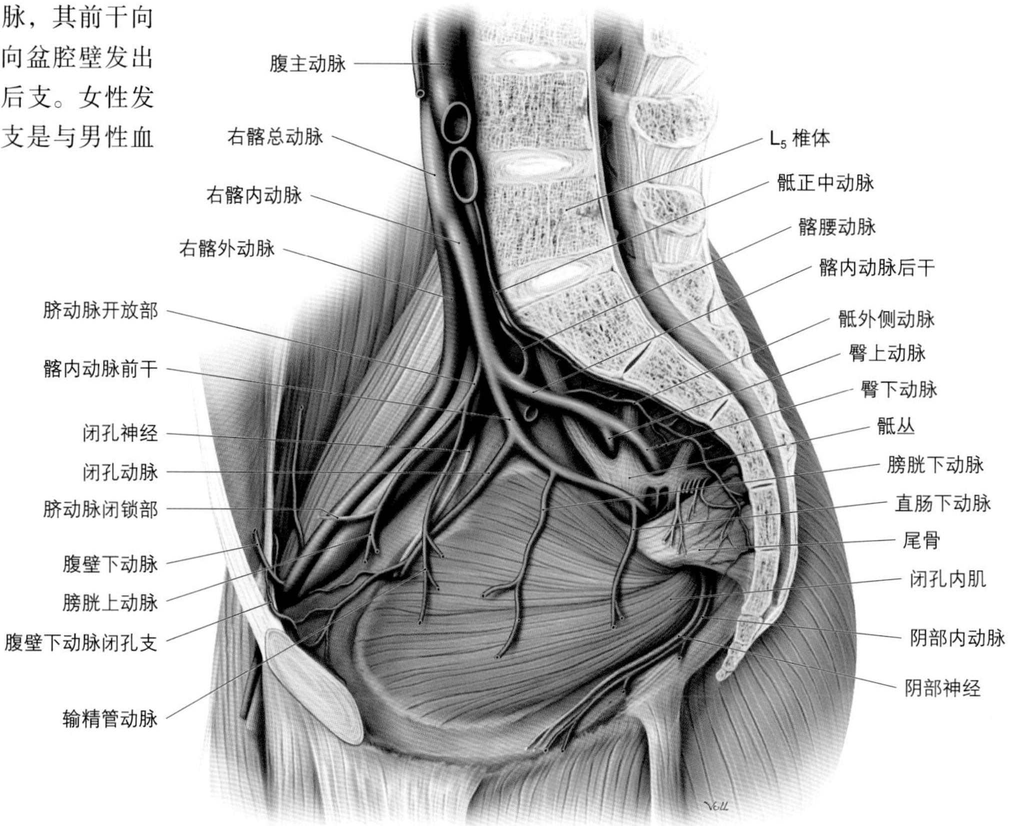
腹主动脉
右髂总动脉
右髂内动脉
右髂外动脉
脐动脉开放部
髂内动脉前干
闭孔神经
闭孔动脉
脐动脉闭锁部
腹壁下动脉
膀胱上动脉
腹壁下动脉闭孔支
输精管动脉
L_5 椎体
骶正中动脉
髂腰动脉
髂内动脉后干
骶外侧动脉
臀上动脉
臀下动脉
骶丛
膀胱下动脉
直肠下动脉
尾骨
闭孔内肌
阴部内动脉
阴部神经

表22.1 盆腔神经、血管走行通路	
盆腔壁上有6个主要的神经血管束，其中4条（*）含有髂内动脉的分支	
束	**穿行的神经血管束**
后束 ①坐骨大孔，梨状肌上部分*（梨状肌之上）	臀上动脉和静脉、臀上神经
②坐骨大孔，梨状肌下部分*（梨状肌之下）	臀下动脉和静脉、臀下神经、坐骨神经、阴部内动脉和静脉、阴部神经、股后皮神经
盆底束 ③坐骨小孔经阴部管*	阴部内动脉和静脉、阴部神经
侧束 ④闭膜管*	闭孔动脉和静脉、闭孔神经
前束 ⑤肌腔隙（腹股沟韧带后方、髂耻弓外侧）	股神经、股外侧皮神经
⑥血管腔隙（腹股沟韧带后方，髂耻弓内侧）	股动脉和静脉、淋巴管（股动脉是髂外动脉的分支）、生殖股神经股支

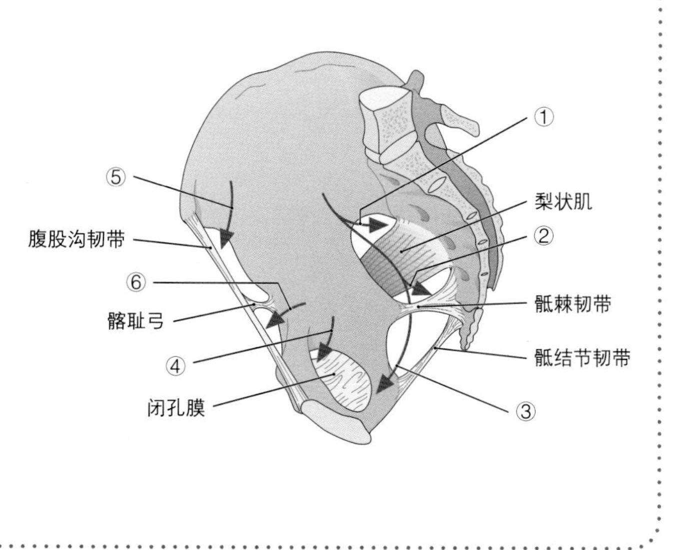
①
⑤
梨状肌
腹股沟韧带
②
⑥
骶棘韧带
髂耻弓
④
骶结节韧带
闭孔膜
③

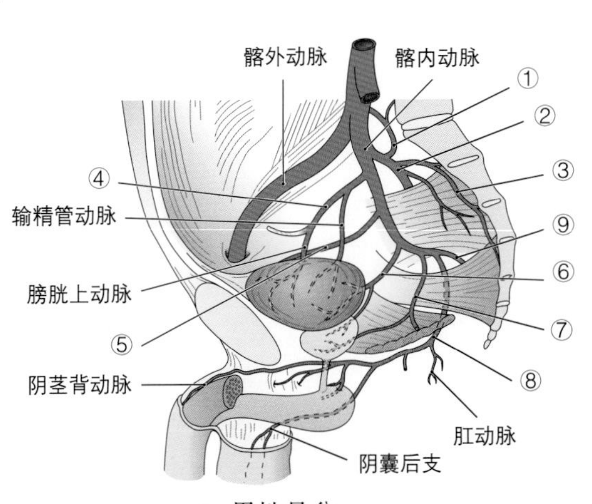
髂外动脉
髂内动脉
①
②
③
④
输精管动脉
⑨
⑥
膀胱上动脉
⑦
⑤
⑧
阴茎背动脉
肛动脉
阴囊后支
A. 男性骨盆。

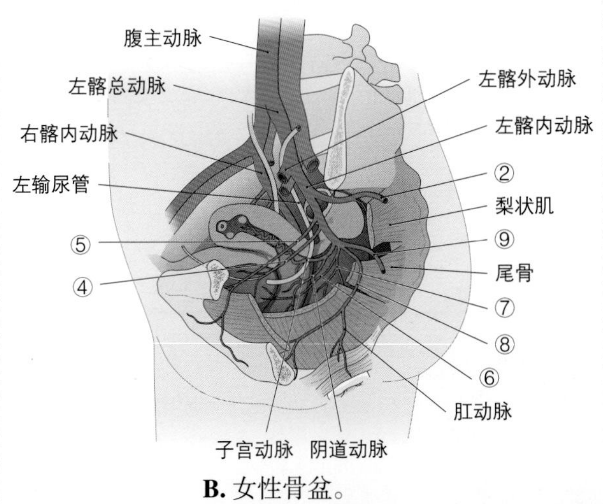
腹主动脉
左髂总动脉
左髂外动脉
右髂内动脉
左髂内动脉
左输尿管
②
梨状肌
⑤
⑨
尾骨
④
⑦
⑧
⑥
肛动脉
子宫动脉
阴道动脉
B. 女性骨盆。

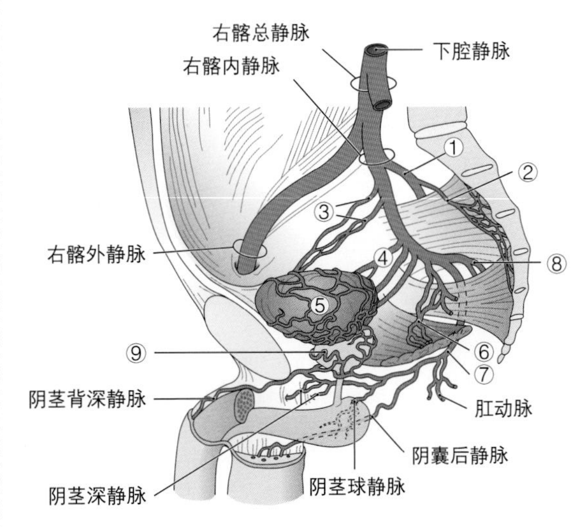
右髂总静脉
下腔静脉
右髂内静脉
①
②
③
右髂外静脉
④
⑧
⑤
⑨
⑥
⑦
阴茎背深静脉
肛动脉
阴囊后静脉
阴茎深静脉
阴茎球静脉
A. 男性骨盆。

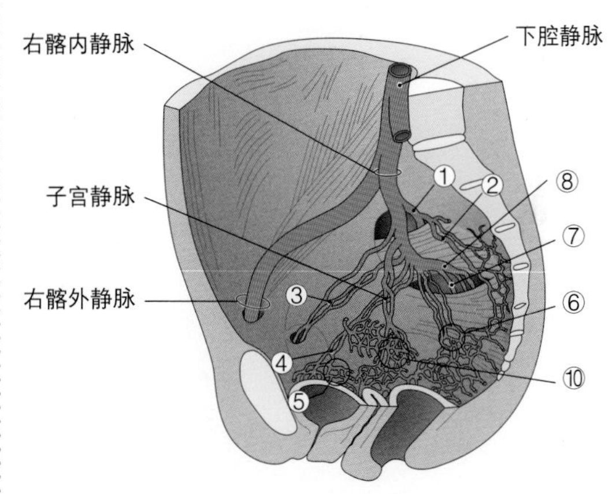
右髂内静脉
下腔静脉
①
②
⑧
子宫静脉
⑦
右髂外静脉
③
⑥
④
⑩
⑤
B. 女性骨盆。

表 22.2 髂内动脉的分支

髂内动脉发出 5 条壁支（骨盆壁）和 4 条脏支（盆腔脏器）*。壁支以斜体显示

	分支	
①	*髂腰动脉*	
②	*臀上动脉*	
③	*骶外侧动脉*	
④	脐动脉	输精管动脉
		膀胱上动脉
⑤	*闭孔动脉*	
⑥	膀胱下动脉	
⑦	直肠下动脉	
⑧	阴部内动脉	肛动脉
		阴茎背动脉
		阴囊后动脉
⑨	*臀下动脉*	

注：* 在女性盆腔中，子宫动脉和阴道动脉变异较多。

表 22.3 盆腔的静脉引流

	分支
①	臀上静脉
②	骶外侧静脉
③	闭孔静脉
④	膀胱静脉
⑤	膀胱静脉丛
⑥	直肠静脉丛（直肠上、下静脉未显示）
⑦	阴部内静脉
⑧	臀下静脉
⑨	前列腺静脉丛
⑩	子宫和阴道静脉丛

注：男性盆腔还收集阴茎和阴囊静脉。

男性盆腔的动、静脉

图 22.2 男性盆腔的血管

理想化的右半盆腔，左侧面观。

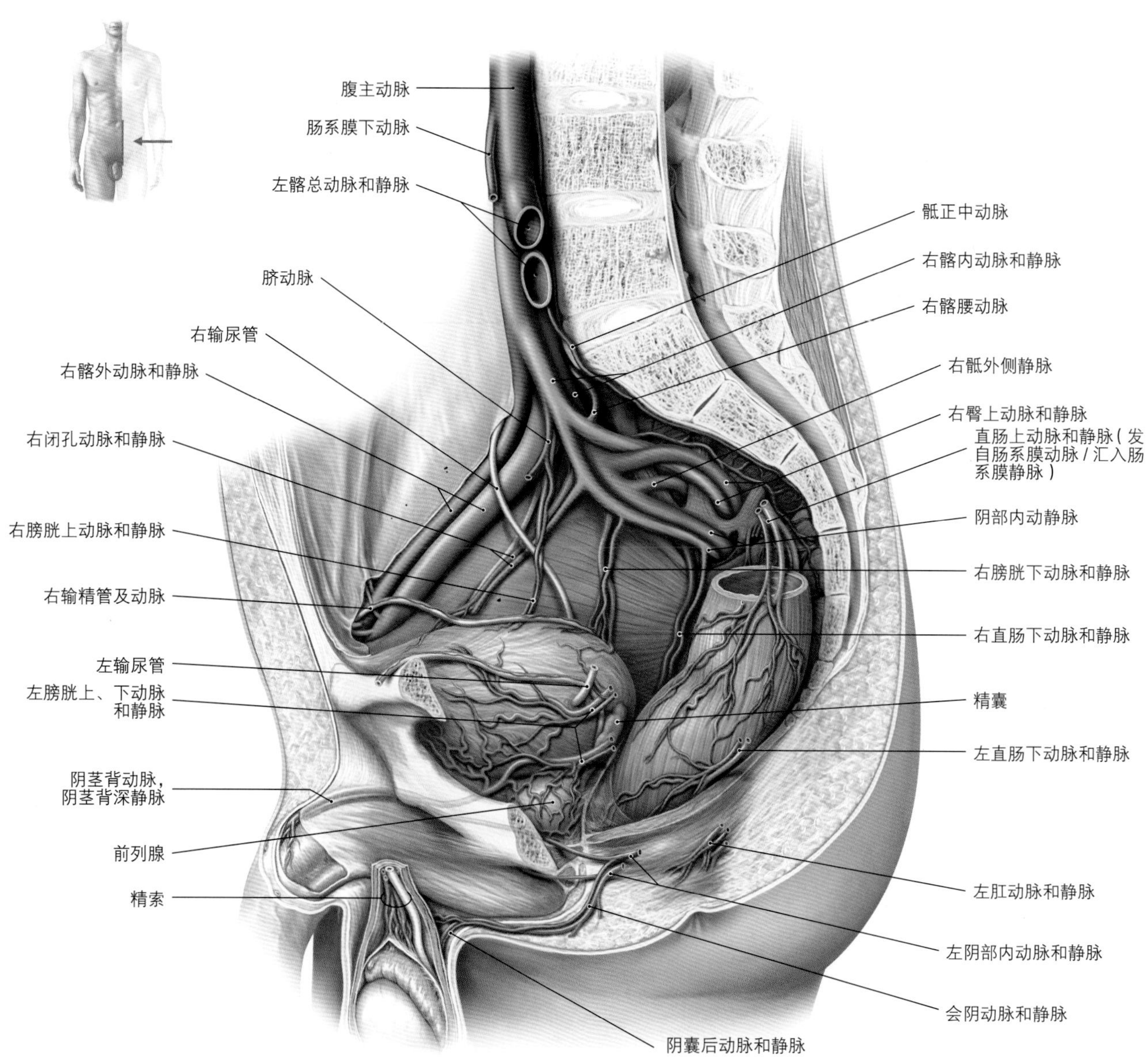
腹主动脉
肠系膜下动脉
左髂总动脉和静脉
脐动脉
右输尿管
右髂外动脉和静脉
右闭孔动脉和静脉
右膀胱上动脉和静脉
右输精管及动脉
左输尿管
左膀胱上、下动脉和静脉
阴茎背动脉，阴茎背深静脉
前列腺
精索
骶正中动脉
右髂内动脉和静脉
右髂腰动脉
右骶外侧静脉
右臀上动脉和静脉
直肠上动脉和静脉（发自肠系膜动脉 / 汇入肠系膜静脉）
阴部内动静脉
右膀胱下动脉和静脉
右直肠下动脉和静脉
精囊
左直肠下动脉和静脉
左肛动脉和静脉
左阴部内动脉和静脉
会阴动脉和静脉
阴囊后动脉和静脉

图 22.3 男性生殖器血供

打开：腹股沟管和精索的覆盖物。

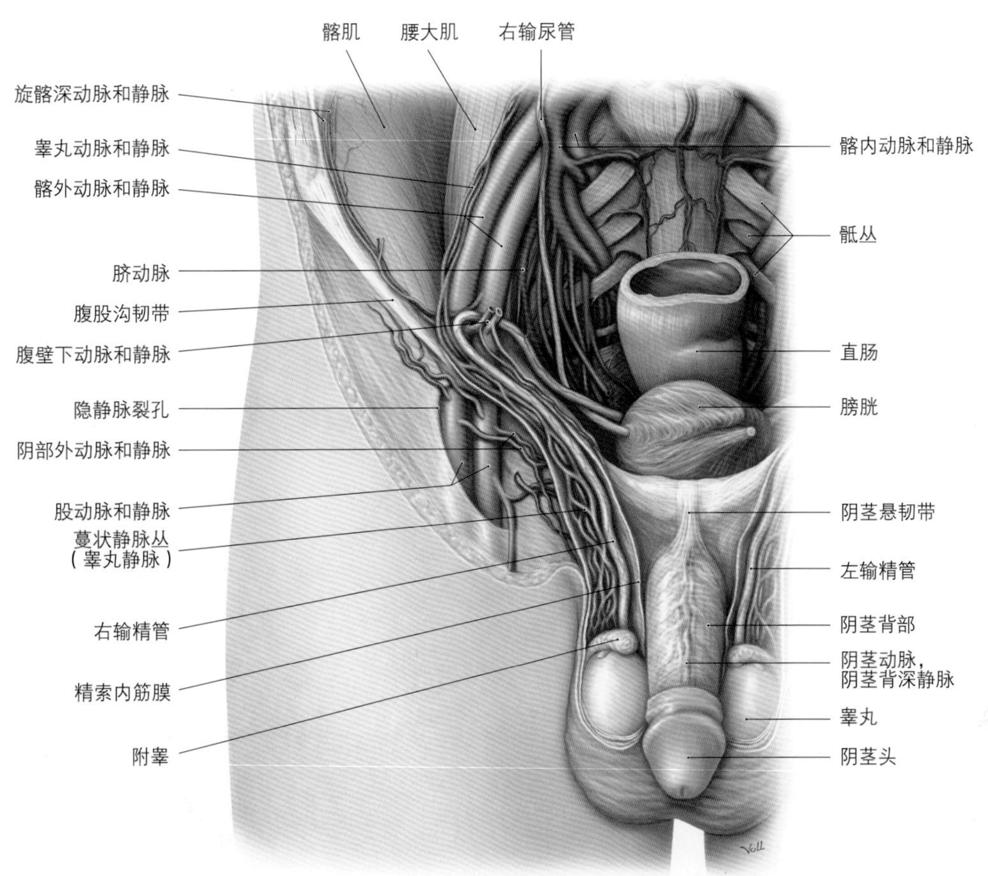

髂肌
腰大肌
右输尿管
旋髂深动脉和静脉
睾丸动脉和静脉
髂外动脉和静脉
脐动脉
腹股沟韧带
腹壁下动脉和静脉
隐静脉裂孔
阴部外动脉和静脉
股动脉和静脉
蔓状静脉丛（睾丸静脉）
右输精管
精索内筋膜
附睾
髂内动脉和静脉
骶丛
直肠
膀胱
阴茎悬韧带
左输精管
阴茎背部
阴茎动脉，阴茎背深静脉
睾丸
阴茎头

图 22.4 睾丸的血管

左侧面观。

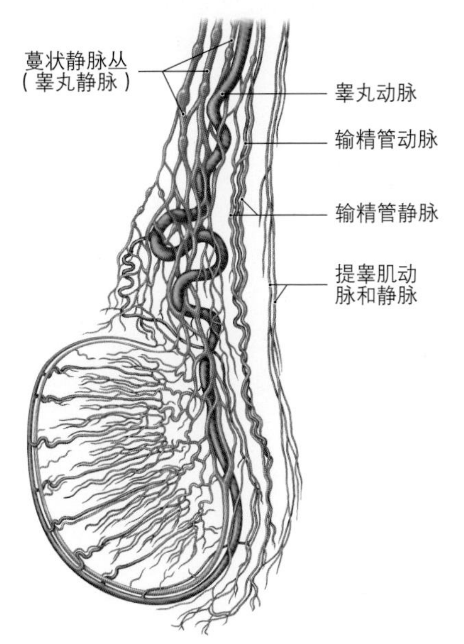

蔓状静脉丛（睾丸静脉）
睾丸动脉
输精管动脉
输精管静脉
提睾肌动脉和静脉

临床要点 22.1

睾丸的静脉回流不对称

蔓状静脉丛对睾丸具有重要的降温效应。由于左侧睾丸静脉呈直角汇入左肾静脉，可能会导致左侧睾丸静脉回流受阻。将导致睾丸静脉或蔓状静脉丛扩张，减弱降温功能而影响生育。

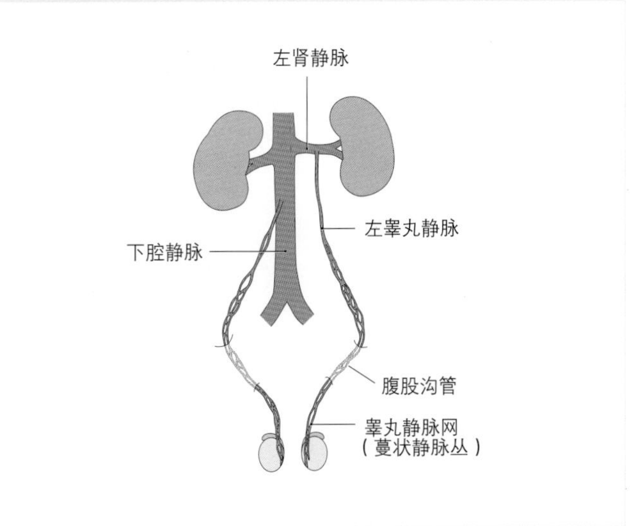

左肾静脉
左睾丸静脉
下腔静脉
腹股沟管
睾丸静脉网（蔓状静脉丛）

女性盆腔的动、静脉

图 22.5 女性盆腔的血管

理想化的右半盆腔，左侧面观。

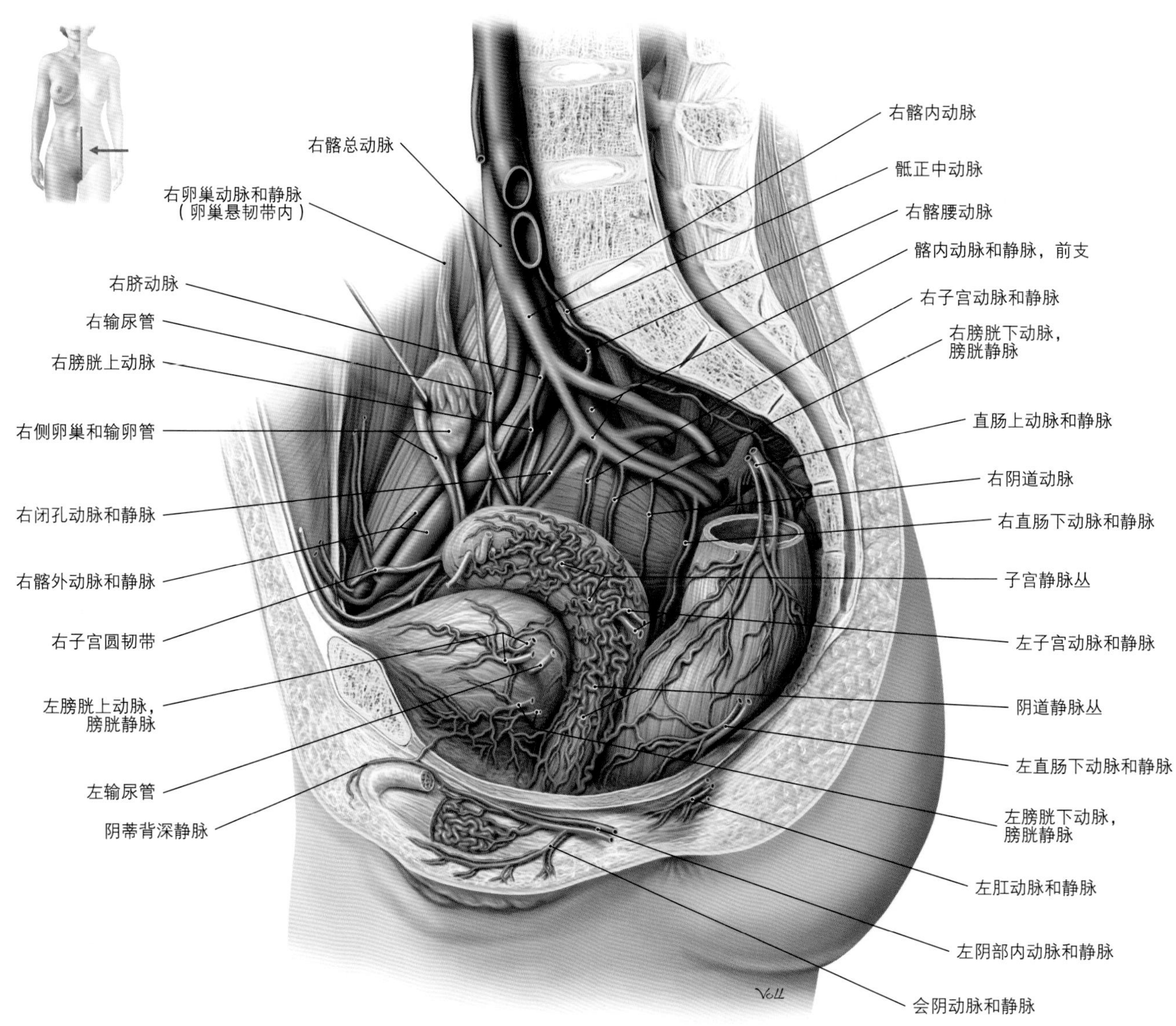
右髂总动脉
右卵巢动脉和静脉
（卵巢悬韧带内）
右脐动脉
右输尿管
右膀胱上动脉
右侧卵巢和输卵管
右闭孔动脉和静脉
右髂外动脉和静脉
右子宫圆韧带
左膀胱上动脉，
膀胱静脉
左输尿管
阴蒂背深静脉
右髂内动脉
骶正中动脉
右髂腰动脉
髂内动脉和静脉，前支
右子宫动脉和静脉
右膀胱下动脉，
膀胱静脉
直肠上动脉和静脉
右阴道动脉
右直肠下动脉和静脉
子宫静脉丛
左子宫动脉和静脉
阴道静脉丛
左直肠下动脉和静脉
左膀胱下动脉，
膀胱静脉
左肛动脉和静脉
左阴部内动脉和静脉
会阴动脉和静脉

图 22.6　女性生殖器的血管

切除：左侧腹膜；牵拉：子宫。

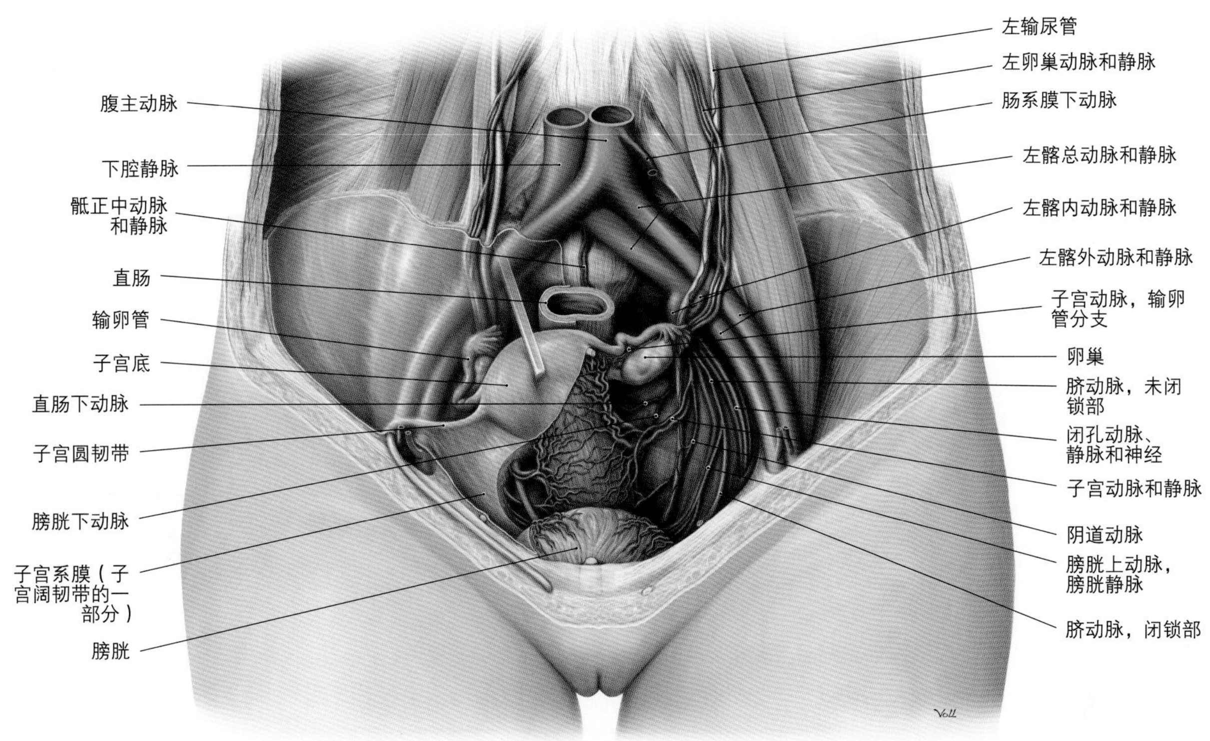
腹主动脉
下腔静脉
骶正中动脉和静脉
直肠
输卵管
子宫底
直肠下动脉
子宫圆韧带
膀胱下动脉
子宫系膜（子宫阔韧带的一部分）
膀胱
左输尿管
左卵巢动脉和静脉
肠系膜下动脉
左髂总动脉和静脉
左髂内动脉和静脉
左髂外动脉和静脉
子宫动脉，输卵管分支
卵巢
脐动脉，未闭锁部
闭孔动脉、静脉和神经
子宫动脉和静脉
阴道动脉
膀胱上动脉，膀胱静脉
脐动脉，闭锁部
Voll

图 22.7　子宫动脉和输尿管的位置关系

子宫动脉走行于子宫阔韧带内，输尿管从动脉下方穿过，一直延伸到子宫颈，因此子宫手术有伤及输尿管的风险。

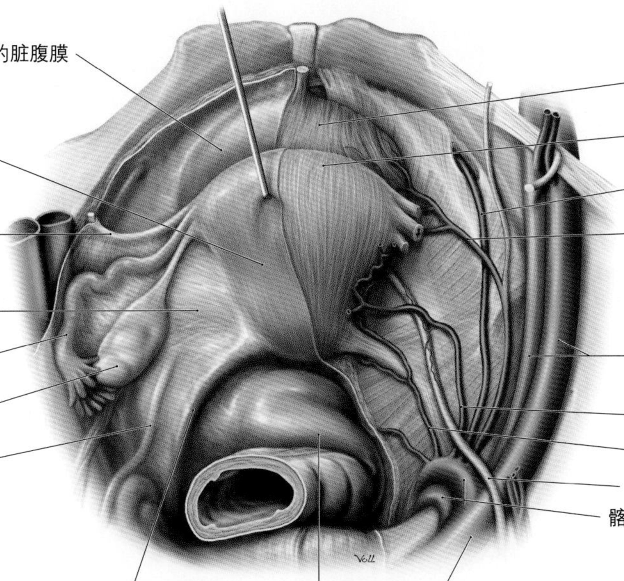

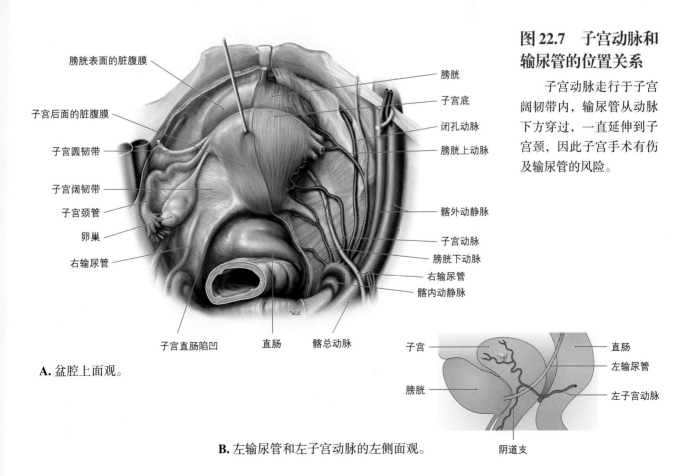

膀胱表面的脏腹膜
子宫后面的脏腹膜
子宫圆韧带
子宫阔韧带
子宫颈管
卵巢
右输尿管
膀胱
子宫底
闭孔动脉
膀胱上动脉
髂外动静脉
子宫动脉
膀胱下动脉
右输尿管
髂内动静脉
子宫直肠陷凹
直肠
髂总动脉
Voll

A. 盆腔上面观。

子宫
膀胱
直肠
左输尿管
左子宫动脉
阴道支

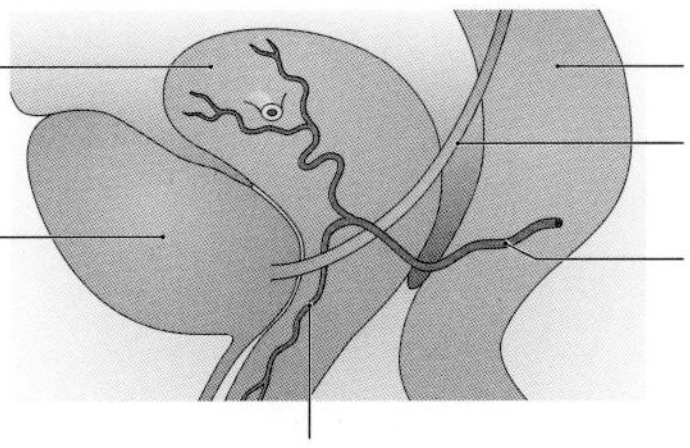

B. 左输尿管和左子宫动脉的左侧面观。

直肠和生殖器的动、静脉

图 22.8　直肠的血管

后面观。直肠的主要血供来自直肠上动脉。直肠下动脉是直肠上动脉和肛动脉间的吻合支。同时，直肠下静脉在直肠上静脉和肛静脉之间，提供了一个重要的门腔静脉吻合通路。

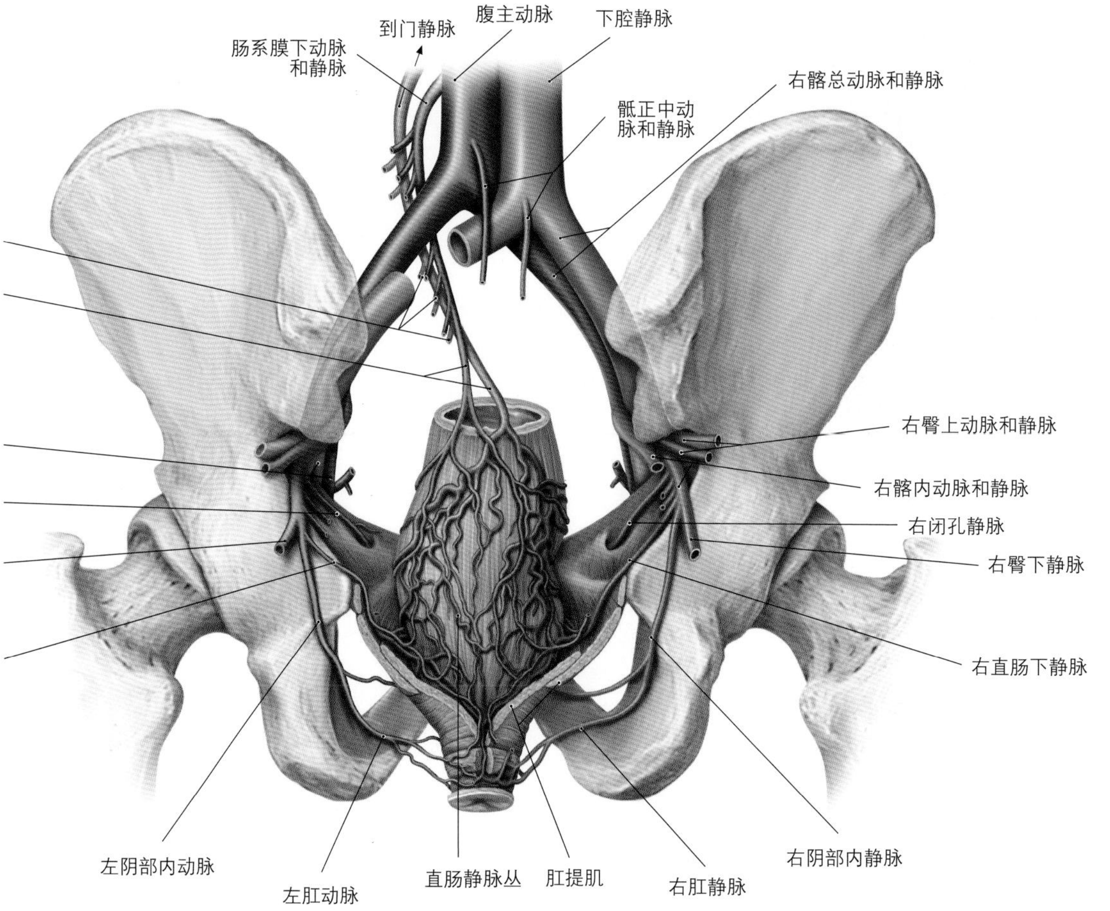

到门静脉
腹主动脉
下腔静脉
肠系膜下动脉和静脉
右髂总动脉和静脉
骶正中动脉和静脉
乙状结肠动脉和静脉
直肠上动脉和静脉
左髂外动脉和静脉
左闭孔动脉
左臀下动脉
左直肠下动脉
右臀上动脉和静脉
右髂内动脉和静脉
右闭孔静脉
右臀下静脉
右直肠下静脉
左阴部内动脉
左肛动脉
直肠静脉丛
肛提肌
右肛静脉
右阴部内静脉

图 22.9　痔丛

在痔丛上开窗的肛管纵切面。痔丛由直肠上动脉的分支形成，是一种永久性扩张的海绵体，在肛柱区域形成环形垫。充血时，环形垫可作为一种确保液体和气密性关闭的有效密封装置。括约肌持续收缩会抑制静脉回流，但在排便过程中当括约肌松弛时，血液可以通过动静脉吻合流向肠系膜下静脉以及直肠下静脉和肛静脉。

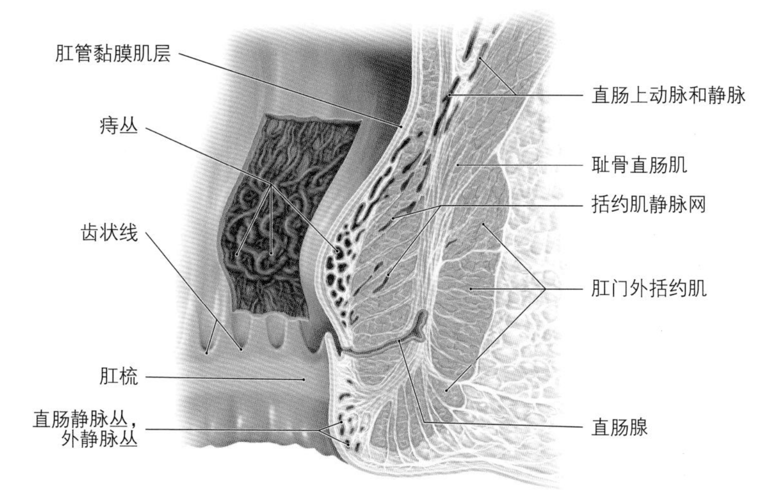

肛管黏膜肌层
痔丛
齿状线
肛梳
直肠静脉丛，外静脉丛
直肠上动脉和静脉
耻骨直肠肌
括约肌静脉网
肛门外括约肌
直肠腺

图 22.10 阴茎和阴囊的神经、血管

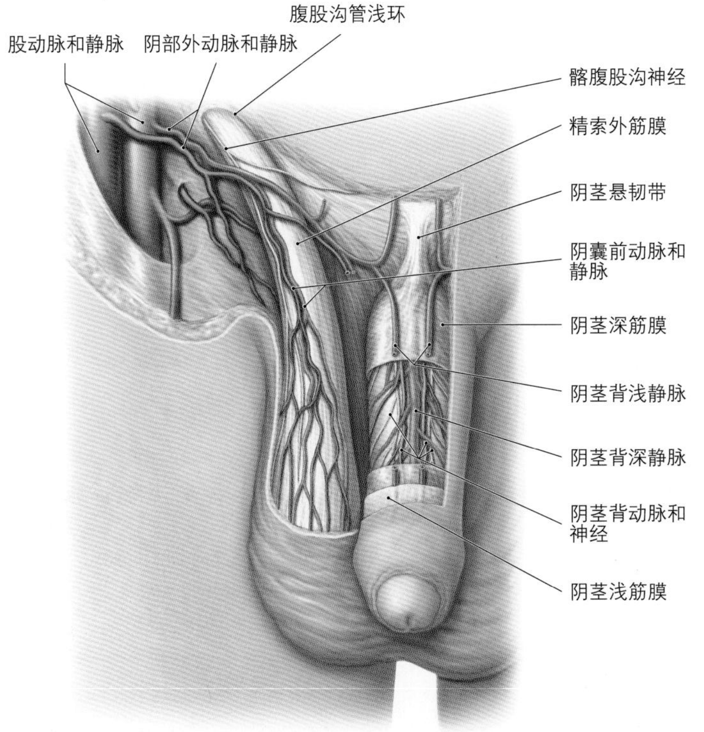

腹股沟管浅环
股动脉和静脉
阴部外动脉和静脉
髂腹股沟神经
精索外筋膜
阴茎悬韧带
阴囊前动脉和静脉
阴茎深筋膜
阴茎背浅静脉
阴茎背深静脉
阴茎背动脉和神经
阴茎浅筋膜

A. 前面观。部分切除：皮肤和筋膜。

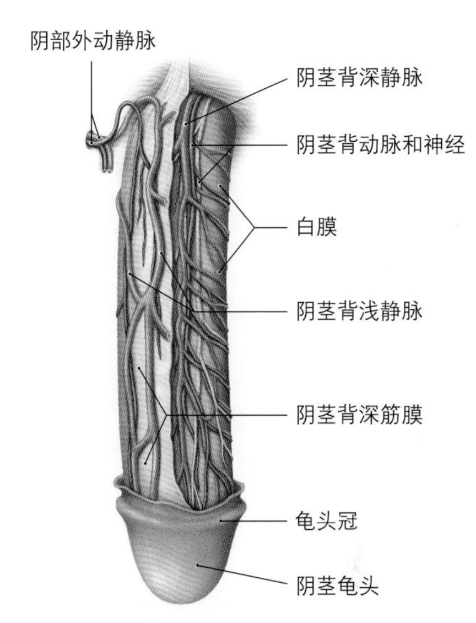

阴部外动静脉
阴茎背深静脉
阴茎背动脉和神经
白膜
阴茎背浅静脉
阴茎背深筋膜
龟头冠
阴茎龟头

B. 阴茎背部血管。切除左侧：阴茎深筋膜。

图 22.11 女性外生殖器血管

下面观。

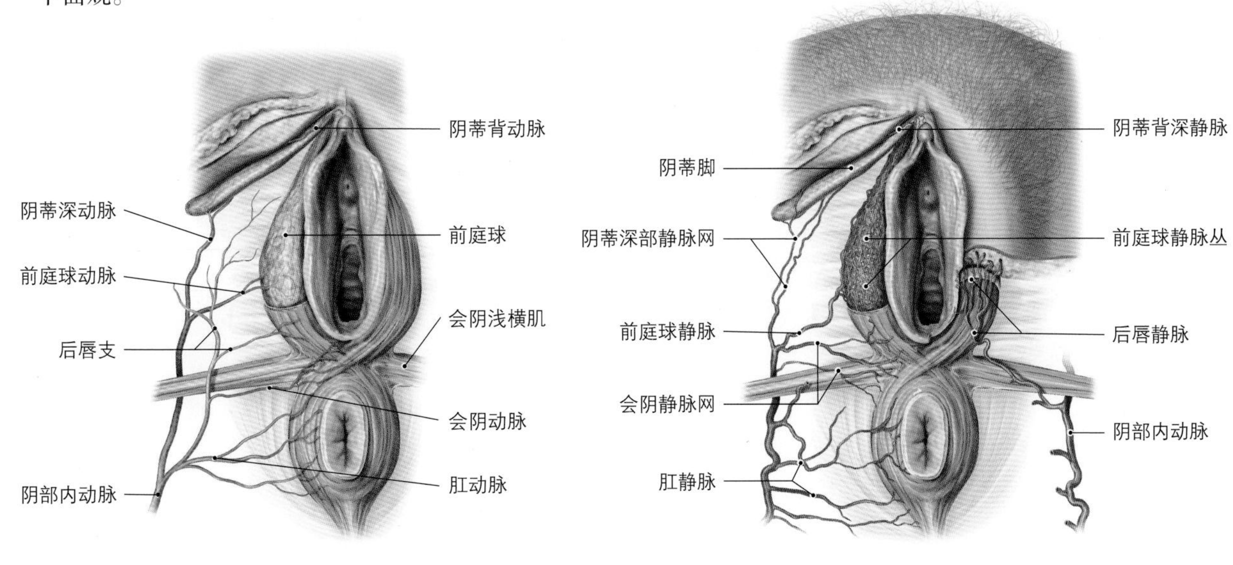

阴蒂背动脉
阴蒂深动脉
前庭球
前庭球动脉
会阴浅横肌
后唇支
会阴动脉
阴部内动脉
肛动脉
阴蒂背深静脉
阴蒂脚
阴蒂深部静脉网
前庭球静脉丛
前庭球静脉
后唇静脉
会阴静脉网
阴部内动脉
肛静脉

A. 动脉供应。

B. 静脉引流。

骨盆的淋巴

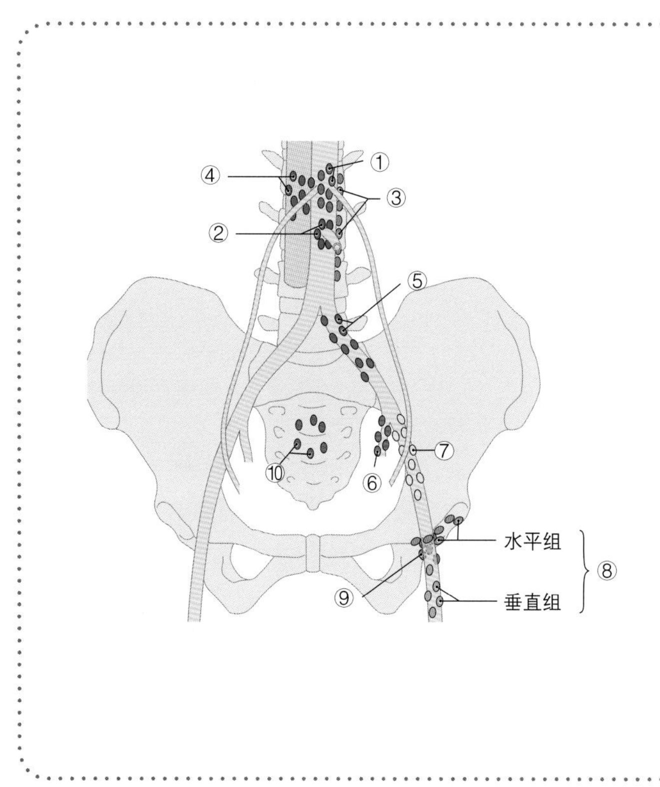
①
②
③
④
⑤
⑥
⑦
⑧
⑨
⑩
水平组
垂直组

表 22.4 骨盆淋巴结

盆腔淋巴结在骶骨前方沿大血管分布。来自盆腔脏器的淋巴在进入主动脉前或外侧淋巴结前，先通过一组或多组淋巴结（腹股沟淋巴结、髂内淋巴结、髂外淋巴结、骶淋巴结或髂总淋巴结）。会阴区淋巴一般先引流至腹股沟浅或深淋巴结，再进入髂外淋巴结。注意：睾丸和卵巢的淋巴直接引流至主动脉外侧淋巴结

主动脉前淋巴结	①肠系膜上淋巴结
	②肠系膜下淋巴结
③主动脉左外侧淋巴结	
④主动脉右外侧（腔静脉）淋巴结	
⑤髂总淋巴结	
⑥髂内淋巴结	
⑦髂外淋巴结	
⑧腹股沟浅淋巴结	水平组
	垂直组
⑨腹股沟深淋巴结	
⑩骶淋巴结	

图 22.12 直肠的淋巴引流

前面观。直肠的三个区域淋巴引流至不同淋巴结群。上段引流至肠系膜下淋巴结。中段及下段柱状部分引流至髂内淋巴结。下段的皮肤引流至腹股沟浅淋巴结。

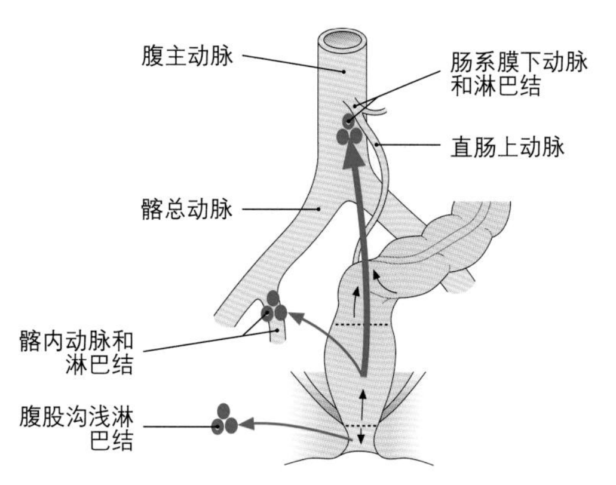
腹主动脉
肠系膜下动脉和淋巴结
直肠上动脉
髂总动脉
髂内动脉和淋巴结
腹股沟浅淋巴结

图 22.13 膀胱和尿道的淋巴引流

前面观。膀胱的不同部位引流至髂内或髂外淋巴结或直接至髂总淋巴结。尿道及阴茎引流至腹股沟浅、深淋巴结。

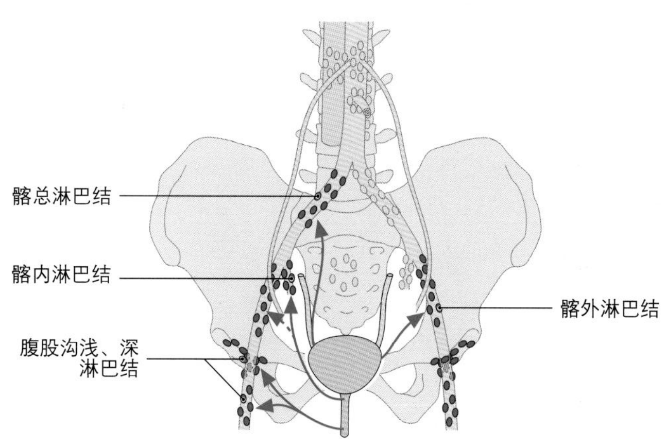
髂总淋巴结
髂内淋巴结
腹股沟浅、深淋巴结
髂外淋巴结

图 22.14 男性生殖器的淋巴引流

男性盆腔，前面观。男性生殖器淋巴通过以下几条路径引流至腰淋巴结。

- 睾丸和附睾——沿睾丸血管直接至左、右腰淋巴结。部分附睾的淋巴可能先引流至髂内淋巴结。
- 输精管和精囊腺——引流至髂外淋巴结（主要路径）和髂内淋巴结。
- 前列腺——沿多条路径引流至髂外、髂内和骶淋巴结。
- 阴囊和睾丸被膜——引流至腹股沟浅淋巴结。

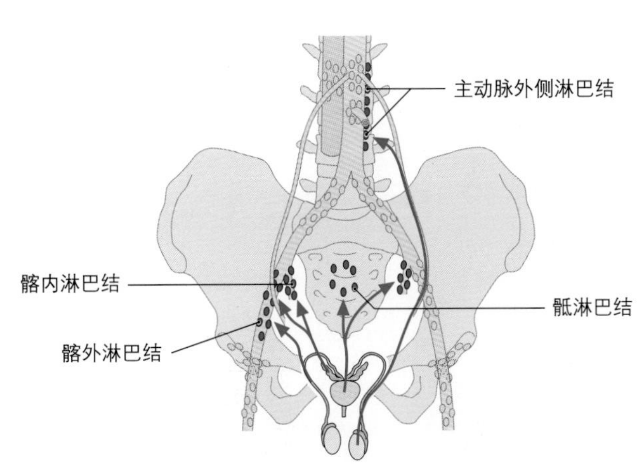
主动脉外侧淋巴结
髂内淋巴结
骶淋巴结
髂外淋巴结
腹主动脉
腰淋巴结
睾丸动脉
睾丸和附睾的
淋巴引流
腹股沟浅
淋巴结
阴囊和睾丸被
膜的淋巴引流
股动脉

A. 前列腺、附睾、输精管和睾丸的淋巴引流。

B. 睾丸和阴囊的淋巴引流。

图 22.15 女性生殖器的淋巴引流

女性盆腔，前面观。女性生殖器通过以下几条路径引流至腰部淋巴结。

- 卵巢、子宫底和输卵管远端——沿卵巢血管直接引流至右侧和左侧腰淋巴结。
- 子宫底和子宫体，以及输卵管的近端——引流至髂内、髂外和骶淋巴结。
- 子宫颈，阴道中部和上部——引流至腹股沟深淋巴结。
- 外生殖器（阴蒂前部除外）——引流至腹股沟浅淋巴结。
- 阴蒂体和阴蒂头——引流至腹股沟深和髂内淋巴结。

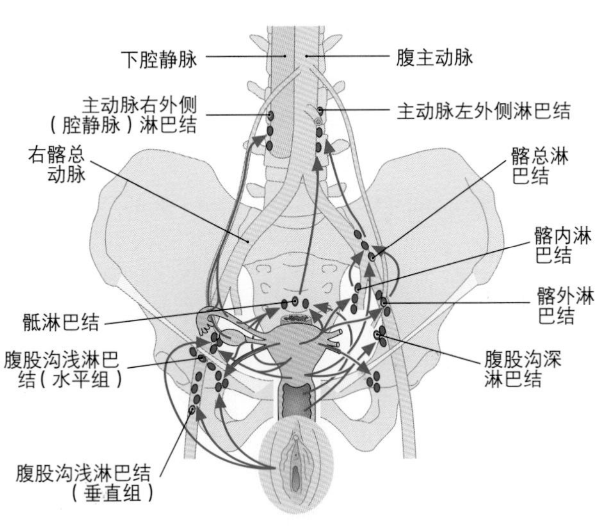
下腔静脉
腹主动脉
主动脉右外侧
（腔静脉）淋巴结
主动脉左外侧淋巴结
右髂总
动脉
髂总淋
巴结
髂内淋
巴结
髂外淋
巴结
骶淋巴结
腹股沟浅淋巴
结（水平组）
腹股沟深
淋巴结
腹股沟浅淋巴结
（垂直组）

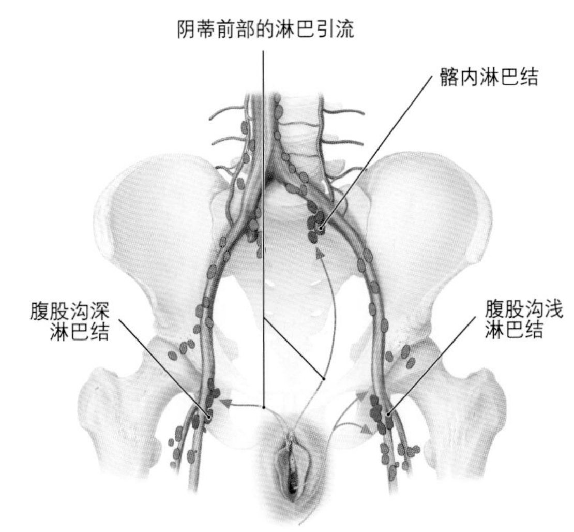
阴蒂前部的淋巴引流
髂内淋巴结
腹股沟深
淋巴结
腹股沟浅
淋巴结

A. 卵巢、子宫、输卵管、阴道和阴唇的淋巴引流。

B. 阴蒂淋巴管引流。

生殖器的淋巴结

图 22.16 男性生殖器的淋巴结

前面观。切除：胃肠道（直肠残端除外）和腹膜。

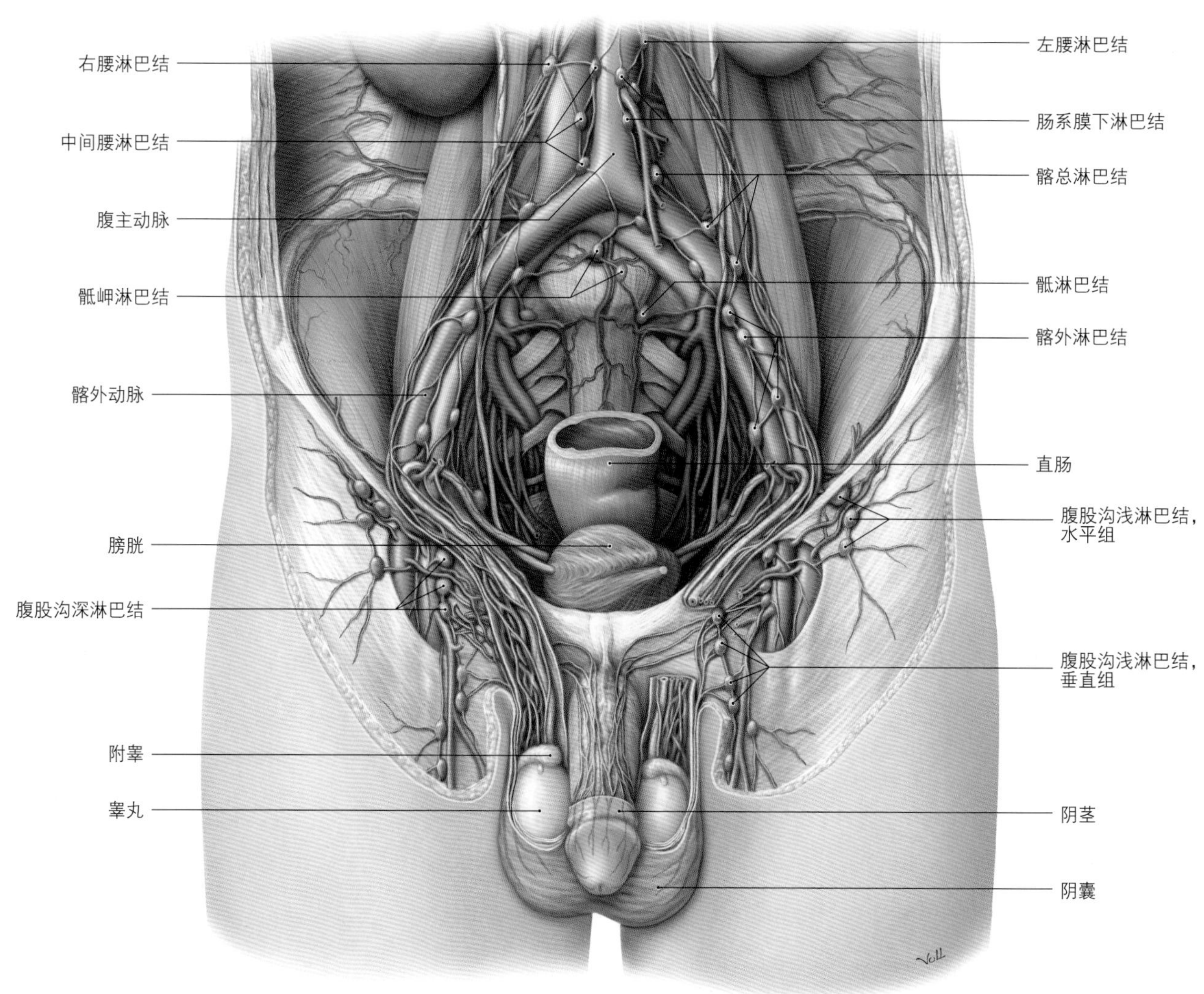
右腰淋巴结
中间腰淋巴结
腹主动脉
骶岬淋巴结
髂外动脉
膀胱
腹股沟深淋巴结
附睾
睾丸
左腰淋巴结
肠系膜下淋巴结
髂总淋巴结
骶淋巴结
髂外淋巴结
直肠
腹股沟浅淋巴结，水平组
腹股沟浅淋巴结，垂直组
阴茎
阴囊

图 22.17 女性生殖器的淋巴结

前面观。切除：胃肠道（直肠残端除外）和腹膜。翻起：子宫。

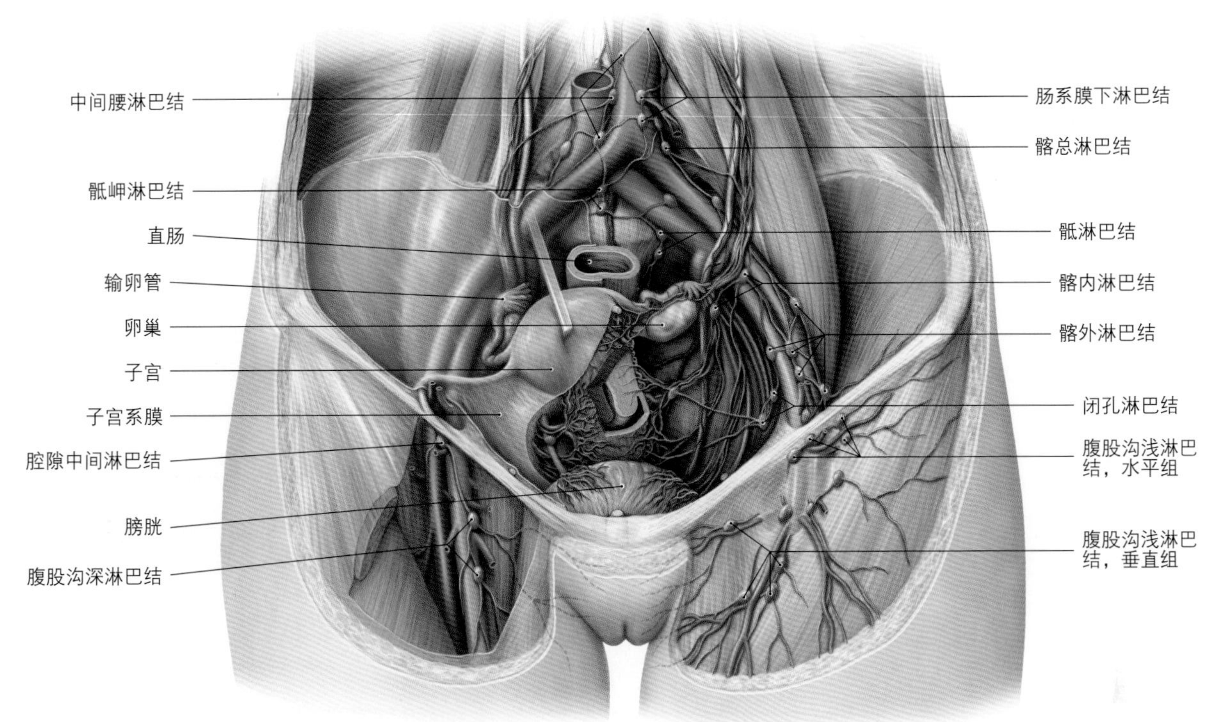
中间腰淋巴结
骶岬淋巴结
直肠
输卵管
卵巢
子宫
子宫系膜
腔隙中间淋巴结
膀胱
腹股沟深淋巴结
肠系膜下淋巴结
髂总淋巴结
骶淋巴结
髂内淋巴结
髂外淋巴结
闭孔淋巴结
腹股沟浅淋巴结，水平组
腹股沟浅淋巴结，垂直组

图 22.18 盆腔脏器的淋巴引流

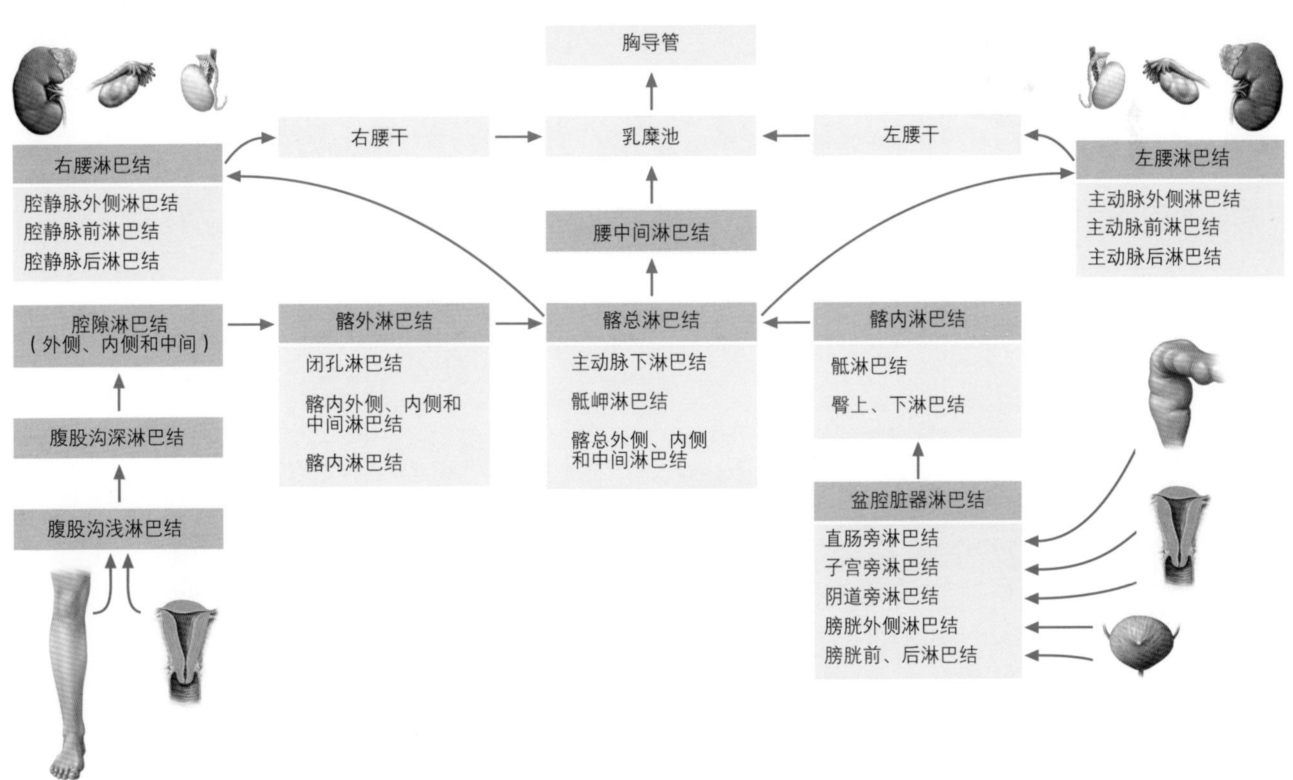
胸导管
右腰干
乳糜池
左腰干
右腰淋巴结
腔静脉外侧淋巴结
腔静脉前淋巴结
腔静脉后淋巴结
腰中间淋巴结
左腰淋巴结
主动脉外侧淋巴结
主动脉前淋巴结
主动脉后淋巴结
腔隙淋巴结（外侧、内侧和中间）
髂外淋巴结
闭孔淋巴结
髂内外侧、内侧和中间淋巴结
髂内淋巴结
髂总淋巴结
主动脉下淋巴结
骶岬淋巴结
髂总外侧、内侧和中间淋巴结
髂内淋巴结
骶淋巴结
臀上、下淋巴结
腹股沟深淋巴结
腹股沟浅淋巴结
盆腔脏器淋巴结
直肠旁淋巴结
子宫旁淋巴结
阴道旁淋巴结
膀胱外侧淋巴结
膀胱前、后淋巴结

骨盆的自主神经支配

图 22.19 男性骨盆的神经支配

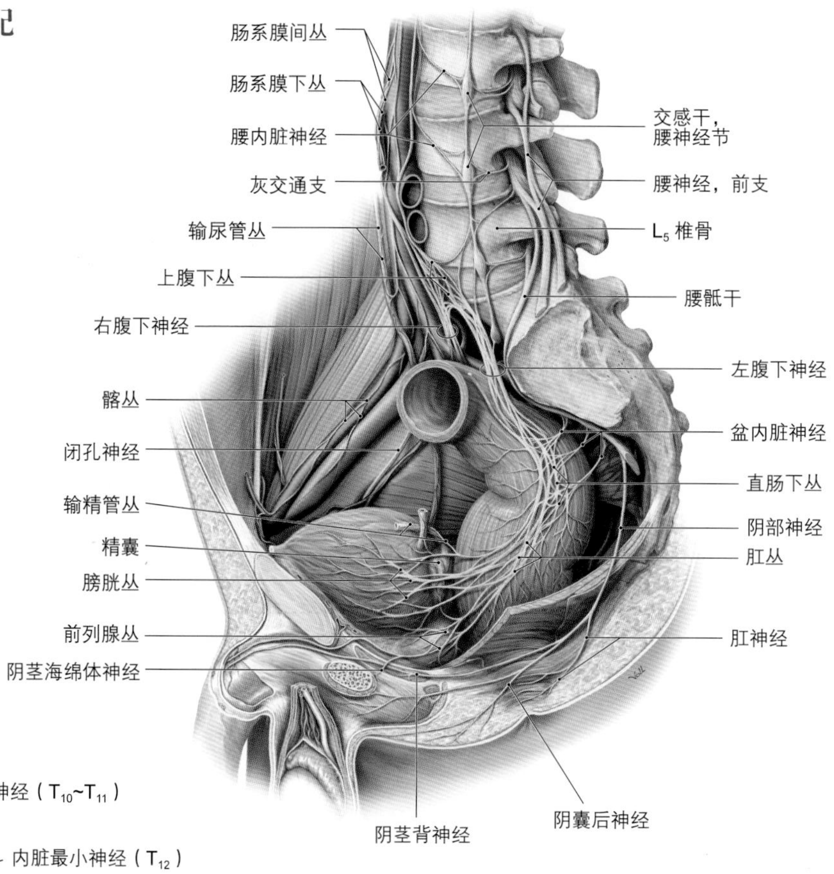

肠系膜间丛
肠系膜下丛
腰内脏神经
灰交通支
输尿管丛
上腹下丛
右腹下神经
髂丛
闭孔神经
输精管丛
精囊
膀胱丛
前列腺丛
阴茎海绵体神经
交感干，
腰神经节
腰神经，前支
L_5 椎骨
腰骶干
左腹下神经
盆内脏神经
直肠下丛
阴部神经
肛丛
肛神经
阴茎背神经
阴囊后神经

A. 右侧骨盆，左侧面观。

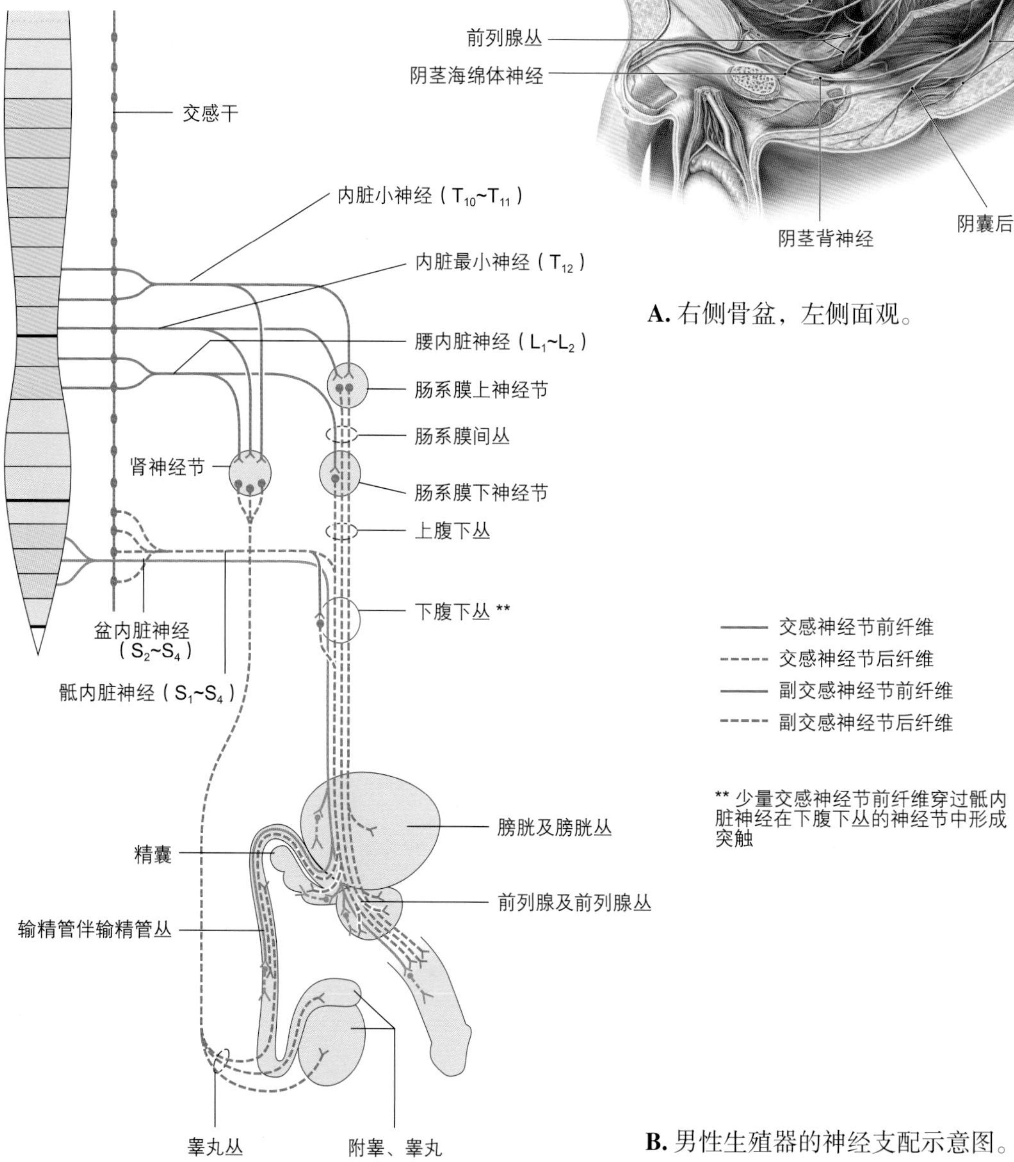

交感干
内脏小神经（T_{10}~T_{11}）
内脏最小神经（T_{12}）
腰内脏神经（L_1~L_2）
肠系膜上神经节
肠系膜间丛
肾神经节
肠系膜下神经节
上腹下丛
下腹下丛 **
盆内脏神经（S_2~S_4）
骶内脏神经（S_1~S_4）
膀胱及膀胱丛
精囊
前列腺及前列腺丛
输精管伴输精管丛
睾丸丛
附睾、睾丸
交感神经节前纤维
交感神经节后纤维
副交感神经节前纤维
副交感神经节后纤维
** 少量交感神经节前纤维穿过骶内脏神经在下腹下丛的神经节中形成突触

B. 男性生殖器的神经支配示意图。

图 22.20　女性骨盆的神经支配

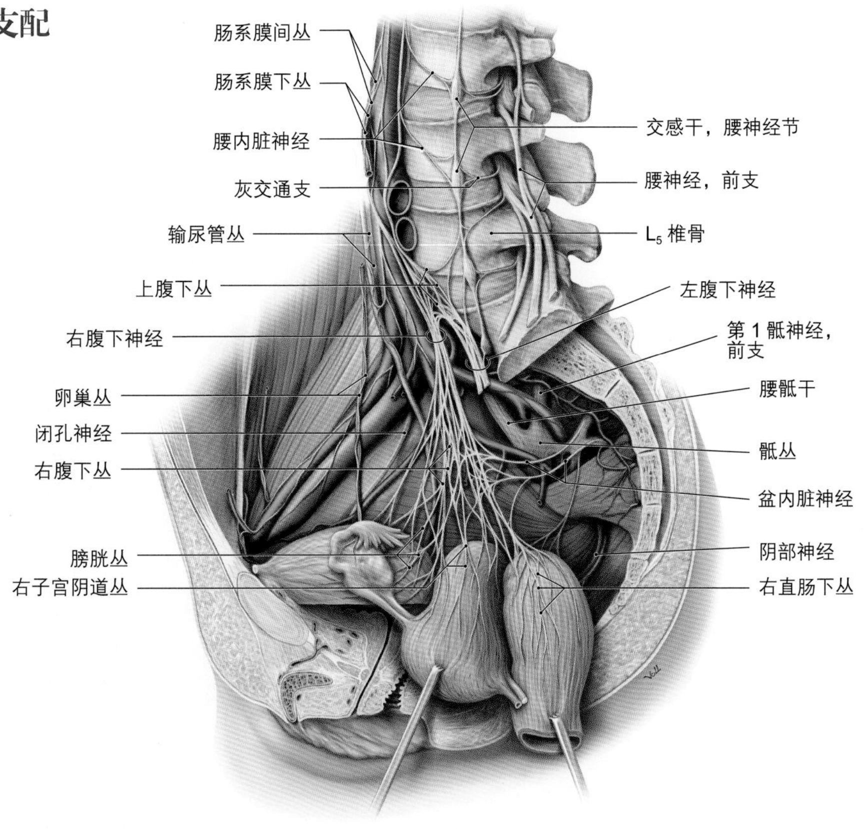
肠系膜间丛
肠系膜下丛
腰内脏神经
灰交通支
输尿管丛
上腹下丛
右腹下神经
卵巢丛
闭孔神经
右腹下丛
膀胱丛
右子宫阴道丛
交感干，腰神经节
腰神经，前支
L_5 椎骨
左腹下神经
第 1 骶神经，前支
腰骶干
骶丛
盆内脏神经
阴部神经
右直肠下丛

A. 右侧骨盆，左侧面观。

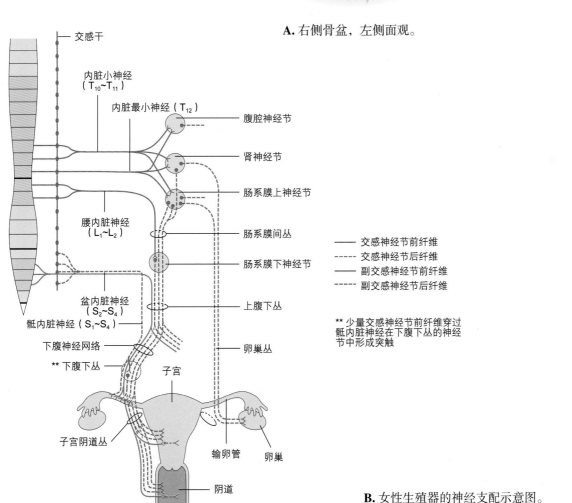

交感干
内脏小神经（T_{10}~T_{11}）
内脏最小神经（T_{12}）
腹腔神经节
肾神经节
肠系膜上神经节
腰内脏神经（L_1~L_2）
肠系膜间丛
肠系膜下神经节
盆内脏神经（S_2~S_4）
骶内脏神经（S_1~S_4）
上腹下丛
下腹神经网络
** 下腹下丛
卵巢丛
子宫
子宫阴道丛
输卵管
卵巢
阴道

—— 交感神经节前纤维
- - - 交感神经节后纤维
—— 副交感神经节前纤维
- - - 副交感神经节后纤维

** 少量交感神经节前纤维穿过骶内脏神经在下腹下丛的神经节中形成突触

B. 女性生殖器的神经支配示意图。

泌尿器官和直肠的自主神经支配

图 22.21 泌尿器官的神经支配

肾和输尿管上段的神经支配见第 215、217 页。

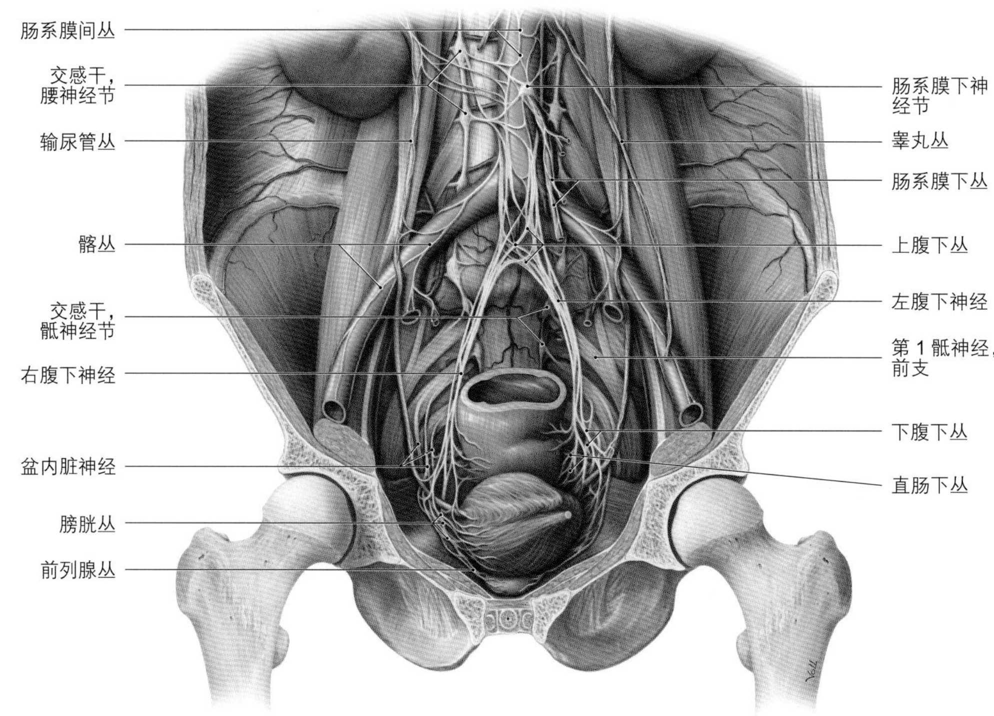

肠系膜间丛
交感干，
腰神经节
输尿管丛
髂丛
交感干，
骶神经节
右腹下神经
盆内脏神经
膀胱丛
前列腺丛
肠系膜下神
经节
睾丸丛
肠系膜下丛
上腹下丛
左腹下神经
第 1 骶神经，
前支
下腹下丛
直肠下丛

A. 男性下腹部和盆部的前面观。

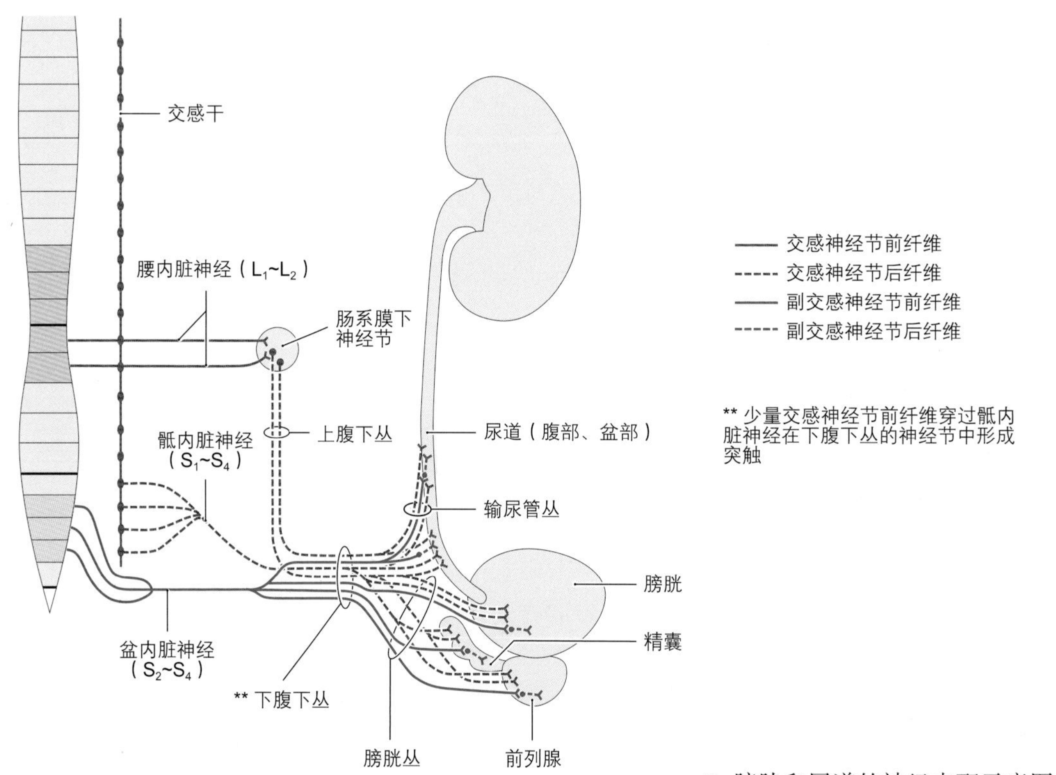

交感干
腰内脏神经（L1~L2）
肠系膜下
神经节
骶内脏神经
（S1~S4）
上腹下丛
尿道（腹部、盆部）
输尿管丛
膀胱
精囊
盆内脏神经
（S2~S4）
** 下腹下丛
膀胱丛
前列腺
交感神经节前纤维
交感神经节后纤维
副交感神经节前纤维
副交感神经节后纤维
** 少量交感神经节前纤维穿过骶内
脏神经在下腹下丛的神经节中形成
突触

B. 膀胱和尿道的神经支配示意图。

图 22.22 肛门括约肌的神经支配机制

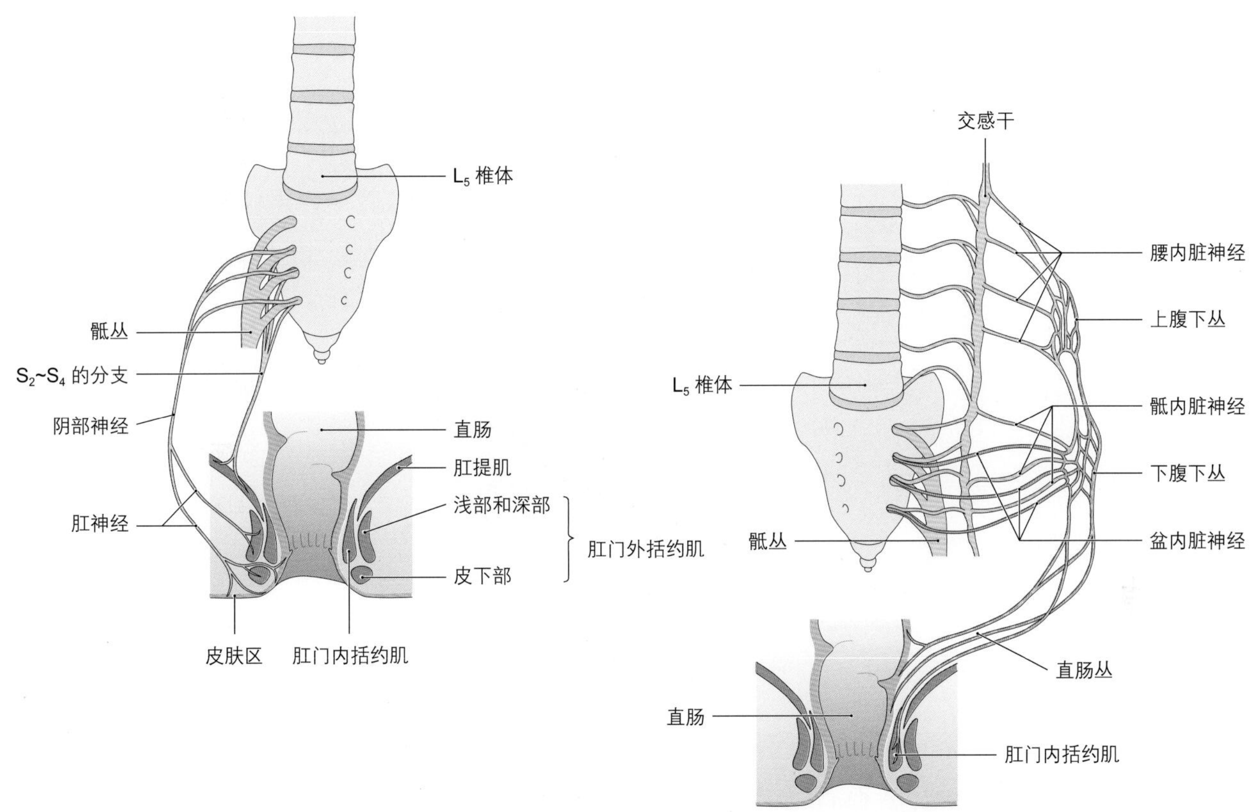
L5 椎体
骶丛
S2~S4 的分支
阴部神经
直肠
肛提肌
浅部和深部
肛门外括约肌
皮下部
肛神经
皮肤区
肛门内括约肌
交感干
腰内脏神经
上腹下丛
L5 椎体
骶内脏神经
下腹下丛
骶丛
盆内脏神经
直肠丛
直肠
肛门内括约肌

A. 躯体运动和躯体感觉神经支配：阴部神经和直肠下支主动支配肛门外括约肌和肛提肌的部分自主运动，传导肛门和肛周皮肤的躯体感觉。

B. 内脏运动和内脏感觉神经支配：盆内脏神经（S_2~S_4）支配肛门内括约肌，辅助维持肛管闭合。它们还传导直肠壁的感觉，特别是直肠壶腹中的牵张感受器在拉伸时会触发便意。

临床要点 22.2

排便机制（源自 Wedel）

排便和控制都受中枢神经系统支配，涉及大脑皮层、腹肌和盆部肌以及肛周皮肤等不同结构。

直肠壶腹的充盈和壶腹壁局部牵张受体的刺激。当粪便被推进直肠壶腹时，力学感受器感受到肠管扩张，并将信息传递给感觉皮层产生排便冲动。

直肠抑制反射和自主神经支配括约肌的松弛。当壶腹充满时，直肠内压升高，肛门内括约肌松弛。随后，耻骨直肠悬带和肛门括约肌主动松弛，导致肛管直肠角变直和肛管扩张。

粪便推进。直肠内压力的直接而非自主的增加在直肠排空过程中具有辅助作用，同时腹壁、盆底和膈的肌肉自主收缩使压力增加。随着粪便的推进，痔垫内的血液引流排空。

排便完成。在括约肌装置允许粪便通过后，高度敏感的肛周皮肤接触粪便并感知其体积、黏稠度和位置。这种感觉触发完成排便的自主过程，这一过程以括约肌收缩和痔丛充盈为标志。

男性和女性会阴的神经、血管

图 22.23 男性会阴和生殖器的神经

截石位。

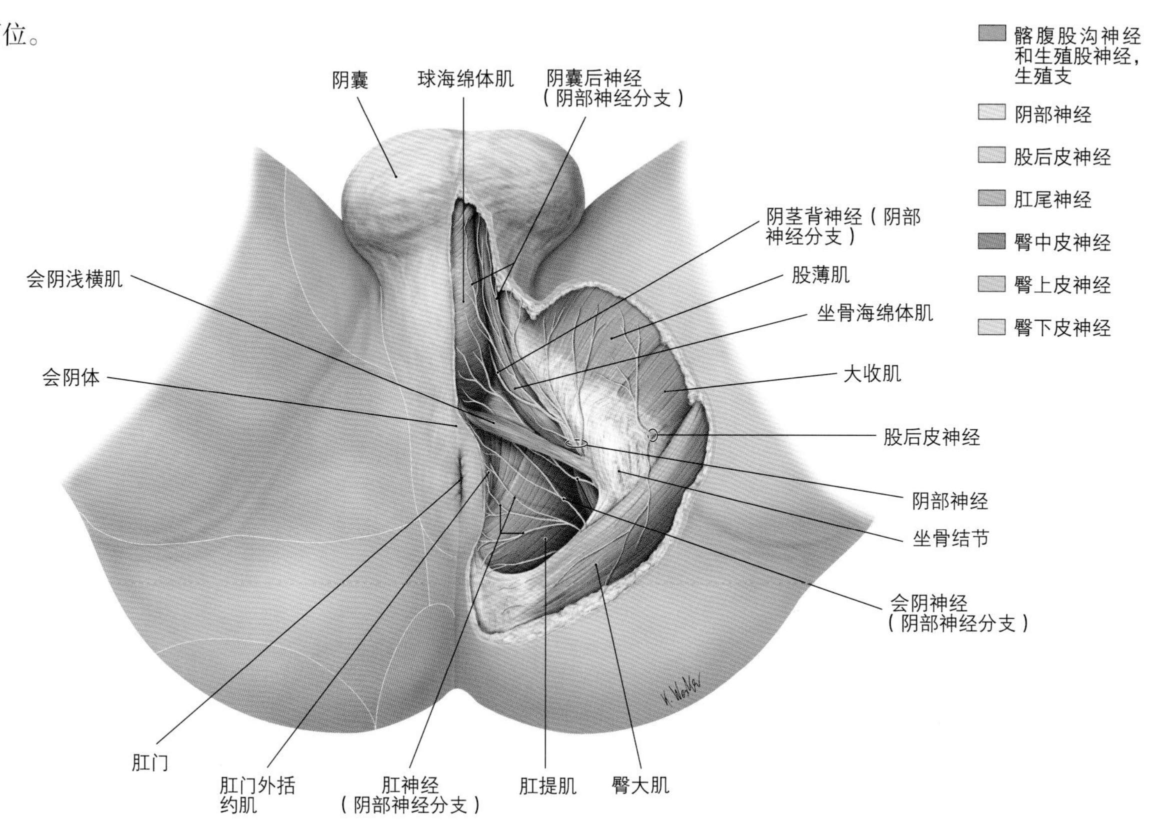
阴囊
球海绵体肌
阴囊后神经（阴部神经分支）
髂腹股沟神经和生殖股神经，生殖支
阴部神经
股后皮神经
肛尾神经
臀中皮神经
臀上皮神经
臀下皮神经
阴茎背神经（阴部神经分支）
股薄肌
坐骨海绵体肌
大收肌
股后皮神经
阴部神经
坐骨结节
会阴神经（阴部神经分支）
会阴浅横肌
会阴体
肛门
肛门外括约肌
肛神经（阴部神经分支）
肛提肌
臀大肌

图 22.24 男性会阴的神经、血管

截石位。左侧切除：会阴膜、球海绵体肌和阴茎根。

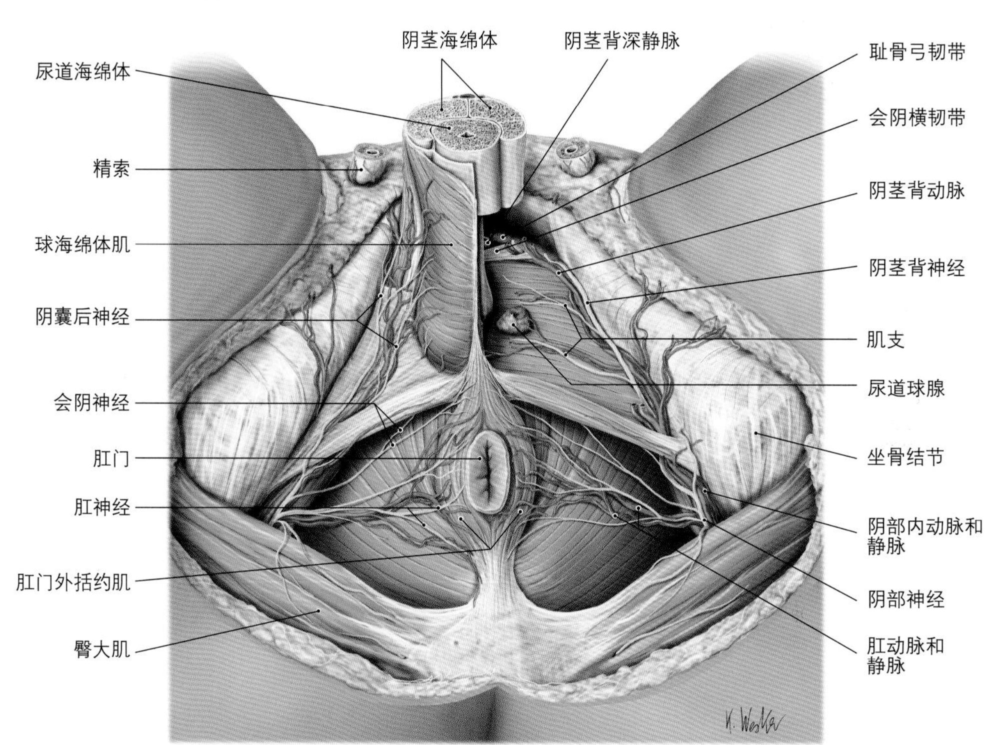
阴茎海绵体
阴茎背深静脉
尿道海绵体
精索
球海绵体肌
阴囊后神经
会阴神经
肛门
肛神经
肛门外括约肌
臀大肌
耻骨弓韧带
会阴横韧带
阴茎背动脉
阴茎背神经
肌支
尿道球腺
坐骨结节
阴部内动脉和静脉
阴部神经
肛动脉和静脉

图 22.25　女性会阴和生殖器的神经

女性会阴的感觉神经支配，截石位。

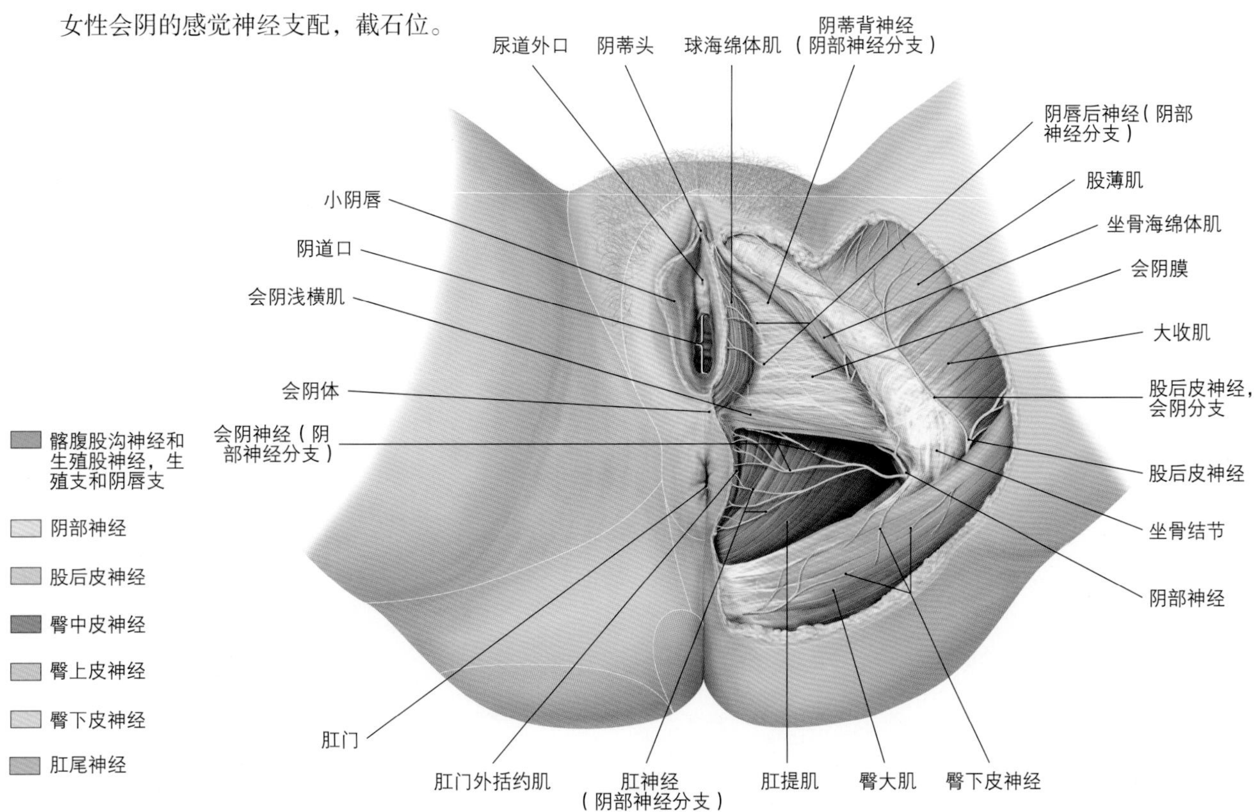
尿道外口
阴蒂头
球海绵体肌
阴蒂背神经（阴部神经分支）
阴唇后神经（阴部神经分支）
股薄肌
坐骨海绵体肌
会阴膜
大收肌
股后皮神经，会阴分支
股后皮神经
坐骨结节
阴部神经
小阴唇
阴道口
会阴浅横肌
会阴体
会阴神经（阴部神经分支）
髂腹股沟神经和生殖股神经，生殖支和阴唇支
阴部神经
股后皮神经
臀中皮神经
臀上皮神经
臀下皮神经
肛尾神经
肛门
肛门外括约肌
肛神经（阴部神经分支）
肛提肌
臀大肌
臀下皮神经

图 22.26　女性会阴的神经、血管

截石位。左侧切除：球海绵体肌和坐骨海绵体肌。

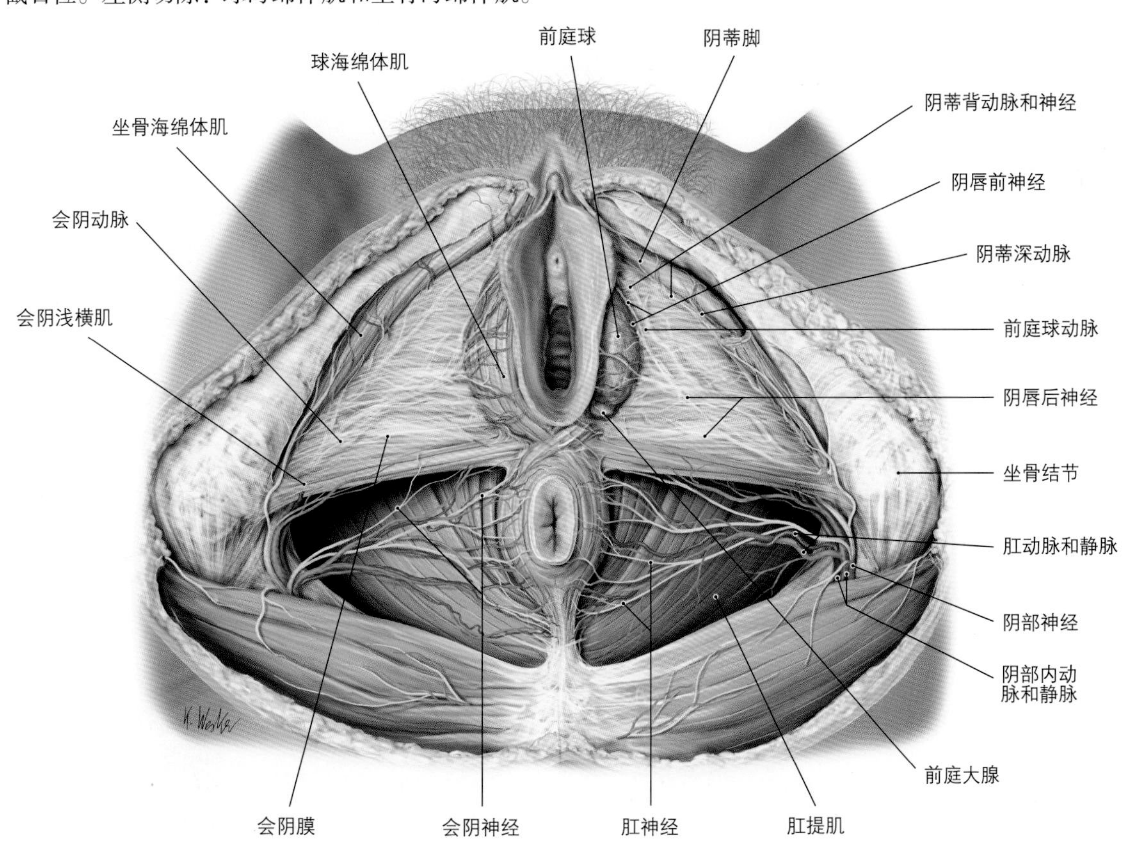
前庭球
阴蒂脚
球海绵体肌
坐骨海绵体肌
会阴动脉
会阴浅横肌
阴蒂背动脉和神经
阴唇前神经
阴蒂深动脉
前庭球动脉
阴唇后神经
坐骨结节
肛动脉和静脉
阴部神经
阴部内动脉和静脉
前庭大腺
会阴膜
会阴神经
肛神经
肛提肌

第 23 章 断层解剖学和放射解剖学

骨盆和会阴断层解剖学

图 23.1 女性骨盆

经膀胱和子宫颈的横切面。下面观。

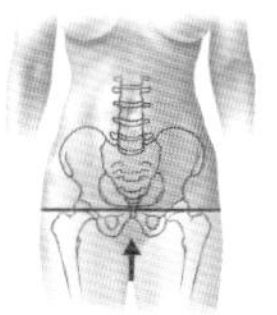

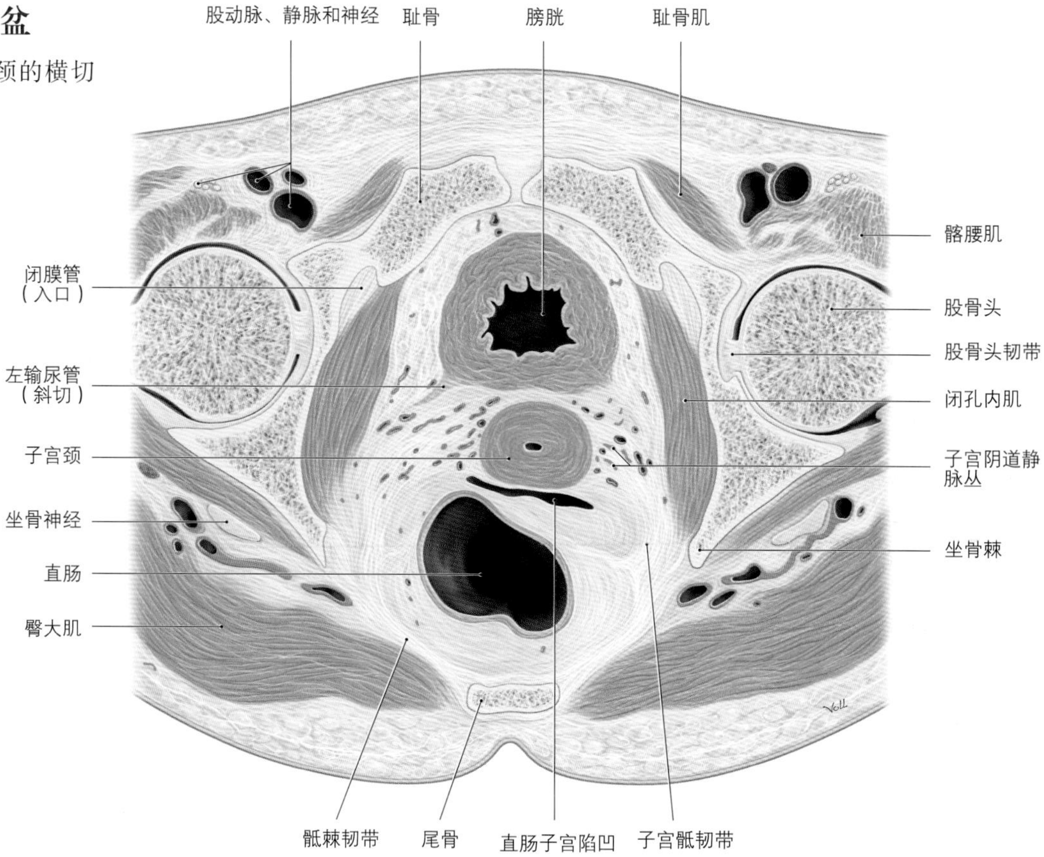

股动脉、静脉和神经
耻骨
膀胱
耻骨肌
髂腰肌
股骨头
股骨头韧带
闭孔内肌
子宫阴道静脉丛
坐骨棘
闭膜管（入口）
左输尿管（斜切）
子宫颈
坐骨神经
直肠
臀大肌
骶棘韧带
尾骨
直肠子宫陷凹
子宫骶韧带

图 23.2 男性骨盆

经膀胱和精腺的横切面。下面观。

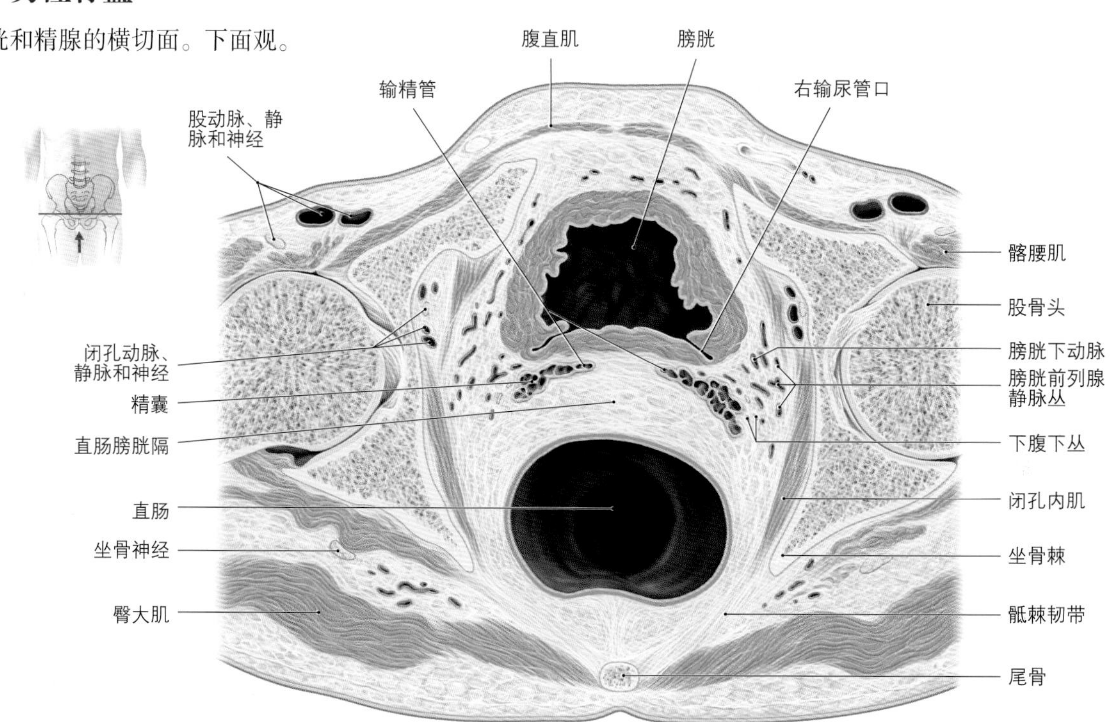
腹直肌
膀胱
输精管
右输尿管口
股动脉、静脉和神经
髂腰肌
股骨头
膀胱下动脉
膀胱前列腺静脉丛
下腹下丛
闭孔内肌
坐骨棘
骶棘韧带
尾骨
闭孔动脉、静脉和神经
精囊
直肠膀胱隔
直肠
坐骨神经
臀大肌

图 23.3 男性骨盆

经前列腺和肛管的横切面。下面观。

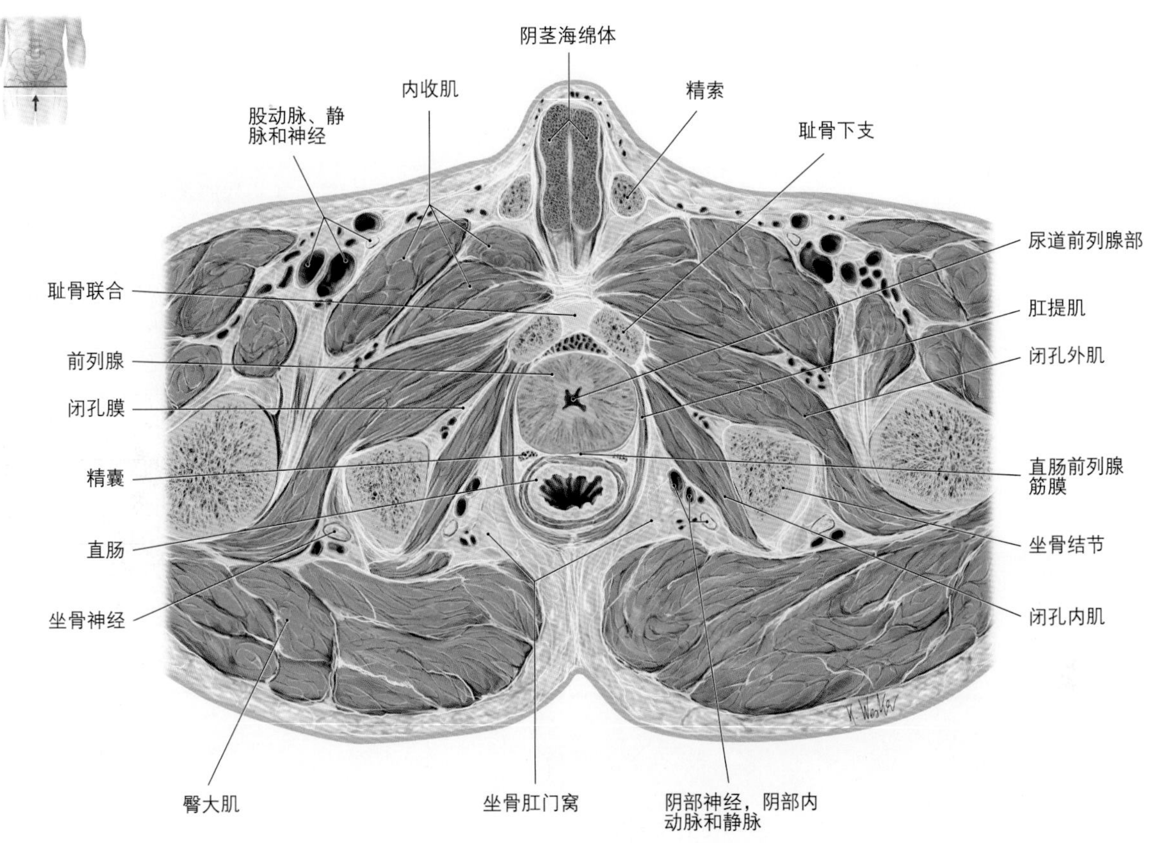
阴茎海绵体
内收肌
精索
股动脉、静脉和神经
耻骨下支
尿道前列腺部
耻骨联合
肛提肌
前列腺
闭孔外肌
闭孔膜
直肠前列腺筋膜
精囊
坐骨结节
直肠
闭孔内肌
坐骨神经
臀大肌
坐骨肛门窝
阴部神经，阴部内动脉和静脉

女性骨盆放射解剖学

图 23.4 女性骨盆 MRI

横切面，下面观。

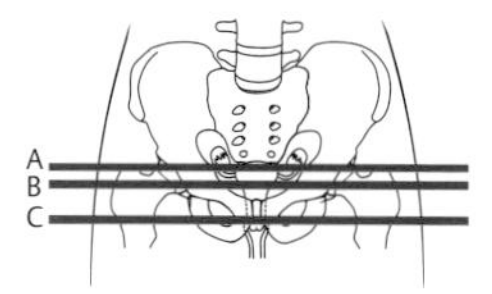
A
B
C

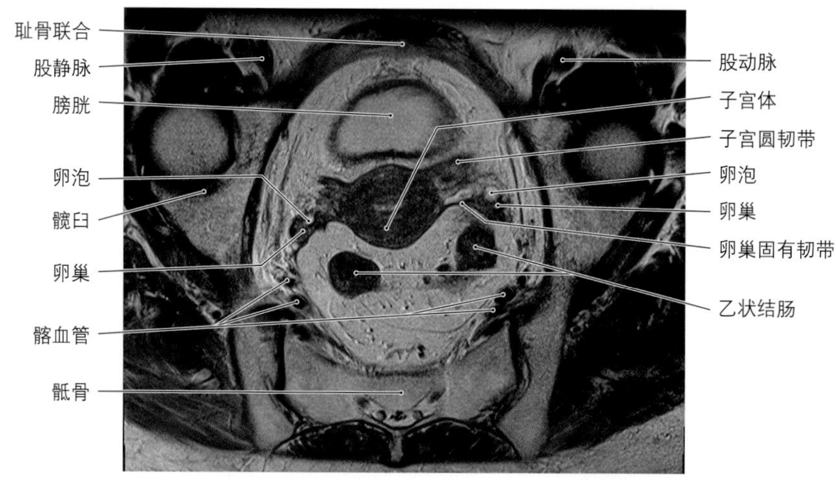
耻骨联合
股静脉
膀胱
卵泡
髋臼
卵巢
髂血管
骶骨
股动脉
子宫体
子宫圆韧带
卵泡
卵巢
卵巢固有韧带
乙状结肠

A. 经子宫体层面（经允许引自 Krombach GA, Mahnken AH. Body Imaging: Thorax and Abdomen. New York, NY: Thieme; 2018）。

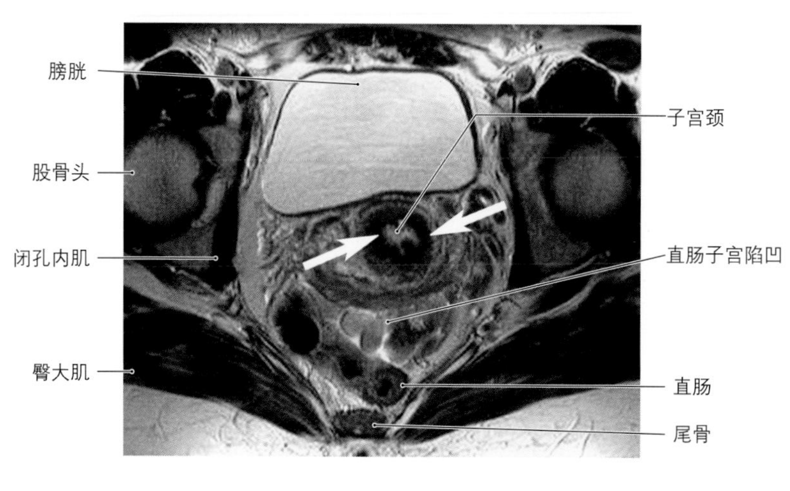
膀胱
股骨头
闭孔内肌
臀大肌
子宫颈
直肠子宫陷凹
直肠
尾骨

B. 经子宫颈管的切面：图中可见低信号强度显示子宫颈基质（箭头），环绕高信号强度的狭窄子宫颈管（经允许引自 Hamm B, et al. MRT von Abdomen und Becken, 2nd ed. Stuttgart: Thieme; 2006）。

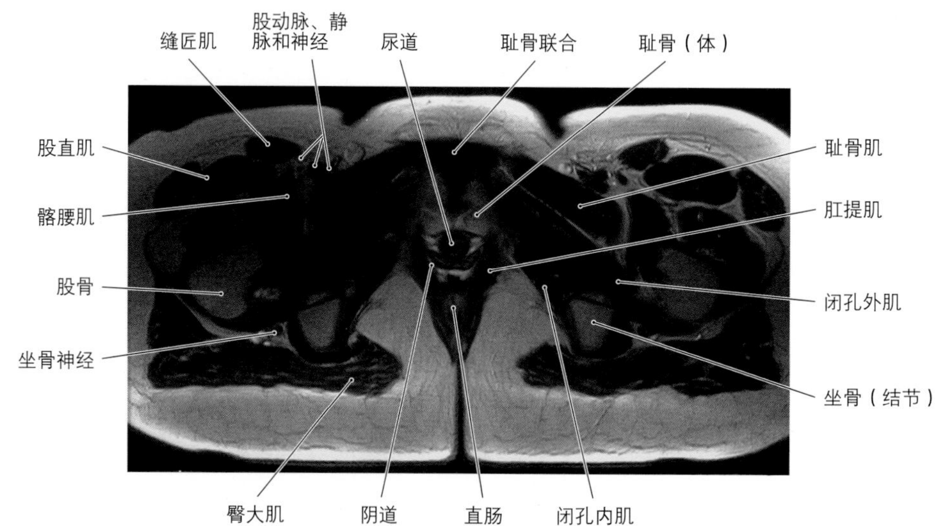
缝匠肌
股动脉、静脉和神经
尿道
耻骨联合
耻骨（体）
股直肌
髂腰肌
股骨
坐骨神经
耻骨肌
肛提肌
闭孔外肌
坐骨（结节）
臀大肌
阴道
直肠
闭孔内肌

C. 经阴道下部的切面（经允许引自 Moeller TB, Reif E. Pocket Atlas of Sectional Anatomy, Vol 2, 4th ed. New York, NY: Thieme; 2014）。

图 23.5 女性骨盆 MRI

矢状面，左侧面观。

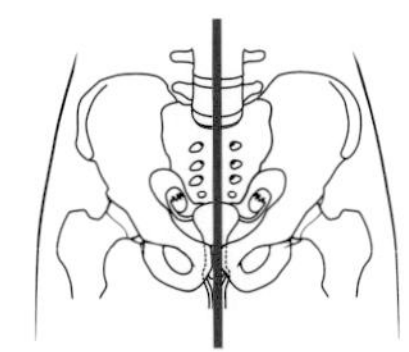

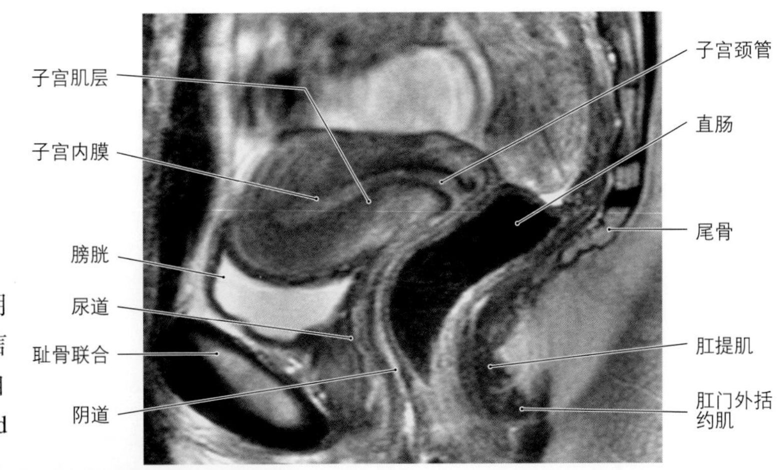
子宫肌层
子宫内膜
膀胱
尿道
耻骨联合
阴道
子宫颈管
直肠
尾骨
肛提肌
肛门外括约肌

A. 膀胱空虚时子宫位置，图像显示月经周期的前半期（增殖期）子宫内膜薄，以及信号强度相对较低的子宫肌层（经允许引自 Hamm B, et al. MRT von Abdomen und Becken, 2nd ed. Stuttgart: Thieme; 2006）。

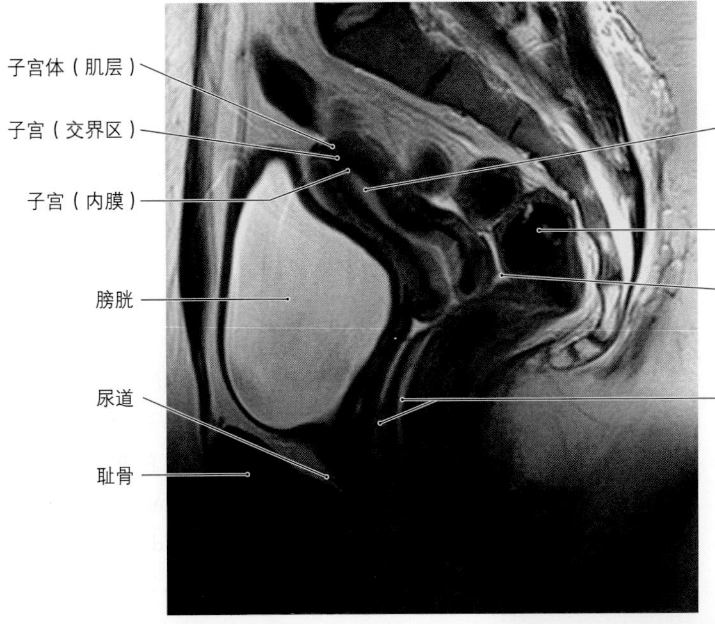
子宫体（肌层）
子宫（交界区）
子宫（内膜）
膀胱
尿道
耻骨
子宫（腔）
直肠
子宫直肠陷凹（Douglas 陷凹）
阴道（壁）

B. 膀胱充盈时子宫的位置（经允许引自 Moeller TB, Reif E. Pocket Atlas of Sectional Anatomy, Vol 2, 4th ed. New York, NY: Thieme; 2014）。

图 23.6 女性骨盆 MRI

冠状面，前面观（经允许引自 Moeller TB, Reif E. Pocket Atlas of Sectional Anatomy, Vol 2, 4th ed. New York, NY: Thieme; 2014）。

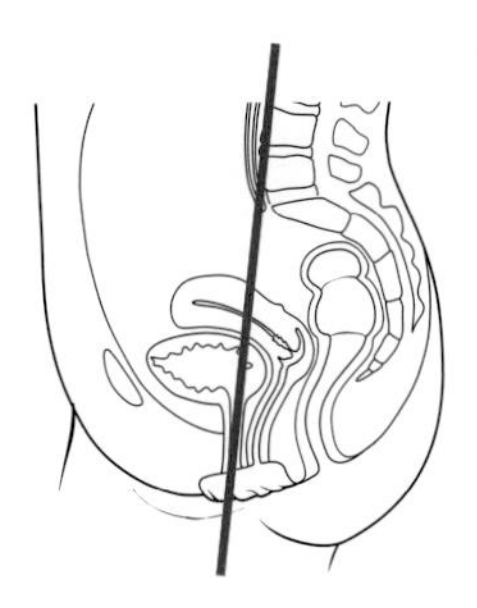

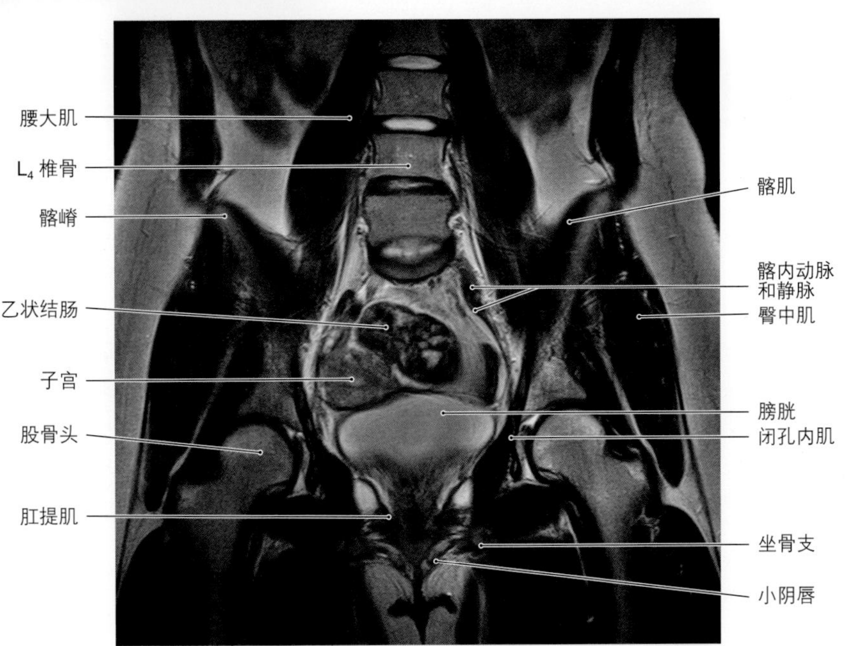
腰大肌
L4 椎骨
髂嵴
乙状结肠
子宫
股骨头
肛提肌
髂肌
髂内动脉和静脉
臀中肌
膀胱
闭孔内肌
坐骨支
小阴唇

图 23.7 男性骨盆 MRI

矢状面，左侧观（经允许引自 Hamm B, et al. MRT von Abdomen und Becken, 2nd ed. Stuttgart: Thieme; 2006）。

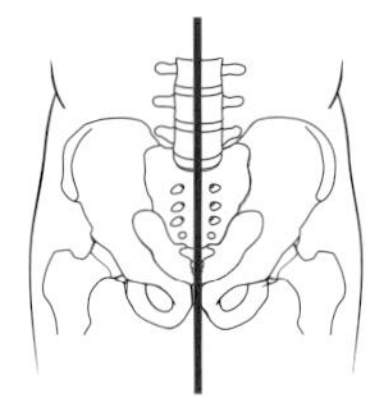

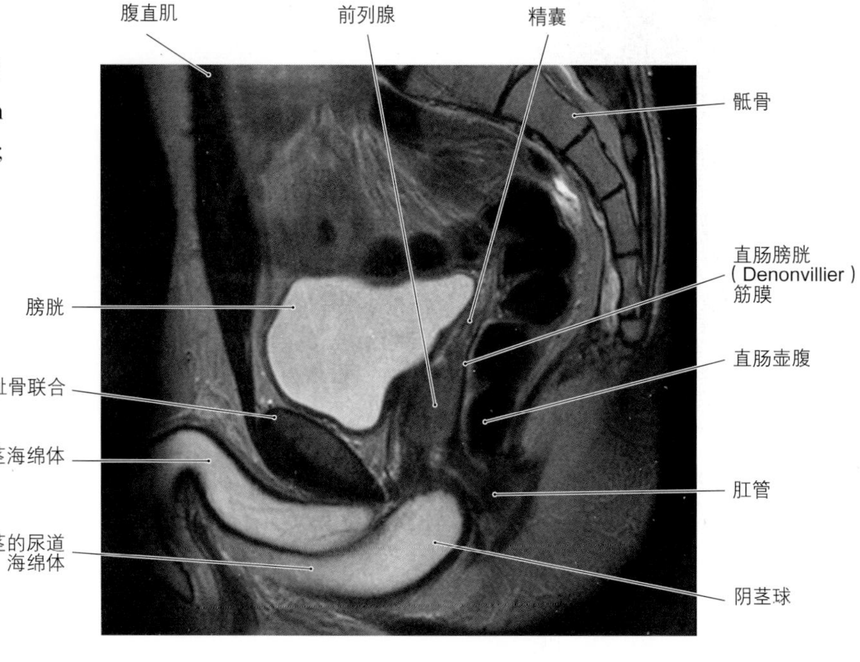
腹直肌
前列腺
精囊
骶骨
直肠膀胱
（Denonvillier）
筋膜
直肠壶腹
肛管
阴茎球
膀胱
耻骨联合
阴茎海绵体
阴茎的尿道
海绵体

图 23.8 睾丸 MRI

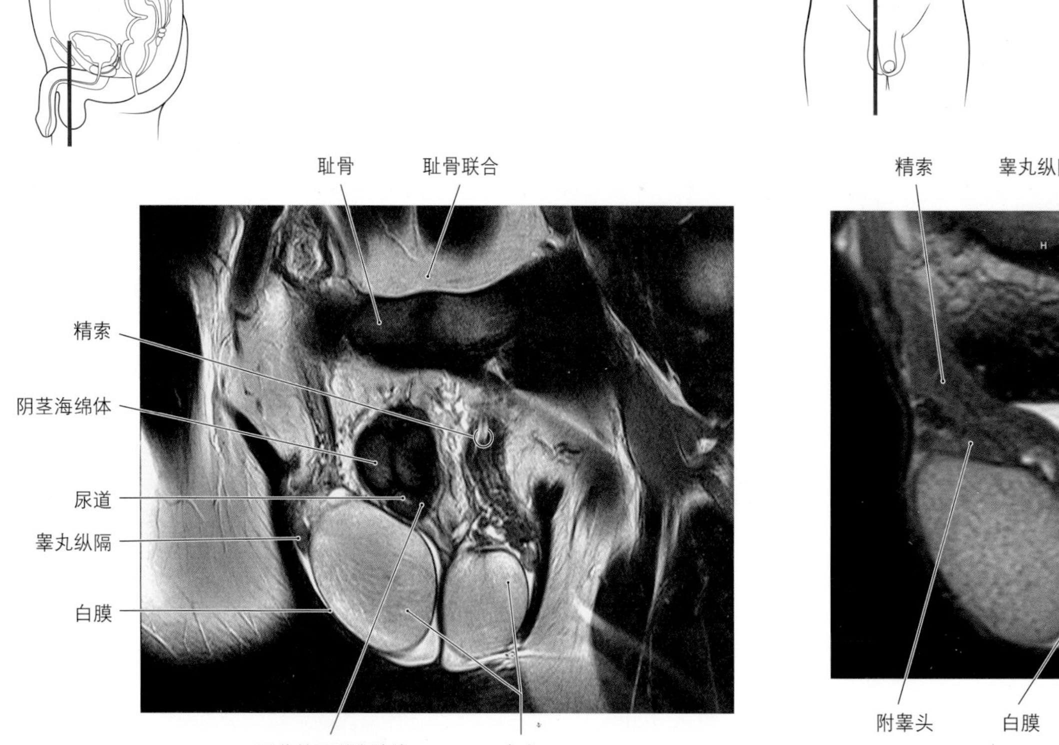
耻骨
耻骨联合
精索
阴茎海绵体
尿道
睾丸纵隔
白膜
阴茎的尿道海绵体
睾丸
精索
睾丸纵隔及睾丸网
附睾头
白膜
附睾尾

A. 冠状面，前面观（经允许引自 Moeller TB, Reif E. Pocket Atlas of Sectional Anatomy, Vol 2, 4th ed. New York, NY: Thieme; 2014）。

B. 旁矢状切面，T2W 图像（经允许引自 Krombach GA, Mahnken AH. Body Imaging: Thorax and Abdomen. New York, NY: Thieme; 2018）。

图 23.9　前列腺的 MRI

（经允许引自 Krombach GA, Mahnken AH. Body Imaging: Thorax and Abdomen. New York, NY: Thieme; 2018）

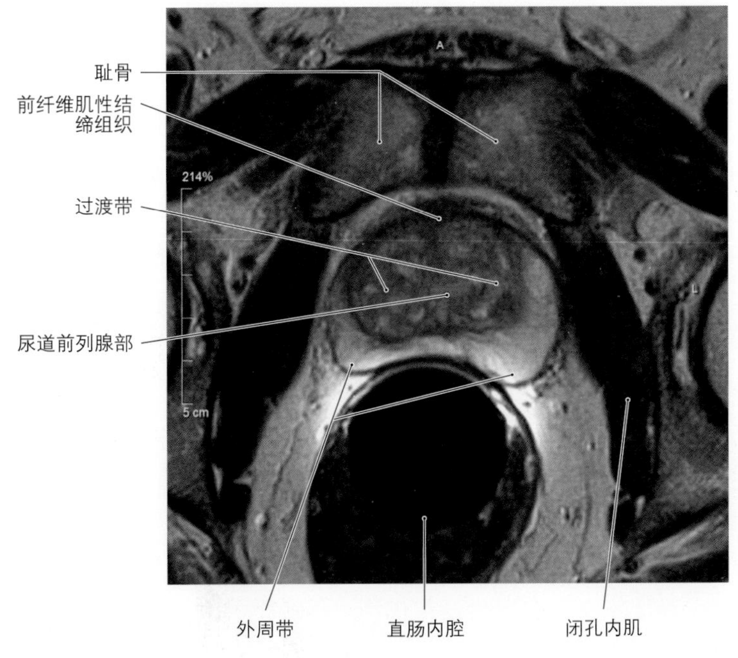
耻骨
前纤维肌性结缔组织
过渡带
尿道前列腺部
外周带
直肠内腔
闭孔内肌

A. 横切面，T2W 图像。

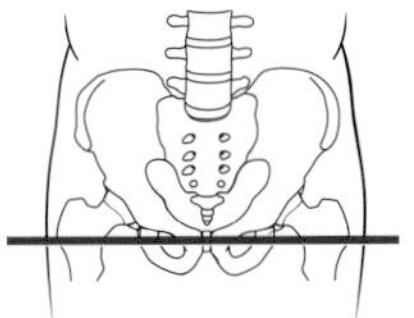

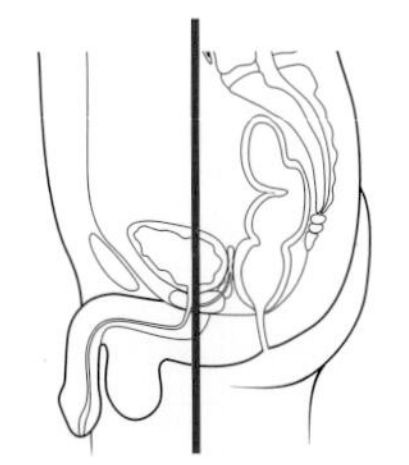

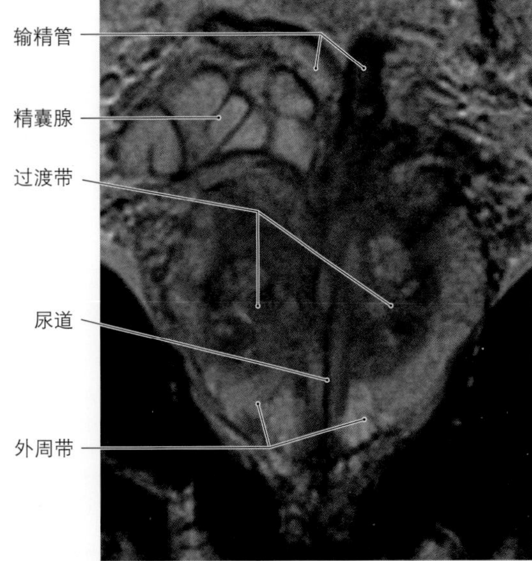
输精管
精囊腺
过渡带
尿道
外周带

B. 冠状面，T2W 图像。

图 23.10　男性盆腔的 MRI

冠状面（经允许引自 Moeller TB, Reif E. Pocket Atlas of Sectional Anatomy, Vol 2, 4th ed. New York, NY: Thieme; 2014）。

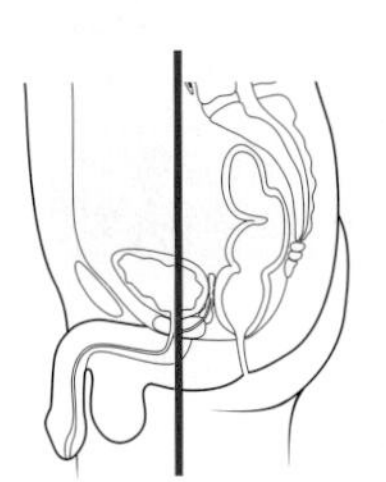

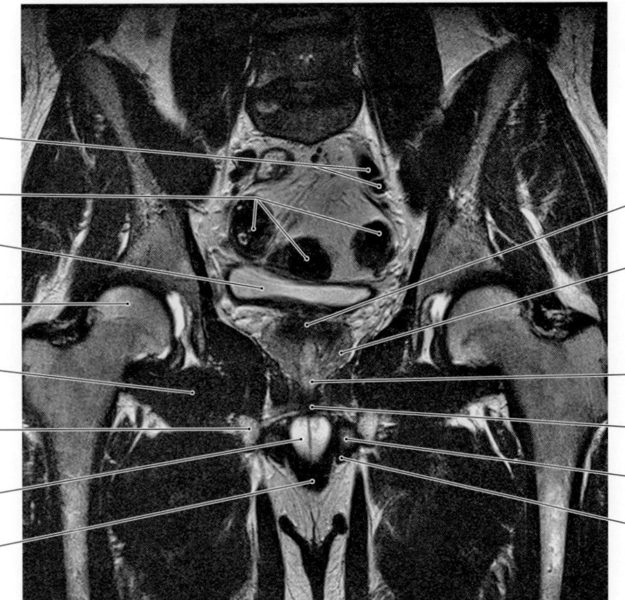
髂总动脉和静脉
乙状结肠
膀胱
股骨头
闭孔外肌
耻骨
尿道海绵体
球海绵体肌
前列腺（中心区）
前列腺（外周带）
前列腺（过渡带）
尿道
阴茎海绵体
坐骨海绵体肌

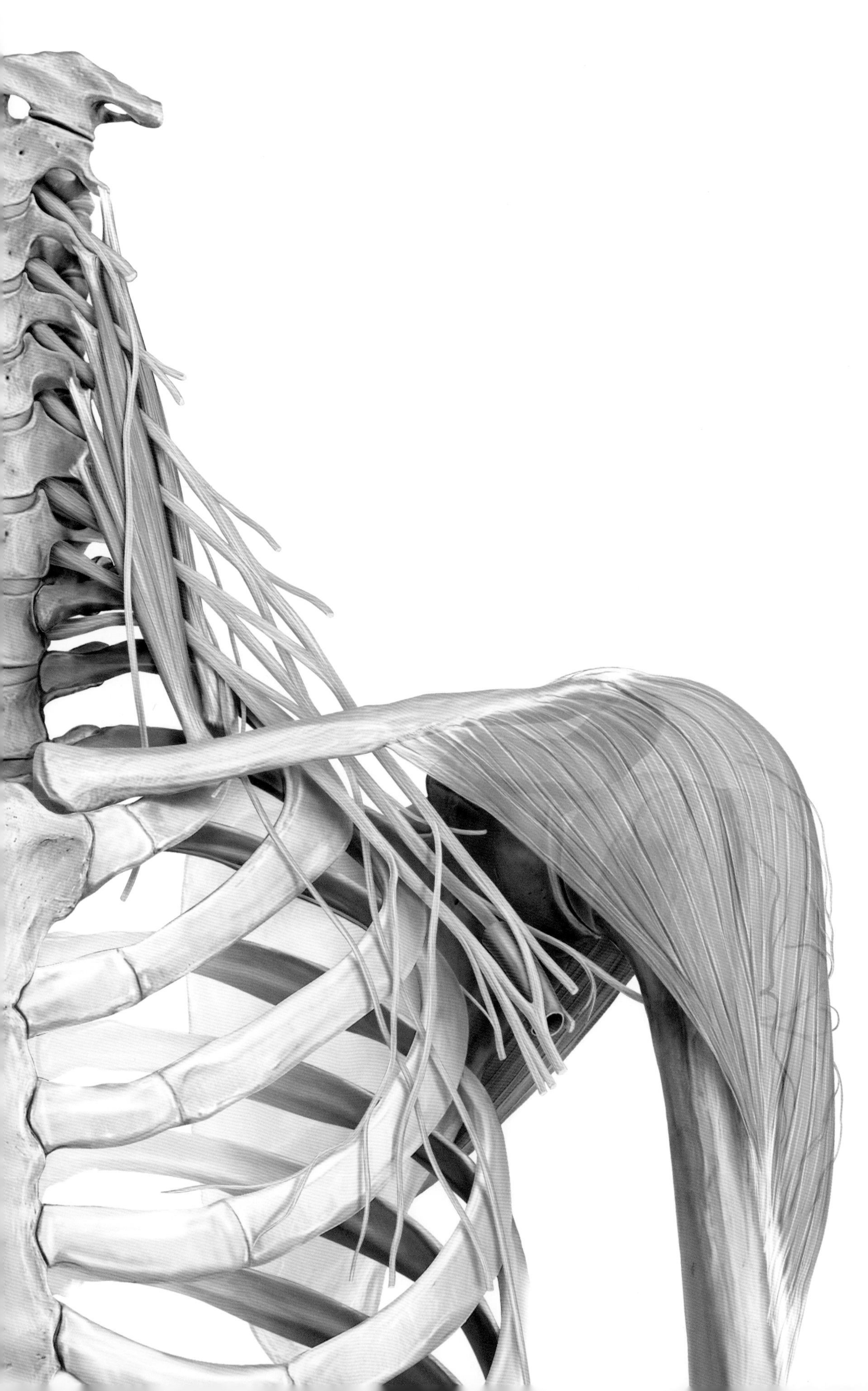

第5篇　上 肢

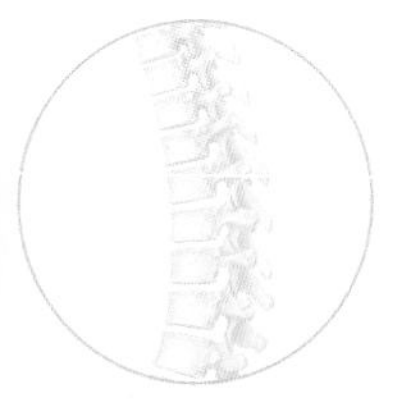

第 24 章　表面解剖

表面解剖

图 24.1　上肢的分区

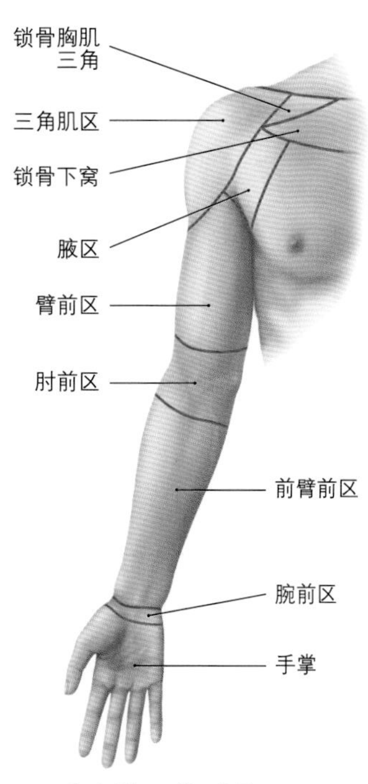
锁骨胸肌
三角
三角肌区
锁骨下窝
腋区
臂前区
肘前区
前臂前区
腕前区
手掌

A. 右上肢，前面观。

锁骨胸肌
三角
锁骨下窝
腋区（腋窝）

B. 右腋窝，前面观。

三角肌区
肩胛区
臂后区
肘后区
前臂后区
腕后区
手背

C. 右上肢，后面观。

图 24.2　上肢可触及的肌肉

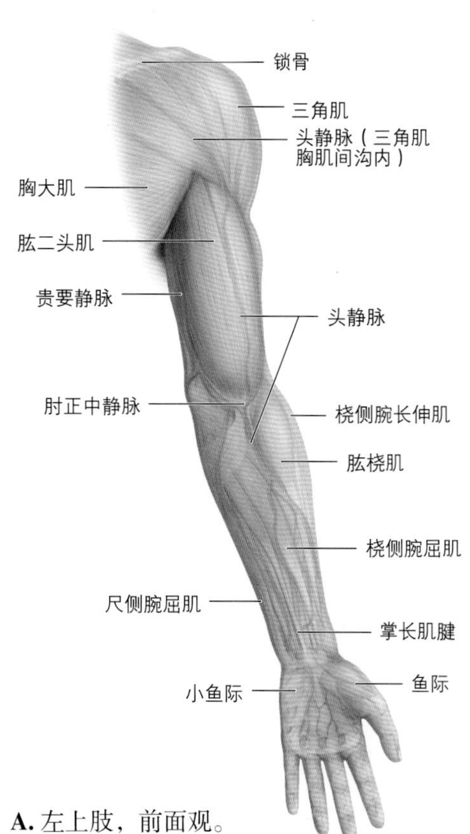
锁骨
三角肌
头静脉（三角肌
胸肌间沟内）
胸大肌
肱二头肌
贵要静脉
头静脉
肘正中静脉
桡侧腕长伸肌
肱桡肌
桡侧腕屈肌
尺侧腕屈肌
掌长肌腱
小鱼际
鱼际

A. 左上肢，前面观。

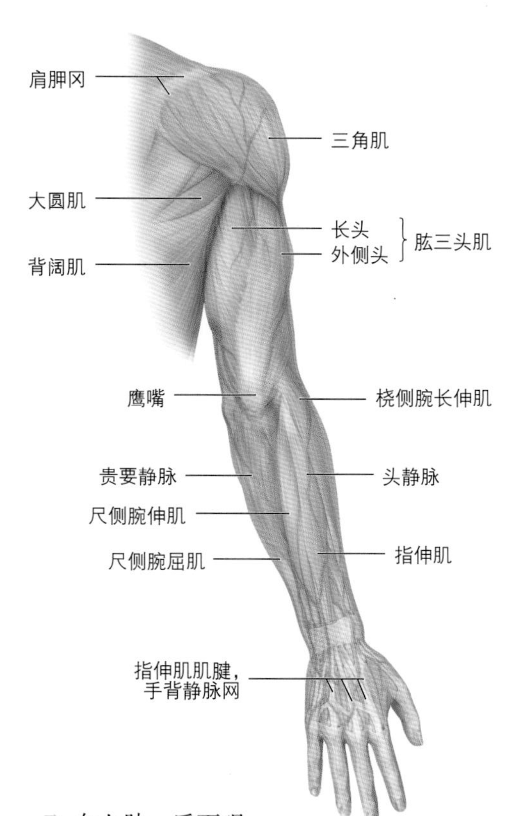
肩胛冈
三角肌
大圆肌
长头
外侧头
肱三头肌
背阔肌
鹰嘴
桡侧腕长伸肌
贵要静脉
头静脉
尺侧腕伸肌
尺侧腕屈肌
指伸肌
指伸肌肌腱，
手背静脉网

B. 右上肢，后面观。

图 24.3 上肢可触及的骨性突出结构

除月骨和小多角骨外，上肢骨皆可在某种程度上在皮肤和软组织下触及。

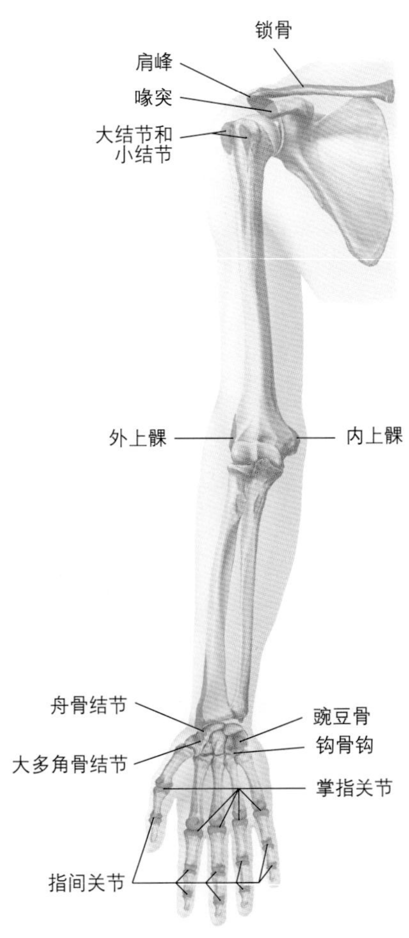

锁骨
肩峰
喙突
大结节和小结节
外上髁
内上髁
舟骨结节
豌豆骨
钩骨钩
大多角骨结节
掌指关节
指间关节

A. 右上肢，前面观。

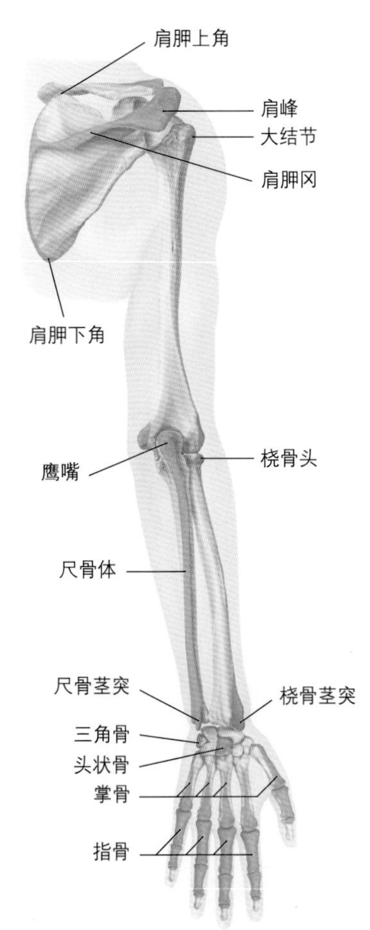

肩胛上角
肩峰
大结节
肩胛冈
肩胛下角
鹰嘴
桡骨头
尺骨体
尺骨茎突
桡骨茎突
三角骨
头状骨
掌骨
指骨

B. 右上肢，后面观。

图 24.4 腕部和手掌的表面解剖

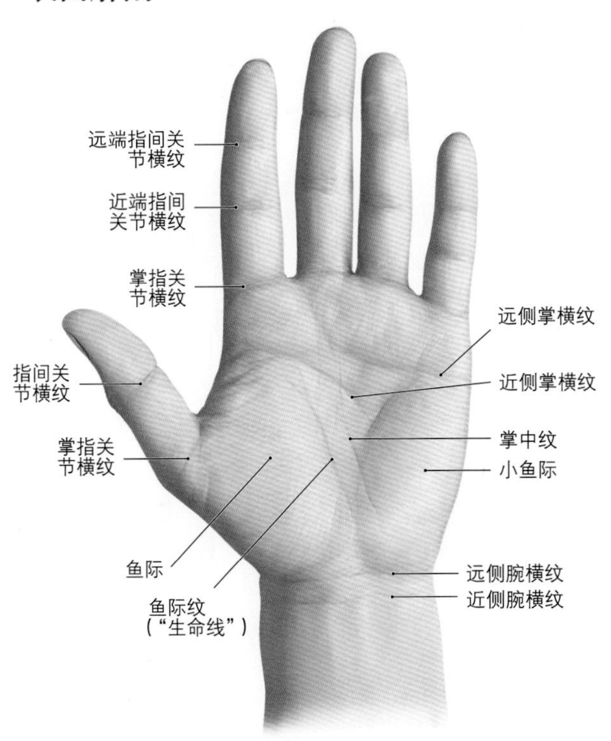

远端指间关节横纹
近端指间关节横纹
掌指关节横纹
指间关节横纹
掌指关节横纹
远侧掌横纹
近侧掌横纹
掌中纹
小鱼际
鱼际
鱼际纹（“生命线”）
远侧腕横纹
近侧腕横纹

A. 左手掌与腕。

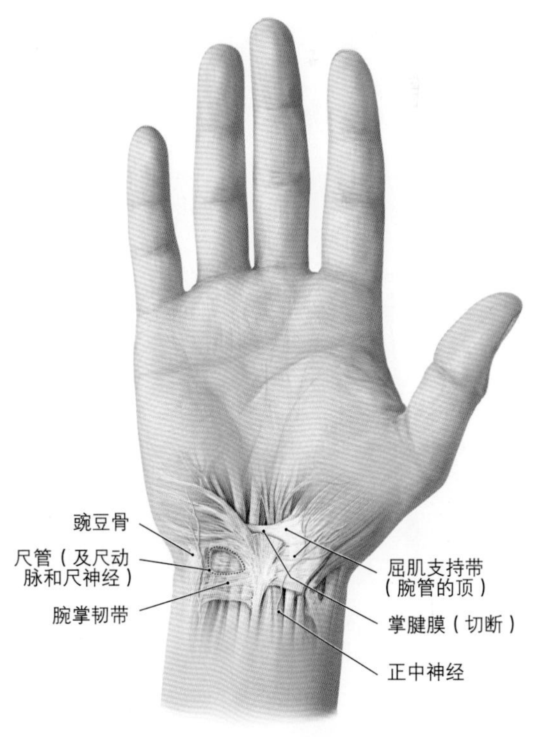

豌豆骨
尺管（及尺动脉和尺神经）
腕掌韧带
屈肌支持带（腕管的顶）
掌腱膜（切断）
正中神经

B. 手掌与腕显示腕管和尺管。

第 25 章 肩和上肢

上肢骨

图 25.1 上肢骨

右上肢。上肢分为 3 个部分：臂、前臂和手。上肢带骨（包括锁骨和肩胛骨）借胸锁关节连接上肢和胸部。

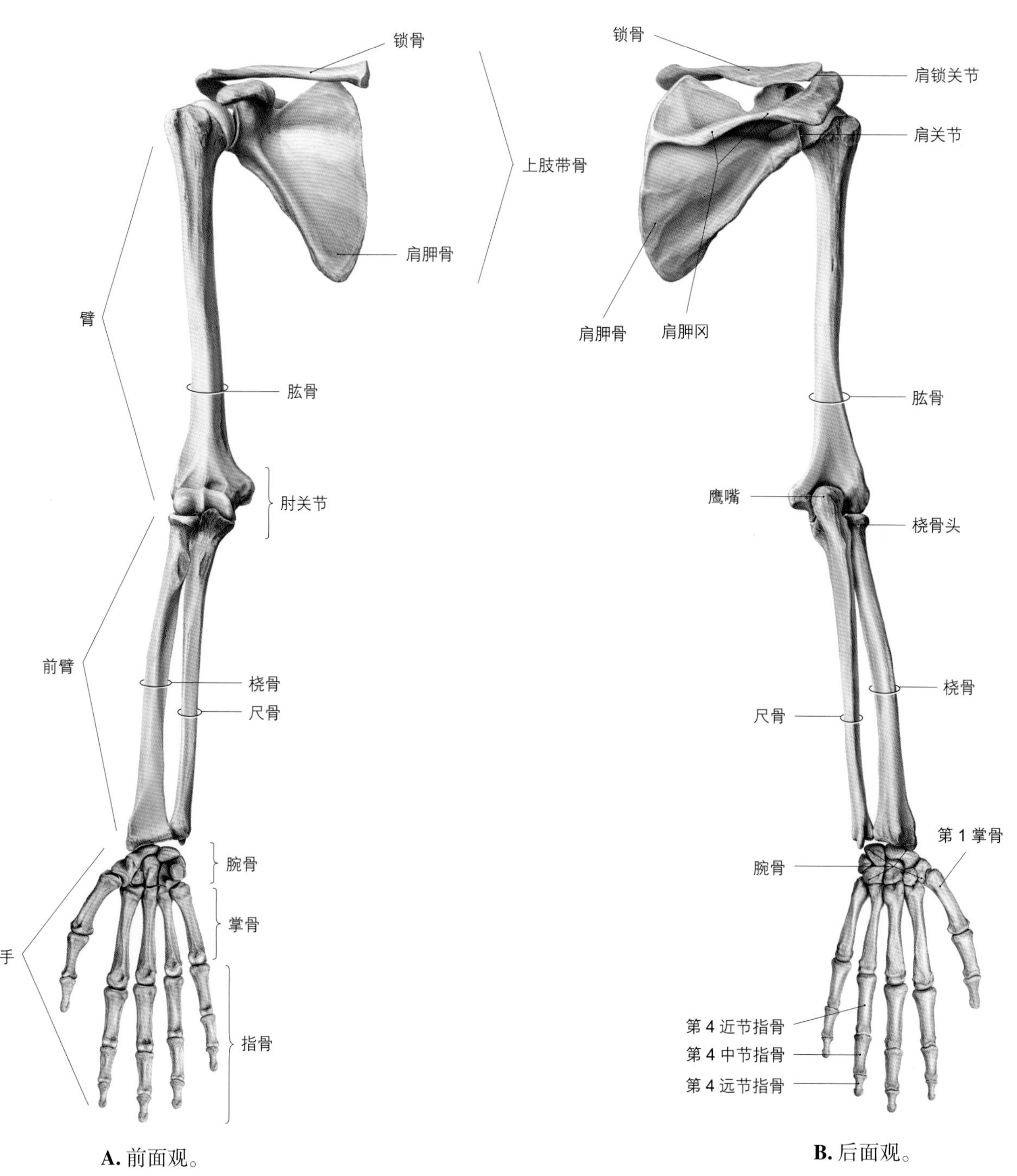
锁骨
上肢带骨
肩胛骨
臂
肱骨
肘关节
前臂
桡骨
尺骨
腕骨
掌骨
手
指骨
锁骨
肩锁关节
肩关节
肩胛骨
肩胛冈
肱骨
鹰嘴
桡骨头
桡骨
尺骨
第 1 掌骨
腕骨
第 4 近节指骨
第 4 中节指骨
第 4 远节指骨

A. 前面观。 **B.** 后面观。

图 25.2 上肢带骨与躯干的正常关系

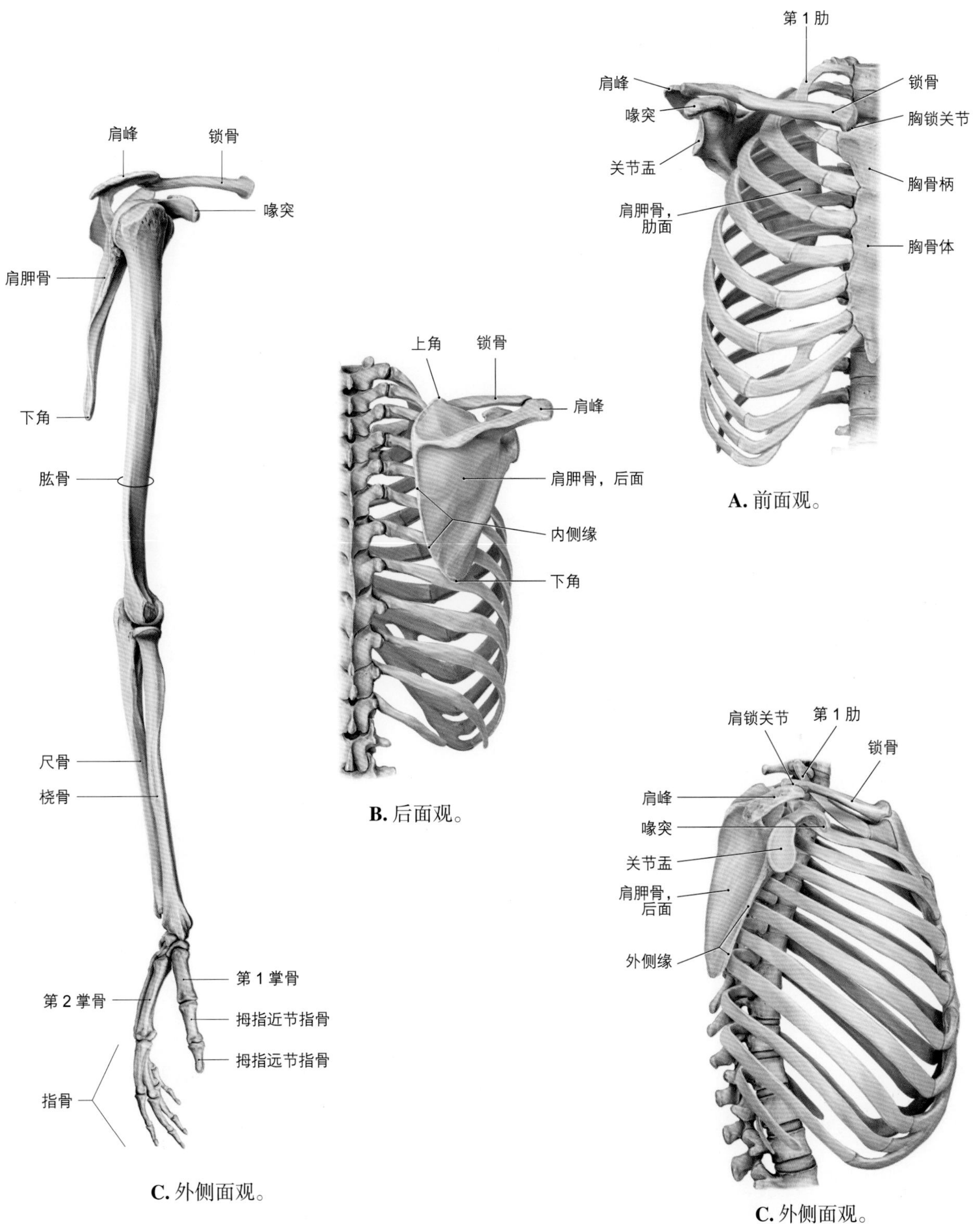
第1肋
肩峰
锁骨
喙突
胸锁关节
关节盂
胸骨柄
肩胛骨，
肋面
胸骨体
上角
锁骨
肩峰
肩胛骨，后面
内侧缘
下角
肩峰
锁骨
喙突
肩胛骨
下角
肱骨
尺骨
桡骨
第1掌骨
第2掌骨
拇指近节指骨
拇指远节指骨
指骨
肩锁关节
第1肋
锁骨
肩峰
喙突
关节盂
肩胛骨，
后面
外侧缘

A. 前面观。

B. 后面观。

C. 外侧面观。

C. 外侧面观。

锁骨和肩胛骨

上肢带骨（锁骨和肩胛骨）连接上肢骨和胸廓。而盆带（成对的髋骨）与中轴骨牢固结合（见第 230 页），上肢带骨则活动度较大。

图 25.3 原位上肢带骨

右肩，上面观。

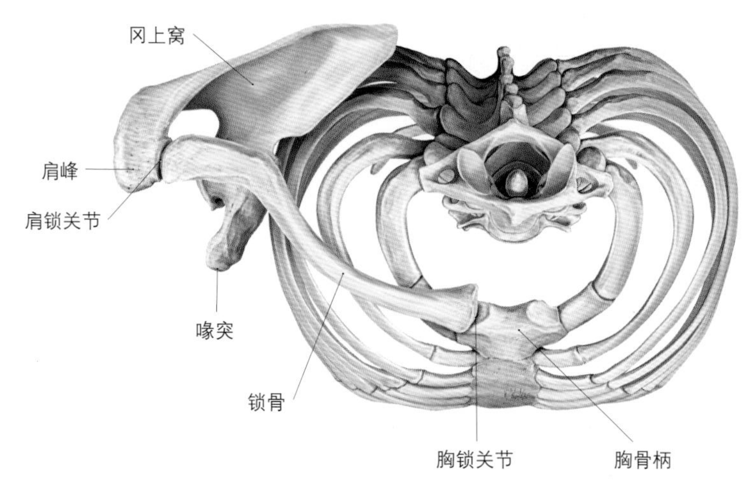
冈上窝
肩峰
肩锁关节
喙突
锁骨
胸锁关节
胸骨柄

图 25.4 锁骨

右锁骨。S 形锁骨的全长（一般为 12~15 cm）均可观察和触及。锁骨内侧端借胸锁关节与胸骨相关节。其外侧端借肩锁关节与肩胛骨相关节（见图 25.3）。

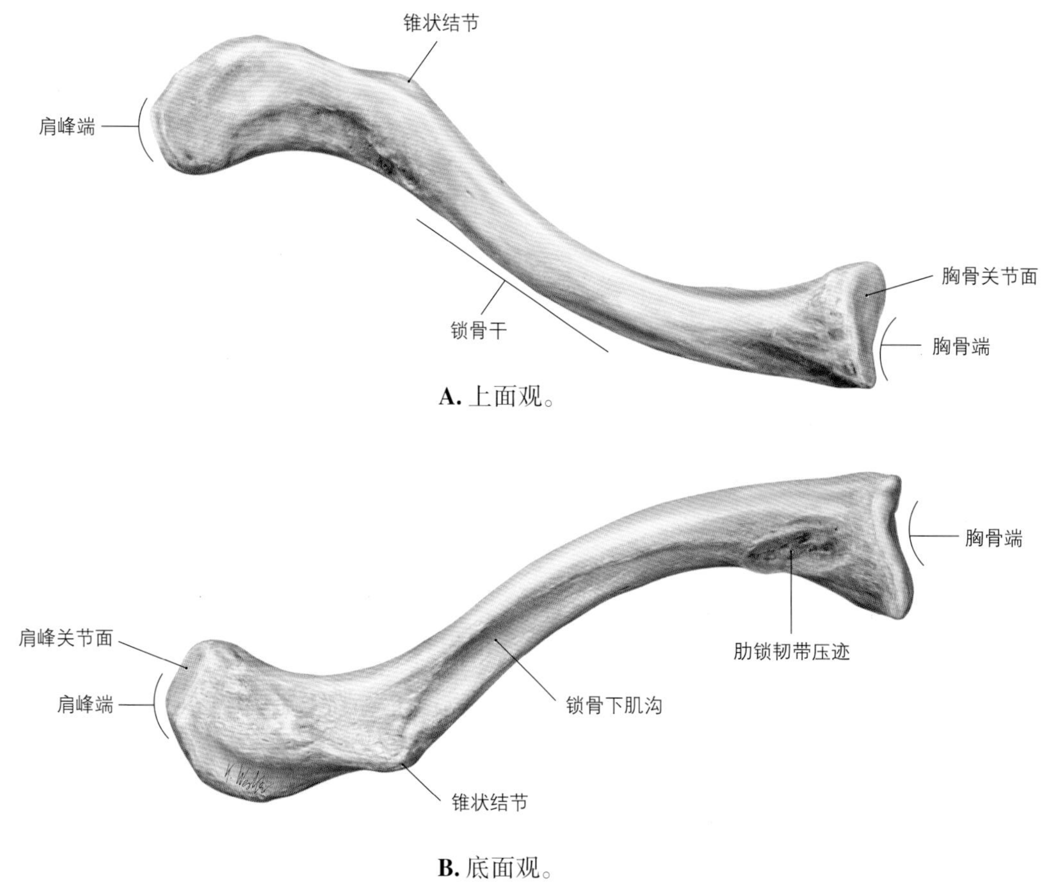
锥状结节
肩峰端
锁骨干
胸骨关节面
胸骨端
胸骨端
肩峰关节面
肋锁韧带压迹
肩峰端
锁骨下肌沟
锥状结节

A. 上面观。

B. 底面观。

图 25.5 肩胛骨

右肩胛骨。正常解剖位置的肩胛骨位于第 2~7 肋。

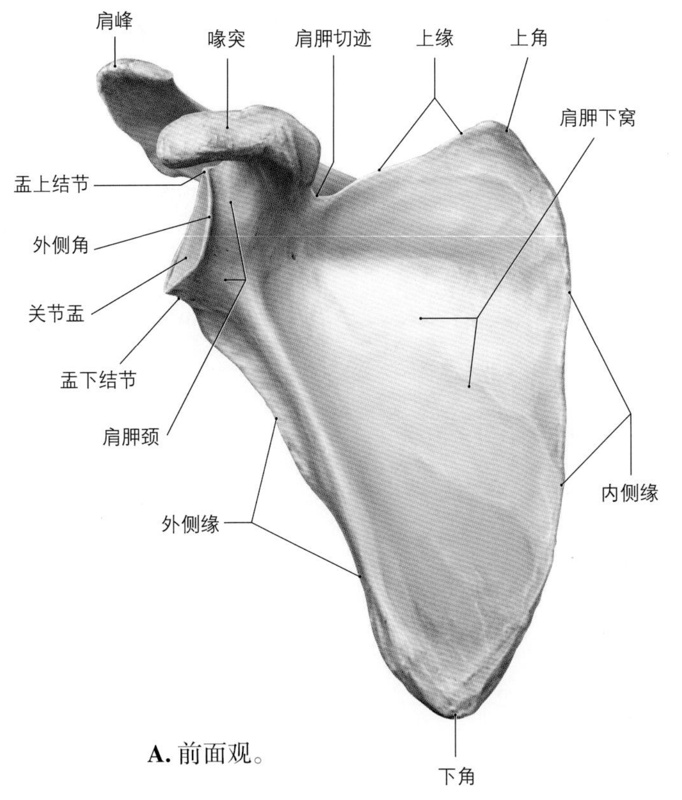
肩峰
喙突
肩胛切迹
上缘
上角
肩胛下窝
盂上结节
外侧角
关节盂
盂下结节
肩胛颈
外侧缘
内侧缘
下角

A. 前面观。

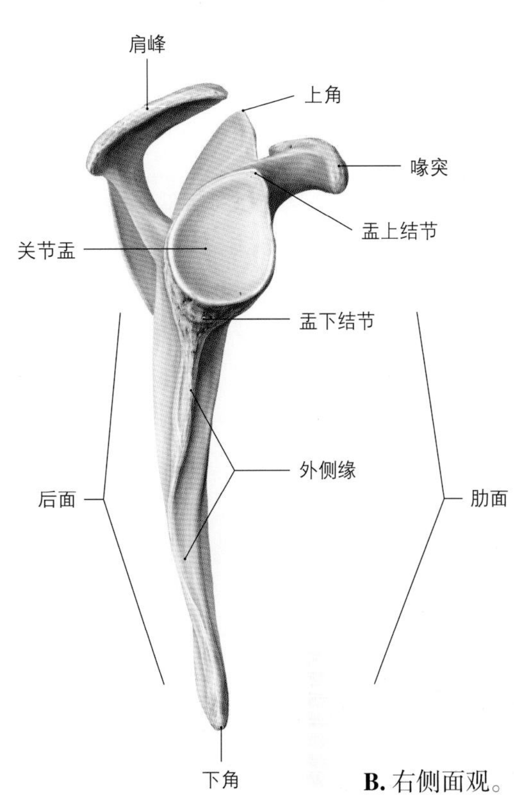
肩峰
上角
喙突
盂上结节
关节盂
盂下结节
外侧缘
后面
肋面
下角

B. 右侧面观。

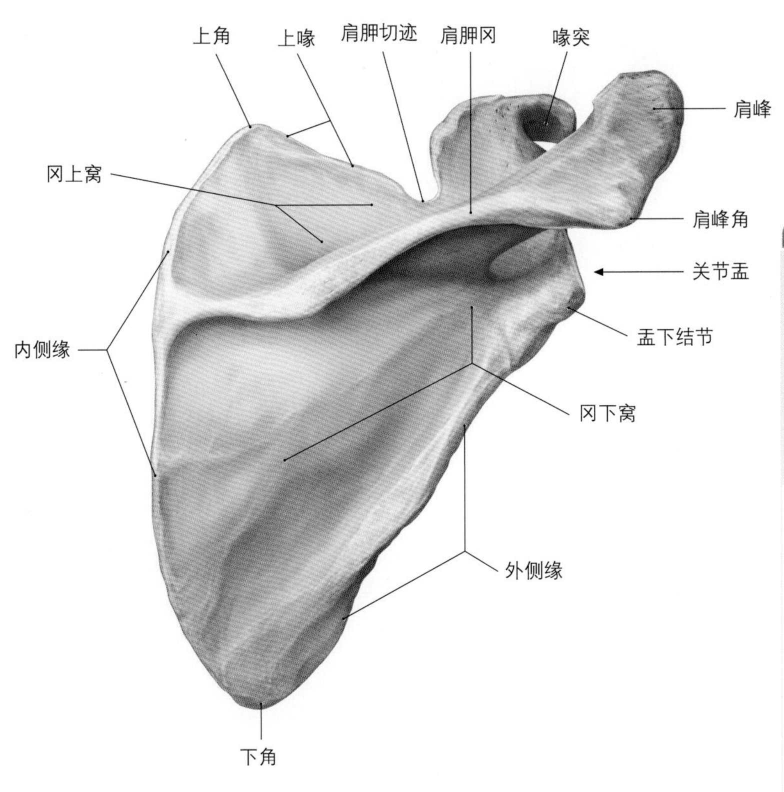
上角
上喙
肩胛切迹
肩胛冈
喙突
肩峰
冈上窝
肩峰角
关节盂
盂下结节
内侧缘
冈下窝
外侧缘
下角

C. 后面观。

临床要点 25.1

肩胛骨孔

肩胛骨的上横韧带（见图 25.14）有可能骨化，将肩胛切迹转变为异常的骨管，即肩胛骨孔。这种异常可压迫通过肩胛切迹的肩胛上神经（见第 381 页）。

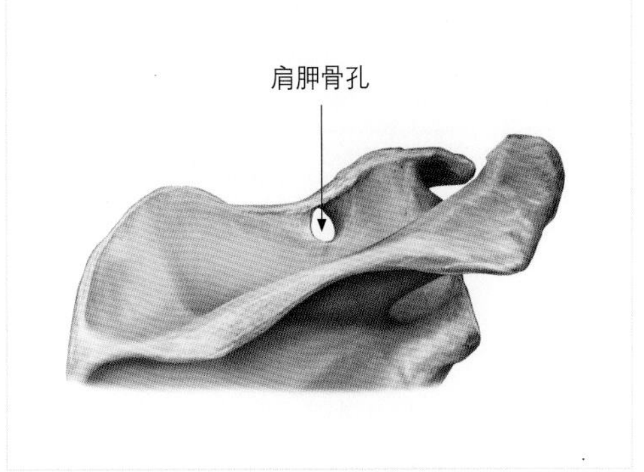
肩胛骨孔

肱 骨

图 25.6 肱骨

右侧肱骨。肱骨头与肩胛骨构成盂肱关节（见第 302 页）。肱骨小头与滑车分别与桡骨和尺骨共同构成肘关节（见第 326 页）。

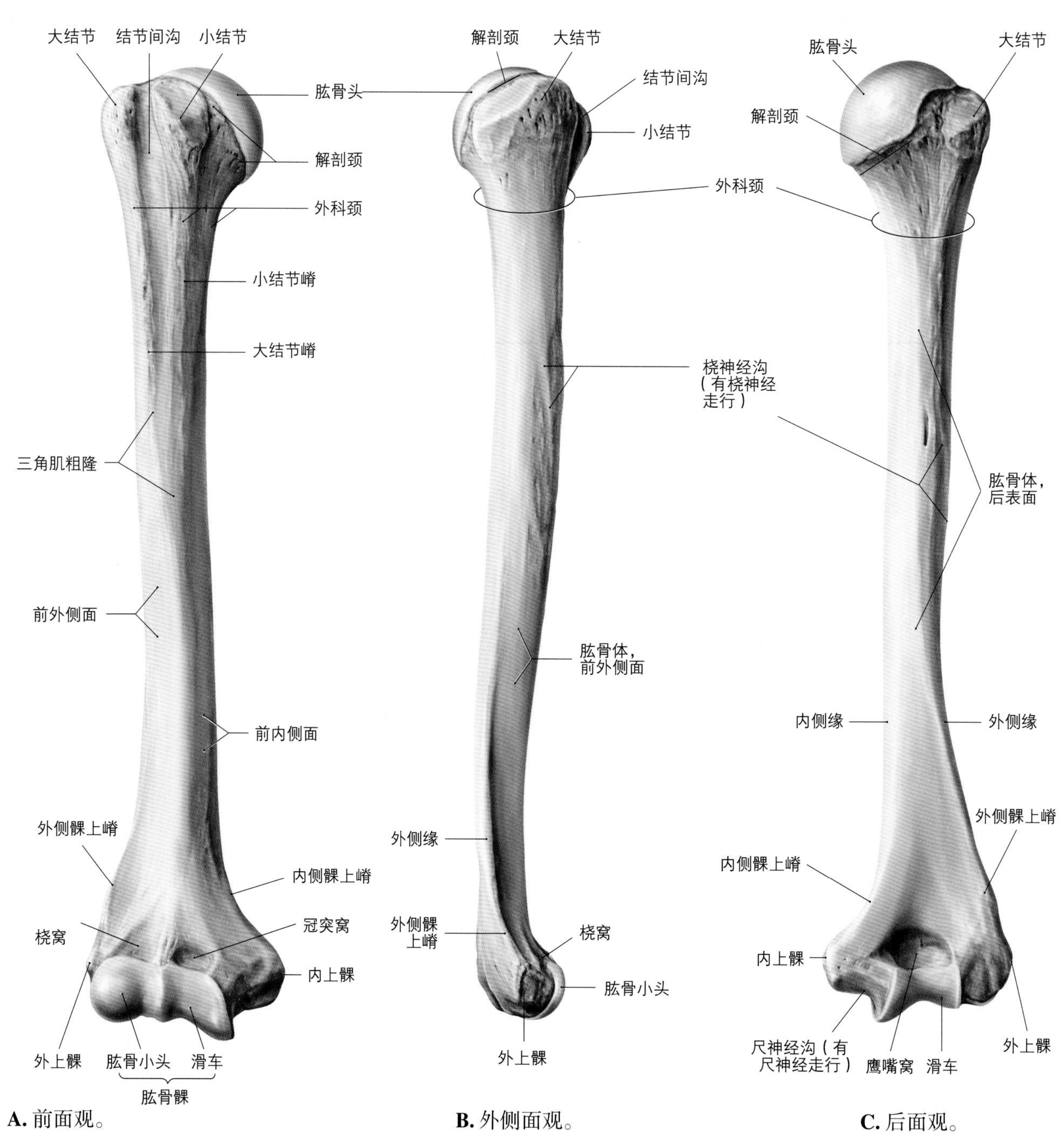
大结节
结节间沟
小结节
肱骨头
解剖颈
外科颈
小结节嵴
大结节嵴
三角肌粗隆
前外侧面
前内侧面
外侧髁上嵴
内侧髁上嵴
桡窝
冠突窝
内上髁
外上髁
肱骨小头
滑车
肱骨髁
解剖颈
大结节
结节间沟
小结节
外科颈
桡神经沟（有桡神经走行）
肱骨体，前外侧面
外侧缘
外侧髁上嵴
桡窝
肱骨小头
外上髁
肱骨头
大结节
解剖颈
外科颈
肱骨体，后表面
内侧缘
外侧缘
外侧髁上嵴
内侧髁上嵴
内上髁
尺神经沟（有尺神经走行）
鹰嘴窝
滑车
外上髁

A. 前面观。 **B.** 外侧面观。 **C.** 后面观。

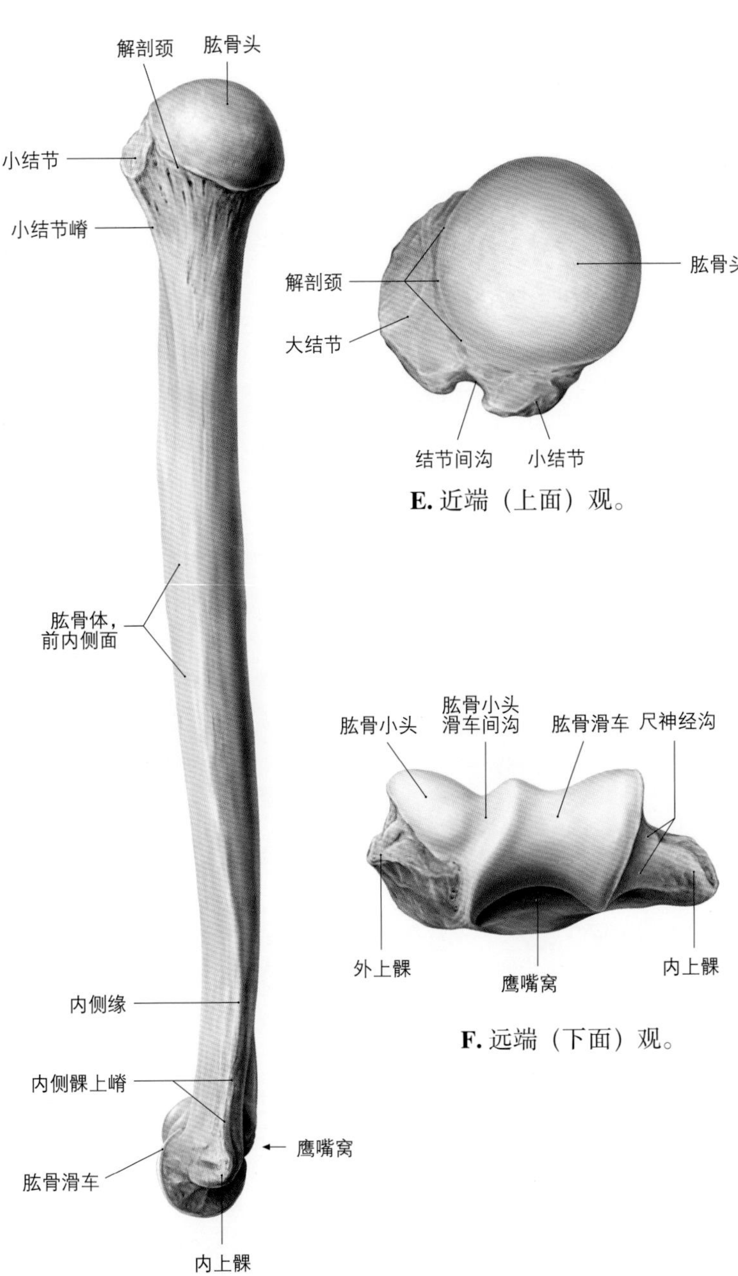
解剖颈
肱骨头
小结节
小结节嵴
肱骨体，
前内侧面
内侧缘
内侧髁上嵴
鹰嘴窝
肱骨滑车
内上髁
解剖颈
大结节
肱骨头
结节间沟
小结节
肱骨小头
肱骨小头
滑车间沟
肱骨滑车
尺神经沟
外上髁
鹰嘴窝
内上髁

D. 内侧面观。

E. 近端（上面）观。

F. 远端（下面）观。

临床要点 25.2

肱骨骨折

前面观。肱骨近端骨折常见，主要发生于老年患者，多数因为摔倒时伸展手臂支撑或是肩部直接受力所致。以下是 3 种典型的骨折。

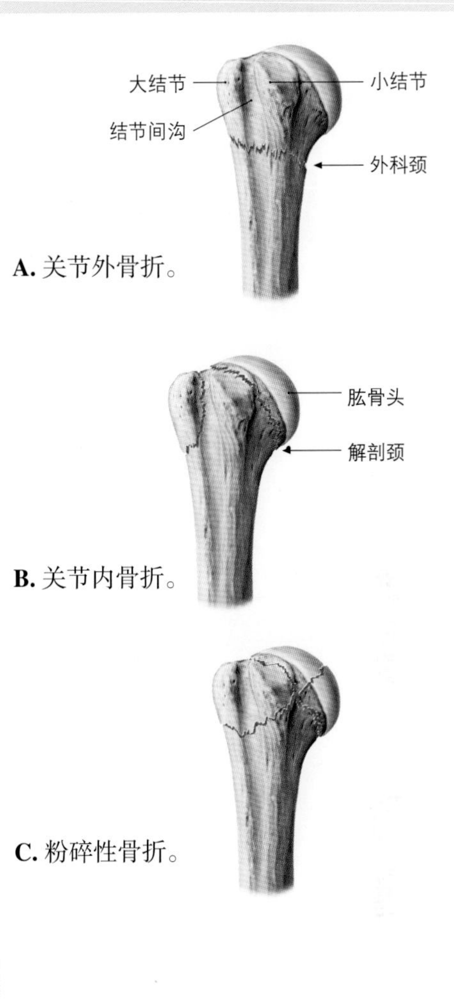
大结节
小结节
结节间沟
外科颈
肱骨头
解剖颈

A. 关节外骨折。

B. 关节内骨折。

C. 粉碎性骨折。

关节外骨折和关节内骨折常伴有肱骨头的供血血管损伤（旋肱前、后动脉），有导致创伤后缺血性坏死的风险。

肱骨干和肱骨远端的骨折常导致桡神经损伤。

肩关节

图 25.7　肩关节：概述

右肩，前面观。

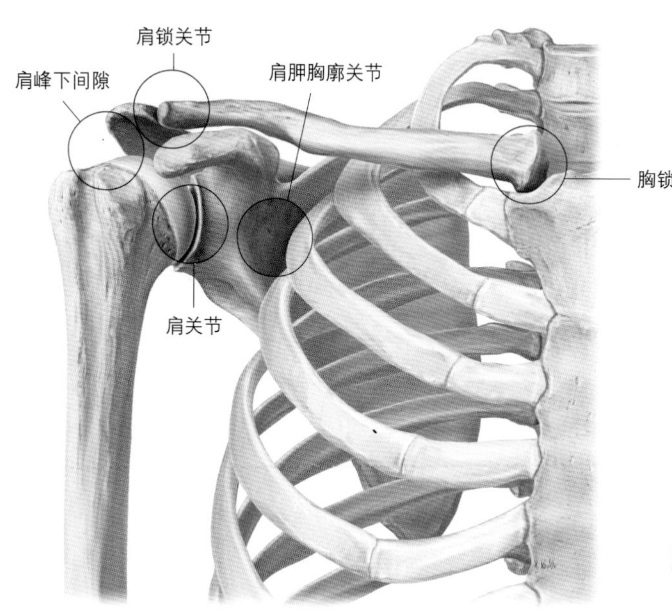
肩锁关节
肩峰下间隙
肩胛胸廓关节
胸锁关节
肩关节

图 25.8　上肢带连结

右侧，上面观。

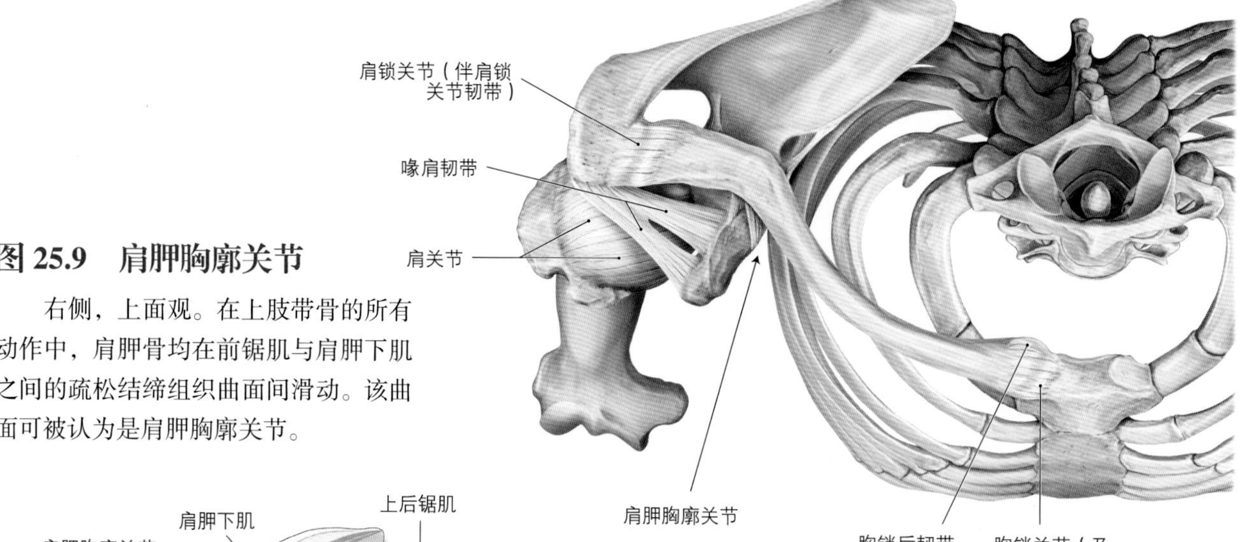
肩锁关节（伴肩锁关节韧带）
喙肩韧带
肩关节
肩胛胸廓关节
胸锁后韧带
胸锁关节（及胸锁前韧带）

图 25.9　肩胛胸廓关节

右侧，上面观。在上肢带骨的所有动作中，肩胛骨均在前锯肌与肩胛下肌之间的疏松结缔组织曲面间滑动。该曲面可被认为是肩胛胸廓关节。

上后锯肌
肩胛下肌
肩胛胸廓关节
肩峰
肱骨头
喙突
前锯肌
锁骨

图 25.10 胸锁关节

前面观及左侧冠状面。注意：纤维软骨关节盘弥补了锁骨与胸骨柄间两个鞍状关节面的不协调关节面。

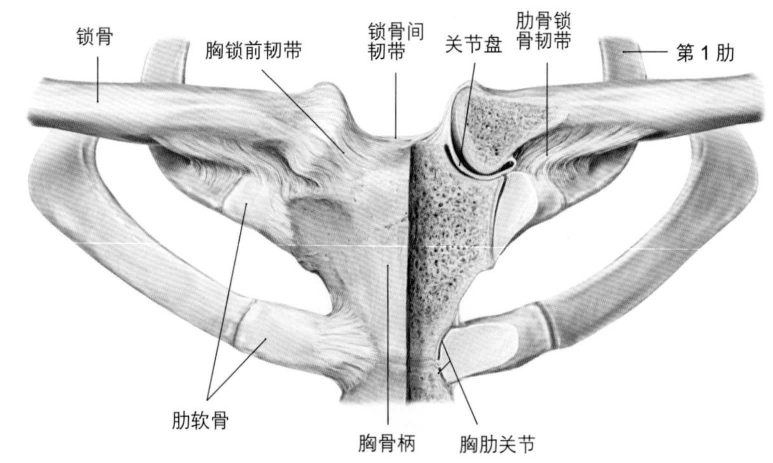
锁骨
胸锁前韧带
锁骨间韧带
关节盘
肋骨锁骨韧带
第 1 肋
肋软骨
胸骨柄
胸肋关节

图 25.11 肩锁关节

前面观。肩锁关节是一个平面关节。由于其关节面是平面，肩锁关节由强壮韧带固定，极大地限制了关节活动范围。

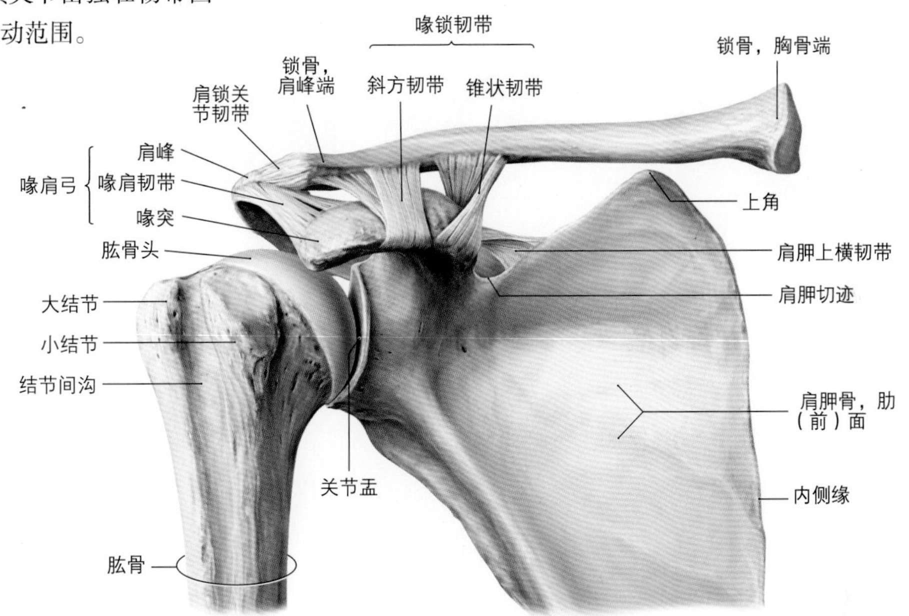
喙锁韧带
锁骨，胸骨端
锁骨，肩峰端
肩锁关节韧带
斜方韧带
锥状韧带
喙肩弓
肩峰
喙肩韧带
喙突
肱骨头
上角
肩胛上横韧带
肩胛切迹
大结节
小结节
结节间沟
肩胛骨，肋（前）面
关节盂
内侧缘
肱骨

临床要点 25.3

肩锁关节损伤

人摔倒时，伸出手臂支撑或肩部着地常导致肩锁关节脱位（常被称为“肩分离”）和喙锁韧带损伤。

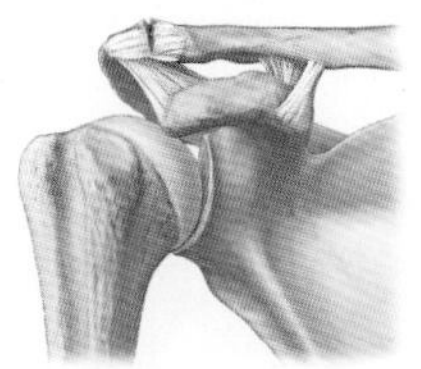

A. 肩锁韧带拉伤。

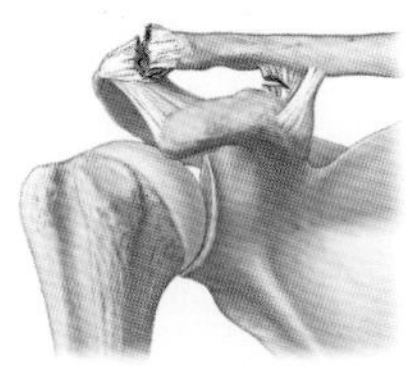

B. 肩锁韧带断裂。

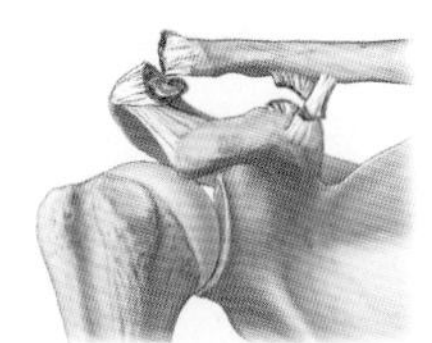

C. 肩锁关节的完全脱位。注意肩锁韧带及喙锁韧带的断裂。

肩关节：盂肱关节

图 25.12 盂肱关节：骨的构成

右肩。

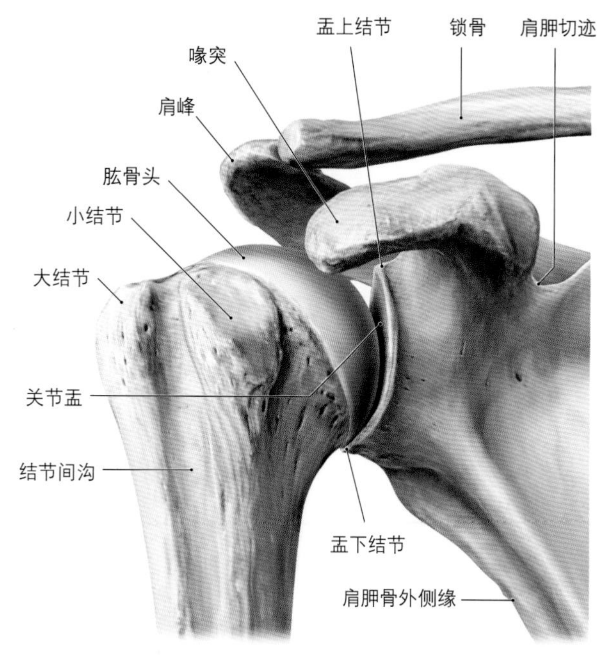

盂上结节
锁骨
肩胛切迹
喙突
肩峰
肱骨头
小结节
大结节
关节盂
结节间沟
盂下结节
肩胛骨外侧缘

A. 前面观。

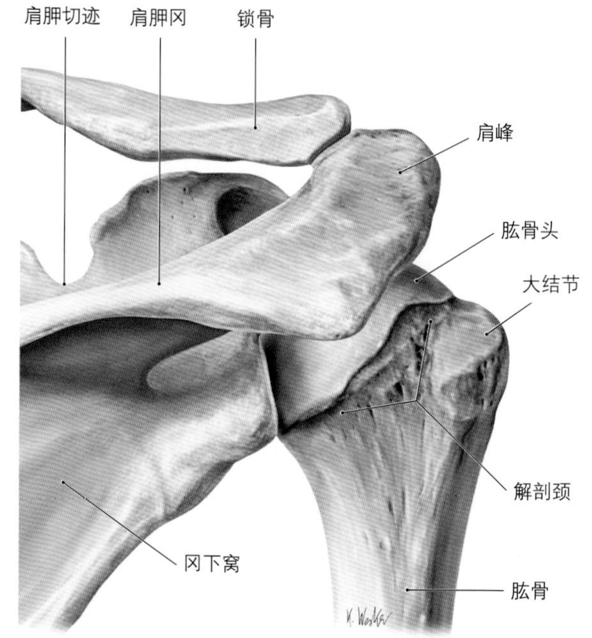

肩胛切迹
肩胛冈
锁骨
肩峰
肱骨头
大结节
解剖颈
冈下窝
肱骨

B. 后面观。

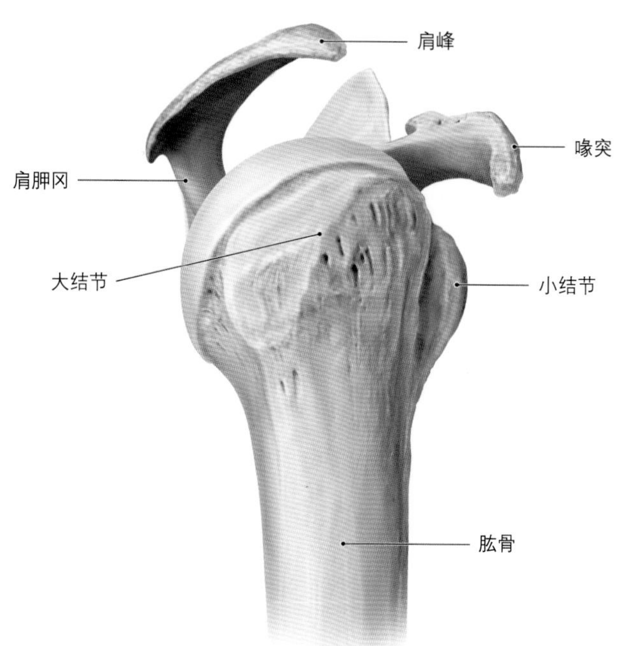

肩峰
喙突
肩胛冈
大结节
小结节
肱骨

C. 外侧面观。

图 25.13 盂肱关节腔

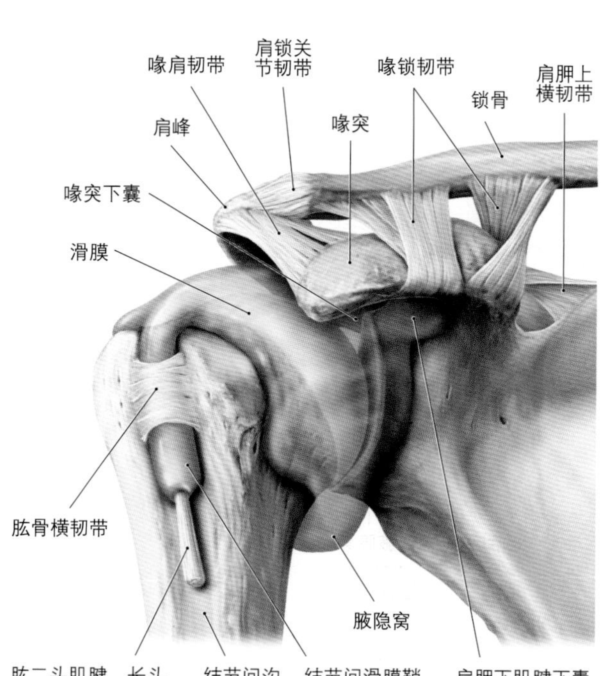

喙肩韧带
肩锁关节韧带
喙锁韧带
肩胛上横韧带
锁骨
肩峰
喙突
喙突下囊
滑膜
肱骨横韧带
腋隐窝
肱二头肌腱，长头
结节间沟
结节间滑膜鞘
肩胛下肌腱下囊

图 25.14 盂肱关节：关节囊和韧带

右肩。

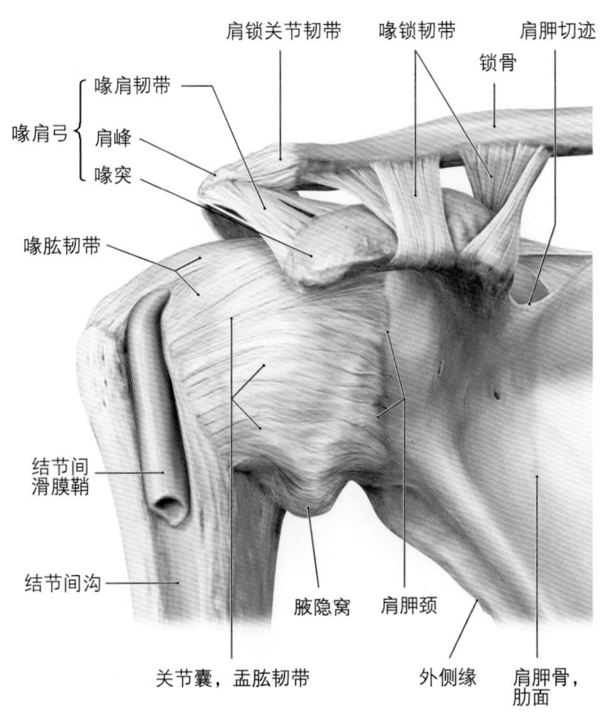
肩锁关节韧带
喙锁韧带
肩胛切迹
锁骨
喙肩韧带
喙肩弓
肩峰
喙突
喙肱韧带
结节间
滑膜鞘
结节间沟
腋隐窝
肩胛颈
关节囊，盂肱韧带
外侧缘
肩胛骨，
肋面

A. 前面观。

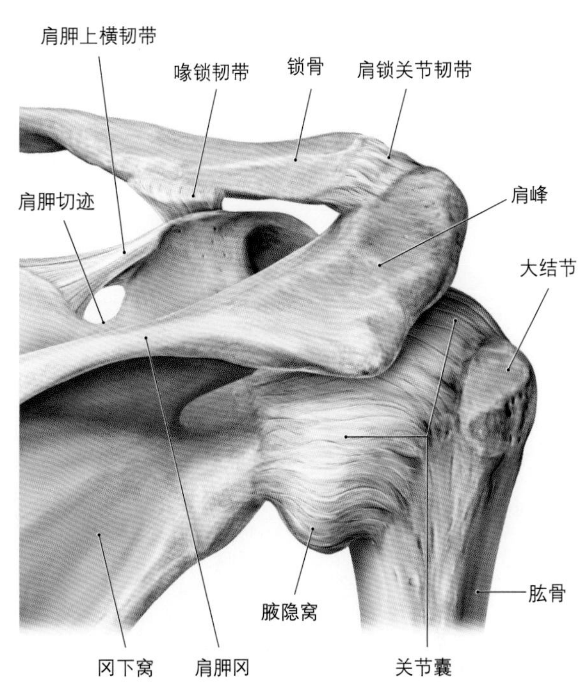
肩胛上横韧带
喙锁韧带
锁骨
肩锁关节韧带
肩胛切迹
肩峰
大结节
肱骨
腋隐窝
冈下窝
肩胛冈
关节囊

B. 后面观。

图 25.15 韧带增强关节囊

显示肱骨头切除后韧带增强关节囊的示意图。右肩。

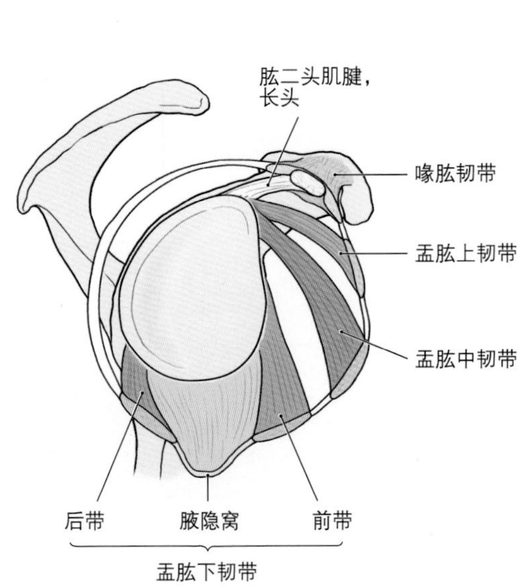
肱二头肌腱，
长头
喙肱韧带
盂肱上韧带
盂肱中韧带
后带
腋隐窝
前带
盂肱下韧带

A. 外侧面观。

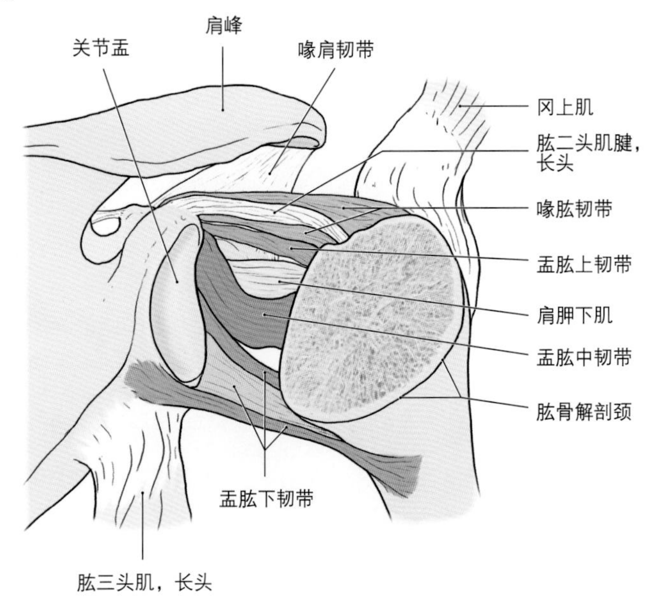
肩峰
关节盂
喙肩韧带
冈上肌
肱二头肌腱，
长头
喙肱韧带
盂肱上韧带
肩胛下肌
盂肱中韧带
肱骨解剖颈
盂肱下韧带
肱三头肌，长头

B. 后面观。

肩峰下间隙和滑囊

图 25.16 肩峰下间隙

右肩。

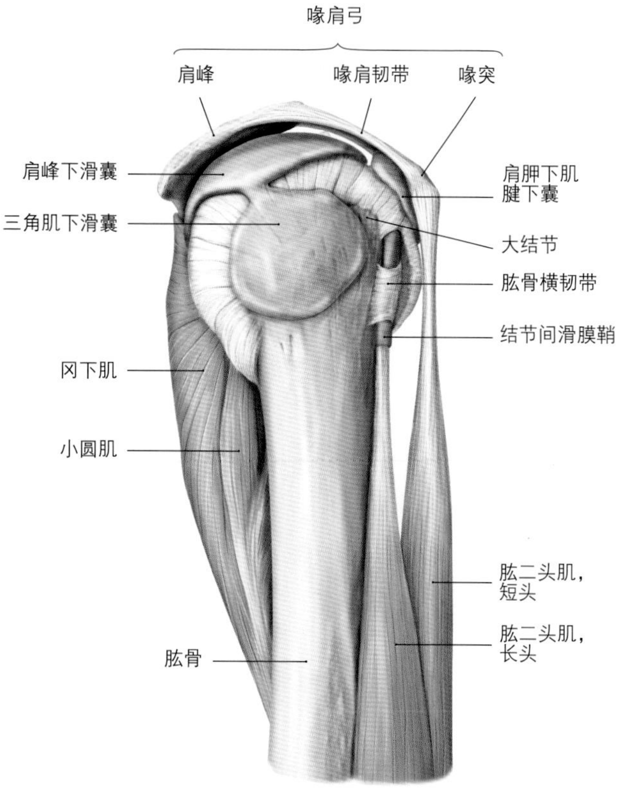

喙肩弓
肩峰
喙肩韧带
喙突
肩峰下滑囊
肩胛下肌
腱下囊
三角肌下滑囊
大结节
肱骨横韧带
结节间滑膜鞘
冈下肌
小圆肌
肱二头肌，
短头
肱二头肌，
长头
肱骨

A. 外侧面观。

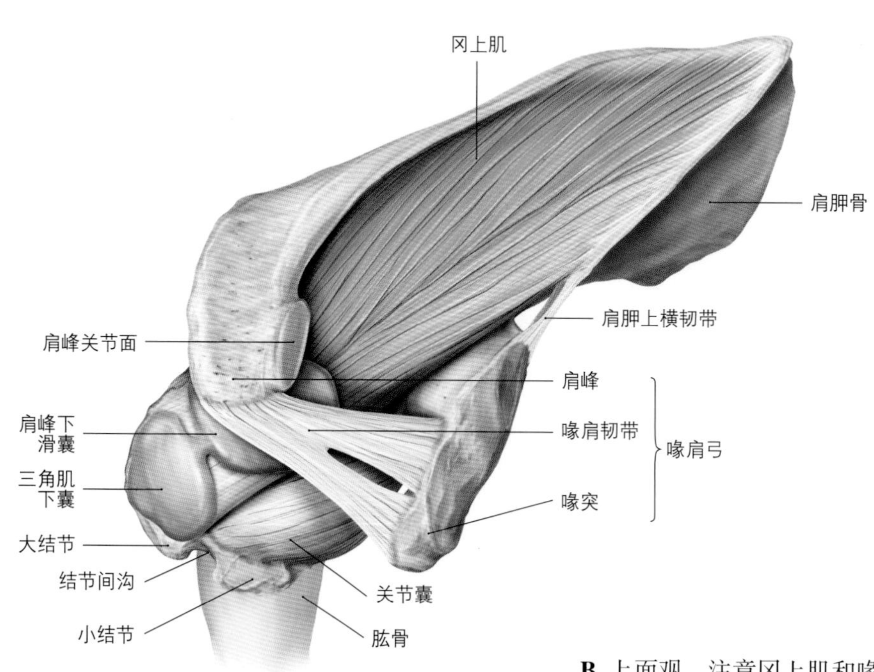
冈上肌
肩胛骨
肩胛上横韧带
肩峰关节面
肩峰
肩峰下
滑囊
喙肩韧带
喙肩弓
三角肌
下囊
喙突
大结节
结节间沟
关节囊
小结节
肱骨

B. 上面观。注意冈上肌和喙肩弓之间肩峰下滑囊的位置。

图 25.17 肩峰下囊和关节腔

右肩，切除肱骨的矢状面外侧面观。

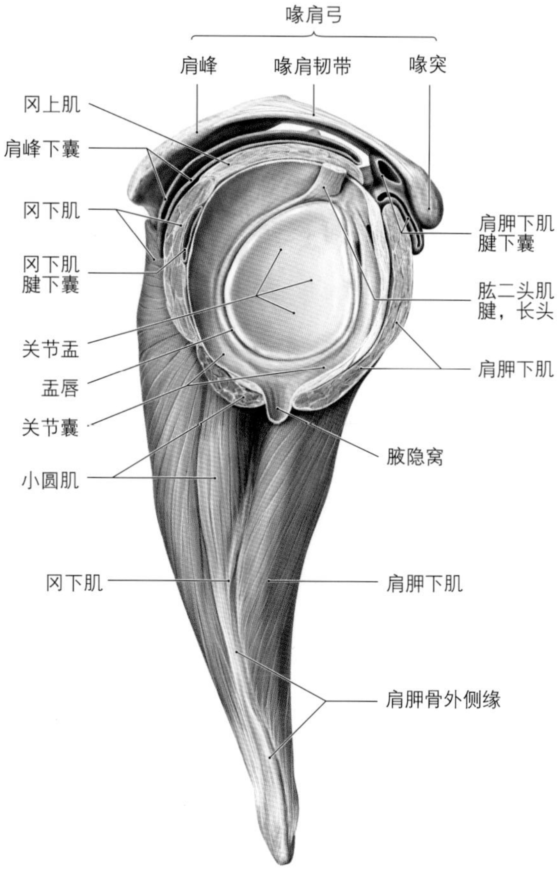

喙肩弓
肩峰
喙肩韧带
喙突
冈上肌
肩峰下囊
冈下肌
冈下肌
腱下囊
肩胛下肌
腱下囊
肱二头肌
腱，长头
关节盂
盂唇
肩胛下肌
关节囊
腋隐窝
小圆肌
冈下肌
肩胛下肌
肩胛骨外侧缘

图 25.18 肩峰下囊和三角肌下囊

右肩，前面观。

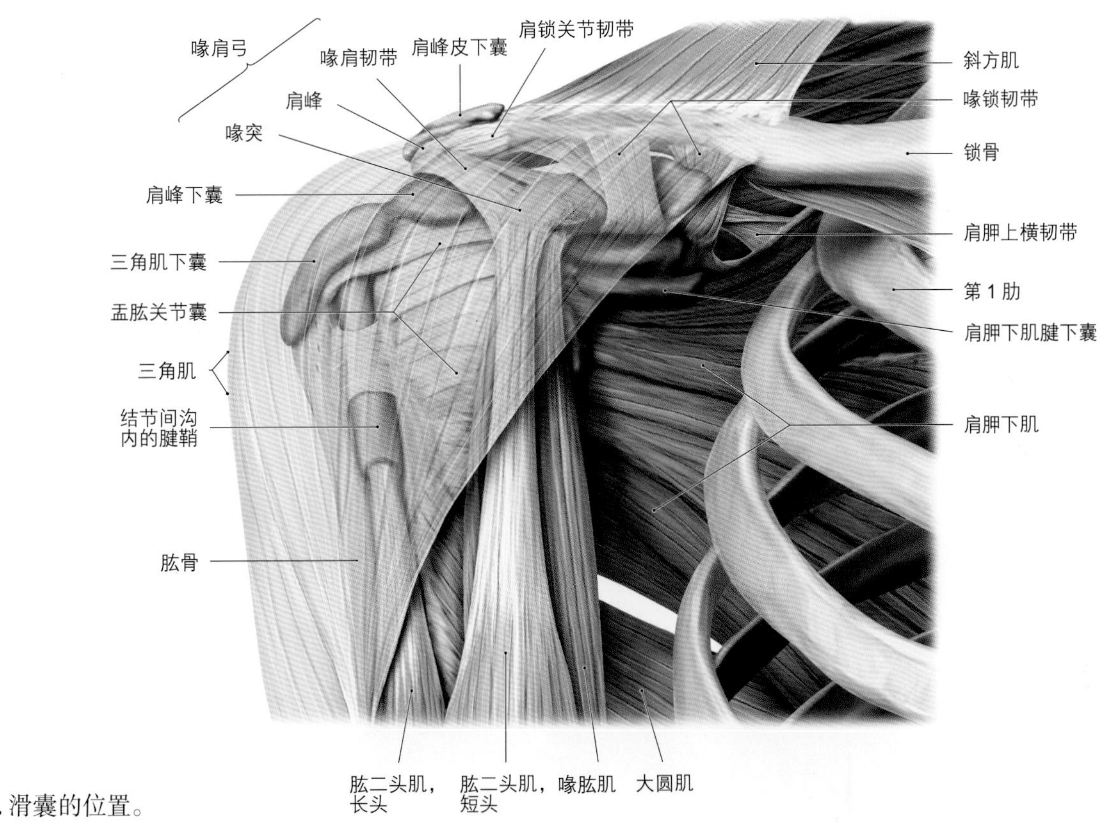
喙肩弓
喙肩韧带
肩峰皮下囊
肩锁关节韧带
肩峰
喙突
肩峰下囊
三角肌下囊
盂肱关节囊
三角肌
结节间沟内的腱鞘
肱骨
斜方肌
喙锁韧带
锁骨
肩胛上横韧带
第 1 肋
肩胛下肌腱下囊
肩胛下肌
肱二头肌，长头
肱二头肌，短头
喙肱肌
大圆肌

A. 滑囊的位置。

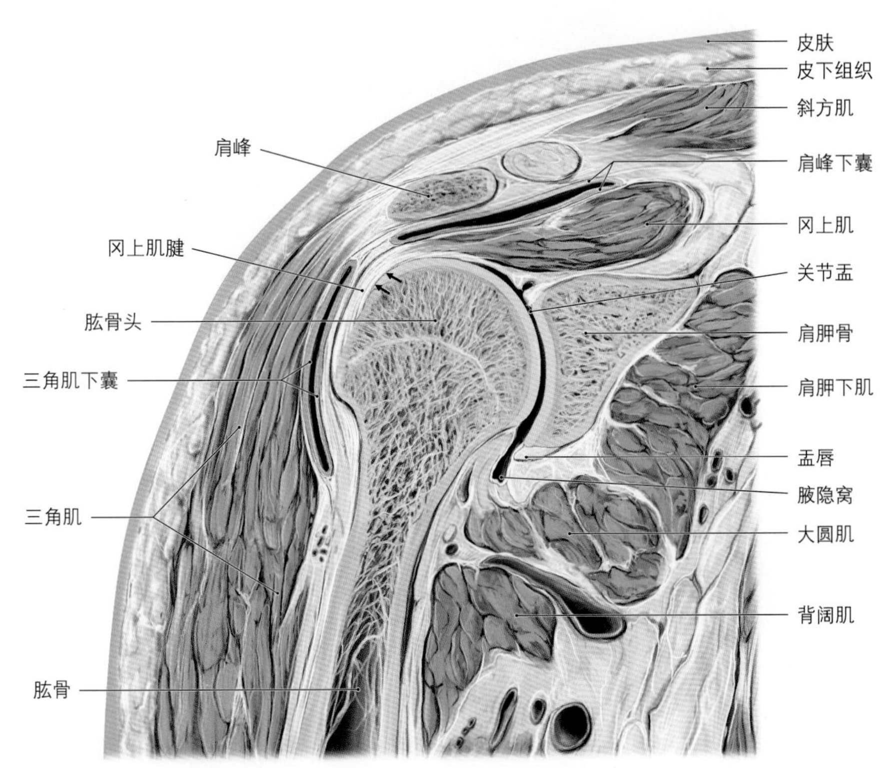
皮肤
皮下组织
斜方肌
肩峰
肩峰下囊
冈上肌
冈上肌腱
关节盂
肱骨头
肩胛骨
三角肌下囊
肩胛下肌
盂唇
腋隐窝
三角肌
大圆肌
背阔肌
肱骨

B. 冠状面。箭头所指为冈上肌腱，常于肩袖撕裂中受损（肩袖，见第 317 页）。

肩与臂的前群肌（Ⅰ）

图 25.19 肩与臂的前群肌

右侧，前面观。肌的起点标为红色，止点标为蓝色。

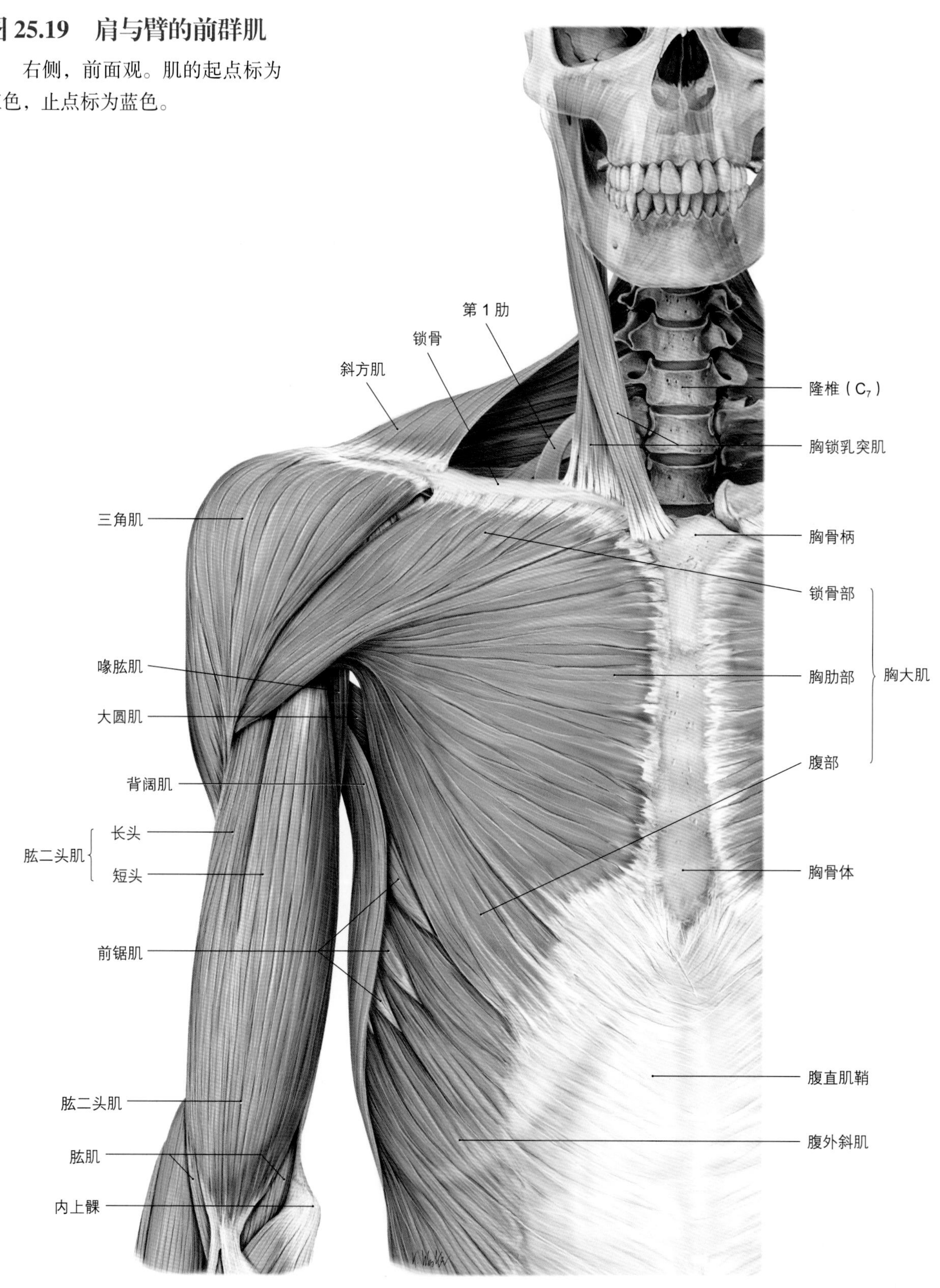
第 1 肋
锁骨
斜方肌
隆椎（C_7）
胸锁乳突肌
三角肌
胸骨柄
锁骨部
胸肋部
胸大肌
腹部
喙肱肌
大圆肌
背阔肌
长头
肱二头肌
短头
胸骨体
前锯肌
腹直肌鞘
肱二头肌
腹外斜肌
肱肌
内上髁

A. 浅层解剖。

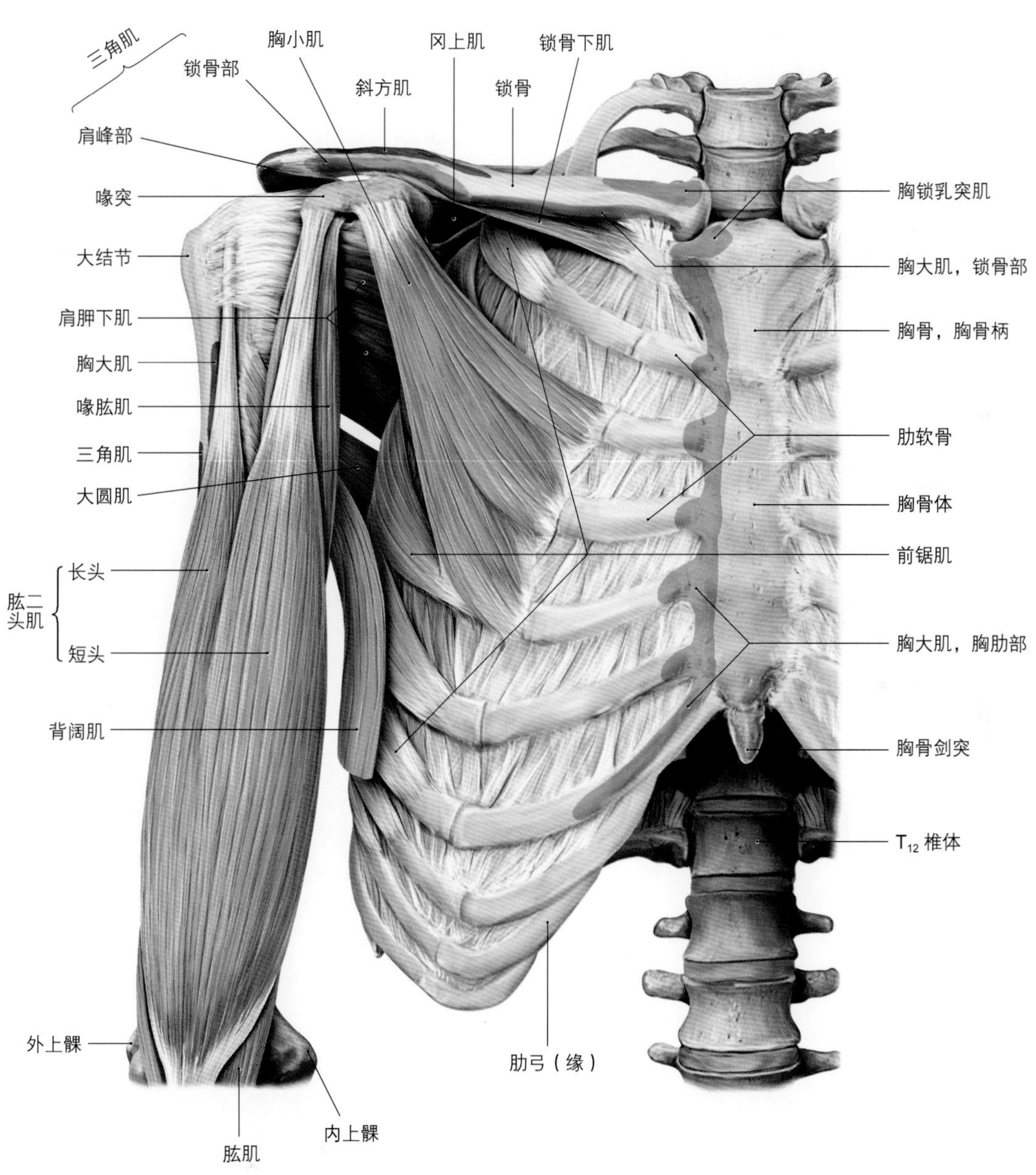
三角肌
锁骨部
肩峰部
胸小肌
斜方肌
冈上肌
锁骨
锁骨下肌
喙突
大结节
肩胛下肌
胸大肌
喙肱肌
三角肌
大圆肌
肱二头肌
长头
短头
背阔肌
外上髁
肱肌
内上髁
肋弓（缘）
胸锁乳突肌
胸大肌，锁骨部
胸骨，胸骨柄
肋软骨
胸骨体
前锯肌
胸大肌，胸肋部
胸骨剑突
T12 椎体

B. 深层解剖。切除：胸锁乳突肌、斜方肌、胸大肌、三角肌和腹外斜肌。

肩与臂的前群肌（II）

图 25.20　肩与臂的前群肌：深层

右臂前面观。肌的起点标记为红色，止点为蓝色。

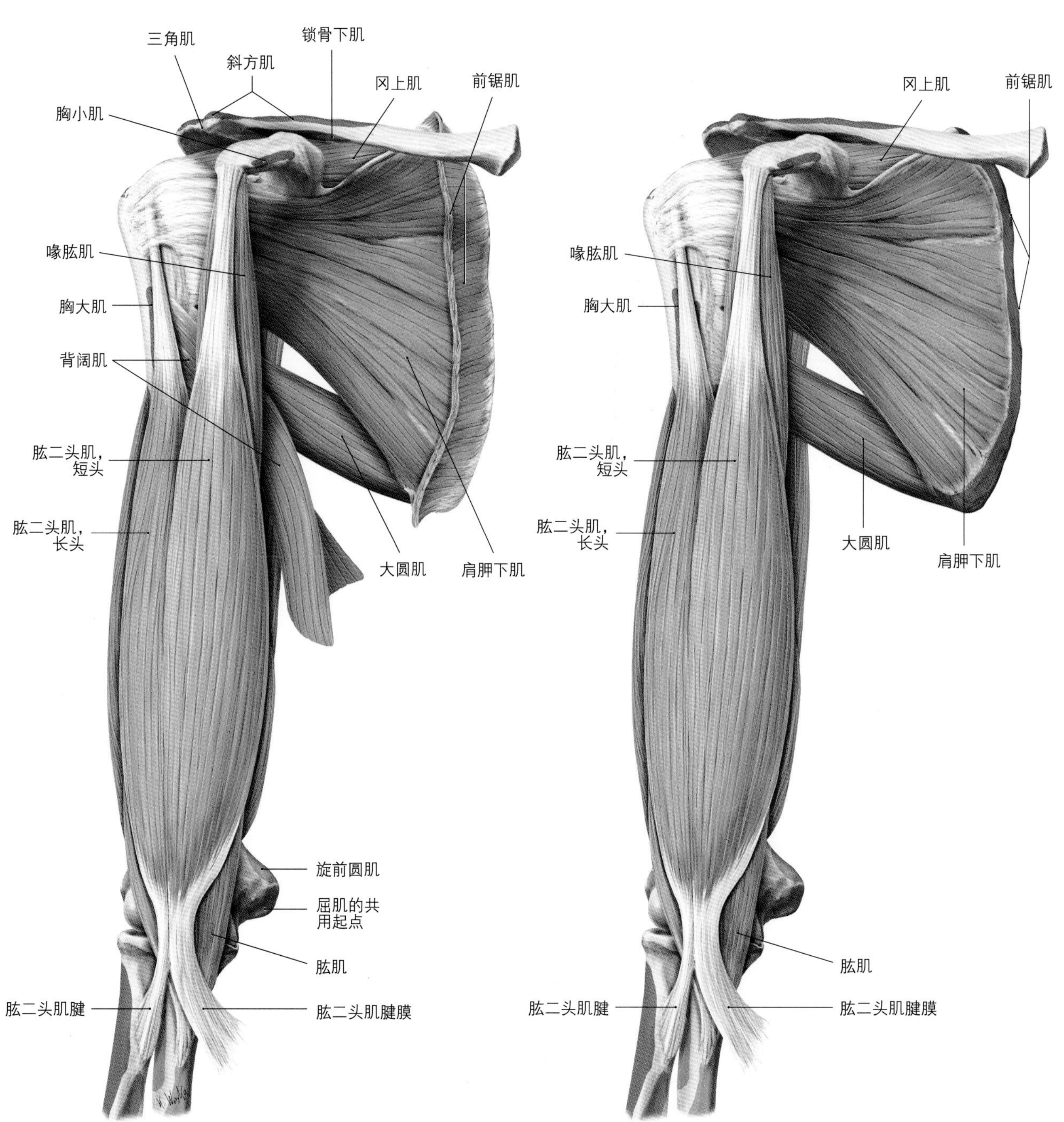
三角肌
锁骨下肌
斜方肌
冈上肌
前锯肌
胸小肌
喙肱肌
胸大肌
背阔肌
肱二头肌，短头
肱二头肌，长头
大圆肌
肩胛下肌
旋前圆肌
屈肌的共用起点
肱肌
肱二头肌腱
肱二头肌腱膜
冈上肌
前锯肌
喙肱肌
胸大肌
肱二头肌，短头
肱二头肌，长头
大圆肌
肩胛下肌
肱肌
肱二头肌腱
肱二头肌腱膜

A. 切除：胸廓。部分切除：背阔肌和前锯肌。

B. 切除：背阔肌和前锯肌。

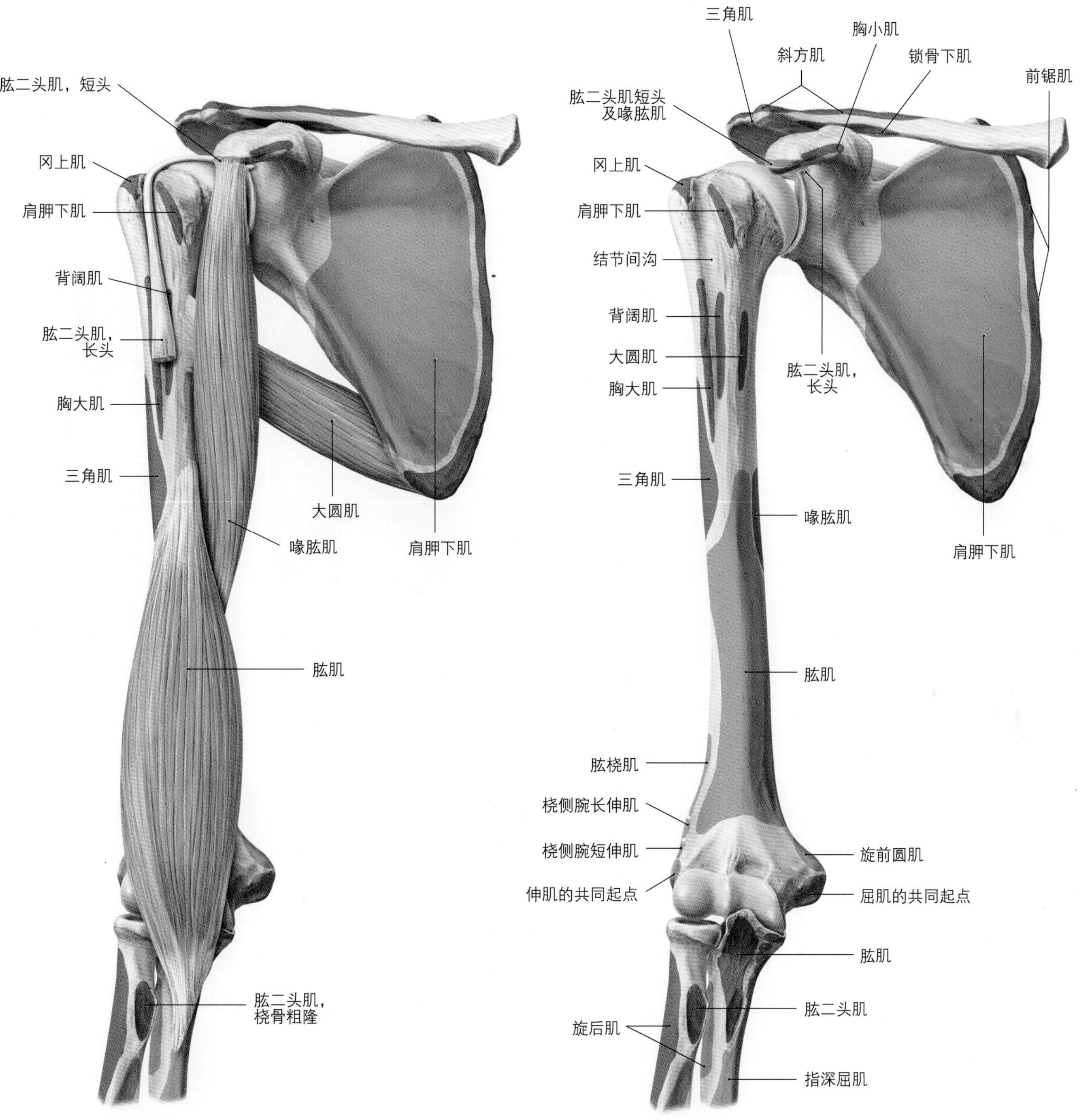
肱二头肌，短头
冈上肌
肩胛下肌
背阔肌
肱二头肌，
长头
胸大肌
三角肌
大圆肌
喙肱肌
肩胛下肌
肱肌
肱二头肌，
桡骨粗隆
三角肌
胸小肌
斜方肌
锁骨下肌
前锯肌
肱二头肌短头
及喙肱肌
冈上肌
肩胛下肌
结节间沟
背阔肌
大圆肌
肱二头肌，
长头
胸大肌
三角肌
喙肱肌
肩胛下肌
肱肌
肱桡肌
桡侧腕长伸肌
桡侧腕短伸肌
旋前圆肌
伸肌的共同起点
屈肌的共同起点
肱肌
肱二头肌
旋后肌
指深屈肌

C. 切除：肩胛下肌和冈上肌。部分切除：肱二头肌。

D. 切除：肱二头肌、大圆肌和喙肱肌。

肩与臂的后群肌（Ⅰ）

图 25.21 肩与臂的后群肌

右侧，后面观。

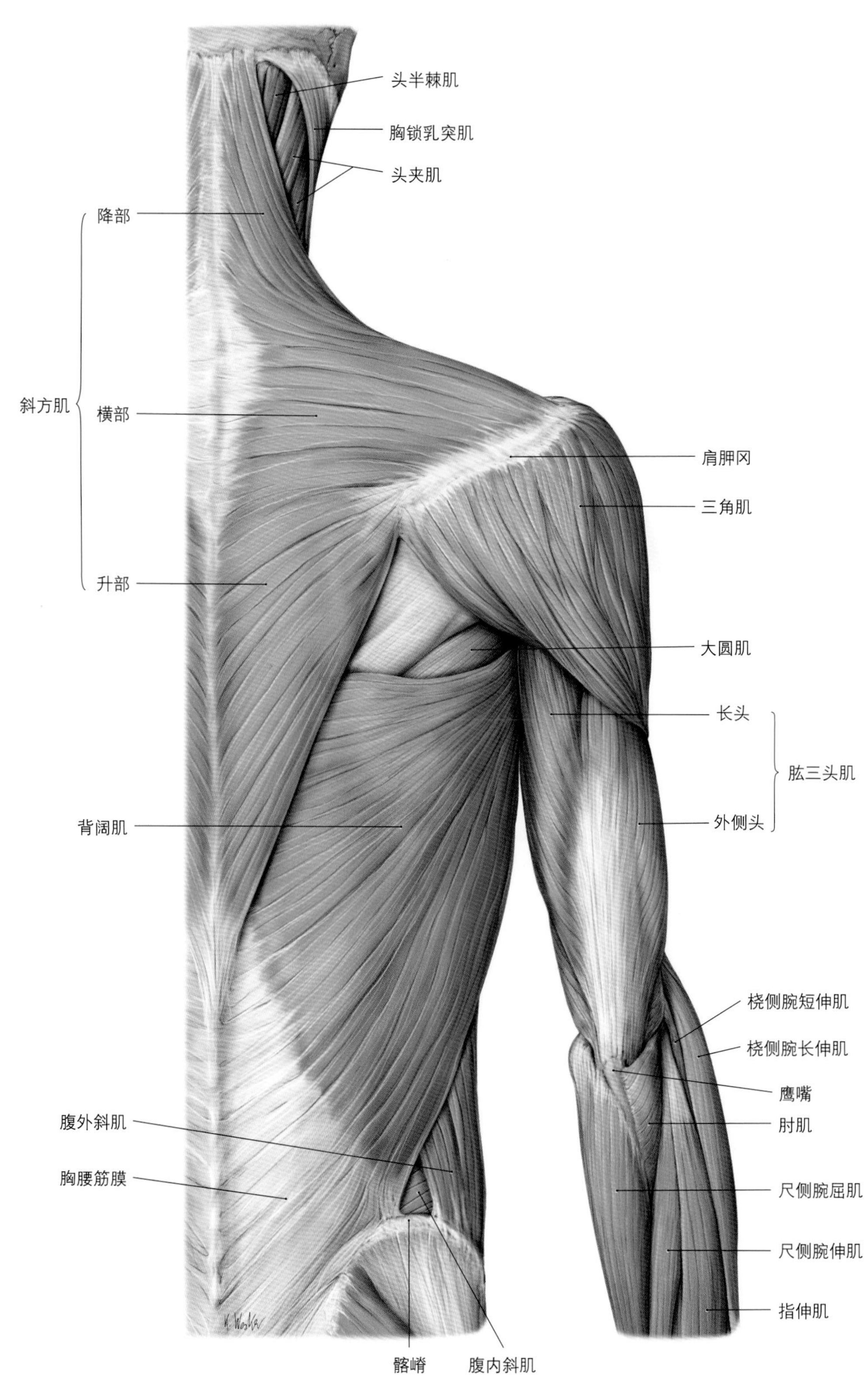
头半棘肌
胸锁乳突肌
头夹肌
降部
斜方肌
横部
升部
肩胛冈
三角肌
大圆肌
长头
肱三头肌
外侧头
背阔肌
桡侧腕短伸肌
桡侧腕长伸肌
鹰嘴
肘肌
腹外斜肌
胸腰筋膜
尺侧腕屈肌
尺侧腕伸肌
指伸肌
髂嵴
腹内斜肌

A. 浅层解剖。

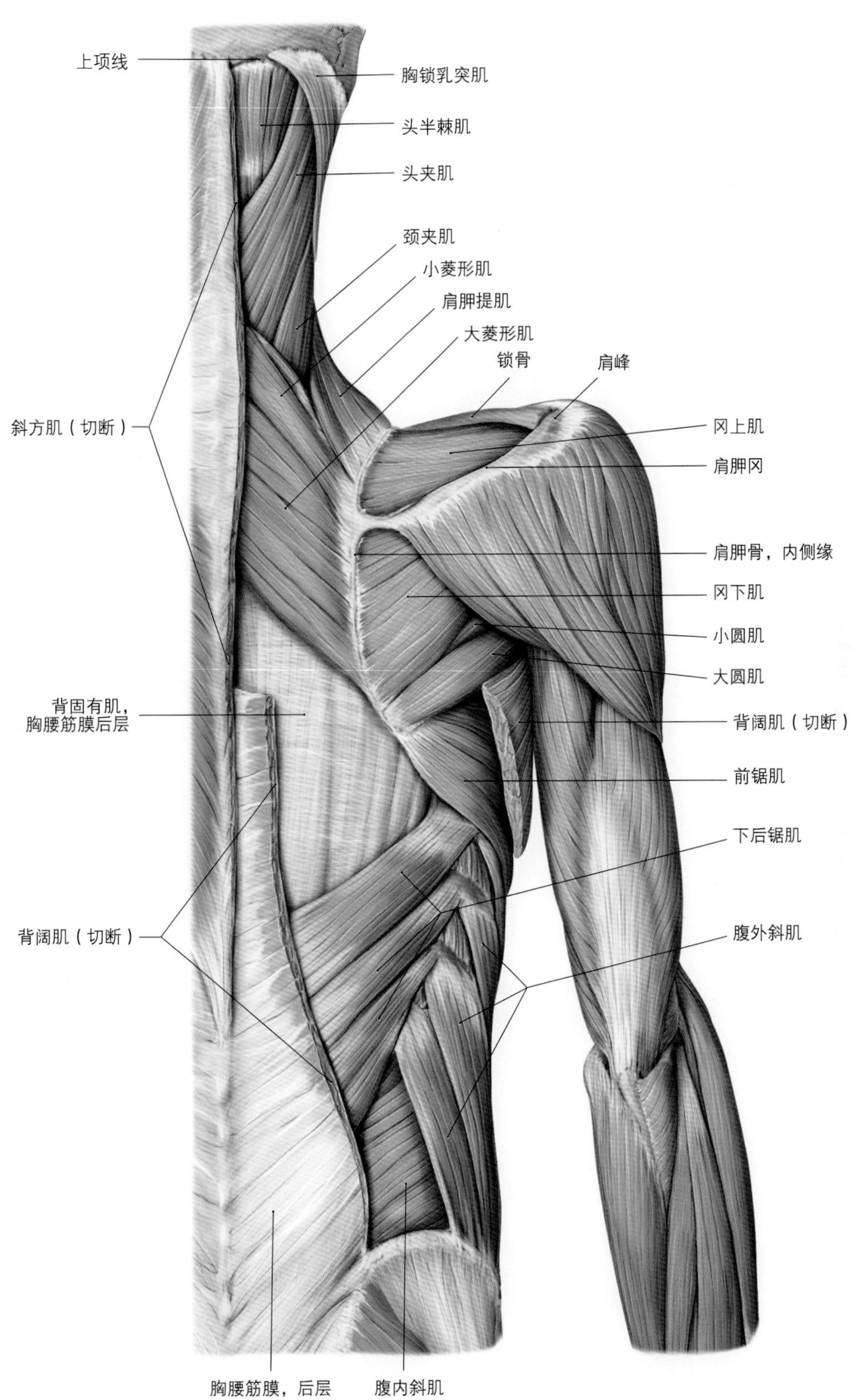
上项线
胸锁乳突肌
头半棘肌
头夹肌
颈夹肌
小菱形肌
肩胛提肌
大菱形肌
锁骨
肩峰
斜方肌（切断）
冈上肌
肩胛冈
肩胛骨，内侧缘
冈下肌
小圆肌
大圆肌
背固有肌，
胸腰筋膜后层
背阔肌（切断）
前锯肌
下后锯肌
背阔肌（切断）
腹外斜肌
胸腰筋膜，后层
腹内斜肌

B. 深层解剖。部分切除：斜方肌和背阔肌。

肩与臂的后群肌（II）

图 25.22 肩与臂的后群肌：深层

右臂，后面观。肌的起点标记为红色，止点标记为蓝色。

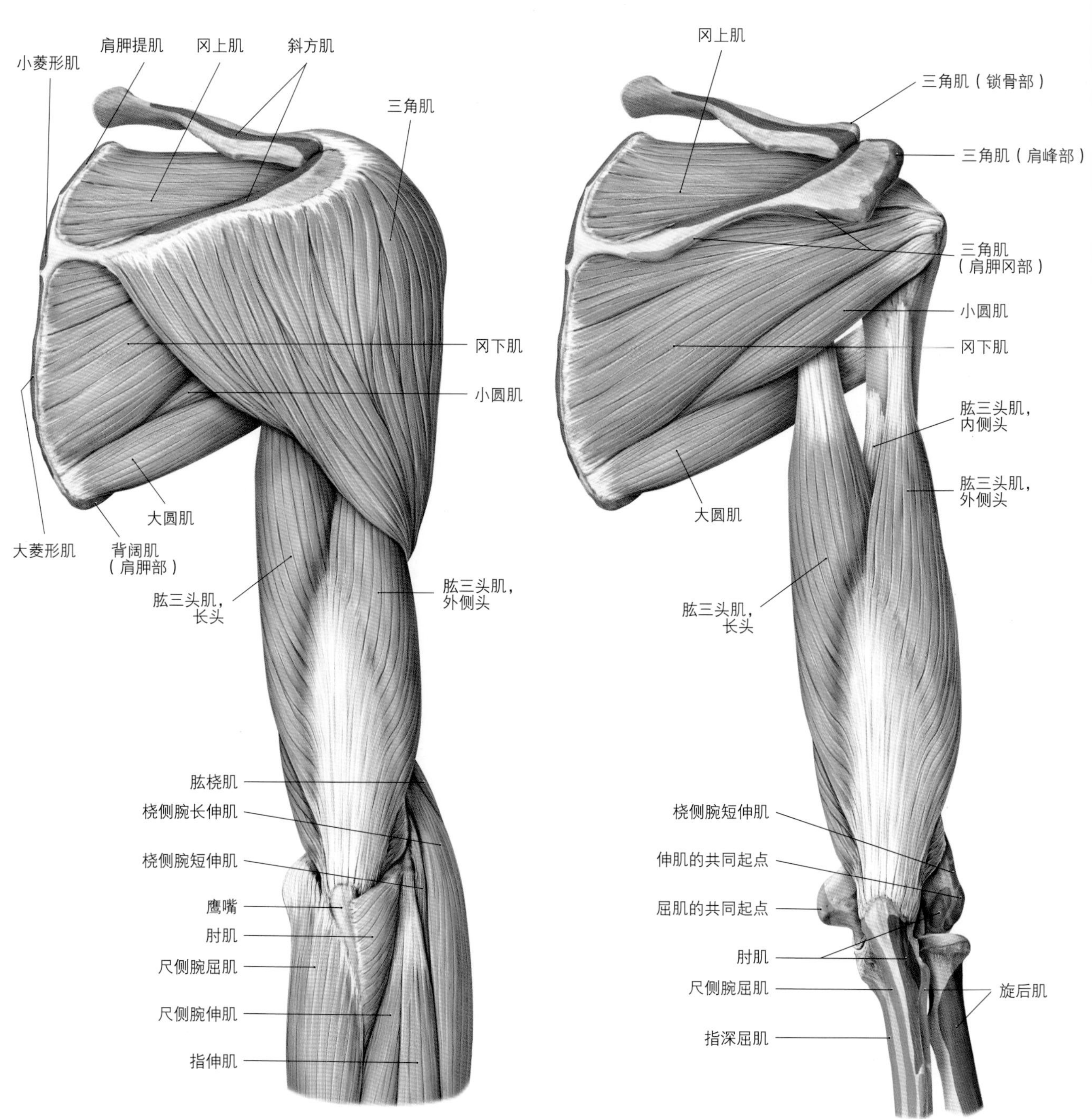
小菱形肌
肩胛提肌
冈上肌
斜方肌
三角肌
冈下肌
小圆肌
大圆肌
大菱形肌
背阔肌
（肩胛部）
肱三头肌，
长头
肱三头肌，
外侧头
肱桡肌
桡侧腕长伸肌
桡侧腕短伸肌
鹰嘴
肘肌
尺侧腕屈肌
尺侧腕伸肌
指伸肌
冈上肌
三角肌（锁骨部）
三角肌（肩峰部）
三角肌
（肩胛冈部）
小圆肌
冈下肌
肱三头肌，
内侧头
肱三头肌，
外侧头
大圆肌
肱三头肌，
长头
桡侧腕短伸肌
伸肌的共同起点
屈肌的共同起点
肘肌
尺侧腕屈肌
旋后肌
指深屈肌

A. 切除：大、小菱形肌，前锯肌和肩胛提肌。

B. 切除：三角肌和前臂肌。

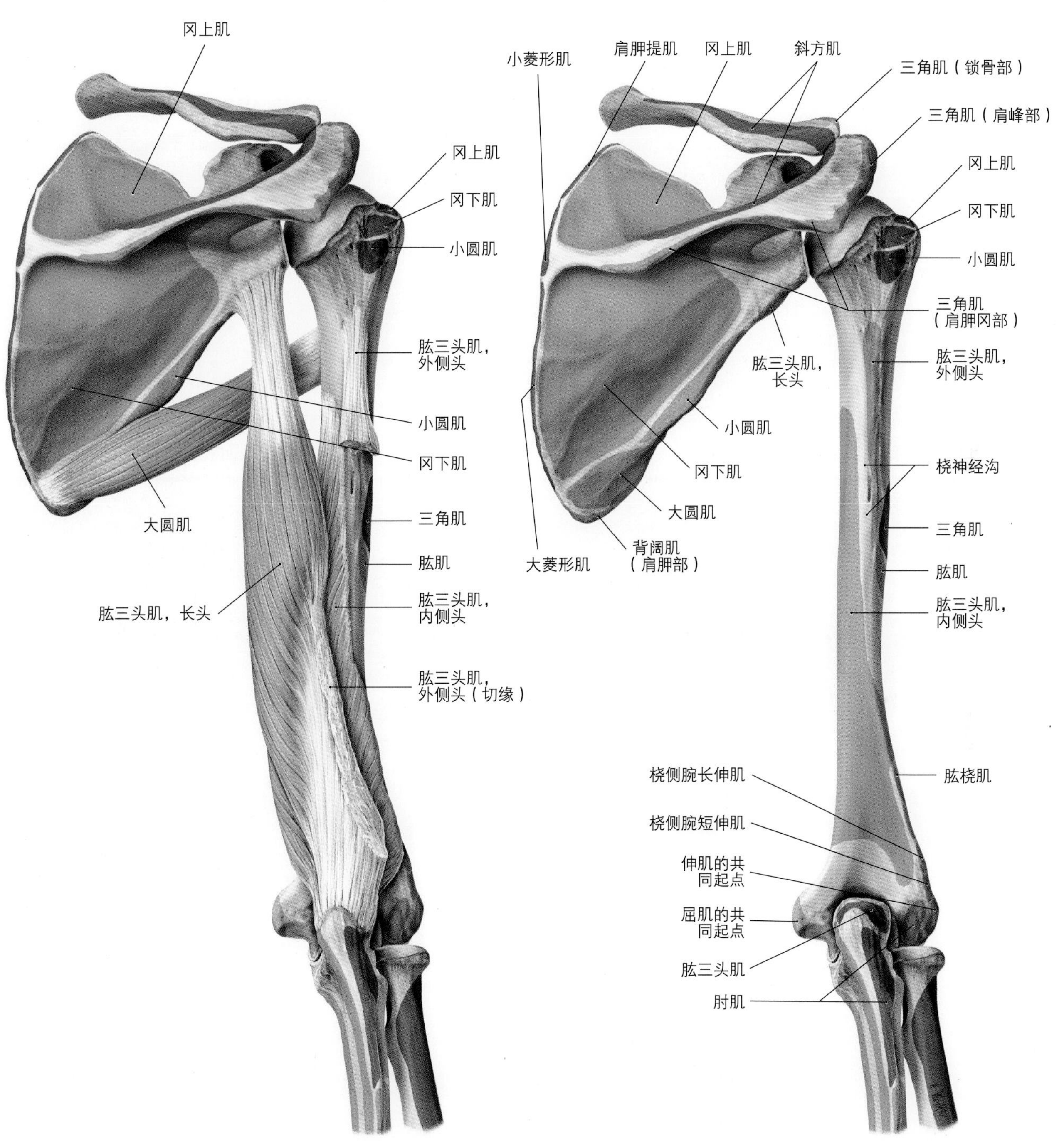
冈上肌
冈上肌
冈下肌
小圆肌
肱三头肌，
外侧头
小圆肌
冈下肌
大圆肌
三角肌
肱肌
肱三头肌，长头
肱三头肌，
内侧头
肱三头肌，
外侧头（切缘）
小菱形肌
肩胛提肌
冈上肌
斜方肌
三角肌（锁骨部）
三角肌（肩峰部）
冈上肌
冈下肌
小圆肌
三角肌
（肩胛冈部）
肱三头肌，
外侧头
肱三头肌，
长头
小圆肌
冈下肌
桡神经沟
大圆肌
三角肌
背阔肌
（肩胛部）
大菱形肌
肱肌
肱三头肌，
内侧头
桡侧腕长伸肌
肱桡肌
桡侧腕短伸肌
伸肌的共
同起点
屈肌的共
同起点
肱三头肌
肘肌

C. 切除：冈上肌、冈下肌和小圆肌。部分切除：肱三头肌。

D. 切除：肱三头肌和大圆肌。

上肢带肌与臂肌（Ⅰ）

三角肌 3 个部分的作用取决于其与肱骨的位置关系以及运动轴。当小于 60° 时，其作用为内收肌，但大于 60° 时，其作用为外展肌。因此三角肌的各部既可以产生拮抗作用，亦可以产生协同作用。

图 25.23 三角肌

右肩。

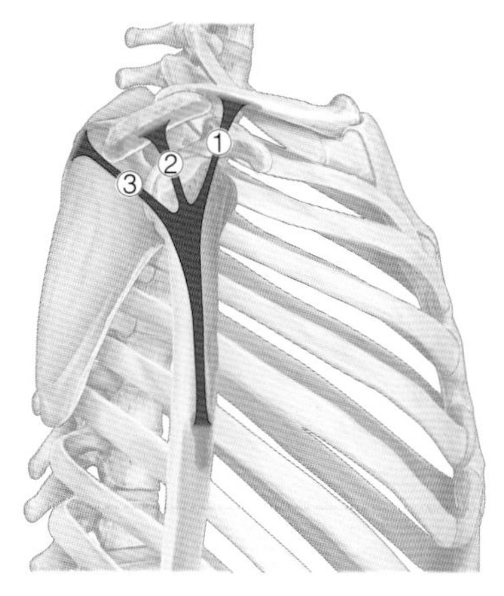

①
②
③

A. 三角肌各部分示意图，右侧面观。

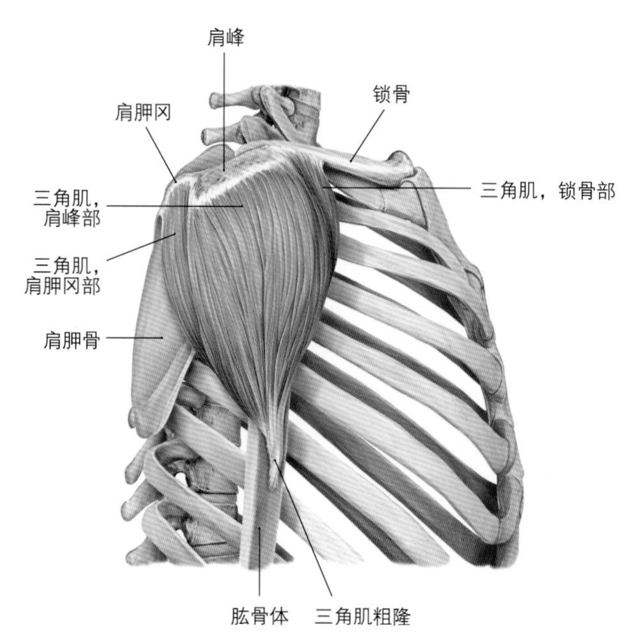

肩峰
锁骨
肩胛冈
三角肌，锁骨部
三角肌，肩峰部
三角肌，肩胛冈部
肩胛骨
肱骨体
三角肌粗隆

B. 右外侧面观。

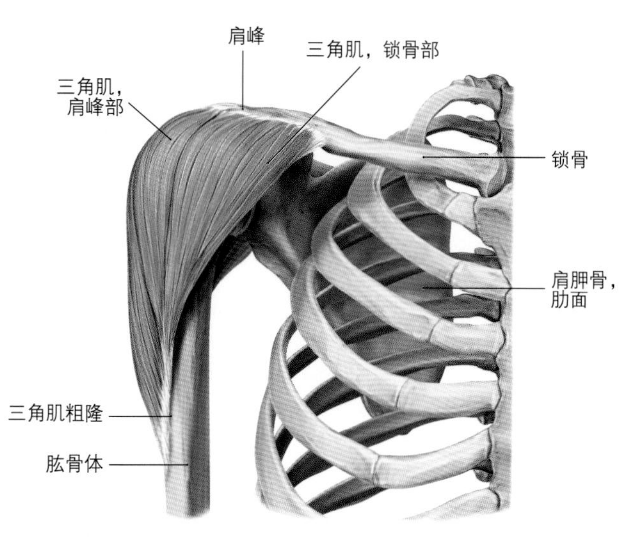

肩峰
三角肌，锁骨部
三角肌，肩峰部
锁骨
肩胛骨，肋面
三角肌粗隆
肱骨体

C. 前面观。

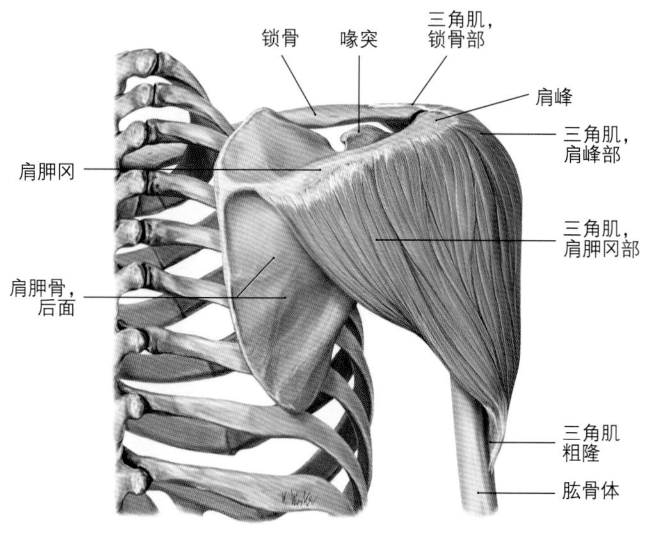

锁骨
喙突
三角肌，锁骨部
肩峰
三角肌，肩峰部
肩胛冈
三角肌，肩胛冈部
肩胛骨，后面
三角肌粗隆
肱骨体

D. 后面观。

表 25.1 三角肌的分部

肌名		起点	止点	神经支配	作用 *
三角肌	①锁骨部	锁骨外侧后 1/3	肱骨（三角肌粗隆）	腋神经（C_5、C_6）	屈、内旋、内收
	②肩峰部	肩峰			外展
	③肩胛冈部	肩胛冈			伸、外旋、内收

注：* 外展 60°~90°，锁骨部和肩胛冈部协同肩峰部外展。

图 25.24 肩袖

右肩。肩袖包括 4 块肌：冈上肌、冈下肌、小圆肌和肩胛下肌。

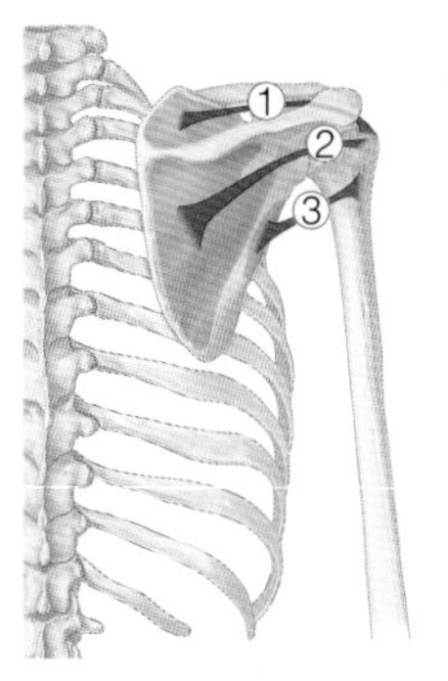

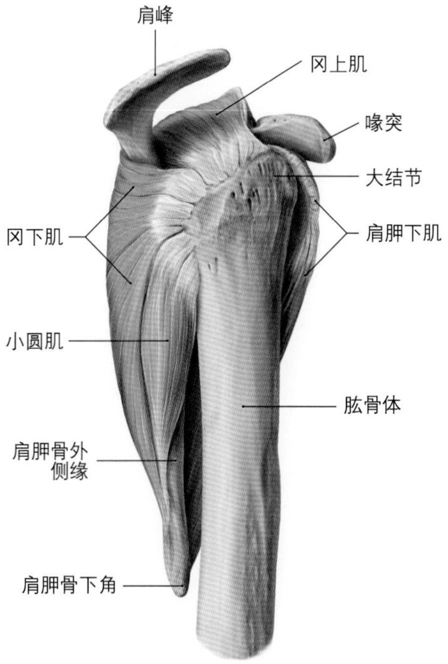

①
②
③

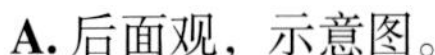

A. 后面观，示意图。

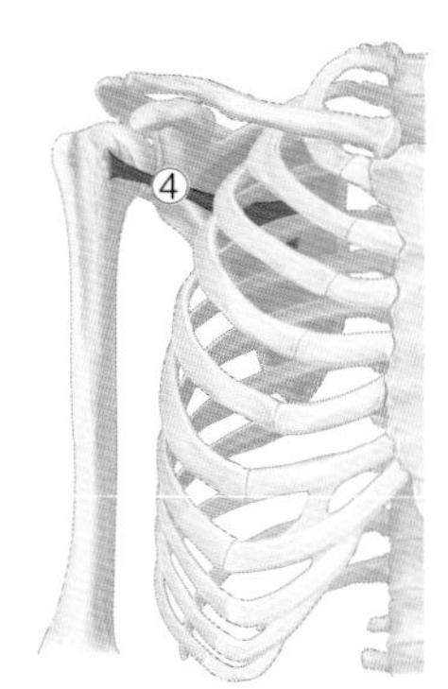

④

B. 前面观，示意图。

D. 外侧面观。

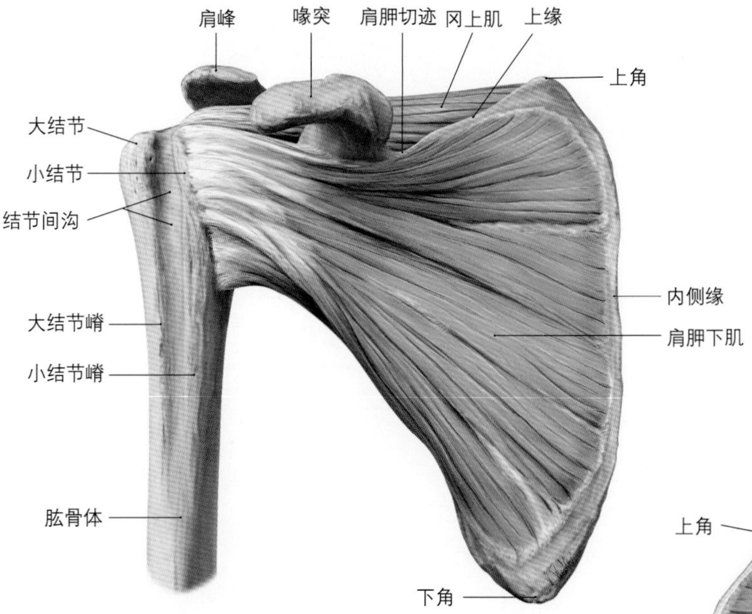

C. 前面观。

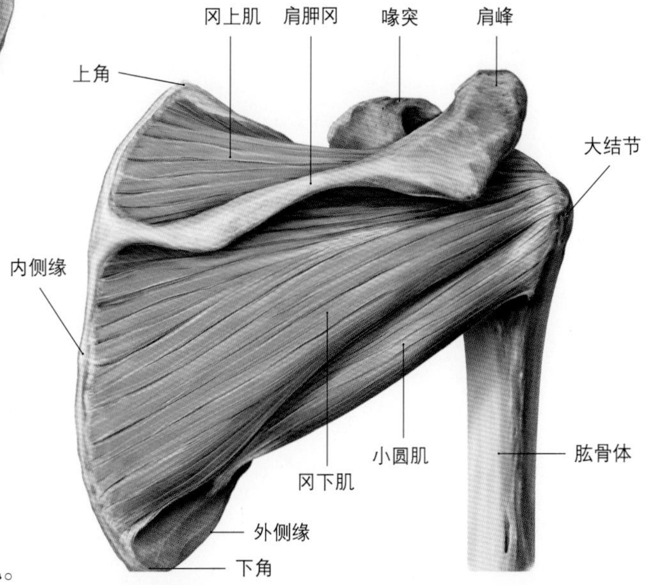

E. 后面观。

表 25.2 肩袖的肌肉

肌名	起点		止点		神经支配	作用
①冈上肌	肩胛骨	冈上窝	肱骨	肱骨（大结节）	肩胛上神经（C_4~C_6）	外展
②冈下肌		冈下窝				外旋
③小圆肌		外侧缘			腋神经（C_5、C_6）	外旋、轻微内收
④肩胛下肌		肩胛下窝		肱骨（小结节）	肩胛下神经（C_5、C_6）	内旋

上肢带肌与臂肌（II）

图 25.25 胸大肌和喙肱肌

前面观。

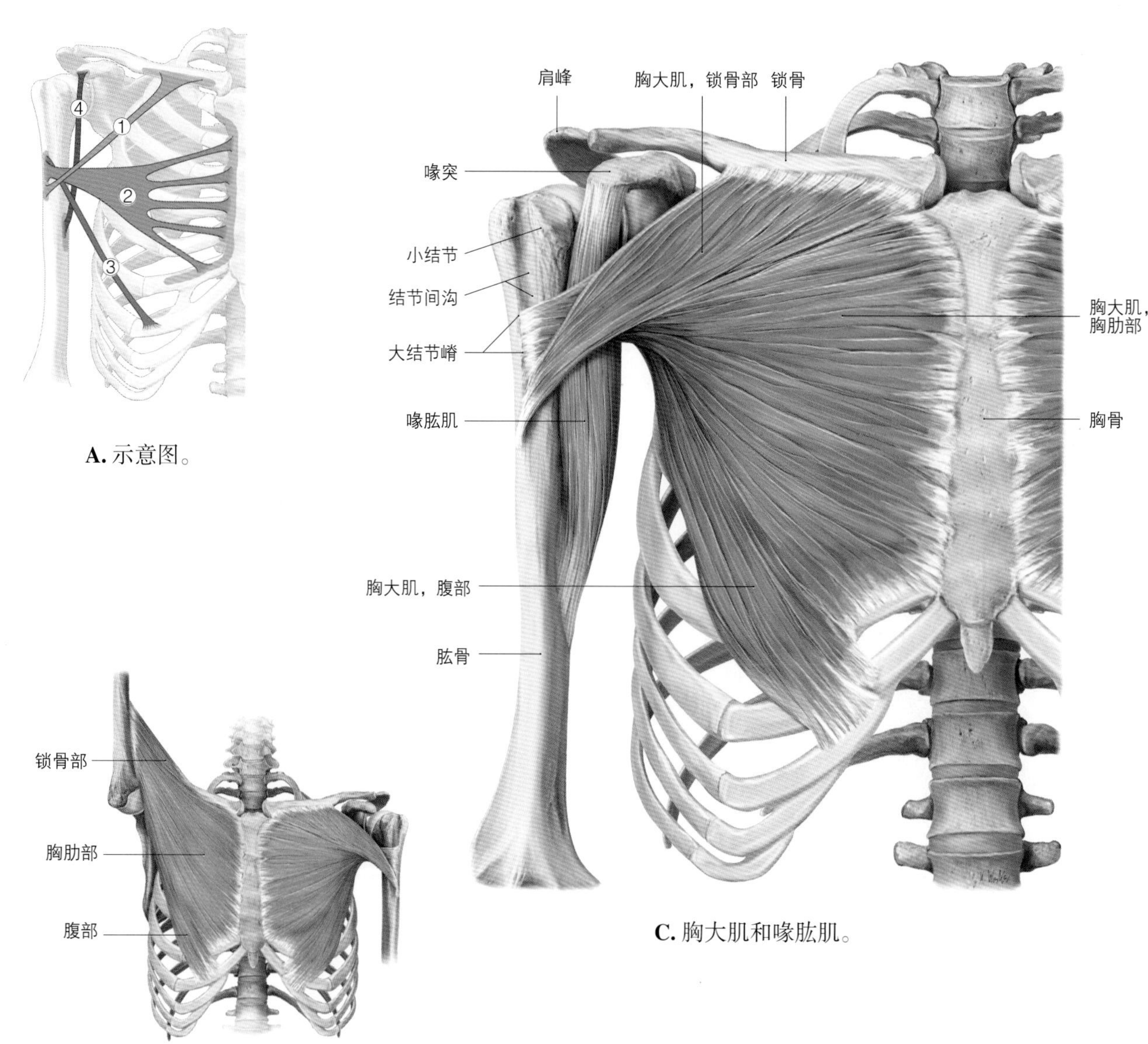
④
①
②
③
肩峰
胸大肌，锁骨部
锁骨
喙突
小结节
结节间沟
大结节嵴
喙肱肌
胸大肌，胸肋部
胸骨
胸大肌，腹部
肱骨
锁骨部
胸肋部
腹部

A. 示意图。

C. 胸大肌和喙肱肌。

B. 胸大肌的正常位置（左）和举臂位（右）。

表 25.3 胸大肌和喙肱肌

肌名		起点	止点	神经支配	作用
胸大肌	①锁骨部	锁骨（内侧半）	肱骨（大结节嵴）	胸内、外侧神经（C_5~T_1）	整块肌：内收、内旋 锁骨和胸肋部：屈曲；肩固定时，辅助呼吸
	②胸肋部	胸骨和第 1~6 肋软骨			
	③腹部	腹直肌鞘（前层）			
④喙肱肌		肩胛骨（喙突）	肱骨（与小结节嵴平行）	肌皮神经（C_5~C_7）	屈、内收、内旋

图 25.26　锁骨下肌和胸小肌

右侧，前面观。

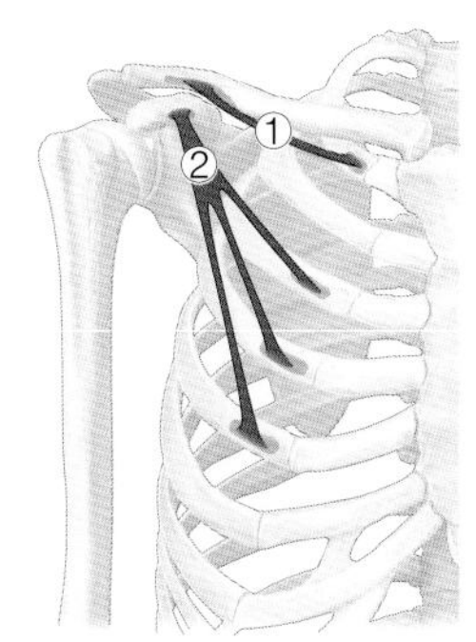
①
②

A. 示意图。

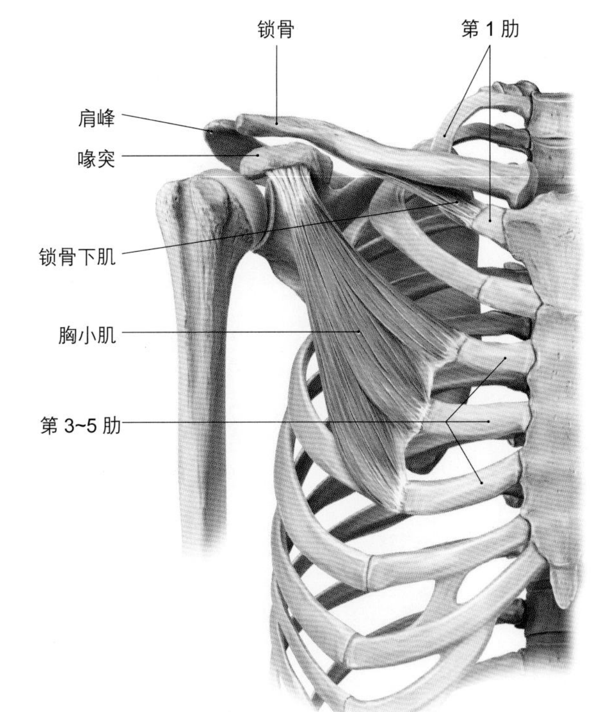
锁骨
第 1 肋
肩峰
喙突
锁骨下肌
胸小肌
第 3~5 肋

B. 锁骨下肌和胸小肌。

图 25.27　前锯肌

右外侧面观。

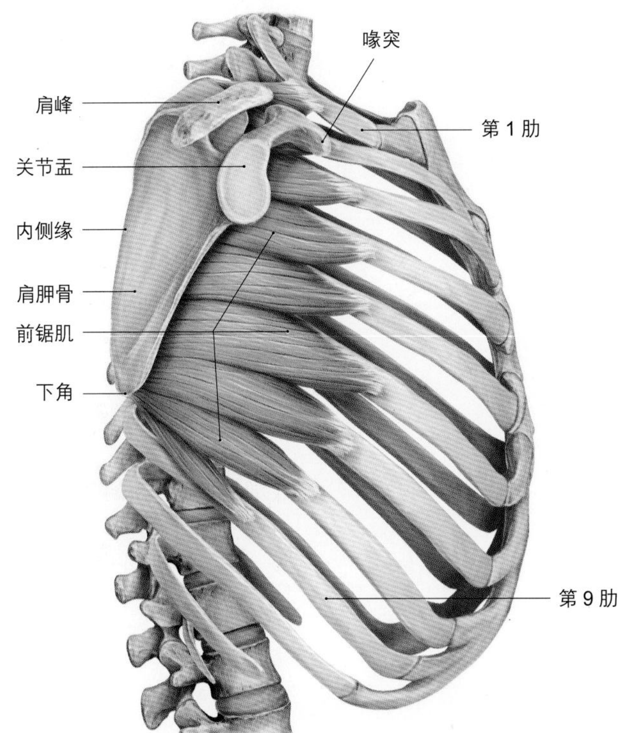
喙突
肩峰
第 1 肋
关节盂
内侧缘
肩胛骨
前锯肌
下角
第 9 肋

A. 前锯肌。

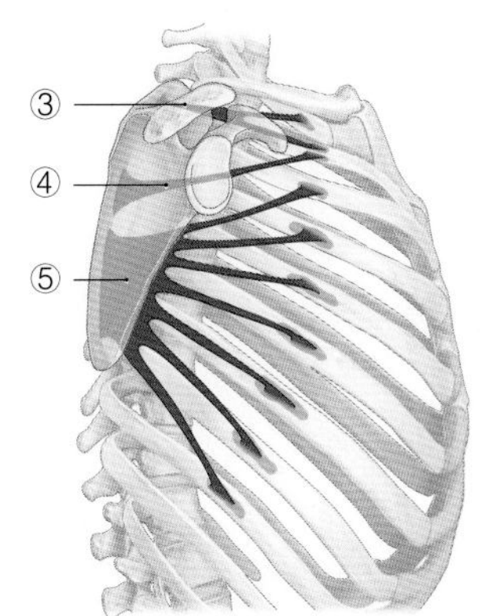
③
④
⑤

B. 示意图。

表 25.4　锁骨下肌、胸小肌和前锯肌

肌名		起点	止点	神经支配	作用
①锁骨下肌		第 1 肋	锁骨（下面）	锁骨下神经（C_5、C_6）	在胸锁关节处固定锁骨
②胸小肌		第 3~5 肋	喙突	胸内侧神经（C_8、T_1）	降肩胛骨，使下角向后内侧移动；向下旋转关节盂；辅助呼吸
前锯肌	③上部	第 1~9 肋	肩胛骨（肋面和上角背面）	胸长神经（C_5~C_7）	上部：降举起的臂部
	④中间部		肩胛骨（内侧缘肋面）		整块肌：拉肩胛骨向前外侧；肩固定时上提肋
	⑤下部		肩胛骨（内侧缘肋面，下角的肋面和背面）		下部：向前外侧旋转肩胛下角（使臂抬起超过 90°）

上肢带肌与臂肌（Ⅲ）

图 25.28 斜方肌

后面观。

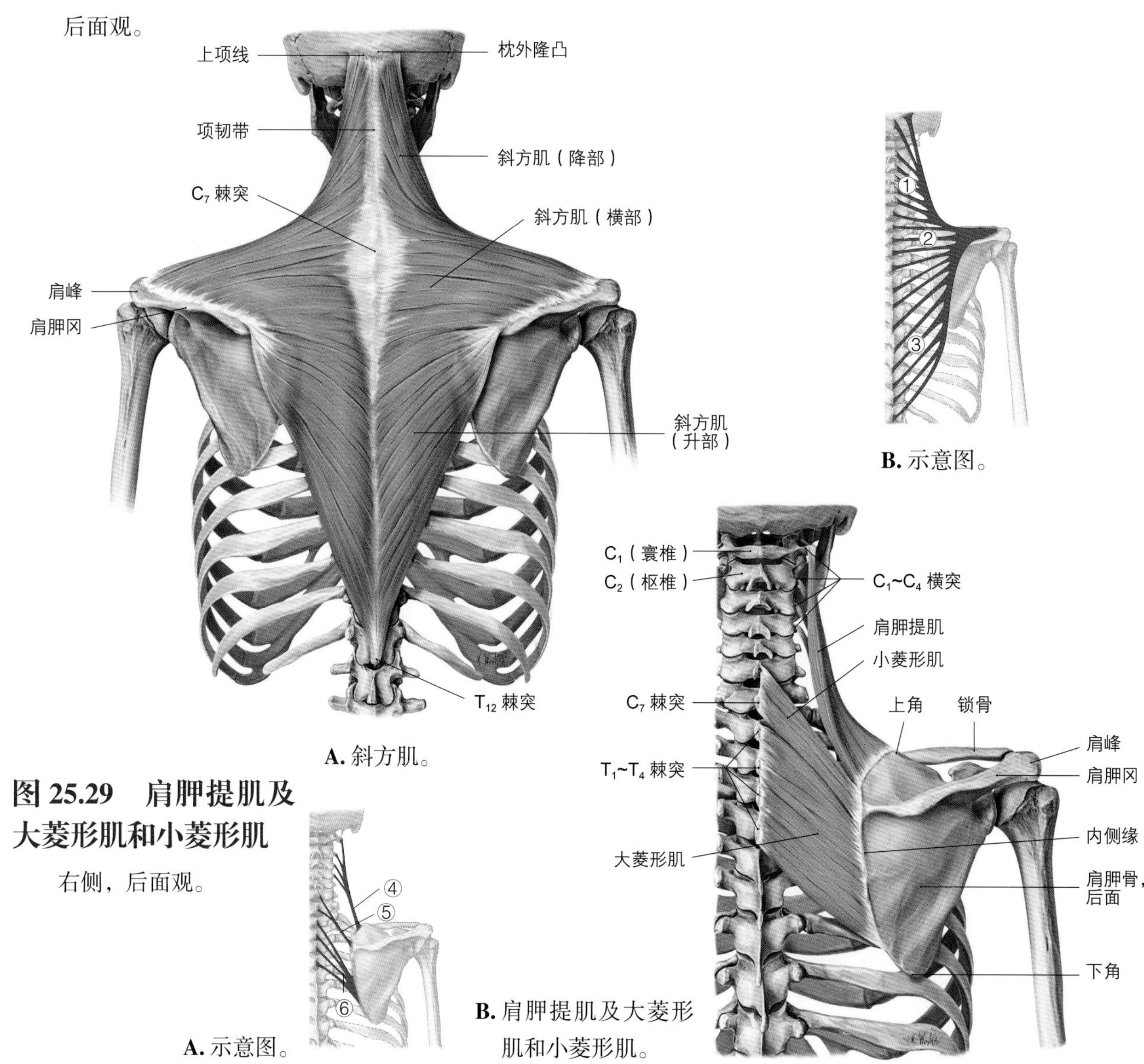
上项线
枕外隆凸
项韧带
斜方肌（降部）
C₇ 棘突
斜方肌（横部）
肩峰
肩胛冈
斜方肌（升部）
T₁₂ 棘突
①
②
③
C₁（寰椎）
C₂（枢椎）
C₁~C₄ 横突
肩胛提肌
小菱形肌
C₇ 棘突
上角
锁骨
肩峰
肩胛冈
T₁~T₄ 棘突
内侧缘
大菱形肌
肩胛骨，后面
下角
④
⑤
⑥

B. 示意图。

A. 斜方肌。

图 25.29 肩胛提肌及大菱形肌和小菱形肌

右侧，后面观。

A. 示意图。

B. 肩胛提肌及大菱形肌和小菱形肌。

表 25.5 斜方肌、肩胛提肌、大菱形肌和小菱形肌

肌名		起点	止点	神经支配	作用
斜方肌	①降部	枕骨、C_1~C_7 棘突	锁骨（外侧 1/3）	副神经（CN XI）；第 3~4 颈丛神经	拉肩胛骨向斜上方；向上转关节盂；向同侧偏头并转向对侧
	②横部	C_1~C_4 棘突上的腱膜	肩峰		拉肩胛骨向内
	③升部	T_5~T_{12} 胸椎棘突	肩胛冈		拉肩胛骨向内下
					整块肌：使肩胛骨稳定在胸廓上
④肩胛提肌		C_1~C_4 横突	肩胛骨（上角）	肩胛背神经和颈神经（C_3~C_4）	当下角向内侧移动时向内下拉动肩胛骨；使颈部向同侧倾斜
⑤小菱形肌		C_6、C_7 棘突	肩胛骨内侧缘上方（小部分）和肩胛冈下方（大部分）	肩胛背神经（C_4~C_5）	稳定肩胛骨；拉肩胛骨向内下
⑥大菱形肌		T_1~T_4 棘突			

注：CN，脑神经。

图 25.30 背阔肌和大圆肌

后面观。

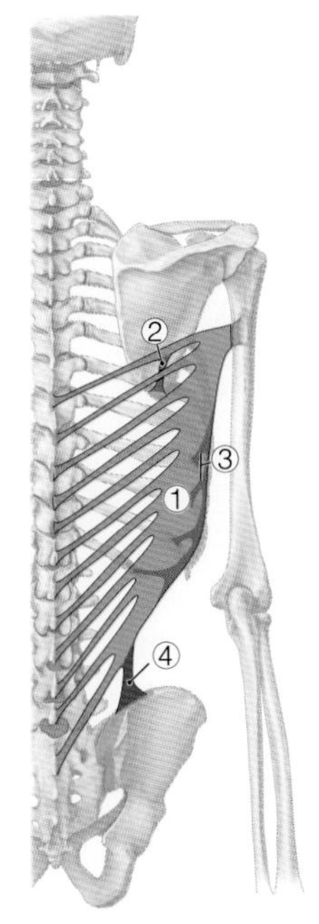
②
③
①
④

A. 背阔肌，示意图。

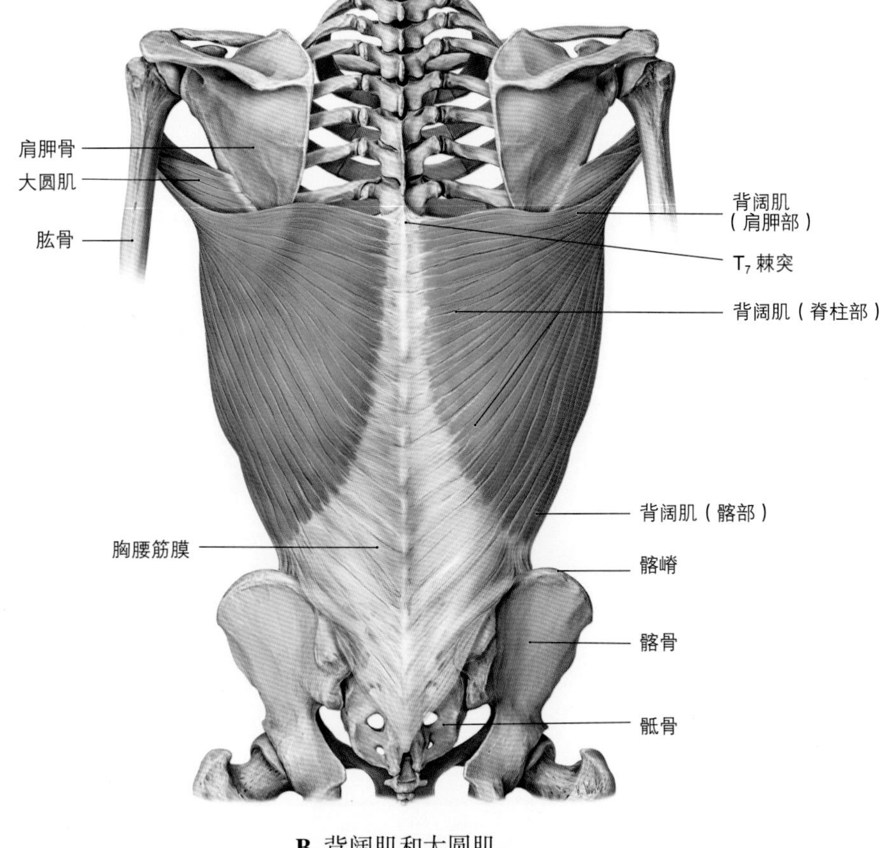
肩胛骨
大圆肌
肱骨
背阔肌（肩胛部）
T_7 棘突
背阔肌（脊柱部）
背阔肌（髂部）
胸腰筋膜
髂嵴
髂骨
骶骨

B. 背阔肌和大圆肌。

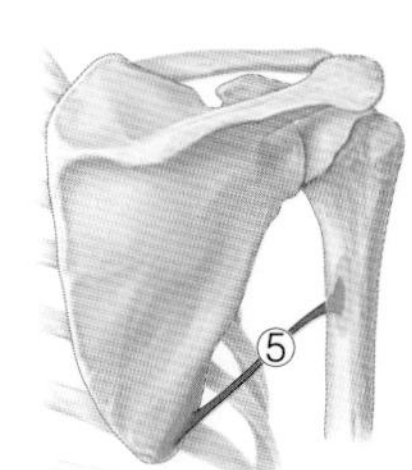
⑤

C. 大圆肌，示意图。

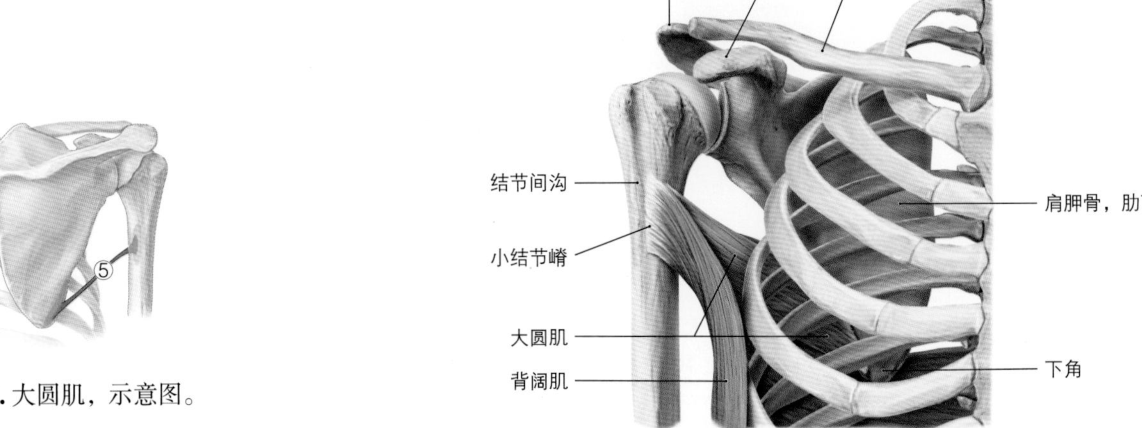
肩峰
喙突
锁骨
结节间沟
小结节嵴
大圆肌
背阔肌
肩胛骨，肋面
下角

D. 背阔肌止于结节间沟底，大圆肌止于肱骨小结节嵴。

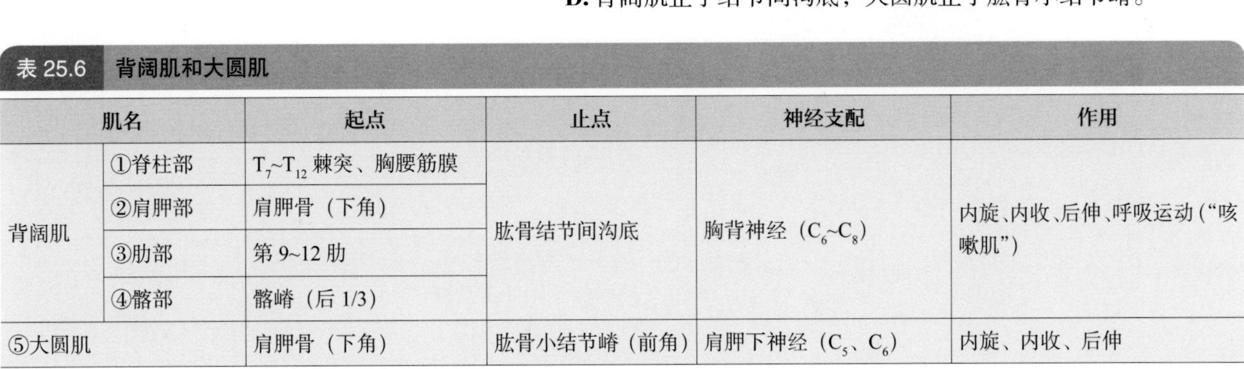

表 25.6 背阔肌和大圆肌

肌名		起点	止点	神经支配	作用
背阔肌	①脊柱部	T_7~T_{12} 棘突、胸腰筋膜	肱骨结节间沟底	胸背神经（C_6~C_8）	内旋、内收、后伸、呼吸运动（“咳嗽肌”）
	②肩胛部	肩胛骨（下角）			
	③肋部	第 9~12 肋			
	④髂部	髂嵴（后 1/3）			
⑤大圆肌		肩胛骨（下角）	肱骨小结节嵴（前角）	肩胛下神经（C_5、C_6）	内旋、内收、后伸

上肢带肌与臂肌（Ⅳ）

根据对肘关节的作用，臂前群肌和后群肌分别归类为屈肌和伸肌。虽然喙肱肌在局部解剖的位置上属于前群肌，但功能上属于肩部肌（见第318页）。

图 25.31 肱二头肌和肱肌

右臂，前面观。

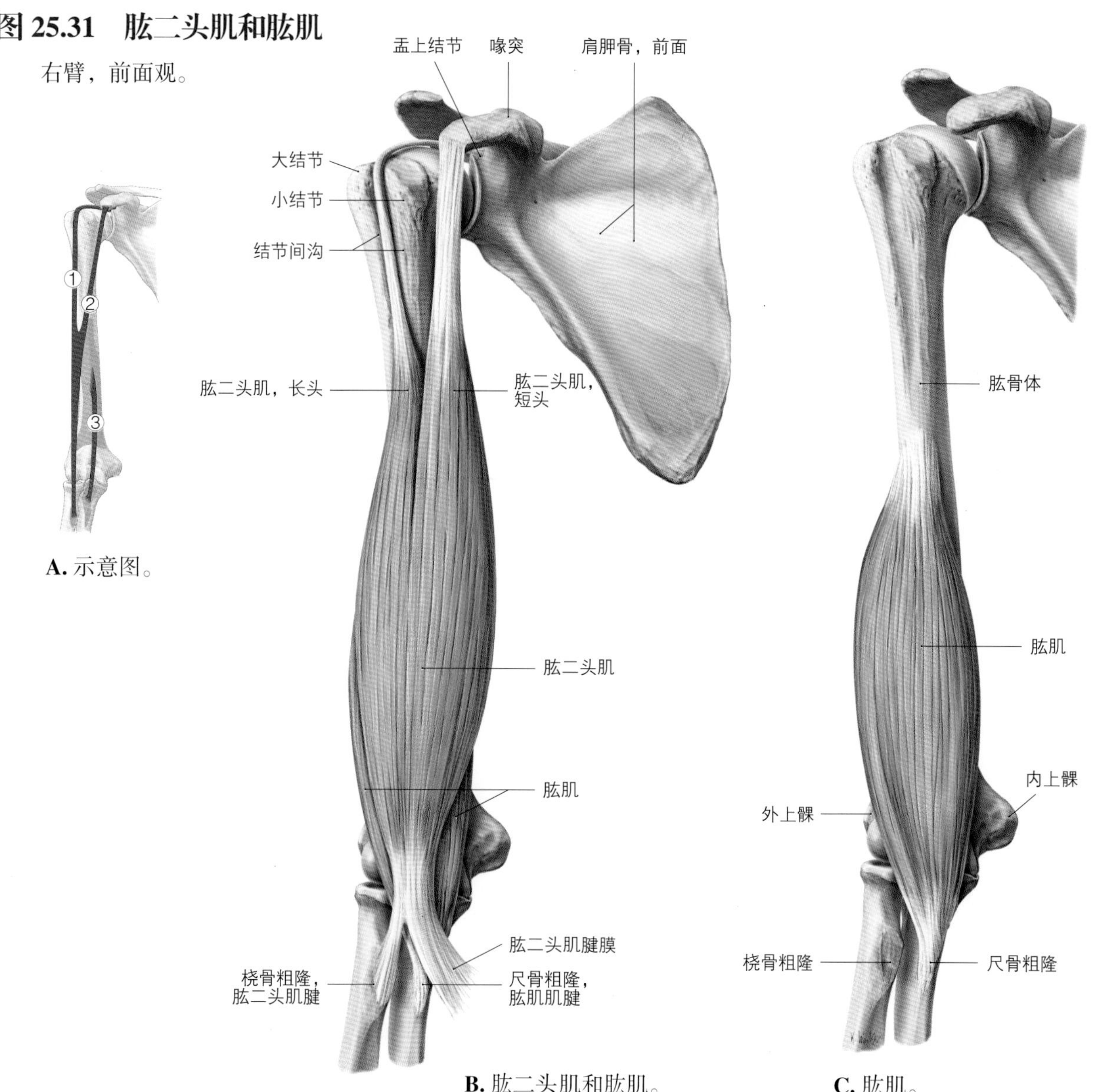

①
②
③
盂上结节
喙突
肩胛骨，前面
大结节
小结节
结节间沟
肱二头肌，长头
肱二头肌，短头
肱二头肌
肱肌
肱二头肌腱膜
桡骨粗隆，肱二头肌腱
尺骨粗隆，肱肌肌腱
肱骨体
肱肌
内上髁
外上髁
桡骨粗隆
尺骨粗隆

A. 示意图。

B. 肱二头肌和肱肌。

C. 肱肌。

表 25.7 前群肌：肱二头肌和肱肌

肌名		起点	止点	神经支配	作用
肱二头肌	①长头	肩胛骨的盂上结节	桡骨粗隆和肱二头肌腱膜	肌皮神经（C_5~C_6）	肘关节：屈曲、旋后 * 肩关节：屈曲，三角肌收缩时稳定肱骨头；外展和内旋肱骨
	②短头	肩胛骨的喙突			
③肱肌		肱骨（远端前表面）	尺骨粗隆	肌皮神经（C_5~C_6）和桡神经（C_7，小部分）	屈肘关节

注：* 屈肘关节时，肱二头肌是强有力的旋后肌，因为其杠杆臂几乎垂直于旋前/旋后轴。

图 25.32 肱三头肌和肘肌

右臂，后面观。

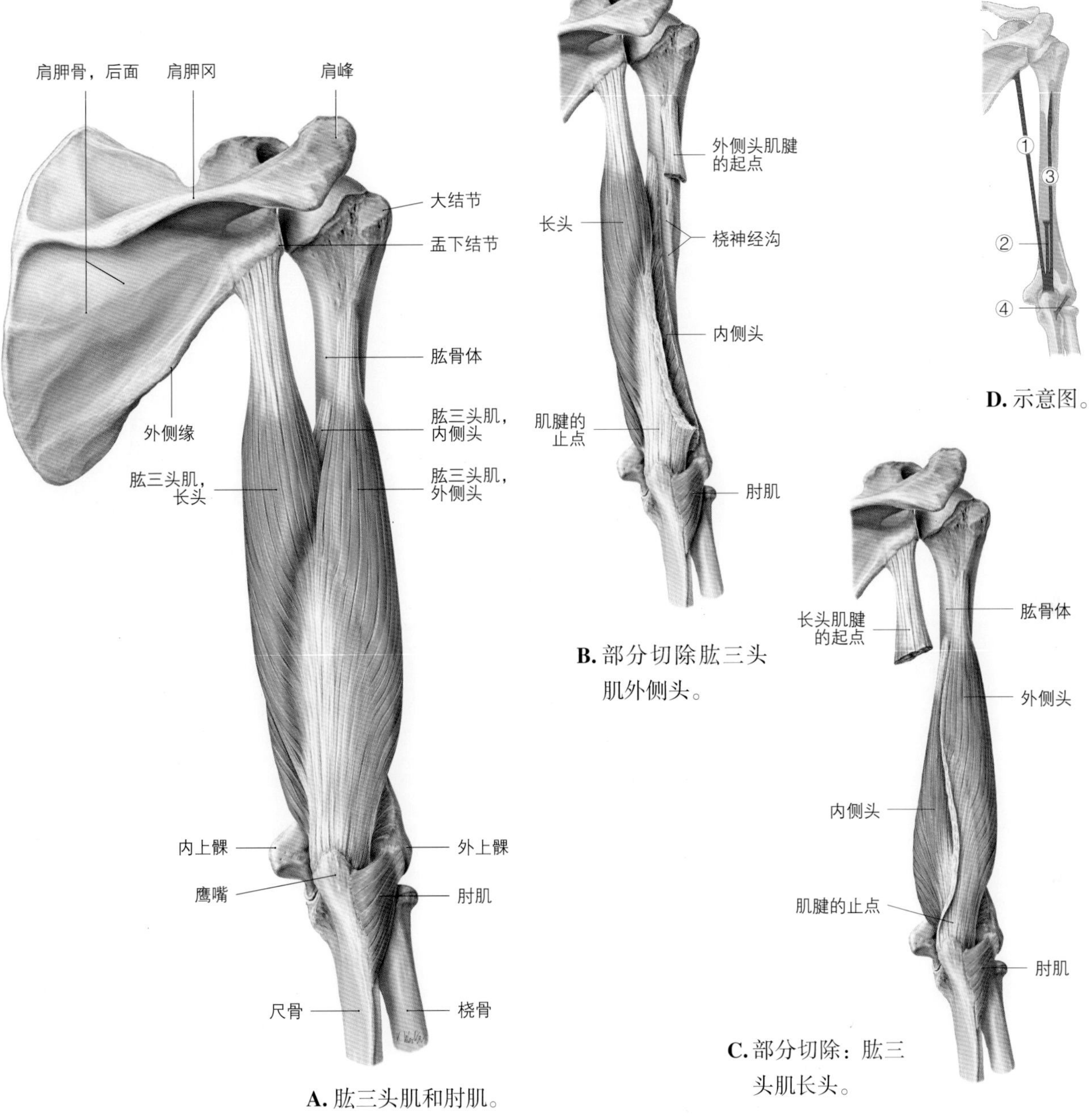
肩胛骨，后面
肩胛冈
肩峰
大结节
盂下结节
肱骨体
外侧缘
肱三头肌，内侧头
肱三头肌，长头
肱三头肌，外侧头
内上髁
外上髁
鹰嘴
肘肌
尺骨
桡骨
外侧头肌腱的起点
长头
桡神经沟
内侧头
肌腱的止点
肘肌
①
②
③
④
长头肌腱的起点
肱骨体
外侧头
内侧头
肌腱的止点
肘肌

A. 肱三头肌和肘肌。

B. 部分切除肱三头肌外侧头。

C. 部分切除：肱三头肌长头。

D. 示意图。

表 25.8 后部肌肉：肱三头肌和肘肌

肌名		起点	止点	神经支配	作用
肱三头肌	①长头	肩胛骨（盂下结节）	尺骨鹰嘴	桡神经（C_6~C_8）	肘关节：伸 肩关节，长头：伸和内收
	②内侧头	肱骨后面，桡骨沟远端；内侧肌间隔			
	③外侧头	肱骨后面，桡骨沟近端；外侧肌间隔			
④肘肌		肱骨外上髁（变异：后关节囊）	尺骨鹰嘴（桡骨面）		伸肘并紧张肘关节

第 26 章　肘与前臂

桡骨和尺骨

图 26.1　桡骨和尺骨

右前臂。

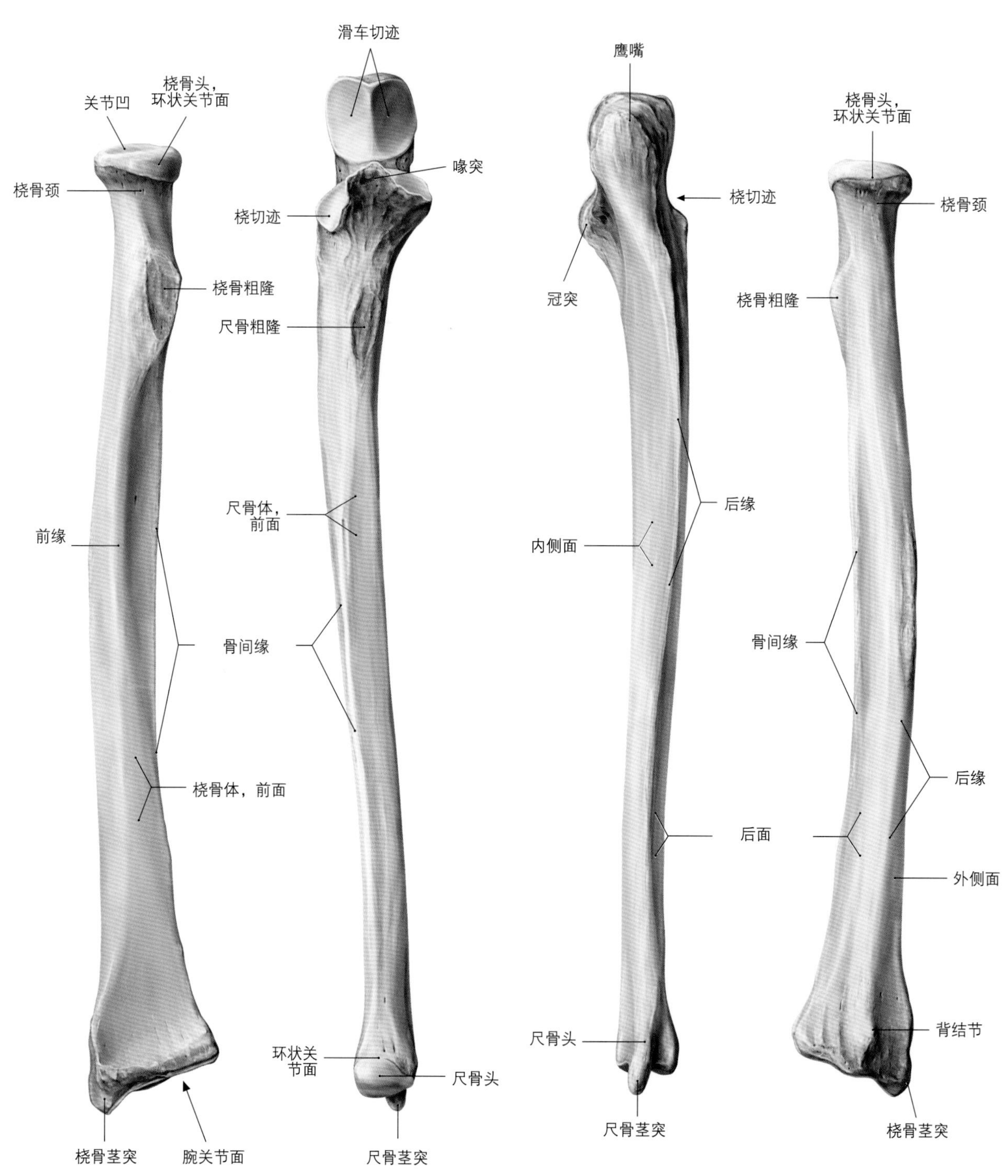
关节凹
桡骨头，环状关节面
桡骨颈
桡骨粗隆
前缘
骨间缘
桡骨体，前面
桡骨茎突
腕关节面
滑车切迹
喙突
桡切迹
尺骨粗隆
尺骨体，前面
骨间缘
环状关节面
尺骨头
尺骨茎突
鹰嘴
桡切迹
冠突
后缘
内侧面
后面
尺骨头
尺骨茎突
桡骨头，环状关节面
桡骨颈
桡骨粗隆
骨间缘
后缘
后面
外侧面
背结节
桡骨茎突

A. 前面观。　**B.** 后面观。

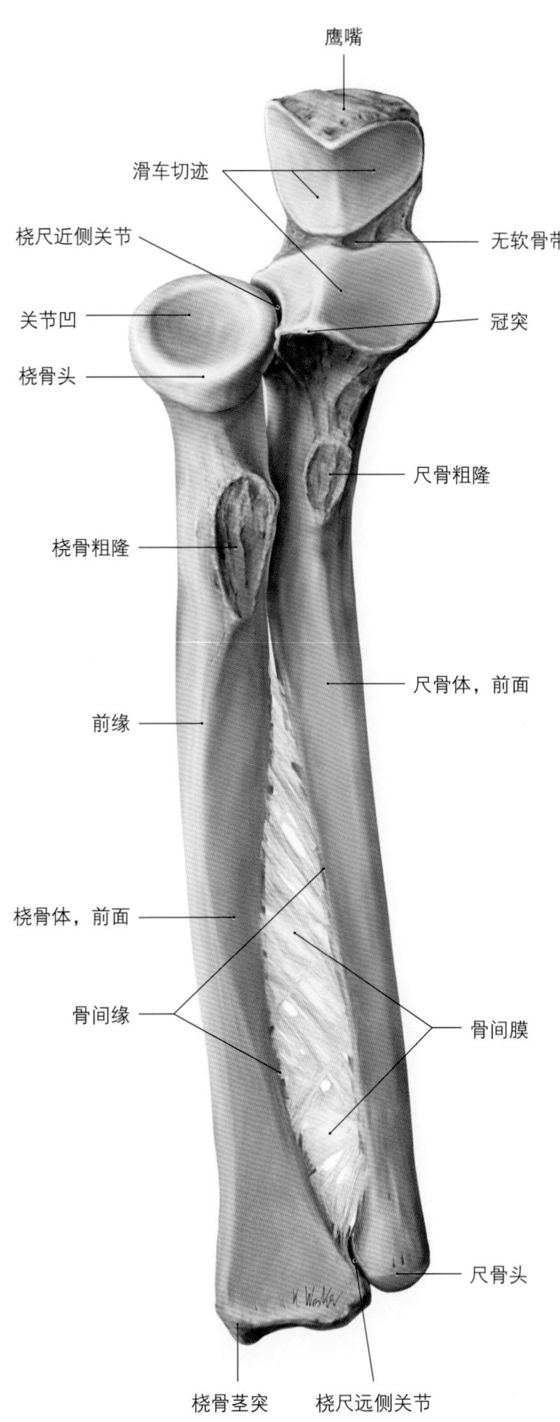
鹰嘴
滑车切迹
桡尺近侧关节
无软骨带
关节凹
冠突
桡骨头
尺骨粗隆
桡骨粗隆
尺骨体，前面
前缘
桡骨体，前面
骨间缘
骨间膜
尺骨头
桡骨茎突
桡尺远侧关节

C. 前上面观。

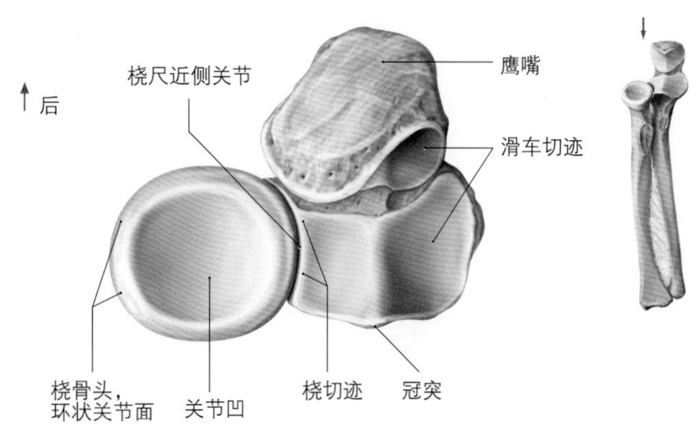
后
桡尺近侧关节
鹰嘴
滑车切迹
桡骨头，环状关节面
关节凹
桡切迹
冠突

D. 近侧面观（上面观）。

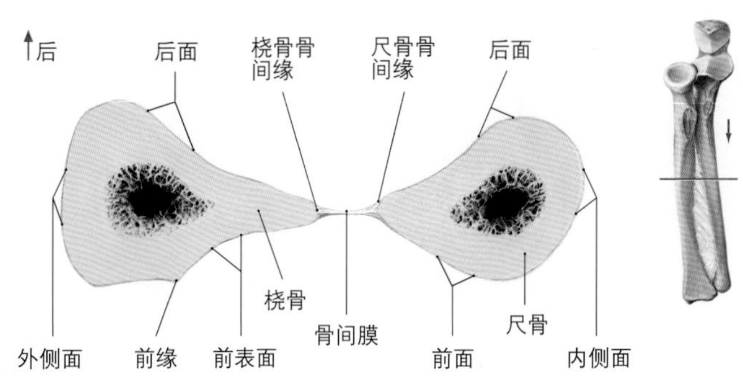
后
后面
桡骨骨间缘
尺骨骨间缘
后面
桡骨
骨间膜
尺骨
外侧面
前缘
前表面
前面
内侧面

E. 横切面，近侧面观。

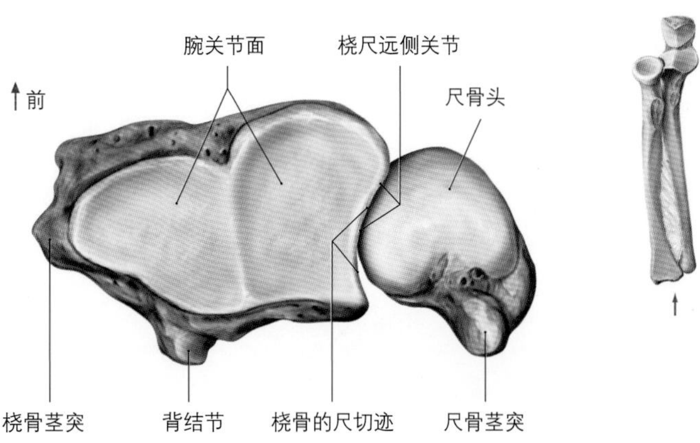
前
腕关节面
桡尺远侧关节
尺骨头
桡骨茎突
背结节
桡骨的尺切迹
尺骨茎突

F. 远侧面观（下面观）。

肘关节

图 26.2 肘关节

右上肢。肘关节由肱骨、桡骨和尺骨相互关节所组成，包括肱尺关节、肱桡关节和桡尺近侧关节。

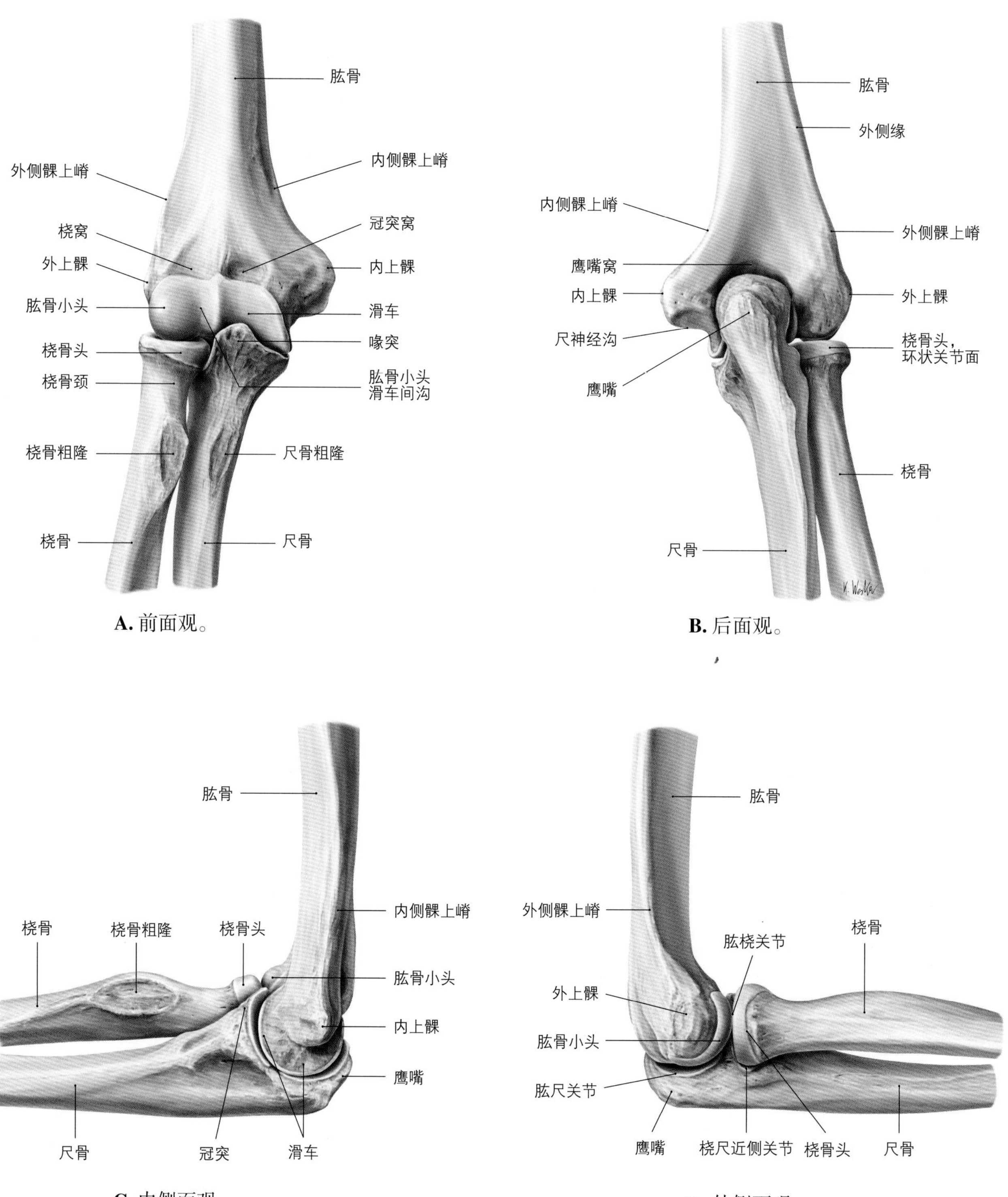
肱骨
外侧髁上嵴
内侧髁上嵴
桡窝
冠突窝
外上髁
内上髁
肱骨小头
滑车
喙突
桡骨头
桡骨颈
肱骨小头
滑车间沟
桡骨粗隆
尺骨粗隆
桡骨
尺骨
肱骨
外侧缘
内侧髁上嵴
外侧髁上嵴
鹰嘴窝
内上髁
外上髁
尺神经沟
桡骨头，
环状关节面
鹰嘴
桡骨
尺骨
肱骨
内侧髁上嵴
桡骨
桡骨粗隆
桡骨头
肱骨小头
内上髁
鹰嘴
尺骨
冠突
滑车
肱骨
外侧髁上嵴
肱桡关节
桡骨
外上髁
肱骨小头
肱尺关节
鹰嘴
桡尺近侧关节
桡骨头
尺骨

A. 前面观。

B. 后面观。

C. 内侧面观。

D. 外侧面观。

图 26.3　右肘关节的骨与软组织构成

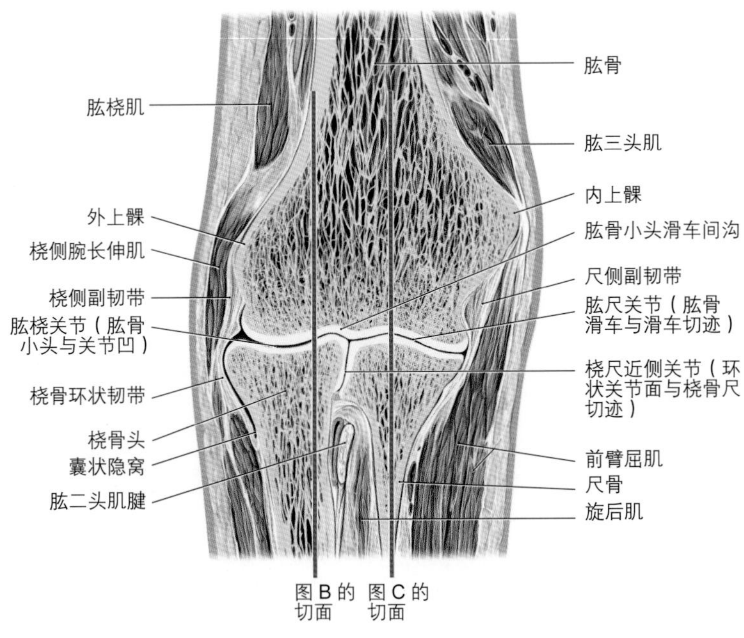
肱骨
肱桡肌
肱三头肌
内上髁
外上髁
肱骨小头滑车间沟
桡侧腕长伸肌
尺侧副韧带
桡侧副韧带
肱尺关节（肱骨滑车与滑车切迹）
肱桡关节（肱骨小头与关节凹）
桡尺近侧关节（环状关节面与桡骨尺切迹）
桡骨环状韧带
桡骨头
前臂屈肌
囊状隐窝
尺骨
肱二头肌腱
旋后肌
图B的切面
图C的切面

A. 冠状面前面观（注意图 B 和图 C 显示的切面）。

> **临床要点 26.1**
>
> **肘关节损伤评估**
>
> 纤维囊和滑膜之间的脂肪垫是肘关节正常解剖结构的一部分。矢状 MRI 扫描中最易见到前脂肪垫，而后脂肪垫通常藏于骨窝中（见图 26.3 和图 29.11）。前脂肪垫下缘被关节腔内的关节液上推呈凹面状。使得脂肪垫看起来像是船帆，形成“船帆征”。肘部突起的连线可以辅助诊断骨折与脱位。
>
> 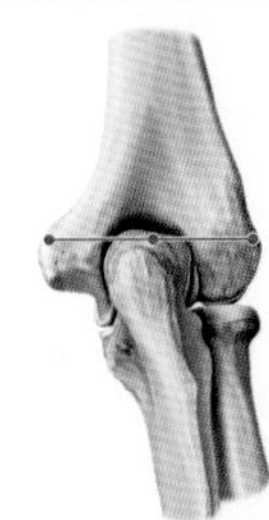
>
> **A.** 伸肘后面观：内、外上髁与鹰嘴成一直线。
>
> 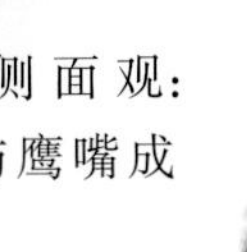
> 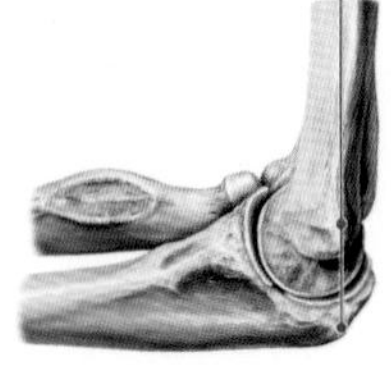
>
> **B.** 屈肘内侧面观：内上髁与鹰嘴成一直线。
>
> 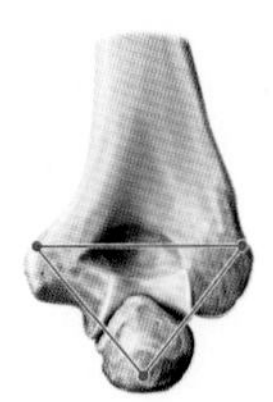
>
> **C.** 屈肘后面观：两侧的上髁与鹰嘴尖构成等边三角形。骨折和脱位将改变三角的形状。

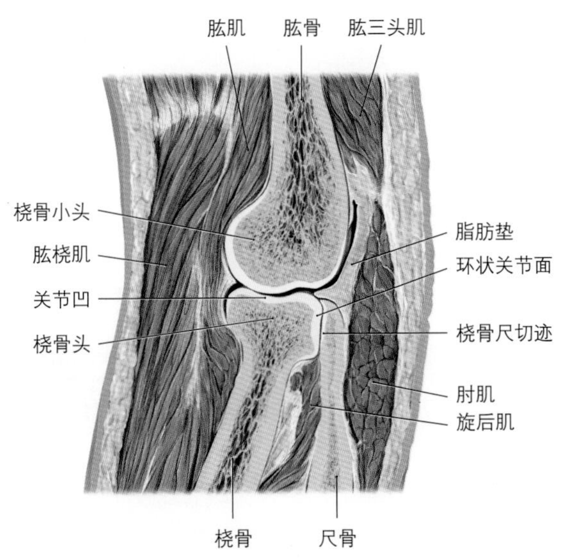
肱肌
肱骨
肱三头肌
桡骨小头
脂肪垫
肱桡肌
环状关节面
关节凹
桡骨头
桡骨尺切迹
肘肌
旋后肌
桡骨
尺骨

B. 经肱桡关节和桡尺近侧关节的矢状面，内侧面观。

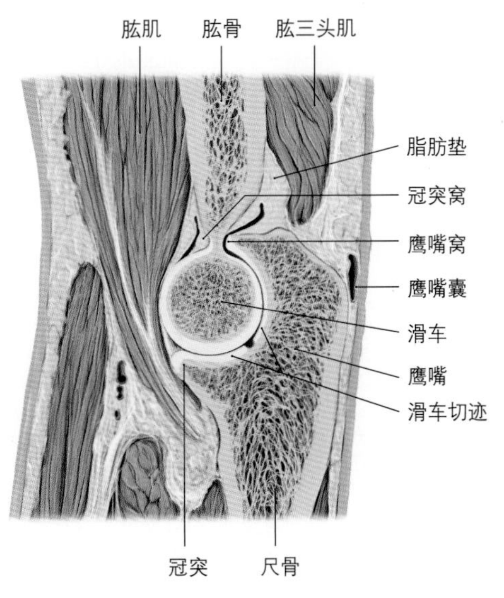
肱肌
肱骨
肱三头肌
脂肪垫
冠突窝
鹰嘴窝
鹰嘴囊
滑车
鹰嘴
滑车切迹
冠突
尺骨

C. 经肱尺关节的矢状面，内侧面观。

肘关节韧带

图 26.4　肘关节韧带

右肘关节屈曲位。

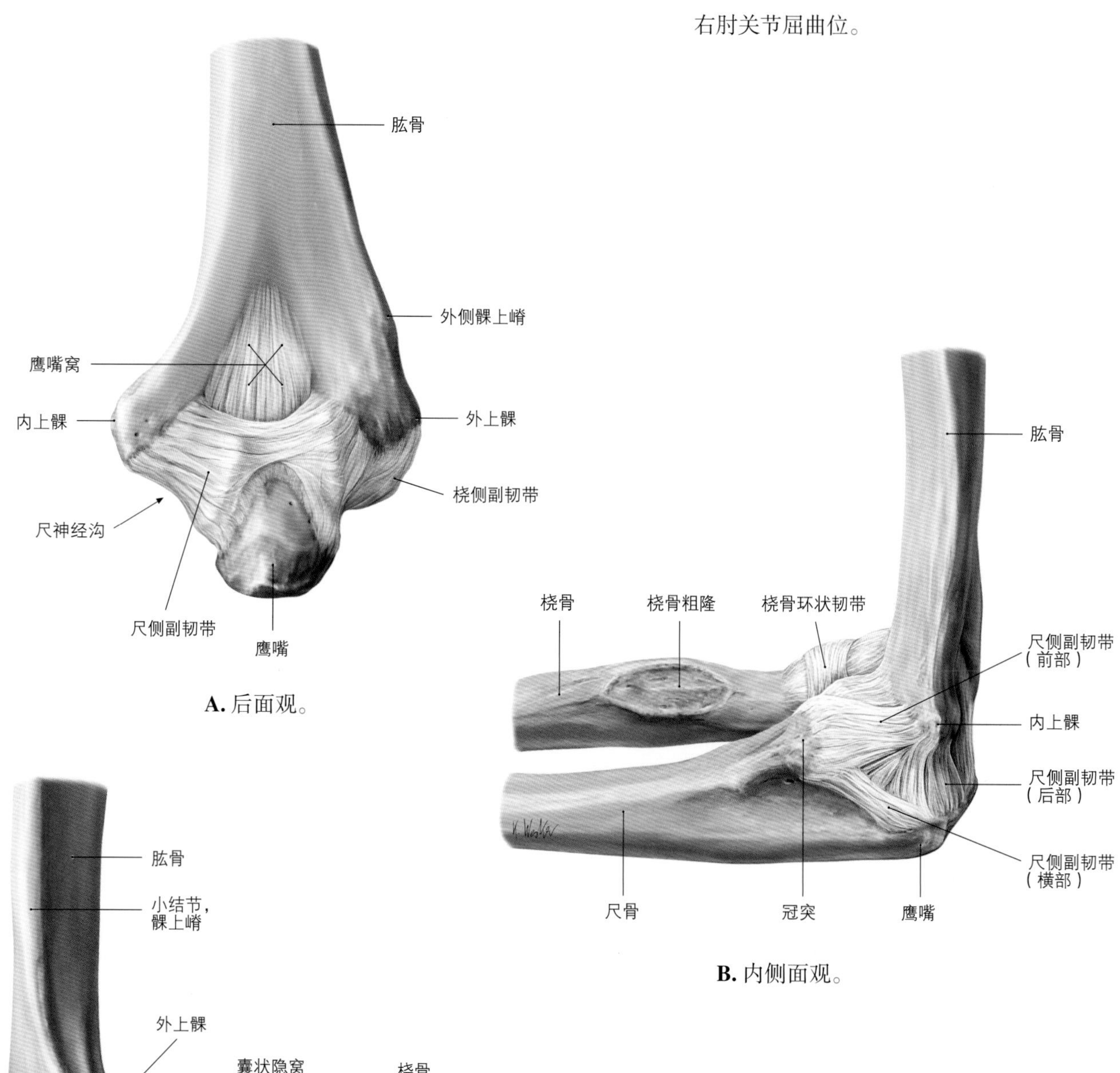
肱骨
外侧髁上嵴
鹰嘴窝
内上髁
外上髁
桡侧副韧带
尺神经沟
尺侧副韧带
鹰嘴
肱骨
桡骨
桡骨粗隆
桡骨环状韧带
尺侧副韧带（前部）
内上髁
尺侧副韧带（后部）
尺侧副韧带（横部）
尺骨
冠突
鹰嘴
肱骨
小结节，髁上嵴
外上髁
囊状隐窝
桡骨
鹰嘴
桡侧副韧带
桡骨环状韧带
桡骨颈
尺骨

A. 后面观。

B. 内侧面观。

C. 外侧面观。

表 26.1　肘关节和韧带

关节	关节面		韧带
肱尺关节	滑车	尺骨（滑车切迹）	尺侧副韧带
肱桡关节	肱骨小头	桡骨（关节凹）	桡侧副韧带
桡尺近侧关节	桡骨（环状关节面）	尺骨（桡切迹）	环状韧带

图 26.5　肘关节囊

右肘关节伸直位，前面观。

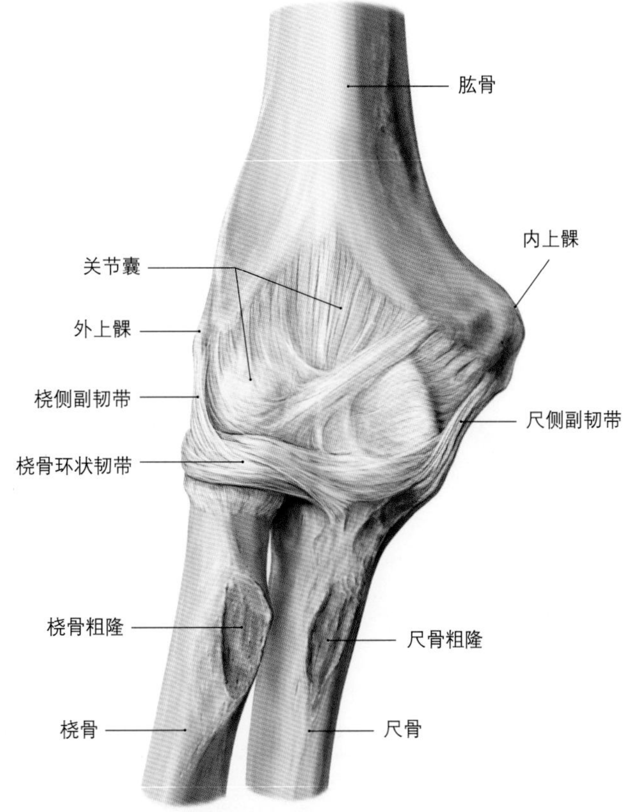
肱骨
内上髁
关节囊
外上髁
桡侧副韧带
尺侧副韧带
桡骨环状韧带
桡骨粗隆
尺骨粗隆
桡骨
尺骨

A. 完整的关节囊。

临床要点 26.2

桡骨头半脱位（保姆肘）

前臂旋前位时上臂被向上猛拉，会导致环状韧带从疏松附着的桡骨颈上撕脱，这是常见的儿童疼痛损伤。由于未发育成熟的桡骨头滑出关节窝，韧带可能陷入桡骨头和肱骨小头之间。前臂旋后并屈曲肘关节可以将桡骨头复位至正常位置。

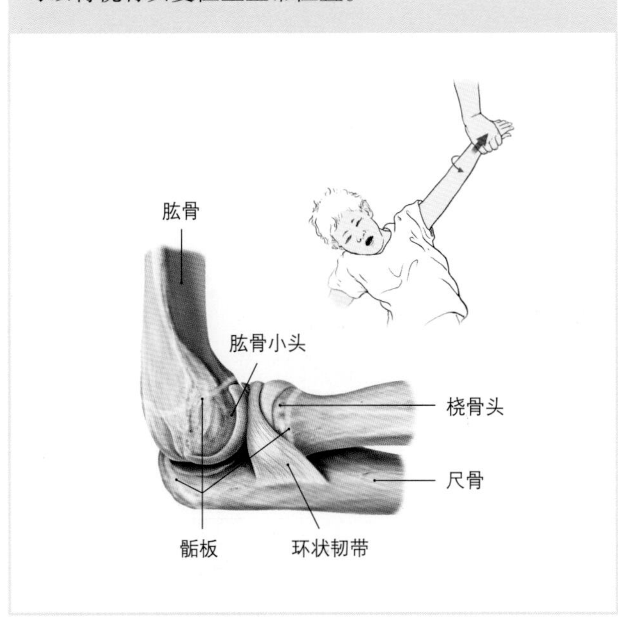
肱骨
肱骨小头
桡骨头
尺骨
骺板
环状韧带

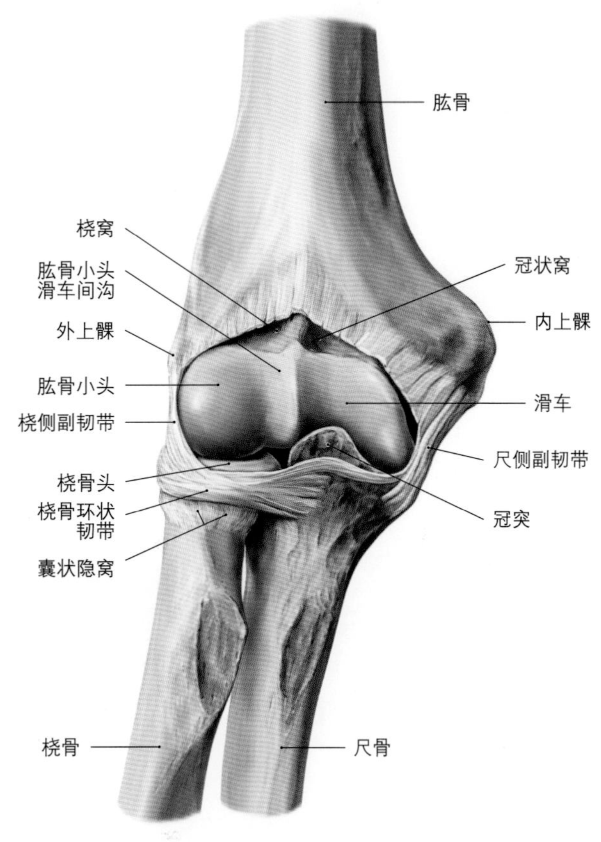
肱骨
桡窝
肱骨小头
滑车间沟
冠状窝
外上髁
内上髁
肱骨小头
滑车
桡侧副韧带
尺侧副韧带
桡骨头
桡骨环状
韧带
冠突
囊状隐窝
桡骨
尺骨

B. 关节囊开窗。

桡尺关节

桡尺近侧和远侧关节协同实现手的旋前和旋后功能。两个关节在功能上借骨间膜相连。旋前和旋后的轴线从肱骨小头中心斜过桡骨关节凹中心，向下至尺骨茎突。

图 26.6 旋后

右前臂，前面观。

图 26.7 旋前

右前臂，前面观。

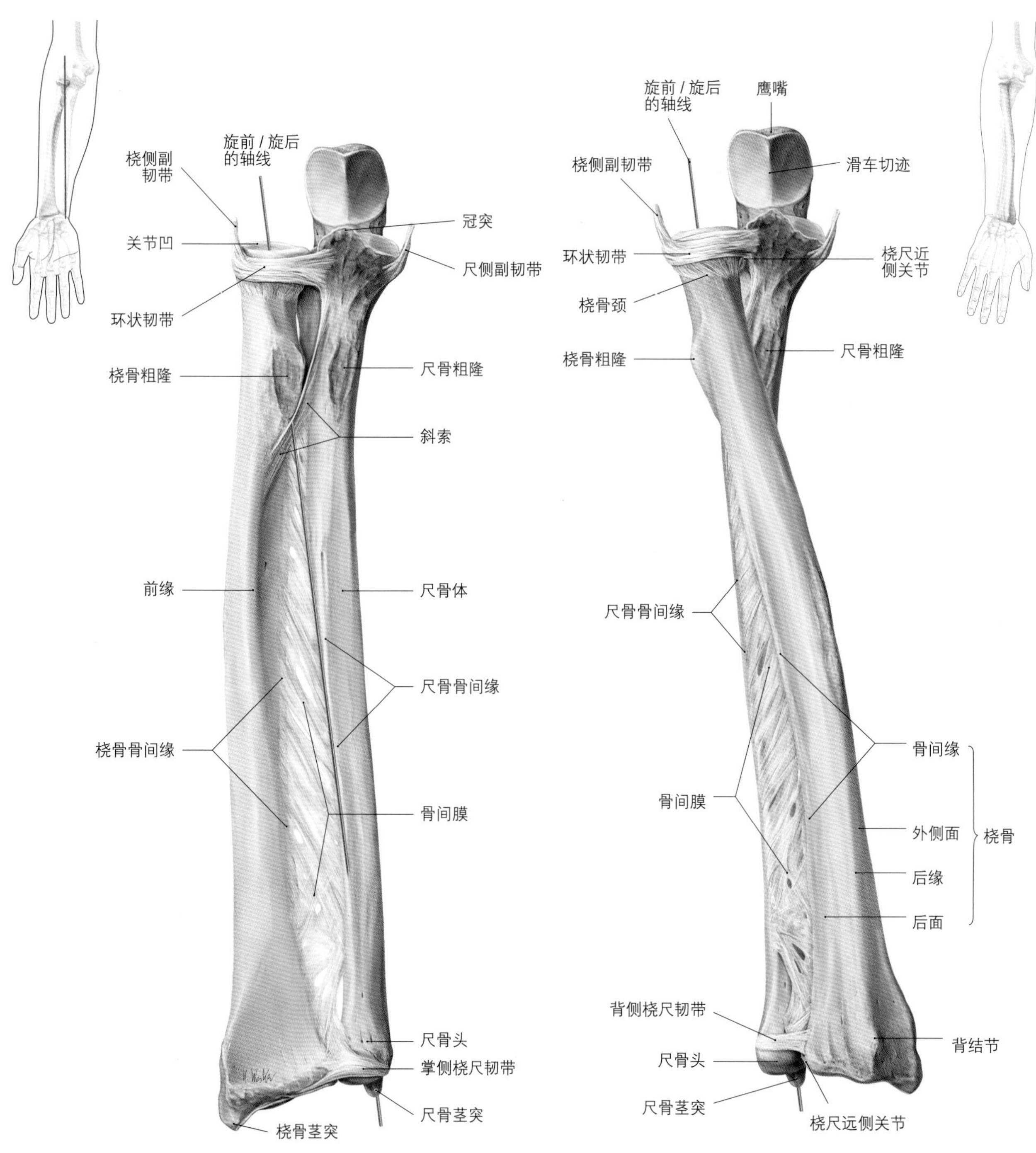
桡侧副韧带
旋前 / 旋后的轴线
关节凹
冠突
尺侧副韧带
环状韧带
桡骨粗隆
尺骨粗隆
斜索
前缘
尺骨体
尺骨骨间缘
桡骨骨间缘
骨间膜
尺骨头
掌侧桡尺韧带
尺骨茎突
桡骨茎突
旋前 / 旋后的轴线
鹰嘴
桡侧副韧带
滑车切迹
环状韧带
桡尺近侧关节
桡骨颈
桡骨粗隆
尺骨粗隆
尺骨骨间缘
骨间缘
骨间膜
外侧面
桡骨
后缘
后面
背侧桡尺韧带
背结节
尺骨头
尺骨茎突
桡尺远侧关节

图 26.8 桡尺近侧关节

右肘，近端（上面）观。

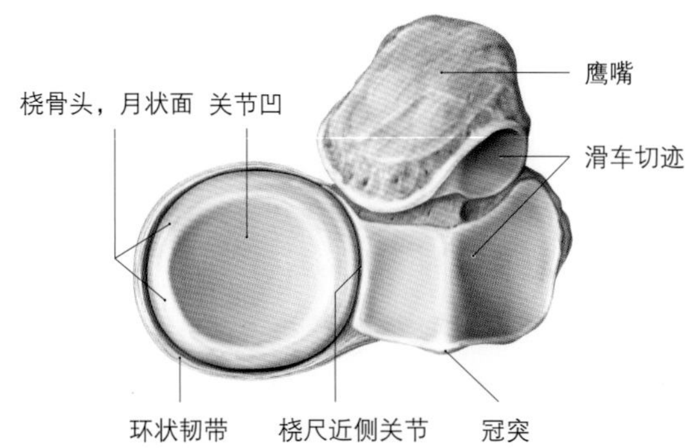
鹰嘴
桡骨头，月状面 关节凹
滑车切迹
环状韧带
桡尺近侧关节
冠突

A. 桡骨和尺骨的近侧关节面。

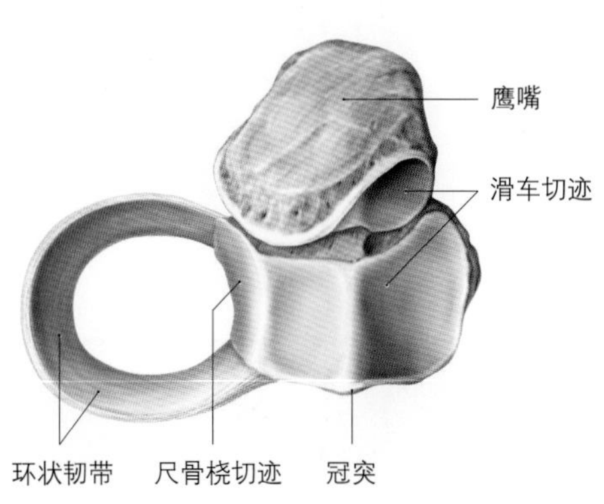
鹰嘴
滑车切迹
环状韧带
尺骨桡切迹
冠突

B. 桡骨切除。

图 26.9 桡尺远侧关节旋转

右前臂，桡骨和尺骨关节面远端观。背侧和掌侧桡尺韧带稳定桡尺远侧关节。

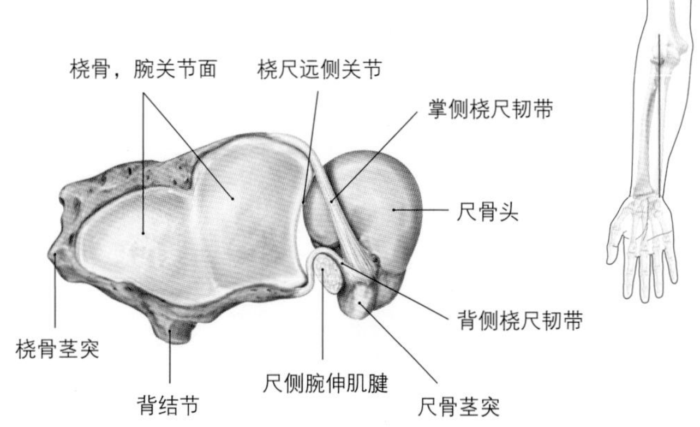
桡骨，腕关节面
桡尺远侧关节
掌侧桡尺韧带
尺骨头
背侧桡尺韧带
桡骨茎突
尺侧腕伸肌腱
背结节
尺骨茎突

A. 旋后。

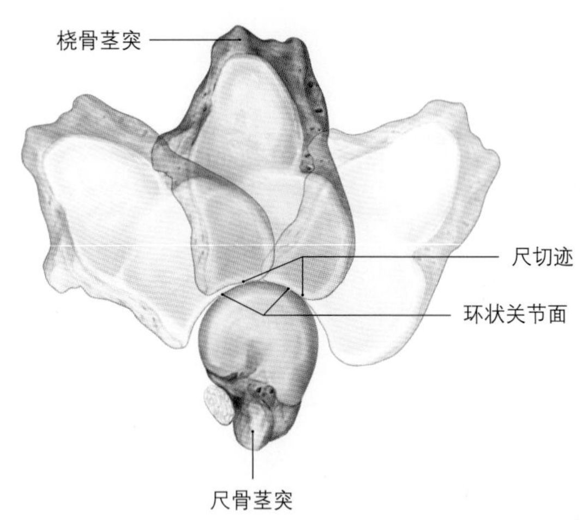
桡骨茎突
尺切迹
环状关节面
尺骨茎突

B. 半旋前。

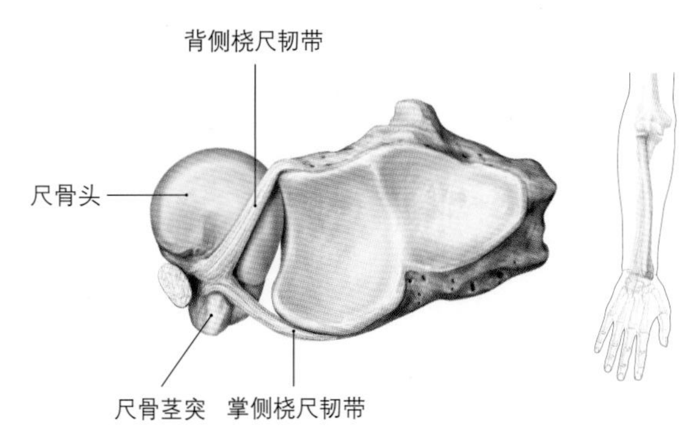
背侧桡尺韧带
尺骨头
尺骨茎突
掌侧桡尺韧带

C. 旋前。

临床要点 26.3

桡骨骨折

摔倒时伸臂支撑常导致远端桡骨骨折。在 Colles 骨折中，远端骨折块向背侧倾斜。

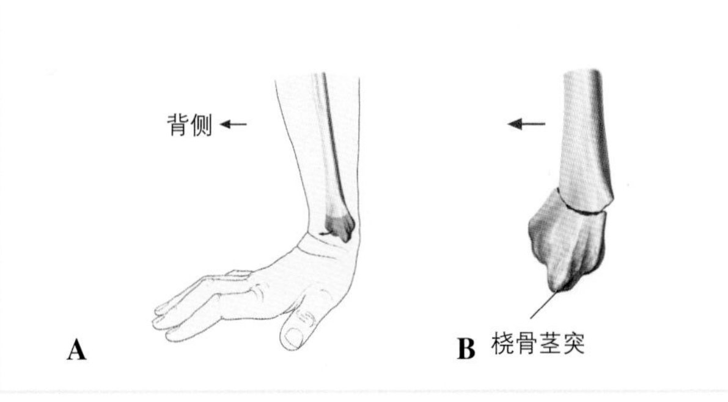
背侧
A
B
桡骨茎突

前臂前群肌

图 26.10 前臂前群肌

右前臂，前面观。肌肉起点标记为红色，止点标记为蓝色。

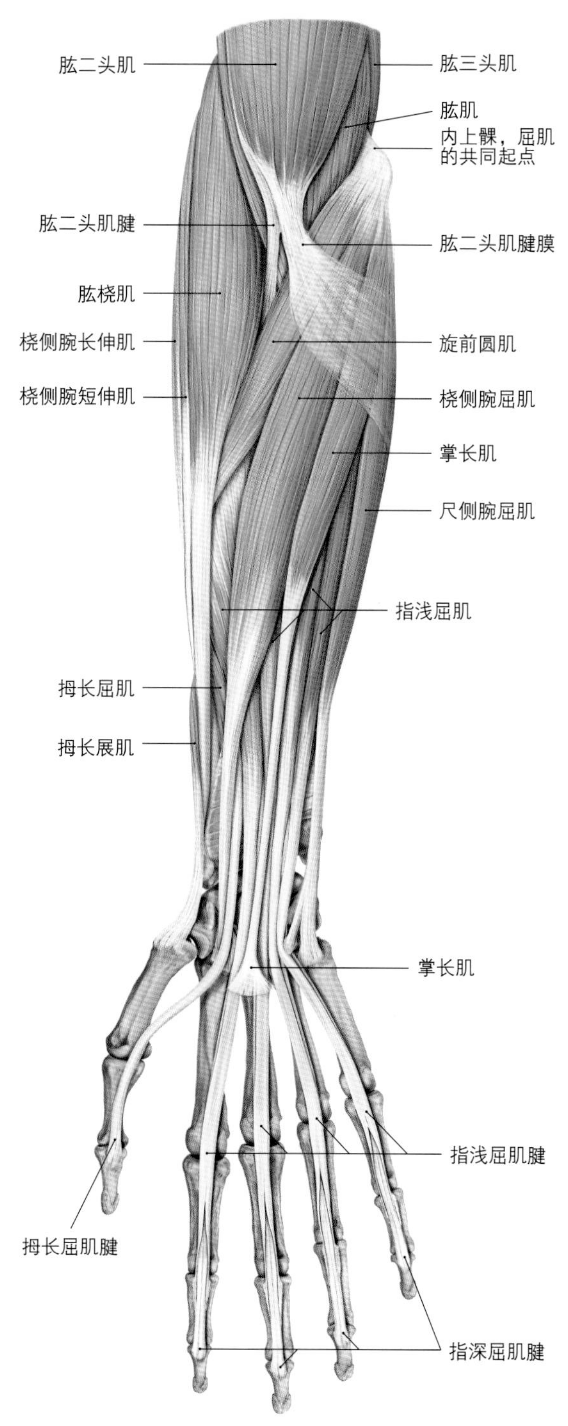
肱二头肌
肱三头肌
肱肌
内上髁，屈肌
的共同起点
肱二头肌腱
肱二头肌腱膜
肱桡肌
桡侧腕长伸肌
旋前圆肌
桡侧腕短伸肌
桡侧腕屈肌
掌长肌
尺侧腕屈肌
指浅屈肌
拇长屈肌
拇长展肌
掌长肌
指浅屈肌腱
拇长屈肌腱
指深屈肌腱

A. 浅屈肌和桡侧肌群。

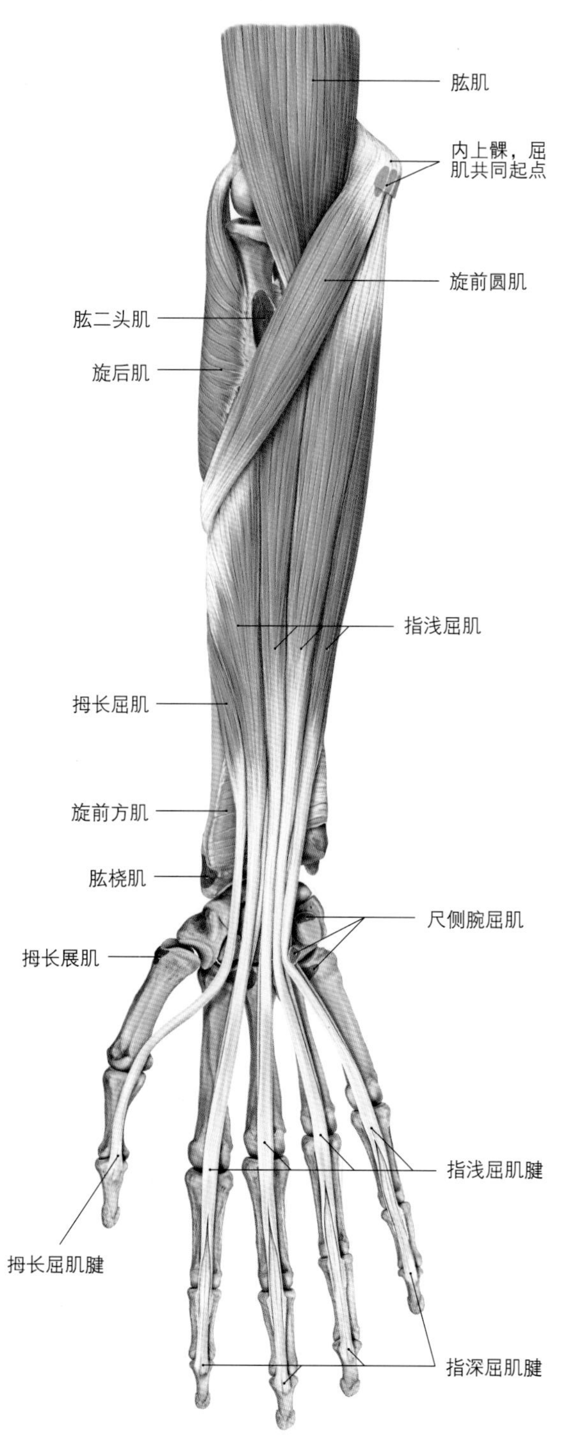
肱肌
内上髁，屈
肌共同起点
旋前圆肌
肱二头肌
旋后肌
指浅屈肌
拇长屈肌
旋前方肌
肱桡肌
尺侧腕屈肌
拇长展肌
指浅屈肌腱
拇长屈肌腱
指深屈肌腱

B. 切除：桡侧肌群（肱桡肌、桡侧腕长伸肌和桡侧腕短伸肌）、桡侧腕屈肌、尺侧腕屈肌、拇长展肌、掌长肌和肱二头肌。

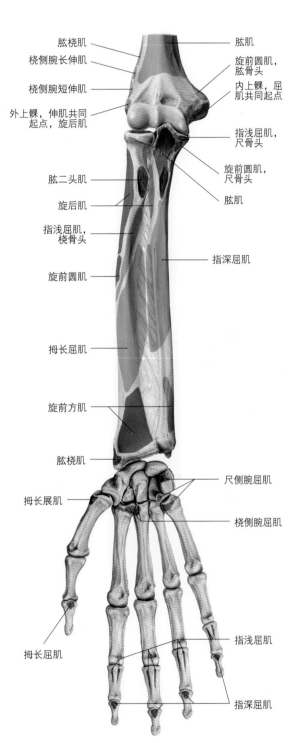

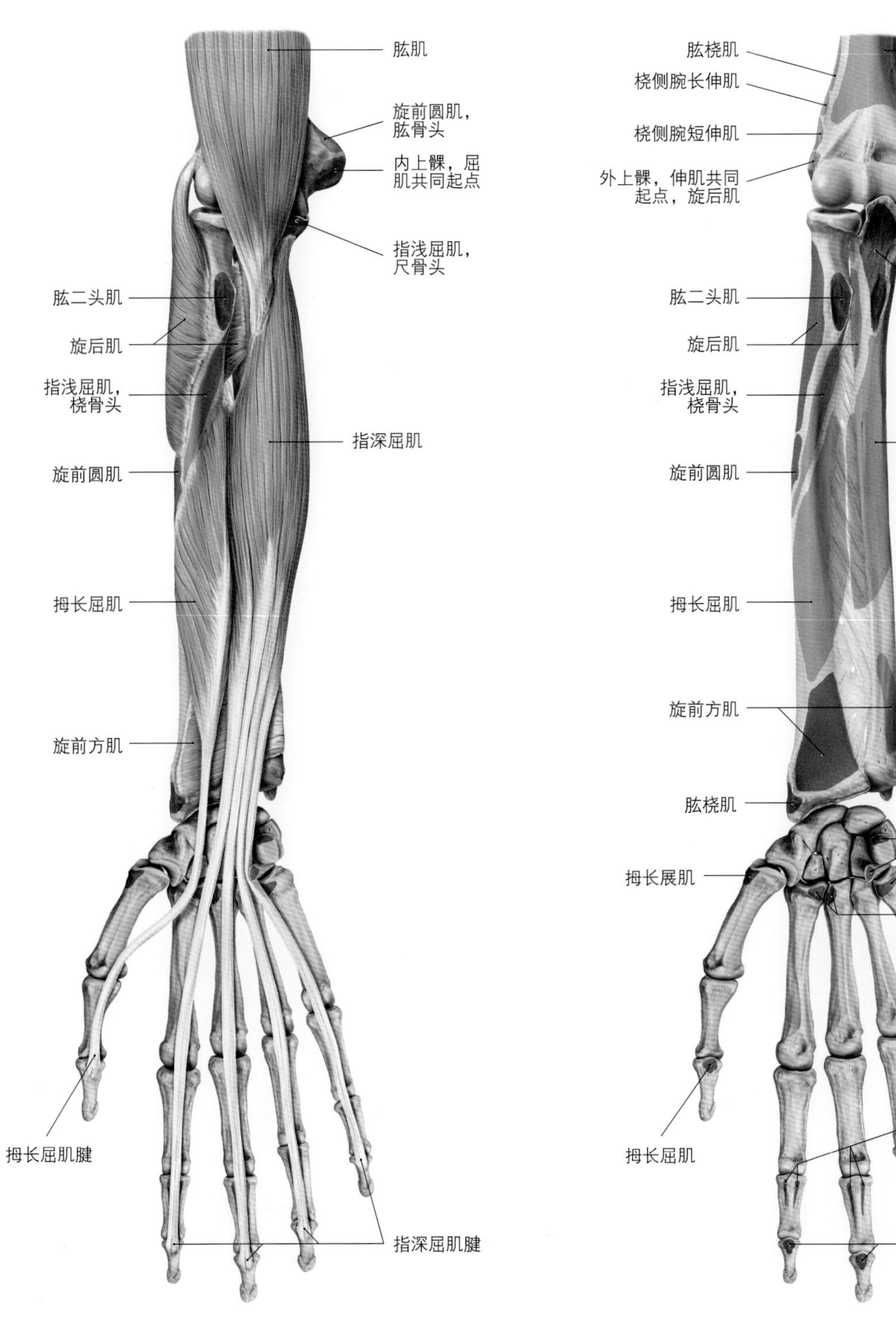
肱肌
旋前圆肌，肱骨头
内上髁，屈肌共同起点
指浅屈肌，尺骨头
肱二头肌
旋后肌
指浅屈肌，桡骨头
指深屈肌
旋前圆肌
拇长屈肌
旋前方肌
拇长屈肌腱
指深屈肌腱
肱桡肌
桡侧腕长伸肌
桡侧腕短伸肌
外上髁，伸肌共同起点，旋后肌
肱肌
旋前圆肌，肱骨头
内上髁，屈肌共同起点
指浅屈肌，尺骨头
旋前圆肌，尺骨头
肱肌
肱二头肌
旋后肌
指浅屈肌，桡骨头
指深屈肌
旋前圆肌
拇长屈肌
旋前方肌
肱桡肌
尺侧腕屈肌
拇长展肌
桡侧腕屈肌
指浅屈肌
拇长屈肌
指深屈肌

C. 切除：旋前圆肌和指浅屈肌。

D. 切除：肱肌、旋后肌、旋前方肌和深屈肌。

前臂后群肌

图 26.11 前臂后群肌

右前臂，后面观。肌肉起点标记为红色，止点标记为蓝色。

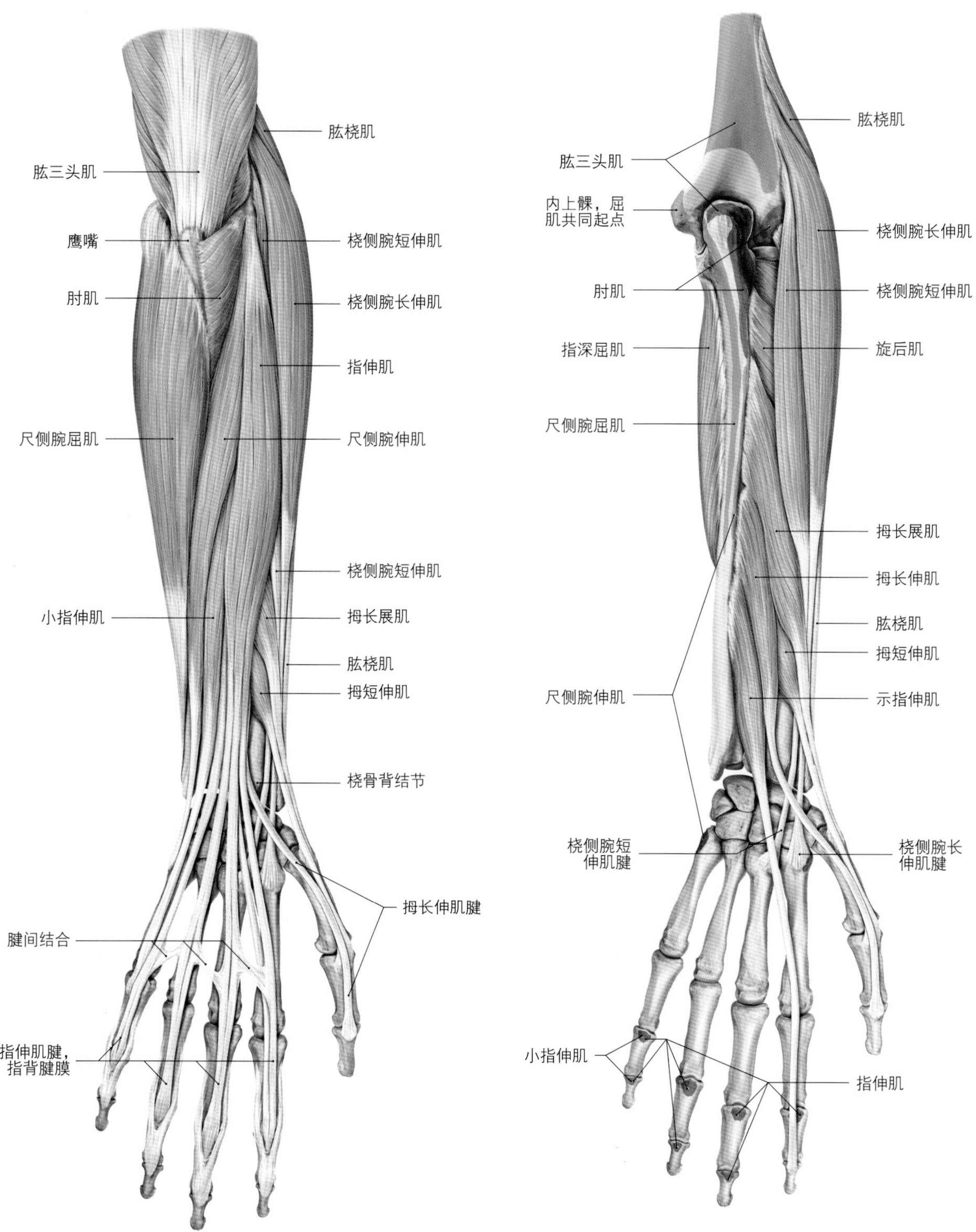
肱桡肌
肱三头肌
鹰嘴
桡侧腕短伸肌
肘肌
桡侧腕长伸肌
指伸肌
尺侧腕屈肌
尺侧腕伸肌
桡侧腕短伸肌
小指伸肌
拇长展肌
肱桡肌
拇短伸肌
桡骨背结节
拇长伸肌腱
腱间结合
指伸肌腱，
指背腱膜
肱桡肌
肱三头肌
内上髁，屈
肌共同起点
桡侧腕长伸肌
肘肌
桡侧腕短伸肌
指深屈肌
旋后肌
尺侧腕屈肌
拇长展肌
拇长伸肌
肱桡肌
拇短伸肌
尺侧腕伸肌
示指伸肌
桡侧腕短
伸肌腱
桡侧腕长
伸肌腱
小指伸肌
指伸肌

A. 浅层伸肌和桡侧肌群。

B. 切除：肱三头肌、肘肌、尺侧腕屈肌、尺侧腕伸肌和指伸肌。

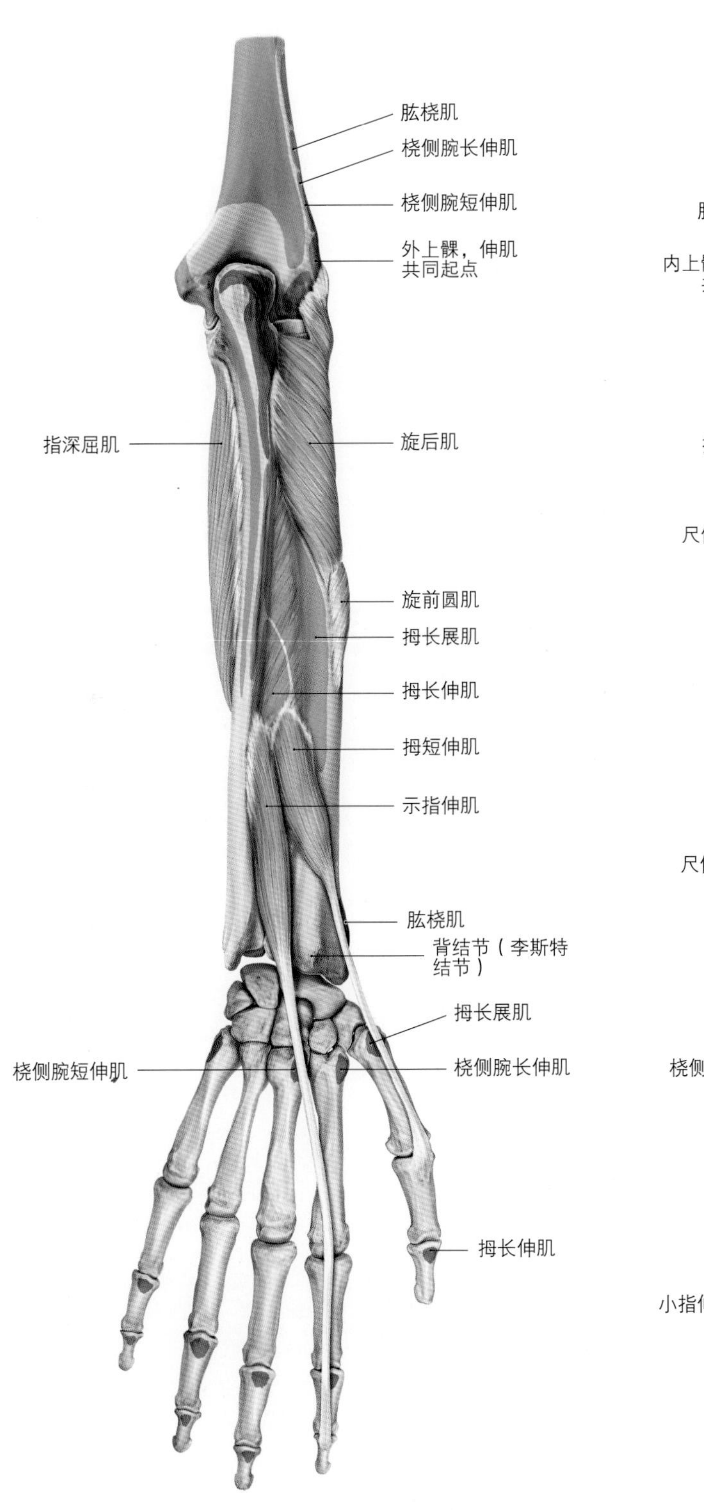
肱桡肌
桡侧腕长伸肌
桡侧腕短伸肌
外上髁，伸肌
共同起点
指深屈肌
旋后肌
旋前圆肌
拇长展肌
拇长伸肌
拇短伸肌
示指伸肌
肱桡肌
背结节（李斯特
结节）
拇长展肌
桡侧腕短伸肌
桡侧腕长伸肌
拇长伸肌

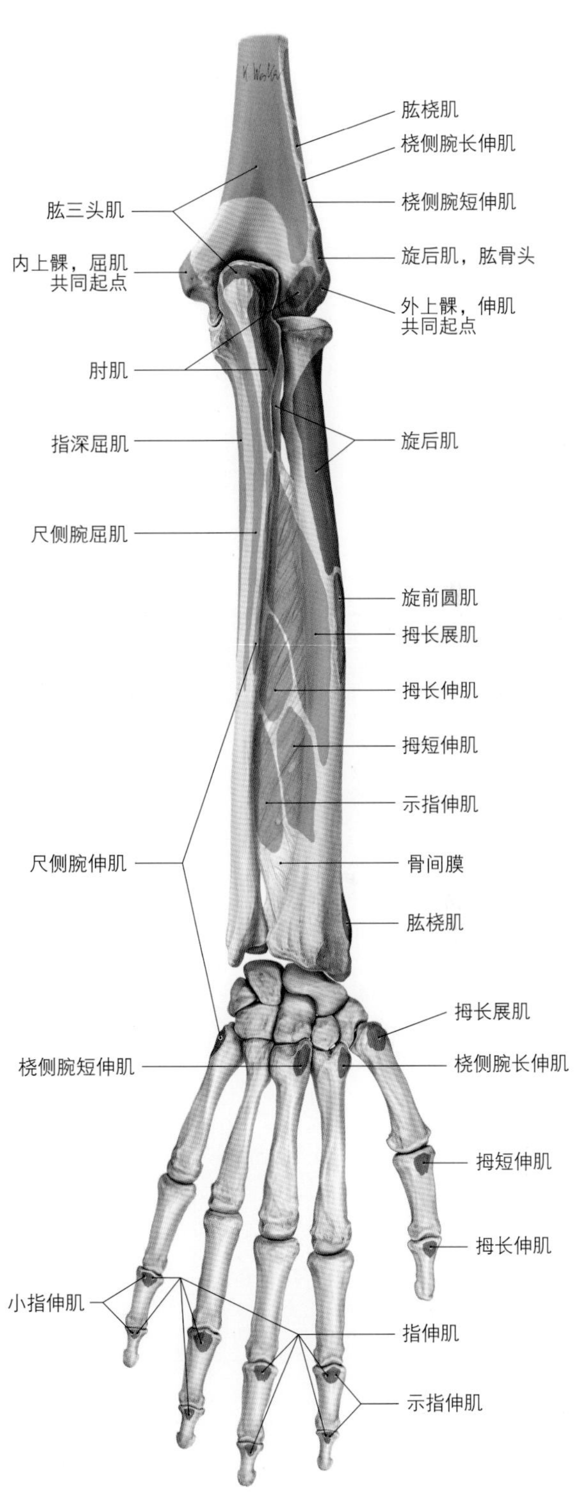
肱桡肌
桡侧腕长伸肌
肱三头肌
桡侧腕短伸肌
旋后肌，肱骨头
内上髁，屈肌
共同起点
外上髁，伸肌
共同起点
肘肌
指深屈肌
旋后肌
尺侧腕屈肌
旋前圆肌
拇长展肌
拇长伸肌
拇短伸肌
示指伸肌
尺侧腕伸肌
骨间膜
肱桡肌
拇长展肌
桡侧腕短伸肌
桡侧腕长伸肌
拇短伸肌
拇长伸肌
小指伸肌
指伸肌
示指伸肌

C. 切除：拇长展肌、拇长伸肌和桡侧肌群。

D. 切除：指深屈肌、旋后肌、拇短伸肌和示指伸肌。

前臂肌（Ⅰ）

图 26.12　前臂前群肌

右前臂，前面观。

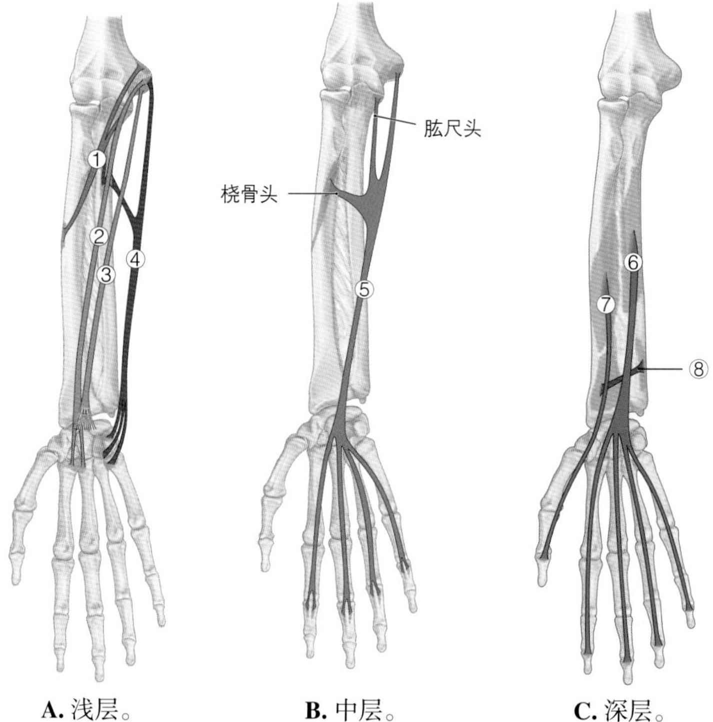
肱尺头
桡骨头
①
②
③
④
⑤
⑥
⑦
⑧

A. 浅层。　**B.** 中层。　**C.** 深层。

表 26.2　前臂前群肌

肌名	起点	止点	神经支配	作用
浅层肌				
①旋前圆肌	肱骨头：肱骨内上髁 尺骨头：冠突	桡骨外侧（旋后肌止点远处）	正中神经（C_6、C_7）	肘关节：轻度屈曲 前臂：旋前
②桡侧腕屈肌	肱骨内上髁	第2掌骨底(变异：第3掌骨底)		腕关节：屈曲和外展（桡偏）手
③掌长肌		掌腱膜	正中神经（C_7、C_8）	肘关节：轻度屈曲 腕关节：屈曲紧张掌腱膜
④尺侧腕屈肌	肱骨头：内上髁 尺骨头：鹰嘴	豌豆骨、钩骨钩、第 5 掌骨底	尺神经（C_7~T_1）	腕关节：屈曲和内收（尺偏）手
中层肌				
⑤指浅屈肌	肱尺头：肱骨内上髁和尺骨冠突 桡骨头：桡骨前缘上半部	第 2~5 中节指骨两侧	正中神经（C_8、T_1）	肘关节：轻度屈曲 腕关节、第 2~5 指 MCP 和 PIP 关节：屈曲
深层肌				
⑥指深屈肌	尺骨（屈肌面近 2/3）和骨间膜	第 2~5 末节指骨（掌面）	正中神经（C_8，T_1，桡侧第 2、3 指） 尺神经（C_8，T_1，尺侧第 4、5 指）	腕关节，第 2~5 指 MCP、PIP 和 DIP 关节：屈曲
⑦拇长屈肌	桡骨（前面中部）及邻近骨间膜	拇指末节指骨（掌面）	正中神经（C_8、T_1）	腕关节：屈曲和外展（桡偏）手 拇指腕掌关节：屈曲 拇指 MCP 和 IP 关节：屈曲
⑧旋前方肌	尺骨远端 1/4（前面）	桡骨远端 1/4（前面）		手：旋前 桡尺远侧关节：固定

注：DIP，远侧指间；IP，指间；MCP，掌指间；PIP，近侧指间。

图 26.13　前臂前群肌

右前臂，前面观。

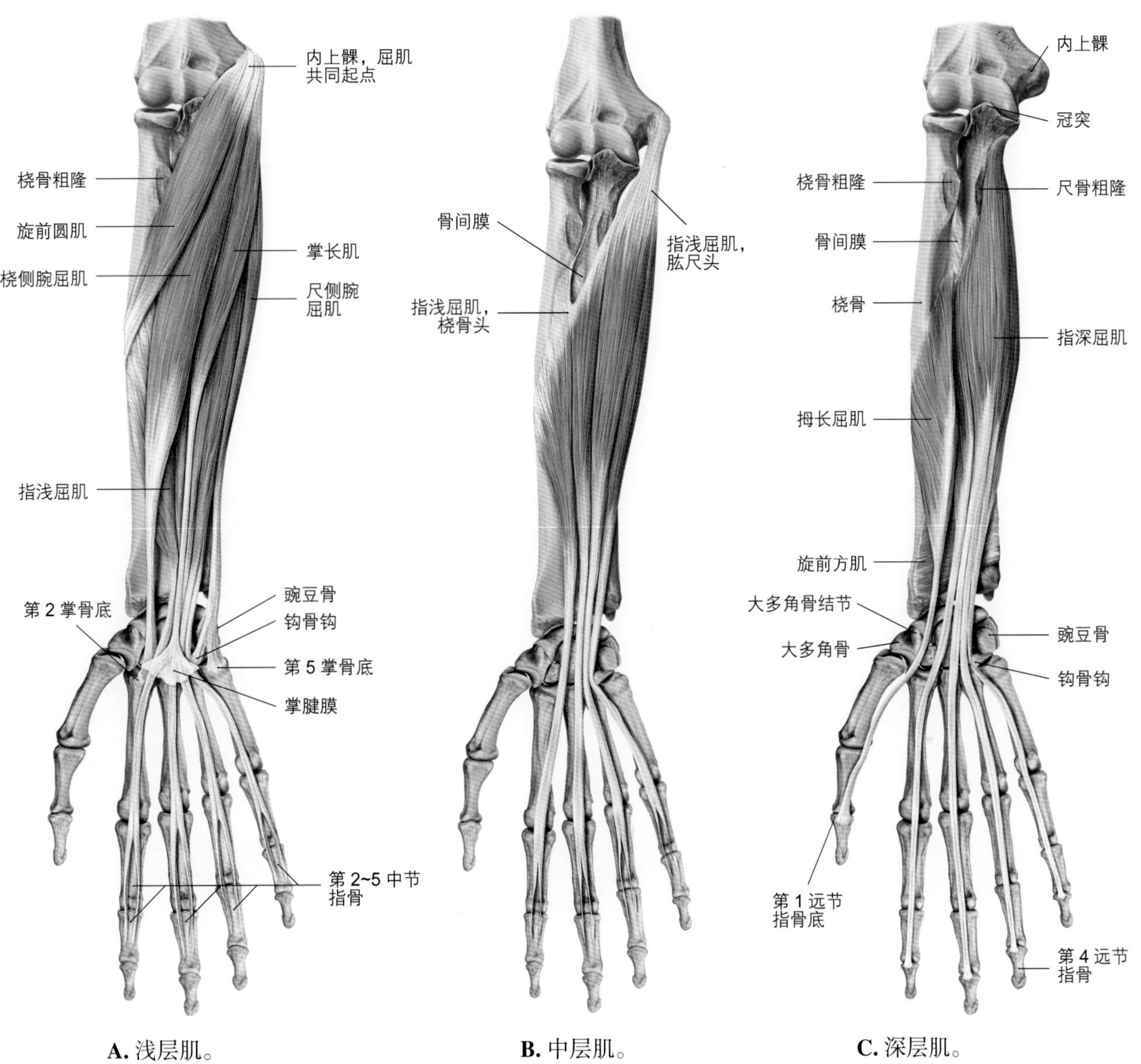
内上髁，屈肌
共同起点
桡骨粗隆
旋前圆肌
掌长肌
桡侧腕屈肌
尺侧腕
屈肌
指浅屈肌
豌豆骨
第 2 掌骨底
钩骨钩
第 5 掌骨底
掌腱膜
第 2~5 中节
指骨
骨间膜
指浅屈肌，
肱尺头
指浅屈肌，
桡骨头
内上髁
冠突
桡骨粗隆
尺骨粗隆
骨间膜
桡骨
指深屈肌
拇长屈肌
旋前方肌
大多角骨结节
豌豆骨
大多角骨
钩骨钩
第 1 远节
指骨底
第 4 远节
指骨

A. 浅层肌。　**B.** 中层肌。　**C.** 深层肌。

前臂肌（II）

图 26.14 前臂后群肌：桡侧肌群

右前臂，后面观，示意图。

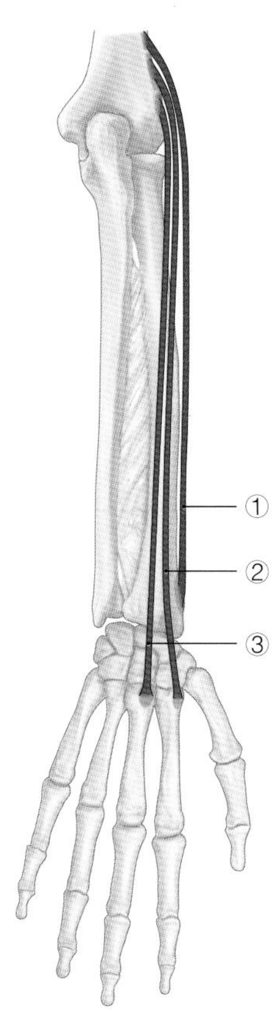
①
②
③

临床要点 26.4

肱骨外上髁炎

肱骨外上髁炎，又称网球肘，涉及附着于外上髁的前臂伸肌及肌腱。最常见的发病肌腱为桡侧腕短伸肌，当伸肘关节时其功能为稳定腕关节。当桡侧腕短伸肌因过度使用而变弱时，附着于外上髁的肌腱轻微地撕裂，因此导致炎症和疼痛。有证据表明炎症可以向后扩展至外上髁的骨膜。

运动员并不是网球肘唯一的患者，实际上，他们仅为少数患者，因此有人建议将该症状称为“外侧肘管综合征”。那些需要前臂肌重复用力的人，如画家、水管工和木匠，特别容易出现该病理征。研究发现该病症的高发病率也见于汽车工人、厨师和屠夫。网球肘常见的症状和体征包括对抗阻力伸腕时疼痛、外上髁有压痛点或灼痛感，以及握力减弱。其症状随着前臂的活动而加重。

表 26.3 前臂后群肌：桡侧肌群

肌名	起点	止点	神经支配	作用
①肱桡肌	肱骨远端（侧面），外侧肌间隔	桡骨茎突	桡神经（C_5、C_6）	肘关节：屈曲 前臂：半旋前
②桡侧腕长伸肌	肱骨远端的外侧髁上嵴，外侧肌间隔	第 2 掌骨（底）	桡神经（C_6、C_7）	肘关节：轻度屈曲 腕关节：伸和外展
③桡侧腕短伸肌	肱骨外上髁	第 3 掌骨（底）	桡神经（C_7、C_8）	

图 26.15　前臂后群肌：桡侧肌群

右前臂。

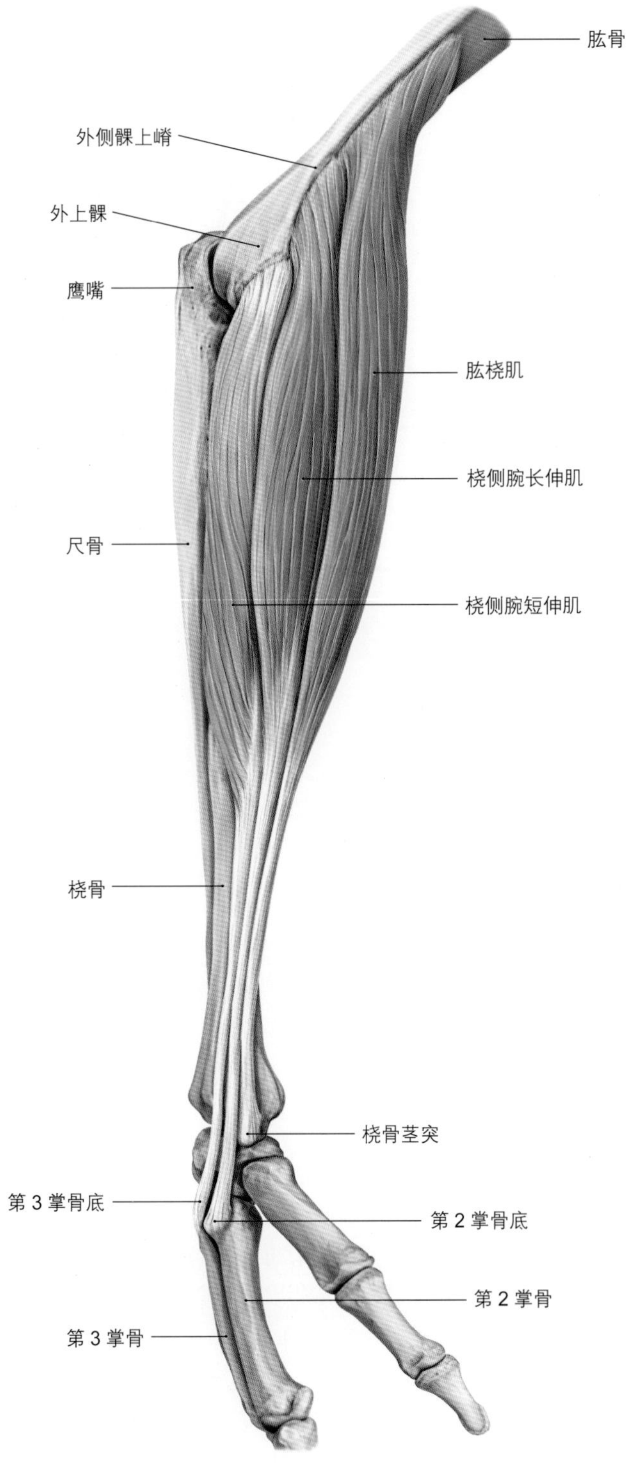

肱骨
外侧髁上嵴
外上髁
鹰嘴
肱桡肌
桡侧腕长伸肌
尺骨
桡侧腕短伸肌
桡骨
桡骨茎突
第 3 掌骨底
第 2 掌骨底
第 2 掌骨
第 3 掌骨

A. 外（桡）侧面观。

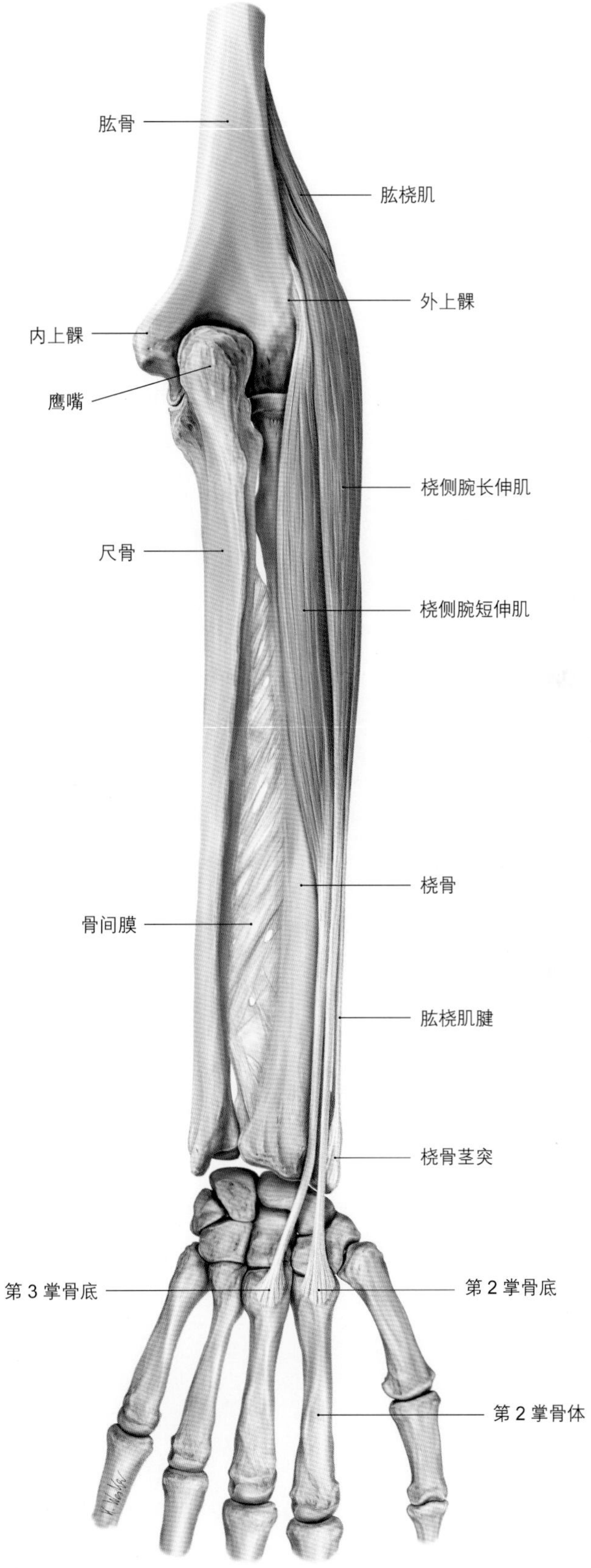

肱骨
肱桡肌
外上髁
内上髁
鹰嘴
桡侧腕长伸肌
尺骨
桡侧腕短伸肌
桡骨
骨间膜
肱桡肌腱
桡骨茎突
第 3 掌骨底
第 2 掌骨底
第 2 掌骨体

B. 后面观。

前臂肌（Ⅲ）

图 26.16 前臂后群肌

右前臂，后面观，示意图。

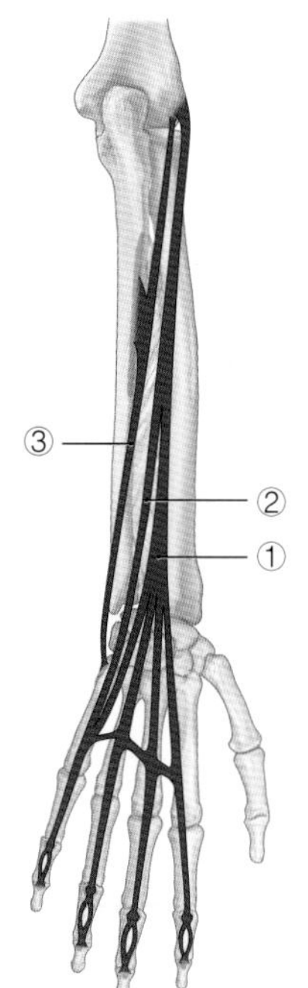
③
②
①

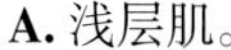
A. 浅层肌。

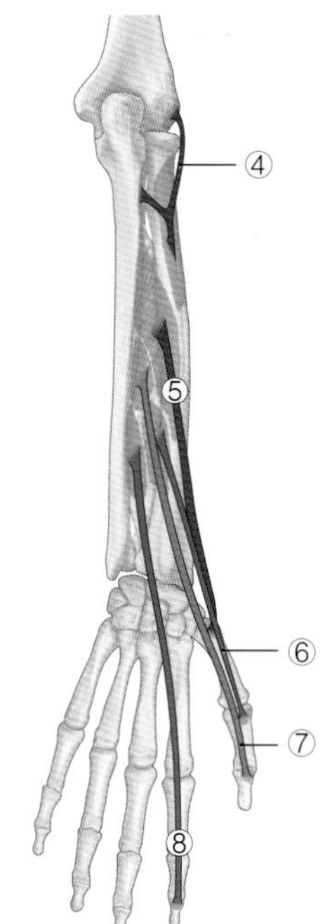
④
⑤
⑥
⑦
⑧

B. 深层肌。

表 26.4 前臂后群肌

肌名	起点	止点	神经支配	作用
浅层肌				
①指伸肌	共同起点（桡骨外上髁）	第 2~5 指骨指背腱膜	桡神经（C_7、C_8）	腕关节：伸 第 2~5 指 MCP、PIP 和 DIP 关节：伸和外展手指
②小指伸肌		第 5 指骨指背腱膜		腕关节：伸，手的尺侧外展 第 5 指 MCP、PIP 和 DIP 关节：第 5 指的伸和外展
③尺侧腕伸肌	共同起点（桡骨外上髁） 尺骨头（背面）	第 5 掌骨底		腕关节：伸，手外展（尺偏）
深层肌				
④旋后肌	鹰嘴、肱骨外上髁、桡侧副韧带、桡骨环状韧带	桡骨（桡骨粗隆和旋前圆肌终点之间）	桡神经（C_6、C_7）	桡尺关节：旋后
⑤拇长展肌	桡骨和尺骨（背面，骨间膜）	第 1 掌骨底	桡神经（C_7、C_8）	桡腕关节：手外展 拇指腕掌关节：外展
⑥拇短伸肌	桡骨（后面）和骨间膜	拇指近节指骨底		桡腕关节：手外展（桡偏） 拇指腕掌关节和 MCP 关节：伸
⑦拇长伸肌	尺骨（后面）和骨间膜	拇指远节指骨底		腕关节：外展和伸（桡偏）手 拇指腕掌关节：内收 拇指 MCP 和 IP 关节：伸
⑧示指伸肌	尺骨（后面）和骨间膜	第 2 指指背腱膜		腕关节：伸 第 2 指 MCP、PIP 和 DIP 关节：伸

注：DIP，远侧指间；IP，指间；MCP，掌指间；PIP，近侧指间。

图 26.17 前臂后群肌：浅层和深层肌

右前臂，后面观。

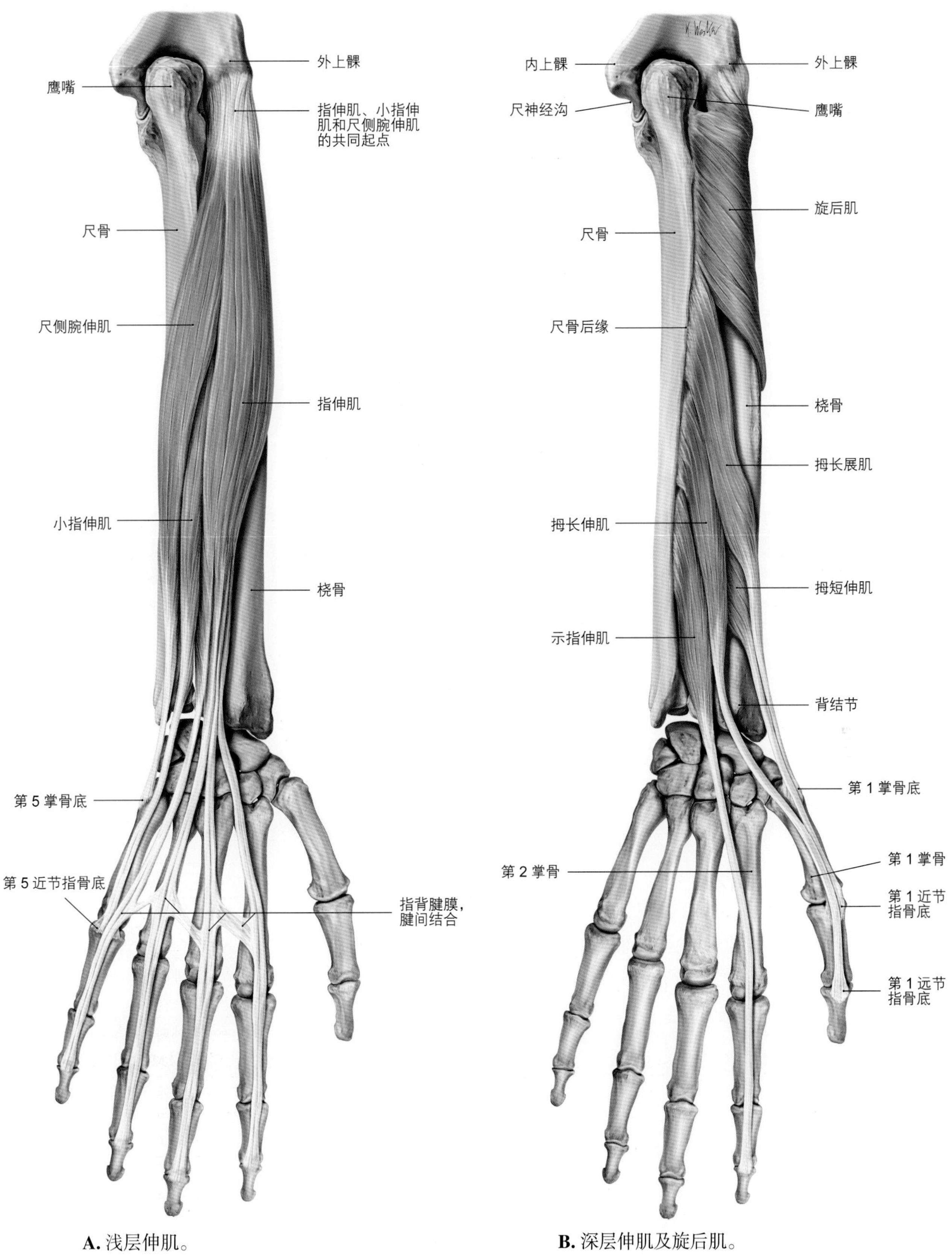

外上髁
鹰嘴
指伸肌、小指伸肌和尺侧腕伸肌的共同起点
尺骨
尺侧腕伸肌
指伸肌
小指伸肌
桡骨
第 5 掌骨底
第 5 近节指骨底
指背腱膜，腱间结合
内上髁
外上髁
尺神经沟
鹰嘴
旋后肌
尺骨
尺骨后缘
桡骨
拇长展肌
拇长伸肌
拇短伸肌
示指伸肌
背结节
第 1 掌骨底
第 2 掌骨
第 1 掌骨
第 1 近节指骨底
第 1 远节指骨底

A. 浅层伸肌。

B. 深层伸肌及旋后肌。

第 27 章　腕与手

腕与手的骨

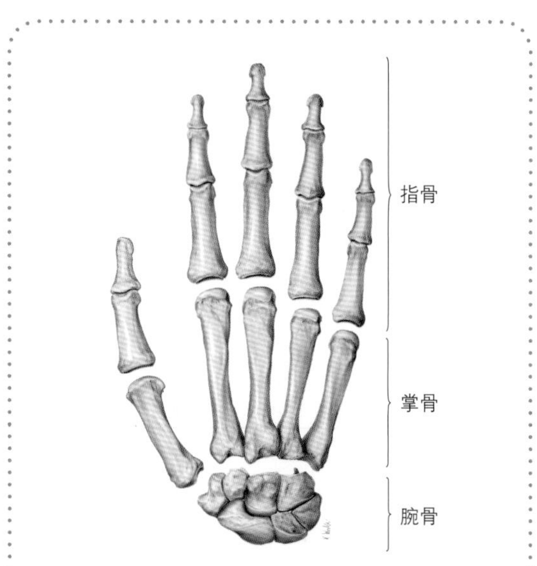
指骨
掌骨
腕骨

表 27.1　腕与手的骨

指骨	第 1~5 近节指骨	
	第 2~5 中节指骨 *	
	第 1~5 远节指骨	
掌骨	第 1~5 掌骨	
腕骨	大多角骨	手舟骨
	小多角骨	月骨
	头状骨	三角骨
	钩骨	豌豆骨

注：* 只有 4 块中节指骨（拇指仅有近节指骨和远节指骨）。

图 27.1　背面观

右手。

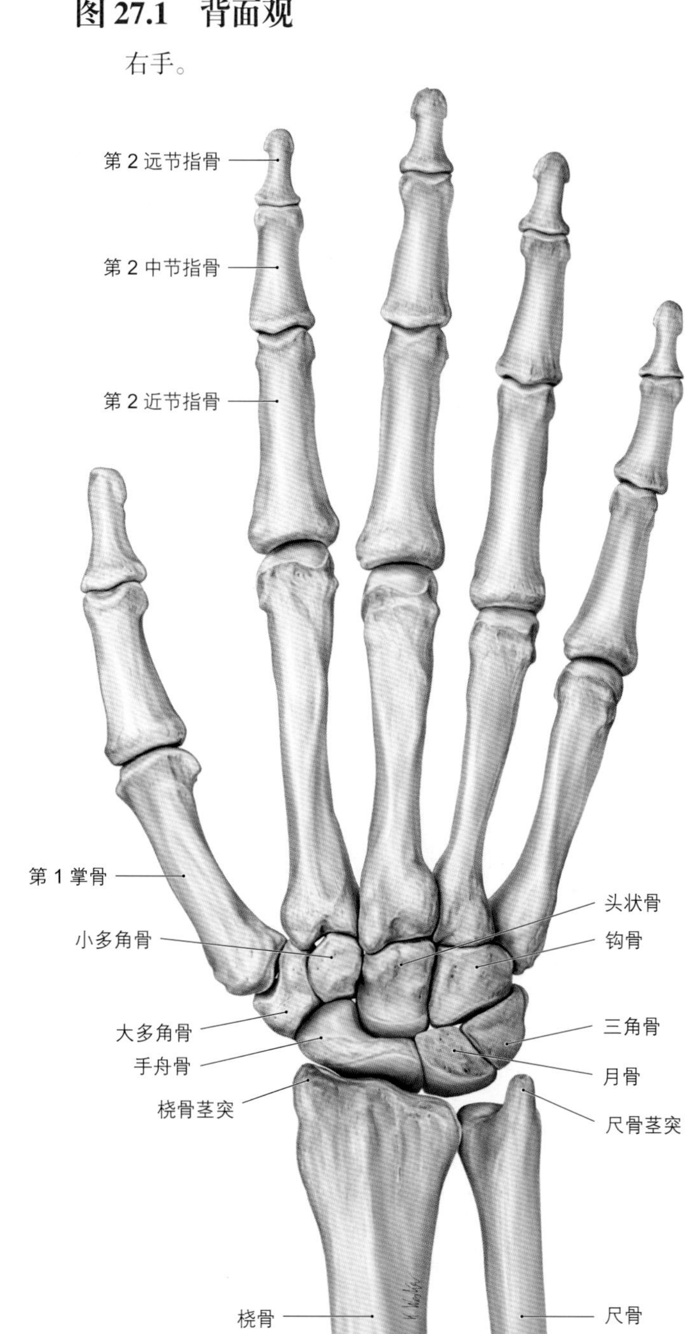
第 2 远节指骨
第 2 中节指骨
第 2 近节指骨
第 1 掌骨
小多角骨
头状骨
钩骨
大多角骨
三角骨
手舟骨
月骨
桡骨茎突
尺骨茎突
桡骨
尺骨

图 27.2 掌面观

右手。

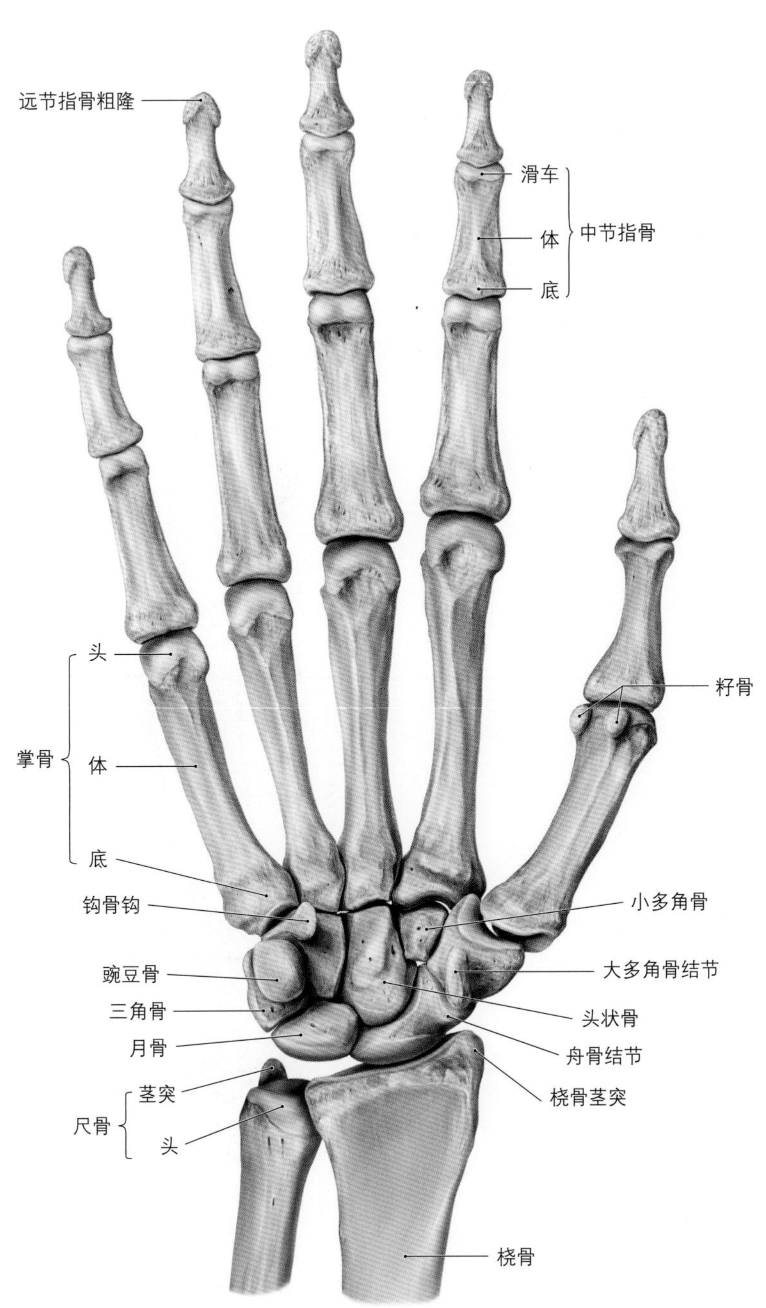
远节指骨粗隆
滑车
体
底
中节指骨
头
掌骨
体
底
籽骨
钩骨钩
小多角骨
豌豆骨
大多角骨结节
三角骨
头状骨
月骨
舟骨结节
茎突
尺骨
头
桡骨茎突
桡骨

图 27.3 腕的 X 线片

左上肢前后位。

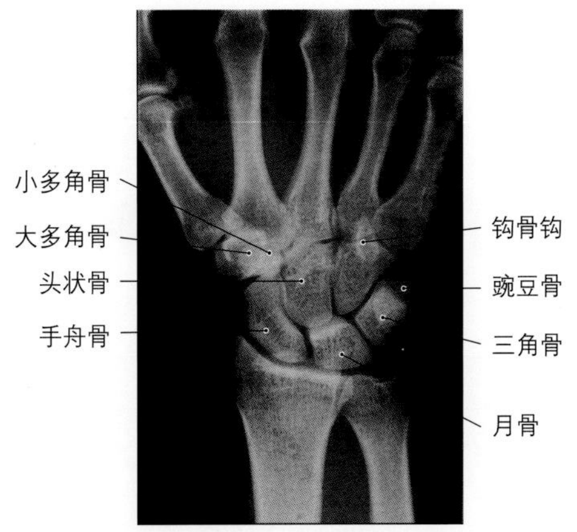
小多角骨
大多角骨
头状骨
手舟骨
钩骨钩
豌豆骨
三角骨
月骨

临床要点 27.1

手舟骨骨折

手舟骨骨折是最常见的腕骨骨折，通常发生于手舟骨近端与远端之间的狭窄腰部（图 A 右手舟骨红线；图 B 白色箭头）。手舟骨血供来自远端，因此骨折可使近端缺血，常导致骨折不愈合和缺血性坏死。

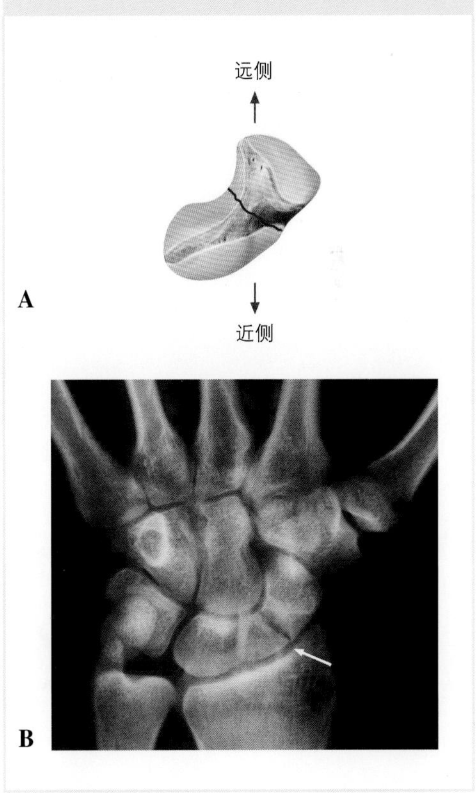
远侧
近侧
A
B

腕 骨

图 27.4 右腕的腕骨

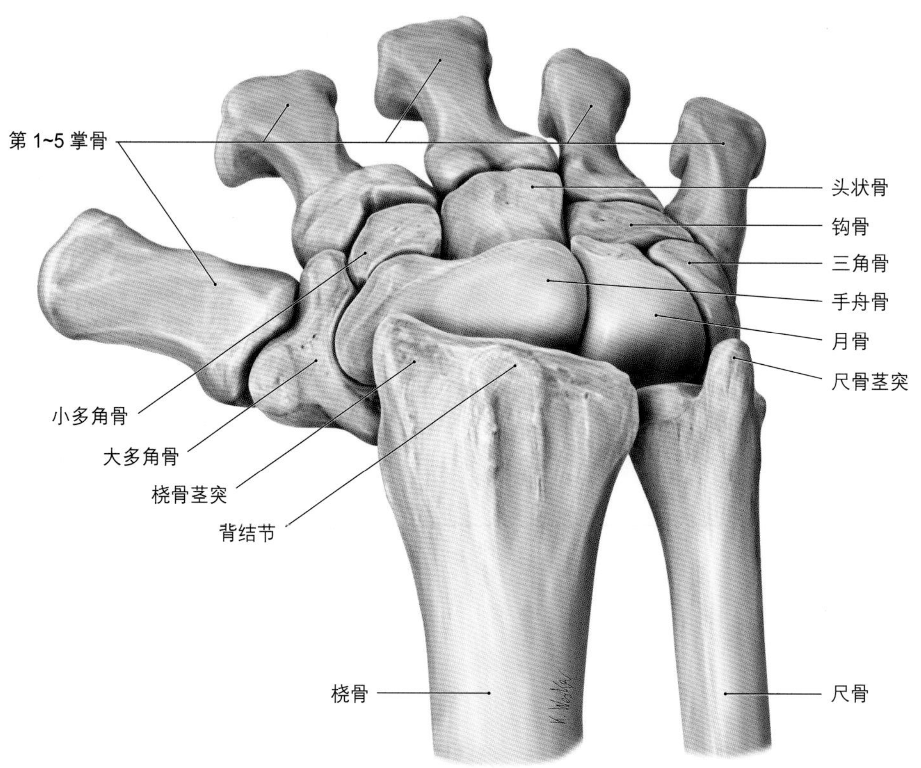
第 1~5 掌骨
头状骨
钩骨
三角骨
手舟骨
月骨
尺骨茎突
小多角骨
大多角骨
桡骨茎突
背结节
桡骨
尺骨

A. 右腕屈曲状态下腕骨的近端观。

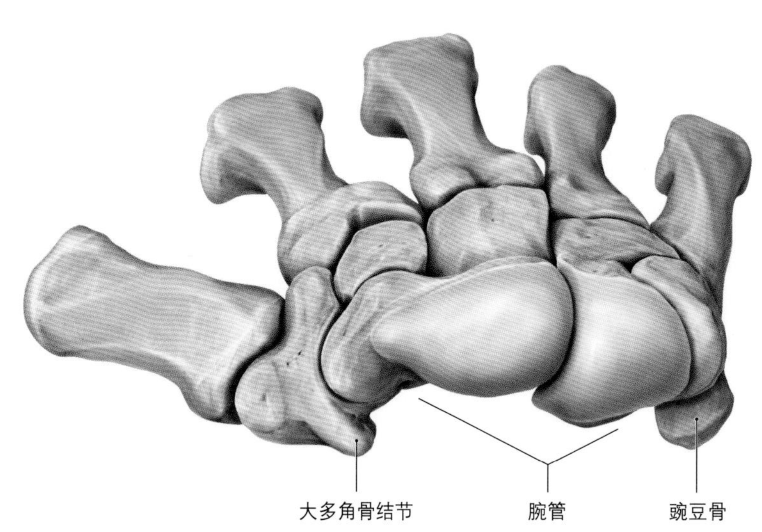
大多角骨结节
腕管
豌豆骨

B. 桡骨和尺骨切除后右腕的腕骨和掌骨，近端观。

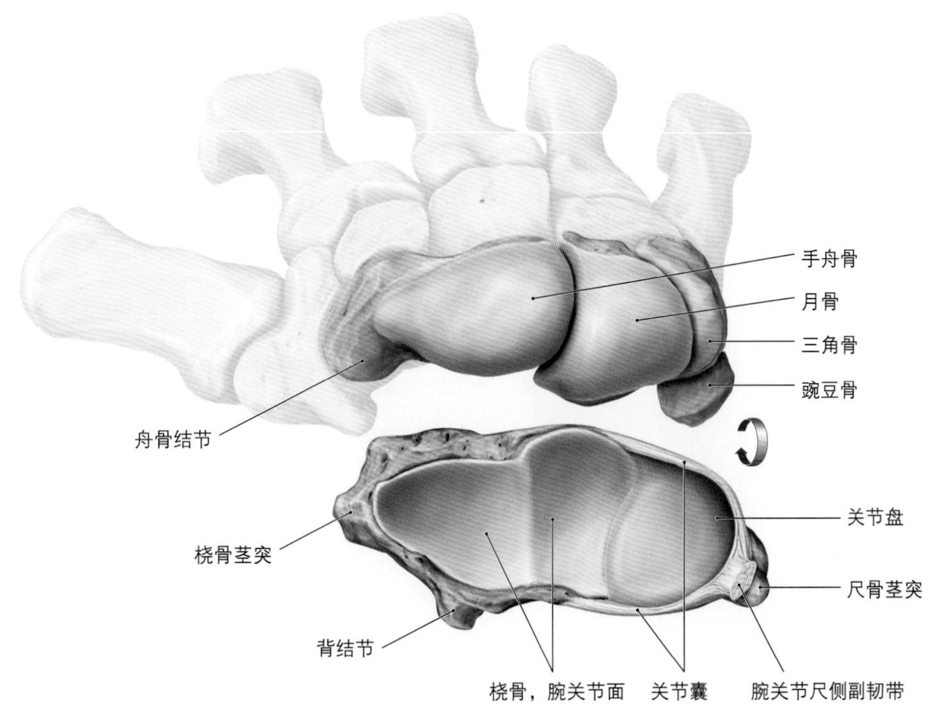
手舟骨
月骨
三角骨
豌豆骨
舟骨结节
关节盘
桡骨茎突
尺骨茎突
背结节
桡骨，腕关节面
关节囊
腕关节尺侧副韧带

C. 右腕的桡腕关节面。近端观显示近侧列腕骨。远端观显示桡骨和尺骨的关节面与关节盘。

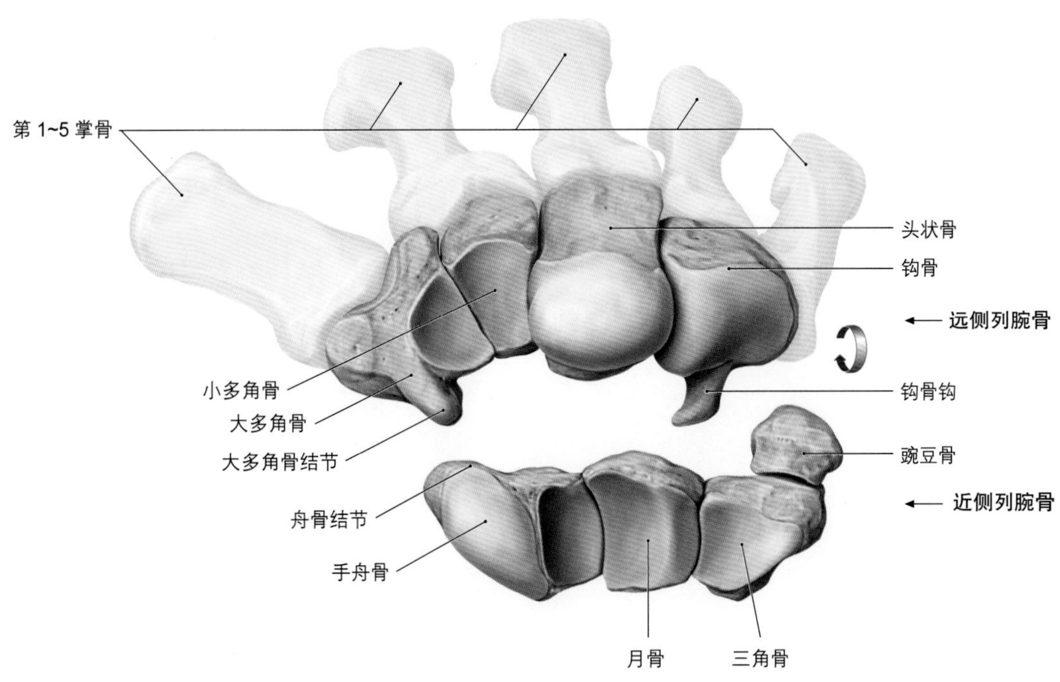
第 1~5 掌骨
头状骨
钩骨
远侧列腕骨
小多角骨
大多角骨
大多角骨结节
钩骨钩
豌豆骨
近侧列腕骨
舟骨结节
手舟骨
月骨
三角骨

D. 右腕的腕骨间关节面。近端观显示近侧列腕骨。远端观显示远侧列腕骨。

腕与手的关节

图 27.5 腕与手的关节

临床要点 27.2

指掌关节的外展与内收

外展和内收运动以中指参照进行描述：所有远离中指的运动归类为外展，所有朝向中指的运动归类为内收。

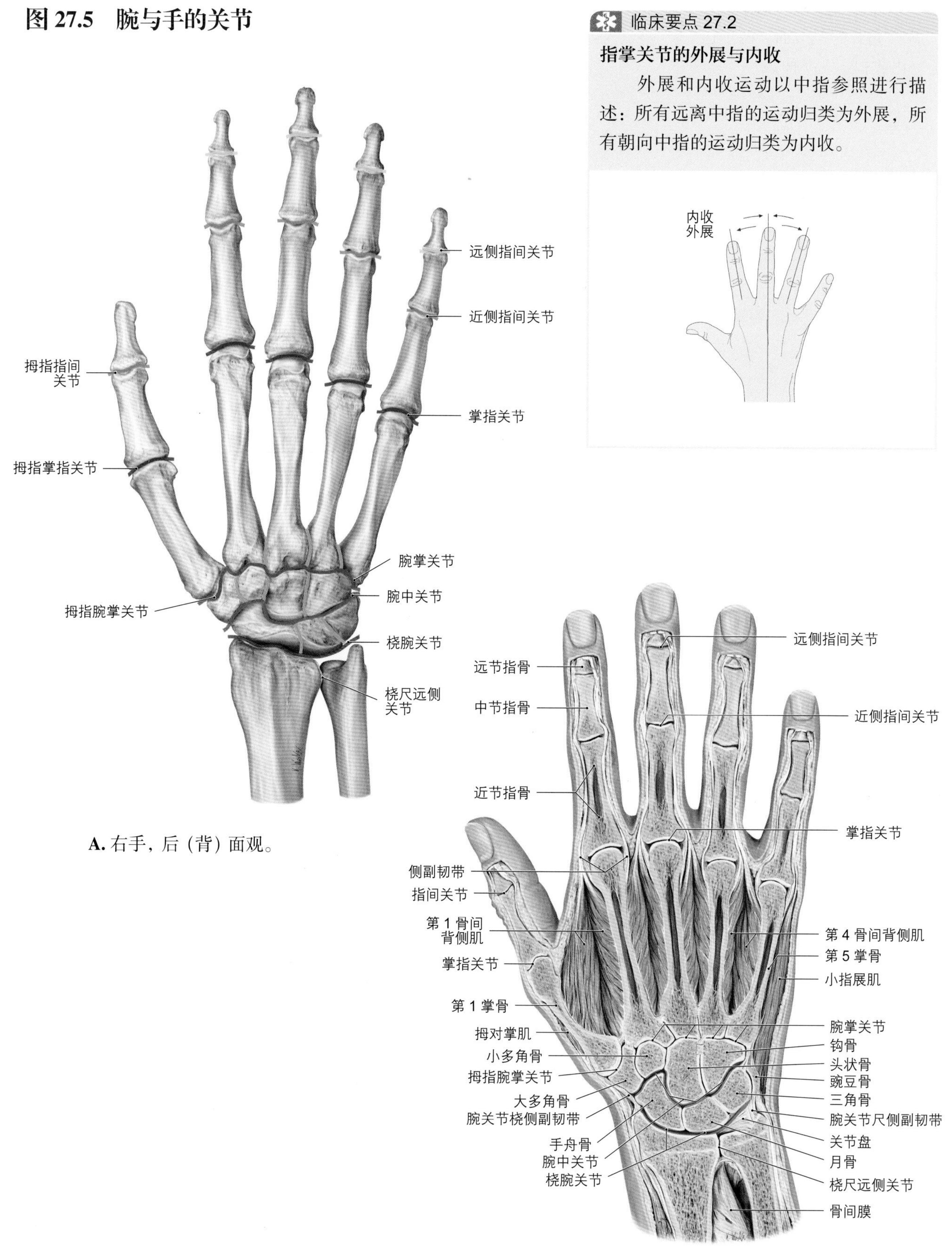
内收
外展
远侧指间关节
近侧指间关节
拇指指间关节
掌指关节
拇指掌指关节
腕掌关节
腕中关节
拇指腕掌关节
桡腕关节
桡尺远侧关节
远侧指间关节
远节指骨
中节指骨
近侧指间关节
近节指骨
掌指关节
侧副韧带
指间关节
第 1 骨间背侧肌
第 4 骨间背侧肌
第 5 掌骨
掌指关节
小指展肌
第 1 掌骨
腕掌关节
拇对掌肌
钩骨
小多角骨
头状骨
拇指腕掌关节
豌豆骨
大多角骨
三角骨
腕关节桡侧副韧带
腕关节尺侧副韧带
手舟骨
关节盘
腕中关节
月骨
桡腕关节
桡尺远侧关节
骨间膜

A. 右手，后（背）面观。

B. 冠状面。右手，后（背）面观。

图 27.6 拇指腕掌关节

右手，桡侧观。第 1 掌骨被轻微地向远端移位以显示大多角骨的关节面。两个运动主轴均在此显示：a，外展 / 内收；b，屈 / 伸。

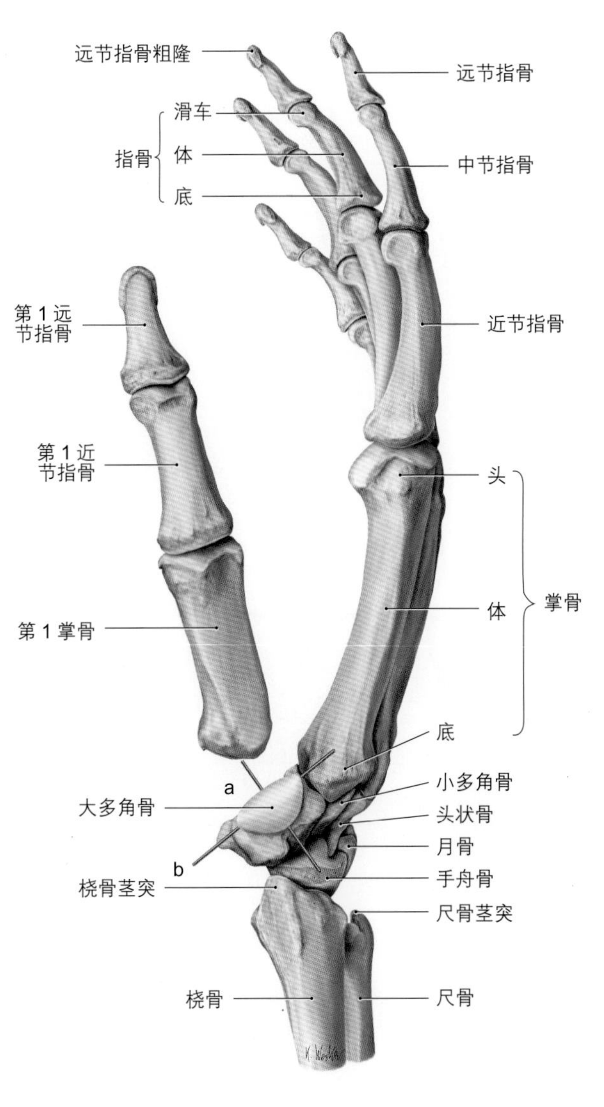
远节指骨粗隆
远节指骨
滑车
指骨
体
底
中节指骨
第 1 远节指骨
近节指骨
第 1 近节指骨
头
体
掌骨
第 1 掌骨
底
a
大多角骨
小多角骨
头状骨
月骨
b
手舟骨
桡骨茎突
尺骨茎突
桡骨
尺骨

图 27.7 拇指腕掌关节的运动

右手，掌面观。

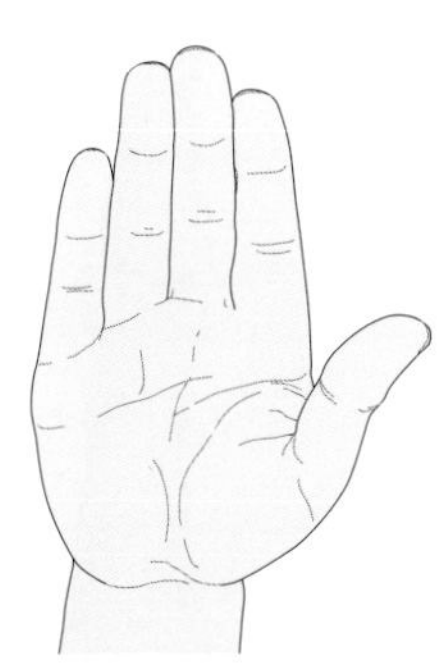

A. 中立位（0°）。

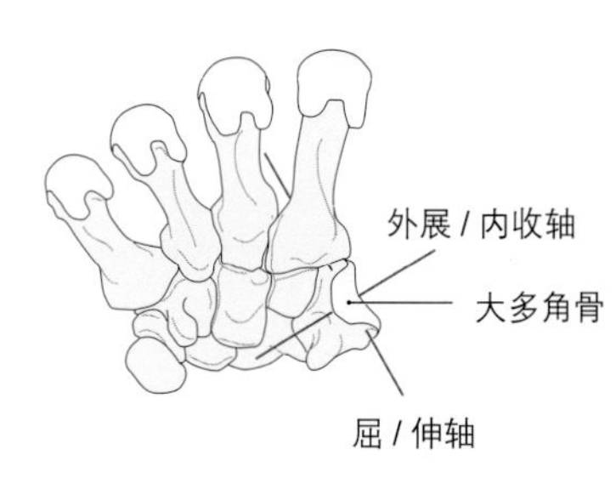
外展 / 内收轴
大多角骨
屈 / 伸轴

B. 拇指腕掌关节的运动轴。

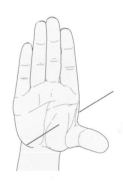

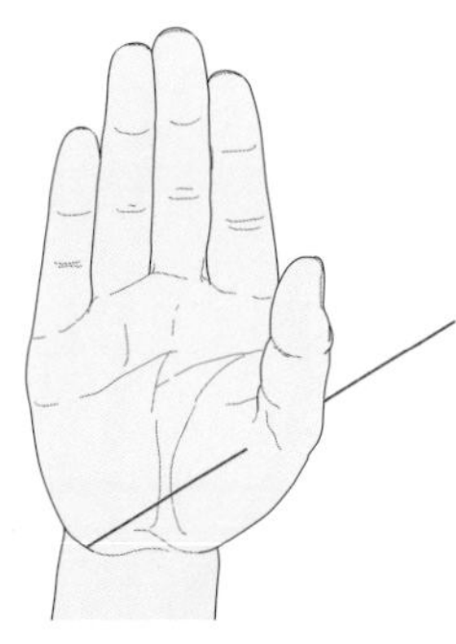

C. 内收。

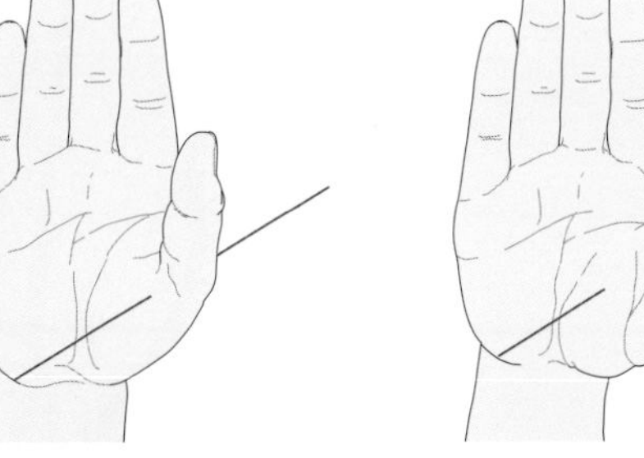

D. 外展。

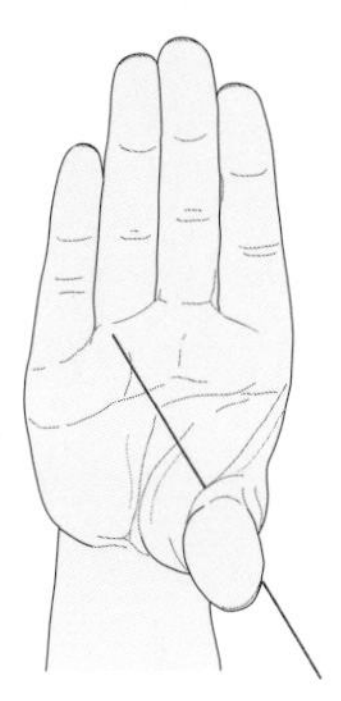

E. 屈。

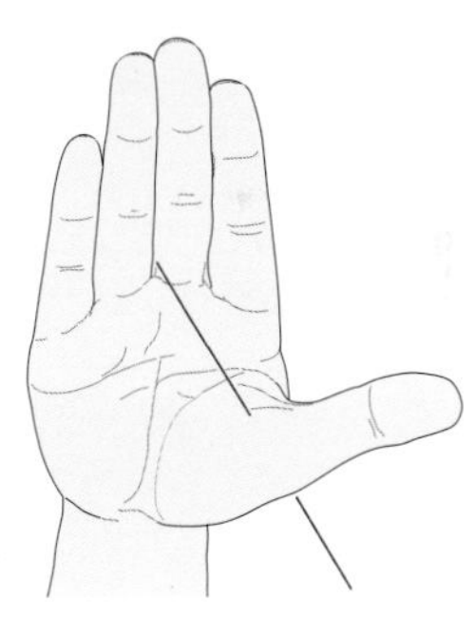

F. 伸。

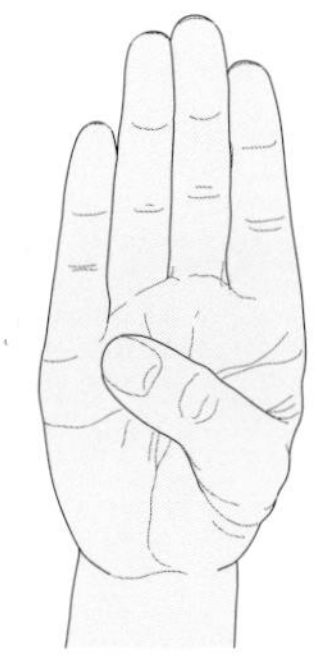

G. 对掌。

手的韧带

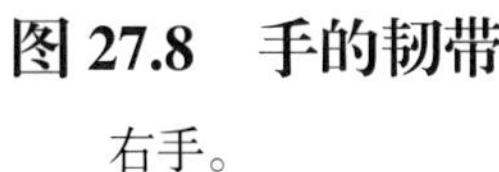

图 27.8 手的韧带

右手。

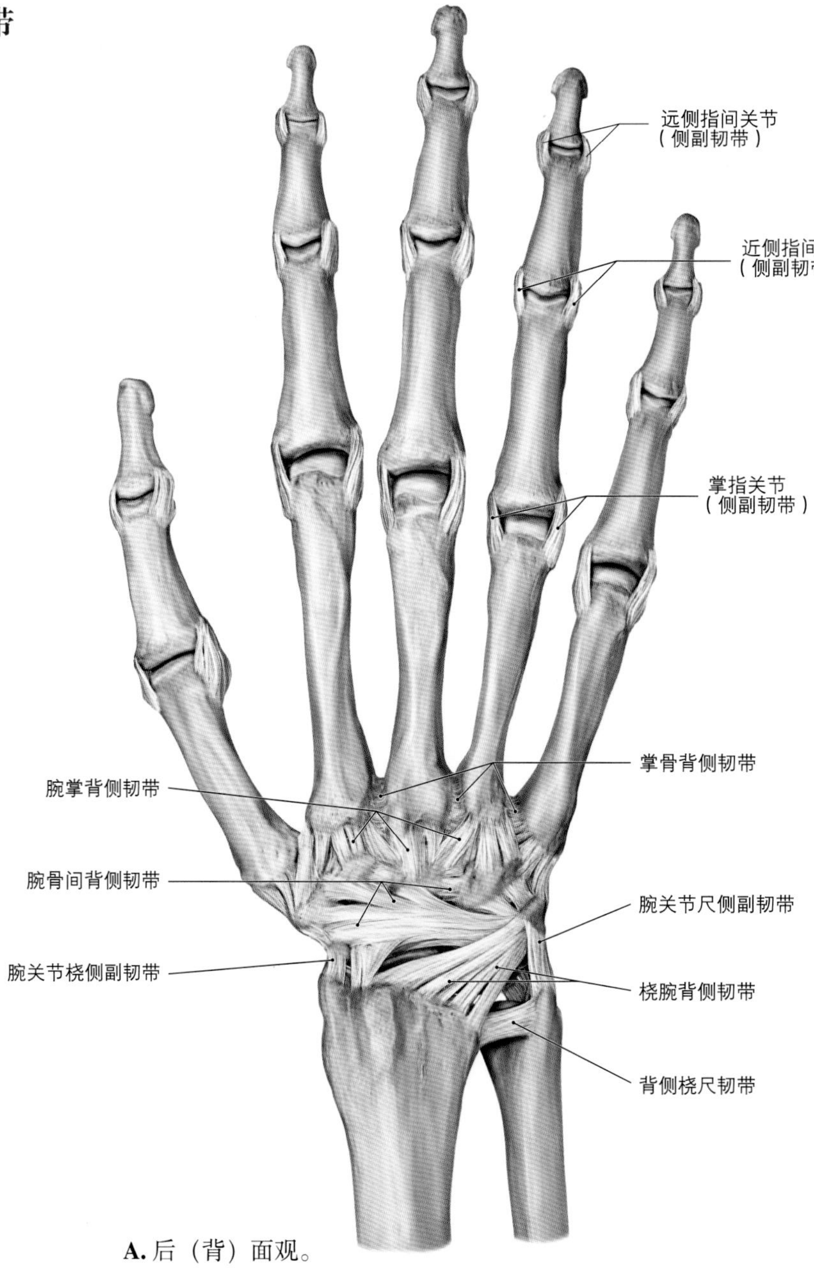

远侧指间关节（侧副韧带）
近侧指间关节（侧副韧带）
掌指关节（侧副韧带）
掌骨背侧韧带
腕掌背侧韧带
腕骨间背侧韧带
腕关节尺侧副韧带
腕关节桡侧副韧带
桡腕背侧韧带
背侧桡尺韧带

A. 后（背）面观。

临床要点 27.3

桡腕关节和腕中关节的运动

掌屈和背伸（A）是围绕横轴的运动，横轴贯穿月骨（桡腕关节）和头状骨（腕中关节）。桡偏和尺偏（B）是围绕穿过头状骨的背掌轴发生的运动。

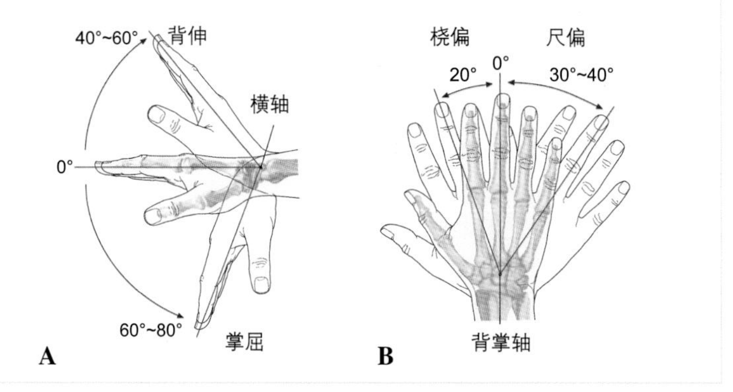
40°~60°
背伸
横轴
0°
60°~80°
掌屈
A
桡偏
尺偏
20°
0°
30°~40°
背掌轴
B

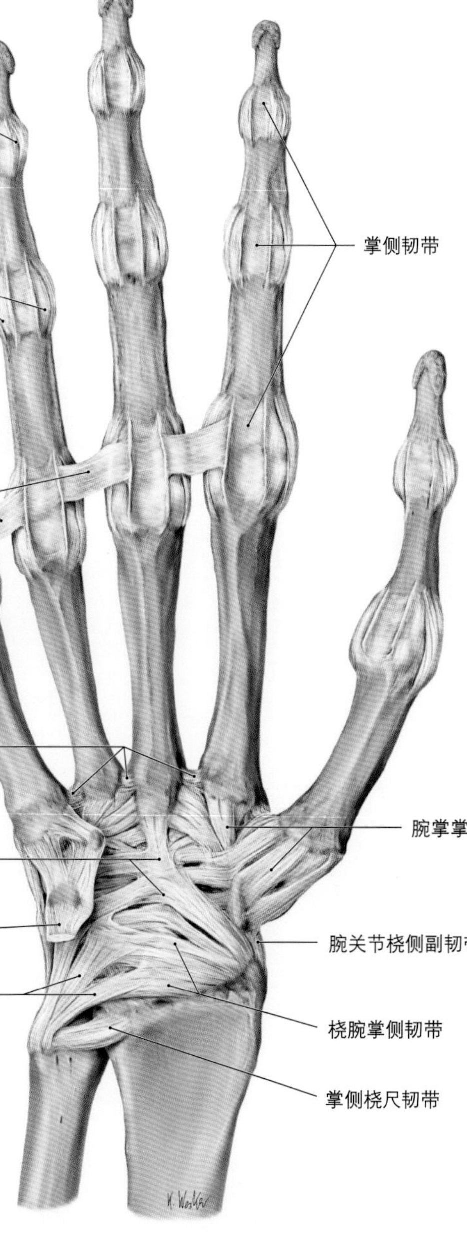

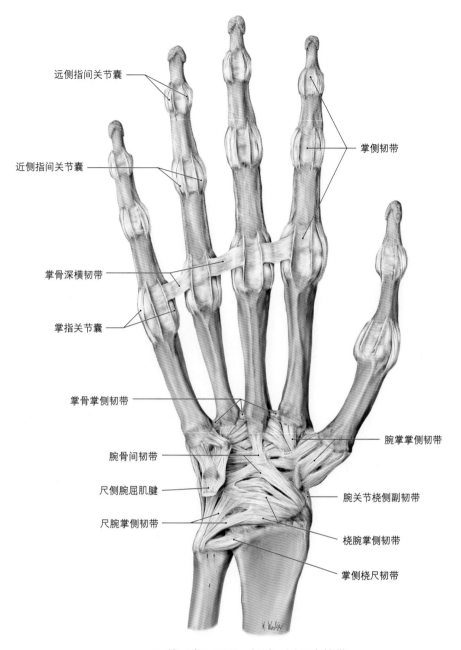

远侧指间关节囊
掌侧韧带
近侧指间关节囊
掌骨深横韧带
掌指关节囊
掌骨掌侧韧带
腕掌掌侧韧带
腕骨间韧带
尺侧腕屈肌腱
腕关节桡侧副韧带
尺腕掌侧韧带
桡腕掌侧韧带
掌侧桡尺韧带

B. 前（掌）面观。切除：屈肌支持带。

临床要点 27.4

手的功能位

手的解剖位置为手掌伸平、手指伸直、前臂旋后（掌心向前），与正常放松状态下的手不同。在休息时，前臂处于旋后 / 旋前中立位（掌心向身体），轻度伸腕，手指弓状屈曲，拇指处于中立位。手在术后固定（通过石膏或夹板）时，使手指处于屈曲和伸腕状态以预防韧带缩短并维持手的功能，使之处于正常的休息位。

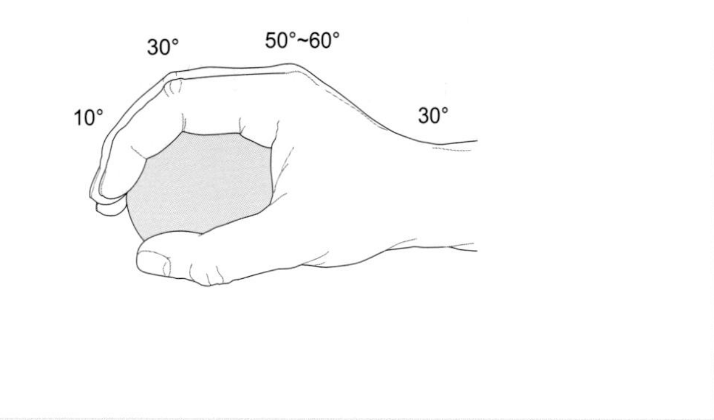
30°
50°~60°
10°
30°

图 27.9 腕管的韧带和骨性境界

右手，前（掌）面观。

钩骨钩
豌豆骨
腕管入口
尺骨
屈肌支持带（腕横韧带）
大多角骨结节
桡骨

A. 腕管和屈肌支持带。

头状骨
小多角骨
尺侧腕隆起
钩骨钩
豌豆骨
三角骨
月骨
拇指腕掌关节
屈肌支持带（腕横韧带）
大多角骨结节
舟骨结节
桡侧腕隆起

B. 腕管的骨性境界。

图 27.10 腕管

右手，横切面。腕管和尺管的内容物见第 391 页。

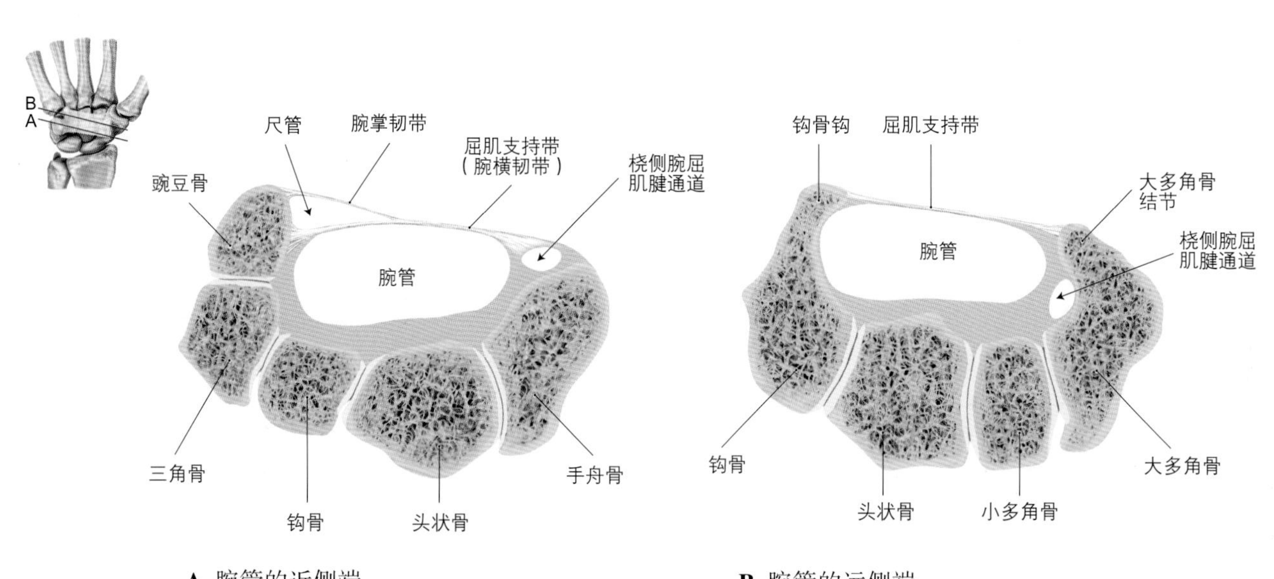
B
A
尺管
腕掌韧带
屈肌支持带
（腕横韧带）
豌豆骨
桡侧腕屈
肌腱通道
腕管
三角骨
钩骨
头状骨
手舟骨
钩骨钩
屈肌支持带
大多角骨
结节
桡侧腕屈
肌腱通道
腕管
钩骨
头状骨
小多角骨
大多角骨

A. 腕管的近侧端。

B. 腕管的远侧端。

图 27.11 尺腕复合体

右手。尺腕复合体（三角纤维软骨复合体）由连接尺骨远端、桡尺远侧关节和近侧列腕骨的韧带与关节盘组成。

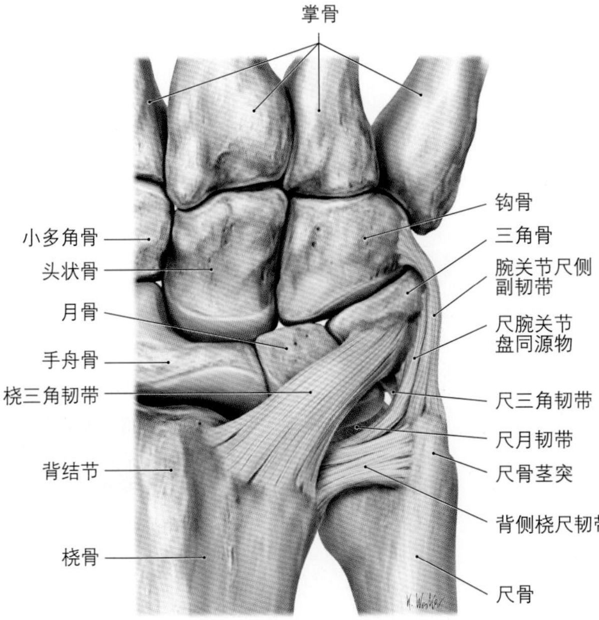

掌骨
小多角骨
头状骨
月骨
手舟骨
桡三角韧带
背结节
桡骨
钩骨
三角骨
腕关节尺侧副韧带
尺腕关节盘同源物
尺三角韧带
尺月韧带
尺骨茎突
背侧桡尺韧带
尺骨

A. 右腕，后（背）面观。

钩骨
腕中关节
月骨
骨间膜
关节盘
桡腕关节
桡尺远侧关节
桡骨
腕关节尺侧副韧带
三角骨
尺腕关节盘同源物
尺侧腕伸肌腱鞘
尺骨茎突

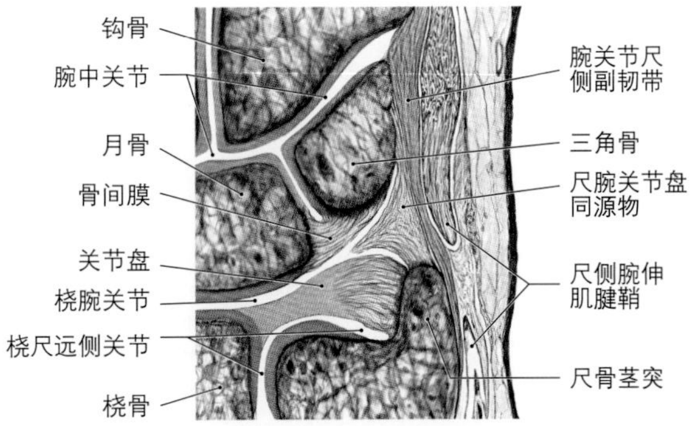

B. 经三角纤维软骨复合体的横切面示意图。

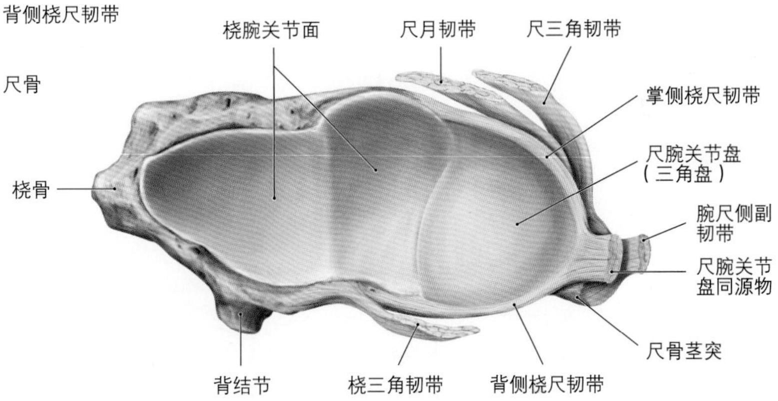

桡腕关节面
尺月韧带
尺三角韧带
掌侧桡尺韧带
尺腕关节盘（三角盘）
腕尺侧副韧带
尺腕关节盘同源物
尺骨茎突
桡骨
背结节
桡三角韧带
背侧桡尺韧带

C. 右腕，远端观。

图 27.12 腕部间隔

右腕，后面观，示意图。骨间韧带和尺腕关节盘将关节腔分为间隔。

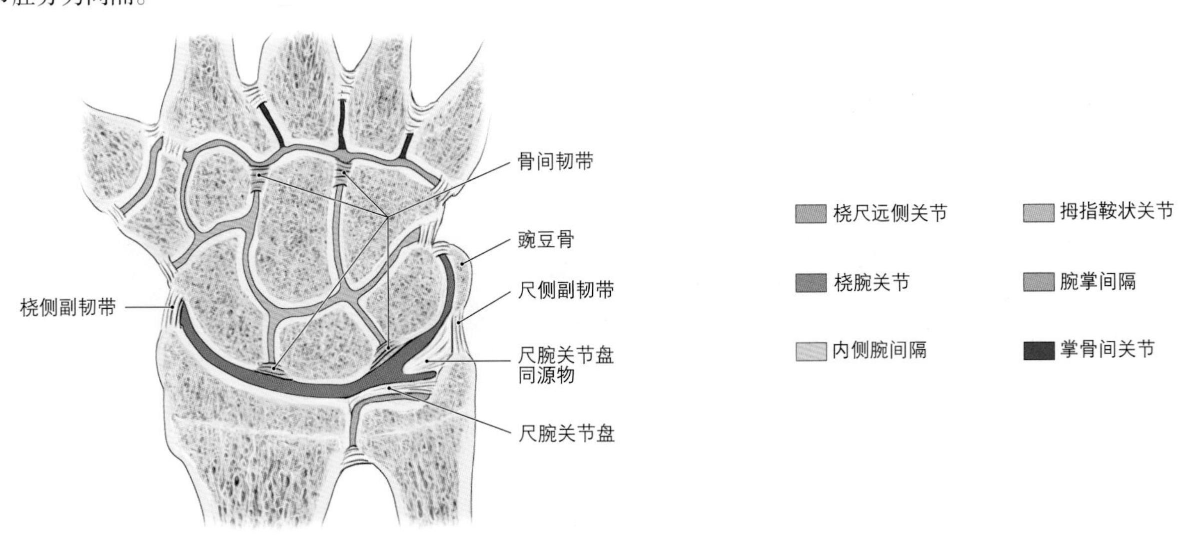
骨间韧带
豌豆骨
尺侧副韧带
桡侧副韧带
尺腕关节盘同源物
尺腕关节盘
桡尺远侧关节
拇指鞍状关节
桡腕关节
腕掌间隔
内侧腕间隔
掌骨间关节

手指的韧带

图 27.13 手指的韧带：外侧面观

右中指。关节囊，韧带和指腱鞘。腱鞘的外纤维层有环状韧带和交叉韧带加强，并将腱鞘固定于指骨掌面，防止腱鞘在屈曲时向掌侧偏移。

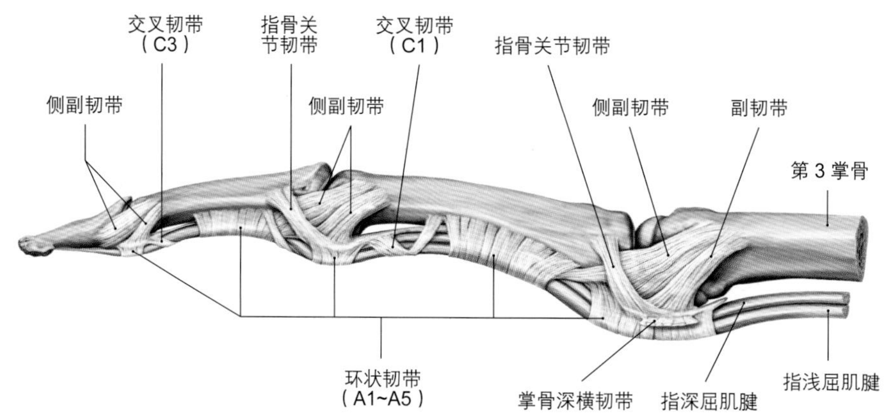
交叉韧带
（C3）
指骨关
节韧带
交叉韧带
（C1）
指骨关节韧带
侧副韧带
侧副韧带
侧副韧带
副韧带
第 3 掌骨
环状韧带
（A1~A5）
掌骨深横韧带
指深屈肌腱
指浅屈肌腱

图 27.14 手指屈伸状态下的韧带：外侧面观

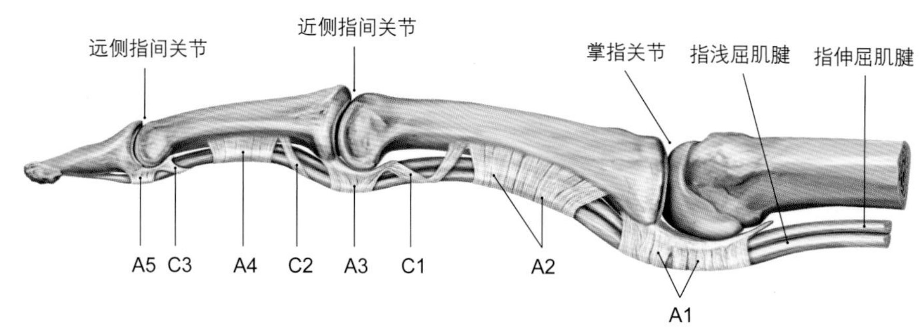
远侧指间关节
近侧指间关节
掌指关节
指浅屈肌腱
指伸屈肌腱
A5
C3
A4
C2
A3
C1
A2
A1

A. 伸指状态。注意：第 1~5 环状韧带（A1~A5）位置固定，而交叉韧带（C1~C3）在行程中活动度高。

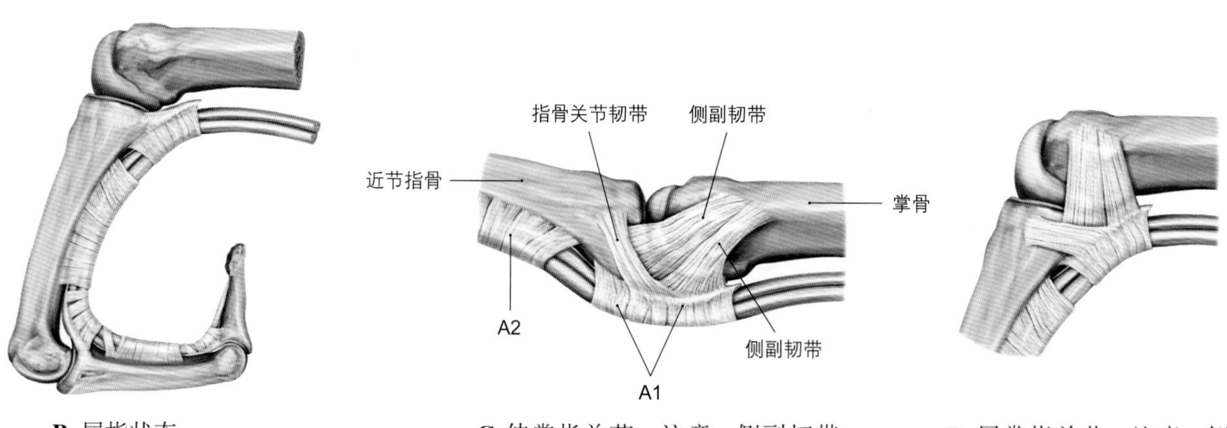
指骨关节韧带
侧副韧带
近节指骨
掌骨
A2
侧副韧带
A1

B. 屈指状态。

C. 伸掌指关节。注意：侧副韧带处于松弛状态。

D. 屈掌指关节。注意：侧副韧带处于紧张状态。

图 27.15 手指的韧带：前（掌）面观

右中指。

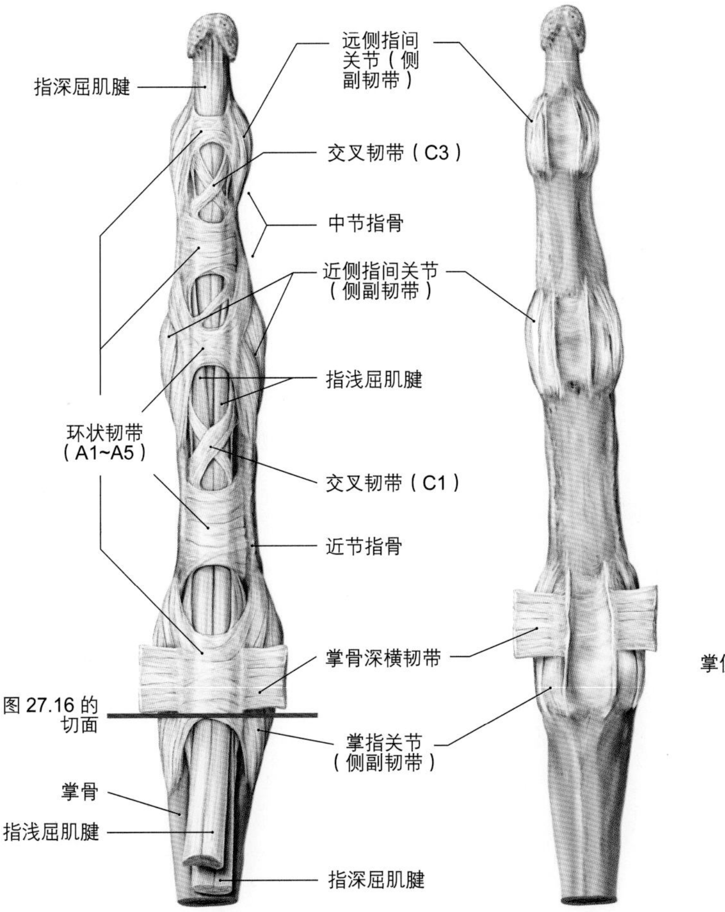

指深屈肌腱
远侧指间关节（侧副韧带）
交叉韧带（C3）
中节指骨
近侧指间关节（侧副韧带）
指浅屈肌腱
环状韧带（A1~A5）
交叉韧带（C1）
近节指骨
掌骨深横韧带
图 27.16 的切面
掌指关节（侧副韧带）
掌骨
指浅屈肌腱
指深屈肌腱

A. 浅层韧带。 **B.** 切除深层韧带及指腱鞘。

图 27.16 第 3 掌骨：横切面

近端观。

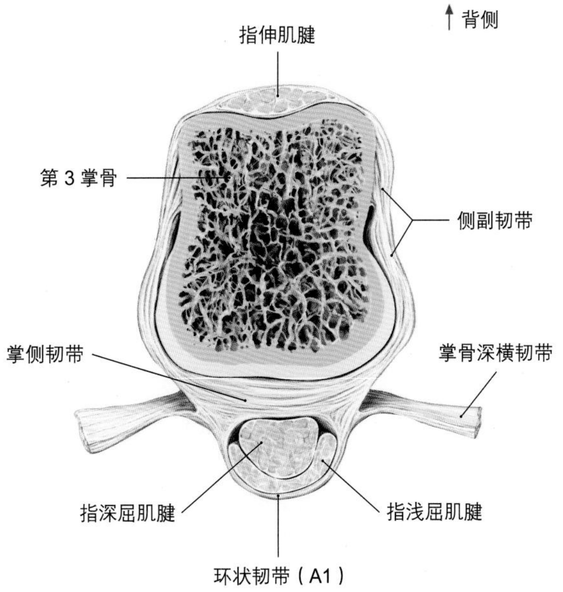

↑ 背侧
指伸肌腱
第 3 掌骨
侧副韧带
掌侧韧带
掌骨深横韧带
指深屈肌腱
指浅屈肌腱
环状韧带（A1）

图 27.17 指尖：纵切面

由于掌侧韧带的存在，指骨的掌侧关节面在关节近侧面积较大。纤维软骨板，也称为掌板，构成指腱鞘的底。

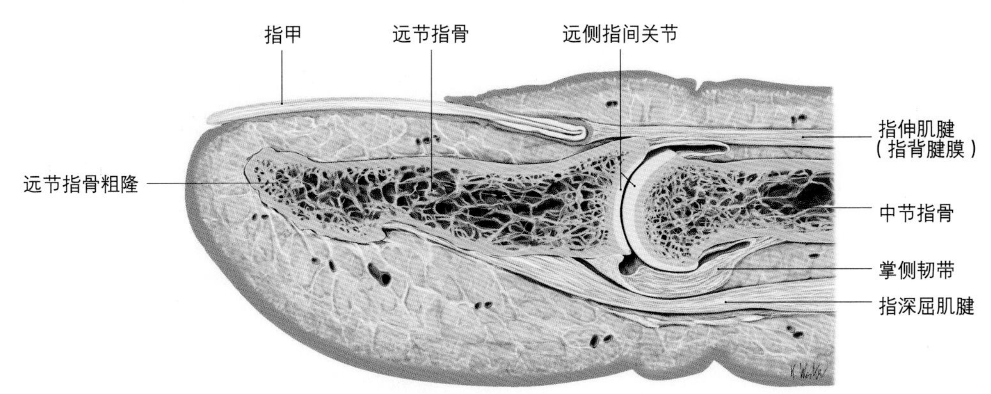
指甲
远节指骨
远侧指间关节
远节指骨粗隆
指伸肌腱
（指背腱膜）
中节指骨
掌侧韧带
指深屈肌腱

手肌：浅层和中层

图 27.18 手固有肌：浅层和中层

右手，掌侧面。

> **临床要点 27.5**
>
> **掌腱膜（Dupuytren）挛缩**
>
> 掌腱膜的进行性萎缩导致手掌筋膜的逐渐缩短，主要影响第 4 指和第 5 指。几年后挛缩可能加重，致使手指处于屈曲状态（指尖触及手掌），严重损害手的抓握能力。掌腱膜挛缩的病因尚不明确，但它是一种相对常见的疾病，在 40 岁以上的慢性肝病（如肝硬化）男性患者中最多见。治疗通常采用掌腱膜全切除术。

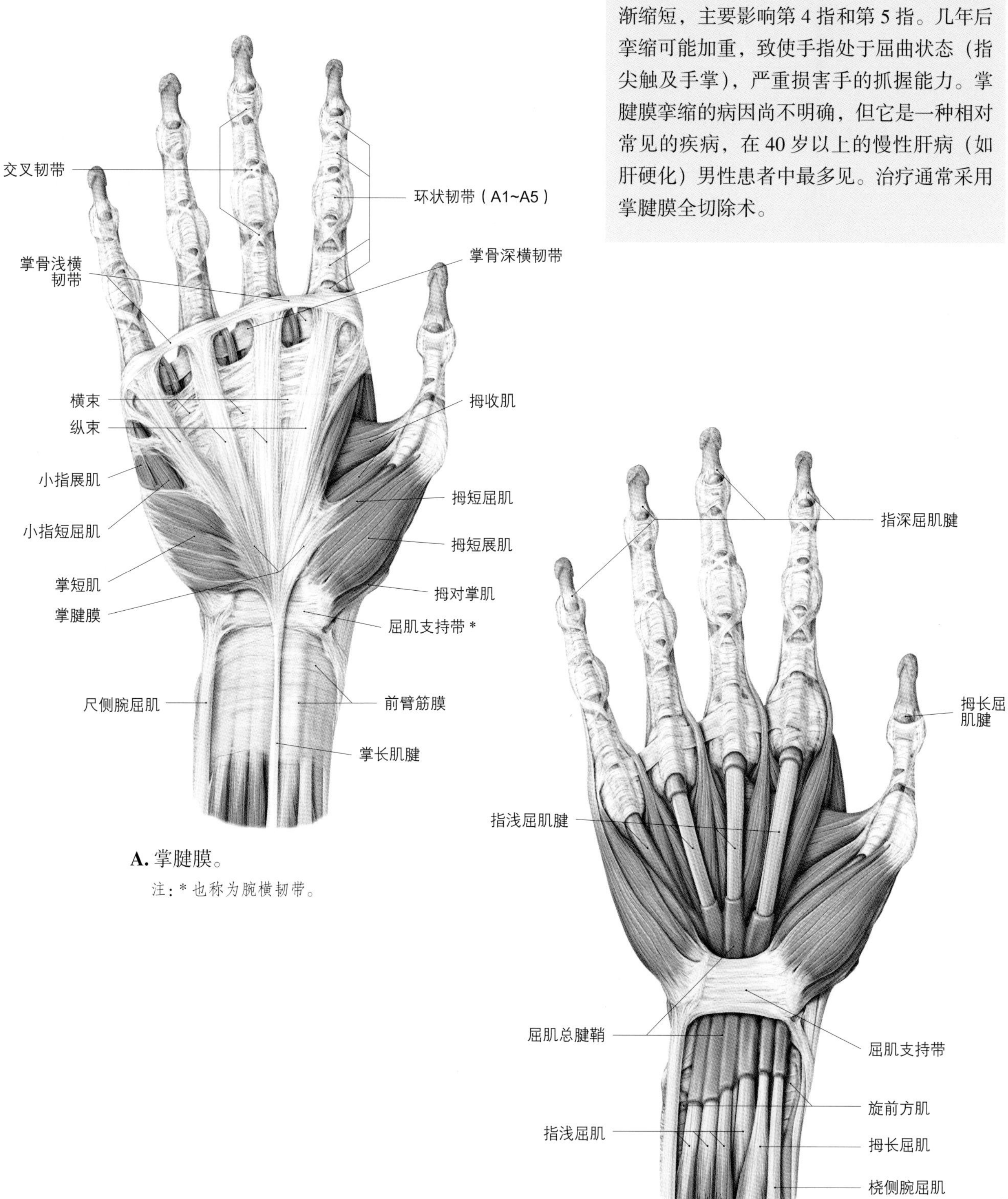
交叉韧带
环状韧带（A1~A5）
掌骨浅横韧带
掌骨深横韧带
横束
纵束
拇收肌
小指展肌
拇短屈肌
小指短屈肌
拇短展肌
掌短肌
拇对掌肌
掌腱膜
屈肌支持带 *
尺侧腕屈肌
前臂筋膜
掌长肌腱
指深屈肌腱
拇长屈肌腱
指浅屈肌腱
屈肌总腱鞘
屈肌支持带
旋前方肌
指浅屈肌
拇长屈肌
桡侧腕屈肌

A. 掌腱膜。

注：* 也称为腕横韧带。

B. 腕与手的腱鞘。切除：掌腱膜、掌长肌、前臂筋膜和掌短肌。

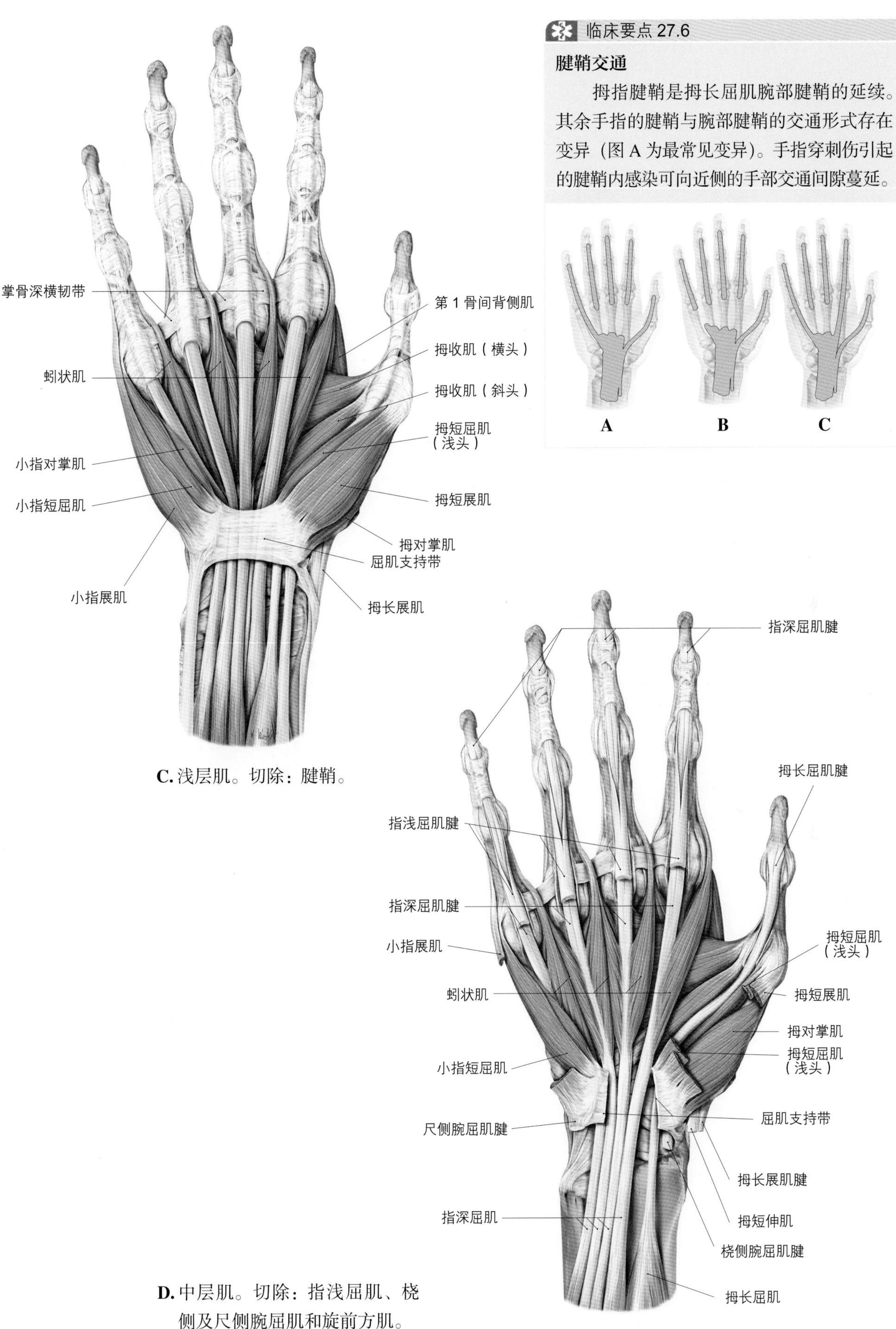
掌骨深横韧带
蚓状肌
小指对掌肌
小指短屈肌
小指展肌
第 1 骨间背侧肌
拇收肌（横头）
拇收肌（斜头）
拇短屈肌
（浅头）
拇短展肌
拇对掌肌
屈肌支持带
拇长展肌
指深屈肌腱
拇长屈肌腱
指浅屈肌腱
指深屈肌腱
小指展肌
蚓状肌
小指短屈肌
尺侧腕屈肌腱
指深屈肌
拇短屈肌
（浅头）
拇短展肌
拇对掌肌
拇短屈肌
（浅头）
屈肌支持带
拇长展肌腱
拇短伸肌
桡侧腕屈肌腱
拇长屈肌
A
B
C

C. 浅层肌。切除：腱鞘。

D. 中层肌。切除：指浅屈肌、桡侧及尺侧腕屈肌和旋前方肌。

临床要点 27.6

腱鞘交通

拇指腱鞘是拇长屈肌腕部腱鞘的延续。其余手指的腱鞘与腕部腱鞘的交通形式存在变异（图 A 为最常见变异）。手指穿刺伤引起的腱鞘内感染可向近侧的手部交通间隙蔓延。

手肌：中层和深层

图 27.19　手固有肌：中层和深层

右手，掌侧面。

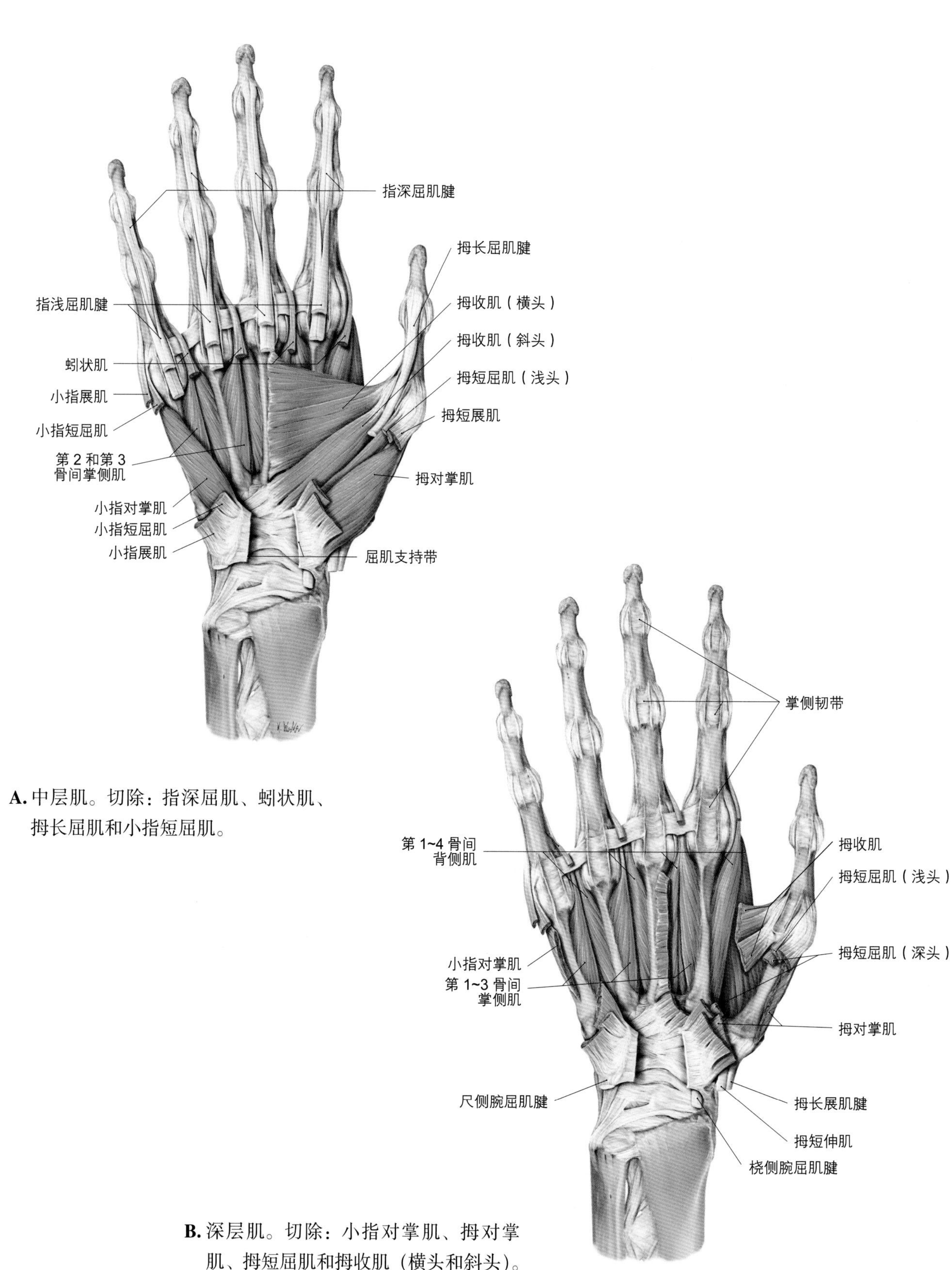
指深屈肌腱
拇长屈肌腱
指浅屈肌腱
拇收肌（横头）
拇收肌（斜头）
蚓状肌
拇短屈肌（浅头）
小指展肌
小指短屈肌
拇短展肌
第 2 和第 3
骨间掌侧肌
拇对掌肌
小指对掌肌
小指短屈肌
小指展肌
屈肌支持带
掌侧韧带
第 1~4 骨间
背侧肌
拇收肌
拇短屈肌（浅头）
拇短屈肌（深头）
小指对掌肌
第 1~3 骨间
掌侧肌
拇对掌肌
尺侧腕屈肌腱
拇长展肌腱
拇短伸肌
桡侧腕屈肌腱

A. 中层肌。切除：指深屈肌、蚓状肌、拇长屈肌和小指短屈肌。

B. 深层肌。切除：小指对掌肌、拇对掌肌、拇短屈肌和拇收肌（横头和斜头）。

图 27.20　手肌的起止点

右手。肌的起点用红色标记，止点用蓝色标记。

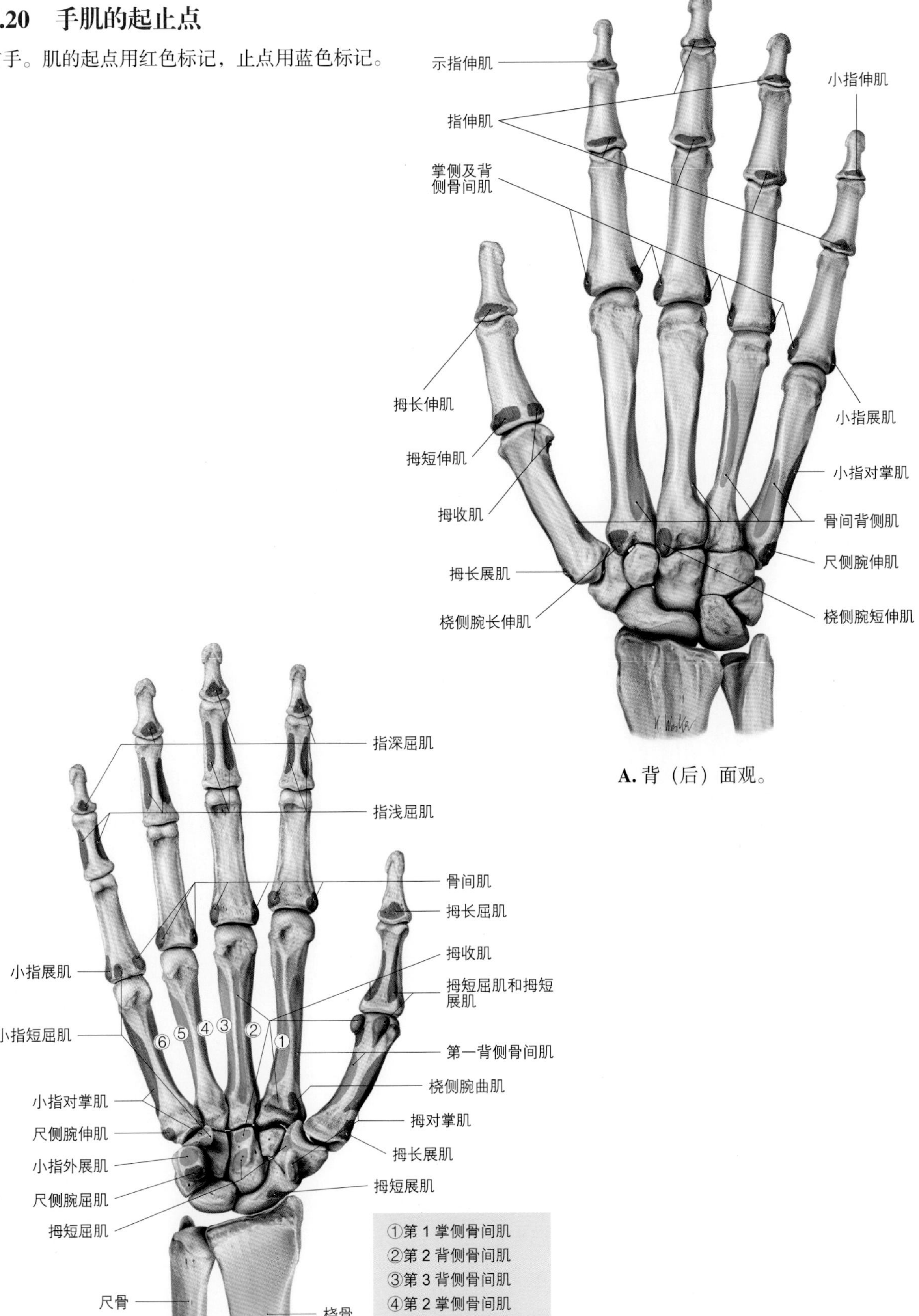
示指伸肌
指伸肌
掌侧及背侧骨间肌
小指伸肌
拇长伸肌
拇短伸肌
拇收肌
拇长展肌
桡侧腕长伸肌
小指展肌
小指对掌肌
骨间背侧肌
尺侧腕伸肌
桡侧腕短伸肌
指深屈肌
指浅屈肌
骨间肌
拇长屈肌
拇收肌
拇短屈肌和拇短展肌
第一背侧骨间肌
桡侧腕曲肌
拇对掌肌
拇长展肌
拇短展肌
小指展肌
小指短屈肌
小指对掌肌
尺侧腕伸肌
小指外展肌
尺侧腕屈肌
拇短屈肌
尺骨
桡骨
①第 1 掌侧骨间肌
②第 2 背侧骨间肌
③第 3 背侧骨间肌
④第 2 掌侧骨间肌
⑤第 4 背侧骨间肌
⑥第 3 掌侧骨间肌

A. 背（后）面观。

B. 掌（前）面观。

手背

图 27.21 伸肌支持带和腕背侧腱鞘

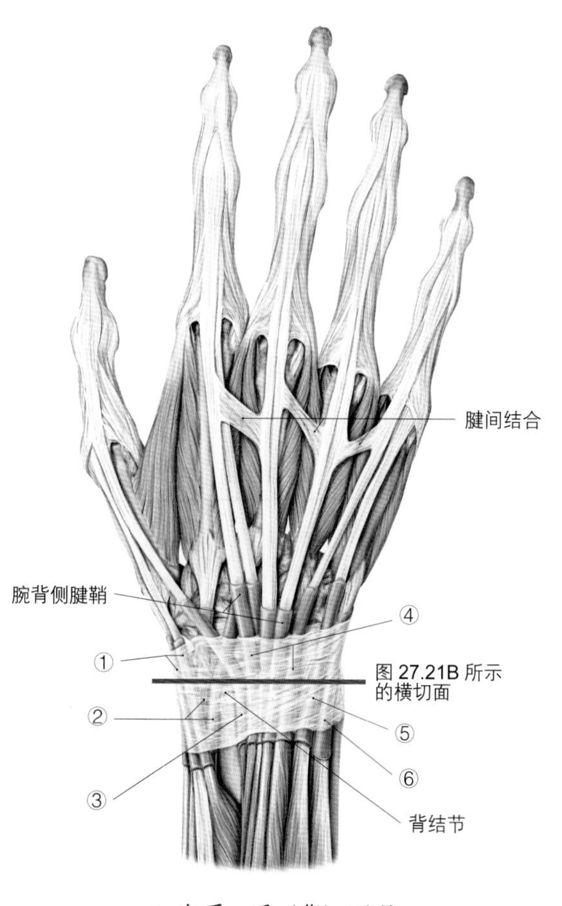
腱间结合
腕背侧腱鞘
④
①
图 27.21B 所示的横切面
②
⑤
⑥
③
背结节

A. 右手，后（背）面观。

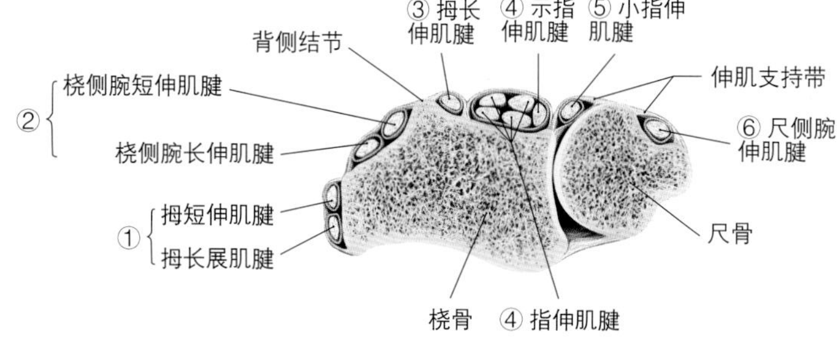
背侧结节
③ 拇长伸肌腱
④ 示指伸肌腱
⑤ 小指伸肌腱
伸肌支持带
② 桡侧腕短伸肌腱
桡侧腕长伸肌腱
⑥ 尺侧腕伸肌腱
① 拇短伸肌腱
拇长展肌腱
尺骨
桡骨
④ 指伸肌腱

B. 后（背侧）骨纤维管，图 27.21A 中横切面的近端观。

图 27.22 背侧肌及肌腱

右手，后（背）面观。

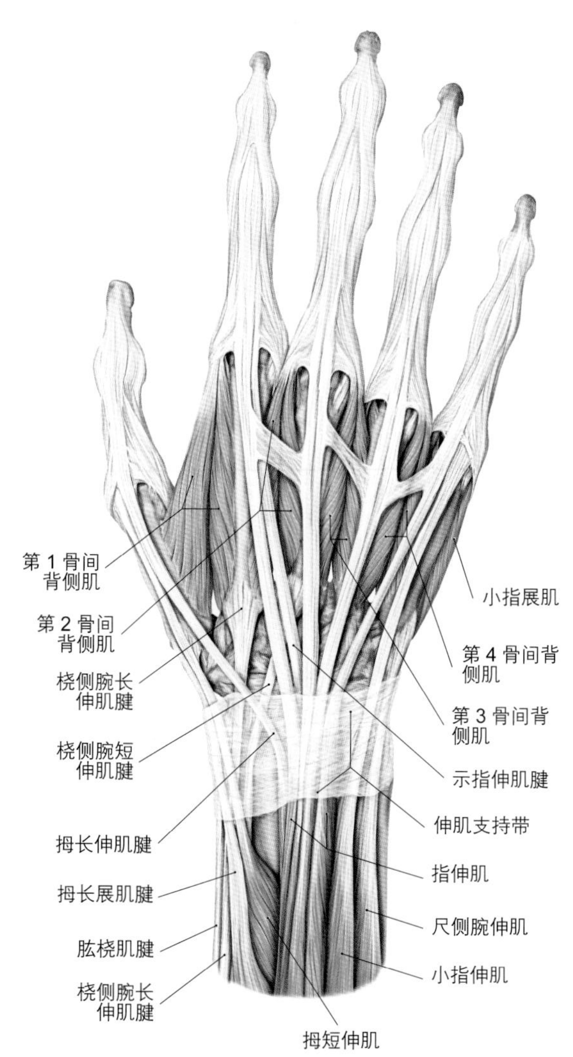
第 1 骨间背侧肌
第 2 骨间背侧肌
桡侧腕长伸肌腱
桡侧腕短伸肌腱
拇长伸肌腱
拇长展肌腱
肱桡肌腱
桡侧腕长伸肌腱
小指展肌
第 4 骨间背侧肌
第 3 骨间背侧肌
示指伸肌腱
伸肌支持带
指伸肌
尺侧腕伸肌
小指伸肌
拇短伸肌

表 27.2	伸肌腱的背侧骨纤维管
①	拇长展肌
	拇短伸肌
②	桡侧腕长伸肌
	桡侧腕短伸肌
③	拇长伸肌
④	指伸肌
	示指伸肌
⑤	小指伸肌
⑥	尺侧腕伸肌

图 27.23 指背腱膜

右手，中指。指背腱膜使指长屈肌和手的短肌可以作用于全部 3 个指关节。

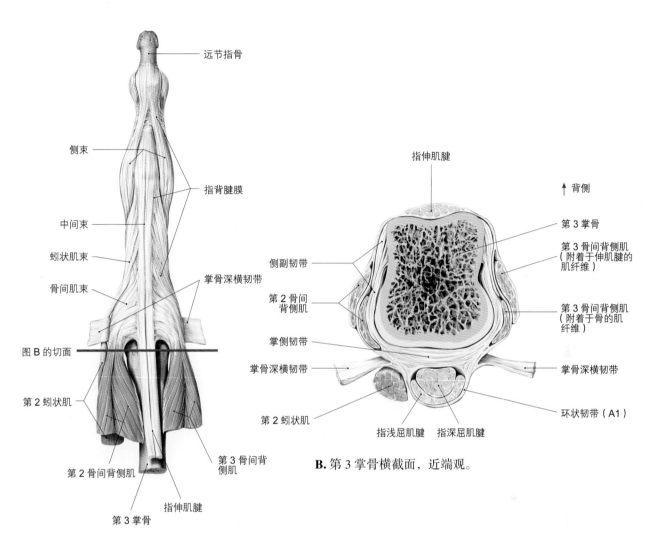

远节指骨
侧束
指背腱膜
中间束
蚓状肌束
掌骨深横韧带
骨间肌束
图 B 的切面
第 2 蚓状肌
第 2 骨间背侧肌
第 3 骨间背侧肌
指伸肌腱
第 3 掌骨

A. 后面观。

指伸肌腱
↑ 背侧
第 3 掌骨
第 3 骨间背侧肌（附着于伸肌腱的肌纤维）
侧副韧带
第 2 骨间背侧肌
第 3 骨间背侧肌（附着于骨的肌纤维）
掌侧韧带
掌骨深横韧带
掌骨深横韧带
第 2 蚓状肌
环状韧带（A1）
指浅屈肌腱
指深屈肌腱

B. 第 3 掌骨横截面，近端观。

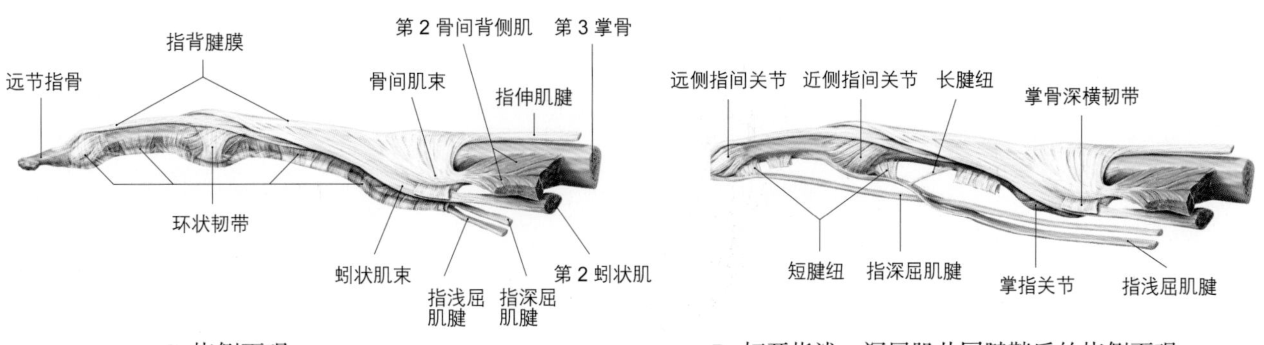
指背腱膜
第 2 骨间背侧肌
第 3 掌骨
远节指骨
骨间肌束
指伸肌腱
环状韧带
蚓状肌束
第 2 蚓状肌
指浅屈肌腱
指深屈肌腱
远侧指间关节
近侧指间关节
长腱纽
掌骨深横韧带
短腱纽
指深屈肌腱
掌指关节
指浅屈肌腱

C. 桡侧面观。

D. 打开指浅、深屈肌共同腱鞘后的桡侧面观。

手肌（Ⅰ）

手固有肌分为3群：鱼际肌群、小鱼际肌群和中间肌群（见第362页）。鱼际肌群支配拇指运动，小鱼际肌群支配小指运动。

表 27.3 鱼际肌群

<table>
<tr><th>肌名</th><th>起点</th><th colspan="2">止点</th><th colspan="2">神经支配</th><th>作用</th></tr>
<tr><td rowspan="2">①拇收肌</td><td>横头：第3掌骨（掌面）</td><td rowspan="2">拇指（近节指骨底）经尺侧籽骨</td><td rowspan="2">经尺侧籽骨</td><td rowspan="2">尺神经（C_8、T_1）</td><td rowspan="6">C_8、T_1</td><td rowspan="2">拇指 CMC 关节：内收
拇指 MCP 关节：屈曲</td></tr>
<tr><td>斜头：头状骨、第2和第3掌骨（底）</td></tr>
<tr><td>②拇短展肌</td><td>手舟骨和大多角骨、屈肌支持带</td><td rowspan="3">拇指（近节指骨底）经桡侧籽骨</td><td rowspan="3">经桡侧籽骨</td><td>正中神经（C_8、T_1）</td><td>拇指 CMC 关节：外展</td></tr>
<tr><td rowspan="2">③拇短屈肌</td><td>浅头：屈肌支持带</td><td>浅头：正中神经（C_8、T_1）</td><td rowspan="2">拇指 CMC 关节：屈曲</td></tr>
<tr><td>深头：头状骨、大多角骨</td><td>深头：尺神经（C_8、T_1）</td></tr>
<tr><td>④拇对掌肌</td><td>大多角骨</td><td colspan="2">第1掌骨（桡侧缘）</td><td>正中神经（C_8、T_1）</td><td>拇指 CMC 关节：对掌</td></tr>
<tr><td colspan="7">注：CMC，腕掌；MCP，掌指。</td></tr>
</table>

图 27.24 鱼际肌群和小鱼际肌群

右手，掌（前）面观，示意图。

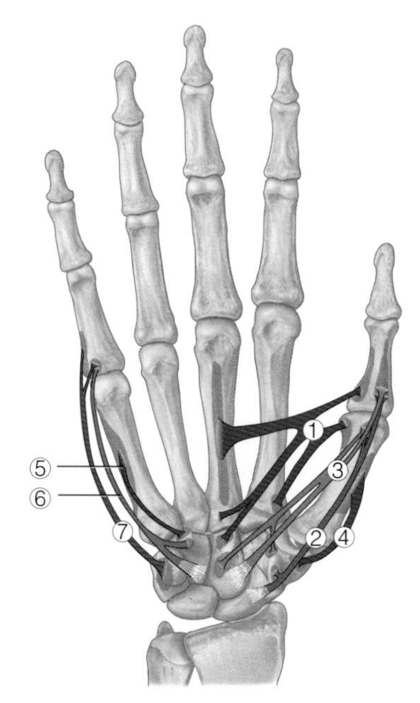
①
③
⑤
⑥
⑦
②
④

表 27.4 小鱼际肌群

<table>
<tr><th>肌名</th><th>起点</th><th>止点</th><th>神经支配</th><th>作用</th></tr>
<tr><td>⑤小指对掌肌</td><td rowspan="2">钩骨钩、屈肌支持带</td><td>第5掌骨（尺侧缘）</td><td rowspan="4">尺神经（C_8、T_1）</td><td>向掌侧拉掌骨（对掌）</td></tr>
<tr><td>⑥小指短屈肌</td><td>第5近节指骨（底）</td><td>小指 MCP 关节：屈曲</td></tr>
<tr><td>⑦小指展肌</td><td>豌豆骨</td><td>第5近节指骨（底尺侧）和第5指指背腱膜</td><td>小指 MCP 关节：小指屈曲和外展
PIP 和 DIP 关节：伸展</td></tr>
<tr><td>掌短肌</td><td>掌腱膜（尺侧缘）</td><td>小鱼际处的皮肤</td><td>紧张掌腱膜（保护作用）</td></tr>
<tr><td colspan="5">注：DIP，远端指间；MCP，掌指；PIP，近端指间。</td></tr>
</table>

图 27.25　鱼际肌群和小鱼际肌群

右手，掌（前）面观。

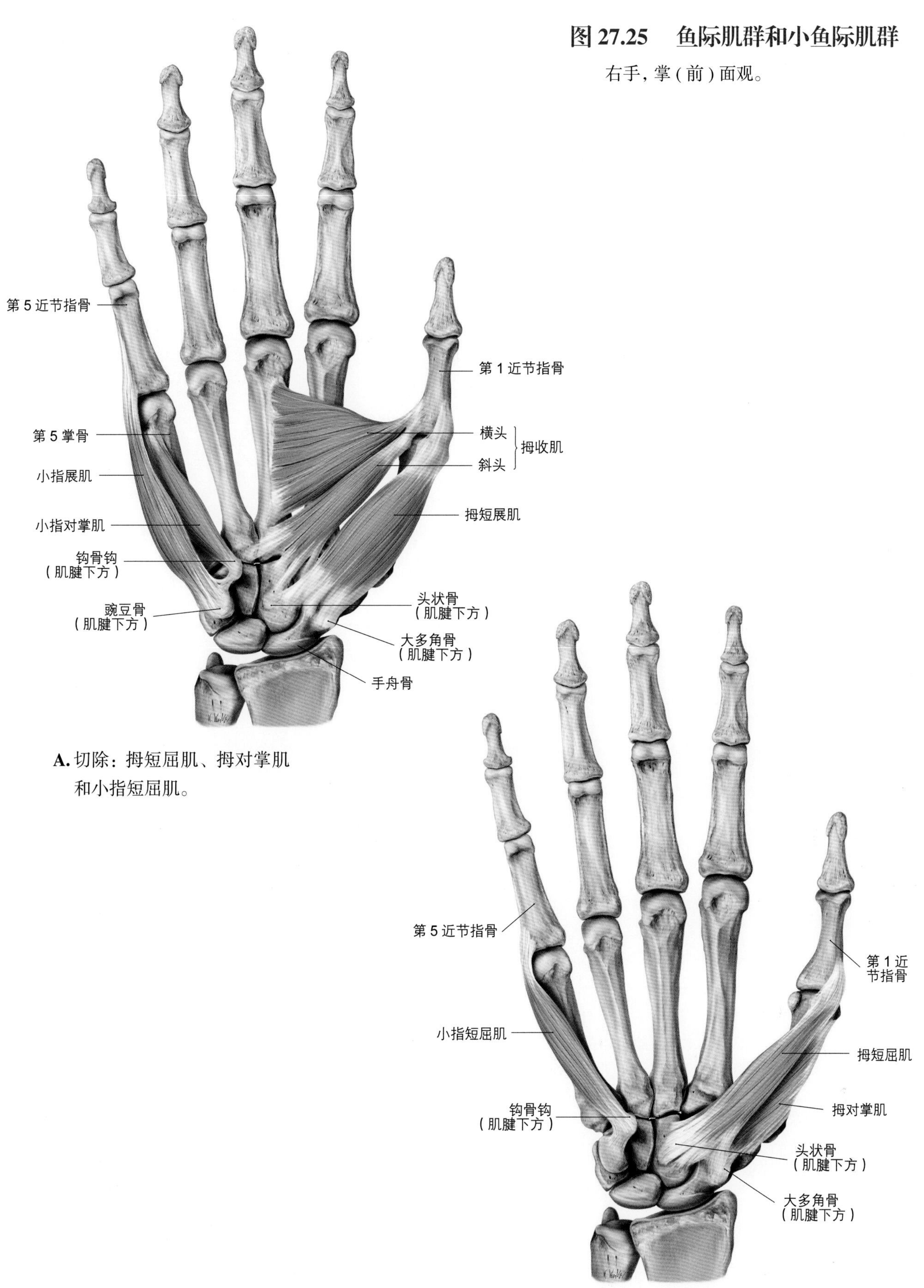
第 5 近节指骨
第 1 近节指骨
第 5 掌骨
横头
拇收肌
斜头
小指展肌
拇短展肌
小指对掌肌
钩骨钩
（肌腱下方）
头状骨
（肌腱下方）
豌豆骨
（肌腱下方）
大多角骨
（肌腱下方）
手舟骨
第 5 近节指骨
第 1 近
节指骨
小指短屈肌
拇短屈肌
拇对掌肌
钩骨钩
（肌腱下方）
头状骨
（肌腱下方）
大多角骨
（肌腱下方）

A. 切除：拇短屈肌、拇对掌肌和小指短屈肌。

B. 切除：拇收肌、拇短展肌、小指展肌和小指对掌肌。

手肌（II）

掌中间肌群包括蚓状肌和骨间肌。支配手指运动（与支配小指运动的小鱼际肌群协同）。

图 27.26 掌中间肌群

右手，掌侧观，示意图。

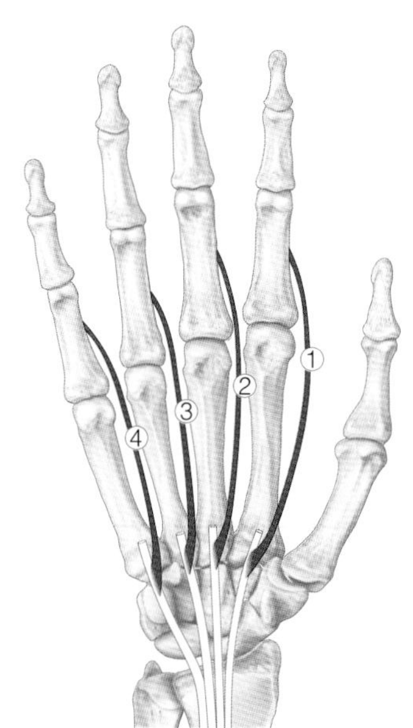

①
②
③
④

A. 蚓状肌。

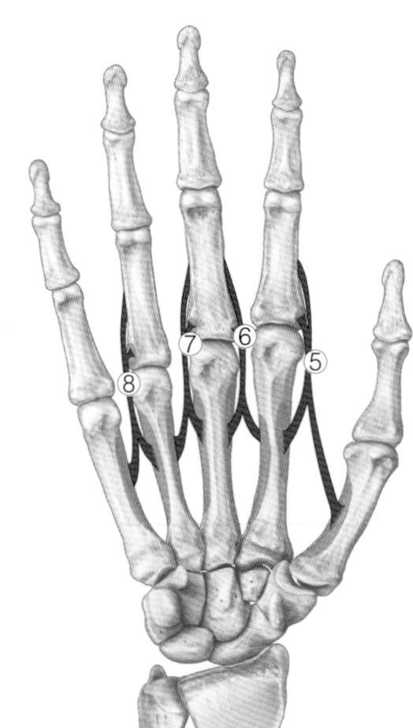

⑤
⑥
⑦
⑧

B. 骨间背侧肌。

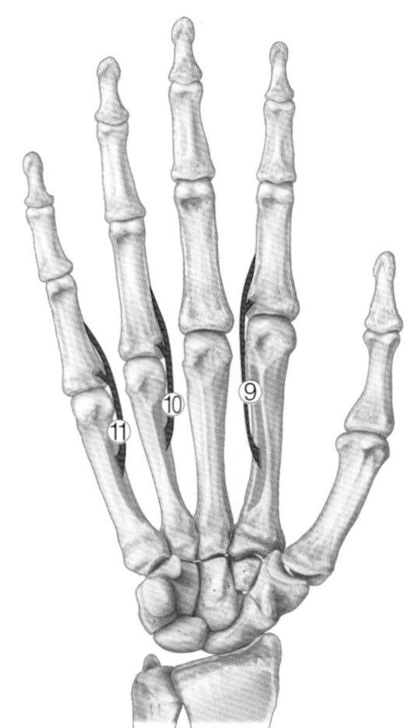

⑨
⑩
⑪

C. 骨间掌侧肌。

表 27.5 掌中间肌群

肌群	肌名	起点	止点	神经支配	作用
蚓状肌	①第 1 蚓状肌	指深屈肌腱（桡侧）	第 2 指（dde）	正中神经 (C_8、T_1)	第 2~5 指： • MCP 关节：屈 • 近侧和远侧 IP 关节：伸
	②第 2 蚓状肌		第 3 指（dde）		
	③第 3 蚓状肌	指深屈肌腱（双羽状从内侧和外侧）	第 4 指（dde）	尺神经 (C_8、T_1)	
	④第 4 蚓状肌		第 5 指（dde）		
骨间背侧肌	⑤第 1 骨间背侧肌	第 1 和第 2 掌骨（相邻侧，两个头）	第 2 指（dde） 第 2 近节指骨（桡侧）		第 2~4 指： • MCP 关节：屈 • 近侧和远侧 IP 关节：伸和沿第 3 指外展
	⑥第 2 骨间背侧肌	第 2 和第 3 掌骨（相邻侧，两个头）	第 3 指（dde） 第 3 近节指骨（桡侧）		
	⑦第 3 骨间背侧肌	第 3 和第 4 掌骨（相邻侧，两个头）	第 3 指（dde） 第 3 近节指骨（尺侧）		
	⑧第 4 骨间背侧肌	第 4 和第 5 掌骨（相邻侧，两个头）	第 4 指（dde） 第 4 近节指骨（尺侧）		
骨间掌侧肌	⑨第 1 骨间掌侧肌	第 2 掌骨（尺侧）	第 2 指（dde） 第 2 近节指骨（底）		第 2、第 4 和第 5 指： • MCP 关节：屈 • 近侧和远侧 IP 关节：伸和向第三指内收
	⑩第 2 骨间掌侧肌	第 4 掌骨（桡侧）	第 4 指（dde） 第 4 近节指骨（底）		
	⑪第 3 骨间掌侧肌	第 5 掌骨（桡侧）	第 5 指（dde） 第 5 近节指骨（底）		

注：dde，指背腱膜；IP，指间；MCP，掌指。

图 27.27 掌中间肌群

右手，掌（前）面观。

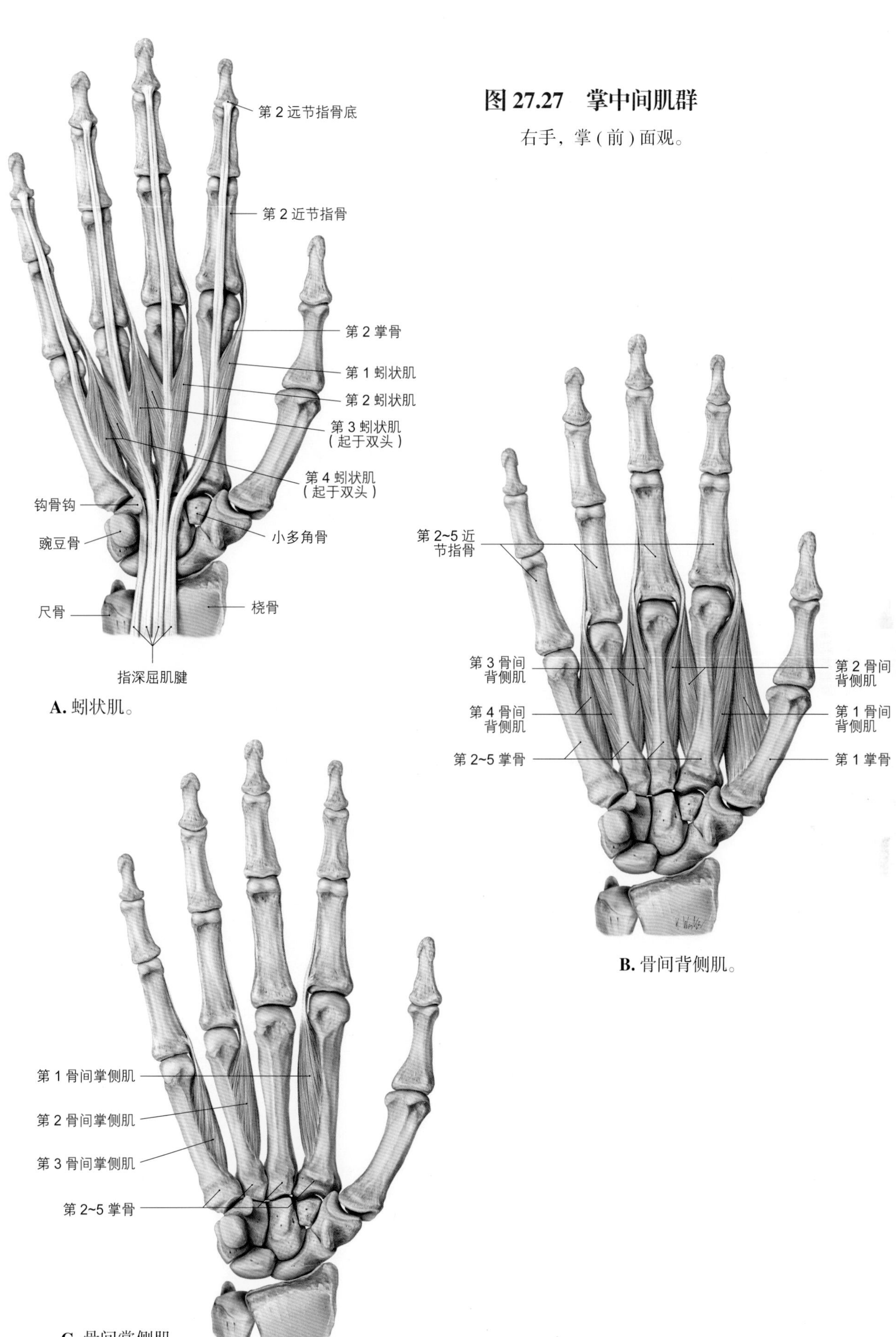
第 2 远节指骨底
第 2 近节指骨
第 2 掌骨
第 1 蚓状肌
第 2 蚓状肌
第 3 蚓状肌（起于双头）
第 4 蚓状肌（起于双头）
钩骨钩
豌豆骨
小多角骨
尺骨
桡骨
指深屈肌腱
第 2~5 近节指骨
第 3 骨间背侧肌
第 4 骨间背侧肌
第 2~5 掌骨
第 2 骨间背侧肌
第 1 骨间背侧肌
第 1 掌骨
第 1 骨间掌侧肌
第 2 骨间掌侧肌
第 3 骨间掌侧肌
第 2~5 掌骨

A. 蚓状肌。

B. 骨间背侧肌。

C. 骨间掌侧肌。

第 28 章　神经、血管

上肢动脉

图 28.1　上肢动脉

右臂，前面观。

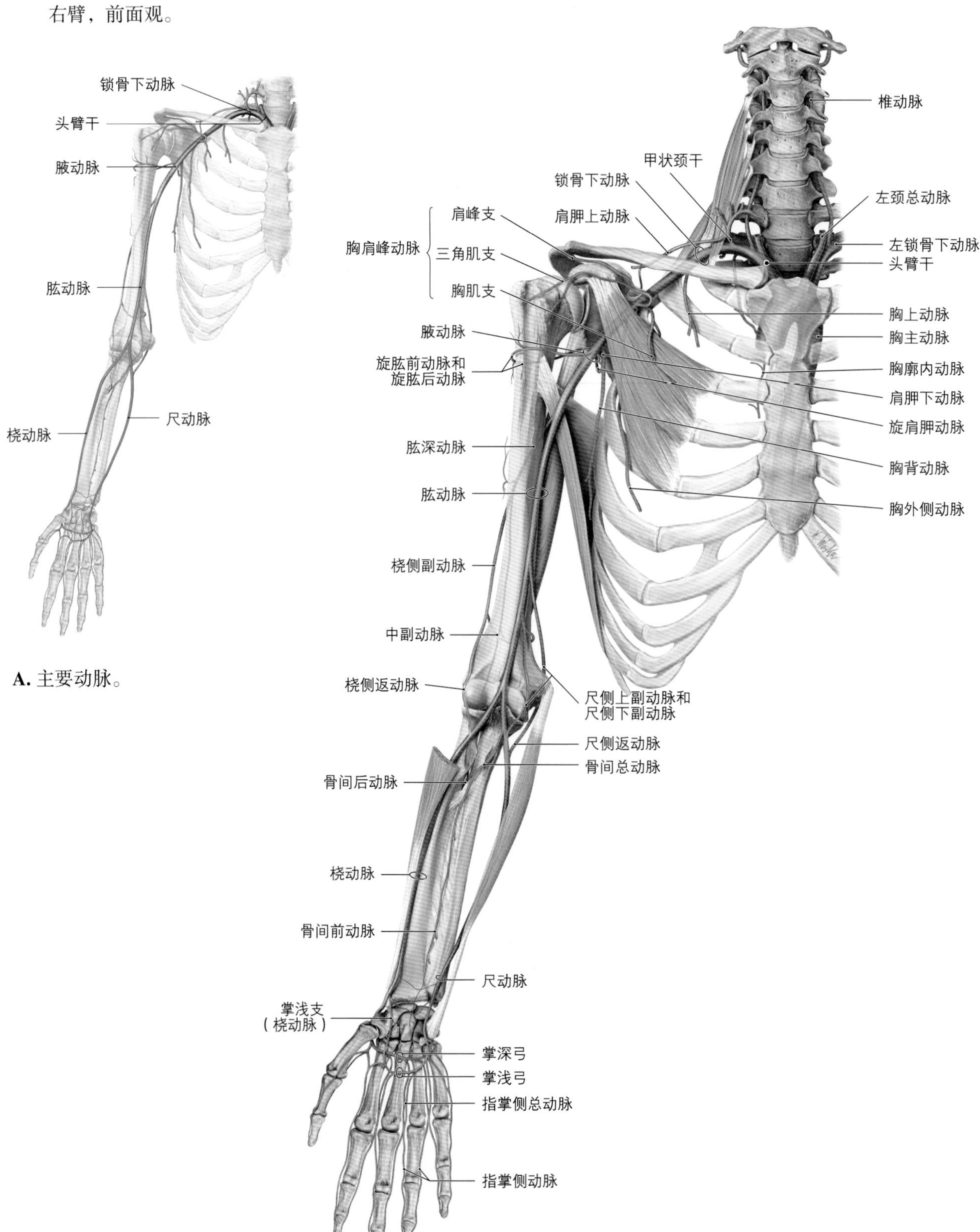
锁骨下动脉
头臂干
腋动脉
肱动脉
桡动脉
尺动脉
A. 主要动脉。
椎动脉
甲状颈干
锁骨下动脉
左颈总动脉
肩峰支
肩胛上动脉
胸肩峰动脉
三角肌支
左锁骨下动脉
头臂干
胸肌支
胸上动脉
腋动脉
胸主动脉
旋肱前动脉和
旋肱后动脉
胸廓内动脉
肩胛下动脉
旋肩胛动脉
肱深动脉
胸背动脉
肱动脉
胸外侧动脉
桡侧副动脉
中副动脉
桡侧返动脉
尺侧上副动脉和
尺侧下副动脉
尺侧返动脉
骨间总动脉
骨间后动脉
桡动脉
骨间前动脉
尺动脉
掌浅支
（桡动脉）
掌深弓
掌浅弓
指掌侧总动脉
指掌侧动脉

B. 动脉行程。

图 28.2 锁骨下动脉分支

右侧，前面观。

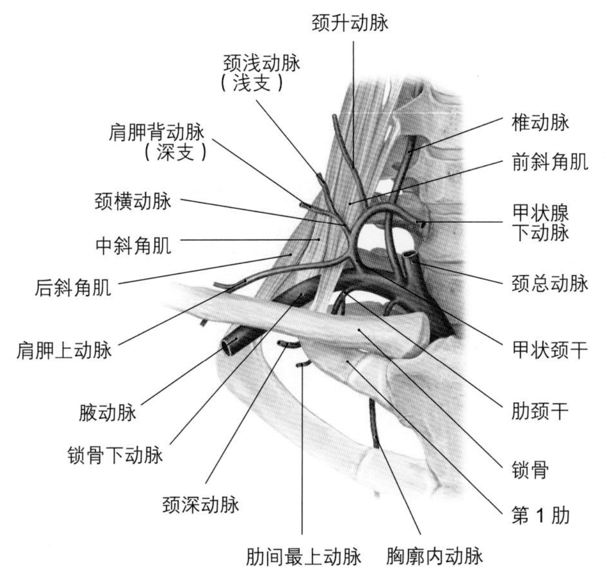
颈升动脉
颈浅动脉
（浅支）
肩胛背动脉
（深支）
颈横动脉
中斜角肌
后斜角肌
肩胛上动脉
腋动脉
锁骨下动脉
颈深动脉
肋间最上动脉
胸廓内动脉
椎动脉
前斜角肌
甲状腺
下动脉
颈总动脉
甲状颈干
肋颈干
锁骨
第 1 肋

图 28.3 肩胛动脉网

右侧，后面观。

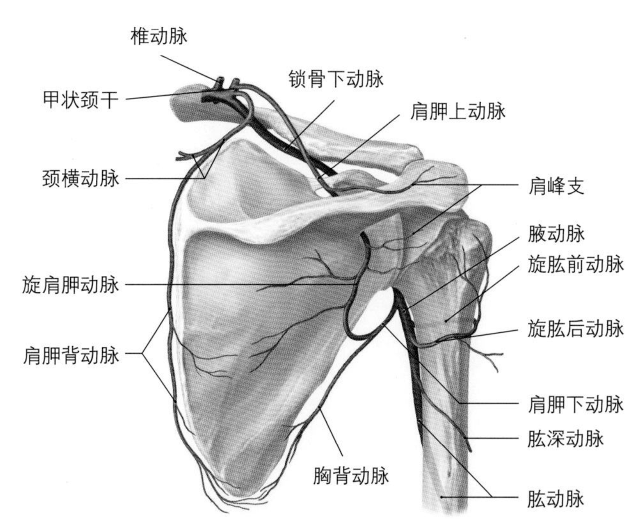
椎动脉
甲状颈干
锁骨下动脉
肩胛上动脉
颈横动脉
肩峰支
腋动脉
旋肱前动脉
旋肩胛动脉
旋肱后动脉
肩胛背动脉
肩胛下动脉
肱深动脉
胸背动脉
肱动脉

图 28.4 前臂和手的动脉

右上肢。尺动脉和桡动脉借掌浅弓和掌深弓、穿支及腕背侧网相互交通。

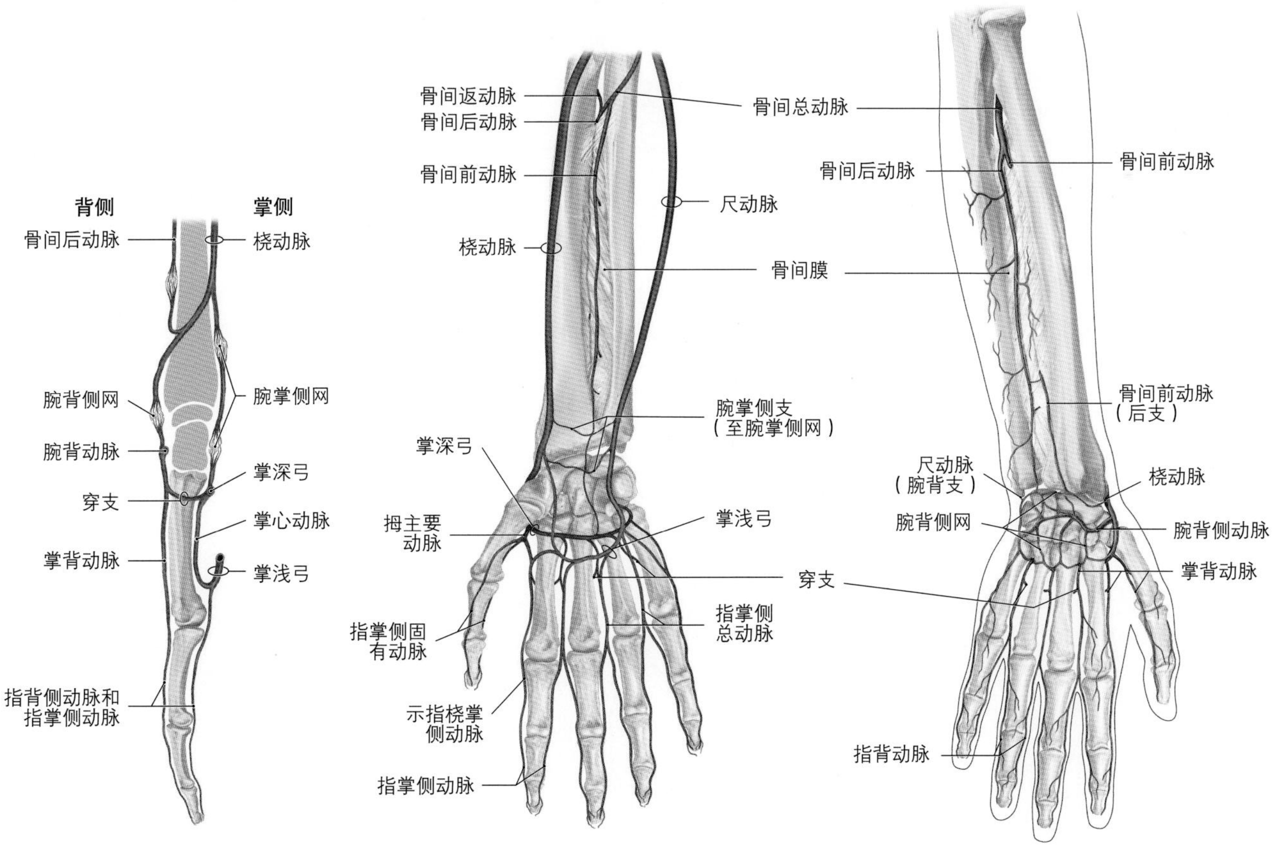

背侧
掌侧
骨间后动脉
桡动脉
腕背侧网
腕掌侧网
腕背动脉
掌深弓
穿支
掌心动脉
掌背动脉
掌浅弓
指背侧动脉和
指掌侧动脉

A. 右中指，外侧面观。

骨间返动脉
骨间后动脉
骨间总动脉
骨间前动脉
尺动脉
桡动脉
骨间膜
腕掌侧支
（至腕掌侧网）
掌深弓
拇主要
动脉
掌浅弓
穿支
指掌侧固
有动脉
指掌侧
总动脉
示指桡掌
侧动脉
指掌侧动脉

B. 前（掌）面观。

骨间后动脉
骨间前动脉
骨间前动脉
（后支）
尺动脉
（腕背支）
桡动脉
腕背侧网
腕背侧动脉
掌背动脉
指背动脉

C. 后（背）面观。

上肢静脉和淋巴

图 28.5 上肢静脉

右臂，前面观。

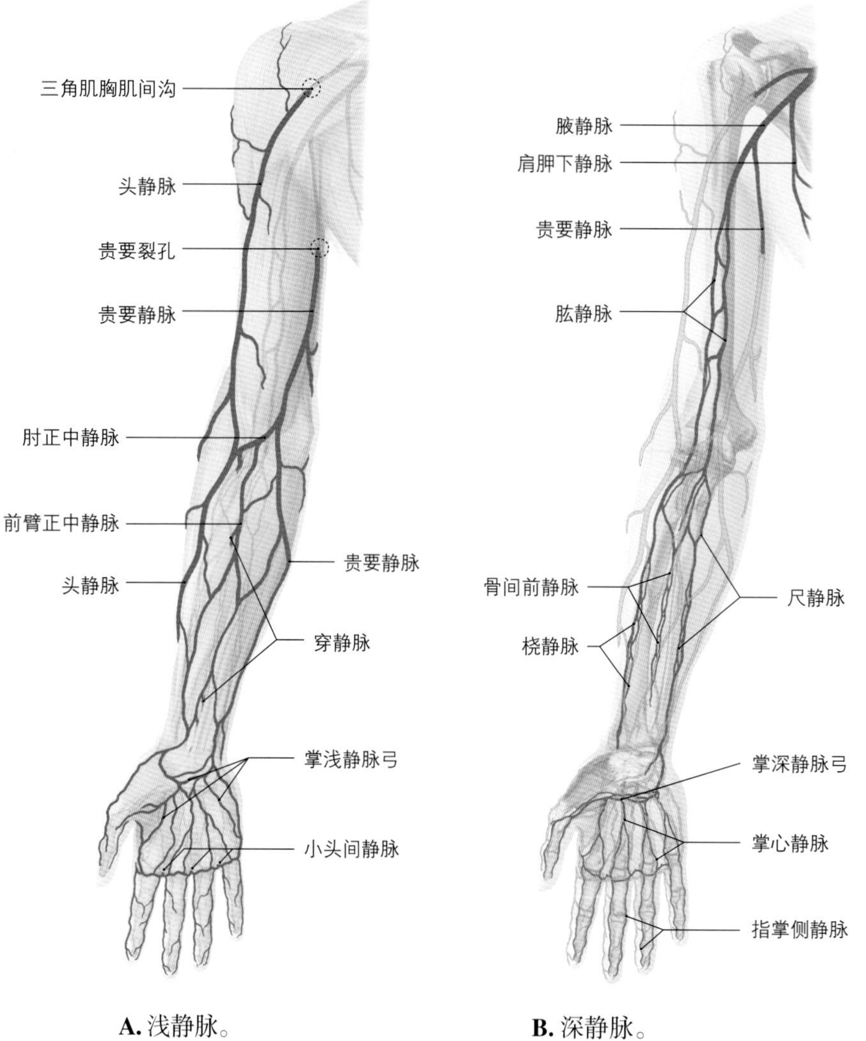

三角肌胸肌间沟
头静脉
贵要裂孔
贵要静脉
肘正中静脉
前臂正中静脉
头静脉
贵要静脉
穿静脉
掌浅静脉弓
小头间静脉
腋静脉
肩胛下静脉
贵要静脉
肱静脉
骨间前静脉
桡静脉
尺静脉
掌深静脉弓
掌心静脉
指掌侧静脉

A. 浅静脉。

B. 深静脉。

图 28.6 手背静脉

右手，后面观。

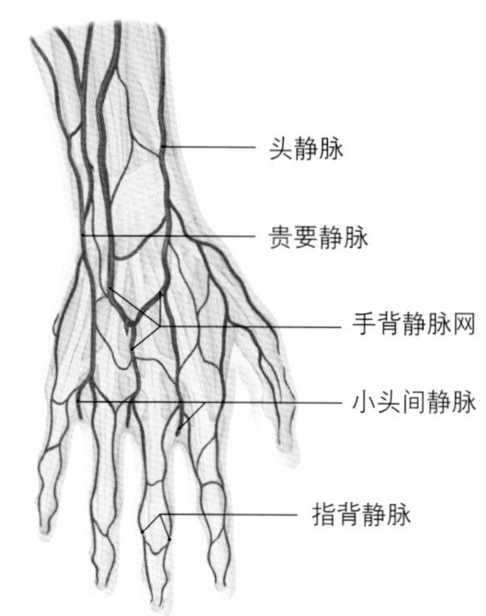

头静脉
贵要静脉
手背静脉网
小头间静脉
指背静脉

> 临床要点 28.1
>
> **静脉穿刺**
>
> 肘窝静脉常用于采血。做准备时在肘窝上方扎止血带，使动脉血可流动但阻止静脉血回流，从而使静脉充盈更容易看到和触及。

图 28.7 肘窝

右臂，前面观。肘窝皮下静脉的行程变异较大。

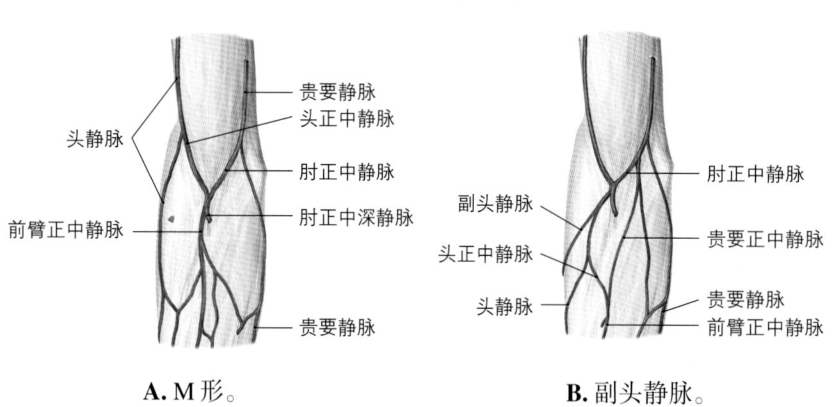

头静脉
前臂正中静脉
贵要静脉
头正中静脉
肘正中静脉
肘正中深静脉
贵要静脉
副头静脉
头正中静脉
头静脉
肘正中静脉
贵要正中静脉
贵要静脉
前臂正中静脉

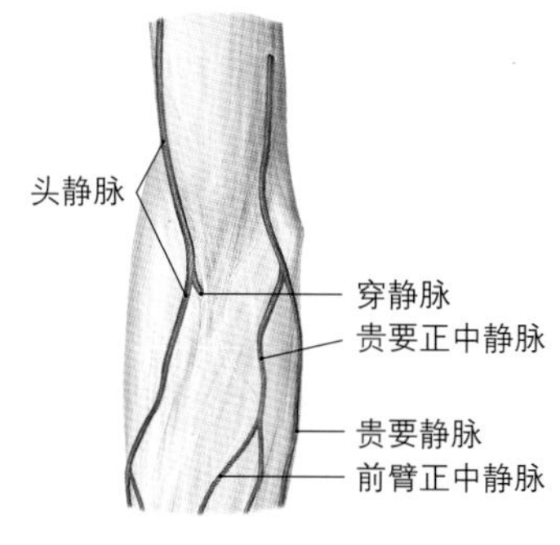

头静脉
穿静脉
贵要正中静脉
贵要静脉
前臂正中静脉

A. M 形。

B. 副头静脉。

C. 肘正中静脉缺如。

上肢和胸部的淋巴回流至腋窝淋巴结。上肢的浅淋巴管分布于皮下组织中，而深淋巴管与动脉和深静脉伴行，两者存在广泛吻合。

图 28.8　上肢淋巴管

右上肢。

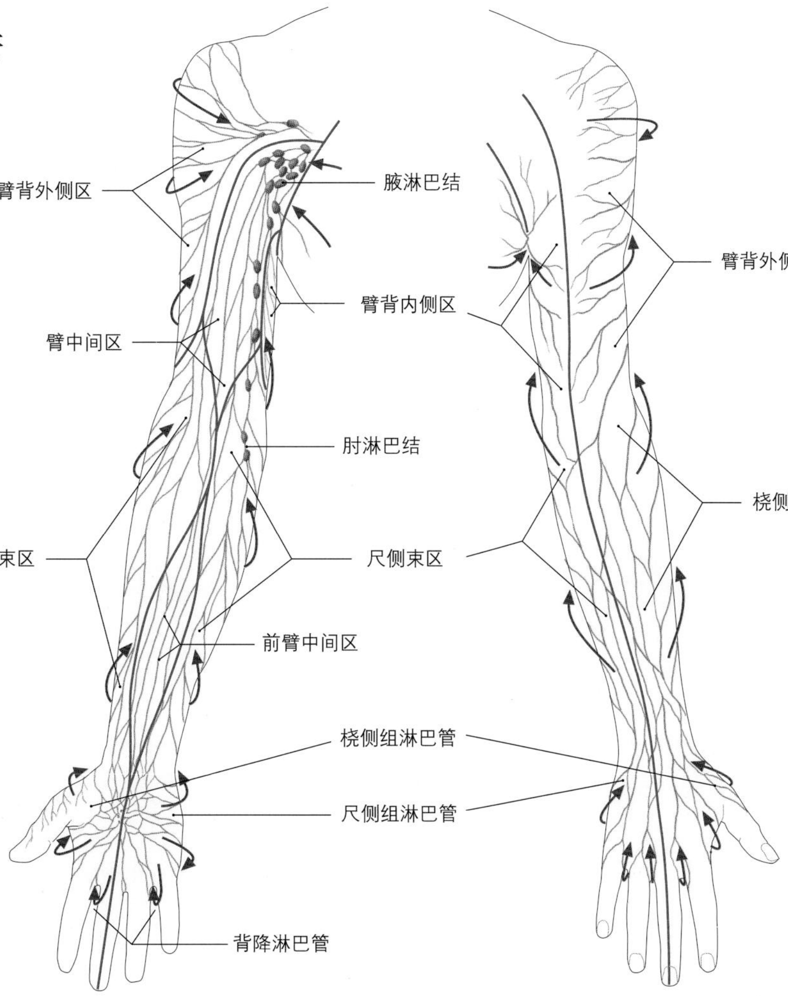

臂背外侧区
腋淋巴结
臂背内侧区
臂中间区
肘淋巴结
桡侧束区
尺侧束区
前臂中间区
桡侧组淋巴管
尺侧组淋巴管
背降淋巴管
臂背外侧区
臂背内侧区
桡侧束区
尺侧束区

A. 前面观。　　**B.** 后面观。

图 28.9　手的淋巴引流

右手，桡侧观。手的大部分淋巴经肘淋巴结回流至腋淋巴结，但拇指、示指和手背的淋巴直接回流。

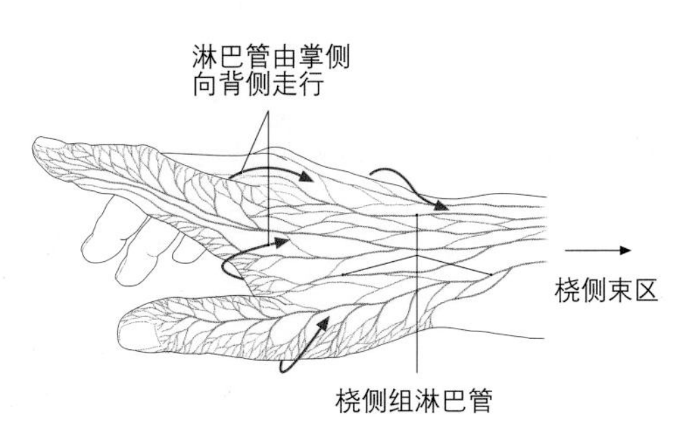
淋巴管由掌侧
向背侧走行
桡侧束区
桡侧组淋巴管

图 28.10　腋淋巴结

右侧，前面观。为了方便手术，根据腋淋巴结与胸小肌的位置关系将其分为三组：外侧组（Ⅰ组）、后组（Ⅱ组）或内侧组（Ⅲ组）。这对乳腺癌的治疗具有重要的临床意义（见第 76 页）。

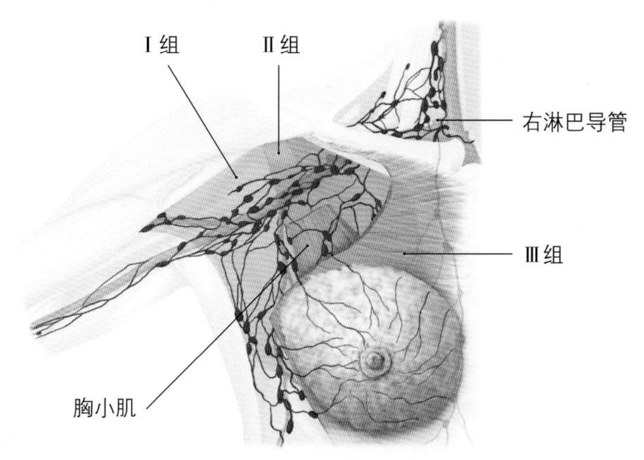
Ⅰ组
Ⅱ组
右淋巴导管
Ⅲ组
胸小肌

上肢神经：臂丛

几乎全部上肢肌均受起自 C5~T1 段脊髓的臂丛支配。脊神经前支直接发支（臂丛锁骨上部分）并融合形成 3 条干，再分为 6 股（3 条前股和 3 条后股），然后形成 3 束。臂丛的锁骨下部分包括直接发自脊髓的短支和行经上肢的长（终）支。

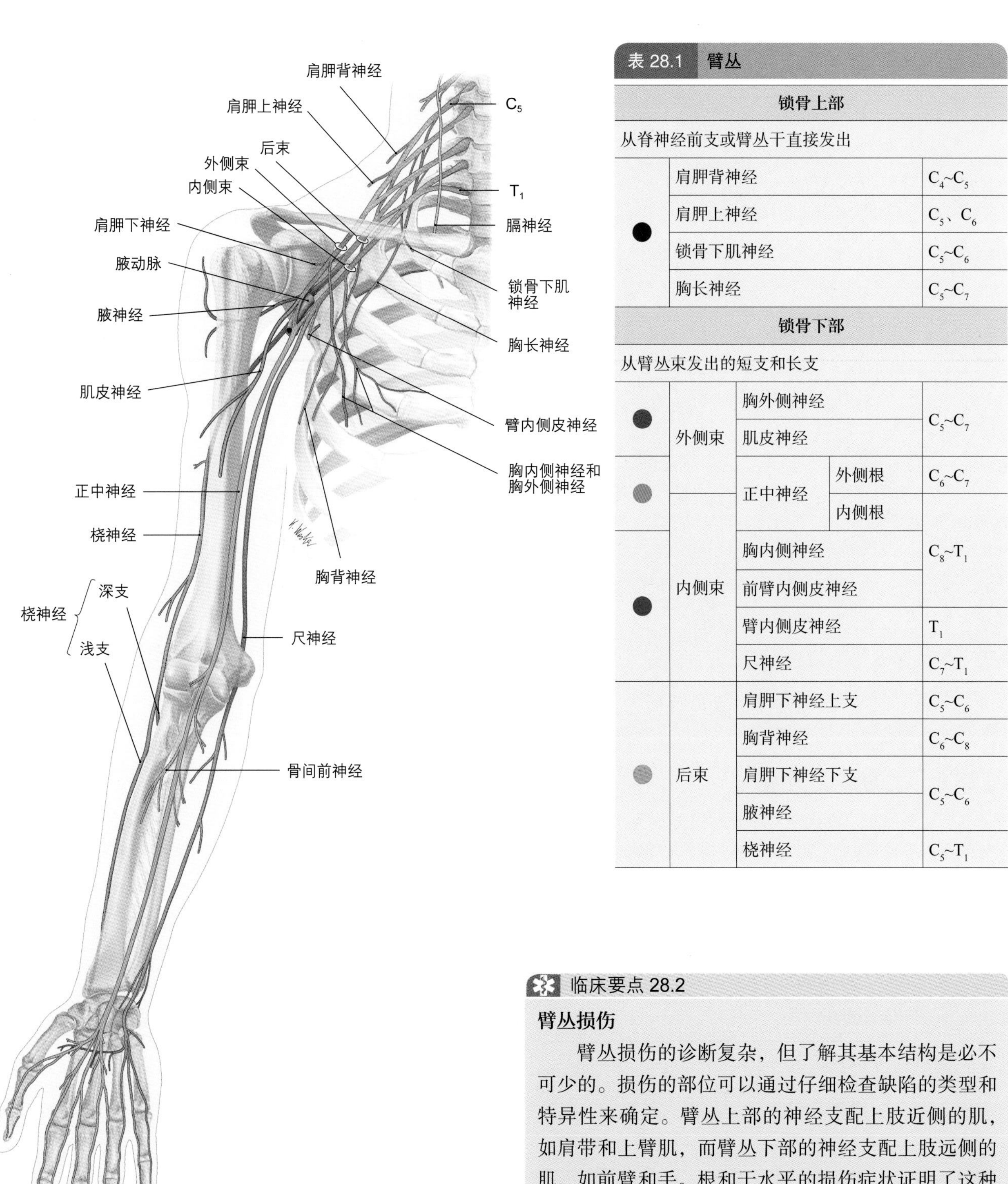
肩胛背神经
肩胛上神经
C5
后束
外侧束
内侧束
T1
肩胛下神经
膈神经
腋动脉
锁骨下肌神经
腋神经
胸长神经
肌皮神经
臂内侧皮神经
胸内侧神经和胸外侧神经
正中神经
桡神经
胸背神经
桡神经
深支
浅支
尺神经
骨间前神经

表 28.1 臂丛

锁骨上部				
从脊神经前支或臂丛干直接发出				
●	肩胛背神经			C_4~C_5
	肩胛上神经			C_5、C_6
	锁骨下肌神经			C_5~C_6
	胸长神经			C_5~C_7
锁骨下部				
从臂丛束发出的短支和长支				
	外侧束	胸外侧神经		C_5~C_7
		肌皮神经		
		正中神经	外侧根	C_6~C_7
	内侧束		内侧根	C_8~T_1
		胸内侧神经		
		前臂内侧皮神经		
		臂内侧皮神经		T_1
		尺神经		C_7~T_1
	后束	肩胛下神经上支		C_5~C_6
		胸背神经		C_6~C_8
		肩胛下神经下支		C_5~C_6
		腋神经		
		桡神经		C_5~T_1

临床要点 28.2

臂丛损伤

臂丛损伤的诊断复杂，但了解其基本结构是必不可少的。损伤的部位可以通过仔细检查缺陷的类型和特异性来确定。臂丛上部的神经支配上肢近侧的肌，如肩带和上臂肌，而臂丛下部的神经支配上肢远侧的肌，如前臂和手。根和干水平的损伤症状证明了这种解剖结构。此外，一条神经近端的损伤比远端损伤会引起更广泛的症状。

图 28.11 臂丛

右侧，前面观。

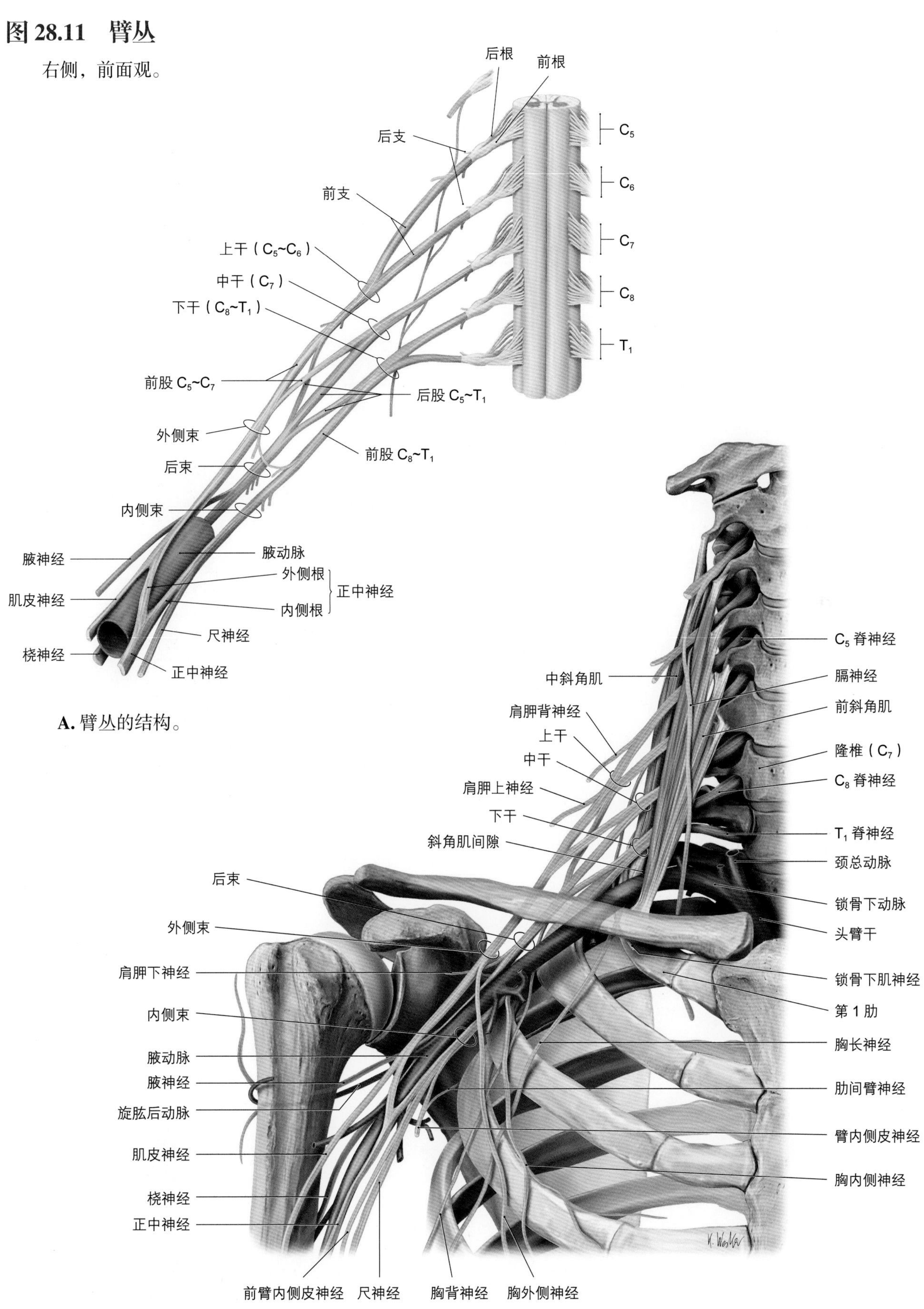
后根
前根
后支
前支
上干（C_5~C_6）
中干（C_7）
下干（C_8~T_1）
C_5
C_6
C_7
C_8
T_1
前股 C_5~C_7
后股 C_5~T_1
外侧束
后束
前股 C_8~T_1
内侧束
腋神经
腋动脉
外侧根
正中神经
内侧根
肌皮神经
尺神经
桡神经
正中神经
C_5 脊神经
中斜角肌
膈神经
肩胛背神经
前斜角肌
上干
隆椎（C_7）
中干
C_8 脊神经
肩胛上神经
下干
T_1 脊神经
斜角肌间隙
颈总动脉
后束
锁骨下动脉
外侧束
头臂干
肩胛下神经
锁骨下肌神经
第 1 肋
内侧束
胸长神经
腋动脉
腋神经
肋间臂神经
旋肱后动脉
臂内侧皮神经
肌皮神经
胸内侧神经
桡神经
正中神经
前臂内侧皮神经
尺神经
胸背神经
胸外侧神经

A. 臂丛的结构。

B. 臂丛的行程，为显示清楚已拉伸。

锁骨上分支和后束

图 28.12 锁骨上分支

右肩。

臂丛的锁骨上分支直接发自臂丛根（脊神经前支）或发自颈外三角的臂丛干。

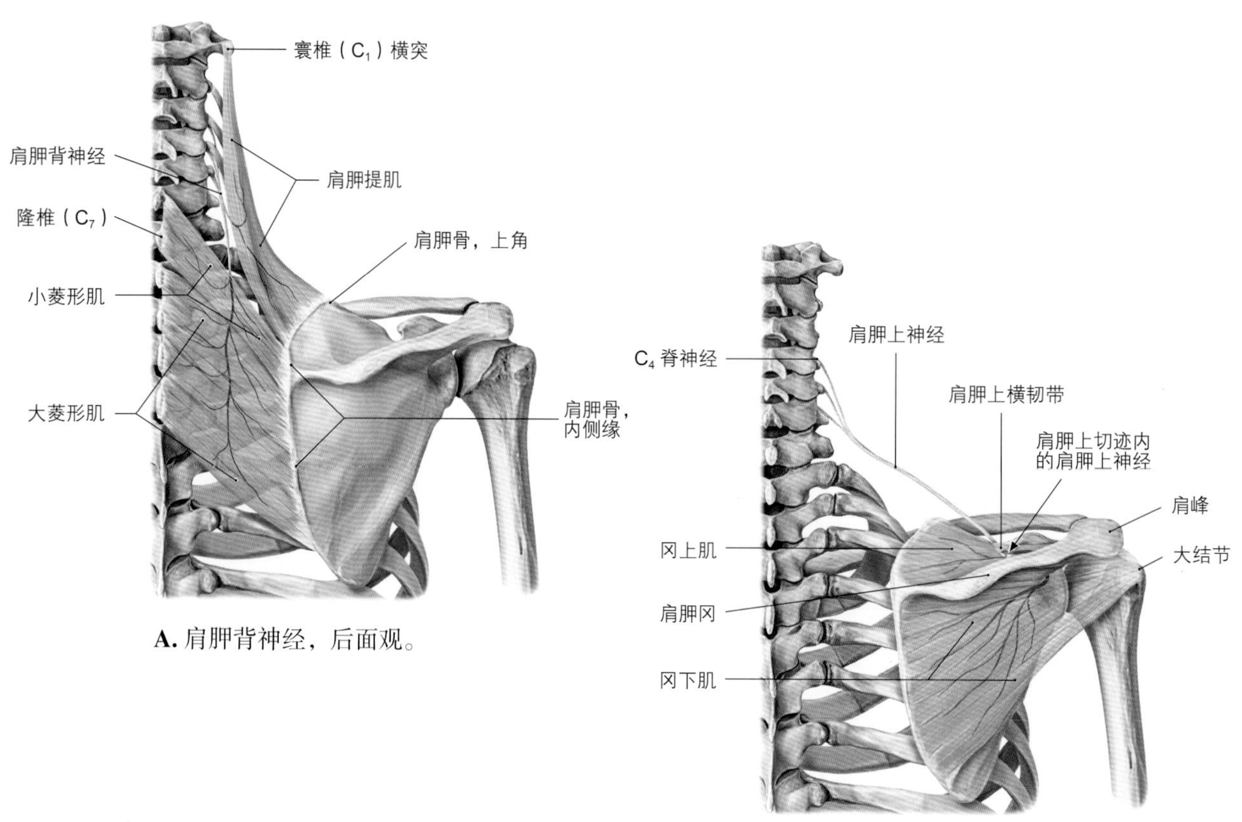
寰椎（C_1）横突
肩胛背神经
肩胛提肌
隆椎（C_7）
肩胛骨，上角
小菱形肌
大菱形肌
肩胛骨，内侧缘
肩胛上神经
C_4 脊神经
肩胛上横韧带
肩胛上切迹内的肩胛上神经
肩峰
大结节
冈上肌
肩胛冈
冈下肌

A. 肩胛背神经，后面观。

B. 肩胛上神经，背侧观。

寰椎（C_1）
C_5 脊神经
锁骨下肌神经
隆椎（C_7）
锁骨
锁骨下肌
第 1 肋
胸长神经
前锯肌
第 9 肋

C. 胸长神经和锁骨下肌神经，右侧面观。

表 28.2 锁骨上分支

神经	脊髓节段	支配肌肉
肩胛背神经	C_4~C_5	肩胛提肌 大菱形肌和小菱形肌
肩胛上神经	C_5、C_6	冈上肌 冈下肌
锁骨下肌神经	C_5~C_6	锁骨下肌
胸长神经	C_5~C_7	前锯肌

图 28.13 后束：短支

右肩。

后束发出 3 条短支（发自臂丛束水平）和 2 条长支（终神经，见第 372、373 页）。

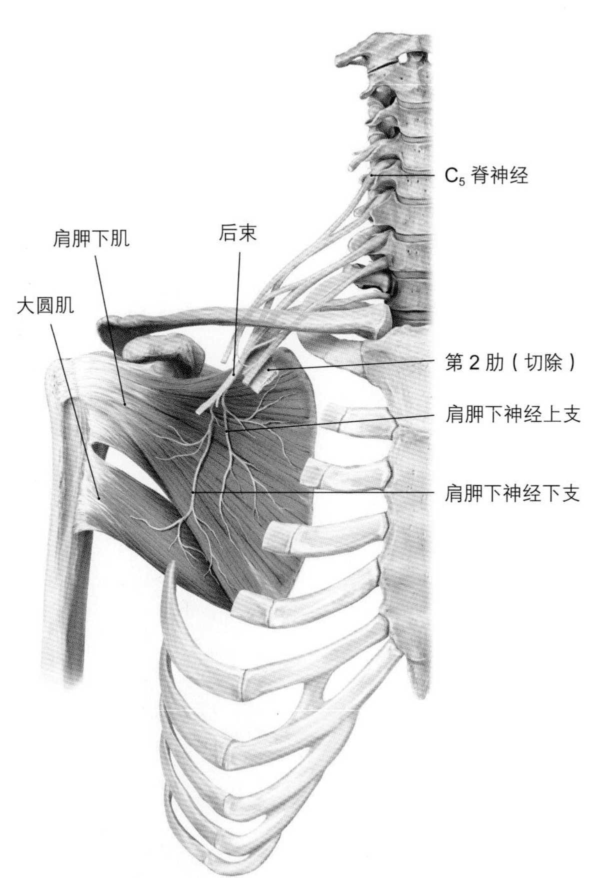

C_5 脊神经
肩胛下肌
后束
大圆肌
第 2 肋（切除）
肩胛下神经上支
肩胛下神经下支

A. 肩胛下神经，前面观。

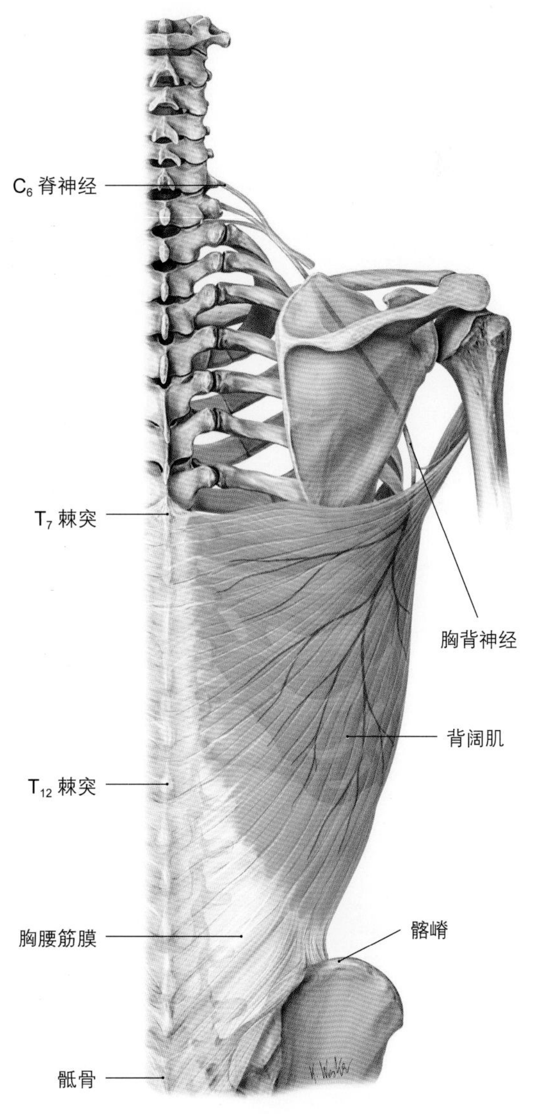

C_6 脊神经
T_7 棘突
胸背神经
背阔肌
T_{12} 棘突
胸腰筋膜
髂嵴
骶骨

B. 胸背神经，后面观。

表 28.3 后束分支

神经	脊髓节段	支配肌肉
短支		
肩胛下神经上支	C_5~C_6	肩胛下肌
肩胛下神经下支		肩胛下肌 大圆肌
胸背神经	C_6~C_8	背阔肌
长（终）支		
腋神经	C_5~C_6	见第 372 页
桡神经	C_5~T_1	见第 373 页

后束：腋神经和桡神经

图 28.14　腋神经：皮支分布

右上肢。

> **临床要点 28.3**
>
> 肱骨外科颈骨折时腋神经可能受损，导致上臂外展受限并可能出现方肩。

图 28.15　腋神经

右侧，前面观，为显示清楚已拉伸。

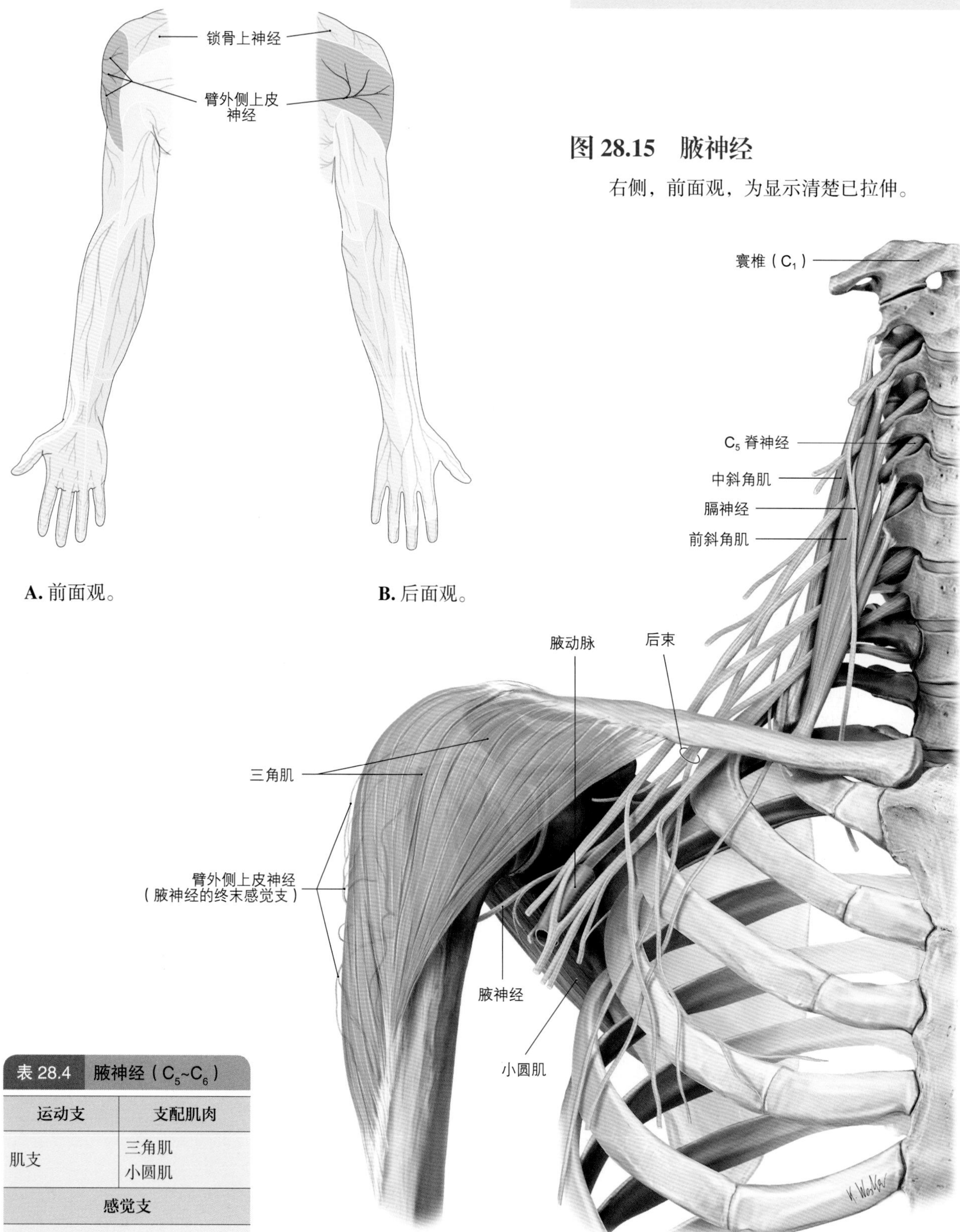
锁骨上神经
臂外侧上皮神经
A. 前面观。
B. 后面观。
寰椎（C_1）
C_5 脊神经
中斜角肌
膈神经
前斜角肌
腋动脉
后束
三角肌
臂外侧上皮神经
（腋神经的终末感觉支）
腋神经
小圆肌

表 28.4　腋神经（C_5~C_6）

运动支	支配肌肉
肌支	三角肌 小圆肌
感觉支	
臂外侧上皮神经	

图 28.16　桡神经：皮支分布

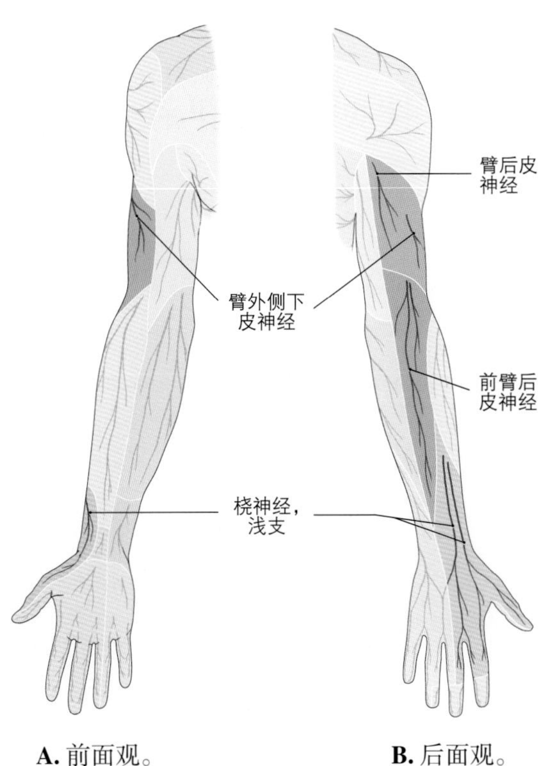
臂后皮神经
臂外侧下皮神经
前臂后皮神经
桡神经，浅支

A. 前面观。　　B. 后面观。

图 28.17　桡神经

右上肢，前臂旋前位前面观。

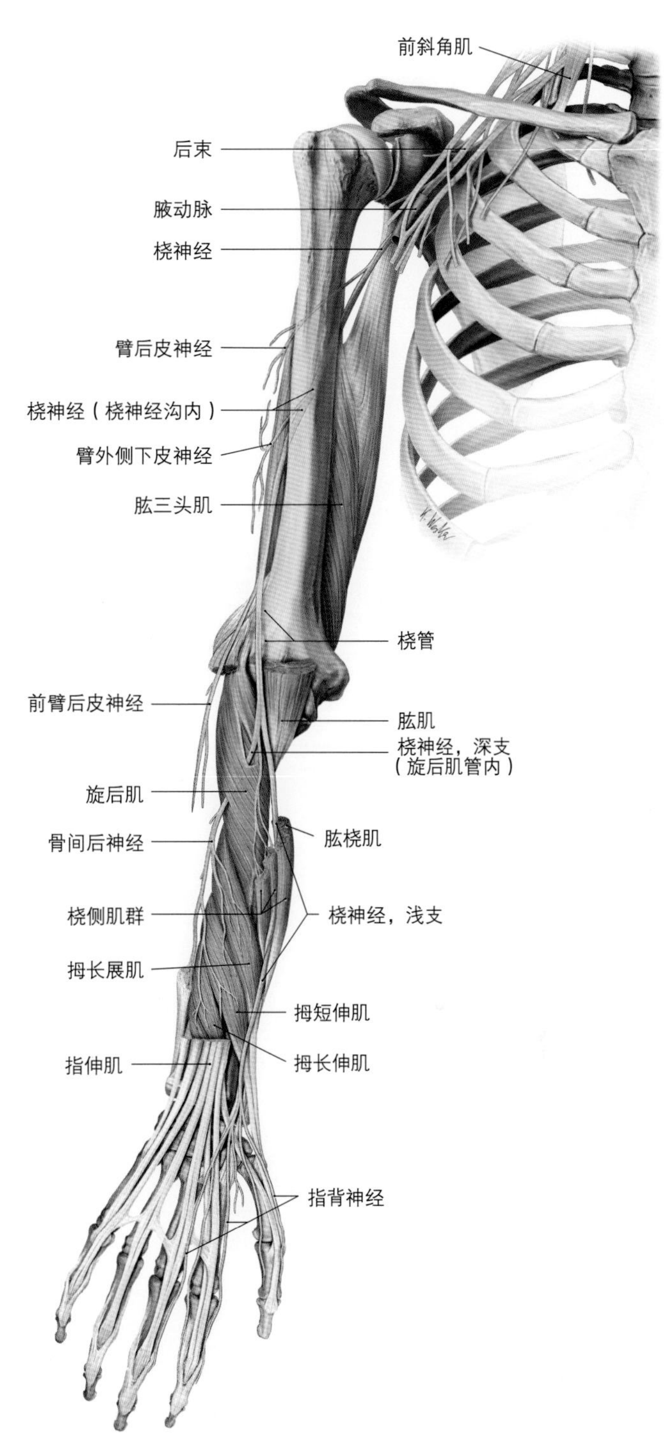
前斜角肌
后束
腋动脉
桡神经
臂后皮神经
桡神经（桡神经沟内）
臂外侧下皮神经
肱三头肌
桡管
前臂后皮神经
肱肌
桡神经，深支（旋后肌管内）
旋后肌
骨间后神经
肱桡肌
桡侧肌群
桡神经，浅支
拇长展肌
拇短伸肌
指伸肌
拇长伸肌
指背神经

表 28.5　桡神经（C_5~T_1）

运动支	支配肌肉
肌支	肱肌（部分）
	肱三头肌
	肘肌
	肱桡肌
	桡侧腕长伸肌和桡侧腕短伸肌
深支（终支：骨间后神经）	旋后肌
	指伸肌
	小指伸肌
	尺侧腕伸肌
	拇短伸肌和拇长伸肌
	示指伸肌
	拇长展肌
感觉支	
桡神经关节支：肩关节囊	
骨间后神经关节支：腕关节囊和 4 个桡侧掌指关节囊	
臂后皮神经	
臂外侧下皮神经	
前臂后皮神经	
浅支	指背神经
	尺神经交通支

临床要点 28.4

腋窝的慢性桡神经压迫（如长时间或不正确使用拐杖所致）可引起手、前臂和后臂的感觉或运动功能丧失。更远端的损伤（如麻醉所致）所影响的肌较少，可能仅导致垂腕而肱三头肌功能完整。

内侧束和外侧束

内侧束和外侧束发出 4 条短支。肋间臂神经被视为臂丛短支，尽管它实际上是第 2 和第 3 肋间神经的皮支。

表 28.6　内侧束和外侧束的分支

神经	脊髓节段	束	支配肌肉
短支			
胸外侧神经	C_5~C_7	外侧束	胸大肌
胸内侧神经	C_8~T_1	内侧束	胸大肌和胸小肌
臂内侧皮神经	T_1	内侧束	—（感觉支，不支配肌肉）
前臂内侧皮神经	C_8~T_1	内侧束	—（感觉支，不支配肌肉）
肋间臂神经	T_2~T_3	内侧束	—（感觉支，不支配肌肉）
长（终）支			
肌皮神经	C_5~C_7	外侧束	喙肱肌 肱二头肌 肱肌
正中神经	C_6~T_1		见第 376 页
尺神经	C_7~T_1	内侧束	见第 377 页

图 28.18　内侧束和外侧束：短支

右侧，前面观。

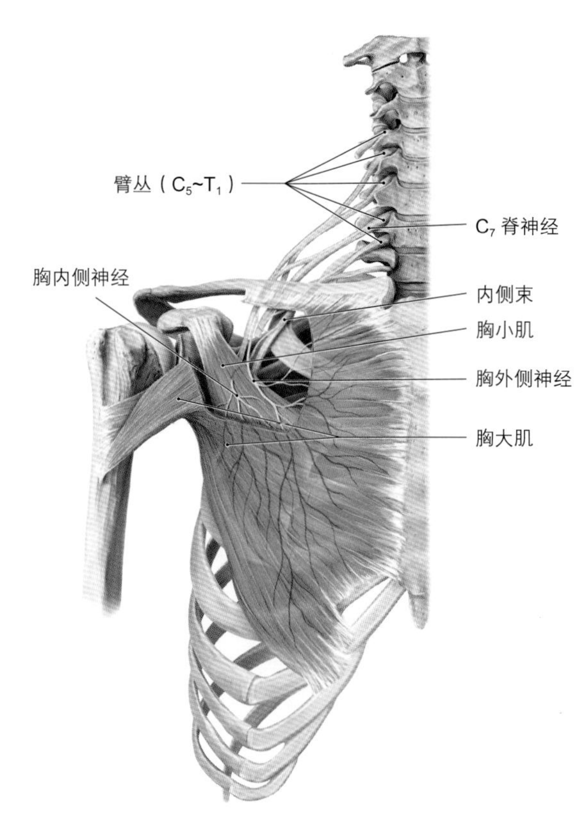

臂丛（C_5~T_1）
C_7 脊神经
胸内侧神经
内侧束
胸小肌
胸外侧神经
胸大肌

A. 胸内侧神经和胸外侧神经。

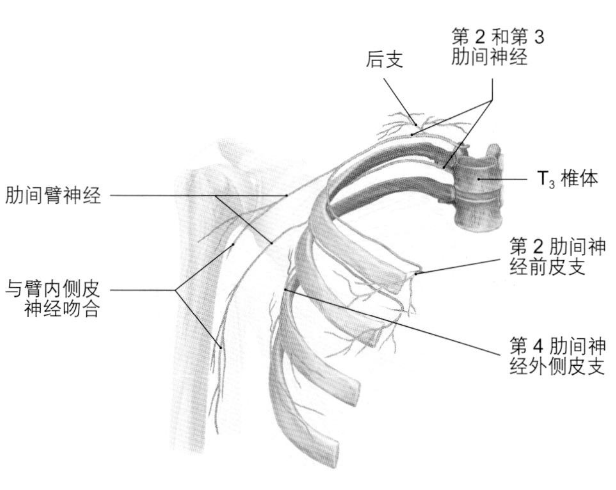

第 2 和第 3
肋间神经
后支
T_3 椎体
肋间臂神经
第 2 肋间神
经前皮支
与臂内侧皮
神经吻合
第 4 肋间神
经外侧皮支

B. 肋间臂神经。

图 28.19　内侧束和外侧束短支：皮支分布

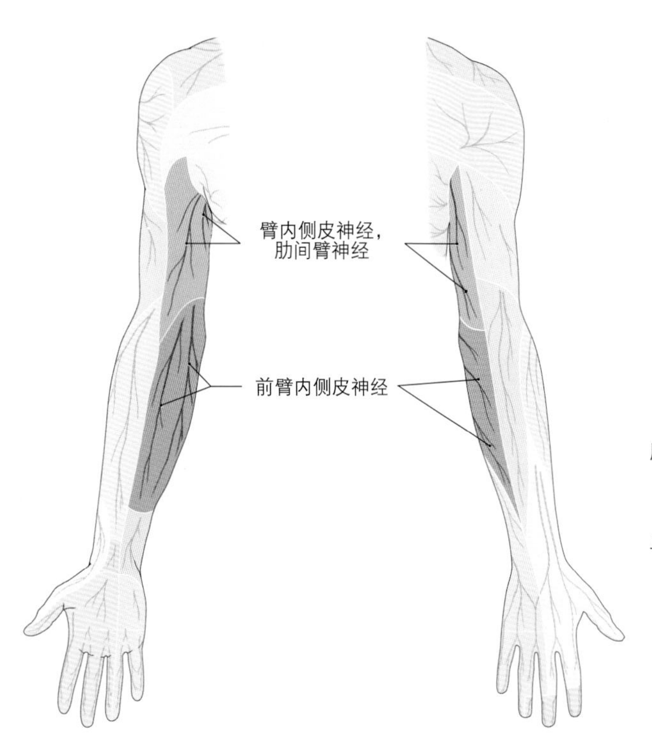

臂内侧皮神经，
肋间臂神经
前臂内侧皮神经

A. 前面观。　**B.** 后面观。

图 28.20　肌皮神经

右上肢，前面观。

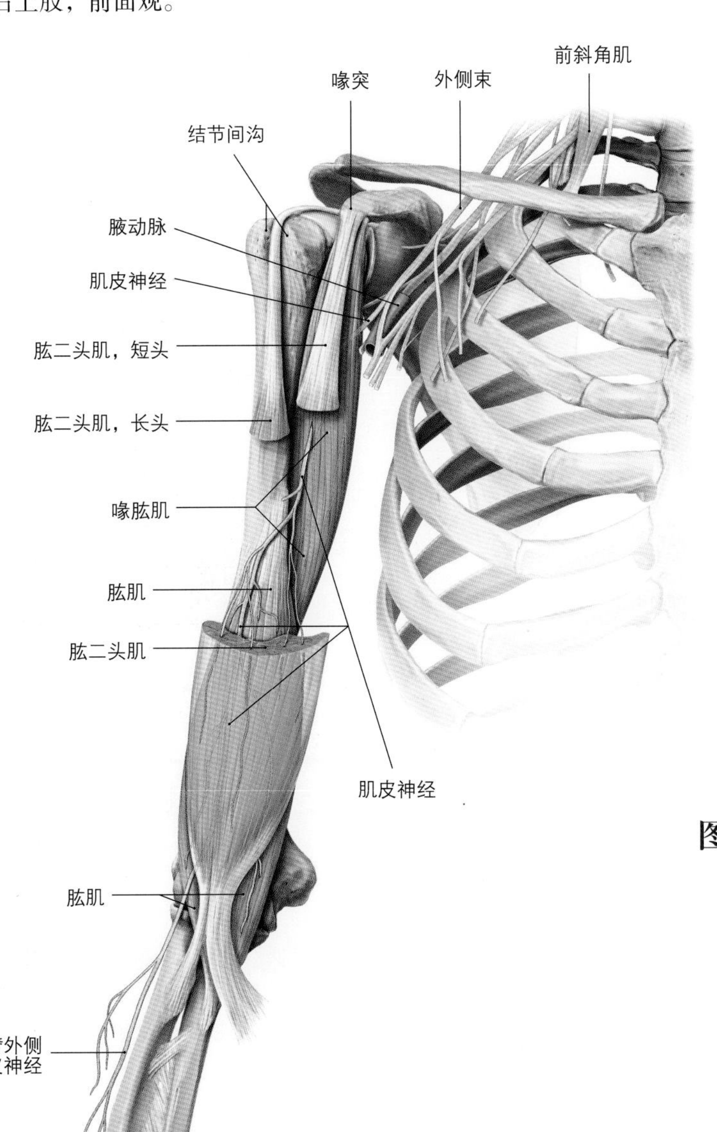
前斜角肌
喙突
外侧束
结节间沟
腋动脉
肌皮神经
肱二头肌，短头
肱二头肌，长头
喙肱肌
肱肌
肱二头肌
肌皮神经
肱肌
前臂外侧皮神经
尺骨
桡骨

表 28.7　肌皮神经（C_5~C_7）

运动支	支配肌肉
肌支	喙肱肌
	肱二头肌
	肱肌
感觉支	
前臂外侧皮神经	
关节支：肘关节囊（前部）	

注：肌皮神经在上臂只支配运动，在前臂只支配感觉。

图 28.21　肌皮神经：皮支分布

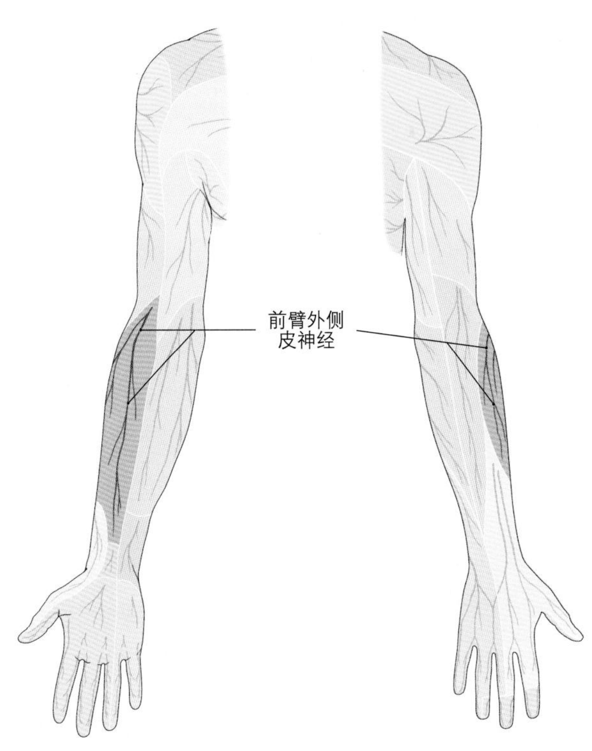
前臂外侧皮神经

A. 前面观。　**B.** 后面观。

正中神经和尺神经

正中神经是内侧束和外侧束共同发出的终支。尺神经仅由内侧束发出。

图 28.22 正中神经

右上肢，前面观。

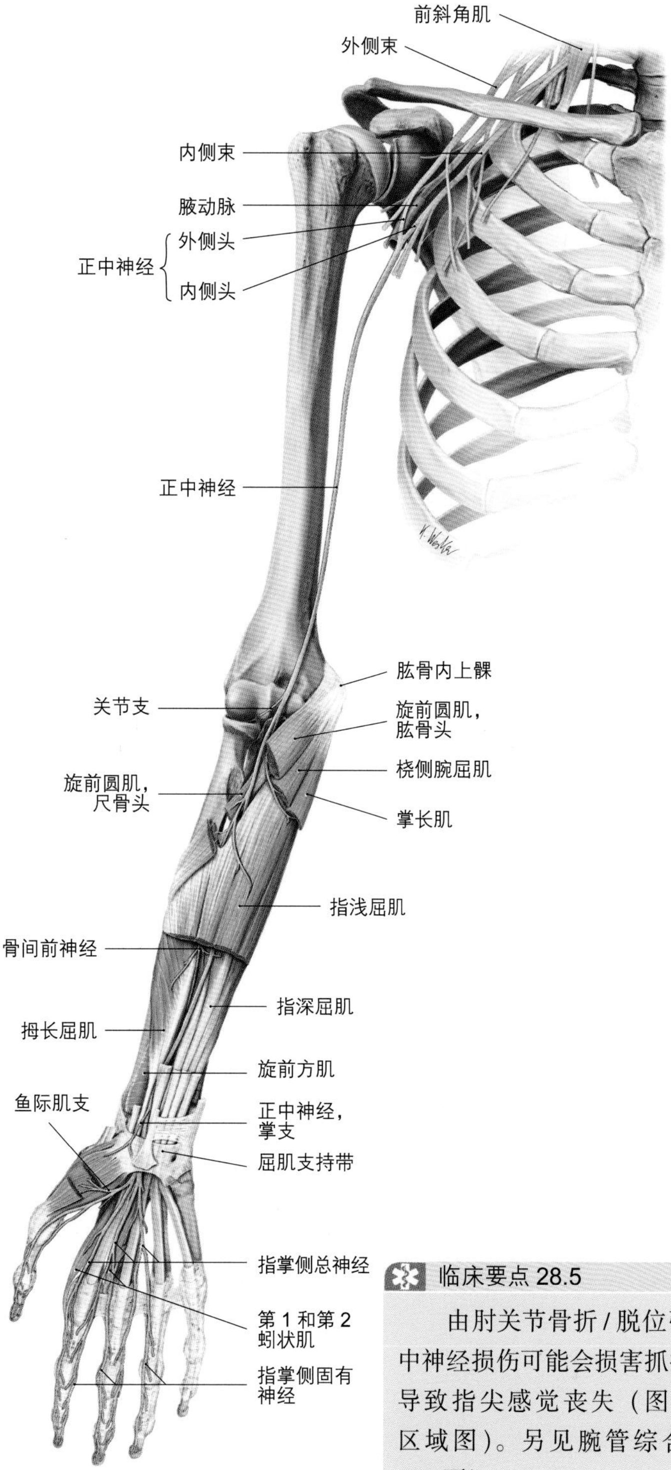

前斜角肌
外侧束
内侧束
腋动脉
正中神经 外侧头
内侧头
正中神经
肱骨内上髁
关节支
旋前圆肌，肱骨头
桡侧腕屈肌
旋前圆肌，尺骨头
掌长肌
指浅屈肌
骨间前神经
指深屈肌
拇长屈肌
旋前方肌
鱼际肌支
正中神经，掌支
屈肌支持带
指掌侧总神经
第 1 和第 2 蚓状肌
指掌侧固有神经

图 28.23 正中神经：皮支分布

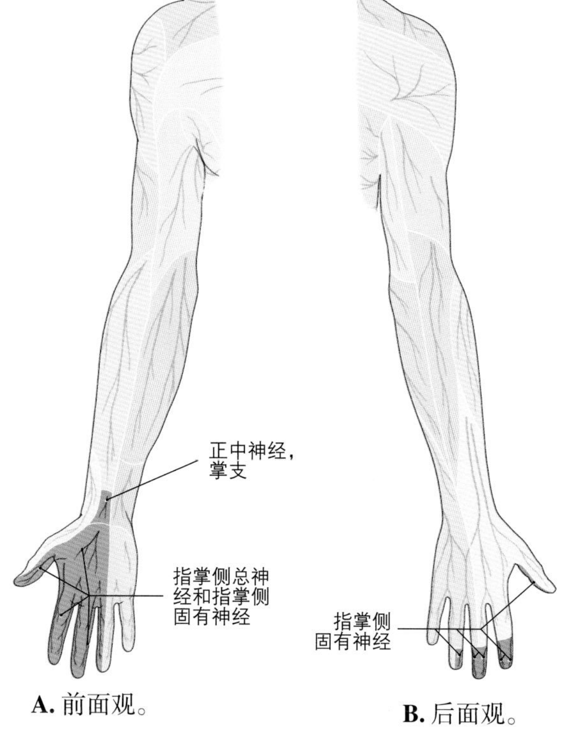
正中神经，掌支
指掌侧总神经和指掌侧固有神经
指掌侧固有神经

A. 前面观。

B. 后面观。

临床要点 28.5

由肘关节骨折/脱位引起的正中神经损伤可能会损害抓握能力和导致指尖感觉丧失（图 28.23 的区域图）。另见腕管综合征（第 391 页）。

表 28.8 正中神经（C_6~T_1）

运动支	支配肌肉
直接发出的肌支	旋前圆肌
	桡侧腕屈肌
	掌长肌
	指浅屈肌
骨间前神经发出的肌支	旋前方肌
	拇长屈肌
	指深屈肌（桡侧半）
鱼际肌支	拇短展肌
	拇短屈肌（浅头）
	拇对掌肌
指掌侧总神经发出的肌支	第 1 和第 2 蚓状肌
感觉支	
关节支：肘关节囊和腕关节囊	
正中神经掌支（鱼际隆起）	
尺神经交通支	
指掌侧总神经	
指掌侧固有神经	

图 28.24 尺神经：皮支分布

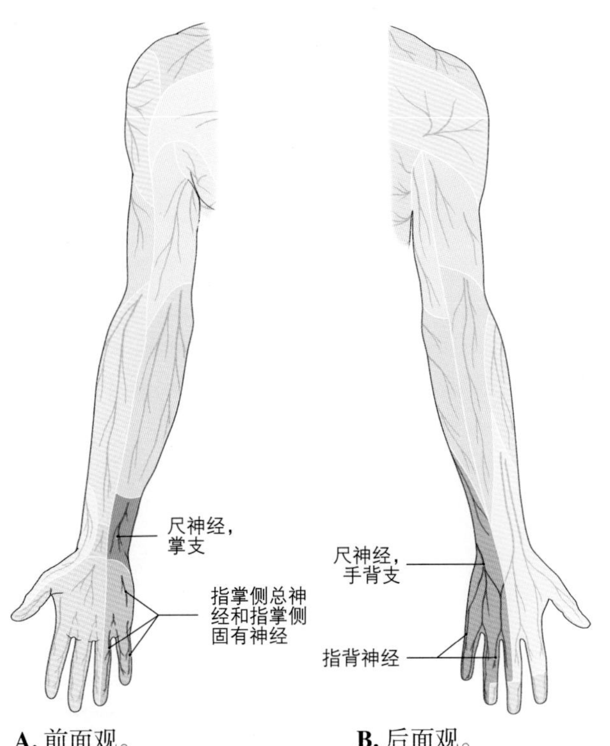
尺神经，
掌支
指掌侧总神
经和指掌侧
固有神经
尺神经，
手背支
指背神经

A. 前面观。　**B.** 后面观。

图 28.25 尺神经

右上肢，前面观。

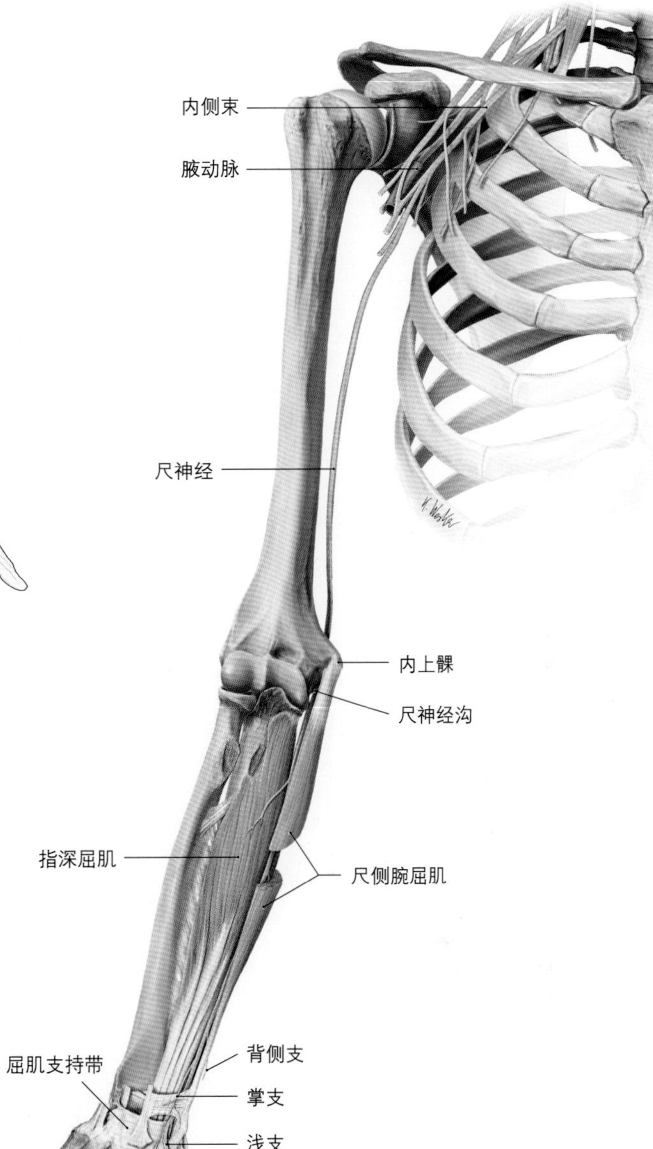
内侧束
腋动脉
尺神经
内上髁
尺神经沟
指深屈肌
尺侧腕屈肌
屈肌支持带
背侧支
掌支
浅支
深支
第 4 指掌侧总神经
骨间肌
指掌侧固有神经

表 28.9 尺神经（C_7~T_1）

运动支	支配肌肉
直接发出的肌支	尺侧腕屈肌
	指深屈肌（尺侧半）
尺神经浅支发出的肌支	掌短肌
尺神经深支发出的肌支	小指展肌
	小指短屈肌
	小指对掌肌
	第 3 和第 4 蚓状肌
	骨间掌侧肌和骨间背侧肌
	拇收肌
	拇短屈肌（深头）
感觉支	
关节支：肘关节囊、腕关节囊、掌指关节囊	
背侧支（终支：指背神经）	
掌侧支	
指掌侧固有神经（发自浅支）	
指掌侧总神经（发自浅支；终支：指掌侧固有神经）	

临床要点 28.6

尺神经麻痹是最常见的周围神经损伤。尺神经在肘关节和尺管内最容易受到创伤或慢性压迫（见第391页）。尺神经损伤会导致“爪形手”和骨间肌萎缩。感觉丧失常局限于第5指。

图 28.26 上肢的浅静脉和皮神经

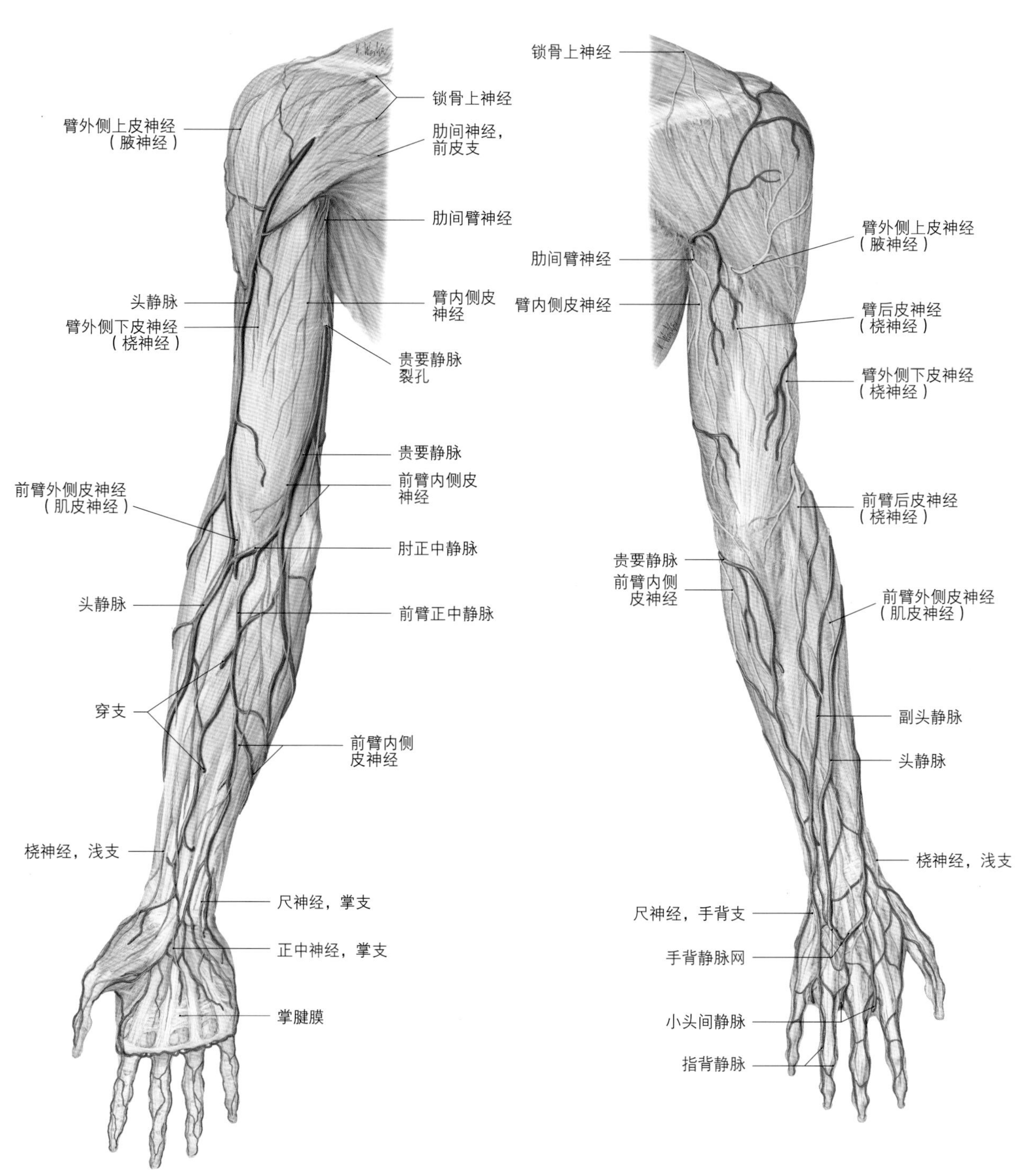
锁骨上神经
臂外侧上皮神经
（腋神经）
肋间神经，
前皮支
肋间臂神经
头静脉
臂内侧皮
神经
臂外侧下皮神经
（桡神经）
贵要静脉
裂孔
贵要静脉
前臂外侧皮神经
（肌皮神经）
前臂内侧皮
神经
肘正中静脉
头静脉
前臂正中静脉
穿支
前臂内侧
皮神经
桡神经，浅支
尺神经，掌支
正中神经，掌支
掌腱膜
锁骨上神经
臂外侧上皮神经
（腋神经）
肋间臂神经
臂内侧皮神经
臂后皮神经
（桡神经）
臂外侧下皮神经
（桡神经）
前臂后皮神经
（桡神经）
贵要静脉
前臂内侧
皮神经
前臂外侧皮神经
（肌皮神经）
副头静脉
头静脉
桡神经，浅支
尺神经，手背支
手背静脉网
小头间静脉
指背静脉

A. 前面观。手掌神经见第 392、393 页。　　**B.** 背面观。手背神经见第 394、395 页。

图 28.27　上肢皮神经分布

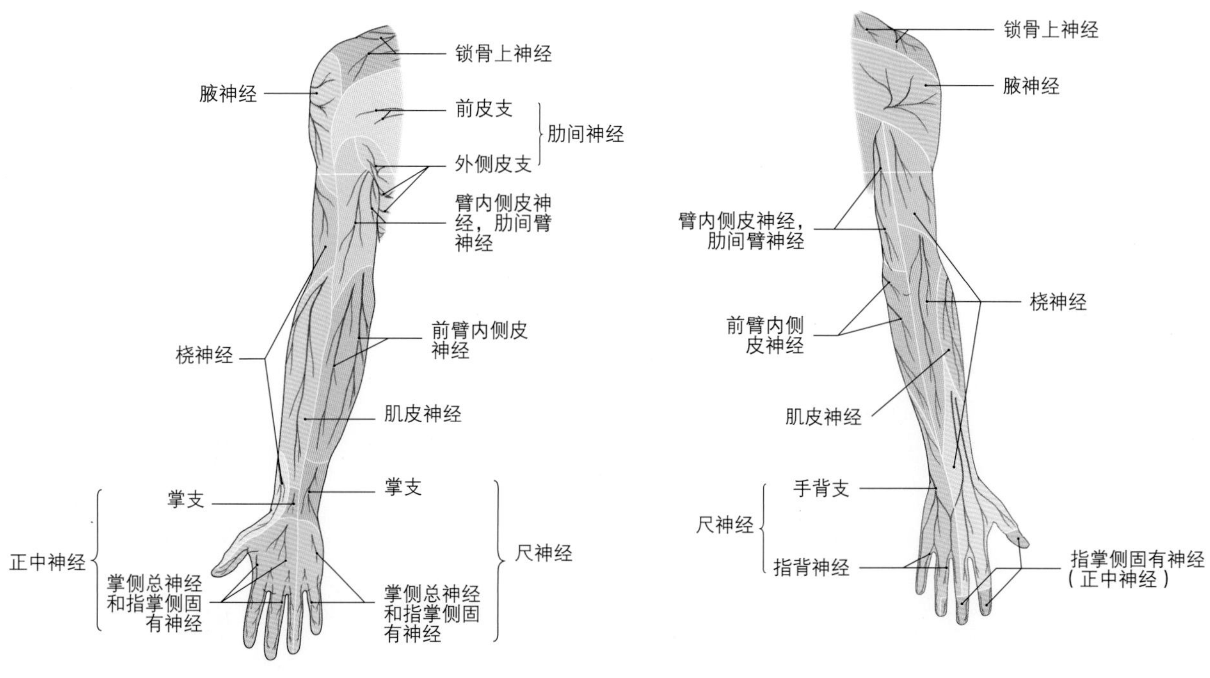
锁骨上神经
腋神经
前皮支
肋间神经
外侧皮支
臂内侧皮神经，肋间臂神经
桡神经
前臂内侧皮神经
肌皮神经
掌支
掌支
正中神经
掌侧总神经和指掌侧固有神经
尺神经
掌侧总神经和指掌侧固有神经
锁骨上神经
腋神经
臂内侧皮神经，肋间臂神经
桡神经
前臂内侧皮神经
肌皮神经
手背支
尺神经
指背神经
指掌侧固有神经（正中神经）

A. 前面观。　**B.** 后面观。

图 28.28　上肢的皮节

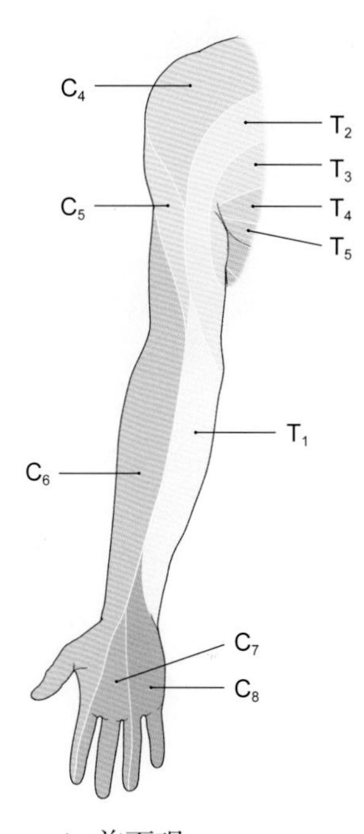
C4
T2
T3
T4
C5
T5
T1
C6
C7
C8

A. 前面观。

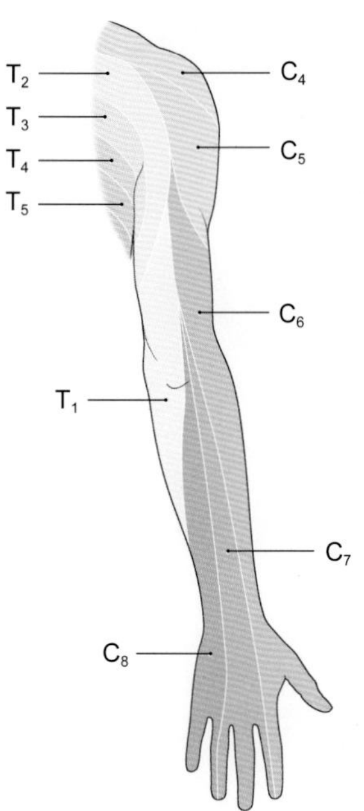
T2
C4
T3
T4
C5
T5
C6
T1
C7
C8

B. 后面观。

肩和臂的后部

图 28.29　肩后面

右肩，后面观。翻起：斜方肌（横部）。开窗：冈上肌。显示：肩胛上区。

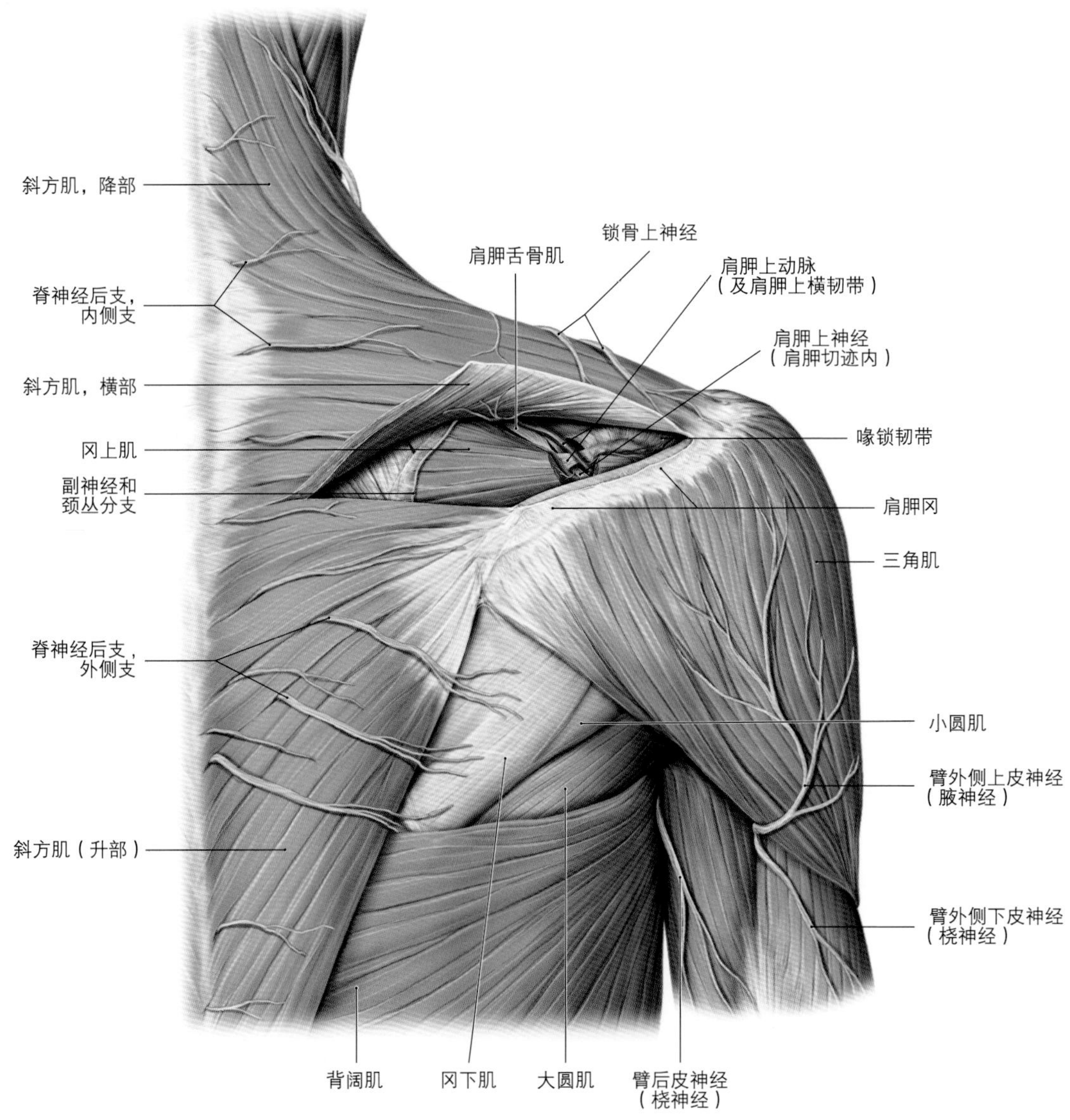
斜方肌，降部
脊神经后支，
内侧支
斜方肌，横部
冈上肌
副神经和
颈丛分支
脊神经后支，
外侧支
斜方肌（升部）
肩胛舌骨肌
锁骨上神经
肩胛上动脉
（及肩胛上横韧带）
肩胛上神经
（肩胛切迹内）
喙锁韧带
肩胛冈
三角肌
小圆肌
臂外侧上皮神经
（腋神经）
臂外侧下皮神经
（桡神经）
背阔肌
冈下肌
大圆肌
臂后皮神经
（桡神经）

表 28.10 肩胛骨的神经血管束

	通道	边界	穿行结构
①	肩胛切迹	肩胛上横韧带、肩胛骨	肩胛上动脉、静脉和神经
②	内侧缘	肩胛骨	肩胛背动脉、静脉和神经
③	三边孔	大圆肌和小圆肌	旋肩胛动脉和静脉
④	肱三头肌间隙	肱三头肌、肱骨、大圆肌	肱深动脉、静脉和桡神经
⑤	四边孔	大圆肌和小圆肌、肱三头肌、肱骨	旋肱后动脉、静脉和腋神经

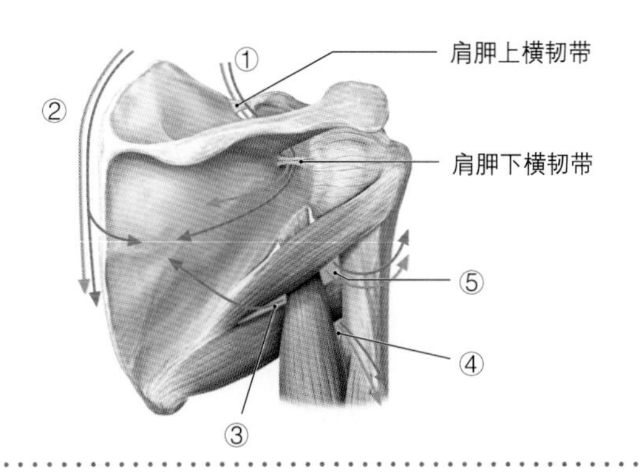
①
②
肩胛上横韧带
肩胛下横韧带
⑤
④
③

图 28.30 三边孔和四边孔

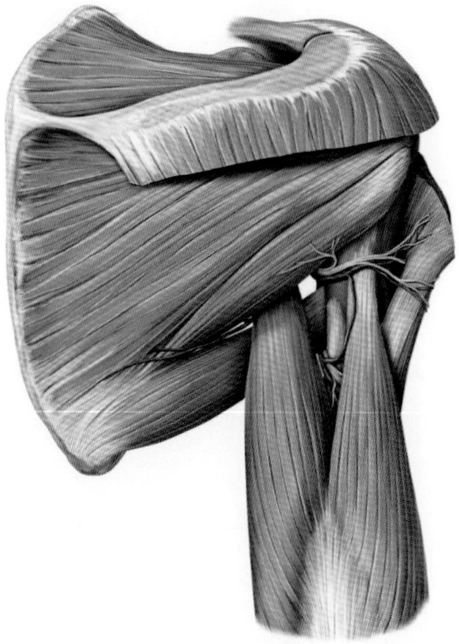

A. 右肩，后面观。开窗：三角肌。

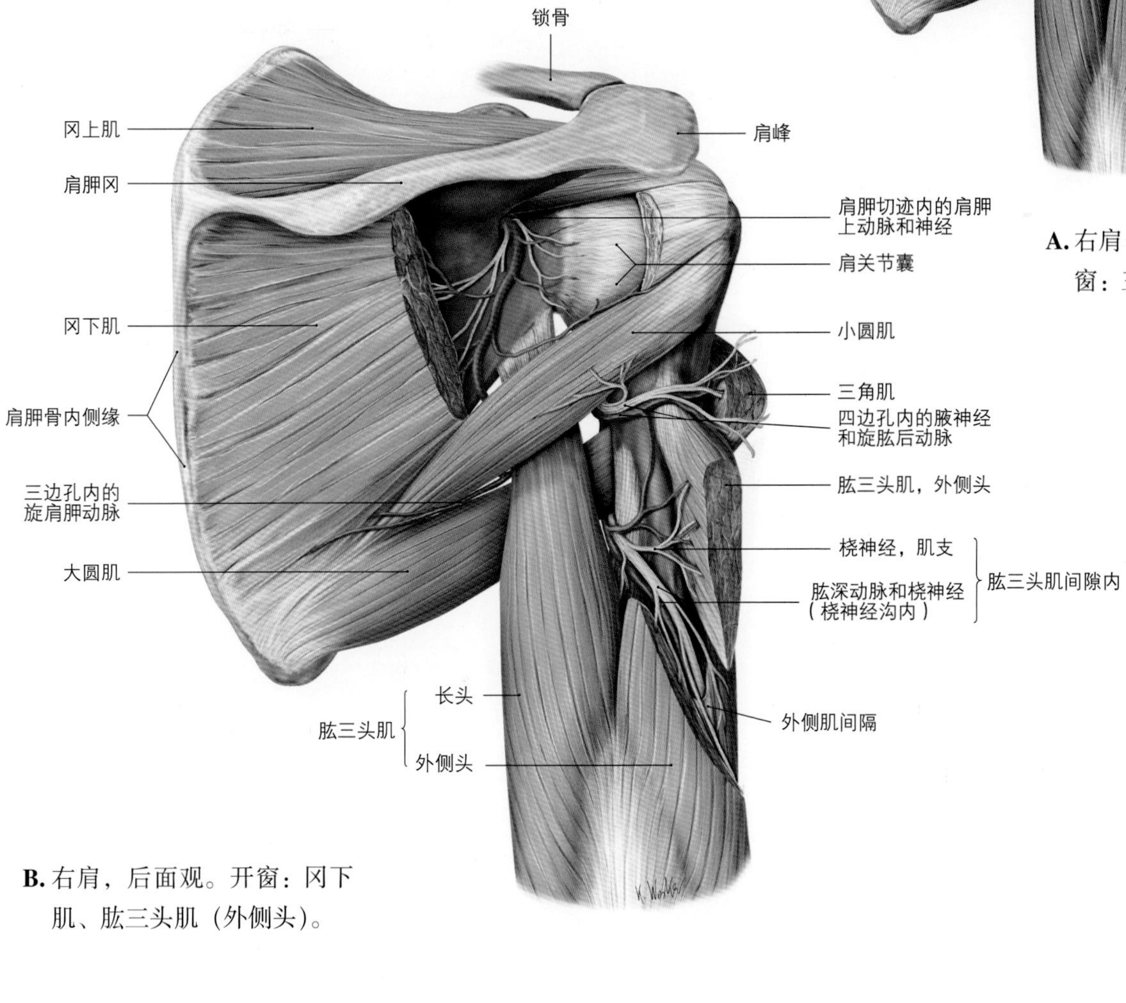

锁骨
冈上肌
肩峰
肩胛冈
肩胛切迹内的肩胛上动脉和神经
肩关节囊
冈下肌
小圆肌
三角肌
肩胛骨内侧缘
四边孔内的腋神经和旋肱后动脉
肱三头肌，外侧头
三边孔内的旋肩胛动脉
桡神经，肌支
大圆肌
肱深动脉和桡神经（桡神经沟内）
肱三头肌间隙内
肱三头肌 长头
外侧头
外侧肌间隔

B. 右肩，后面观。开窗：冈下肌、肱三头肌（外侧头）。

肩前部

图 28.31 肩前部：浅层解剖

右肩。

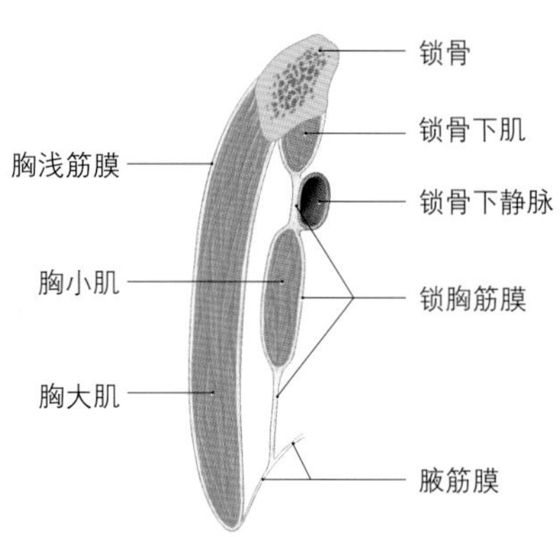
锁骨
锁骨下肌
胸浅筋膜
锁骨下静脉
胸小肌
锁胸筋膜
胸大肌
腋筋膜

A. 前壁的矢状面。

颈外静脉
耳大神经
中斜角肌
后斜角肌
锁骨上神经
锁骨下窝
斜方肌
颈横神经
胸锁乳突肌
臂丛
肩胛舌骨肌，下腹
三角肌
锁骨下静脉
胸大肌（锁骨部）
头静脉（三角肌胸肌间沟内）
锁胸筋膜
胸肩峰动脉
胸内侧神经
胸外侧神经
胸大肌（胸肋部）
肱二头肌
臂筋膜
背阔肌

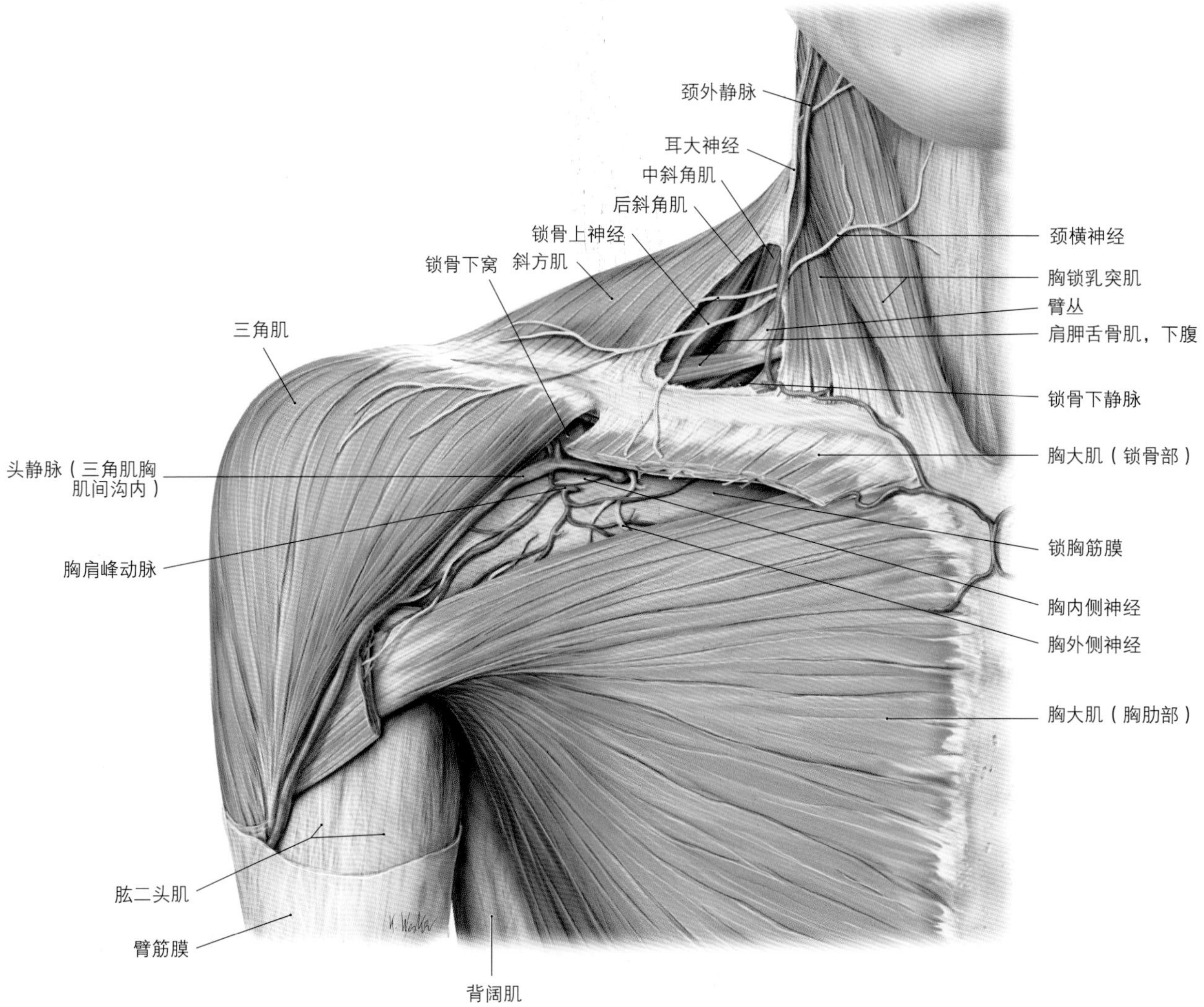

B. 前面观。切除：颈阔肌、肌筋膜、颈筋膜浅层和胸大肌（锁骨部）。显示：锁骨胸肌三角。

图 28.32 肩部：横切面

右肩，下面观。

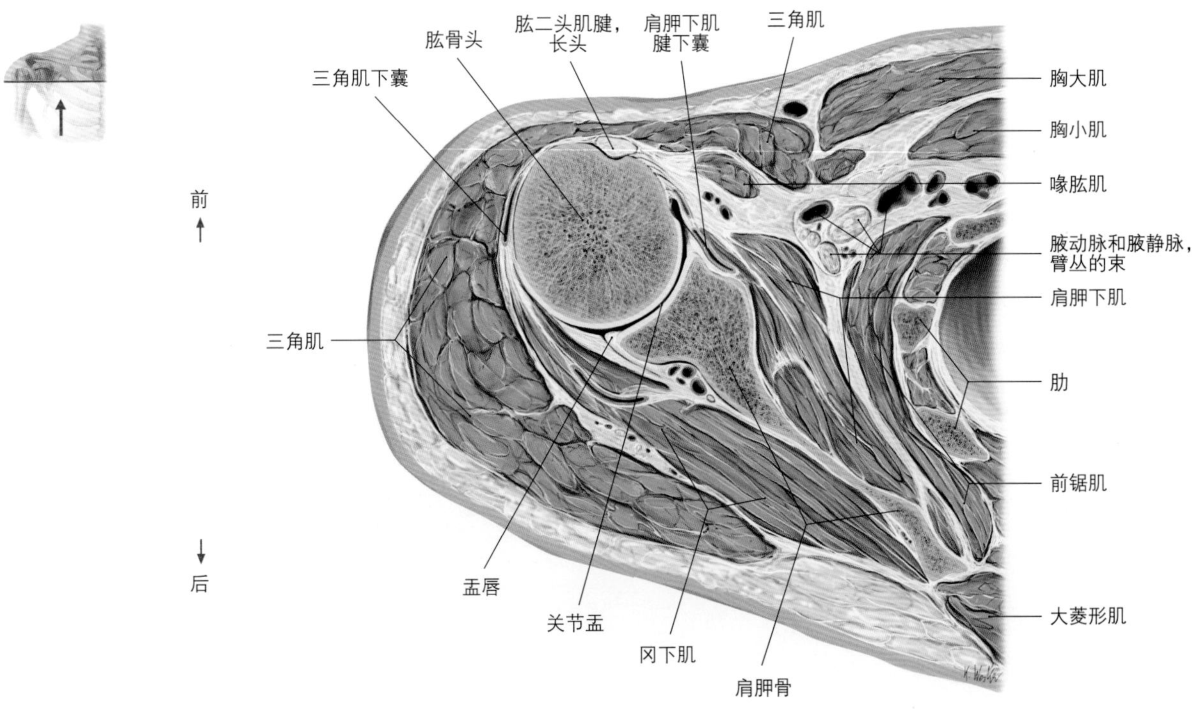
肱骨头
肱二头肌腱，长头
肩胛下肌腱下囊
三角肌
三角肌下囊
前
胸大肌
胸小肌
喙肱肌
腋动脉和腋静脉，臂丛的束
肩胛下肌
三角肌
肋
前锯肌
后
盂唇
关节盂
冈下肌
肩胛骨
大菱形肌

图 28.33 肩前部：深层解剖

右上肢，前面观。切除：胸锁乳突肌、肩胛舌骨肌和胸大肌。解剖显露了颈外三角（见第538、539页）和腋窝（见第384、385页）内的神经、血管。

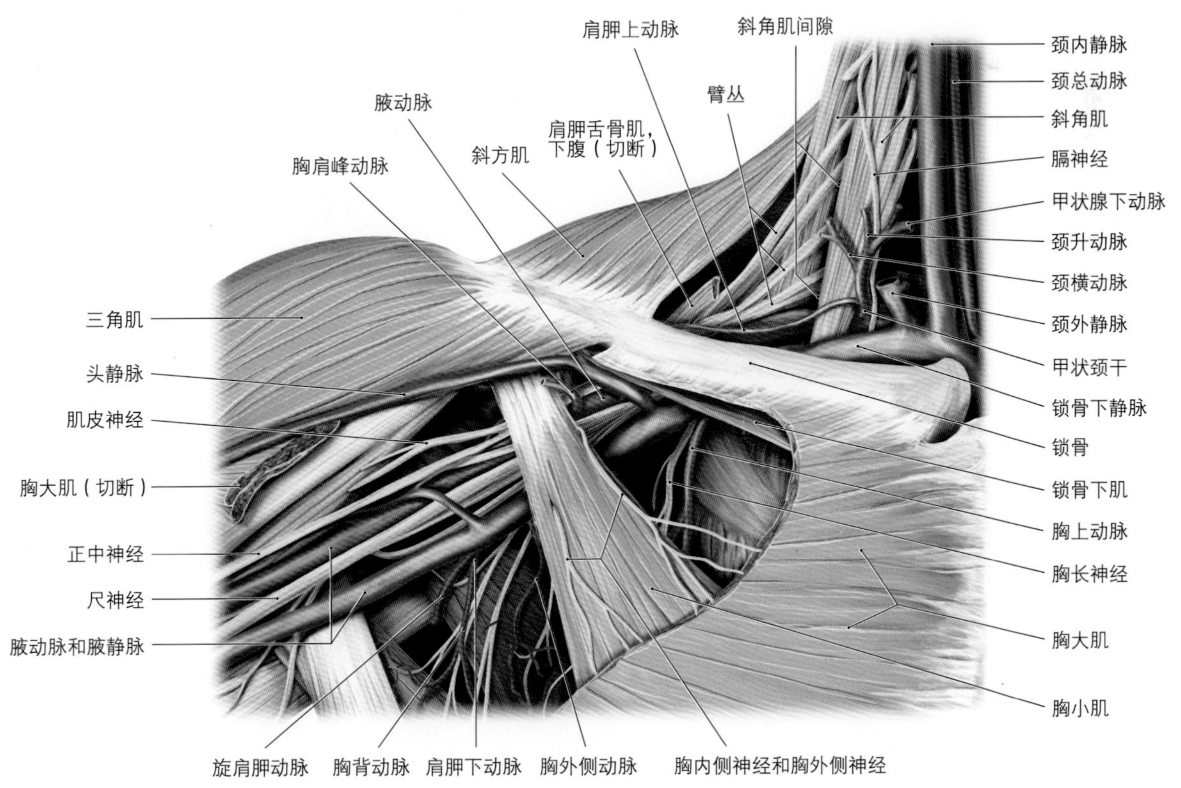
肩胛上动脉
斜角肌间隙
颈内静脉
颈总动脉
臂丛
腋动脉
斜角肌
肩胛舌骨肌，下腹（切断）
斜方肌
胸肩峰动脉
膈神经
甲状腺下动脉
颈升动脉
颈横动脉
三角肌
颈外静脉
甲状颈干
头静脉
锁骨下静脉
肌皮神经
锁骨
胸大肌（切断）
锁骨下肌
胸上动脉
正中神经
胸长神经
尺神经
胸大肌
腋动脉和腋静脉
胸小肌
旋肩胛动脉
胸背动脉
肩胛下动脉
胸外侧动脉
胸内侧神经和胸外侧神经

腋窝

图 28.34 腋窝解剖

右肩，前面观。

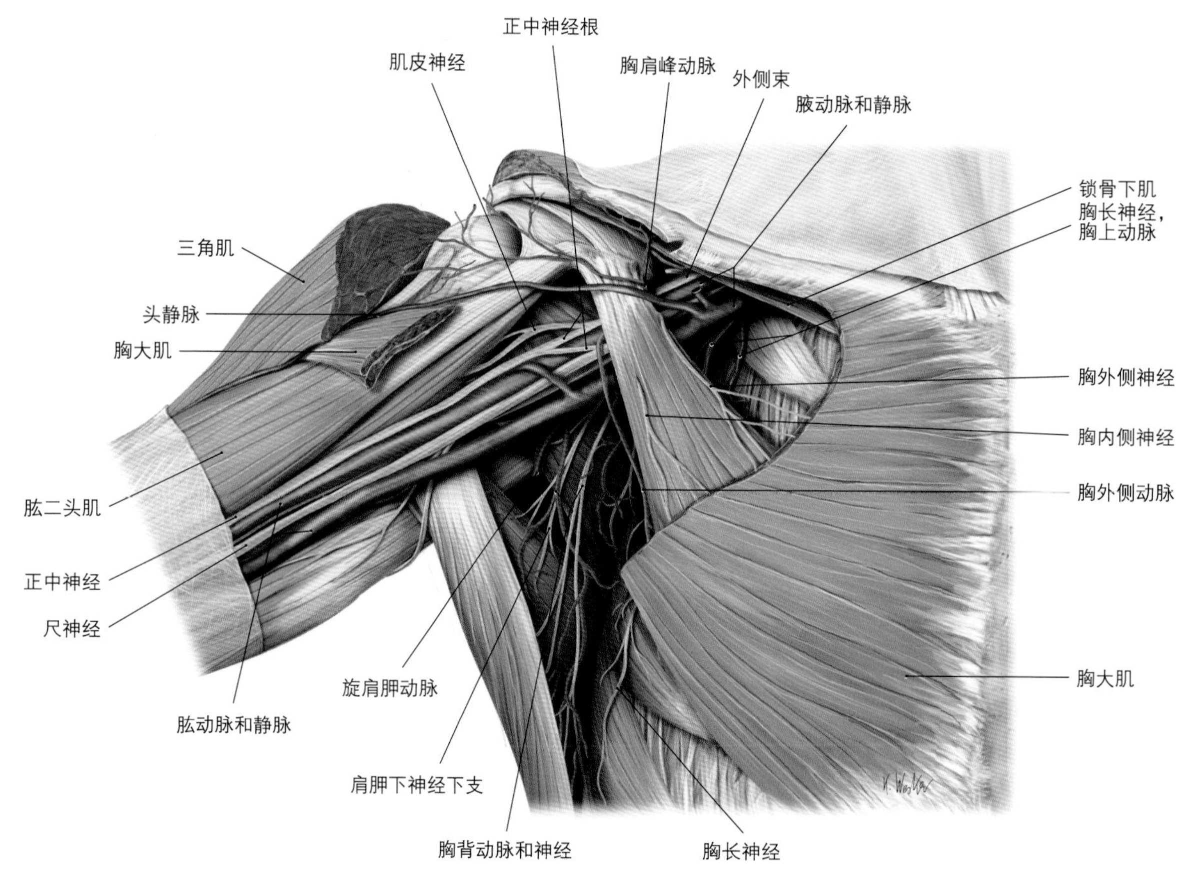
正中神经根
肌皮神经
胸肩峰动脉
外侧束
腋动脉和静脉
锁骨下肌
胸长神经，
胸上动脉
三角肌
头静脉
胸大肌
胸外侧神经
胸内侧神经
胸外侧动脉
肱二头肌
正中神经
尺神经
胸大肌
旋肩胛动脉
肱动脉和静脉
肩胛下神经下支
胸背动脉和神经
胸长神经

A. 切除：胸大肌和锁胸筋膜。

表 28.11	腋窝壁
前壁	胸大肌 胸小肌 锁胸筋膜
外侧壁	肱骨结节间沟
后壁	肩胛下肌 大圆肌 背阔肌
内侧壁	胸外侧壁 前锯肌

胸小肌
胸大肌
内侧束和外侧束
喙肱肌
肱二头肌，短头
前锯肌
肱二头肌，长头
肩胛下肌
腋动脉和静脉
肋
肱骨头
后束
肩胛骨

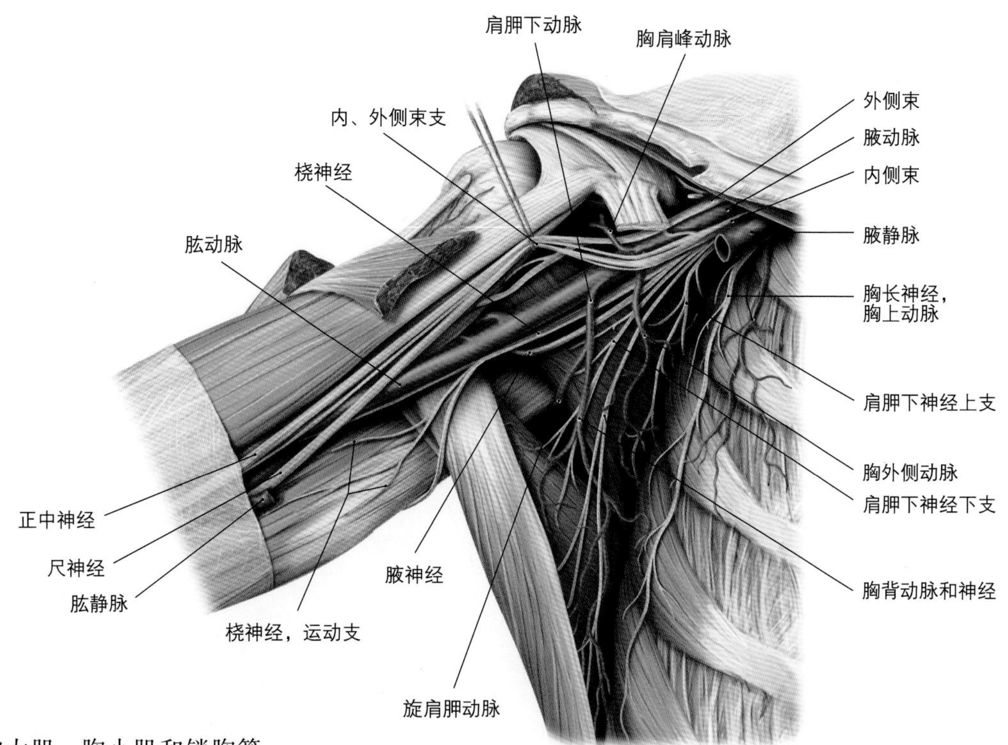
肩胛下动脉
胸肩峰动脉
内、外侧束支
桡神经
肱动脉
外侧束
腋动脉
内侧束
腋静脉
胸长神经，
胸上动脉
肩胛下神经上支
胸外侧动脉
肩胛下神经下支
胸背动脉和神经
正中神经
尺神经
肱静脉
桡神经，运动支
腋神经
旋肩胛动脉

B. 切除：前壁（胸大肌、胸小肌和锁胸筋膜）。翻起：臂丛的内、外侧束。

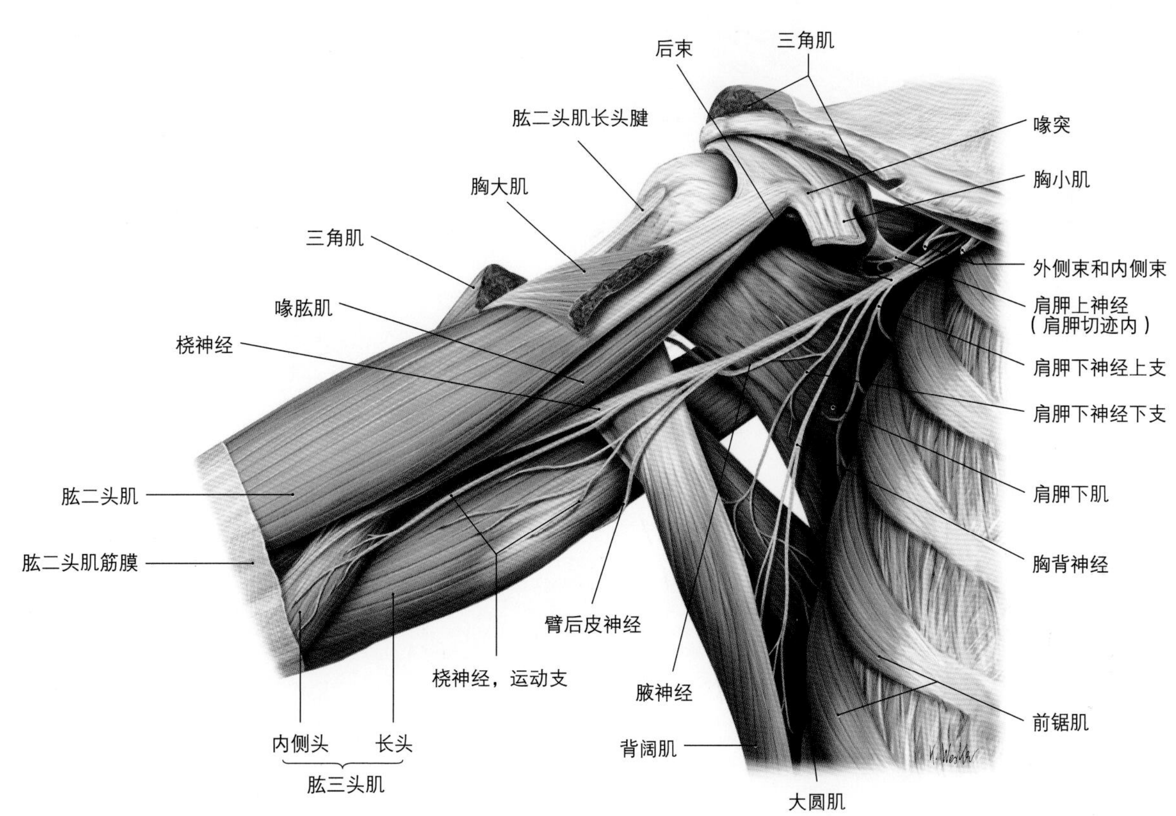
后束
三角肌
肱二头肌长头腱
喙突
胸大肌
胸小肌
三角肌
外侧束和内侧束
喙肱肌
肩胛上神经
（肩胛切迹内）
桡神经
肩胛下神经上支
肩胛下神经下支
肱二头肌
肩胛下肌
肱二头肌筋膜
胸背神经
臂后皮神经
桡神经，运动支
腋神经
前锯肌
内侧头
长头
肱三头肌
背阔肌
大圆肌

C. 切除：内侧束和外侧束、腋窝血管。显示：后束。

图 28.35 臂区

右臂，前面观。切除：三角肌、胸大肌和胸小肌。显示：肱二头肌内侧沟。

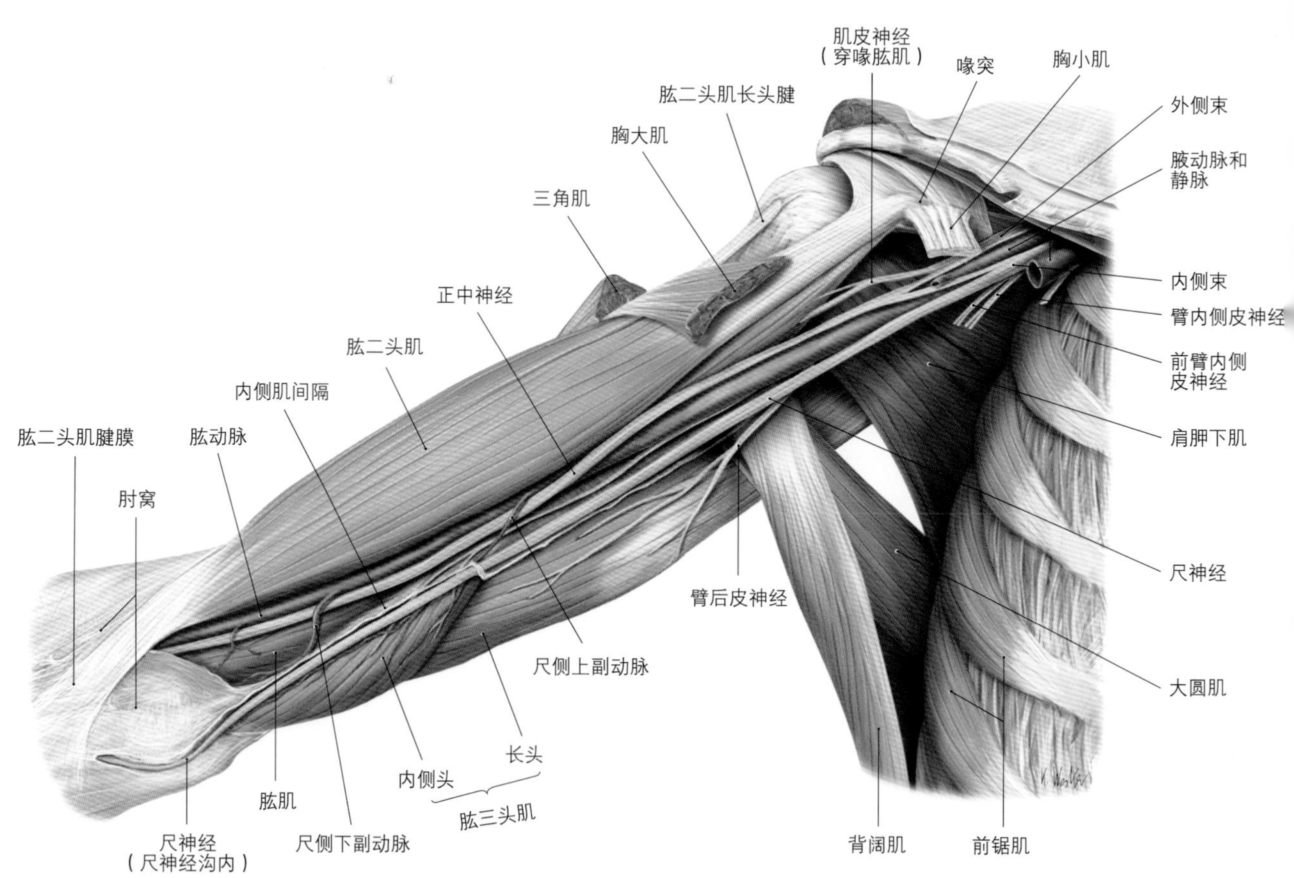

肌皮神经
（穿喙肱肌）
喙突
胸小肌
肱二头肌长头腱
外侧束
胸大肌
腋动脉和
静脉
三角肌
内侧束
正中神经
臂内侧皮神经
肱二头肌
前臂内侧
皮神经
内侧肌间隔
肩胛下肌
肱二头肌腱膜
肱动脉
肘窝
尺神经
臂后皮神经
尺侧上副动脉
大圆肌
长头
内侧头
肱三头肌
肱肌
尺侧下副动脉
尺神经
（尺神经沟内）
背阔肌
前锯肌

图 28.36 肘部

右肘，前面观。

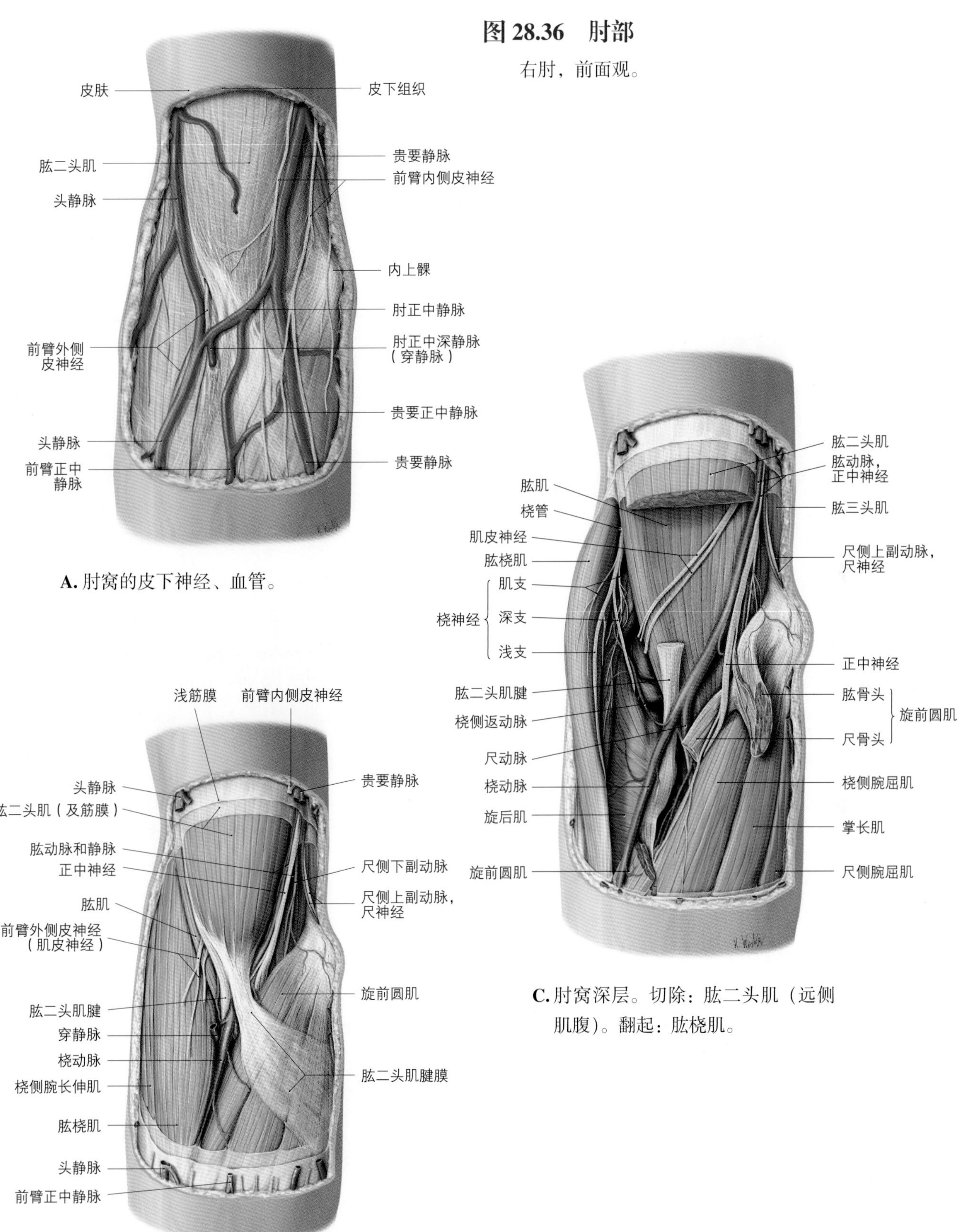
皮肤
皮下组织
肱二头肌
贵要静脉
前臂内侧皮神经
头静脉
内上髁
肘正中静脉
前臂外侧皮神经
肘正中深静脉（穿静脉）
贵要正中静脉
头静脉
前臂正中静脉
贵要静脉
肱二头肌
肱动脉，正中神经
肱肌
桡管
肱三头肌
肌皮神经
尺侧上副动脉，尺神经
肱桡肌
桡神经
肌支
深支
浅支
正中神经
肱二头肌腱
肱骨头
旋前圆肌
桡侧返动脉
尺骨头
尺动脉
桡动脉
桡侧腕屈肌
旋后肌
掌长肌
旋前圆肌
尺侧腕屈肌
浅筋膜
前臂内侧皮神经
头静脉
贵要静脉
肱二头肌（及筋膜）
肱动脉和静脉
尺侧下副动脉
正中神经
尺侧上副动脉，尺神经
肱肌
前臂外侧皮神经（肌皮神经）
旋前圆肌
肱二头肌腱
穿静脉
桡动脉
肱二头肌腱膜
桡侧腕长伸肌
肱桡肌
头静脉
前臂正中静脉

A. 肘窝的皮下神经、血管。

C. 肘窝深层。切除：肱二头肌（远侧肌腹）。翻起：肱桡肌。

B. 肘窝浅层。切除：筋膜及筋膜上的神经、血管。

前臂前部和后部

图 28.37　前臂前部

右前臂，前面观。

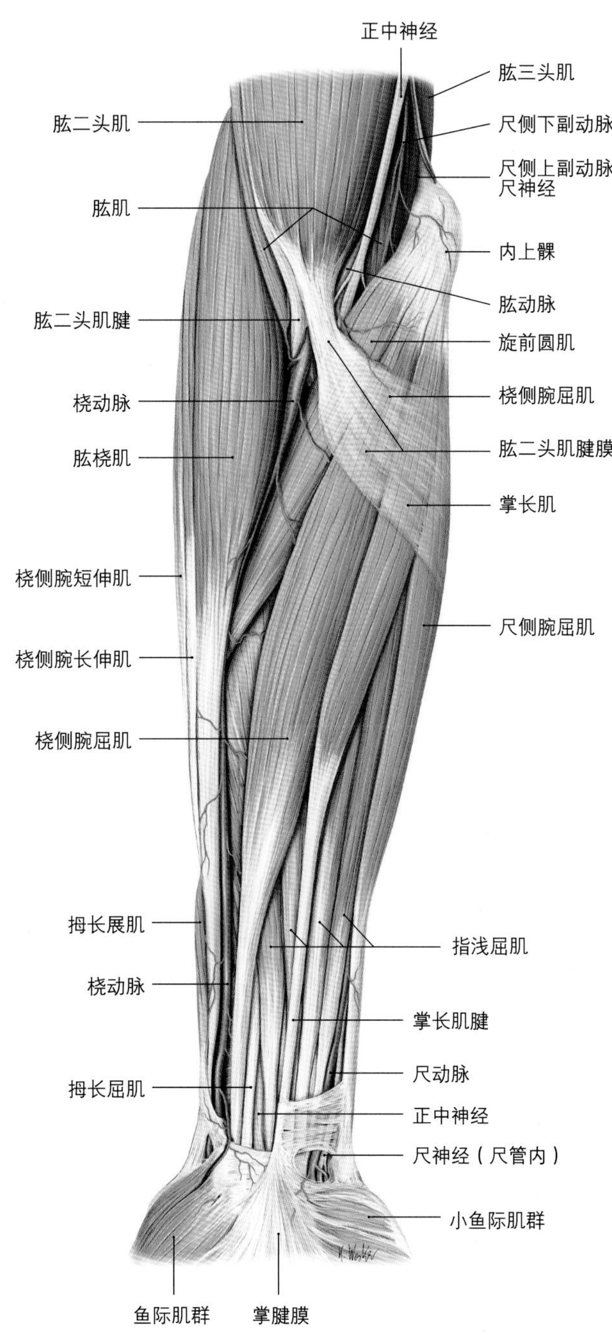
正中神经
肱三头肌
肱二头肌
尺侧下副动脉
尺侧上副动脉，
尺神经
肱肌
内上髁
肱动脉
肱二头肌腱
旋前圆肌
桡动脉
桡侧腕屈肌
肱桡肌
肱二头肌腱膜
掌长肌
桡侧腕短伸肌
尺侧腕屈肌
桡侧腕长伸肌
桡侧腕屈肌
拇长展肌
指浅屈肌
桡动脉
掌长肌腱
尺动脉
拇长屈肌
正中神经
尺神经（尺管内）
小鱼际肌群
鱼际肌群
掌腱膜

A. 浅层。切除：筋膜和浅层神经、血管。

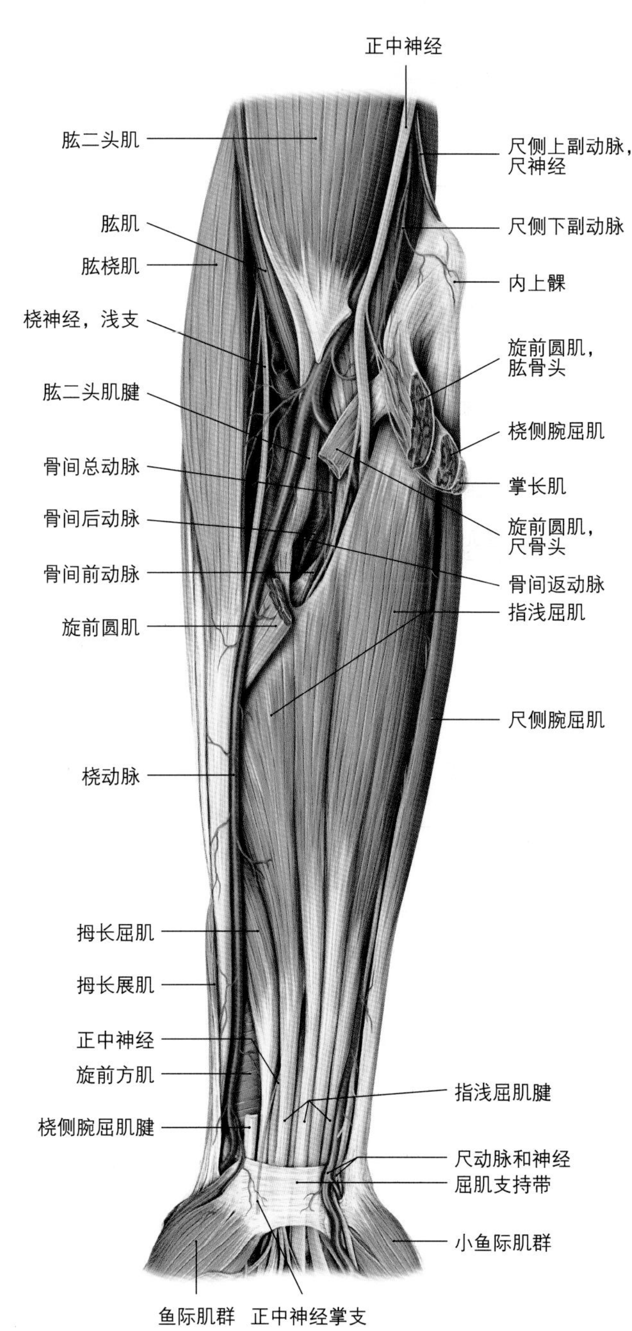
正中神经
肱二头肌
尺侧上副动脉，
尺神经
肱肌
尺侧下副动脉
肱桡肌
内上髁
桡神经，浅支
旋前圆肌，
肱骨头
肱二头肌腱
桡侧腕屈肌
骨间总动脉
掌长肌
骨间后动脉
旋前圆肌，
尺骨头
骨间前动脉
骨间返动脉
旋前圆肌
指浅屈肌
尺侧腕屈肌
桡动脉
拇长屈肌
拇长展肌
正中神经
旋前方肌
指浅屈肌腱
桡侧腕屈肌腱
尺动脉和神经
屈肌支持带
小鱼际肌群
鱼际肌群
正中神经掌支

B. 中层。部分切除：浅屈肌（旋前圆肌、指浅屈肌、掌长肌、桡侧腕屈肌）。

图 28.38 前臂后部

右前臂，旋前位前面观。翻开：肘肌和肱三头肌。切除：尺侧腕屈肌和指伸肌。

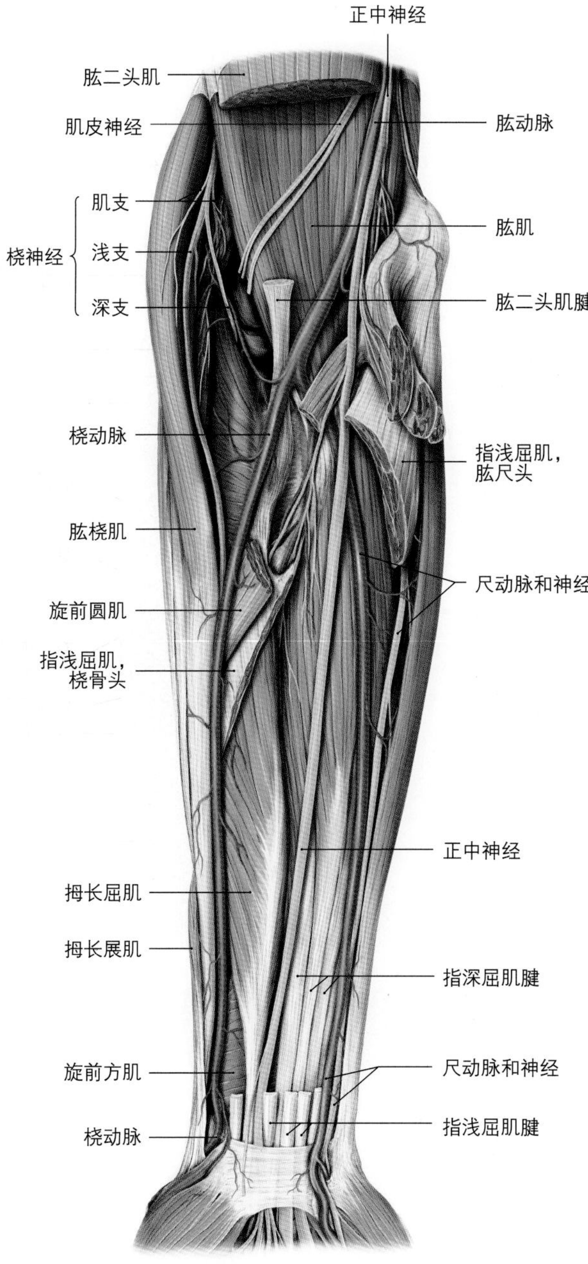
正中神经
肱二头肌
肌皮神经
肱动脉
肌支
浅支
深支
桡神经
肱肌
肱二头肌腱
桡动脉
指浅屈肌，
肱尺头
肱桡肌
尺动脉和神经
旋前圆肌
指浅屈肌，
桡骨头
正中神经
拇长屈肌
拇长展肌
指深屈肌腱
旋前方肌
尺动脉和神经
桡动脉
指浅屈肌腱

C. 深层。切除：深屈肌。

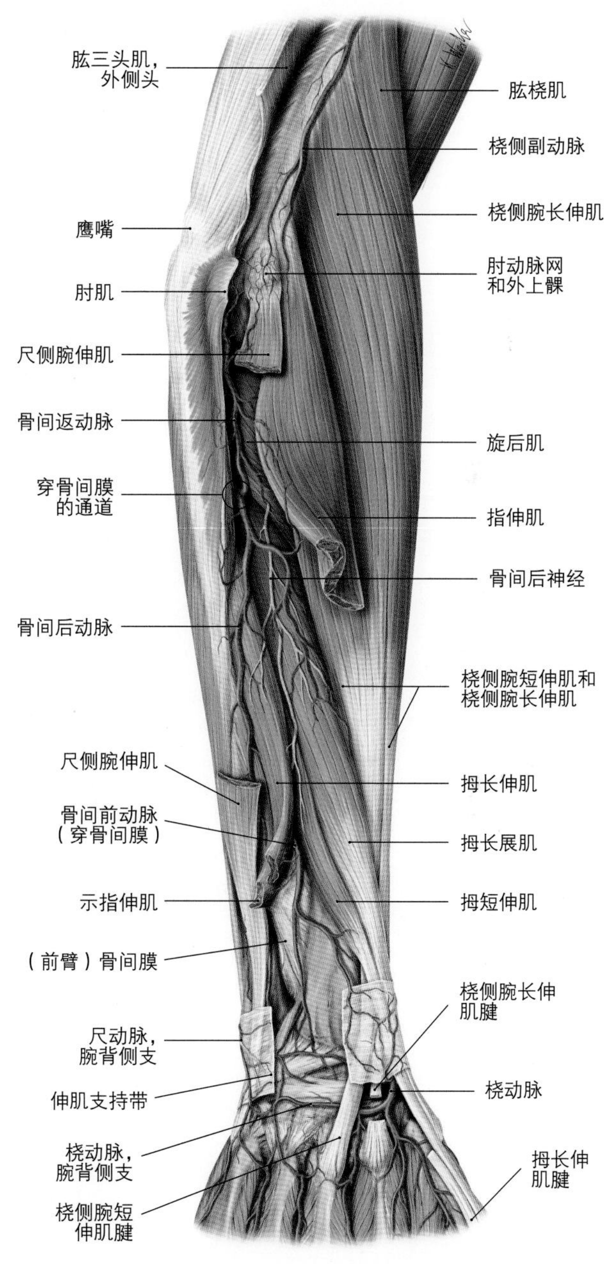
肱三头肌，
外侧头
肱桡肌
桡侧副动脉
桡侧腕长伸肌
鹰嘴
肘动脉网
和外上髁
肘肌
尺侧腕伸肌
骨间返动脉
旋后肌
穿骨间膜
的通道
指伸肌
骨间后神经
骨间后动脉
桡侧腕短伸肌和
桡侧腕长伸肌
尺侧腕伸肌
拇长伸肌
骨间前动脉
（穿骨间膜）
拇长展肌
示指伸肌
拇短伸肌
（前臂）骨间膜
桡侧腕长伸
肌腱
尺动脉，
腕背侧支
伸肌支持带
桡动脉
桡动脉，
腕背侧支
拇长伸
肌腱
桡侧腕短
伸肌腱

腕 部

图 28.39 腕前部

右手，前（掌）面观。

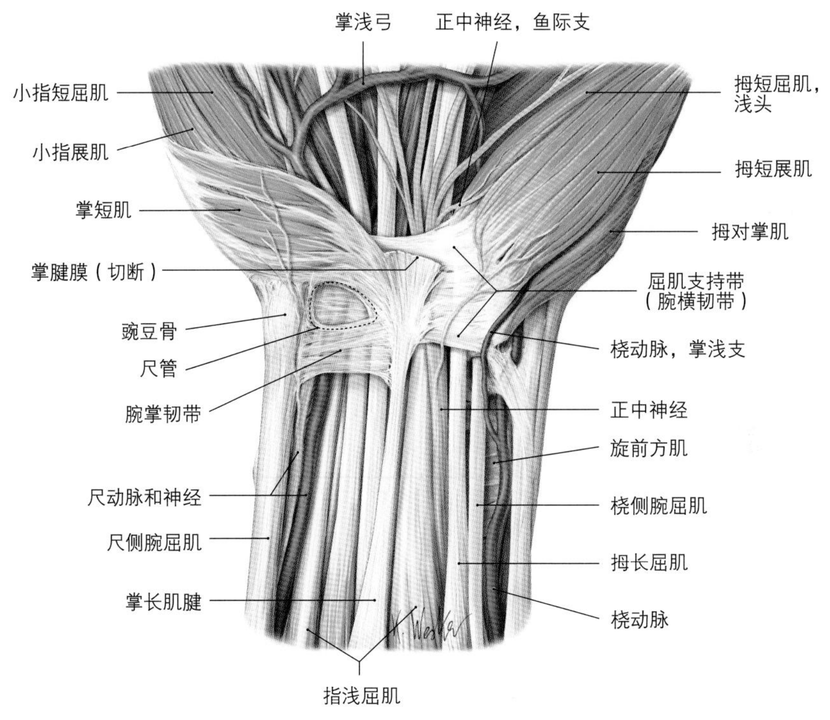

掌浅弓
正中神经，鱼际支
小指短屈肌
小指展肌
掌短肌
掌腱膜（切断）
豌豆骨
尺管
腕掌韧带
尺动脉和神经
尺侧腕屈肌
掌长肌腱
指浅屈肌
拇短屈肌，浅头
拇短展肌
拇对掌肌
屈肌支持带（腕横韧带）
桡动脉，掌浅支
正中神经
旋前方肌
桡侧腕屈肌
拇长屈肌
桡动脉

A. 尺管和掌深部。

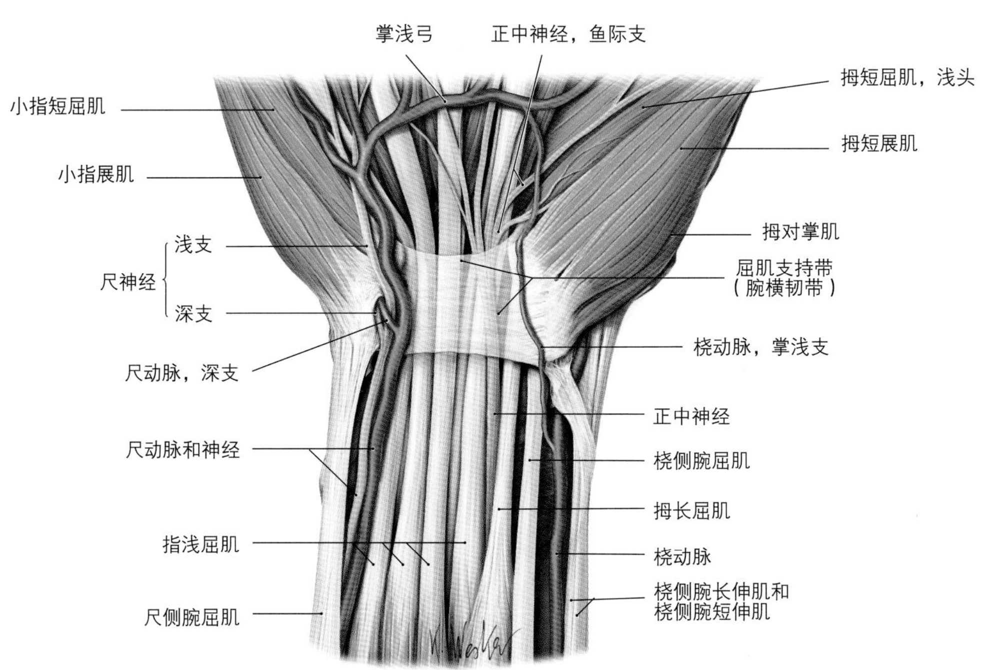

掌浅弓
正中神经，鱼际支
小指短屈肌
小指展肌
尺神经
浅支
深支
尺动脉，深支
尺动脉和神经
指浅屈肌
尺侧腕屈肌
拇短屈肌，浅头
拇短展肌
拇对掌肌
屈肌支持带（腕横韧带）
桡动脉，掌浅支
正中神经
桡侧腕屈肌
拇长屈肌
桡动脉
桡侧腕长伸肌和桡侧腕短伸肌

B. 屈肌支持带透明化的腕管。切除：掌短肌、掌长肌、掌腱膜和腕掌韧带。

图 28.40 尺管

右手，前（掌）面观。

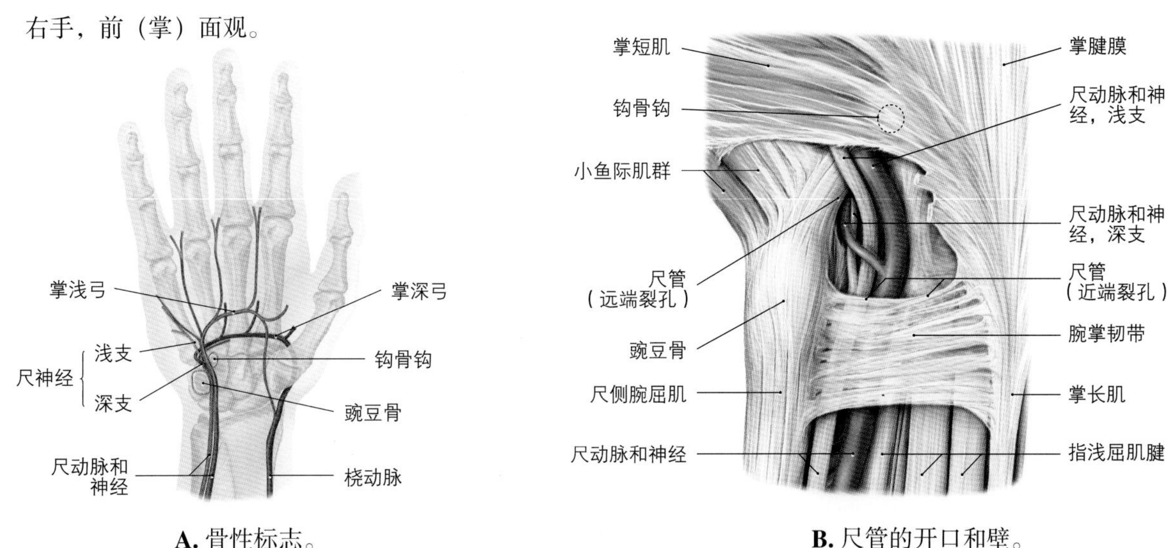
掌浅弓
掌深弓
尺神经
浅支
深支
钩骨钩
豌豆骨
尺动脉和神经
桡动脉
掌短肌
掌腱膜
钩骨钩
尺动脉和神经，浅支
小鱼际肌群
尺动脉和神经，深支
尺管（远端裂孔）
尺管（近端裂孔）
豌豆骨
腕掌韧带
尺侧腕屈肌
掌长肌
尺动脉和神经
指浅屈肌腱

A. 骨性标志。

B. 尺管的开口和壁。

图 28.41 腕管：横切面

右手，近端观。腕管壁紧紧包绕紧密排列的敏感的神经血管结构，当腕管中有结构肿胀或退化时，频繁运动的肌腱常会出现问题（腕管综合征）。

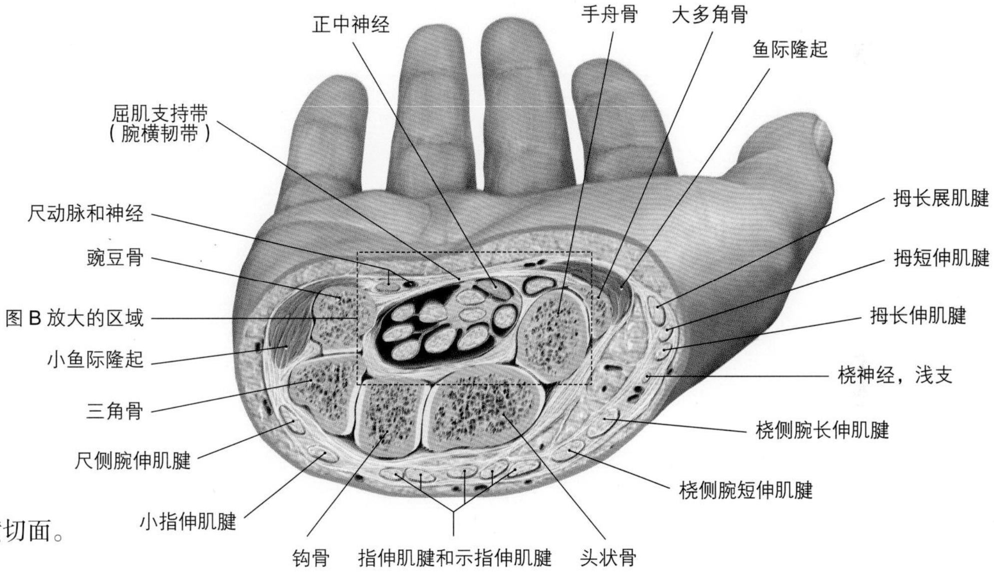

正中神经
手舟骨
大多角骨
鱼际隆起
屈肌支持带（腕横韧带）
尺动脉和神经
豌豆骨
图 B 放大的区域
小鱼际隆起
三角骨
尺侧腕伸肌腱
小指伸肌腱
钩骨
指伸肌腱和示指伸肌腱
头状骨
拇长展肌腱
拇短伸肌腱
拇长伸肌腱
桡神经，浅支
桡侧腕长伸肌腱
桡侧腕短伸肌腱

A. 右腕横切面。

屈肌支持带（腕横韧带）
指浅屈肌腱
掌浅动脉和静脉
腕掌韧带
尺动脉和神经
豌豆骨
滑膜腔
三角骨
钩骨
指深屈肌腱
头状骨
手舟骨
拇长屈肌腱
正中神经
桡侧腕屈肌腱

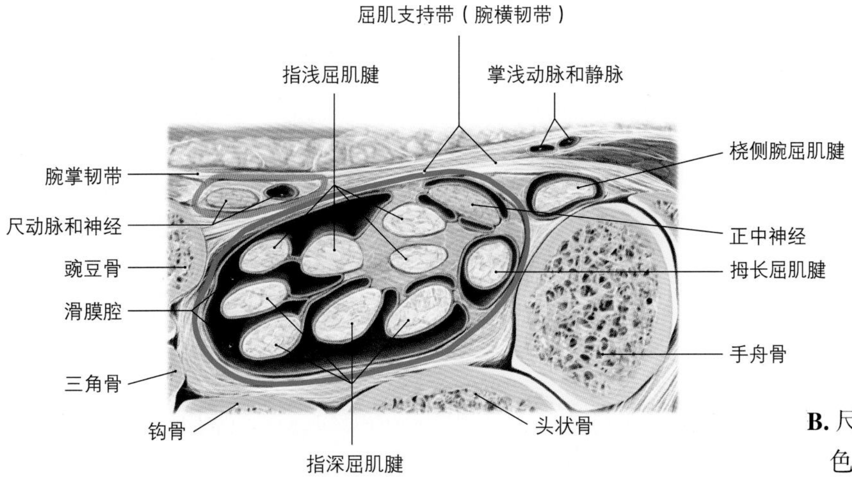

B. 尺管（绿色）和腕管（蓝色）内的结构。

手 掌

图 28.42 手掌的浅层神经血管结构

右手，前面观。

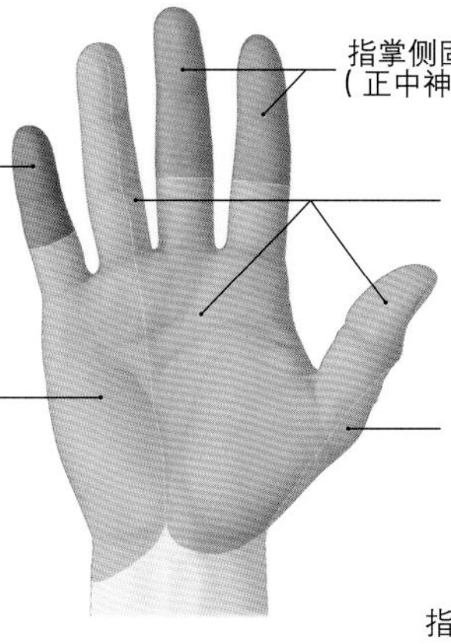

指掌侧固有神经（正中神经单独支配区）
指掌侧固有神经（尺神经单独支配区）
正中神经掌支
尺神经，掌支
桡神经，指背神经

A. 感觉区域。相邻感觉区有广泛重叠。单神经支配区域以深色显示。

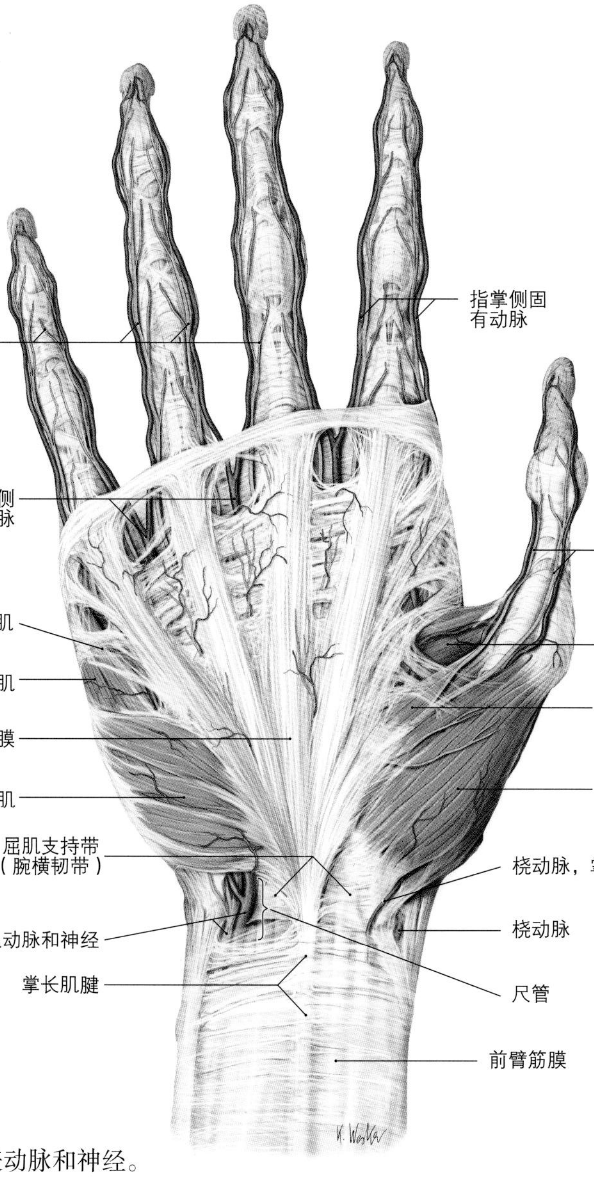

指掌侧固有动脉
指掌侧固有神经
指掌侧总动脉
拇指指掌侧固有神经
小指短屈肌
拇收肌
小指展肌
拇短屈肌，浅头
掌腱膜
掌短肌
拇短展肌
屈肌支持带（腕横韧带）
桡动脉，掌浅支
尺动脉和神经
桡动脉
掌长肌腱
尺管
前臂筋膜

B. 浅表动脉和神经。

图 28.43 手指的神经、血管

右中指，侧面观。

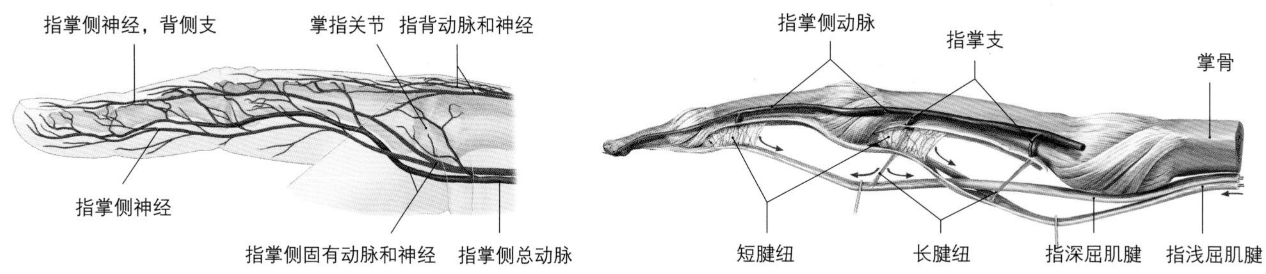
指掌侧神经，背侧支
掌指关节
指背动脉和神经
指掌侧神经
指掌侧固有动脉和神经
指掌侧总动脉
指掌侧动脉
指掌支
掌骨
短腱纽
长腱纽
指深屈肌腱
指浅屈肌腱

A. 神经和动脉。

B. 腱鞘内屈肌腱的血供。

图 28.44 手掌的深层神经血管结构

右手，前面观。

指掌侧动脉和神经
蚓状肌
指掌侧总动脉
掌浅弓
小指短屈肌
小指展肌
尺神经，浅支
尺动脉和神经，深支
掌长肌
腕掌韧带
尺动脉和神经
指浅屈肌
尺侧腕屈肌
拇长屈肌
桡侧腕屈肌
肱桡肌
指掌侧神经
第1骨间背侧肌
拇收肌
拇短屈肌，浅头
桡动脉，掌浅支
拇短展肌
拇对掌肌
屈肌支持带
桡动脉，掌浅支
正中神经
旋前方肌
桡动脉

A. 掌浅弓。

图 28.45 掌部的神经分布模式

右手，前面观。

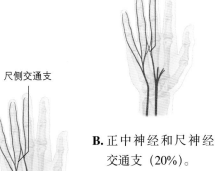

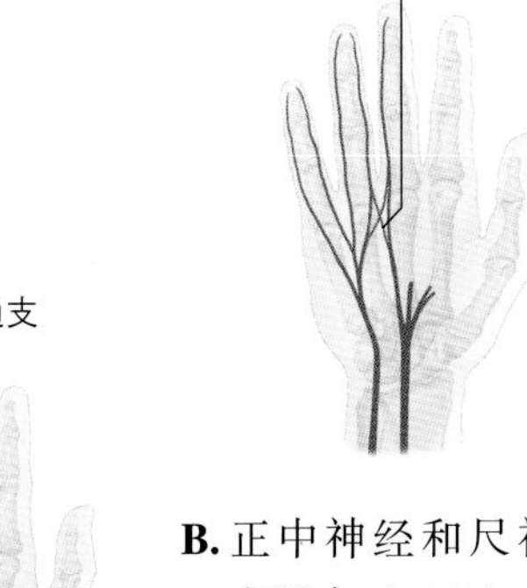
正中交通支

尺侧交通支

A. 尺神经交通支（45%）。

B. 正中神经和尺神经交通支（20%）。

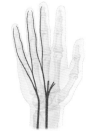

C. 无交通支（20%）。

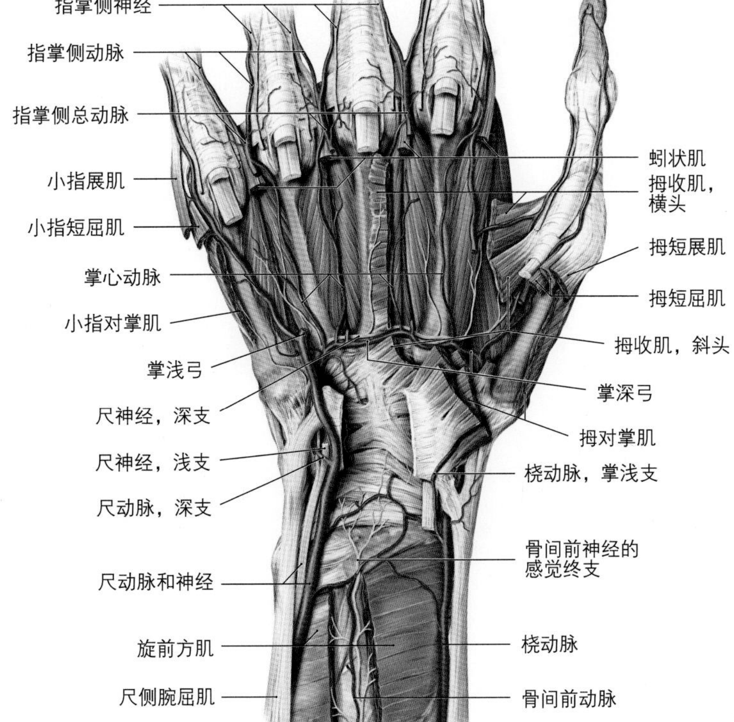
指掌侧神经
指掌侧动脉
指掌侧总动脉
小指展肌
小指短屈肌
掌心动脉
小指对掌肌
掌浅弓
尺神经，深支
尺神经，浅支
尺动脉，深支
尺动脉和神经
旋前方肌
尺侧腕屈肌
蚓状肌
拇收肌，横头
拇短展肌
拇短屈肌
拇收肌，斜头
掌深弓
拇对掌肌
桡动脉，掌浅支
骨间前神经的感觉终支
桡动脉
骨间前动脉

B. 掌深弓。

手背

图 28.46 手背的皮神经分布

右手，后面观。

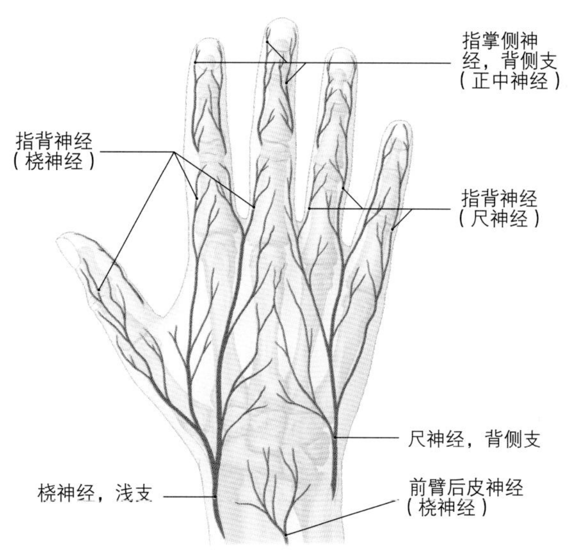

指掌侧神经，背侧支（正中神经）
指背神经（桡神经）
指背神经（尺神经）
尺神经，背侧支
桡神经，浅支
前臂后皮神经（桡神经）

A. 手背的神经。

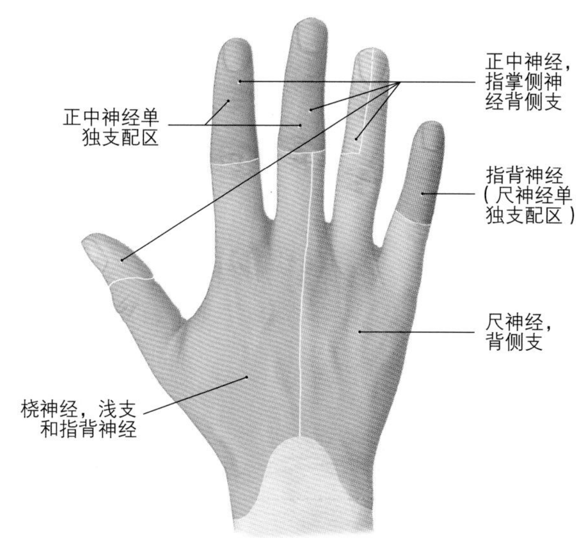

正中神经，指掌侧神经背侧支
正中神经单独支配区
指背神经（尺神经单独支配区）
尺神经，背侧支
桡神经，浅支和指背神经

B. 感觉区域。相邻感觉区广泛重叠。单神经支配区以深色显示。

图 28.47 鼻烟窝解剖

右手，桡侧观。“鼻烟窝”的三面以拇长展肌、拇短伸肌和拇长伸肌的肌腱为边界。

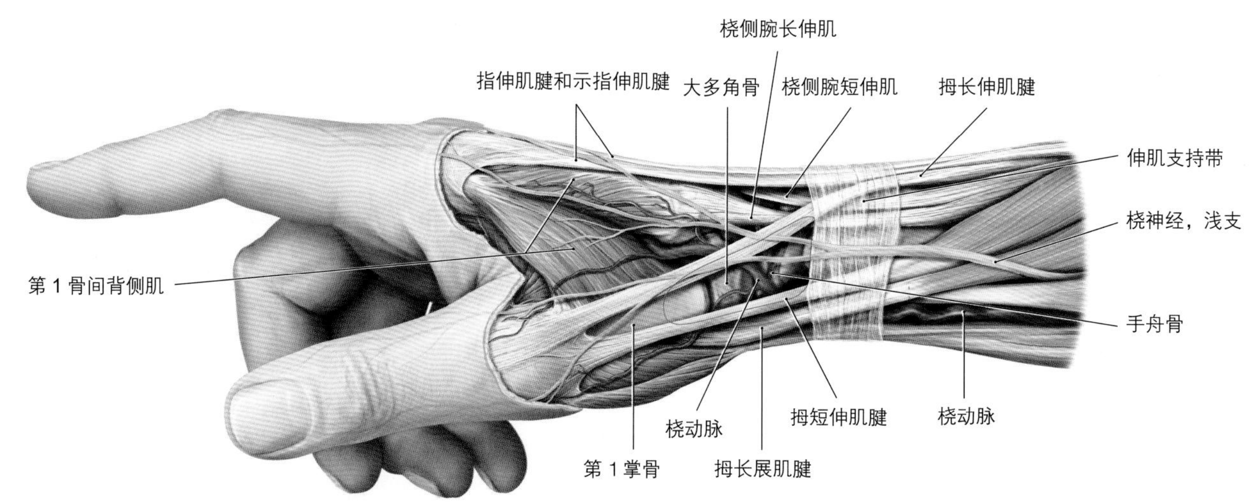

桡侧腕长伸肌
指伸肌腱和示指伸肌腱
大多角骨
桡侧腕短伸肌
拇长伸肌腱
伸肌支持带
桡神经，浅支
第 1 骨间背侧肌
手舟骨
桡动脉
拇短伸肌腱
桡动脉
第 1 掌骨
拇长展肌腱

图 28.48 手背的神经血管结构

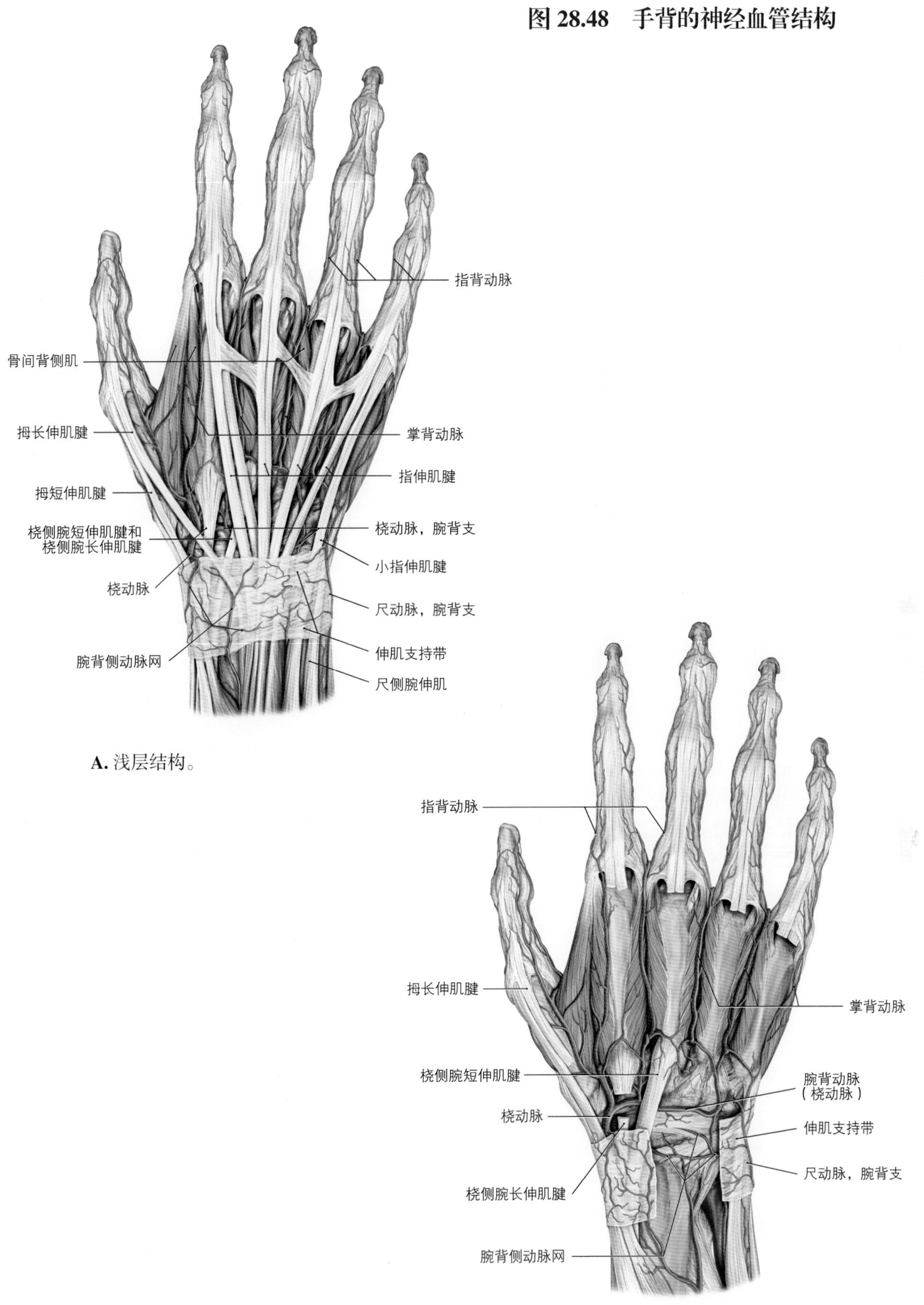
指背动脉
骨间背侧肌
拇长伸肌腱
掌背动脉
指伸肌腱
拇短伸肌腱
桡侧腕短伸肌腱和
桡侧腕长伸肌腱
桡动脉，腕背支
小指伸肌腱
桡动脉
尺动脉，腕背支
伸肌支持带
腕背侧动脉网
尺侧腕伸肌
指背动脉
拇长伸肌腱
掌背动脉
桡侧腕短伸肌腱
腕背动脉
（桡动脉）
桡动脉
伸肌支持带
尺动脉，腕背支
桡侧腕长伸肌腱
腕背侧动脉网

A. 浅层结构。

B. 深层结构。

第 29 章 断层解剖学和放射解剖学

上肢断层解剖学

图 29.1 上臂和前臂的开窗解剖

右上肢，前面观。

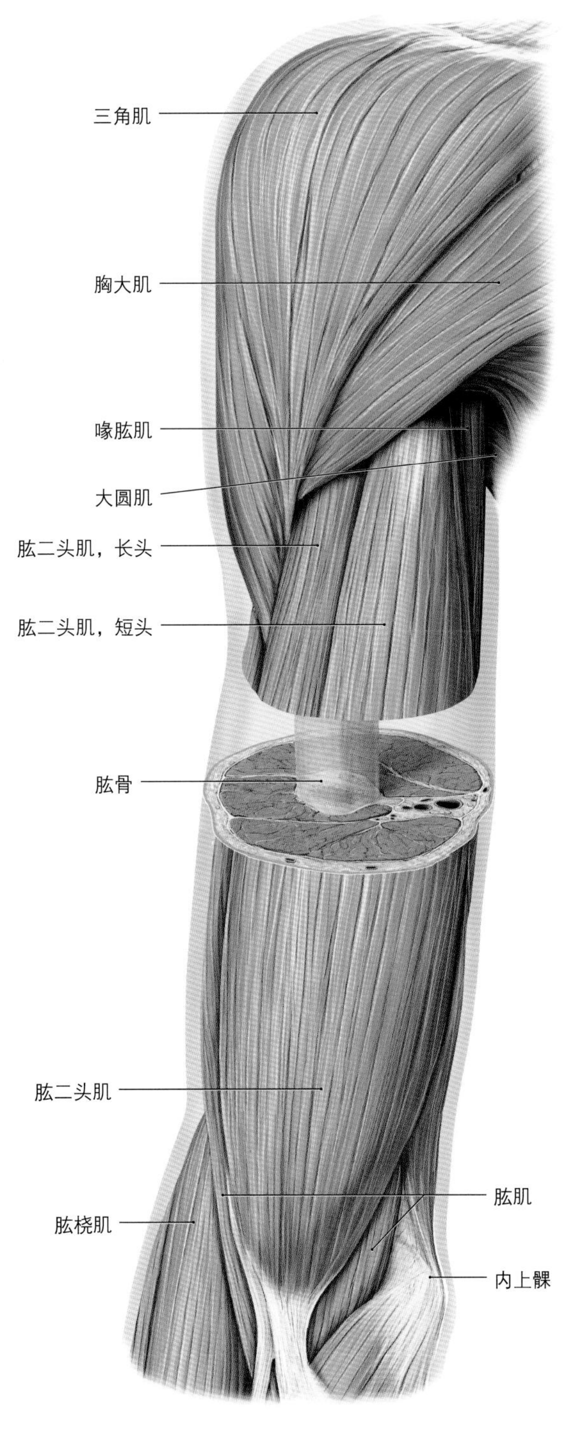

三角肌
胸大肌
喙肱肌
大圆肌
肱二头肌，长头
肱二头肌，短头
肱骨
肱二头肌
肱肌
肱桡肌
内上髁

A. 上臂的解剖。

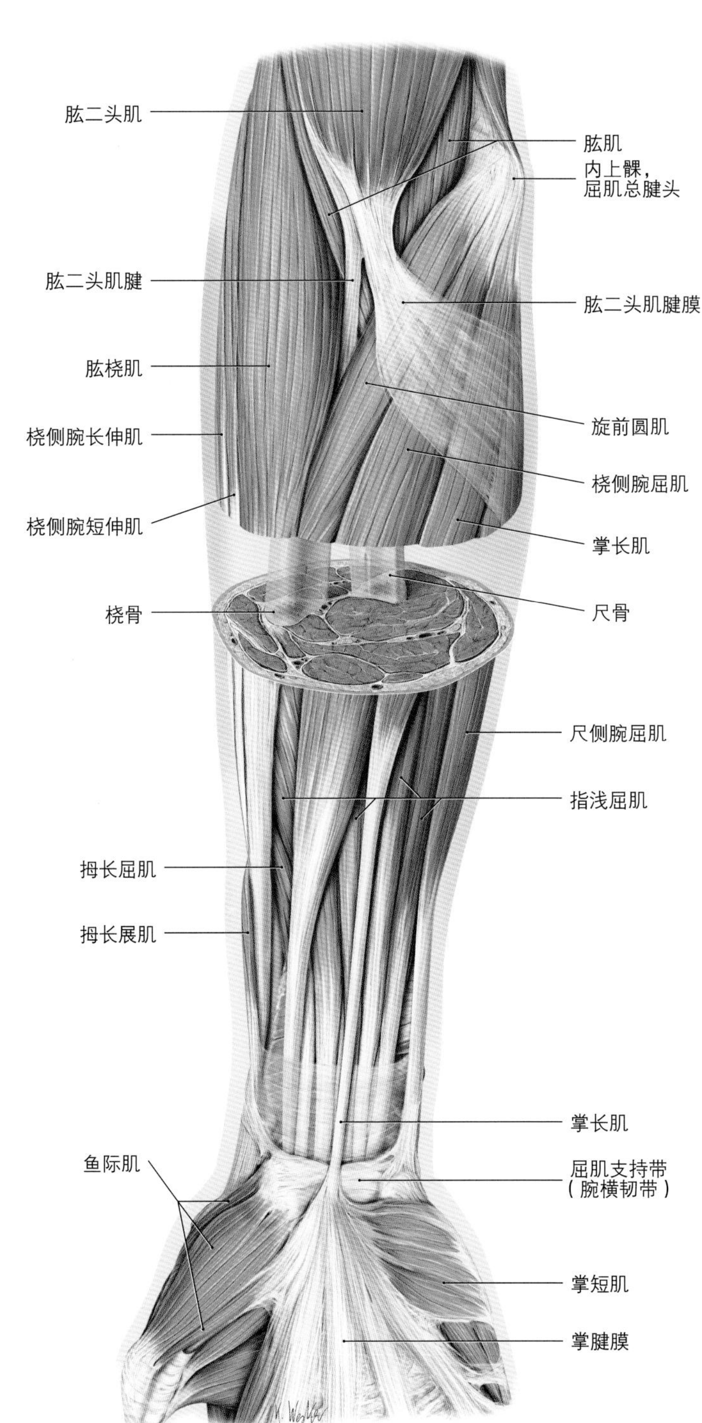

肱二头肌
肱肌
内上髁，
屈肌总腱头
肱二头肌腱
肱二头肌腱膜
肱桡肌
旋前圆肌
桡侧腕长伸肌
桡侧腕屈肌
桡侧腕短伸肌
掌长肌
桡骨
尺骨
尺侧腕屈肌
指浅屈肌
拇长屈肌
拇长展肌
掌长肌
鱼际肌
屈肌支持带
（腕横韧带）
掌短肌
掌腱膜

B. 右前臂。

图 29.2 经上臂和前臂的横断面

右肢，近侧面观。

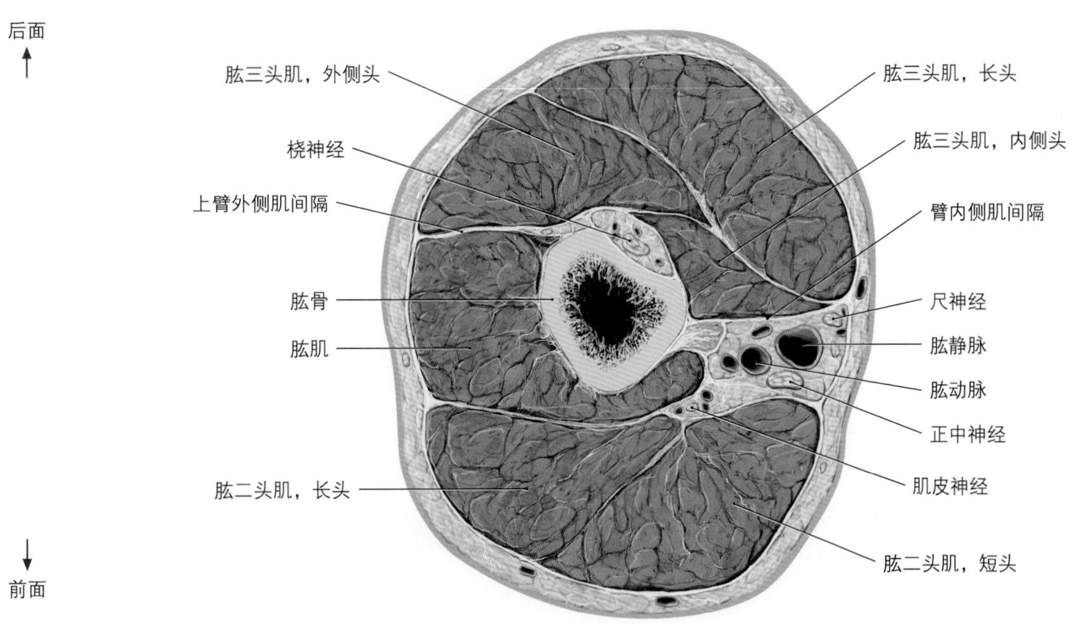
后面
前面
肱三头肌，外侧头
桡神经
上臂外侧肌间隔
肱骨
肱肌
肱二头肌，长头
肱三头肌，长头
肱三头肌，内侧头
臂内侧肌间隔
尺神经
肱静脉
肱动脉
正中神经
肌皮神经
肱二头肌，短头

A. 上臂（图 29.1A 中的切面）。

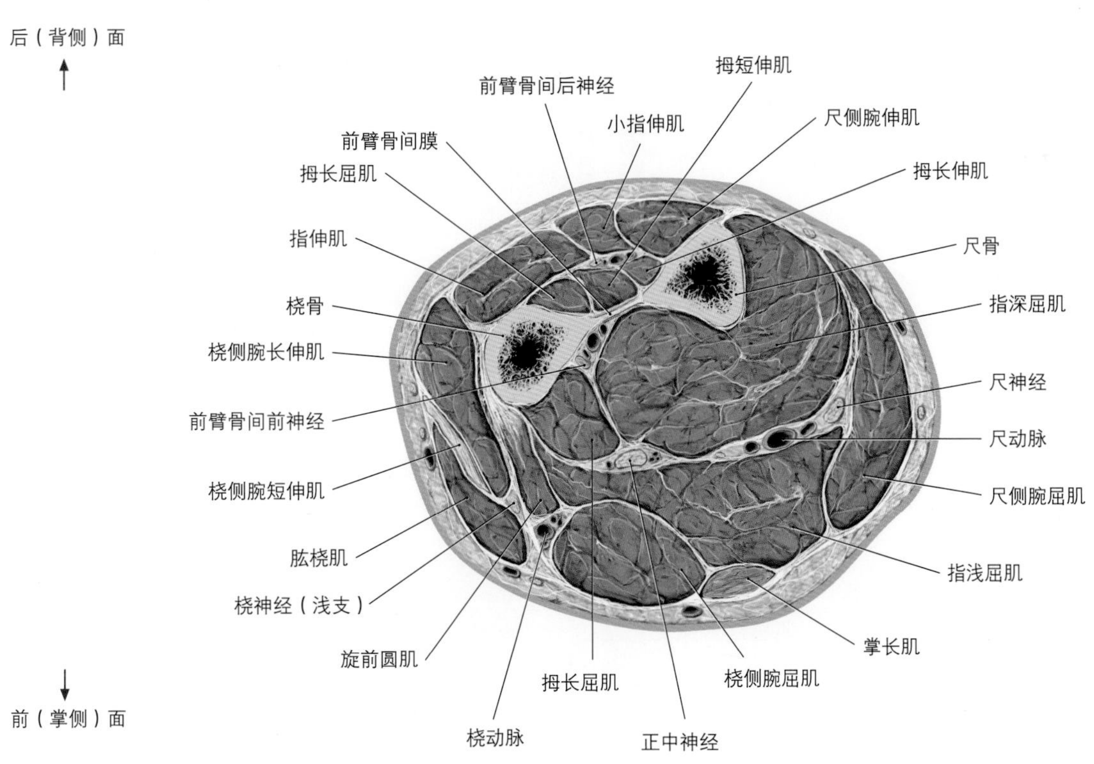
后（背侧）面
前（掌侧）面
前臂骨间后神经
拇短伸肌
小指伸肌
尺侧腕伸肌
前臂骨间膜
拇长屈肌
拇长伸肌
指伸肌
尺骨
桡骨
指深屈肌
桡侧腕长伸肌
尺神经
前臂骨间前神经
尺动脉
桡侧腕短伸肌
尺侧腕屈肌
肱桡肌
指浅屈肌
桡神经（浅支）
掌长肌
旋前圆肌
拇长屈肌
桡侧腕屈肌
桡动脉
正中神经

B. 前臂（图 29.1B 中的切面）。

上肢放射解剖学（Ⅰ）

图 29.3 上臂的 MRI

横切面，远侧（下）面观。

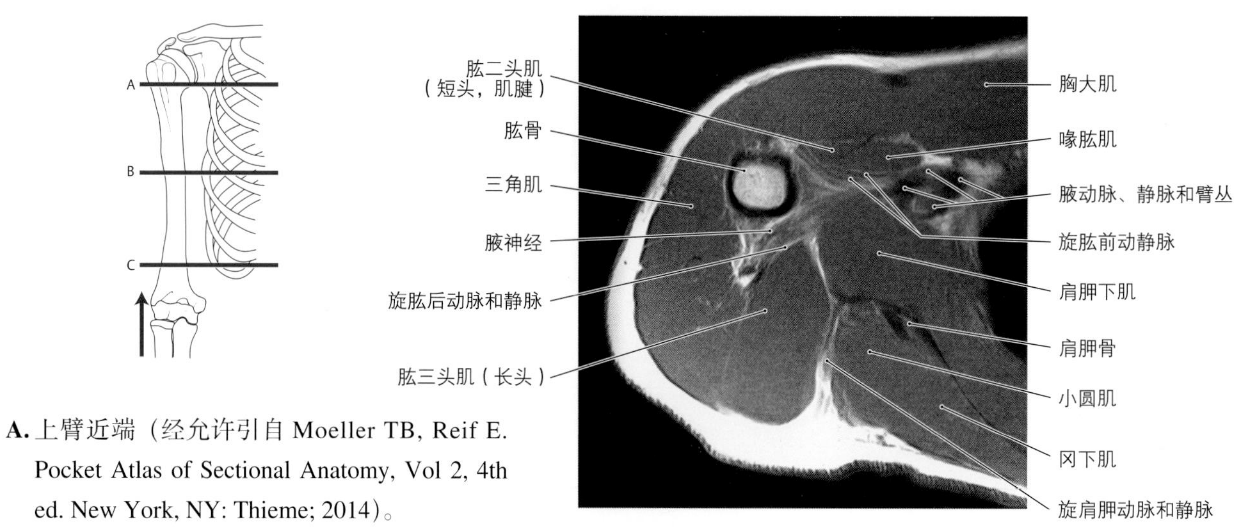

A
B
C
肱二头肌
（短头，肌腱）
肱骨
三角肌
腋神经
旋肱后动脉和静脉
肱三头肌（长头）
胸大肌
喙肱肌
腋动脉、静脉和臂丛
旋肱前动静脉
肩胛下肌
肩胛骨
小圆肌
冈下肌
旋肩胛动脉和静脉

A. 上臂近端（经允许引自 Moeller TB, Reif E. Pocket Atlas of Sectional Anatomy, Vol 2, 4th ed. New York, NY: Thieme; 2014）。

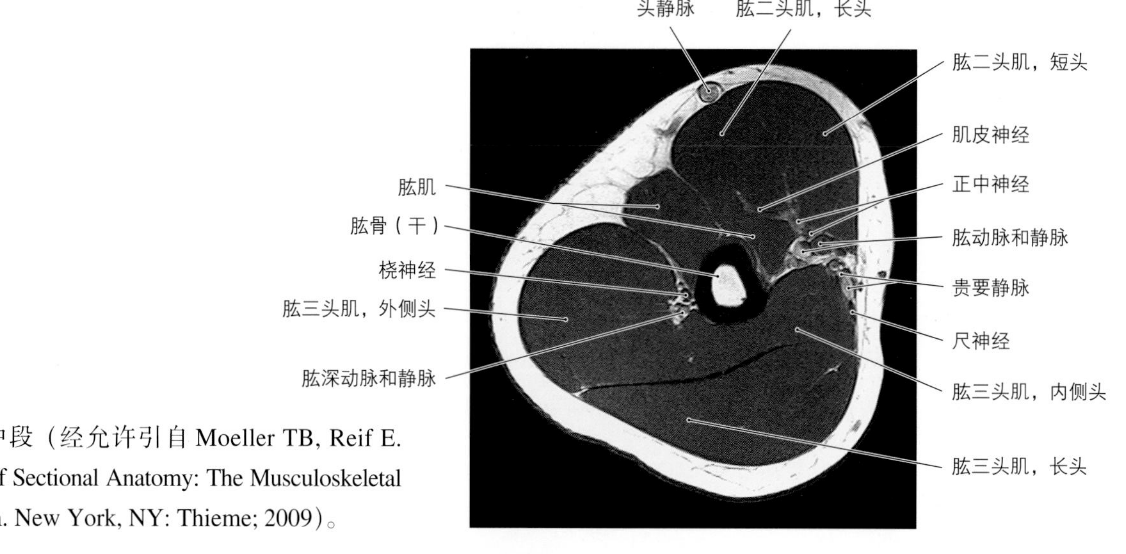

头静脉
肱二头肌，长头
肱二头肌，短头
肌皮神经
正中神经
肱动脉和静脉
贵要静脉
尺神经
肱三头肌，内侧头
肱三头肌，长头
肱肌
肱骨（干）
桡神经
肱三头肌，外侧头
肱深动脉和静脉

B. 上臂中段（经允许引自 Moeller TB, Reif E. Atlas of Sectional Anatomy: The Musculoskeletal System. New York, NY: Thieme; 2009）。

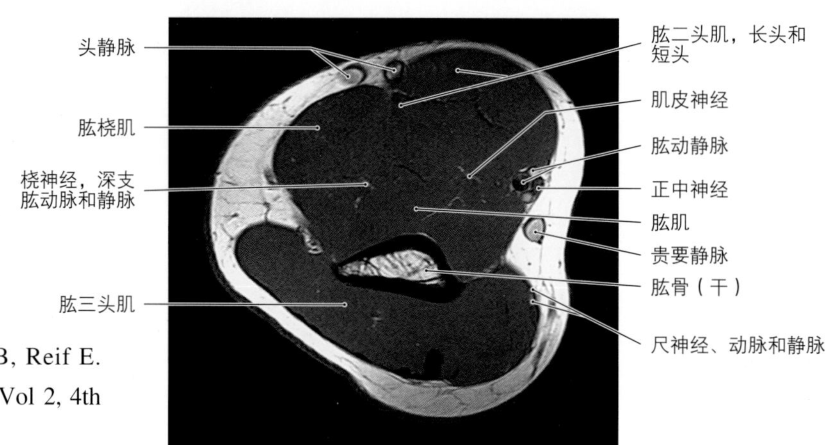

头静脉
肱桡肌
桡神经，深支
肱动脉和静脉
肱三头肌
肱二头肌，长头和
短头
肌皮神经
肱动静脉
正中神经
肱肌
贵要静脉
肱骨（干）
尺神经、动脉和静脉

C. 上臂远端（经允许引自 Moeller TB, Reif E. Pocket Atlas of Sectional Anatomy, Vol 2, 4th ed. New York, NY: Thieme; 2014）。

图 29.4 前臂的 MRI

横切面，下面观。

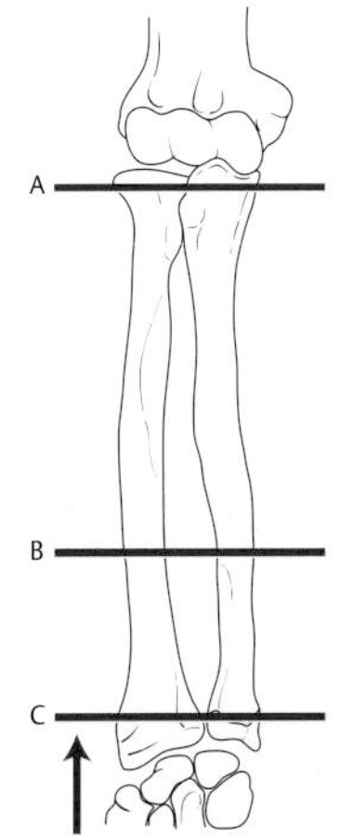

A
B
C

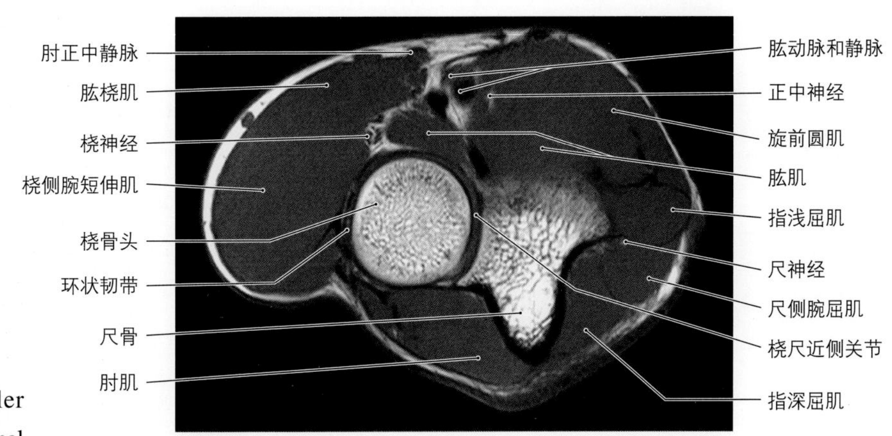

肘正中静脉
肱桡肌
桡神经
桡侧腕短伸肌
桡骨头
环状韧带
尺骨
肘肌
肱动脉和静脉
正中神经
旋前圆肌
肱肌
指浅屈肌
尺神经
尺侧腕屈肌
桡尺近侧关节
指深屈肌

A. 前臂近端（经允许引自 Moeller TB, Reif E. Pocket Atlas of Sectional Anatomy, Vol 2, 4th ed. New York, NY: Thieme; 2014）。

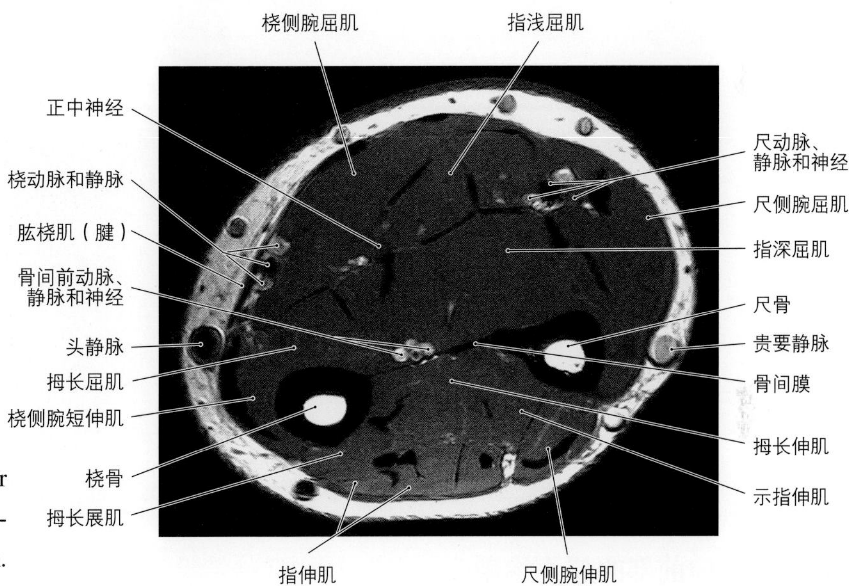

桡侧腕屈肌
指浅屈肌
正中神经
桡动脉和静脉
肱桡肌（腱）
骨间前动脉、
静脉和神经
头静脉
拇长屈肌
桡侧腕短伸肌
桡骨
拇长展肌
尺动脉、
静脉和神经
尺侧腕屈肌
指深屈肌
尺骨
贵要静脉
骨间膜
拇长伸肌
示指伸肌
指伸肌
尺侧腕伸肌

B. 前臂中段（经允许引自 Moeller TB, Reif E. Atlas of Sectional Anatomy: The Musculoskeletal System. New York, NY: Thieme; 2009）。

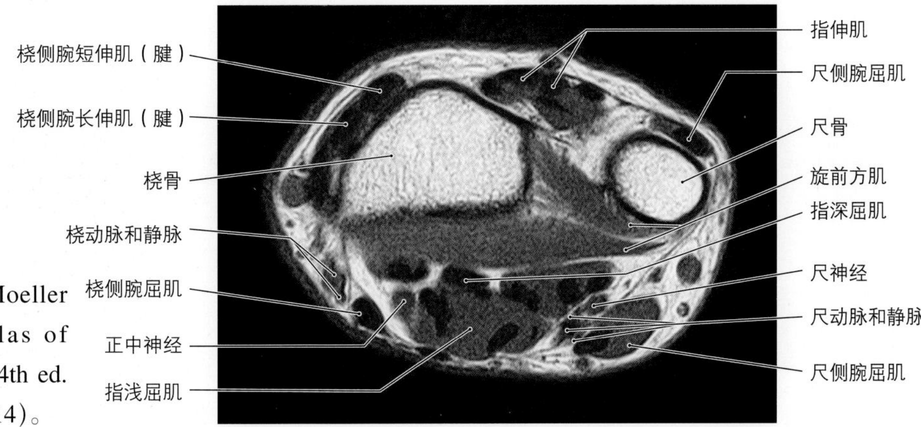

桡侧腕短伸肌（腱）
桡侧腕长伸肌（腱）
桡骨
桡动脉和静脉
桡侧腕屈肌
正中神经
指浅屈肌
指伸肌
尺侧腕屈肌
尺骨
旋前方肌
指深屈肌
尺神经
尺动脉和静脉
尺侧腕屈肌

C. 前臂远端（经允许引自 Moeller TB, Reif E. Pocket Atlas of Sectional Anatomy, Vol 2, 4th ed. New York, NY: Thieme; 2014）。

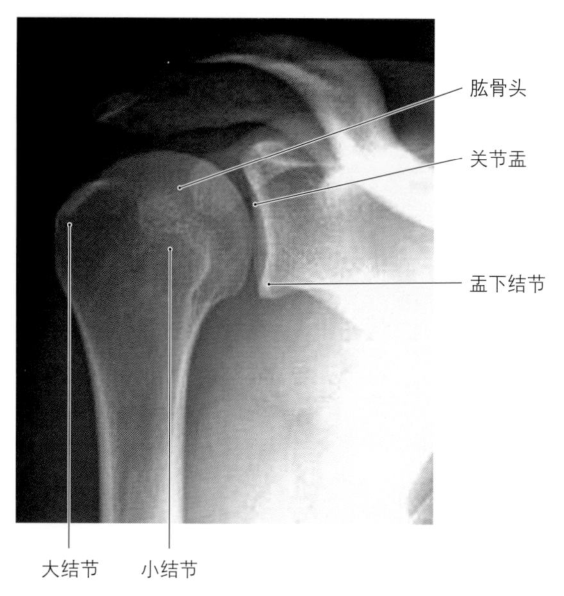
肱骨头
关节盂
盂下结节
大结节
小结节

图 29.5 右肩 X 线片

前后位。

图 29.6 肩胛骨 X 线片

前后位（经允许引自 Moeller TB, Reif E. Pocket Atlas of Radiographic Anatomy, 3rd ed. New York, NY: Thieme; 2010）。

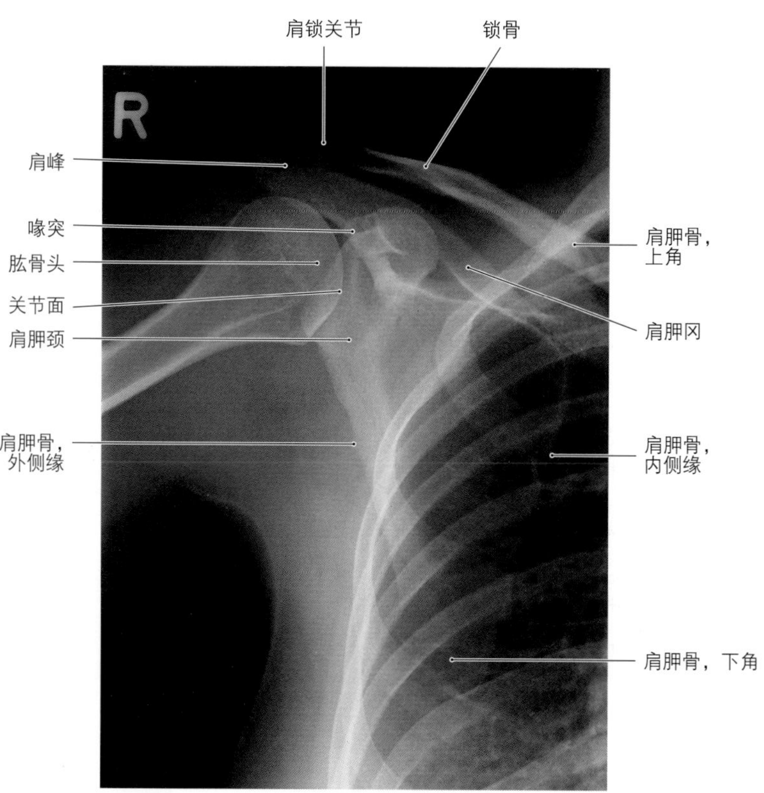
肩锁关节
锁骨
R
肩峰
喙突
肱骨头
关节面
肩胛颈
肩胛骨，外侧缘
肩胛骨，上角
肩胛冈
肩胛骨，内侧缘
肩胛骨，下角

图 29.7 左肩前部的超声诊断

结节间沟水平横切面（经允许引自 Konerman W, Gruber G. Ultraschalldiagnostik der Bewegungsorgane, 2nd ed. Stuttgart: Thieme; 2006）。

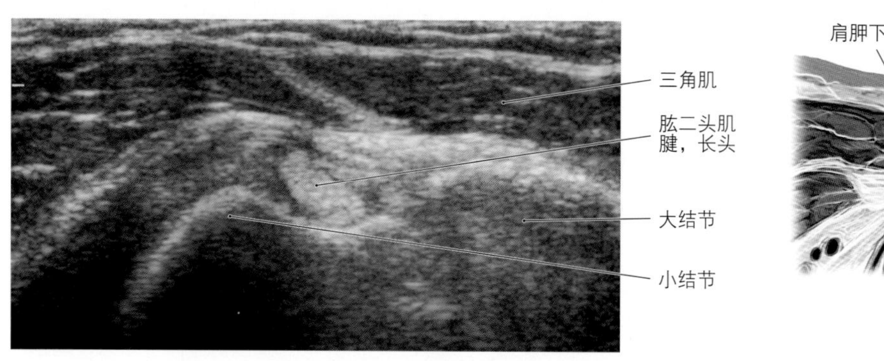
三角肌
肱二头肌腱，长头
大结节
小结节

A. 超声图像。

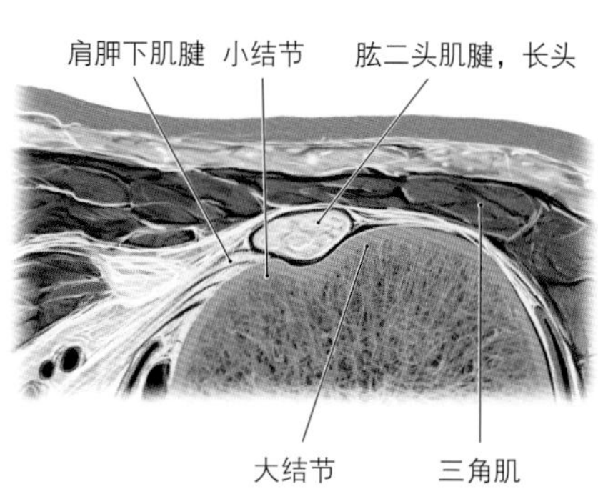
肩胛下肌腱
小结节
肱二头肌腱，长头
大结节
三角肌

B. 横切面示意图。

图 29.8 右肩关节三个平面的 MRI

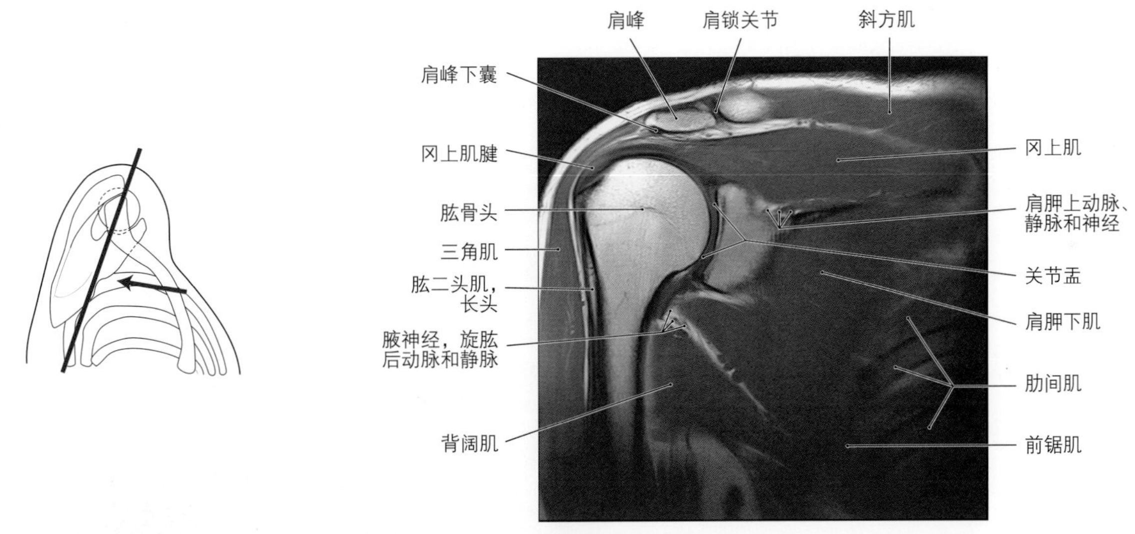
肩峰
肩锁关节
斜方肌
肩峰下囊
冈上肌腱
冈上肌
肱骨头
肩胛上动脉、
静脉和神经
三角肌
关节盂
肱二头肌，
长头
肩胛下肌
腋神经，旋肱
后动脉和静脉
肋间肌
背阔肌
前锯肌

A. 冠状面，前面观。

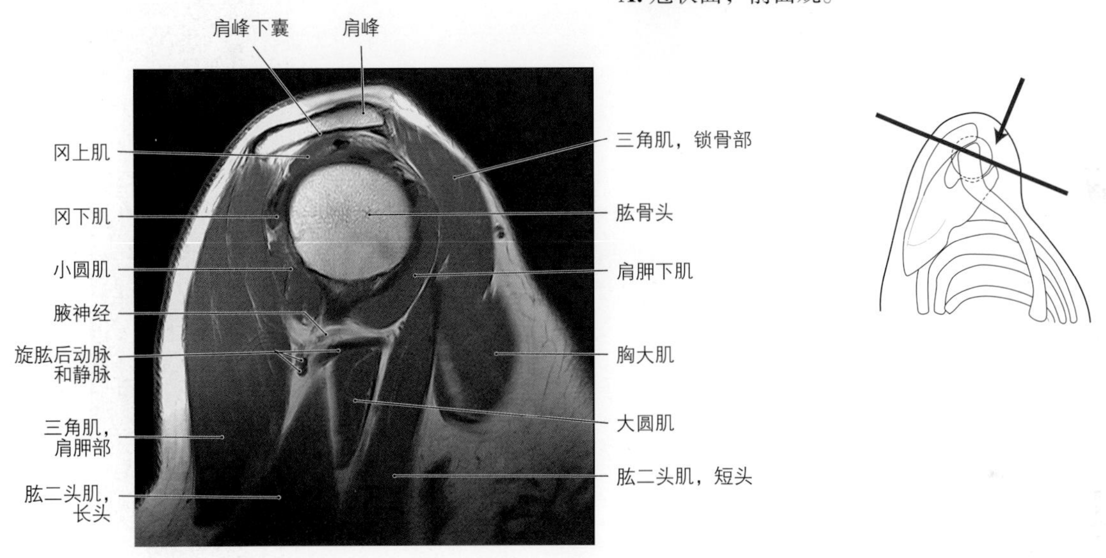
肩峰下囊
肩峰
冈上肌
三角肌，锁骨部
冈下肌
肱骨头
小圆肌
肩胛下肌
腋神经
旋肱后动脉
和静脉
胸大肌
大圆肌
三角肌，
肩胛部
肱二头肌，短头
肱二头肌，
长头

B. 矢状面，外侧面观。

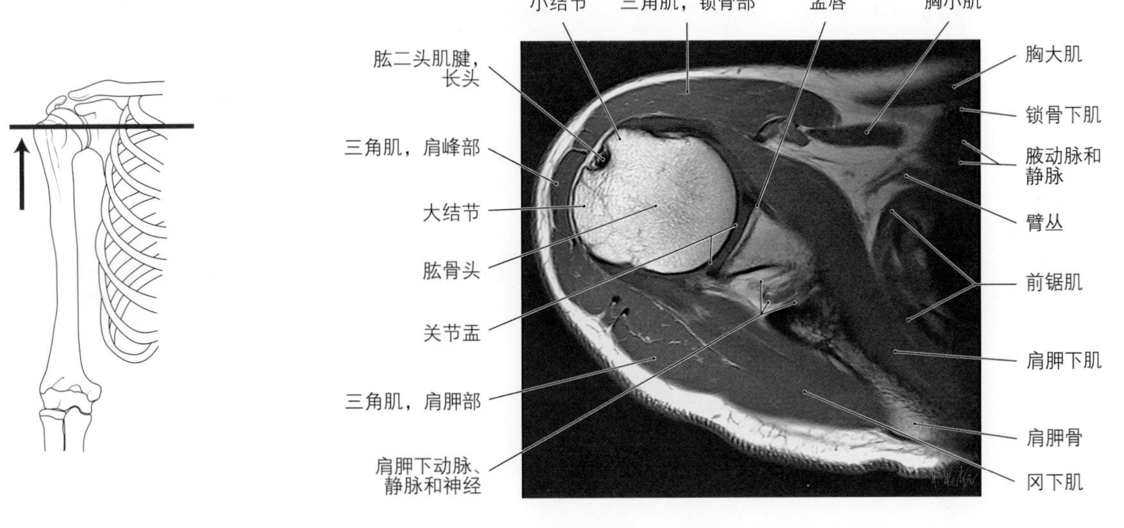
小结节
三角肌，锁骨部
盂唇
胸小肌
肱二头肌腱，
长头
胸大肌
锁骨下肌
三角肌，肩峰部
腋动脉和
静脉
大结节
臂丛
肱骨头
前锯肌
关节盂
肩胛下肌
三角肌，肩胛部
肩胛骨
肩胛下动脉、
静脉和神经
冈下肌

C. 横切面，下面观。

上肢放射解剖学（Ⅲ）

图 29.9　肘部 X 线片

前后位（经允许引自 Moeller TB, Reif E. Pocket Atlas of Radiographic Anatomy, 3rd ed. New York, NY: Thieme; 2010）。

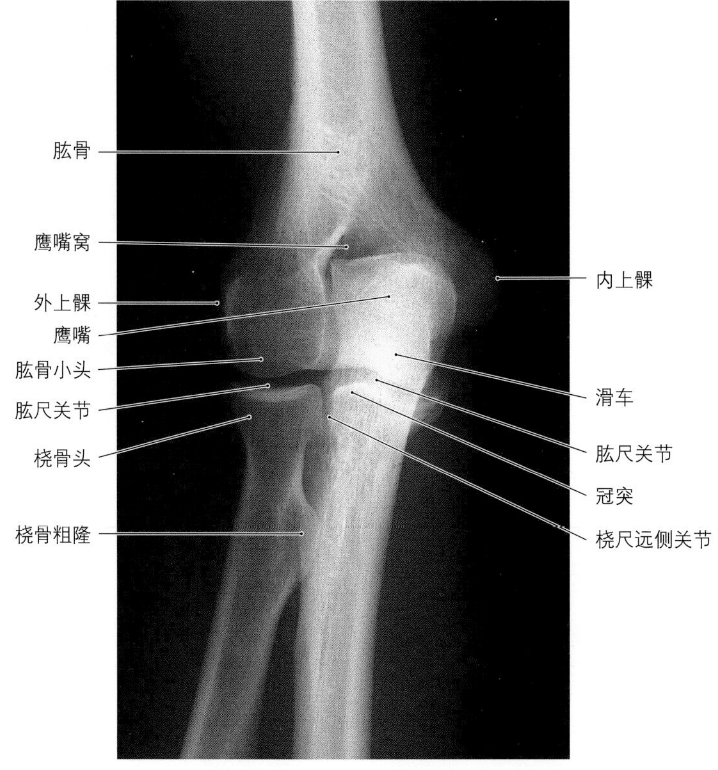

肱骨
鹰嘴窝
外上髁
鹰嘴
肱骨小头
肱尺关节
桡骨头
桡骨粗隆
内上髁
滑车
肱尺关节
冠突
桡尺近侧关节

图 29.10　肘部 X 线片

侧位（经允许引自 Moeller TB, Reif E. Pocket Atlas of Radiographic Anatomy, 3rd ed. New York, NY: Thieme; 2010）。

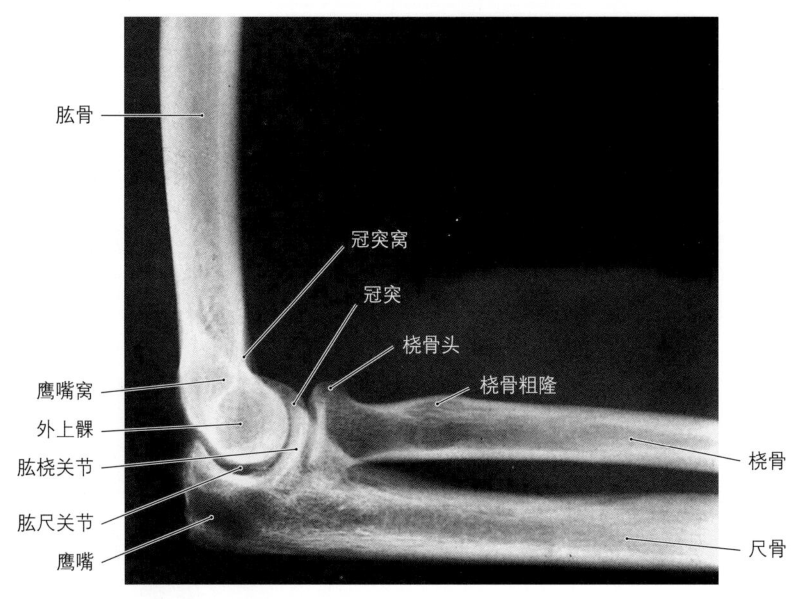

肱骨
冠突窝
冠突
桡骨头
桡骨粗隆
鹰嘴窝
外上髁
肱桡关节
肱尺关节
鹰嘴
桡骨
尺骨

图 29.11 肘部 MRI

（经允许引自 Moeller TB, Reif E. Atlas of Sectional Anatomy: The Musculoskeletal System. New York, NY: Thieme; 2009）

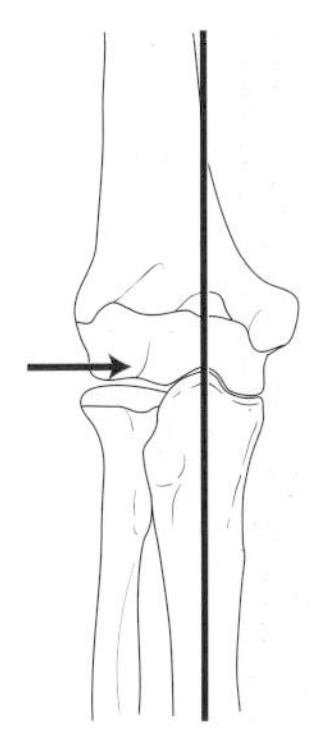

A. 经肱尺关节的矢状面。

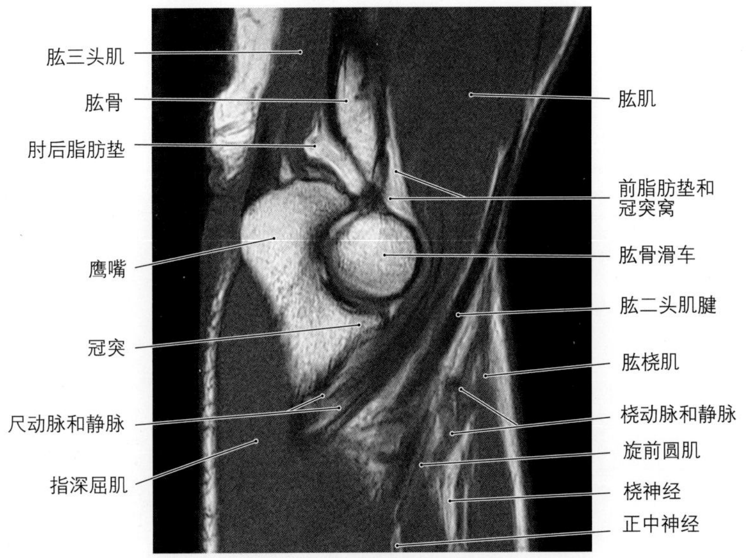
肱三头肌
肱骨
肘后脂肪垫
鹰嘴
冠突
尺动脉和静脉
指深屈肌
肱肌
前脂肪垫和
冠突窝
肱骨滑车
肱二头肌腱
肱桡肌
桡动脉和静脉
旋前圆肌
桡神经
正中神经

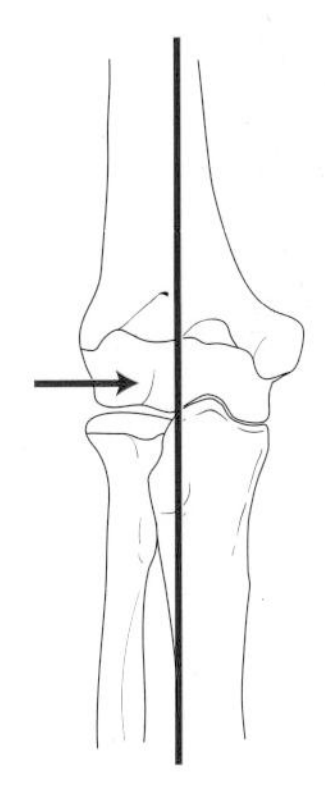

B. 经肱尺和肱桡关节的矢状面。

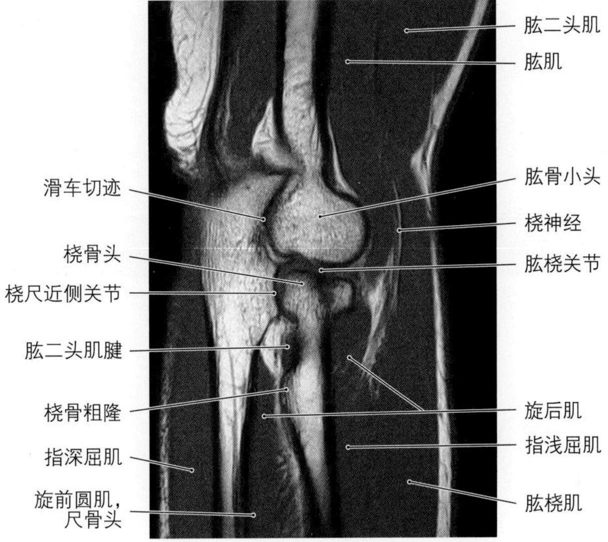
滑车切迹
桡骨头
桡尺近侧关节
肱二头肌腱
桡骨粗隆
指深屈肌
旋前圆肌，
尺骨头
肱二头肌
肱肌
肱骨小头
桡神经
肱桡关节
旋后肌
指浅屈肌
肱桡肌

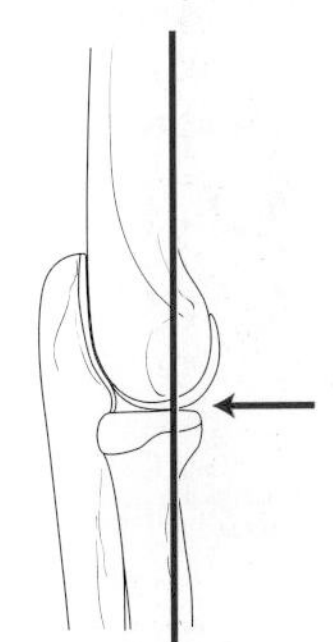

C. 经肱尺和肱桡关节的冠状面。

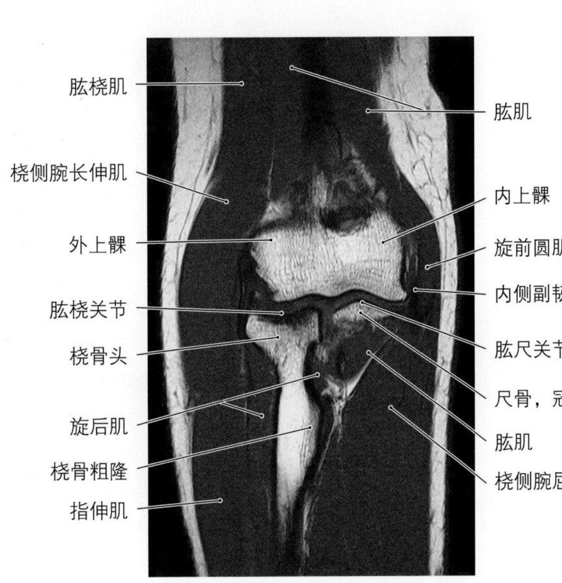
肱桡肌
桡侧腕长伸肌
外上髁
肱桡关节
桡骨头
旋后肌
桡骨粗隆
指伸肌
肱肌
内上髁
旋前圆肌
内侧副韧带
肱尺关节
尺骨，冠突
肱肌
桡侧腕屈肌

上肢放射解剖学（Ⅳ）

图 29.12 手 X 线片

（经允许引自 Moeller TB, Reif E. Pocket Atlas of Radiographic Anatomy, 3rd ed. New York, NY: Thieme; 2010）

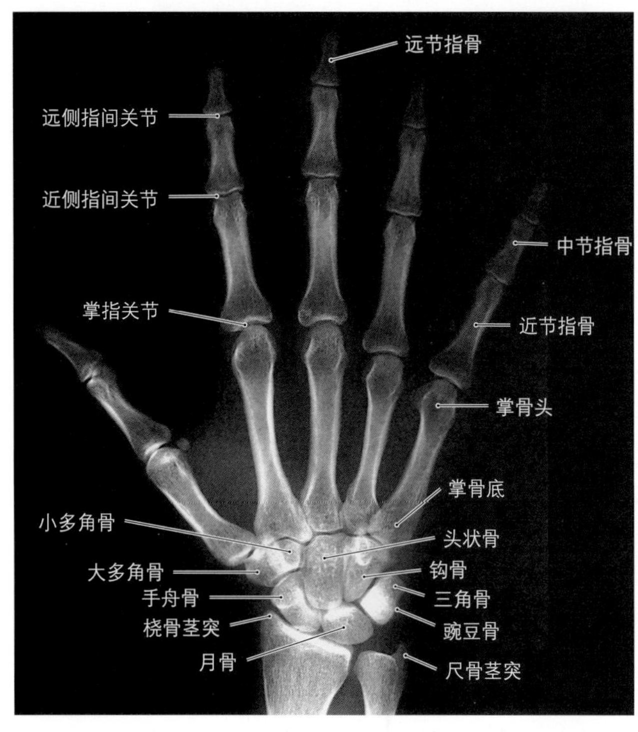
远节指骨
远侧指间关节
近侧指间关节
中节指骨
掌指关节
近节指骨
掌骨头
掌骨底
小多角骨
头状骨
大多角骨
钩骨
手舟骨
三角骨
桡骨茎突
豌豆骨
月骨
尺骨茎突

A. 前后位。

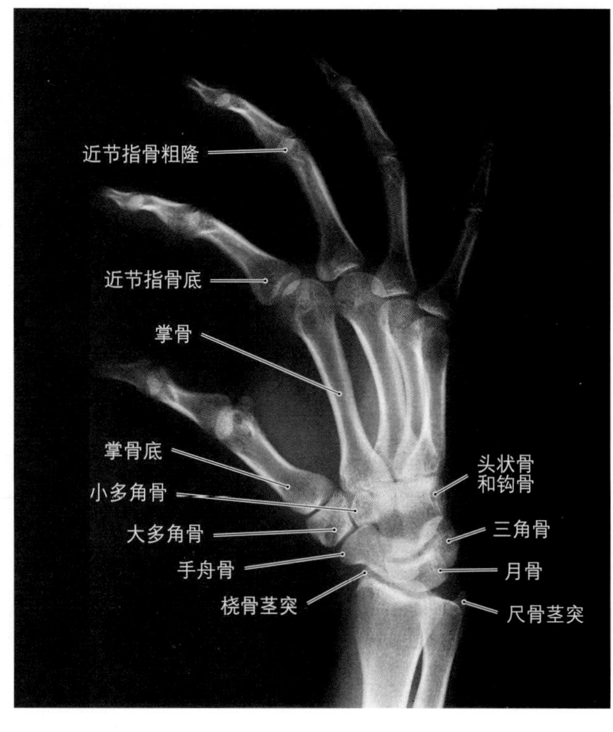
近节指骨粗隆
近节指骨底
掌骨
掌骨底
头状骨
和钩骨
小多角骨
大多角骨
三角骨
手舟骨
月骨
桡骨茎突
尺骨茎突

B. 斜位。

图 29.13 右腕 MRI

横切面，远端观（经允许引自 Moeller TB, Reif E. Atlas of Sectional Anatomy: The Musculoskeletal System. New York, NY: Thieme; 2009）。

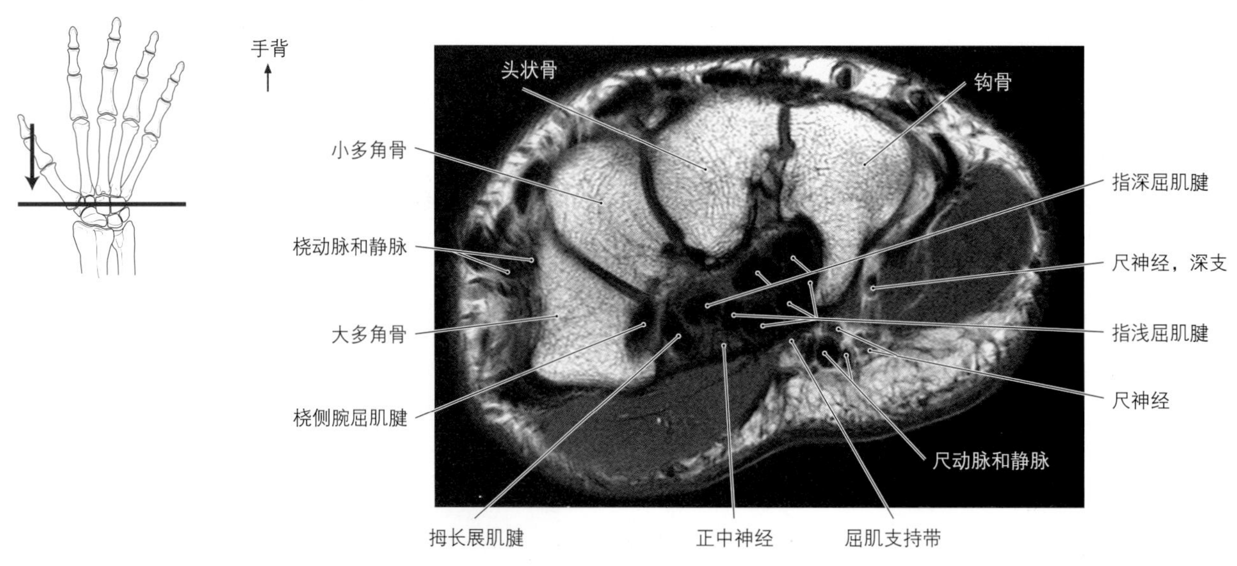
手背
头状骨
钩骨
小多角骨
指深屈肌腱
桡动脉和静脉
尺神经，深支
大多角骨
指浅屈肌腱
尺神经
桡侧腕屈肌腱
尺动脉和静脉
拇长展肌腱
正中神经
屈肌支持带

图 29.14 手 MRI

（经允许引自 Moeller TB, Reif E. Atlas of Sectional Anatomy: The Musculoskeletal System. New York, NY: Thieme; 2009）

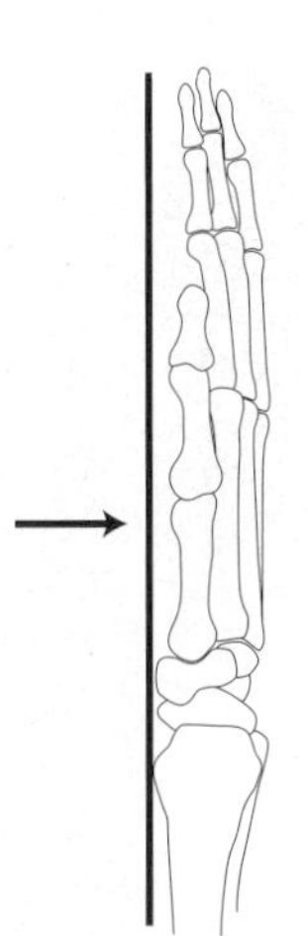

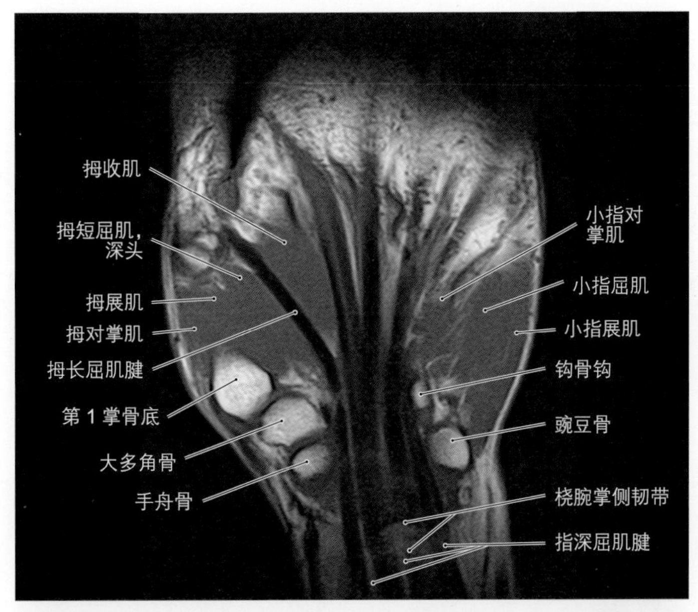

拇收肌
拇短屈肌，深头
拇展肌
拇对掌肌
拇长屈肌腱
第 1 掌骨底
大多角骨
手舟骨
小指对掌肌
小指屈肌
小指展肌
钩骨钩
豌豆骨
桡腕掌侧韧带
指深屈肌腱

A. 经腕管的冠状面。

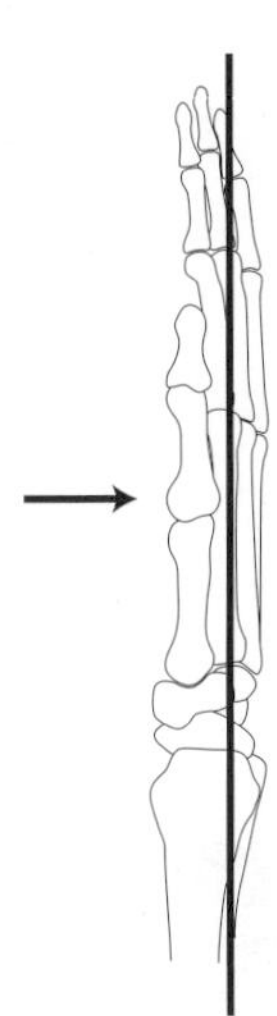

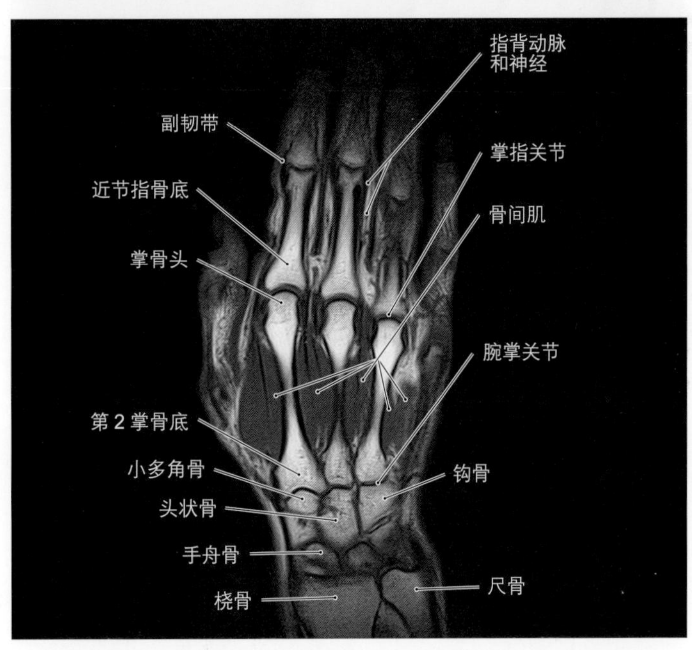

指背动脉和神经
副韧带
近节指骨底
掌骨头
掌指关节
骨间肌
腕掌关节
第 2 掌骨底
小多角骨
头状骨
手舟骨
桡骨
钩骨
尺骨

B. 经手掌的冠状面。

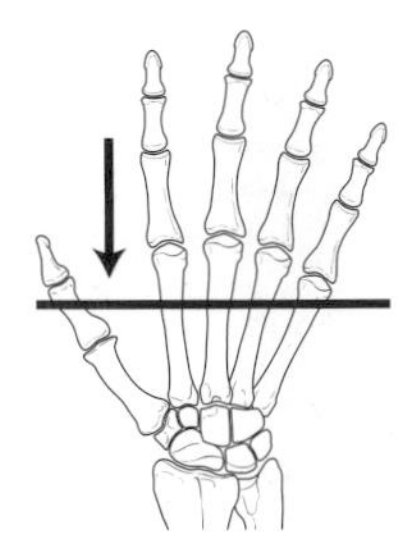

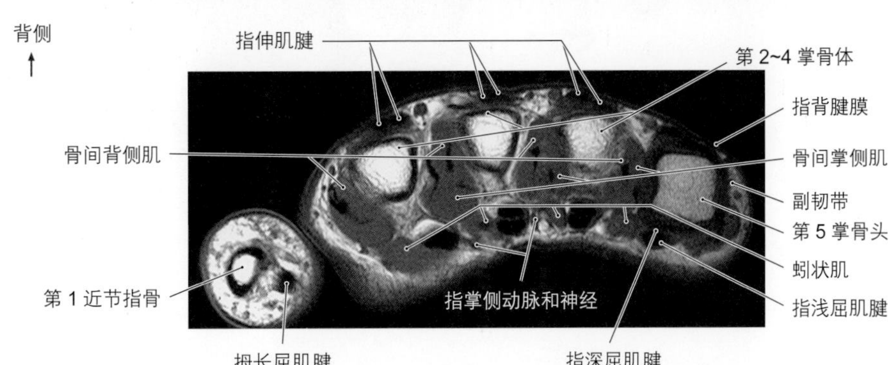

背侧
指伸肌腱
第 2~4 掌骨体
指背腱膜
骨间背侧肌
骨间掌侧肌
副韧带
第 5 掌骨头
蚓状肌
第 1 近节指骨
指掌侧动脉和神经
指浅屈肌腱
拇长屈肌腱
指深屈肌腱

C. 手掌横切面，远端观。

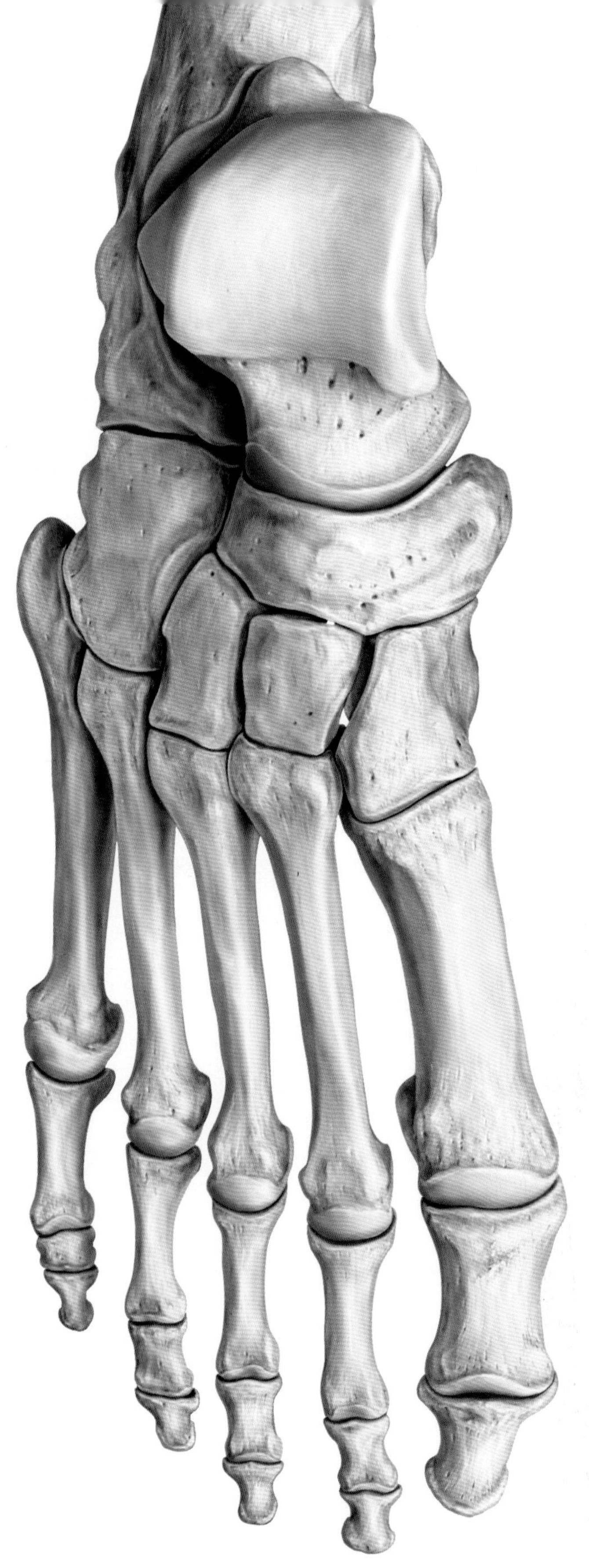

第6篇　下 肢

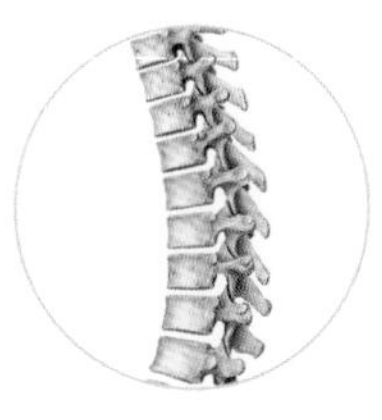

第 30 章　表面解剖

表面解剖

图 30.1　下肢可触及的骨性突起

右下肢。

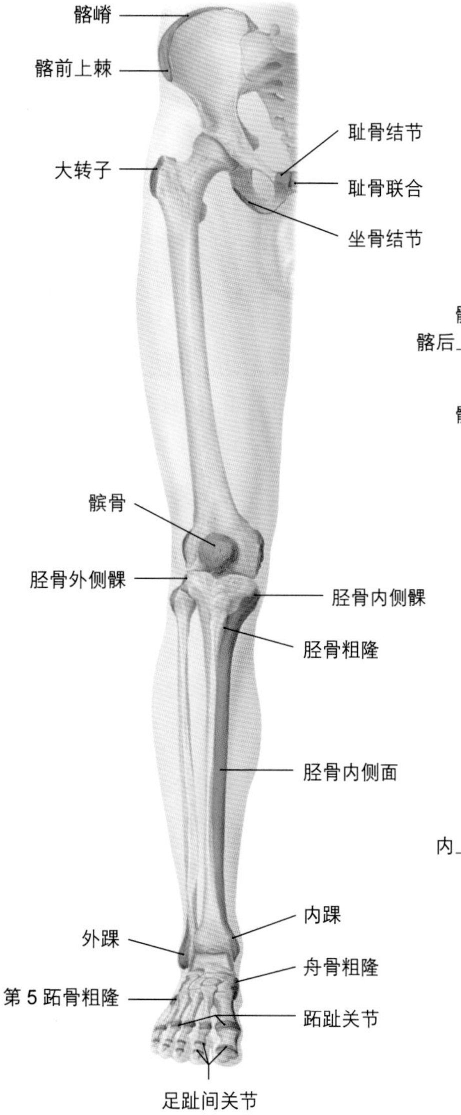

髂嵴
髂前上棘
耻骨结节
大转子
耻骨联合
坐骨结节
髌骨
胫骨外侧髁
胫骨内侧髁
胫骨粗隆
胫骨内侧面
内踝
外踝
舟骨粗隆
第 5 跖骨粗隆
跖趾关节
足趾间关节

A. 前面观。

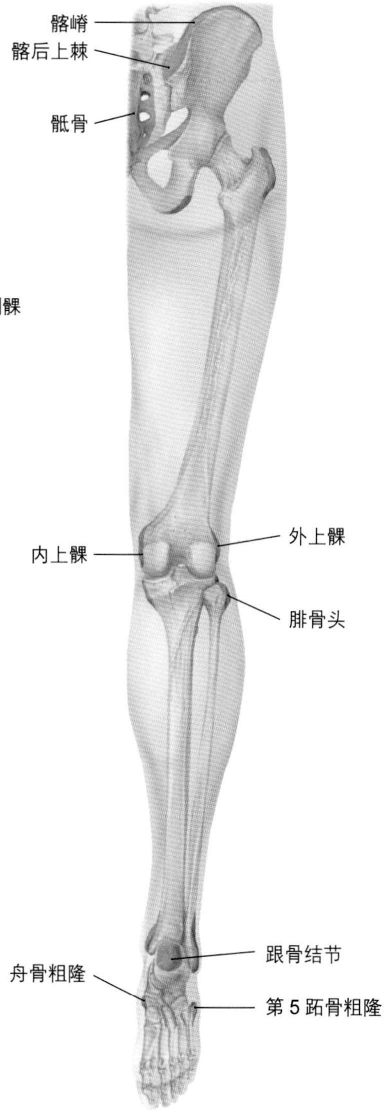

髂嵴
髂后上棘
骶骨
内上髁
外上髁
腓骨头
跟骨结节
舟骨粗隆
第 5 跖骨粗隆

B. 后面观。

图 30.2　下肢分区

右下肢。

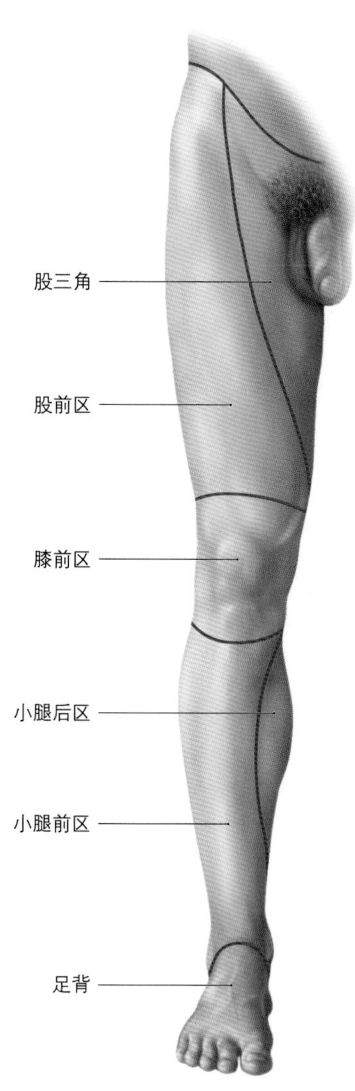
股三角
股前区
膝前区
小腿后区
小腿前区
足背

A. 前面观。

图 30.3　下肢可触及的肌

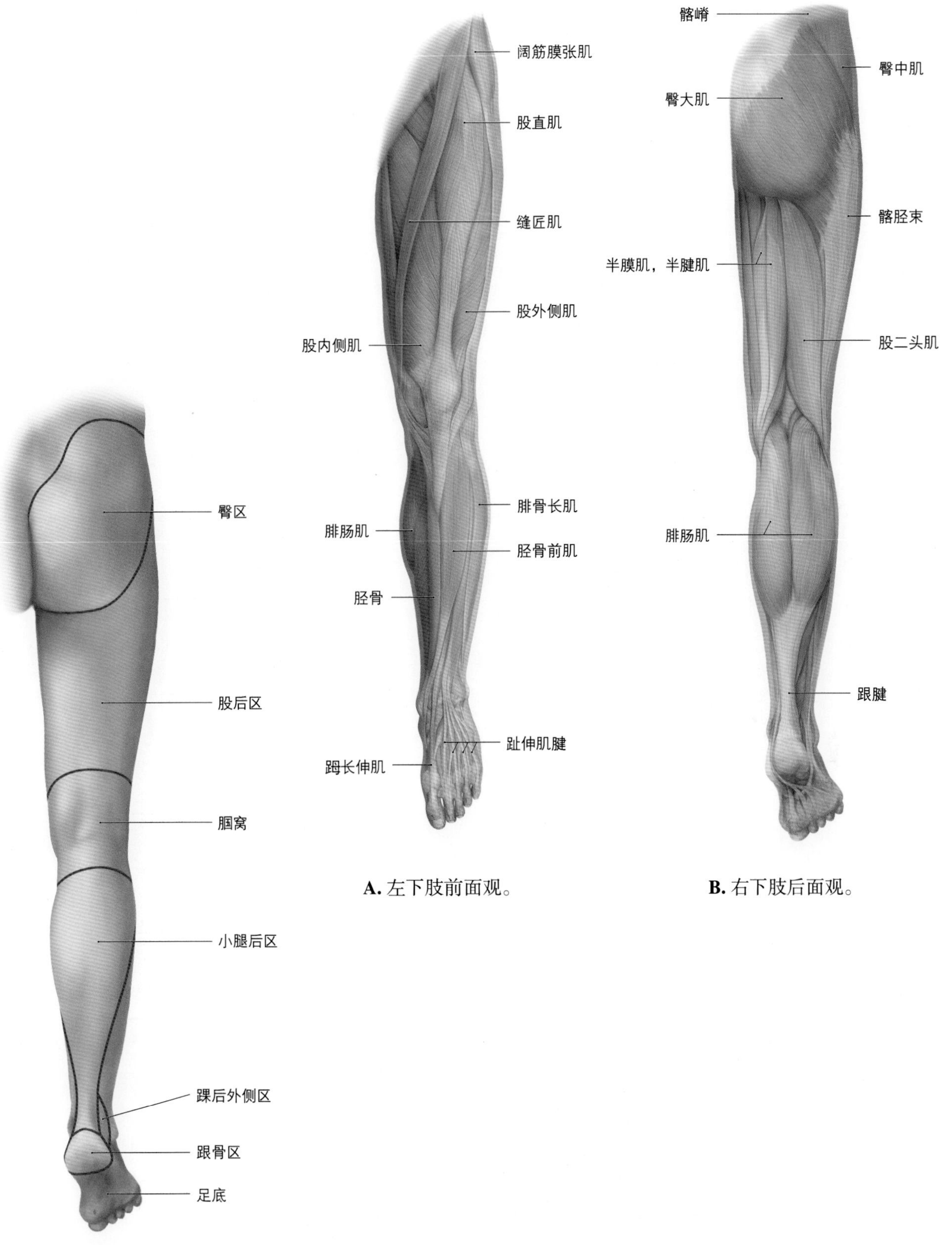
臀区
股后区
腘窝
小腿后区
踝后外侧区
跟骨区
足底
阔筋膜张肌
股直肌
缝匠肌
股外侧肌
股内侧肌
腓骨长肌
腓肠肌
胫骨前肌
胫骨
趾伸肌腱
踇长伸肌
髂嵴
臀中肌
臀大肌
髂胫束
半膜肌，半腱肌
股二头肌
腓肠肌
跟腱

B. 后面观。

A. 左下肢前面观。

B. 右下肢后面观。

第 31 章　髋和股部

下肢骨

下肢骨由髋骨和自由下肢骨构成。成对的髋骨借骶髂关节与躯干相连并形成骨盆（见第 230 页），自由下肢骨分为股部、小腿部和足，借髋关节与盆带骨相连。盆带骨的稳定性对上半身体重传递到下肢具有重要作用。

图 31.1　下肢骨

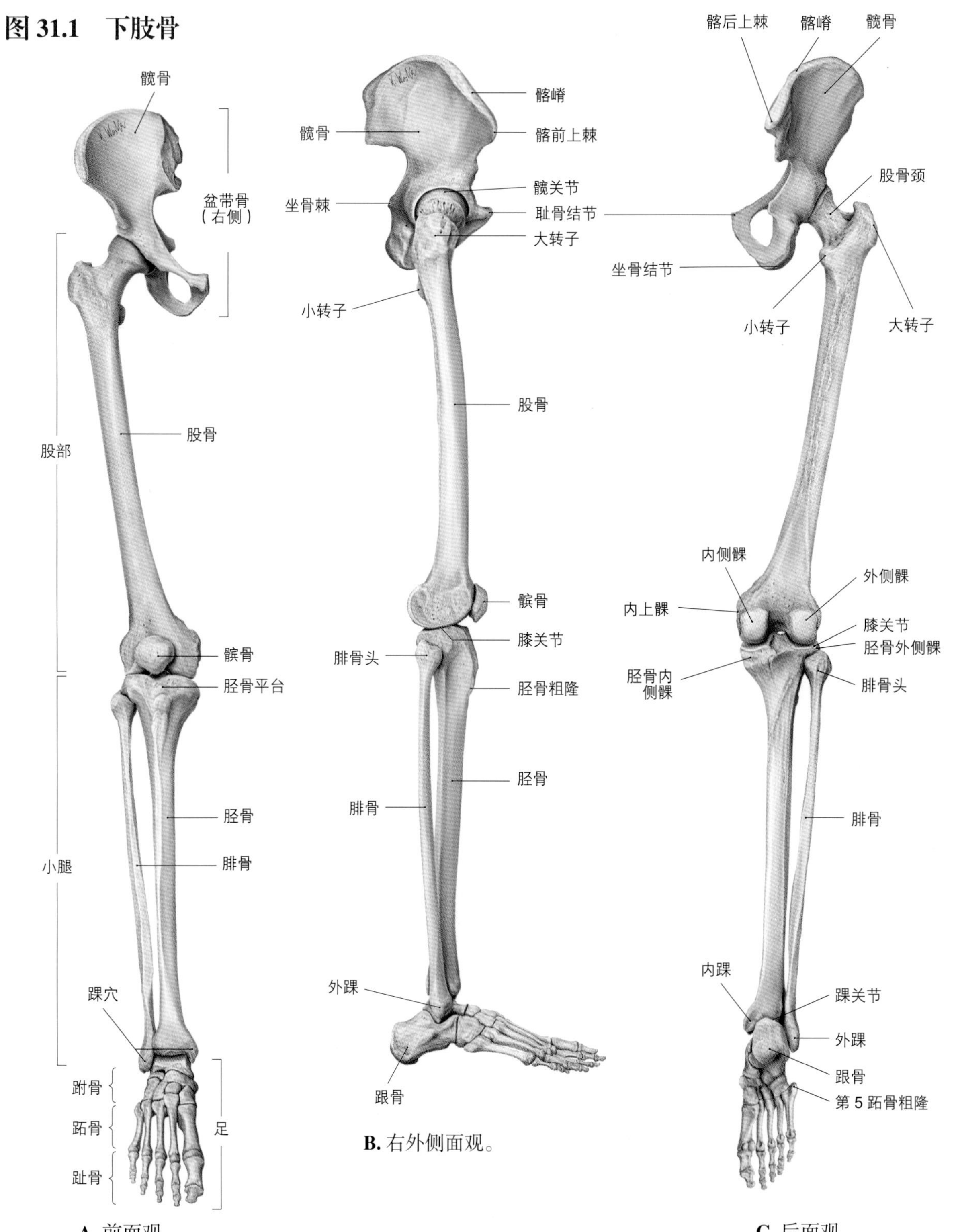
髋骨
盆带骨（右侧）
股骨
股部
髌骨
胫骨平台
胫骨
腓骨
小腿
踝穴
跗骨
跖骨
趾骨
足
髂嵴
髋骨
髂前上棘
髋关节
坐骨棘
耻骨结节
大转子
小转子
股骨
髌骨
膝关节
腓骨头
胫骨粗隆
胫骨
腓骨
外踝
跟骨
髂后上棘
髂嵴
髋骨
股骨颈
坐骨结节
小转子
大转子
内侧髁
外侧髁
内上髁
膝关节
胫骨外侧髁
胫骨内侧髁
腓骨头
腓骨
内踝
踝关节
外踝
跟骨
第 5 跖骨粗隆

A. 前面观。

B. 右外侧面观。

C. 后面观。

图 31.2 重力线

右外侧面观。重力线从全身重心垂至地面，与人体结构相交形成特征点。

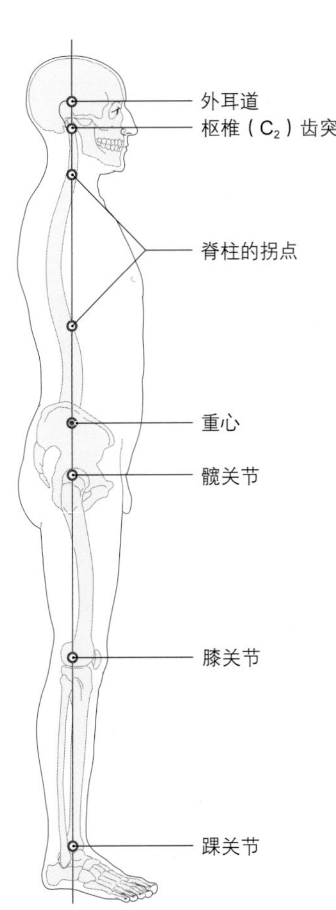
外耳道
枢椎（C_2）齿突
脊柱的拐点
重心
髋关节
膝关节
踝关节

图 31.3 髋骨和躯干骨的关系

成对的髋骨和骶骨构成骨盆（见第 230 页）。

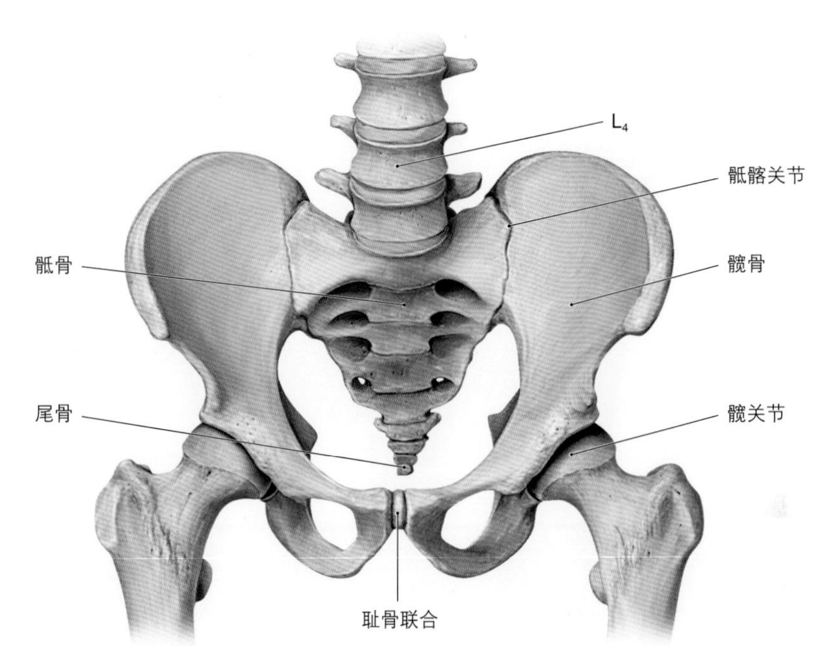
L_4
骶髂关节
骶骨
髋骨
尾骨
髋关节
耻骨联合

A. 前面观。

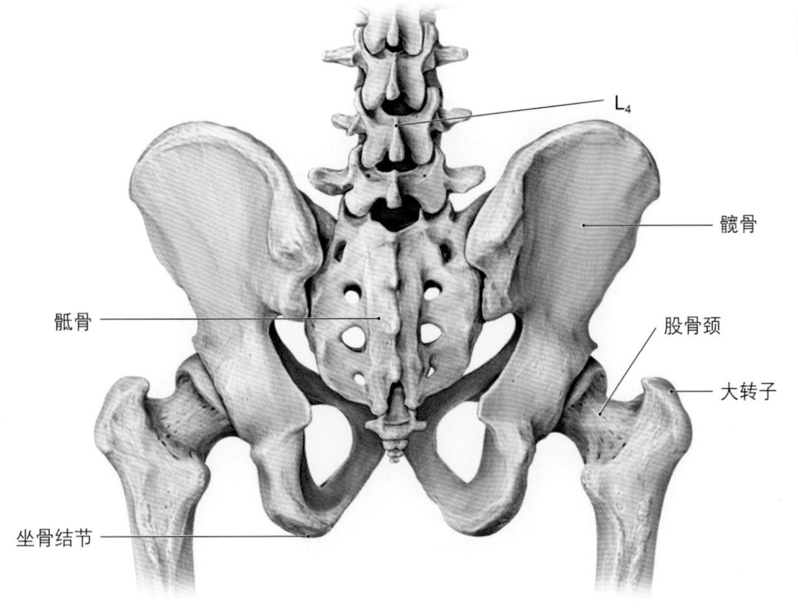
L_4
髋骨
骶骨
股骨颈
大转子
坐骨结节

B. 后面观。

股骨

图 31.4 右侧股骨

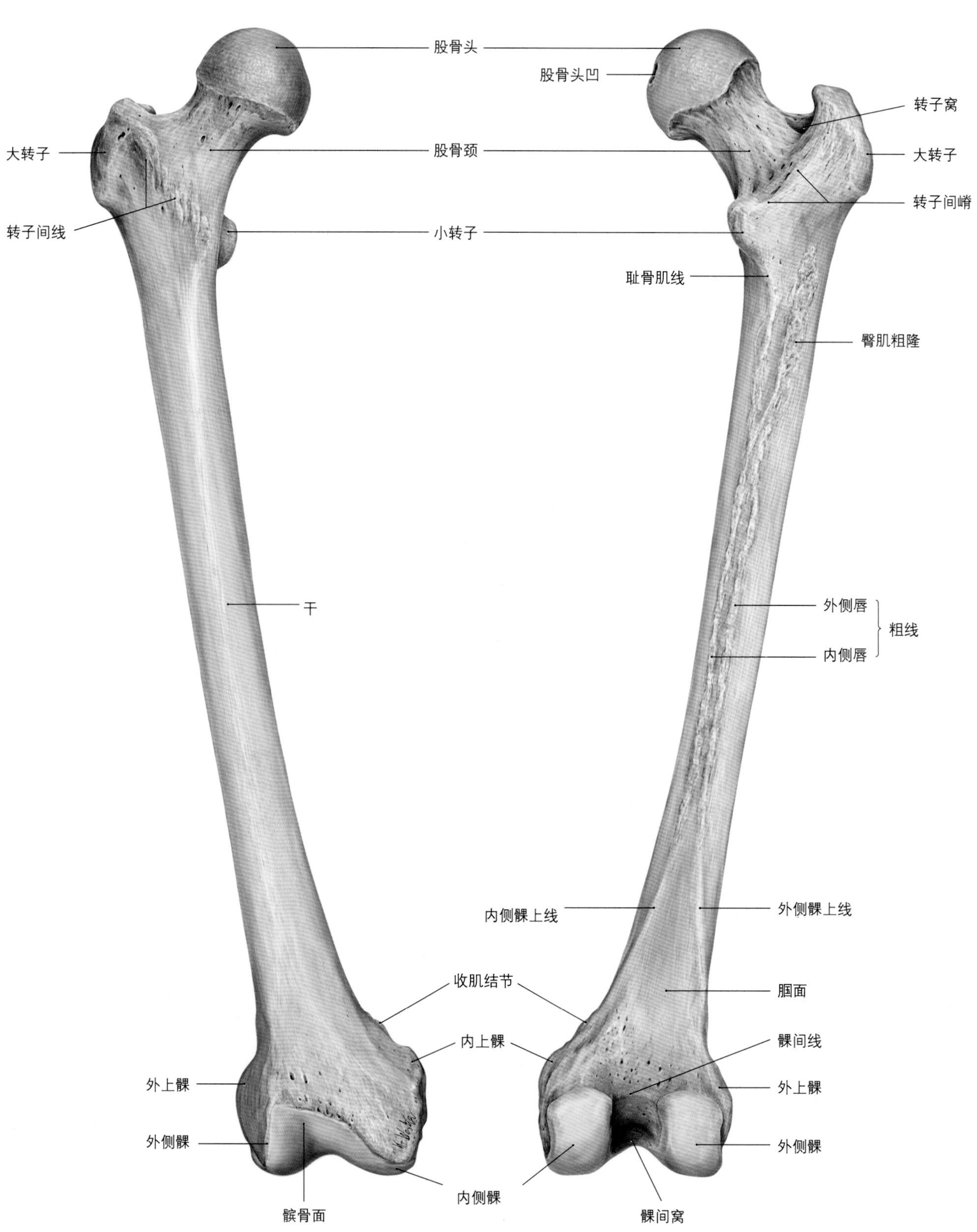
股骨头
股骨头凹
转子窝
大转子
股骨颈
大转子
转子间嵴
转子间线
小转子
耻骨肌线
臀肌粗隆
干
外侧唇
粗线
内侧唇
内侧髁上线
外侧髁上线
收肌结节
腘面
内上髁
髁间线
外上髁
外上髁
外侧髁
外侧髁
内侧髁
髌骨面
髁间窝

A. 前面观。

B. 后面观。

髋臼唇
髌骨
股骨髌骨面
髋臼
股骨头凹
股骨头
股骨颈
大转子
内侧髁
外侧髁

C. 近端观。在水平面上切开髋臼。

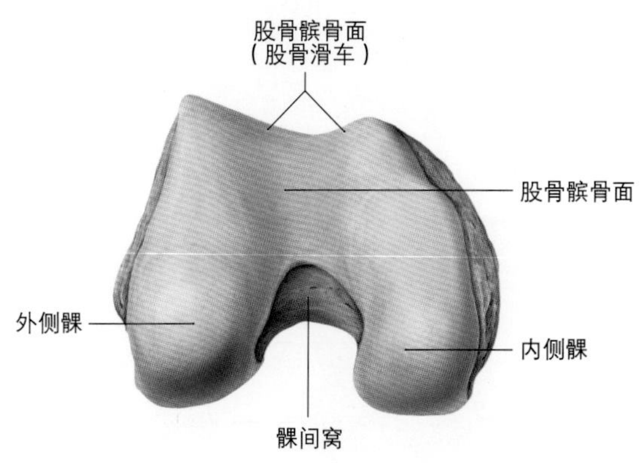
股骨髌骨面
（股骨滑车）
股骨髌骨面
外侧髁
内侧髁
髁间窝

D. 远端观。

图 31.5　髋关节中的股骨头

右侧髋关节上面观。

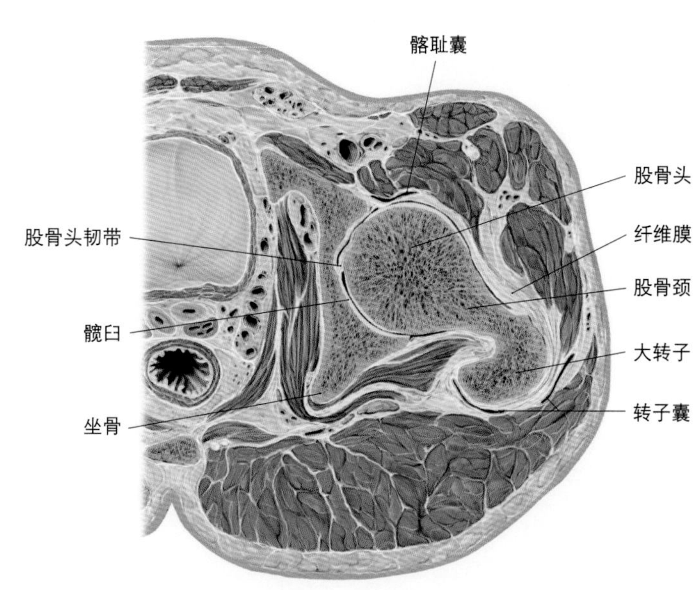
髂耻囊
股骨头
纤维膜
股骨头韧带
股骨颈
髋臼
大转子
坐骨
转子囊

临床要点 31.1

股骨头的旋转

髋臼缘相对于矢状面朝向前下方。出生时，孔径角大约为 7°，而至成年将增加至 17°（A）。这个角度会影响股骨头在髋关节中的稳定性和“固定”。当股骨头位于髋臼中心时，股骨远端和膝关节略向内偏。注意股骨头的外旋（B）和内旋（C）是如何影响膝关节的方向的。

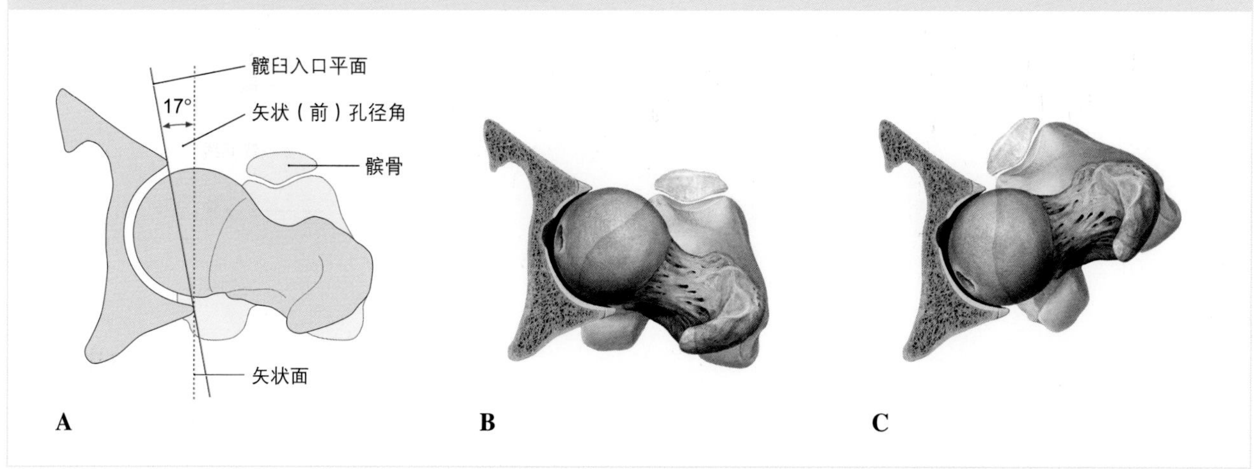
髋臼入口平面
17°
矢状（前）孔径角
髌骨
矢状面
A
B
C

髋关节：概述

图 31.6 右侧髋关节

股骨头与骨盆的髋臼组成髋关节，这是一种特殊类型的球窝关节。近似球形的股骨头（平均曲率半径约为 2.5 cm）大部分位于髋臼内。

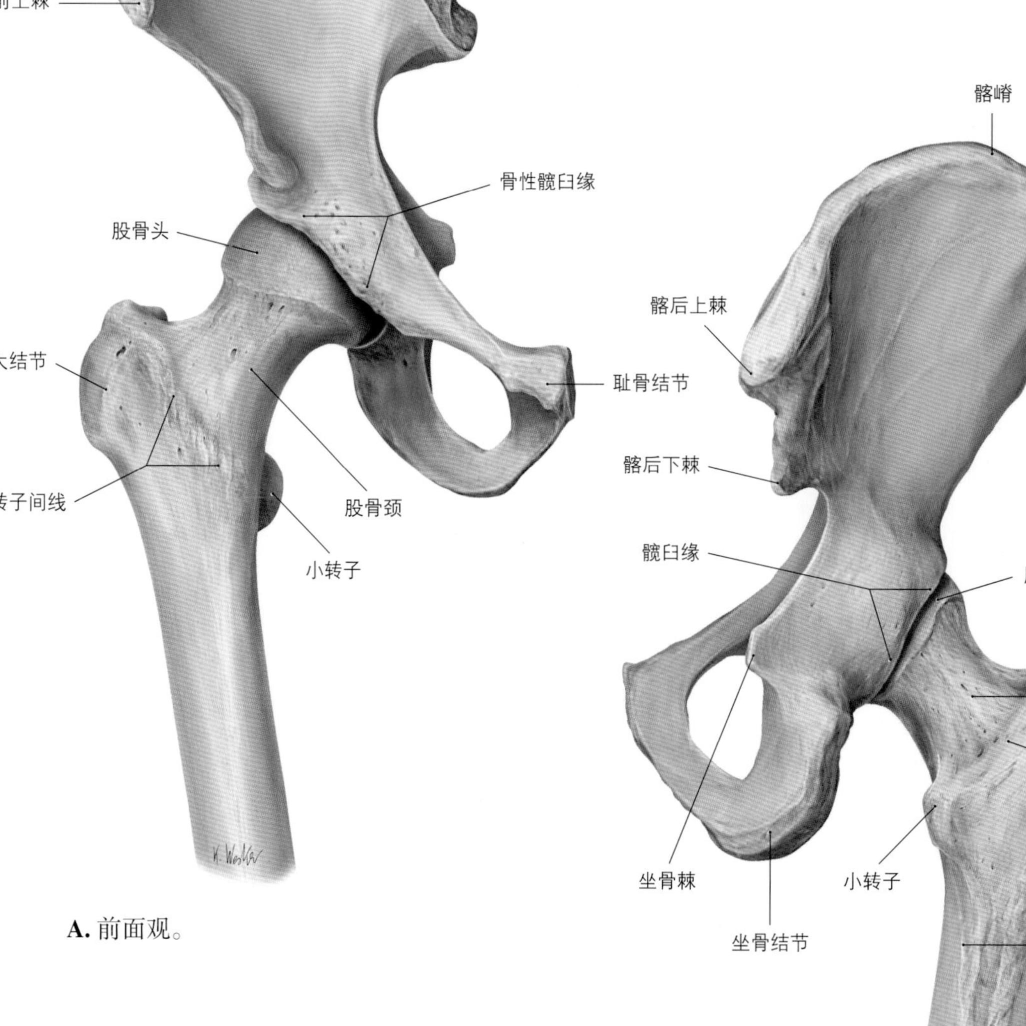
髂嵴
髂前上棘
骨性髋臼缘
股骨头
大结节
耻骨结节
转子间线
股骨颈
小转子
髂嵴
髂后上棘
髂后下棘
髋臼缘
股骨头
大转子
股骨颈
转子间嵴
坐骨棘
小转子
臀肌粗隆
坐骨结节
耻骨肌线
粗线

A. 前面观。

B. 后面观。

图 31.7 髋关节：冠状面

右侧髋关节前面观。

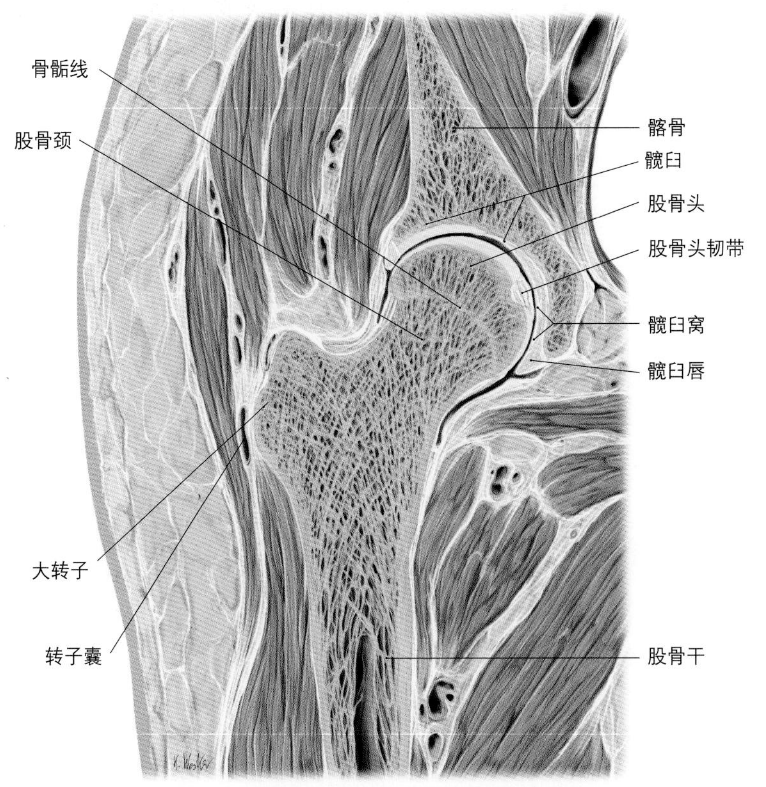
骨骺线
股骨颈
髂骨
髋臼
股骨头
股骨头韧带
髋臼窝
髋臼唇
大转子
转子囊
股骨干

临床要点 31.2

股骨骨折

骨质疏松症患者跌倒导致的股骨骨折常发生在股骨颈。股骨干骨折不常见，通常由严重的创伤（如车祸）引起。

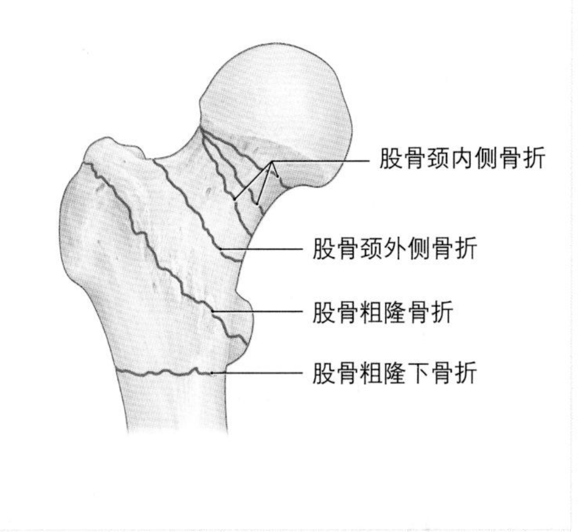
股骨颈内侧骨折
股骨颈外侧骨折
股骨粗隆骨折
股骨粗隆下骨折

临床要点 31.3

髋关节发育不良与脱位的诊断

超声检查是检查婴幼儿髋关节最重要的影像学方法，它用来识别形态学改变，例如髋发育不良和脱位。临床上，髋关节脱位患者表现为髋关节不稳和外展受限、下肢短缩伴臀褶不对称。

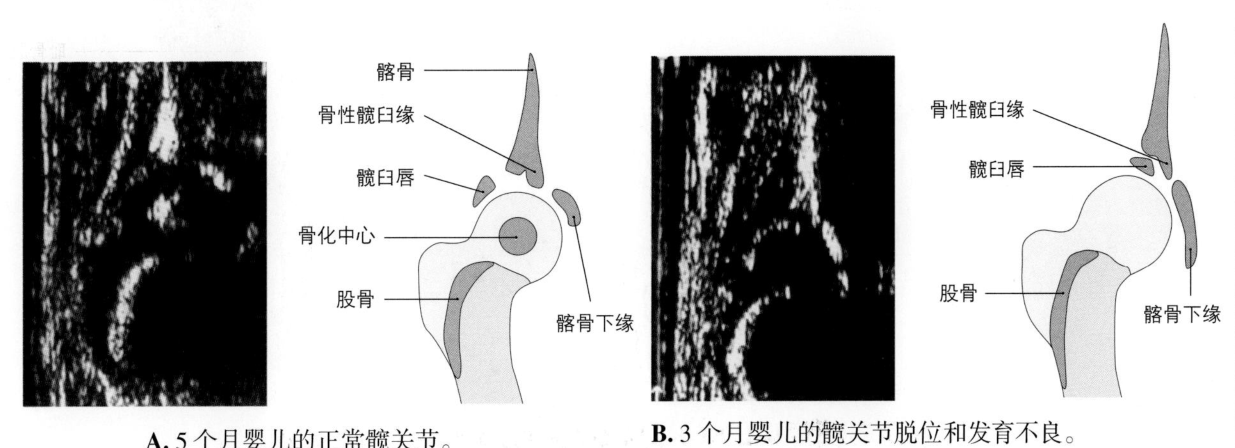
髂骨
骨性髋臼缘
髋臼唇
骨化中心
股骨
髂骨下缘
骨性髋臼缘
髋臼唇
股骨
髂骨下缘

A. 5 个月婴儿的正常髋关节。

B. 3 个月婴儿的髋关节脱位和发育不良。

髋关节：韧带和关节囊

髋关节有 3 条主要韧带：髂股韧带、耻股韧带和坐股韧带。其中最强壮的髂股韧带为髋关节提供了一个重要的约束：可以防止骨盆在直立姿势下向后倾斜，而不需要肌力。它还可以限制伸展肢体的内收，并在步态中稳定支撑侧的骨盆。第 4 条韧带，轮匝带（环状韧带）从外部不可见，呈环形环绕着股骨颈。

图 31.8 髋关节：外侧面观

右侧髋关节。

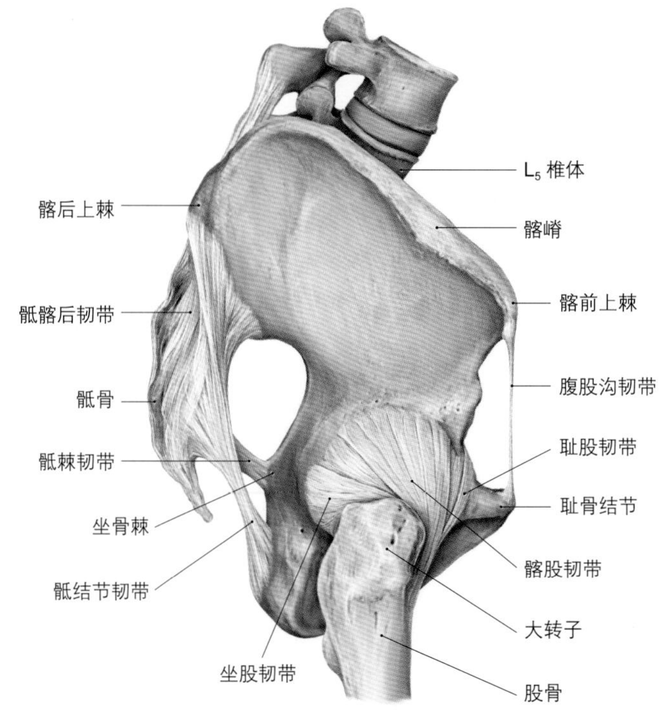

L_5 椎体
髂后上棘
髂嵴
髂前上棘
骶髂后韧带
腹股沟韧带
骶骨
耻股韧带
骶棘韧带
耻骨结节
坐骨棘
髂股韧带
骶结节韧带
大转子
坐股韧带
股骨

A. 髋关节的韧带。

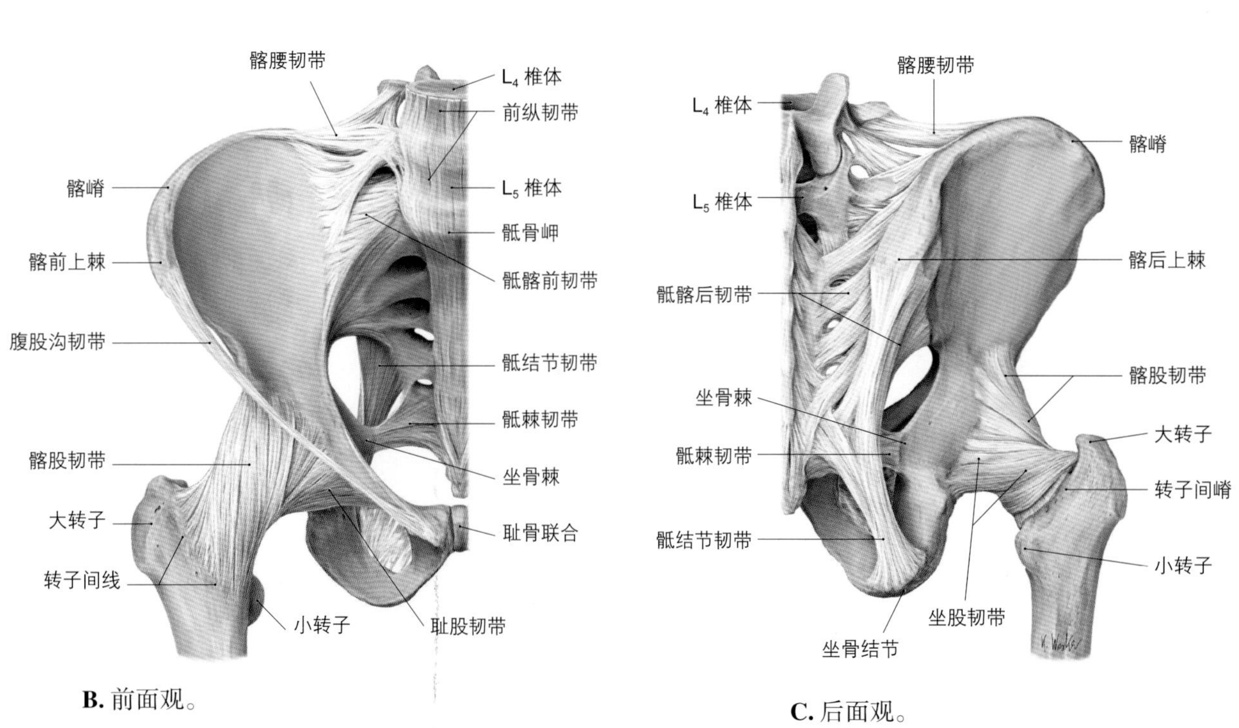

髂腰韧带
L_4 椎体
前纵韧带
髂嵴
L_5 椎体
骶骨岬
髂前上棘
骶髂前韧带
腹股沟韧带
骶结节韧带
骶棘韧带
髂股韧带
坐骨棘
大转子
耻骨联合
转子间线
小转子
耻股韧带
髂腰韧带
L_4 椎体
髂嵴
L_5 椎体
髂后上棘
骶髂后韧带
髂股韧带
坐骨棘
大转子
骶棘韧带
转子间嵴
骶结节韧带
小转子
坐股韧带
坐骨结节

B. 前面观。 **C.** 后面观。

图 31.9　关节囊薄弱点

右髋关节。薄弱点（红色）为韧带之间，外伤可导致股骨头在此处从髋臼脱出。

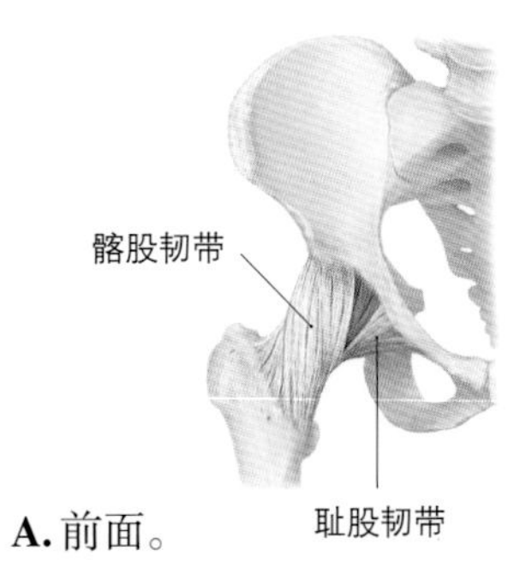
髂股韧带
耻股韧带

A. 前面。

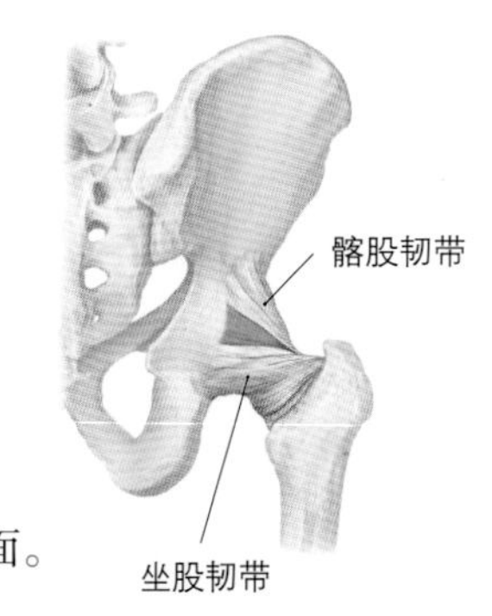
髂股韧带
坐股韧带

B. 后面。

图 31.10　关节囊的滑膜

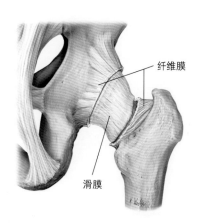

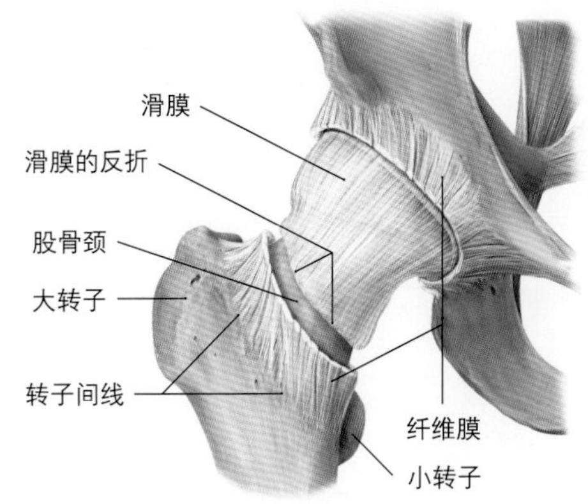
滑膜
滑膜的反折
股骨颈
大转子
转子间线
纤维膜
小转子

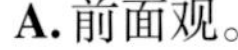
A. 前面观。

纤维膜
滑膜

B. 后面观。

图 31.11　髋臼中的股骨头韧带

右髋关节，侧面观。

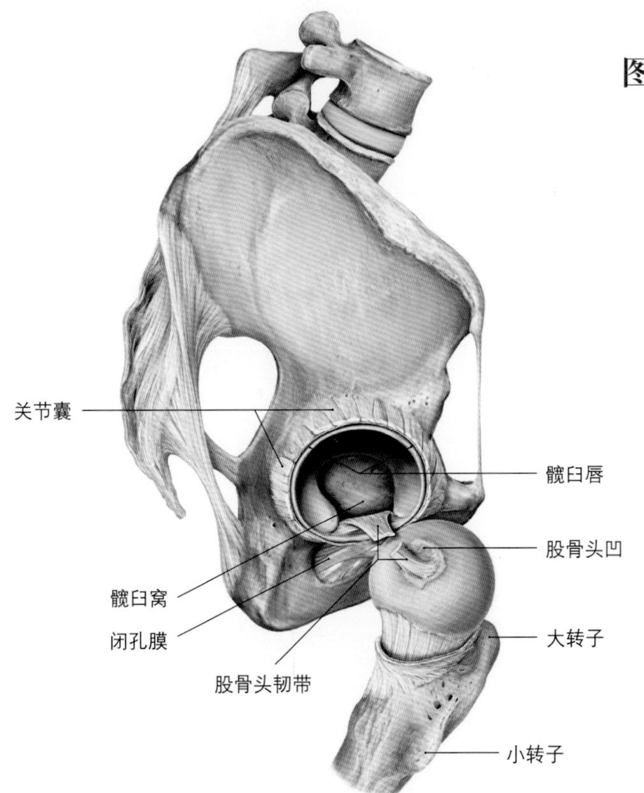
关节囊
髋臼唇
股骨头凹
髋臼窝
闭孔膜
大转子
股骨头韧带
小转子

A. 关节囊已切开，股骨头脱出以显露切断的股骨头韧带。

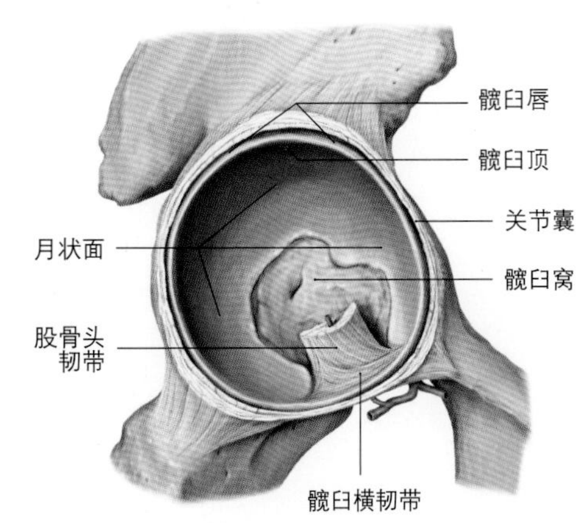
髋臼唇
髋臼顶
关节囊
月状面
髋臼窝
股骨头
韧带
髋臼横韧带

B. 髋关节髋臼。注意：股骨头韧带（切断）内有滋养股骨头的闭孔动脉分支（见第 473 页）。

髋、股部和臀区的前群肌（Ⅰ）

图 31.12 髋和股部的前群肌（Ⅰ）

右下肢。肌的起点标为红色，止点标为蓝色。

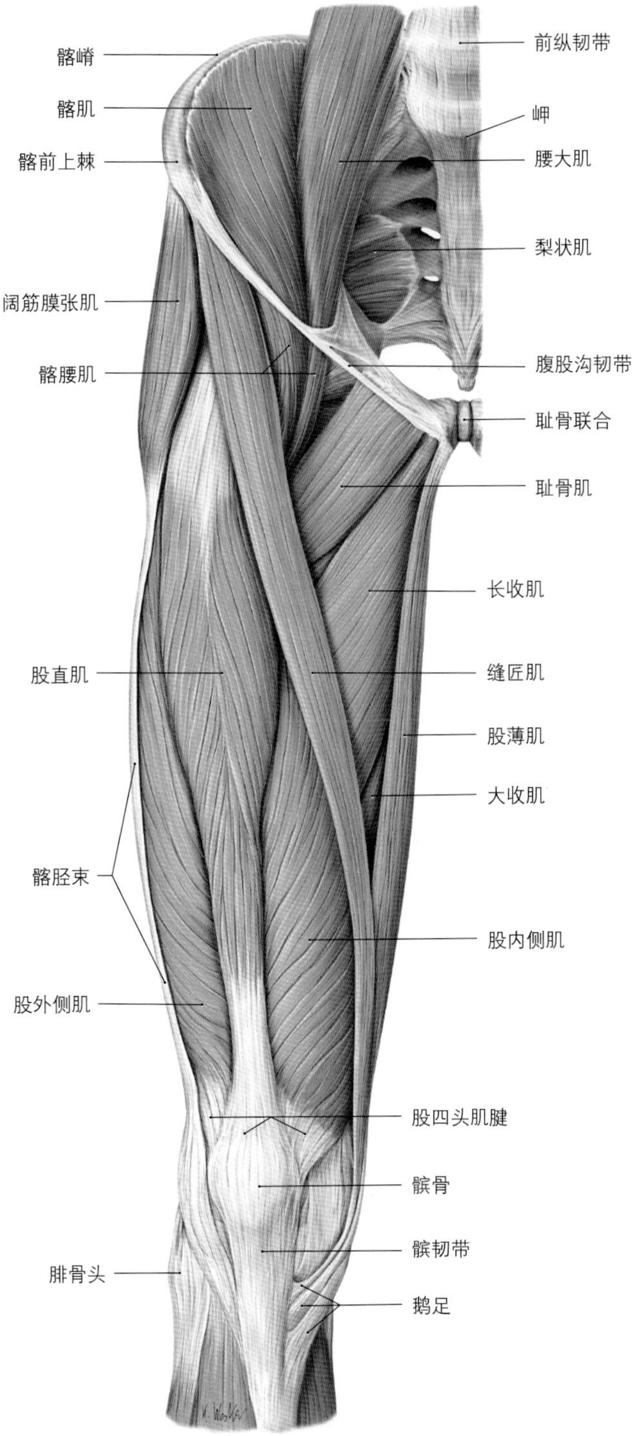

髂嵴
髂肌
髂前上棘
阔筋膜张肌
髂腰肌
股直肌
髂胫束
股外侧肌
腓骨头
前纵韧带
岬
腰大肌
梨状肌
腹股沟韧带
耻骨联合
耻骨肌
长收肌
缝匠肌
股薄肌
大收肌
股内侧肌
股四头肌腱
髌骨
髌韧带
鹅足

A. 切除：股部阔筋膜（至外侧髂胫束）。

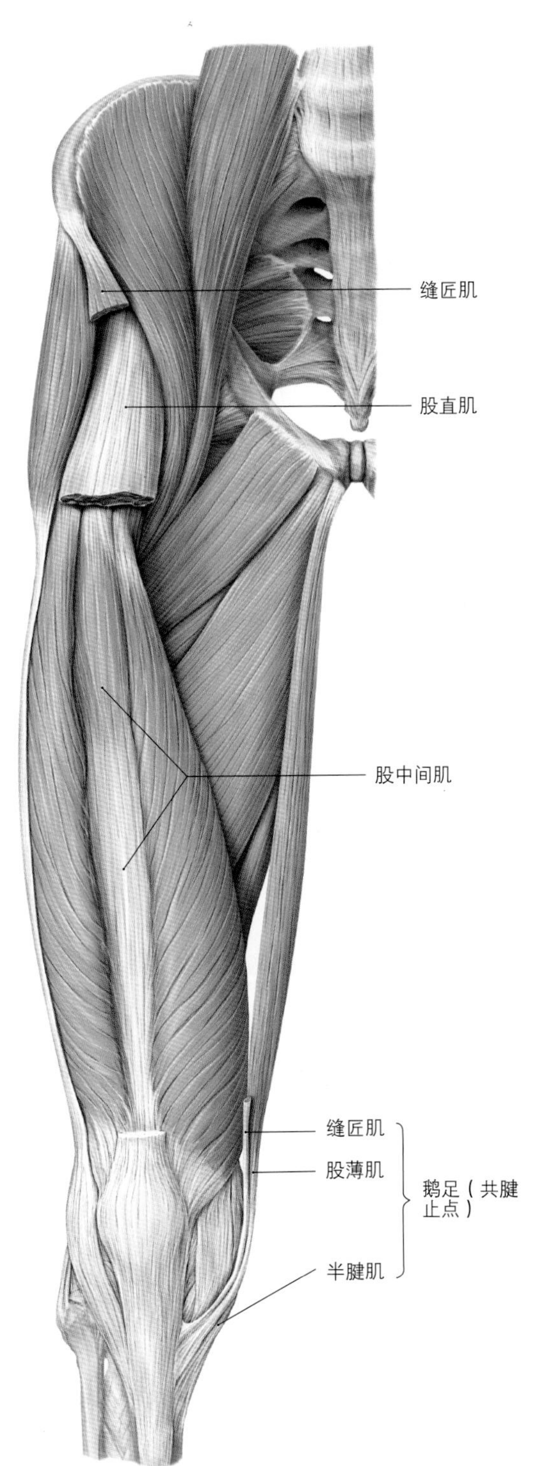

缝匠肌
股直肌
股中间肌
缝匠肌
股薄肌
半腱肌
鹅足（共腱止点）

B. 切除：腹股沟韧带、缝匠肌和股直肌。

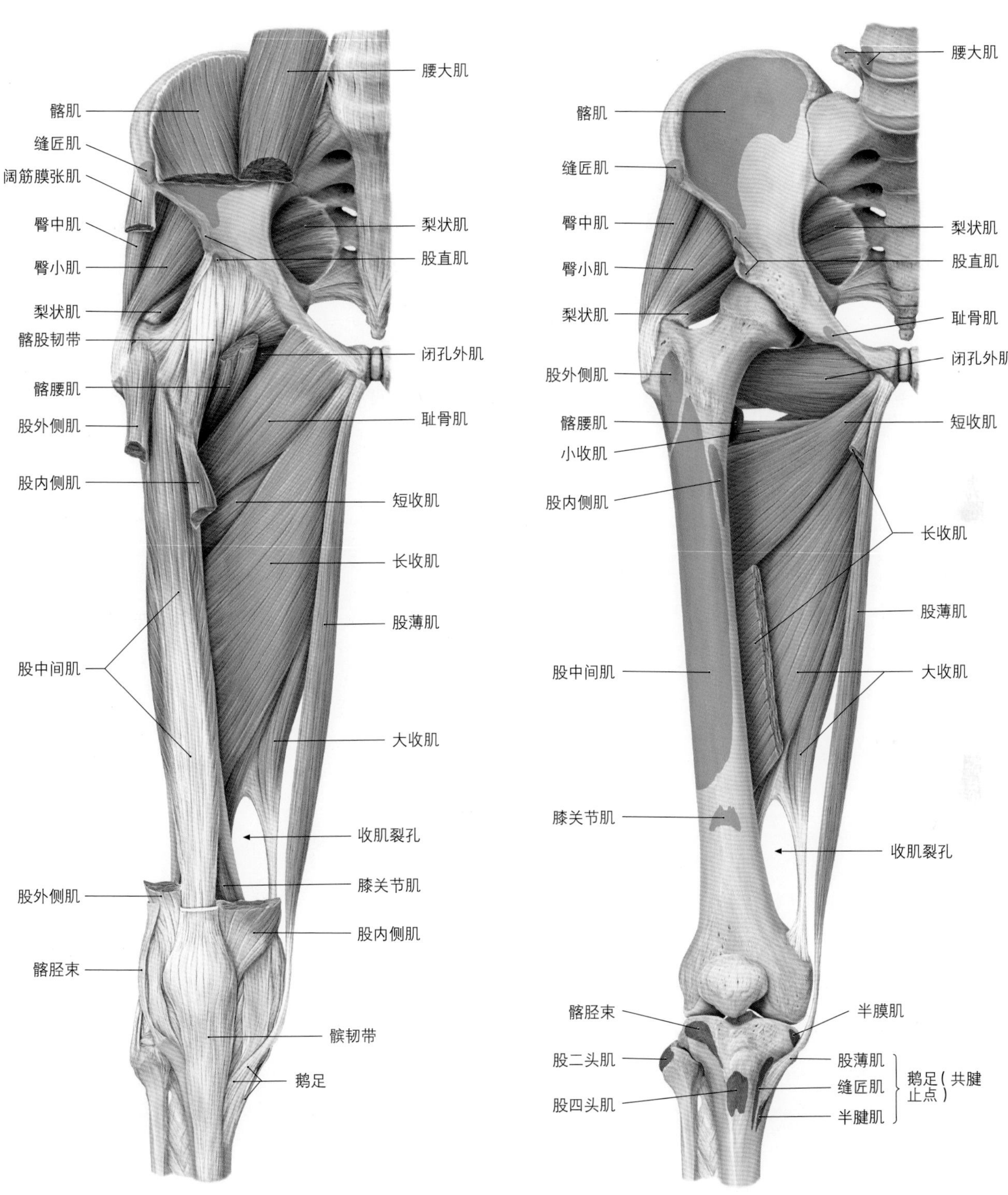
腰大肌
髂肌
缝匠肌
阔筋膜张肌
臀中肌
梨状肌
股直肌
臀小肌
梨状肌
髂股韧带
闭孔外肌
髂腰肌
耻骨肌
股外侧肌
股内侧肌
短收肌
长收肌
股薄肌
股中间肌
大收肌
收肌裂孔
膝关节肌
股外侧肌
股内侧肌
髂胫束
髌韧带
鹅足
腰大肌
髂肌
缝匠肌
臀中肌
梨状肌
股直肌
臀小肌
梨状肌
耻骨肌
闭孔外肌
股外侧肌
髂腰肌
短收肌
小收肌
股内侧肌
长收肌
股薄肌
股中间肌
大收肌
膝关节肌
收肌裂孔
髂胫束
半膜肌
股二头肌
股薄肌
缝匠肌
鹅足（共腱止点）
股四头肌
半腱肌

C. 切除：股直肌（全部）、股外侧肌、股内侧肌、髂腰肌、阔筋膜张肌。

D. 切除：股四头肌（股直肌、股外侧肌、股内侧肌、股中间肌）、髂腰肌、阔筋膜张肌、耻骨肌、长收肌的中段。

髋、股部和臀区的前群肌（Ⅱ）

图 31.13 髋和股部的前群肌（Ⅱ）

右下肢。肌的起点标为红色，止点标为蓝色。

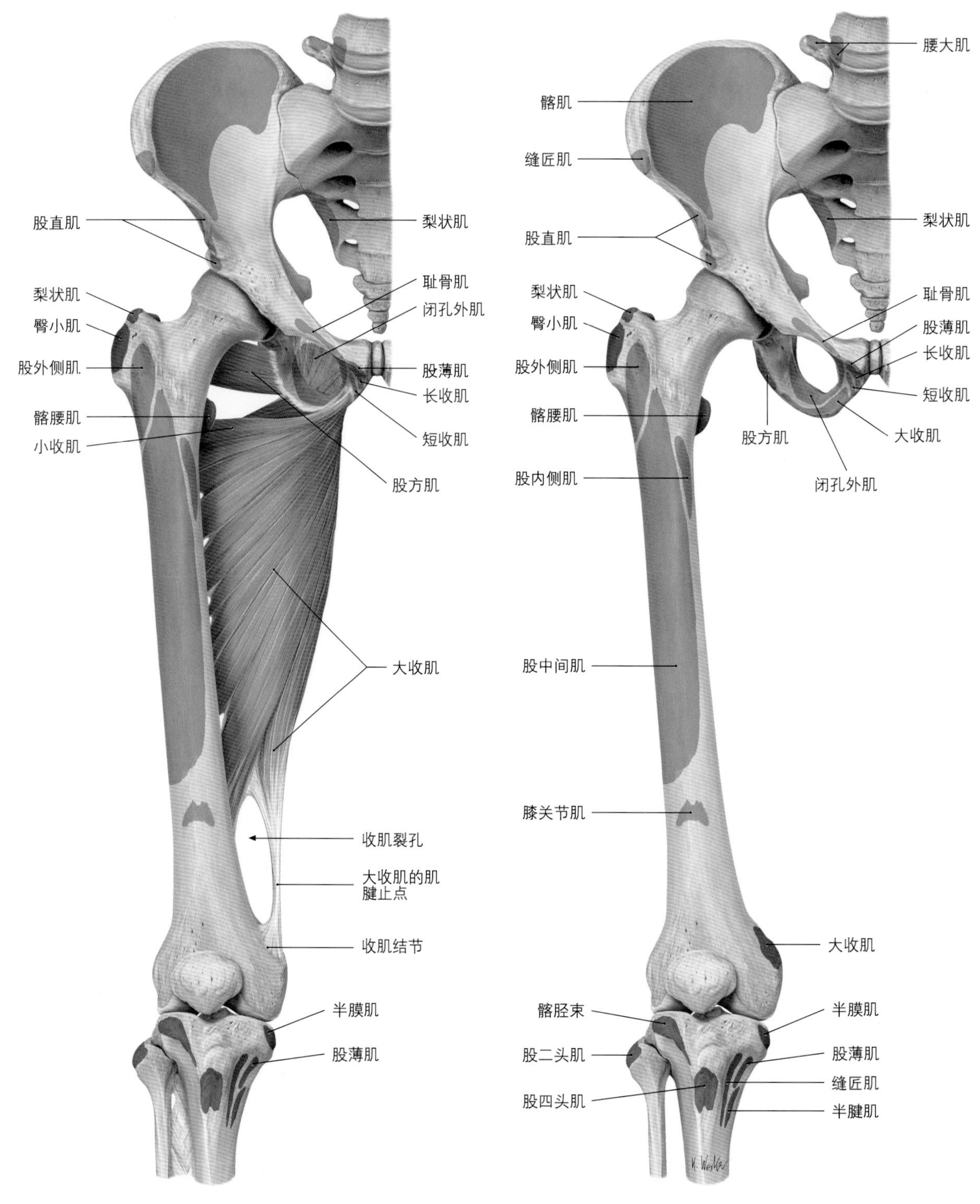
股直肌
梨状肌
耻骨肌
闭孔外肌
梨状肌
臀小肌
股外侧肌
股薄肌
长收肌
髂腰肌
小收肌
短收肌
股方肌
大收肌
收肌裂孔
大收肌的肌
腱止点
收肌结节
半膜肌
股薄肌
腰大肌
髂肌
缝匠肌
股直肌
梨状肌
梨状肌
耻骨肌
臀小肌
股薄肌
股外侧肌
长收肌
短收肌
髂腰肌
股方肌
大收肌
股内侧肌
闭孔外肌
股中间肌
膝关节肌
大收肌
髂胫束
半膜肌
股二头肌
股薄肌
缝匠肌
股四头肌
半腱肌

A. 切除：臀中肌、臀小肌、梨状肌、闭孔外肌、长收肌、短收肌、股薄肌。

B. 切除：所有肌肉。

图 31.14 髋、股部和臀区的内侧肌群

正中矢状面。

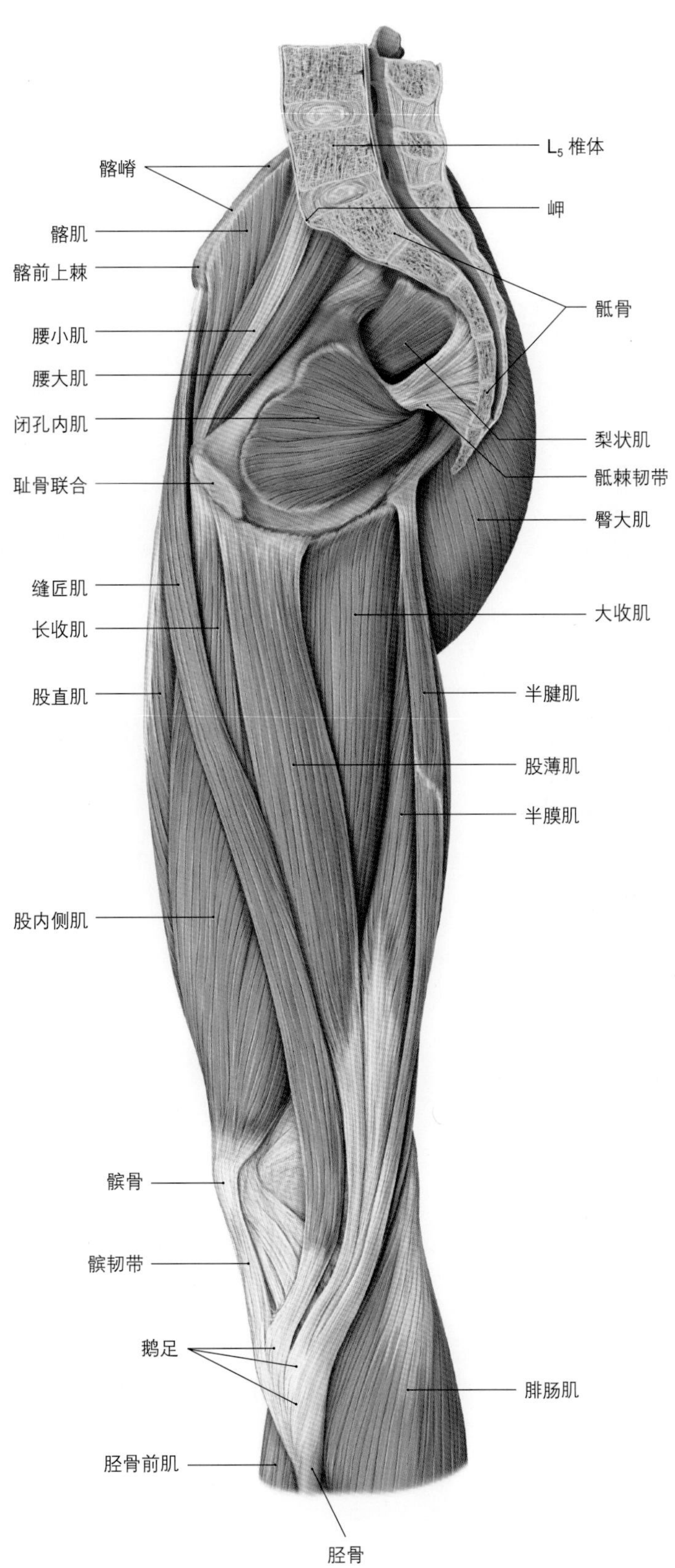

L_5 椎体
髂嵴
岬
髂肌
髂前上棘
骶骨
腰小肌
腰大肌
闭孔内肌
梨状肌
骶棘韧带
耻骨联合
臀大肌
缝匠肌
大收肌
长收肌
股直肌
半腱肌
股薄肌
半膜肌
股内侧肌
髌骨
髌韧带
鹅足
腓肠肌
胫骨前肌
胫骨

髋、股部和臀区的后群肌（Ⅰ）

图 31.15 髋和股部的后群肌（Ⅰ）

右下肢。肌的起点标为红色，止点标为蓝色。

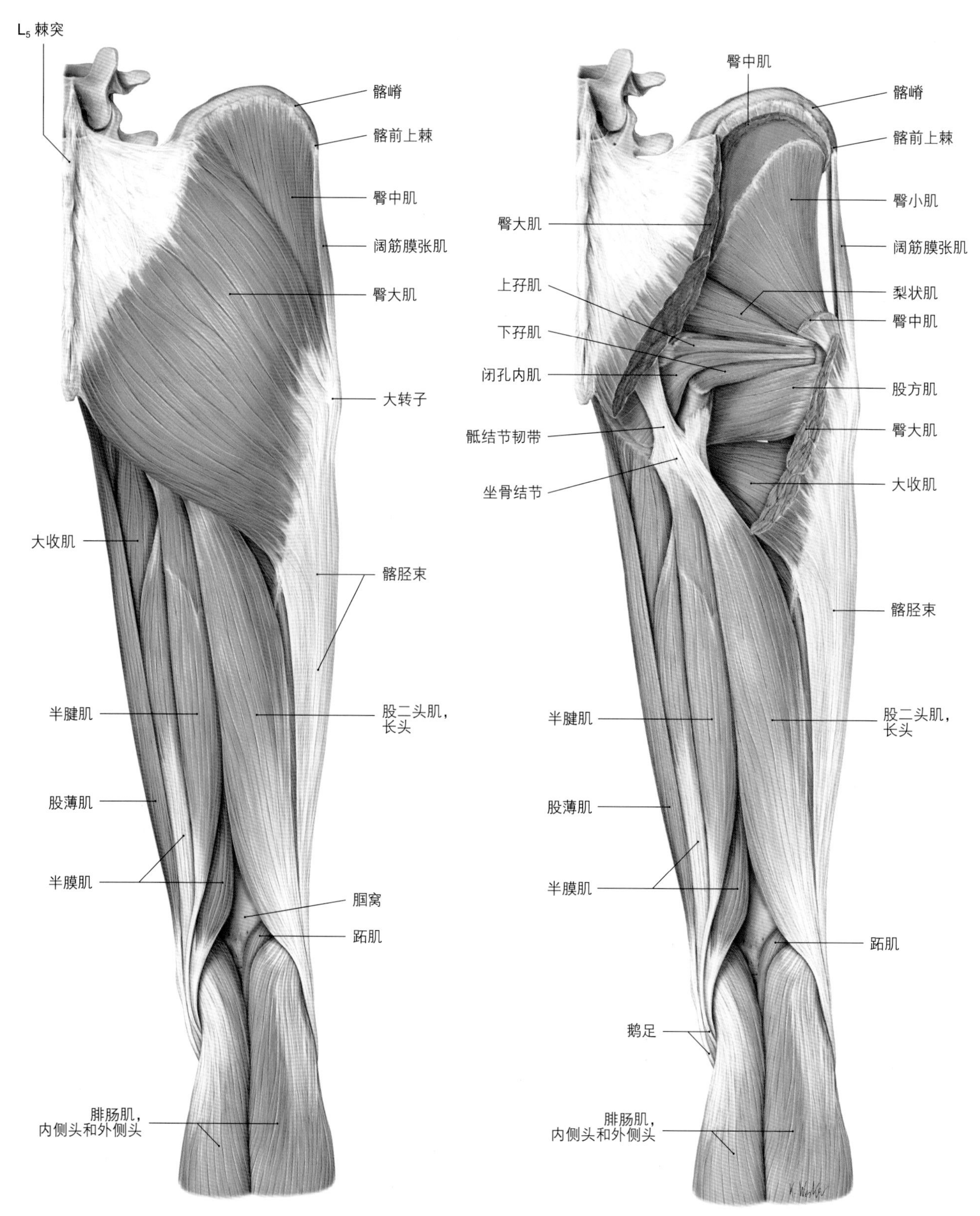

L_5 棘突
髂嵴
髂前上棘
臀中肌
阔筋膜张肌
臀大肌
大转子
大收肌
髂胫束
半腱肌
股二头肌，长头
股薄肌
半膜肌
腘窝
跖肌
腓肠肌，内侧头和外侧头
臀中肌
髂嵴
髂前上棘
臀小肌
臀大肌
阔筋膜张肌
上孖肌
梨状肌
臀中肌
下孖肌
闭孔内肌
股方肌
骶结节韧带
臀大肌
坐骨结节
大收肌
髂胫束
半腱肌
股二头肌，长头
股薄肌
半膜肌
跖肌
鹅足
腓肠肌，内侧头和外侧头

A. 切除：阔筋膜（至髂胫束）。

B. 部分切除：臀大肌和臀中肌。

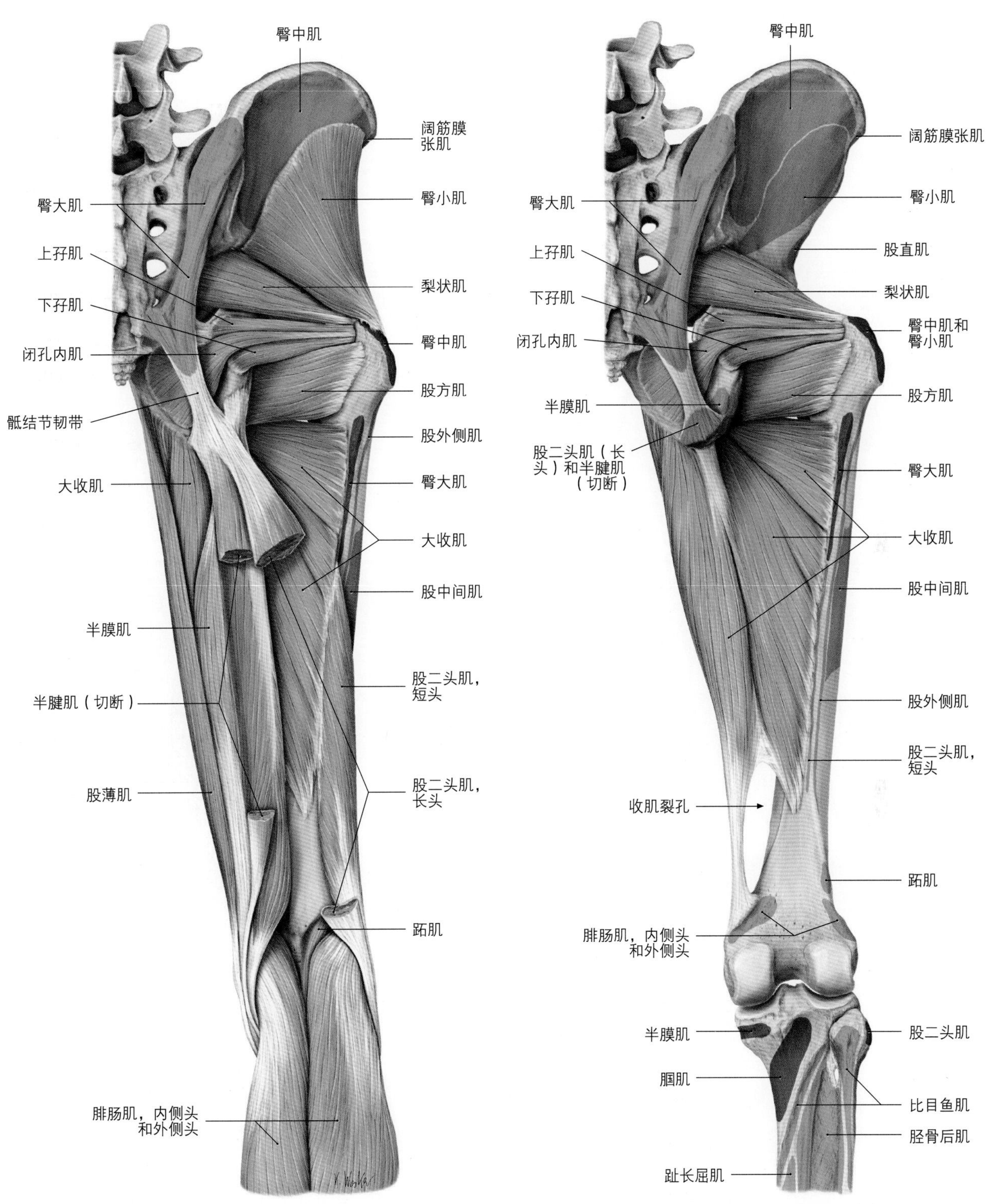
臀中肌
阔筋膜张肌
臀大肌
臀小肌
上孖肌
梨状肌
下孖肌
臀中肌
闭孔内肌
股方肌
骶结节韧带
股外侧肌
大收肌
臀大肌
大收肌
股中间肌
半膜肌
股二头肌，短头
半腱肌（切断）
股二头肌，长头
股薄肌
跖肌
腓肠肌，内侧头和外侧头
臀中肌
阔筋膜张肌
臀大肌
臀小肌
股直肌
上孖肌
梨状肌
下孖肌
臀中肌和臀小肌
闭孔内肌
半膜肌
股方肌
股二头肌（长头）和半腱肌（切断）
臀大肌
大收肌
股中间肌
股外侧肌
股二头肌，短头
收肌裂孔
跖肌
腓肠肌，内侧头和外侧头
半膜肌
股二头肌
腘肌
比目鱼肌
胫骨后肌
趾长屈肌

C. 切除：半腱肌和股二头肌（部分），臀大肌和臀中肌（部分）。

D. 切除：腘绳肌（半腱肌、半膜肌、股二头肌）、臀小肌、腓肠肌和小腿肌肉。

髋、股部和臀区的后群肌（Ⅱ）

第6篇 下肢

图 31.16 髋和股部的后群肌（Ⅱ）

右下肢。肌的起点标为红色，止点标为蓝色。

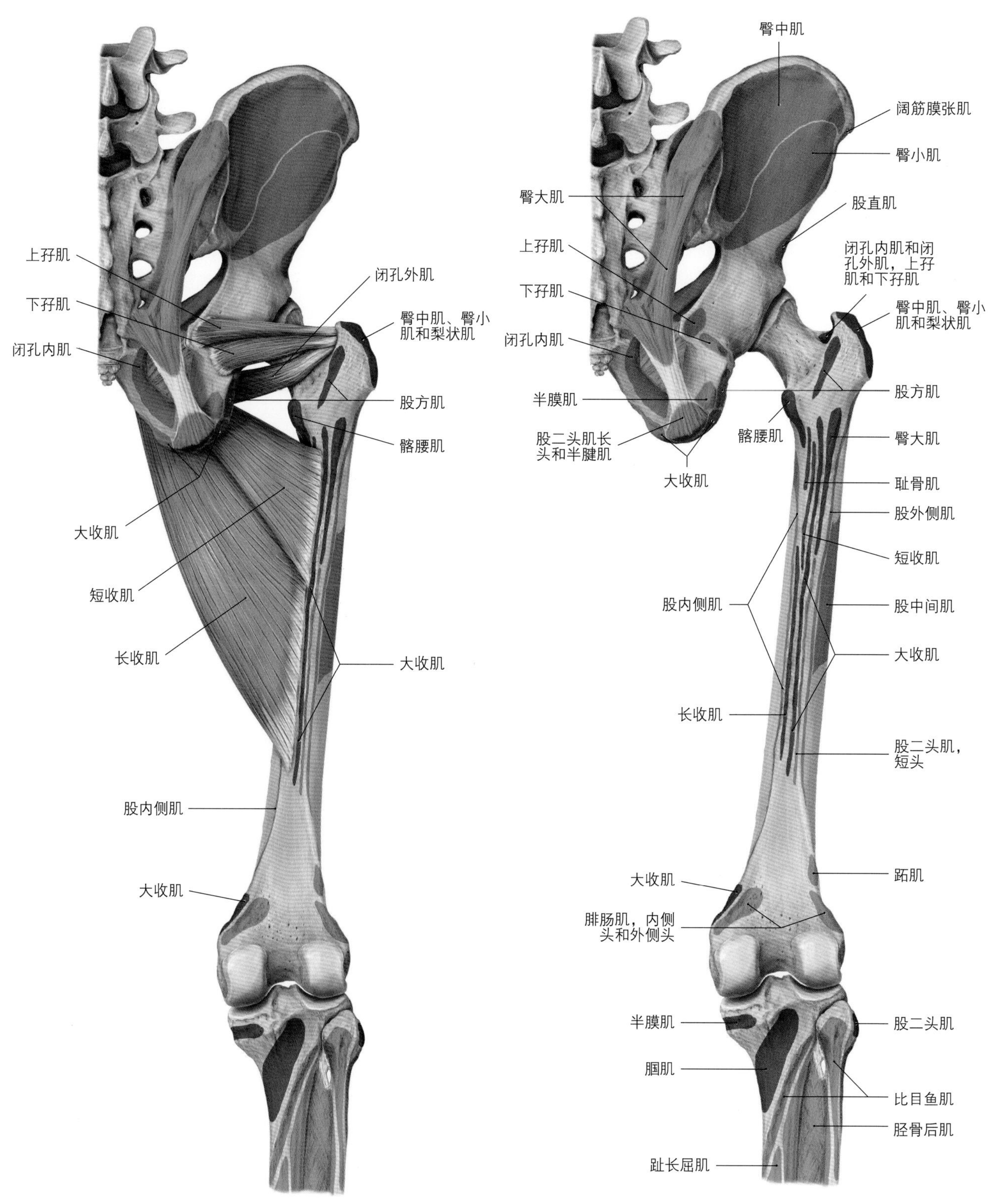

上孖肌
下孖肌
闭孔内肌
闭孔外肌
臀中肌、臀小肌和梨状肌
股方肌
髂腰肌
大收肌
短收肌
长收肌
大收肌
股内侧肌
大收肌
臀中肌
阔筋膜张肌
臀小肌
臀大肌
上孖肌
股直肌
闭孔内肌和闭孔外肌，上孖肌和下孖肌
下孖肌
臀中肌、臀小肌和梨状肌
闭孔内肌
股方肌
半膜肌
髂腰肌
股二头肌长头和半腱肌
臀大肌
大收肌
耻骨肌
股外侧肌
短收肌
股内侧肌
股中间肌
大收肌
长收肌
股二头肌，短头
跖肌
大收肌
腓肠肌，内侧头和外侧头
半膜肌
股二头肌
腘肌
比目鱼肌
胫骨后肌
趾长屈肌

A. 切除：梨状肌、闭孔内肌、股方肌和大收肌。

B. 切除：所有肌肉。

图 31.17 髋、股部和臀区的外侧肌

注意：髂胫束（阔筋膜增厚的束带）的功能是作为张力带减少股骨近端的弯曲载荷。

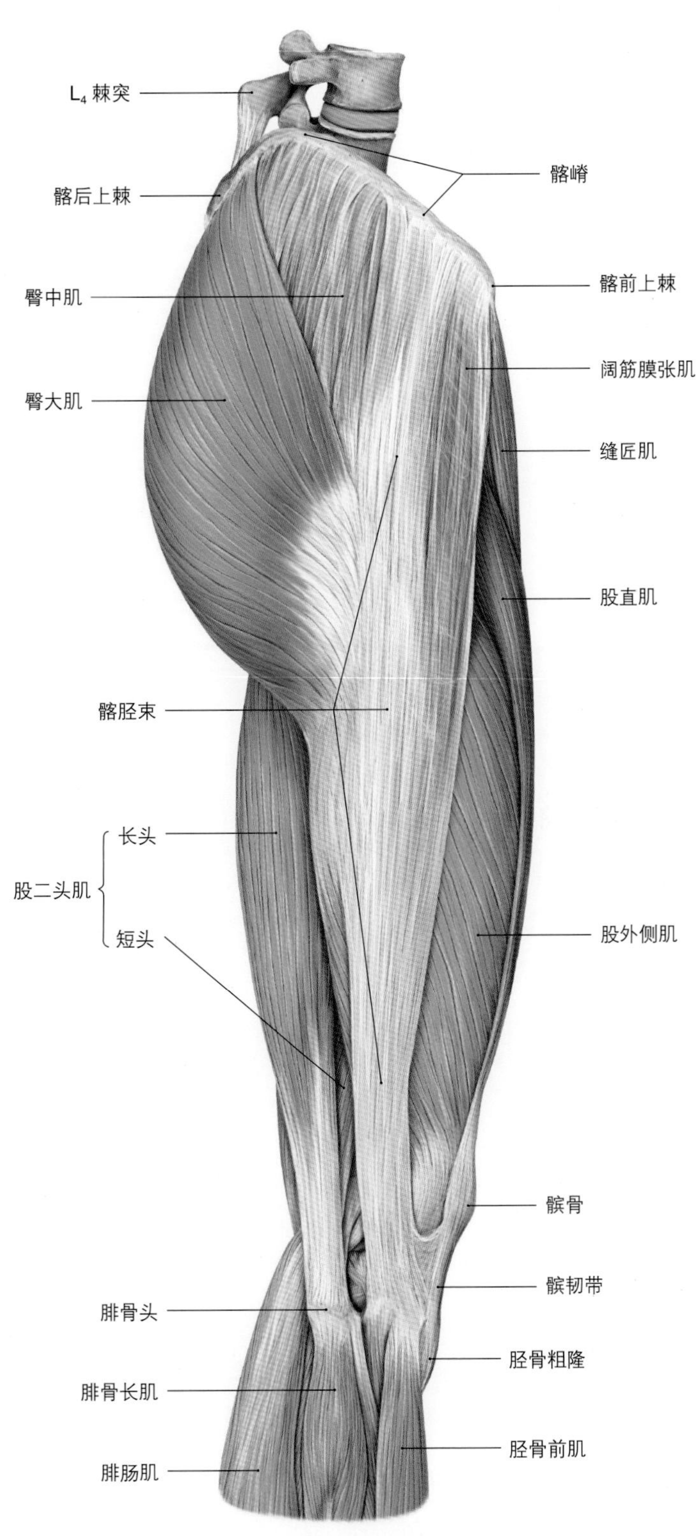
L_4 棘突
髂嵴
髂后上棘
髂前上棘
臀中肌
阔筋膜张肌
臀大肌
缝匠肌
股直肌
髂胫束
长头
股二头肌
短头
股外侧肌
髌骨
髌韧带
腓骨头
胫骨粗隆
腓骨长肌
胫骨前肌
腓肠肌

髋肌和股肌（Ⅰ）

表 31.1 髂腰肌

肌名		起点	止点	神经支配	作用
③髂腰肌	①腰大肌 *	浅层：T_{12}~L_4 及其相连的椎间盘（外侧面） 深层：L_1~L_5 的椎骨	股骨（小转子）	腰丛 L_1、L_2（L_3）	髋关节：屈曲和外旋 腰椎：单侧收缩（股骨固定）使躯干弯向同侧；双侧收缩使躯干从仰卧位直立
	②髂肌	髂窝		股神经（L_2~L_3）	

注：* 约 50% 的人有腰小肌，它通常位于腰大肌表面（见图 31.19）。它不属于下肢肌，它的起止点及主要作用都位于腹部（见表 13.1，第 148 页）。

图 31.18 髋肌

右侧，示意图。

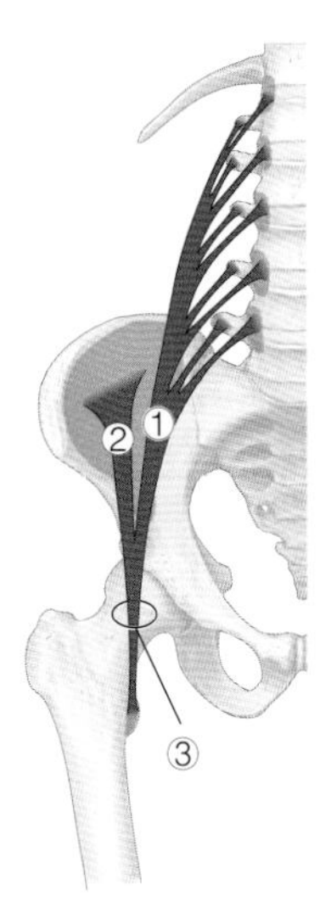

①
②
③

A. 髂腰肌，前面观。

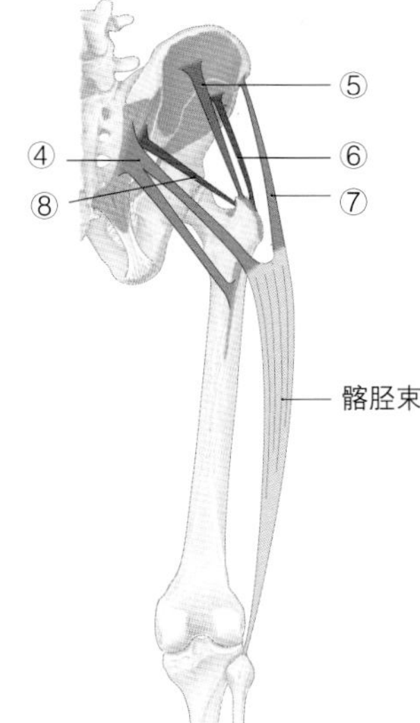

⑤
④
⑥
⑧
⑦
髂胫束

B. 垂直走行的臀肌，后面观。

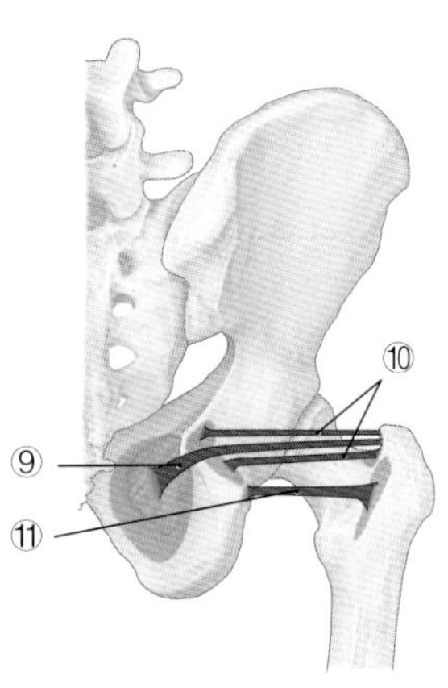

⑩
⑨
⑪

C. 水平走行的臀肌，后面观。

表 31.2 臀肌

肌名	起点	止点	神经支配	作用
④臀大肌	骶骨（背面、外侧部）、髂骨（臀面、后部）、胸腰筋膜、骶结节韧带	• 上部纤维：髂胫束 • 下部纤维：臀肌粗隆	臀下神经（L_5~S_2）	• 整块肌：在矢状面和冠状面上后伸及外旋髋关节 • 上部纤维：外展 • 下部纤维：内收
⑤臀中肌	髂骨（髂嵴下方位于臀前线和臀后线之间的臀面）	股骨大转子（外侧面）	臀上神经（L_4~S_1）	• 整块肌：外展髋关节，在冠状面上稳定骨盆 • 前部：屈曲和内旋 • 后部：后伸和外旋
⑥臀小肌	髂骨（臀中肌起点下方的臀面）	股骨大转子（前外侧面）		
⑦阔筋膜张肌	髂前上棘	髂胫束		• 紧张阔筋膜 • 髋关节：外展、屈曲并内旋
⑧梨状肌	骶骨的盆面	股骨大转子尖	骶丛（S_1、S_2）	• 外旋、外展和后伸髋关节 • 稳定髋关节
⑨闭孔内肌	闭孔膜内面及其骨性边缘	大转子的内侧面	骶丛（L_5、S_1）	外旋、内收和后伸髋关节（也可外展，取决于髋关节的位置）
⑩孖肌	• 上孖肌：坐骨棘 • 下孖肌：坐骨结节	与闭孔内肌腱相同（大转子内侧面）		
⑪股方肌	坐骨结节外侧缘	股骨转子间嵴		外旋和内收髋关节

图 31.19 腰大肌和髂肌

右侧，前面观。

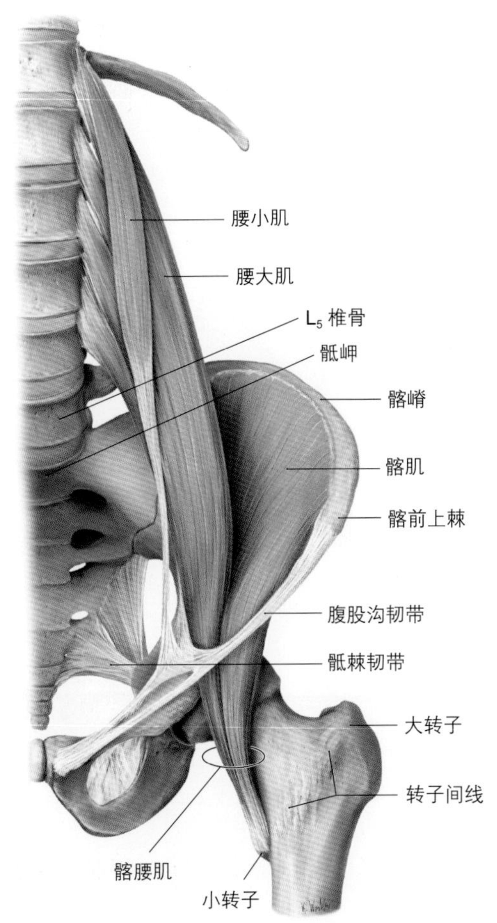

腰小肌
腰大肌
L_5 椎骨
骶岬
髂嵴
髂肌
髂前上棘
腹股沟韧带
骶棘韧带
大转子
转子间线
髂腰肌
小转子

图 31.20 臀区的浅层肌

右侧，后面观。

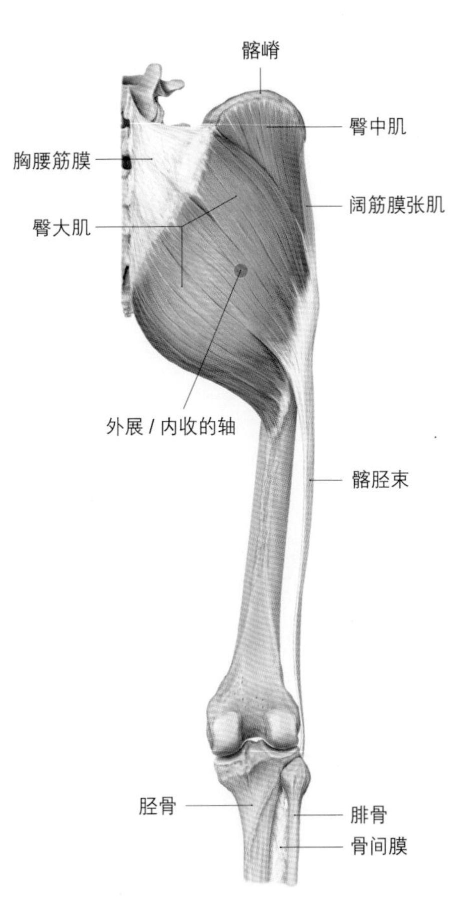

髂嵴
臀中肌
胸腰筋膜
阔筋膜张肌
臀大肌
外展 / 内收的轴
髂胫束
胫骨
腓骨
骨间膜

图 31.21 臀区的深层肌

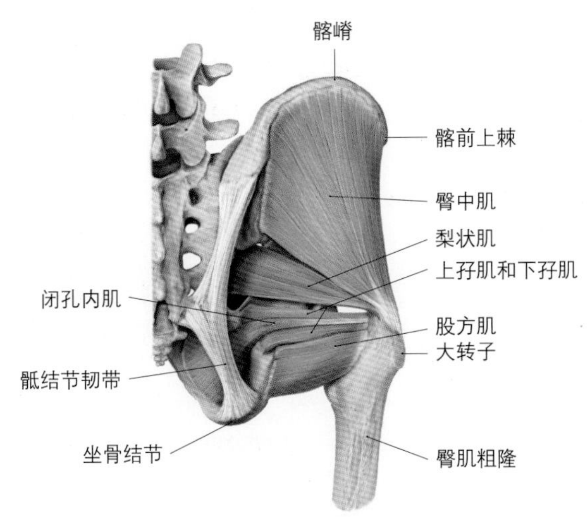

髂嵴
髂前上棘
臀中肌
梨状肌
上孖肌和下孖肌
闭孔内肌
股方肌
大转子
骶结节韧带
坐骨结节
臀肌粗隆

A. 切除臀大肌后的深层肌。

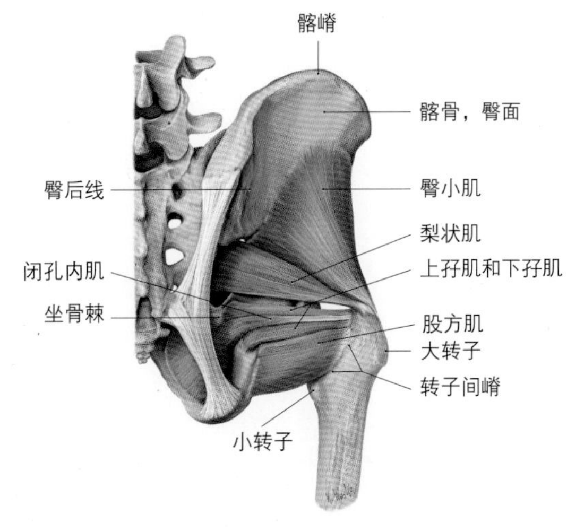

髂嵴
髂骨，臀面
臀后线
臀小肌
梨状肌
闭孔内肌
上孖肌和下孖肌
坐骨棘
股方肌
大转子
转子间嵴
小转子

B. 臀大肌、臀中肌切除后的深层肌。

髋肌和股肌（II）

就功能而言，大腿内侧肌具有内收髋关节的作用。

图 31.22 股部内侧肌群：浅层

右侧，前面观。

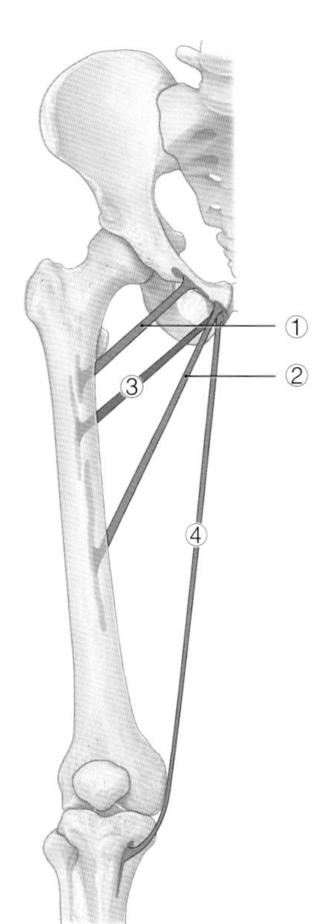

①
②
③
④

A. 示意图。

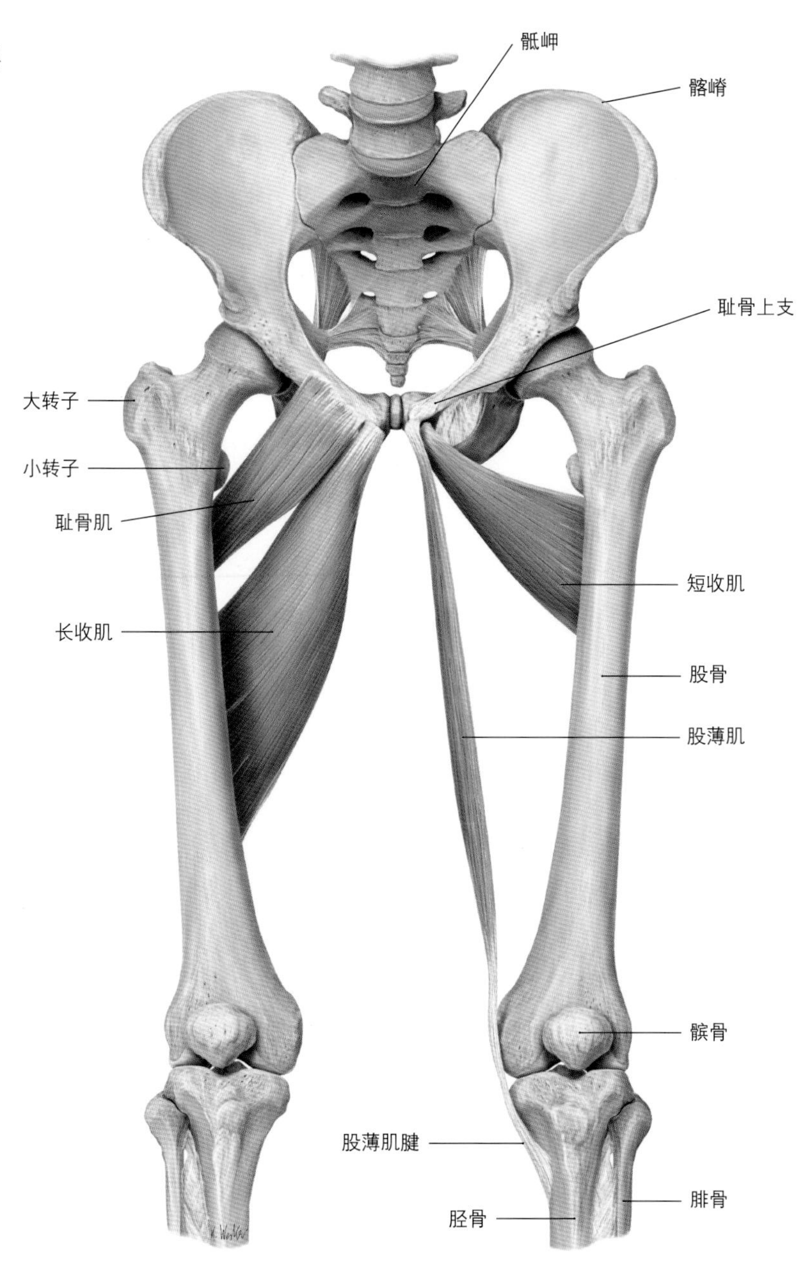

骶岬
髂嵴
耻骨上支
大转子
小转子
耻骨肌
短收肌
长收肌
股骨
股薄肌
髌骨
股薄肌腱
腓骨
胫骨

B. 内收肌群浅层。

表 31.3 股部内侧肌群：浅层

肌名	起点	止点	神经支配	作用
①耻骨肌	耻骨梳	股骨（耻骨肌线和粗线的近端）	股神经、闭孔神经（L_2、L_3）	•髋关节：内收、外旋和轻度屈曲 •在冠状面及矢状面上稳定骨盆
②长收肌	耻骨上支及耻骨联合前面	股骨（粗线，股骨中段 1/3 的内侧唇）	闭孔神经（L_2~L_4）	•髋关节：内收和屈曲（最大至 70°）、后伸（超过屈曲 80°） •在冠状面及矢状面上稳定骨盆
③短收肌	耻骨下支		闭孔神经（L_2、L_3）	
④股薄肌	耻骨联合下方的耻骨下支	胫骨（粗隆的内侧缘，伴缝匠肌和半腱肌肌腱）		•髋关节：内收和屈曲 •膝关节：屈曲和内旋

图 31.23 股部内侧肌群：深层

右侧，前面观。

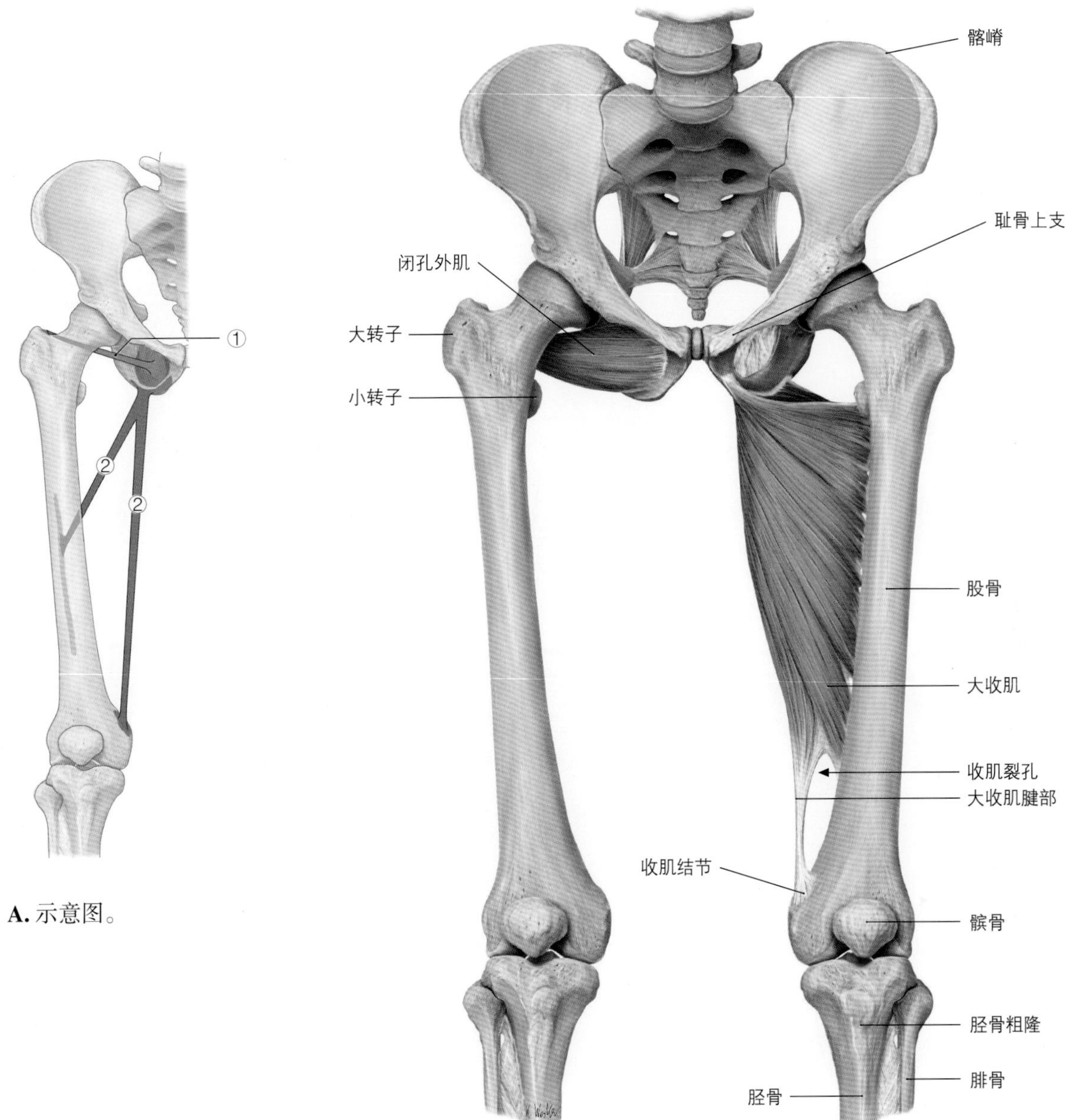
①
②
②
髂嵴
耻骨上支
闭孔外肌
大转子
小转子
股骨
大收肌
收肌裂孔
大收肌腱部
收肌结节
髌骨
胫骨粗隆
腓骨
胫骨

A. 示意图。

B. 内收肌群深层。

表 31.4 股部内侧肌群：深层

肌名	起点	止点	神经支配	作用
①闭孔外肌	闭孔膜外面及其骨性边缘	股骨的转子窝	闭孔神经（L_3、L_4）	• 髋关节：内收和外旋 • 在矢状面稳定骨盆
②大收肌	耻骨下支、坐骨支和坐骨结节	• 深部（"肌性止点"）：粗线内侧唇 • 浅表部（"腱性止点"）：股骨收肌结节	• 深部：闭孔神经（L_2~L_4） • 浅表部：胫神经（L_4）	• 髋关节：内收、后伸及轻度屈曲（腱性止点也具有内旋作用） • 在冠状面和矢状面上稳定骨盆

髋肌和股肌（Ⅲ）

股部的前群肌和后群肌分别归为膝关节的伸肌和屈肌。

图 31.24　股部前群肌

右侧，前面观。

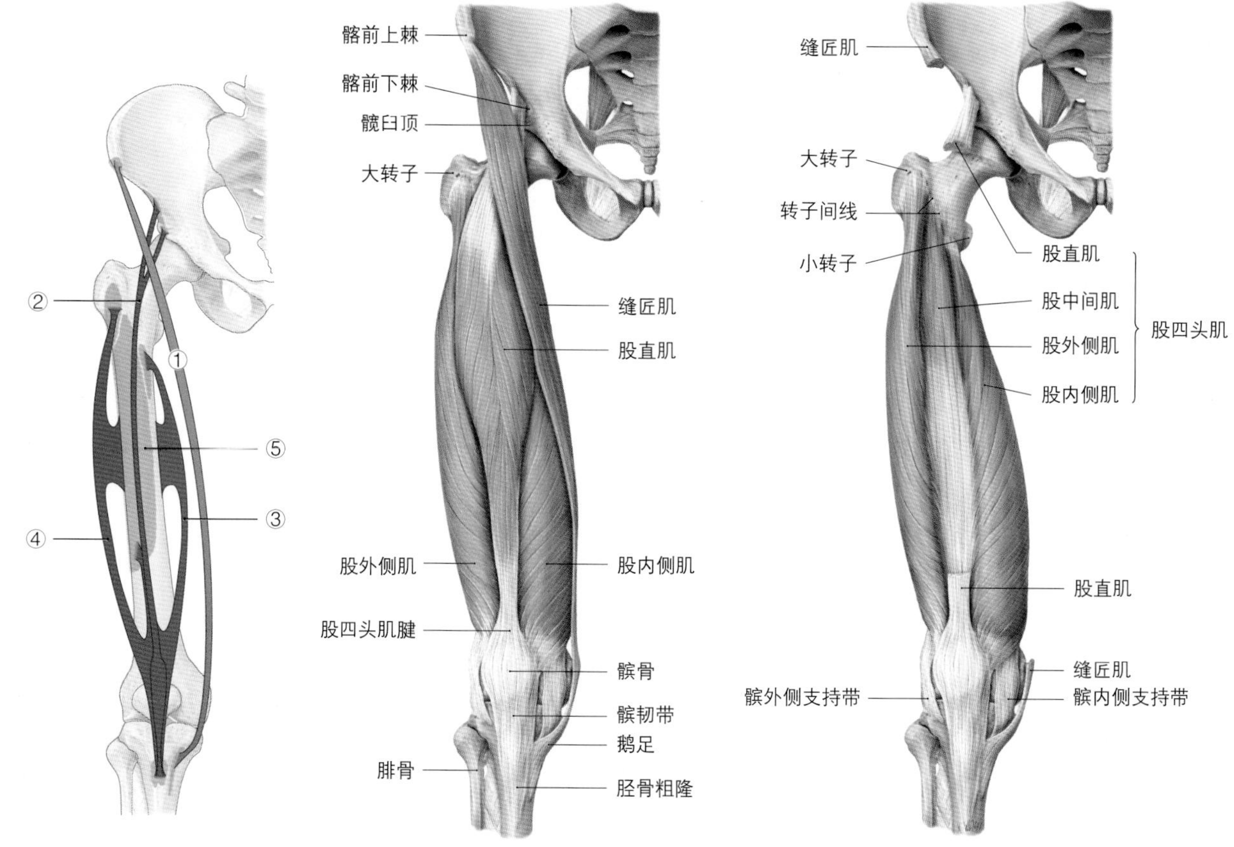
②
①
⑤
③
④
髂前上棘
髂前下棘
髋臼顶
大转子
缝匠肌
股直肌
股外侧肌
股内侧肌
股四头肌腱
髌骨
髌韧带
鹅足
腓骨
胫骨粗隆
缝匠肌
大转子
转子间线
小转子
股直肌
股中间肌
股外侧肌
股内侧肌
股四头肌
股直肌
缝匠肌
髌外侧支持带
髌内侧支持带

A. 示意图。　**B.** 浅层肌群。　**C.** 深层肌群。切除：缝匠肌和股直肌。

表 31.5　股部前群肌

<table>
<tr><th colspan="2">肌名</th><th>起点</th><th>止点</th><th>神经支配</th><th>作用</th></tr>
<tr><td colspan="2">①缝匠肌</td><td>髂前上棘</td><td>胫骨粗隆内侧（与股薄肌和半腱肌一起）</td><td>股神经（L_2、L_3）</td><td>•髋关节：屈曲、外展和外旋
•膝关节：屈曲和内旋</td></tr>
<tr><td rowspan="5">股四头肌*</td><td>②股直肌</td><td>髂前上棘、髋关节的髋臼顶</td><td>胫骨粗隆（经髌韧带）</td><td rowspan="5">股神经（L_2~L_4）</td><td>•屈髋关节
•伸膝关节</td></tr>
<tr><td>③股内侧肌</td><td>粗线内侧唇、转子间线（远端）</td><td rowspan="2">位于胫骨粗隆两侧的内、外侧髁（经由髌内、外支持带）</td><td rowspan="3">伸膝关节</td></tr>
<tr><td>④股外侧肌</td><td>粗线外侧唇、大转子（外侧面）</td></tr>
<tr><td>⑤股中间肌</td><td>股骨干（前面）</td><td>胫骨粗隆（经由髌韧带）</td></tr>
<tr><td>膝关节肌（股中间肌的远端纤维）</td><td>髌上隐窝水平的股骨干前面</td><td>膝关节囊的髌上隐窝</td><td>伸膝关节；防止关节囊卡压</td></tr>
</table>

注：* 全部肌的止点均经由髌韧带止于胫骨粗隆。

图 31.25 股部后群肌

右侧，后面观。

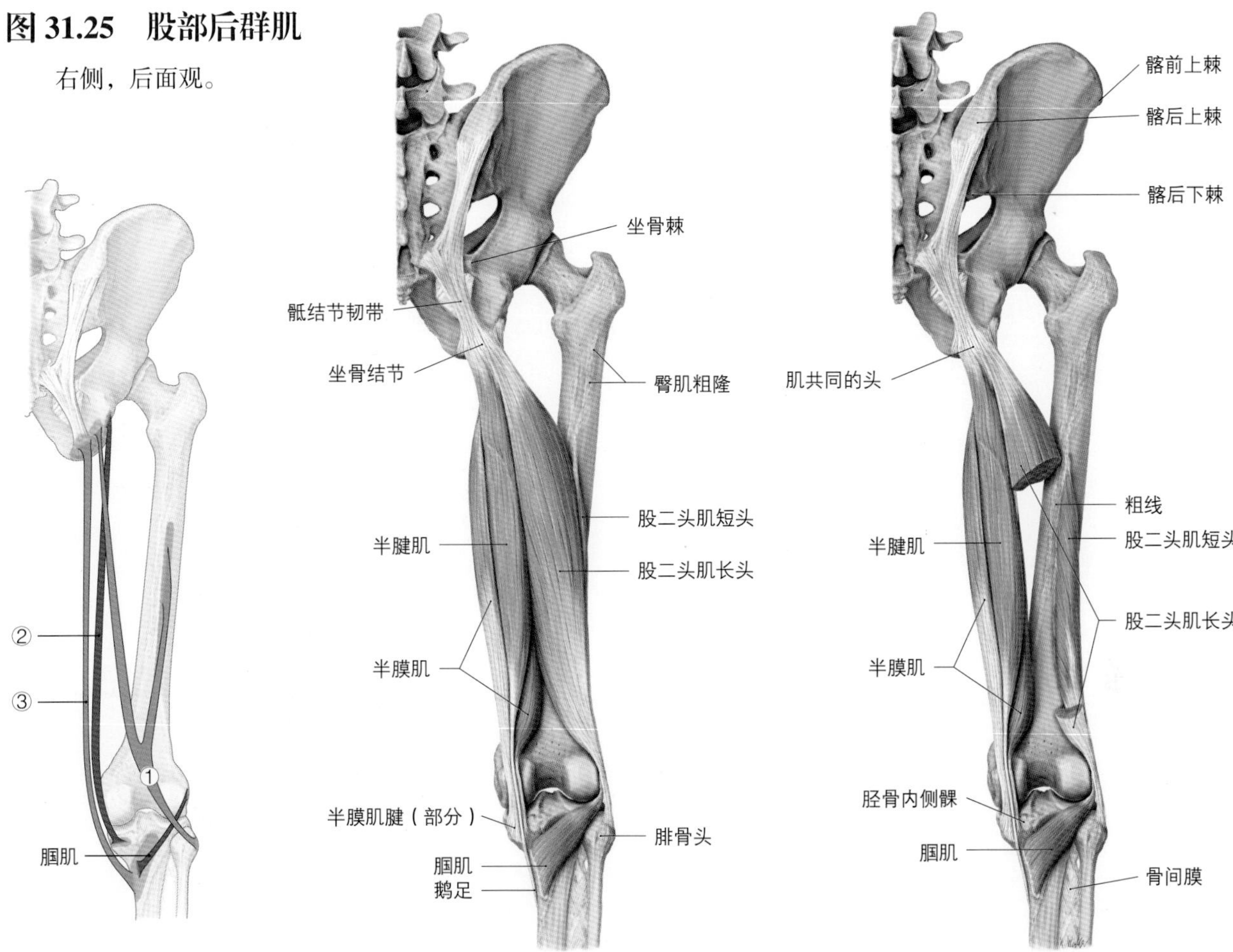
②
③
①
腘肌
坐骨棘
骶结节韧带
坐骨结节
臀肌粗隆
股二头肌短头
半腱肌
股二头肌长头
半膜肌
半膜肌腱（部分）
腓骨头
腘肌
鹅足
髂前上棘
髂后上棘
髂后下棘
肌共同的头
粗线
股二头肌短头
半腱肌
股二头肌长头
半膜肌
胫骨内侧髁
腘肌
骨间膜

A. 示意图。

B. 浅层肌群。

C. 深层肌群。切除：股二头肌（长头）和半腱肌。

表 31.6 股部后群肌

肌名	起点	止点	神经支配	作用
①股二头肌	长头：坐骨结节、骶结节韧带（与半腱肌起点共一个头）	腓骨头	胫神经（L_5~S_2）	•髋关节（长头）：后伸髋关节，在矢状面上稳定骨盆 •膝关节：屈曲和外旋
	短头：股骨中段 1/3 的粗线外侧唇		腓总神经（L_5~S_2）	膝关节：屈曲和外旋
②半膜肌	坐骨结节	胫骨内侧髁、腘斜韧带、腘肌筋膜	胫神经（L_5~S_2）	•髋关节：后伸髋关节，在矢状面上稳定骨盆 •膝关节：屈曲和内旋
③半腱肌	坐骨结节和骶结节韧带（与股二头肌长头共一个头）	胫骨粗隆内侧的鹅足（与股薄肌和缝匠肌共腱）		

注：见第 451 页中的腘肌。

第 32 章　膝和小腿

胫骨和腓骨

胫骨和腓骨形成 2 个关节，允许有限的活动（旋转）。小腿骨间膜是一层薄的坚韧结缔组织，为小腿多块肌的起点，也与下胫腓联合一起协同稳定踝关节。

图 32.1　胫骨和腓骨

右侧小腿。

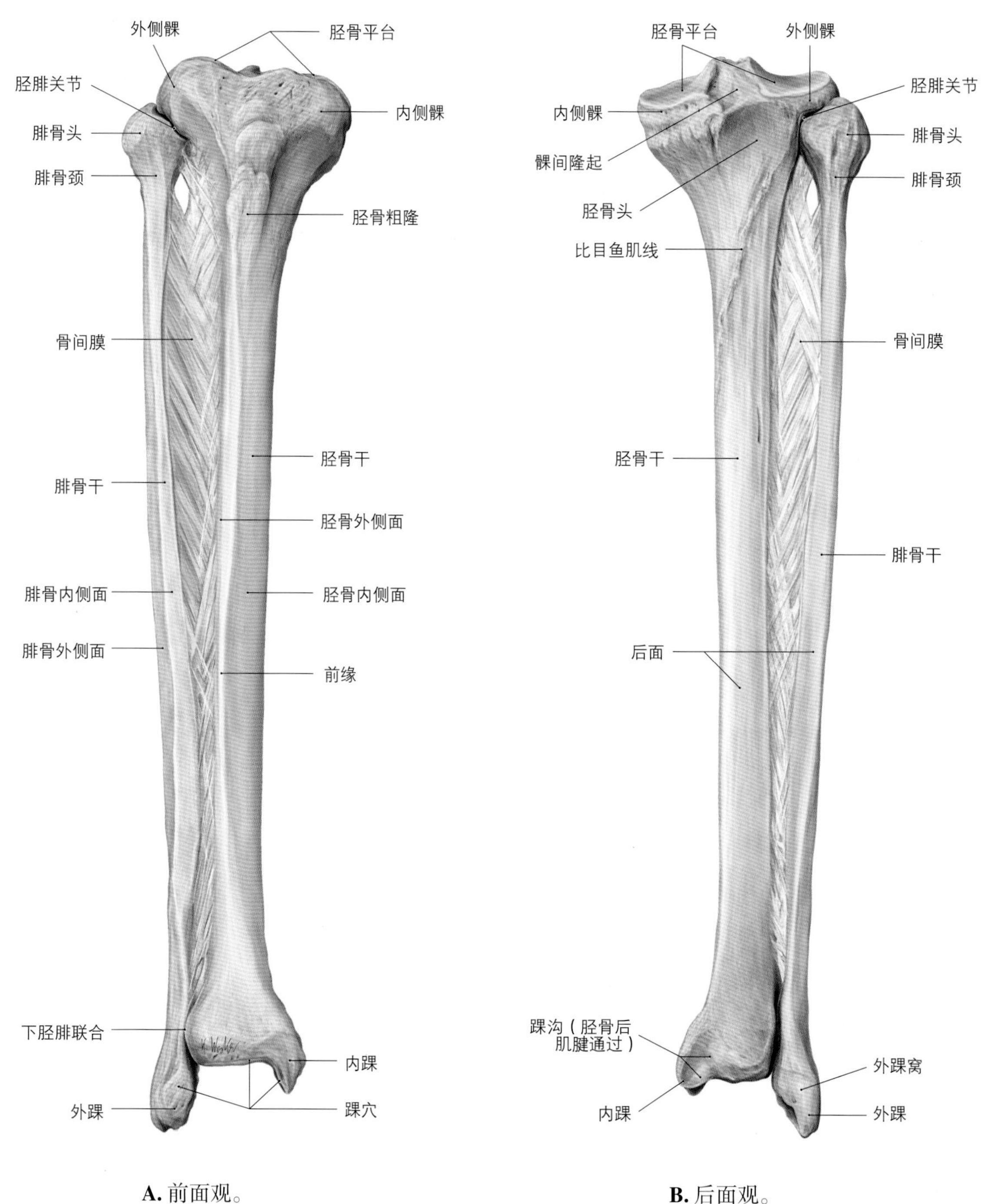
外侧髁
胫骨平台
胫腓关节
内侧髁
腓骨头
腓骨颈
胫骨粗隆
骨间膜
胫骨干
腓骨干
胫骨外侧面
腓骨内侧面
胫骨内侧面
腓骨外侧面
前缘
下胫腓联合
内踝
外踝
踝穴
胫骨平台
外侧髁
胫腓关节
内侧髁
腓骨头
髁间隆起
腓骨颈
胫骨头
比目鱼肌线
骨间膜
胫骨干
腓骨干
后面
踝沟（胫骨后
肌腱通过）
外踝窝
内踝
外踝

A. 前面观。　**B.** 后面观。

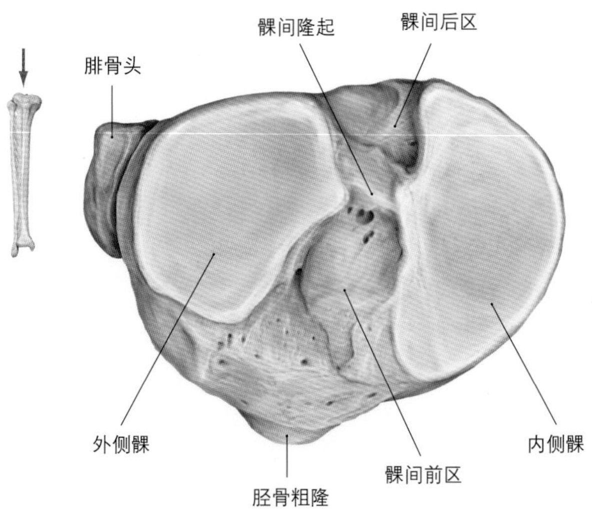
髁间隆起
髁间后区
腓骨头
外侧髁
胫骨粗隆
髁间前区
内侧髁

C. 近端观。

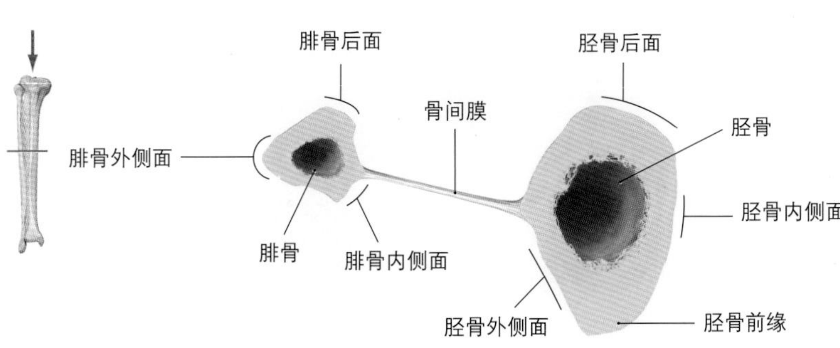
腓骨后面
胫骨后面
骨间膜
胫骨
腓骨外侧面
胫骨内侧面
腓骨
腓骨内侧面
胫骨外侧面
胫骨前缘

D. 横切面，近端观。

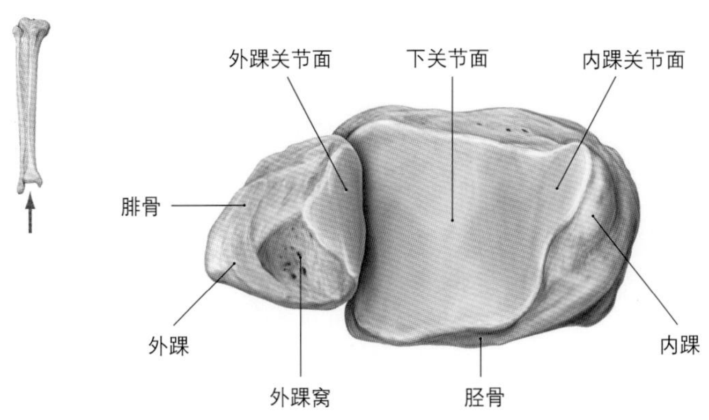
外踝关节面
下关节面
内踝关节面
腓骨
外踝
内踝
外踝窝
胫骨

E. 远端观。

临床要点 32.1

腓骨骨折

当诊断腓骨骨折时，确定下胫腓联合（见第432页）是否破坏非常重要。腓骨骨折可能发生于远端，或下胫腓联合的近侧；这两种情况常涉及下胫腓联合的撕裂。

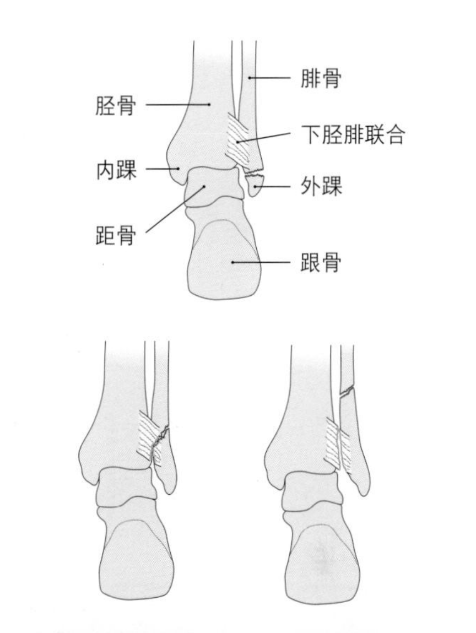
腓骨
胫骨
下胫腓联合
内踝
外踝
距骨
跟骨

这例骨折部位位于下胫腓联合的近侧（箭头所示），踝关节上部的内侧关节间隙增宽表明下胫腓联合韧带发生撕裂（见第456、457页）。

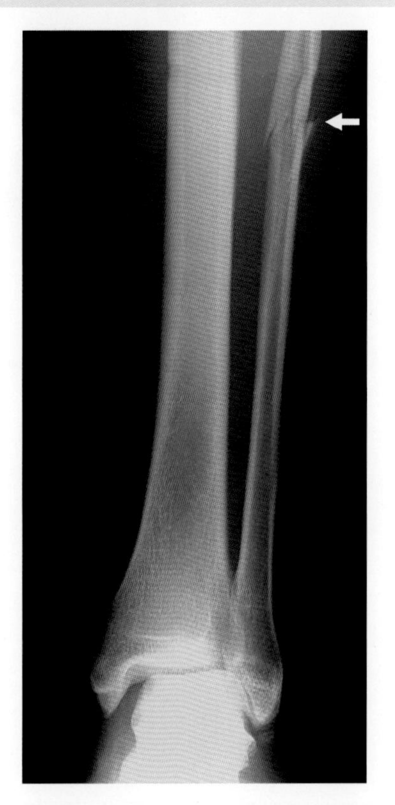

膝关节：概述

膝关节由股骨与胫骨和髌骨构成。两个关节均位于同一个关节囊内，关节腔相通。腓骨没有参与膝关节的构成（与肘关节的肱骨对比；见第 326 页）。相反，腓骨与胫骨单独形成牢固的关节。

图 32.2 右膝关节

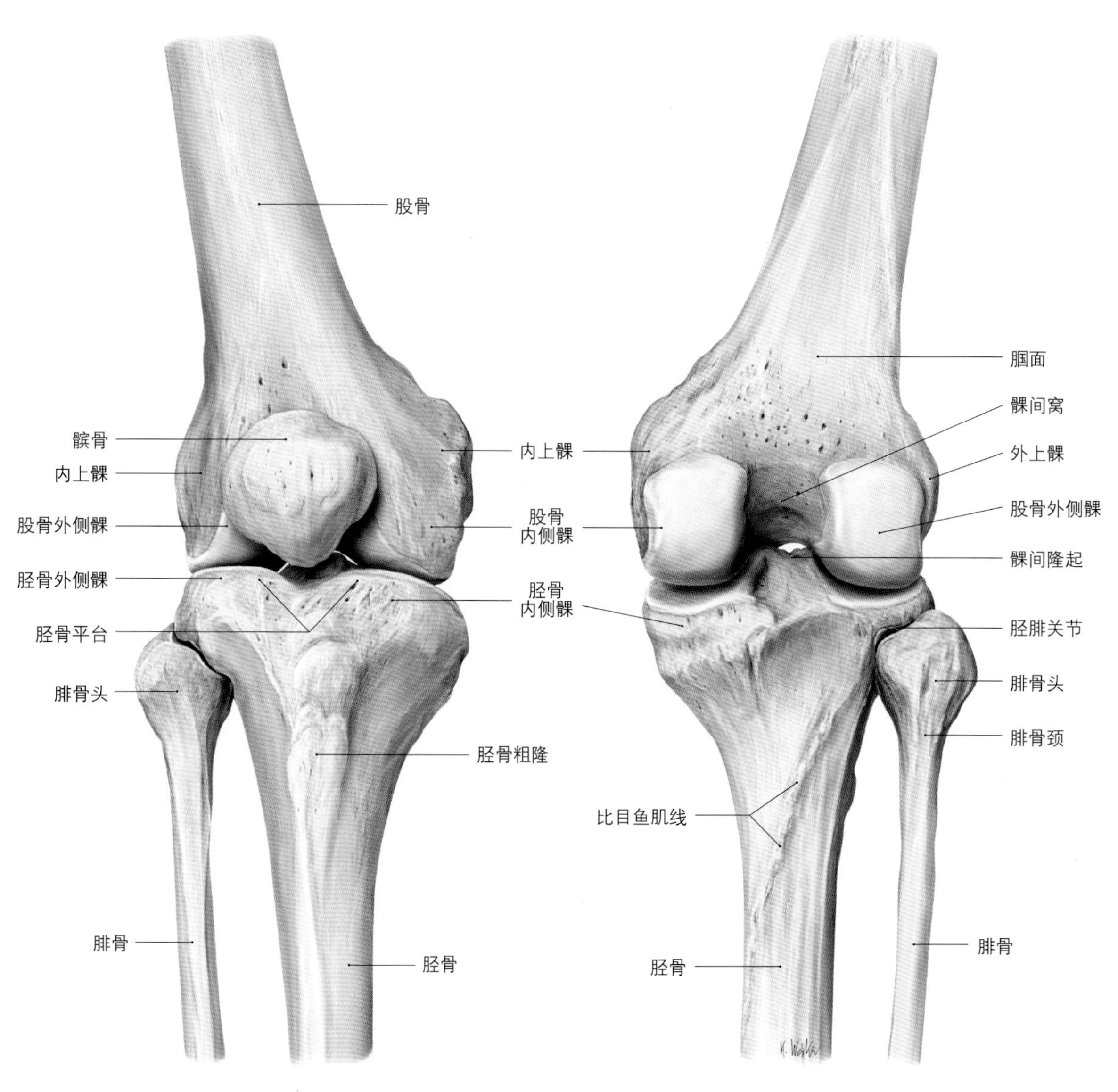
股骨
髌骨
内上髁
股骨外侧髁
胫骨外侧髁
胫骨平台
腓骨头
内上髁
股骨
内侧髁
胫骨
内侧髁
胫骨粗隆
腓骨
胫骨
腘面
髁间窝
外上髁
股骨外侧髁
髁间隆起
胫腓关节
腓骨头
腓骨颈
比目鱼肌线
胫骨
腓骨

A. 前面观。 **B.** 后面观。

图 32.3 髌骨

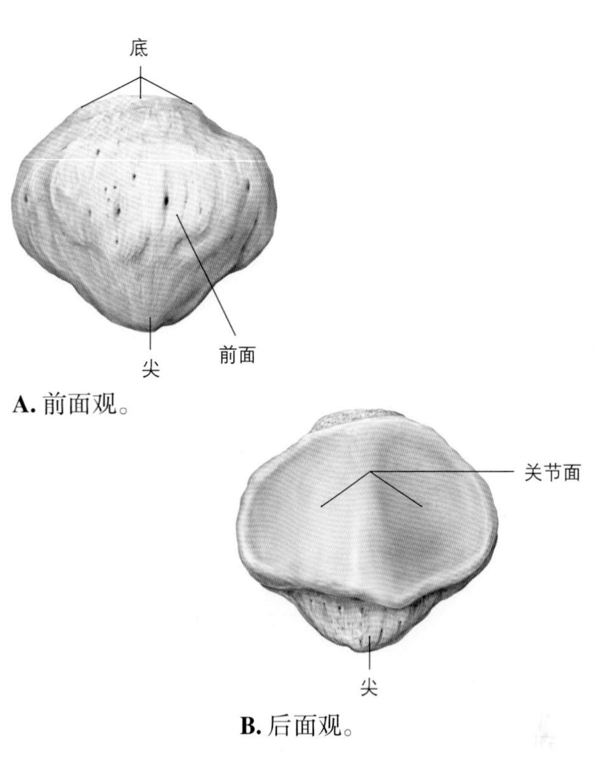
底
尖
前面
关节面
尖

A. 前面观。

B. 后面观。

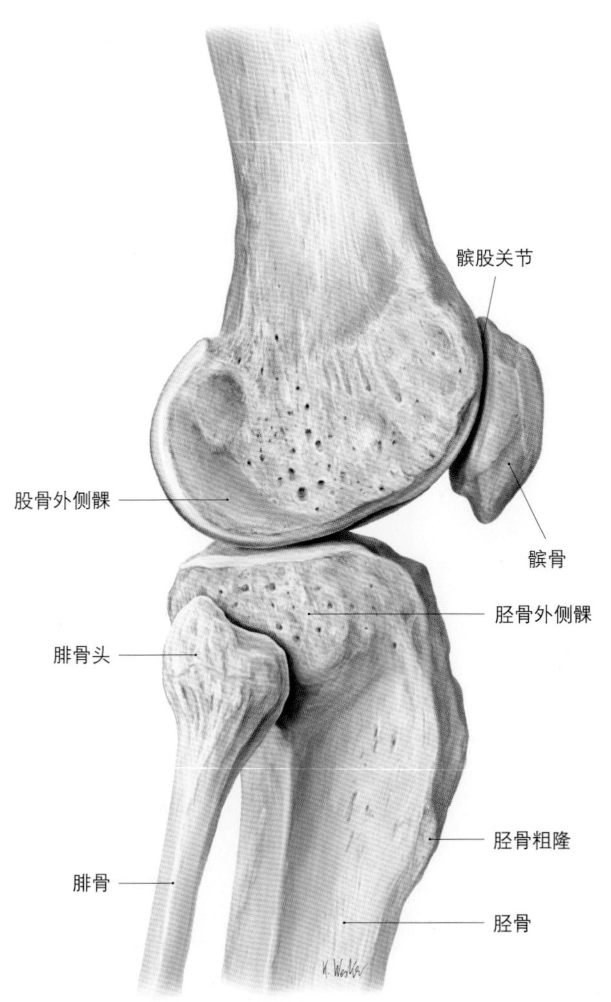
髌股关节
股骨外侧髁
髌骨
胫骨外侧髁
腓骨头
胫骨粗隆
腓骨
胫骨

C. 外侧面观。

图 32.4 髌股关节

经髌股关节的横切面。右膝关节轻微屈曲的远端观。

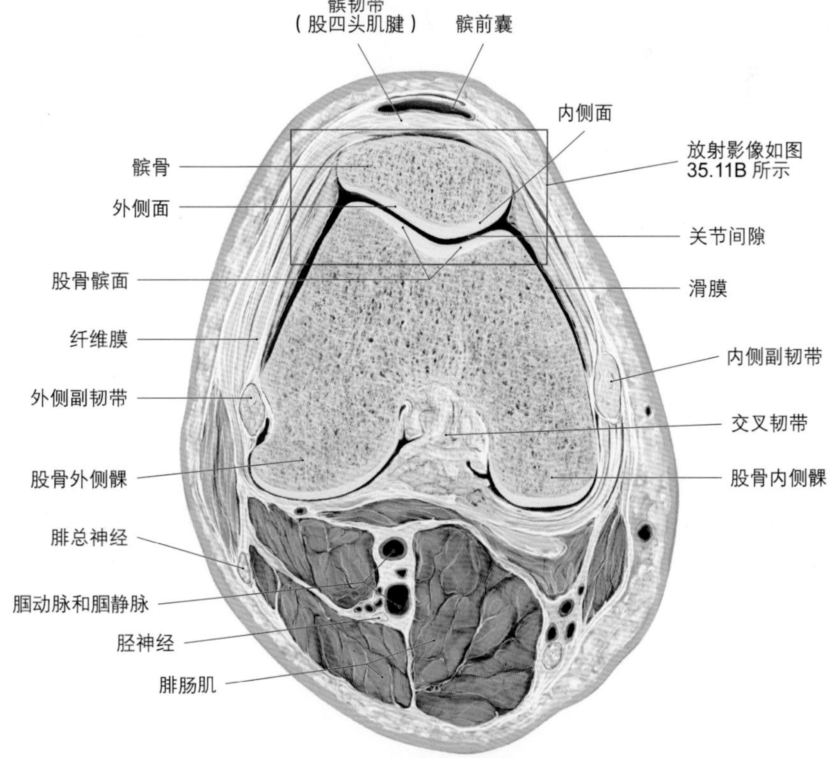
髌韧带
（股四头肌腱）
髌前囊
内侧面
髌骨
放射影像如图
35.11B 所示
外侧面
关节间隙
股骨髌面
滑膜
纤维膜
内侧副韧带
外侧副韧带
交叉韧带
股骨外侧髁
股骨内侧髁
腓总神经
腘动脉和腘静脉
胫神经
腓肠肌

膝关节：关节囊、韧带和滑膜囊

表 32.1	膝关节韧带
囊外韧带	
前面	髌韧带
	髌内侧纵支持带
	髌外侧纵支持带
	髌内侧横支持带
	髌外侧横支持带
内侧和外侧	内侧（胫侧）副韧带
	外侧（腓侧）副韧带
后面	腘斜韧带
	腘弓状韧带
囊内韧带	
前交叉韧带	
后交叉韧带	
膝横韧带	
板股后韧带	

图 32.5　膝关节的韧带

右膝前面观。

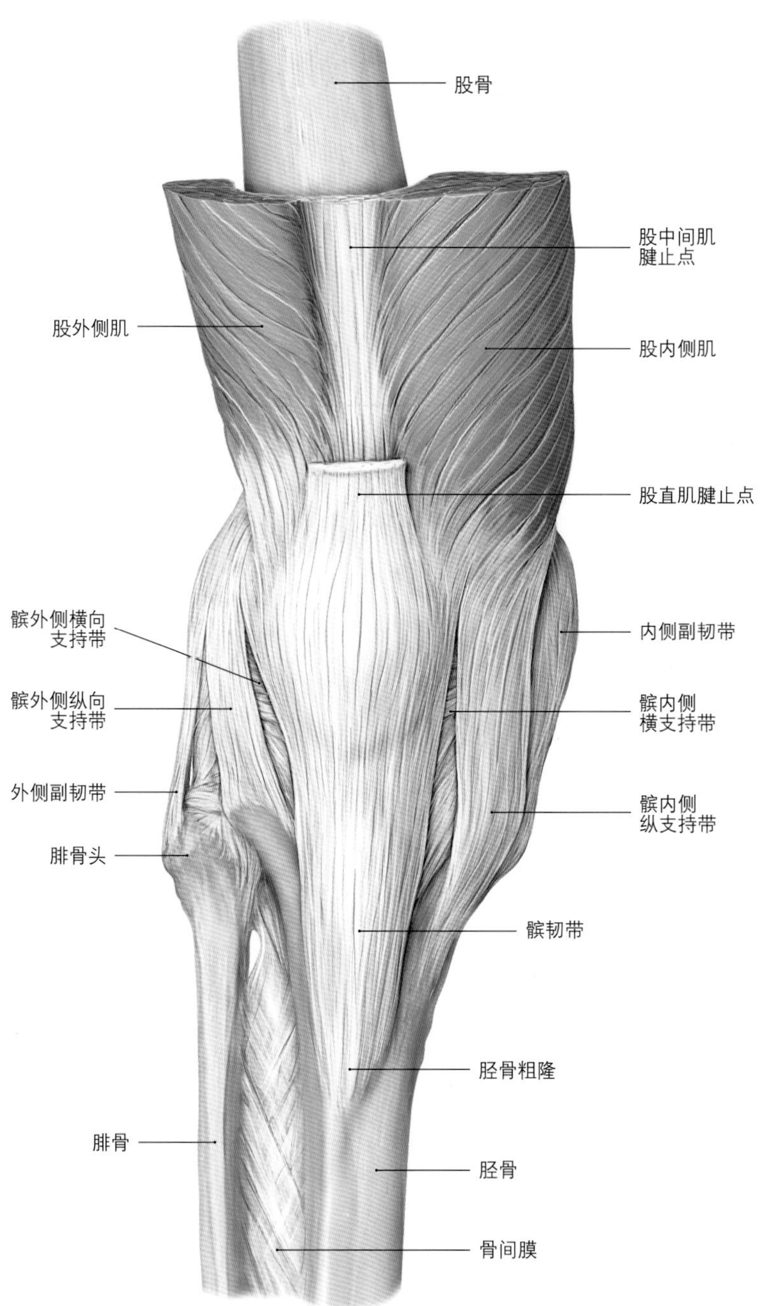
股骨
股中间肌
腱止点
股外侧肌
股内侧肌
股直肌腱止点
髌外侧横向
支持带
内侧副韧带
髌外侧纵向
支持带
髌内侧
横支持带
外侧副韧带
髌内侧
纵支持带
腓骨头
髌韧带
胫骨粗隆
腓骨
胫骨
骨间膜

图 32.6 关节囊、韧带和关节周围的滑膜囊

右膝后面观。关节腔通过腘下隐窝、半膜肌囊和腓肠肌内侧腱下囊与关节周围的滑膜囊相通。

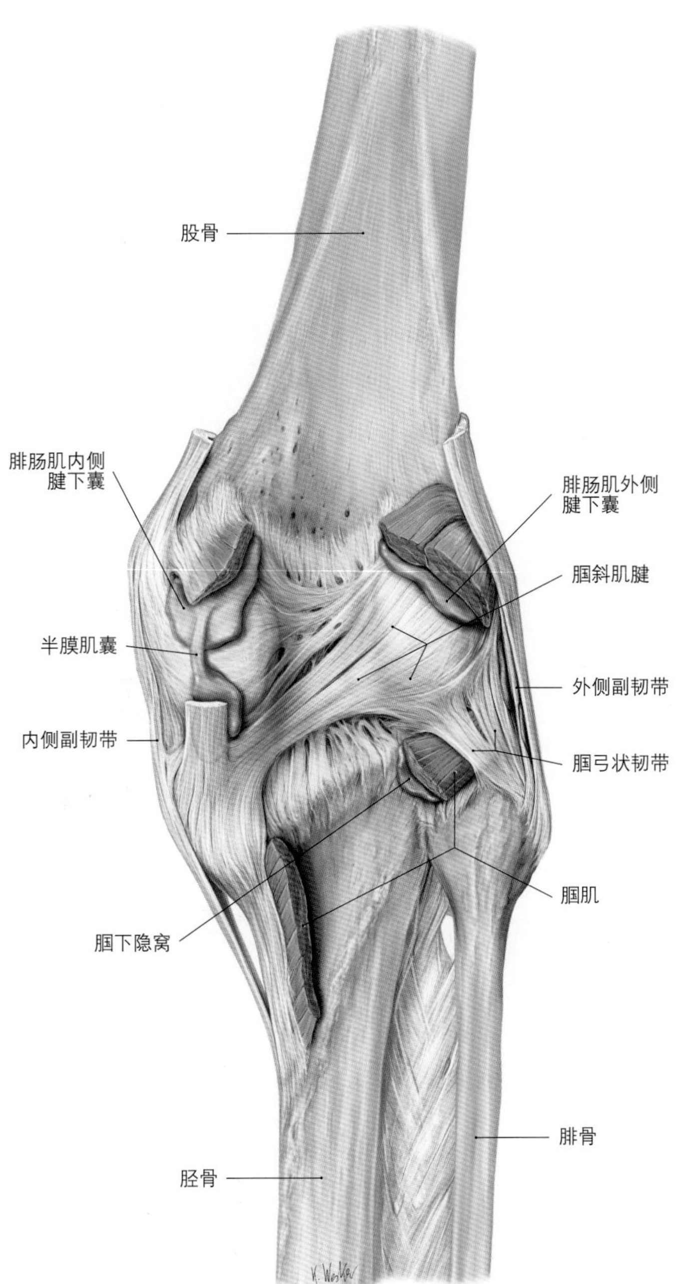
股骨
腓肠肌内侧腱下囊
腓肠肌外侧腱下囊
腘斜肌腱
半膜肌囊
外侧副韧带
内侧副韧带
腘弓状韧带
腘肌
腘下隐窝
腓骨
胫骨

临床要点 32.2

腓肠肌-半膜肌囊（贝克囊肿）

膝关节后方疼痛肿胀可能是由关节囊的囊外翻（腘窝滑膜囊肿）引起的。通常由关节内压力增大所致（例如类风湿关节炎）。

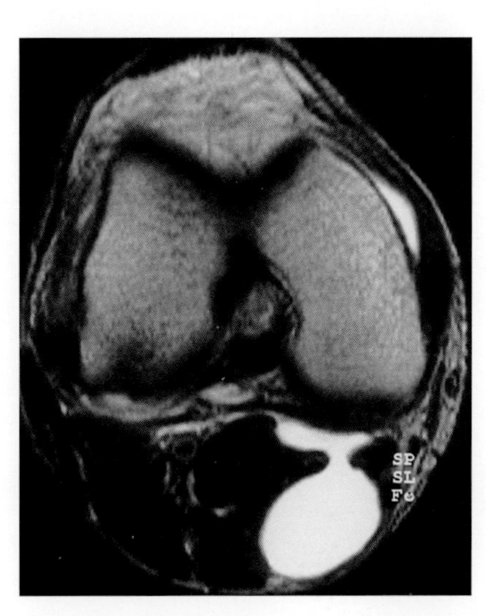
SP
SL
Fe

腘窝贝克囊肿的轴向 MRI，下面观。右侧腘窝贝克囊肿。贝克囊肿常见于腘窝内侧部，位于半膜肌腱与腓肠肌内侧头之间，在股骨髁后内侧水平。

图 32.7 膝关节的侧副韧带和髌韧带

右膝关节。每个膝关节都有内侧副韧带和外侧副韧带。内侧副韧带附着于关节囊和半月板，而外侧副韧带与关节囊和半月板均无直接连接。伸膝关节时双侧副韧带紧张，在冠状面上稳定关节。

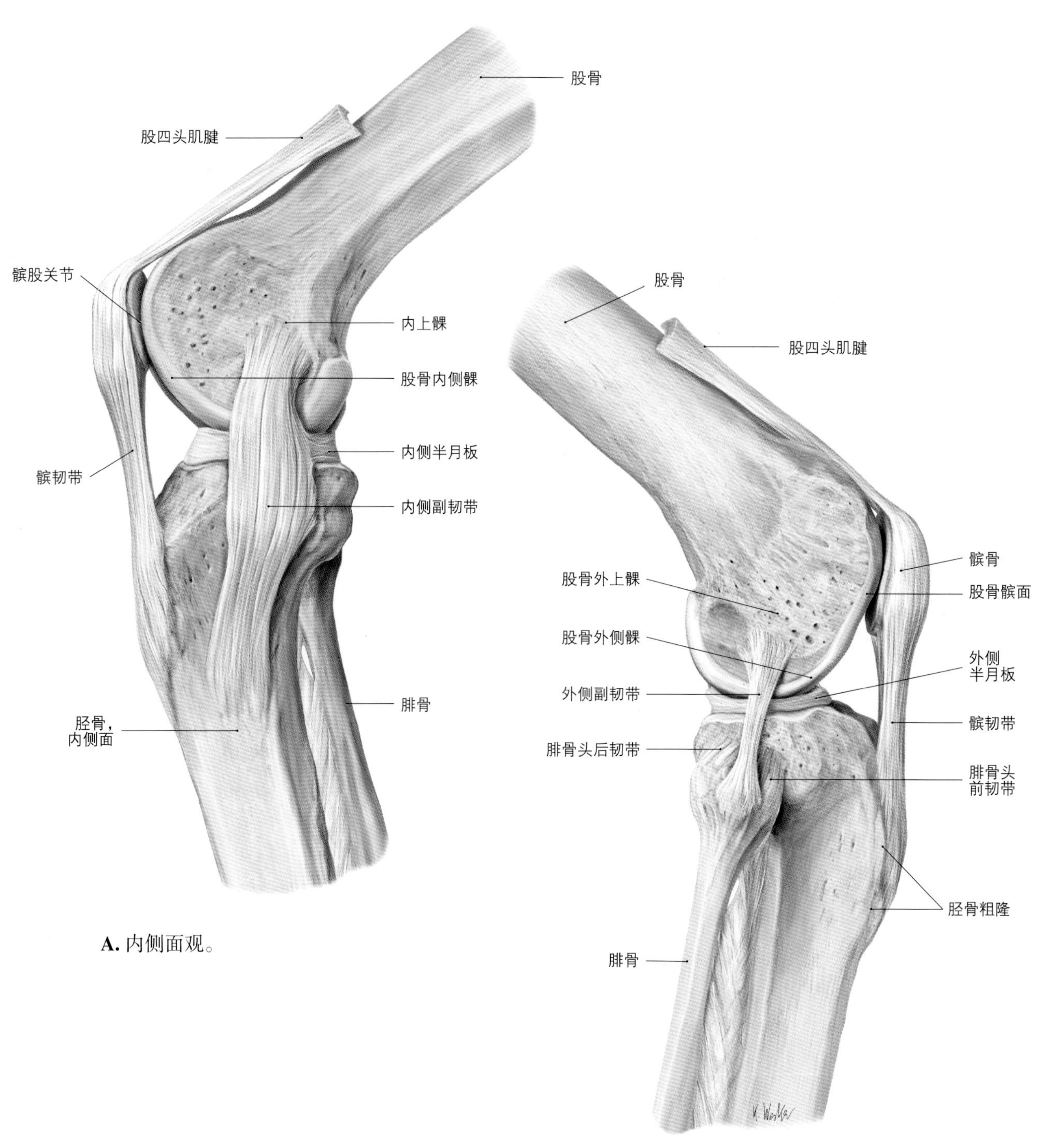
股骨
股四头肌腱
髌股关节
内上髁
股骨内侧髁
内侧半月板
髌韧带
内侧副韧带
腓骨
胫骨，
内侧面
股骨
股四头肌腱
髌骨
股骨外上髁
股骨髌面
股骨外侧髁
外侧
半月板
外侧副韧带
髌韧带
腓骨头后韧带
腓骨头
前韧带
胫骨粗隆
腓骨

A. 内侧面观。

B. 外侧面观。

图 32.8 膝关节的半月板

右侧胫骨平台，近端观。

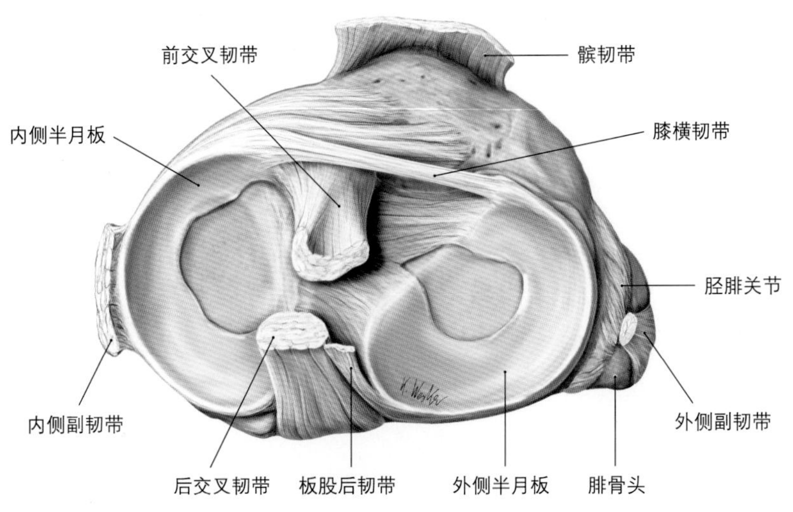
前交叉韧带
髌韧带
内侧半月板
膝横韧带
胫腓关节
内侧副韧带
外侧副韧带
后交叉韧带
板股后韧带
外侧半月板
腓骨头

A. 右侧胫骨平台，离断交叉韧带、髌韧带和侧副韧带。

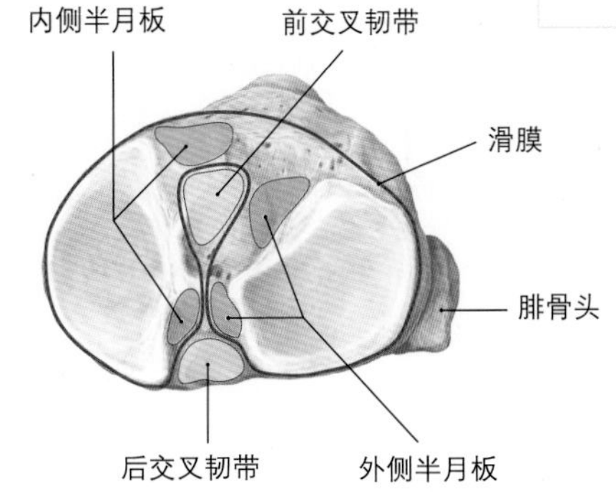
内侧半月板
前交叉韧带
滑膜
腓骨头
后交叉韧带
外侧半月板

B. 半月板和交叉韧带的附着点。红线代表覆盖交叉韧带的滑膜在胫骨的附着点。交叉韧带位于滑膜下结缔组织内。

> **临床要点 32.3**
>
> **半月板损伤**
>
> 活动度较小的内侧半月板（见图32.9）较外侧半月板更容易损伤。损伤通常由小腿固定时突然屈曲的膝关节伸直或旋转所致。
>
> 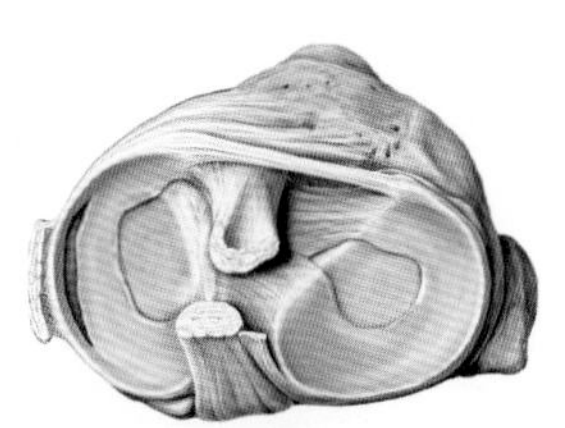
>
> **A.** 桶柄样撕裂。
>
> 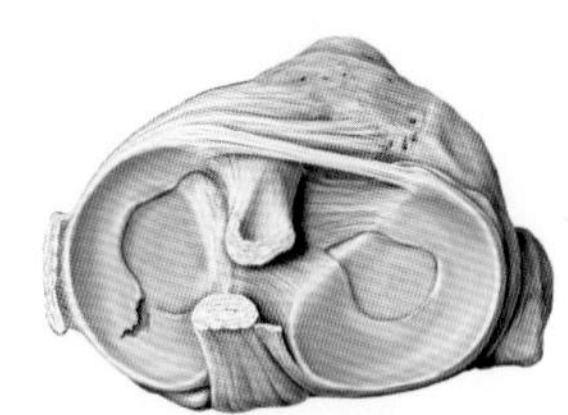
>
> **B.** 后角放射状撕裂。

图 32.9 半月板的运动

右侧膝关节。

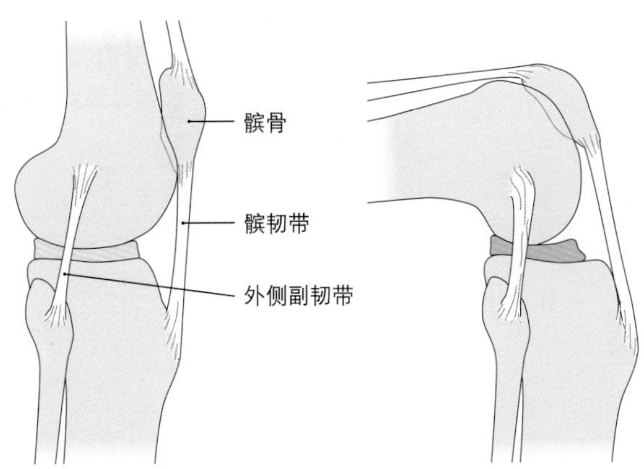
髌骨
髌韧带
外侧副韧带

A. 伸直。　**B.** 屈曲。

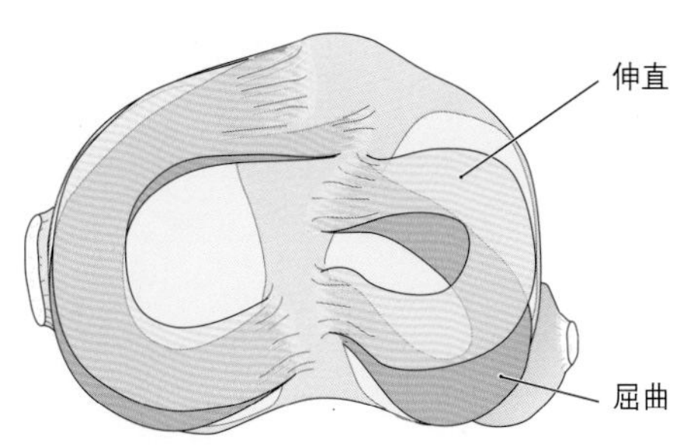
伸直
屈曲

C. 胫骨平台，近端观。

交叉韧带

图 32.10　交叉韧带和侧副韧带

右膝关节。交叉韧带维持股骨关节面和胫骨关节面相接触，主要在矢状面上稳定膝关节。在膝关节的各种体位上都会有部分交叉韧带紧张。

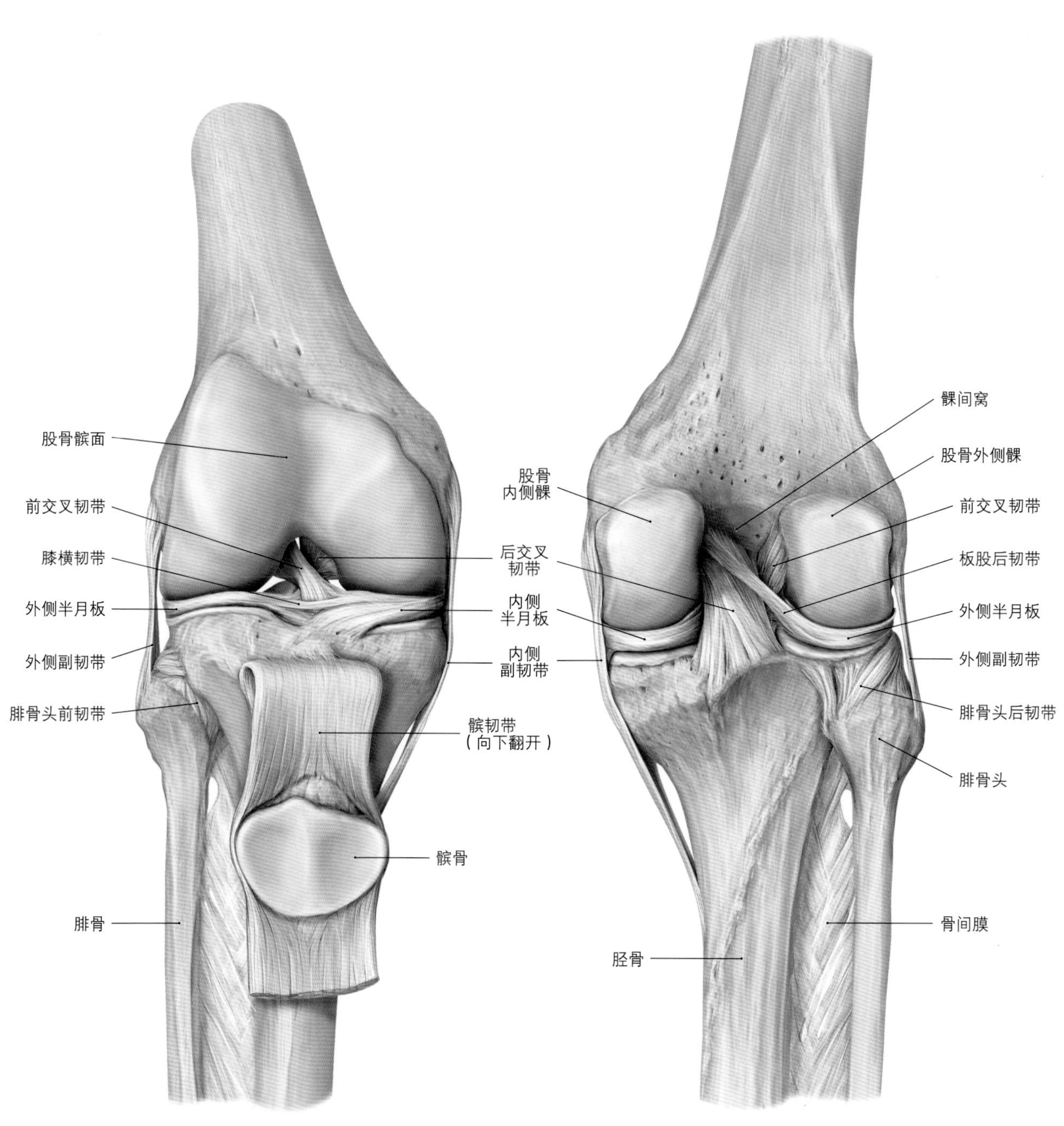
股骨髌面
前交叉韧带
膝横韧带
外侧半月板
外侧副韧带
腓骨头前韧带
腓骨
后交叉
韧带
内侧
半月板
内侧
副韧带
髌韧带
（向下翻开）
髌骨
股骨
内侧髁
胫骨
髁间窝
股骨外侧髁
前交叉韧带
板股后韧带
外侧半月板
外侧副韧带
腓骨头后韧带
腓骨头
骨间膜

A. 前面观。　　**B.** 后面观。

图 32.11 屈曲位的右膝关节

关节囊和髌骨切除后的前面观。

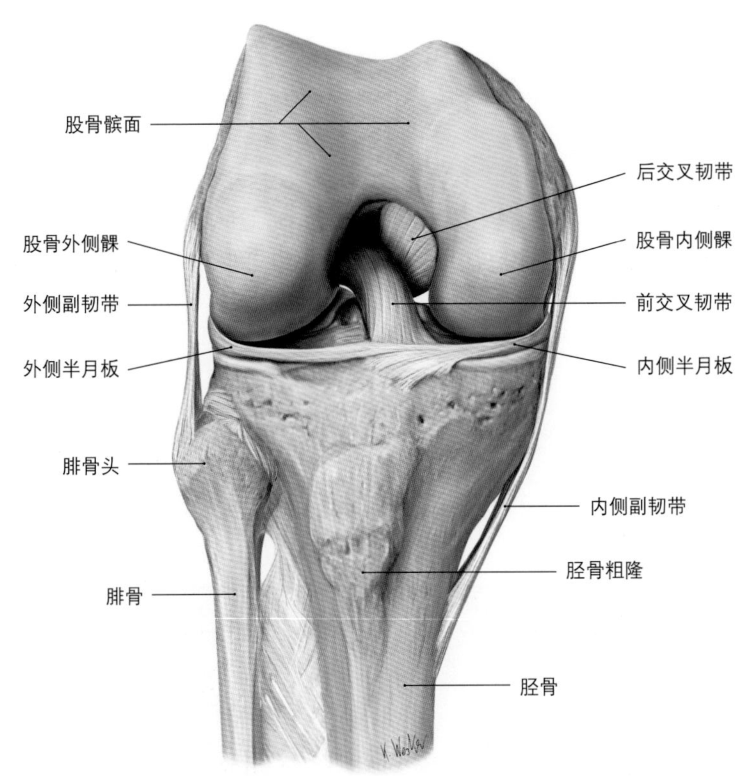
股骨髌面
后交叉韧带
股骨外侧髁
股骨内侧髁
外侧副韧带
前交叉韧带
外侧半月板
内侧半月板
腓骨头
内侧副韧带
胫骨粗隆
腓骨
胫骨

图 32.12 屈曲位和伸直位的交叉韧带和侧副韧带

右膝关节前面观。红色代表紧张的韧带纤维。

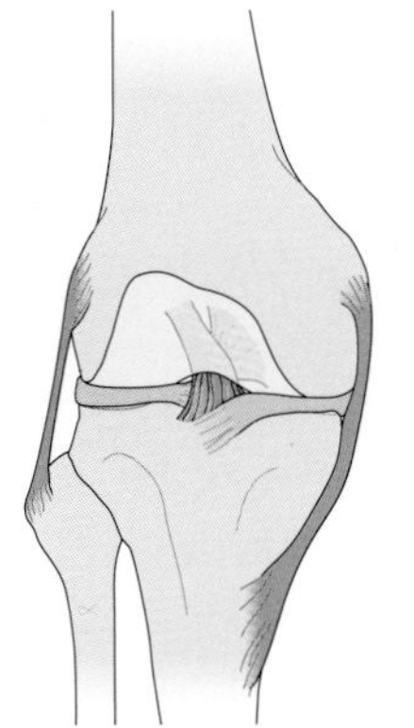

A. 伸直位。

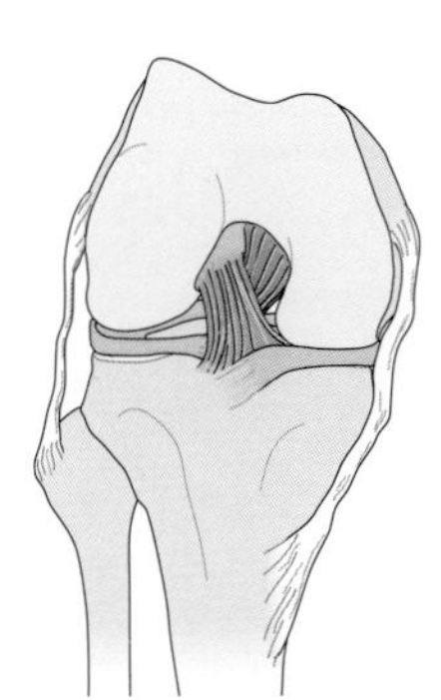

B. 屈曲位。

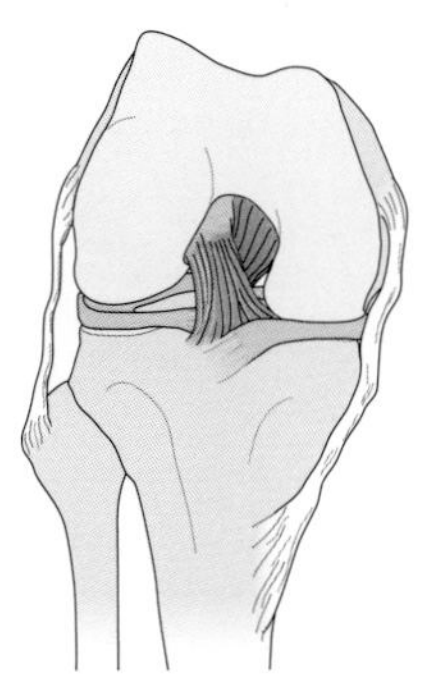

C. 屈曲内旋位。

临床要点 32.4

交叉韧带断裂

交叉韧带断裂破坏了膝关节的稳定性，使胫骨相对股骨向前移动（前“抽屉征”）或向后移动（后“抽屉征”）。前交叉韧带断裂的发生率约为后交叉韧带的 10 倍。最常见的损伤机制是小腿固定时的内旋损伤。膝关节完全伸直位伴足固定不动时，膝关节外侧打击容易造成前交叉韧带伴内侧副韧带损伤，也可能造成所附着的半月板撕裂。

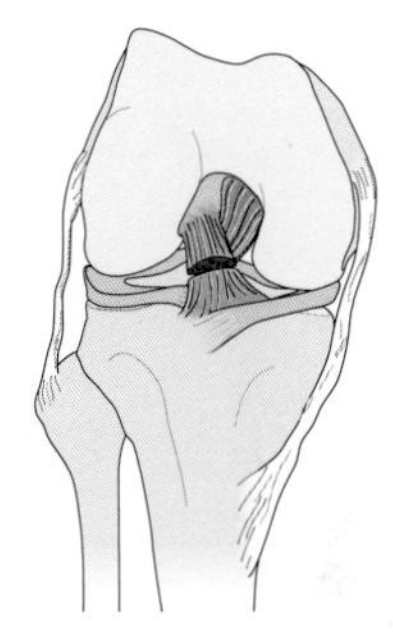

A. 屈曲位右膝，前交叉韧带断裂，前面观。

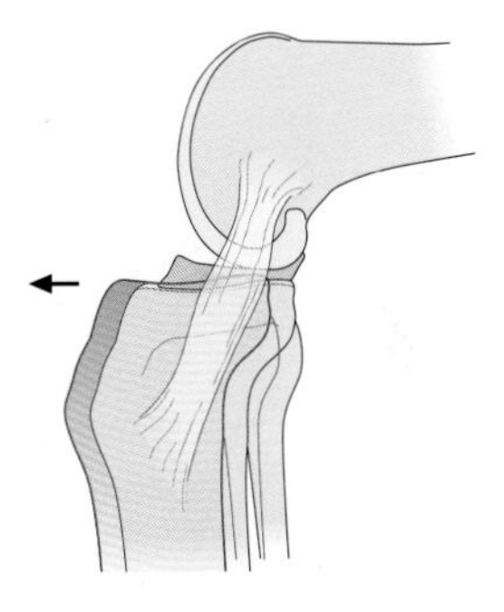

B. 屈曲位右膝，前“抽屉征”，内侧面观。在检查屈曲的膝关节时，能向前拉动胫骨。

膝关节腔

图 32.13 打开的关节囊

右膝关节前面观，髌骨向下翻开。

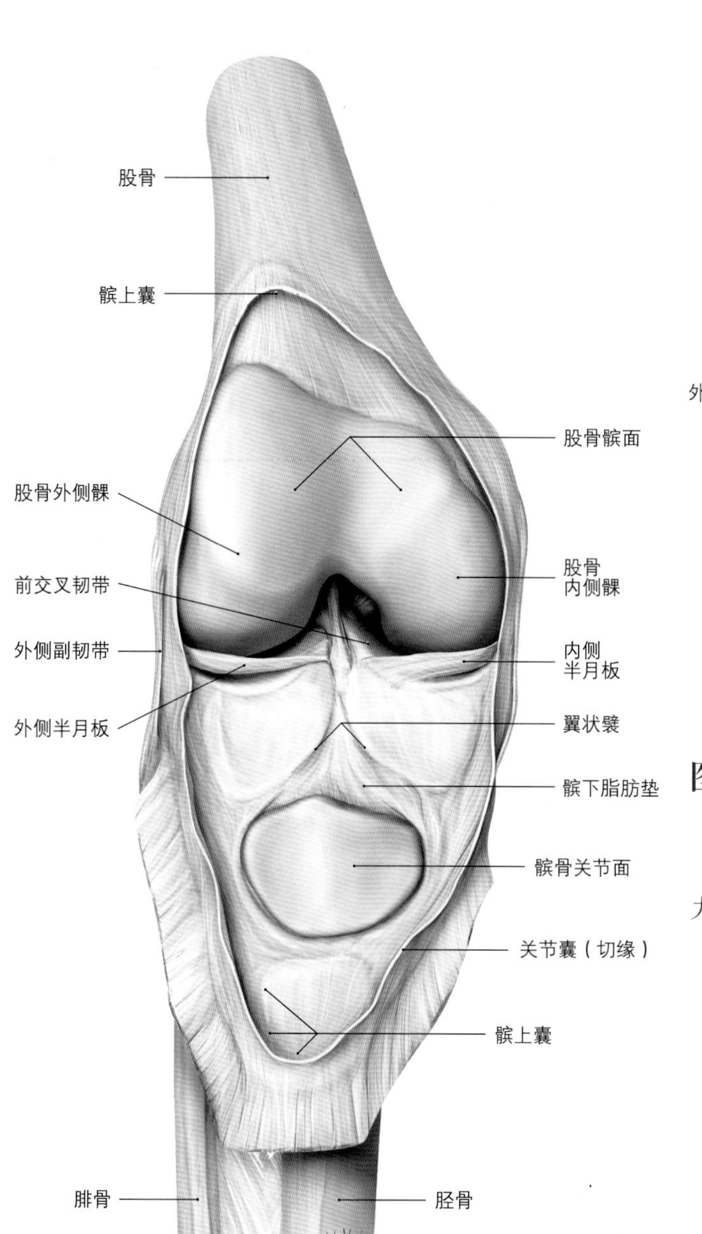
股骨
髌上囊
股骨髌面
股骨外侧髁
股骨
内侧髁
前交叉韧带
外侧副韧带
内侧
半月板
外侧半月板
翼状襞
髌下脂肪垫
髌骨关节面
关节囊（切缘）
髌上囊
腓骨
胫骨

图 32.14 关节腔

右膝关节外侧面观。在膝关节内注射液态塑料后切除关节囊以显示关节腔。

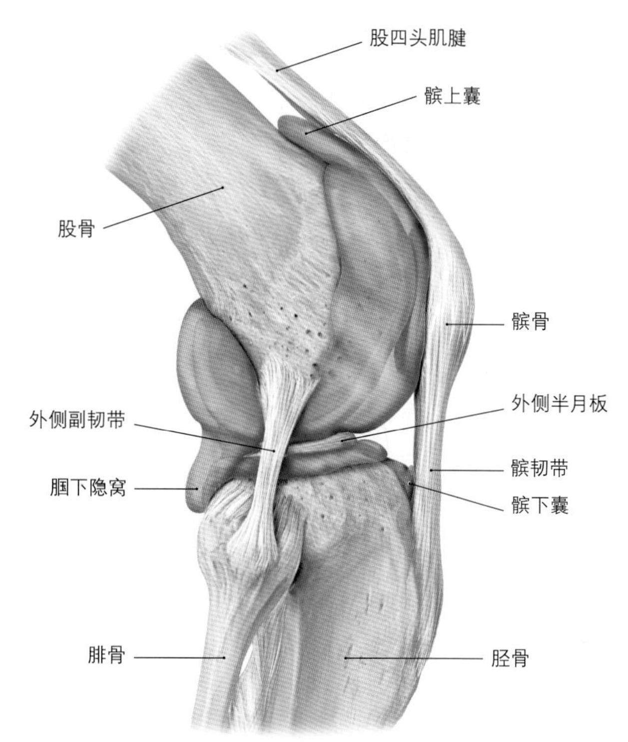
股四头肌腱
髌上囊
股骨
髌骨
外侧半月板
外侧副韧带
髌韧带
腘下隐窝
髌下囊
腓骨
胫骨

图 32.15 关节囊和关节腔的结构关系

右膝关节，近侧面观。

膝关节外部或内部有若干个关节结构为其提供力量和稳定性。

- 囊外结构（外侧副韧带）位于关节囊外。
- 囊内结构（内侧副韧带和交叉韧带）位于关节囊内，但位于关节滑膜外的滑膜下组织中，因此仍是关节外结构。
- 关节内结构（半月板）位于关节腔内，由滑膜包围，并浸润在关节液中。

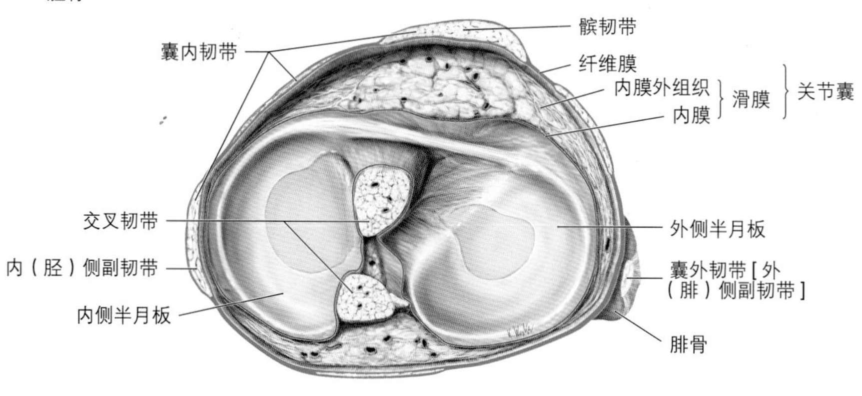
髌韧带
囊内韧带
纤维膜
内膜外组织
内膜
滑膜
关节囊
交叉韧带
外侧半月板
内（胫）侧副韧带
囊外韧带［外（腓）侧副韧带］
内侧半月板
腓骨

图 32.16 右膝关节：正中矢状面

外侧面观。

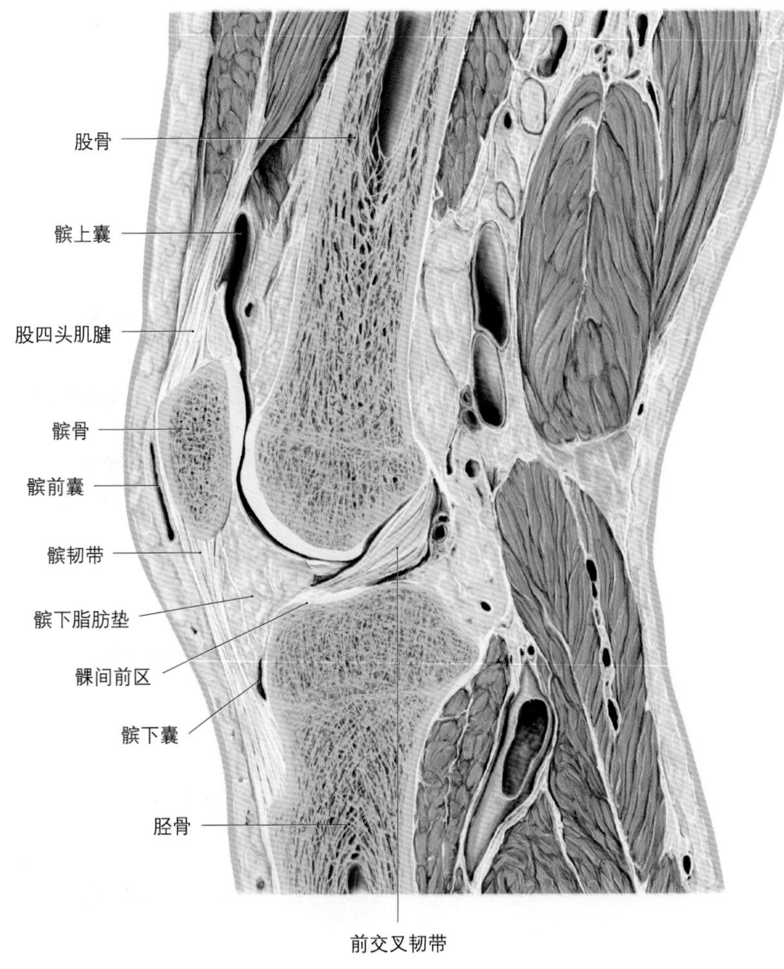
股骨
髌上囊
股四头肌腱
髌骨
髌前囊
髌韧带
髌下脂肪垫
髁间前区
髌下囊
胫骨
前交叉韧带

图 32.17 屈膝过程中的髌上囊

右膝关节内侧面观。

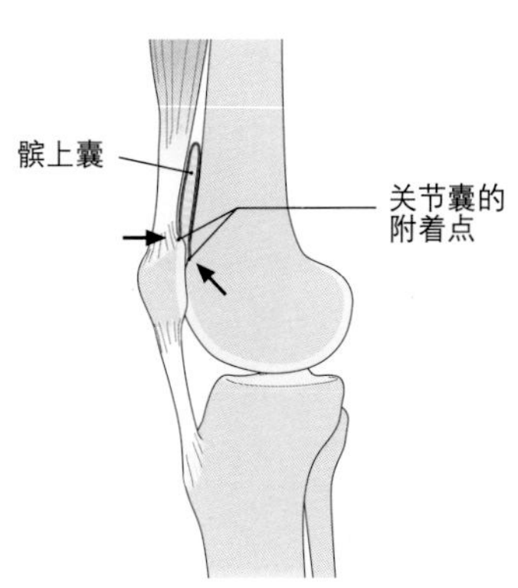
髌上囊
关节囊的
附着点

A. 中立位（0°）。

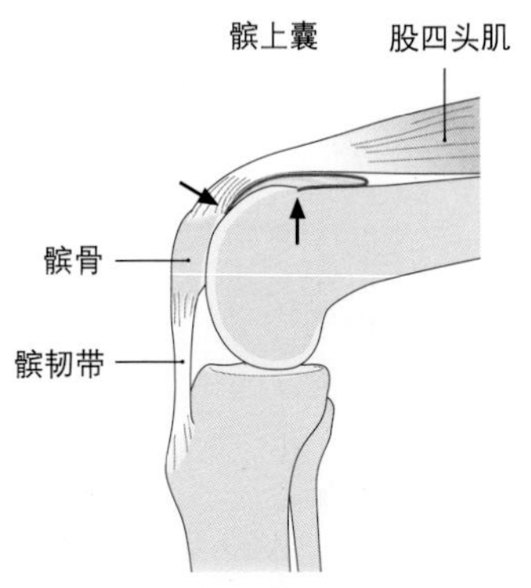
髌上囊
股四头肌
髌骨
髌韧带

B. 屈曲 80°。

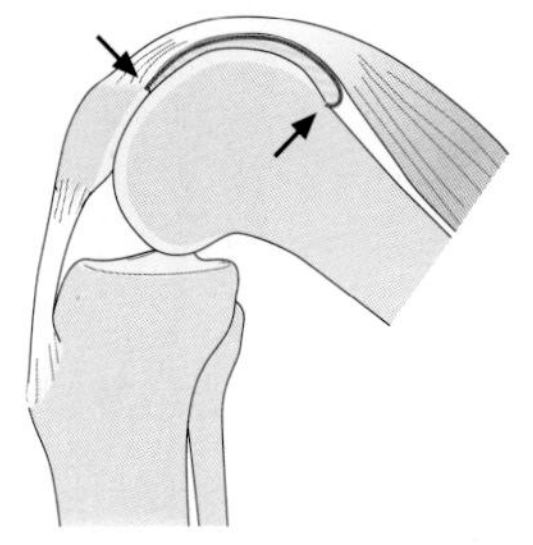

C. 屈曲 130°。

临床要点 32.5

膝关节积液的浮髌征

通过向下按压伸直膝关节的髌骨可以鉴别由于炎性变化或损伤引起的关节内积液和关节囊肿胀。如果关节内有过多的液体，髌骨在释放时会反弹，这意味着测试阳性。

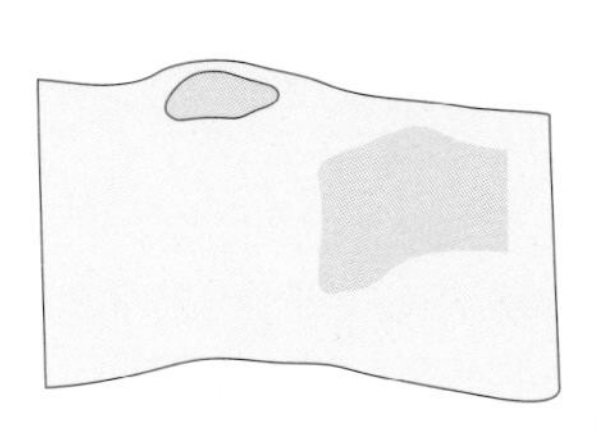

小腿肌：前群和外侧群

图 32.18 小腿前群肌

右小腿。肌起点标为红色，止点标为蓝色。

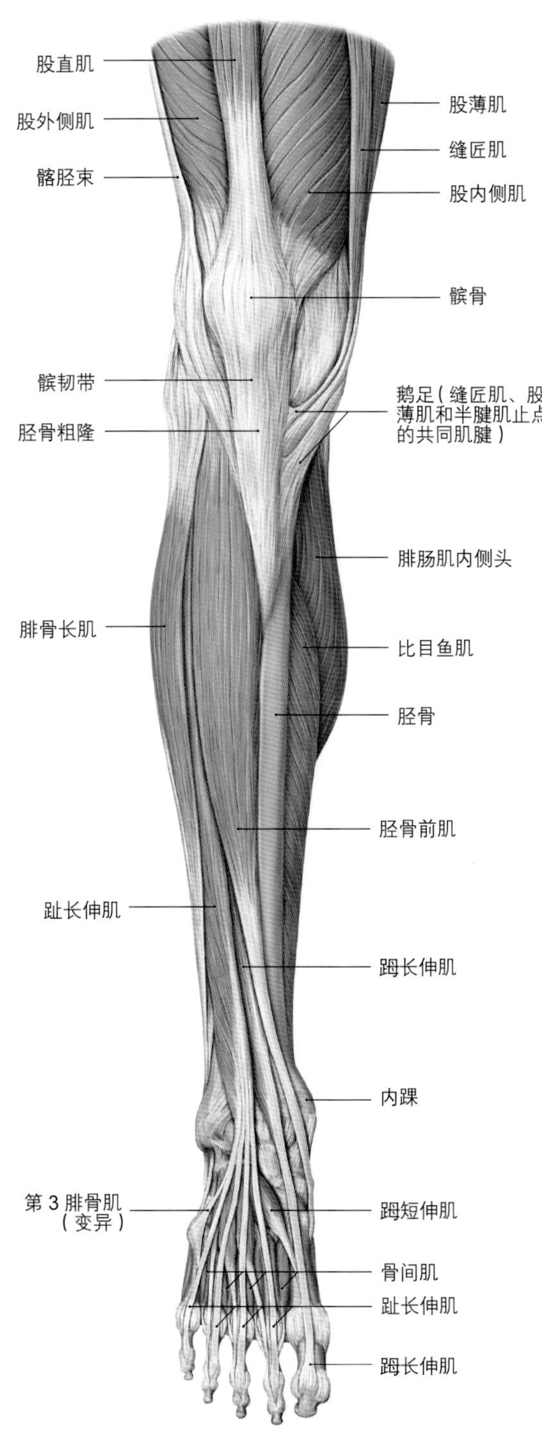
股直肌
股外侧肌
髂胫束
股薄肌
缝匠肌
股内侧肌
髌骨
髌韧带
胫骨粗隆
鹅足（缝匠肌、股薄肌和半腱肌止点的共同肌腱）
腓肠肌内侧头
腓骨长肌
比目鱼肌
胫骨
胫骨前肌
趾长伸肌
踇长伸肌
内踝
第3腓骨肌（变异）
踇短伸肌
骨间肌
趾长伸肌
踇长伸肌

A. 显示全部肌。

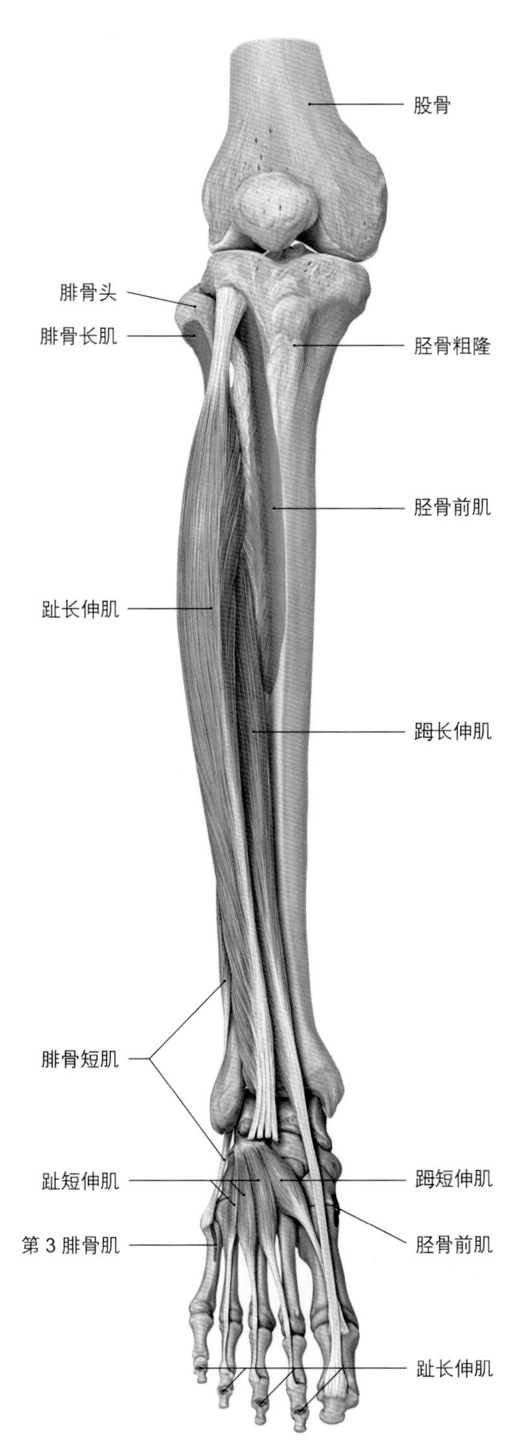
股骨
腓骨头
腓骨长肌
胫骨粗隆
胫骨前肌
趾长伸肌
踇长伸肌
腓骨短肌
趾短伸肌
踇短伸肌
第3腓骨肌
胫骨前肌
趾长伸肌

B. 切除：胫骨前肌和腓骨长肌；趾长伸肌腱（远端部）。注意：第3腓骨肌是趾长伸肌的一个分支。

图 32.19 小腿外侧群肌

右小腿。小腿三头肌由比目鱼肌和腓肠肌的两个头组成。

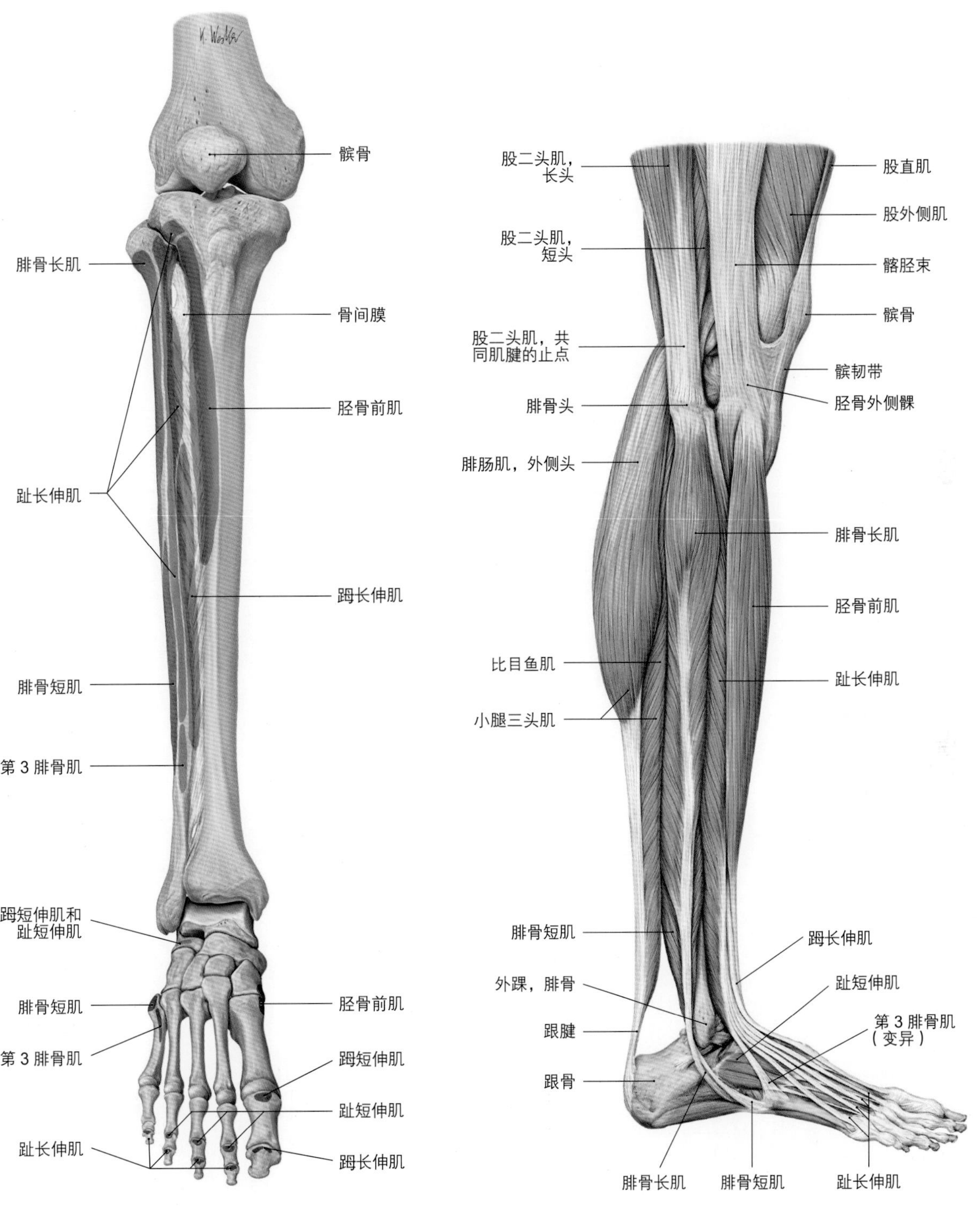
髌骨
腓骨长肌
骨间膜
胫骨前肌
趾长伸肌
踇长伸肌
腓骨短肌
第 3 腓骨肌
踇短伸肌和
趾短伸肌
腓骨短肌
胫骨前肌
第 3 腓骨肌
踇短伸肌
趾短伸肌
趾长伸肌
踇长伸肌
股二头肌，
长头
股直肌
股外侧肌
股二头肌，
短头
髂胫束
髌骨
股二头肌，共
同肌腱的止点
髌韧带
胫骨外侧髁
腓骨头
腓肠肌，外侧头
腓骨长肌
胫骨前肌
比目鱼肌
趾长伸肌
小腿三头肌
腓骨短肌
踇长伸肌
外踝，腓骨
趾短伸肌
跟腱
第 3 腓骨肌
（变异）
跟骨
腓骨长肌
腓骨短肌
趾长伸肌

C. 切除：所有肌肉。

小腿肌：后群

图 32.20 小腿后群肌

右小腿肌的起点标为红色，止点标为蓝色。

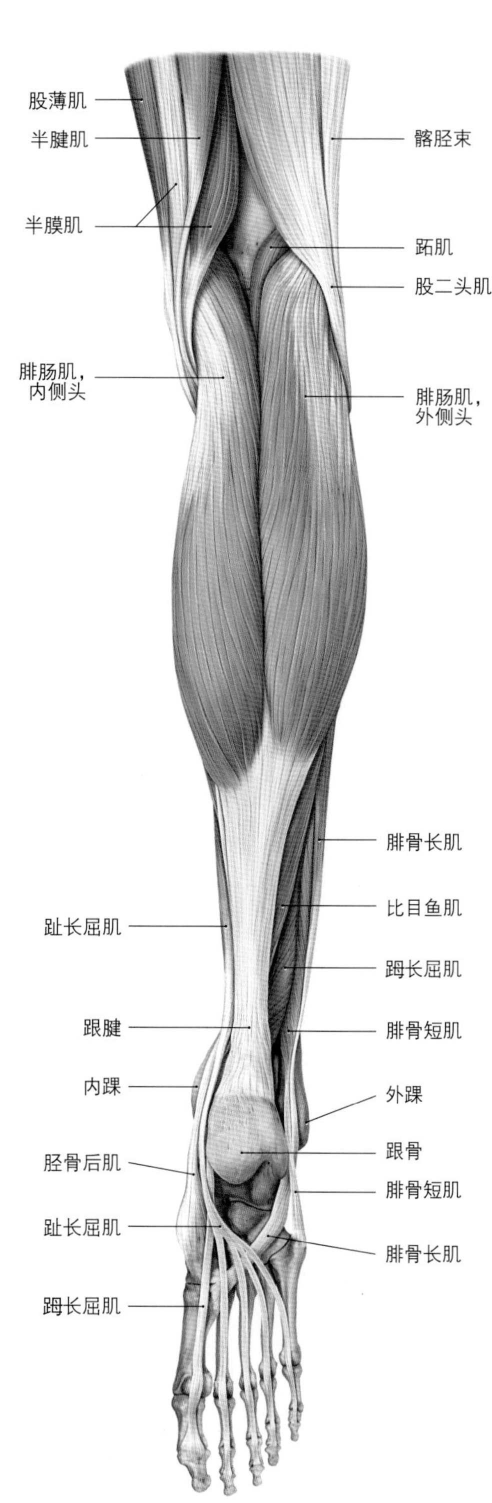
股薄肌
半腱肌
髂胫束
半膜肌
跖肌
股二头肌
腓肠肌，内侧头
腓肠肌，外侧头
腓骨长肌
比目鱼肌
趾长屈肌
跗长屈肌
跟腱
腓骨短肌
内踝
外踝
跟骨
胫骨后肌
腓骨短肌
趾长屈肌
腓骨长肌
跗长屈肌

A. 注意：小腿三头肌形成了小腿的隆起（比目鱼肌和腓肠肌的两个头）。

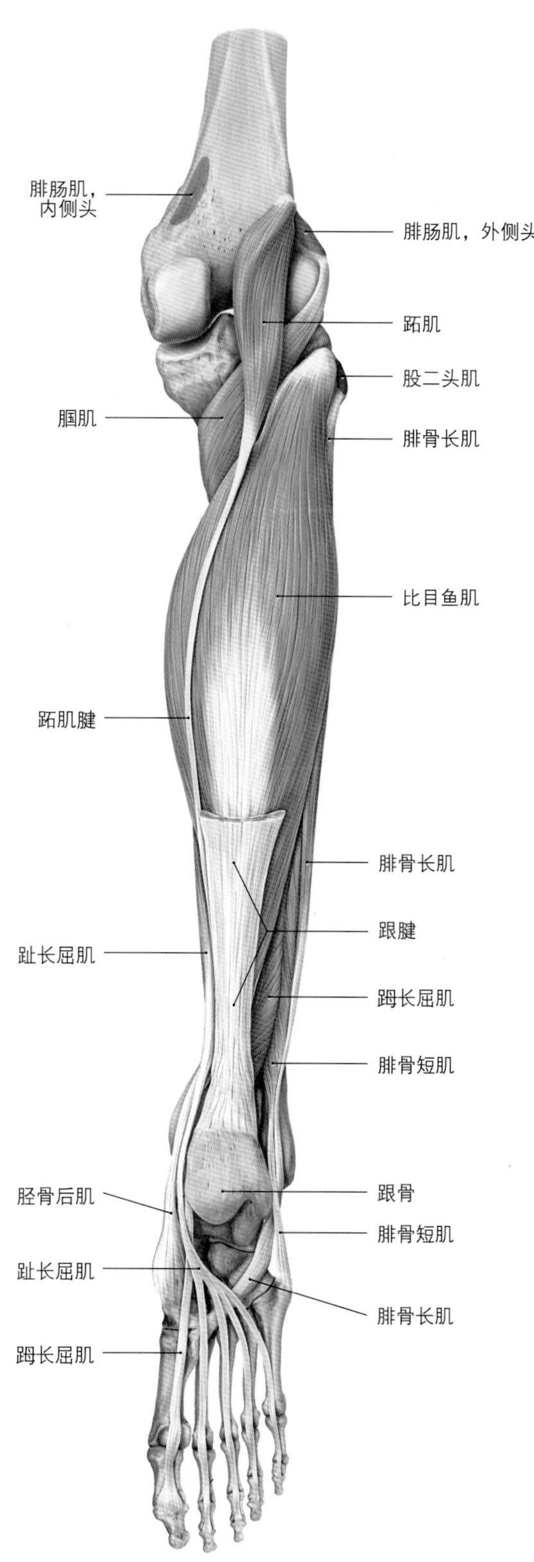
腓肠肌，内侧头
腓肠肌，外侧头
跖肌
股二头肌
腘肌
腓骨长肌
比目鱼肌
跖肌腱
腓骨长肌
跟腱
趾长屈肌
跗长屈肌
腓骨短肌
胫骨后肌
跟骨
腓骨短肌
趾长屈肌
腓骨长肌
跗长屈肌

B. 切除：腓肠肌（两个头）。

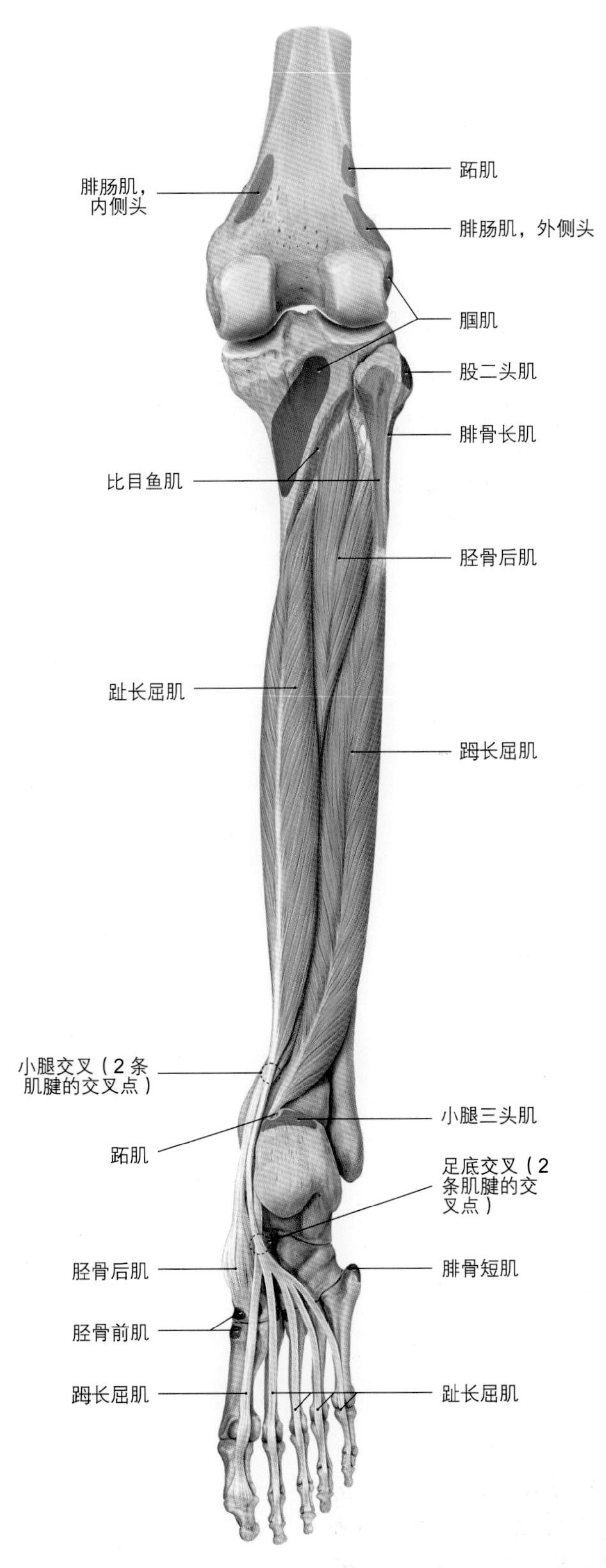
腓肠肌，
内侧头
跖肌
腓肠肌，外侧头
腘肌
股二头肌
腓骨长肌
比目鱼肌
胫骨后肌
趾长屈肌
踇长屈肌
小腿交叉（2条
肌腱的交叉点）
小腿三头肌
跖肌
足底交叉（2
条肌腱的交
叉点）
胫骨后肌
腓骨短肌
胫骨前肌
踇长屈肌
趾长屈肌

C. 切除：小腿三头肌、跖肌、腘肌、腓骨长肌和腓骨短肌。

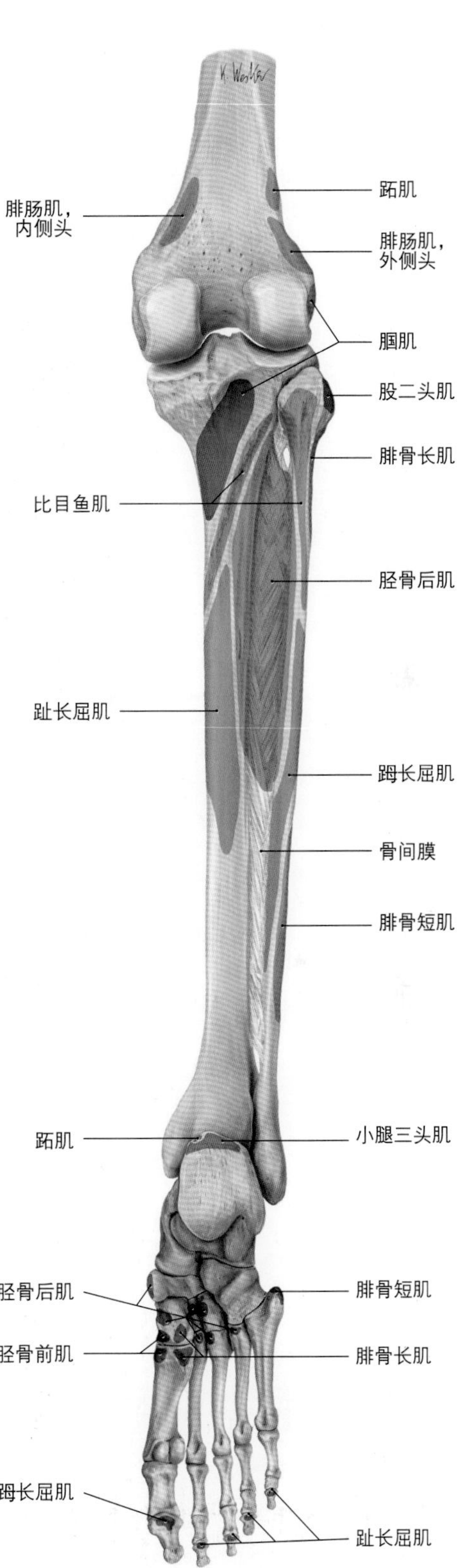
腓肠肌，
内侧头
跖肌
腓肠肌，
外侧头
腘肌
股二头肌
腓骨长肌
比目鱼肌
胫骨后肌
趾长屈肌
踇长屈肌
骨间膜
腓骨短肌
跖肌
小腿三头肌
胫骨后肌
腓骨短肌
胫骨前肌
腓骨长肌
踇长屈肌
趾长屈肌

D. 切除：所有肌肉。

小腿肌（Ⅰ）

小腿肌控制足的屈伸，以及内翻和外翻，在膝关节和髋关节运动过程中为下肢提供稳定性。

图 32.21　小腿外侧群肌

右小腿和足。

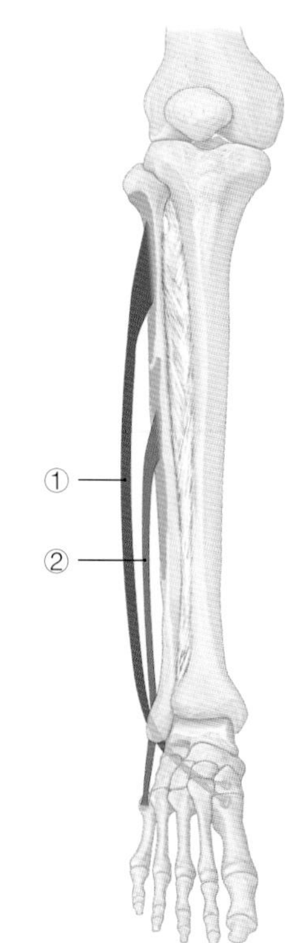

①
②

A. 腓骨肌群前面观，示意图。

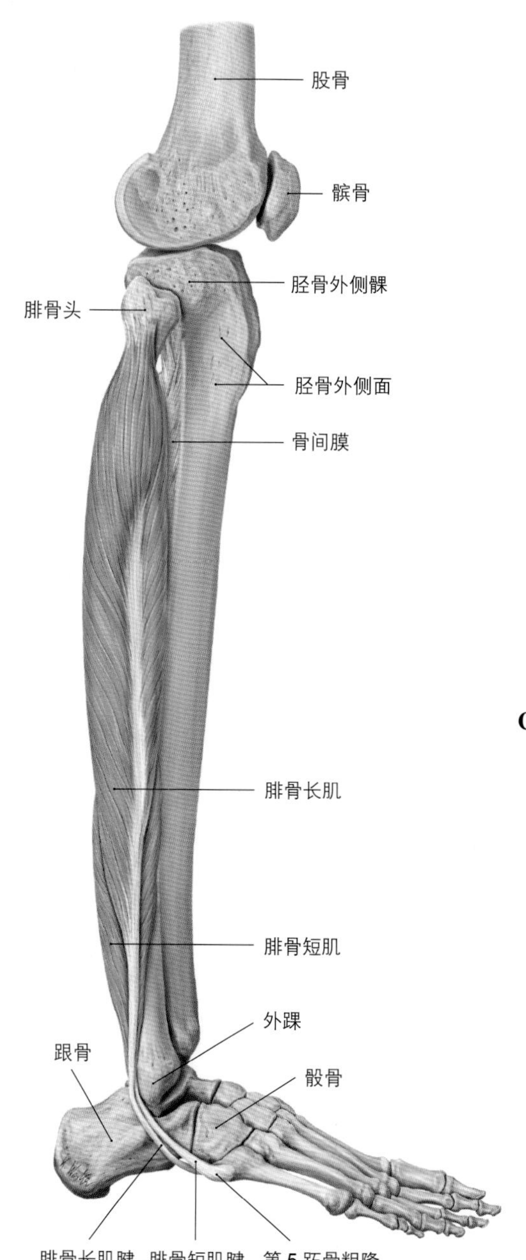

股骨
髌骨
胫骨外侧髁
腓骨头
胫骨外侧面
骨间膜
腓骨长肌
腓骨短肌
外踝
跟骨
骰骨
腓骨长肌腱
腓骨短肌腱
第 5 跖骨粗隆

B. 外侧群肌，右侧面观。

第 1 跖骨
内侧楔骨
骰骨
腓骨长肌腱

C. 腓骨长肌腱的走行，足底观。

表 32.2　外侧群肌

肌名	起点	止点	神经支配	作用
①腓骨长肌	腓骨（腓骨头和近端 2/3 的外侧面，部分起于肌间隔）	内侧楔骨（跖侧）、第 1 跖骨（底部）	腓浅神经（L_5、S_1）	• 距小腿关节：跖屈 • 距下关节：外翻（旋前） • 支持足底横弓
②腓骨短肌	腓骨（远端 1/2 的外侧面）、肌间隔	第 5 跖骨（底部粗隆，偶有分支止于第 5 趾背腱膜）		• 距小腿关节：跖屈 • 距下关节：外翻（旋前）

图 32.22 小腿前群肌

右小腿前面观。

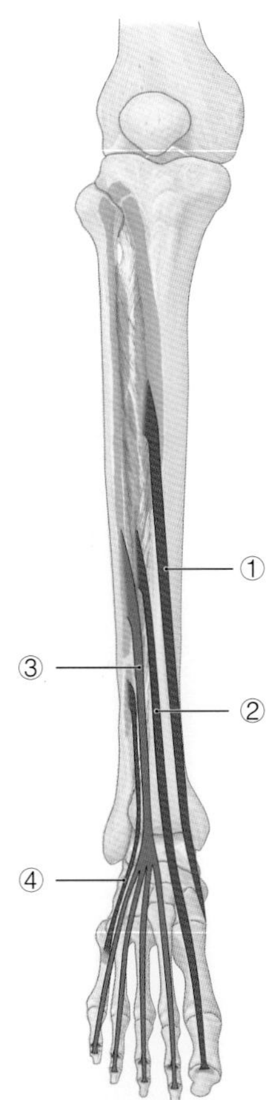
①
③
②
④

A. 示意图。

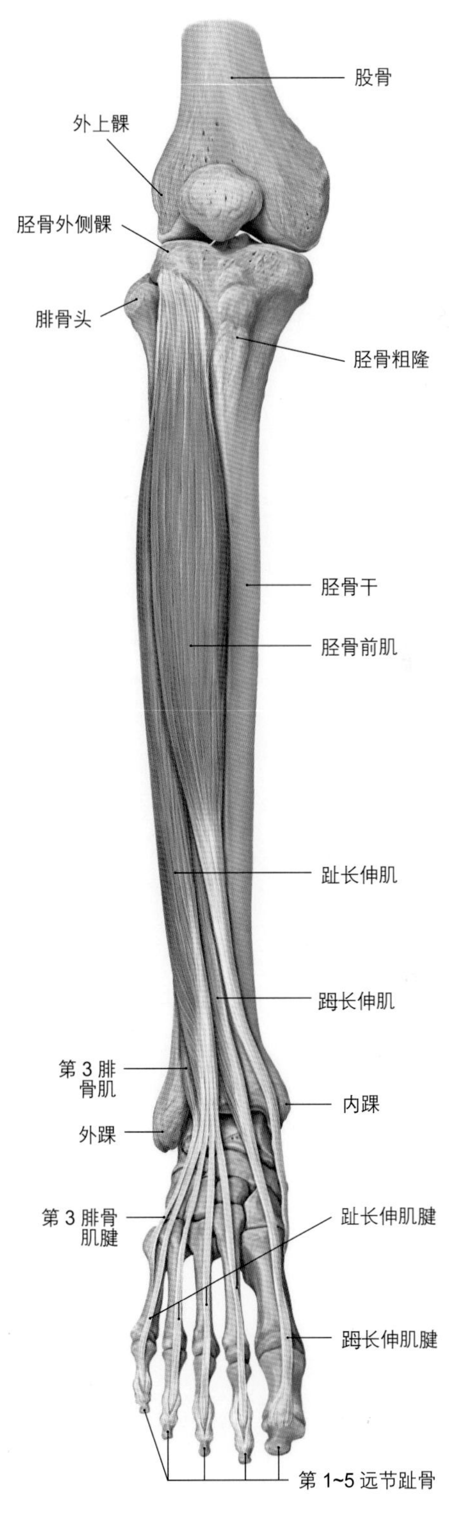
股骨
外上髁
胫骨外侧髁
腓骨头
胫骨粗隆
胫骨干
胫骨前肌
趾长伸肌
踇长伸肌
第 3 腓骨肌
内踝
外踝
第 3 腓骨肌腱
趾长伸肌腱
踇长伸肌腱
第 1~5 远节趾骨

B. 前群肌。

表 32.3 前群肌

肌名	起点	止点	神经支配	作用
①胫骨前肌	胫骨（上 2/3 的外侧面）、骨间膜、小腿浅筋膜（最高的部分）	内侧楔骨（内侧面和足底面）、第 1 跖骨（底面内侧）	腓深神经（L4、L5）	• 距小腿关节：背屈 • 距下关节：内翻（旋后）
②踇长伸肌	腓骨（中段 1/3 的内侧面）、骨间膜	踇趾（远节趾骨底的趾背腱膜）	腓深神经（L4、L5）	• 距小腿关节：背屈 • 距下关节：外翻和内翻（旋前 / 旋后），取决于足的初始位置 • 伸踇趾的 MTP 关节和 IP 关节
③趾长伸肌	腓骨（腓骨头和内侧面）、胫骨（外侧髁）及骨间膜	第 2~5 趾（远节趾骨底的趾背腱膜）	腓深神经（L4、L5）	• 距小腿关节：背屈 • 距下关节：外翻（旋前） • 伸第 2~5 趾的 MTP 关节和 IP 关节
④第 3 腓骨肌	腓骨远端（前缘）	第 5 跖骨（底部）	腓深神经（L4、L5）	• 距小腿关节：背屈 • 距下关节：外翻（旋前）

注：IP，趾间；MTP，跖趾间。

小腿肌（II）

小腿后群肌分为2组：浅层屈肌和深层屈肌。两组之间有横向肌间隔分开。

图 32.23　小腿后群肌：浅层屈肌

右小腿后面观。

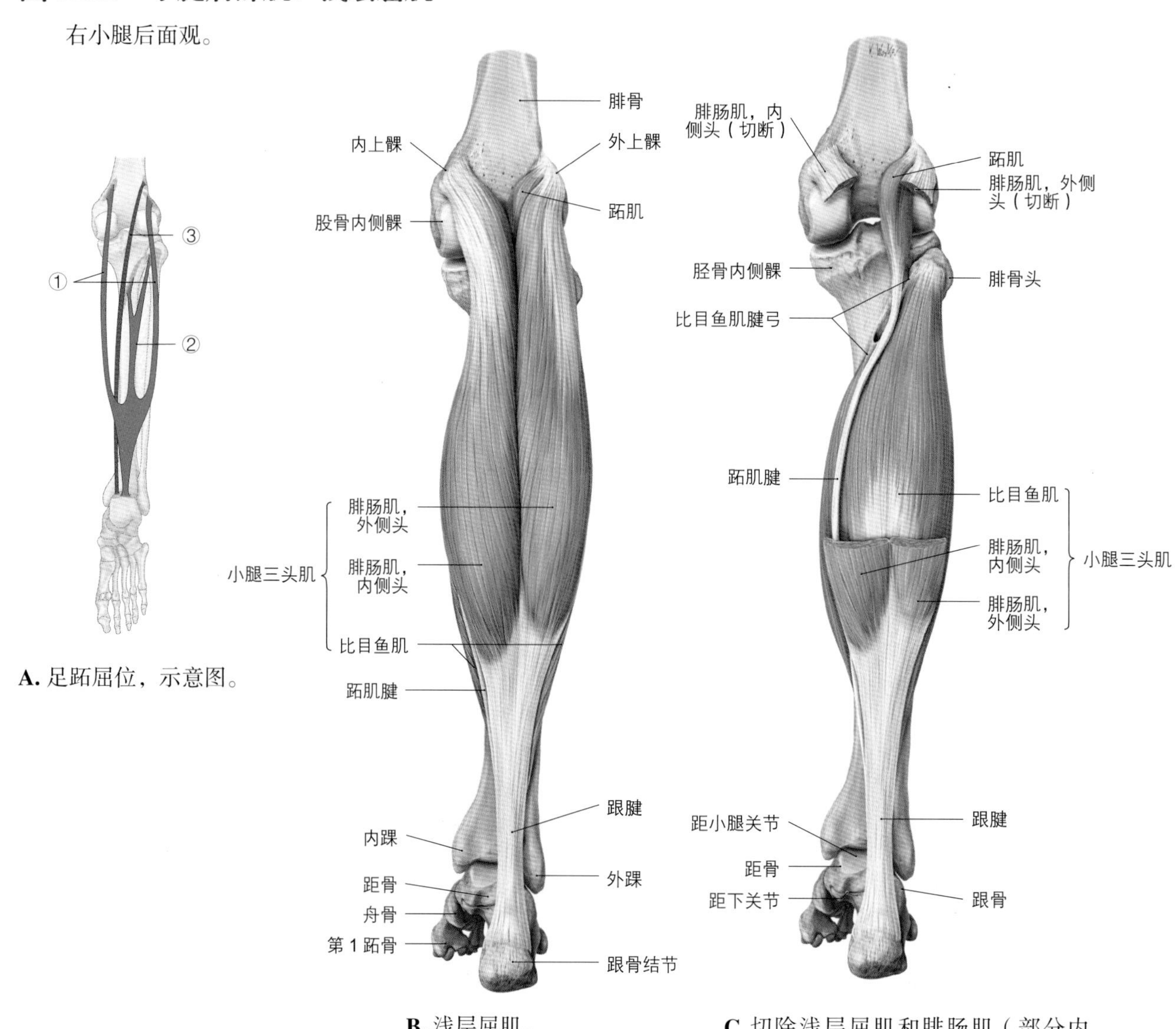

③
①
②
腓骨
内上髁
外上髁
跖肌
股骨内侧髁
腓肠肌，外侧头
小腿三头肌
腓肠肌，内侧头
比目鱼肌
跖肌腱
跟腱
内踝
外踝
距骨
舟骨
第1跖骨
跟骨结节
腓肠肌，内侧头（切断）
跖肌
腓肠肌，外侧头（切断）
胫骨内侧髁
腓骨头
比目鱼肌腱弓
跖肌腱
比目鱼肌
腓肠肌，内侧头
腓肠肌，外侧头
小腿三头肌
距小腿关节
跟腱
距骨
距下关节
跟骨

A. 足跖屈位，示意图。

B. 浅层屈肌。

C. 切除浅层屈肌和腓肠肌（部分内侧头和外侧头）。

表 32.4　后群的浅层屈肌

肌名		起点	止点	神经支配	作用
小腿三头肌	①腓肠肌	腓骨（内侧头，股骨内侧髁的后上部；外侧头，股骨外侧髁的外侧面）	经跟腱止于跟骨结节	胫神经（S_1、S_2）	•距小腿关节：伸膝关节时跖屈（腓肠肌） •膝关节：屈曲（腓肠肌） •距小腿关节；跖屈（比目鱼肌）
	②比目鱼肌	腓骨（头和颈的背侧面），胫骨（经腱弓止于比目鱼肌线）			
③跖肌		股骨（外上髁，腓肠肌外侧头的近侧）	跟骨结节		可忽略；可能有协同腓肠肌的跖屈作用

图 32.24 小腿后群肌：深层屈肌

跖屈位的右小腿后面观。

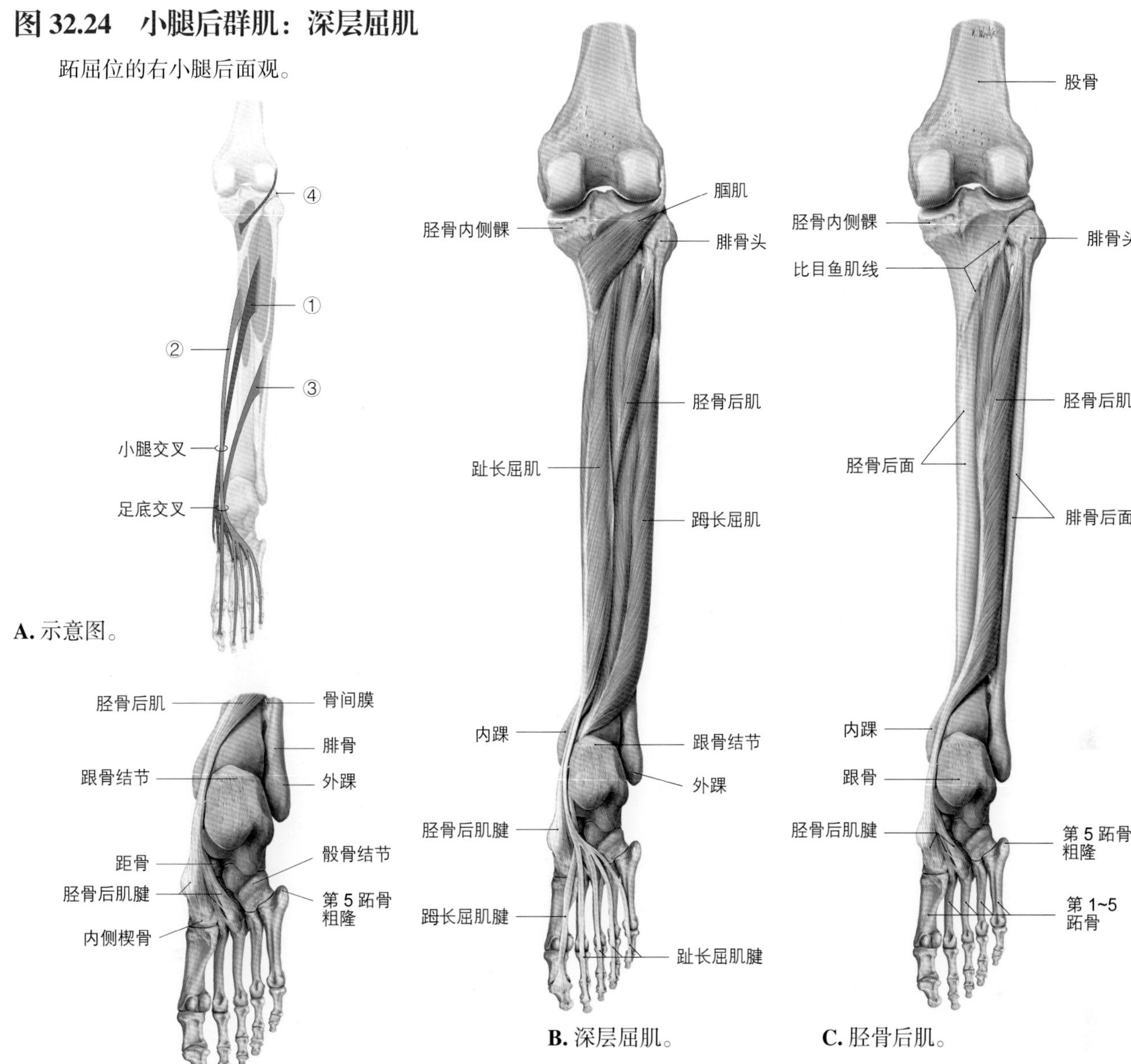
④
①
②
③
小腿交叉
足底交叉
腘肌
胫骨内侧髁
腓骨头
胫骨后肌
趾长屈肌
踇长屈肌
内踝
跟骨结节
外踝
胫骨后肌腱
踇长屈肌腱
趾长屈肌腱
股骨
胫骨内侧髁
腓骨头
比目鱼肌线
胫骨后肌
胫骨后面
腓骨后面
内踝
跟骨
胫骨后肌腱
第 5 跖骨粗隆
第 1~5 跖骨
胫骨后肌
骨间膜
腓骨
跟骨结节
外踝
距骨
骰骨结节
胫骨后肌腱
第 5 跖骨粗隆
内侧楔骨

A. 示意图。

B. 深层屈肌。

C. 胫骨后肌。

D. 胫骨后肌的止点。

表 32.5 后群的深层屈肌

肌名	起点	止点	神经支配	作用
①胫骨后肌	骨间膜，胫、腓骨相邻缘	舟骨粗隆、楔骨（内侧、中间和外侧）、第 2~4 跖骨（底部）	胫神经（L_4、L_5）	•距小腿关节：跖屈 •距下关节：内翻（旋后） •支持足底纵弓和横弓
②趾长屈肌	胫骨（中 1/3 的背侧面）	第 2~5 远节趾骨底	胫神经（L_5~S_2）	•距小腿关节：跖屈 •距下关节：内翻（旋后） •第 2~5 趾的 MTP 和 IP 关节：跖屈
③踇长屈肌	腓骨（远端 2/3 的背侧面）、相邻的骨间膜	第 1 远节趾骨底		•距小腿关节：跖屈 •距下关节：内翻（旋后） •第 1 趾的 MTP 和 IP 关节：跖屈 •支持足底纵弓和横弓
④腘肌	股骨外侧髁、外侧半月板的后角	胫骨背侧面（在比目鱼肌起点之上）	胫神经（L_4~S_1）	膝关节：股骨在固定的胫骨上内旋 5°来屈曲和解锁膝关节

注：IP，趾间；MTP，跖趾间。

第 33 章　踝和足

足骨

图 33.1　足骨的分类

右足背面观。足骨按解剖结构分为跗骨、跖骨和趾骨，按功能及临床标准分为后足、中足和足前。

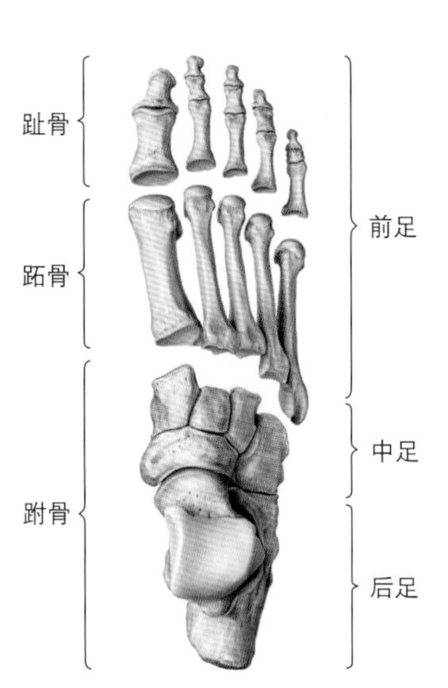
趾骨
跖骨
跗骨
前足
中足
后足

图 33.2　足骨

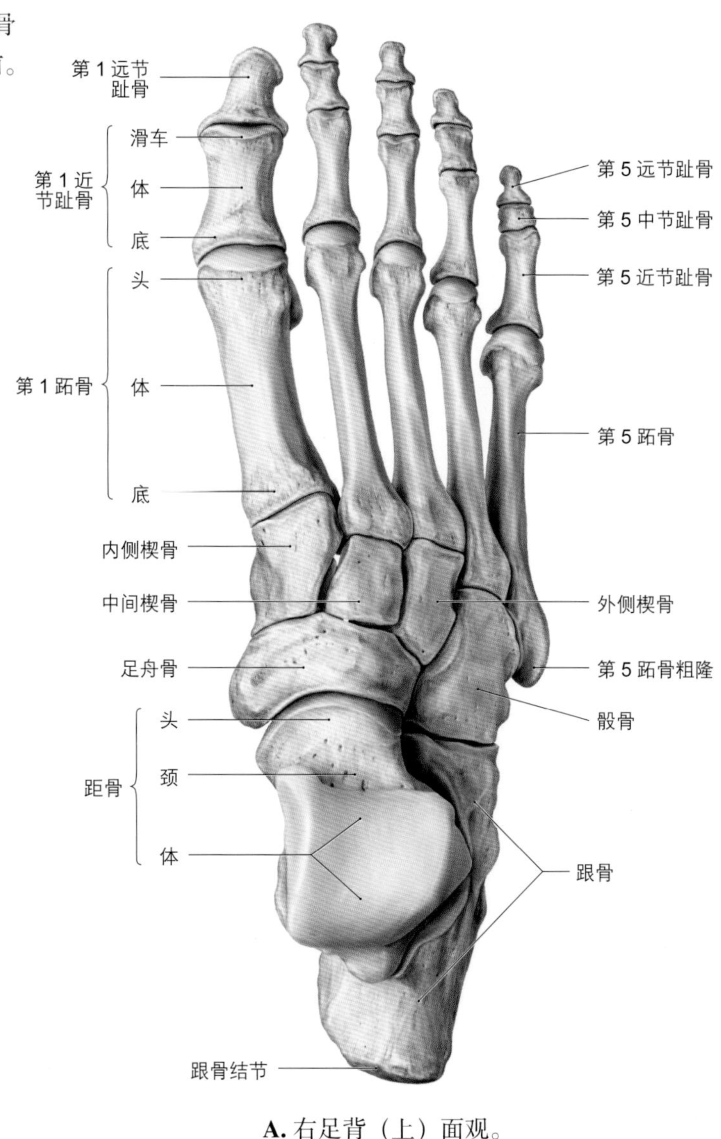
第 1 远节趾骨
滑车
第 1 近节趾骨
体
底
头
第 1 跖骨
体
底
内侧楔骨
中间楔骨
足舟骨
头
距骨
颈
体
跟骨结节
第 5 远节趾骨
第 5 中节趾骨
第 5 近节趾骨
第 5 跖骨
外侧楔骨
第 5 跖骨粗隆
骰骨
跟骨

A. 右足背（上）面观。

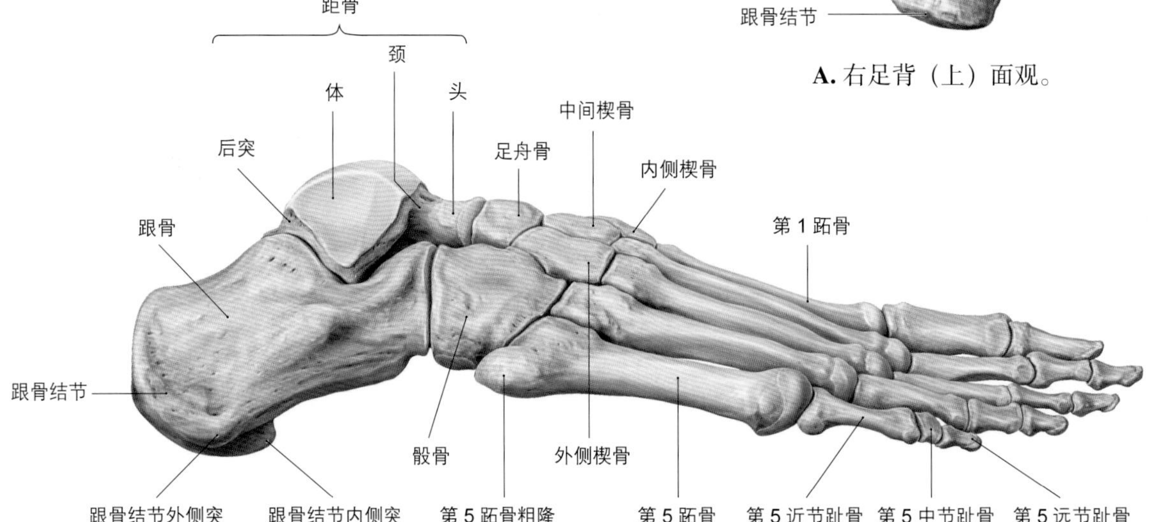
距骨
颈
体
头
后突
跟骨
中间楔骨
足舟骨
内侧楔骨
第 1 跖骨
跟骨结节
骰骨
外侧楔骨
跟骨结节外侧突
跟骨结节内侧突
第 5 跖骨粗隆
第 5 跖骨
第 5 近节趾骨
第 5 中节趾骨
第 5 远节趾骨

B. 右足外侧面观。

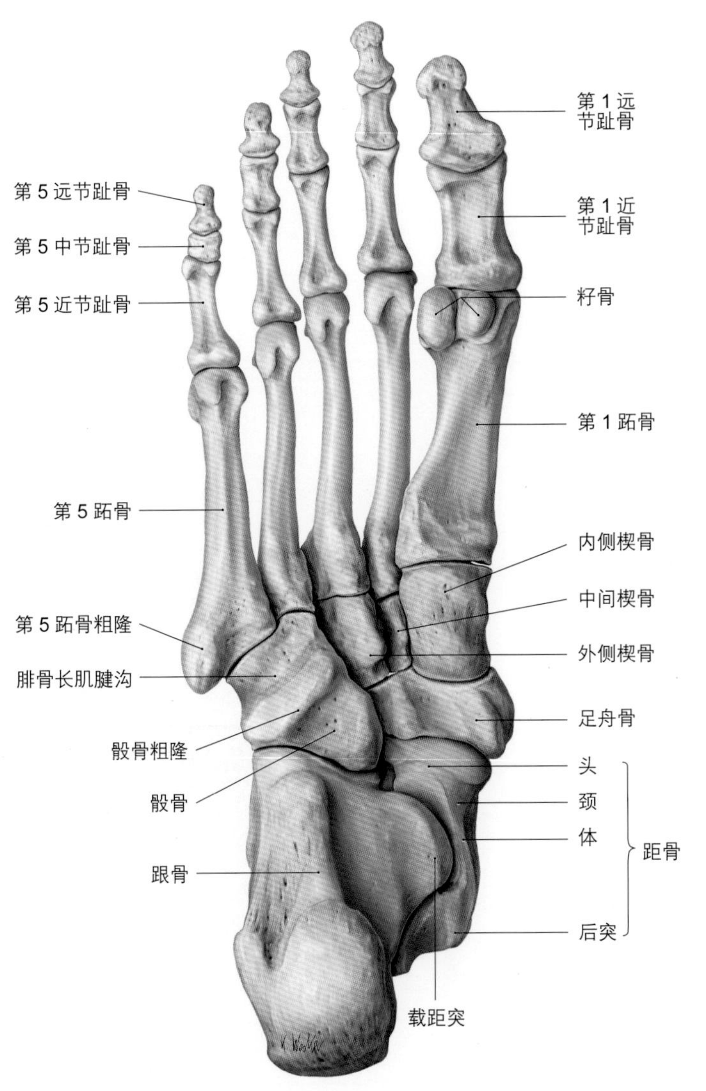
第1远节趾骨
第1近节趾骨
籽骨
第1跖骨
第5远节趾骨
第5中节趾骨
第5近节趾骨
第5跖骨
内侧楔骨
中间楔骨
第5跖骨粗隆
外侧楔骨
腓骨长肌腱沟
足舟骨
骰骨粗隆
头
骰骨
颈
体
距骨
跟骨
后突
载距突

C. 右足足底（下）面观。

> ## 临床要点 33.1
>
> **足的功能位**
>
> 右足，外侧面观。在中立位（0°），足骨与小腿骨大约成 90°。这种跖行的足位置称为“功能位”，是正常站立和行走的重要基础。
>
> 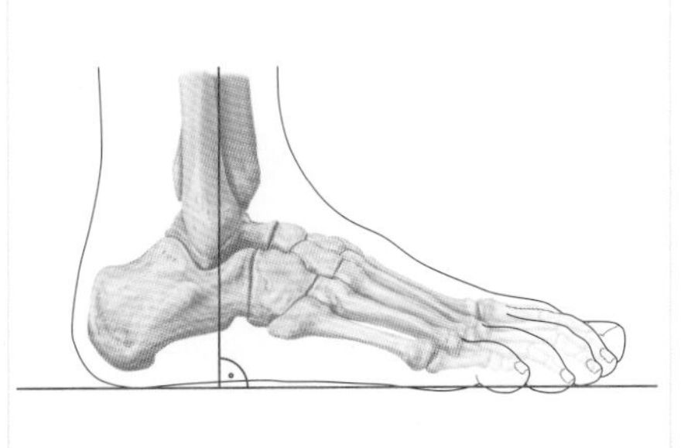

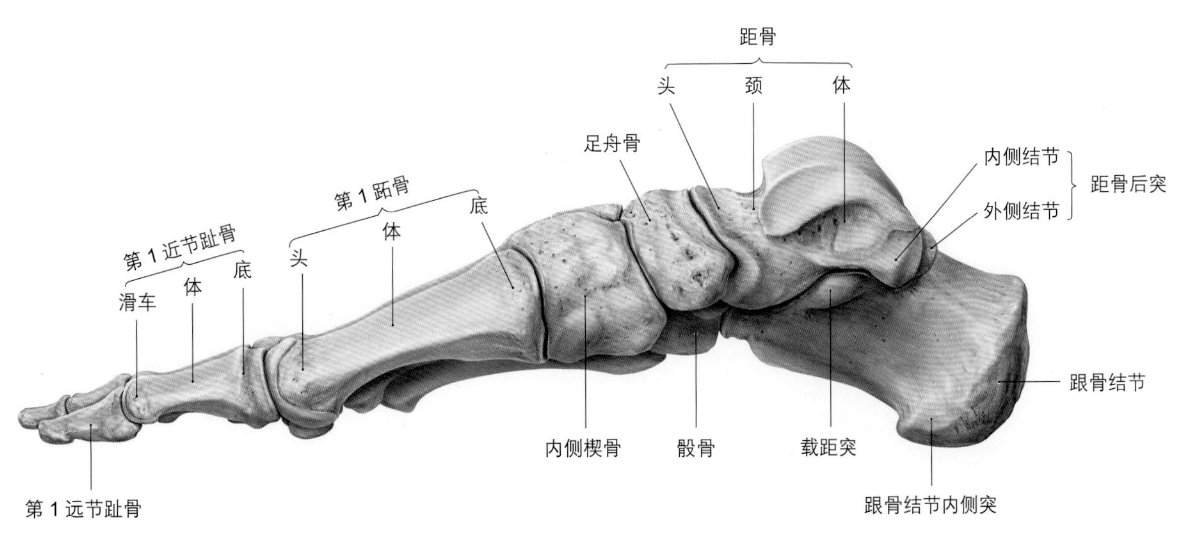
距骨
头
颈
体
足舟骨
内侧结节
距骨后突
外侧结节
第1跖骨
底
头
体
第1近节趾骨
底
滑车
体
跟骨结节
内侧楔骨
骰骨
载距突
跟骨结节内侧突
第1远节趾骨

D. 右足内侧面观。

足关节（Ⅰ）

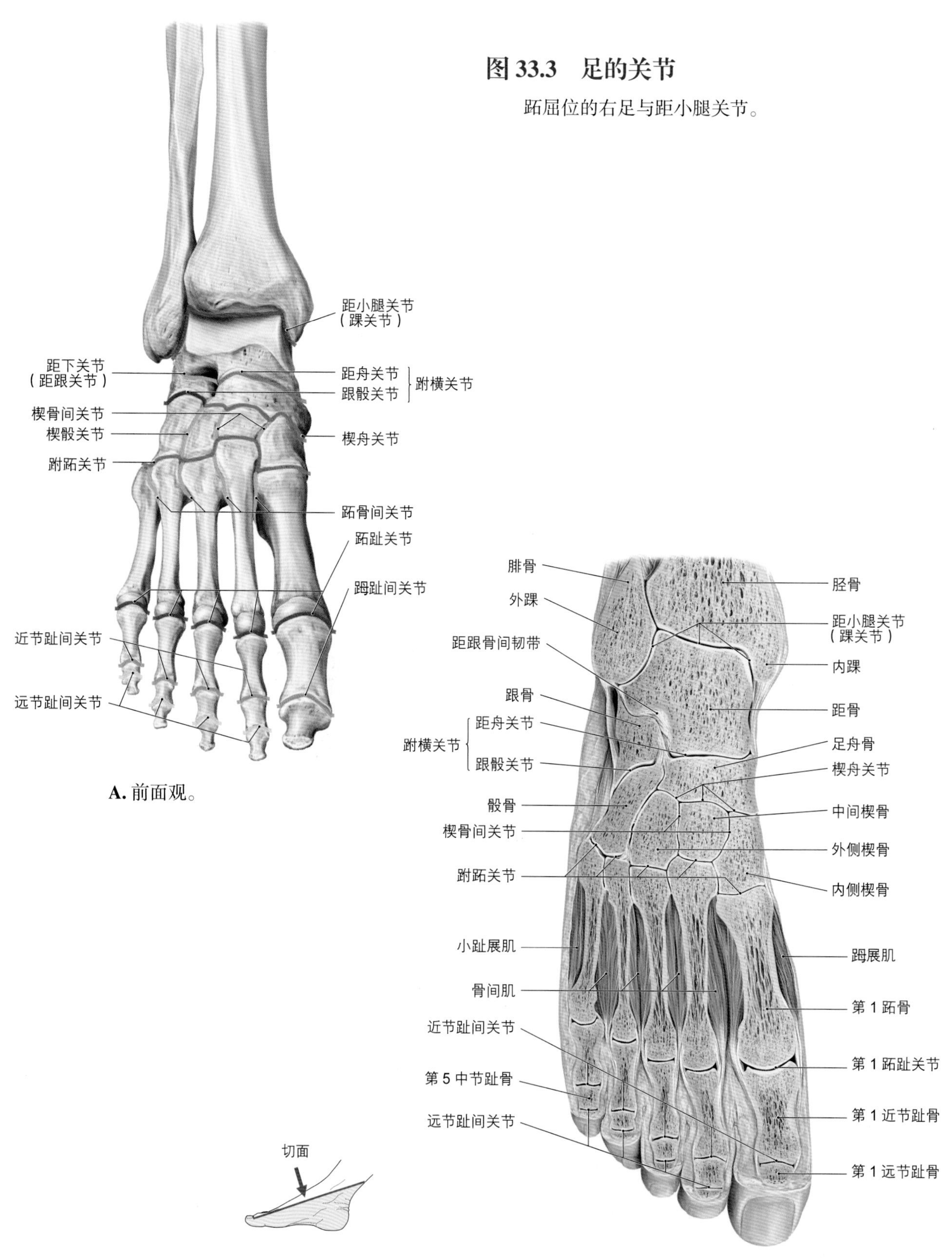
距小腿关节
（踝关节）
距下关节
（距跟关节）
距舟关节
跟骰关节
跗横关节
楔骨间关节
楔骰关节
楔舟关节
跗跖关节
跖骨间关节
跖趾关节
踇趾间关节
近节趾间关节
远节趾间关节
腓骨
胫骨
外踝
距小腿关节
（踝关节）
距跟骨间韧带
内踝
跟骨
距骨
跗横关节
距舟关节
足舟骨
跟骰关节
楔舟关节
骰骨
中间楔骨
楔骨间关节
外侧楔骨
跗跖关节
内侧楔骨
小趾展肌
踇展肌
骨间肌
第1跖骨
近节趾间关节
第1跖趾关节
第5中节趾骨
第1近节趾骨
远节趾间关节
第1远节趾骨
切面

图 33.3　足的关节

跖屈位的右足与距小腿关节。

A. 前面观。

B. 冠状面上面观。

图 33.4 近侧关节面

右足近侧面观。

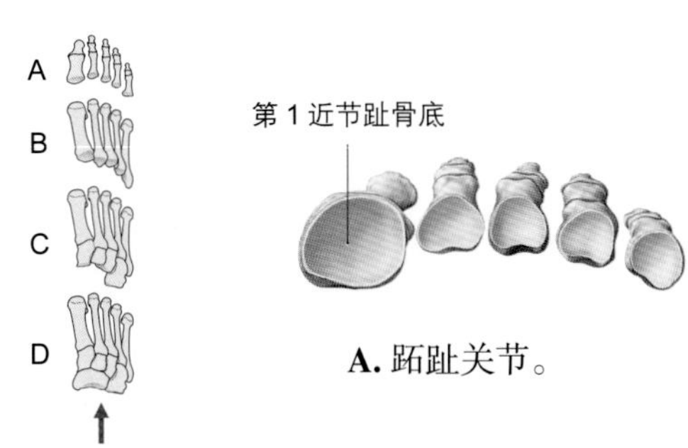
A
B
C
D
第 1 近节趾骨底

A. 跖趾关节。

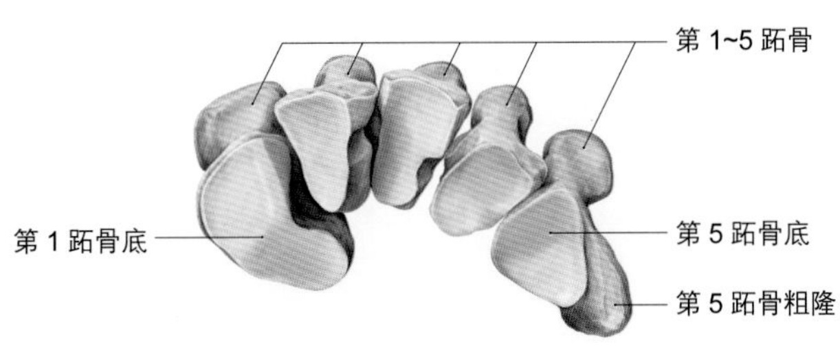
第 1~5 跖骨
第 1 跖骨底
第 5 跖骨底
第 5 跖骨粗隆

B. 跗跖关节。

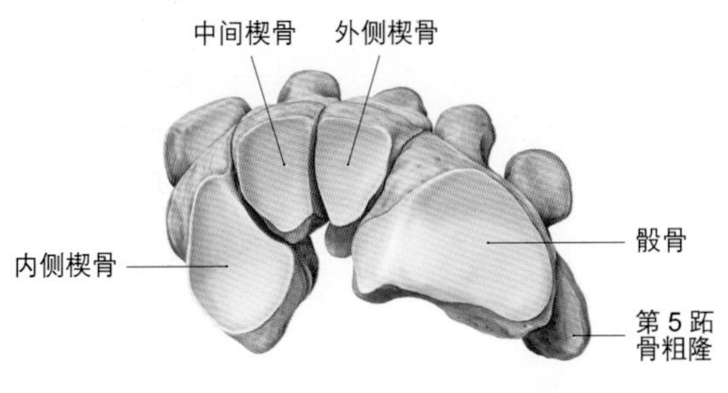
中间楔骨
外侧楔骨
内侧楔骨
骰骨
第 5 跖
骨粗隆

C. 楔舟关节和跟骰关节。

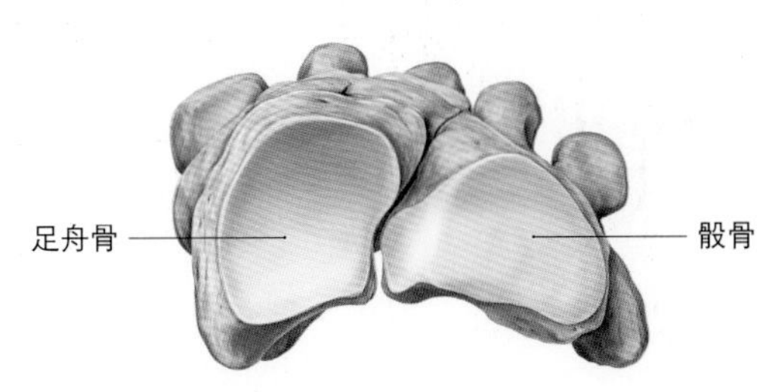
足舟骨
骰骨

D. 距舟关节和跟骰关节。

图 33.5 远侧关节面

右足远侧面观。

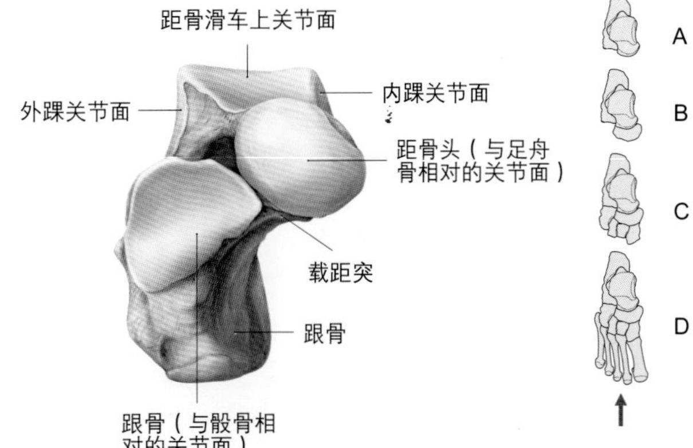
距骨滑车上关节面
外踝关节面
内踝关节面
距骨头（与足舟
骨相对的关节面）
载距突
跟骨
跟骨（与骰骨相
对的关节面）
A
B
C
D

A. 距舟关节和跟骰关节。

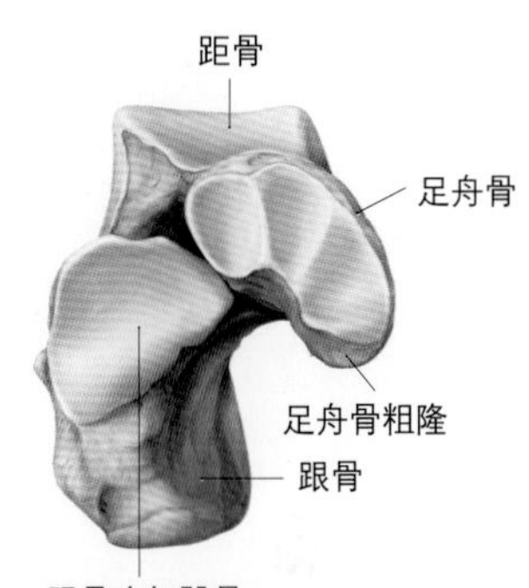
距骨
足舟骨
足舟骨粗隆
跟骨
跟骨（与骰骨
相对的关节面）

B. 楔舟关节和跟骰关节。

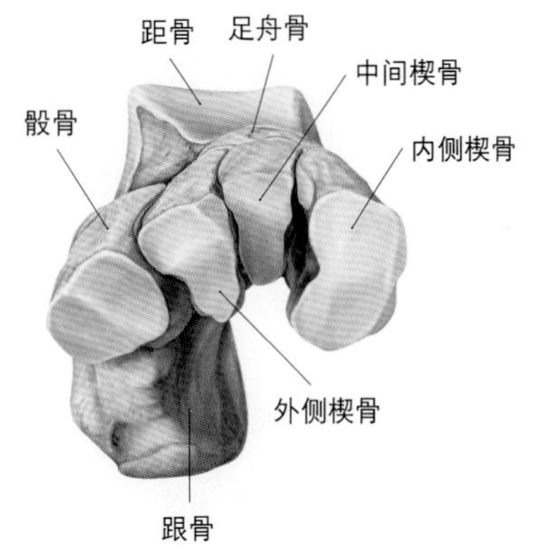
距骨
足舟骨
中间楔骨
骰骨
内侧楔骨
外侧楔骨
跟骨

C. 跗跖关节。

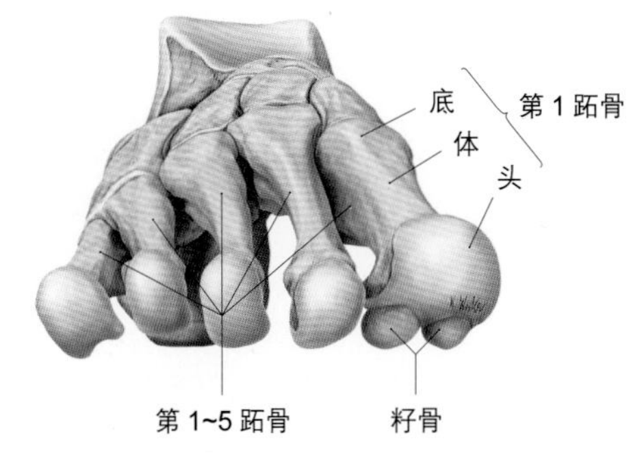
底
第 1 跖骨
体
头
第 1~5 跖骨
籽骨

D. 跖趾关节。

足关节（Ⅱ）

图 33.6 踝关节和距下关节

右足。踝关节由胫、腓骨下端（踝穴）与距骨滑车构成。距下关节由前、后两部分构成，前方为距舟关节，后方为距跟舟关节，中间有距跟骨间韧带分隔（见第458页）。

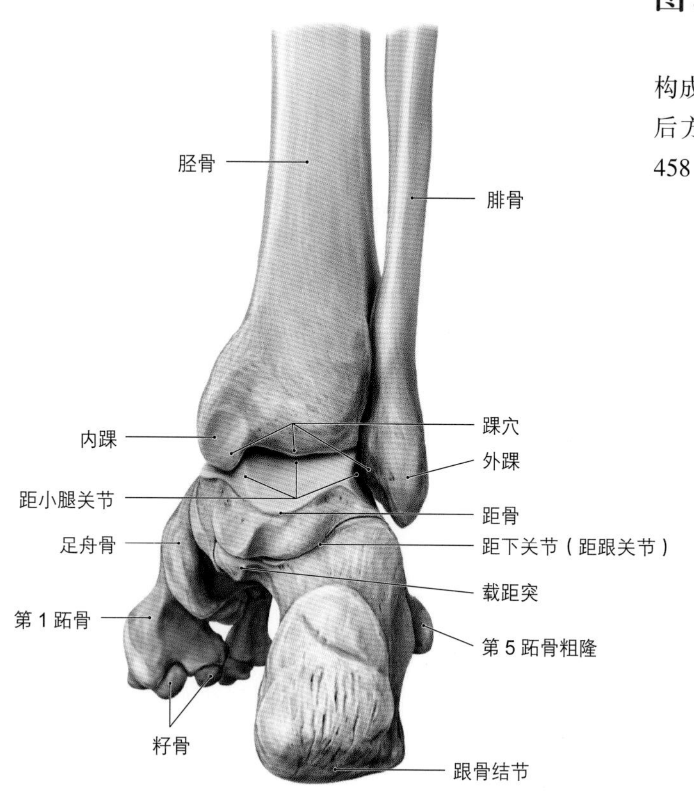
胫骨
腓骨
内踝
踝穴
外踝
距小腿关节
距骨
足舟骨
距下关节（距跟关节）
载距突
第1跖骨
第5跖骨粗隆
籽骨
跟骨结节

A. 足中立位后面观（0°）位置。

临床要点 33.2

前足和后足的运动范围

右足，前面观。

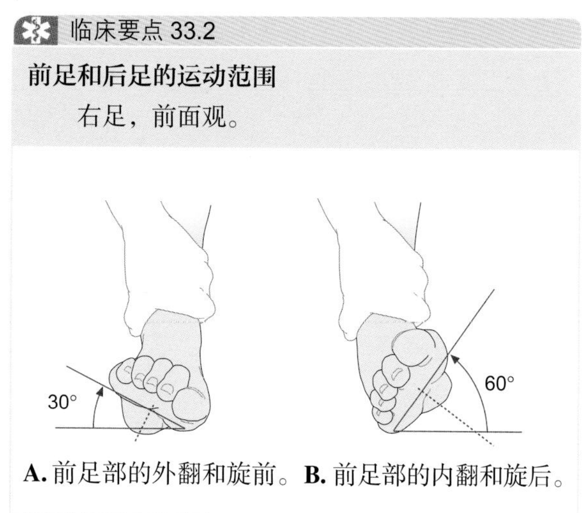
30°
60°

A. 前足部的外翻和旋前。**B.** 前足部的内翻和旋后。

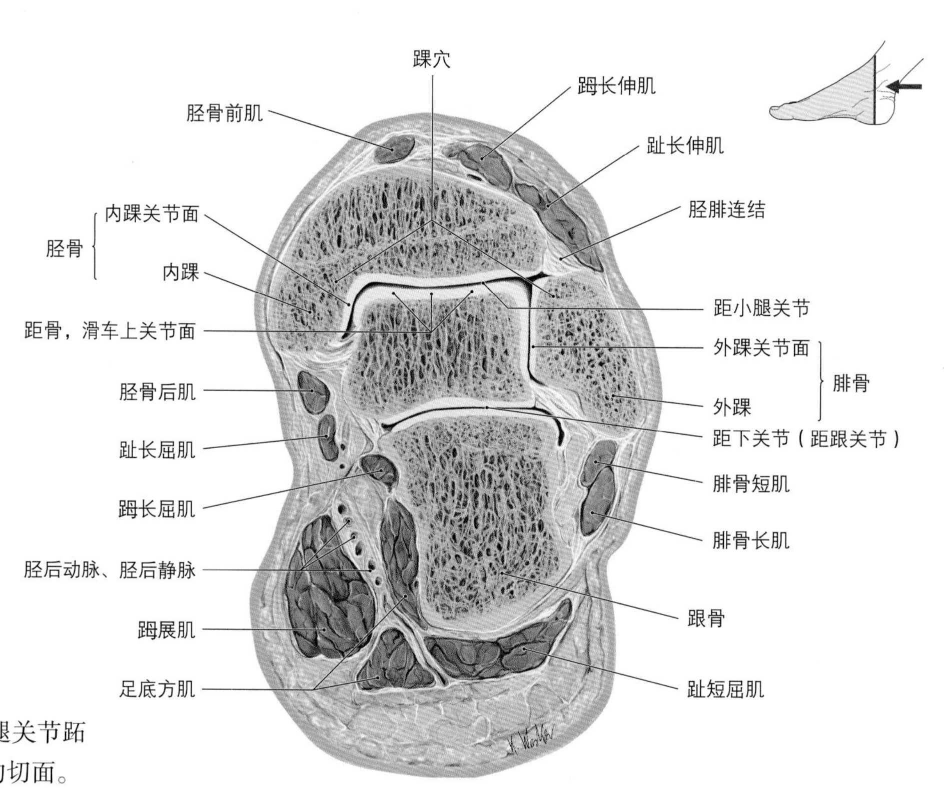
踝穴
胫骨前肌
姆长伸肌
趾长伸肌
胫腓连结
胫骨
内踝关节面
内踝
距小腿关节
距骨，滑车上关节面
外踝关节面
腓骨
外踝
胫骨后肌
趾长屈肌
距下关节（距跟关节）
腓骨短肌
姆长屈肌
腓骨长肌
胫后动脉、胫后静脉
跟骨
姆展肌
足底方肌
趾短屈肌

B. 冠状面近侧面观。距小腿关节跖屈位时，距下关节后部的切面。

图 33.7 踝关节和距下关节：矢状面

右足内侧面观。

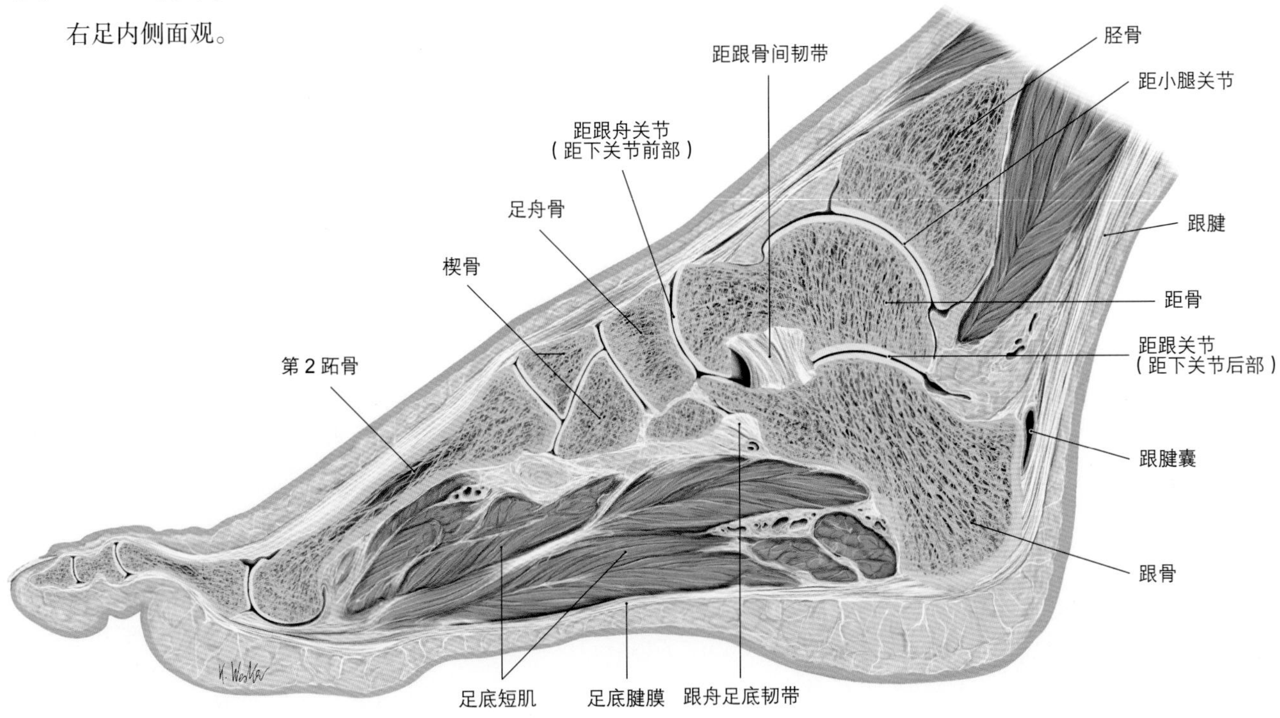
距跟骨间韧带
胫骨
距小腿关节
距跟舟关节
（距下关节前部）
足舟骨
楔骨
跟腱
距骨
第 2 跖骨
距跟关节
（距下关节后部）
跟腱囊
跟骨
足底短肌
足底腱膜
跟舟足底韧带

图 33.8 距小腿关节

右足。足背曲时，距骨滑车较宽的前部楔入踝穴，使距小腿（髁）关节更紧和更稳定。同样，当跖屈时则关节较松且稳定性较差。

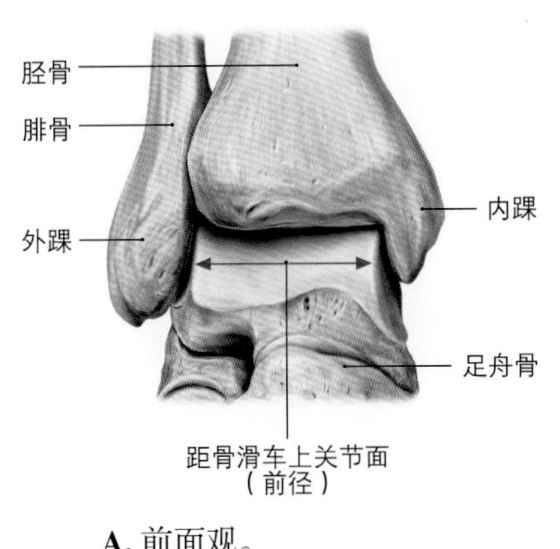
胫骨
腓骨
内踝
外踝
足舟骨
距骨滑车上关节面
（前径）

A. 前面观。

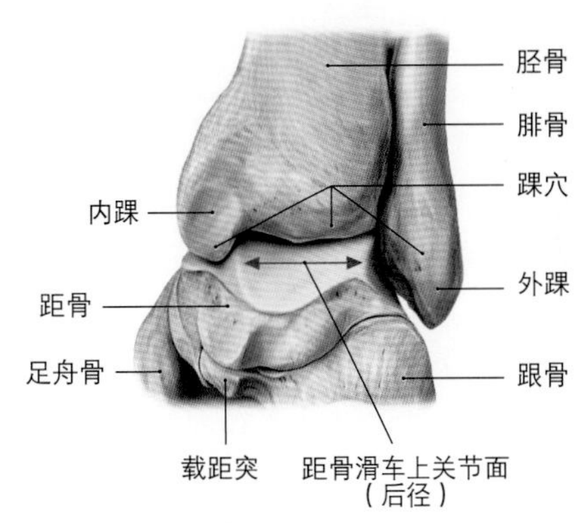
胫骨
腓骨
踝穴
内踝
外踝
距骨
足舟骨
跟骨
载距突
距骨滑车上关节面
（后径）

B. 后面观。

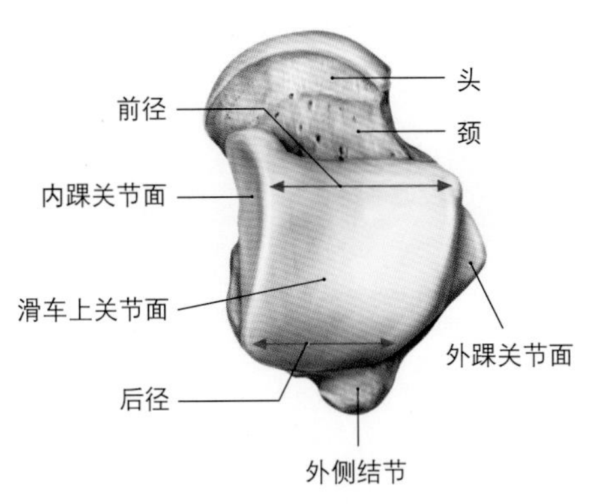
头
前径
颈
内踝关节面
滑车上关节面
外踝关节面
后径
外侧结节

C. 距骨近端上面观。

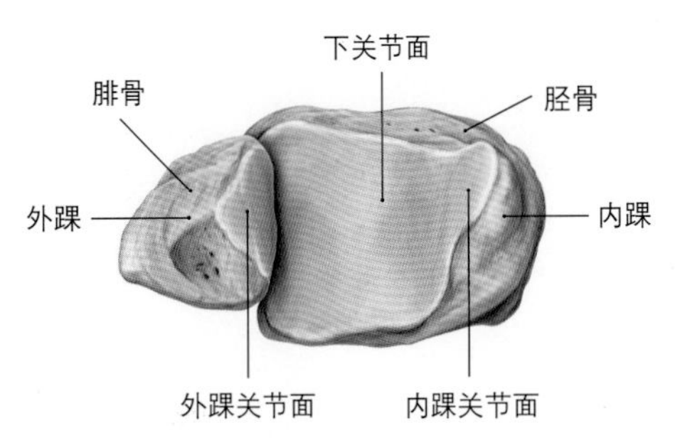
下关节面
腓骨
胫骨
外踝
内踝
外踝关节面
内踝关节面

D. 踝穴下面观。

足关节（Ⅲ）

图 33.9 踝关节及韧带

踝关节开放的右足。距下关节借距跟骨间韧带分为两个明显的关节：后部的距跟关节与前部的距跟舟关节。

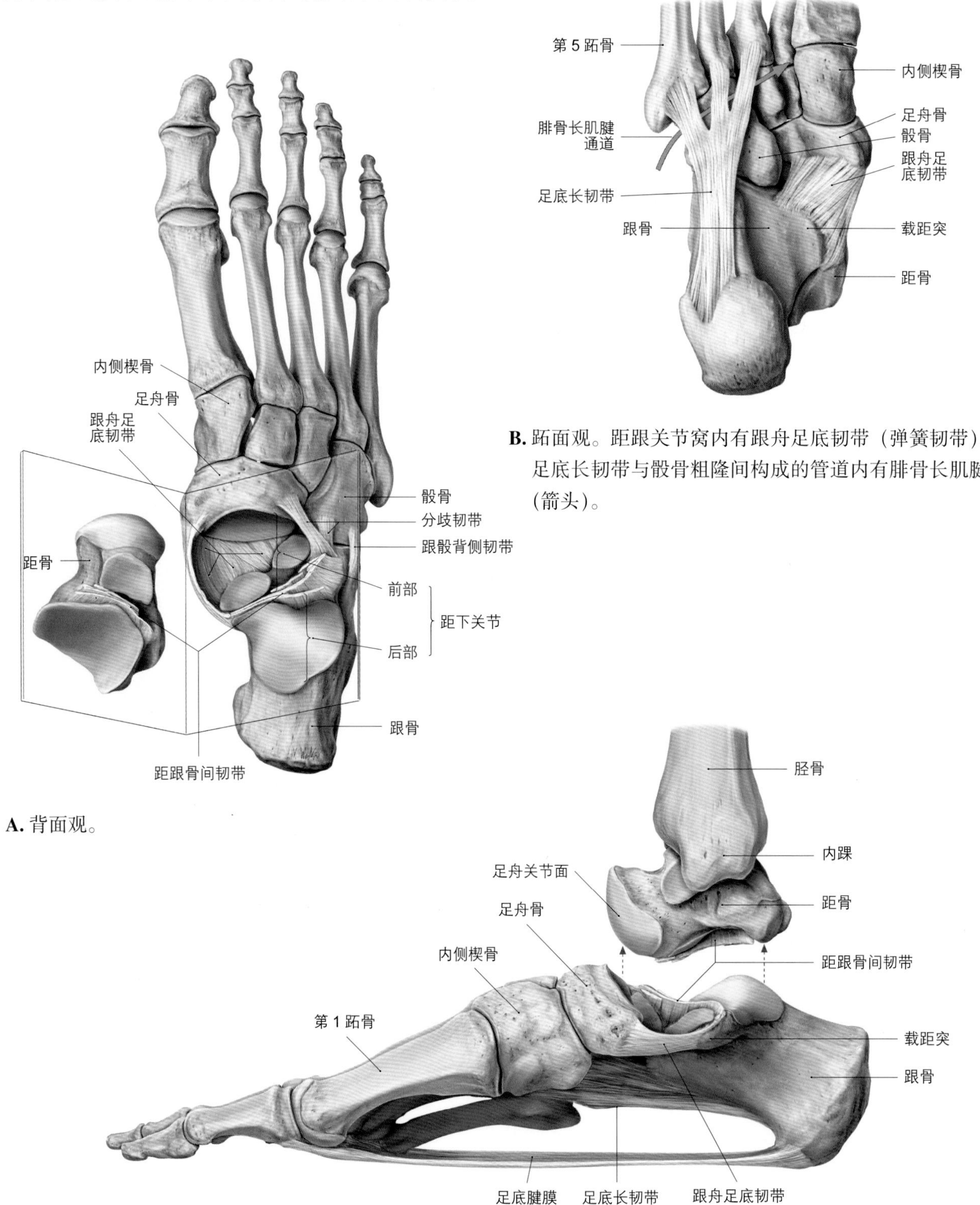

第 5 跖骨
内侧楔骨
足舟骨
骰骨
腓骨长肌腱通道
跟舟足底韧带
足底长韧带
跟骨
载距突
距骨
内侧楔骨
足舟骨
跟舟足底韧带
骰骨
分歧韧带
跟骰背侧韧带
距骨
前部
距下关节
后部
跟骨
距跟骨间韧带
胫骨
内踝
足舟关节面
距骨
足舟骨
距跟骨间韧带
内侧楔骨
第 1 跖骨
载距突
跟骨
足底腱膜
足底长韧带
跟舟足底韧带

B. 跖面观。距跟关节窝内有跟舟足底韧带（弹簧韧带）。足底长韧带与骰骨粗隆间构成的管道内有腓骨长肌腱（箭头）。

A. 背面观。

C. 内面观。切断距跟骨间韧带并将距骨上提，注意跟舟足底韧带的行程，该韧带与足底长韧带和足底腱膜一起构成足底纵弓。

图 33.10 距骨与跟骨

在距下关节将这两块跗骨分开，显示其关节面。

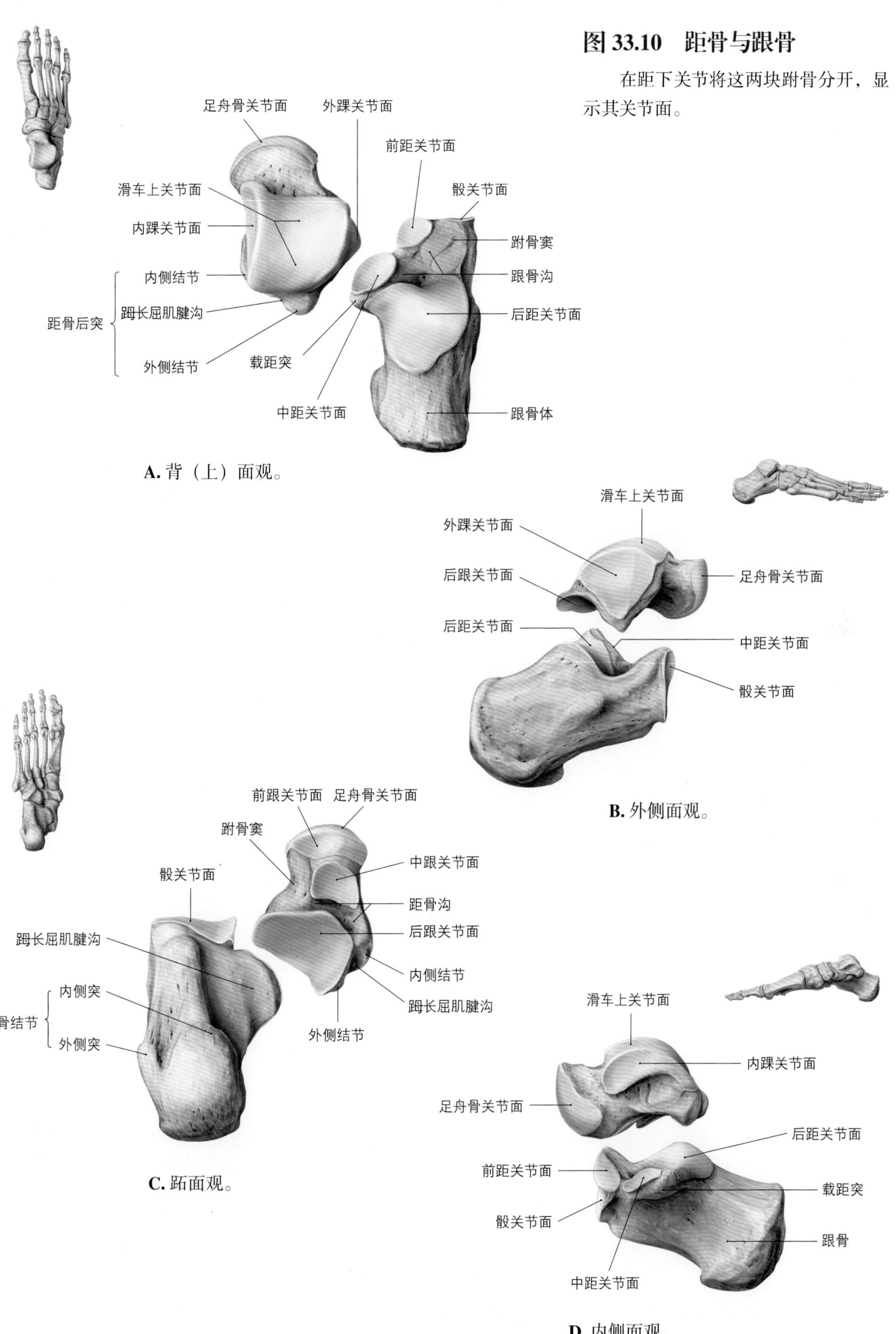
足舟骨关节面
外踝关节面
前距关节面
滑车上关节面
骰关节面
内踝关节面
跗骨窦
内侧结节
跟骨沟
距骨后突
跗长屈肌腱沟
后距关节面
外侧结节
载距突
中距关节面
跟骨体
滑车上关节面
外踝关节面
后跟关节面
足舟骨关节面
后距关节面
中距关节面
骰关节面
前跟关节面
足舟骨关节面
跗骨窦
中跟关节面
骰关节面
距骨沟
后跟关节面
跗长屈肌腱沟
内侧突
内侧结节
跟骨结节
跗长屈肌腱沟
外侧突
外侧结节
滑车上关节面
内踝关节面
足舟骨关节面
后距关节面
前距关节面
载距突
骰关节面
跟骨
中距关节面

A. 背（上）面观。

B. 外侧面观。

C. 跖面观。

D. 内侧面观。

足踝韧带

足的韧带可根据所在部位进行分类，如踝关节、距下关节、跖骨、前足或足底等。内侧副韧带、外侧副韧带与胫腓连结对维持距下关节的稳定性具有重要作用。

图 33.11 足踝韧带

右足，下面观见第 458 页。

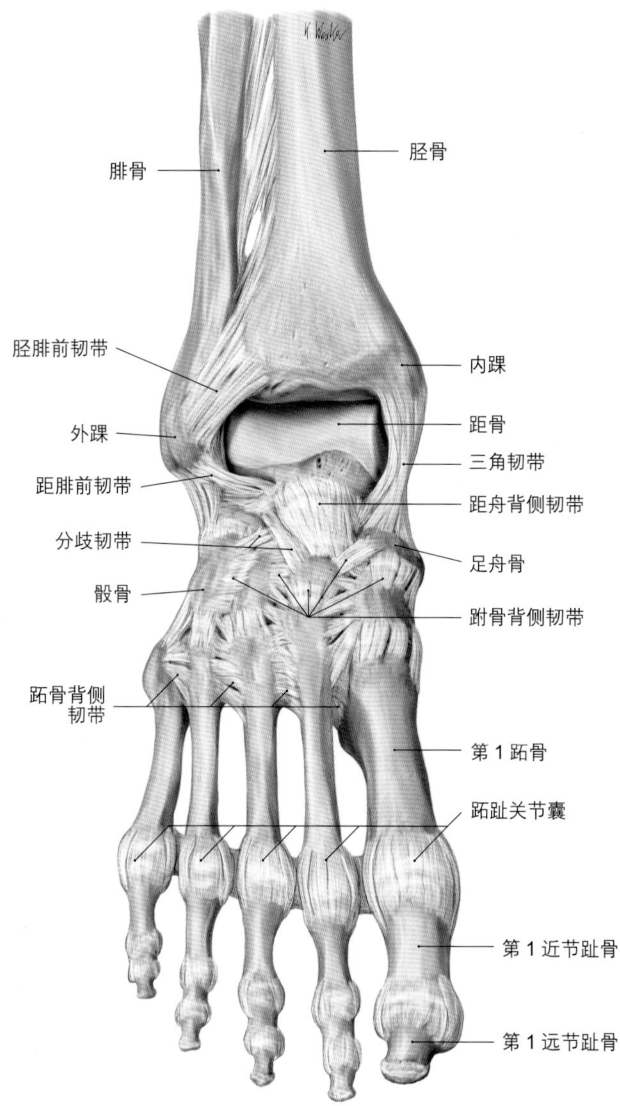
腓骨
胫骨
胫腓前韧带
内踝
外踝
距骨
三角韧带
距腓前韧带
距舟背侧韧带
分歧韧带
足舟骨
骰骨
跗骨背侧韧带
跖骨背侧韧带
第 1 跖骨
跖趾关节囊
第 1 近节趾骨
第 1 远节趾骨

A. 跖屈位距小腿关节前面观。

表 33.1 距小腿关节韧带

外侧韧带 *	距腓前韧带	
	距腓后韧带	
	跟腓韧带	
内侧韧带 *	三角韧带	胫距前部
		胫距后部
		胫舟部
		胫跟部
踝穴的下胫腓联合韧带	胫腓前韧带	
	胫腓后韧带	

注：* 内、外侧韧带又称为内、外侧副韧带。

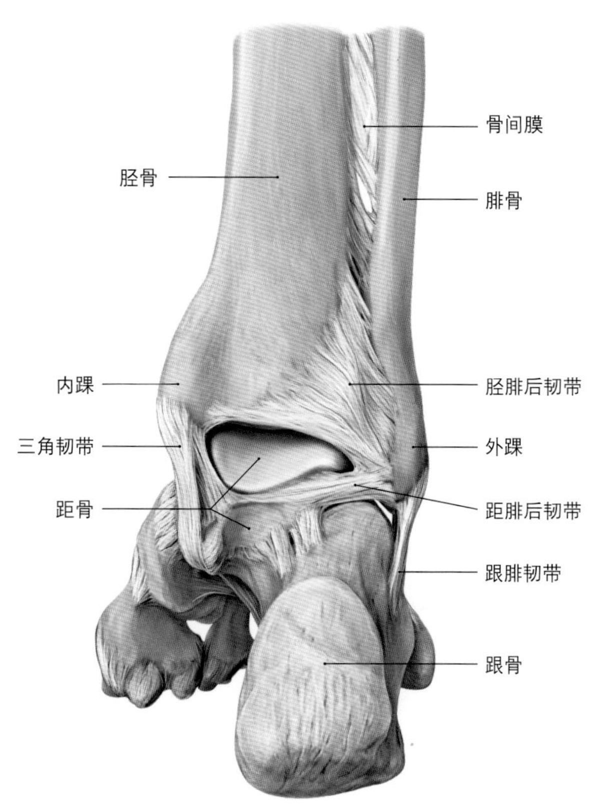
骨间膜
胫骨
腓骨
内踝
胫腓后韧带
三角韧带
外踝
距骨
距腓后韧带
跟腓韧带
跟骨

B. 跖行位足后面观。

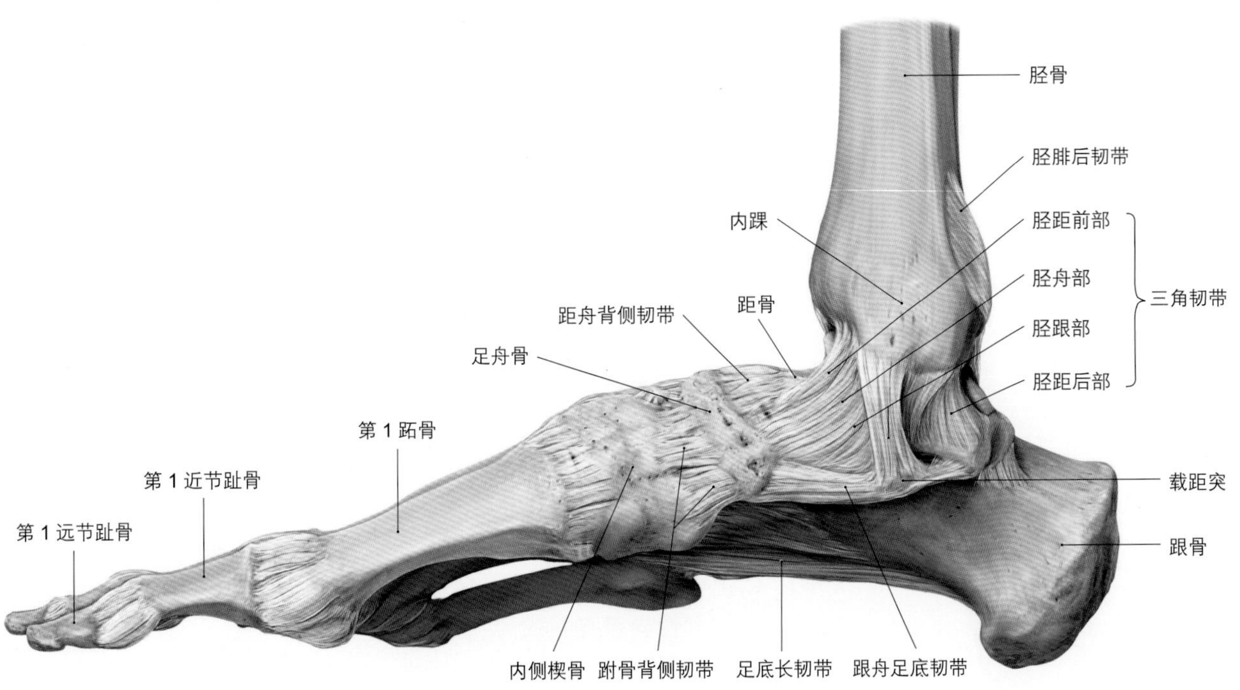
胫骨
胫腓后韧带
内踝
胫距前部
胫舟部
胫跟部
胫距后部
三角韧带
距骨
距舟背侧韧带
足舟骨
第 1 跖骨
第 1 近节趾骨
第 1 远节趾骨
载距突
跟骨
内侧楔骨
跗骨背侧韧带
足底长韧带
跟舟足底韧带

C. 内侧面观。

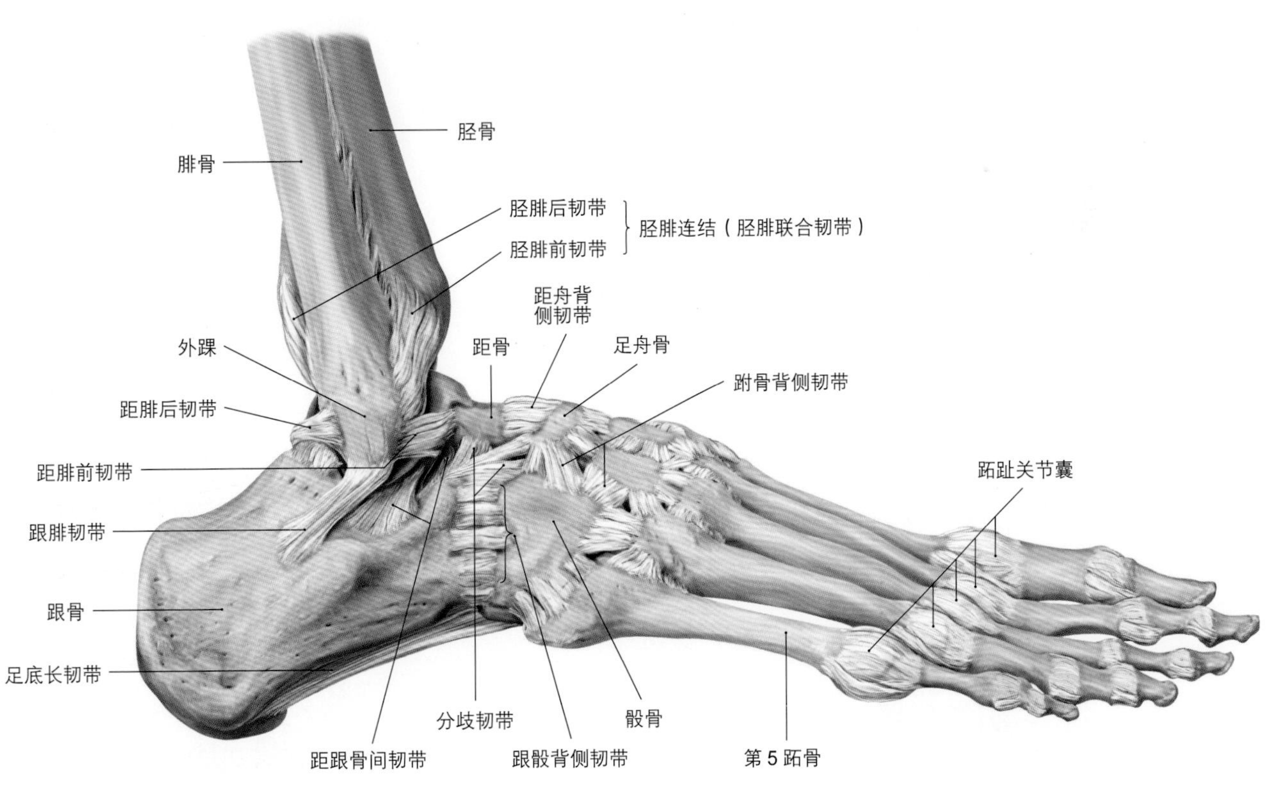
胫骨
腓骨
胫腓后韧带
胫腓前韧带
胫腓连结（胫腓联合韧带）
距舟背
侧韧带
距骨
足舟骨
外踝
跗骨背侧韧带
距腓后韧带
距腓前韧带
跖趾关节囊
跟腓韧带
跟骨
足底长韧带
分歧韧带
骰骨
距跟骨间韧带
跟骰背侧韧带
第 5 跖骨

D. 外侧面观。

足底穹隆与足弓

图 33.12 足底穹隆

右足。足的承力部位沿 2 条外（腓）侧射线和 3 条内（胫）侧射线分布。这些射线的排列在足底构成一个纵弓和一个横弓以协助足吸收垂直负荷。

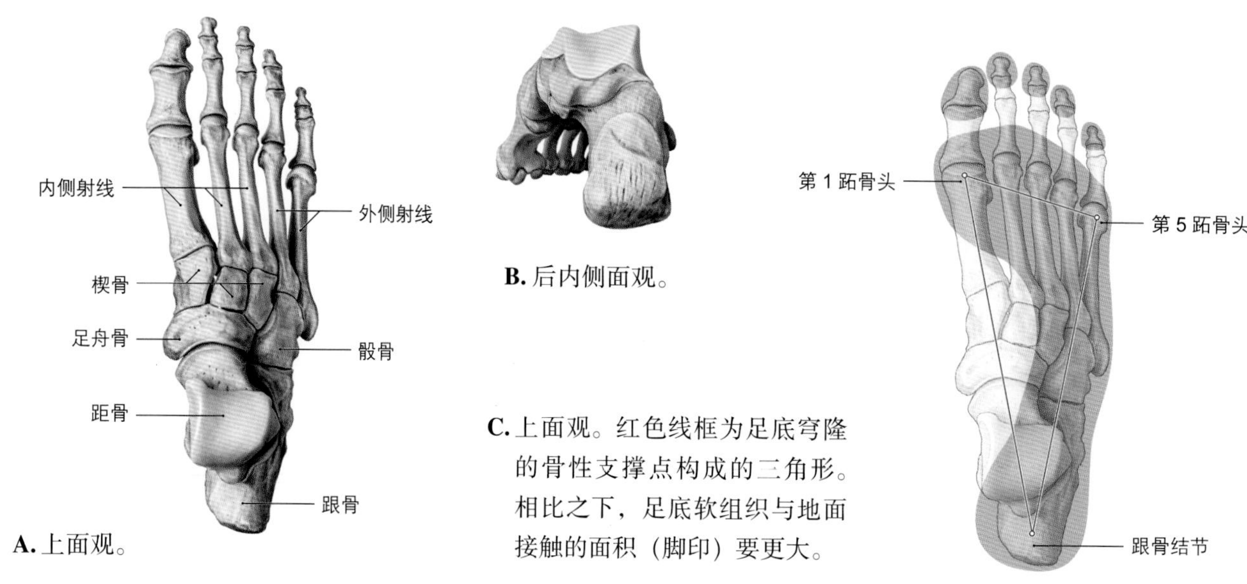

内侧射线
外侧射线
楔骨
足舟骨
骰骨
距骨
跟骨
第 1 跖骨头
第 5 跖骨头
跟骨结节

A. 上面观。

B. 后内侧面观。

C. 上面观。红色线框为足底穹隆的骨性支撑点构成的三角形。相比之下，足底软组织与地面接触的面积（脚印）要更大。

图 33.13 足横弓的稳定性

右足。足横弓由主动性和被动性稳定结构支撑（分别为肌与韧带）。

注意：前足的足弓只有被动稳定结构，而跖骨和跗骨只有主动稳定结构。

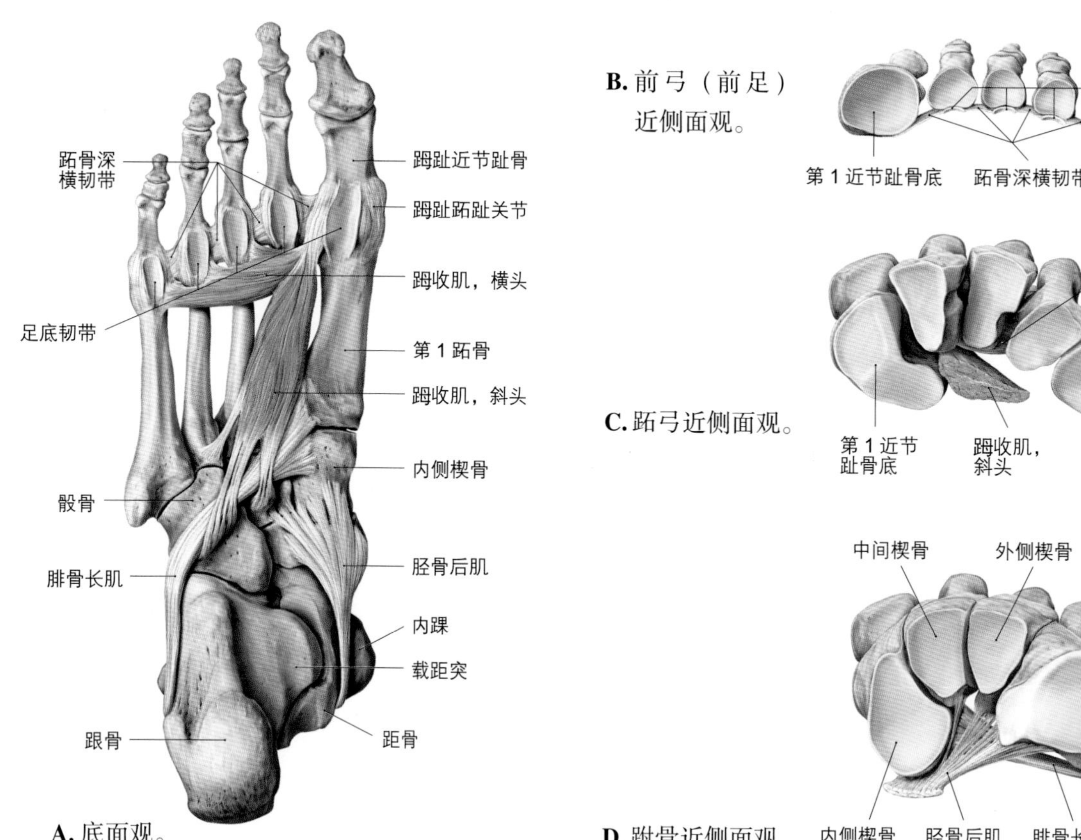

跖骨深横韧带
足底韧带
骰骨
腓骨长肌
跟骨
踇趾近节趾骨
踇趾跖趾关节
踇收肌，横头
第 1 跖骨
踇收肌，斜头
内侧楔骨
胫骨后肌
内踝
载距突
距骨
足底韧带
第 1 近节趾骨底
跖骨深横韧带
踇收肌，横头
第 5 近节趾骨底
第 1 近节趾骨底
踇收肌，斜头
中间楔骨
外侧楔骨
骰骨
内侧楔骨
胫骨后肌
腓骨长肌
第 5 跖骨粗隆

A. 底面观。

B. 前弓（前足）近侧面观。

C. 跖弓近侧面观。

D. 跗骨近侧面观。

图 33.14　足纵弓的稳定结构

右足，内侧面观。

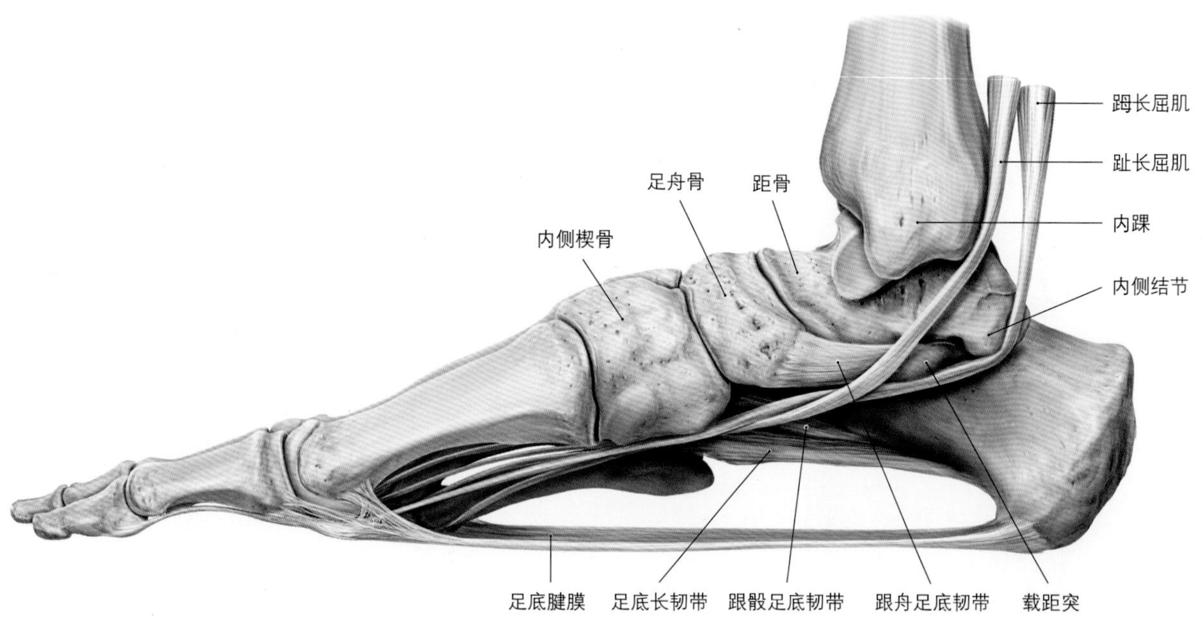

足舟骨
距骨
内侧楔骨
姆长屈肌
趾长屈肌
内踝
内侧结节
足底腱膜
足底长韧带
跟骰足底韧带
跟舟足底韧带
载距突

A. 足纵弓的被动稳定结构。足纵弓的主要被动稳定结构是足底腱膜（最强的部分）、足底长韧带和跟舟足底韧带（最弱的部分）。

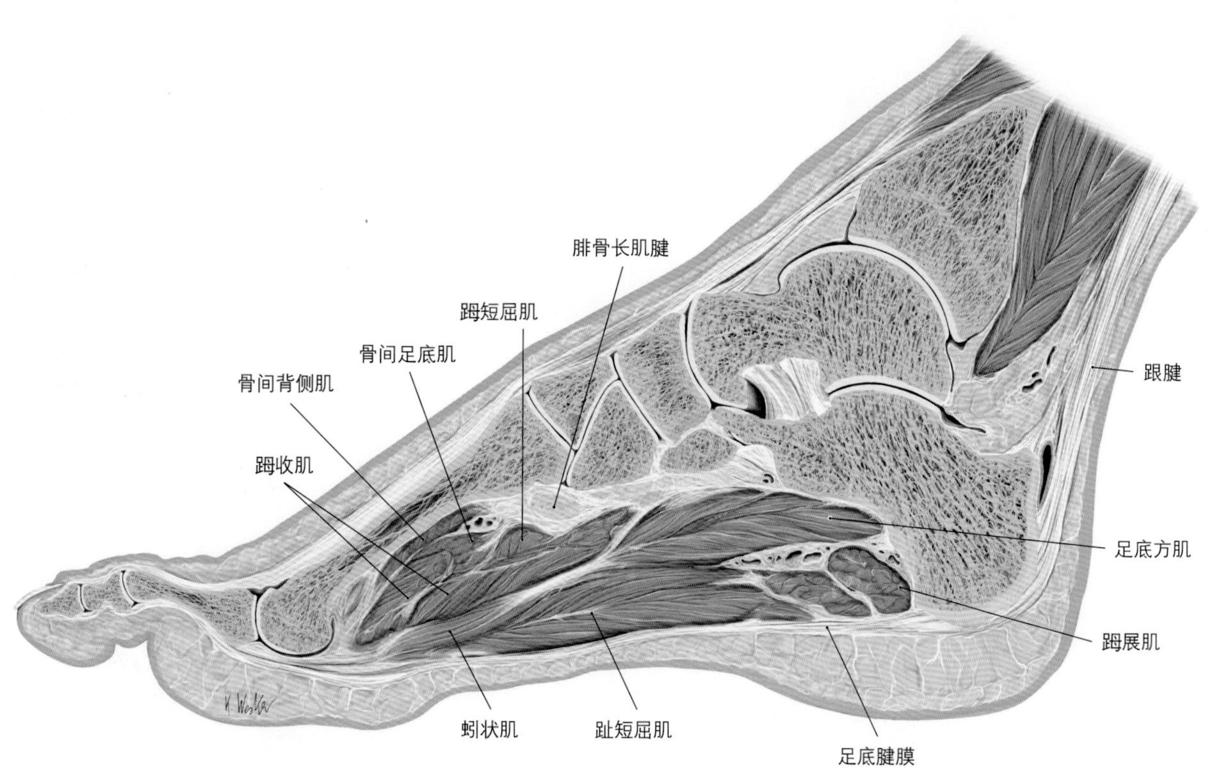

腓骨长肌腱
姆短屈肌
骨间足底肌
骨间背侧肌
姆收肌
跟腱
足底方肌
姆展肌
蚓状肌
趾短屈肌
足底腱膜

B. 足纵弓的主动稳定结构（第 2 射线水平的矢状面）。足的主动稳定结构是姆展肌、姆短屈肌、趾短屈肌、足底方肌和小趾展肌。

足底肌

图 33.15　足底腱膜

右足，跖面观。足底腱膜是一层坚韧的腱膜，在中心处最厚，与足的边缘与足背筋膜（未显示）相愈合。

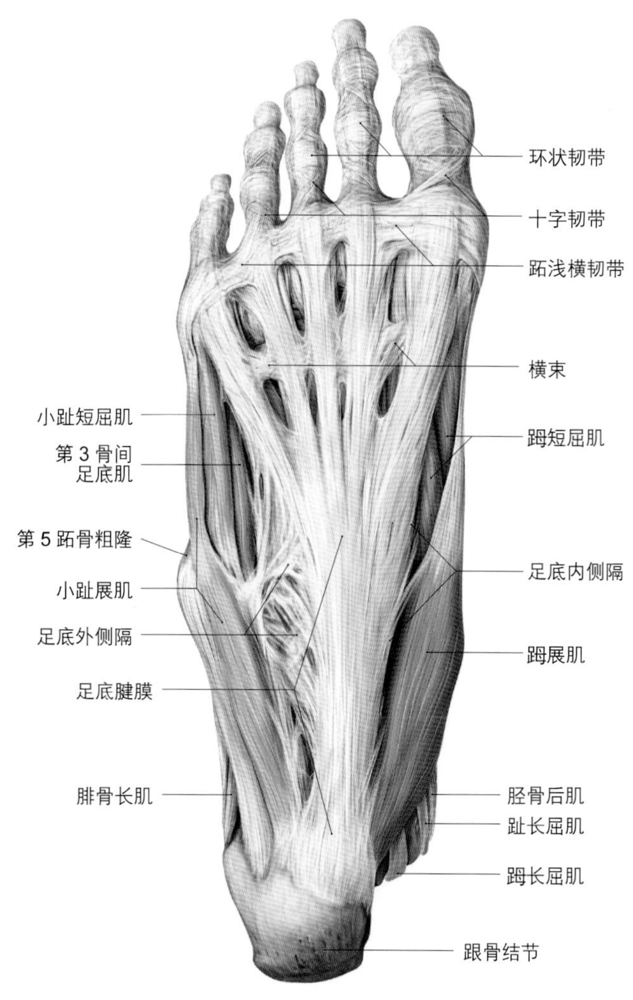
环状韧带
十字韧带
跖浅横韧带
横束
小趾短屈肌
第 3 骨间
足底肌
跗短屈肌
第 5 跖骨粗隆
足底内侧隔
小趾展肌
足底外侧隔
跗展肌
足底腱膜
腓骨长肌
胫骨后肌
趾长屈肌
跗长屈肌
跟骨结节

图 33.16　足底固有肌

右足，跖面观。

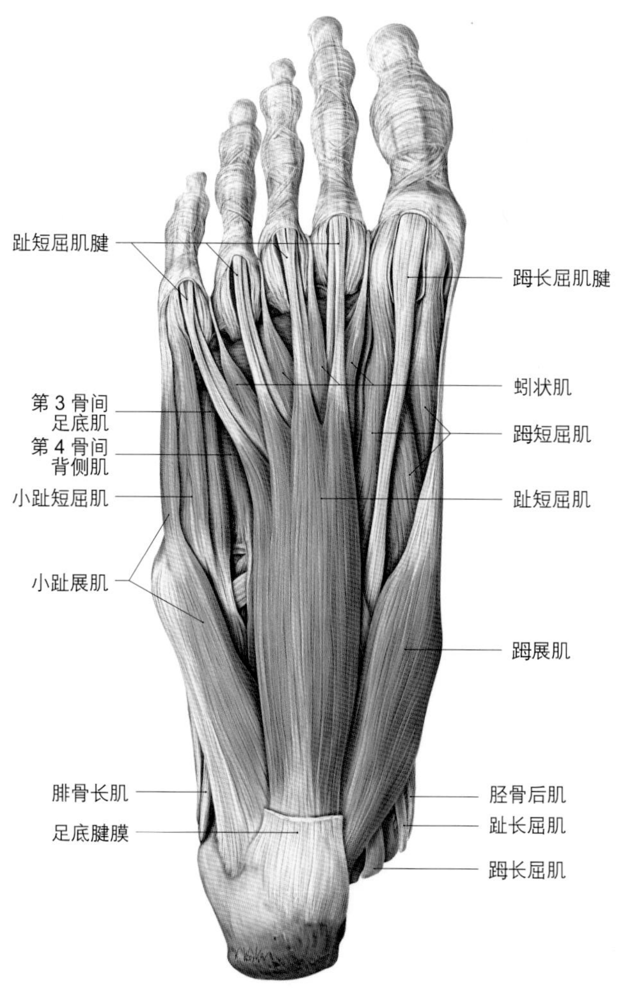
趾短屈肌腱
跗长屈肌腱
蚓状肌
第 3 骨间
足底肌
跗短屈肌
第 4 骨间
背侧肌
小趾短屈肌
趾短屈肌
小趾展肌
跗展肌
腓骨长肌
胫骨后肌
足底腱膜
趾长屈肌
跗长屈肌

A. 浅层（第一层）。切除：足底腱膜，包括跖浅横韧带。

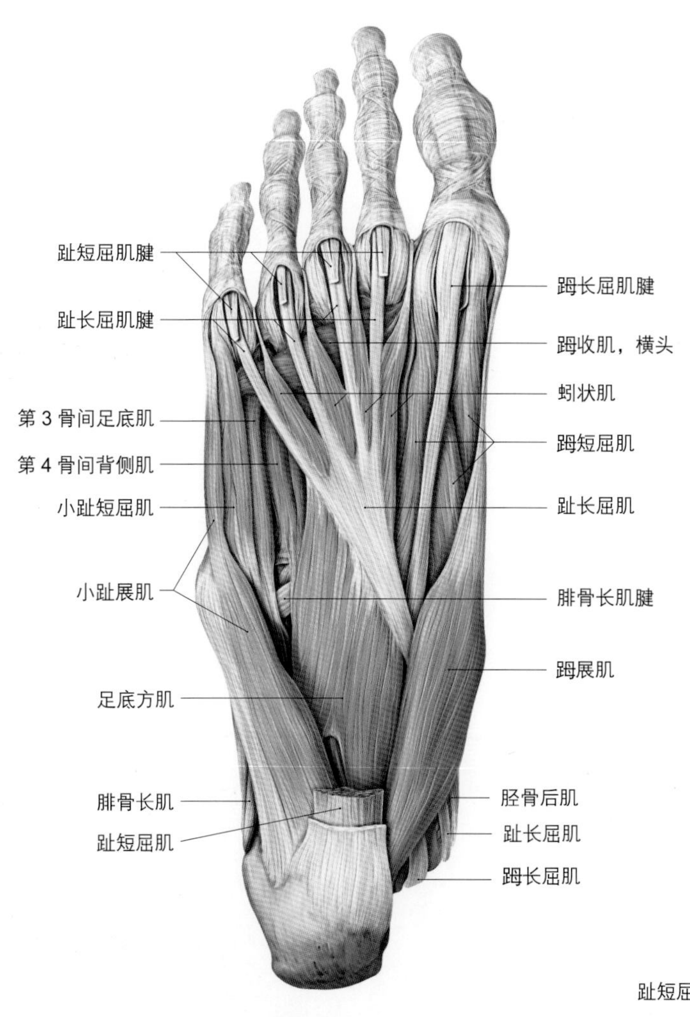
趾短屈肌腱
趾长屈肌腱
第 3 骨间足底肌
第 4 骨间背侧肌
小趾短屈肌
小趾展肌
足底方肌
腓骨长肌
趾短屈肌
踇长屈肌腱
踇收肌，横头
蚓状肌
踇短屈肌
趾长屈肌
腓骨长肌腱
踇展肌
胫骨后肌
趾长屈肌
踇长屈肌

B. 第二层。切除：趾短屈肌。

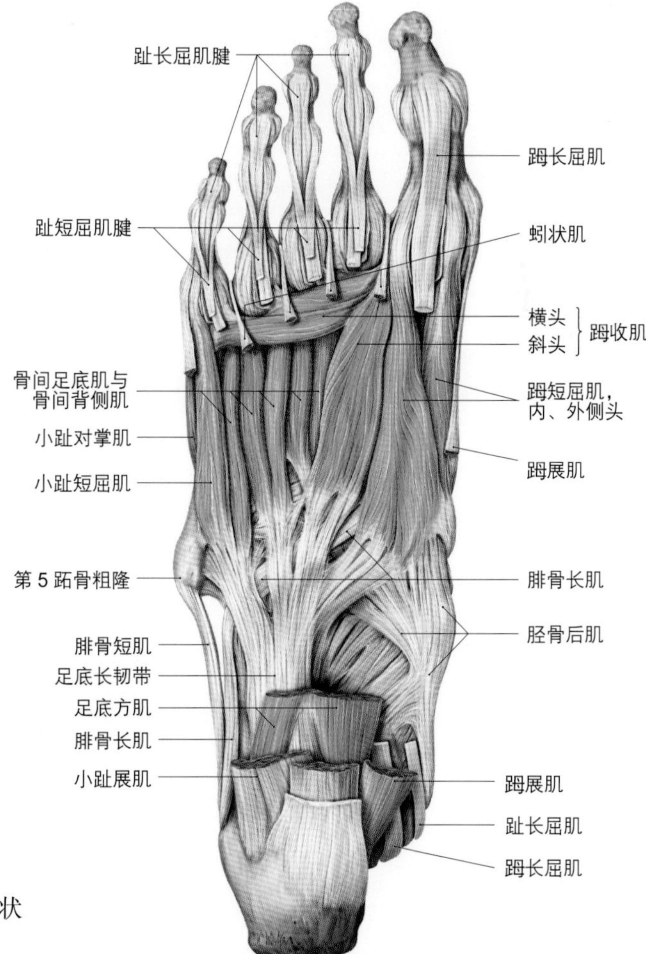
趾长屈肌腱
趾短屈肌腱
骨间足底肌与
骨间背侧肌
小趾对掌肌
小趾短屈肌
第 5 跖骨粗隆
腓骨短肌
足底长韧带
足底方肌
腓骨长肌
小趾展肌
踇长屈肌
蚓状肌
横头
斜头
踇收肌
踇短屈肌，
内、外侧头
踇展肌
腓骨长肌
胫骨后肌
踇展肌
趾长屈肌
踇长屈肌

C. 第三层。切除：小趾展肌、踇展肌、足底方肌、蚓状肌，以及趾长屈肌和踇长屈肌止点处的肌腱。

足肌和腱鞘

图 33.17 足底固有肌深层

右足，跖面观。

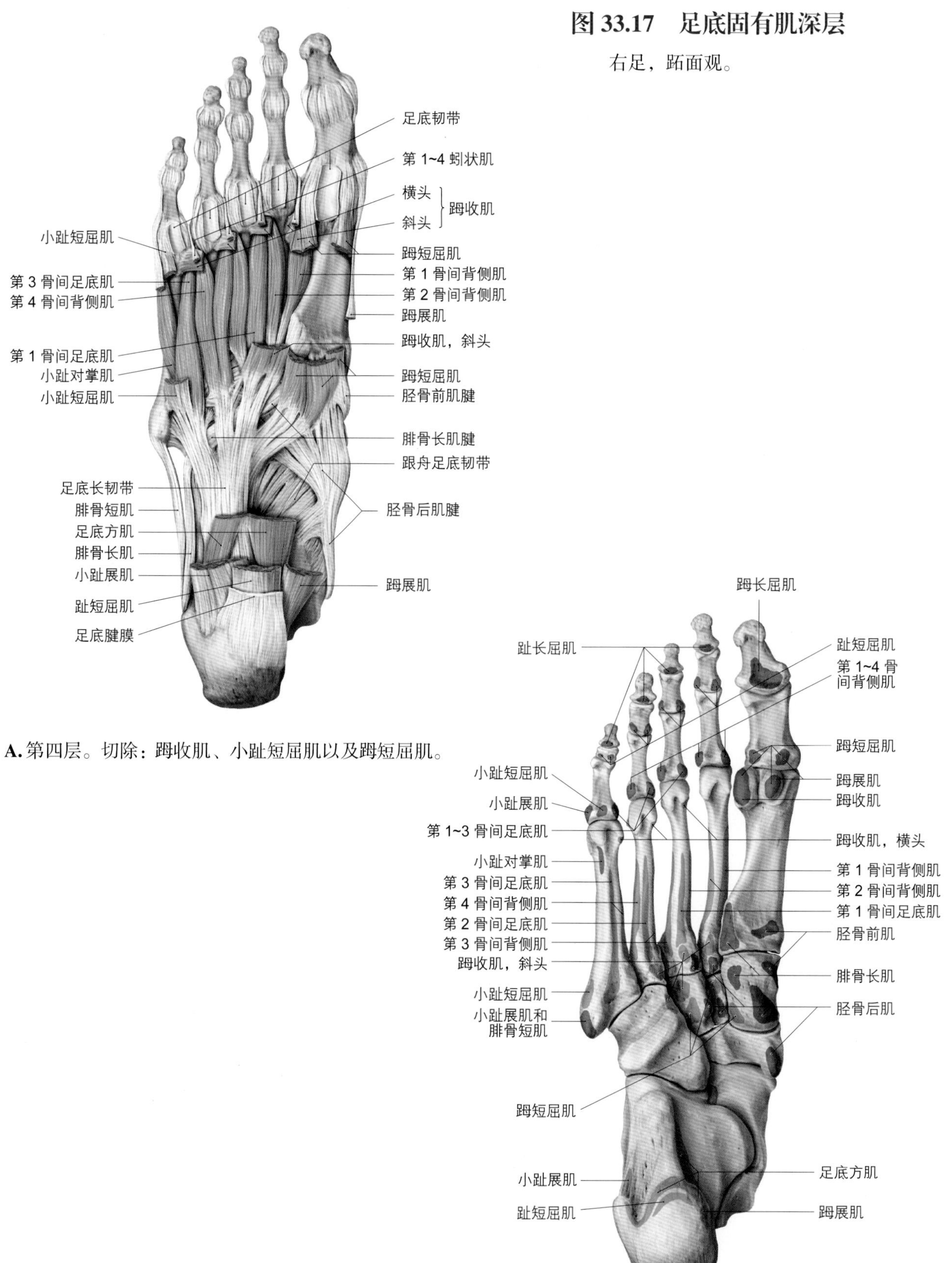
足底韧带
第 1~4 蚓状肌
横头
斜头
踇收肌
小趾短屈肌
踇短屈肌
第 3 骨间足底肌
第 1 骨间背侧肌
第 4 骨间背侧肌
第 2 骨间背侧肌
踇展肌
踇收肌，斜头
第 1 骨间足底肌
小趾对掌肌
踇短屈肌
小趾短屈肌
胫骨前肌腱
腓骨长肌腱
跟舟足底韧带
足底长韧带
腓骨短肌
胫骨后肌腱
足底方肌
腓骨长肌
小趾展肌
踇展肌
趾短屈肌
足底腱膜
踇长屈肌
趾长屈肌
趾短屈肌
第 1~4 骨间背侧肌
踇短屈肌
小趾短屈肌
踇展肌
小趾展肌
踇收肌
第 1~3 骨间足底肌
踇收肌，横头
小趾对掌肌
第 1 骨间背侧肌
第 3 骨间足底肌
第 2 骨间背侧肌
第 4 骨间背侧肌
第 1 骨间足底肌
第 2 骨间足底肌
胫骨前肌
第 3 骨间背侧肌
踇收肌，斜头
腓骨长肌
小趾短屈肌
胫骨后肌
小趾展肌和
腓骨短肌
踇短屈肌
小趾展肌
足底方肌
趾短屈肌
踇展肌

A. 第四层。切除：踇收肌、小趾短屈肌以及踇短屈肌。

B. 肌的起点标为红色，止点标为蓝色。

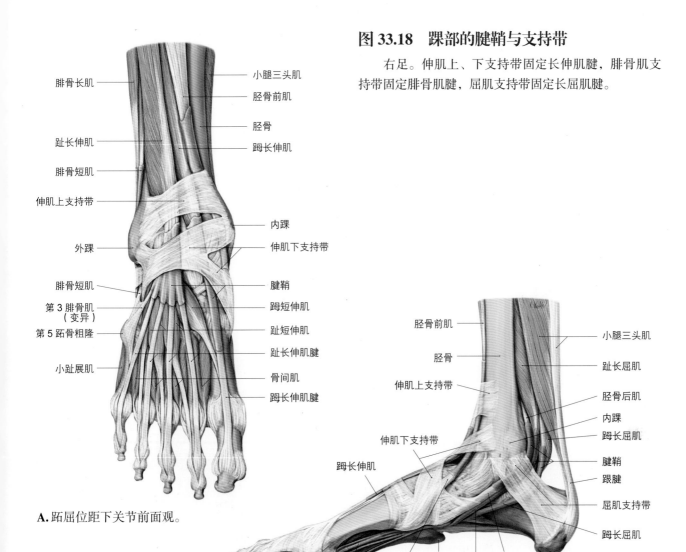

图 33.18 踝部的腱鞘与支持带

右足。伸肌上、下支持带固定长伸肌腱，腓骨肌支持带固定腓骨肌腱，屈肌支持带固定长屈肌腱。

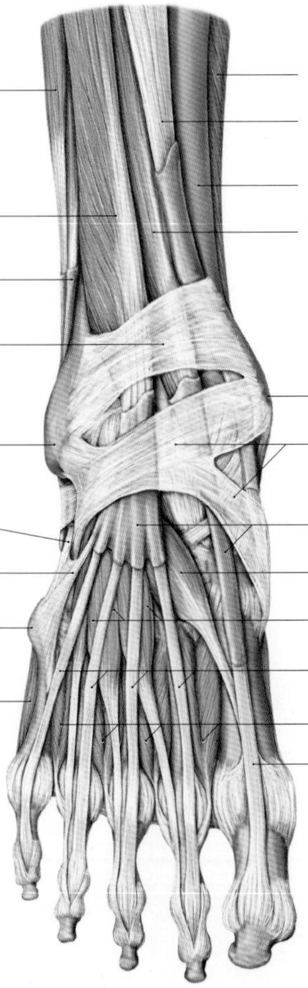

腓骨长肌
趾长伸肌
腓骨短肌
伸肌上支持带
外踝
腓骨短肌
第 3 腓骨肌（变异）
第 5 跖骨粗隆
小趾展肌
小腿三头肌
胫骨前肌
胫骨
踇长伸肌
内踝
伸肌下支持带
腱鞘
踇短伸肌
趾短伸肌
趾长伸肌腱
骨间肌
踇长伸肌腱

A. 跖屈位距下关节前面观。

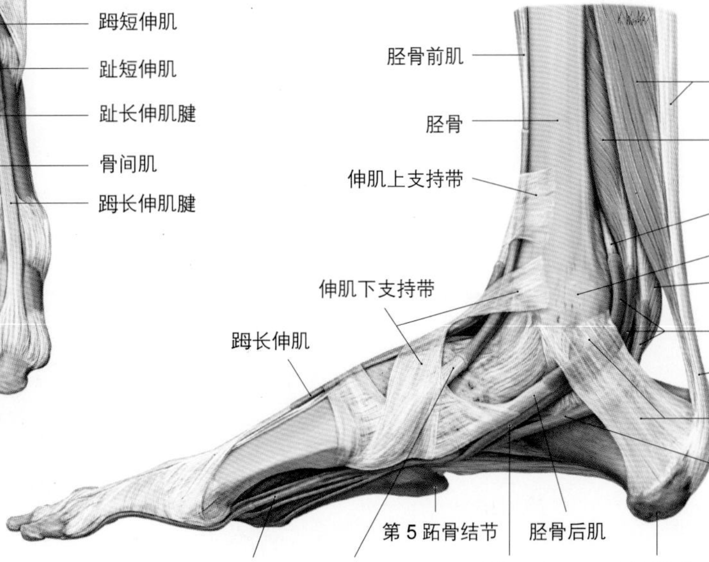

胫骨前肌
胫骨
伸肌上支持带
伸肌下支持带
踇长伸肌
小腿三头肌
趾长屈肌
胫骨后肌
内踝
踇长屈肌
腱鞘
跟腱
屈肌支持带
踇长屈肌
第 5 跖骨结节
胫骨后肌
踇长屈肌
胫骨前肌
趾长屈肌
跟骨结节

B. 内侧面观。

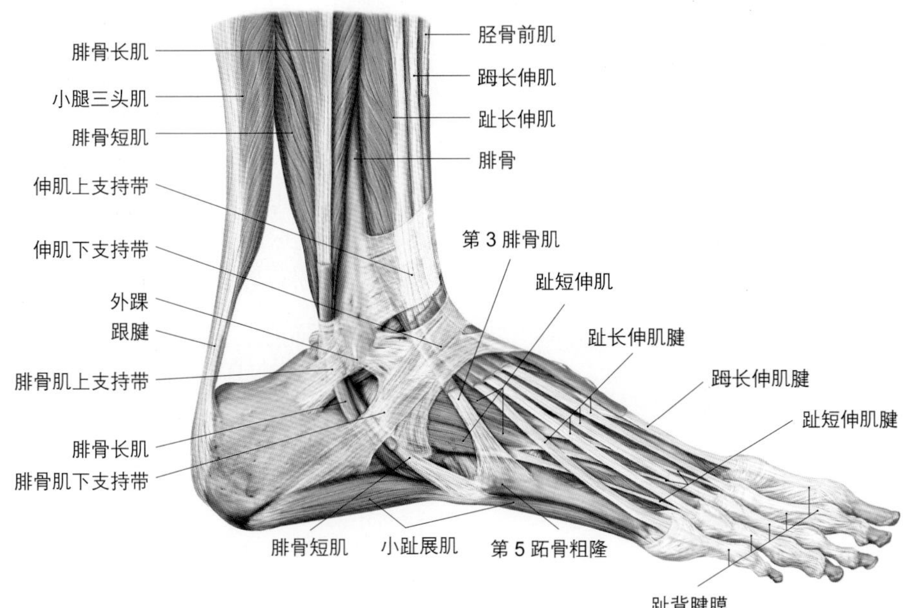
腓骨长肌
小腿三头肌
腓骨短肌
伸肌上支持带
伸肌下支持带
外踝
跟腱
腓骨肌上支持带
腓骨长肌
腓骨肌下支持带
胫骨前肌
踇长伸肌
趾长伸肌
腓骨
第 3 腓骨肌
趾短伸肌
趾长伸肌腱
踇长伸肌腱
趾短伸肌腱
腓骨短肌
小趾展肌
第 5 跖骨粗隆
趾背腱膜

C. 外侧面观。

足肌（Ⅰ）

足背只有 2 块肌：趾短伸肌和踇短伸肌。然而，足底肌群较复杂，有 4 层肌维持足弓。

图 33.19 足背固有肌

右足，背面观。

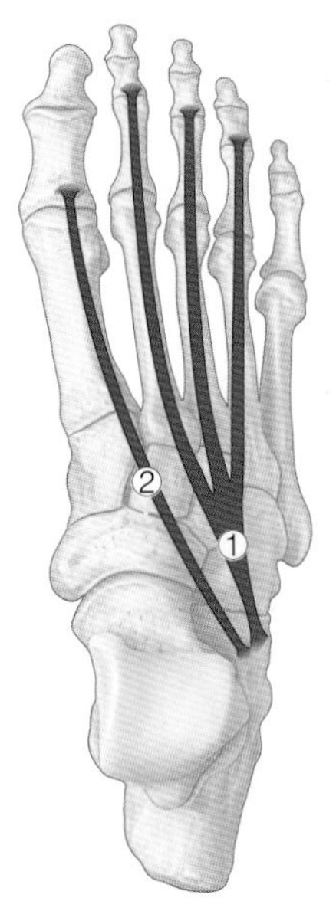

A. 示意图。

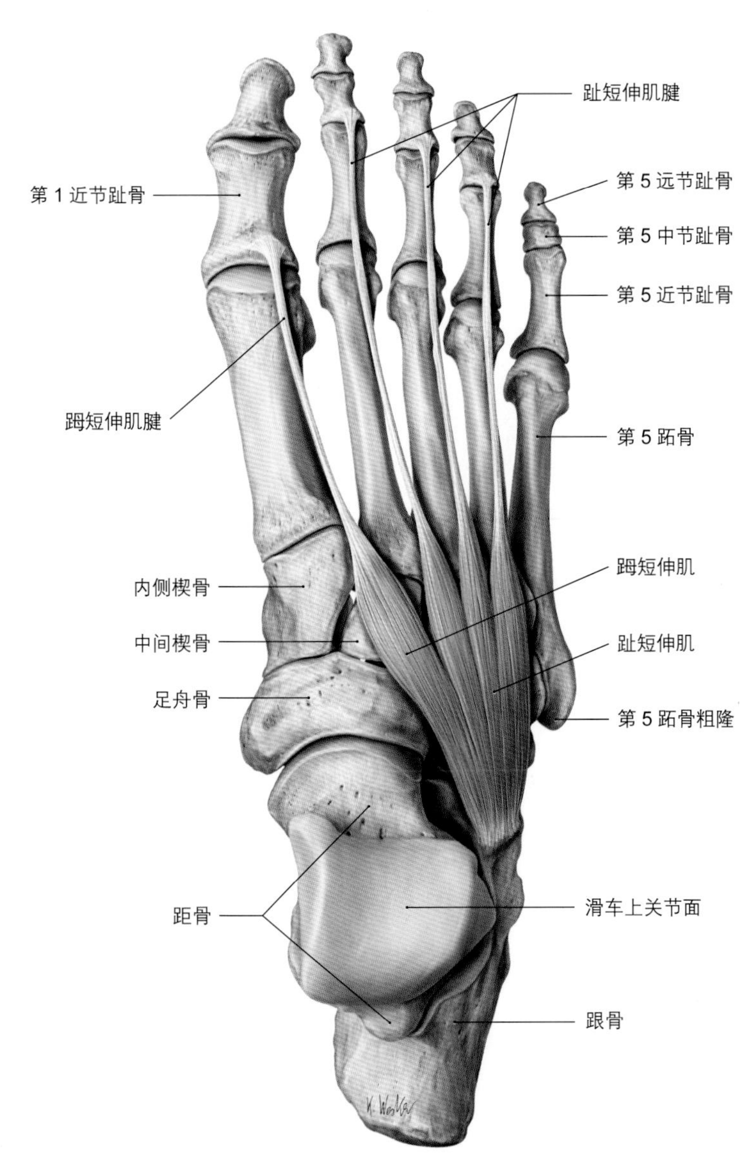
趾短伸肌腱
第 1 近节趾骨
第 5 远节趾骨
第 5 中节趾骨
第 5 近节趾骨
踇短伸肌腱
第 5 跖骨
踇短伸肌
内侧楔骨
中间楔骨
趾短伸肌
足舟骨
第 5 跖骨粗隆
距骨
滑车上关节面
跟骨

B. 足背肌。

表 33.2 足背固有肌

肌名	起点	止点	神经支配	作用
①趾短伸肌	跟骨（背侧面）	第 2~4 趾骨背侧腱膜、中节趾骨底	腓深神经（L_5、S_1）	伸第 2~4 趾的 MTP 和 PIP 关节
②踇短伸肌		踇趾背侧腱膜、近节趾骨		伸踇趾 MTP 关节

注：MTP，跖趾间；PIP，近节趾间。

图 33.20 足底固有肌浅层

右足，跖面观。

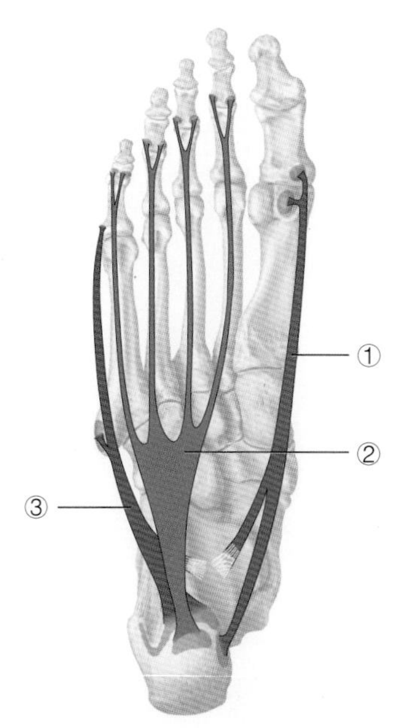
①
②
③

A. 第一层，示意图。

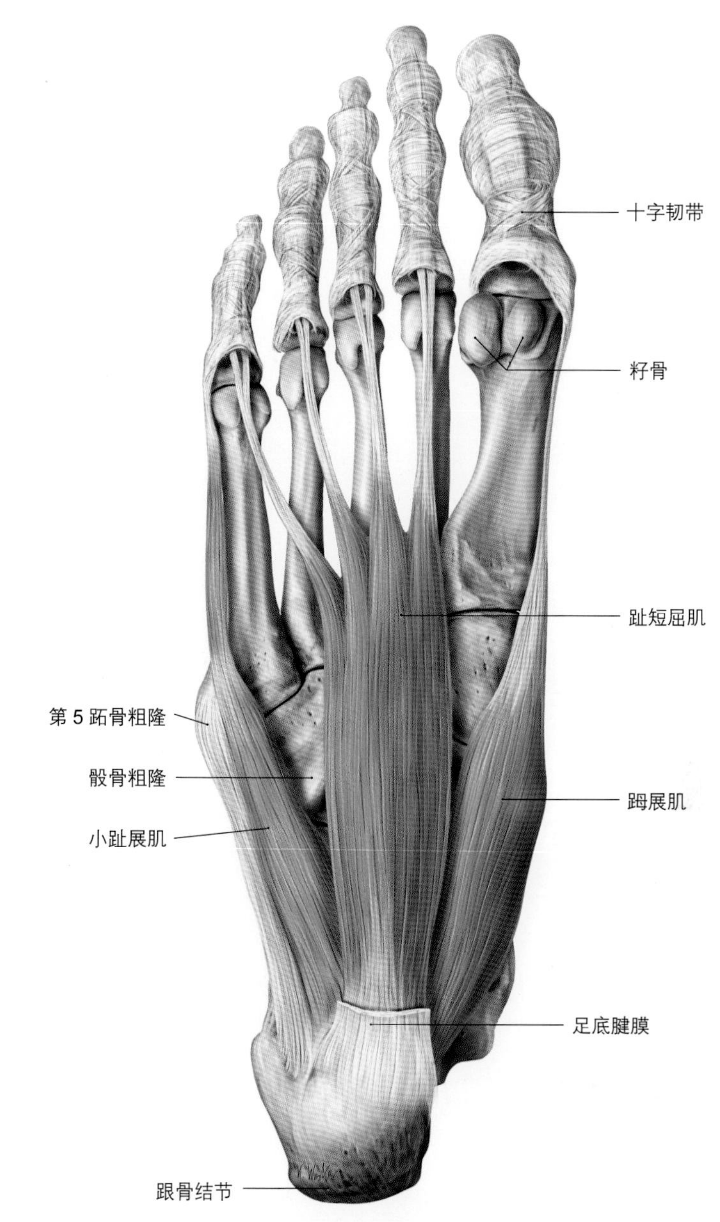
十字韧带
籽骨
趾短屈肌
第 5 跖骨粗隆
骰骨粗隆
小趾展肌
跗展肌
足底腱膜
跟骨结节

B. 足底固有肌，第一层。

表 33.3 足底浅表内在肌

肌名	起点	止点	神经支配	作用
①跗展肌	跟骨结节（内侧突），屈肌支持带、足底腱膜	跗趾（经籽骨至近节趾骨底）	足底内侧神经（S_1、S_2）	• 屈趾 MTP 关节、外展趾 • 维持纵弓
②趾短屈肌	跟骨结节（内侧结节）、足底腱膜	第 2~5 趾（中节趾骨边缘）		• 屈第 2~5 趾 MTP 关节和 PIP 关节 • 维持纵弓
③小趾展肌		第 5 趾（近节趾骨底）、第 5 跖骨（粗隆处）	足底外侧神经（S_1~S_3）	• 屈第 5 趾 MTP 关节 • 外展第 5 趾 • 维持纵弓

注：MTP，跖趾间；PIP，近节趾间。

足肌（Ⅱ）

图 33.21 足底固有肌深层

右足，跖面观，示意图。

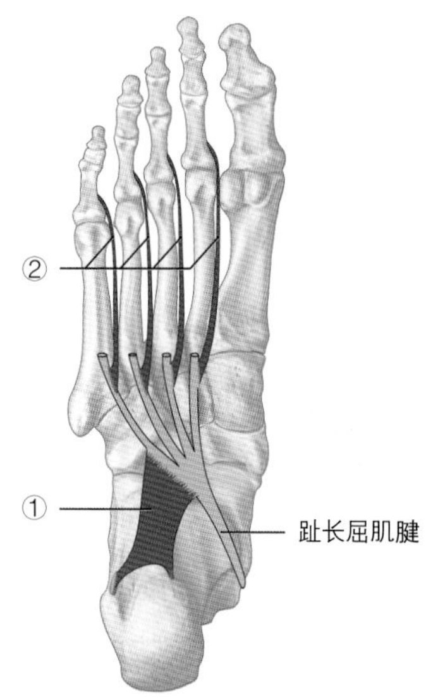
②
①
趾长屈肌腱

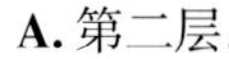
A. 第二层。

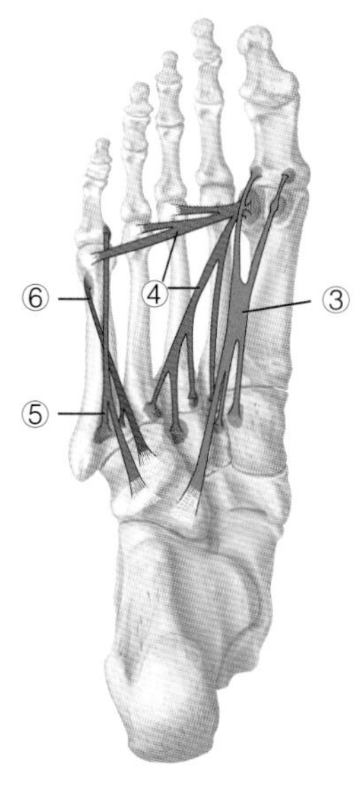
⑥
④
③
⑤

B. 第三层。

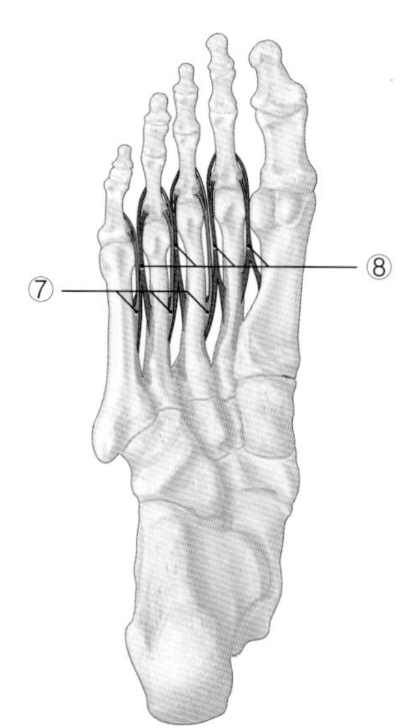
⑦
⑧

C. 第四层。

表 33.4 足底深层内在肌

肌名	起点	止点	神经支配	作用
①足底方肌	跟骨粗隆内侧及足底边缘	趾长屈肌腱外侧缘	足底外侧神经（S_1~S_3）	改变方向并加强趾长屈肌的拉力
②蚓状肌(4块)	趾长屈肌腱内侧缘	第 2~5 趾趾背腱膜	第 1 蚓状肌：足底内侧神经（S_2、S_3） 第 2~4 蚓状肌：足底外侧神经（S_2、S_3）	• 屈第 2~5 趾 MTP 关节 • 伸第 2~5 趾 IP 关节 • 向踇趾内收第 2~5 趾
③踇短屈肌	骰骨、外侧楔骨、跟骰足底韧带	经内、外侧籽骨至踇趾近节趾骨底	内侧头：足底内侧神经（S_1、S_2） 外侧头：足底外侧神经（S_1、S_2）	• 屈踇趾 MTP 关节 • 维持纵弓
④踇收肌	斜头：第 2~4 跖骨底，骰骨和外侧楔骨 横头：第 3~5 趾 MTP 关节，跖骨深横韧带	经外侧籽骨以共同肌腱至踇趾近节趾骨底	足底外侧神经深支（S_2、S_3）	• 屈踇趾 MTP 关节 • 内收踇趾 • 横头：维持横弓 • 斜头：维持纵弓
⑤小趾短屈肌	第 5 跖骨底、足底长韧带	第 5 趾近节趾骨底	足底外侧神经浅支（S_2、S_3）	屈小趾 MTP 关节
⑥小趾对掌肌 *	足底长韧带、腓骨长肌(足底肌腱鞘)	第 5 跖骨		拉第 5 跖骨向足底内侧
⑦骨间足底肌(3 块)	第 3~5 跖骨内侧缘	第 3~5 趾 (近节趾骨底内侧)	足底外侧神经（S_2、S_3）	• 屈第 3~5 趾 MTP 关节 • 伸第 3~5 趾 IP 关节 • 向第 2 趾收第 3~5 趾
⑧骨间背侧肌(4 块)	第 1~5 跖骨（两个头分别起于跖骨两侧）	第 1 骨间肌：第 2 近节趾骨底内侧 第 2~4 骨间肌：第 2~4 近节趾骨底外侧、第 2~4 趾背腱膜		• 屈第 2~4 趾 MTP 关节 • 伸第 2~4 趾 IP 关节 • 展第 3、4 趾

注：IP，趾间关节；MTP，跖趾关节。* 可能缺如。

图 33.22 足底固有肌深层

右足，跖面观。

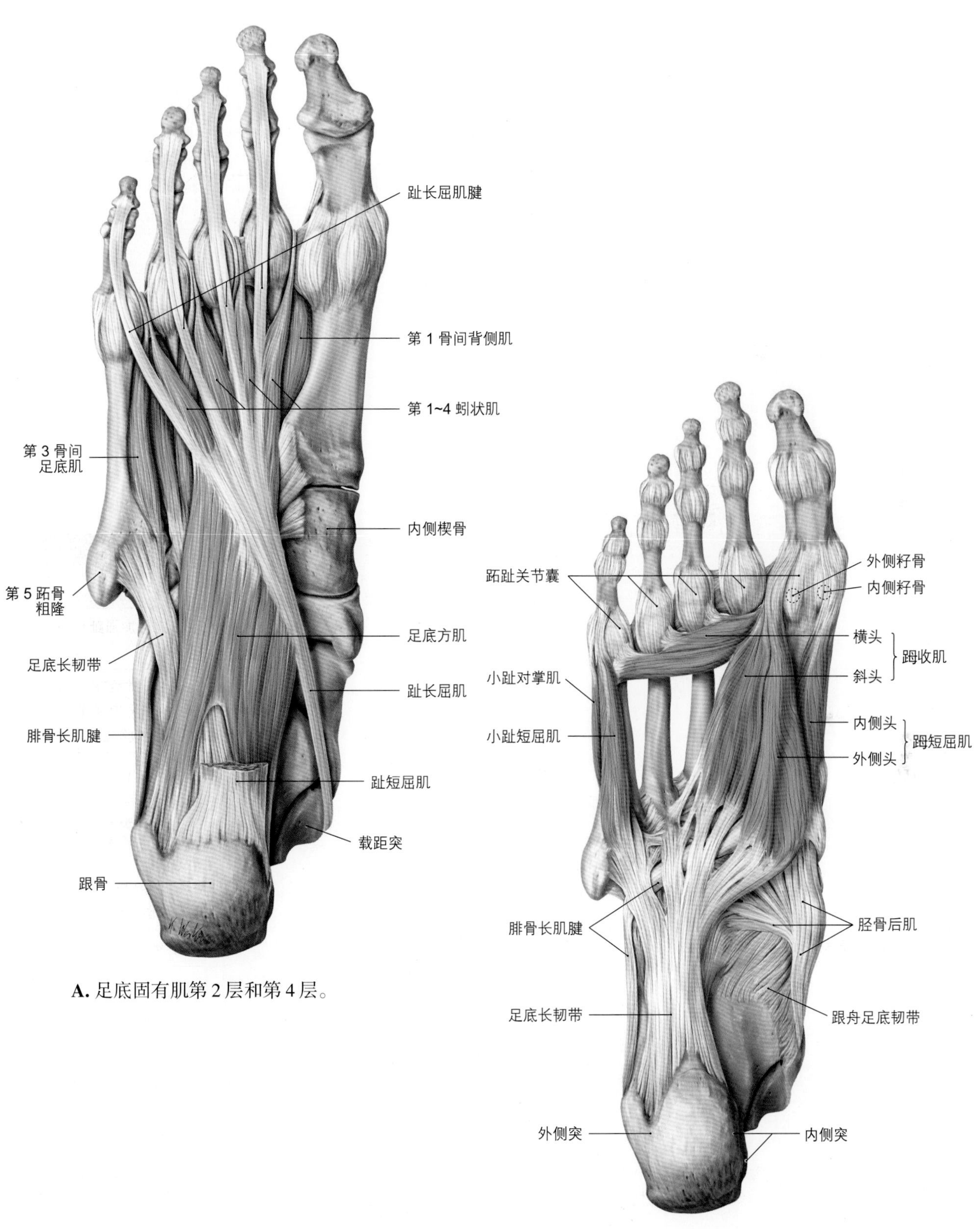
趾长屈肌腱
第 1 骨间背侧肌
第 1~4 蚓状肌
第 3 骨间
足底肌
内侧楔骨
第 5 跖骨
粗隆
足底方肌
足底长韧带
趾长屈肌
腓骨长肌腱
趾短屈肌
载距突
跟骨
跖趾关节囊
外侧籽骨
内侧籽骨
横头
斜头
踇收肌
小趾对掌肌
小趾短屈肌
内侧头
外侧头
踇短屈肌
腓骨长肌腱
胫骨后肌
足底长韧带
跟舟足底韧带
外侧突
内侧突

A. 足底固有肌第 2 层和第 4 层。

B. 足底固有肌，第 3 层。

第 34 章 神经、血管

下肢动脉

图 34.1 下肢和足底的动脉

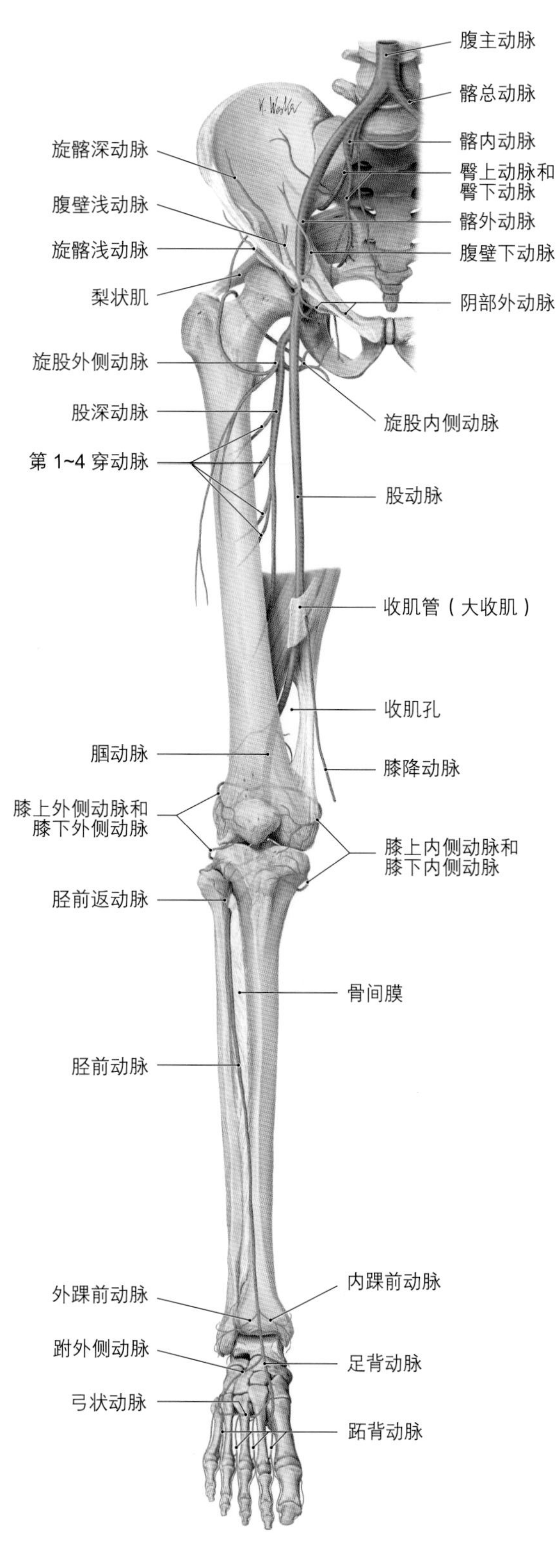

腹主动脉
髂总动脉
髂内动脉
臀上动脉和臀下动脉
髂外动脉
腹壁下动脉
阴部外动脉
旋髂深动脉
腹壁浅动脉
旋髂浅动脉
梨状肌
旋股外侧动脉
股深动脉
第 1~4 穿动脉
旋股内侧动脉
股动脉
收肌管（大收肌）
收肌孔
腘动脉
膝降动脉
膝上外侧动脉和膝下外侧动脉
膝上内侧动脉和膝下内侧动脉
胫前返动脉
骨间膜
胫前动脉
外踝前动脉
内踝前动脉
跗外侧动脉
足背动脉
弓状动脉
跖背动脉

A. 右腿前面观。

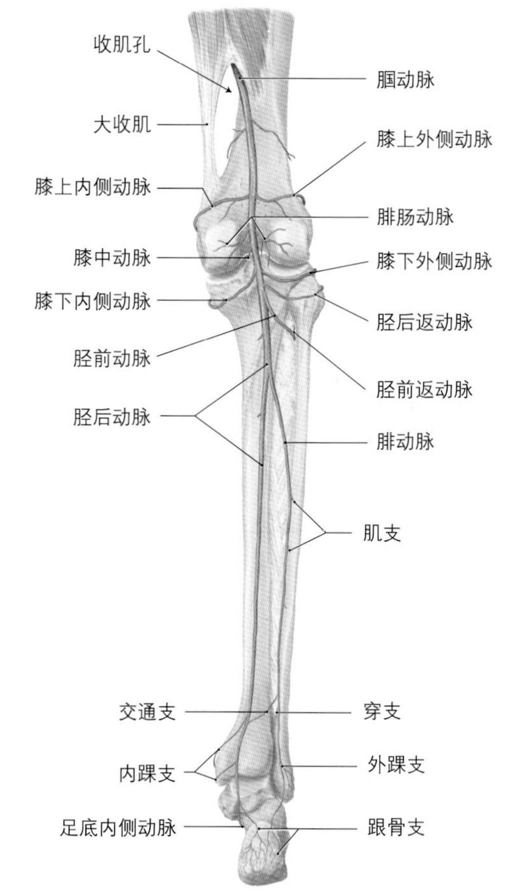

收肌孔
腘动脉
大收肌
膝上外侧动脉
膝上内侧动脉
腓肠动脉
膝中动脉
膝下外侧动脉
膝下内侧动脉
胫后返动脉
胫前动脉
胫前返动脉
胫后动脉
腓动脉
肌支
交通支
穿支
内踝支
外踝支
足底内侧动脉
跟骨支

B. 右腿，后面观。

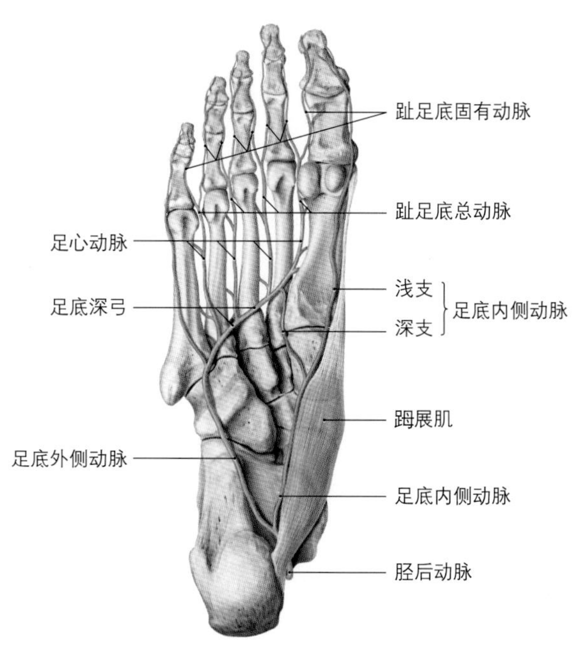

趾足底固有动脉
趾足底总动脉
足心动脉
浅支
深支
足底内侧动脉
足底深弓
踇展肌
足底外侧动脉
足底内侧动脉
胫后动脉

C. 右足，跖面观。

图 34.2 股动脉的分段

下肢的血液供应源于股动脉，图中以不同颜色显示血管的各个分段。

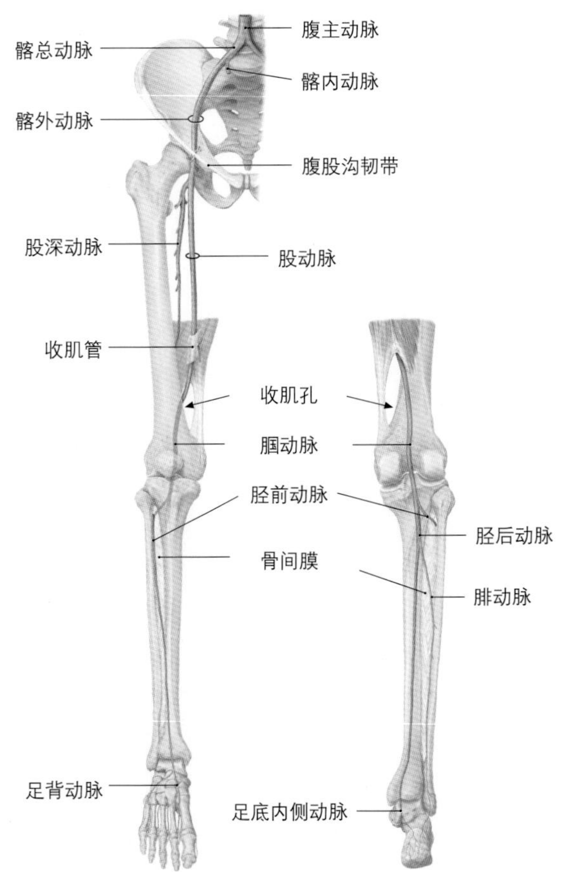

腹主动脉
髂总动脉
髂内动脉
髂外动脉
腹股沟韧带
股深动脉
股动脉
收肌管
收肌孔
腘动脉
胫前动脉
胫后动脉
骨间膜
腓动脉
足背动脉
足底内侧动脉

图 34.3 股深动脉

右腿。动脉向后穿过大腿内侧的收肌群，以 3~5 条穿动脉供应后群肌。由于来自髂内动脉分支与穿动脉侧支吻合形成侧副循环（箭头所示），故在股深动脉起点近端结扎股动脉（左图）能够良好耐受。

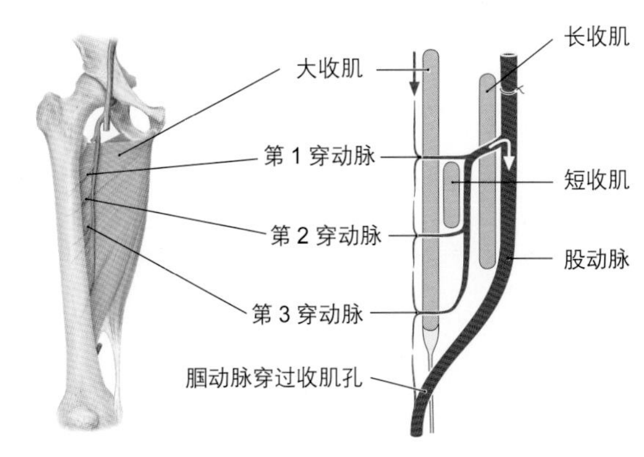

长收肌
大收肌
第 1 穿动脉
短收肌
第 2 穿动脉
股动脉
第 3 穿动脉
腘动脉穿过收肌孔

临床要点 34.1

股骨头坏死

骨质疏松患者发生股骨头脱位或骨折可能会撕裂股骨颈血管，从而导致股骨头坏死。

图 34.4 股骨头动脉

前面观。

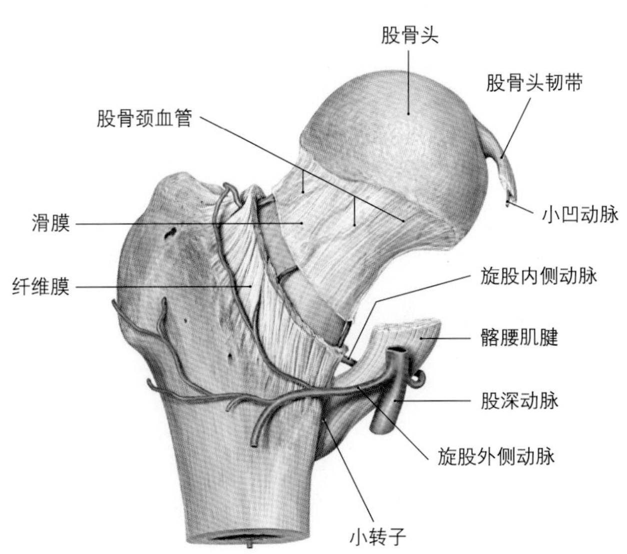

股骨头
股骨头韧带
股骨颈血管
小凹动脉
滑膜
纤维膜
旋股内侧动脉
髂腰肌腱
股深动脉
旋股外侧动脉
小转子

A. 右股骨。

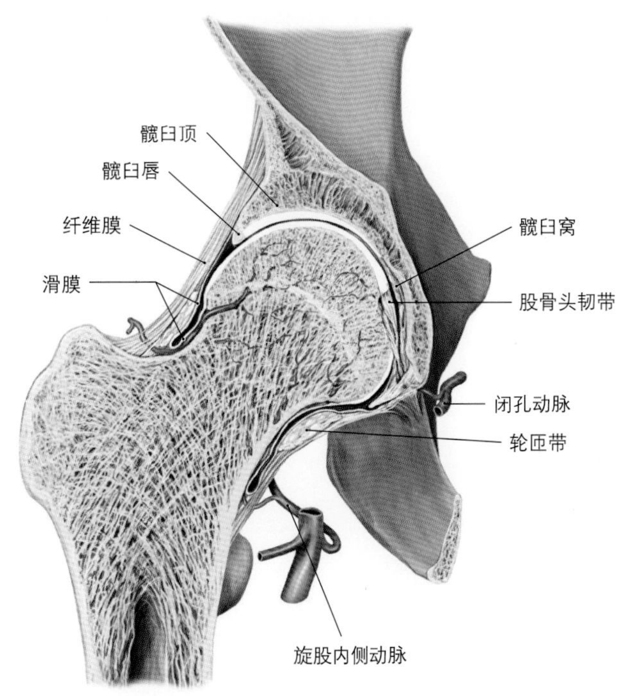

髋臼顶
髋臼唇
纤维膜
髋臼窝
滑膜
股骨头韧带
闭孔动脉
轮匝带
旋股内侧动脉

B. 右股骨，冠状面。

下肢静脉和淋巴

图 34.5 下肢浅静脉

图 34.6 下肢深静脉

图 34.7 足底静脉

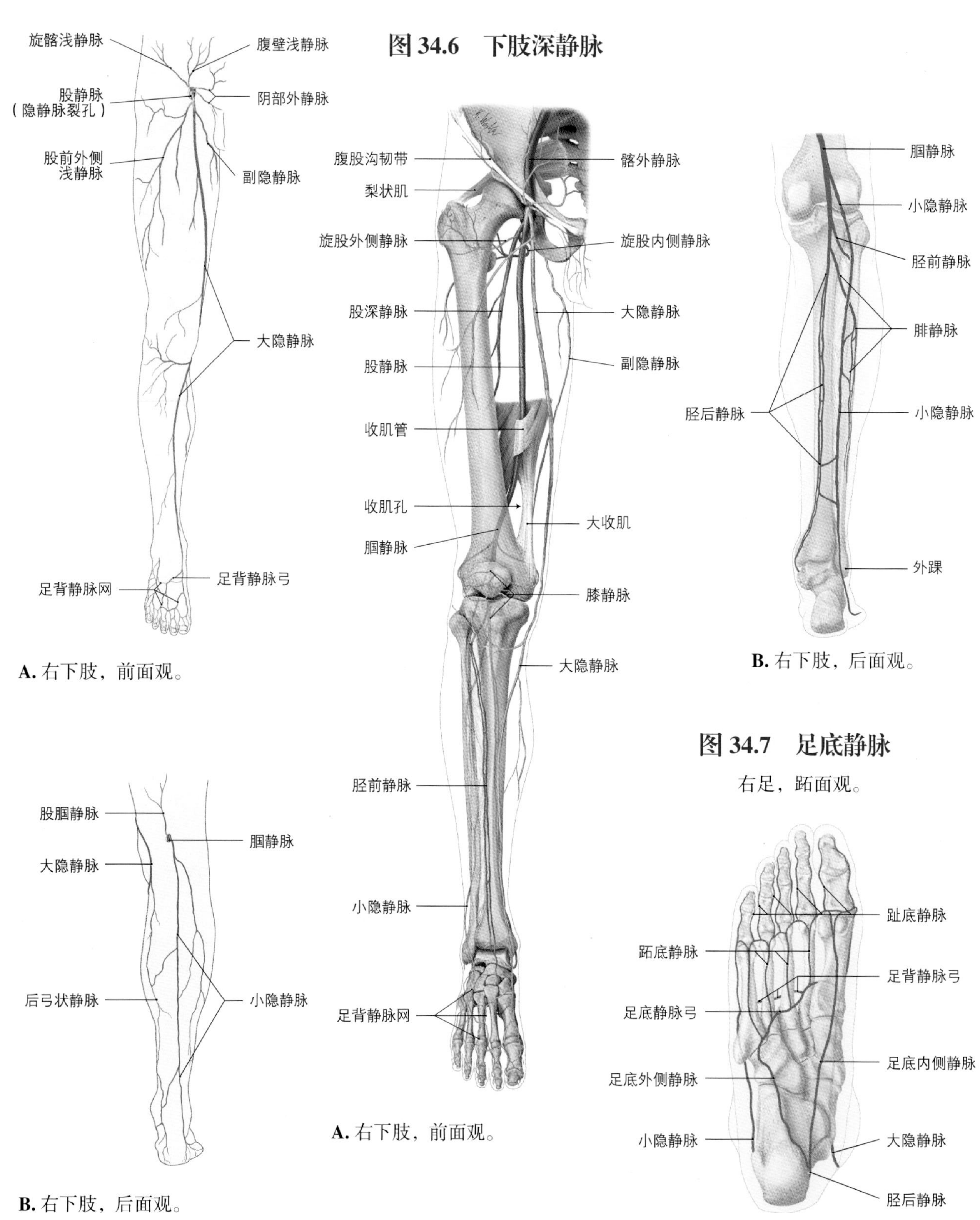
旋髂浅静脉
腹壁浅静脉
股静脉
（隐静脉裂孔）
阴部外静脉
股前外侧
浅静脉
副隐静脉
大隐静脉
足背静脉网
足背静脉弓
股腘静脉
腘静脉
大隐静脉
后弓状静脉
小隐静脉
腹股沟韧带
髂外静脉
梨状肌
旋股外侧静脉
旋股内侧静脉
股深静脉
大隐静脉
股静脉
副隐静脉
收肌管
收肌孔
大收肌
腘静脉
膝静脉
大隐静脉
胫前静脉
小隐静脉
足背静脉网
腘静脉
小隐静脉
胫前静脉
腓静脉
胫后静脉
小隐静脉
外踝
趾底静脉
跖底静脉
足背静脉弓
足底静脉弓
足底内侧静脉
足底外侧静脉
小隐静脉
大隐静脉
胫后静脉

图34.5 **A.** 右下肢，前面观。

图34.5 **B.** 右下肢，后面观。

图34.6 **A.** 右下肢，前面观。

图34.6 **B.** 右下肢，后面观。

图34.7 右足，跖面观。

图 34.8 临床上重要的穿静脉

左腿，内侧面观。

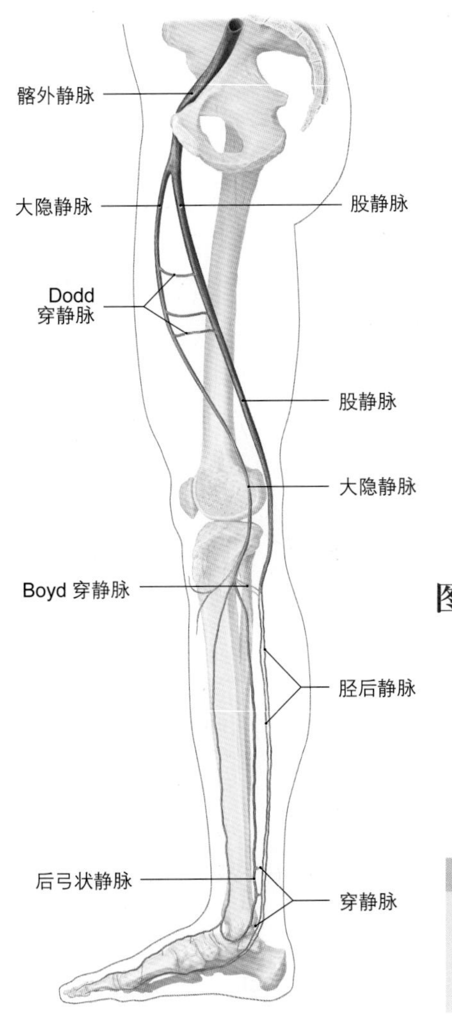
髂外静脉
大隐静脉
股静脉
Dodd 穿静脉
股静脉
大隐静脉
Boyd 穿静脉
胫后静脉
后弓状静脉
穿静脉

图 34.9 浅淋巴结

右下肢，箭头所示为淋巴引流方向。

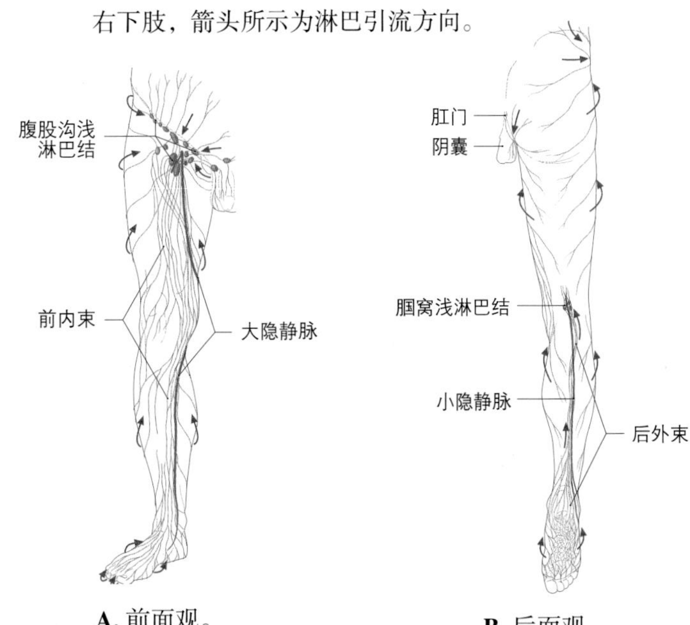
腹股沟浅淋巴结
前内束
大隐静脉
肛门
阴囊
腘窝浅淋巴结
小隐静脉
后外束

A. 前面观。

B. 后面观。

图 34.10 淋巴结及其引流

右下肢，前面观。箭头为淋巴引流方向。黄色，浅淋巴结；绿色，深淋巴结。

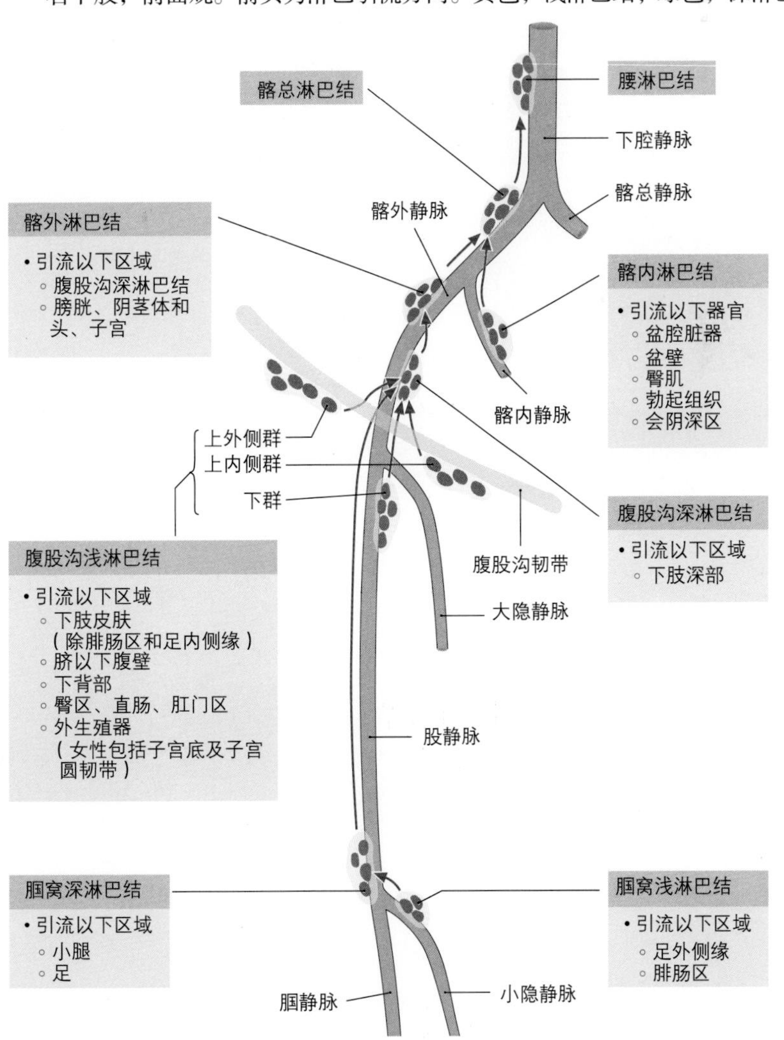
髂总淋巴结
腰淋巴结
下腔静脉
髂总静脉
髂外静脉
髂外淋巴结
• 引流以下区域
◦ 腹股沟深淋巴结
◦ 膀胱、阴茎体和头、子宫
髂内淋巴结
• 引流以下器官
◦ 盆腔脏器
◦ 盆壁
◦ 臀肌
◦ 勃起组织
◦ 会阴深区
髂内静脉
上外侧群
上内侧群
下群
腹股沟深淋巴结
• 引流以下区域
◦ 下肢深部
腹股沟韧带
腹股沟浅淋巴结
• 引流以下区域
◦ 下肢皮肤（除腓肠区和足内侧缘）
◦ 脐以下腹壁
◦ 下背部
◦ 臀区、直肠、肛门区
◦ 外生殖器（女性包括子宫底及子宫圆韧带）
大隐静脉
股静脉
腘窝深淋巴结
• 引流以下区域
◦ 小腿
◦ 足
腘窝浅淋巴结
• 引流以下区域
◦ 足外侧缘
◦ 腓肠区
腘静脉
小隐静脉

腰骶丛

腰骶丛支配下肢的感觉和运动。它由腰神经和骶神经的前（腹）支组成，肋下神经（T_{12}）和尾神经（Co_1）也加入进来。腰丛主要支配大腿前内侧部分，对小腿内侧的支配较少。骶丛支配大腿后部和大部分小腿和足部。

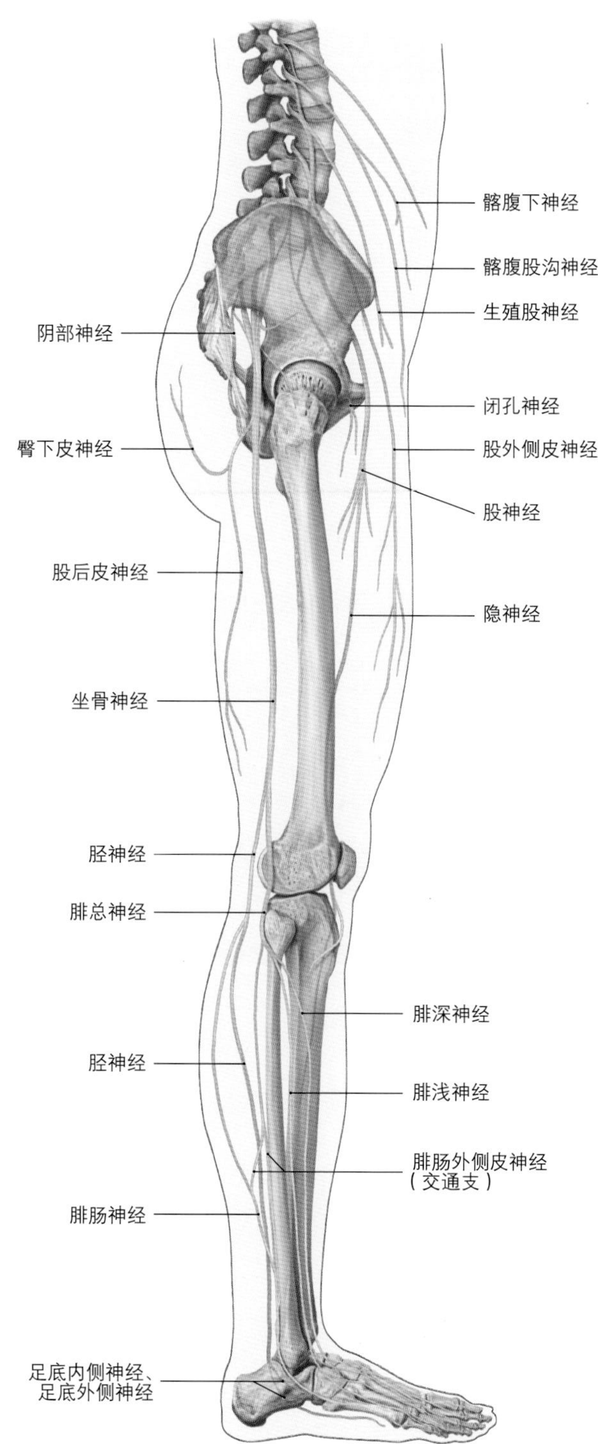
髂腹下神经
髂腹股沟神经
生殖股神经
阴部神经
闭孔神经
臀下皮神经
股外侧皮神经
股神经
股后皮神经
隐神经
坐骨神经
胫神经
腓总神经
腓深神经
胫神经
腓浅神经
腓肠外侧皮神经
（交通支）
腓肠神经
足底内侧神经、
足底外侧神经

表 34.1 腰骶丛

<table>
<tr><th colspan="3">腰丛</th></tr>
<tr><td>髂腹下神经</td><td>L_1</td><td rowspan="4">第 479 页</td></tr>
<tr><td>髂腹股沟神经</td><td>L_1</td></tr>
<tr><td>生殖股神经</td><td>L_1~L_2</td></tr>
<tr><td>股外侧皮神经</td><td>L_2~L_3</td></tr>
<tr><td>闭孔神经</td><td rowspan="2">L_2~L_4</td><td>第 480 页</td></tr>
<tr><td>股神经</td><td>第 481 页</td></tr>
<tr><th colspan="3">骶丛</th></tr>
<tr><td>臀上神经</td><td>L_4~S_1</td><td rowspan="2">第 483 页</td></tr>
<tr><td>臀下神经</td><td>L_5~S_2</td></tr>
<tr><td>股后皮神经</td><td>S_1~S_3</td><td>第 482 页</td></tr>
<tr><td>坐骨神经 — 腓总神经</td><td>L_4~S_2</td><td>第 484 页</td></tr>
<tr><td>坐骨神经 — 胫神经</td><td>L_4~S_3</td><td>第 485 页</td></tr>
<tr><td>阴部神经</td><td>S_2~S_4</td><td>第 284、285 页</td></tr>
</table>

临床要点 34.2

腰丛和骶丛的神经损伤

与上肢的神经损伤类似，涉及腰骶丛的损伤是通过对神经丛组织构成的了解来理解的。腰丛起源于脊髓的高节段（L_1~L_4），支配腹壁和大腿前内侧肌。骶丛起源于脊髓的较低节段（L_4~S_4），通过粗大的坐骨神经支配会阴、大腿后部、整个小腿和大部分足。腰丛和骶丛的神经与臂丛的神经相比根部不易损伤，但闭孔神经和股神经除外，它们在穿过椎间孔时可能会因 L_4 或 L_5 椎间盘突出而受损。周围神经损伤，如腓总神经损伤，主要发生在神经浅表和靠近骨突的部位。

图 34.11 腰骶丛

右侧前面观。

腰骶丛的脊神经构成。腰骶丛前支分为前干和后干的走行并不像上肢臂丛分布那样规律，在神经内的分布显示为：绿色代表前干，蓝色代表后干。

注意：到梨状肌 (S_1、S_2)、闭孔内肌 (L_5、S_1)、股方肌 (L_5、S_1) 的骶丛没有显示。

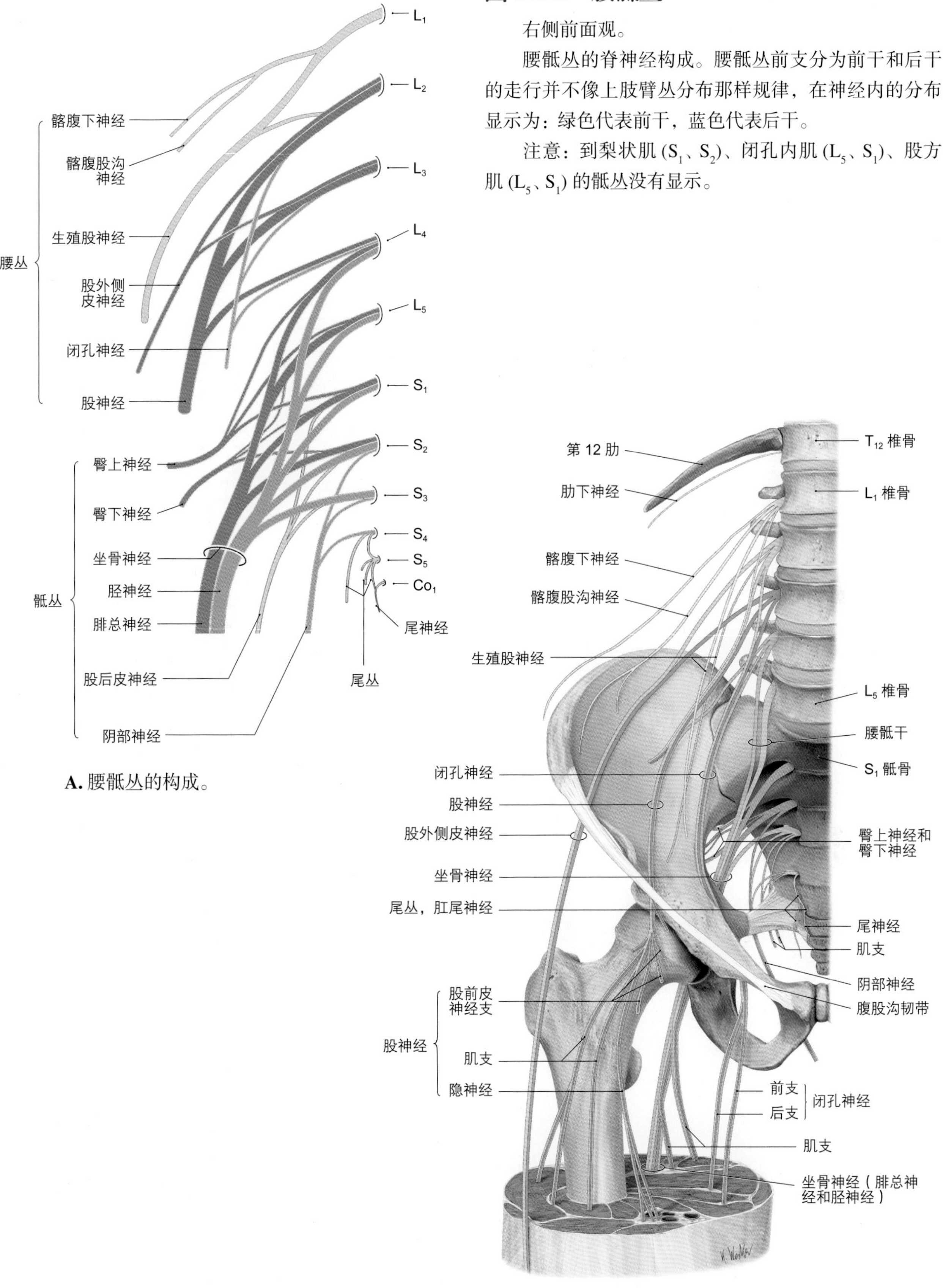

L1
L2
L3
L4
L5
S1
S2
S3
S4
S5
Co1
腰丛
髂腹下神经
髂腹股沟神经
生殖股神经
股外侧皮神经
闭孔神经
股神经
骶丛
臀上神经
臀下神经
坐骨神经
胫神经
腓总神经
股后皮神经
阴部神经
尾神经
尾丛
第12肋
肋下神经
T12 椎骨
L1 椎骨
L5 椎骨
腰骶干
S1 骶骨
臀上神经和臀下神经
尾丛，肛尾神经
尾神经
肌支
阴部神经
腹股沟韧带
股神经
股前皮神经支
肌支
隐神经
前支
后支
闭孔神经
肌支
坐骨神经（腓总神经和胫神经）

A. 腰骶丛的构成。

B. 腰骶丛的行程。腰丛前支（黄色/橙色）、骶丛前支（蓝色/绿色）脊神经在臀区和下肢的分布。

腰丛

表 34.2 腰丛			
神经	节段	支配的肌肉	皮支
髂腹下神经	L_1	腹横肌、腹内斜肌（下部）	前皮支、外侧皮支
髂腹股沟神经	L_1		♂：阴囊前神经 ♀：阴唇前神经
生殖股神经	L_1~L_2	♂：提睾肌（生殖支）	生殖支 股支
股外侧皮神经	L_2~L_3	—	股外侧皮神经
闭孔神经	L_2~L_4	见第 480 页	
股神经	L_2~L_4	见第 481 页	
短支、肌支	T_{12}~L_4	腰大肌 腰方肌 髂肌 腰横突间肌	—

图 34.12 腹股沟区皮神经分布

男性右侧腹股沟区，前面观。

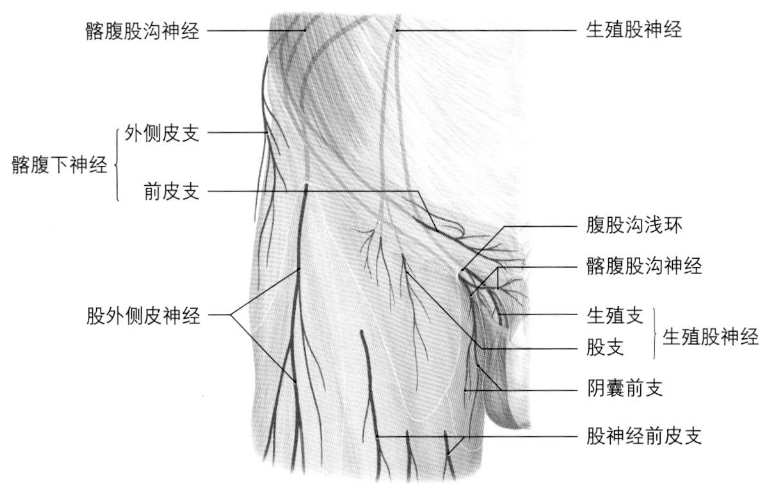
髂腹股沟神经
生殖股神经
髂腹下神经
外侧皮支
前皮支
腹股沟浅环
髂腹股沟神经
股外侧皮神经
生殖支
股支
生殖股神经
阴囊前支
股神经前皮支

临床要点 34.3

股外侧皮神经卡压（感觉异常性股痛综合征）

当髋关节过伸或脊柱前凸增加时，股外侧皮神经受腹股沟韧带卡压或牵拉可导致缺血（血流量减少）（图 34.11B），常发生在怀孕期间。这会导致大腿外侧的疼痛、麻木或感觉异常（刺痛或烧灼），最常见于肥胖或糖尿病和孕妇。

图 34.13 腰丛

右侧前面观（切除前腹壁）。

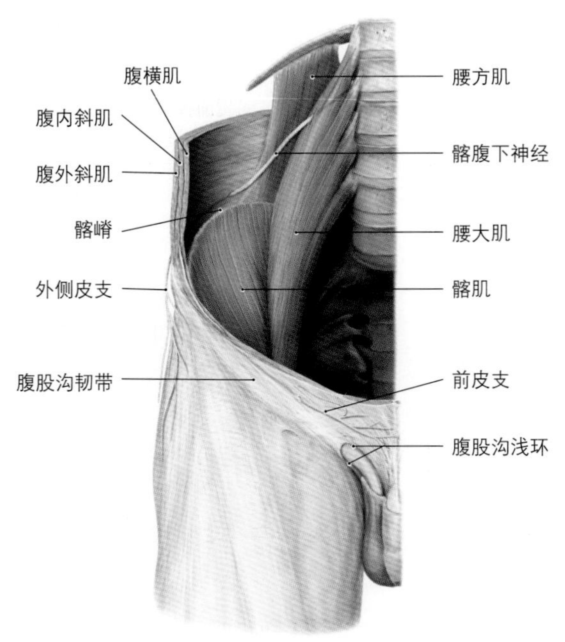
腹横肌
腹内斜肌
腹外斜肌
髂嵴
外侧皮支
腹股沟韧带
腰方肌
髂腹下神经
腰大肌
髂肌
前皮支
腹股沟浅环

A. 髂腹下神经。

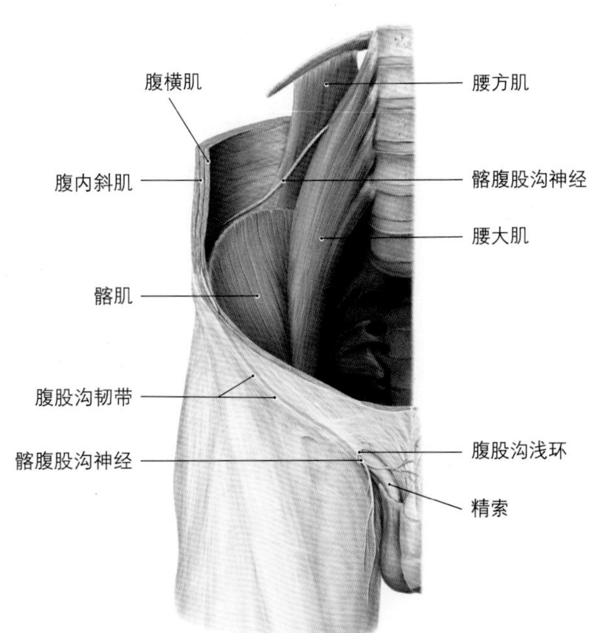
腹横肌
腹内斜肌
髂肌
腹股沟韧带
髂腹股沟神经
腰方肌
髂腹股沟神经
腰大肌
腹股沟浅环
精索

B. 髂腹股沟神经。

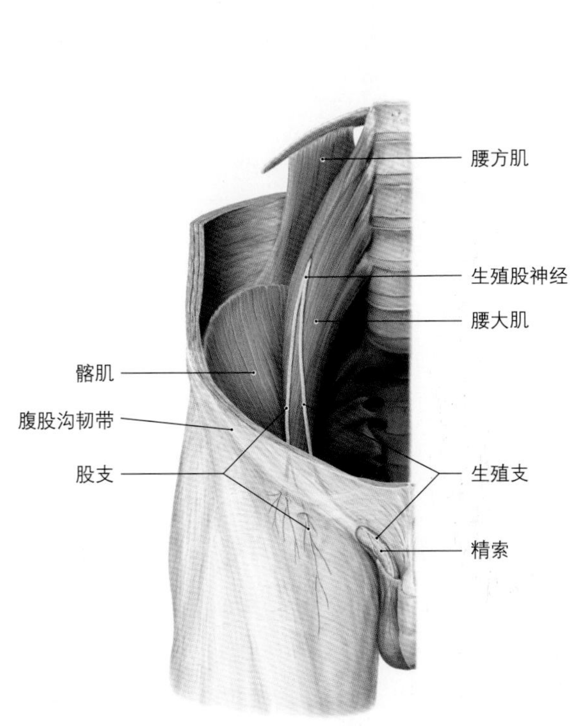
髂肌
腹股沟韧带
股支
腰方肌
生殖股神经
腰大肌
生殖支
精索

C. 生殖股神经。

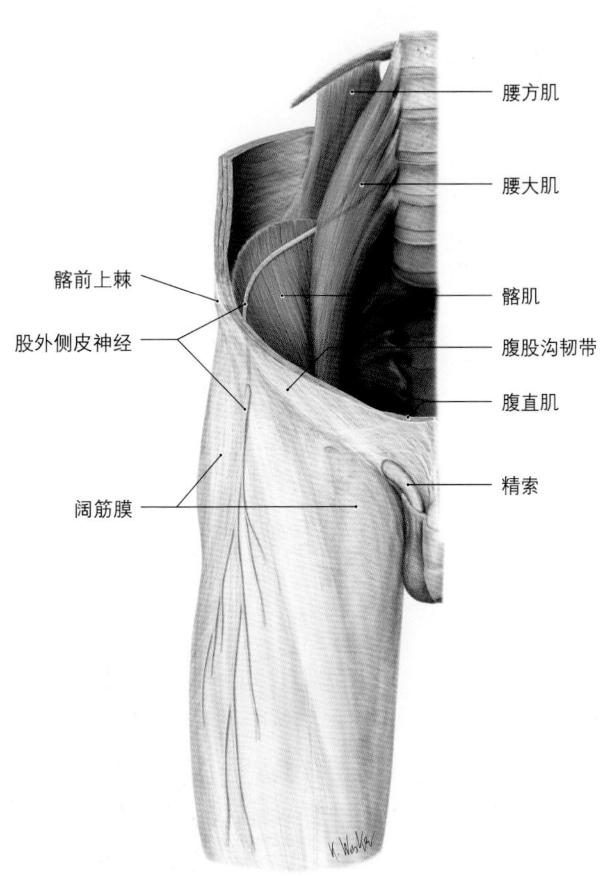
腰方肌
腰大肌
髂前上棘
髂肌
股外侧皮神经
腹股沟韧带
腹直肌
精索
阔筋膜

D. 股外侧皮神经。

腰丛：闭孔神经和股神经

图 34.14 闭孔神经：皮支分布

右腿，内侧面观。

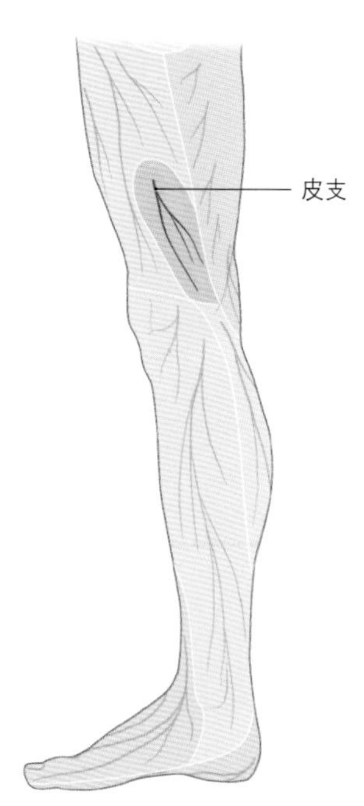
皮支

图 34.15 闭孔神经

右侧前面观。

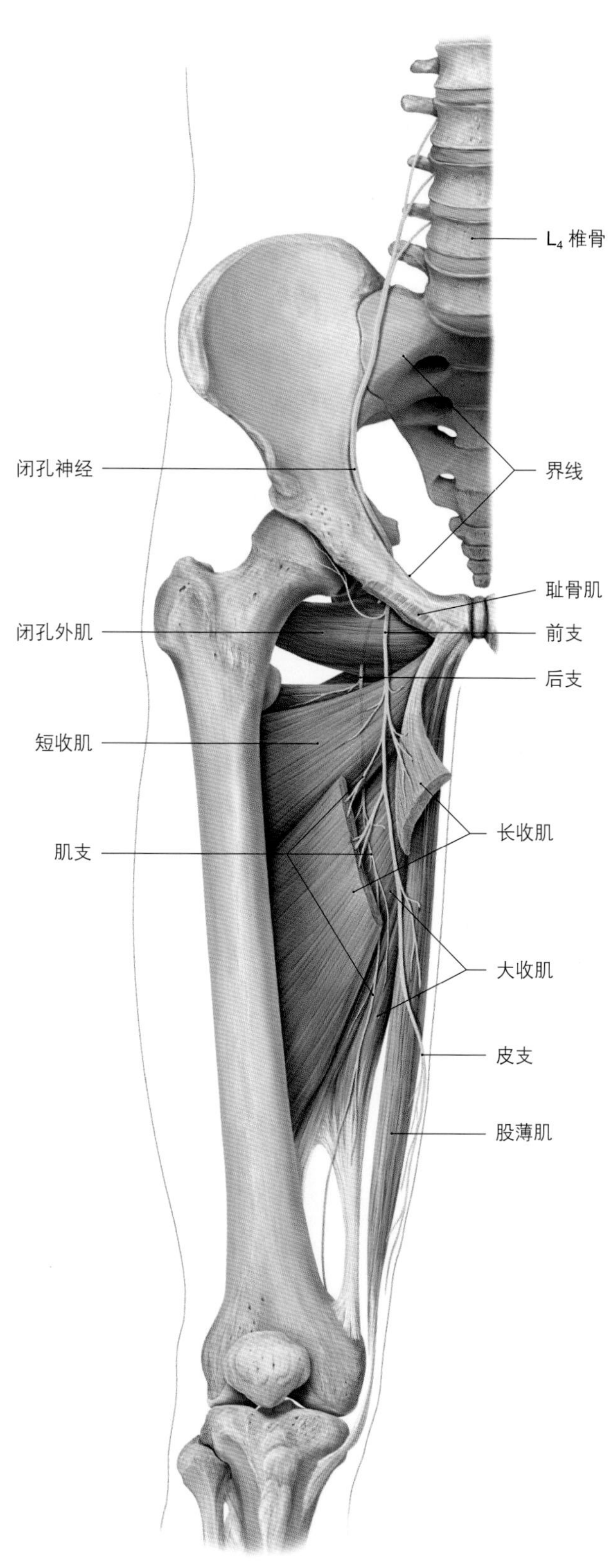
L4 椎骨
闭孔神经
界线
耻骨肌
闭孔外肌
前支
后支
短收肌
长收肌
肌支
大收肌
皮支
股薄肌

表 34.3 闭孔神经（L_2~L_4）

运动支	支配的肌肉
直接支	闭孔外肌
前支	长收肌
	短收肌
	股薄肌
	耻骨肌
后支	大收肌
感觉支	
皮支	

图 34.16 股神经

右侧前面观。

腰大肌
L4 椎骨
肌支
髂肌
腹股沟韧带
髂腰肌
缝匠肌
股神经
肌支
股直肌
前皮支
耻骨肌
隐神经
肌支
股四头肌
股中间肌
股外侧肌
股直肌
股内侧肌
前内侧肌间隔
缝匠肌
髌下支
隐神经

图 34.17 股神经：皮支分布

右下肢前面观。

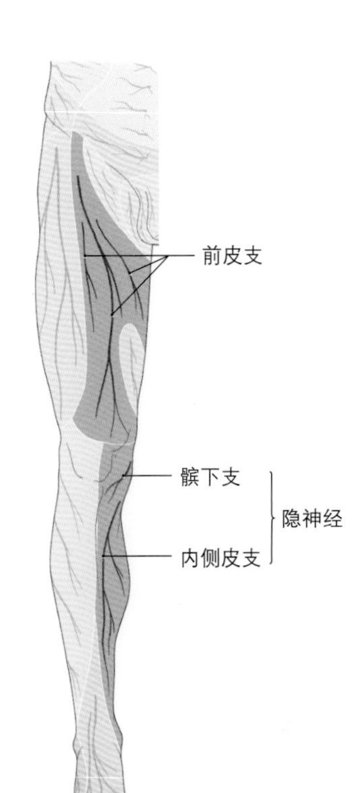
前皮支
髌下支
内侧皮支
隐神经

表 34.4 股神经（L_2~L_4）

运动支	支配的肌肉
肌支	髂腰肌
	耻骨肌
	缝匠肌
	股四头肌
感觉支	
前皮支	
隐神经	

骶丛

表 34.5 骶丛

神经		节段	支配的肌肉	皮支	
臀上神经		L_4~S_1	臀中肌 臀小肌 阔筋膜张肌	—	
臀下神经		L_5~S_2	臀大肌	—	
股后皮神经		S_1~S_3	—	股后皮神经	臀下皮神经
					会阴支
直接支	梨状肌神经	S_1~S_2	梨状肌	—	
	闭孔内肌神经	L_5~S_1	闭孔内肌 孖肌	—	
	股方肌神经		股方肌	—	
坐骨神经	腓总神经	L_4~S_2	见第 484 页		
	胫神经	L_4~S_3	见第 485 页		
阴部神经		S_2~S_4	见第 284、285 页		

图 34.18 臀部皮神经支配

右下肢后面观。

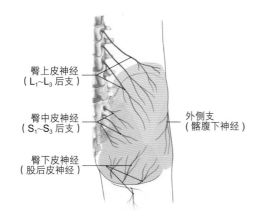

臀上皮神经
（L1~L3 后支）
臀中皮神经
（S1~S3 后支）
臀下皮神经
（股后皮神经）
外侧支
（髂腹下神经）

图 34.19 股后皮神经：皮神经分布

右下肢后面观。

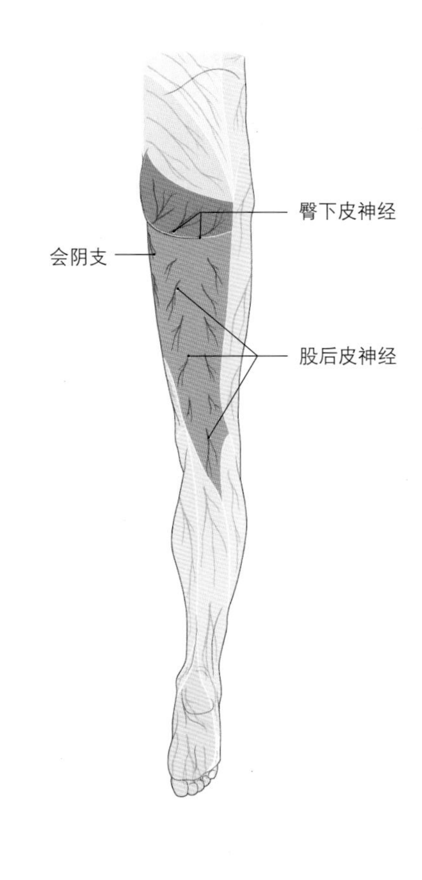
臀下皮神经
会阴支
股后皮神经

图 34.20 脊神经的分支

横切面，上面观。

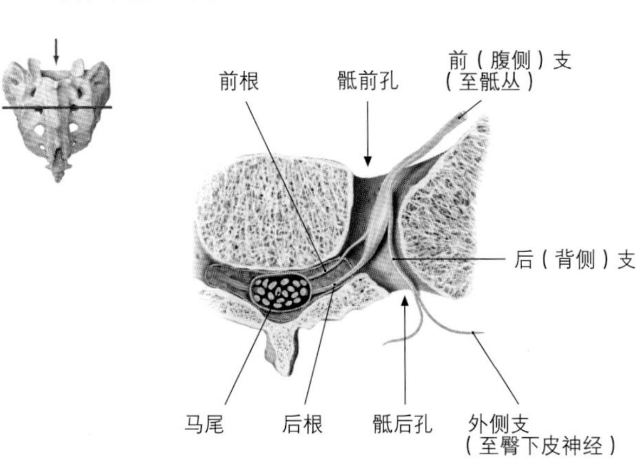
前根
骶前孔
前（腹侧）支
（至骶丛）
后（背侧）支
马尾
后根
骶后孔
外侧支
（至臀下皮神经）

图 34.21 骶丛的神经

右下肢。

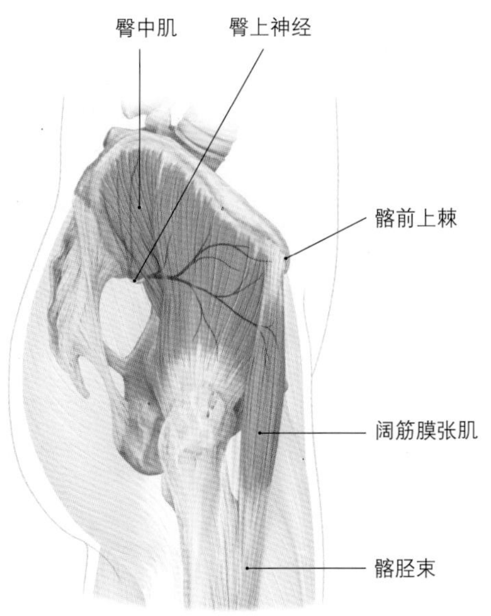
臀中肌
臀上神经
髂前上棘
阔筋膜张肌
髂胫束

A. 臀上神经，外侧面观。

临床要点 34.4

臀小肌无力

臀小肌在站姿中维持骨盆在冠状面的稳定（A）。由于臀上神经损伤（如错误的肌内注射）所致的臀小肌无力或麻痹常表现为髋关节外展乏力。特伦德伦堡试验阳性的患者，正常侧骨盆下垂（B）。将上半身倾向患侧，使重心移到支撑腿上时，可以提高摆动腿侧的骨盆（C）。如果双侧臀小肌功能丧失，患者表现为典型的摇摆步态。

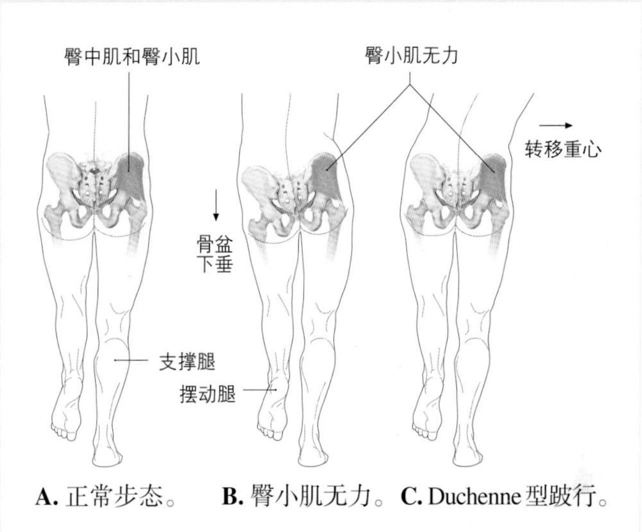
臀中肌和臀小肌
臀小肌无力
转移重心
骨盆
下垂
支撑腿
摆动腿

A. 正常步态。 **B.** 臀小肌无力。 **C.** Duchenne型跛行。

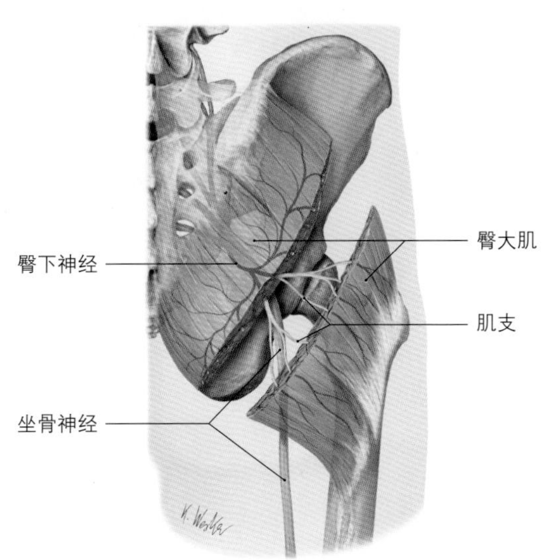
臀下神经
臀大肌
肌支
坐骨神经

B. 臀下神经，后面观。

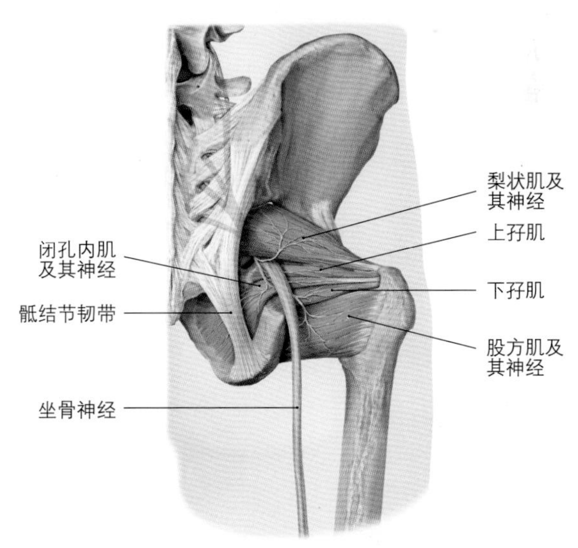
梨状肌及
其神经
上孖肌
闭孔内肌
及其神经
下孖肌
骶结节韧带
股方肌及
其神经
坐骨神经

C. 直接分支，后面观。

骶丛：坐骨神经

坐骨神经在腘窝近侧分支为胫神经、腓总神经之前，发出几个肌支。

图 34.22 腓总神经：皮支分布

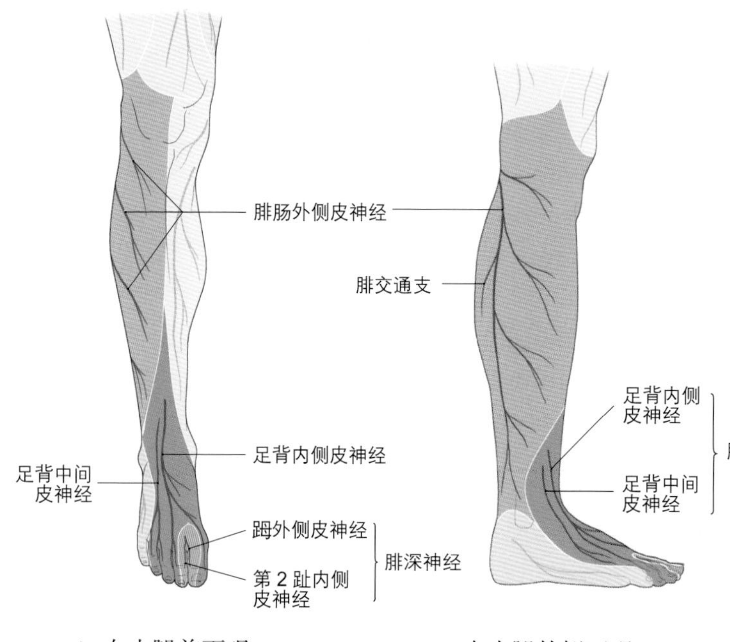
腓肠外侧皮神经
腓交通支
足背内侧皮神经
足背中间皮神经
足背内侧皮神经
足背中间皮神经
腓浅神经
姆外侧皮神经
第 2 趾内侧皮神经
腓深神经

A. 右小腿前面观。 **B.** 右小腿外侧面观。

图 34.23 腓总神经（L_4~S_2）

右下肢外侧面观。

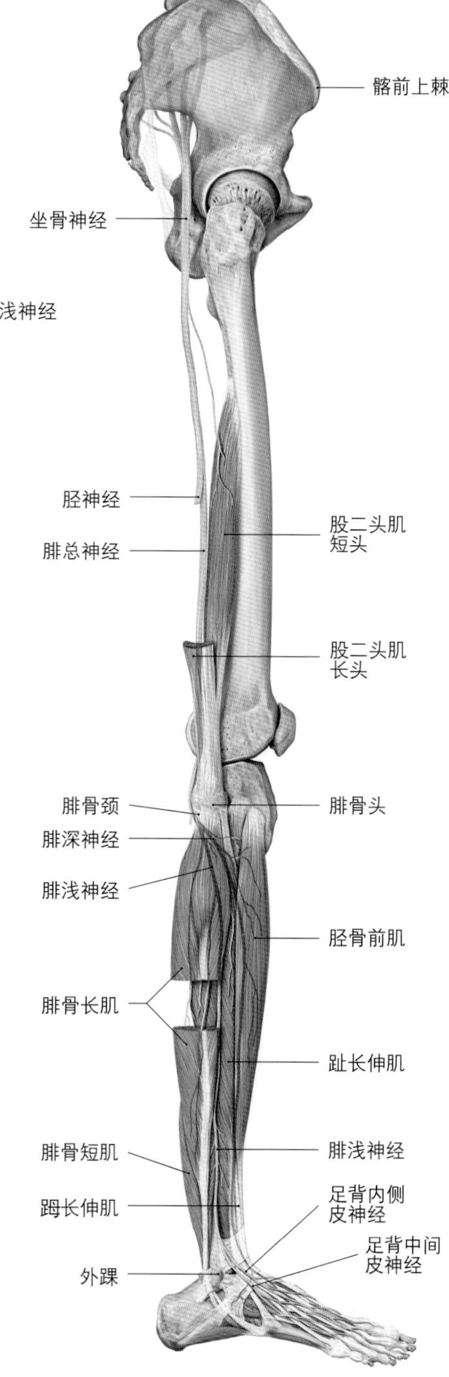
髂前上棘
坐骨神经
胫神经
腓总神经
股二头肌短头
股二头肌长头
腓骨颈
腓深神经
腓浅神经
腓骨头
胫骨前肌
腓骨长肌
趾长伸肌
腓骨短肌
姆长伸肌
外踝
腓浅神经
足背内侧皮神经
足背中间皮神经

表 34.6 腓总神经（L_4~S_2）

神经	支配的肌肉	感觉支
坐骨神经的直接支	股二头肌（短头）	—
腓浅神经	腓骨长肌、腓骨短肌	足背内侧皮神经 足背中间皮神经
腓深神经	胫骨前肌 趾短伸肌、趾长伸肌 姆短伸肌、姆长伸肌 第 3 腓骨肌	姆外侧皮神经 第 2 趾内侧皮神经

图 34.24　胫神经

右下肢。

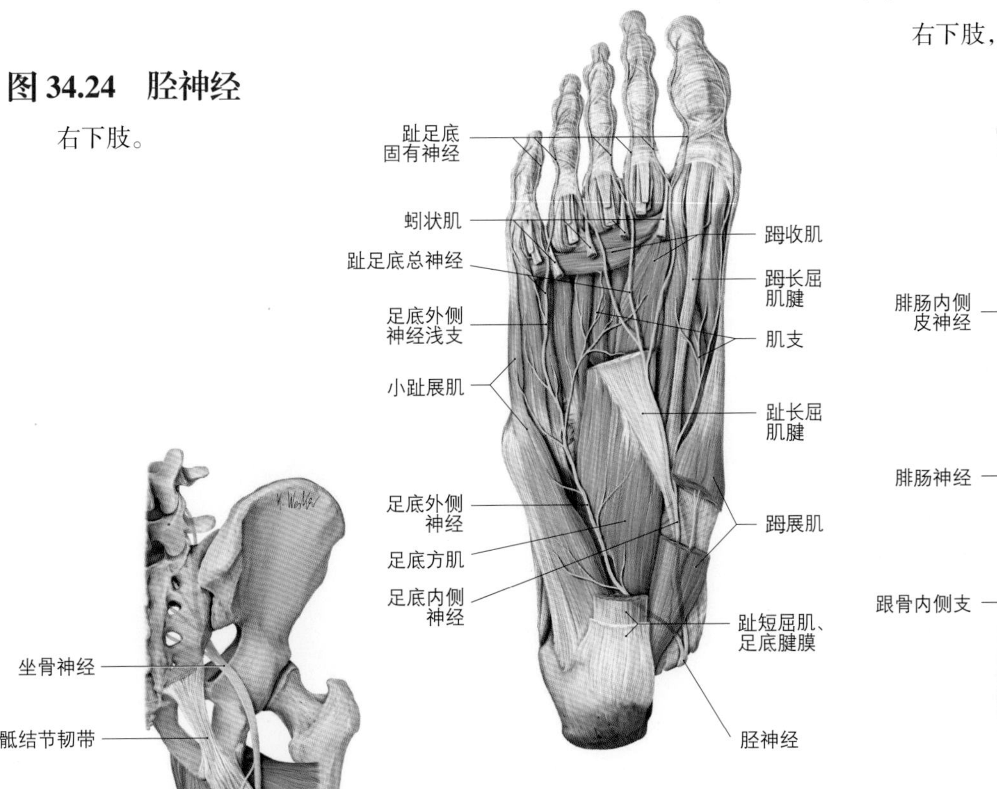

趾足底
固有神经
蚓状肌
趾足底总神经
足底外侧
神经浅支
小趾展肌
足底外侧
神经
足底方肌
足底内侧
神经
姆收肌
姆长屈
肌腱
肌支
趾长屈
肌腱
姆展肌
趾短屈肌、
足底腱膜
胫神经
坐骨神经
骶结节韧带
肌支
股二头肌长头
半腱肌
半膜肌
大收肌，
内侧部
股二头
肌短头
胫神经
腘窝
腓肠肌
比目鱼肌
深屈肌
深屈肌腱
胫神经
（踝管内）
外踝

B. 右足跖面观。

A. 后面观。

图 34.25　胫神经：皮支分布

右下肢，后面观。

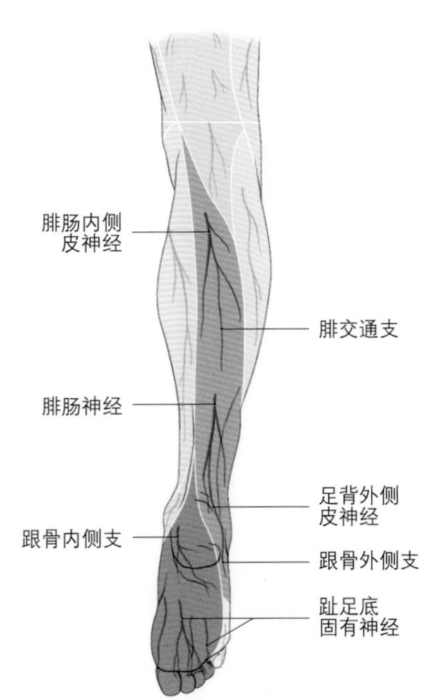

腓肠内侧
皮神经
腓交通支
腓肠神经
足背外侧
皮神经
跟骨内侧支
跟骨外侧支
趾足底
固有神经

表 34.7　胫神经（L_4~S_3）

神经	支配的肌肉	感觉支
坐骨神经的直接分支	半膜肌 半腱肌 股二头肌长头 大收肌内侧部分	—
胫神经	小腿三头肌 跖肌 腘肌 胫骨后肌 趾长屈肌 姆长屈肌	腓肠内侧皮神经 跟骨内、外侧支 足背外侧皮神经
足底内侧神经	姆收肌 趾短屈肌 姆短屈肌（内侧头） 第 1 蚓状肌	趾足底固有神经
足底外侧神经	姆短屈肌（外侧头） 足底方肌 小趾展肌 小趾短屈肌 小趾对掌肌 第 2~4 蚓状肌 第 1~3 骨间足底肌 第 1~4 骨间背侧肌 姆收肌	趾足底固有神经

下肢浅神经和静脉

图 34.26 右下肢浅静脉和皮神经

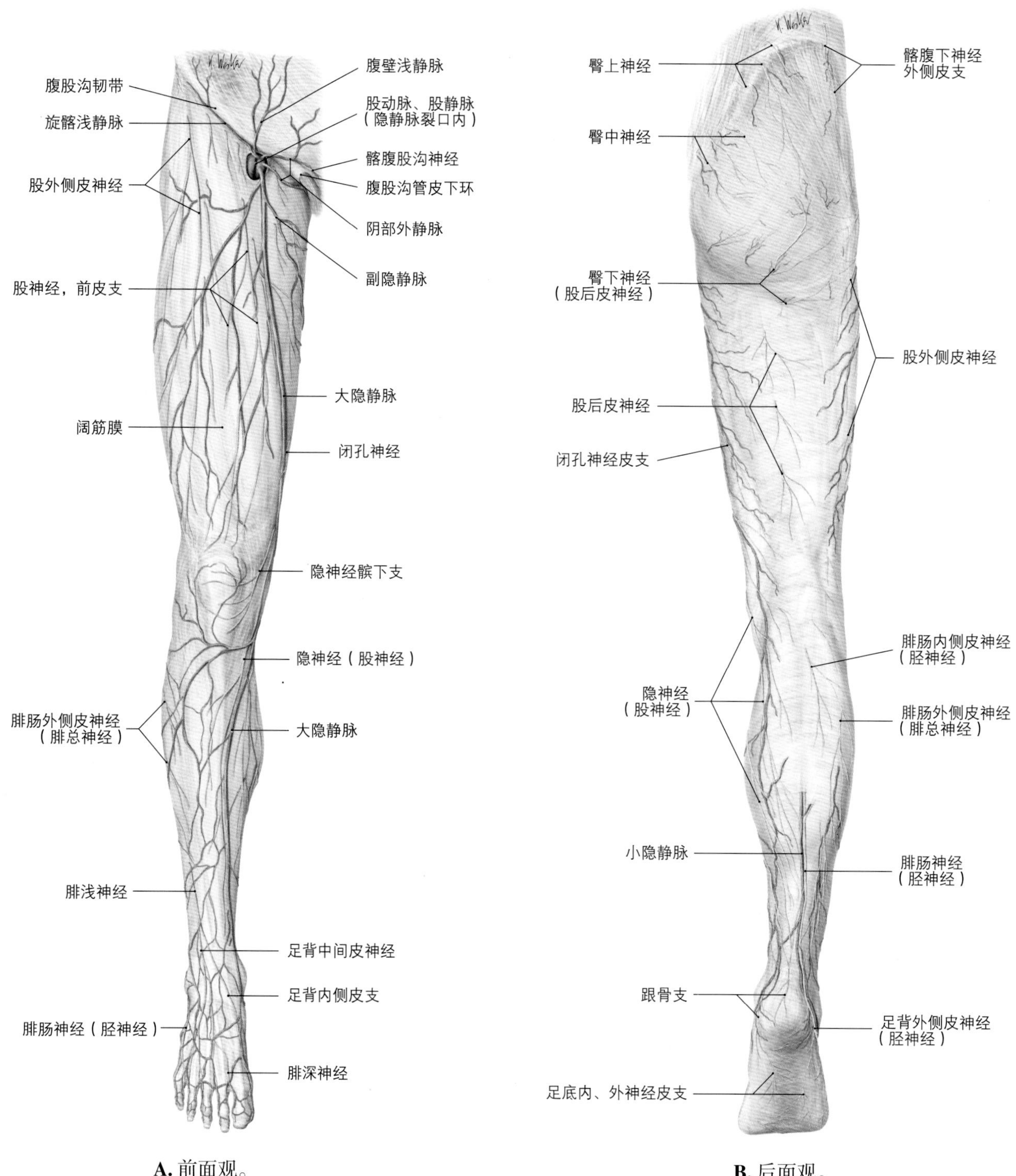
腹股沟韧带
旋髂浅静脉
股外侧皮神经
股神经，前皮支
阔筋膜
腓肠外侧皮神经
（腓总神经）
腓浅神经
腓肠神经（胫神经）
腹壁浅静脉
股动脉、股静脉
（隐静脉裂口内）
髂腹股沟神经
腹股沟管皮下环
阴部外静脉
副隐静脉
大隐静脉
闭孔神经
隐神经髌下支
隐神经（股神经）
大隐静脉
足背中间皮神经
足背内侧皮支
腓深神经
臀上神经
臀中神经
臀下神经
（股后皮神经）
股后皮神经
闭孔神经皮支
隐神经
（股神经）
小隐静脉
跟骨支
足底内、外神经皮支
髂腹下神经
外侧皮支
股外侧皮神经
腓肠内侧皮神经
（胫神经）
腓肠外侧皮神经
（腓总神经）
腓肠神经
（胫神经）
足背外侧皮神经
（胫神经）

A. 前面观。

B. 后面观。

图 34.27 下肢的皮神经分布

右下肢。

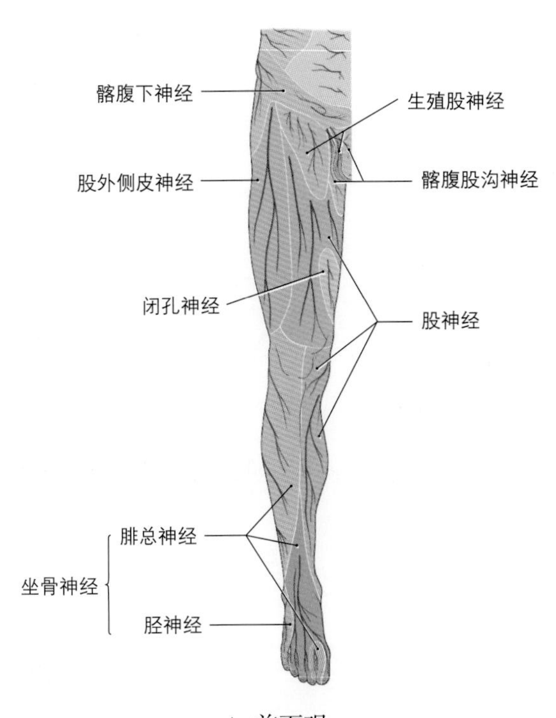
髂腹下神经
生殖股神经
股外侧皮神经
髂腹股沟神经
闭孔神经
股神经
腓总神经
坐骨神经
胫神经
臀上皮神经
髂腹下神经
股后皮神经
股外侧皮神经
闭孔神经
腓总神经
坐骨神经
股神经
胫神经

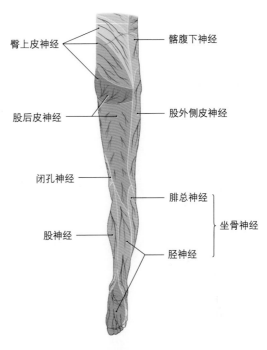

A. 前面观。

B. 后面观。

图 34.28 下肢皮区

右下肢。

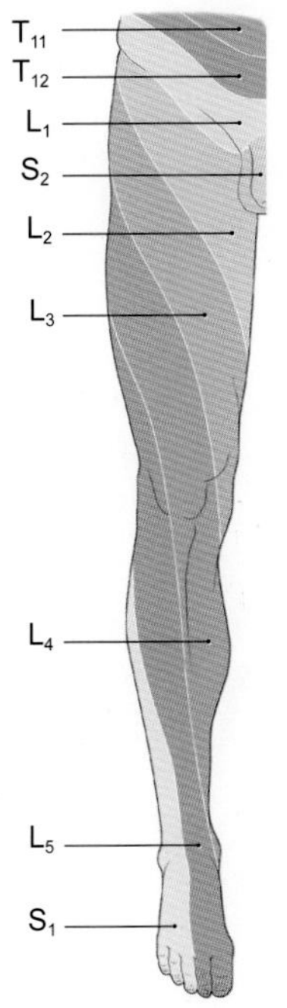
T_{11}
T_{12}
L_1
S_2
L_2
L_3
L_4
L_5
S_1

A. 前面观。

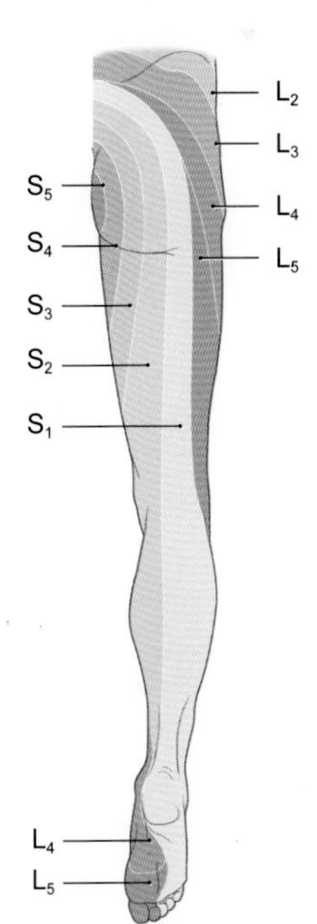
L_2
L_3
S_5
L_4
S_4
L_5
S_3
S_2
S_1
L_4
L_5

B. 后面观。

腹股沟区的局部解剖

图 34.29 浅静脉、淋巴结

男性右侧腹股沟区，前面观。移除覆盖隐静脉裂孔的筛筋膜。

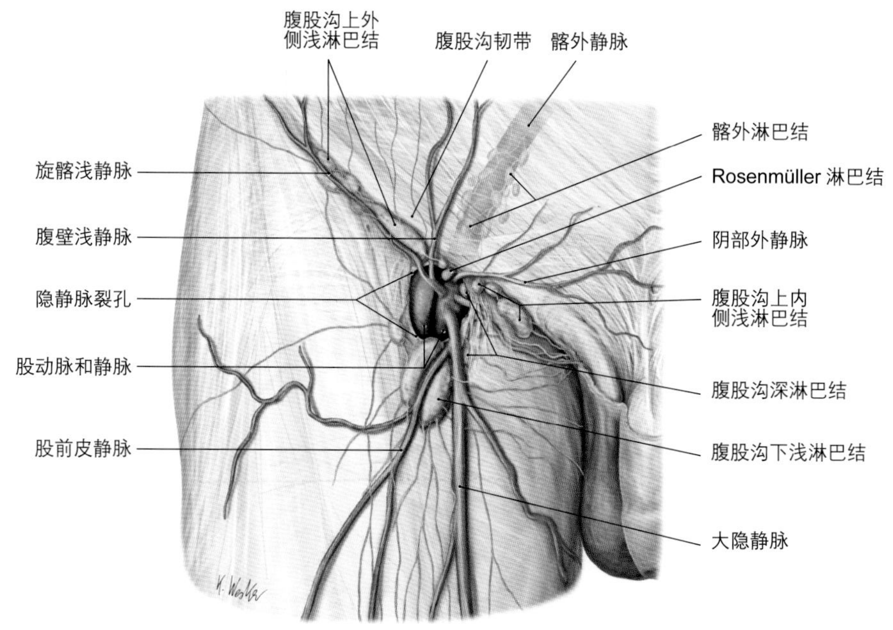
腹股沟上外
侧浅淋巴结
腹股沟韧带
髂外静脉
旋髂浅静脉
腹壁浅静脉
隐静脉裂孔
股动脉和静脉
股前皮静脉
髂外淋巴结
Rosenmüller 淋巴结
阴部外静脉
腹股沟上内
侧浅淋巴结
腹股沟深淋巴结
腹股沟下浅淋巴结
大隐静脉

图 34.30 腹股沟区

男性右侧腹股沟区，前面观。

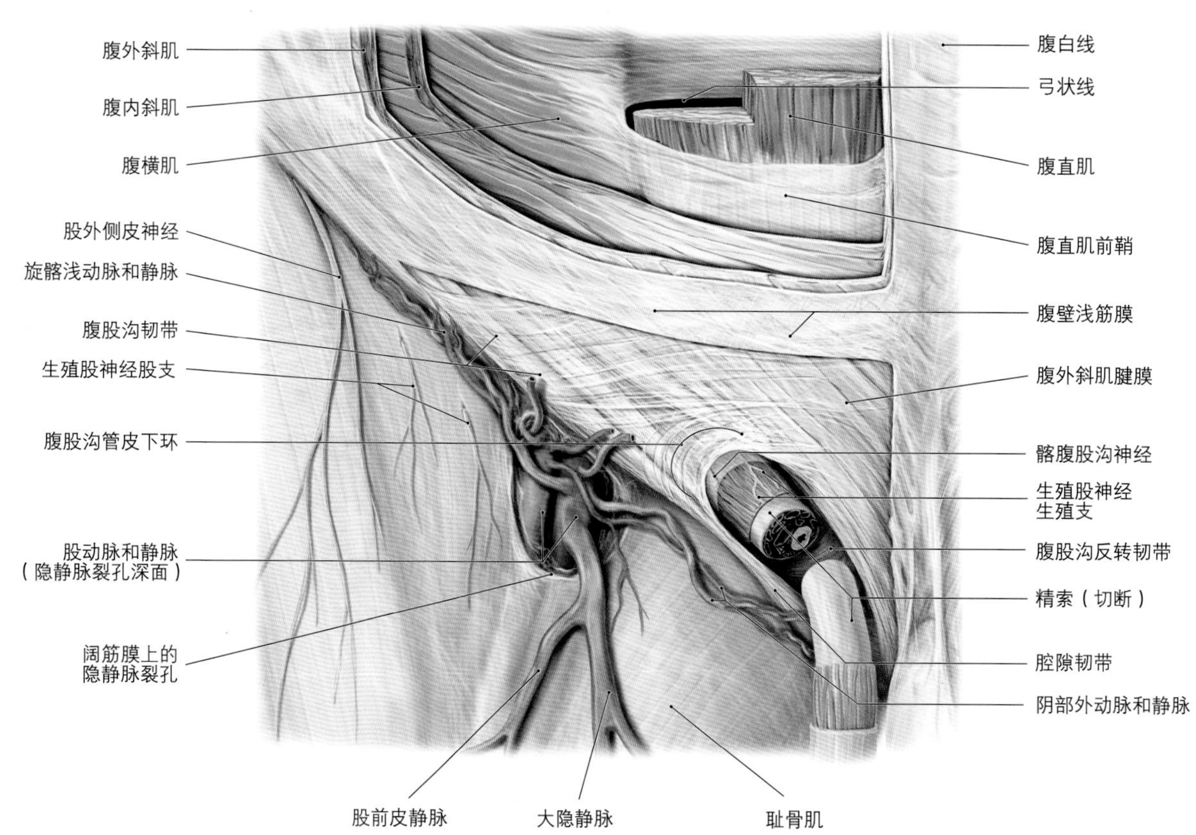
腹外斜肌
腹内斜肌
腹横肌
股外侧皮神经
旋髂浅动脉和静脉
腹股沟韧带
生殖股神经股支
腹股沟管皮下环
股动脉和静脉
（隐静脉裂孔深面）
阔筋膜上的
隐静脉裂孔
股前皮静脉
大隐静脉
耻骨肌
腹白线
弓状线
腹直肌
腹直肌前鞘
腹壁浅筋膜
腹外斜肌腱膜
髂腹股沟神经
生殖股神经
生殖支
腹股沟反转韧带
精索（切断）
腔隙韧带
阴部外动脉和静脉

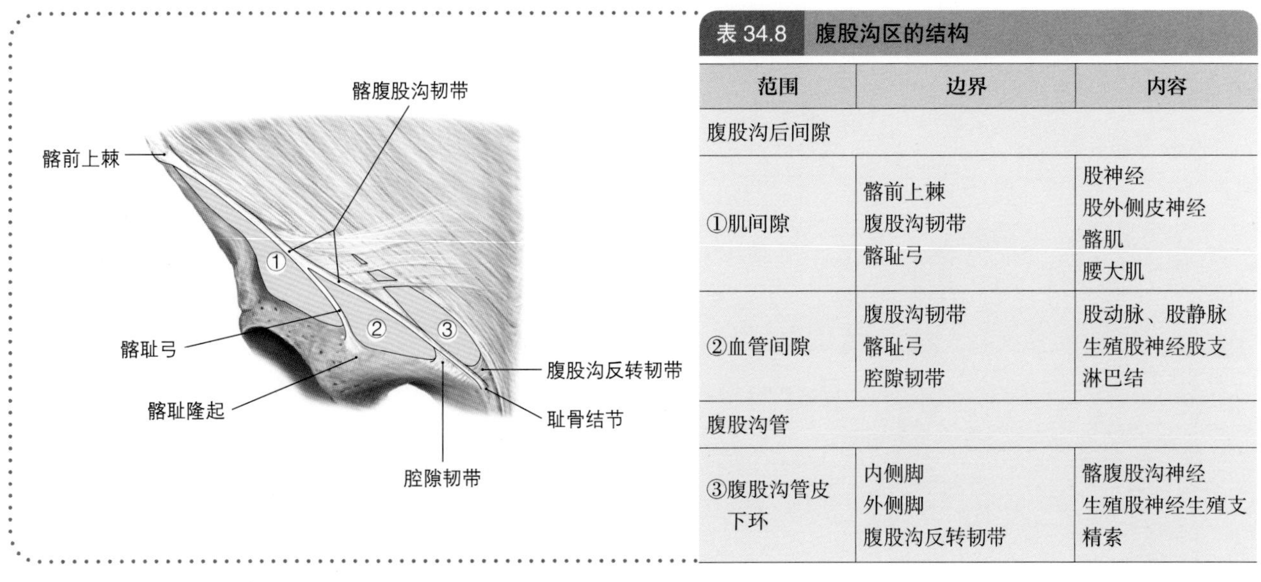
髂腹股沟韧带
髂前上棘
①
②
③
髂耻弓
髂耻隆起
腹股沟反转韧带
耻骨结节
腔隙韧带

表 34.8 腹股沟区的结构		
范围	边界	内容
腹股沟后间隙		
①肌间隙	髂前上棘 腹股沟韧带 髂耻弓	股神经 股外侧皮神经 髂肌 腰大肌
②血管间隙	腹股沟韧带 髂耻弓 腔隙韧带	股动脉、股静脉 生殖股神经股支 淋巴结
腹股沟管		
③腹股沟管皮下环	内侧脚 外侧脚 腹股沟反转韧带	髂腹股沟神经 生殖股神经生殖支 精索

图 34.31 腹股沟后间隙：肌间隙与血管间隙

右腹股沟区，前面观。

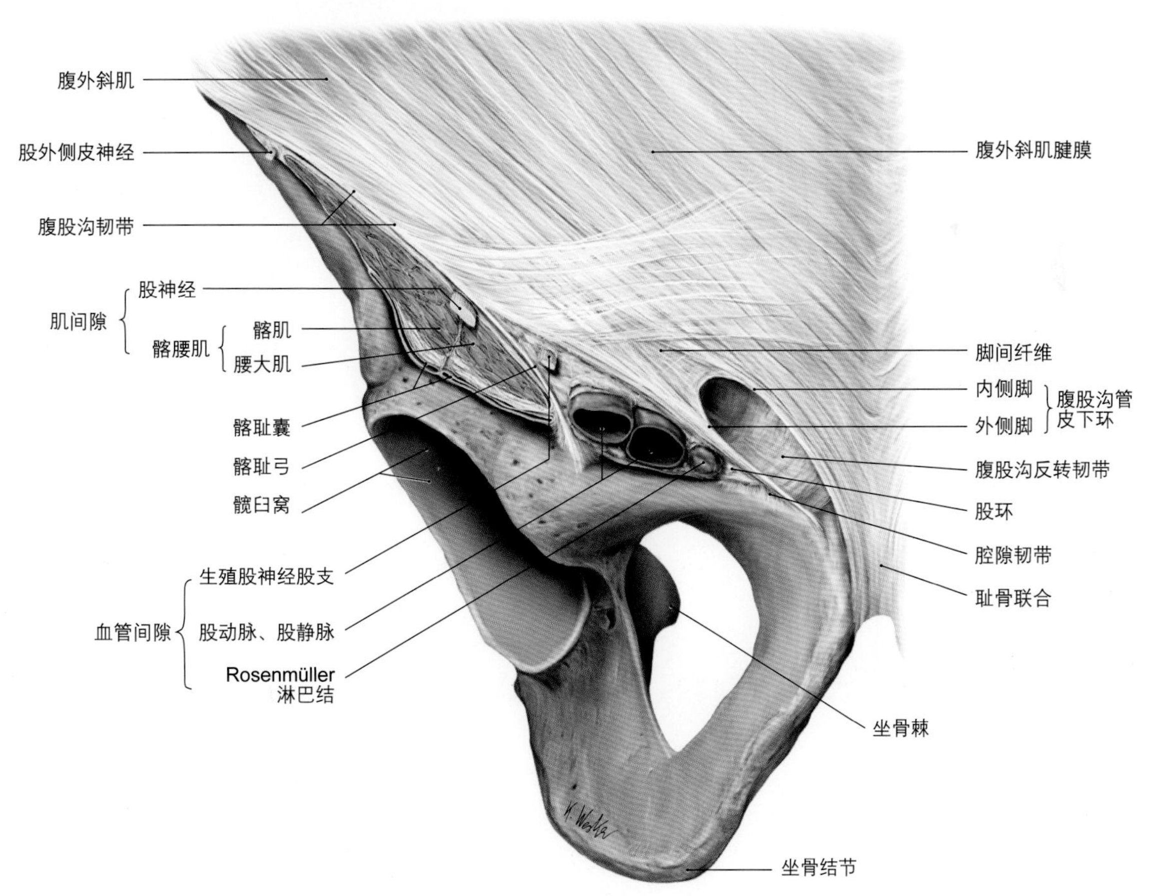
腹外斜肌
股外侧皮神经
腹股沟韧带
肌间隙
股神经
髂腰肌
髂肌
腰大肌
髂耻囊
髂耻弓
髋臼窝
血管间隙
生殖股神经股支
股动脉、股静脉
Rosenmüller
淋巴结
腹外斜肌腱膜
脚间纤维
内侧脚
外侧脚
腹股沟管
皮下环
腹股沟反转韧带
股环
腔隙韧带
耻骨联合
坐骨棘
坐骨结节

臀区的局部解剖

图 34.32 臀部

右侧臀部后面观。

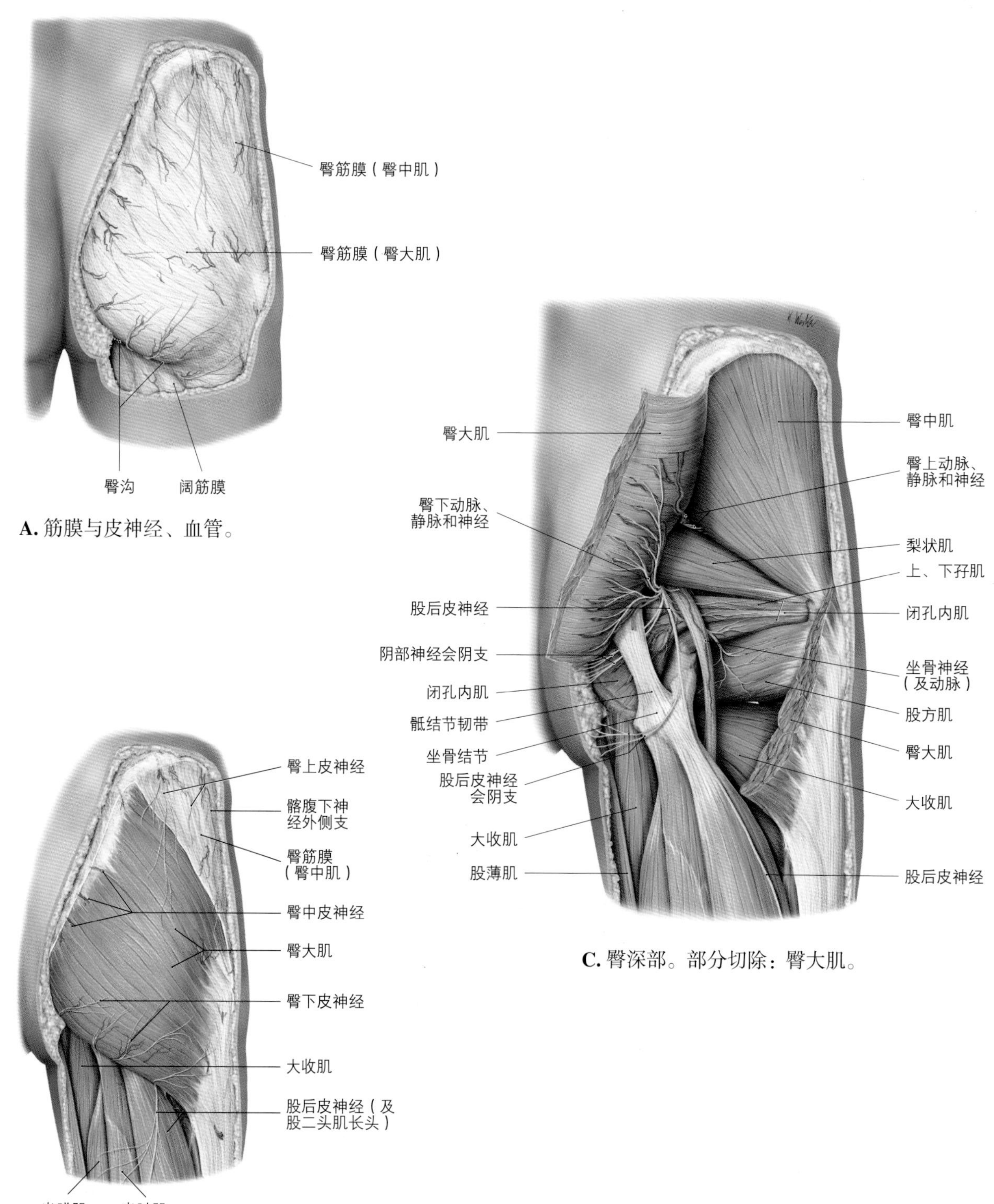
臀筋膜（臀中肌）
臀筋膜（臀大肌）
臀沟
阔筋膜
臀上皮神经
髂腹下神经外侧支
臀筋膜（臀中肌）
臀中皮神经
臀大肌
臀下皮神经
大收肌
股后皮神经（及股二头肌长头）
半膜肌
半腱肌
臀大肌
臀下动脉、静脉和神经
股后皮神经
阴部神经会阴支
闭孔内肌
骶结节韧带
坐骨结节
股后皮神经会阴支
大收肌
股薄肌
臀中肌
臀上动脉、静脉和神经
梨状肌
上、下孖肌
闭孔内肌
坐骨神经（及动脉）
股方肌
臀大肌
大收肌
股后皮神经

A. 筋膜与皮神经、血管。

B. 臀部。切除：阔筋膜。

C. 臀深部。部分切除：臀大肌。

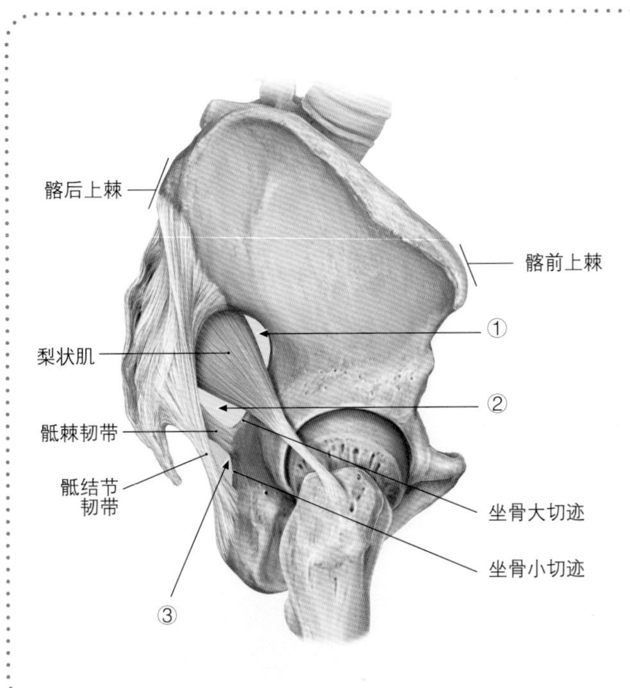
髂后上棘
髂前上棘
①
梨状肌
②
骶棘韧带
骶结节韧带
坐骨大切迹
坐骨小切迹
③

表 34.9 坐骨孔

孔		穿经的结构	边界
坐骨大孔	①梨状肌上孔	臀上动脉、静脉和神经	坐骨大切迹 骶棘韧带 骶骨
	②梨状肌下孔	臀下动脉、静脉和神经 阴部内动脉、静脉和神经 阴部神经 坐骨神经 股后皮神经	
③坐骨小孔		阴部内动脉和静脉 阴部神经 闭孔内肌	坐骨小切迹 骶棘韧带 骶结节韧带

图 34.33 臀部与髂窝

右侧臀部后面观，移除臀大肌、臀中肌。

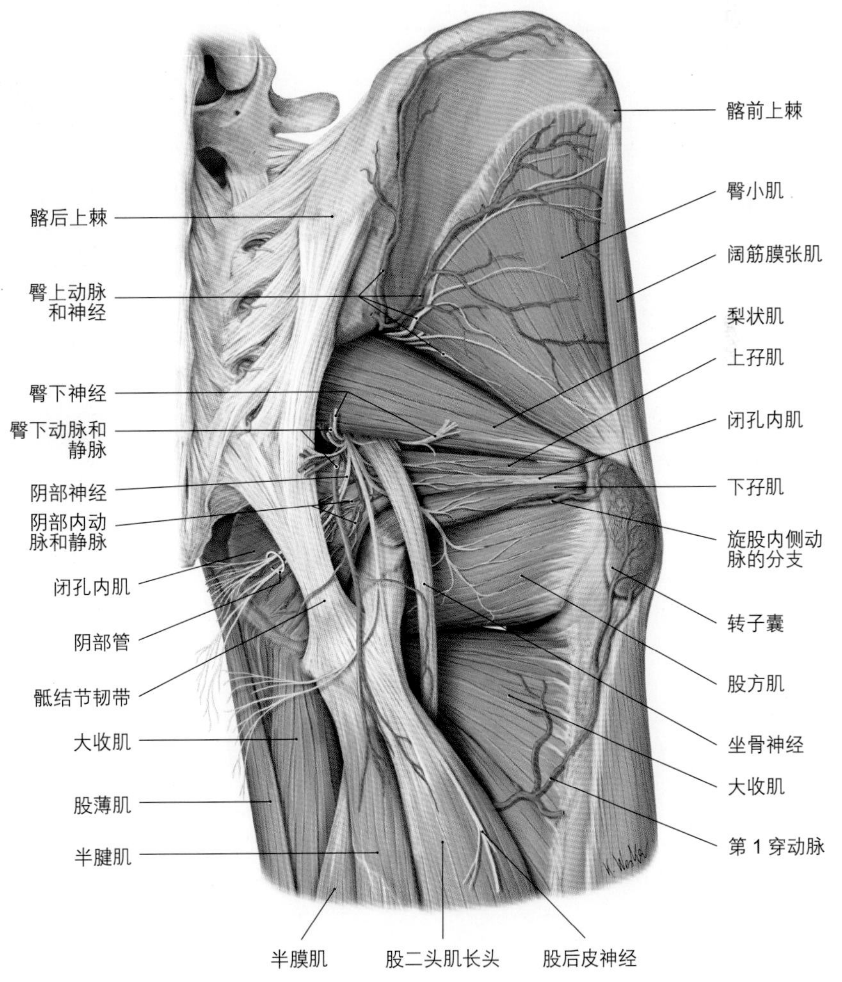
髂前上棘
髂后上棘
臀小肌
阔筋膜张肌
臀上动脉和神经
梨状肌
上孖肌
臀下神经
闭孔内肌
臀下动脉和静脉
阴部神经
下孖肌
阴部内动脉和静脉
旋股内侧动脉的分支
闭孔内肌
转子囊
阴部管
股方肌
骶结节韧带
坐骨神经
大收肌
大收肌
股薄肌
第1穿动脉
半腱肌
半膜肌
股二头肌长头
股后皮神经

股前区、股内侧区和股后区的局部解剖

图 34.34 股前区、股内侧区

右股部前面观。

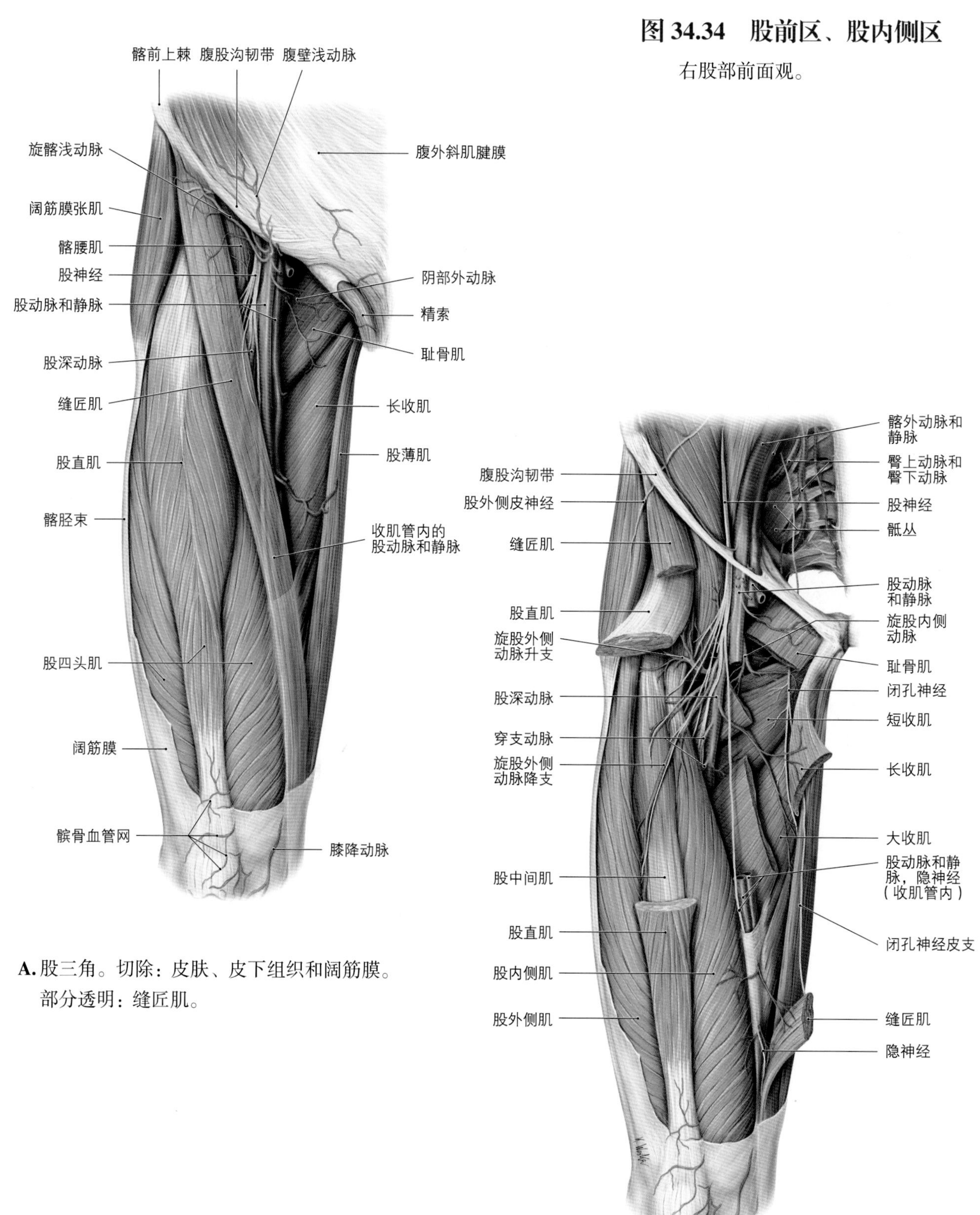

髂前上棘
腹股沟韧带
腹壁浅动脉
旋髂浅动脉
腹外斜肌腱膜
阔筋膜张肌
髂腰肌
股神经
阴部外动脉
股动脉和静脉
精索
耻骨肌
股深动脉
缝匠肌
长收肌
股直肌
股薄肌
髂胫束
收肌管内的
股动脉和静脉
股四头肌
阔筋膜
髌骨血管网
膝降动脉
髂外动脉和
静脉
臀上动脉和
臀下动脉
腹股沟韧带
股外侧皮神经
股神经
骶丛
缝匠肌
股动脉
和静脉
股直肌
旋股内侧
动脉
旋股外侧
动脉升支
耻骨肌
闭孔神经
股深动脉
短收肌
穿支动脉
旋股外侧
动脉降支
长收肌
大收肌
股动脉和静
脉，隐神经
（收肌管内）
股中间肌
股直肌
闭孔神经皮支
股内侧肌
股外侧肌
缝匠肌
隐神经

A. 股三角。切除：皮肤、皮下组织和阔筋膜。部分透明：缝匠肌。

B. 股前部神经、血管。切除：腹前壁。部分切除：缝匠肌、股直肌、长收肌和耻骨肌。

图 34.35　股后部

右股部后面观。

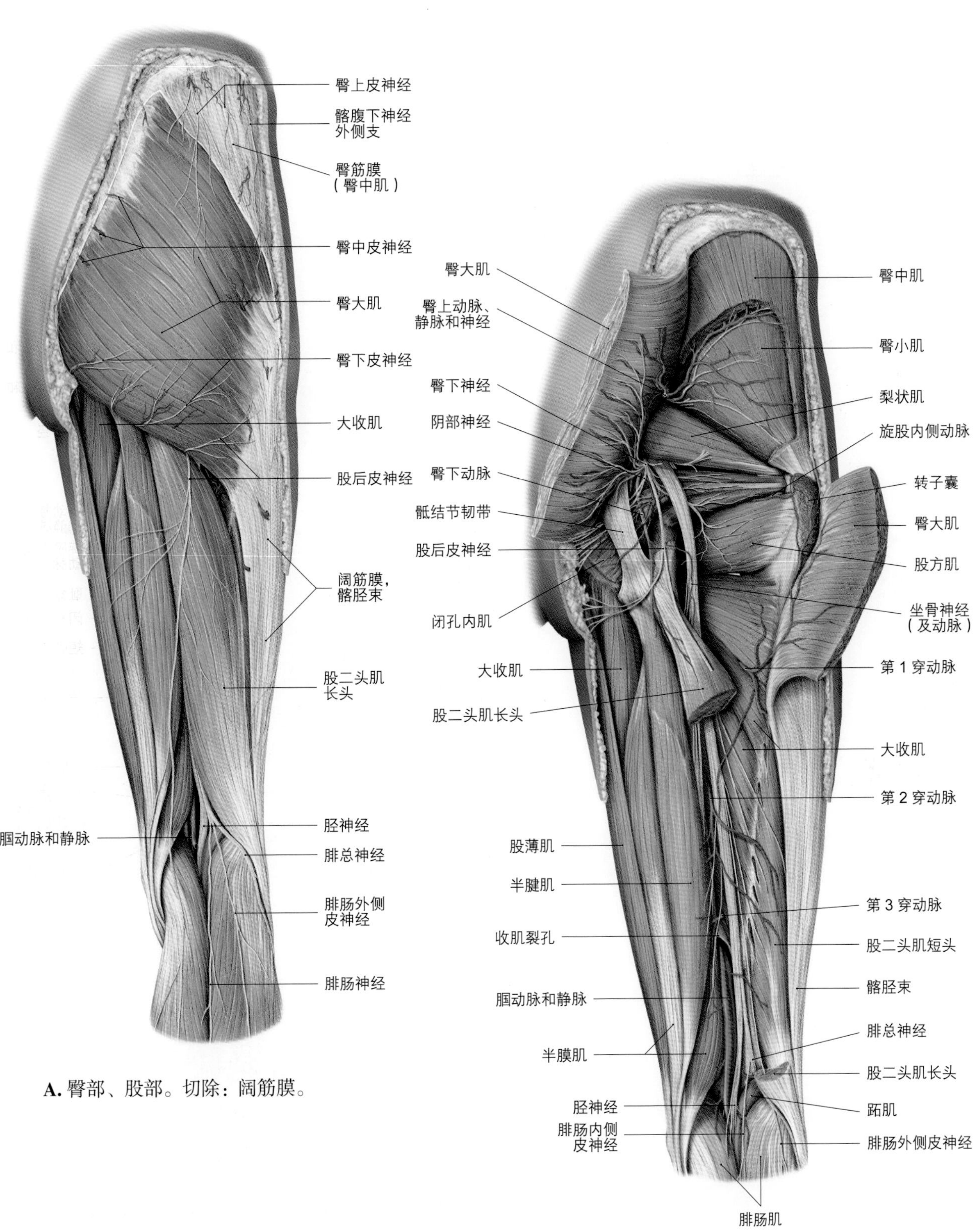
臀上皮神经
髂腹下神经外侧支
臀筋膜（臀中肌）
臀中皮神经
臀大肌
臀下皮神经
大收肌
股后皮神经
阔筋膜，髂胫束
股二头肌长头
腘动脉和静脉
胫神经
腓总神经
腓肠外侧皮神经
腓肠神经
臀大肌
臀上动脉、静脉和神经
臀下神经
阴部神经
臀下动脉
骶结节韧带
股后皮神经
闭孔内肌
大收肌
股二头肌长头
臀中肌
臀小肌
梨状肌
旋股内侧动脉
转子囊
臀大肌
股方肌
坐骨神经（及动脉）
第 1 穿动脉
大收肌
第 2 穿动脉
股薄肌
半腱肌
收肌裂孔
腘动脉和静脉
半膜肌
胫神经
腓肠内侧皮神经
第 3 穿动脉
股二头肌短头
髂胫束
腓总神经
股二头肌长头
跖肌
腓肠外侧皮神经
腓肠肌

A. 臀部、股部。切除：阔筋膜。

B. 股后部神经、血管。部分切除：臀大肌、臀中肌、股二头肌。翻起：半膜肌。

小腿后部和足的局部解剖

图 34.36 小腿后部

右小腿后面观。

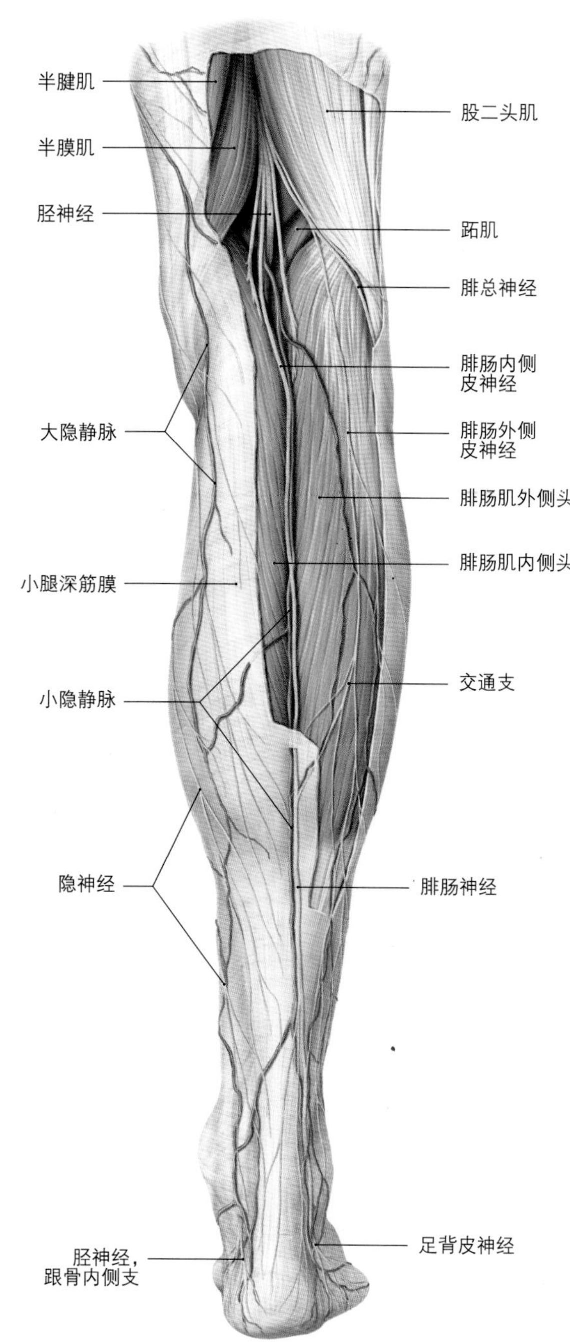
半腱肌
股二头肌
半膜肌
胫神经
跖肌
腓总神经
腓肠内侧皮神经
大隐静脉
腓肠外侧皮神经
腓肠肌外侧头
腓肠肌内侧头
小腿深筋膜
交通支
小隐静脉
隐神经
腓肠神经
胫神经，跟骨内侧支
足背皮神经

A. 浅部神经血管结构。

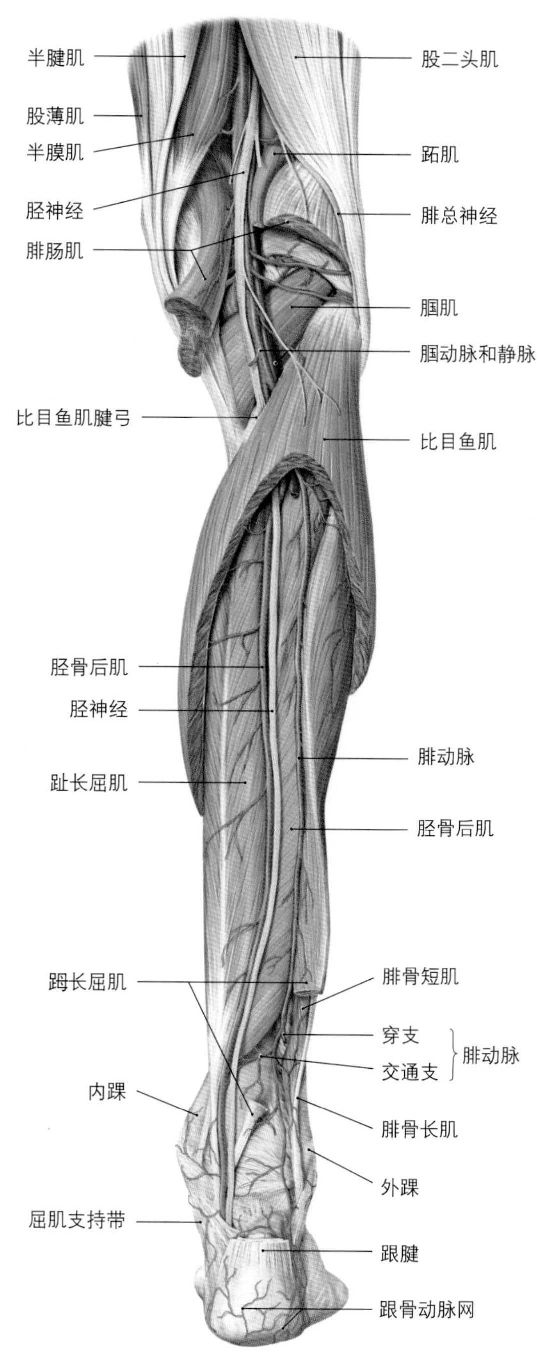
半腱肌
股二头肌
股薄肌
半膜肌
跖肌
胫神经
腓总神经
腓肠肌
腘肌
腘动脉和静脉
比目鱼肌腱弓
比目鱼肌
胫骨后肌
胫神经
腓动脉
趾长屈肌
胫骨后肌
踇长屈肌
腓骨短肌
穿支
交通支
腓动脉
内踝
腓骨长肌
外踝
屈肌支持带
跟腱
跟骨动脉网

B. 深部神经血管结构。切除：腓肠肌。开窗：比目鱼肌。

图 34.37 腘窝

右腿后面观。

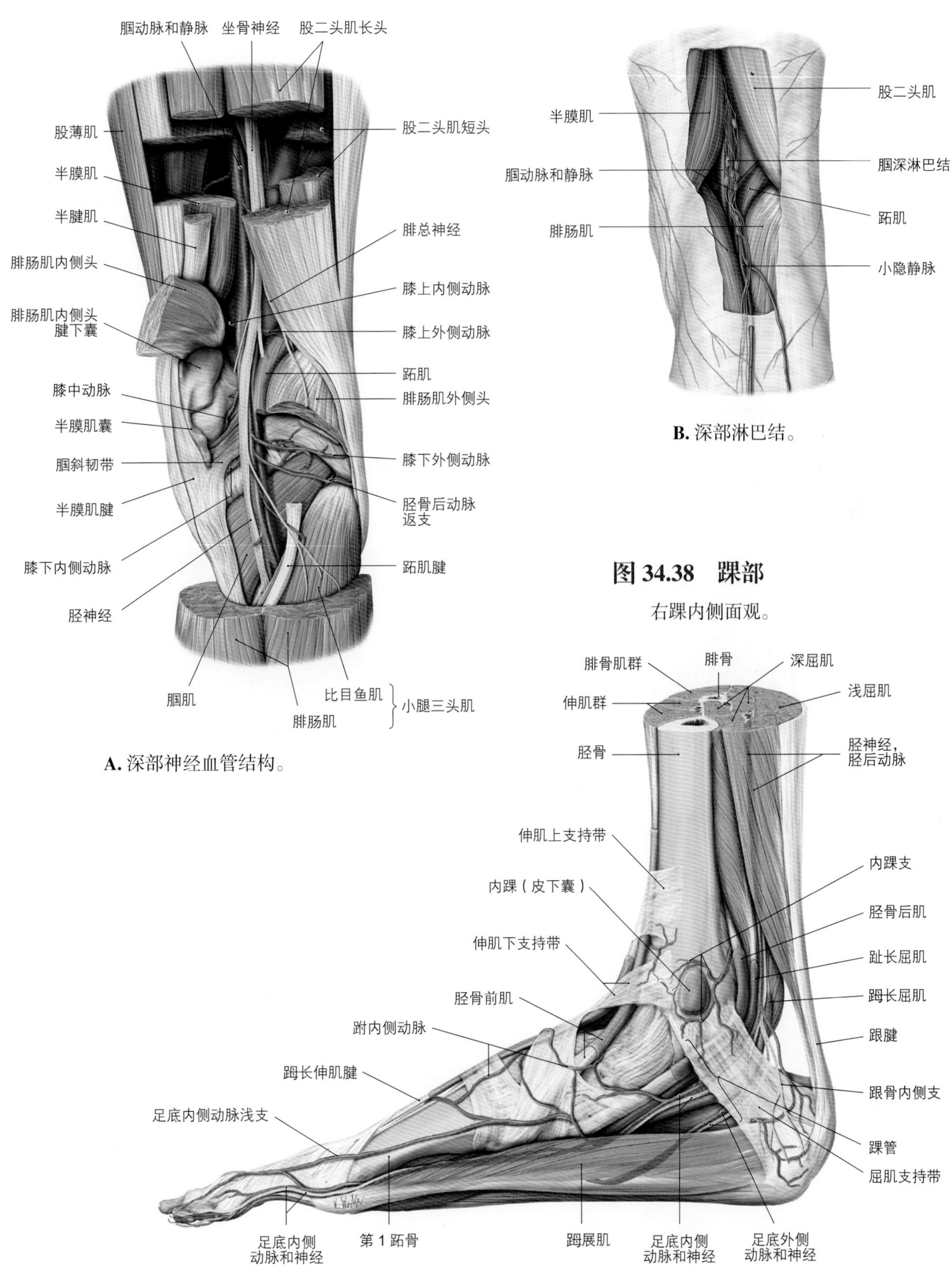
腘动脉和静脉
坐骨神经
股二头肌长头
股薄肌
股二头肌短头
半膜肌
半腱肌
腓总神经
腓肠肌内侧头
膝上内侧动脉
腓肠肌内侧头腱下囊
膝上外侧动脉
跖肌
膝中动脉
腓肠肌外侧头
半膜肌囊
腘斜韧带
膝下外侧动脉
半膜肌腱
胫骨后动脉返支
膝下内侧动脉
跖肌腱
胫神经
腘肌
比目鱼肌
腓肠肌
小腿三头肌
半膜肌
股二头肌
腘动脉和静脉
腘深淋巴结
跖肌
腓肠肌
小隐静脉
腓骨肌群
腓骨
深屈肌
伸肌群
浅屈肌
胫骨
胫神经，胫后动脉
伸肌上支持带
内踝支
内踝（皮下囊）
胫骨后肌
伸肌下支持带
趾长屈肌
胫骨前肌
踇长屈肌
跗内侧动脉
跟腱
踇长伸肌腱
跟骨内侧支
足底内侧动脉浅支
踝管
屈肌支持带
足底内侧动脉和神经
第1跖骨
踇展肌
足底内侧动脉和神经
足底外侧动脉和神经

A. 深部神经血管结构。

B. 深部淋巴结。

图 34.38 踝部

右踝内侧面观。

小腿前外侧部和足背部的局部解剖

图 34.39　小腿外侧的神经、血管

右侧下肢。切除：腓骨长肌、趾长伸肌的起始部分。

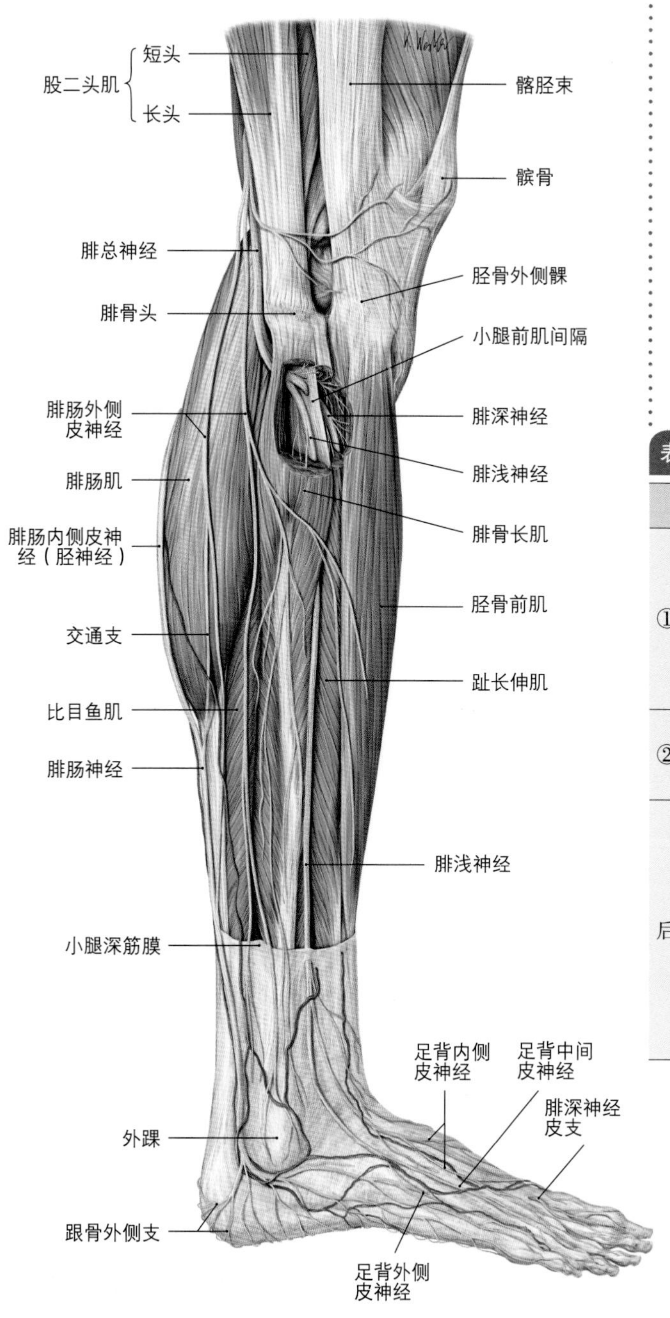

股二头肌
短头
长头
髂胫束
髌骨
腓总神经
胫骨外侧髁
腓骨头
小腿前肌间隔
腓肠外侧皮神经
腓深神经
腓浅神经
腓肠肌
腓骨长肌
腓肠内侧皮神经（胫神经）
胫骨前肌
交通支
趾长伸肌
比目鱼肌
腓肠神经
腓浅神经
小腿深筋膜
足背内侧皮神经
足背中间皮神经
腓深神经皮支
外踝
跟骨外侧支
足背外侧皮神经

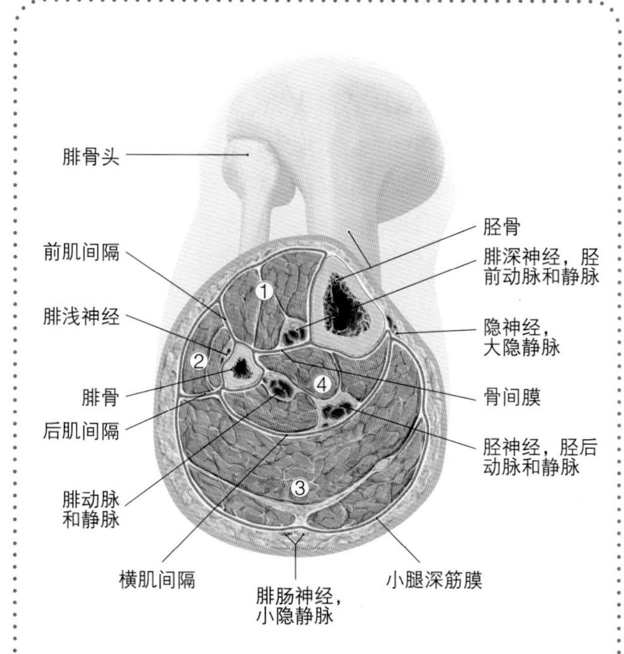

腓骨头
胫骨
前肌间隔
腓深神经，胫前动脉和静脉
腓浅神经
隐神经，大隐静脉
腓骨
骨间膜
后肌间隔
胫神经，胫后动脉和静脉
腓动脉和静脉
横肌间隔
腓肠神经，小隐静脉
小腿深筋膜
1
2
3
4

表 34.10　小腿的分部

分部		肌	神经、血管
①前部		胫骨前肌	腓深神经，胫前动脉和静脉
		趾长伸肌	
		踇长伸肌	
		第三腓骨肌	
②外侧部		腓骨长肌	腓浅神经
		腓骨短肌	
后部	③浅层	小腿三头肌（腓肠肌、比目鱼肌）	—
		跖肌	
	④深层	胫骨后肌	胫神经 胫后动脉和静脉 腓动脉和静脉
		趾长屈肌	
		踇长屈肌	

临床要点 34.5

筋膜间隙综合征

肌肉水肿或血肿会引起肌间隔内组织液压力升高，进而压迫神经血管结构，由于压力的增高可导致缺血甚至不可逆性的肌和神经损伤。前肌间隔综合征患者最常见，表现为剧痛和不能背屈跗趾。紧急切开小腿筋膜可减轻压迫。

图 34.40 小腿和足部前面的神经、血管

右下肢，足趾屈位。

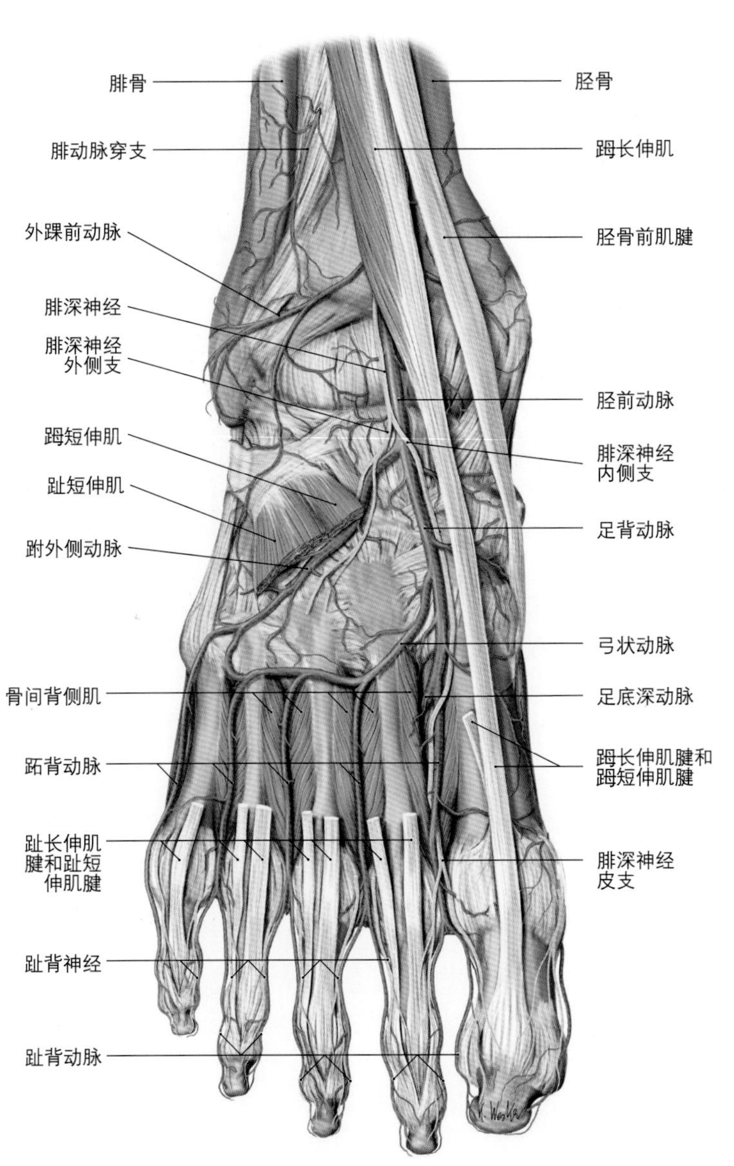
腓骨
腓动脉穿支
外踝前动脉
腓深神经
腓深神经外侧支
跗短伸肌
趾短伸肌
跗外侧动脉
骨间背侧肌
跖背动脉
趾长伸肌腱和趾短伸肌腱
趾背神经
趾背动脉
胫骨
跗长伸肌
胫骨前肌腱
胫前动脉
腓深神经内侧支
足背动脉
弓状动脉
足底深动脉
跗长伸肌腱和跗短伸肌腱
腓深神经皮支

A. 足背神经、血管。

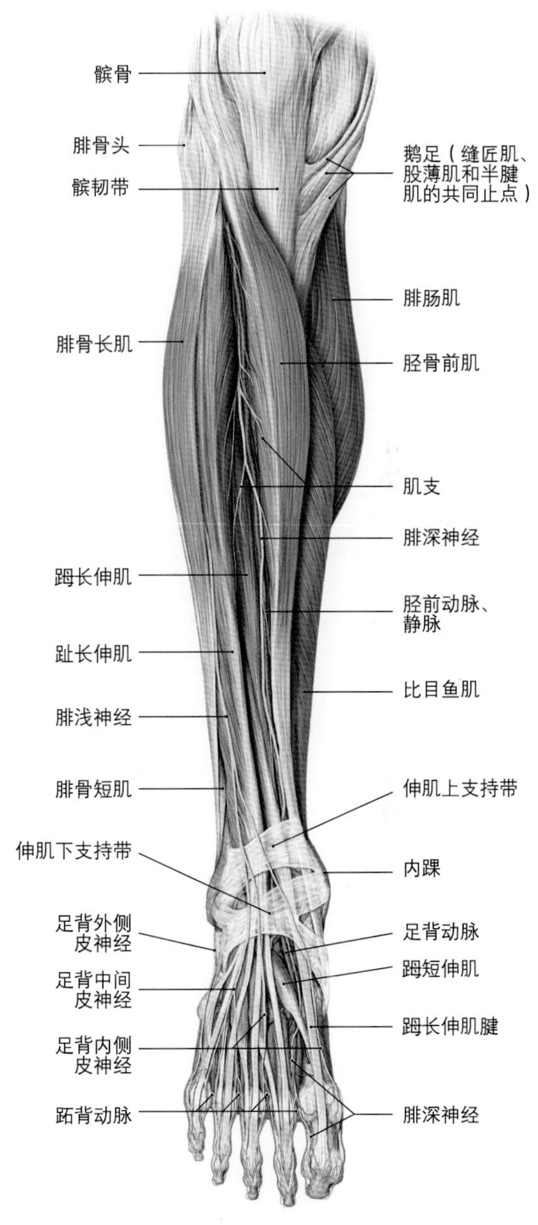
髌骨
腓骨头
髌韧带
腓骨长肌
跗长伸肌
趾长伸肌
腓浅神经
腓骨短肌
伸肌下支持带
足背外侧皮神经
足背中间皮神经
足背内侧皮神经
跖背动脉
鹅足（缝匠肌、股薄肌和半腱肌的共同止点）
腓肠肌
胫骨前肌
肌支
腓深神经
胫前动脉、静脉
比目鱼肌
伸肌上支持带
内踝
足背动脉
跗短伸肌
跗长伸肌腱
腓深神经

B. 小腿的神经、血管。切除：皮肤、皮下组织和筋膜。翻起：胫骨前肌、跗长伸肌。

足底的局部解剖

图 34.41 足底的血管神经

右足，跖面观。

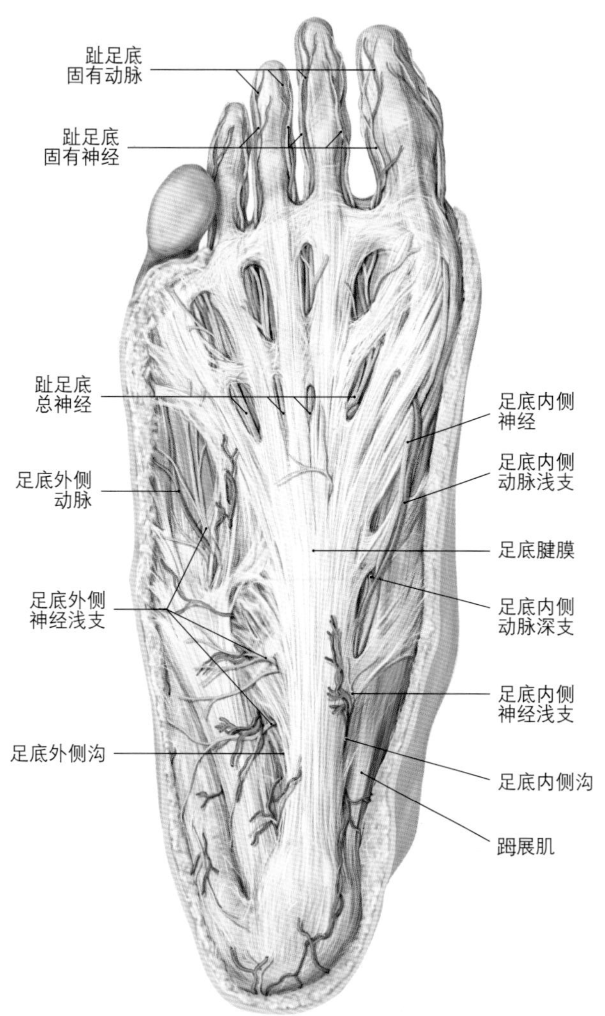
趾足底
固有动脉
趾足底
固有神经
趾足底
总神经
足底外侧
动脉
足底外侧
神经浅支
足底外侧沟
足底内侧
神经
足底内侧
动脉浅支
足底腱膜
足底内侧
动脉深支
足底内侧
神经浅支
足底内侧沟
踇展肌

A. 浅层。切除：皮肤、皮下组织、筋膜。

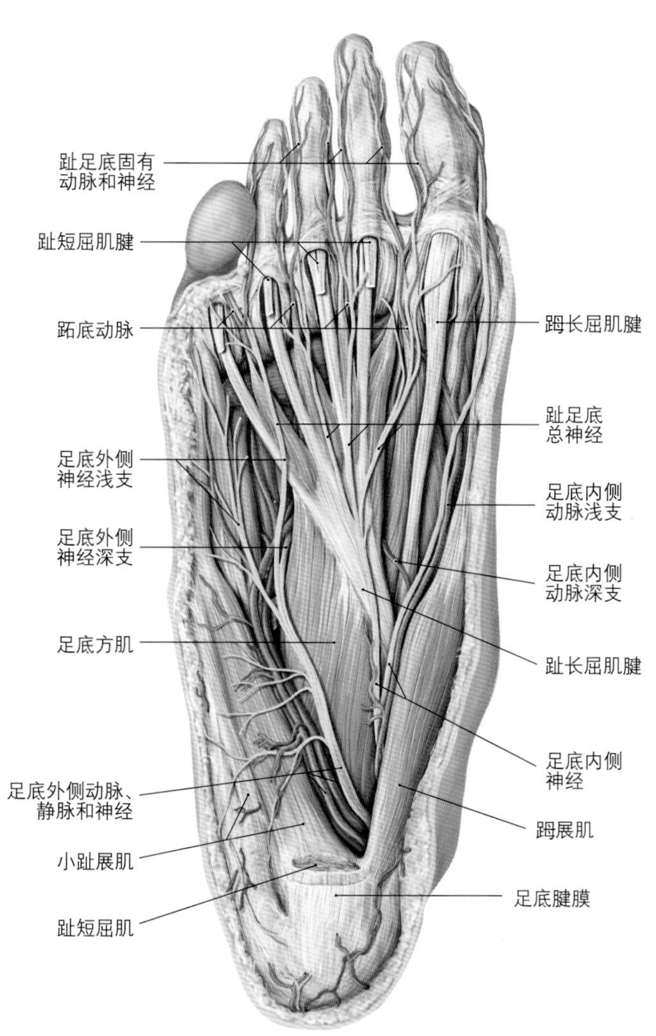
趾足底固有
动脉和神经
趾短屈肌腱
跖底动脉
足底外侧
神经浅支
足底外侧
神经深支
足底方肌
足底外侧动脉、
静脉和神经
小趾展肌
趾短屈肌
踇长屈肌腱
趾足底
总神经
足底内侧
动脉浅支
足底内侧
动脉深支
趾长屈肌腱
足底内侧
神经
踇展肌
足底腱膜

B. 中层。切除：足底腱膜、趾短屈肌。

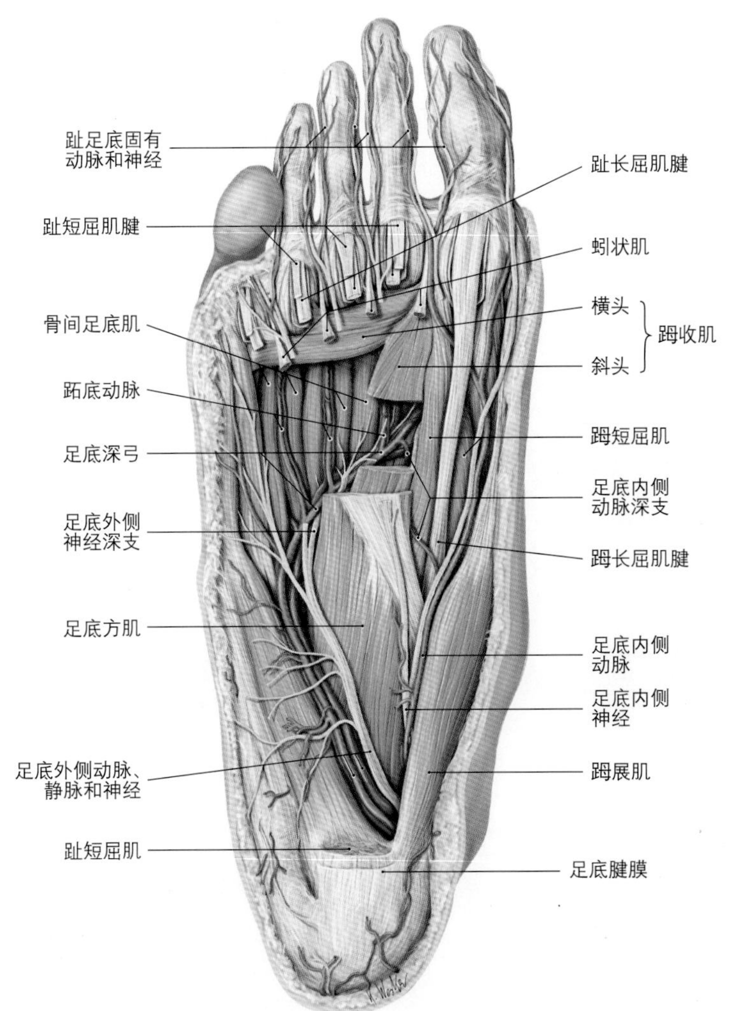

趾足底固有动脉和神经
趾短屈肌腱
骨间足底肌
跖底动脉
足底深弓
足底外侧神经深支
足底方肌
足底外侧动脉、静脉和神经
趾短屈肌
趾长屈肌腱
蚓状肌
横头
斜头
踇收肌
踇短屈肌
足底内侧动脉深支
踇长屈肌腱
足底内侧动脉
足底内侧神经
踇展肌
足底腱膜

C. 深层。切除：趾长屈肌。
开窗：踇收肌斜头。

图 34.42 足的血管神经：横切面

冠状面，远侧面观。

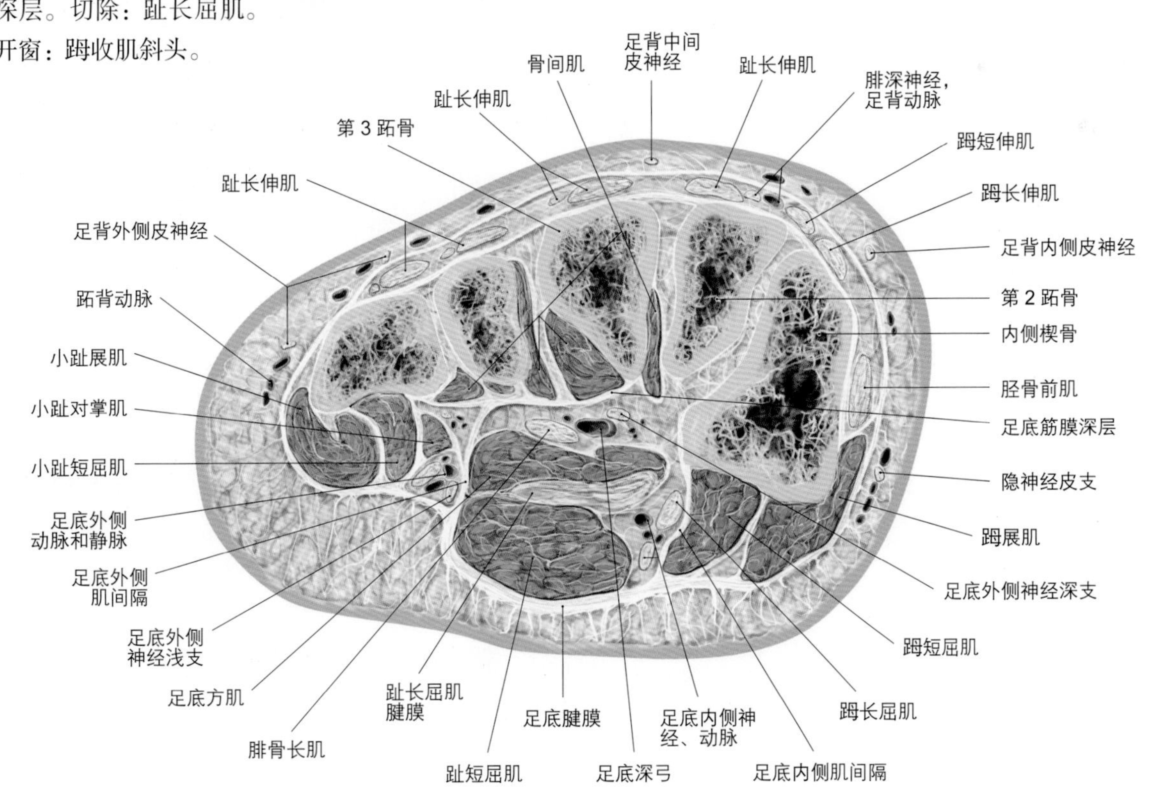

骨间肌
足背中间皮神经
趾长伸肌
腓深神经，足背动脉
趾长伸肌
第 3 跖骨
踇短伸肌
趾长伸肌
踇长伸肌
足背外侧皮神经
足背内侧皮神经
跖背动脉
第 2 跖骨
内侧楔骨
小趾展肌
胫骨前肌
小趾对掌肌
足底筋膜深层
小趾短屈肌
隐神经皮支
足底外侧动脉和静脉
踇展肌
足底外侧肌间隔
足底外侧神经深支
足底外侧神经浅支
踇短屈肌
足底方肌
趾长屈肌腱膜
足底腱膜
足底内侧神经、动脉
踇长屈肌
腓骨长肌
趾短屈肌
足底深弓
足底内侧肌间隔

第 35 章 断层解剖学和放射解剖学

下肢断层解剖学

图 35.1 大腿和小腿的开窗解剖

右下肢，后面观。

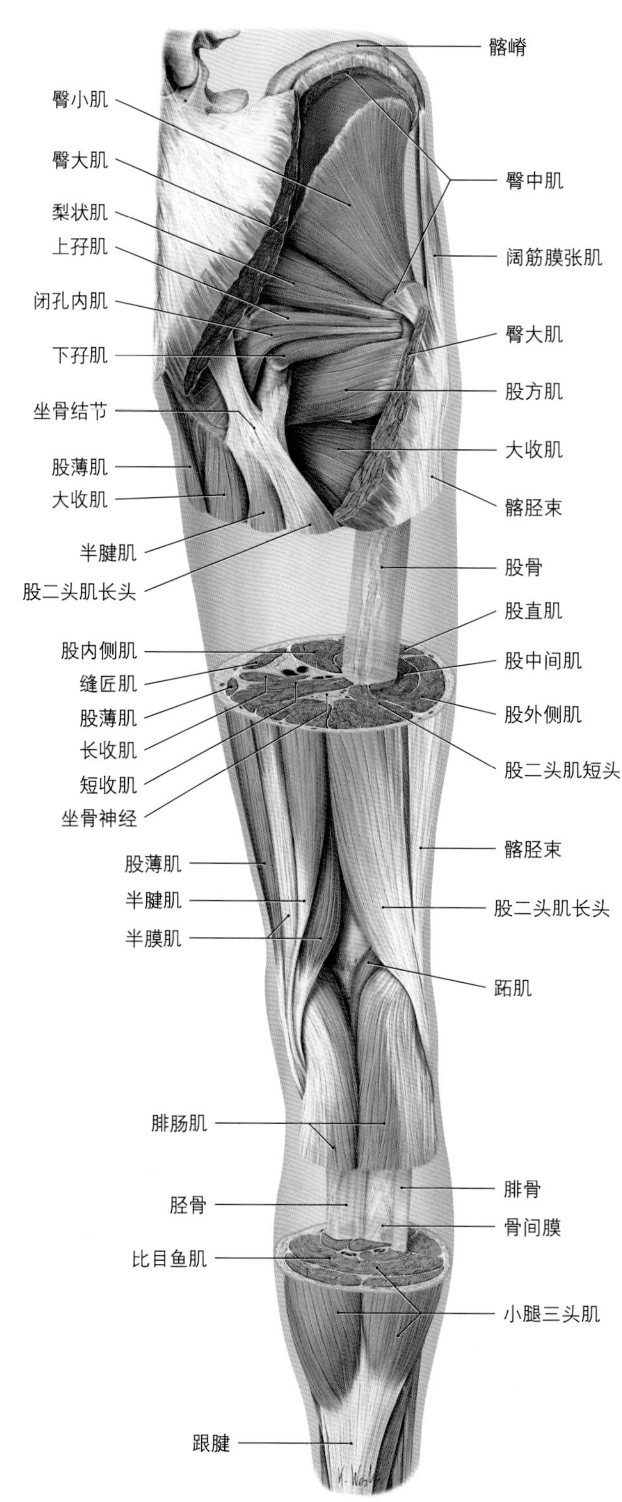
髂嵴
臀小肌
臀大肌
梨状肌
上孖肌
闭孔内肌
下孖肌
坐骨结节
股薄肌
大收肌
半腱肌
股二头肌长头
臀中肌
阔筋膜张肌
臀大肌
股方肌
大收肌
髂胫束
股骨
股直肌
股内侧肌
缝匠肌
股薄肌
长收肌
短收肌
坐骨神经
股中间肌
股外侧肌
股二头肌短头
髂胫束
股薄肌
半腱肌
半膜肌
股二头肌长头
跖肌
腓肠肌
胫骨
比目鱼肌
腓骨
骨间膜
小腿三头肌
跟腱

图 35.2 经右大腿和右小腿的横截面

右下肢，近侧面观。

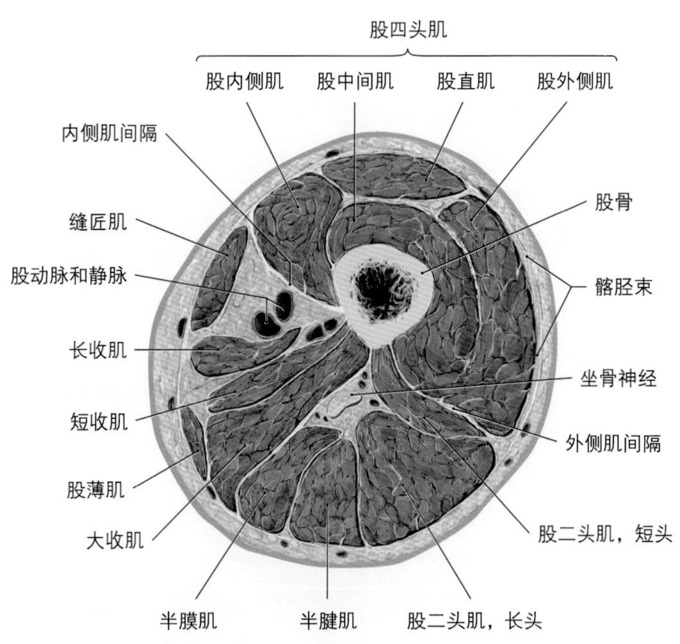
股四头肌
股内侧肌
股中间肌
股直肌
股外侧肌
内侧肌间隔
缝匠肌
股动脉和静脉
长收肌
短收肌
股薄肌
大收肌
股骨
髂胫束
坐骨神经
外侧肌间隔
股二头肌，短头
半膜肌
半腱肌
股二头肌，长头

A. 右大腿（图 35.1 的上切面）。

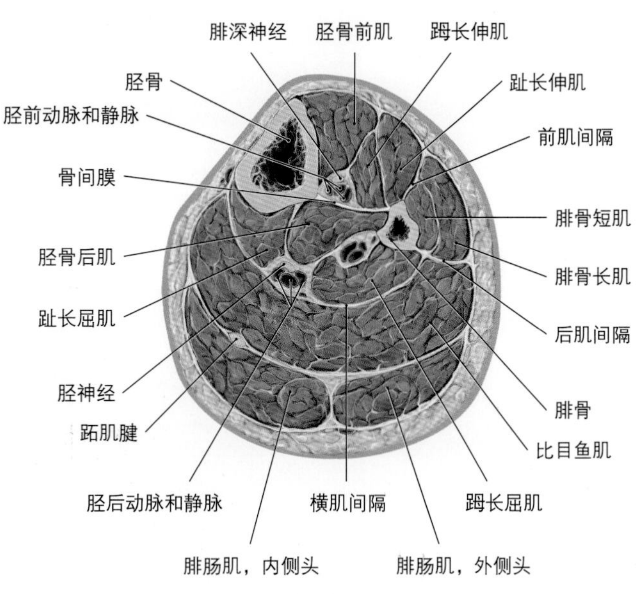
腓深神经
胫骨前肌
𧿹长伸肌
胫骨
胫前动脉和静脉
骨间膜
胫骨后肌
趾长屈肌
胫神经
跖肌腱
胫后动脉和静脉
趾长伸肌
前肌间隔
腓骨短肌
腓骨长肌
后肌间隔
腓骨
比目鱼肌
横肌间隔
𧿹长屈肌
腓肠肌，内侧头
腓肠肌，外侧头

B. 右小腿（图 35.1 的下切面）。

图 35.3 大腿的 MRI

横切面，远侧（下）面观。

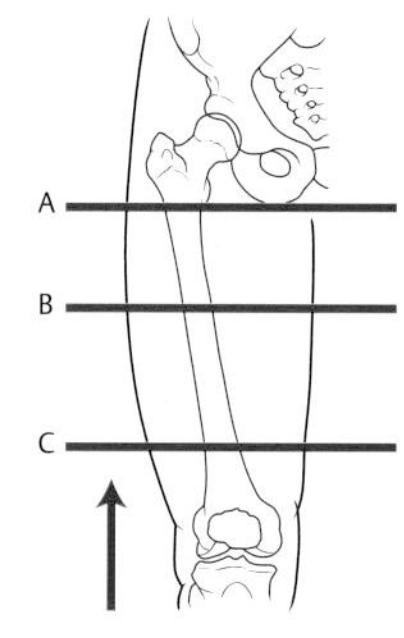
A
B
C

缝匠肌
股直肌
旋股动脉和静脉
阔筋膜张肌
股外侧肌
髂胫束
股骨
股外侧肌间隔
臀大肌
股动脉、静脉和神经
长收肌
股深动脉和静脉
耻骨肌
大收肌
坐骨神经

A. 大腿近端（经允许引自 Moeller TB, Reif E. Pocket Atlas of Sectional Anatomy, Vol 2, 4th ed. New York, NY: Thieme; 2014）。

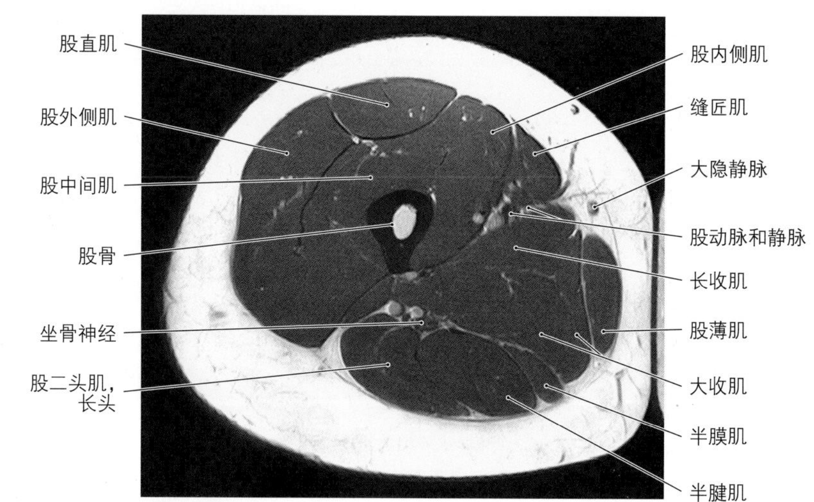
股直肌
股外侧肌
股中间肌
股骨
坐骨神经
股二头肌，长头
股内侧肌
缝匠肌
大隐静脉
股动脉和静脉
长收肌
股薄肌
大收肌
半膜肌
半腱肌

B. 大腿中部（经允许引自 Moeller TB, Reif E. Atlas of Sectional Anatomy: The Musculoskeletal System. New York, NY: Thieme; 2009）。

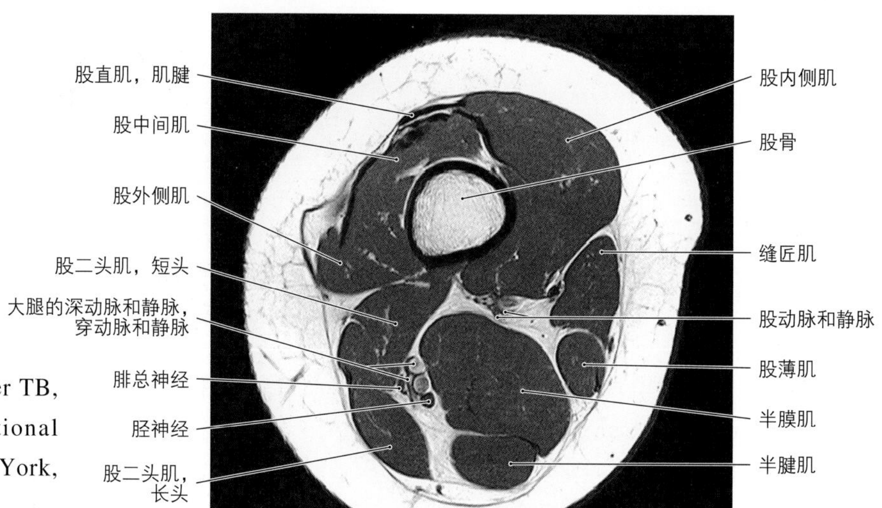
股直肌，肌腱
股中间肌
股外侧肌
股二头肌，短头
大腿的深动脉和静脉，穿动脉和静脉
腓总神经
胫神经
股二头肌，长头
股内侧肌
股骨
缝匠肌
股动脉和静脉
股薄肌
半膜肌
半腱肌

C. 大腿远端（经允许引自 Moeller TB, Reif E. Pocket Atlas of Sectional Anatomy, Vol 2, 4th ed. New York, NY: Thieme; 2014）。

图 35.4 小腿的 MRI

横截面，远侧（下）面观。

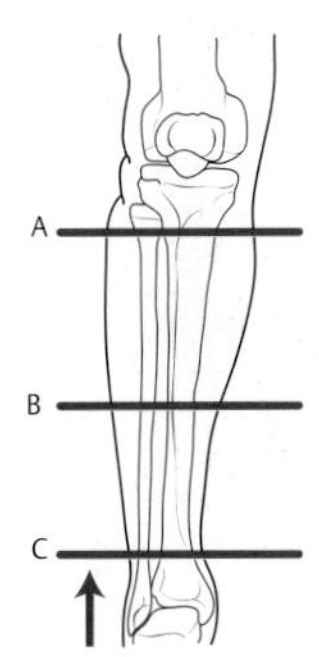
A
B
C

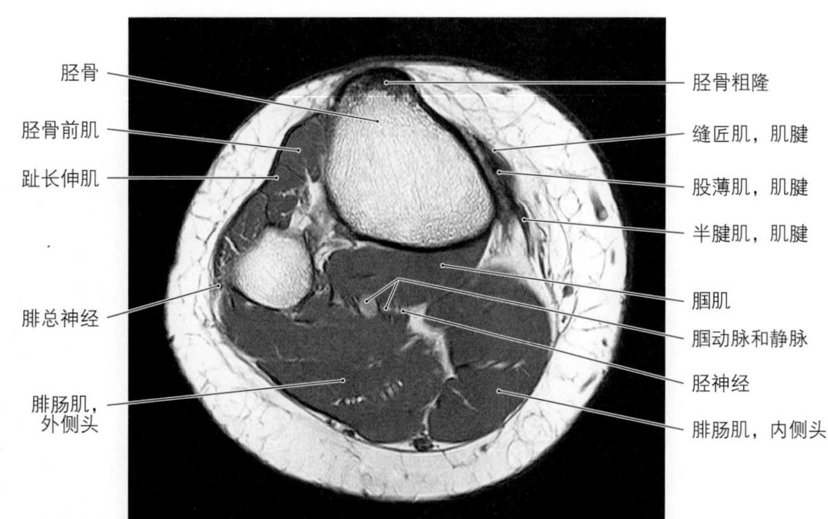
胫骨
胫骨前肌
趾长伸肌
腓总神经
腓肠肌，外侧头
胫骨粗隆
缝匠肌，肌腱
股薄肌，肌腱
半腱肌，肌腱
腘肌
腘动脉和静脉
胫神经
腓肠肌，内侧头

A. 小腿近端（经允许引自 Moeller TB, Reif E. Pocket Atlas of Sectional Anatomy, Vol 2, 4th ed. New York, NY: Thieme; 2014）。

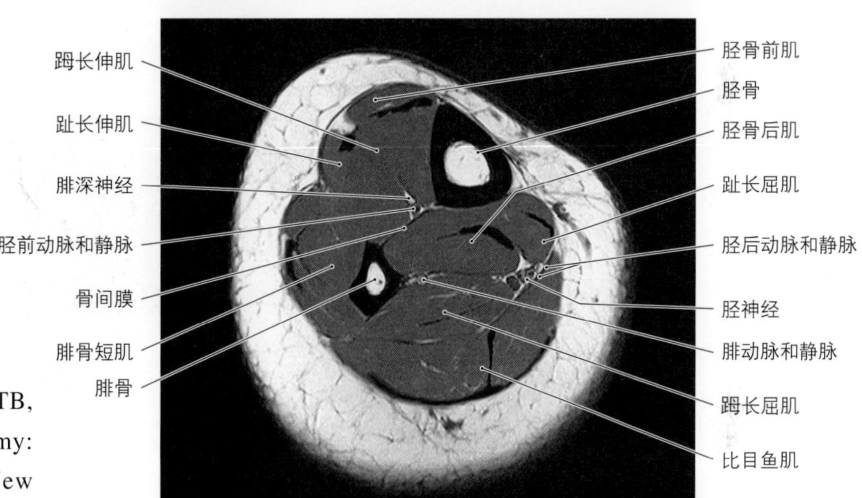
踇长伸肌
趾长伸肌
腓深神经
胫前动脉和静脉
骨间膜
腓骨短肌
腓骨
胫骨前肌
胫骨
胫骨后肌
趾长屈肌
胫后动脉和静脉
胫神经
腓动脉和静脉
踇长屈肌
比目鱼肌

B. 小腿中部（经允许引自 Moeller TB, Reif E. Atlas of Sectional Anatomy: The Musculoskeletal System. New York, NY: Thieme; 2009）。

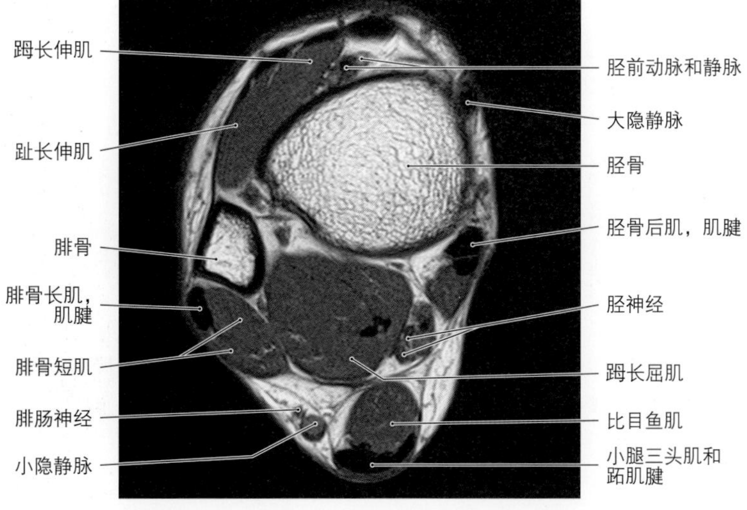
踇长伸肌
趾长伸肌
腓骨
腓骨长肌，肌腱
腓骨短肌
腓肠神经
小隐静脉
胫前动脉和静脉
大隐静脉
胫骨
胫骨后肌，肌腱
胫神经
踇长屈肌
比目鱼肌
小腿三头肌和跖肌腱

C. 小腿远端（经允许引自 Moeller TB, Reif E. Pocket Atlas of Sectional Anatomy, Vol 2, 4th ed. New York, NY: Thieme; 2014）。

下肢放射解剖学（II）

图 35.5 右髋关节 X 线片

前后位。

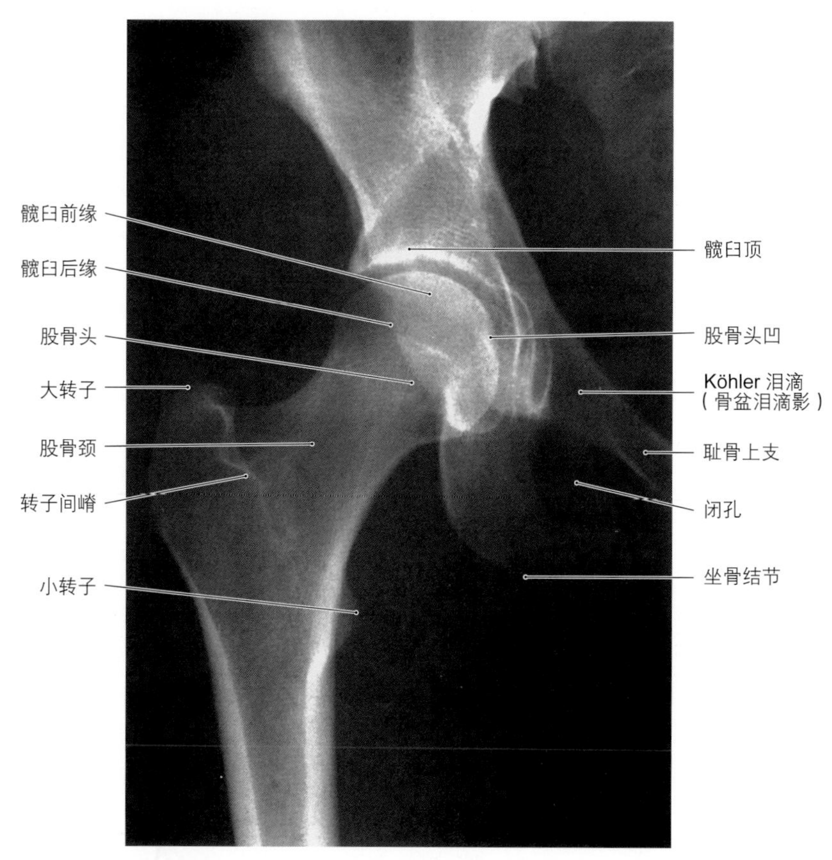
髋臼前缘
髋臼后缘
股骨头
大转子
股骨颈
转子间嵴
小转子
髋臼顶
股骨头凹
Köhler 泪滴
（骨盆泪滴影）
耻骨上支
闭孔
坐骨结节

图 35.6 下肢外展的右髋关节 X 线片 (Lauenstein 位)

（经允许引自 Moeller TB, Reif E. Pocket Atlas of Radiographic Anatomy, 3rd ed. New York, NY: Thieme; 2010）

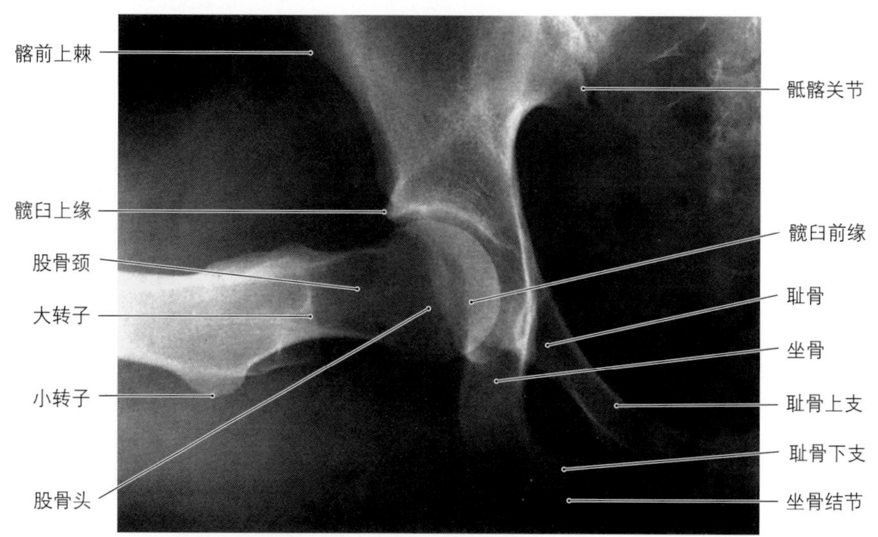
髂前上棘
髋臼上缘
股骨颈
大转子
小转子
股骨头
骶髂关节
髋臼前缘
耻骨
坐骨
耻骨上支
耻骨下支
坐骨结节

图 35.7　右髋关节 MRI

横切面，下面观（经允许引自 Moeller TB, Reif E. Atlas of Sectional Anatomy: The Musculoskeletal System. New York, NY: Thieme; 2009）。

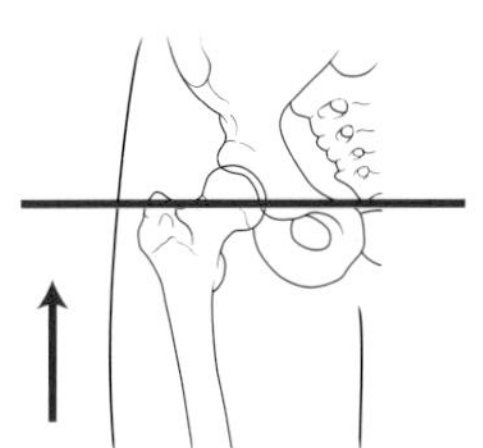

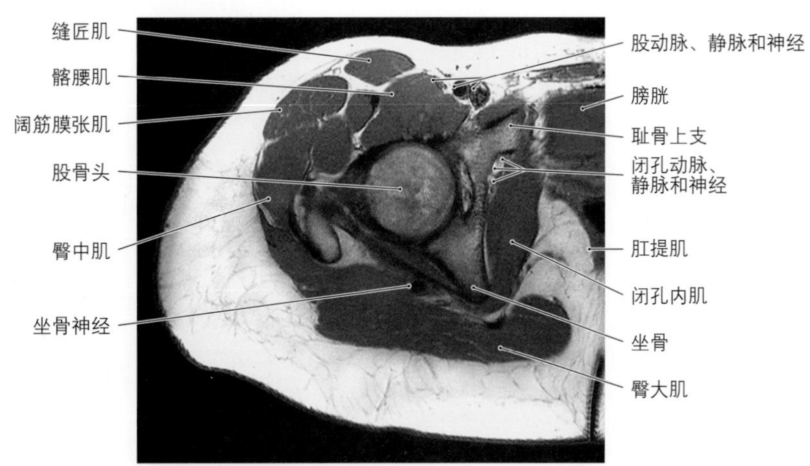

缝匠肌
髂腰肌
阔筋膜张肌
股骨头
臀中肌
坐骨神经
股动脉、静脉和神经
膀胱
耻骨上支
闭孔动脉、
静脉和神经
肛提肌
闭孔内肌
坐骨
臀大肌

图 35.8　髋关节 MRI

冠状面，前面观（经允许引自 Moeller TB, Reif E. Atlas of Sectional Anatomy: The Musculoskeletal System. New York, NY: Thieme; 2009）。

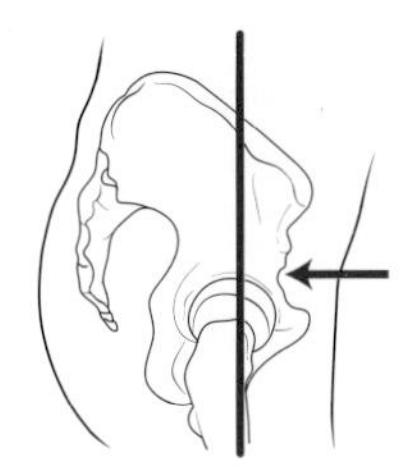

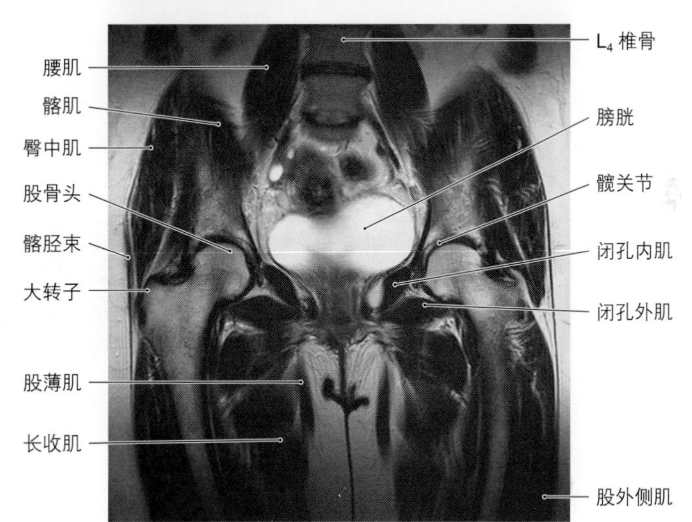

腰肌
髂肌
臀中肌
股骨头
髂胫束
大转子
股薄肌
长收肌
L_4 椎骨
膀胱
髋关节
闭孔内肌
闭孔外肌
股外侧肌

图 35.9　右髋关节 MRI

矢状面，内侧面观（经允许引自 Moeller TB, Reif E. Atlas of Sectional Anatomy: The Musculoskeletal System. New York, NY: Thieme; 2009）。

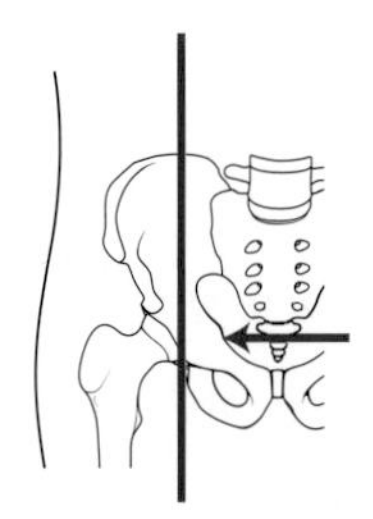

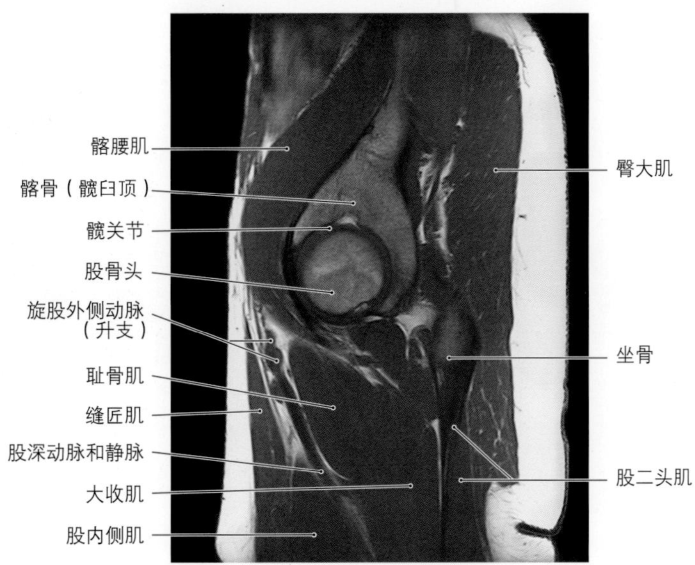

髂腰肌
髂骨（髋臼顶）
髋关节
股骨头
旋股外侧动脉
（升支）
耻骨肌
缝匠肌
股深动脉和静脉
大收肌
股内侧肌
臀大肌
坐骨
股二头肌

下肢放射解剖学（Ⅲ）

图 35.10　右膝关节 X 线片

前后位（经允许引自 Klinik für Diagnostische Radiologie, Universitätsklinikum Schleswig Holstein, Campus Kiel: Prof. Dr. Med. S. Müller-Huelsbeck）。

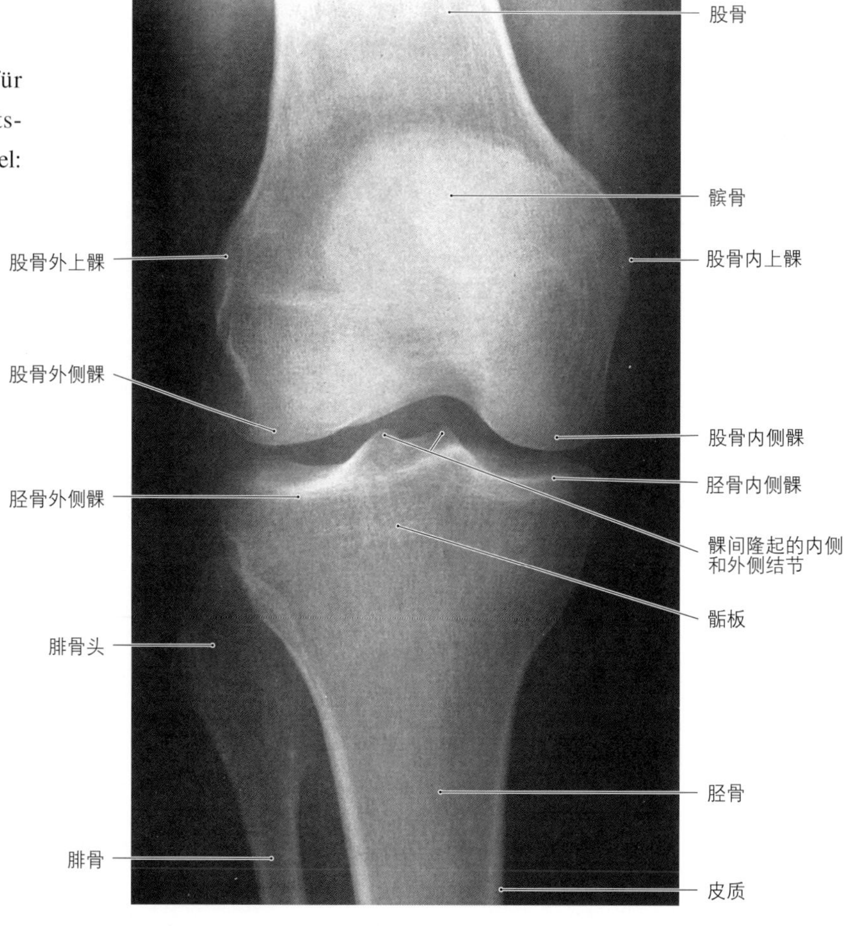
股骨
髌骨
股骨外上髁
股骨内上髁
股骨外侧髁
股骨内侧髁
胫骨内侧髁
胫骨外侧髁
髁间隆起的内侧和外侧结节
骺板
腓骨头
胫骨
腓骨
皮质

图 35.11　屈曲位膝关节 X 线片

（经允许引自 Klinik für Diagnostische Radiologie, Universitätsklinikum Schleswig Holstein, Campus Kiel: Prof. Dr. Med. S. Müller-Huelsbeck）

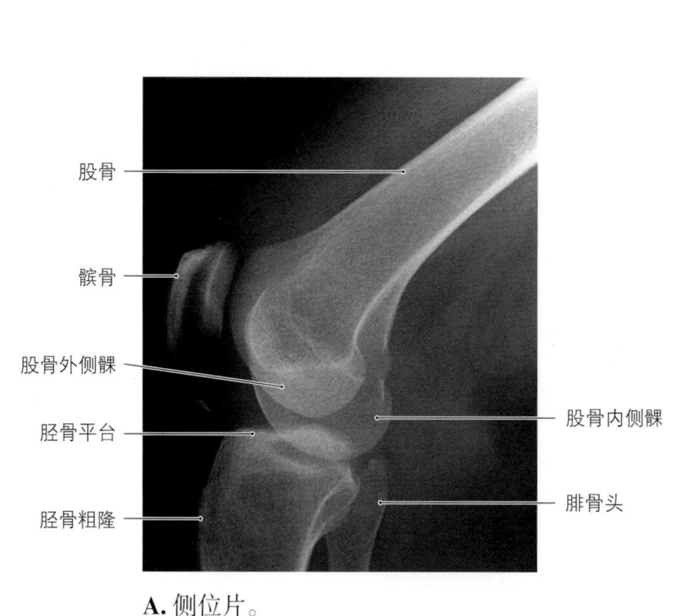
股骨
髌骨
股骨外侧髁
股骨内侧髁
胫骨平台
腓骨头
胫骨粗隆

A. 侧位片。

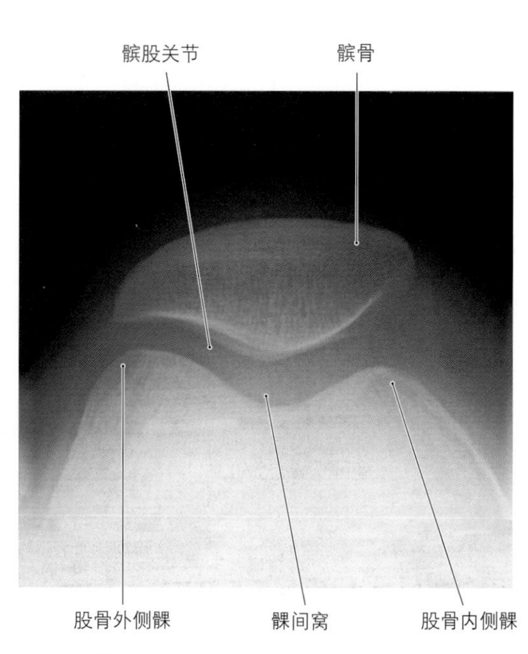
髌股关节
髌骨
股骨外侧髁
髁间窝
股骨内侧髁

B. 日出位片。

图 35.12 膝关节 MRI

（经允许引自 Moeller TB, Reif E. Atlas of Sectional Anatomy: The Musculoskeletal System. New York, NY: Thieme; 2009）

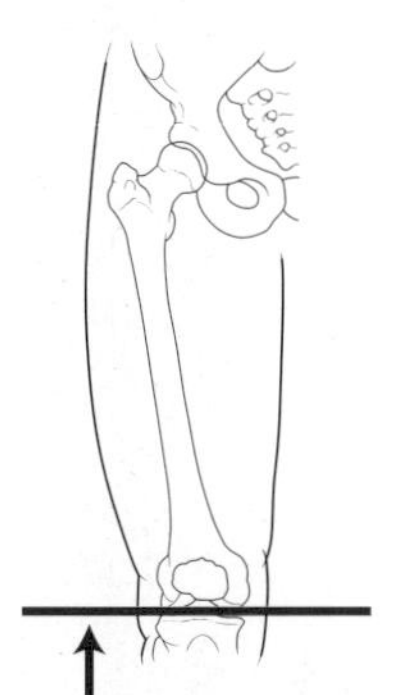
髌韧带
股骨外侧髁
外侧副韧带
前交叉韧带
股二头肌
腘动脉和静脉
腓肠肌外侧头
胫神经
内侧副韧带
股骨内侧髁
后交叉韧带
腓肠肌内侧头

A. 横切面，下面观。

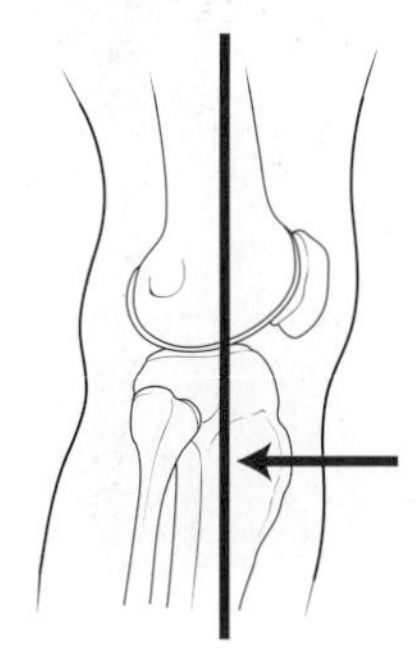

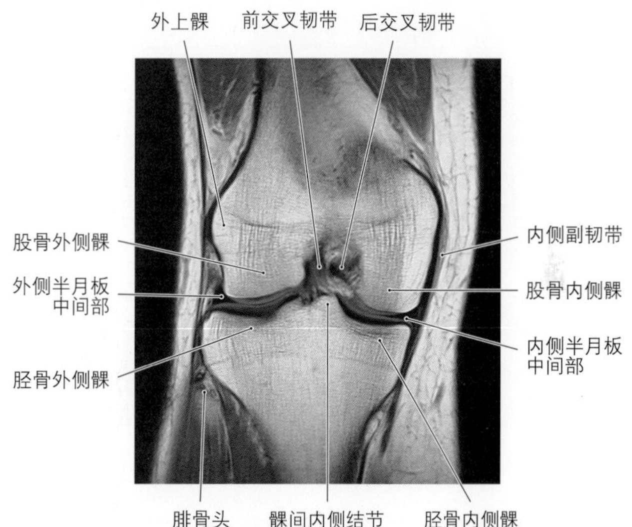
外上髁
前交叉韧带
后交叉韧带
股骨外侧髁
外侧半月板
中间部
胫骨外侧髁
内侧副韧带
股骨内侧髁
内侧半月板
中间部
腓骨头
髁间内侧结节
胫骨内侧髁

B. 冠状面切面。

图 35.13 膝关节 MRI

矢状面（经允许引自 Moeller TB, Reif E. Atlas of Sectional Anatomy: The Musculoskeletal System. New York, NY: Thieme; 2009）。

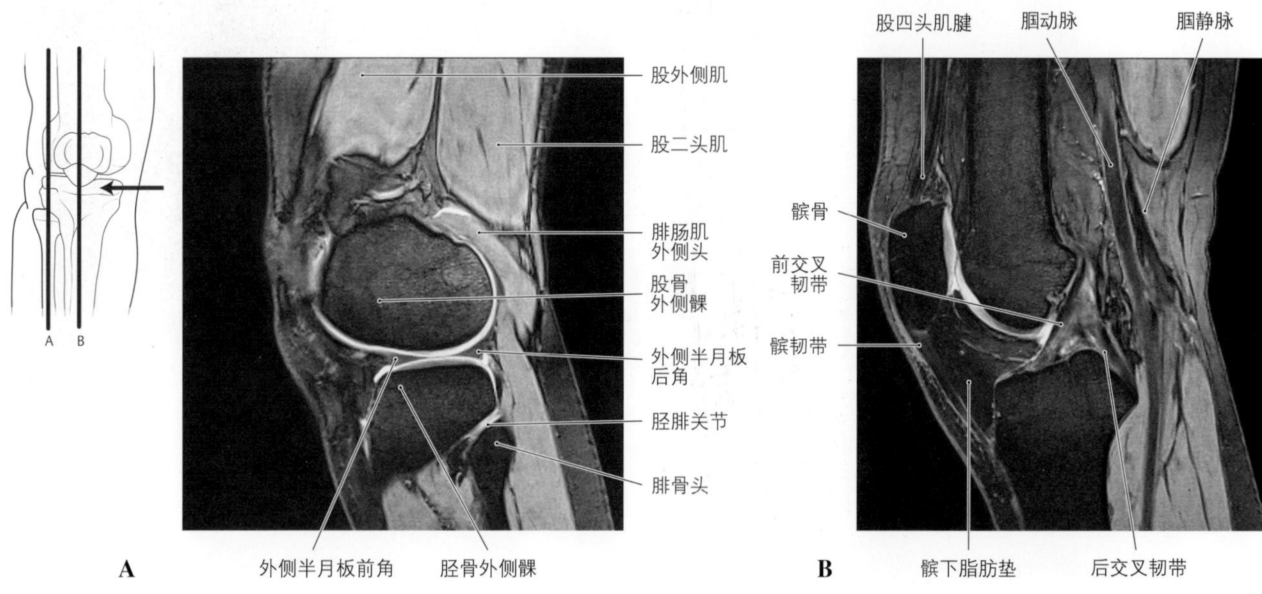
A
B
股外侧肌
股二头肌
腓肠肌
外侧头
股骨
外侧髁
外侧半月板
后角
胫腓关节
腓骨头
外侧半月板前角
胫骨外侧髁
A
股四头肌腱
腘动脉
腘静脉
髌骨
前交叉
韧带
髌韧带
髌下脂肪垫
后交叉韧带
B

下肢放射解剖学（Ⅳ）

图 35.14　踝关节 X 线片

（经允许引自 Moeller TB, Reif E. Taschenatlas der Roentgenanatomie, 2nd ed. Stuttgart: Thieme; 1998）

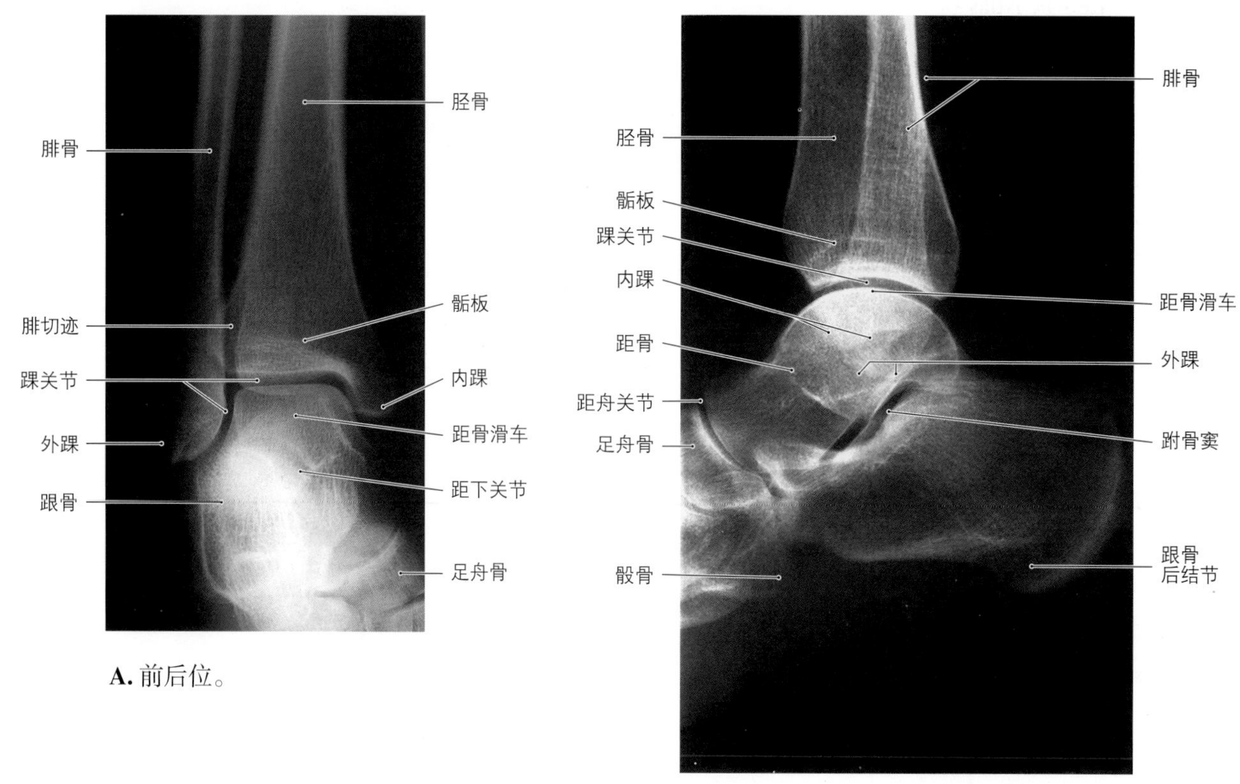
胫骨
腓骨
骺板
腓切迹
内踝
踝关节
距骨滑车
外踝
距下关节
跟骨
足舟骨
腓骨
胫骨
骺板
踝关节
内踝
距骨滑车
距骨
外踝
距舟关节
跗骨窦
足舟骨
骰骨
跟骨
后结节

A. 前后位。

B. 左侧位。

图 35.15　前足前后位

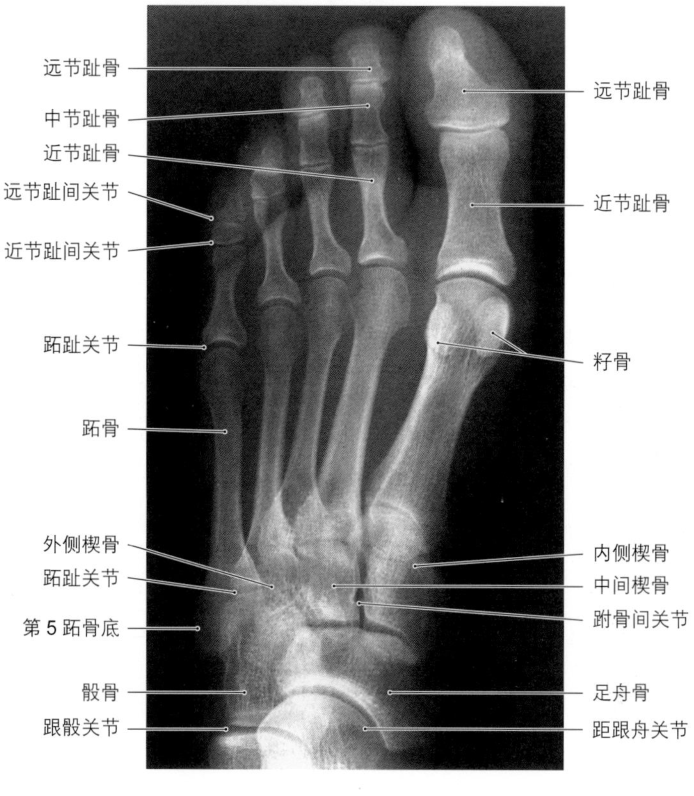

远节趾骨
中节趾骨
近节趾骨
远节趾间关节
近节趾间关节
跖趾关节
跖骨
外侧楔骨
跖趾关节
第 5 跖骨底
骰骨
跟骰关节
远节趾骨
近节趾骨
籽骨
内侧楔骨
中间楔骨
跗骨间关节
足舟骨
距跟舟关节

图 35.16 右踝关节 MRI

冠状面，前面观（经允许引自 Moeller TB, Reif E. Atlas of Sectional Anatomy: The Musculoskeletal System. New York, NY: Thieme; 2009）。

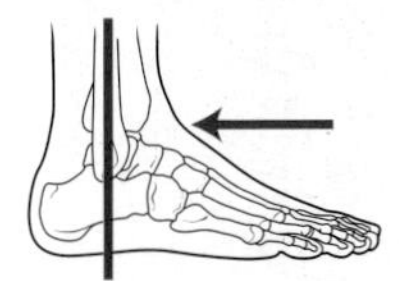

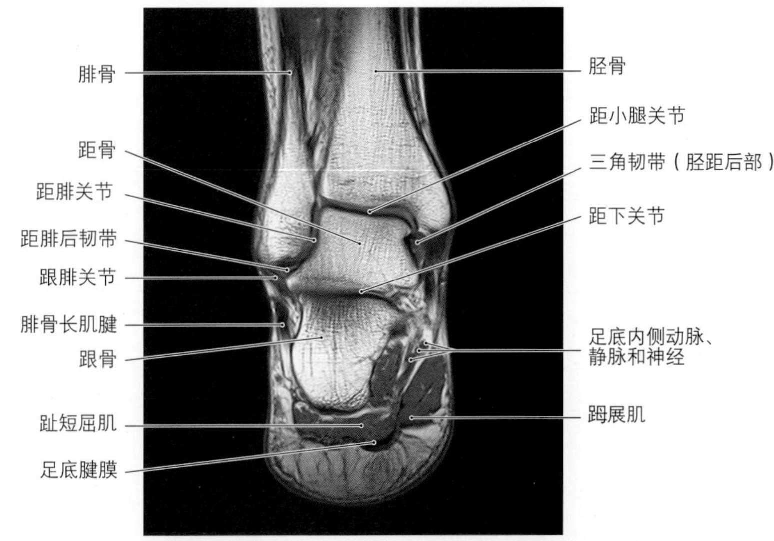
腓骨
距骨
距腓关节
距腓后韧带
跟腓关节
腓骨长肌腱
跟骨
趾短屈肌
足底腱膜
胫骨
距小腿关节
三角韧带（胫距后部）
距下关节
足底内侧动脉、静脉和神经
跗展肌

图 35.17 右足 MRI

冠状面，前（远侧）面观（经允许引自 Moeller TB, Reif E. Atlas of Sectional Anatomy: The Musculoskeletal System. New York, NY: Thieme; 2009）。

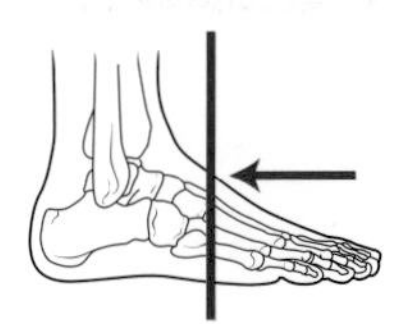

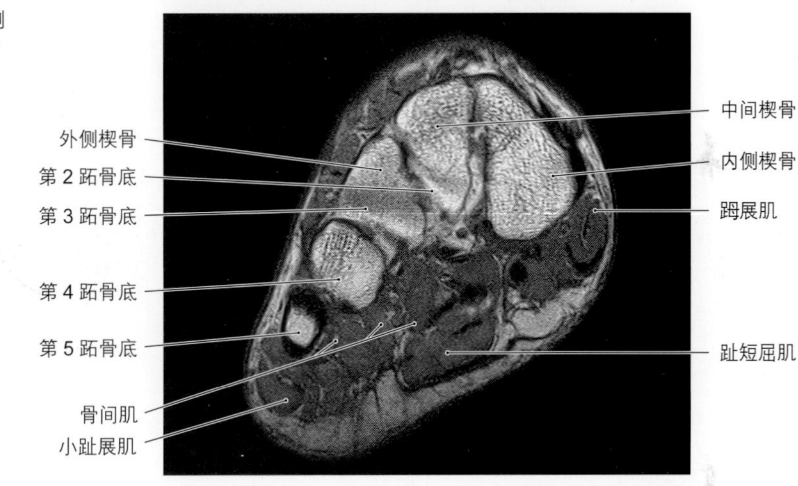
背侧
外侧楔骨
第 2 跖骨底
第 3 跖骨底
第 4 跖骨底
第 5 跖骨底
骨间肌
小趾展肌
中间楔骨
内侧楔骨
跗展肌
趾短屈肌

图 35.18 右足和踝 MRI

矢状面（经允许引自 Moeller TB, Reif E. Atlas of Sectional Anatomy: The Musculoskeletal System. New York, NY: Thieme; 2009）。

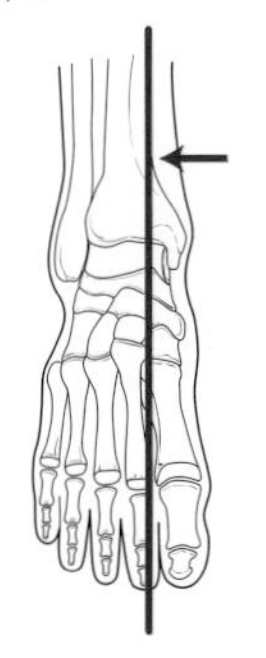

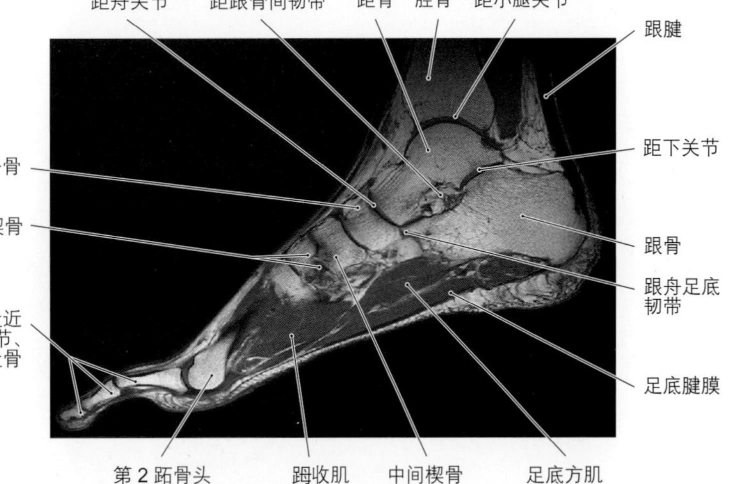
距舟关节
距跟骨间韧带
距骨
胫骨
距小腿关节
跟腱
距下关节
足舟骨
内侧楔骨
第 2 趾近节、中节、远节趾骨
跟骨
跟舟足底韧带
足底腱膜
第 2 跖骨头
跗收肌
中间楔骨
足底方肌

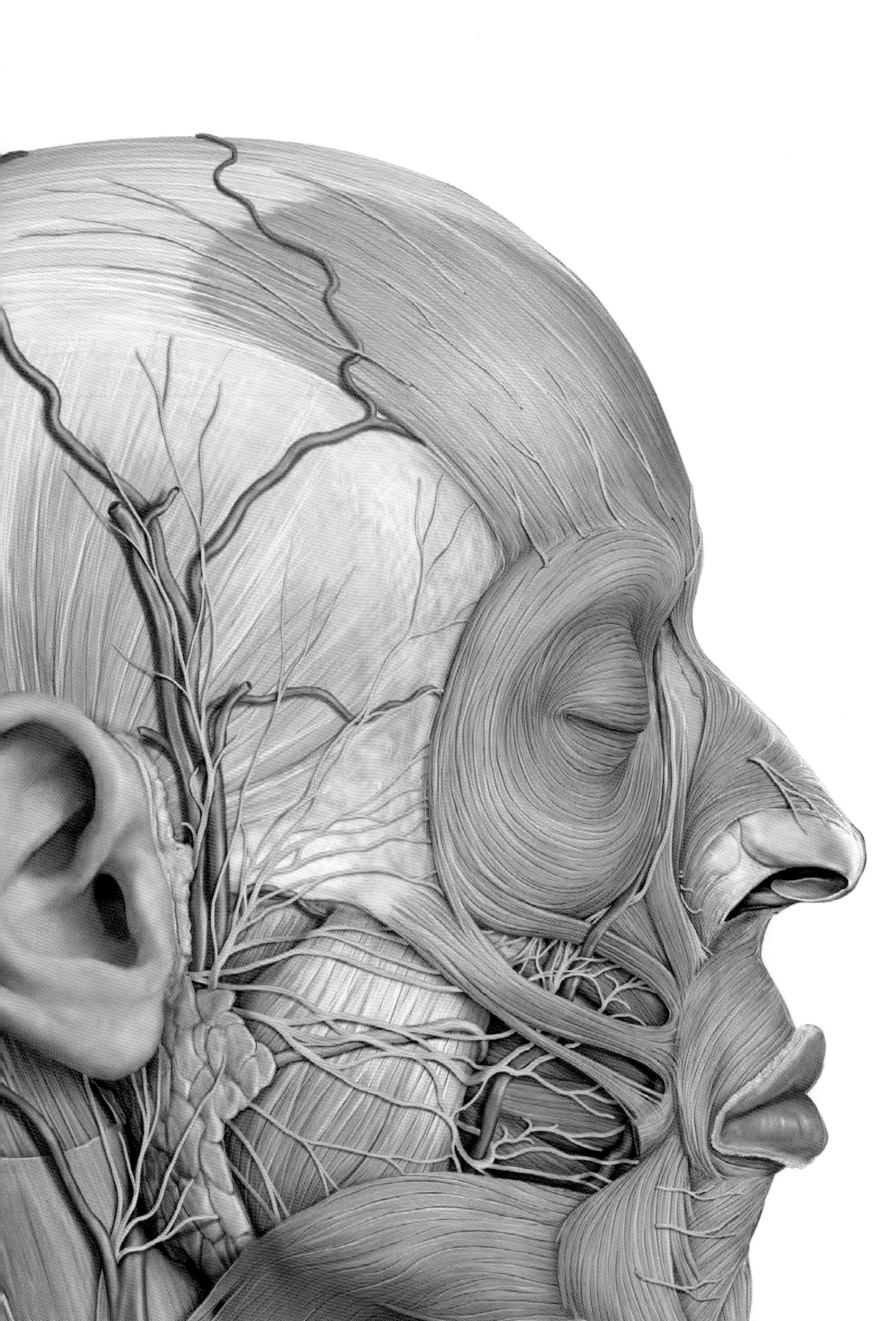

第7篇　头颈部

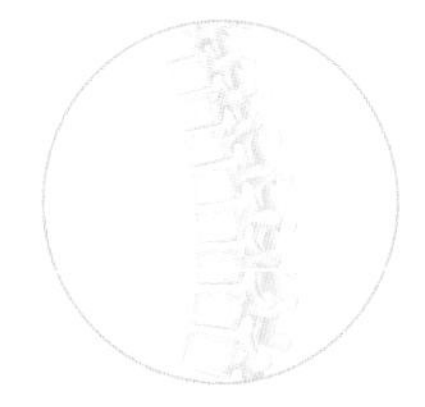

第 36 章 表面解剖

表面解剖

图 36.1 头颈部分区

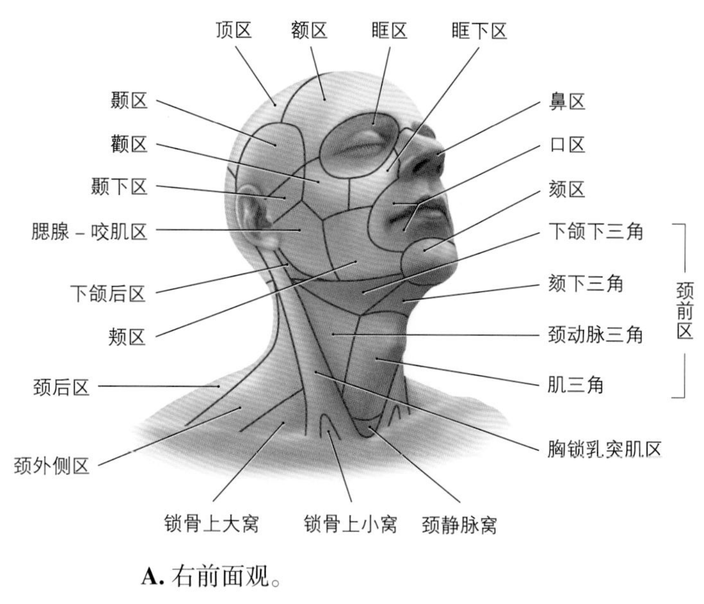
顶区
额区
眶区
眶下区
颞区
颧区
颞下区
腮腺－咬肌区
下颌后区
颊区
颈后区
颈外侧区
鼻区
口区
颏区
下颌下三角
颏下三角
颈动脉三角
肌三角
颈前区
胸锁乳突肌区
锁骨上大窝
锁骨上小窝
颈静脉窝

A. 右前面观。

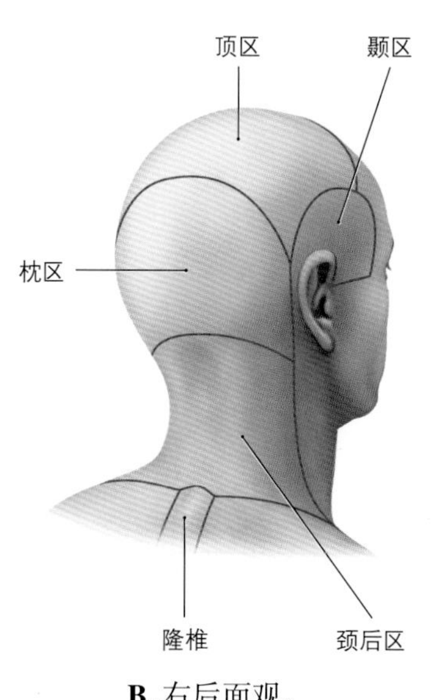
顶区
颞区
枕区
隆椎
颈后区

B. 右后面观。

图 36.2 头颈部表面解剖

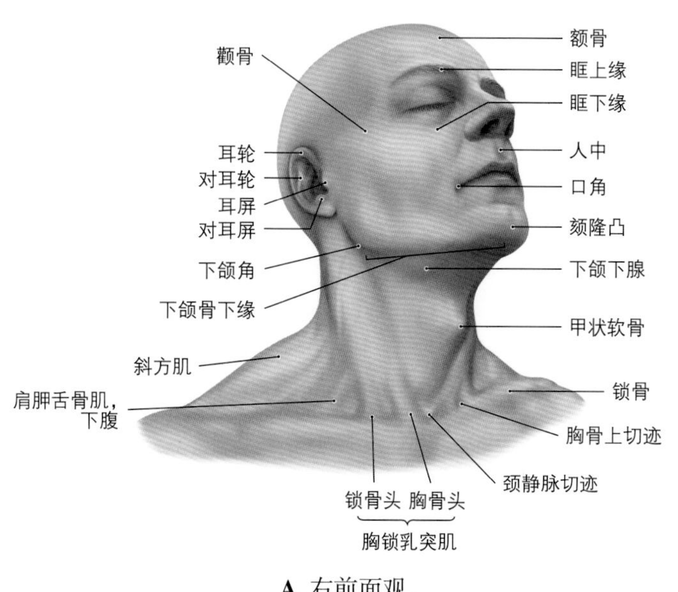
颧骨
耳轮
对耳轮
耳屏
对耳屏
下颌角
下颌骨下缘
斜方肌
肩胛舌骨肌，下腹
额骨
眶上缘
眶下缘
人中
口角
颏隆凸
下颌下腺
甲状软骨
锁骨
胸骨上切迹
颈静脉切迹
锁骨头 胸骨头
胸锁乳突肌

A. 右前面观。

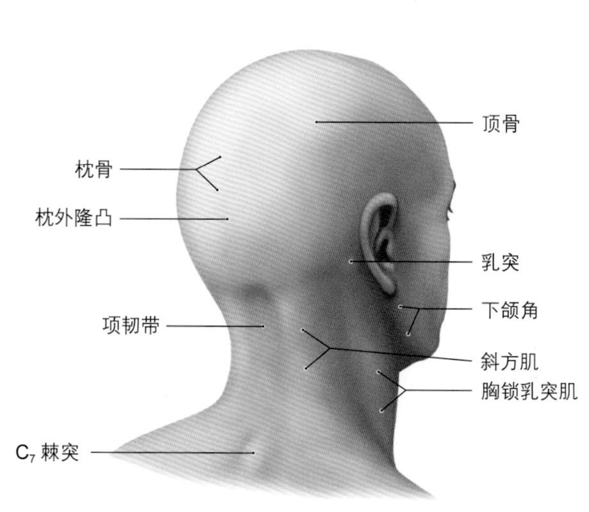
枕骨
枕外隆凸
项韧带
C_7 棘突
顶骨
乳突
下颌角
斜方肌
胸锁乳突肌

B. 右后面观。

图 36.3　头颈部可扪及的骨性突起

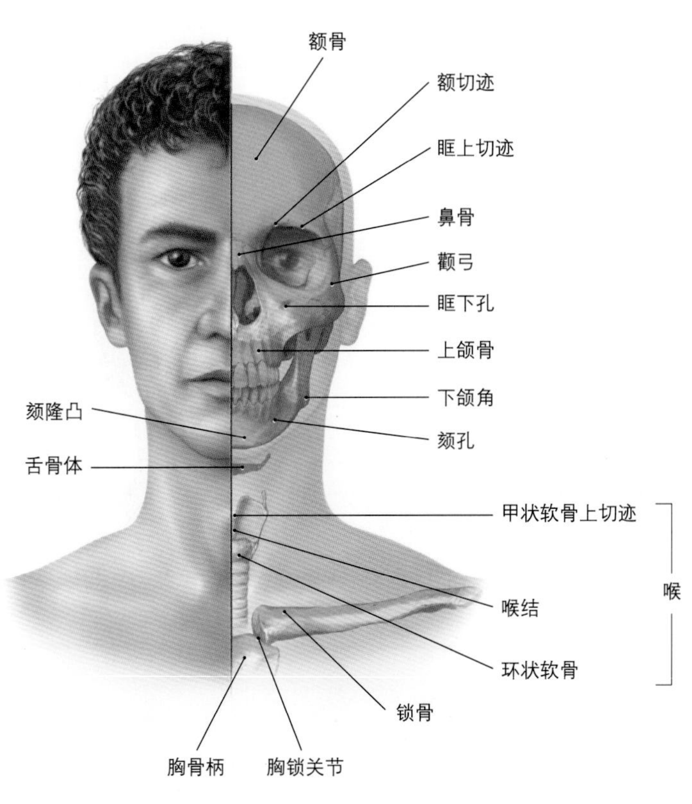
额骨
额切迹
眶上切迹
鼻骨
颧弓
眶下孔
上颌骨
下颌角
颏隆凸
颏孔
舌骨体
甲状软骨上切迹
喉结
喉
环状软骨
锁骨
胸骨柄
胸锁关节

A. 前面观。

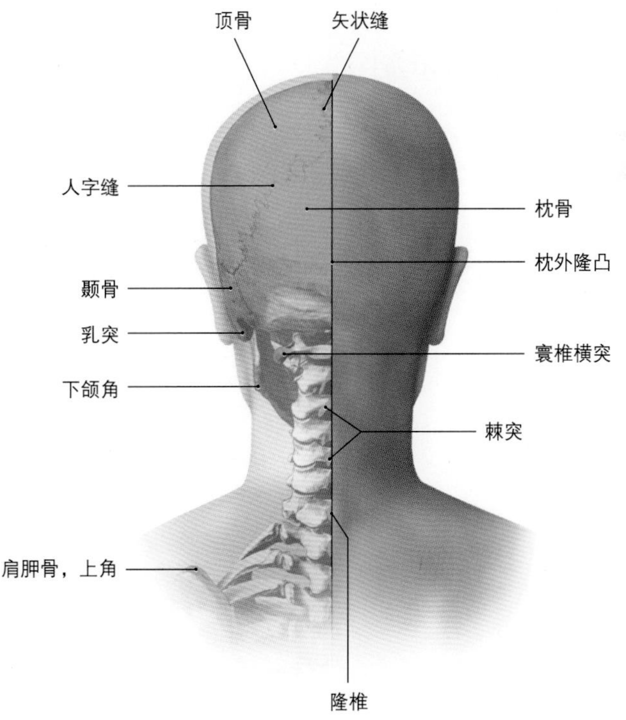
顶骨
矢状缝
人字缝
枕骨
枕外隆凸
颞骨
乳突
寰椎横突
下颌角
棘突
肩胛骨，上角
隆椎

B. 后面观。

第 37 章 颈

颈肌（Ⅰ）

本部分总结了颈部的骨、关节和韧带以及颈部肌肉按照局部解剖学分类的 6 群肌（表 37.1）。然而，按局部解剖学分类的某些肌可能属于不同的功能分类。比如，颈阔肌属于表情肌；斜方肌属于上肢带肌群；颈背肌群属于内在的背部固有肌群。需要注意的是，枕骨下肌群（短的颈背肌和颅椎关节肌）被颈部侧（深）肌群覆盖。

表 37.1 颈部的骨、关节和韧带

颈部的骨、关节和韧带					
颈椎的骨		见第 8、9 页	颅椎关节和关节韧带		见第 18、19 页
颅椎关节和关节韧带		见第 16、17、20、21 页	舌骨和喉		图 45.3、图 37.18
肌群					
Ⅰ	颈浅肌群		Ⅲ	舌骨上肌群	
	颈阔肌，①、②胸锁乳突肌，③、④、⑤斜方肌	图 37.3		二腹肌、颏舌骨肌、下颌舌骨肌、茎突舌骨肌	图 37.4A
Ⅱ	颈背肌群（背部固有肌群）		Ⅳ	舌骨下肌群	
	⑥头半棘肌 ⑦颈半棘肌	见第 34 页		胸骨舌骨肌、胸骨甲状肌、甲状舌骨肌、肩胛舌骨肌	图 37.4B
	⑧头夹肌 ⑨颈夹肌	见第 32 页	Ⅴ	椎前肌群	
	⑩头最长肌 ⑪颈最长肌			头长肌、颈长肌、头前和头侧直肌	见第 31 页 图 37.6A
	⑫颈髂肋肌		Ⅵ	颈外侧（深）肌群	
	枕骨下肌群（颈背短肌和颅椎关节肌）	图 37.6C		前、中、后斜角肌	图 37.6B

图 37.1 颈浅肌群示意图

具体见表 37.2。

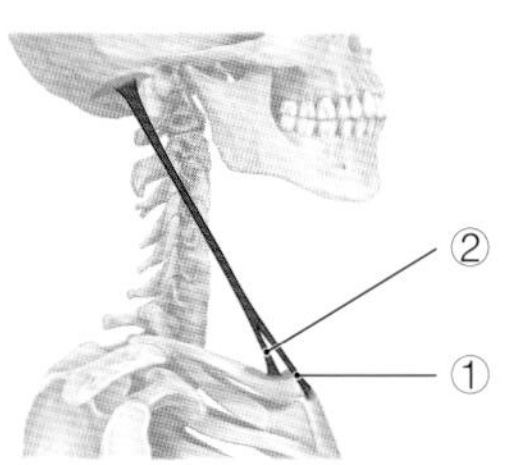
②
①

A. 胸锁乳突肌。

③
④
⑤

B. 斜方肌。

图 37.2 颈背肌示意图

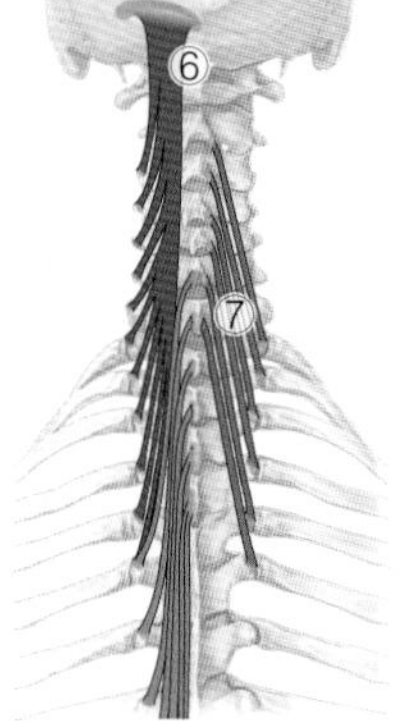
⑥
⑦

A. 半棘肌。

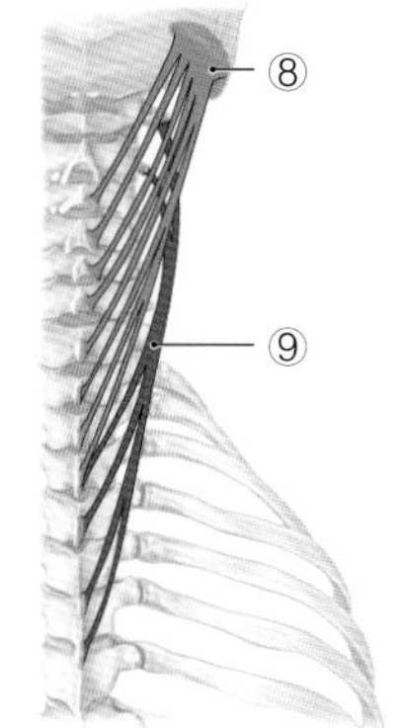
⑧
⑨

B. 夹肌。

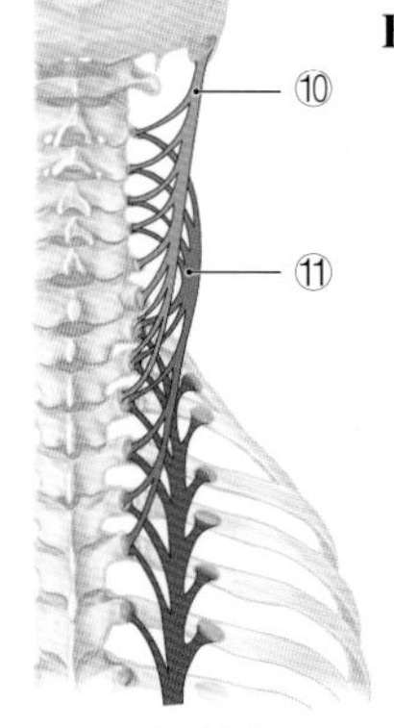
⑩
⑪

C. 最长肌。

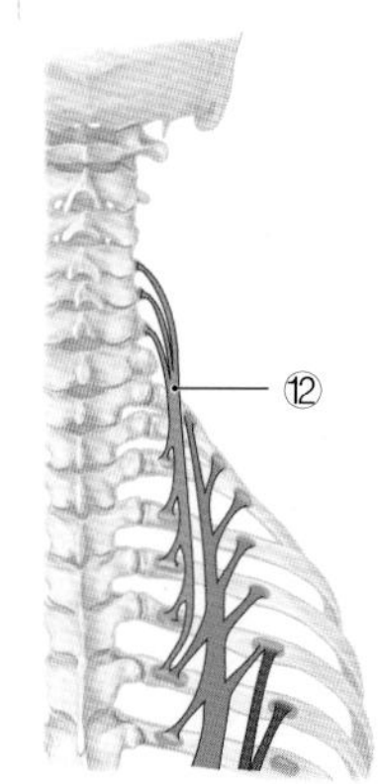
⑫

D. 髂肋肌。

图 37.3 颈浅肌群

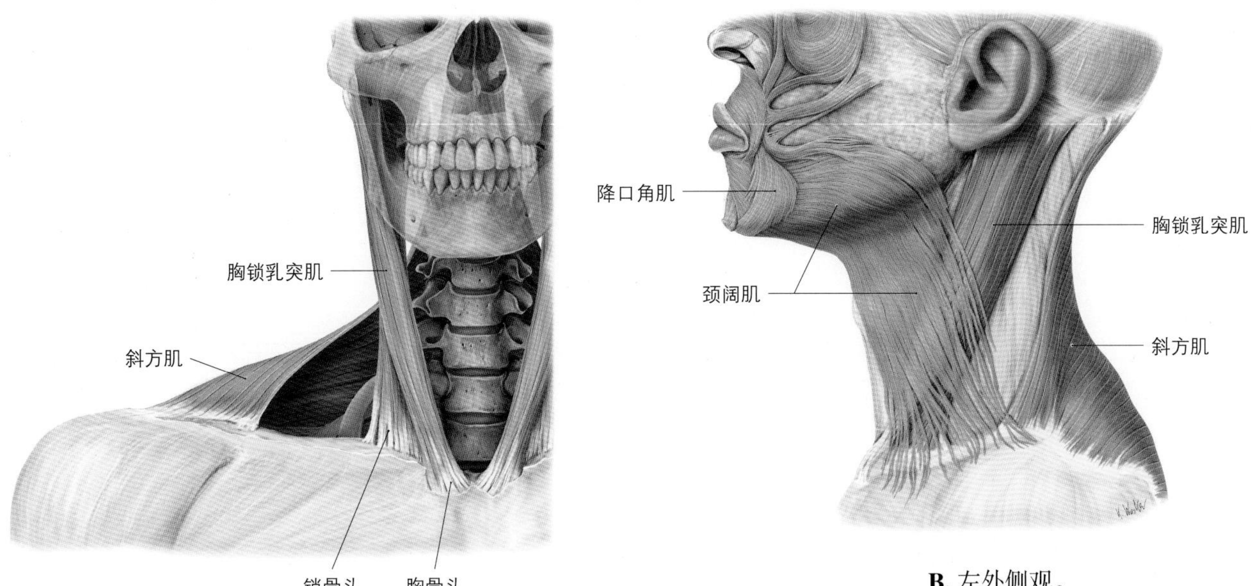
胸锁乳突肌
斜方肌
锁骨头
胸骨头
降口角肌
颈阔肌
胸锁乳突肌
斜方肌

A. 前面观。

B. 左外侧观。

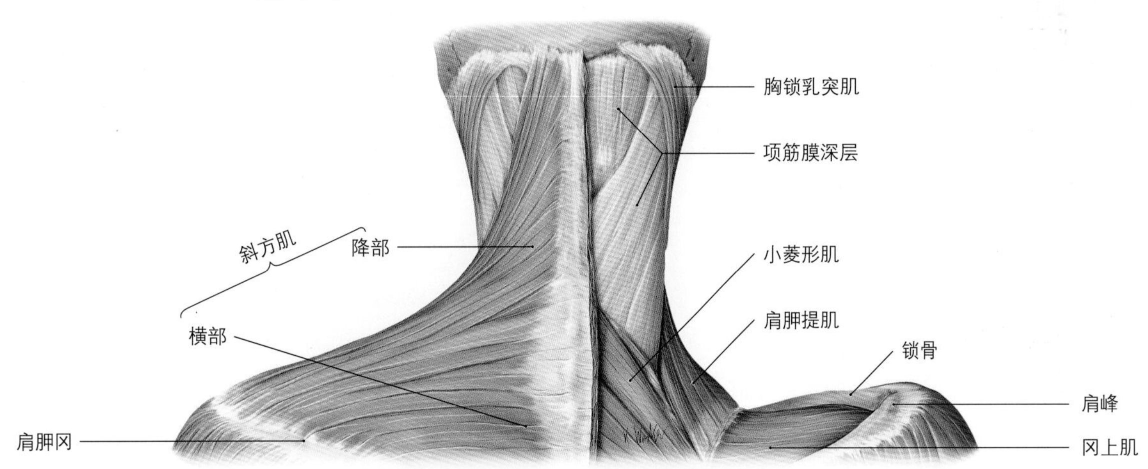
胸锁乳突肌
项筋膜深层
斜方肌
降部
小菱形肌
肩胛提肌
横部
锁骨
肩峰
肩胛冈
冈上肌

C. 后面观。切除：斜方肌（右侧）。

表 37.2 颈浅肌群

肌名		起点	止点	神经支配	运动
颈阔肌		下颈部和上外侧胸部皮肤	下颌骨（下缘），面下部和口角的皮肤	面神经的颈支（CN Ⅶ）	下拉面下部和口部的皮肤，使之出现皱纹，紧张颈部皮肤，辅助降下颌骨
胸锁乳突肌	①胸骨头	胸骨（柄）	颞骨(乳突)、枕骨(上项线)	运动：副神经（CN Ⅺ）疼痛和本体感觉：颈丛 [C_2、C_3（C_4）]	单侧：使头向同侧倾斜，向对侧旋转 双侧：后伸头，当头固定时辅助呼吸
	②锁骨头	锁骨（内侧 1/3）			
斜方肌	③降部 *	枕骨，C_1~C_7 的棘突	锁骨（外侧 1/3）		向斜上方拉肩胛骨，向上旋转关节盂

注：* 水平部④和升部⑤详见第 320 页。

颈肌（Ⅱ）

表 37.3 舌骨上肌群

<table>
<tr><th colspan="2">肌名</th><th>起点</th><th colspan="2">止点</th><th>神经支配</th><th>运动</th></tr>
<tr><td rowspan="2">二腹肌</td><td>ⓐ前腹</td><td>下颌骨（二腹肌窝）</td><td rowspan="5">舌骨（体）</td><td rowspan="2">通过中间腱的纤维环</td><td>下颌舌骨肌神经</td><td rowspan="3">上提舌骨（吞咽时），帮助张开下颌骨</td></tr>
<tr><td>ⓑ后腹</td><td>颞骨（乳突切迹、乳突内侧）</td><td rowspan="2">面神经（CN Ⅶ）</td></tr>
<tr><td colspan="2">②茎突舌骨肌</td><td>颞骨（茎突）</td><td>通过一条分裂腱</td></tr>
<tr><td colspan="2">③下颌舌骨肌</td><td>下颌骨（下颌舌骨肌线）</td><td>通过止点的正中腱（下颌舌骨肌缝）</td><td>下颌舌骨肌神经（来自 CN V_3）</td><td>紧张和上提口底，拉舌骨向前（吞咽时），辅助打开下颌骨和侧向移动（咀嚼时）</td></tr>
<tr><td colspan="2">④颏舌骨肌</td><td>下颌骨（下颏棘）</td><td>直接</td><td>舌下神经（CN Ⅻ）通过 C_1 前支</td><td>拉舌骨向前（吞咽时），辅助张开下颌骨</td></tr>
</table>

注：舌骨上肌群也被看作咀嚼的附属肌群。

图 37.4 舌骨上、下肌群

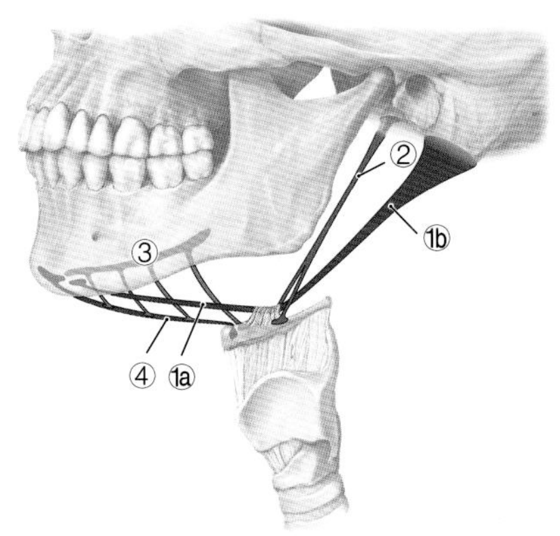

②
ⓑ
③
④
ⓐ

A. 舌骨上肌群，左外侧观。

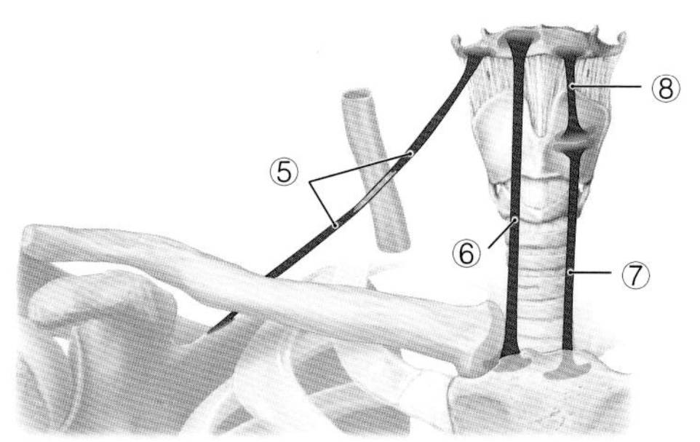

⑧
⑤
⑥
⑦

B. 舌骨下肌群，前面观。

表 37.4 舌骨下肌群

<table>
<tr><th>肌名</th><th>起点</th><th>止点</th><th>神经支配</th><th>运动</th></tr>
<tr><td>⑤肩胛舌骨肌</td><td>肩胛骨（上缘）-下腹</td><td rowspan="2">舌骨（体）-上腹</td><td rowspan="2">颈丛的颈袢（C_1~C_3）</td><td rowspan="3">降（固定）舌骨、发声和吞咽末期降喉和舌骨 *</td></tr>
<tr><td>⑥胸骨舌骨肌</td><td>胸骨柄和颅椎关节（后面）</td></tr>
<tr><td>⑦胸骨甲状肌</td><td>胸骨柄（后面）</td><td>甲状软骨（斜线）</td><td>颈丛的颈袢（C_1~C_3）</td></tr>
<tr><td>⑧甲状舌骨肌</td><td>甲状软骨（斜线）</td><td>舌骨（体）</td><td>舌下神经（CN Ⅻ）通过 C_1 的前支</td><td>降和固定舌骨，在吞咽时提喉</td></tr>
</table>

注：* 肩胛舌骨肌也可以紧张颈筋膜（通过其中间腱）。

图 37.5　舌骨上、下肌群

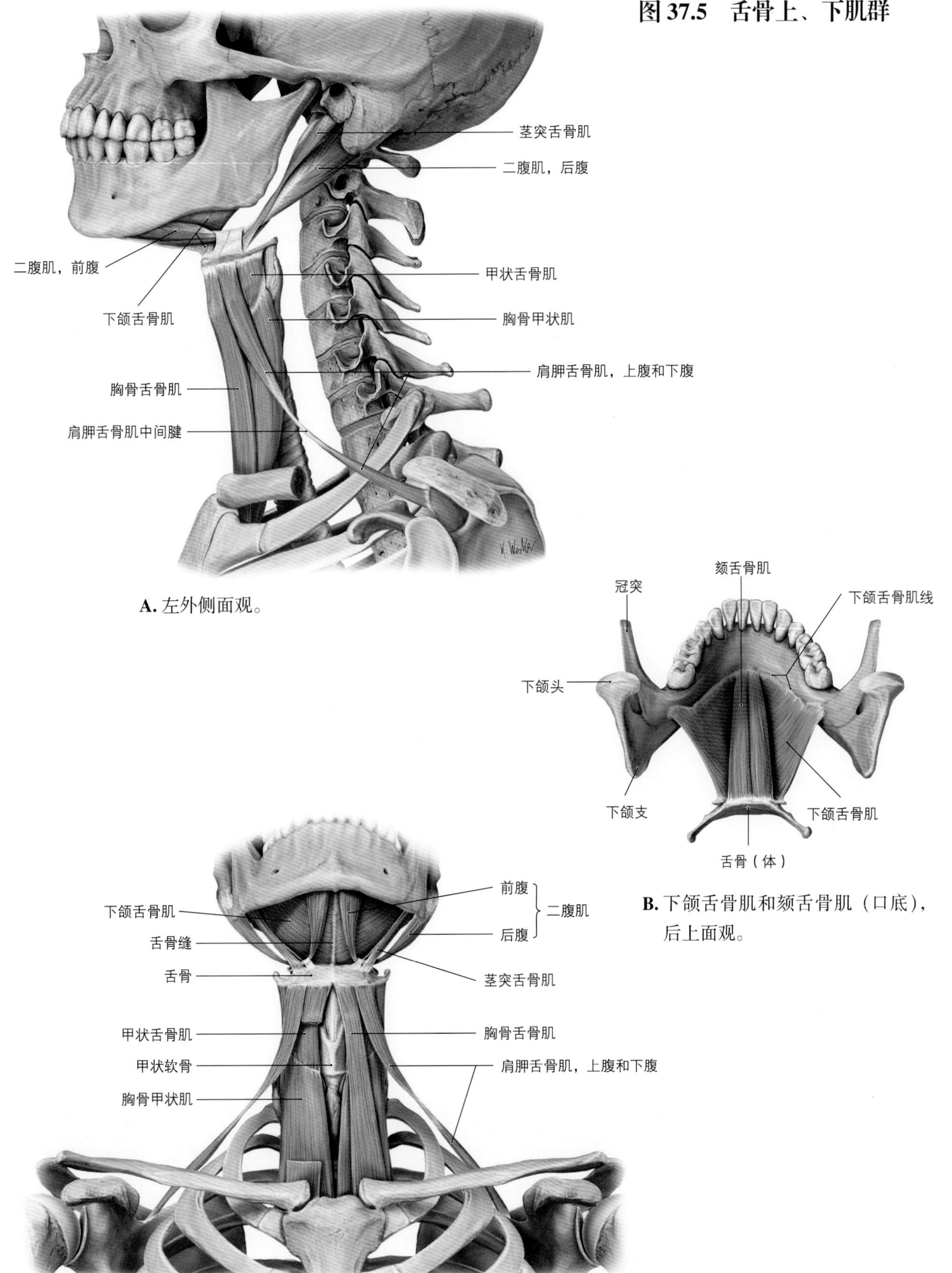
茎突舌骨肌
二腹肌，后腹
二腹肌，前腹
下颌舌骨肌
甲状舌骨肌
胸骨甲状肌
肩胛舌骨肌，上腹和下腹
胸骨舌骨肌
肩胛舌骨肌中间腱
颏舌骨肌
冠突
下颌舌骨肌线
下颌头
下颌支
下颌舌骨肌
舌骨（体）
前腹
二腹肌
后腹
下颌舌骨肌
舌骨缝
舌骨
茎突舌骨肌
甲状舌骨肌
胸骨舌骨肌
甲状软骨
肩胛舌骨肌，上腹和下腹
胸骨甲状肌

A. 左外侧面观。

B. 下颌舌骨肌和颏舌骨肌（口底），后上面观。

C. 前面观，胸骨舌骨肌被切断（右侧）。

颈肌（Ⅲ）

图 37.6 颈深肌群

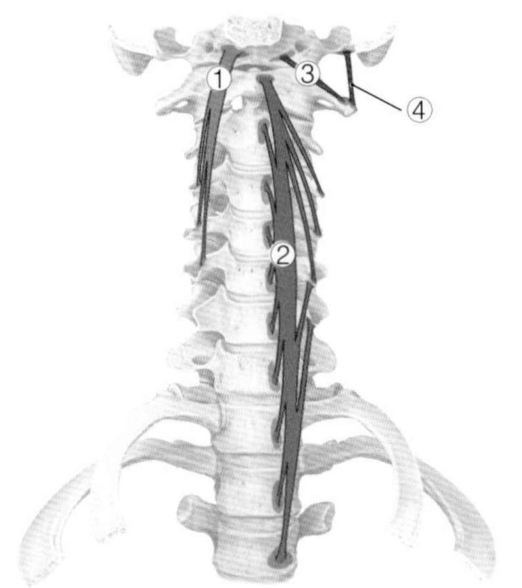
①
②
③
④

A. 椎前肌群，前面观。

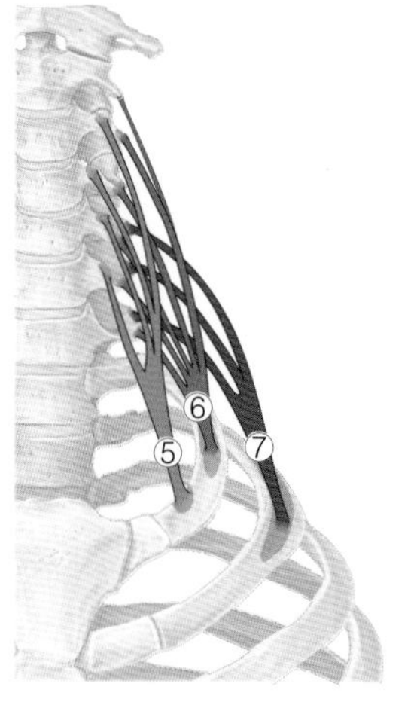
⑤
⑥
⑦

B. 斜角肌群，前面观。

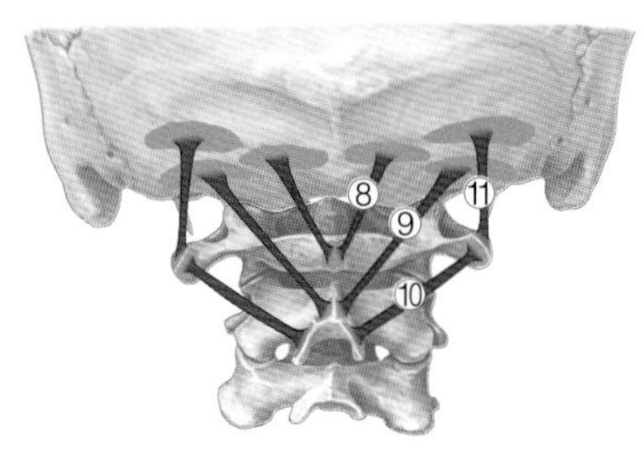
⑧
⑨
⑩
⑪

C. 枕骨下肌群，后面观。

表 37.5 颈深肌群

肌名		起点	止点	神经支配	运动
椎前肌群					
①头长肌		C_3~C_6（横突前结节）	枕骨（基底部）	C_1~C_3 前支	在寰枕关节屈头
②颈长肌	垂直 / 中间部	C_5~T_3（椎体前表面）	C_2~C_4（前表面）	C_2~C_6 前支	单侧：使颈椎向对侧倾斜和旋转 双侧：使颈椎前屈
	上斜部	C_3~C_5（横突前结节）	寰椎（前结节）		
	下斜部	T_1~T_3（椎体前表面）	C_5~C_6（横突前结节）		
③头前直肌		C_1（侧块）	枕骨（基底部）	C_1 和 C_2 前支	单侧：在寰椎关节侧弯头 双侧：在寰枕关节屈头
④头外侧直肌		C_1（横突）	枕骨（基底部，枕髁外侧）		
斜角肌群					
⑤前斜角肌		C_3~C_6（横突前结节）	第 1 肋（斜角肌结节）	C_4~C_6 前支	肋可运动时：上提上肋（在用力吸气时） 肋固定时：使颈椎向同侧屈曲（单侧），弯曲颈部（双侧）
⑥中斜角肌		C_1~C_2（横突）、C_3~C_7（横突后结节）	第 1 肋（锁骨下动脉沟后方）	C_3~C_8 前支	
⑦后斜角肌		C_5~C_7（横突后结节）	第 2 肋（外面）	C_6~C_8 前支	
枕骨下肌群（颈背短肌和颅椎关节肌）					
⑧头后小直肌		C_1（后结节）	枕骨（下项线内 1/3）	C_1 后支（枕下神经）	单侧：使头转向同侧 双侧：后伸头
⑨头后大直肌		C_2（棘突）	枕骨（下项线中 1/3）		
⑩头下斜肌			C_1（横突）		
⑪头上斜肌		C_1（横突）	枕骨（止于头后大直肌上方）		单侧：使头向同侧倾斜，使头转向对侧 双侧：后伸头

图 37.7 颈深肌群

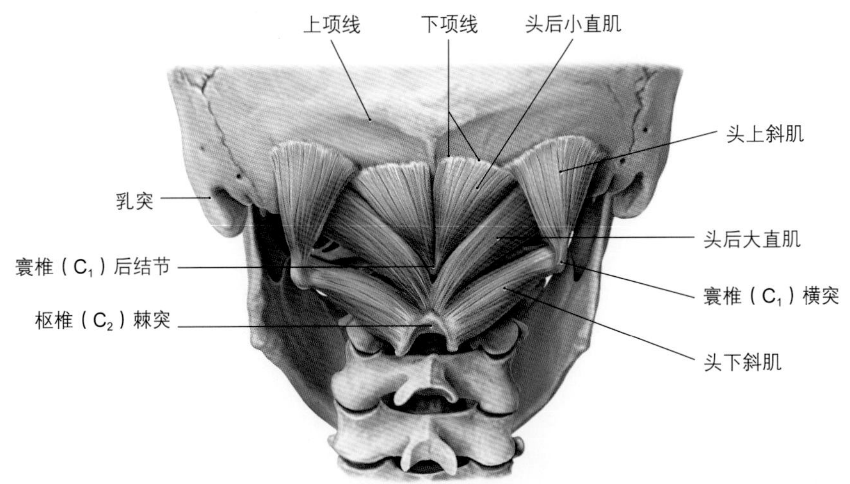
上项线
下项线
头后小直肌
头上斜肌
乳突
头后大直肌
寰椎（C_1）后结节
寰椎（C_1）横突
枢椎（C_2）棘突
头下斜肌

A. 枕骨下肌群，后面观。

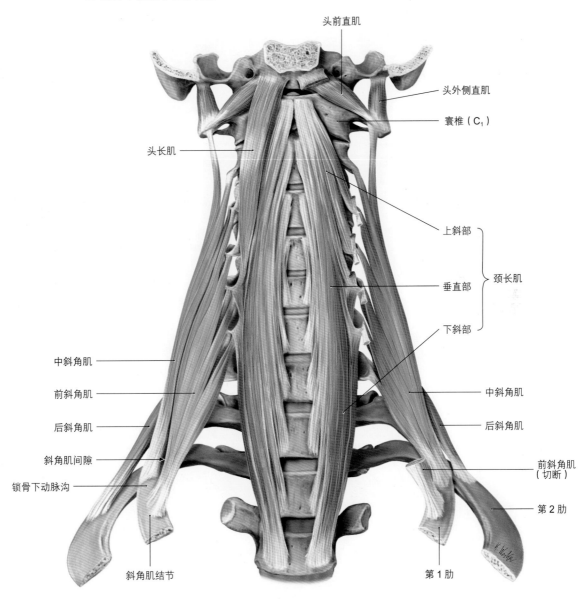

头前直肌
头外侧直肌
寰椎（C_1）
头长肌
上斜部
垂直部
下斜部
颈长肌
中斜角肌
前斜角肌
后斜角肌
斜角肌间隙
锁骨下动脉沟
中斜角肌
后斜角肌
前斜角肌（切断）
第 2 肋
斜角肌结节
第 1 肋

B. 椎前肌群与斜角肌群，前面观。切除：长头肌与前斜角肌（左侧）。

颈部动脉和静脉

图 37.8 颈部动脉

左外侧面观。颈部结构主要血供来源为颈外动脉（前支）和锁骨下动脉（椎动脉、甲状颈干和肋颈干）。

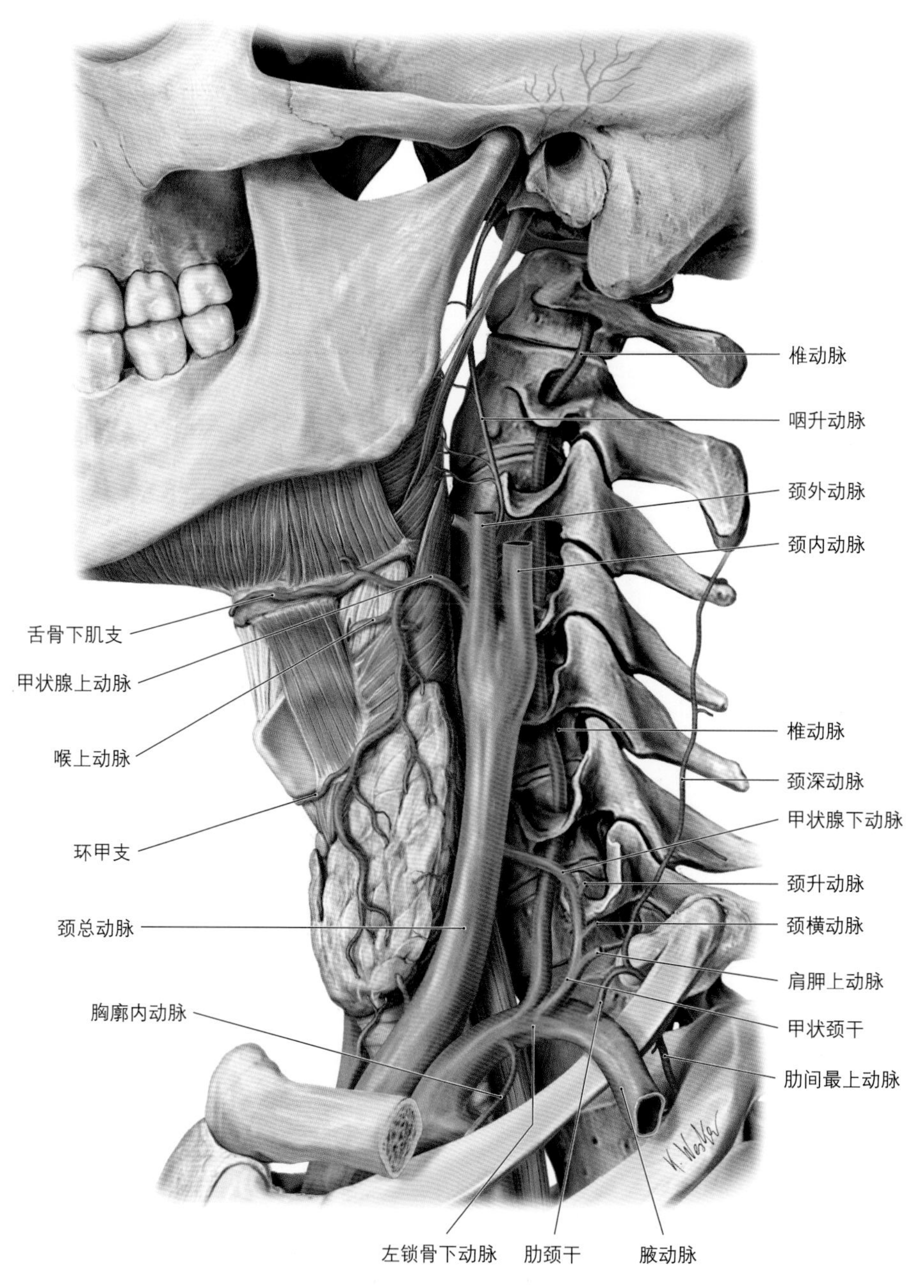
椎动脉
咽升动脉
颈外动脉
颈内动脉
舌骨下肌支
甲状腺上动脉
喉上动脉
椎动脉
颈深动脉
甲状腺下动脉
环甲支
颈升动脉
颈总动脉
颈横动脉
肩胛上动脉
胸廓内动脉
甲状颈干
肋间最上动脉
左锁骨下动脉
肋颈干
腋动脉

图 37.9 颈部静脉

左外侧面观。颈部的主要静脉是颈内静脉、颈外静脉和颈前静脉。

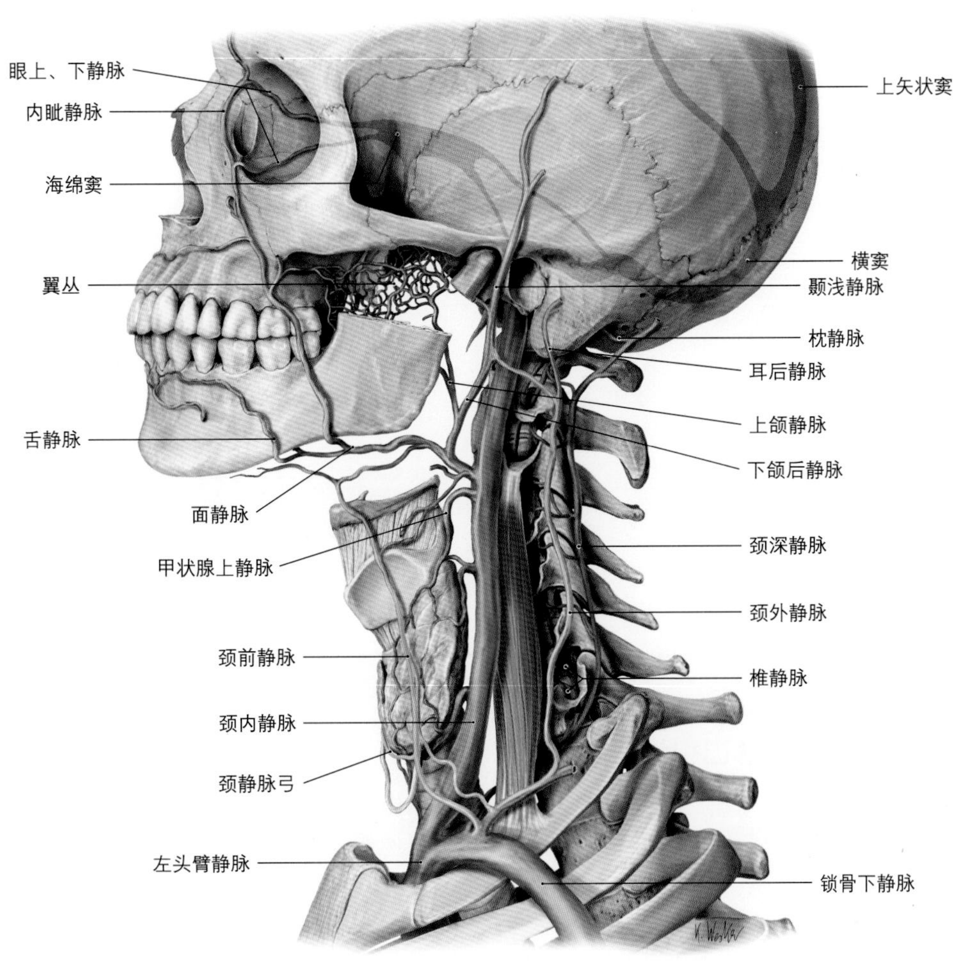
眼上、下静脉
内眦静脉
海绵窦
翼丛
舌静脉
面静脉
甲状腺上静脉
颈前静脉
颈内静脉
颈静脉弓
左头臂静脉
上矢状窦
横窦
颞浅静脉
枕静脉
耳后静脉
上颌静脉
下颌后静脉
颈深静脉
颈外静脉
椎静脉
锁骨下静脉

临床要点 37.1

血流障碍与颈静脉

一些临床因素（慢性肺病、纵隔肿瘤或感染等）会导致汇入右心房的血流阻滞，血液滞留在上腔静脉及颈部静脉（图 **A**）。这样会导致颈静脉（有时更小的静脉）明显肿胀（图 **B**）。

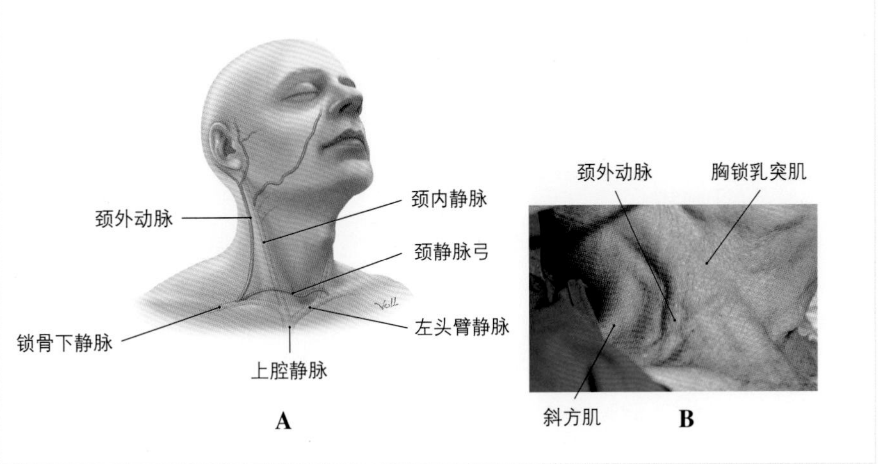
颈外动脉
颈内静脉
颈静脉弓
锁骨下静脉
左头臂静脉
上腔静脉
A
颈外动脉
胸锁乳突肌
斜方肌
B

颈部的淋巴

图 37.10 淋巴引流区

右外侧面观。

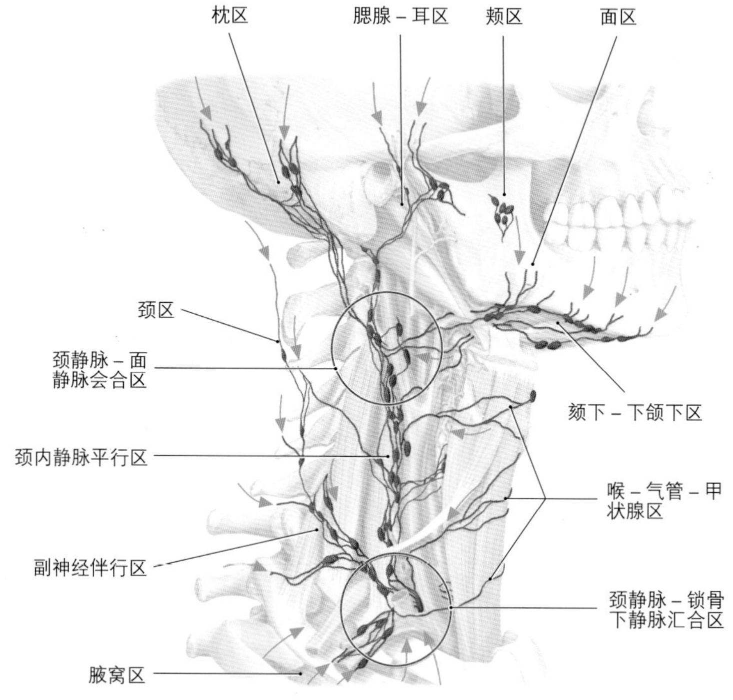
枕区
腮腺－耳区
颊区
面区
颈区
颈静脉－面
静脉会合区
颏下－下颌下区
颈内静脉平行区
喉－气管－甲
状腺区
副神经伴行区
颈静脉－锁骨
下静脉汇合区
腋窝区

图 37.11 口腔底和舌的淋巴引流

舌和口腔底的淋巴流入颏下和下颌下淋巴结后，最终沿颈内静脉流入颈静脉淋巴结。由于淋巴结同时接受同侧和对侧（图 B）的引流，肿瘤细胞可能在该区域广泛扩散（例如，转移性鳞状细胞癌，尤其是舌侧缘，经常转移到对侧）。

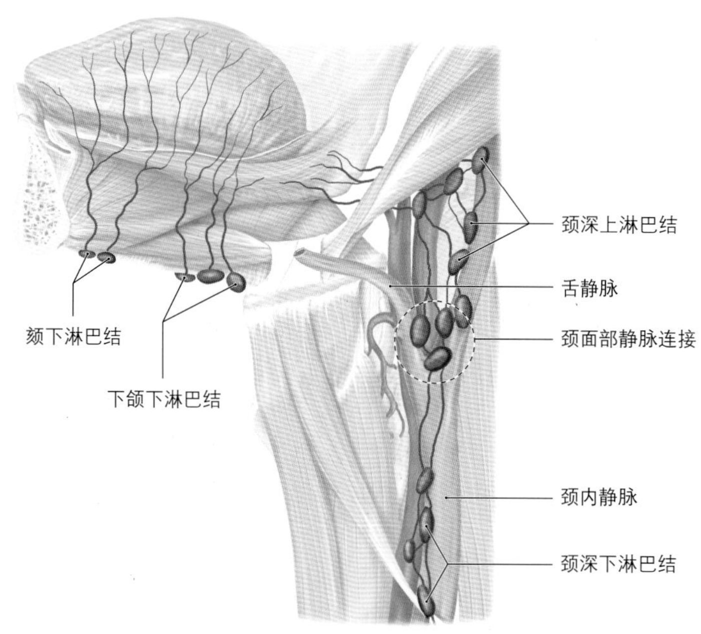
颈深上淋巴结
舌静脉
颏下淋巴结
颈面部静脉连接
下颌下淋巴结
颈内静脉
颈深下淋巴结

A. 外侧面观。

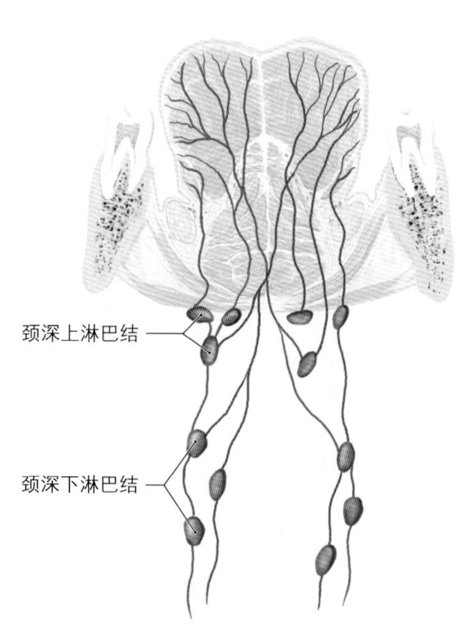
颈深上淋巴结
颈深下淋巴结

B. 冠状切面显示淋巴管从舌的一侧可以引流到颈部的任何一侧。

图 37.12 颈浅淋巴结

右外侧观。

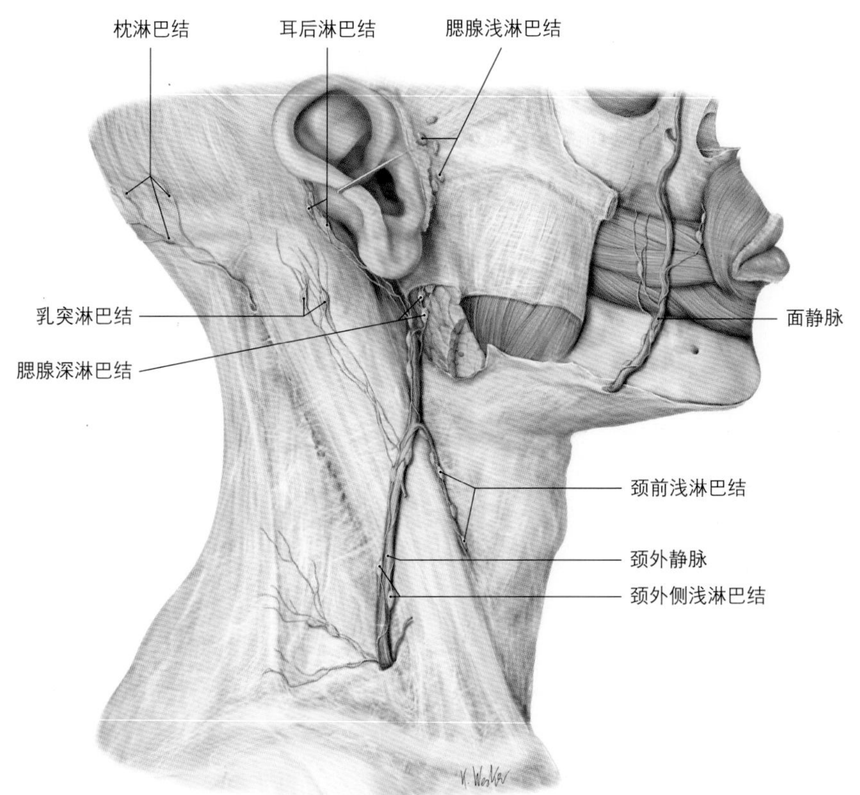
枕淋巴结
耳后淋巴结
腮腺浅淋巴结
乳突淋巴结
腮腺深淋巴结
面静脉
颈前浅淋巴结
颈外静脉
颈外侧浅淋巴结

表 37.6 颈浅淋巴结

淋巴结	引流区域
耳后淋巴结	枕区
枕淋巴结	
乳突淋巴结	
腮腺浅淋巴结	腮腺–耳区
腮腺深淋巴结	
颈前浅淋巴结	胸锁乳突肌区
颈外侧浅淋巴结	

图 37.13 颈深淋巴结

右外侧观。

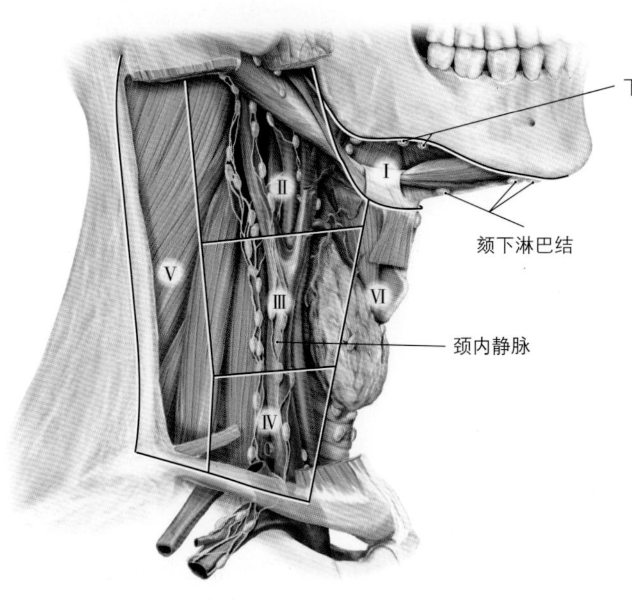
下颌下淋巴结
颏下淋巴结
颈内静脉
I
II
III
IV
V
VI

表 37.7 颈深淋巴结

分区	淋巴结		引流区域
I	颏下淋巴结		面区
	下颌下淋巴结		
II	颈静脉外侧淋巴群	上外侧群	项区、喉–气管–甲状腺区
III		中外侧群	
IV		下外侧群	
V	颈后三角淋巴结		项区
VI	颈前淋巴结		喉–气管–甲状腺区

颈部的神经支配

表 37.8 颈部脊神经分支

后支				
	神经	**感觉功能**	**运动功能**	
C_1	枕下神经	C_1 没有皮节	支配颈背固有肌	
C_2	枕大神经	支配 C_2 皮节		
C_3	第 3 枕神经	支配 C_3 皮节		
前支				
	感觉支	感觉功能	运动支	运动功能
C_1	—	—	形成颈袢（颈丛的运动支）	支配舌骨下肌群（除甲状舌骨肌外）
C_2	枕小神经	形成颈丛的感觉部，支配前外侧颈部皮肤		
C_2~C_3	耳大神经			
	颈横神经			
C_3~C_4	锁骨上神经丛		加入膈神经 *	支配膈和心包 *

注：*C_3~C_5 的前根汇合形成膈神经（见第 66 页）。

舌下神经（CN Ⅻ）
C_1
C_2
C_3
C_4
C_5
枕小神经
耳大神经
颈横神经
颈袢
上支
下支
锁骨上神经丛
至臂丛
膈神经

颈丛分支

图 37.14 项区的感觉神经分布

后面观。

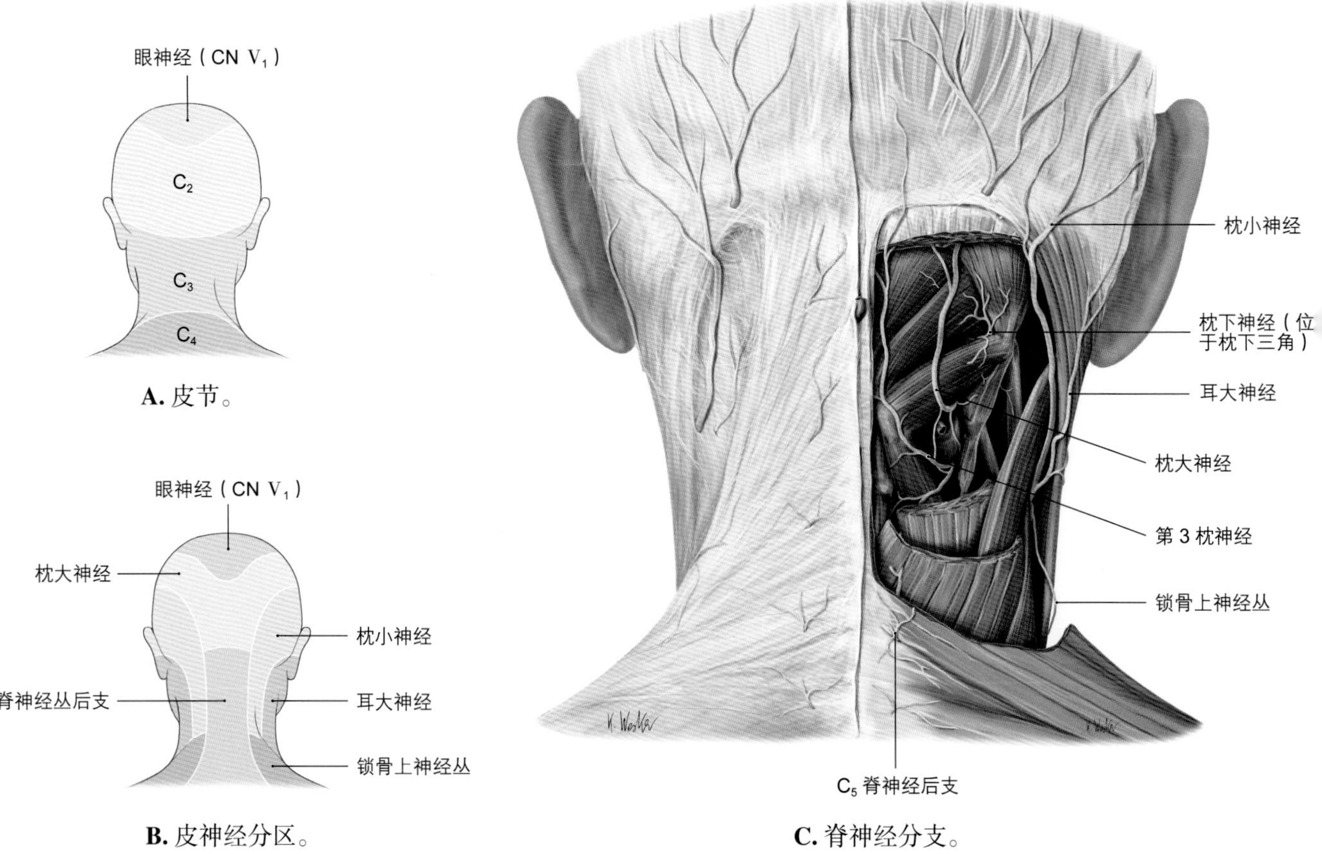
眼神经（CN V_1）
C_2
C_3
C_4
眼神经（CN V_1）
枕大神经
枕小神经
脊神经丛后支
耳大神经
锁骨上神经丛
枕小神经
枕下神经（位于枕下三角）
耳大神经
枕大神经
第 3 枕神经
锁骨上神经丛
C_5 脊神经后支

A. 皮节。

B. 皮神经分区。

C. 脊神经分支。

图 37.15　颈部前外侧感觉神经分布

左外侧面观。

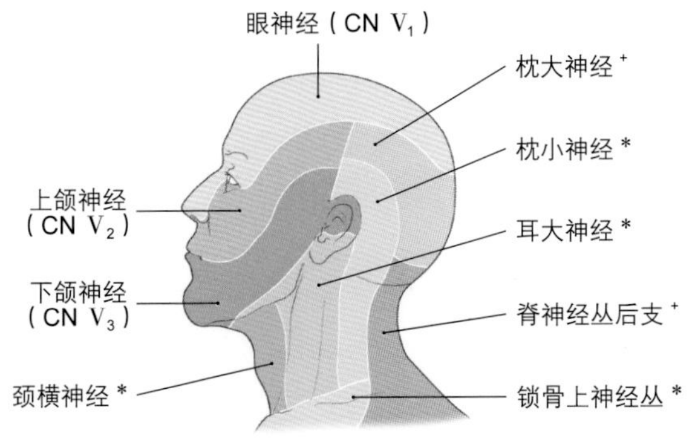
眼神经（CN V_1）
枕大神经⁺
枕小神经*
上颌神经（CN V_2）
耳大神经*
下颌神经（CN V_3）
脊神经丛后支⁺
颈横神经*
锁骨上神经丛*

A. 皮神经分区：三叉神经（橙色）、后支（+）、前支（*）。

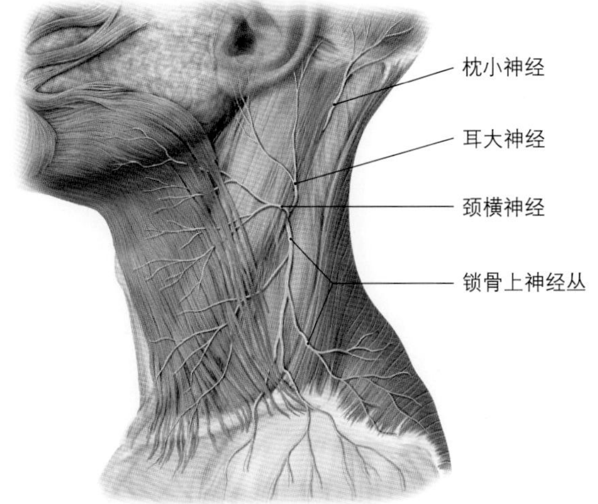
枕小神经
耳大神经
颈横神经
锁骨上神经丛

B. 颈丛感觉支。

图 37.16　颈部前外侧运动神经支配

左外侧面观。

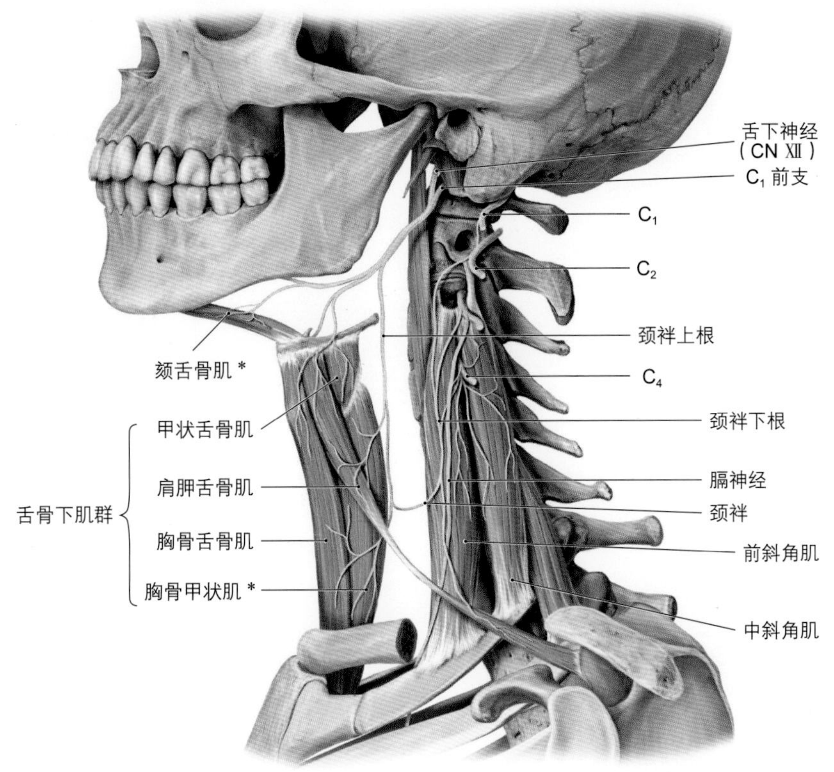
舌下神经（CN Ⅻ）
C_1 前支
C_1
C_2
颈袢上根
C_4
颏舌骨肌*
颈袢下根
甲状舌骨肌
膈神经
肩胛舌骨肌
颈袢
舌骨下肌群
胸骨舌骨肌
前斜角肌
胸骨甲状肌*
中斜角肌

注：* 由 C_1 神经前支支配（发自舌下神经）。

喉：软骨和结构

图 37.17 喉软骨

左外侧面观。喉由 5 种喉软骨构成：会厌软骨、甲状软骨、环状软骨，以及成对的杓状软骨和小角软骨。它们借弹性韧带相互连接并与气管、舌骨相连。

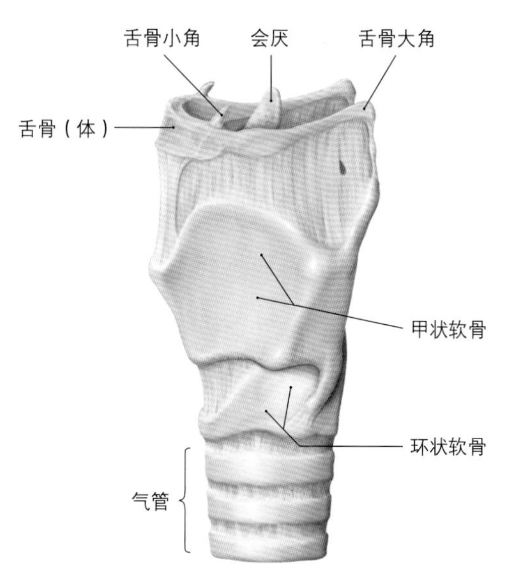
舌骨小角
会厌
舌骨大角
舌骨（体）
甲状软骨
环状软骨
气管

图 37.18 会厌软骨

具有弹性的会厌软骨构成会厌的内骨骼，为吞咽后会厌回复原位提供弹力。

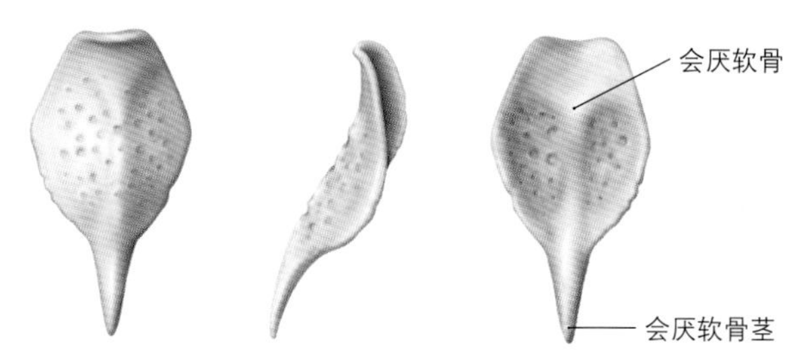
会厌软骨
会厌软骨茎

A. 舌（前）面观。**B.** 左侧面观。 **C.** 喉（后）面观。

图 37.19 甲状软骨

左斜面观。

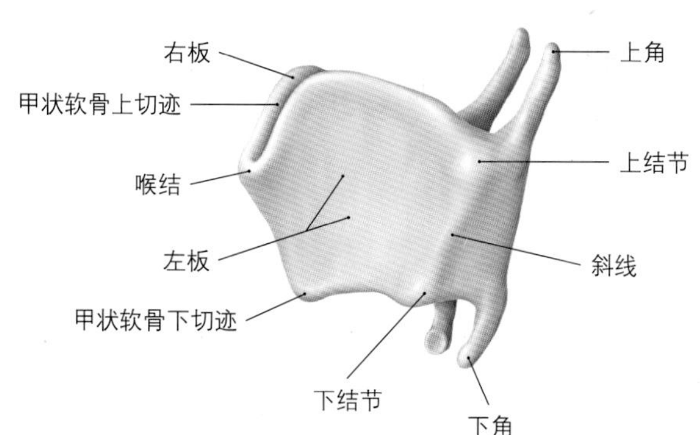
右板
甲状软骨上切迹
喉结
左板
甲状软骨下切迹
上角
上结节
斜线
下结节
下角

图 37.20 环状软骨

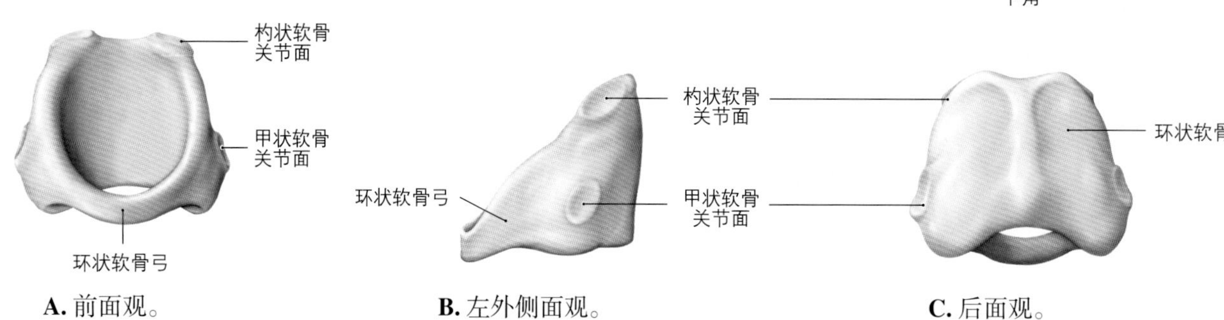
杓状软骨关节面
甲状软骨关节面
环状软骨弓
环状软骨弓
杓状软骨关节面
甲状软骨关节面
环状软骨板

A. 前面观。 **B.** 左外侧面观。 **C.** 后面观。

图 37.21 杓状软骨和小角软骨

右侧软骨。

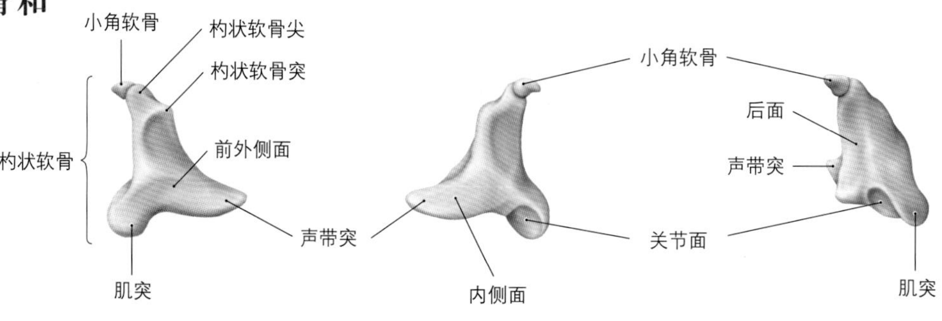
小角软骨
杓状软骨尖
杓状软骨突
前外侧面
杓状软骨
声带突
肌突
小角软骨
内侧面
关节面
后面
声带突
肌突

A. 右外侧面观。 **B.** 内侧面观。 **C.** 后面观。

图 37.22 喉的结构

喉主要借甲状舌骨膜悬于舌骨之下。舌骨为舌骨上肌群和舌骨下肌群提供附着点。

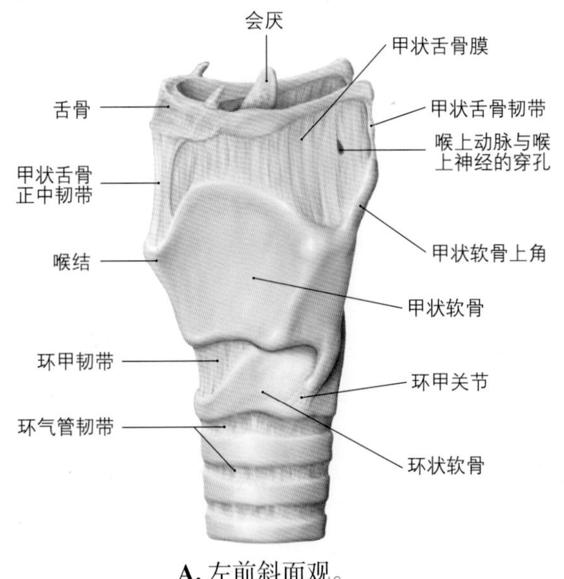
会厌
甲状舌骨膜
舌骨
甲状舌骨韧带
喉上动脉与喉上神经的穿孔
甲状舌骨正中韧带
甲状软骨上角
喉结
甲状软骨
环甲韧带
环甲关节
环气管韧带
环状软骨

A. 左前斜面观。

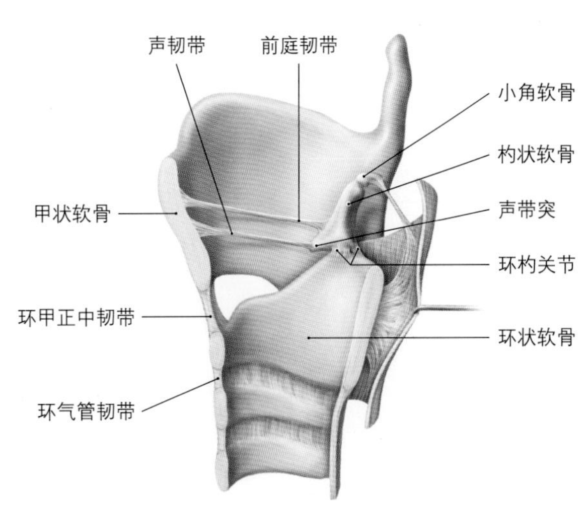
声韧带
前庭韧带
小角软骨
杓状软骨
甲状软骨
声带突
环杓关节
环甲正中韧带
环状软骨
环气管韧带

B. 矢状面，左内侧面观。发声时杓状软骨改变声带的位置。

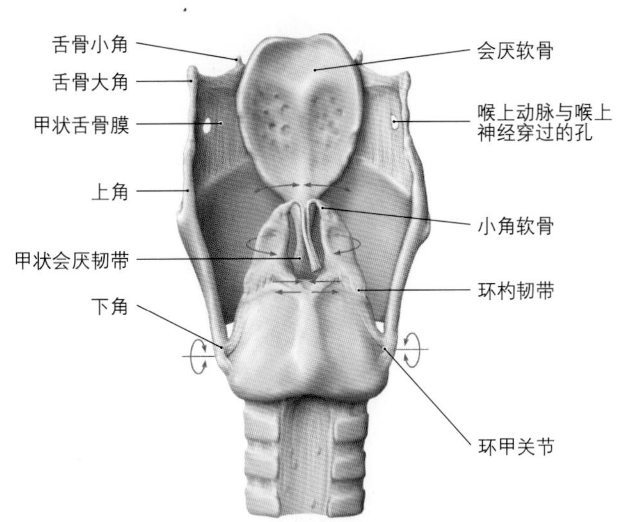
舌骨小角
会厌软骨
舌骨大角
甲状舌骨膜
喉上动脉与喉上神经穿过的孔
上角
小角软骨
甲状会厌韧带
环杓韧带
下角
环甲关节

C. 后面观。箭头指示各关节的运动方向。

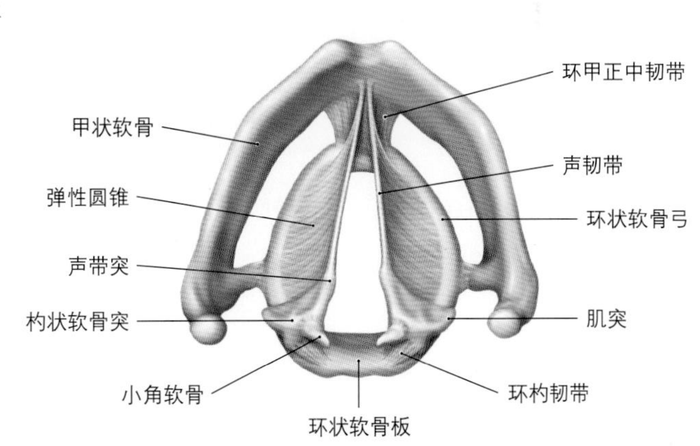
环甲正中韧带
甲状软骨
声韧带
弹性圆锥
环状软骨弓
声带突
杓状软骨突
肌突
小角软骨
环杓韧带
环状软骨板

D. 上面观。

喉：肌和分部

图 37.23 喉肌

喉肌运动互相连接的喉软骨，影响声带的紧张和位置。使喉整体运动的肌群（舌骨上肌群及下肌群）详见第516页。

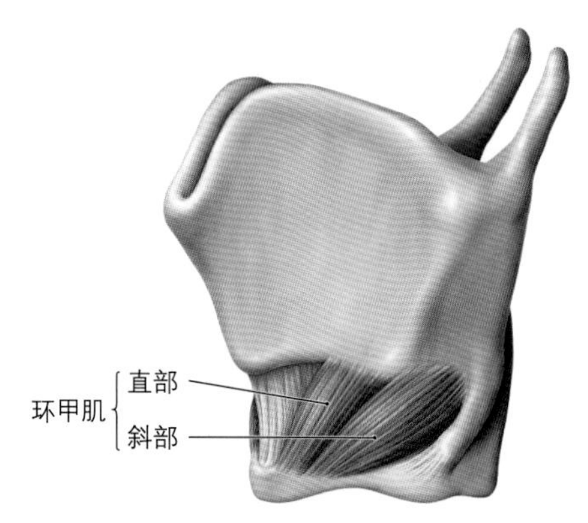

环甲肌
直部
斜部

A. 喉内肌，左斜外侧面观。

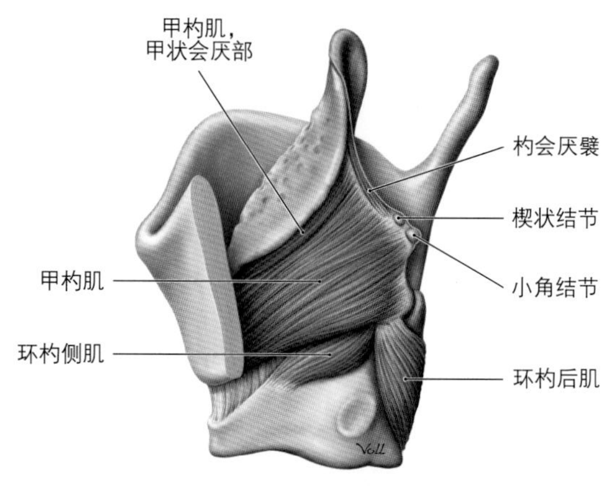

甲杓肌，
甲状会厌部
杓会厌襞
楔状结节
小角结节
甲杓肌
环杓侧肌
环杓后肌

B. 喉内肌，左外侧面观。切除：甲状软骨（左侧半）。显示：会厌和甲杓肌外侧。

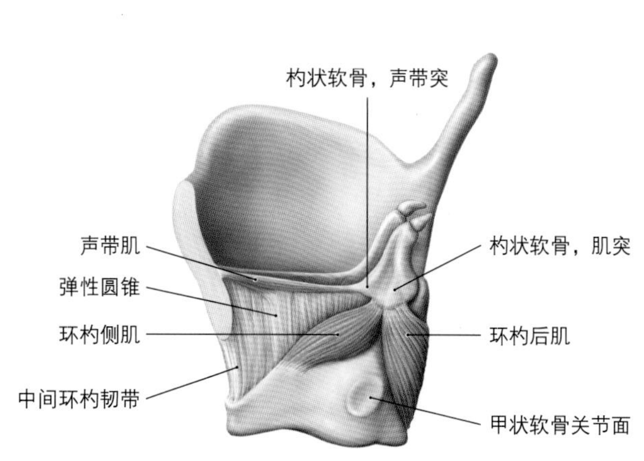

杓状软骨，声带突
声带肌
弹性圆锥
环杓侧肌
中间环杓韧带
杓状软骨，肌突
环杓后肌
甲状软骨关节面

C. 左外侧面观，切除会厌。

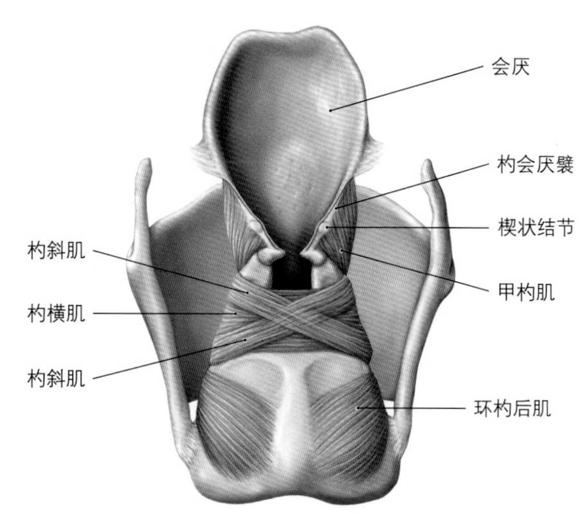

会厌
杓会厌襞
楔状结节
杓斜肌
甲杓肌
杓横肌
杓斜肌
环杓后肌

D. 后面观。

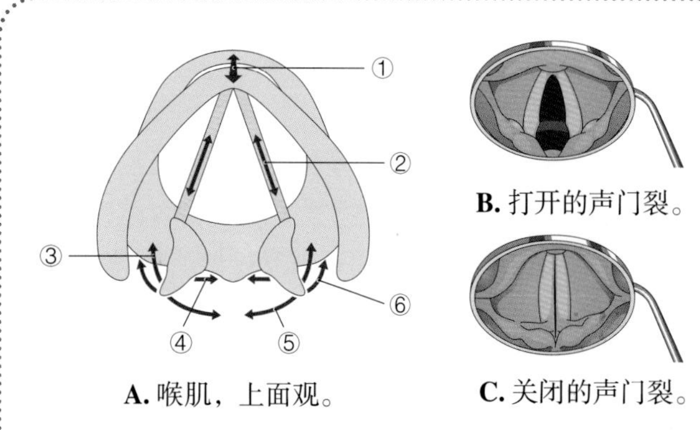

①
②
③
⑥
④
⑤

A. 喉肌，上面观。

B. 打开的声门裂。

C. 关闭的声门裂。

表 37.9 喉肌的运动

肌名	运动	对声门裂的影响
①环甲肌 *	使声带紧张	无
②声带肌		
③甲杓肌	内收声带	关闭
④杓横肌		
⑤环杓后肌	外展声带	打开
⑥环杓侧肌	外展声带	关闭

注：* 环甲肌受喉上神经外支支配，其他所有的喉内肌均受喉返神经支配。

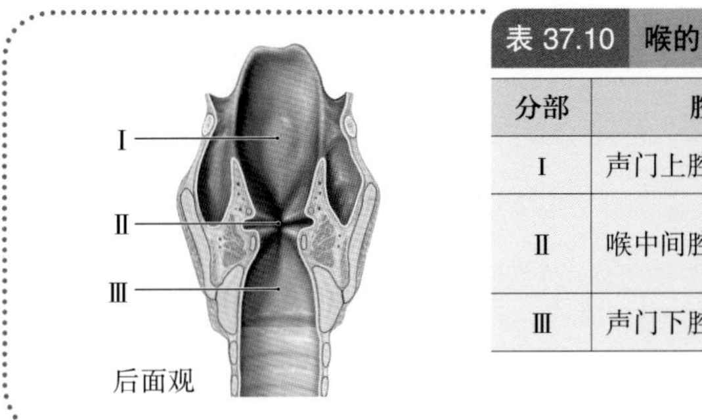
Ⅰ
Ⅱ
Ⅲ
后面观

表 37.10 喉的分部

分部	腔隙	范围
Ⅰ	声门上腔（喉前庭）	喉口至前庭襞
Ⅱ	喉中间腔	前庭襞跨过喉室（侧方外翻的黏膜）至声襞
Ⅲ	声门下腔	声襞至环状软骨下缘

图 37.24 喉腔

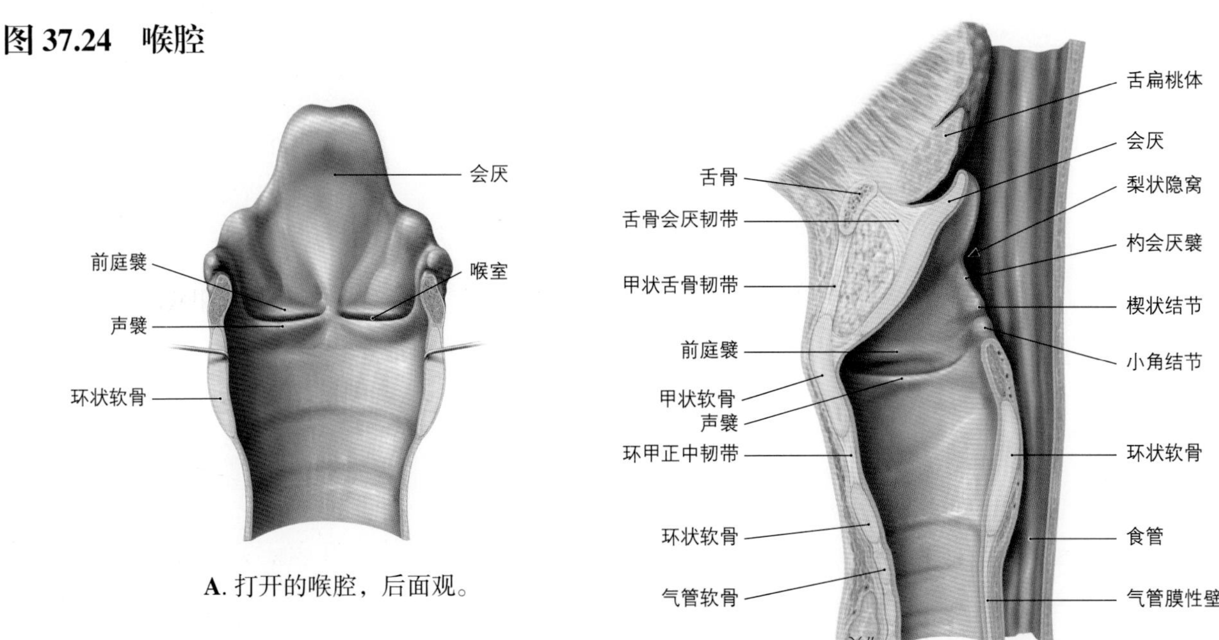
会厌
前庭襞
喉室
声襞
环状软骨
舌扁桃体
会厌
舌骨
梨状隐窝
舌骨会厌韧带
杓会厌襞
甲状舌骨韧带
楔状结节
前庭襞
小角结节
甲状软骨
声襞
环甲正中韧带
环状软骨
环状软骨
食管
气管软骨
气管膜性壁

A. 打开的喉腔，后面观。

B. 正中矢状面，左侧面观。

图 37.25 前庭襞和声襞

冠状面，前面观。

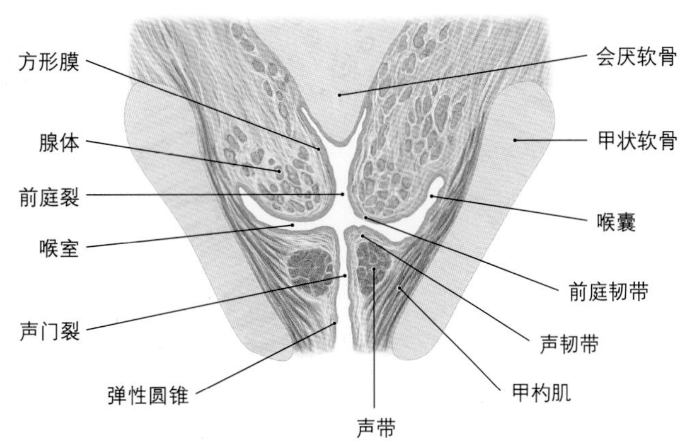
方形膜
会厌软骨
腺体
甲状软骨
前庭裂
喉囊
喉室
前庭韧带
声门裂
声韧带
弹性圆锥
甲杓肌
声带

喉、甲状腺和甲状旁腺的神经、血管

图 37.26 甲状腺和甲状旁腺

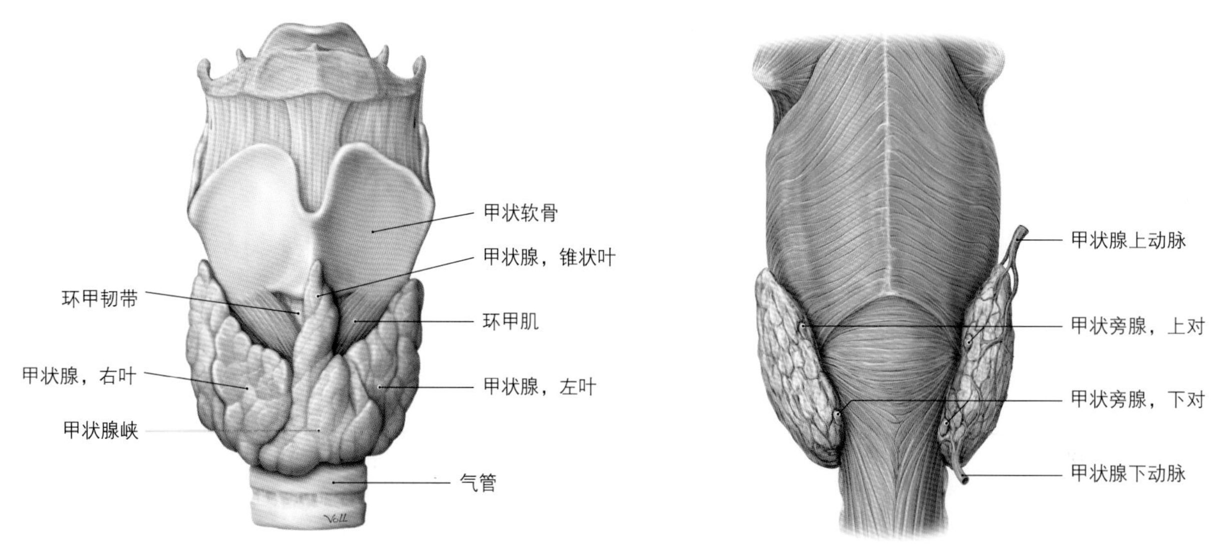

甲状软骨
甲状腺，锥状叶
环甲韧带
环甲肌
甲状腺，右叶
甲状腺，左叶
甲状腺峡
气管
甲状腺上动脉
甲状旁腺，上对
甲状旁腺，下对
甲状腺下动脉

A. 甲状腺，前面观。

B. 甲状腺和甲状旁腺，后面观。

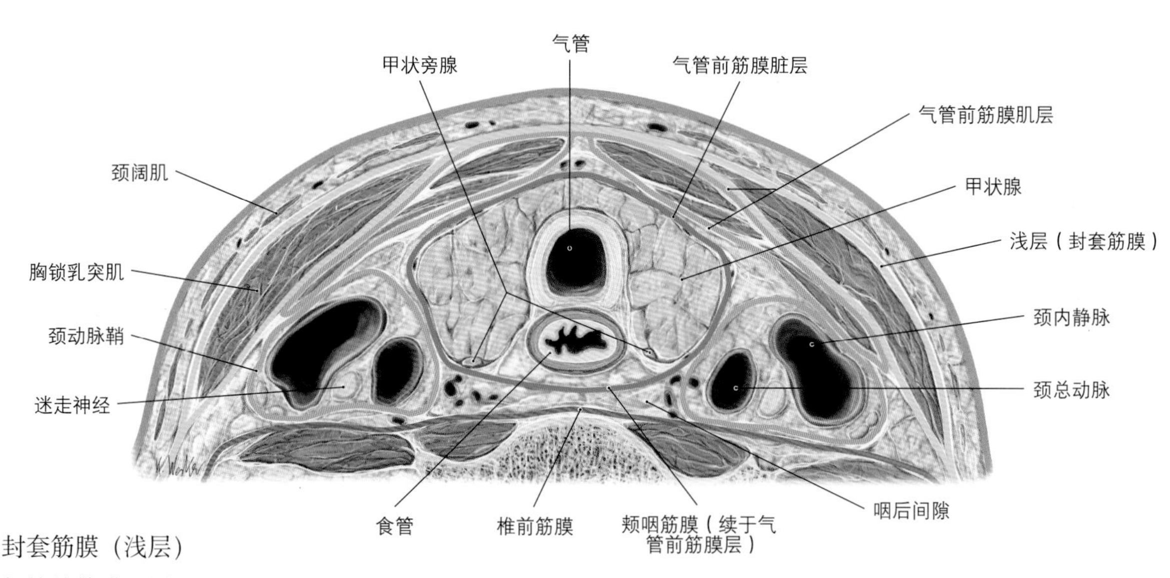

气管
甲状旁腺
气管前筋膜脏层
气管前筋膜肌层
颈阔肌
甲状腺
浅层（封套筋膜）
胸锁乳突肌
颈内静脉
颈动脉鞘
迷走神经
颈总动脉
咽后间隙
食管
椎前筋膜
颊咽筋膜（续于气管前筋膜层）

- 封套筋膜（浅层）
- 气管前筋膜肌层
- 气管前筋膜脏层
- 颈动脉鞘
- 椎前筋膜

C. 由 C_6 水平横切面，上面观。甲状腺和甲状旁腺的毗邻关系。这里显示的颈深筋膜层内容见第533页。

图 37.27 喉的动脉和神经

前面观。切除：甲状腺（右侧半）。

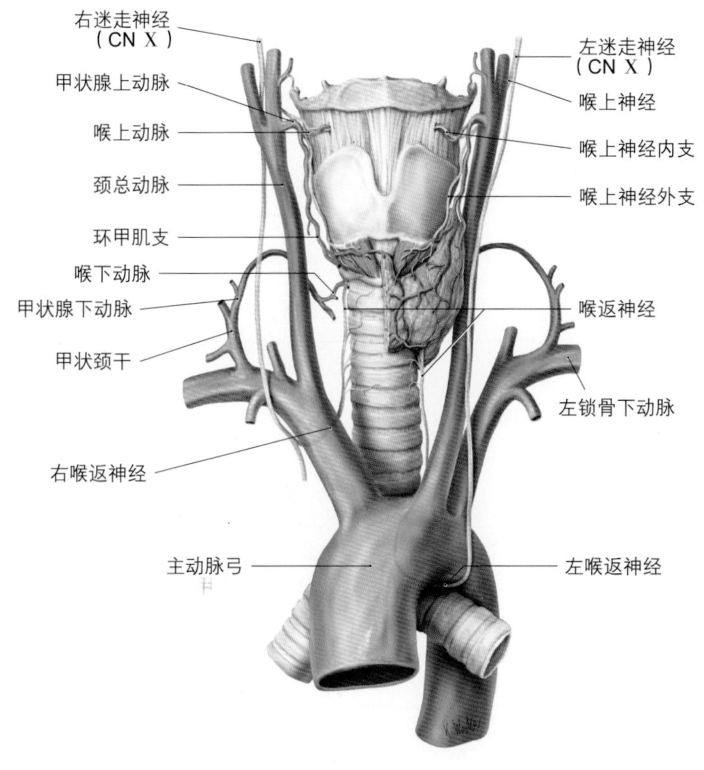
右迷走神经
（CN X）
甲状腺上动脉
喉上动脉
颈总动脉
环甲肌支
喉下动脉
甲状腺下动脉
甲状颈干
右喉返神经
主动脉弓
左迷走神经
（CN X）
喉上神经
喉上神经内支
喉上神经外支
喉返神经
左锁骨下动脉
左喉返神经

图 37.28 喉静脉

右外侧面观。注意：甲状腺下静脉通常汇入左头臂静脉。

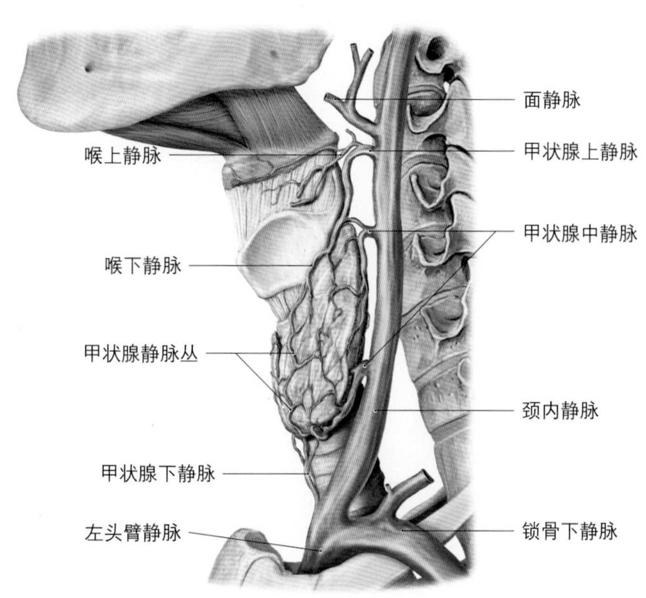
喉上静脉
喉下静脉
甲状腺静脉丛
甲状腺下静脉
左头臂静脉
面静脉
甲状腺上静脉
甲状腺中静脉
颈内静脉
锁骨下静脉

图 37.29 喉的神经、血管

左外侧面观。

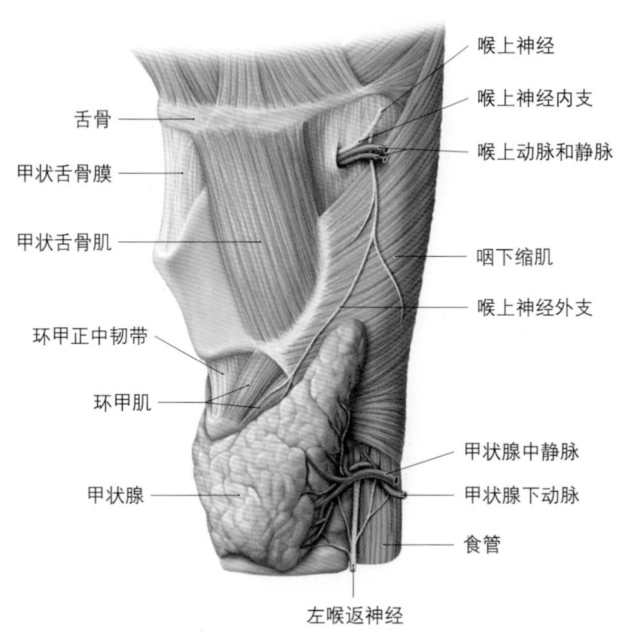
舌骨
甲状舌骨膜
甲状舌骨肌
环甲正中韧带
环甲肌
甲状腺
喉上神经
喉上神经内支
喉上动脉和静脉
咽下缩肌
喉上神经外支
甲状腺中静脉
甲状腺下动脉
食管
左喉返神经

A. 浅层。

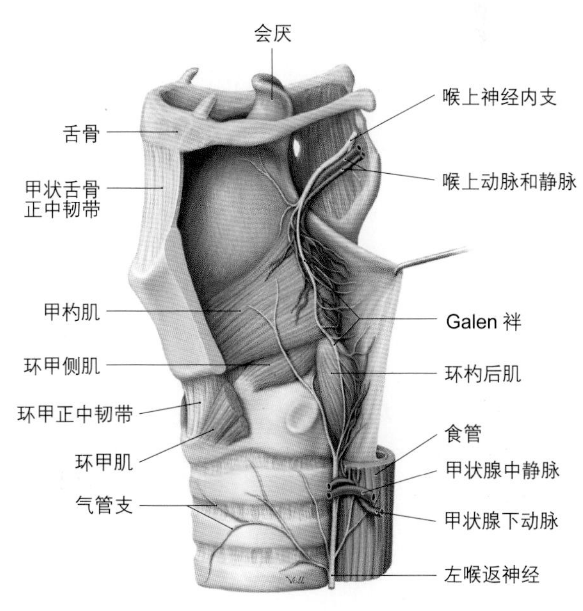
会厌
舌骨
甲状舌骨
正中韧带
甲杓肌
环甲侧肌
环甲正中韧带
环甲肌
气管支
喉上神经内支
喉上动脉和静脉
Galen 袢
环杓后肌
食管
甲状腺中静脉
甲状腺下动脉
左喉返神经

B. 深层。 切除：环甲肌和甲状软骨左板。翻开：咽黏膜。

颈部局部解剖：分区和筋膜

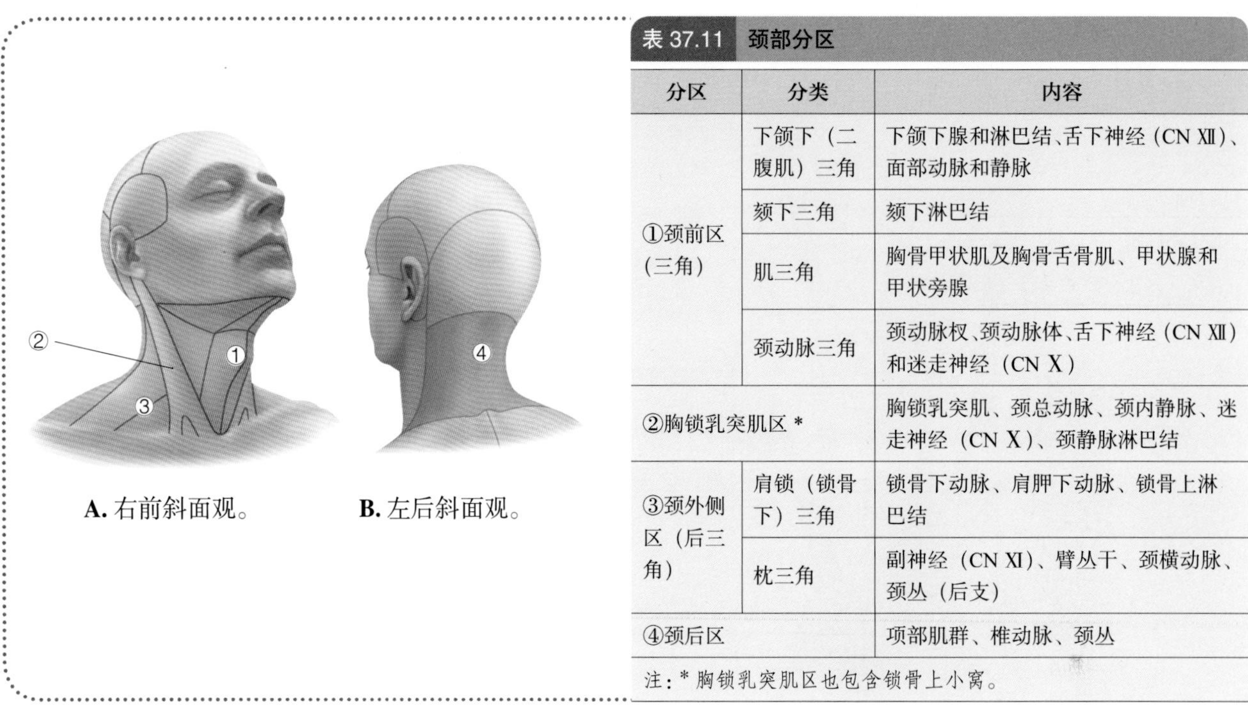
②
①
③
④

A. 右前斜面观。　B. 左后斜面观。

表 37.11　颈部分区

分区	分类	内容
①颈前区（三角）	下颌下（二腹肌）三角	下颌下腺和淋巴结、舌下神经（CN Ⅻ）、面部动脉和静脉
	颏下三角	颏下淋巴结
	肌三角	胸骨甲状肌及胸骨舌骨肌、甲状腺和甲状旁腺
	颈动脉三角	颈动脉杈、颈动脉体、舌下神经（CN Ⅻ）和迷走神经（CN Ⅹ）
②胸锁乳突肌区 *		胸锁乳突肌、颈总动脉、颈内静脉、迷走神经（CN Ⅹ）、颈静脉淋巴结
③颈外侧区（后三角）	肩锁（锁骨下）三角	锁骨下动脉、肩胛下动脉、锁骨上淋巴结
	枕三角	副神经（CN Ⅺ）、臂丛干、颈横动脉、颈丛（后支）
④颈后区		项部肌群、椎动脉、颈丛

注：* 胸锁乳突肌区也包含锁骨上小窝。

图 37.30　颈部分区

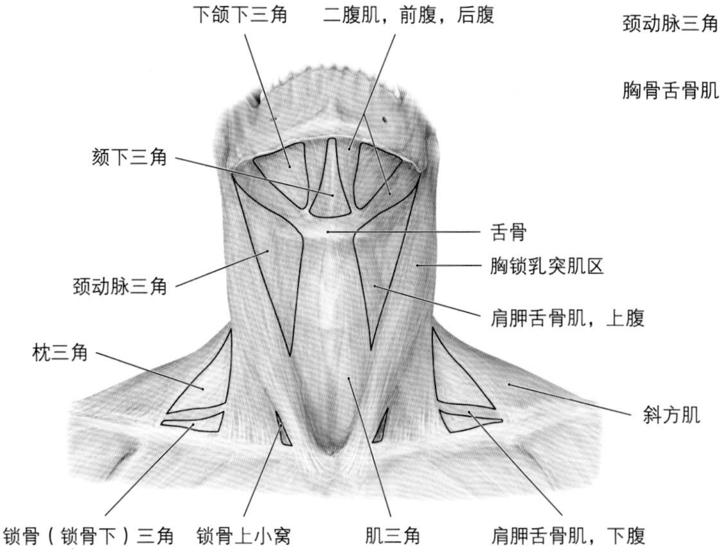

下颌下三角
二腹肌，前腹，后腹
颏下三角
舌骨
胸锁乳突肌区
颈动脉三角
肩胛舌骨肌，上腹
枕三角
斜方肌
锁骨（锁骨下）三角
锁骨上小窝
肌三角
肩胛舌骨肌，下腹

A. 前面观。

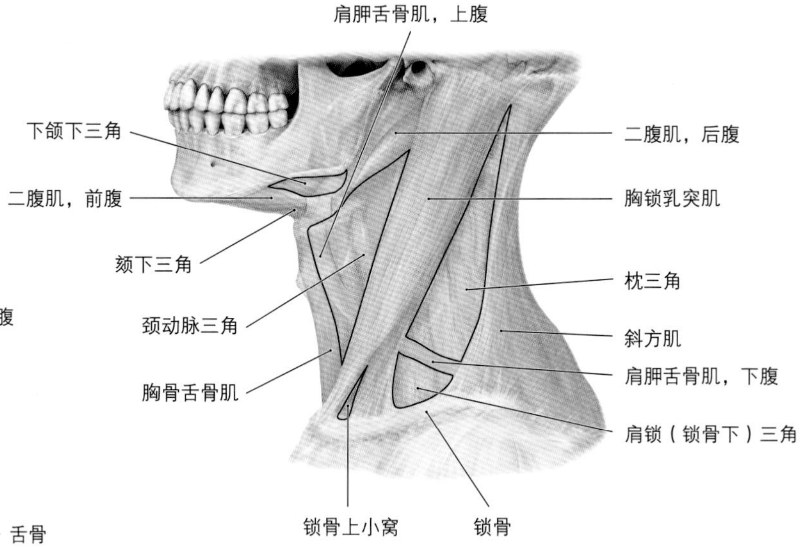

肩胛舌骨肌，上腹
下颌下三角
二腹肌，前腹
颏下三角
颈动脉三角
胸骨舌骨肌
二腹肌，后腹
胸锁乳突肌
枕三角
斜方肌
肩胛舌骨肌，下腹
肩锁（锁骨下）三角
锁骨上小窝
锁骨

B. 左侧观。

表 37.12 颈深筋膜		
层次	筋膜类型	描述
①封套（浅）层	肌层	封套整个颈部，分层包裹胸锁乳突肌和斜方肌
气管前层	②肌层	包裹舌骨下肌群
	③脏层	包裹甲状腺、喉、气管、咽和食管
④椎前层	肌层	包裹颈椎及相关肌肉
⑤颈动脉鞘	神经血管层	包裹颈总动脉、颈内静脉和迷走神经

注：颈深筋膜分为 4 层包绕颈部结构。

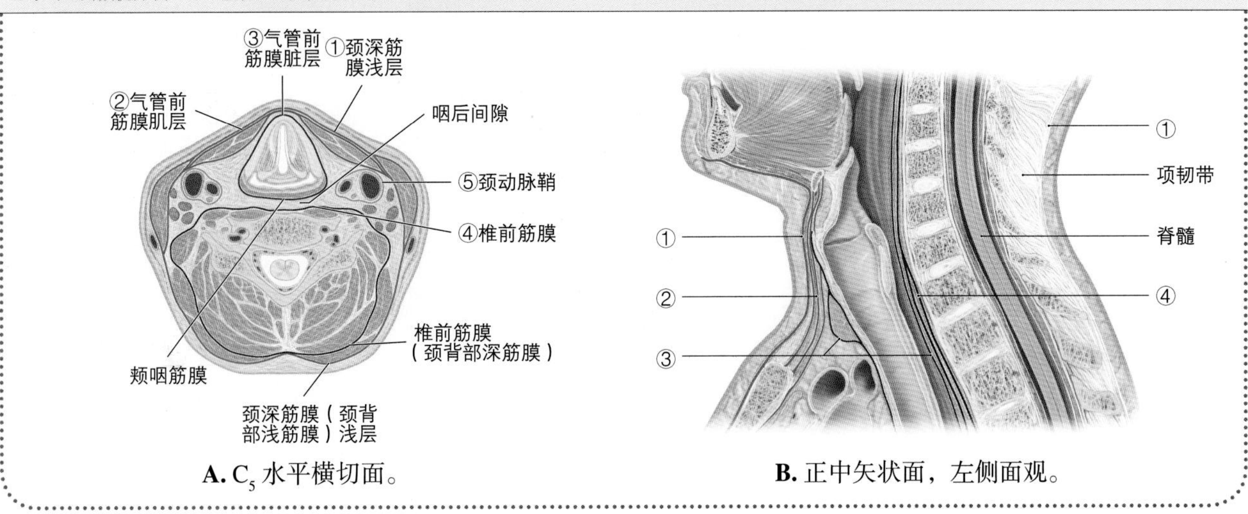

③气管前筋膜脏层
①颈深筋膜浅层
②气管前筋膜肌层
咽后间隙
⑤颈动脉鞘
④椎前筋膜
椎前筋膜（颈背部深筋膜）
颊咽筋膜
颈深筋膜（颈背部浅筋膜）浅层
①
项韧带
脊髓
②
④
③

A. C_5 水平横切面。

B. 正中矢状面，左侧面观。

图 37.31 颈深筋膜层次

前面观。

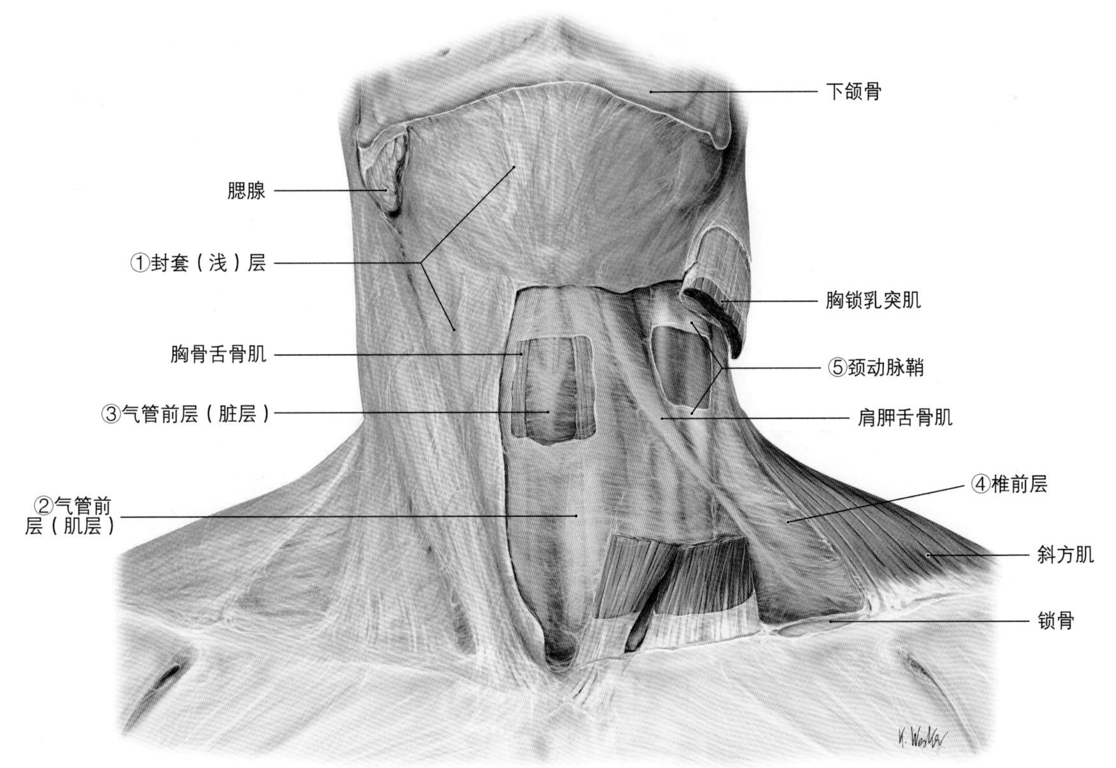

下颌骨
腮腺
①封套（浅）层
胸锁乳突肌
胸骨舌骨肌
⑤颈动脉鞘
③气管前层（脏层）
肩胛舌骨肌
④椎前层
②气管前层（肌层）
斜方肌
锁骨

颈前区局部解剖

图 37.32 颈前三角

前面观。

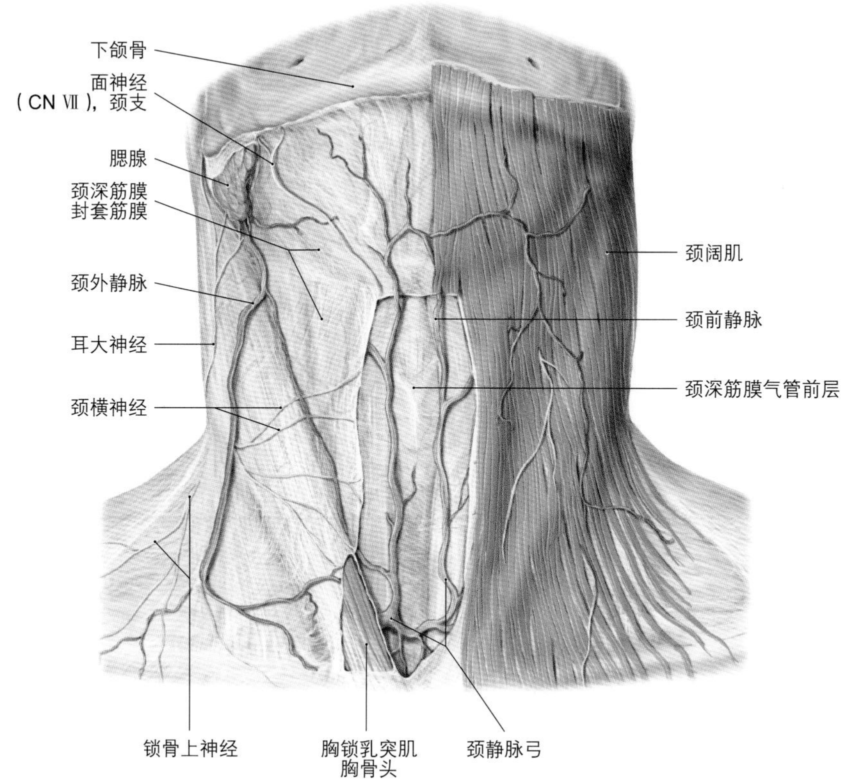
下颌骨
面神经
（CN Ⅶ），颈支
腮腺
颈深筋膜
封套筋膜
颈外静脉
耳大神经
颈横神经
颈阔肌
颈前静脉
颈深筋膜气管前层
锁骨上神经
胸锁乳突肌
胸骨头
颈静脉弓

A. 浅层。切除：皮颈阔肌（右侧）和颈深筋膜封套层（中央部）。

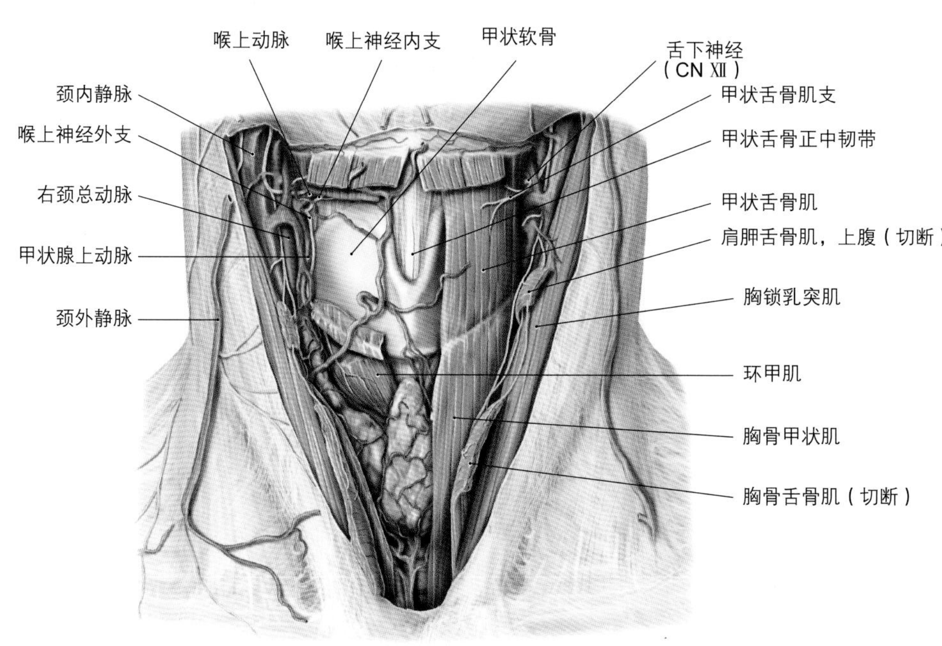
喉上动脉
喉上神经内支
甲状软骨
舌下神经
（CN Ⅻ）
颈内静脉
喉上神经外支
右颈总动脉
甲状腺上动脉
颈外静脉
甲状舌骨肌支
甲状舌骨正中韧带
甲状舌骨肌
肩胛舌骨肌，上腹（切断）
胸锁乳突肌
环甲肌
胸骨甲状肌
胸骨舌骨肌（切断）

B. 深层。切除：气管前层（颈筋膜中层）。切断：胸骨舌骨肌、胸骨甲状肌以及甲状舌骨肌（右侧），胸骨甲状肌（左侧）。

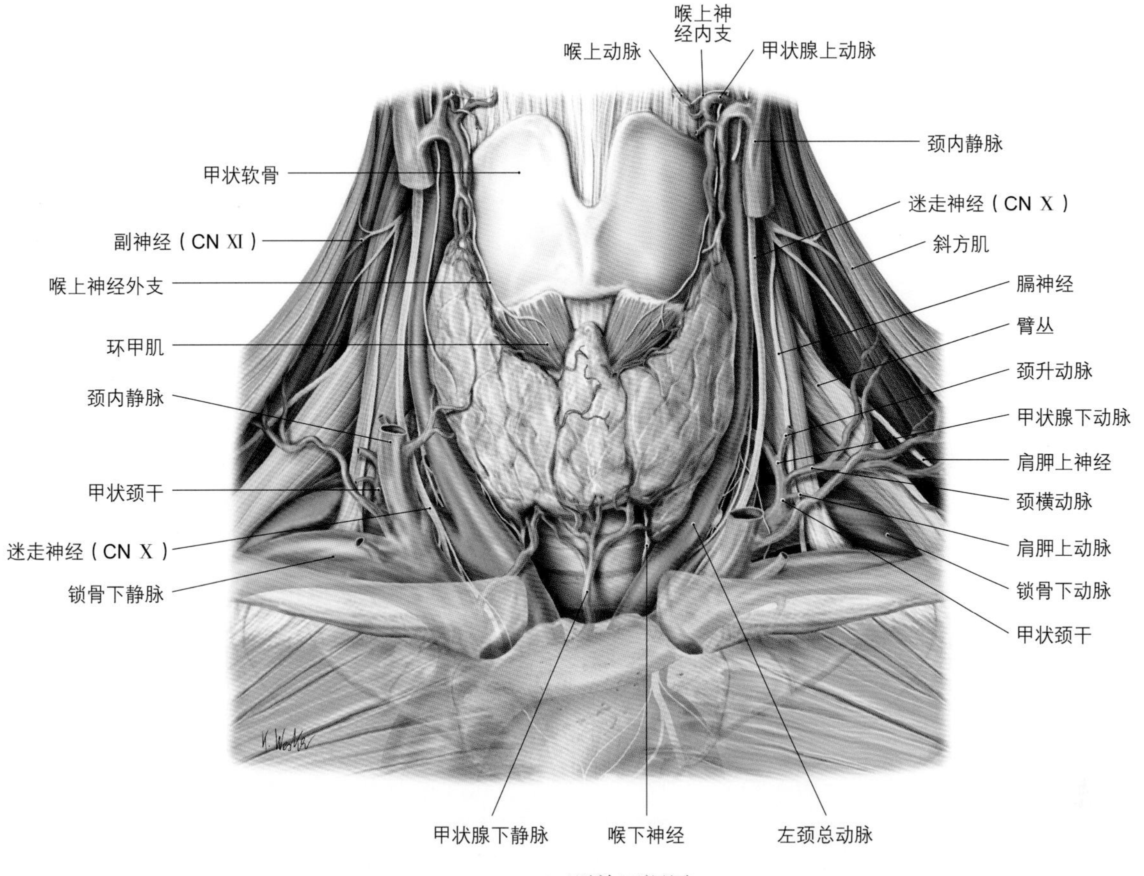
喉上神
经内支
喉上动脉
甲状腺上动脉
颈内静脉
甲状软骨
迷走神经（CN Ⅹ）
副神经（CN Ⅺ）
斜方肌
喉上神经外支
膈神经
臂丛
环甲肌
颈升动脉
颈内静脉
甲状腺下动脉
肩胛上神经
甲状颈干
颈横动脉
迷走神经（CN Ⅹ）
肩胛上动脉
锁骨下静脉
锁骨下动脉
甲状颈干
甲状腺下静脉
喉下神经
左颈总动脉

C. 颈前区深层。

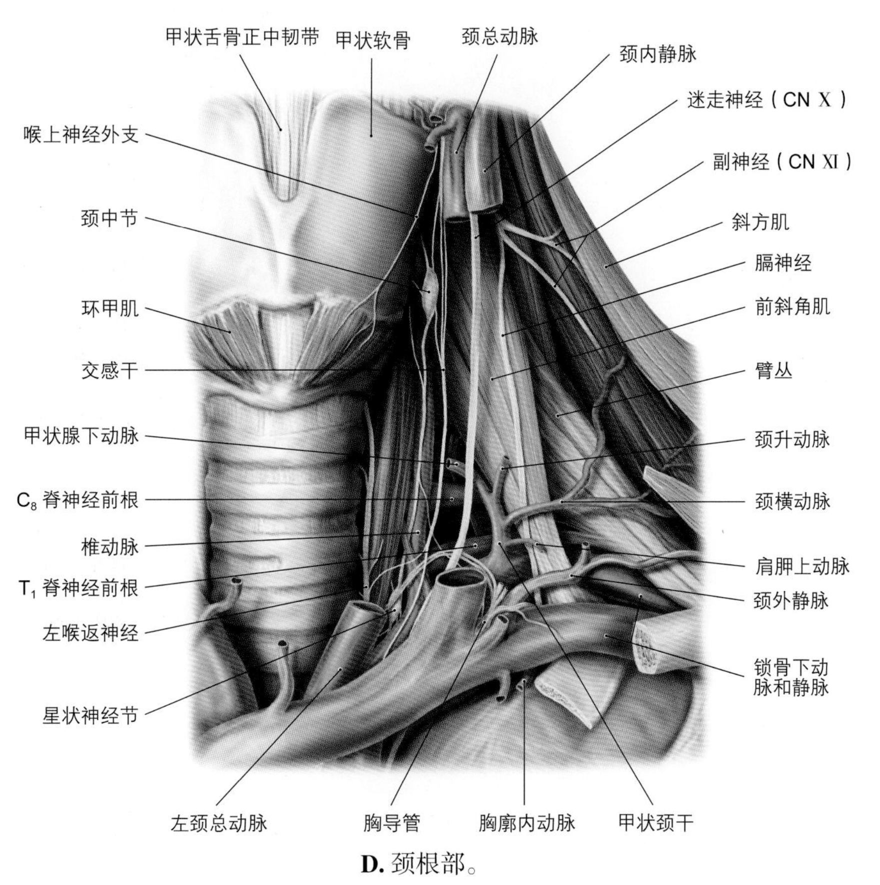
甲状舌骨正中韧带
甲状软骨
颈总动脉
颈内静脉
迷走神经（CN Ⅹ）
喉上神经外支
副神经（CN Ⅺ）
颈中节
斜方肌
膈神经
环甲肌
前斜角肌
交感干
臂丛
甲状腺下动脉
颈升动脉
C8 脊神经前根
颈横动脉
椎动脉
肩胛上动脉
T1 脊神经前根
颈外静脉
左喉返神经
锁骨下动
脉和静脉
星状神经节
左颈总动脉
胸导管
胸廓内动脉
甲状颈干

D. 颈根部。

颈前区、外侧区局部解剖

图 37.33 颈前区深层

颈前区深面位于中线的脏器是喉和甲状腺。两侧走行的神经血管主要供应这些器官。

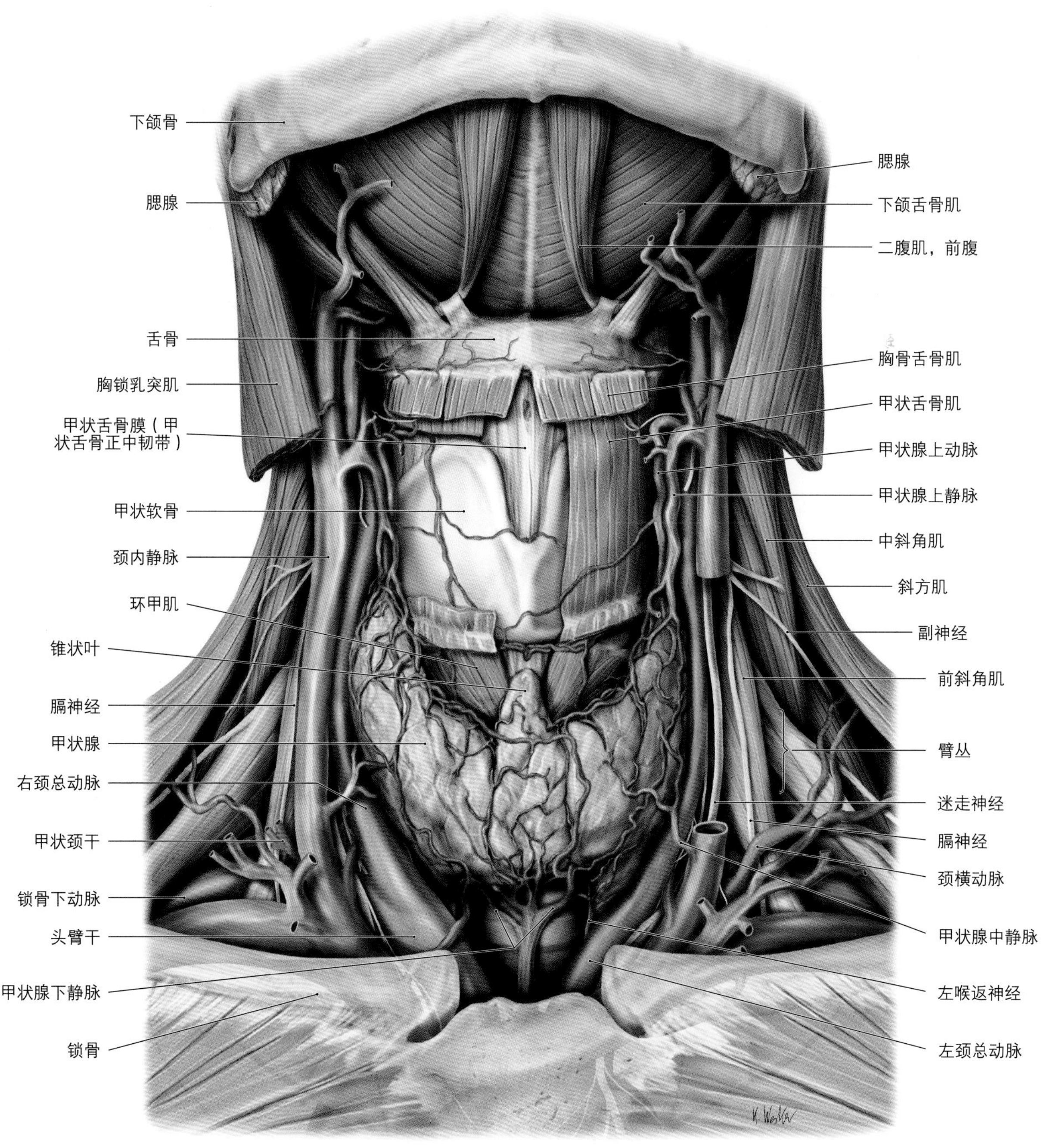

下颌骨
腮腺
舌骨
胸锁乳突肌
甲状舌骨膜（甲状舌骨正中韧带）
甲状软骨
颈内静脉
环甲肌
锥状叶
膈神经
甲状腺
右颈总动脉
甲状颈干
锁骨下动脉
头臂干
甲状腺下静脉
锁骨
腮腺
下颌舌骨肌
二腹肌，前腹
胸骨舌骨肌
甲状舌骨肌
甲状腺上动脉
甲状腺上静脉
中斜角肌
斜方肌
副神经
前斜角肌
臂丛
迷走神经
膈神经
颈横动脉
甲状腺中静脉
左喉返神经
左颈总动脉

图 37.34 颈动脉三角

右侧面观，切除颈内静脉和面静脉。

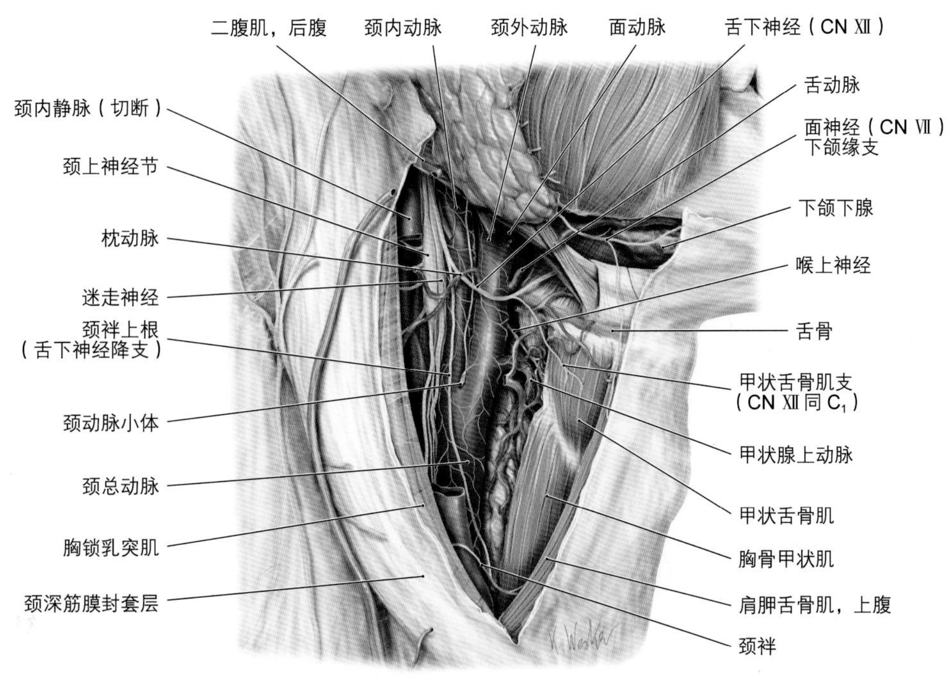
二腹肌，后腹
颈内动脉
颈外动脉
面动脉
舌下神经（CN Ⅻ）
舌动脉
面神经（CN Ⅶ）
下颌缘支
下颌下腺
喉上神经
舌骨
甲状舌骨肌支
（CN Ⅻ同 C_1）
甲状腺上动脉
甲状舌骨肌
胸骨甲状肌
肩胛舌骨肌，上腹
颈袢
颈内静脉（切断）
颈上神经节
枕动脉
迷走神经
颈袢上根
（舌下神经降支）
颈动脉小体
颈总动脉
胸锁乳突肌
颈深筋膜封套层

图 37.35 颈外侧区深层

切除胸锁乳突肌的右外侧观。

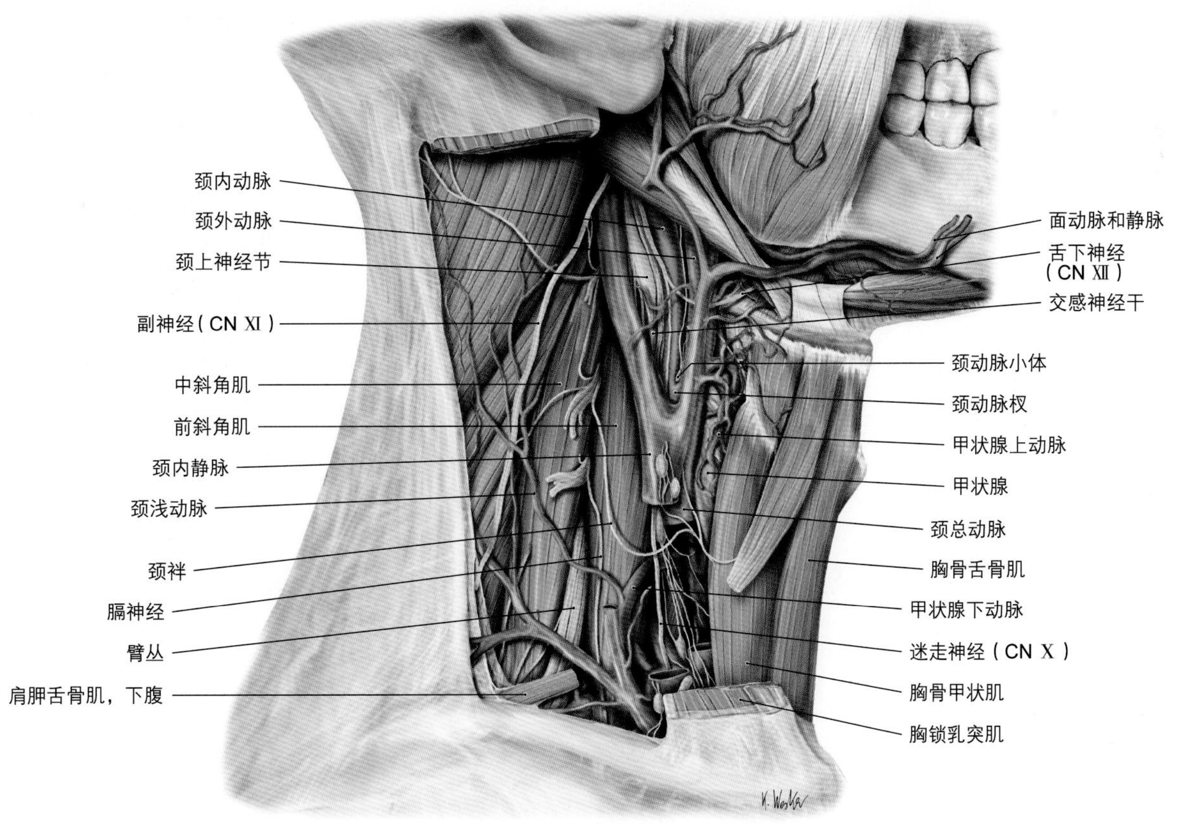
颈内动脉
颈外动脉
颈上神经节
副神经（CN Ⅺ）
中斜角肌
前斜角肌
颈内静脉
颈浅动脉
颈袢
膈神经
臂丛
肩胛舌骨肌，下腹
面动脉和静脉
舌下神经
（CN Ⅻ）
交感神经干
颈动脉小体
颈动脉杈
甲状腺上动脉
甲状腺
颈总动脉
胸骨舌骨肌
甲状腺下动脉
迷走神经（CN Ⅹ）
胸骨甲状肌
胸锁乳突肌

颈外侧区局部解剖

图 37.36　颈外侧区

右外侧面观。颈外侧区的深层结构如图 37.34 所示。

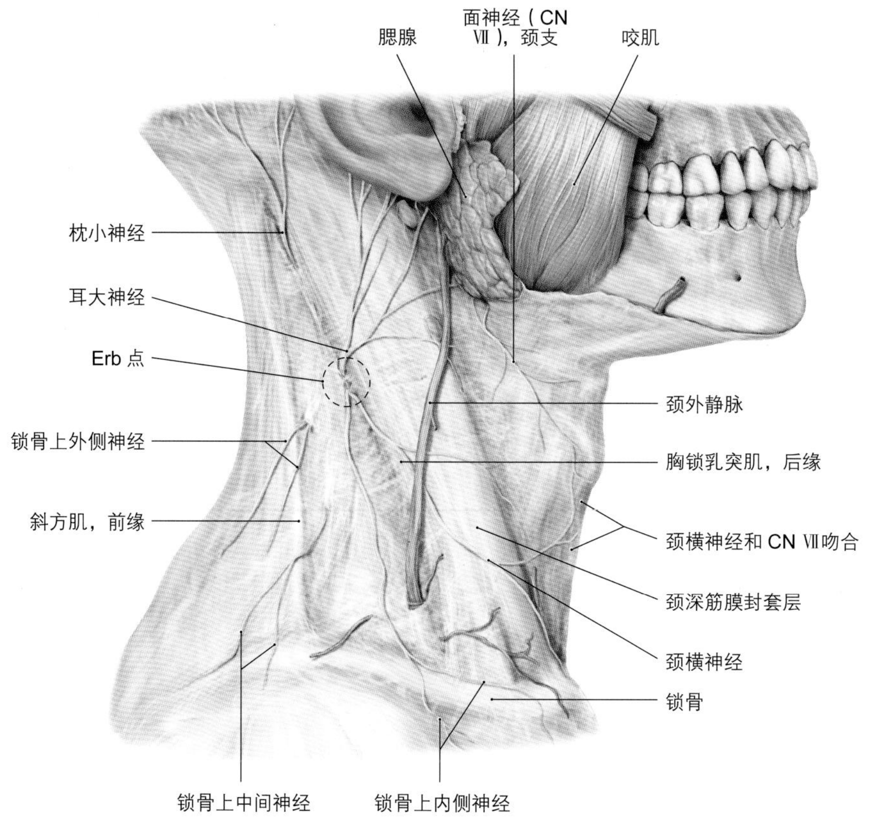
腮腺
面神经（CN Ⅶ），颈支
咬肌
枕小神经
耳大神经
Erb 点
锁骨上外侧神经
斜方肌，前缘
颈外静脉
胸锁乳突肌，后缘
颈横神经和 CN Ⅶ吻合
颈深筋膜封套层
颈横神经
锁骨
锁骨上中间神经
锁骨上内侧神经

A. 皮下层。

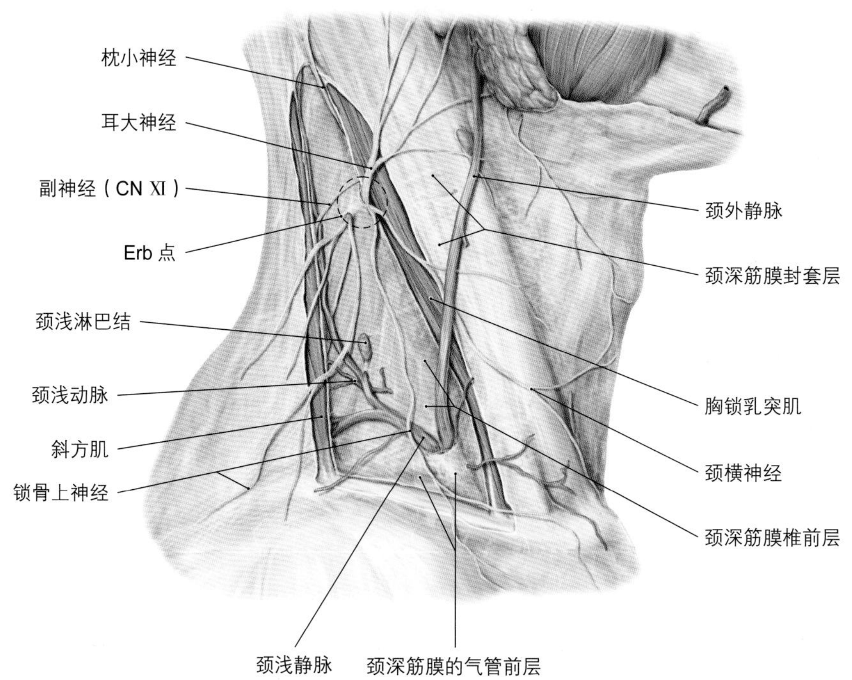
枕小神经
耳大神经
副神经（CN Ⅺ）
Erb 点
颈浅淋巴结
颈浅动脉
斜方肌
锁骨上神经
颈外静脉
颈深筋膜封套层
胸锁乳突肌
颈横神经
颈深筋膜椎前层
颈浅静脉
颈深筋膜的气管前层

B. 筋膜下层。切除：颈深筋膜封套层。

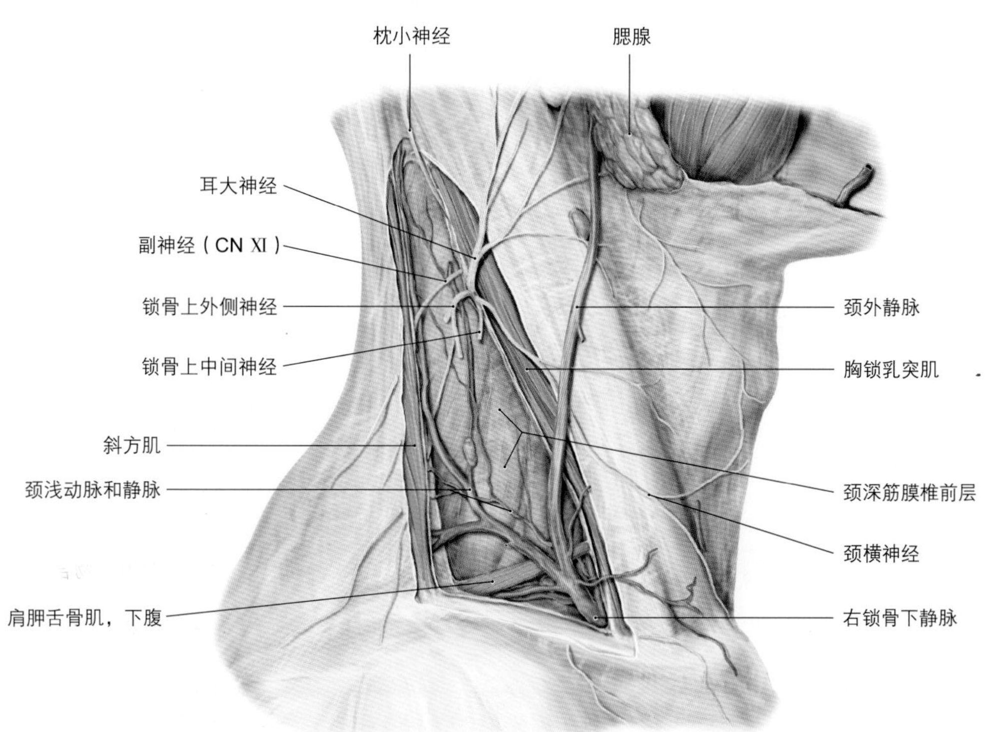
枕小神经
腮腺
耳大神经
副神经（CN XI）
锁骨上外侧神经
锁骨上中间神经
斜方肌
颈浅动脉和静脉
肩胛舌骨肌，下腹
颈外静脉
胸锁乳突肌
颈深筋膜椎前层
颈横神经
右锁骨下静脉

C. 深层。切除：颈深筋膜气管前层。显示：肩胛舌骨肌，肩锁（锁骨下）三角。

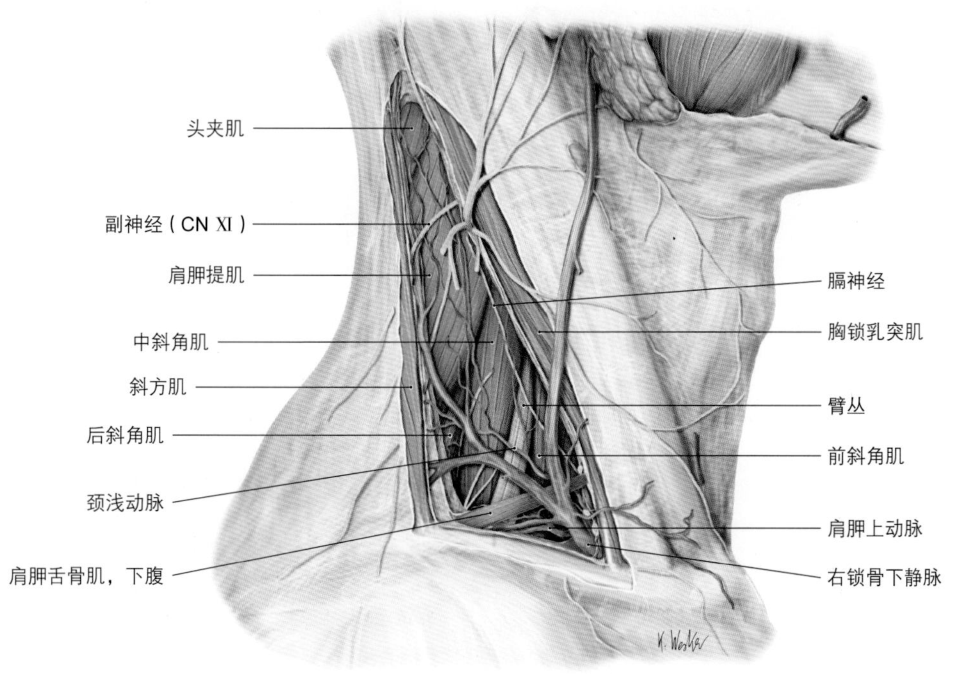
头夹肌
副神经（CN XI）
肩胛提肌
中斜角肌
斜方肌
后斜角肌
颈浅动脉
肩胛舌骨肌，下腹
膈神经
胸锁乳突肌
臂丛
前斜角肌
肩胛上动脉
右锁骨下静脉

D. 最深层。去除：颈深筋膜椎前层。显示：颈后三角的肌性底、臂丛和膈神经。

颈后区局部解剖

图 37.37 枕部和后颈后的后面观

皮下层（左），筋膜下层（右）。严格来说，枕部是头的一部分，但是包含在这里是为了显示来自颈部血管和神经的连续性。右侧切除：颈深筋膜封套层。

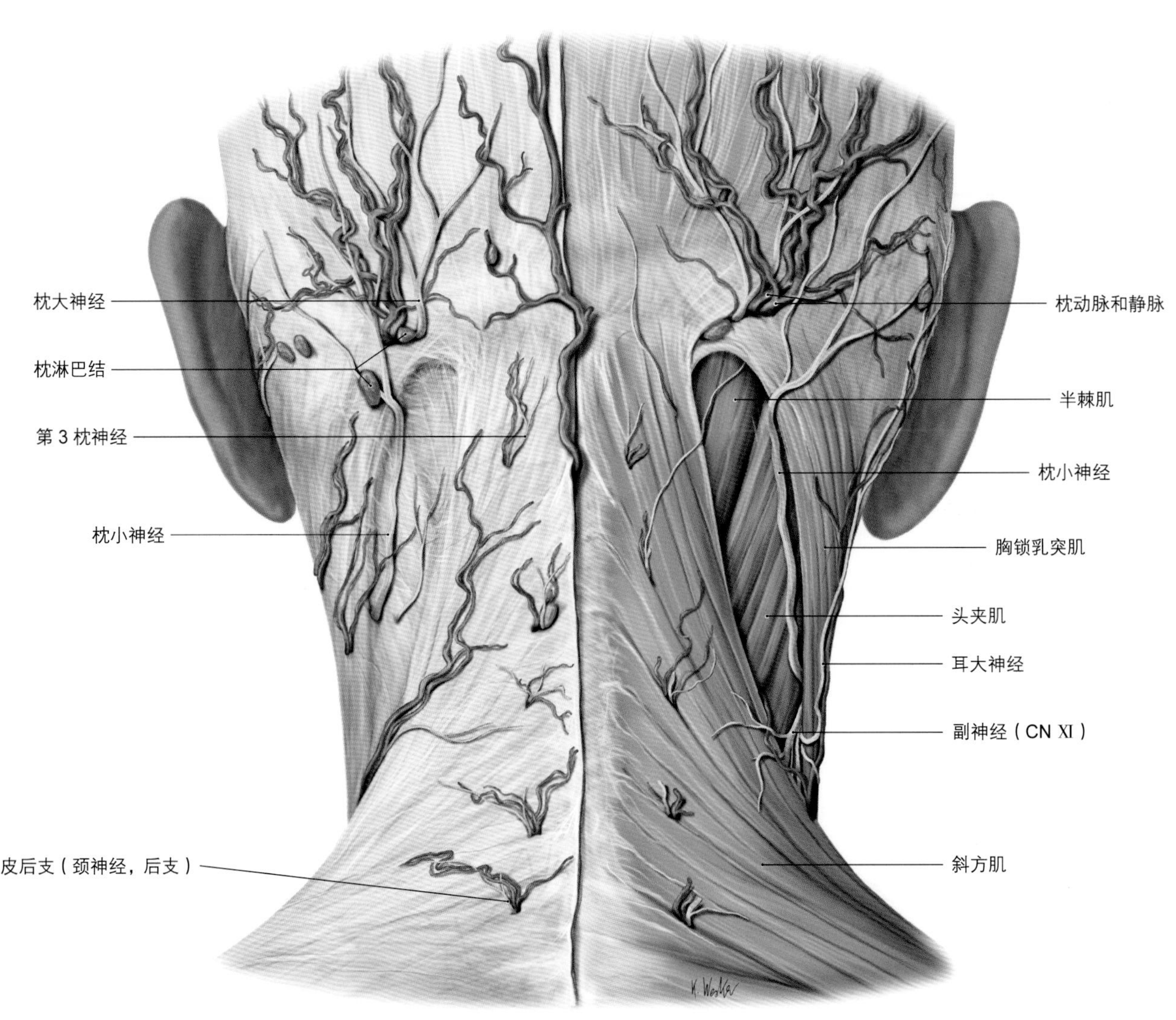
枕大神经
枕淋巴结
第 3 枕神经
枕小神经
皮后支（颈神经，后支）
枕动脉和静脉
半棘肌
枕小神经
胸锁乳突肌
头夹肌
耳大神经
副神经（CN XI）
斜方肌

图 37.38　枕下三角

右侧，后面开窗观。枕下三角以枕骨下肌（头后大直肌、头上斜肌和头下斜肌）为边界，内含椎动脉。左、右椎动脉穿过寰枕关节膜结合为基底动脉。

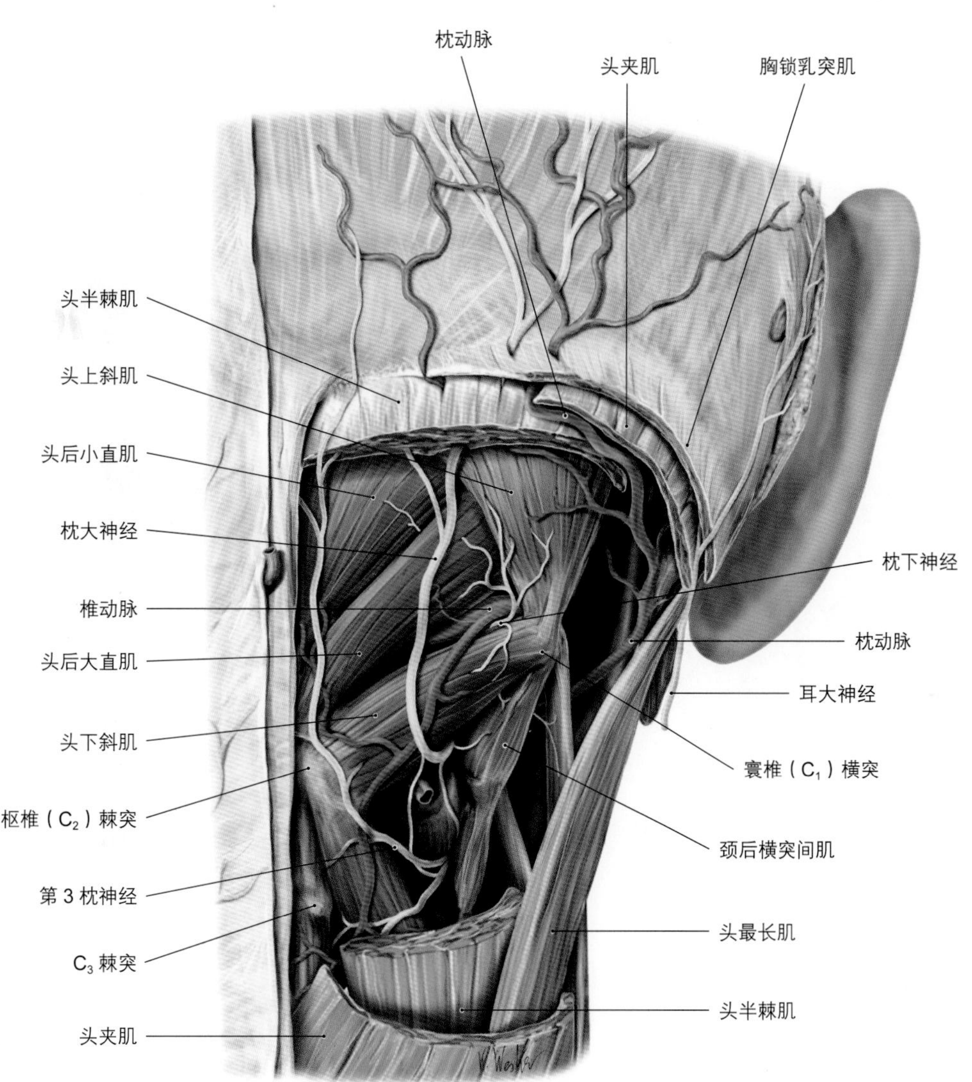
枕动脉
头夹肌
胸锁乳突肌
头半棘肌
头上斜肌
头后小直肌
枕大神经
椎动脉
头后大直肌
头下斜肌
枢椎（C_2）棘突
第 3 枕神经
C_3 棘突
头夹肌
枕下神经
枕动脉
耳大神经
寰椎（C_1）横突
颈后横突间肌
头最长肌
头半棘肌

第 38 章 颅骨

颅前面、侧面观

图 38.1 颅的侧面观

左侧面观。

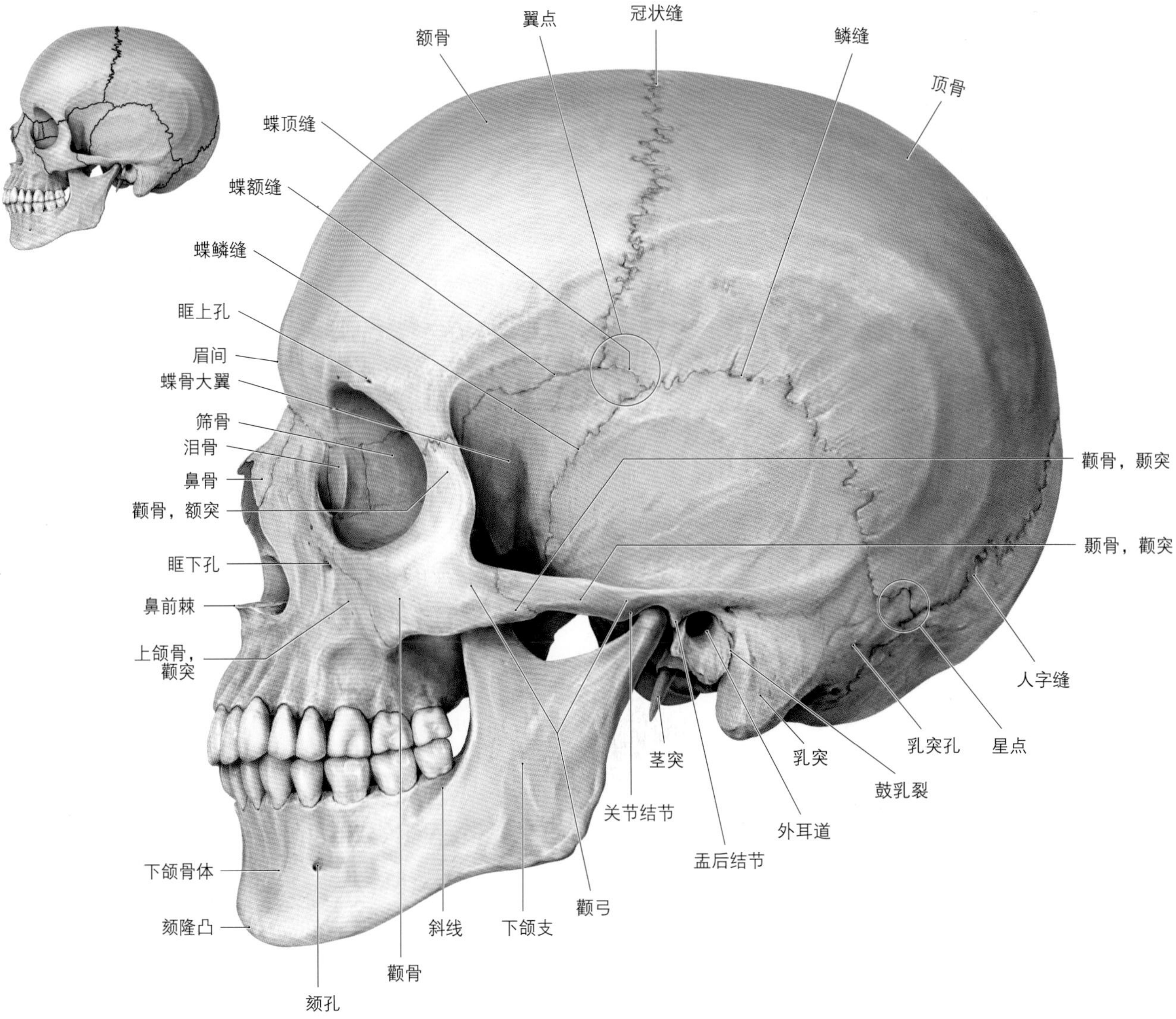

翼点
冠状缝
额骨
鳞缝
顶骨
蝶顶缝
蝶额缝
蝶鳞缝
眶上孔
眉间
蝶骨大翼
筛骨
泪骨
鼻骨
颧骨，额突
眶下孔
鼻前棘
上颌骨，颧突
颧骨，颞突
颞骨，颧突
人字缝
乳突孔
星点
茎突
乳突
鼓乳裂
关节结节
外耳道
盂后结节
下颌骨体
颏隆凸
斜线
下颌支
颧弓
颧骨
颏孔

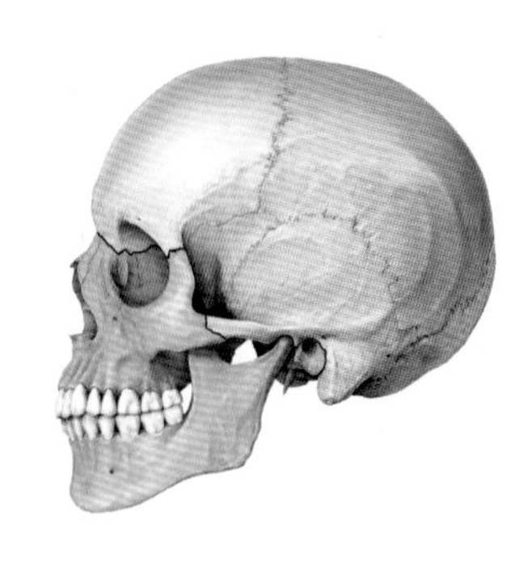

表 38.1 颅骨

颅分为脑颅（灰色）和面颅（橙色）。脑颅保护大脑，面颅组成和保护面部。

脑颅	面颅	
• 筛骨（筛板）* • 额骨 • 枕骨 • 顶骨 • 蝶骨 • 颞骨（岩部和鳞部）	• 筛骨 • 舌骨 • 下鼻甲 • 泪骨 • 蝶骨（翼突） • 颞骨	• 犁骨 • 下颌骨 • 上颌骨 • 鼻骨 • 腭骨

注：* 大部分筛骨位于面颅，大部分蝶骨位于脑颅，颞骨位于筛骨和蝶骨两侧。

图 38.2　颅前面

前面观。

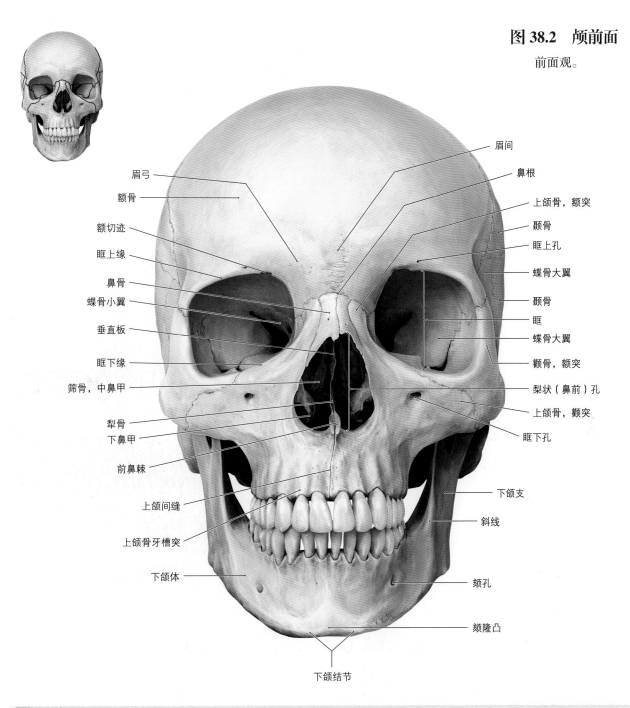

眉间
鼻根
上颌骨，额突
颞骨
眶上孔
蝶骨大翼
颞骨
眶
蝶骨大翼
颧骨，额突
梨状（鼻前）孔
上颌骨，颧突
眶下孔
下颌支
斜线
颏孔
颏隆凸
下颌结节
眉弓
额骨
额切迹
眶上缘
鼻骨
蝶骨小翼
垂直板
眶下缘
筛骨，中鼻甲
犁骨
下鼻甲
前鼻棘
上颌间缝
上颌骨牙槽突
下颌体

临床要点 38.1

面部骨折

面部骨骼的类框架结构使得骨折线具有一定特征（分为 Le Fort Ⅰ、Ⅱ和Ⅲ型骨折）。

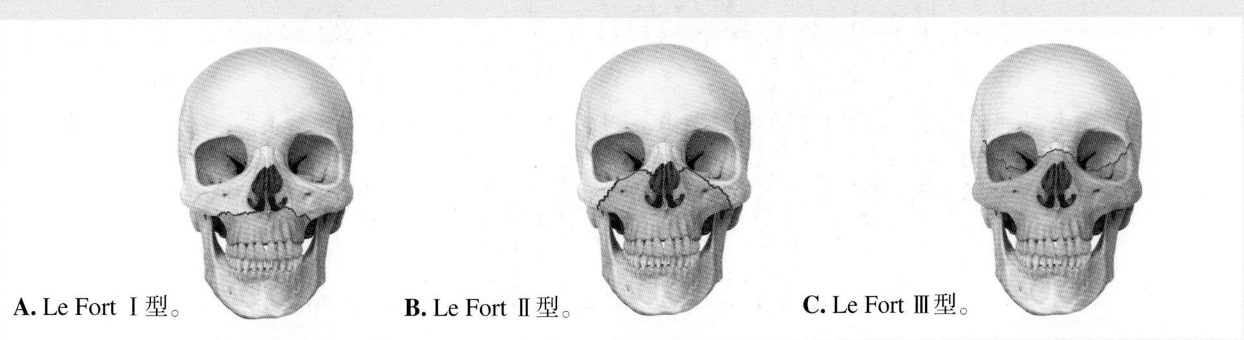

A. Le Fort Ⅰ型。　**B.** Le Fort Ⅱ型。　**C.** Le Fort Ⅲ型。

颅后面和颅盖

图 38.3 颅后面

后面观。

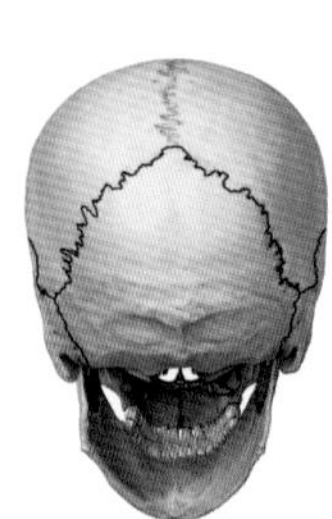
顶孔
人字点
矢状缝
顶结节
顶骨
人字缝
枕骨
颞骨鳞部
最上项线
颞骨岩部
星点
上项线
枕外隆凸
正中项线
（枕外嵴）
乳突孔
乳突切迹
下项线
颞骨乳突
犁骨
颞骨茎突
枕髁
腭骨
蝶骨翼突
下颌支
下颌孔
上颌骨腭突
下颌舌骨肌沟
切牙孔
下颌骨体
下颌下腺窝
下颌舌骨肌线
二腹肌窝
颏棘

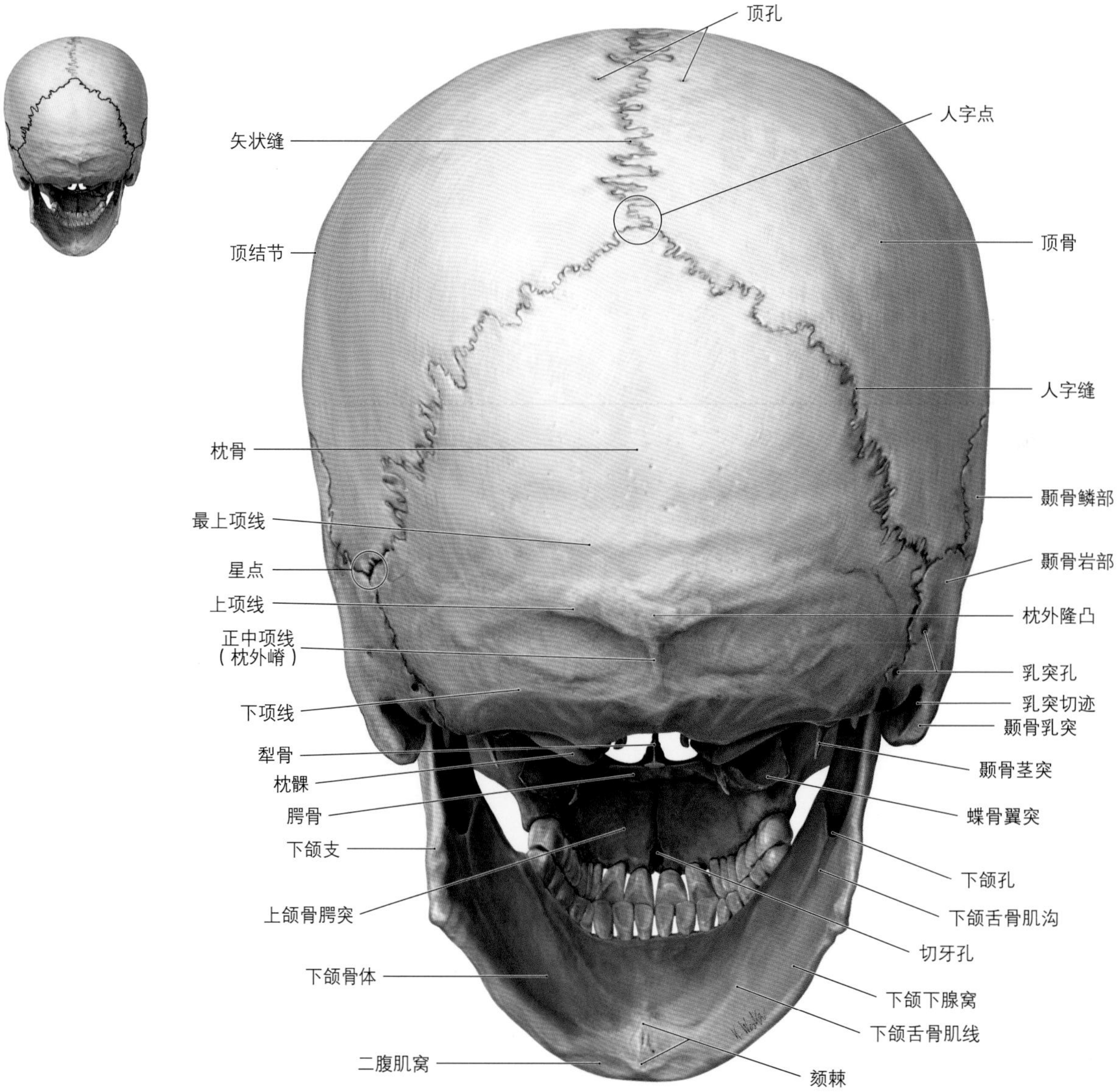

临床要点 38.2

新生儿颅囟

在新生儿中，仍在生长的颅骨之间没有骨覆盖的区域称为：囟门。虽然这些区域会在不同的时间封闭，但具有重要临床意义。后囟为胎儿分娩时描述其头部位置提供了一个参考点，而前囟为婴儿抽取脑脊液提供了一个潜在入口（如，疑似脑膜炎时）。

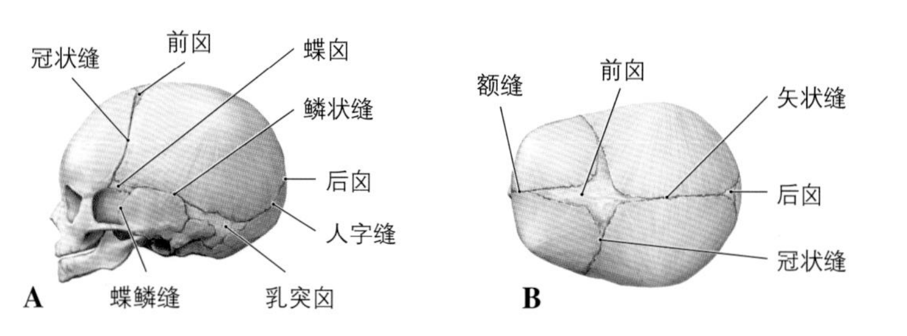
冠状缝
前囟
蝶囟
鳞状缝
后囟
人字缝
A
蝶鳞缝
乳突囟
额缝
前囟
矢状缝
后囟
冠状缝
B

图 38.4 颅盖

图 38.5 颅盖的结构

切面。

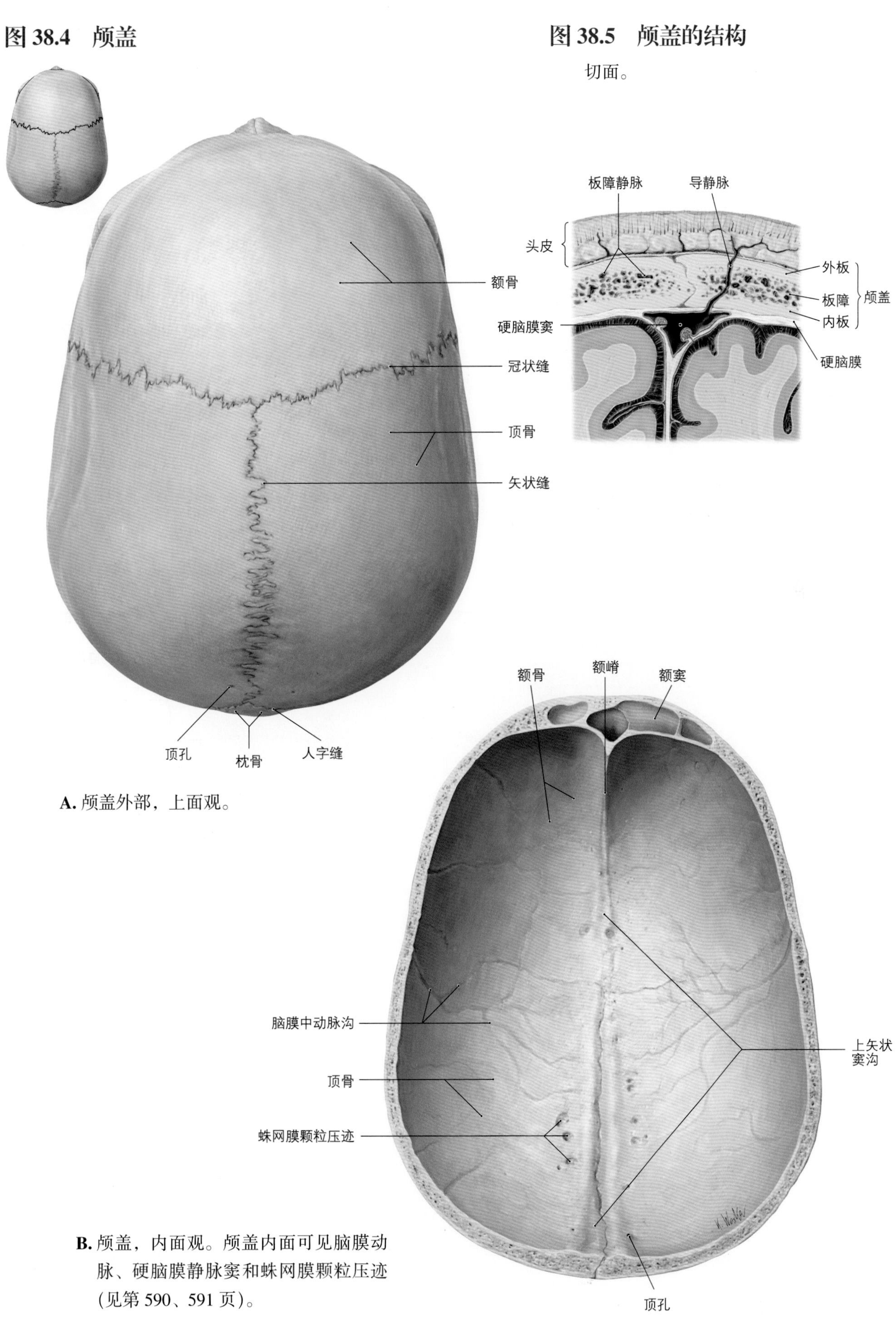

板障静脉
导静脉
头皮
外板
板障
颅盖
内板
硬脑膜窦
硬脑膜
额骨
冠状缝
顶骨
矢状缝
顶孔
枕骨
人字缝
额骨
额嵴
额窦
脑膜中动脉沟
顶骨
蛛网膜颗粒压迹
上矢状窦沟
顶孔

A. 颅盖外部，上面观。

B. 颅盖，内面观。颅盖内面可见脑膜动脉、硬脑膜静脉窦和蛛网膜颗粒压迹（见第 590、591 页）。

颅底

图 38.6 颅底：外面

下面观。显示：脑神经和血管（见第 582 页）穿经的孔和管道。注意：此面可观察到鼻腔的鼻后孔。

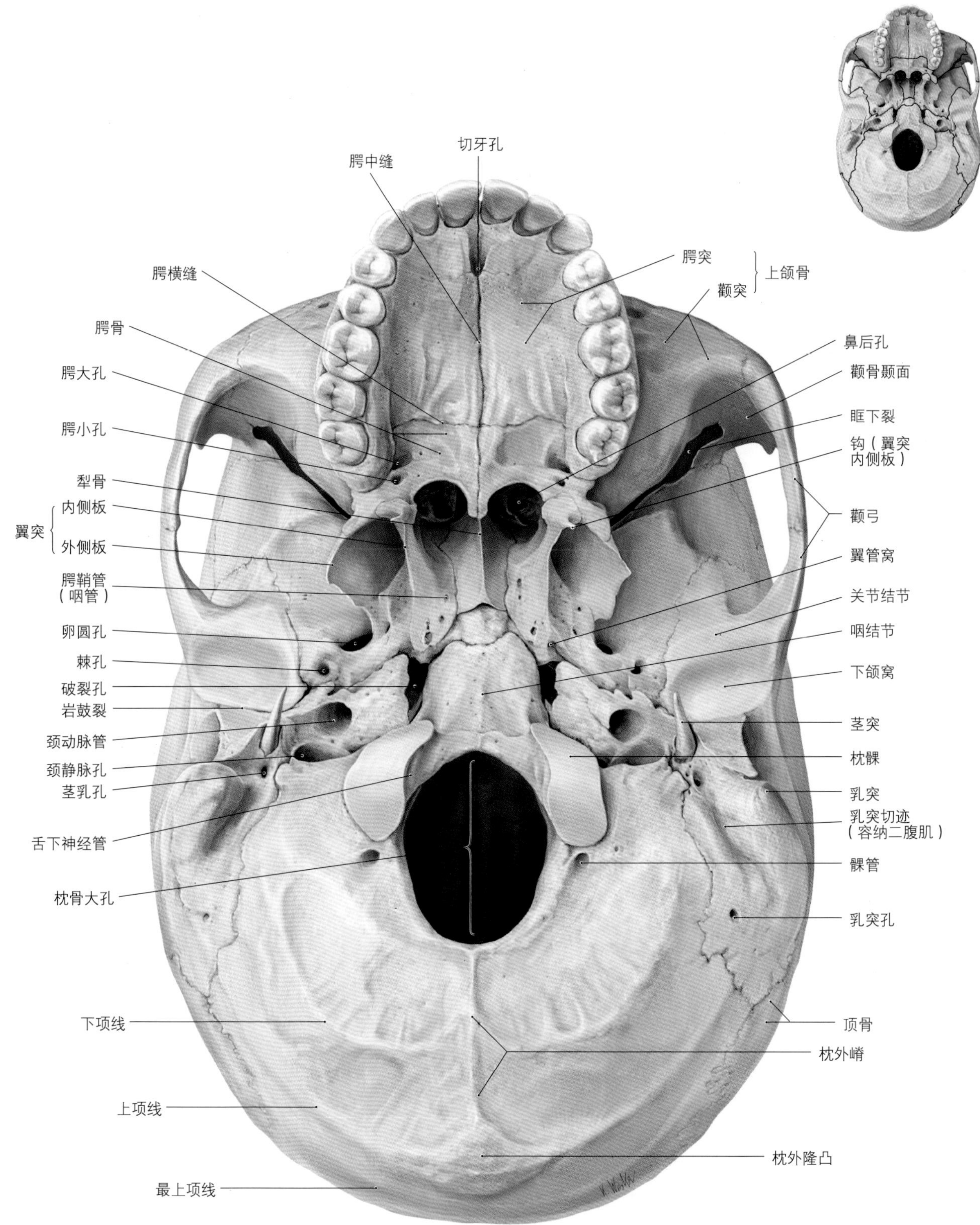
切牙孔
腭中缝
腭突
上颌骨
颧突
腭横缝
腭骨
腭大孔
腭小孔
犁骨
翼突
内侧板
外侧板
腭鞘管（咽管）
卵圆孔
棘孔
破裂孔
岩鼓裂
颈动脉管
颈静脉孔
茎乳孔
舌下神经管
枕骨大孔
鼻后孔
颧骨颞面
眶下裂
钩（翼突内侧板）
颧弓
翼管窝
关节结节
咽结节
下颌窝
茎突
枕髁
乳突
乳突切迹（容纳二腹肌）
髁管
乳突孔
下项线
上项线
最上项线
顶骨
枕外嵴
枕外隆凸

图 38.7 颅窝

构成颅底内面的三个连续陷窝从额至枕逐渐加深。

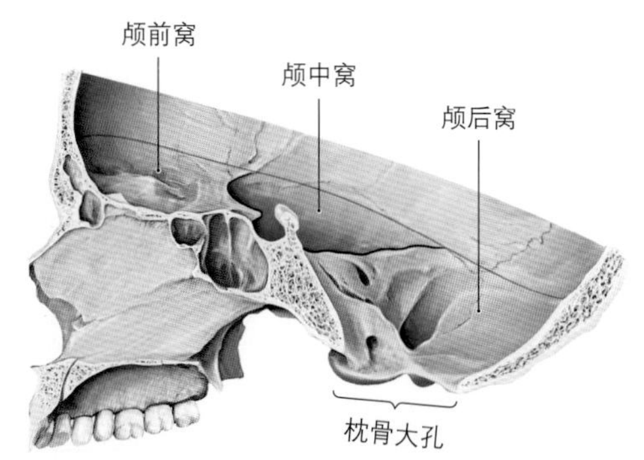
颅前窝
颅中窝
颅后窝
枕骨大孔

A. 正中矢状面，左侧面观。

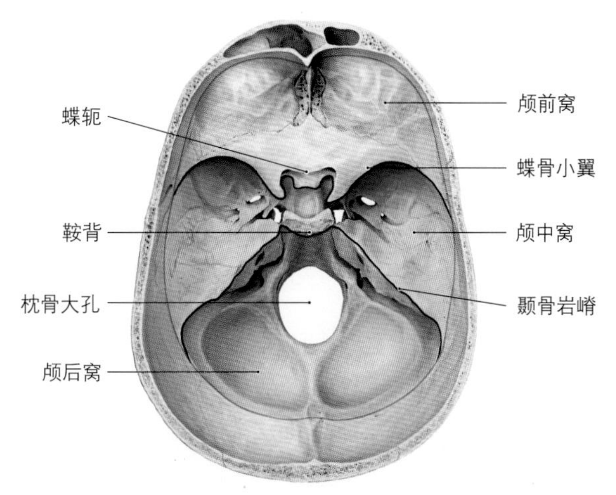
蝶轭
鞍背
枕骨大孔
颅后窝
颅前窝
蝶骨小翼
颅中窝
颞骨岩嵴

B. 开放颅的上面观。

图 38.8 颅底：内面

上面观。

额嵴
额窦
交叉前沟
视神经管
前床突
卵圆孔
棘孔
破裂孔
鞍背
面神经管裂孔
斜坡
岩枕裂
舌下神经管
乙状窦沟
横窦沟
筛骨筛板
筛骨鸡冠
额骨
蝶骨小翼
蝶骨大翼
蝶骨垂体窝
后床突
岩小神经沟
颞骨岩部
内耳道
颈静脉孔
枕骨大孔
小脑窝
枕内嵴
枕内隆突
大脑窝

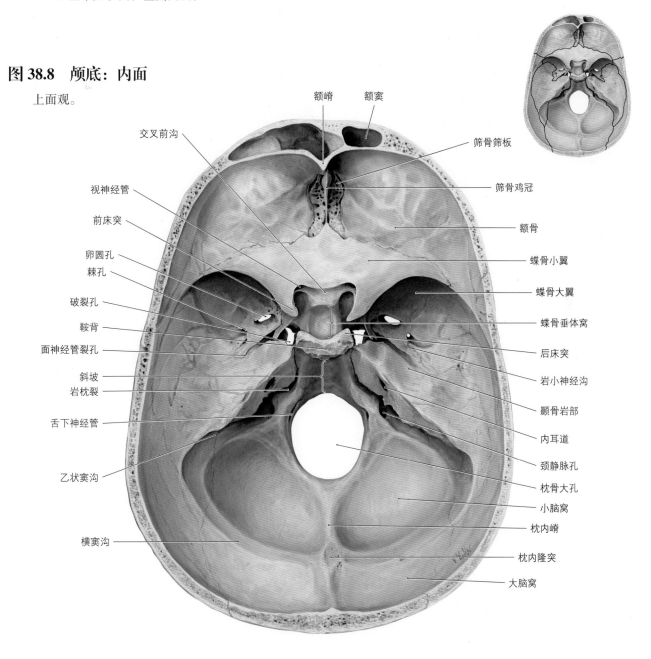

神经、血管出入颅的通道

图 38.9 进出颅腔的神经、血管汇总

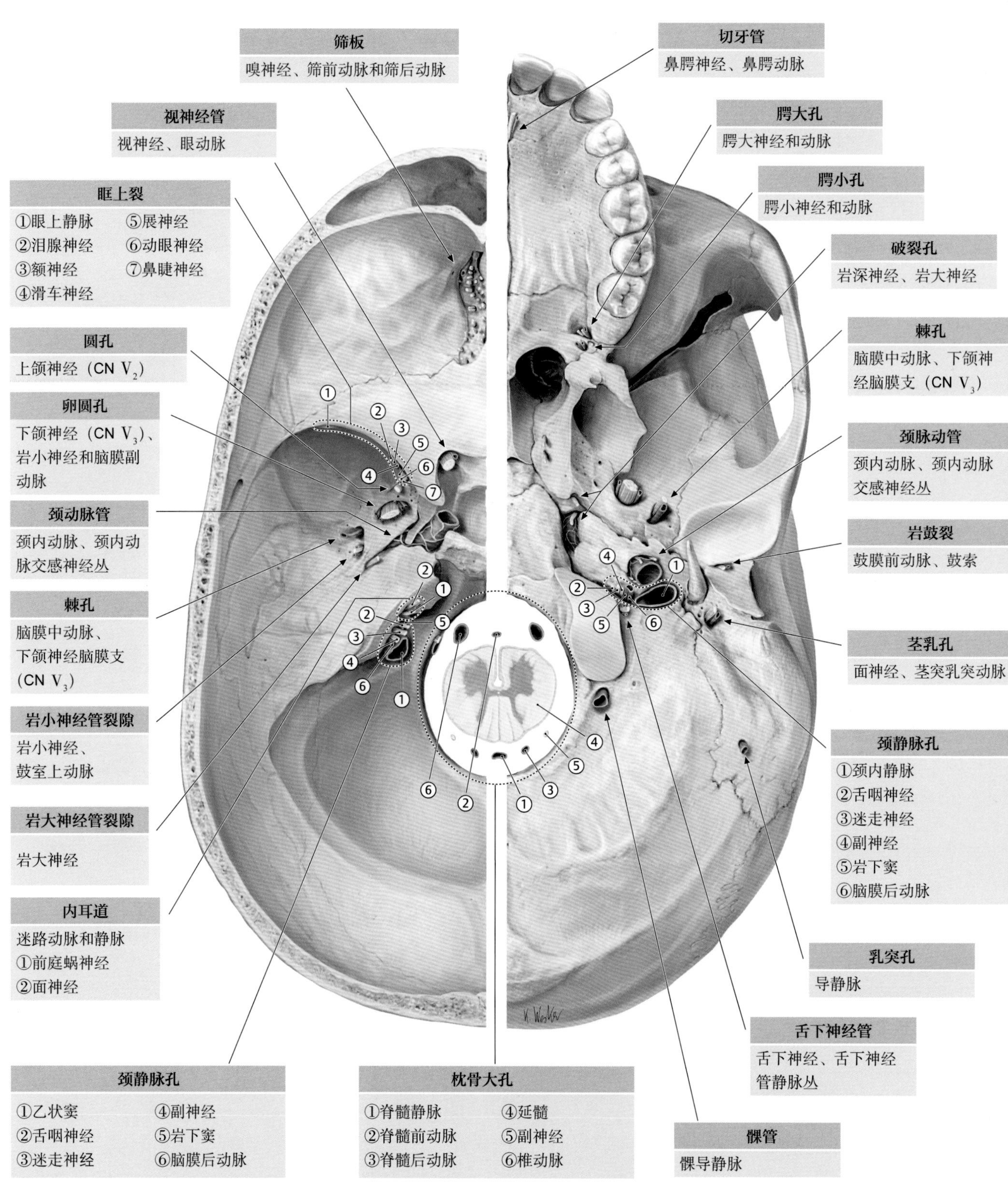
筛板
嗅神经、筛前动脉和筛后动脉
视神经管
视神经、眼动脉
眶上裂
①眼上静脉 ⑤展神经
②泪腺神经 ⑥动眼神经
③额神经 ⑦鼻睫神经
④滑车神经
圆孔
上颌神经（CN V2）
卵圆孔
下颌神经（CN V3）、岩小神经和脑膜副动脉
颈动脉管
颈内动脉、颈内动脉交感神经丛
棘孔
脑膜中动脉、下颌神经脑膜支（CN V3）
岩小神经管裂隙
岩小神经、鼓室上动脉
岩大神经管裂隙
岩大神经
内耳道
迷路动脉和静脉
①前庭蜗神经
②面神经
颈静脉孔
①乙状窦 ④副神经
②舌咽神经 ⑤岩下窦
③迷走神经 ⑥脑膜后动脉
枕骨大孔
①脊髓静脉 ④延髓
②脊髓前动脉 ⑤副神经
③脊髓后动脉 ⑥椎动脉
切牙管
鼻腭神经、鼻腭动脉
腭大孔
腭大神经和动脉
腭小孔
腭小神经和动脉
破裂孔
岩深神经、岩大神经
棘孔
脑膜中动脉、下颌神经脑膜支（CN V3）
颈脉动管
颈内动脉、颈内动脉交感神经丛
岩鼓裂
鼓膜前动脉、鼓索
茎乳孔
面神经、茎突乳突动脉
颈静脉孔
①颈内静脉
②舌咽神经
③迷走神经
④副神经
⑤岩下窦
⑥脑膜后动脉
乳突孔
导静脉
舌下神经管
舌下神经、舌下神经管静脉丛
髁管
髁导静脉

A. 颅腔（颅底内面），左侧，上面观。

B. 颅底外面，左侧，下面观。

图 38.10　出颅腔的脑神经

颅腔（颅底内面）左侧，上面观。切除大脑和小脑幕。切断脑神经末端以显示其穿出颅窝经过的裂缝、窝或硬脑膜凹陷。

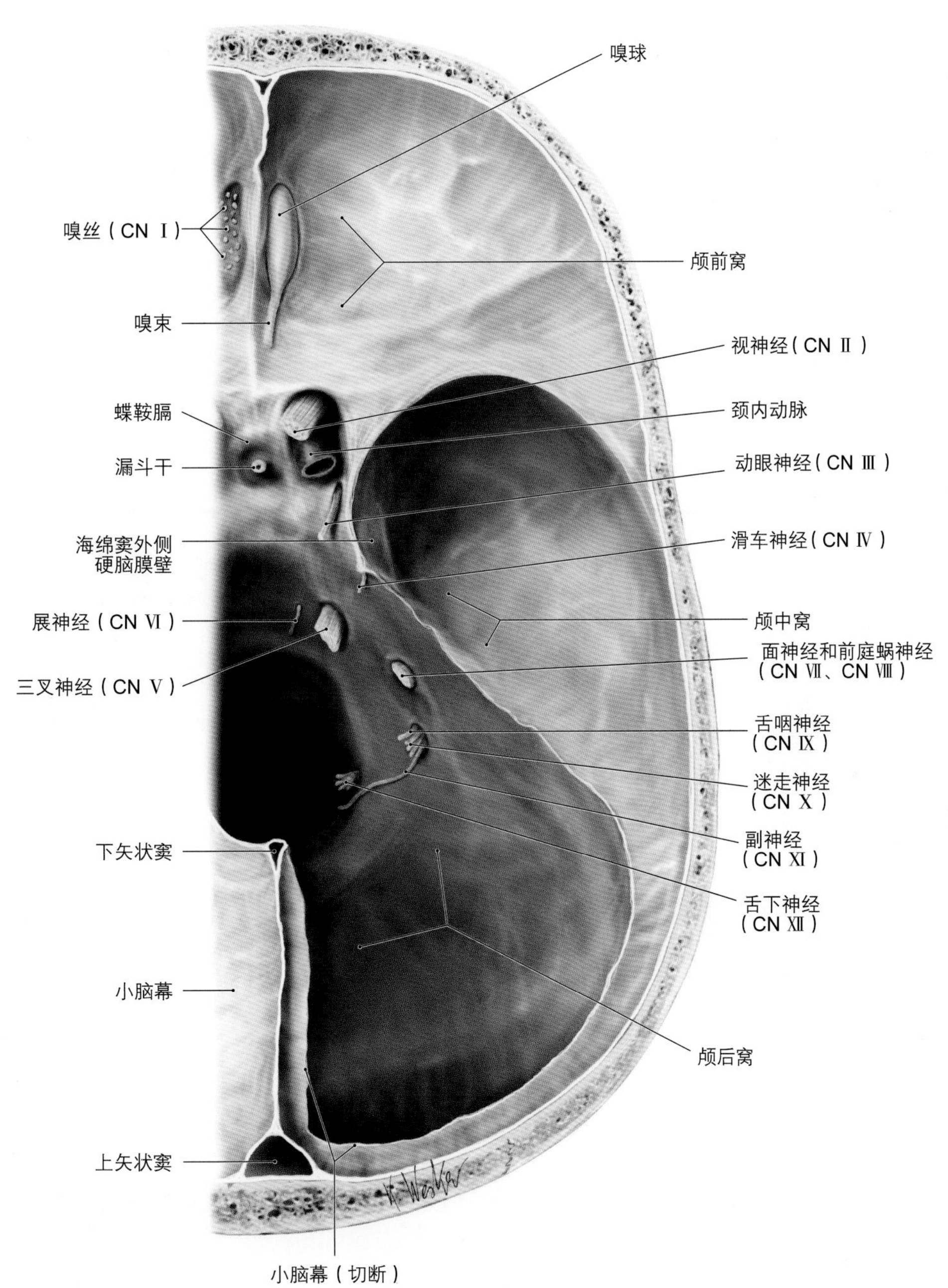
嗅球
嗅丝（CN Ⅰ）
颅前窝
嗅束
视神经（CN Ⅱ）
蝶鞍膈
颈内动脉
漏斗干
动眼神经（CN Ⅲ）
海绵窦外侧
硬脑膜壁
滑车神经（CN Ⅳ）
展神经（CN Ⅵ）
颅中窝
三叉神经（CN Ⅴ）
面神经和前庭蜗神经
（CN Ⅶ、CN Ⅷ）
舌咽神经
（CN Ⅸ）
迷走神经
（CN Ⅹ）
下矢状窦
副神经
（CN Ⅺ）
舌下神经
（CN Ⅻ）
小脑幕
颅后窝
上矢状窦
小脑幕（切断）

筛骨和蝶骨

此处单独显示结构复杂的筛骨和蝶骨。其余颅骨在各自区域显示：眶（见第 602、603 页）、鼻腔（见第 616、617 页）、口腔（见第 636、637 页）和耳（见第 624、625 页）。

图 38.11　筛骨

筛骨位于鼻和鼻旁窦（见第 616~619 页）的中央。

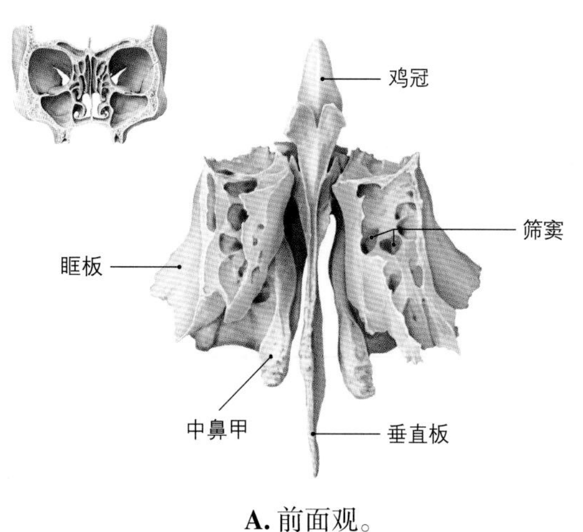

鸡冠
筛窦
眶板
中鼻甲
垂直板

A. 前面观。

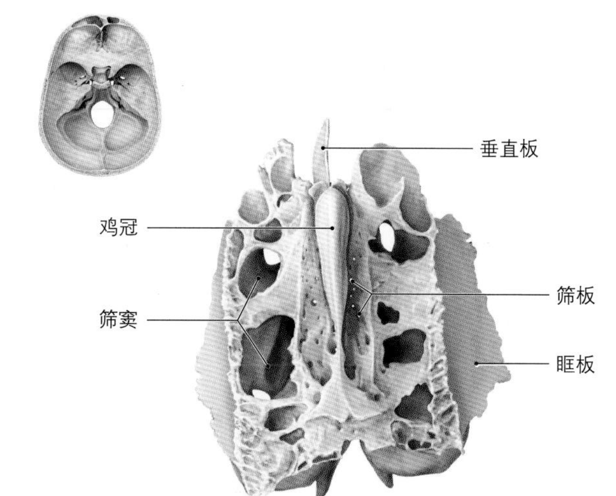

垂直板
鸡冠
筛板
筛窦
眶板

B. 上面观。

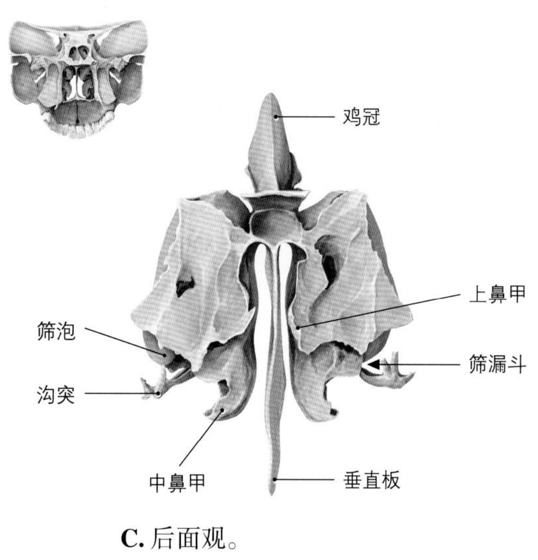

鸡冠
上鼻甲
筛泡
筛漏斗
沟突
中鼻甲
垂直板

C. 后面观。

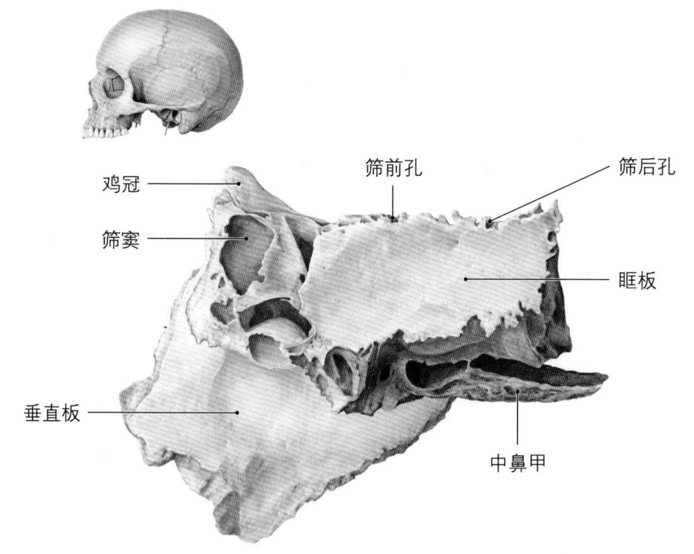

筛前孔
筛后孔
鸡冠
筛窦
眶板
垂直板
中鼻甲

D. 左侧面观。

图 38.12　蝶骨

蝶骨是人体结构最复杂的骨。

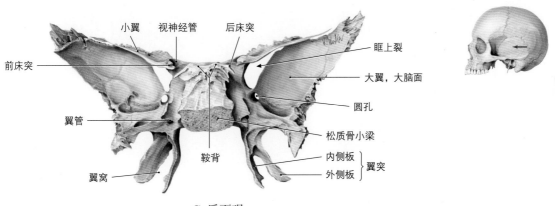

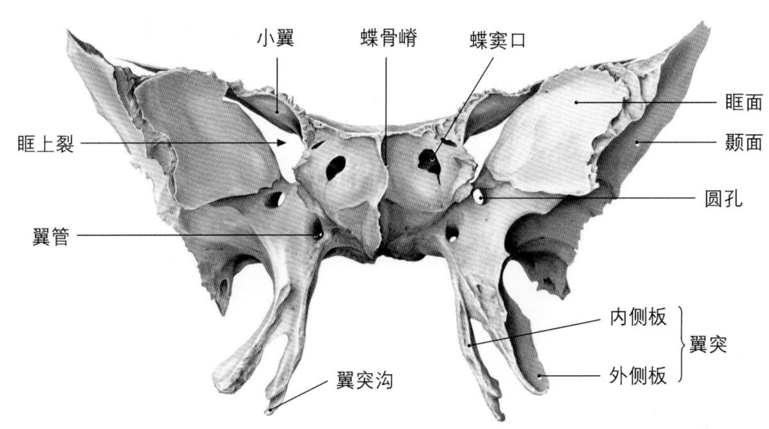
小翼
蝶骨嵴
蝶窦口
眶面
颞面
眶上裂
圆孔
翼管
内侧板
翼突
外侧板
翼突沟

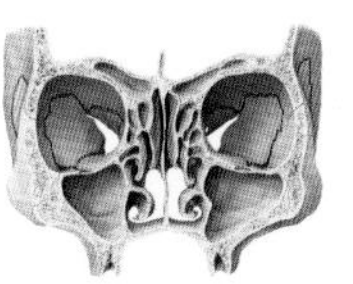

A. 前面观。

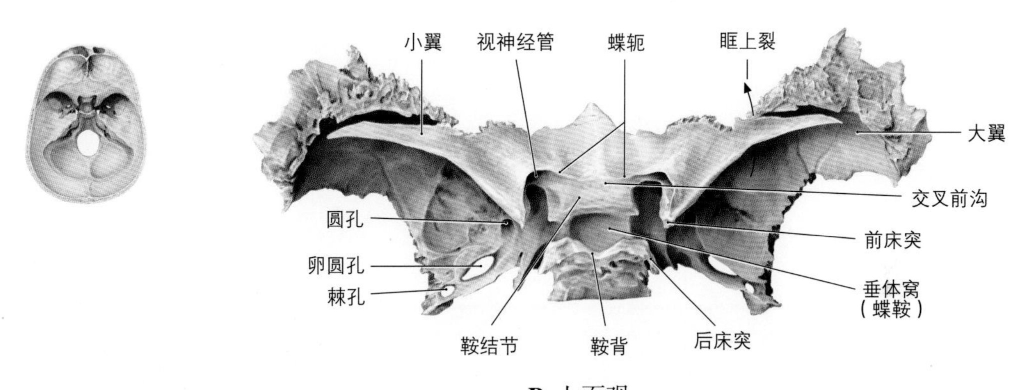
小翼
视神经管
蝶轭
眶上裂
大翼
交叉前沟
圆孔
前床突
卵圆孔
垂体窝
（蝶鞍）
棘孔
鞍结节
鞍背
后床突

B. 上面观。

小翼　视神经管　后床突　眶上裂　前床突　大翼，大脑面　圆孔　翼管　松质骨小梁　鞍背　内侧板　翼突　外侧板　翼窝

C. 后面观。

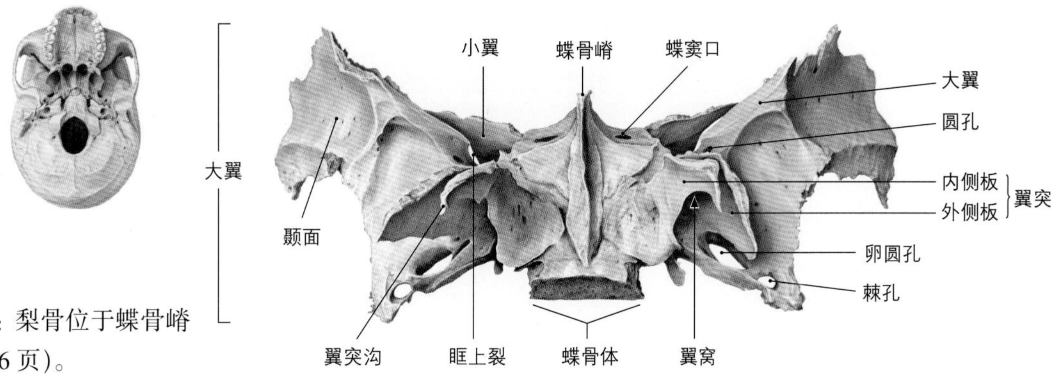
小翼
蝶骨嵴
蝶窦口
大翼
圆孔
大翼
内侧板
翼突
外侧板
颞面
卵圆孔
棘孔
翼突沟
眶上裂
蝶骨体
翼窝

D. 下面观。注意：梨骨位于蝶骨嵴下方（见第 636 页）。

第 39 章　头面部肌

表情肌和咀嚼肌

面颅肌分为两群，面部表情肌构成面部的浅层肌。咀嚼肌控制咀嚼运动时下颌骨的运动。

图 39.1　表情肌

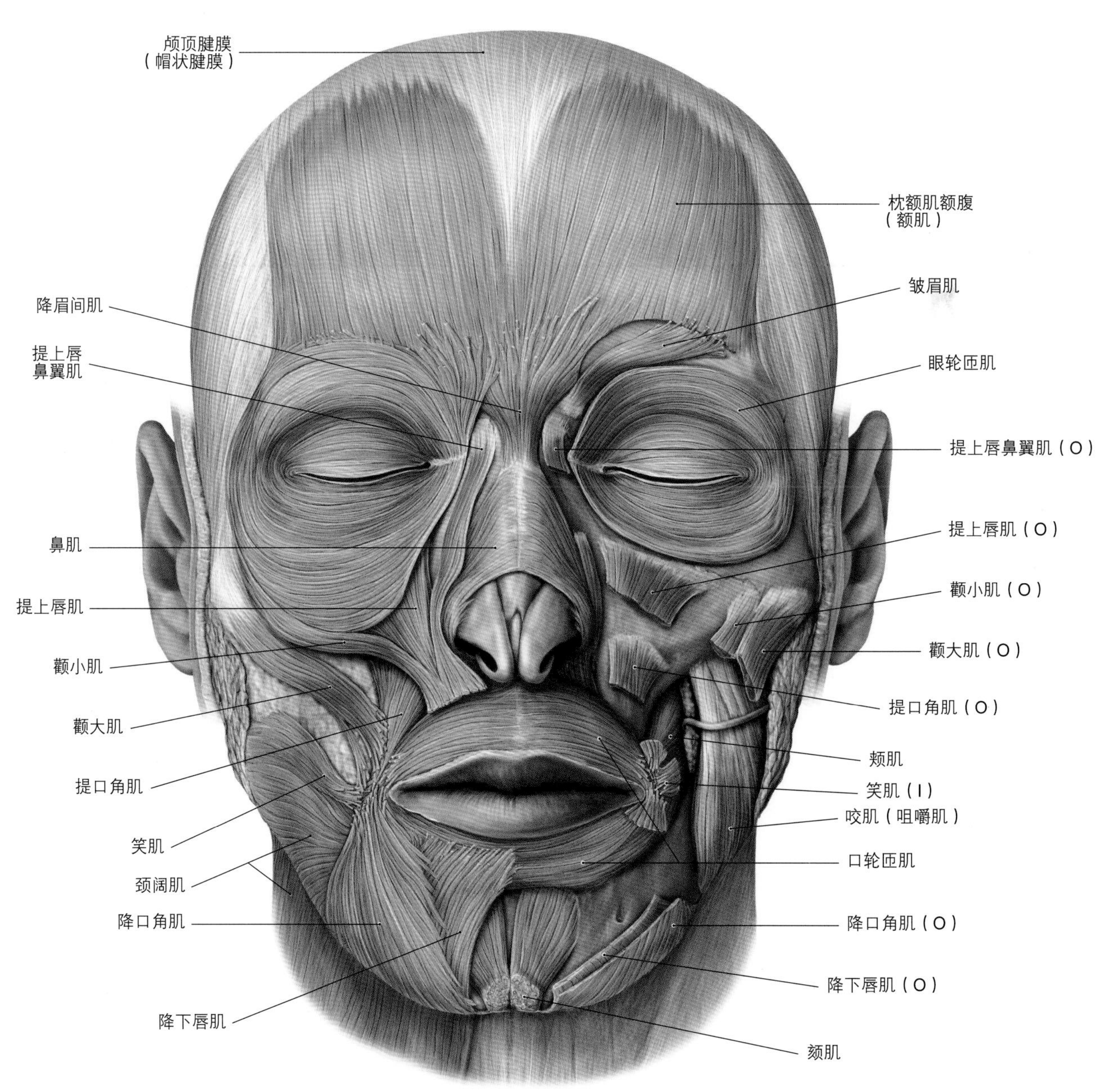

颅顶腱膜
（帽状腱膜）
枕额肌额腹
（额肌）
皱眉肌
降眉间肌
提上唇
鼻翼肌
眼轮匝肌
提上唇鼻翼肌（O）
提上唇肌（O）
鼻肌
颧小肌（O）
提上唇肌
颧大肌（O）
颧小肌
提口角肌（O）
颧大肌
颊肌
提口角肌
笑肌（I）
笑肌
咬肌（咀嚼肌）
颈阔肌
口轮匝肌
降口角肌
降口角肌（O）
降下唇肌（O）
降下唇肌
颏肌

A. 前面观。左侧面部显示肌的起点（O）和止点（I）。

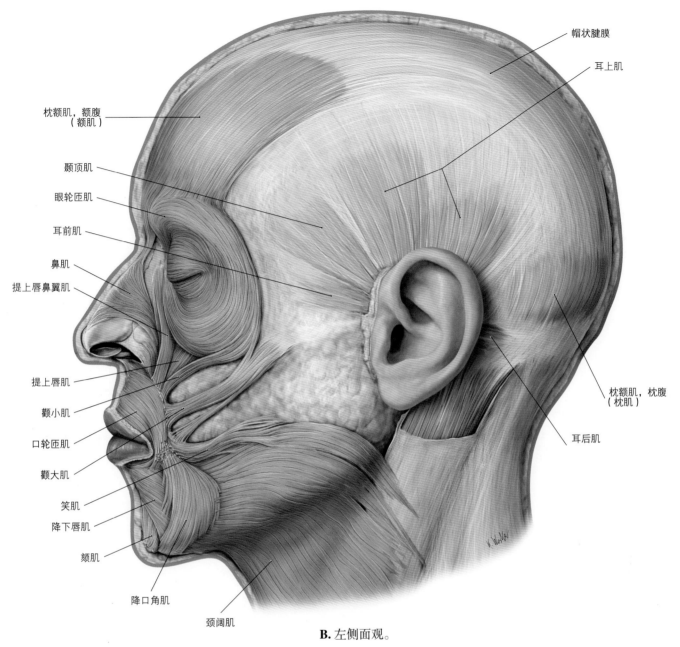

帽状腱膜
耳上肌
枕额肌，额腹
（额肌）
颞顶肌
眼轮匝肌
耳前肌
鼻肌
提上唇鼻翼肌
提上唇肌
颧小肌
口轮匝肌
颧大肌
笑肌
降下唇肌
颏肌
降口角肌
颈阔肌
枕额肌，枕腹
（枕肌）
耳后肌

B. 左侧面观。

图 39.2　咀嚼肌

左侧面观。

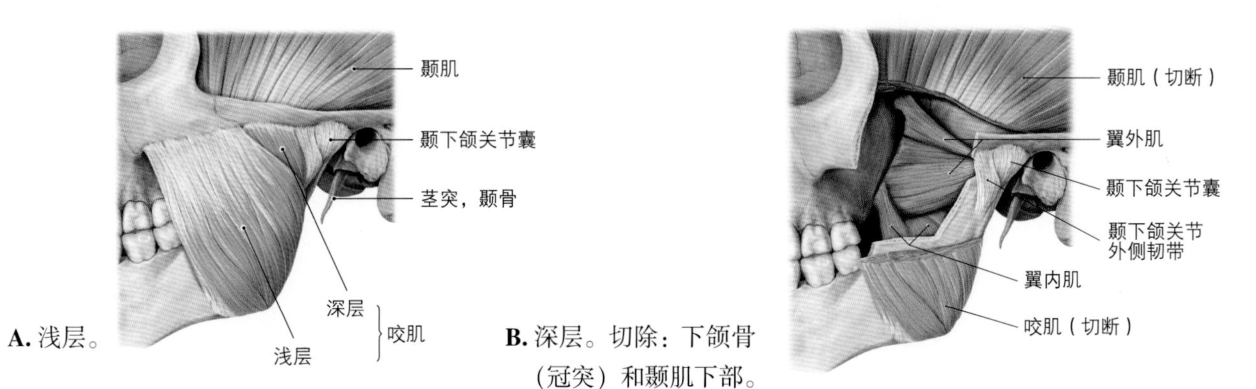

颞肌
颞下颌关节囊
茎突，颞骨
深层
浅层
咬肌
颞肌（切断）
翼外肌
颞下颌关节囊
颞下颌关节
外侧韧带
翼内肌
咬肌（切断）

A. 浅层。

B. 深层。切除：下颌骨（冠突）和颞肌下部。

头肌起止点

图 39.3 颅侧面：起点和止点

左侧面观。红色区域表示肌肉起点，蓝色表示止点。注意：表情肌没有骨性止点，止于皮肤或其他表情肌。

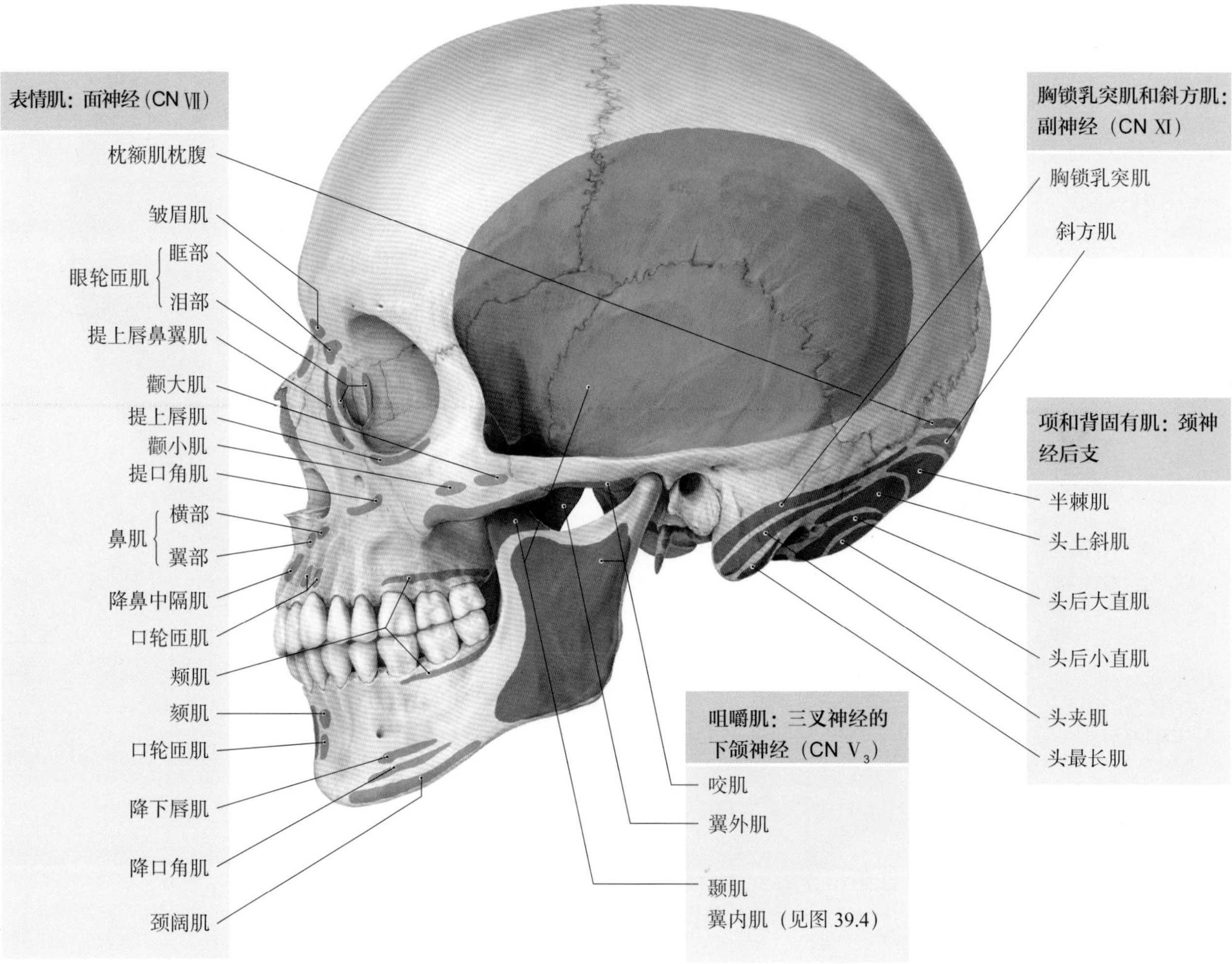

表情肌：面神经（CN Ⅶ）

枕额肌枕腹
皱眉肌
眼轮匝肌 眶部
眼轮匝肌 泪部
提上唇鼻翼肌
颧大肌
提上唇肌
颧小肌
提口角肌
鼻肌 横部
鼻肌 翼部
降鼻中隔肌
口轮匝肌
颊肌
颏肌
口轮匝肌
降下唇肌
降口角肌
颈阔肌

胸锁乳突肌和斜方肌：副神经（CN Ⅺ）

胸锁乳突肌
斜方肌

项和背固有肌：颈神经后支

半棘肌
头上斜肌
头后大直肌
头后小直肌
头夹肌
头最长肌

咀嚼肌：三叉神经的下颌神经（CN V_3）

咬肌
翼外肌
颞肌
翼内肌（见图 39.4）

图 39.4 下颌骨：起点和止点

右侧下颌骨（内面）内面观。红色区域表示肌肉起点，蓝色表示止点。

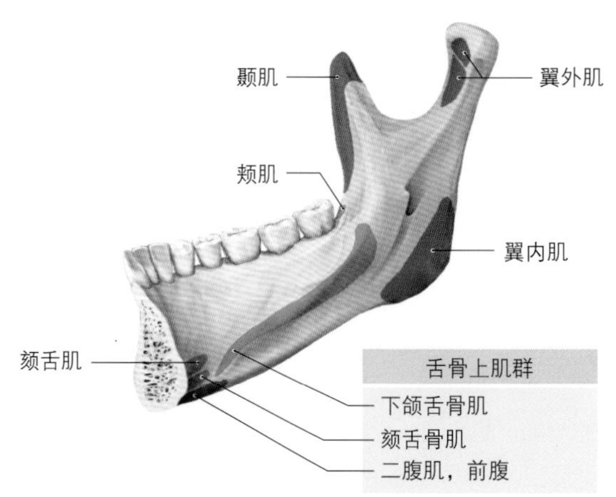
颞肌
翼外肌
颊肌
翼内肌
颏舌肌
舌骨上肌群
下颌舌骨肌
颏舌骨肌
二腹肌，前腹

图 39.5　颅底：起点和止点

颅底下面观。

红色区域表示肌肉起点，蓝色表示止点。

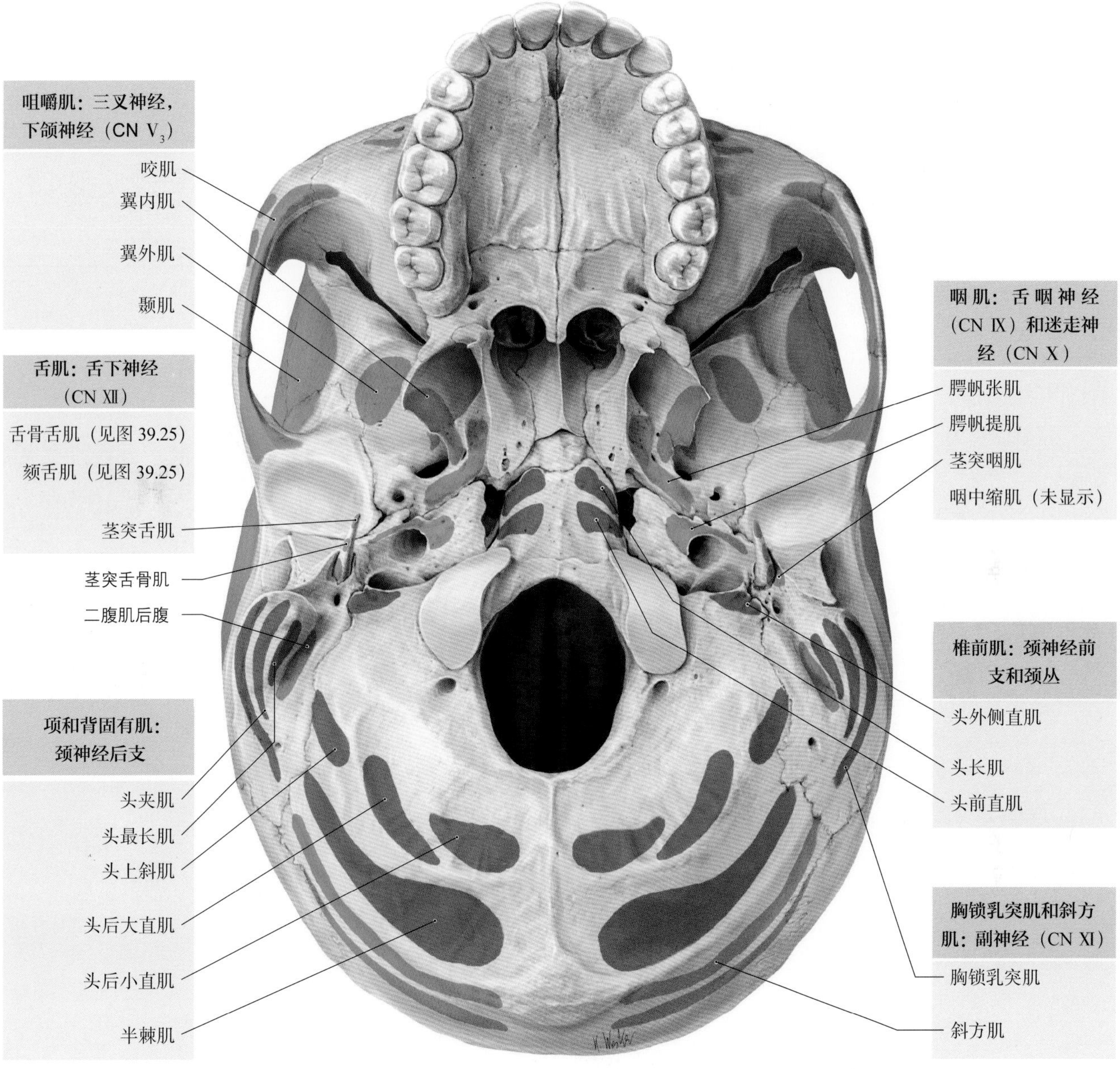

咀嚼肌：三叉神经，下颌神经（CN V_3）

咬肌

翼内肌

翼外肌

颞肌

舌肌：舌下神经（CN Ⅻ）

舌骨舌肌（见图 39.25）

颏舌肌（见图 39.25）

茎突舌肌

茎突舌骨肌

二腹肌后腹

项和背固有肌：颈神经后支

头夹肌

头最长肌

头上斜肌

头后大直肌

头后小直肌

半棘肌

咽肌：舌咽神经（CN Ⅸ）和迷走神经（CN Ⅹ）

腭帆张肌

腭帆提肌

茎突咽肌

咽中缩肌（未显示）

椎前肌：颈神经前支和颈丛

头外侧直肌

头长肌

头前直肌

胸锁乳突肌和斜方肌：副神经（CN Ⅺ）

胸锁乳突肌

斜方肌

图 39.6　舌骨：起点和止点

喉主要由甲状舌骨膜悬吊于舌骨上。舌骨是舌骨上下肌群的附着点。蓝色表示肌肉止点。

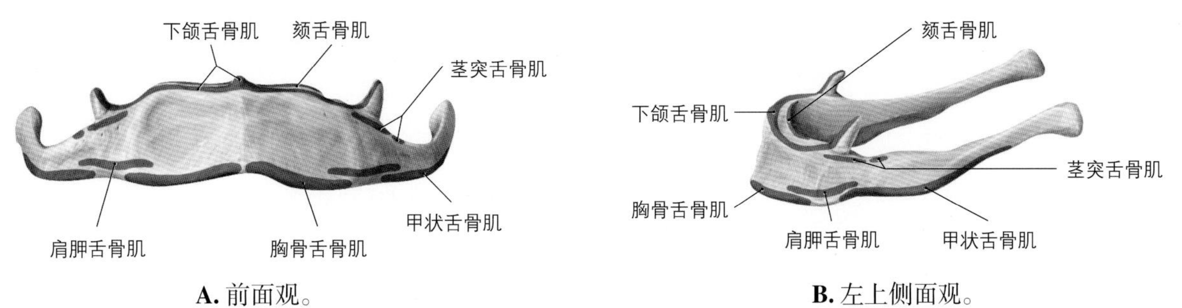

下颌舌骨肌
颏舌骨肌
茎突舌骨肌
肩胛舌骨肌
胸骨舌骨肌
甲状舌骨肌
颏舌骨肌
下颌舌骨肌
茎突舌骨肌
胸骨舌骨肌
肩胛舌骨肌
甲状舌骨肌

A. 前面观。　　**B.** 左上侧面观。

头肌（Ⅰ）

面部表情肌起自骨或筋膜，止于面部皮下组织。因此可以拉动皮肤完成动作。

图 39.7 枕额肌

前面观。

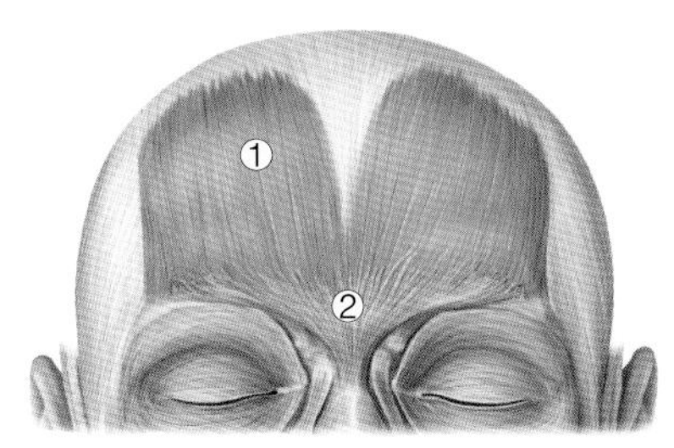
①
②

图 39.8 睑裂和鼻的肌

前面观。

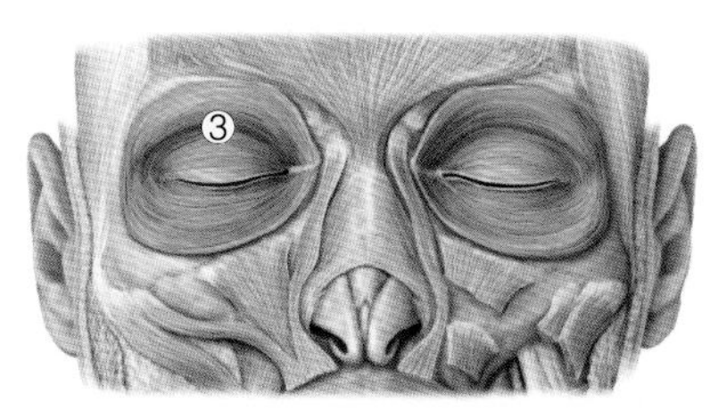
③

A. 眼轮匝肌。

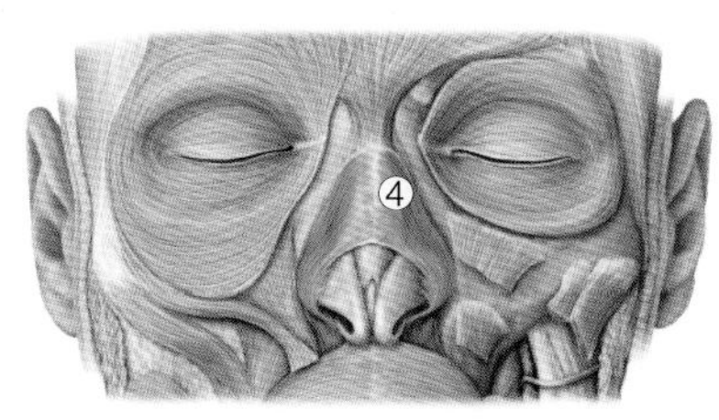
④

B. 鼻肌。

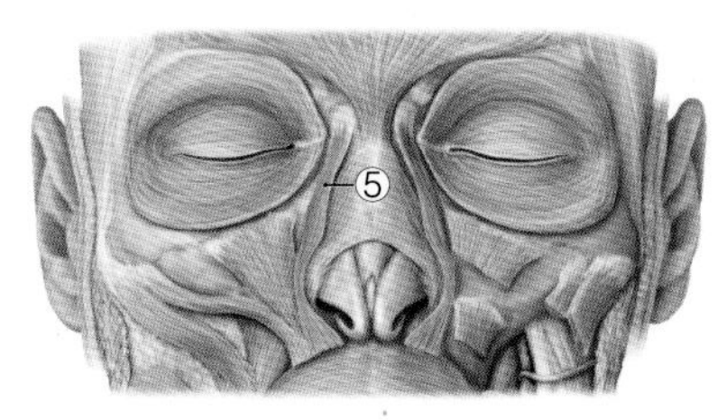
⑤

C. 提上唇鼻翼肌。

图 39.9 耳肌

左侧面观。

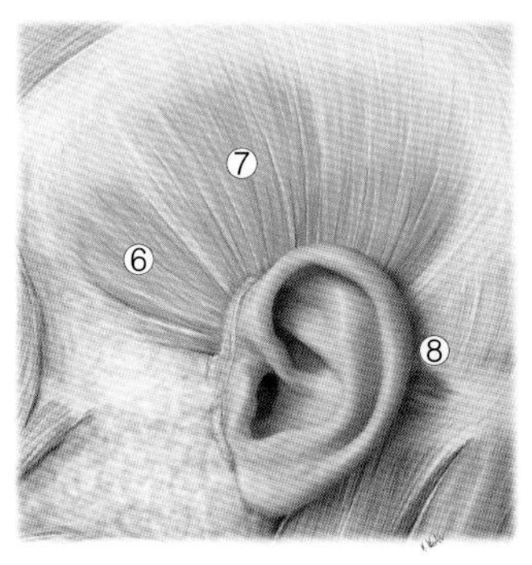
⑦
⑥
⑧

表 39.1 面部表情肌：额、鼻和耳

肌名	起点	止点 *	主要作用 **
颅顶			
①枕额肌额腹（额肌）	帽状腱膜	眉毛和前额的皮肤与皮下组织	提眉和皱前额
睑裂和鼻			
②降眉间肌	鼻骨、鼻外侧软骨（上部）	眉间前额下部皮肤	拉眉角向下，在鼻背产生横向皱纹
③眼轮匝肌	眶内侧缘、睑内侧韧带、泪骨	眶缘皮肤、上下睑板	作为眶括约肌（闭眼） • 睑部作用为轻闭 • 眶部作用为紧闭（如眨眼）
④鼻肌	上颌骨（尖牙嵴上部）	鼻软骨	拉鼻翼靠近鼻中隔使鼻孔呈喇叭状
⑤提上唇鼻翼肌	上颌骨（额突）	鼻翼软骨和上唇	提上唇和开大鼻孔
耳			
⑥耳前肌	颞筋膜（前部）	耳轮	向前上方拉耳
⑦耳上肌	头侧面的帽状腱膜	耳上部	提耳向上
⑧耳后肌	乳突	外耳的凸面	向后上方拉耳

注：* 面部表情肌没有骨性止点。
** 所有面部表情肌由面神经（CN Ⅶ）通过腮腺神经丛发出的颞、颧、颊、下颌支或颈支支配（见第 568、569 页）。

图 39.10 口肌

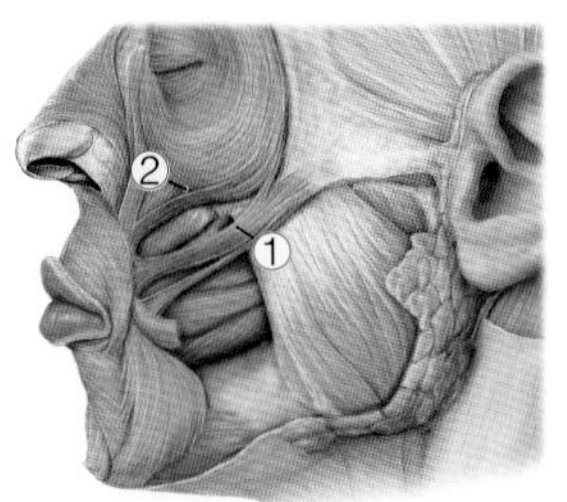
2
1

A. 颧大、小肌左侧面观。

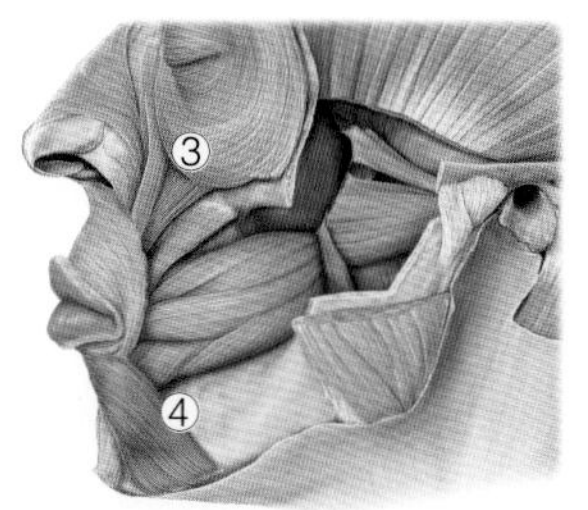
3
4

B. 提上唇肌和降下唇肌，左侧面观。

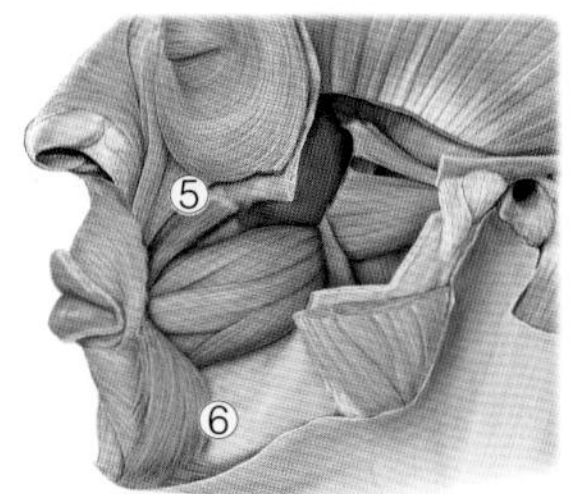
5
6

C. 提口角肌和降口角肌，左侧面观。

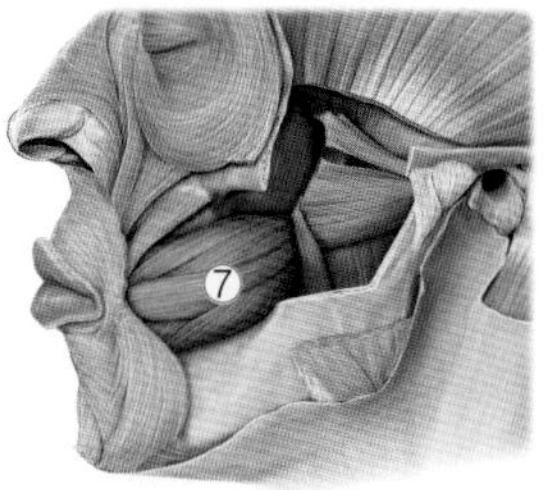
7

D. 颊肌，左侧面观。

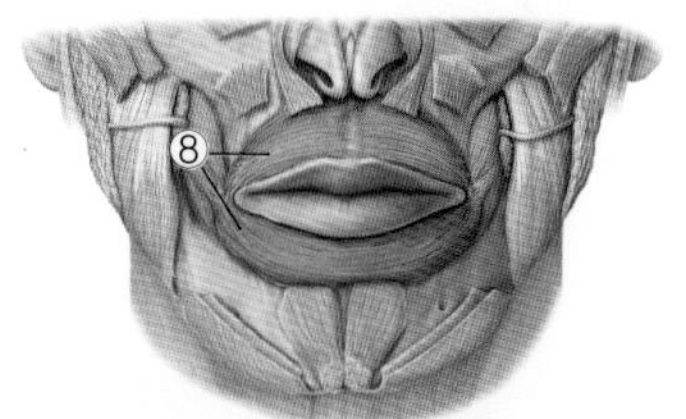
8

E. 口轮匝肌，前面观。

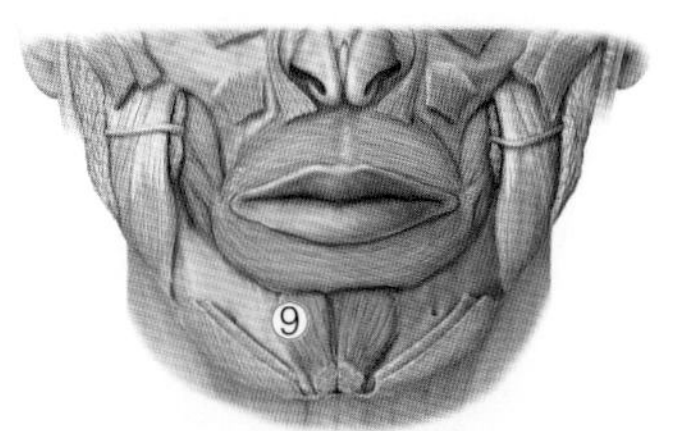
9

F. 颏肌，前面观。

表 39.2 表情肌：口和颈

肌	起点	止点 *	主要作用 **
口			
①颧大肌	颧骨（外侧面，后部）	口角皮肤	拉口角向外上
②颧小肌		口角内侧的上唇	拉上唇向上
提上唇鼻翼肌（见图 39.8C）	上颌骨（额突）	鼻翼软骨和上唇	提拉上唇，开大鼻孔
③提上唇肌	上颌骨（额突）和眶下部	上唇皮肤和鼻翼软骨	提上唇，扩张鼻孔，提口角
④降下唇肌	下颌骨（斜线前部）	下唇中线部，与对侧肌融合	拉下唇向外下
⑤提口角肌	上颌骨（眶下孔下方）	口角皮肤	提口角，有助于形成鼻唇沟
⑥降口角肌	下颌骨（尖牙、前磨牙和第一磨牙下的斜线）	口角皮肤、与口轮匝肌融合	拉口角向外下
⑦颊肌	下颌骨、上颌骨和下颌骨牙槽突、翼突下颌缝	口角、口轮匝肌	拉颊靠近磨牙，与舌一起保持食物在咬合面之间不进入口腔前庭；吹起时使空气排出口腔，限制扩张 单侧收缩：向一侧拉口
⑧口轮匝肌	皮肤深面 上部：上颌骨正中面 下部：下颌骨	口唇的黏膜	作为口的括约肌 • 挤压和突起唇（如吹口哨、吸吮和接吻时） • 限制扩张（如吹气时）
笑肌（见第 552、553 页）	咬肌上的筋膜	口角的皮肤	痛苦表情时收缩口角
⑨颏肌	下颌骨（切牙窝）	颏部皮肤	上提和突出下唇
颈			
颈阔肌（见第 552、553 页）	下颈部和上外侧胸部皮肤	下颌骨（下缘）、面下部皮肤、口角	下拉和皱缩面下部与口的皮肤，拉紧颈部皮肤，辅助用力降下颌骨运动

注：* 面部表情肌没有骨性止点。
** 所有面部表情肌由面神经（CN Ⅶ）通过腮腺神经丛发出的颞、颧、颊、下颌支或颈支支配。

头肌（Ⅱ）

咀嚼肌分布于面部腮腺区和颞下区的不同深度，附着于下颌骨受三叉神经下颌支（CN V_3）的运动神经支配。辅助张口的口底肌见第 516 页的表 37.3。

表 39.3 咀嚼肌：咬肌和颞肌

肌名	起点	止点	支配神经	作用
①咬肌	浅层：颧弓（前 2/3） 深层：颧弓（后 1/3）	下颌角（咬肌粗隆）	下颌神经（CN V_3）的咬肌神经	上提（内收）和伸出下颌骨
②颞肌	颞窝（颞下线）	下颌骨冠突（顶点和内侧面）	下颌神经（CN V_3）的颞深神经	垂直纤维：上提（内收）下颌骨 横向纤维：回收（后移）下颌骨 单侧：下颌骨侧方运动（咀嚼）

图 39.11 咬肌

左侧面观。

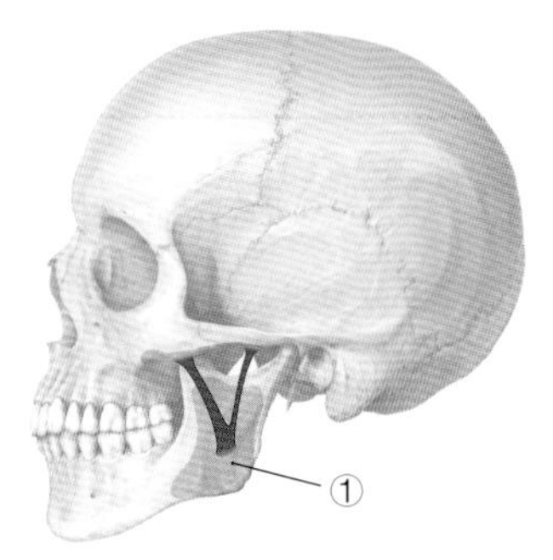
①

A. 示意图。

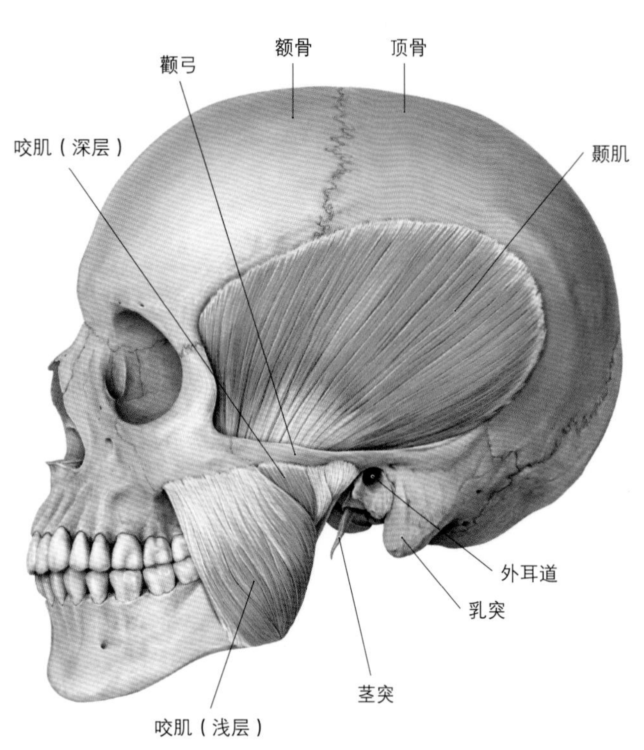
颧弓
额骨
顶骨
咬肌（深层）
颞肌
外耳道
乳突
茎突
咬肌（浅层）

B. 咬肌和颞肌。

图 39.12 颞肌

左侧面观。

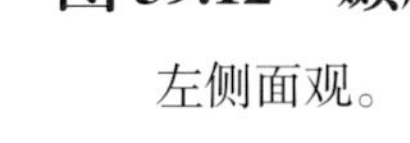

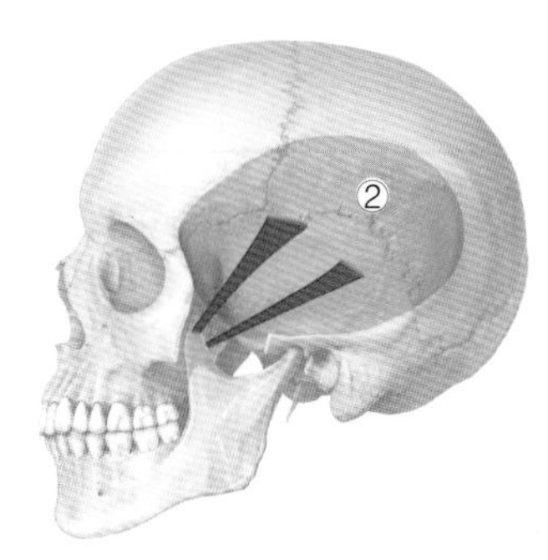
2

A. 示意图。

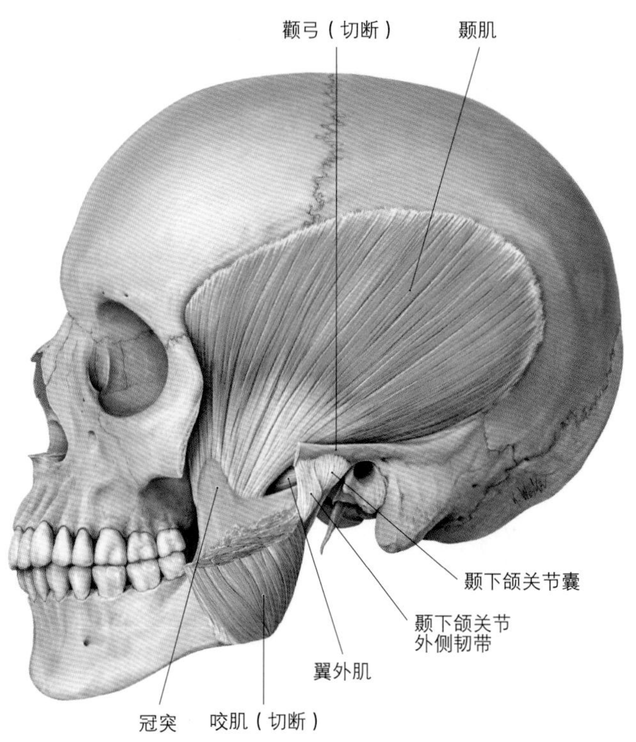
颧弓（切断）
颞肌
颞下颌关节囊
颞下颌关节
外侧韧带
翼外肌
冠突
咬肌（切断）

B. 颞肌。切除：咬肌和颧弓。

表 39.4　咀嚼肌：颞肌

肌名		起点	止点	神经支配	作用
翼外肌	③上头	蝶骨大翼（颞下嵴）	颞下颌关节（关节盘）	下颌神经（CN V_3）的翼外肌神经	双侧：突出下颌骨（拉关节盘向前） 单侧：下颌骨侧方运动（咀嚼）
	④下头	翼突外侧板（外侧面）	下颌骨（髁突）		
翼内肌	⑤浅头	上颌骨结节	下颌角内面的翼肌粗隆	下颌神经（CN V_3）的翼内肌神经	双侧：与咬肌一起上提（内收）下颌骨，协助突出 单侧：小的研磨动作
	⑥深头	翼突外侧板内侧面和翼窝			

图 39.13　翼外肌

左侧面观。

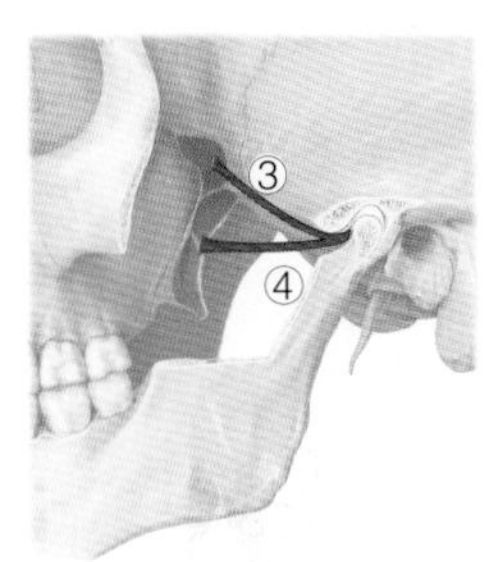
③
④

A. 示意图。

B. 左侧翼外肌。切除：冠突和部分下颌支。

图 39.14　翼内肌

左侧面观。

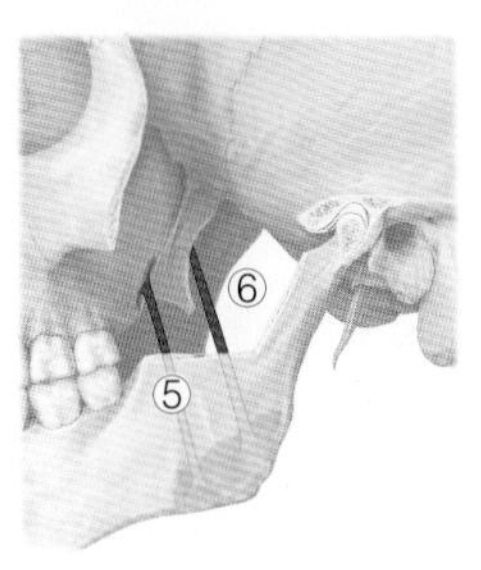
⑥
⑤

A. 示意图。

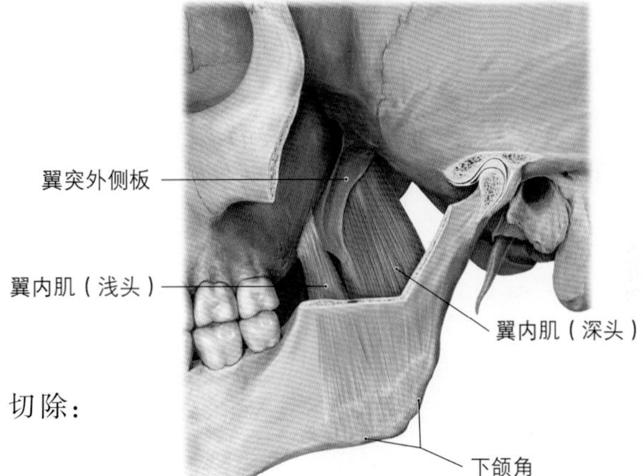
翼突外侧板
翼内肌（浅头）
翼内肌（深头）
下颌角

B. 左侧翼内肌。切除：下颌骨冠突。

图 39.15　咀嚼肌悬带

斜后面观。

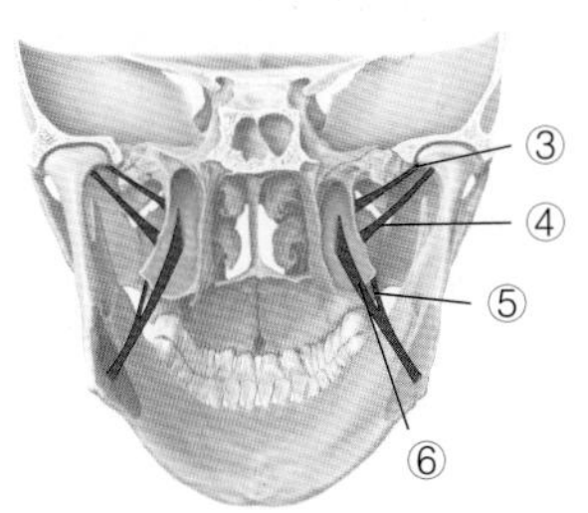
③
④
⑤
⑥

A. 示意图。

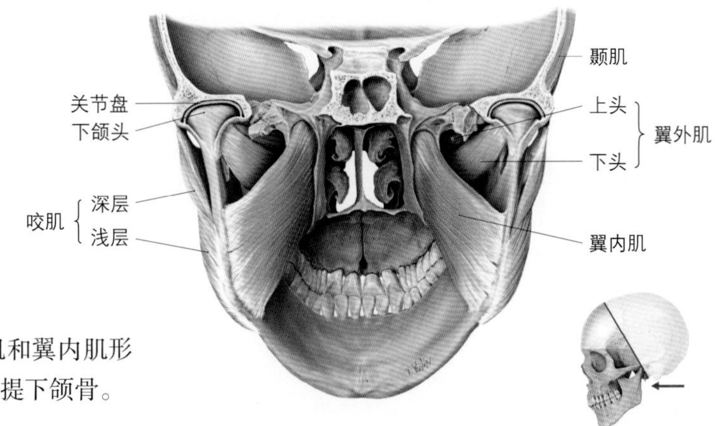
颞肌
关节盘
下颌头
上头
下头
翼外肌
咬肌
深层
浅层
翼内肌

B. 显示：由咬肌和翼内肌形成的肌悬带上提下颌骨。

第 40 章 脑神经

脑神经：概述

图 40.1 脑神经

下面（底面）观。12 对脑神经按从脑干发出顺序进行编号。注意：脑神经的感觉纤维和运动纤维进出脑干的位置相同（与脊神经不同，感觉和运动纤维分别从后根进和前根出）。纤维颜色的编码见表 40.1。

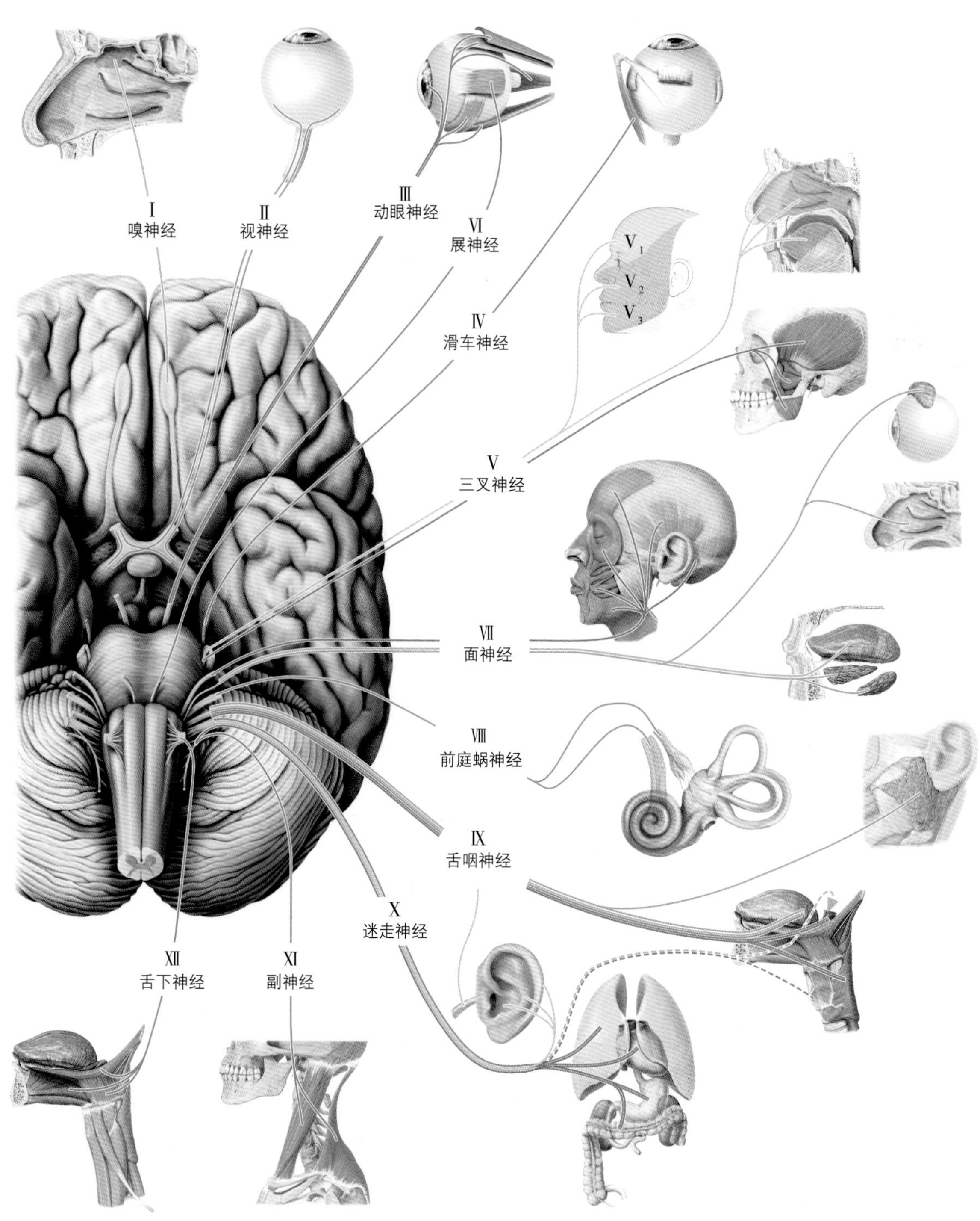
Ⅰ
嗅神经
Ⅱ
视神经
Ⅲ
动眼神经
Ⅵ
展神经
Ⅳ
滑车神经
V_1
V_2
V_3
Ⅴ
三叉神经
Ⅶ
面神经
Ⅷ
前庭蜗神经
Ⅸ
舌咽神经
Ⅹ
迷走神经
Ⅻ
舌下神经
Ⅺ
副神经

脑神经包含躯体或自主（内脏）神经的传入（感觉）和传出（运动）轴突（见第694、695页）。躯体神经纤维与外部环境相互作用，而内脏神经纤维调节内脏的自主活动。除一般纤维类型外，脑神经还包含与特殊结构相关的特殊纤维类型（如听器和味蕾）。脑神经纤维起自或终止于特殊的神经核，可分类为一般或特殊、躯体或内脏，以及感觉或运动纤维。

表 40.1　脑神经纤维和核团的分类

纤维类型		实例	纤维类型		实例
	一般躯体运动	支配骨骼肌		一般躯体感觉	传导来自皮肤、骨骼肌肌梭的刺激
	一般内脏运动	支配内脏平滑肌、眼内肌、心和唾液腺等		特殊躯体感觉	传导来自视网膜、听器和前庭蜗器的刺激
	特殊内脏运动	支配源自鳃弓的骨骼肌		一般内脏感觉	传导来自内脏和血管的刺激
				特殊内脏感觉	传导来自味蕾和嗅黏膜的刺激

注：颜色编码用于后续章节中纤维和核团的分类。

图 40.2　脑神经核

第Ⅲ和第Ⅻ对脑神经的感觉与运动纤维起于和终止于脑干的特殊神经核。

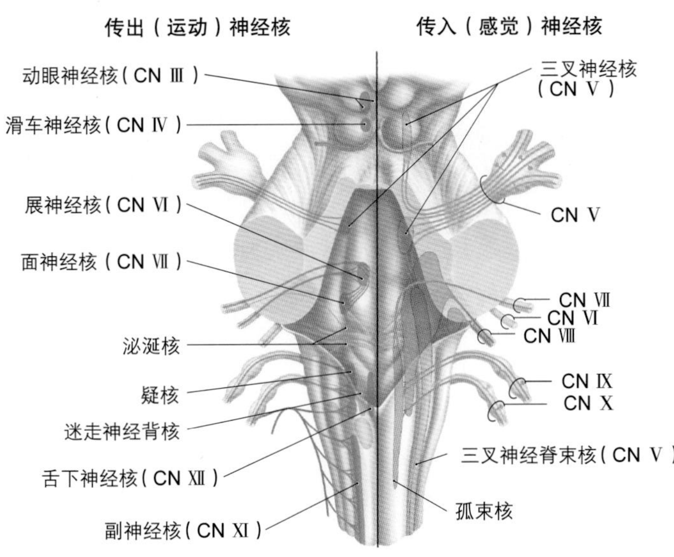

传出（运动）神经核
传入（感觉）神经核
动眼神经核（CN Ⅲ）
滑车神经核（CN Ⅳ）
展神经核（CN Ⅵ）
面神经核（CN Ⅶ）
泌涎核
疑核
迷走神经背核
舌下神经核（CN Ⅻ）
副神经核（CN Ⅺ）
三叉神经核（CN Ⅴ）
CN Ⅴ
CN Ⅶ
CN Ⅵ
CN Ⅷ
CN Ⅸ
CN Ⅹ
三叉神经脊束核（CN Ⅴ）
孤束核

A. 切除小脑的后面观。

表 40.2　脑神经

脑神经	起点	功能纤维类型
CN Ⅰ：嗅神经	端脑 *	●
CN Ⅱ：视神经	间脑 *	●
CN Ⅲ：动眼神经	中脑	● ●
CN Ⅳ：滑车神经	中脑	●
CN Ⅴ：三叉神经	脑桥	● ●
CN Ⅵ：展神经	脑桥	●
CN Ⅶ：面神经	脑桥	● ● ● ●
CN Ⅷ：前庭蜗神经	延髓	●
CN Ⅸ：舌咽神经	延髓	● ● ● ● ●
CN Ⅹ：迷走神经	延髓	● ● ● ● ●
CN Ⅺ：副神经	延髓	●
CN Ⅻ：舌下神经	延髓	●

注：* 嗅神经和视神经是脑的延伸而非真正的神经；因此在脑干内没有相应的神经核团。

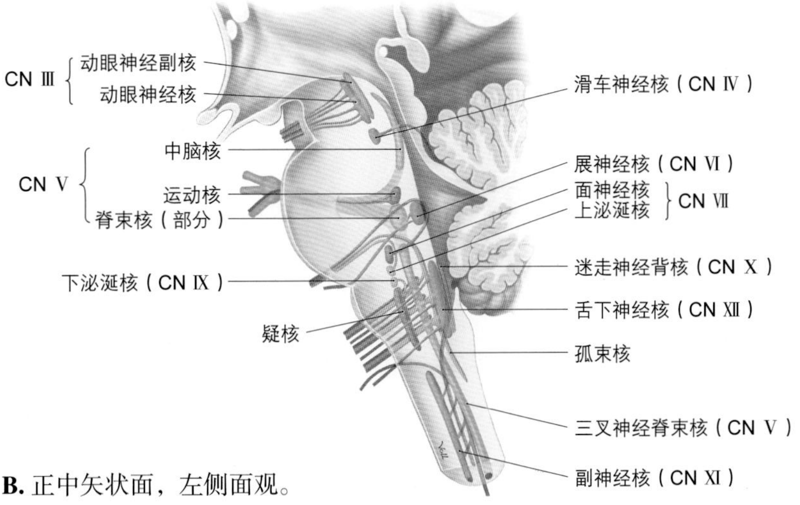

CN Ⅲ
动眼神经副核
动眼神经核
CN Ⅴ
中脑核
运动核
脊束核（部分）
下泌涎核（CN Ⅸ）
疑核
滑车神经核（CN Ⅳ）
展神经核（CN Ⅵ）
面神经核
上泌涎核
CN Ⅶ
迷走神经背核（CN Ⅹ）
舌下神经核（CN Ⅻ）
孤束核
三叉神经脊束核（CN Ⅴ）
副神经核（CN Ⅺ）

B. 正中矢状面，左侧面观。

CN Ⅰ和Ⅱ：嗅神经和视神经

嗅神经和视神经不是真正的外周神经，分别是端脑和间脑（纤维束）的延续，因而在脑干没有相应的神经核团。

图 40.3 嗅神经（CN Ⅰ）

起自鼻腔嗅黏膜的纤维束，穿过筛骨的筛板进入颅前窝，在嗅球换神经元。起自嗅球第二级感觉神经元的轴突经过嗅束和内外侧嗅纹，终止于前梨状区的大脑皮质，进入杏仁核或周边区域。

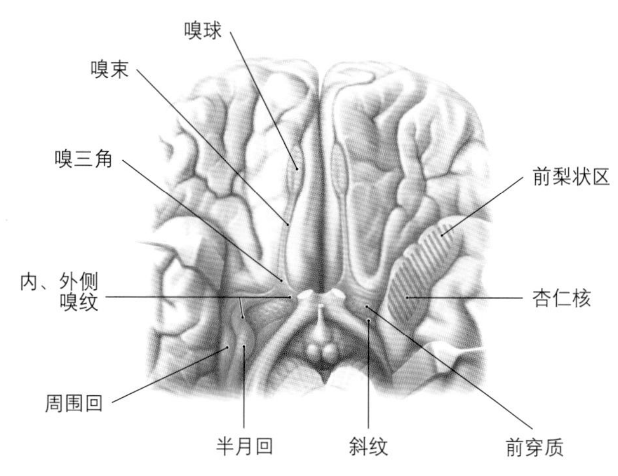

嗅球
嗅束
嗅三角
前梨状区
内、外侧
嗅纹
杏仁核
周围回
半月回
斜纹
前穿质

A. 嗅球和嗅束，下面观。注意：杏仁核和前梨状区在大脑基底面的深面。

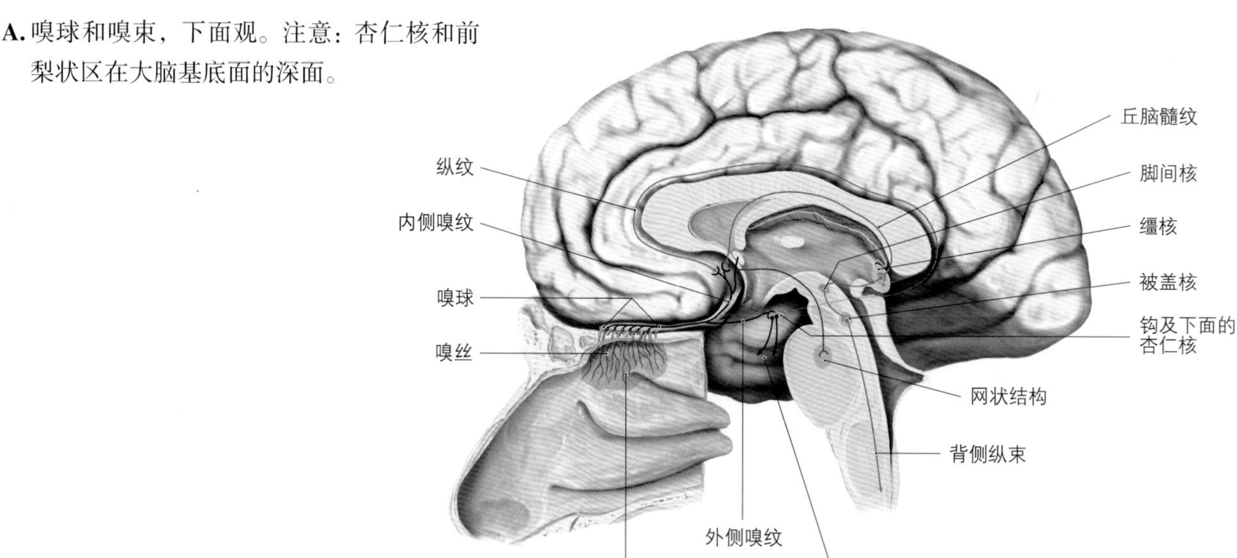

丘脑髓纹
纵纹
脚间核
内侧嗅纹
缰核
嗅球
被盖核
嗅丝
钩及下面的
杏仁核
网状结构
背侧纵束
外侧嗅纹
嗅黏膜
前梨状区

B. 嗅神经的行程。矢状面，左侧面观。

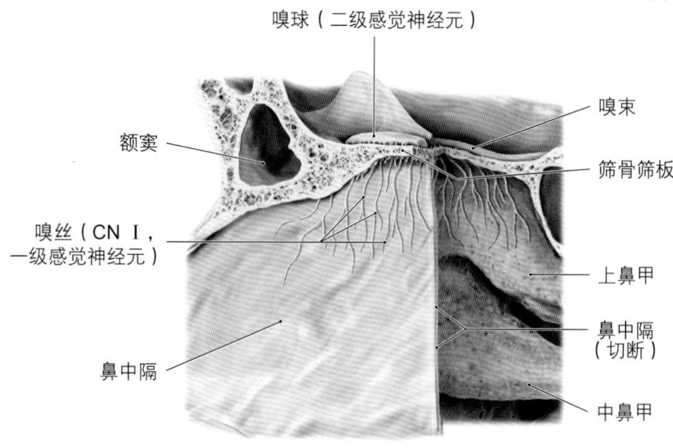

嗅球（二级感觉神经元）
嗅束
额窦
筛骨筛板
嗅丝（CN Ⅰ，
一级感觉神经元）
上鼻甲
鼻中隔
（切断）
鼻中隔
中鼻甲

C. 嗅丝。左鼻中隔部和右鼻腔外侧壁，左侧面观。

图 40.4 视神经（CN Ⅱ）

视神经从眼球穿视神经管进入颅中窝。两侧视神经在间脑下方汇合形成视交叉，然后分开形成两侧视束。每侧视束分为内外侧根。大量视网膜神经节轴突视交叉跨过中线交叉至对侧大脑。

A. 膝状体视觉通路中的视神经，左侧面观。

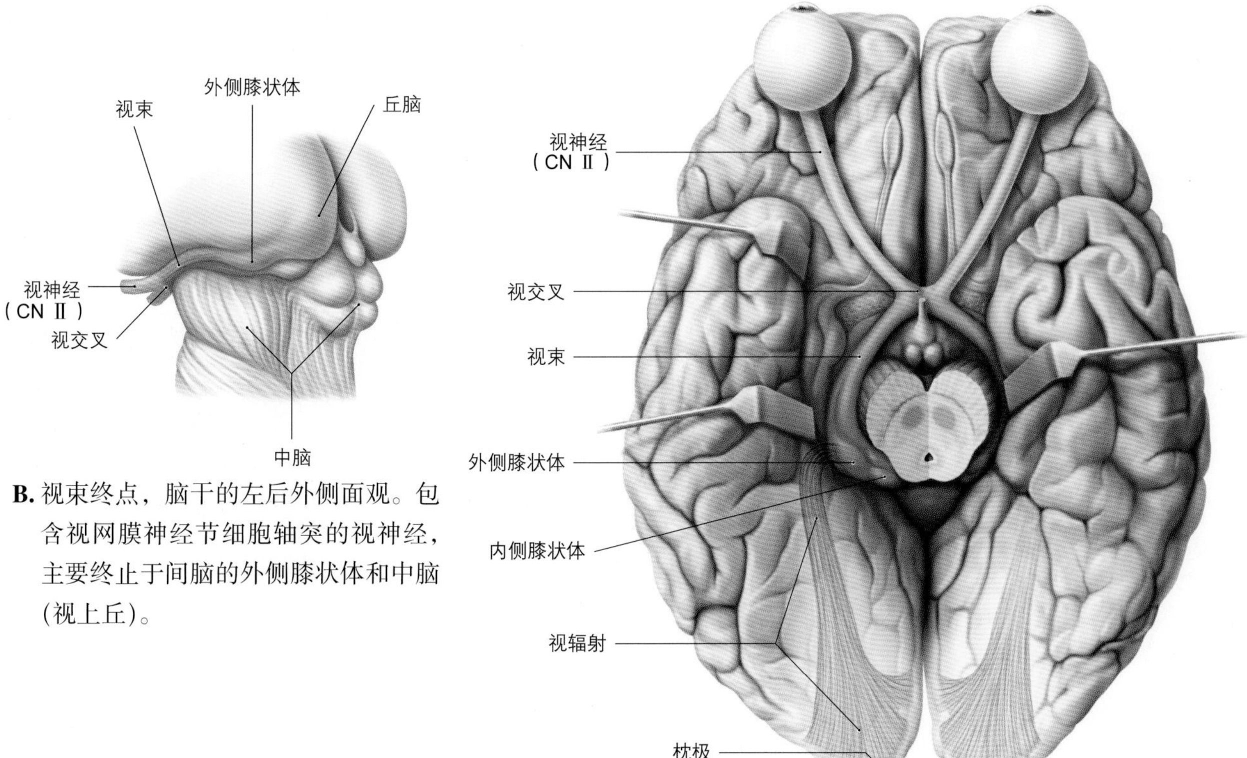
外侧膝状体
视束
丘脑
视神经
（CN Ⅱ）
视交叉
中脑
视神经
（CN Ⅱ）
视交叉
视束
外侧膝状体
内侧膝状体
视辐射
枕极

B. 视束终点，脑干的左后外侧面观。包含视网膜神经节细胞轴突的视神经，主要终止于间脑的外侧膝状体和中脑(视上丘)。

C. 视神经的行程，下（底）面观。

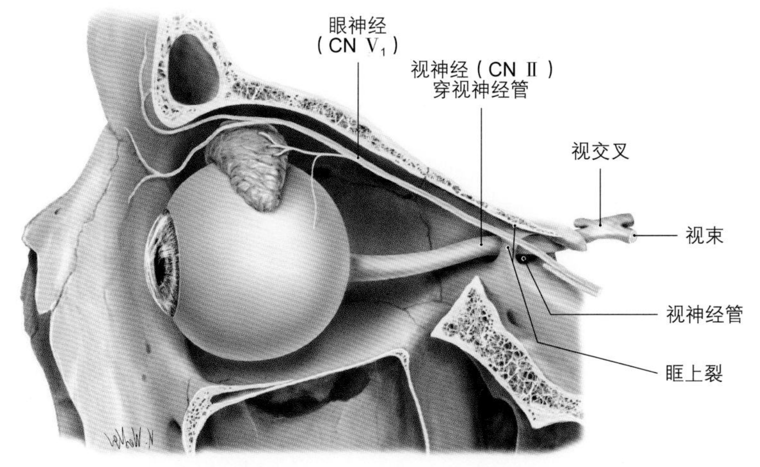
眼神经
（CN V_1）
视神经（CN Ⅱ）
穿视神经管
视交叉
视束
视神经管
眶上裂

D. 左眶内的视神经，左侧面观。视神经经视神经管出眶。注意：其他脑神经经眶上裂入眶。

CN Ⅲ、Ⅳ和Ⅵ：动眼神经、滑车神经和展神经

第Ⅲ、Ⅳ和Ⅵ对脑神经支配眼外肌（见第605页）。其中只有动眼神经包含躯体和内脏运动纤维，是支配眼外肌的脑神经中唯一支配多块眼外肌和眼内肌的神经。

图 40.5 动眼神经、滑车神经和展神经的神经核

滑车神经（CN Ⅳ）是唯一全部纤维都交叉至对侧的脑神经，也是唯一从脑干背部发出的脑神经，因此在所有脑神经中具有最长的硬膜内行程。

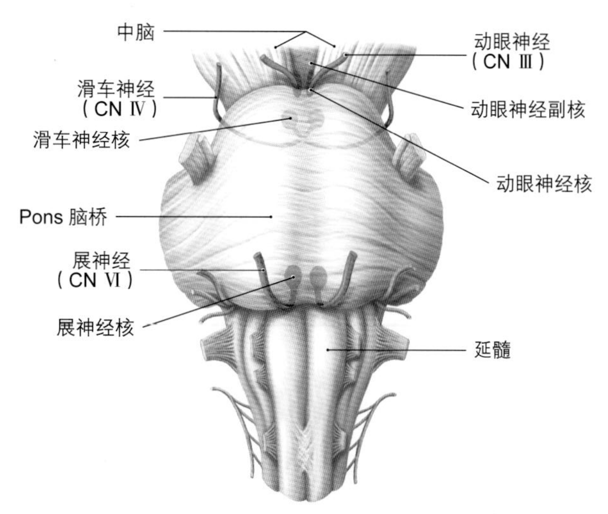
中脑
动眼神经
（CN Ⅲ）
滑车神经
（CN Ⅳ）
动眼神经副核
滑车神经核
动眼神经核
Pons 脑桥
展神经
（CN Ⅵ）
展神经核
延髓

A. 眼外肌的脑神经出脑部位，脑干前面观。

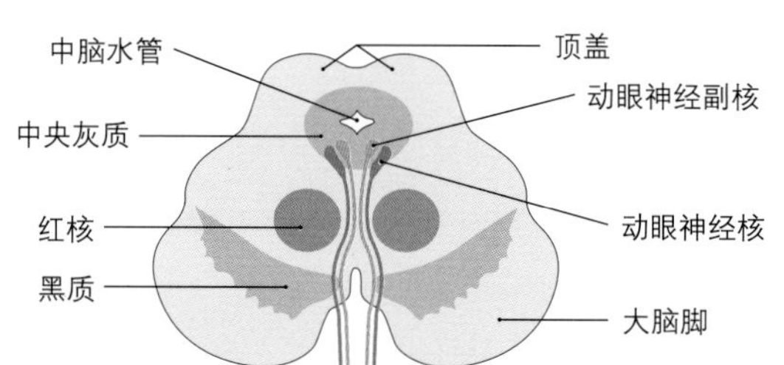
中脑水管
顶盖
动眼神经副核
中央灰质
红核
动眼神经核
黑质
大脑脚

B. 动眼神经核横切面，上面观。

表 40.3 眼外肌的脑神经

行程 *	纤维	神经核	功能	神经损伤的影响
动眼神经（CN Ⅲ）				
从中脑向前走行	躯体运动	动眼神经核	支配： • 上睑提肌 • 上、内和下直肌 • 下斜肌	完全的动眼神经麻痹（眼内肌和眼外肌瘫痪）： • 上睑下垂 • 外下斜视 • 复视（双重视野） • 瞳孔放大 • 调节困难（睫状肌瘫痪）
	内脏运动	动眼神经副核	在睫状神经节换元 支配： • 瞳孔括约肌 • 睫状肌	
滑车神经（CN Ⅳ）				
起自脑干背面中线附件，绕大脑脚前行	躯体运动	滑车神经核	支配： • 上斜肌	• 复视 • 受影响的眼向上内侧斜视（因下斜肌的优势）
展神经（CN Ⅵ）				
在硬脑膜外有较长行程 **	躯体运动	展神经核	支配： • 外直肌	• 复视 • 内斜视（因为内直肌失去拮抗运动）

注：* 三条神经全部经眶上裂入眶；CN Ⅲ 和 CN Ⅵ 穿过眼外肌的总腱环。
** 展神经有一段硬脑膜外行程：脑膜炎和蛛网膜下腔出血可能会引起展神经瘫痪。

注意：动眼神经含副交感纤维支配眼内肌，躯体运动纤维支配大部分眼外肌（也包括上睑提肌）。副交感纤维在睫状神经节换元。动眼神经瘫痪可单独影响副交感纤维或躯体运动纤维，也可能两者同时受影响。

图 40.6 支配眼外肌的神经行程

右眶。

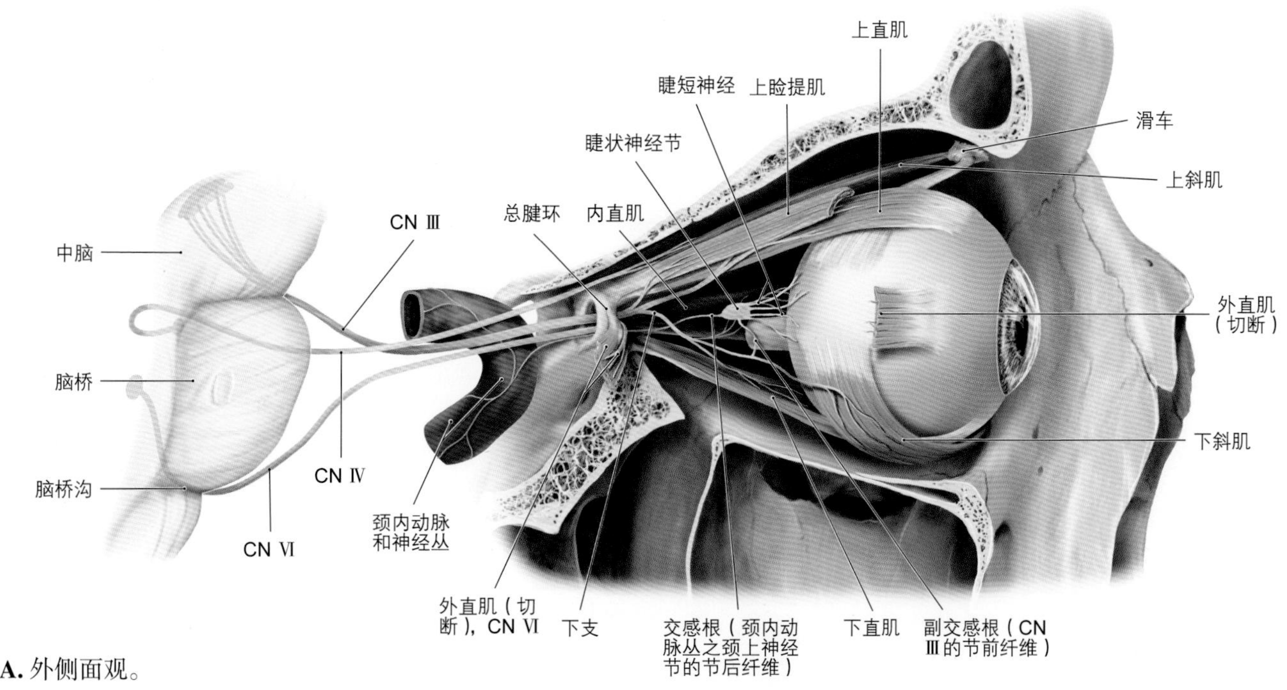

上直肌
睫短神经
上睑提肌
睫状神经节
滑车
上斜肌
总腱环
内直肌
CN Ⅲ
中脑
外直肌（切断）
脑桥
下斜肌
CN Ⅳ
脑桥沟
颈内动脉和神经丛
CN Ⅵ
外直肌（切断），CN Ⅵ
下支
交感根（颈内动脉丛之颈上神经节的节后纤维）
下直肌
副交感根（CN Ⅲ的节前纤维）

A. 外侧面观。

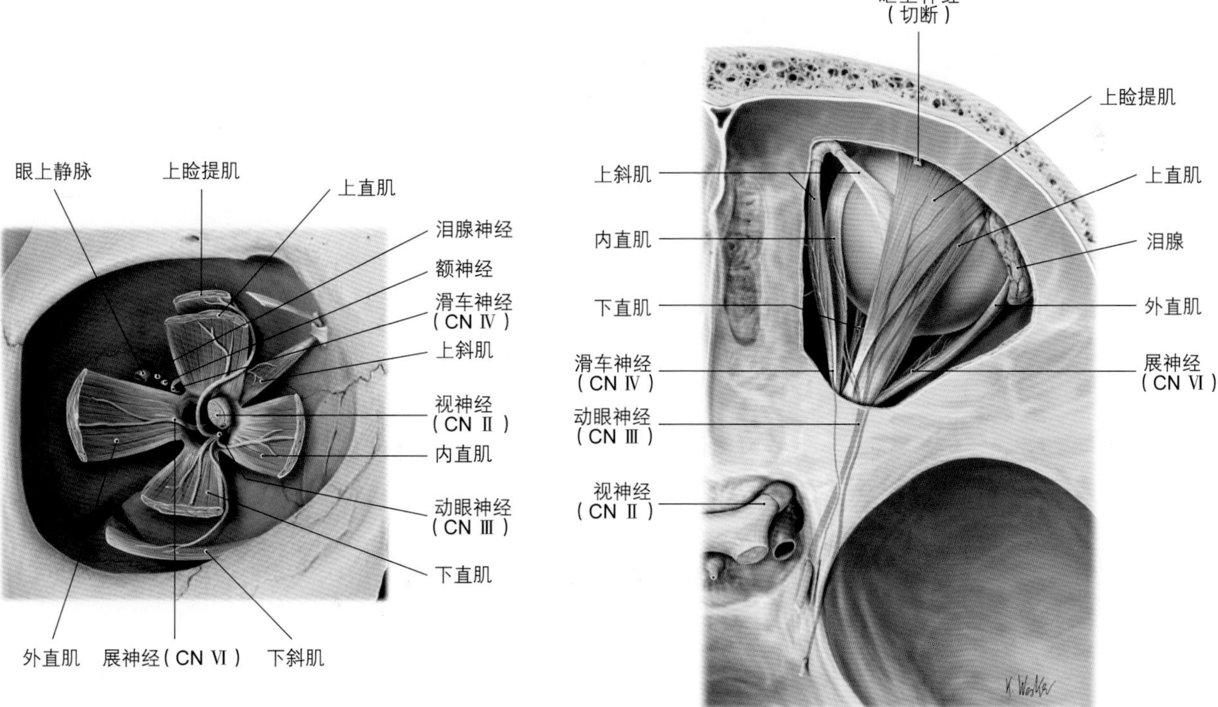

眶上神经（切断）
上睑提肌
眼上静脉
上睑提肌
上直肌
泪腺神经
额神经
滑车神经（CN Ⅳ）
上斜肌
视神经（CN Ⅱ）
内直肌
动眼神经（CN Ⅲ）
下直肌
外直肌
展神经（CN Ⅵ）
下斜肌
上斜肌
上直肌
内直肌
泪腺
下直肌
外直肌
滑车神经（CN Ⅳ）
展神经（CN Ⅵ）
动眼神经（CN Ⅲ）
视神经（CN Ⅱ）

B. 前面观。CN Ⅱ 经视神经管出眶，位于眶上裂内侧（CN Ⅲ、Ⅳ和Ⅵ的入眶处）。

C. 已打开眶的上面观。注意视神经管和眶上裂的位置关系。

CN Ⅴ：三叉神经

三叉神经是头部的感觉神经，有三个神经核：中脑核，接受咀嚼肌的本体感觉纤维；脑桥核，主要感受触觉；脊束核，具有感受痛觉和温度觉功能。运动核支配咀嚼肌运动。

图 40.7 三叉神经核

图 40.8 三叉神经（CN Ⅴ）的分支

右侧面观。

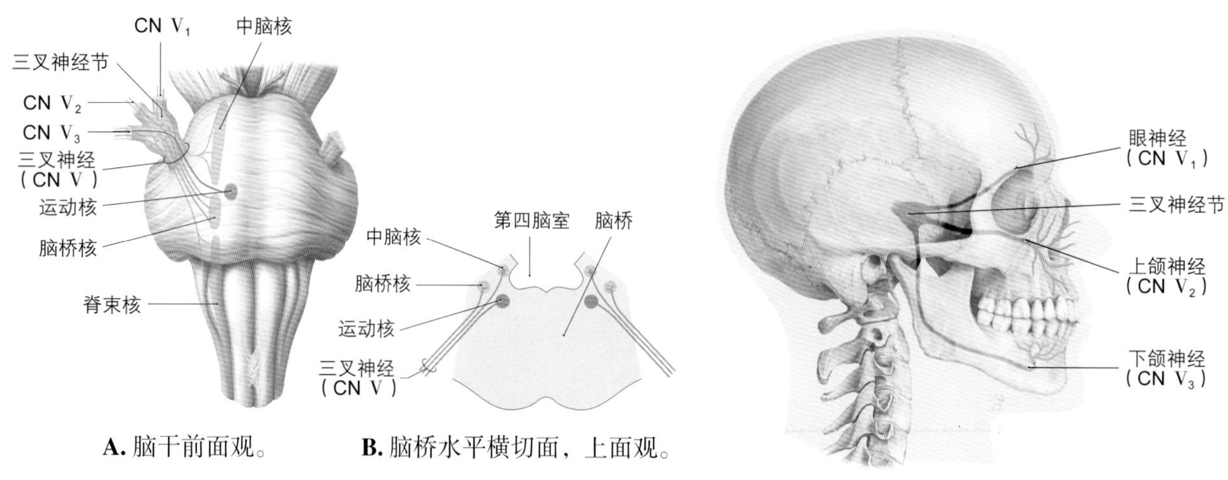
CN V_1
中脑核
三叉神经节
CN V_2
CN V_3
三叉神经
（CN Ⅴ）
运动核
脑桥核
脊束核
第四脑室
脑桥
中脑核
脑桥核
运动核
三叉神经
（CN Ⅴ）
眼神经
（CN V_1）
三叉神经节
上颌神经
（CN V_2）
下颌神经
（CN V_3）

A. 脑干前面观。 **B.** 脑桥水平横切面，上面观。

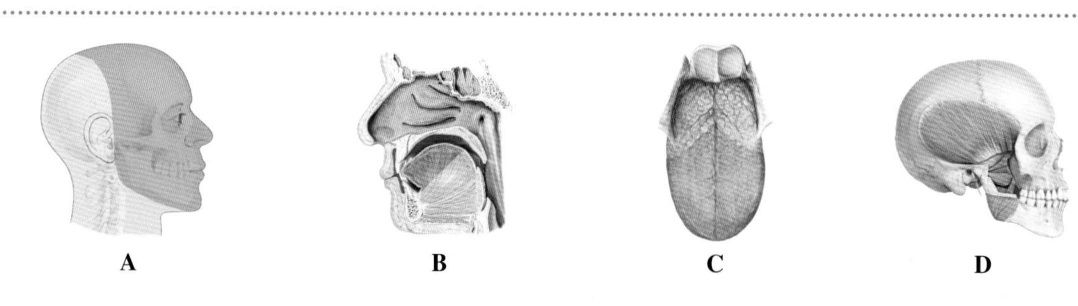
A
B
C
D

表 40.4 三叉神经（CN Ⅴ）

行程	纤维	神经核	功能	神经损伤的影响
出颅中窝 **眼神经（CN V_1）**：经眶上裂入眶 **上颌神经（CN V_2）**：经圆孔入翼腭窝 **下颌神经（CN V_3）**：经卵圆孔入颞下窝	躯体感觉	•三叉神经脑桥核 •三叉神经中脑核 •三叉神经脊束核	支配： •面部皮肤（图 A） •鼻咽部黏膜（图 B） •舌（前 2/3）（图 C） 参与角膜反射	•感觉消失（创伤性神经损伤） •眼部带状疱疹（带状疱疹病毒）、面部带状疱疹
	特殊内脏运动	三叉神经运动核	支配（由 CN V_3） •咀嚼肌（颞肌、咬肌、翼内外肌）（图 D） •口腔底部肌（下颌舌骨肌、二腹肌前腹） •鼓膜张肌 •腭帆张肌	
	内脏运动通路 *	•泪腺神经（CN V_1）传导 CN Ⅶ的副交感纤维，伴颧神经（CN V_2）至泪腺 •舌神经（CN V_3）传导 CN Ⅶ的副交感纤维（通过鼓索）至颌下腺和舌下腺 •耳颞神经（CN V_3）传导 CN Ⅸ的副交感纤维至腮腺		
	内脏感觉通路 *	味觉纤维发自 CN Ⅶ（经鼓索）与舌神经伴行至舌的前 2/3		

注：* 部分脑神经与三叉神经的分支伴行至其支配部位。

图 40.9 三叉神经分支的行程

右侧面观。

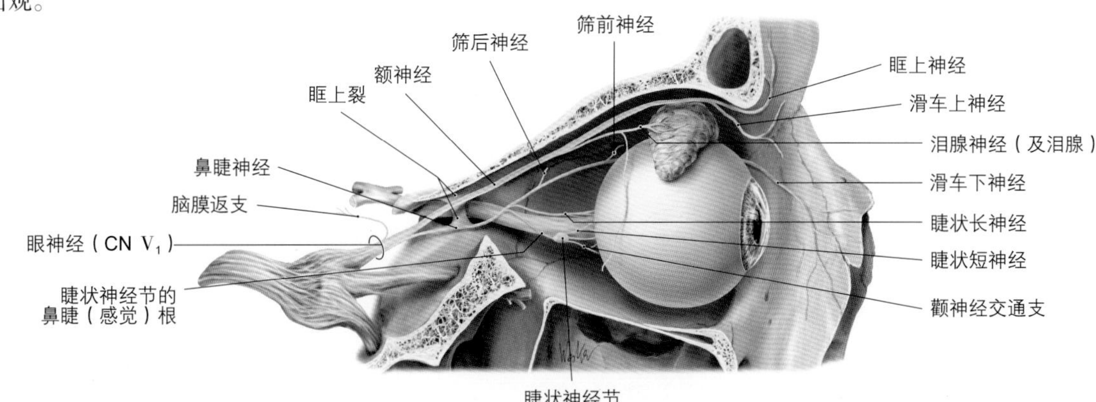
筛前神经
筛后神经
额神经
眶上裂
鼻睫神经
脑膜返支
眼神经（CN V_1）
睫状神经节的
鼻睫（感觉）根
眶上神经
滑车上神经
泪腺神经（及泪腺）
滑车下神经
睫状长神经
睫状短神经
颧神经交通支
睫状神经节

A. 眼神经（CN V_1），右眶部分打开。

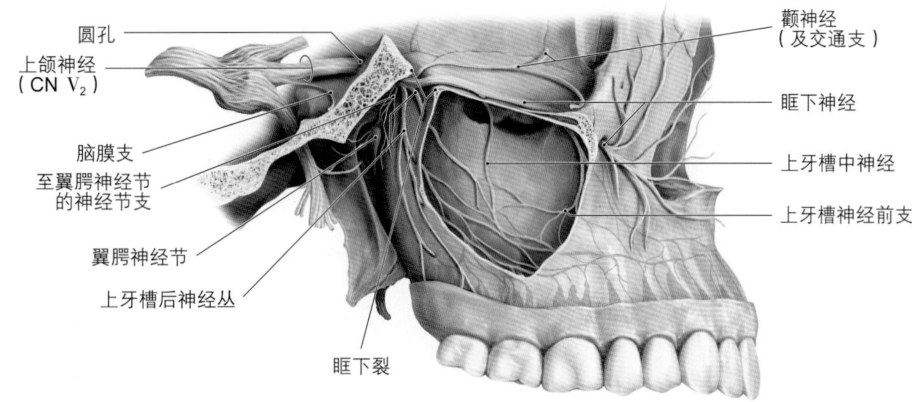
圆孔
上颌神经
（CN V_2）
脑膜支
至翼腭神经节
的神经节支
翼腭神经节
上牙槽后神经丛
眶下裂
颧神经
（及交通支）
眶下神经
上牙槽中神经
上牙槽神经前支

B. 上颌神经（CN V_2）。右侧上颌窦部分打开并去除颧弓。

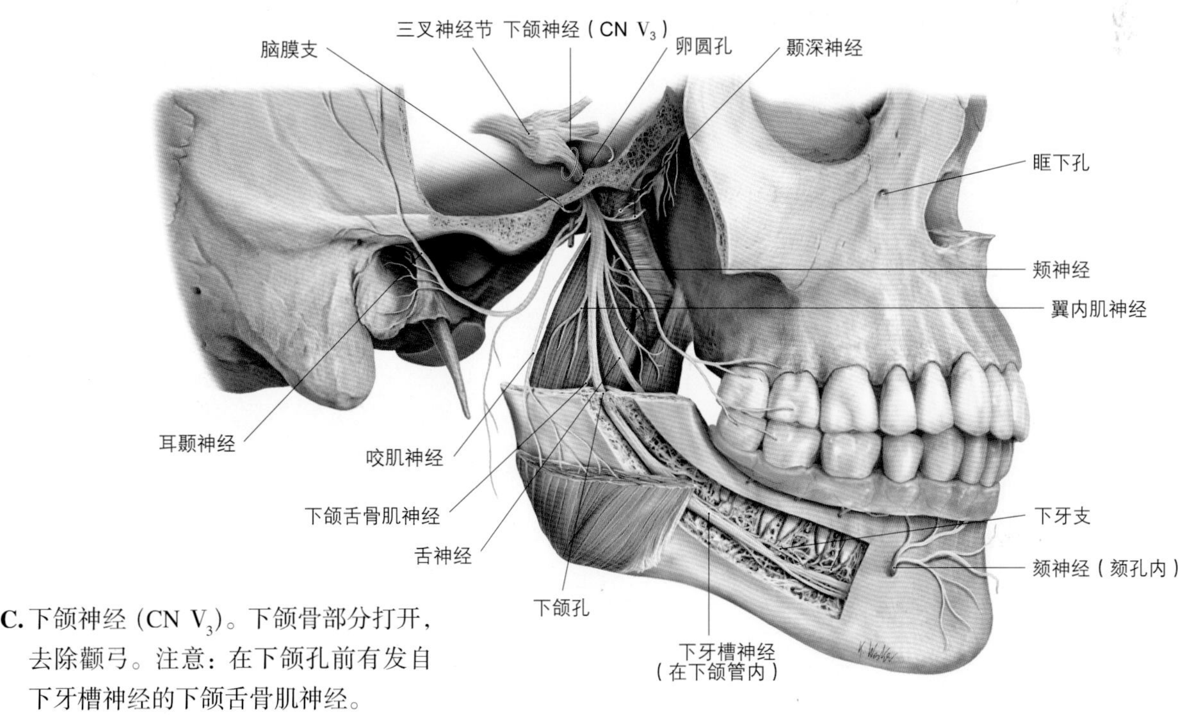
脑膜支
三叉神经节
下颌神经（CN V_3）
卵圆孔
颞深神经
眶下孔
颊神经
翼内肌神经
耳颞神经
咬肌神经
下颌舌骨肌神经
舌神经
下颌孔
下牙槽神经
（在下颌管内）
下牙支
颏神经（颏孔内）

C. 下颌神经（CN V_3）。下颌骨部分打开，去除颧弓。注意：在下颌孔前有发自下牙槽神经的下颌舌骨肌神经。

CN Ⅶ：面神经

面神经主要传输起自面神经核的特殊内脏运动纤维至面部表情肌。来自上泌涎核的内脏运动（副交感）纤维和中间神经的内脏运动感觉（味觉）纤维伴行。

图 40.10　面神经核

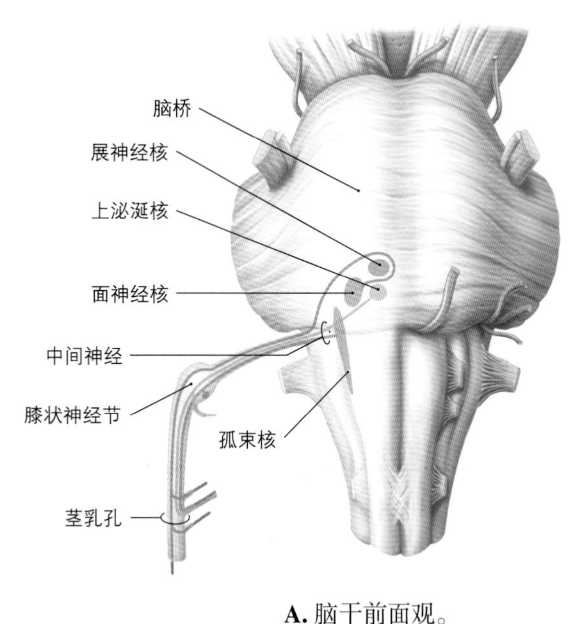
脑桥
展神经核
上泌涎核
面神经核
中间神经
膝状神经节
孤束核
茎乳孔

A. 脑干前面观。

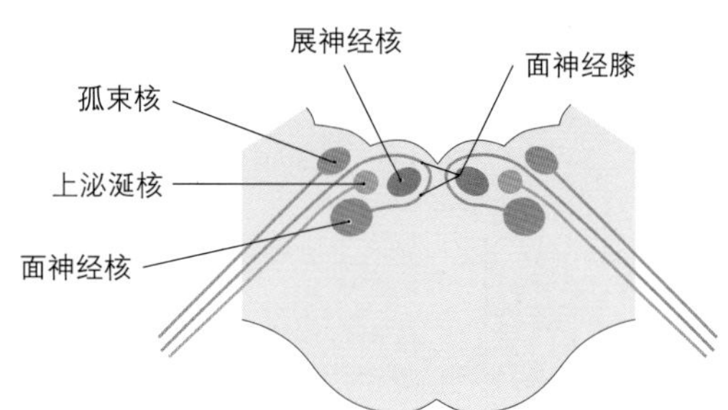
展神经核
面神经膝
孤束核
上泌涎核
面神经核

B. 脑桥横切面，上面观。

图 40.11　面神经分支

右外侧面观。

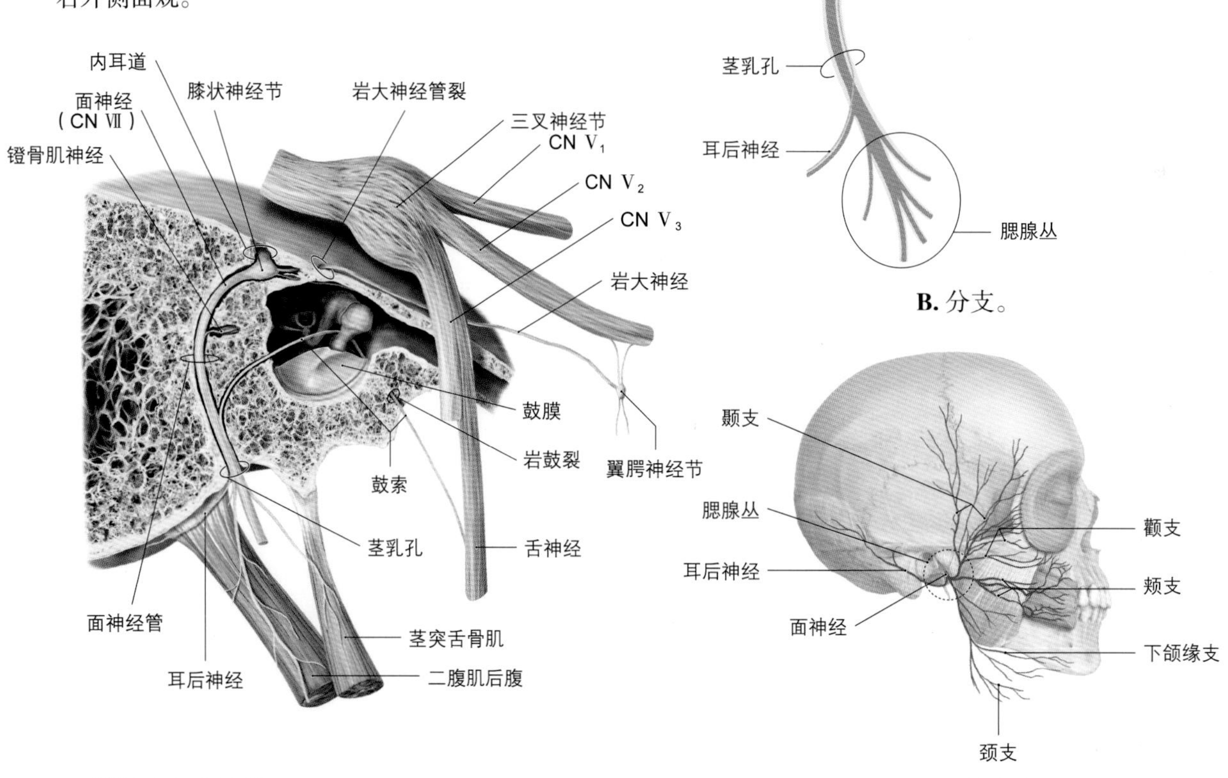
内耳道
膝状神经节
岩大神经
镫骨肌神经
鼓索
茎乳孔
耳后神经
腮腺丛
内耳道
面神经
（CN Ⅶ）
镫骨肌神经
膝状神经节
岩大神经管裂
三叉神经节
CN V_1
CN V_2
CN V_3
岩大神经
鼓膜
岩鼓裂
翼腭神经节
鼓索
茎乳孔
舌神经
面神经管
茎突舌骨肌
耳后神经
二腹肌后腹
颞支
腮腺丛
耳后神经
面神经
颧支
颊支
下颌缘支
颈支

B. 分支。

A. 颞骨中的面神经。

C. 腮腺丛。

表 40.5 面神经（CN Ⅶ）

行程	纤维	神经核	功能	神经损伤的影响
发自脑桥和橄榄之间的桥小脑角，穿过内耳道进入颞骨（岩部），分支为： • 岩大神经 • 镫骨肌神经 • 鼓索 部分特殊内脏感觉纤维穿茎乳孔至颅底，形成腮腺丛	特殊内脏感觉	面神经核	支配： • 面部表情肌 • 茎突舌骨肌 • 二腹肌（后腹） • 镫骨肌	周围面神经损伤：患侧表情肌瘫痪 相关的影响可涉及味觉消失、流泪、唾液分泌过多和听觉过敏等
	内脏运动（副交感）*	上泌涎核	在翼腭神经节或下颌下神经节换元 支配： • 泪腺 • 鼻黏膜，硬、软腭的小腺体 • 舌下腺 • 下颌下腺 • 舌的小唾液腺（舌背）	
	特殊内脏感觉 *	孤束核	自膝状神经节的外围纤维形成鼓索（舌的味觉纤维）	
	躯体感觉	起自耳郭，外耳道皮肤，鼓膜外表面的感觉纤维经 CN Ⅶ至三叉神经的本体感觉核		

注：* 形成中间神经，汇聚了来自面神经核的内脏运动纤维。

图 40.12 面神经的行程

右外侧面观，此图显示表 40.5 中所有纤维类型的分布，蓝色显示内脏传出副交感纤维，绿色显示内脏传入（味觉）纤维。黑色是交感神经节后纤维。

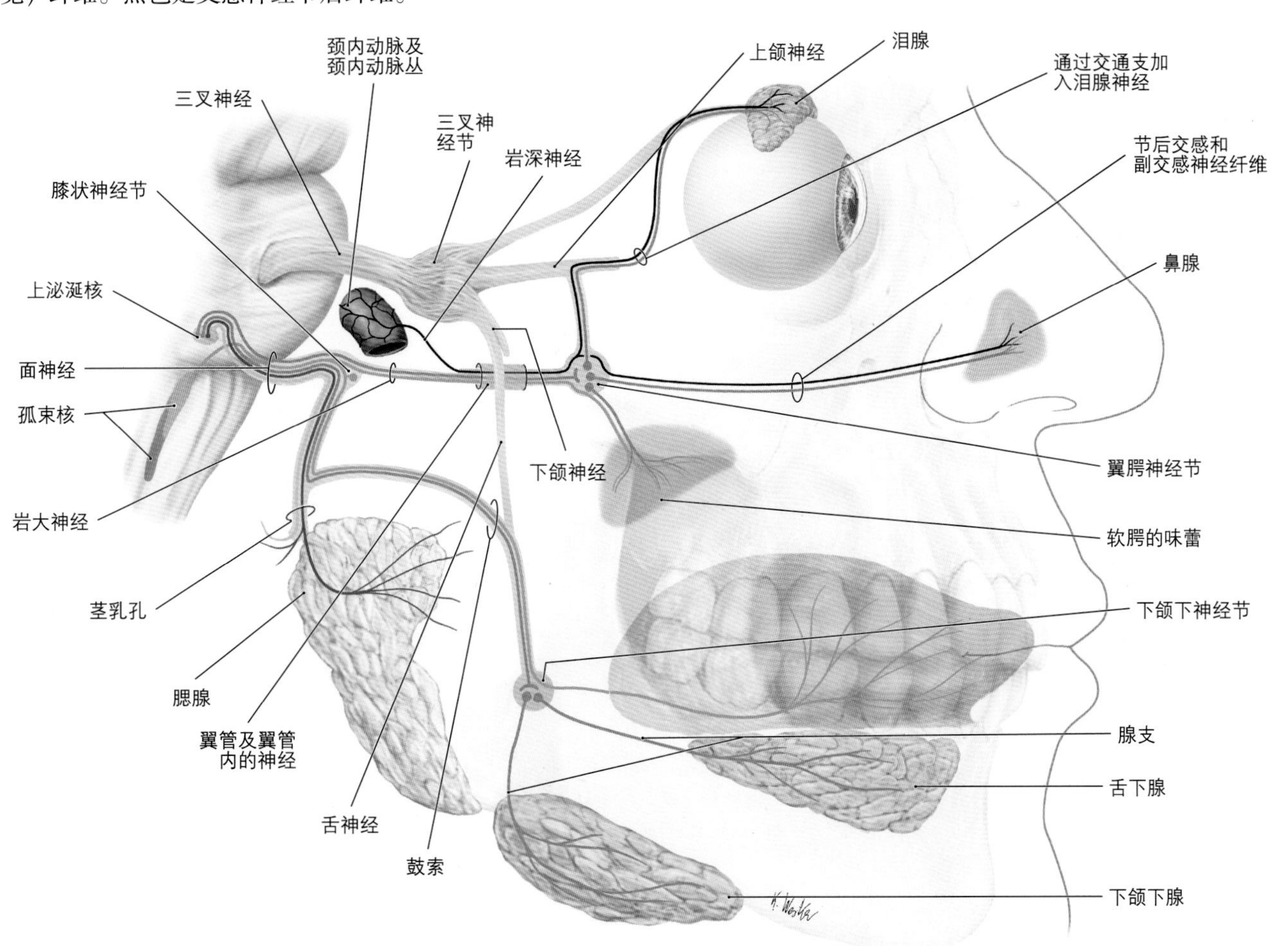
颈内动脉及
颈内动脉丛
三叉神经
三叉神经节
岩深神经
上颌神经
泪腺
通过交通支加入泪腺神经
节后交感和副交感神经纤维
膝状神经节
鼻腺
上泌涎核
面神经
孤束核
下颌神经
翼腭神经节
岩大神经
软腭的味蕾
茎乳孔
下颌下神经节
腮腺
翼管及翼管内的神经
腺支
舌下腺
舌神经
鼓索
下颌下腺

CN Ⅷ：前庭蜗神经

前庭蜗神经是特殊躯体感觉神经，包含两个神经根。前庭根传递前庭器的冲动，蜗神经根传递听觉器官的冲动。

图 40.13　前庭蜗神经：前庭部

图 40.14　前庭蜗神经：蜗部

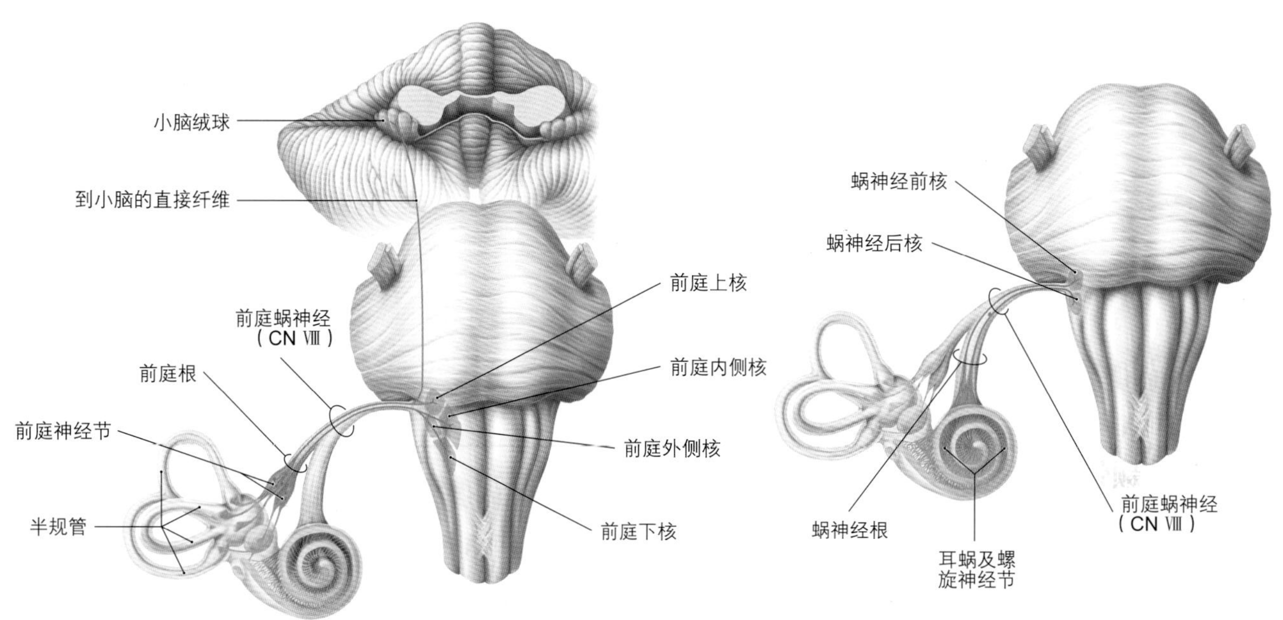
小脑绒球
到小脑的直接纤维
前庭蜗神经
（CN Ⅷ）
前庭根
前庭神经节
半规管
前庭上核
前庭内侧核
前庭外侧核
前庭下核
蜗神经前核
蜗神经后核
蜗神经根
耳蜗及螺
旋神经节
前庭蜗神经
（CN Ⅷ）

A. 延髓、脑桥和小脑的前面观。

A. 延髓和脑桥的前面观。

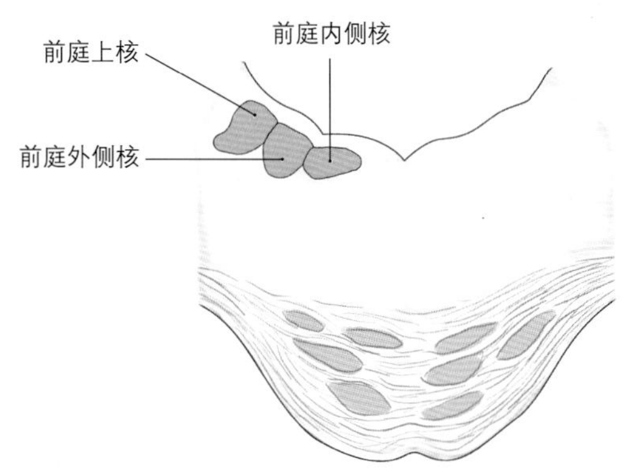
前庭上核
前庭内侧核
前庭外侧核

B. 延髓上部横切面。

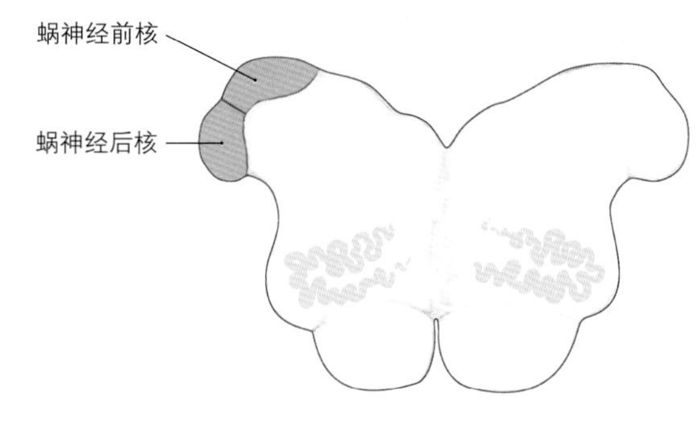
蜗神经前核
蜗神经后核

B. 延髓上部横切面。

表 40.6　前庭蜗神经（CN Ⅷ）

分部	行程	纤维	神经核	功能	神经损伤的影响
前庭部	经内耳道穿过内耳至小脑脑桥角进入大脑	特殊躯体感觉	起自半规管、球囊和椭圆囊的周围突至前庭神经节，然后至4个前庭神经核	上、外侧、内侧和下前庭神经核	头晕
蜗部			前、后蜗核	起自内耳螺旋器毛细胞的周围突穿螺旋神经节，然后至2个蜗核	听力丧失

图 40.15 前庭和蜗（螺旋）神经节

注意：前庭神经根和蜗神经根在颞骨岩部仍然是分开的结构。

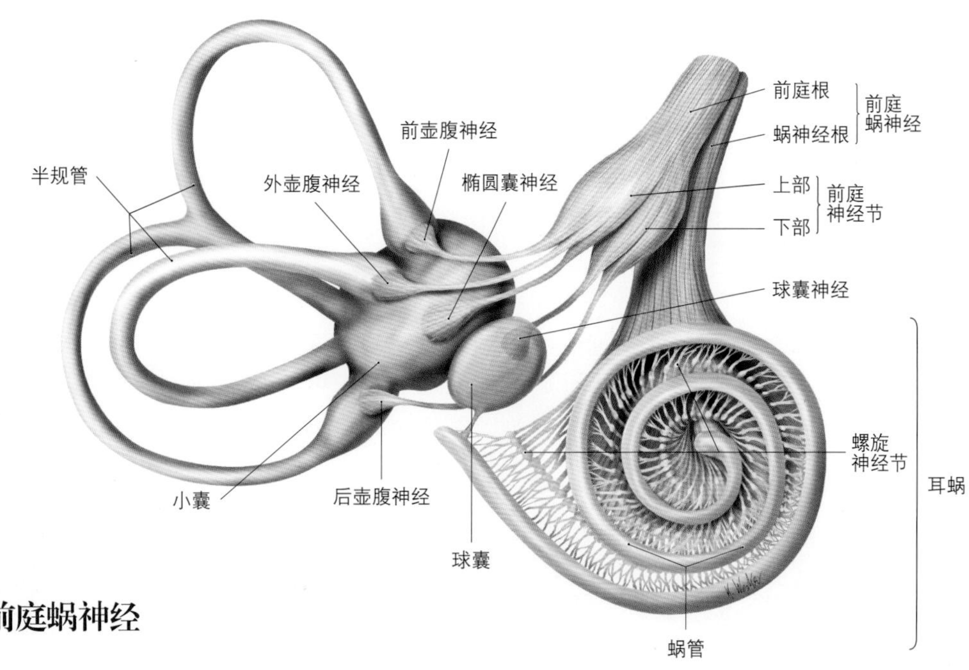
前庭根
蜗神经根
前庭蜗神经
前壶腹神经
半规管
外壶腹神经
椭圆囊神经
上部
下部
前庭神经节
球囊神经
螺旋神经节
耳蜗
小囊
后壶腹神经
球囊
蜗管

图 40.16 颞骨中的前庭蜗神经

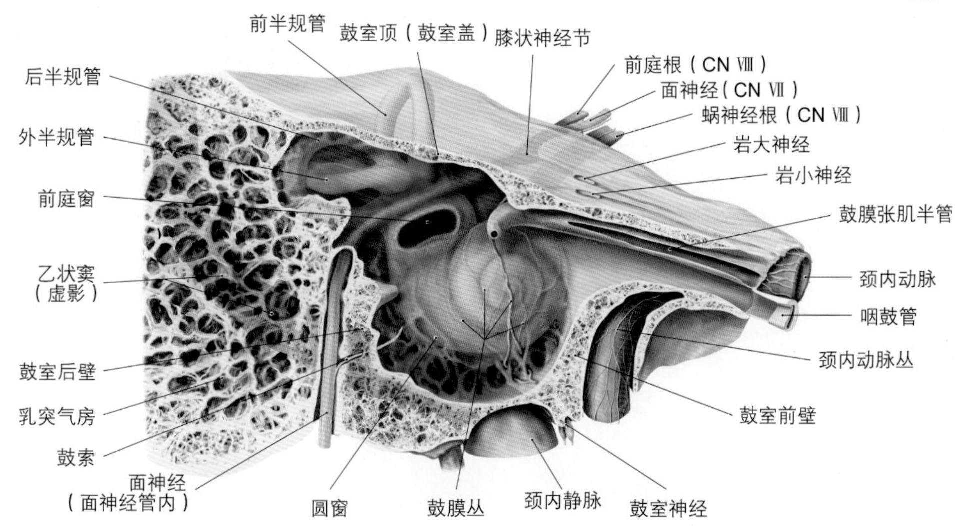
前半规管
鼓室顶（鼓室盖）
膝状神经节
后半规管
前庭根（CN Ⅷ）
面神经（CN Ⅶ）
蜗神经根（CN Ⅷ）
外半规管
岩大神经
岩小神经
前庭窗
鼓膜张肌半管
乙状窦（虚影）
颈内动脉
咽鼓管
颈内动脉丛
鼓室后壁
乳突气房
鼓室前壁
鼓索
面神经（面神经管内）
圆窗
鼓膜丛
颈内静脉
鼓室神经

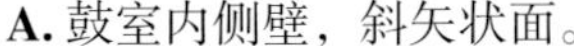
A. 鼓室内侧壁，斜矢状面。

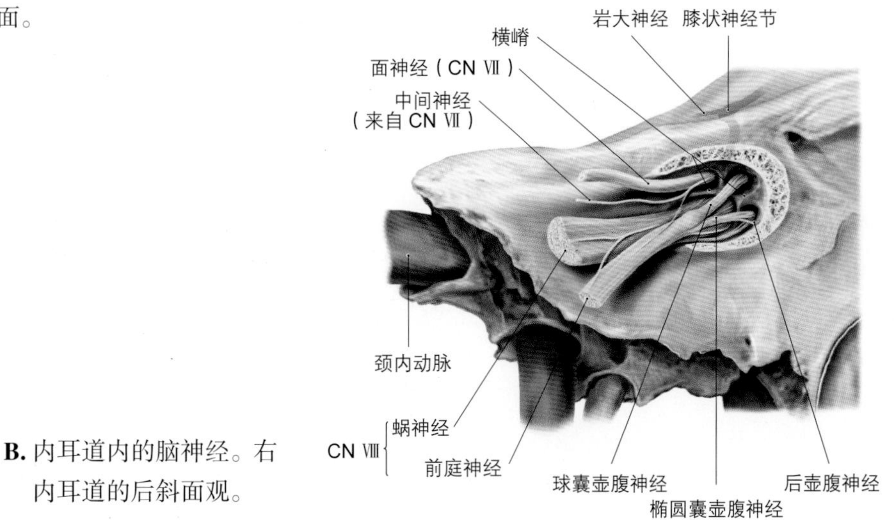
岩大神经
膝状神经节
横嵴
面神经（CN Ⅶ）
中间神经（来自 CN Ⅶ）
颈内动脉
CN Ⅷ
蜗神经
前庭神经
球囊壶腹神经
椭圆囊壶腹神经
后壶腹神经

B. 内耳道内的脑神经。右内耳道的后斜面观。

CN Ⅸ：舌咽神经

图 40.17 舌咽神经核

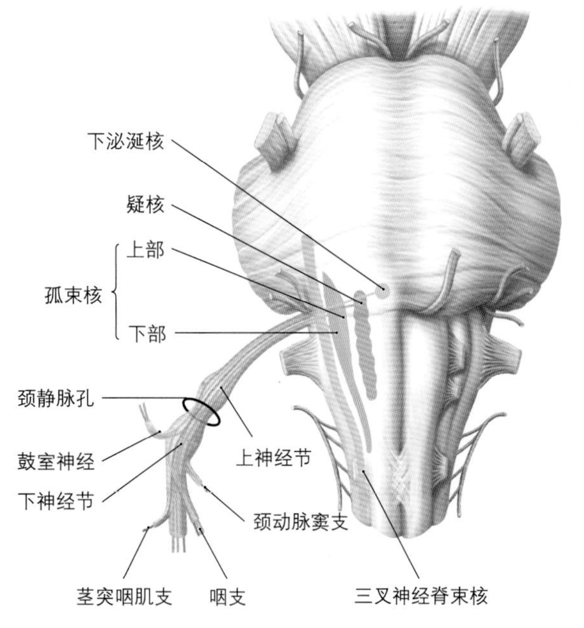
下泌涎核
疑核
孤束核
上部
下部
颈静脉孔
鼓室神经
下神经节
上神经节
颈动脉窦支
茎突咽肌支
咽支
三叉神经脊束核

A. 延髓前面观。

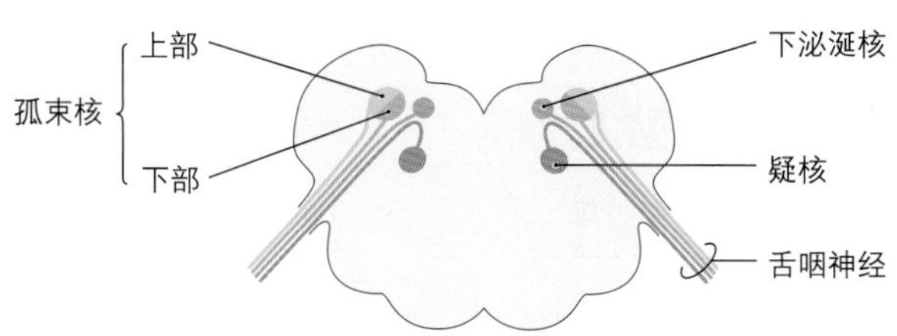
孤束核
上部
下部
下泌涎核
疑核
舌咽神经

B. 延髓横切面，上面观。没有显示三叉神经核。

图 40.18 舌咽神经行程

左侧面观。注意：来自迷走神经（CN Ⅹ）的纤维与来自舌咽神经的纤维结合形成咽丛并分布于颈动脉窦。

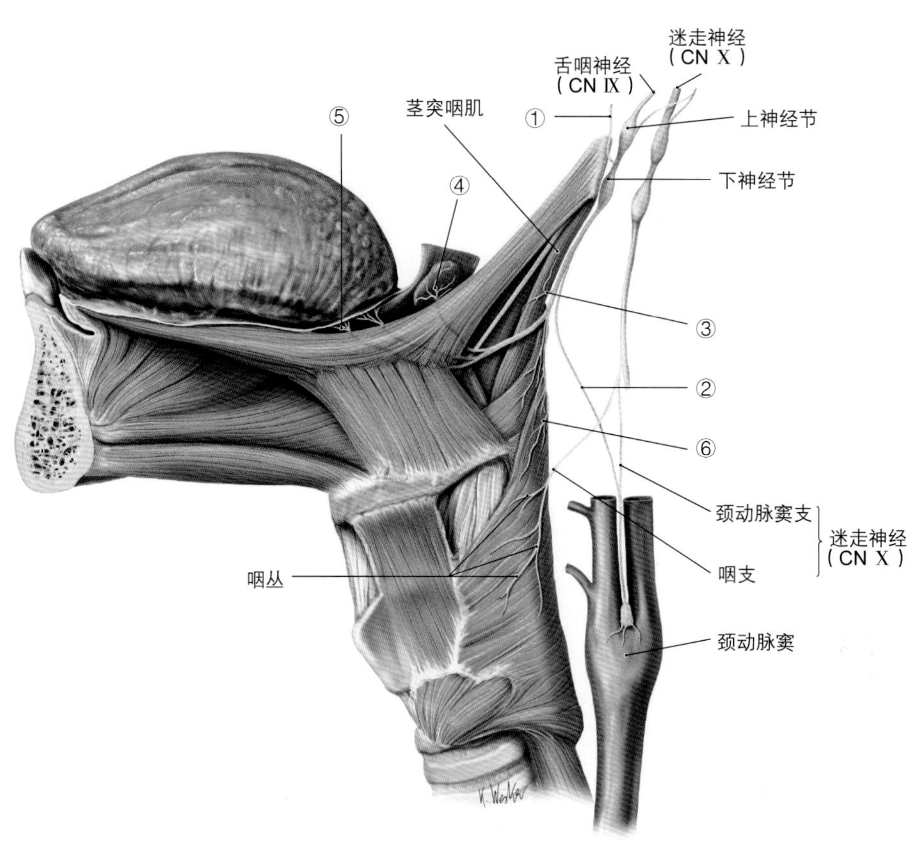
迷走神经（CN Ⅹ）
舌咽神经（CN Ⅸ）
⑤
茎突咽肌
①
上神经节
下神经节
④
③
②
⑥
颈动脉窦支
咽支
迷走神经（CN Ⅹ）
咽丛
颈动脉窦

表 40.7	舌咽神经的分支
①	鼓室神经
②	颈动脉窦支
③	茎突咽肌支
④	扁桃体支
⑤	舌支
⑥	咽支

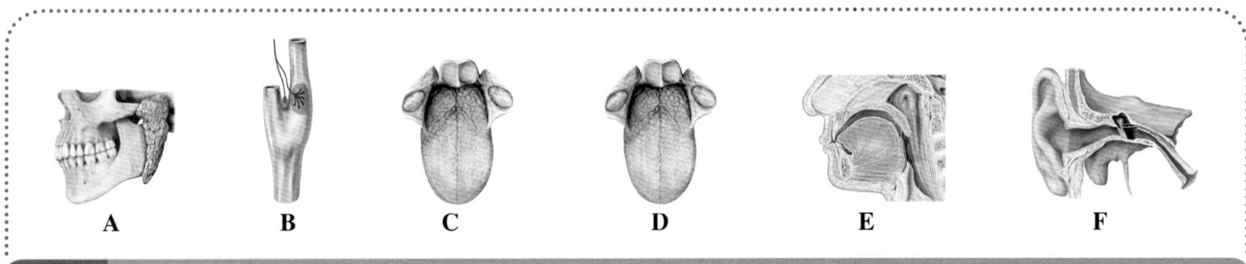
A
B
C
D
E
F

表 40.8 舌咽神经（CN Ⅸ）

行程	纤维	神经核	功能	神经损伤的影响
发自延髓，经颈静脉孔出颅	内脏运动（副交感）	下泌涎核	副交感节前纤维至耳神经节；节后纤维分布至： • 腮腺（图 A） • 颊腺 • 唇腺	单独的 CN Ⅸ损伤少见。常伴随 CN Ⅹ和 CN Ⅺ（脑部）损伤，因为三者同出颈静脉孔，容易在颅底骨折时发生
	特殊内脏运动（鳃弓）	疑核	支配： • 咽缩肌（咽支加入迷走神经形成咽丛） • 茎突咽肌	
	内脏感觉	孤束核（下部）	接收以下感觉信息： • 颈动脉的化学感受器（图 B） • 颈动脉窦内的压力感受器	
	特殊内脏感觉	孤束核（上部）	接收来自舌后 1/3 的感觉（通过下神经节）（图 C）	
	躯体感觉	三叉神经脊束核	颅内的上神经节或颅外下神经节的周围突来自： • 舌、软腭、咽黏膜和扁桃体（图 D、图 E） • 鼓室黏膜、鼓膜内面、咽鼓管（鼓室丛）（图 F） • 外耳和外耳道的皮肤（与迷走神经混合）	

图 40.19　鼓室中的舌咽神经

左前外侧面观。鼓室神经包含进入耳神经节的内脏运动（突触前副交感）纤维，也包含鼓室和咽鼓管的躯体感觉纤维。与来自颈动脉丛的交感神经纤维（经颈鼓神经）混合形成鼓室丛。

图 40.20　CN Ⅸ的内脏运动（副交感）纤维

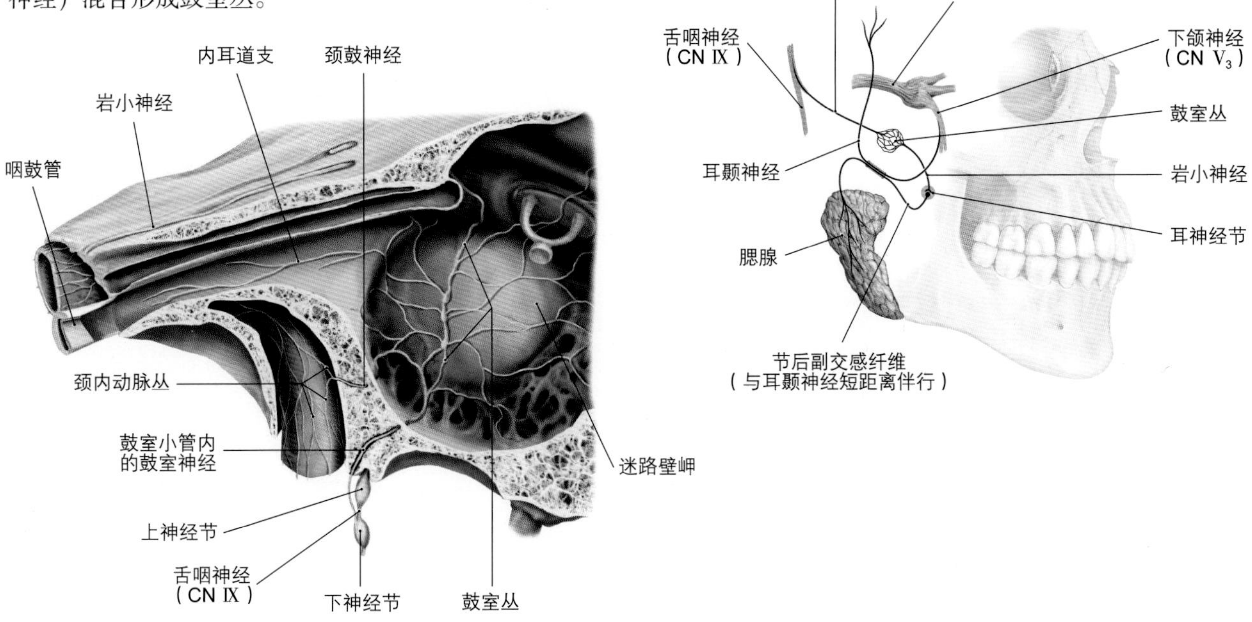
内耳道支
颈鼓神经
岩小神经
咽鼓管
颈内动脉丛
鼓室小管内的鼓室神经
上神经节
舌咽神经（CN Ⅸ）
下神经节
鼓室丛
迷路壁岬
鼓室神经
三叉神经（CN Ⅴ）
舌咽神经（CN Ⅸ）
下颌神经（CN V_3）
鼓室丛
耳颞神经
岩小神经
耳神经节
腮腺
节后副交感纤维（与耳颞神经短距离伴行）

CN Ⅹ：迷走神经

图 40.21　迷走神经核

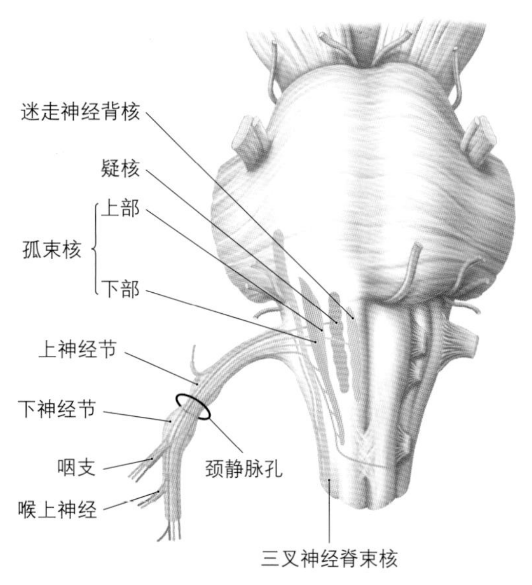
迷走神经背核
疑核
上部
孤束核
下部
上神经节
下神经节
咽支
颈静脉孔
喉上神经
三叉神经脊束核

A. 延髓前面观。

上部
孤束核
下部
迷走神经背核
三叉神经脊束核
疑核
橄榄核

B. 延髓横切面，上面观。

表 40.9　迷走神经（CN Ⅹ）

行程	纤维	神经核	功能	神经损伤的影响
发自延髓，经颈静脉孔出颅，CN Ⅹ是分布最广泛的脑神经，包括颅、颈、胸（见第87页）和腹部（见第215页）	特殊内脏运动（腮弓源性）	疑核	支配： • 咽肌（与CN Ⅸ一起经咽丛） • 软腭肌 • 喉肌（喉上神经支配环甲肌，喉下神经支配其余喉肌）	喉返神经以内脏运动纤维支配唯一外展声带的肌环杓后肌。单侧神经损伤致声音嘶哑，双侧神经损伤致呼吸窘迫（呼吸困难）
	内脏运动（副交感）	迷走神经背核	在椎前节或壁内节换神经元 支配以下脏器的平滑肌和腺体： • 胸腔脏器（图A） • 腹腔脏器（图A）	
	躯体感觉	三叉神经脊束核	上（颈）神经节接收的外周纤维来自： • 颅后窝的硬脑膜（图C） • 耳（图D）和外耳道（图E）的皮肤	
	特殊内脏感觉	孤束核（上部）	下结节神经节接收的外周纤维来自： • 会厌和舌根部的味蕾（图F）	
	内脏感觉	孤束核（下部）	下神经节接收的外周纤维来自： • 咽下部与食管交界处黏膜（图G） • 声带之上（喉上神经）和之下（喉下神经）的喉黏膜（图G） • 主动脉弓的压力感受器（图B） • 主动脉旁的化学感受器（图B） • 胸腔和腹腔脏器（图A）	

A　B　C　D　E　F　G

图 40.22 迷走神经行程

迷走神经在颈部发出 4 条主要分支。喉返神经终支为喉下神经。注意：左喉返神经勾绕主动脉弓，右喉返神经勾绕锁骨下动脉。

表 40.10	迷走神经的颈部分支
①	咽支
②	喉上神经
③R	右喉返神经
③L	左喉返神经
④	颈心支

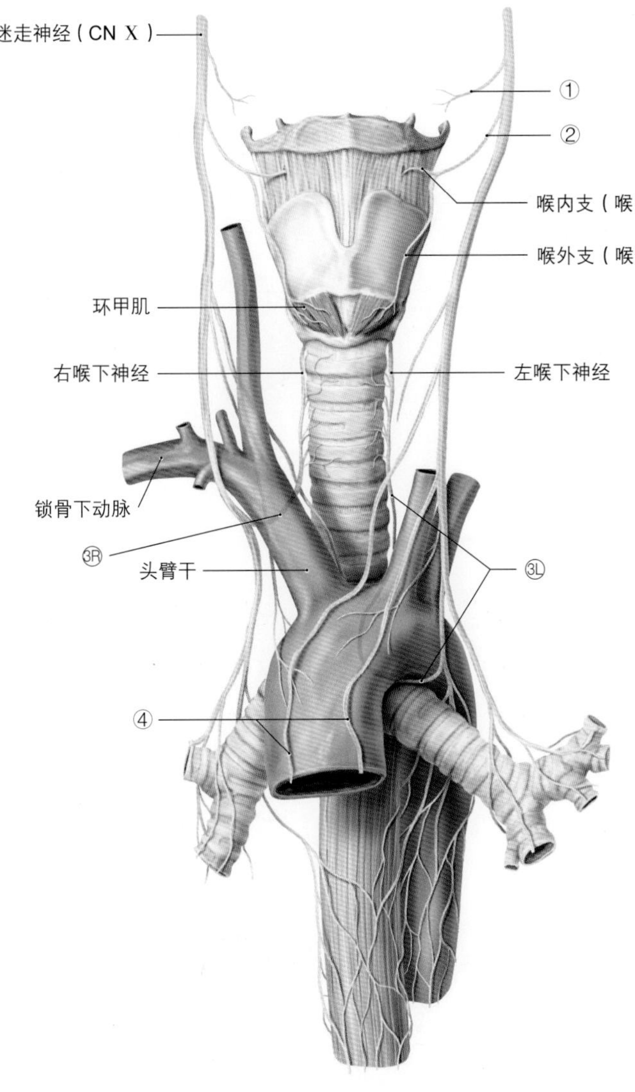
迷走神经（CN X）
①
②
喉内支（喉内神经）
喉外支（喉外神经）
环甲肌
右喉下神经
左喉下神经
锁骨下动脉
③R
头臂干
③L
④

A. 迷走神经的颈部分支，前面观。

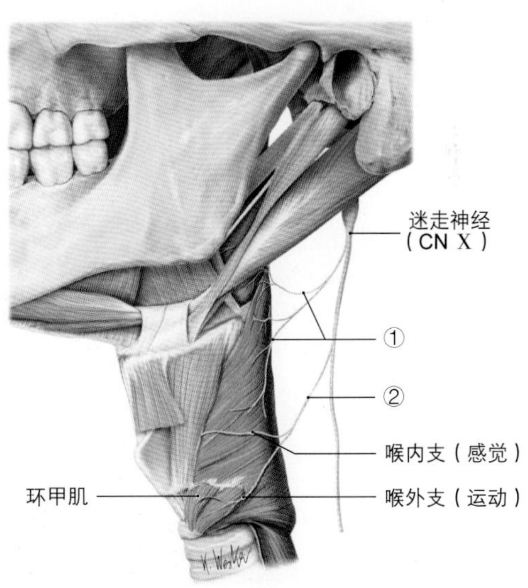
迷走神经（CN X）
①
②
喉内支（感觉）
环甲肌
喉外支（运动）

B. 咽喉肌的神经支配，左外侧面观。

CN XI和XII：副神经和舌下神经

传统认为的副神经（CN XI）“脑根”现在被认为是迷走神经（CN X）的一部分，在分布至肌之前与脊髓根一起走行一小段距离。脑根随迷走神经分布，脊髓根延续为副神经的一部分。

图 40.23 副神经

去除小脑的后面观。注意：为说明神经支配，右图显示肌。

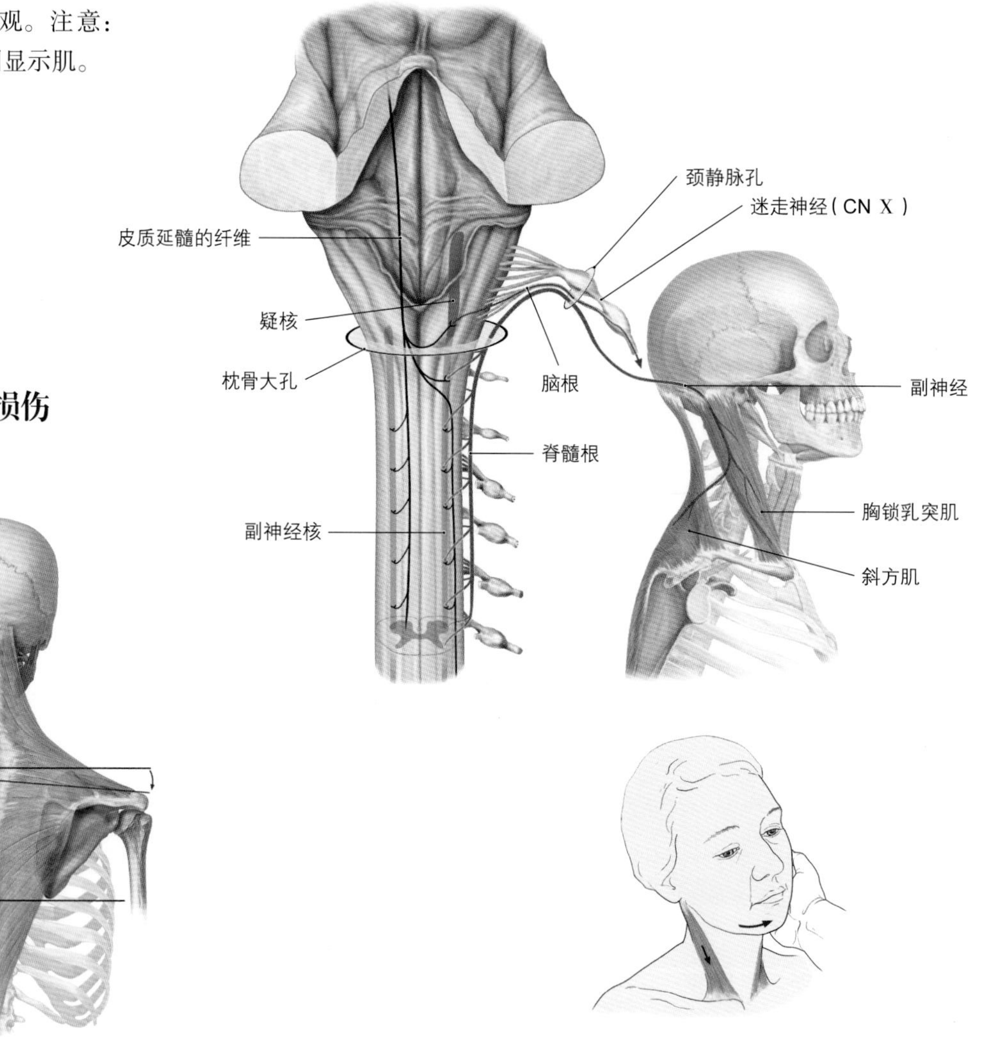
颈静脉孔
迷走神经（CN X）
皮质延髓的纤维
疑核
枕骨大孔
脑根
副神经
脊髓根
胸锁乳突肌
副神经核
斜方肌

图 40.24 副神经损伤

右侧副神经损伤。

A. 斜方肌瘫痪，后面观。见表 40.11 的相关临床知识。

B. 胸锁乳突肌瘫痪，右前外侧观。见表 40.11 的相关临床知识。

表 40.11 副神经（CN XI）

行程	纤维	神经核	功能	神经损伤的影响
脊髓根发自脊髓（C_1~C_5/C_6 节段），上行，经枕骨大孔入颅，加入来自延髓的脑根。两个根均经颈静脉孔出颅。在颈静脉孔内，脑根的纤维加入迷走神经（内支）。脊髓部以外支下行至项部	特殊内脏运动	疑核（尾部）	加入 CN X，与喉返神经一起分布 支配： • 全部喉肌（除环甲肌外）	斜方肌瘫痪：患侧肩下垂和抬上肢至水平位困难。这种瘫痪常涉及颈部手术（如淋巴结活检）。副神经损伤不会导致斜方肌的完全瘫痪（该肌同时受 C_3 和 C_4/C_5 节段支配） 胸锁乳突肌瘫痪：斜颈（颈部僵硬，如转头困难）。单侧损伤引起软瘫（该肌只有副神经支配）。双侧损伤致保持头直立困难
	躯体运动	副神经核脊髓根	形成副神经的外支 支配： • 斜方肌 • 胸锁乳突肌	

注：*CN XI脑神经纤维的最新资料见本页顶部文字和表 40.2。

图 40.25 舌下神经

去除小脑的脑干后面观。注意：C_1 支配甲状舌骨肌、颏舌骨肌，与舌下神经一起走行。

图 40.26 舌下神经核

注意：舌下神经核受对侧皮质核束支配。

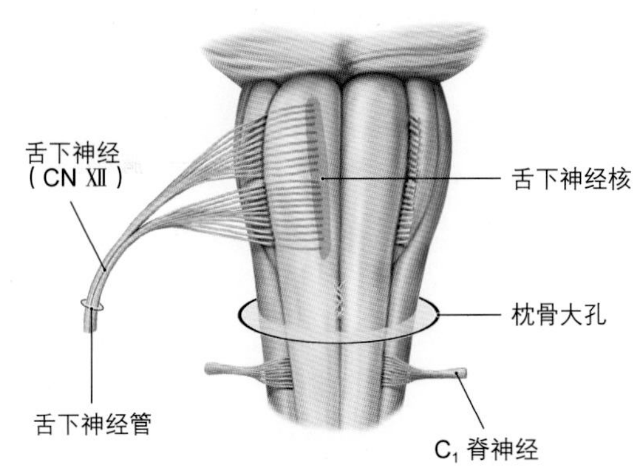
舌下神经
（CN Ⅻ）
舌下神经核
枕骨大孔
舌下神经管
C1 脊神经

A. 前面观。

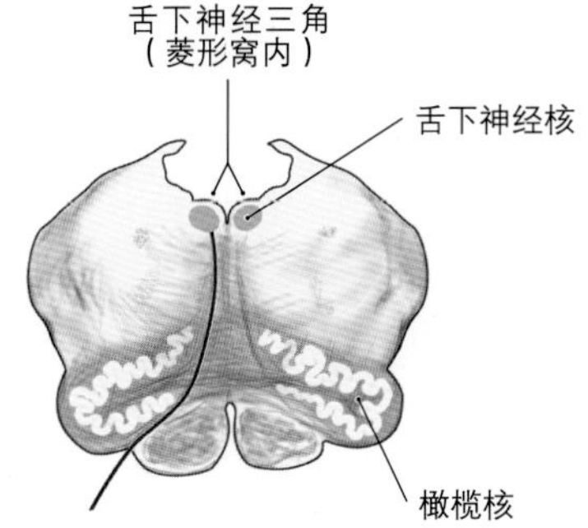
舌下神经三角
（菱形窝内）
舌下神经核
橄榄核

B. 延髓水平横切面。

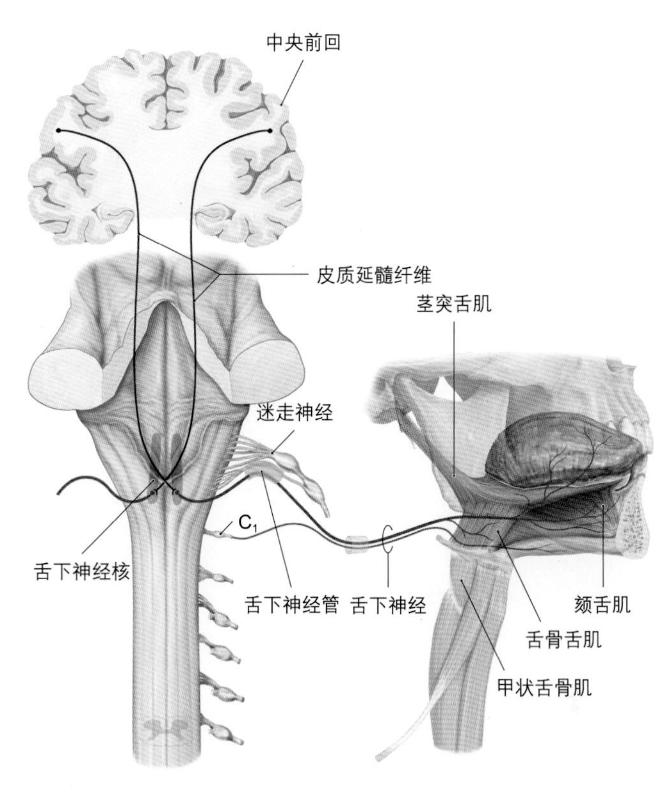
中央前回
皮质延髓纤维
茎突舌肌
迷走神经
C1
舌下神经核
舌下神经管
舌下神经
颏舌肌
舌骨舌肌
甲状舌骨肌

图 40.27 舌下神经损伤

上面观。见下表 40.12 的相关临床科知识。

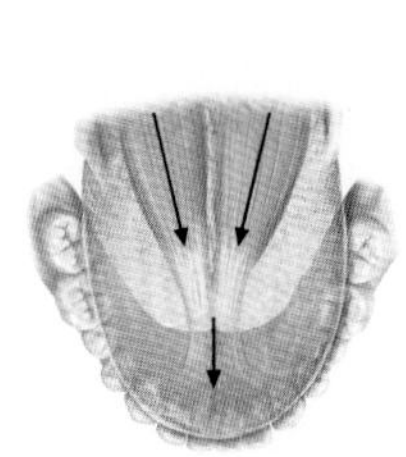

A. 正常颏舌肌。

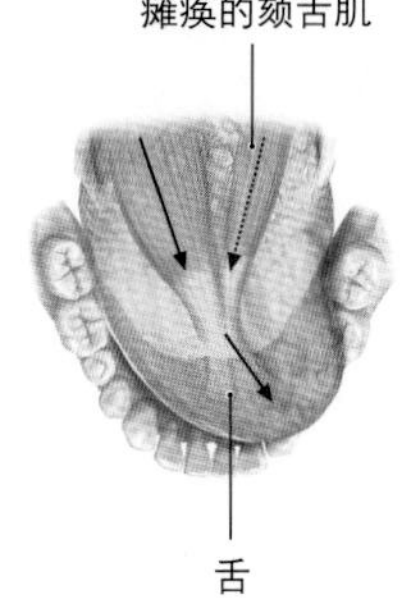
瘫痪的颏舌肌
舌

B. 单侧核或周围神经损伤。

表 40.12 舌下神经（CN Ⅻ）

行程	纤维	神经核	功能	神经损伤的影响
发自延髓，穿舌下神经管出颅，在迷走神经外侧下行。CN Ⅻ在舌骨上进入舌根部	躯体运动	舌下神经核	支配： • 舌内外肌(除腭舌肌，由 CN Ⅹ支配)	舌下神经中枢（核上）瘫：舌偏向健侧 神经核或周围瘫：舌偏向患侧（因健侧肌肉的优势） 软瘫：双侧核损伤，舌不能伸出

自主神经分布

图 40.28 副交感神经系统（脑部）：概述

脑干中有四对副交感神经核。这些核的内脏运动纤维走行在下列脑神经内。

- 动眼神经副核（Edinger–Westphal）：动眼神经（CN Ⅲ）。
- 上泌涎核：面神经（CN Ⅶ）。
- 下泌涎核：舌咽神经（CN Ⅸ）。
- 迷走神经背核：迷走神经（CN Ⅹ）。

节前副交感纤维通常走行在多条脑神经中至其支配器官。迷走神经支配全部胸腔脏器和结肠左曲以上的腹腔脏器。

注意：头部的交感神经纤维与动脉伴行至靶器官。

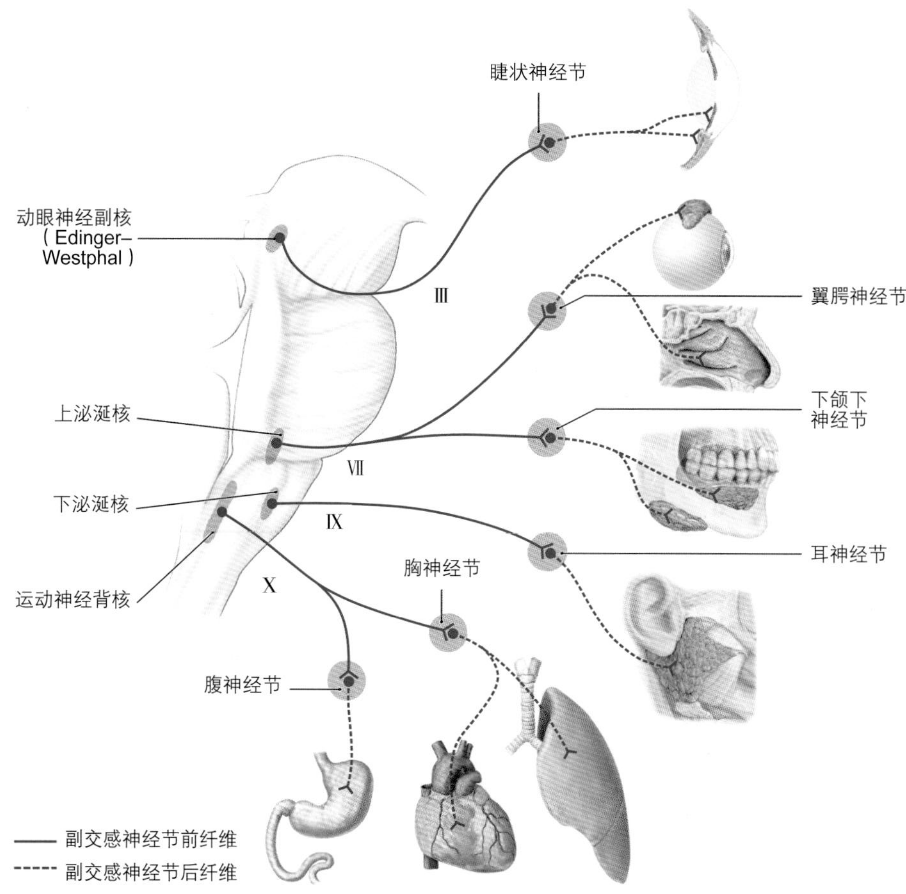
睫状神经节
动眼神经副核
(Edinger–
Westphal)
Ⅲ
翼腭神经节
上泌涎核
下颌下
神经节
Ⅶ
下泌涎核
Ⅸ
耳神经节
胸神经节
运动神经背核
Ⅹ
腹神经节
副交感神经节前纤维
副交感神经节后纤维

表 40.13 头部的副交感神经节

核	节前纤维路径	神经节	节后纤维	支配器官
动眼神经副核	动眼神经（CN Ⅲ）	睫状神经节	睫状短神经（CN V_1）	睫状肌（调节）、瞳孔括约肌（瞳孔缩小）
上泌涎核	中间神经（CN Ⅶ 根）→岩大神经→翼腭管神经	翼腭神经节	• 上颌神经（CN V_2）→颧神经→交通支→泪腺神经（CN V_1） • 眶支 • 后上鼻支 • 鼻腭神经 • 腭大、小神经丛	• 泪腺 • 鼻腔和鼻旁窦的腺体 • 牙龈的腺体 • 硬、软腭的腺体 • 咽部的腺体
	中间神经（CN Ⅶ 根）→鼓索→舌神经（CN V_3）	下颌下神经节	腺支	下颌下腺 舌下腺
下泌涎核	舌咽神经（CN Ⅸ）→鼓室神经→岩小神经	耳神经节	耳颞神经（CN V_3）	腮腺
迷走神经背核	迷走神经（CN Ⅹ）	器官旁节	分布至器官的纤维，没有特殊命名	胸、腹腔脏器

注："→" 即 "延续为"。

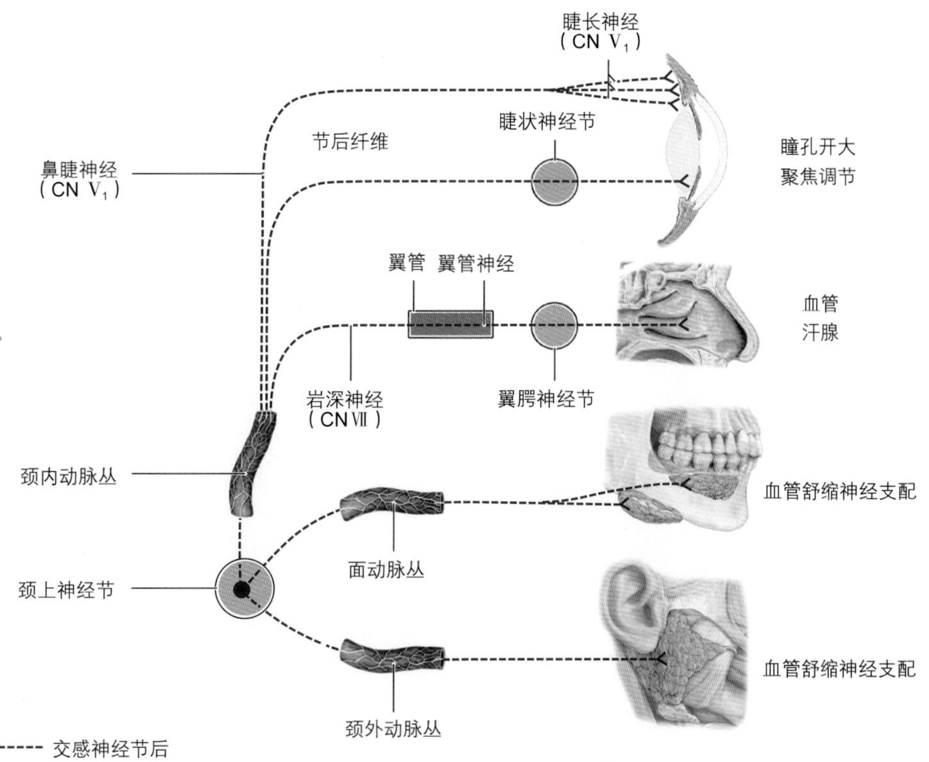
睫长神经
(CN V_1)
节后纤维
睫状神经节
瞳孔开大
聚焦调节
鼻睫神经
(CN V_1)
翼管 翼管神经
血管
汗腺
岩深神经
(CN Ⅶ)
翼腭神经节
颈内动脉丛
血管舒缩神经支配
面动脉丛
颈上神经节
血管舒缩神经支配
颈外动脉丛
----- 交感神经节后

图 40.29 头部交感神经支配

头部交感节前神经元起自脊髓（T_1~L_2）侧角。发出纤维形成交感干上行，在颈上神经节换元。节后神经元与动脉丛伴行。节后纤维形成颈动脉丛（在颈内动脉上）加入鼻睫神经（CN V_1），然后经睫长神经至瞳孔开大肌（瞳孔扩张）；其他节后纤维经睫状神经节（不换神经元）至睫状肌（聚焦调节）。其他颈动脉丛纤维经岩深神经，加入岩大神经（CN Ⅶ），形成翼管神经。该神经至翼腭神经节，经上颌神经分支发出纤维至鼻腔的腺体、上颌窦、硬腭和软腭、牙龈、咽，以及头部的汗腺和血管。

自颈上神经节的节后纤维与面动脉丛伴行穿过下颌下神经节（不换神经元）至下颌下腺和舌下腺。另外一些节后纤维伴脑膜中丛，穿过耳神经节（不换神经元）至腮腺。

表 40.14 头部的交感纤维

核	前纤维路径	神经节	节后纤维	支配器官
脊髓侧角（T_1~L_2）	进入交感干并上行至颈上神经节	颈上神经节	颈内动脉丛→鼻睫神经（CN V_1）→睫长神经（CN V_1）	瞳孔开大肌（瞳孔放大）
			节后纤维→睫状神经节 * →睫短神经	睫状肌（聚焦调节）
			颈内动脉丛→岩深神经 →翼管神经→翼腭神经节 * →上颌神经（CN V_2）	鼻腔的腺体 汗腺 血管
			面动脉丛→下颌下神经节 *	下颌下腺 舌下腺
			颈外动脉丛	腮腺

注：* 穿过不换元；“→”即“延续为”。

第 41 章 颅面部神经、血管

面部神经支配

图 41.1 面部的运动神经支配

左侧面观。面神经（CN Ⅶ）的 5 个分支支配面部表情肌运动。三叉神经下颌支支配咀嚼肌运动。

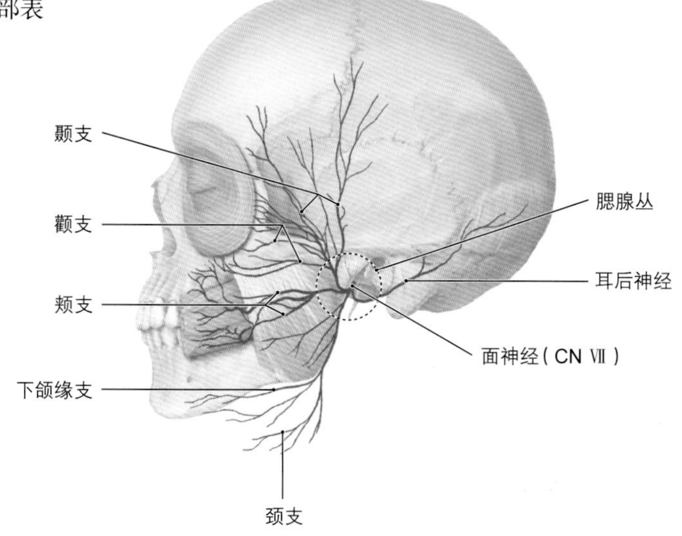
颞支
颧支
颊支
下颌缘支
颈支
腮腺丛
耳后神经
面神经（CN Ⅶ）

A. 面部表情肌的运动神经支配。

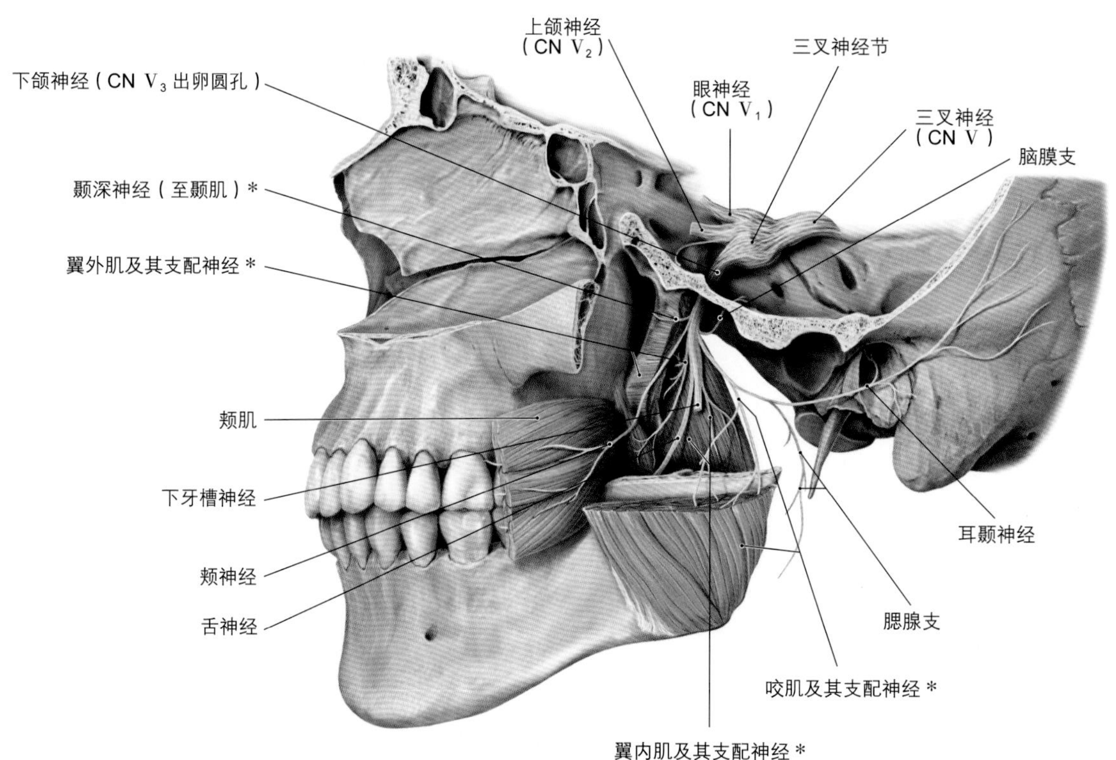
上颌神经（CN V_2）
三叉神经节
下颌神经（CN V_3 出卵圆孔）
眼神经（CN V_1）
三叉神经（CN V）
脑膜支
颞深神经（至颞肌）*
翼外肌及其支配神经 *
颊肌
下牙槽神经
颊神经
舌神经
耳颞神经
腮腺支
咬肌及其支配神经 *
翼内肌及其支配神经 *

B. 咀嚼肌（*）的神经支配。
注：* 表示感觉神经。

图 41.2　面部的感觉神经支配

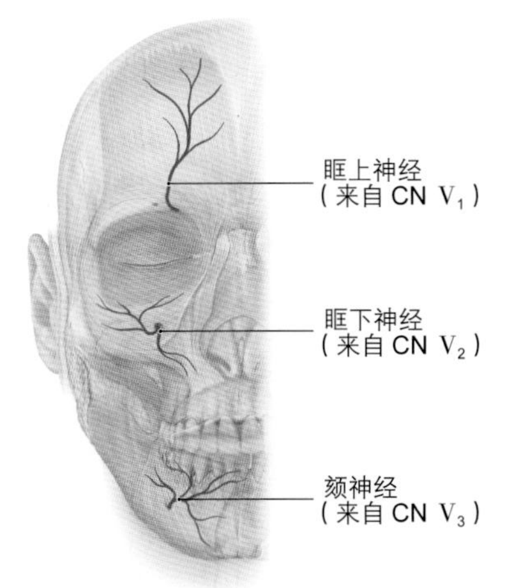

眶上神经
（来自 CN V_1）
眶下神经
（来自 CN V_2）
颏神经
（来自 CN V_3）

A. 三叉神经的感觉分支，前面观。三个分支的感觉支分别穿眶上孔、眶下孔和颏孔发出。

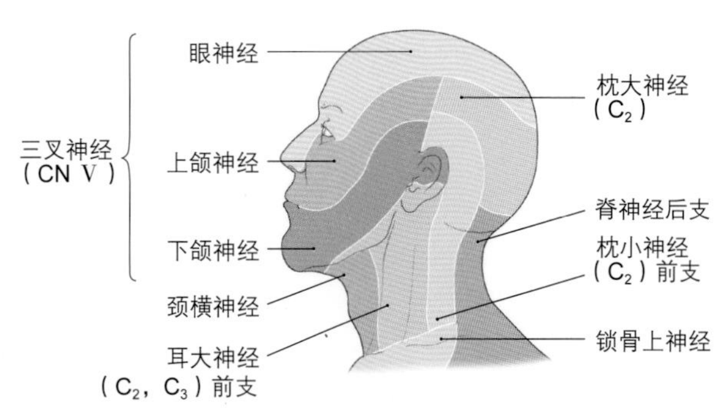

眼神经
三叉神经
（CN V）
上颌神经
下颌神经
颈横神经
耳大神经
（C_2，C_3）前支
枕大神经
（C_2）
脊神经后支
枕小神经
（C_2）前支
锁骨上神经

B. 头颈部皮肤的神经支配，左侧面观。脊神经后支（蓝色）支配枕部和项部（C_2 后支发出枕大神经）。

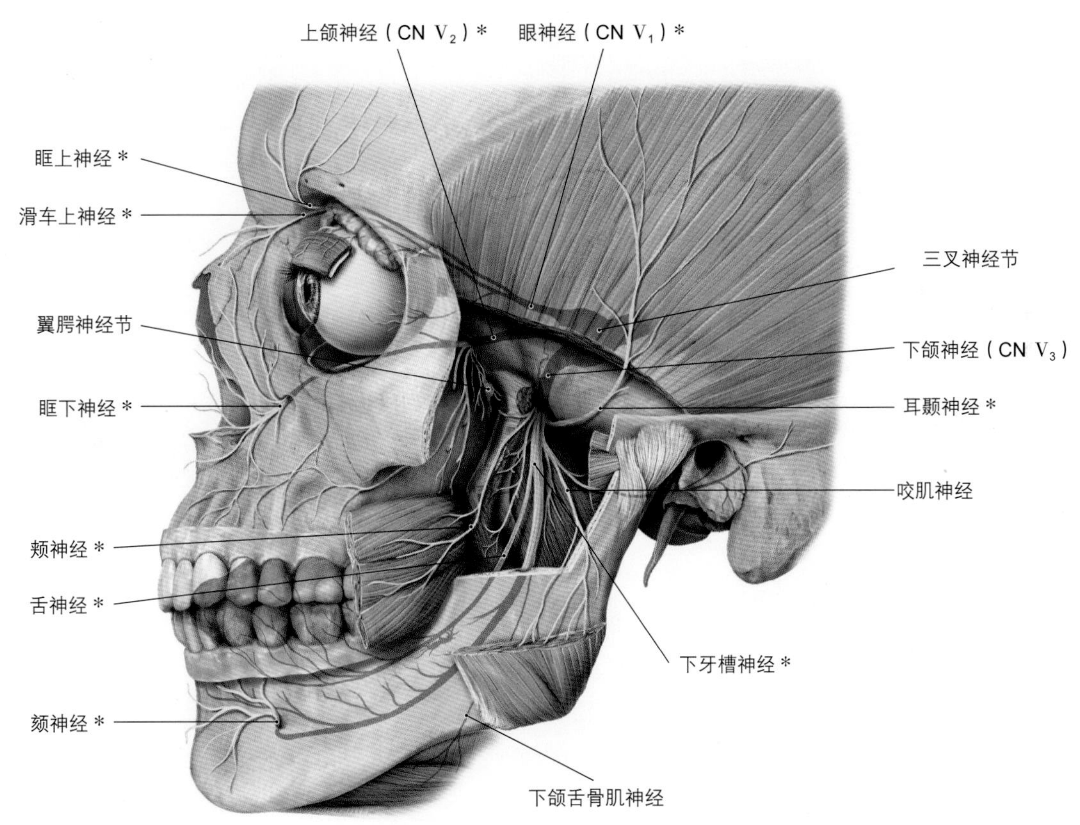

上颌神经（CN V_2）*
眼神经（CN V_1）*
眶上神经 *
滑车上神经 *
翼腭神经节
眶下神经 *
颊神经 *
舌神经 *
颏神经 *
三叉神经节
下颌神经（CN V_3）
耳颞神经 *
咬肌神经
下牙槽神经 *
下颌舌骨肌神经

C. 三叉神经分支，左侧面观。

注：* 表示感觉神经。

头颈部动脉

颈总动脉供应头面部。颈总动脉在颈动脉分叉处分为2支：颈内动脉和颈外动脉。颈内动脉供应大脑（见第688页），通过分支在眶和鼻中隔处与颈外动脉交通。头颈部的结构主要由颈外动脉供应。

图41.3 颈内动脉

左侧面观。颈内动脉最重要的脑外分支是眼动脉，也供应鼻中隔上部（见第620页）和眶（见第608页）。脑的动脉见第688、689页。

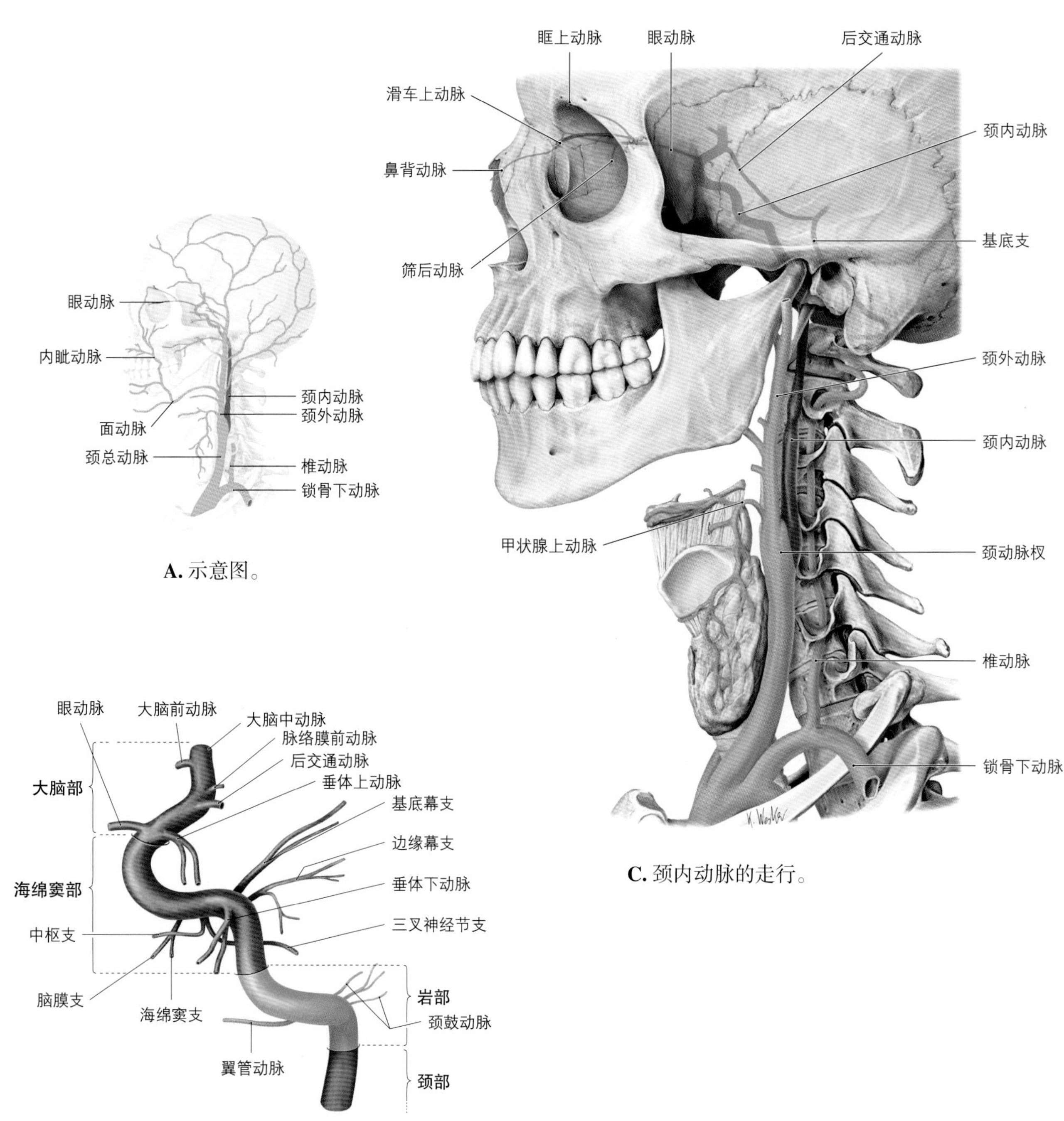
眼动脉
内眦动脉
颈内动脉
颈外动脉
面动脉
颈总动脉
椎动脉
锁骨下动脉
眼动脉
大脑前动脉
大脑中动脉
脉络膜前动脉
后交通动脉
垂体上动脉
基底幕支
边缘幕支
垂体下动脉
三叉神经节支
大脑部
海绵窦部
中枢支
脑膜支
海绵窦支
岩部
颈鼓动脉
翼管动脉
颈部
眶上动脉
眼动脉
后交通动脉
滑车上动脉
鼻背动脉
颈内动脉
基底支
筛后动脉
颈外动脉
颈内动脉
甲状腺上动脉
颈动脉杈
椎动脉
锁骨下动脉

A. 示意图。

B. 颈内动脉分部和分支。

C. 颈内动脉的走行。

临床要点 41.1

颈动脉粥样硬化

颈动脉常受到动脉粥样硬化影响，由于斑块的形成，血管壁逐渐硬化。超声可以检测到动脉的状态。注意：颈动脉没有粥样硬化，不能排除冠心病或其他部位没有动脉粥样硬化。

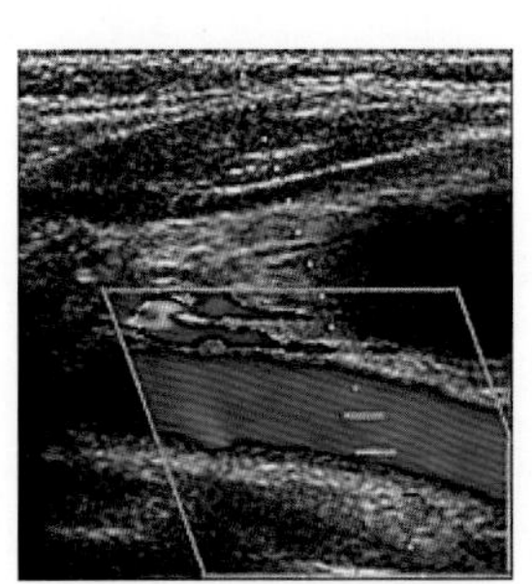

A. 颈总动脉正常血流。

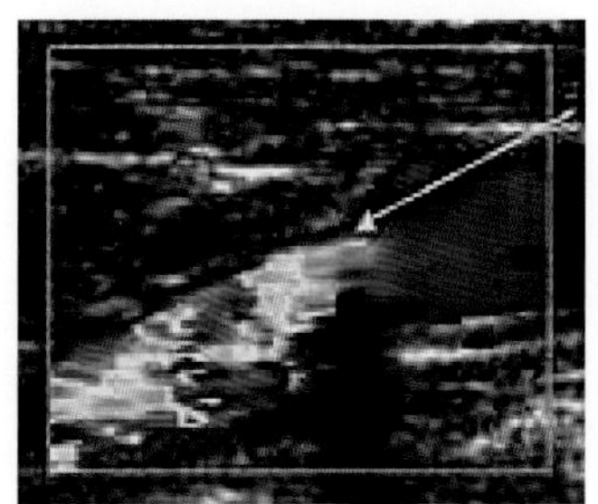

B. 颈动脉球中的钙化斑块。

图 41.4　颈外动脉：概览

左侧面观。

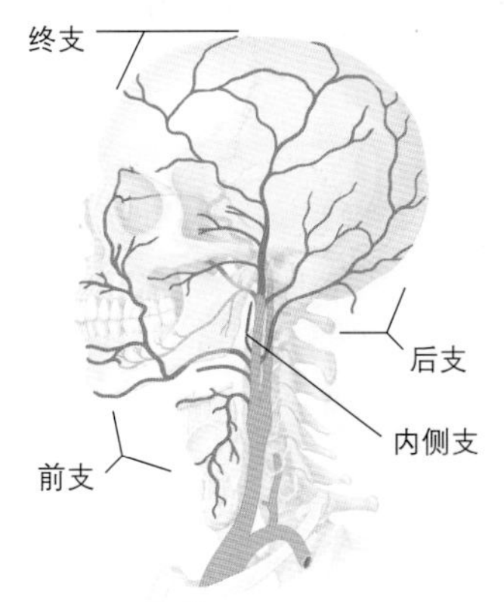

终支
后支
内侧支
前支

A. 颈外动脉示意图。

表 41.1　颈外动脉的分支

分组	动脉
前支（见第 584 页）	甲状腺上动脉
	舌动脉
	面动脉
内侧支（见第 584 页）	咽升动脉
后支（见第 585 页）	枕动脉
	耳后动脉
终支（见第 585 页）	上颌动脉
	颞浅动脉

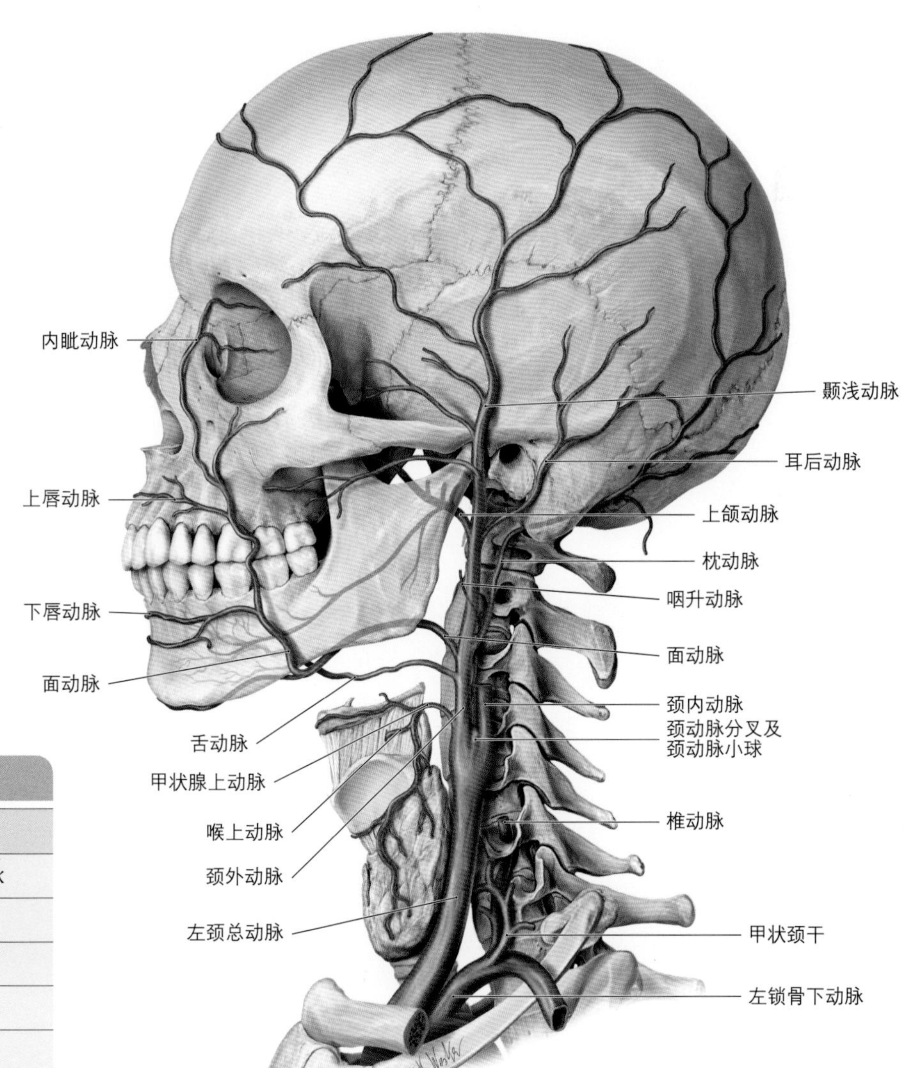

内眦动脉
颞浅动脉
耳后动脉
上唇动脉
上颌动脉
枕动脉
咽升动脉
下唇动脉
面动脉
面动脉
颈内动脉
颈动脉分叉及
颈动脉小球
舌动脉
甲状腺上动脉
喉上动脉
椎动脉
颈外动脉
左颈总动脉
甲状颈干
左锁骨下动脉

B. 颈外动脉走行。

颈外动脉：前支、内侧支和后支

图 41.5 前支和内侧支

左侧面观。前方的动脉供应头面部前部结构，包括眶（见第 606 页）、耳（见第 632 页）、喉（见第 530 页）、咽（见第 654 页）和口腔。注意：内眦动脉与颈内动脉的鼻背动脉吻合（通过眼动脉）。

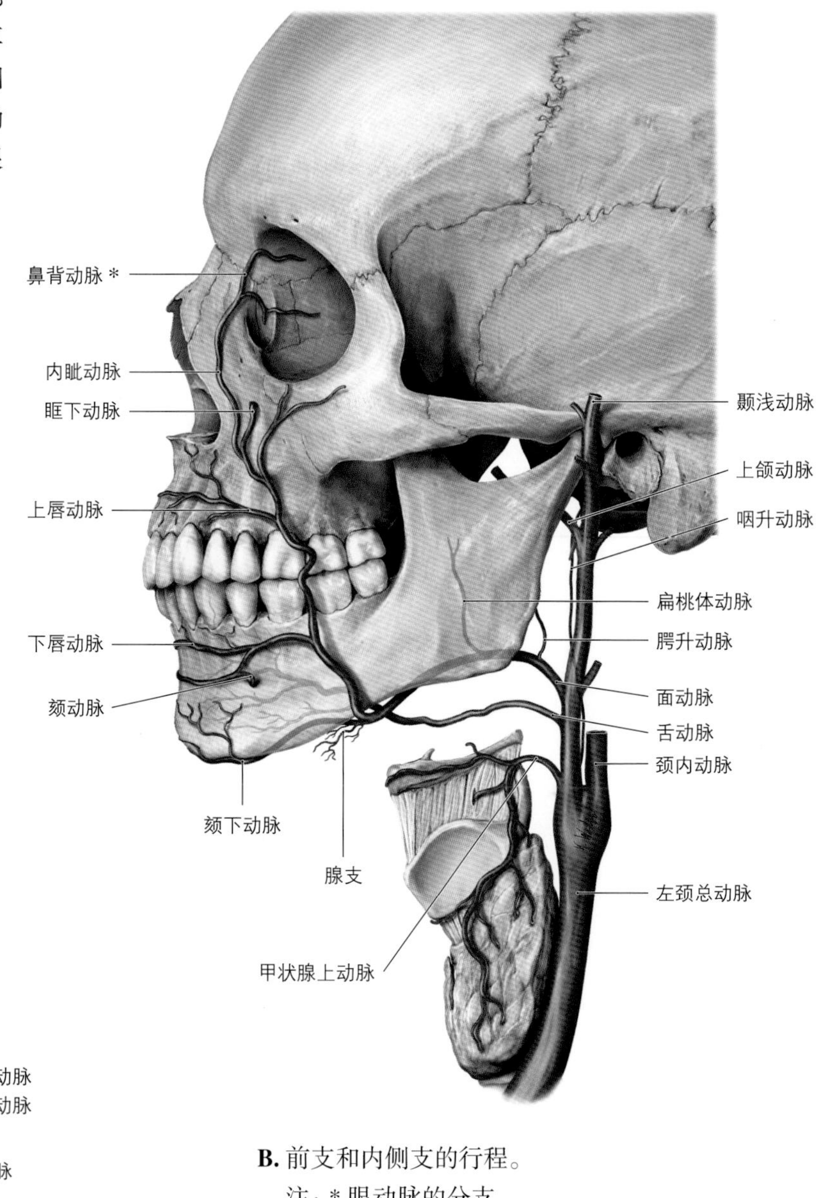
鼻背动脉 *
内眦动脉
眶下动脉
上唇动脉
下唇动脉
颏动脉
颏下动脉
腺支
甲状腺上动脉
颞浅动脉
上颌动脉
咽升动脉
扁桃体动脉
腭升动脉
面动脉
舌动脉
颈内动脉
左颈总动脉

B. 前支和内侧支的行程。
注：* 眼动脉的分支。

眼动脉
内眦动脉
颈内动脉
咽升动脉
面动脉
舌动脉
甲状腺上动脉

A. 前支和内侧支的动脉。面部血供丰富导致面部损伤时出血量大，但愈合也快。在颈外动脉分支之间，颈外动脉和眼动脉分支之间吻合丰富。

图 41.6 后支

左外侧面观。颈外动脉的后支供应耳（见第 632 页）、颅后部（见第 594 页）和颈后肌群（见第 541 页）。

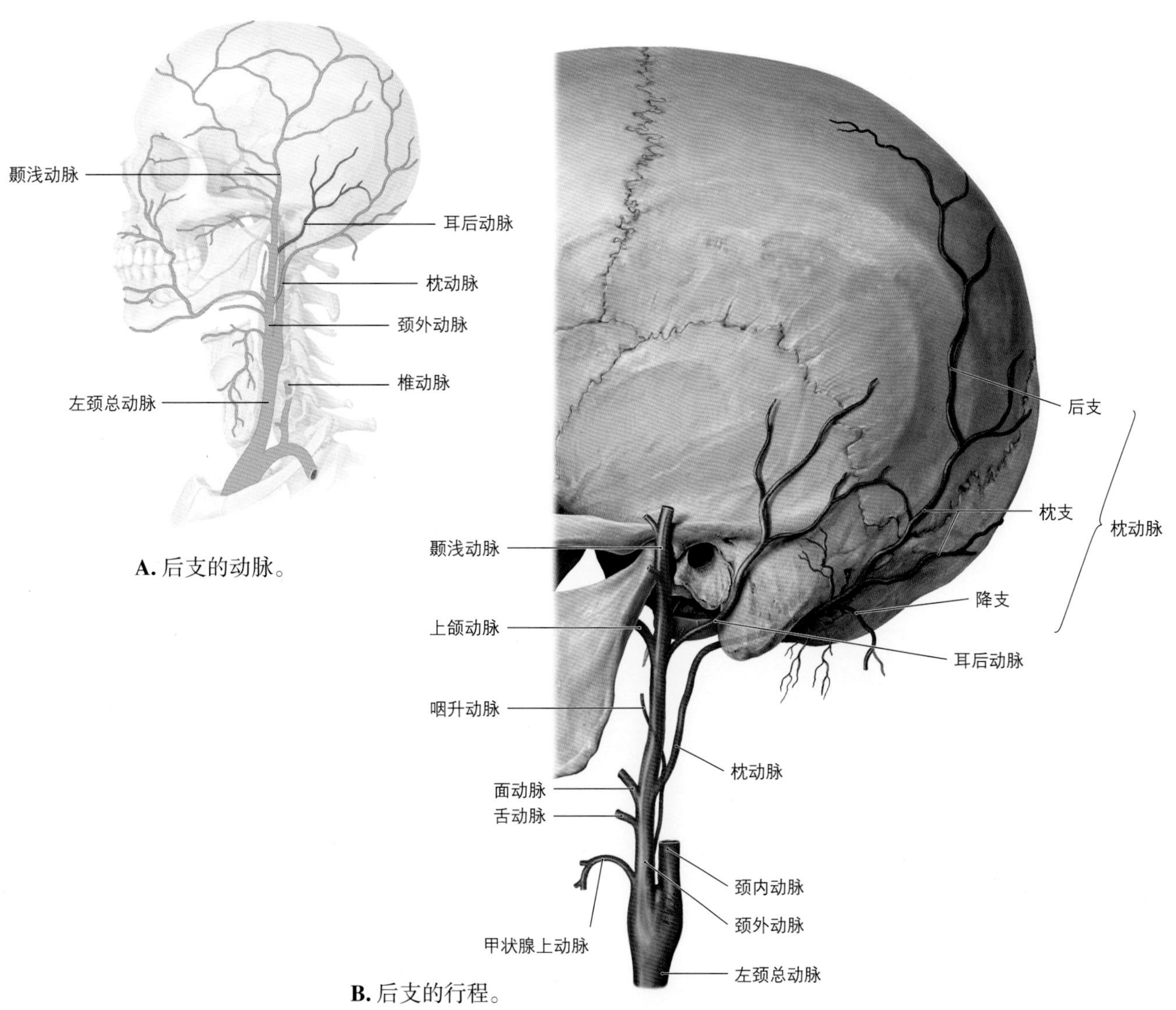
颞浅动脉
耳后动脉
枕动脉
颈外动脉
椎动脉
左颈总动脉
后支
枕支
枕动脉
降支
耳后动脉
颞浅动脉
上颌动脉
咽升动脉
枕动脉
面动脉
舌动脉
颈内动脉
颈外动脉
甲状腺上动脉
左颈总动脉

A. 后支的动脉。

B. 后支的行程。

表 41.2 颈外动脉的前支、内侧支和后支

分支	动脉	分支和分布
前支	甲状腺上动脉	腺支（至甲状腺）、喉上动脉、胸锁乳突肌支
	舌动脉	舌背支（至舌背、会厌）、舌下动脉（至舌下腺、舌、口底、口腔）
	面动脉	腭升动脉（至咽壁、软腭、咽鼓管）、扁桃体支（至腭扁桃体）、颏下动脉（至口底、下颌下腺）、唇动脉、内眦动脉（至鼻根）
内侧支	咽升动脉	咽支、鼓室内动脉（至内耳黏膜）、脑膜后动脉
后支	枕动脉	枕支、降支（至颈后肌）
	耳后动脉	茎突乳突动脉（至面神经管内的面神经）、鼓室后动脉、耳支、枕支、腮腺支

注：终支见表 41.3（见第 586 页）。

颈外动脉：终支

颈外动脉的终支分为两大分支：颞浅动脉和上颌动脉。颞浅动脉供应颅侧方。上颌动脉是面部深层结构的主要供给动脉。

图 41.7 颞浅动脉

左外侧面观。颞动脉炎引起的颞浅动脉炎症会导致严重头痛。老年患者额部皮下浅层可见该动脉额支的行程。

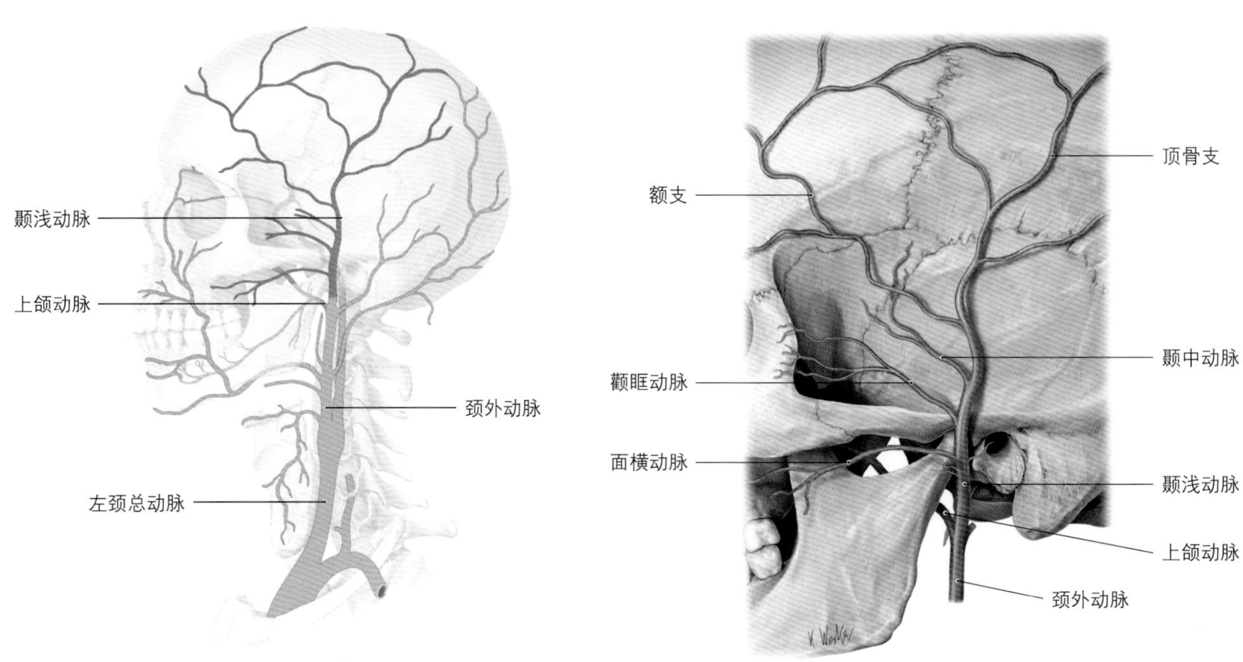
颞浅动脉
上颌动脉
颈外动脉
左颈总动脉
额支
顶骨支
颞中动脉
颧眶动脉
面横动脉
颞浅动脉
上颌动脉
颈外动脉

A. 终支的动脉。

B. 颞浅动脉行程。

表 41.3 颈外动脉的终支

<table>
<tr><th>分支</th><th colspan="2">动脉</th><th colspan="2">分支和分布</th></tr>
<tr><td rowspan="9">终支</td><td colspan="2">颞浅动脉</td><td colspan="2">面横动脉（至颧弓下软组织）、额支、顶支、颧眶动脉（至眶外侧壁）</td></tr>
<tr><td rowspan="8">上颌动脉</td><td>下颌部</td><td colspan="2">下牙槽动脉（至下颌骨、牙、牙龈）、脑膜中动脉、耳深动脉（至颞下颌关节、外耳道）、鼓室前动脉</td></tr>
<tr><td>翼部</td><td colspan="2">咬肌动脉、颞深支、翼状肌支、颊动脉</td></tr>
<tr><td rowspan="5">翼腭部</td><td colspan="2">上牙槽后动脉（至上颌磨牙、上颌窦、牙龈）、眶下动脉（上颌骨牙槽突）</td></tr>
<tr><td rowspan="2">腭降动脉</td><td>腭大动脉（至硬腭）</td></tr>
<tr><td>腭小动脉（至软腭、腭扁桃体、咽壁）</td></tr>
<tr><td rowspan="2">蝶腭动脉</td><td>鼻后外侧动脉（至鼻腔外侧壁、鼻甲）</td></tr>
<tr><td>鼻中隔后支（至鼻中隔）</td></tr>
</table>

注：没有显示的动脉，见图 41.27（见第 599 页）和表 41.8（见第 601 页）。

图 41.8　上颌动脉

左外侧面观。上颌动脉分为三部分：下颌部（蓝色）、翼部（绿色）、翼腭部（黄色）。

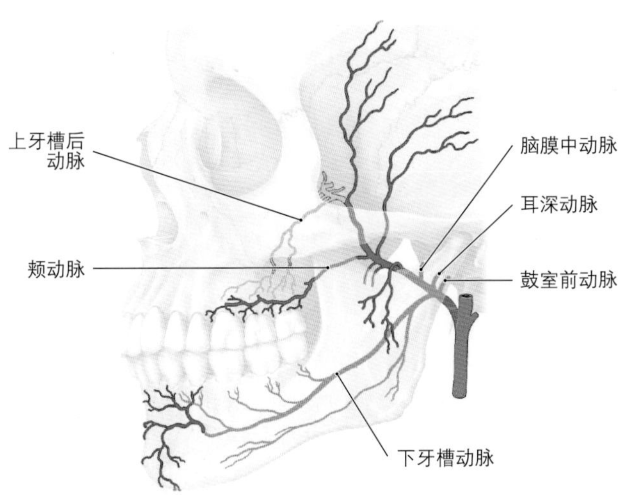

上牙槽后动脉
颊动脉
脑膜中动脉
耳深动脉
鼓室前动脉
下牙槽动脉

A. 上颌动脉的分支。

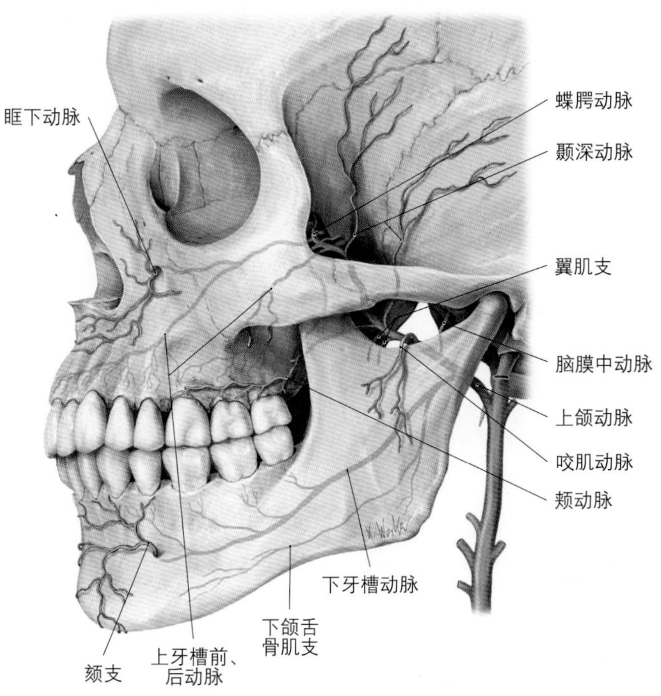

眶下动脉
蝶腭动脉
颞深动脉
翼肌支
脑膜中动脉
上颌动脉
咬肌动脉
颊动脉
下牙槽动脉
下颌舌骨肌支
颏支
上牙槽前、后动脉

B. 上颌动脉的行程。

临床要点 41.2

脑膜中动脉

脑膜中动脉供应脑膜和上颅盖。动脉破裂（一般因为颅脑创伤）可导致硬脑膜外血肿。

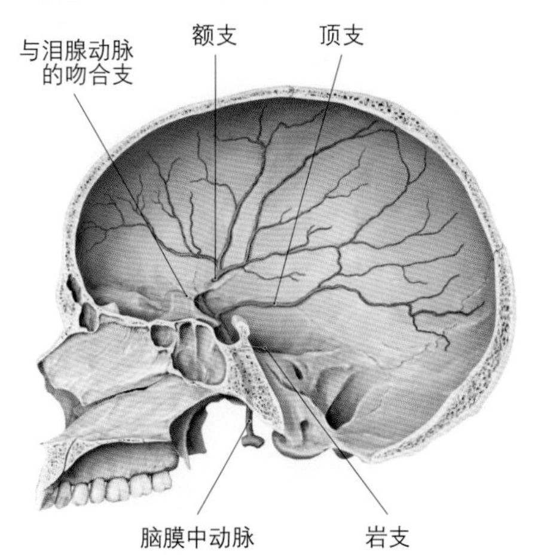

与泪腺动脉的吻合支
额支
顶支
脑膜中动脉
岩支

A. 右脑膜中动脉，打开颅的内侧面观。

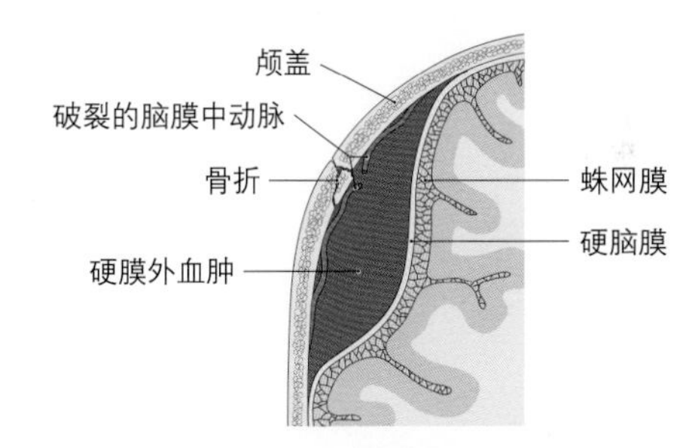

颅盖
破裂的脑膜中动脉
骨折
蛛网膜
硬脑膜
硬膜外血肿

B. 硬膜外血肿，冠状面示意图。

蝶腭动脉

蝶腭动脉供应鼻腔壁。蝶腭动脉分支所致的严重鼻咽部出血可能需要结扎翼腭窝的上颌动脉。

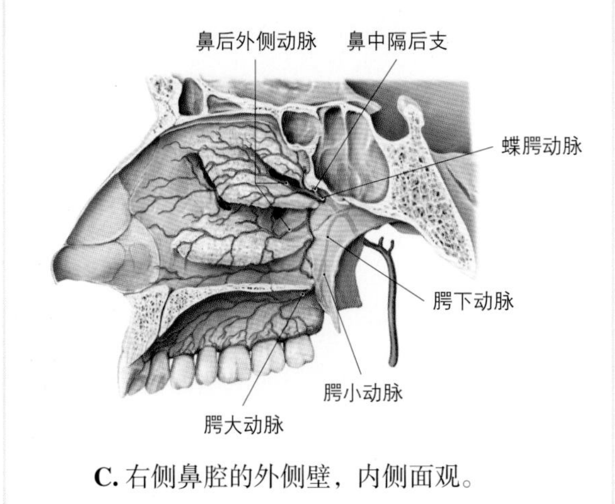

鼻后外侧动脉
鼻中隔后支
蝶腭动脉
腭下动脉
腭小动脉
腭大动脉

C. 右侧鼻腔的外侧壁，内侧面观。

头颈部静脉

图 41.9 头颈部静脉

左外侧面观。头颈部静脉汇合成头臂静脉。注意：左、右侧头臂静脉是不对称的。

表 41.4 主要的浅静脉		
静脉	收集区域	位置
颈内静脉	颅内（包括脑）	位于颈动脉鞘内
颈外静脉	头部浅层	颈浅筋膜内
颈前静脉	颈，部分头部	

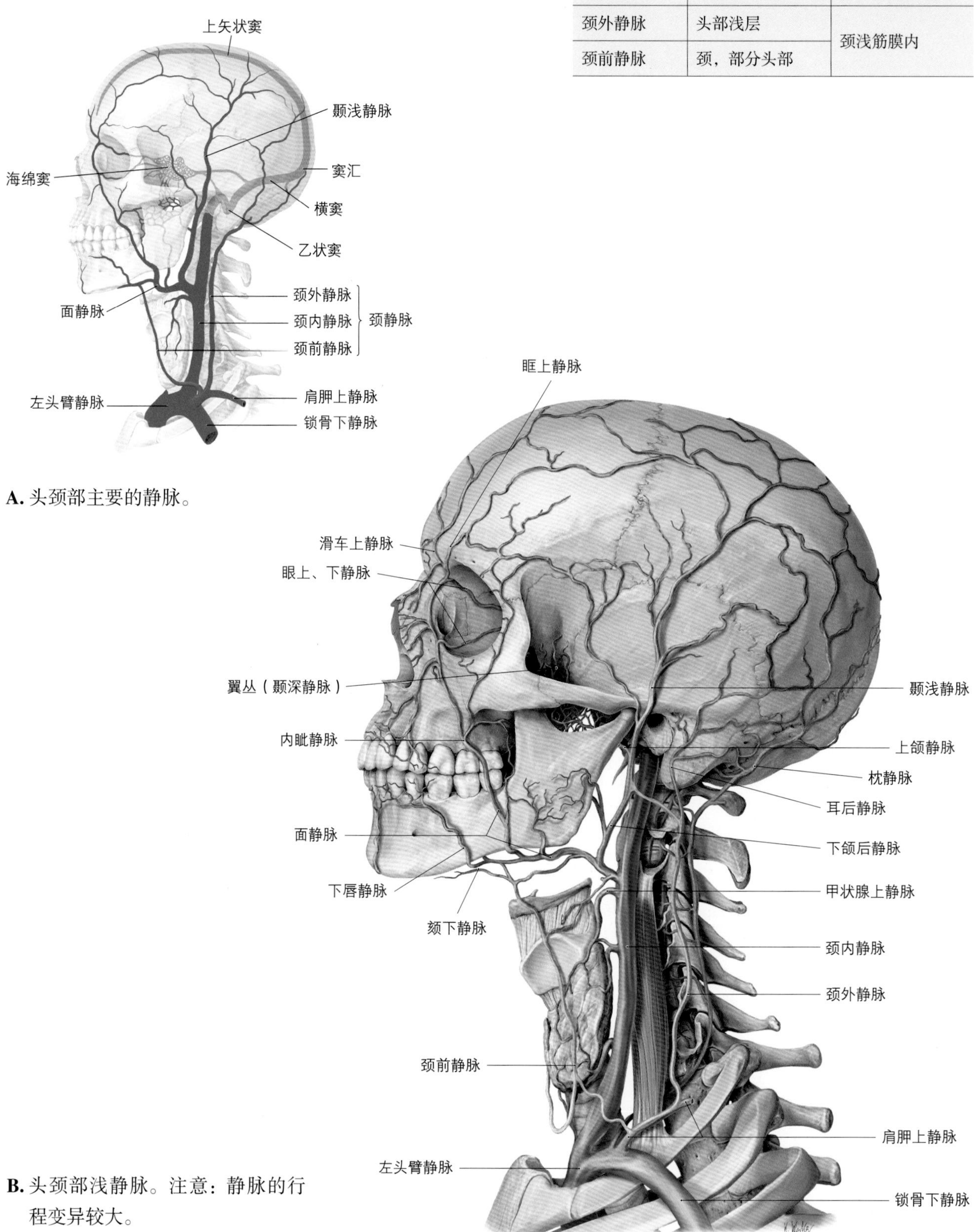

上矢状窦
颞浅静脉
海绵窦
窦汇
横窦
乙状窦
面静脉
颈外静脉
颈内静脉
颈前静脉
颈静脉
左头臂静脉
肩胛上静脉
锁骨下静脉
眶上静脉
滑车上静脉
眼上、下静脉
翼丛（颞深静脉）
颞浅静脉
内眦静脉
上颌静脉
枕静脉
耳后静脉
面静脉
下颌后静脉
下唇静脉
甲状腺上静脉
颏下静脉
颈内静脉
颈外静脉
颈前静脉
肩胛上静脉
左头臂静脉
锁骨下静脉

A. 头颈部主要的静脉。

B. 头颈部浅静脉。注意：静脉的行程变异较大。

图 41.10 头部深静脉

左外侧面观。切除：下颌骨的下颌支上部、髁突和冠突。翼丛是位于下颌支和咀嚼肌之间的静脉网。海绵窦连接面静脉属支和乙状窦。

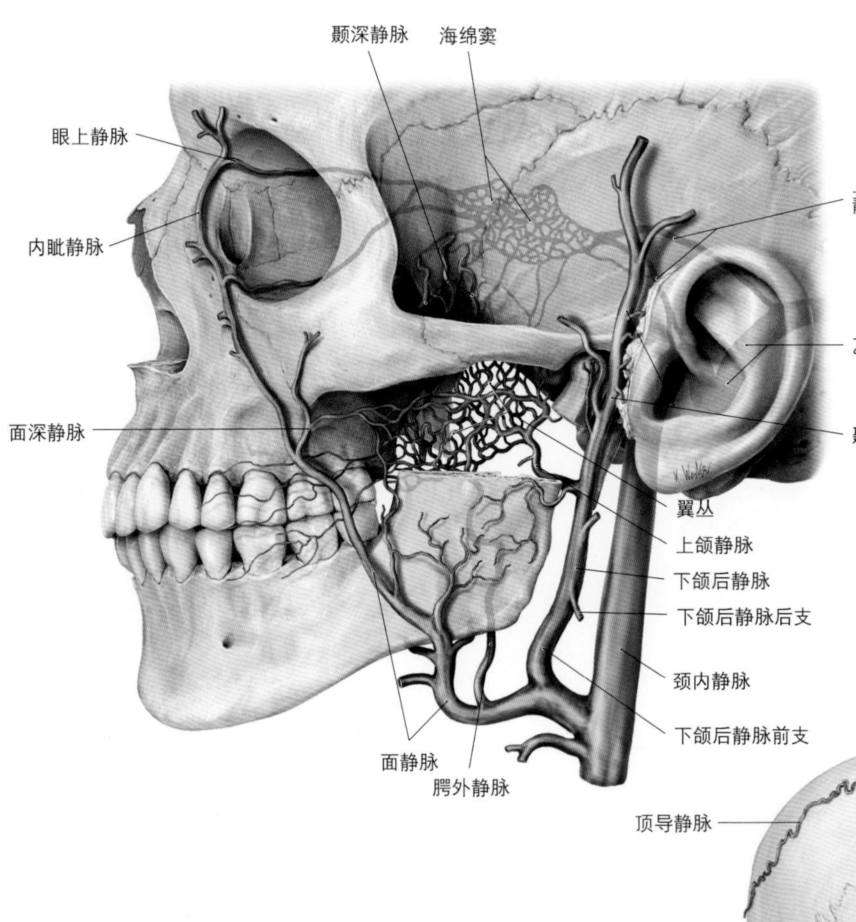
颞深静脉
海绵窦
眼上静脉
内眦静脉
上、下岩静脉窦
乙状窦
面深静脉
颞浅静脉
翼丛
上颌静脉
下颌后静脉
下颌后静脉后支
颈内静脉
下颌后静脉前支
面静脉
腭外静脉

顶导静脉
上矢状窦
枕导静脉
窦汇
横窦
乙状窦
枕外隆凸
枕骨大孔周围静脉丛
乳突导静脉
髁导静脉
颈内静脉
椎外静脉丛
枕静脉

图 41.11 枕部静脉

后面观。枕部浅静脉和硬脑膜窦之间通过导静脉引流板障静脉（颅盖，见第 545 页）。注意：椎外静脉丛横贯脊柱全长（见第 45 页）。

表 41.5 静脉吻合

颅外静脉	交通静脉	静脉窦
内眦静脉	眼上、下静脉	海绵窦 *
腭扁桃体静脉	翼丛、眼下静脉	
颞浅静脉	顶导静脉	上矢状窦
枕静脉	枕导静脉	横窦、窦汇
耳后静脉	乳突导静脉	乙状窦
椎外静脉丛	髁导静脉	

注：此区域广泛的静脉吻合为感染的传播提供了通路。
* 面部感染的细菌向深处扩散可导致海绵窦的栓塞。

脑脊膜

包覆脑和脊髓的被膜称为脑脊膜，脑脊膜由三层组成：硬脑膜（硬膜）、蛛网膜和软脑膜。蛛网膜下腔位于蛛网膜和软膜之间，内有脑脊液（CSF，见第 684 页）。脊髓被膜见第 40 页。

图 41.12 脑膜的分层

见第 686、687 页脑的静脉。

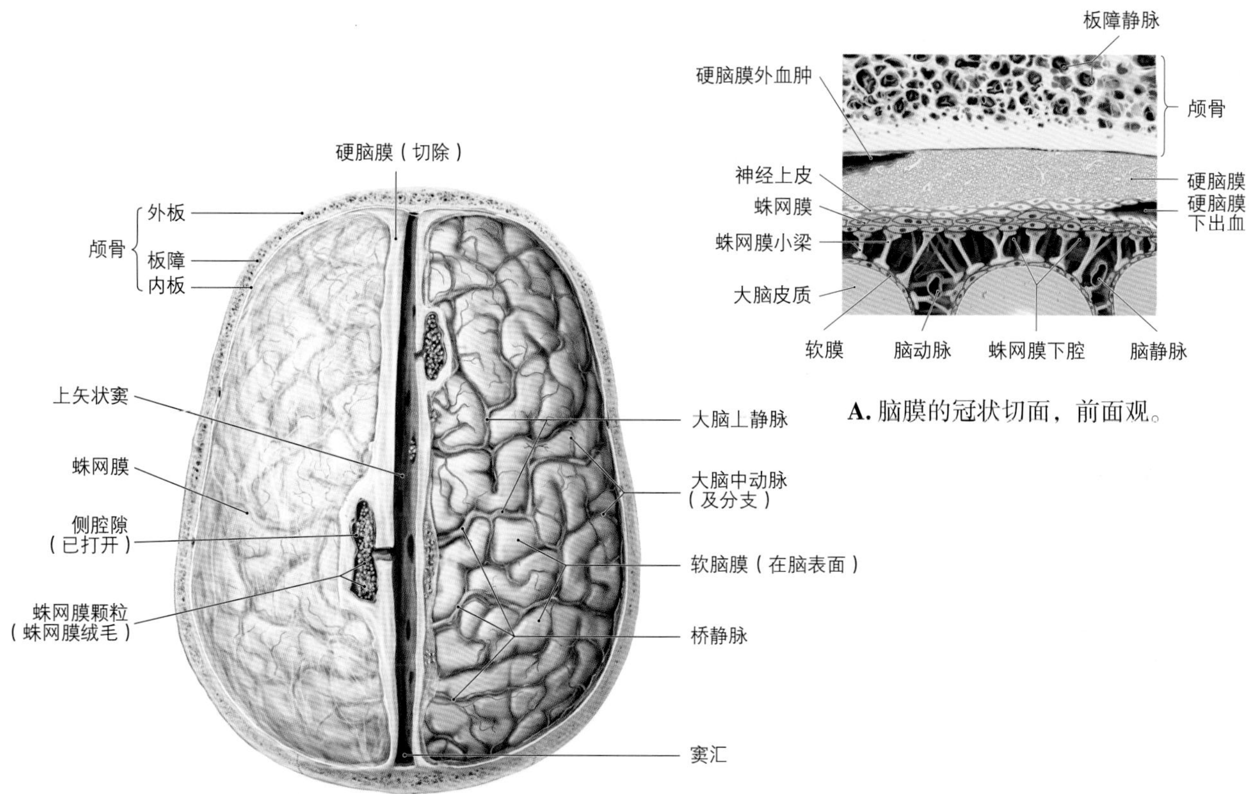
板障静脉
硬脑膜外血肿
颅骨
神经上皮
蛛网膜
蛛网膜小梁
大脑皮质
硬脑膜
硬脑膜下出血
软膜
脑动脉
蛛网膜下腔
脑静脉
硬脑膜（切除）
颅骨
外板
板障
内板
上矢状窦
蛛网膜
侧腔隙
（已打开）
蛛网膜颗粒
（蛛网膜绒毛）
大脑上静脉
大脑中动脉
（及分支）
软脑膜（在脑表面）
桥静脉
窦汇

A. 脑膜的冠状切面，前面观。

B. 打开颅盖的上面观。左侧：切除硬脑膜（外层）显示蛛网膜（中层）。右侧：切除硬脑膜和蛛网膜显示软膜（内层）衬在脑表面。注意：蛛网膜颗粒是蛛网膜层突入到硬膜窦内的突起，脑脊液经此进入静脉血流。

图 41.13 硬脑膜隔

左前斜视观。硬脑膜形成硬脑膜窦时，自骨内膜层分开的两层膜重新汇合形成了硬膜隔，包括大脑镰（分隔左、右大脑半球）、小脑幕（支撑大脑，防止压迫下方的小脑）、小脑镰（未显示，在小脑幕下分隔左、右小脑半球）和鞍膈（封闭垂体窝的顶，内有垂体）。

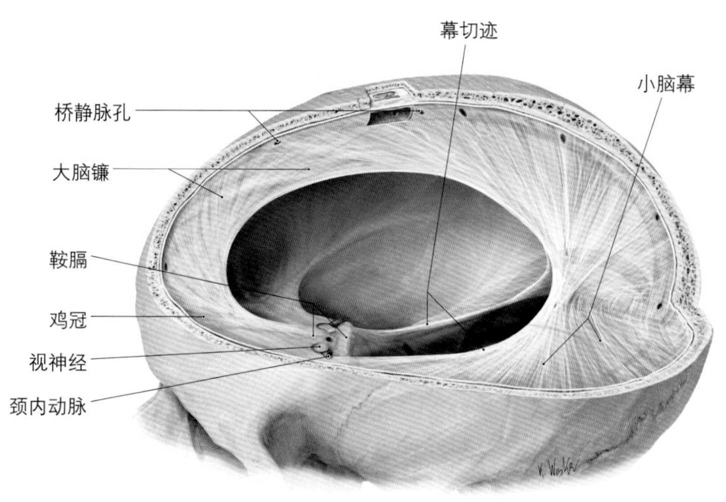
幕切迹
小脑幕
桥静脉孔
大脑镰
鞍膈
鸡冠
视神经
颈内动脉

临床要点 41.3

脑外出血

颅盖骨与脑的软组织之间的出血（脑外出血）可对大脑产生压迫。颅内压升高可导致出血部位脑组织的损伤和更远处脑组织的损伤。根据与硬脑膜关系可将颅内出血分为三种类型。见第 688、689 页脑的动脉。见第 686、687 页脑的静脉。

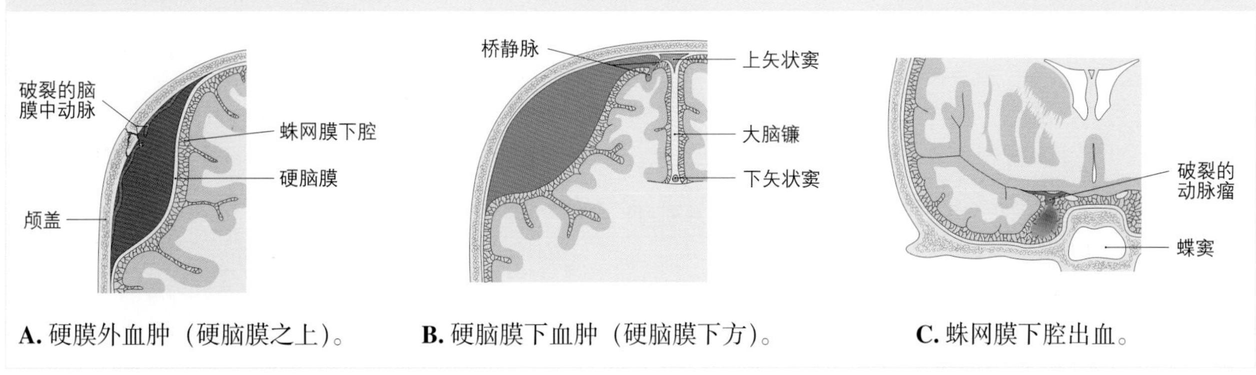
破裂的脑
膜中动脉
蛛网膜下腔
硬脑膜
颅盖
桥静脉
上矢状窦
大脑镰
下矢状窦
破裂的
动脉瘤
蝶窦

A. 硬膜外血肿（硬脑膜之上）。　**B.** 硬脑膜下血肿（硬脑膜下方）。　**C.** 蛛网膜下腔出血。

图 41.14　硬脑膜的动脉

正中矢状面，左侧面观。见第 688、689 页脑的动脉。

脑膜中动脉（额支）
脑膜中动脉（顶支）
枕动脉（乳突支）
脑膜中动脉（穿棘孔）
椎动脉（分支）

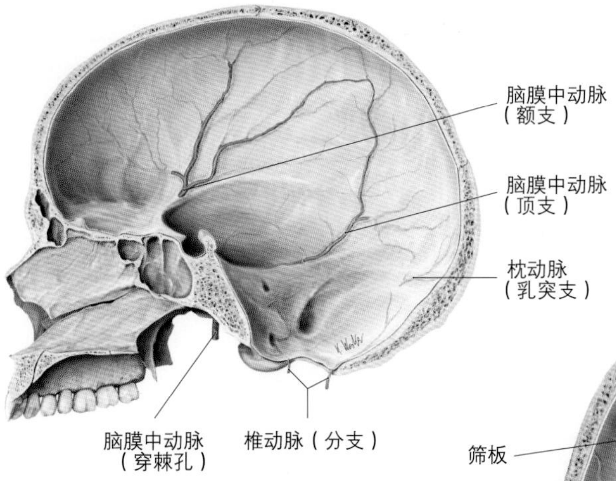

图 41.15　硬脑膜的神经分布

上面观。切除：小脑幕（右侧）。

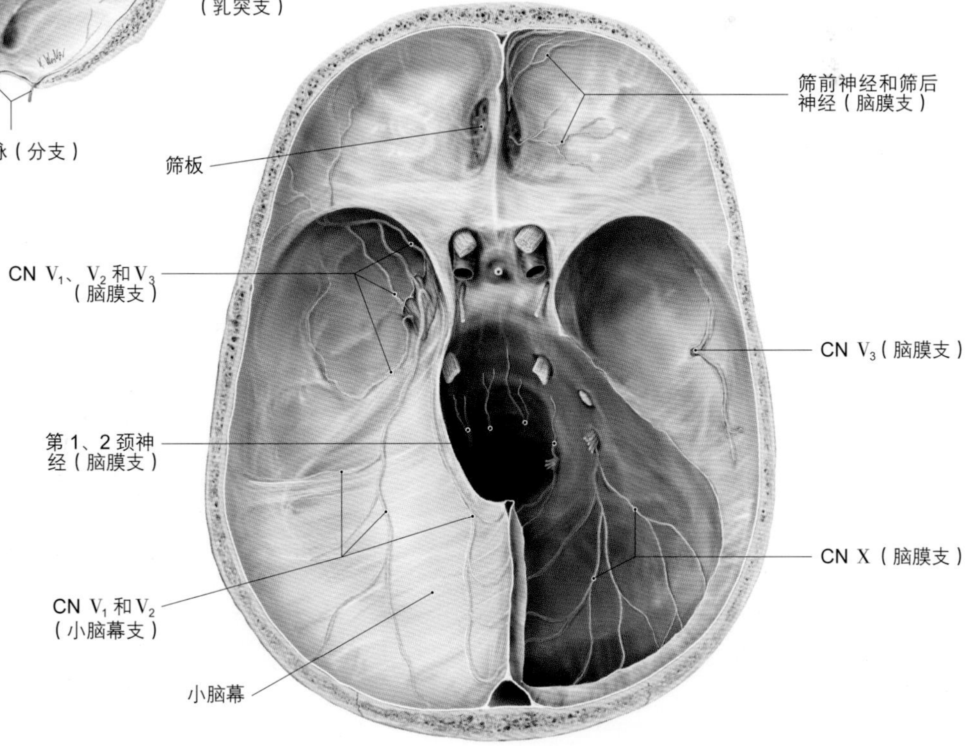

筛前神经和筛后神经（脑膜支）
筛板
CN V_1、V_2 和 V_3（脑膜支）
CN V_3（脑膜支）
第 1、2 颈神经（脑膜支）
CN X（脑膜支）
CN V_1 和 V_2（小脑幕支）
小脑幕

硬脑膜窦

硬脑膜由两层组成，在静脉窦区分开为外骨膜层衬于颅盖骨内面，以及内层脑膜层，构成静脉窦的非附着缘。在窦区，两层脑膜形成静脉窦后汇合形成一硬膜隔（见图 41.13，第 590 页）。静脉窦形成的网络收集来自头皮、颅盖骨和大脑的静脉血，最终在颈静脉孔汇入颈内静脉。

图 41.16 硬脑膜窦

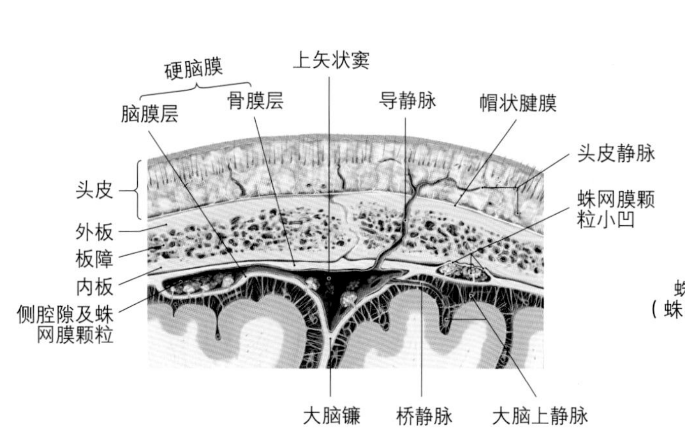
硬脑膜
上矢状窦
脑膜层
骨膜层
导静脉
帽状腱膜
头皮静脉
头皮
蛛网膜颗粒小凹
外板
板障
内板
侧腔隙及蛛网膜颗粒
大脑镰
桥静脉
大脑上静脉

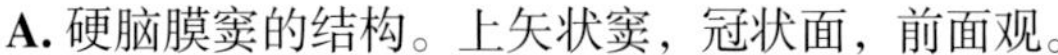

A. 硬脑膜窦的结构。上矢状窦，冠状面，前面观。

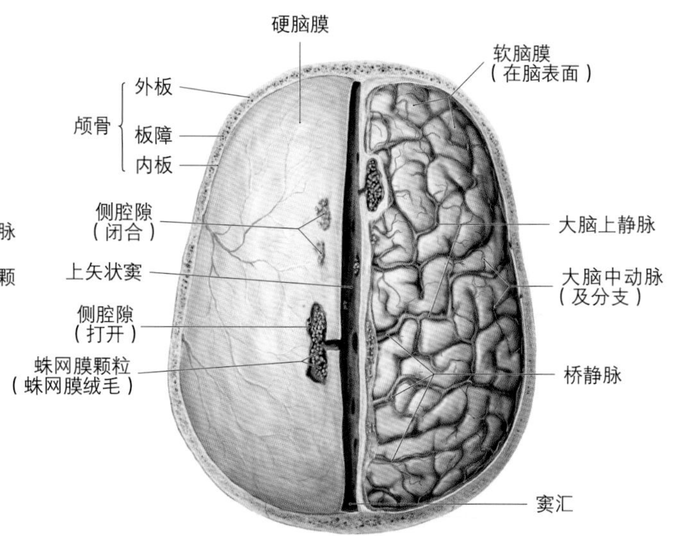
硬脑膜
软脑膜（在脑表面）
外板
颅骨
板障
内板
侧腔隙（闭合）
大脑上静脉
上矢状窦
大脑中动脉（及分支）
侧腔隙（打开）
蛛网膜颗粒（蛛网膜绒毛）
桥静脉
窦汇

B. 原位的上矢状窦。打开颅腔的上面观。上矢状窦的顶（附着于颅骨的骨膜层硬脑膜）已去除 。左侧：部分硬脑膜层已去除以显示静脉窦中的蛛网膜颗粒（蛛网膜层上的突起）。右侧：硬脑膜和蛛网膜层已去除以显示附着在大脑皮质表面的软脑膜。

图 41.17 颅腔中的硬脑膜窦

打开颅腔的上面观。硬脑膜窦用蓝色虚影显示。切除：小脑幕（右侧）。

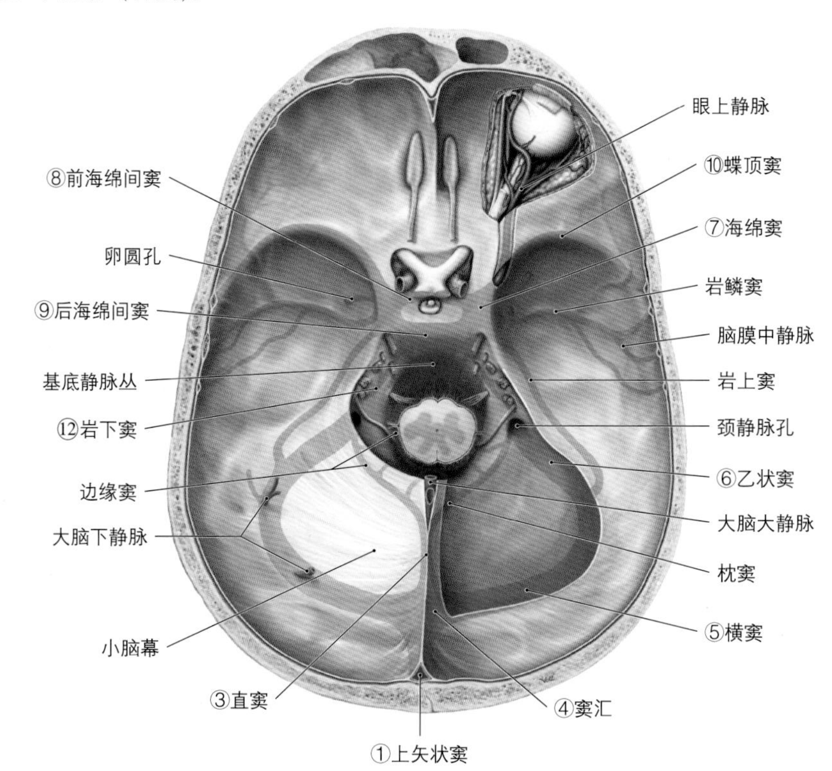
眼上静脉
⑧前海绵间窦
⑩蝶顶窦
⑦海绵窦
卵圆孔
岩鳞窦
⑨后海绵间窦
脑膜中静脉
基底静脉丛
岩上窦
⑫岩下窦
颈静脉孔
⑥乙状窦
边缘窦
大脑大静脉
大脑下静脉
枕窦
⑤横窦
小脑幕
③直窦
④窦汇
①上矢状窦

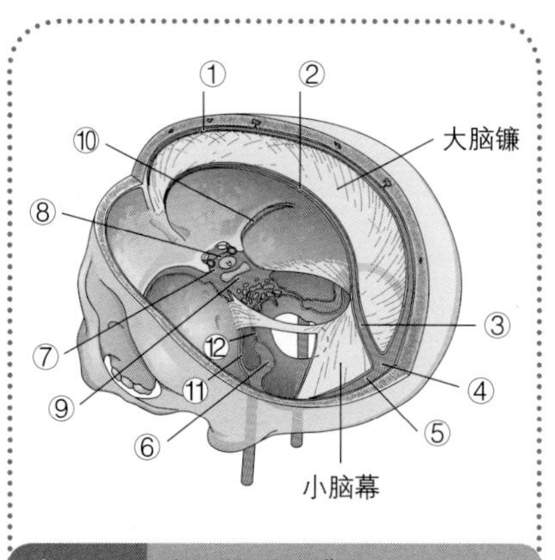
①
②
⑩
大脑镰
⑧
③
⑦
⑫
⑨
⑪
④
⑤
⑥
小脑幕

表 41.6 主要的硬脑膜窦

	上组		下组
①	上矢状窦	⑦	海绵窦
②	下矢状窦	⑧	前海绵间窦
③	直窦	⑨	后海绵间窦
④	窦汇	⑩	蝶顶窦
⑤	横窦	⑪	岩上窦
⑥	乙状窦	⑫	岩下窦

注：枕窦同样属于上组（见图 49.1，第 686 页）。

图 41.18 海绵窦和脑神经

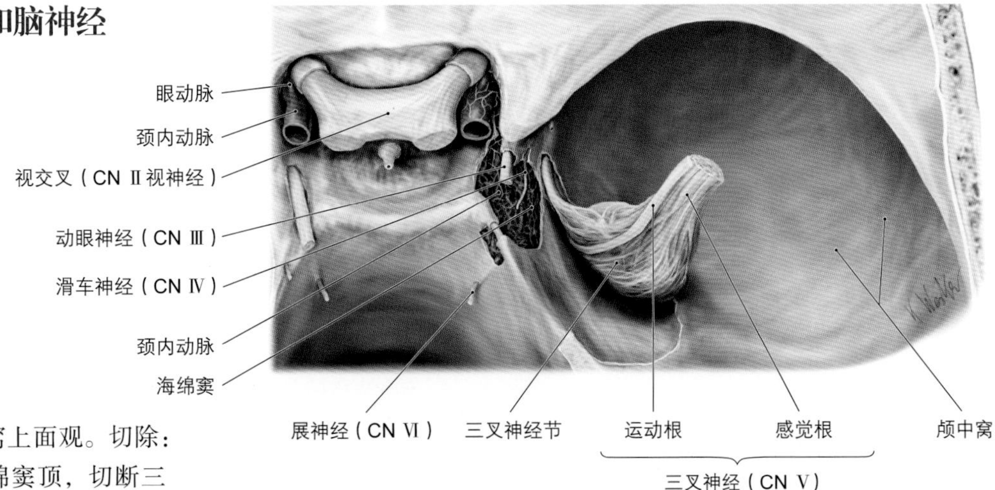

眼动脉
颈内动脉
视交叉（CN Ⅱ视神经）
动眼神经（CN Ⅲ）
滑车神经（CN Ⅳ）
颈内动脉
海绵窦
展神经（CN Ⅵ）
三叉神经节
运动根
感觉根
颅中窝
三叉神经（CN Ⅴ）

A. 右侧颅前窝和颅中窝上面观。切除：侧方硬脑膜壁和海绵窦顶，切断三叉神经节根并拉向外侧，并切除覆盖的硬脑膜。

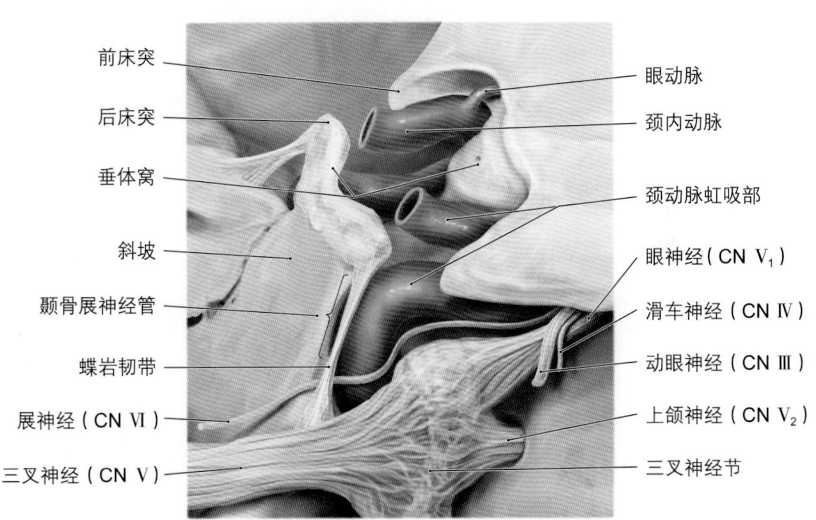

前床突
后床突
垂体窝
斜坡
颞骨展神经管
蝶岩韧带
展神经（CN Ⅵ）
三叉神经（CN Ⅴ）
眼动脉
颈内动脉
颈动脉虹吸部
眼神经（CN V_1）
滑车神经（CN Ⅳ）
动眼神经（CN Ⅲ）
上颌神经（CN V_2）
三叉神经节

B. 展神经沿斜坡和左侧海绵窦走行于硬膜外的局部解剖图。左侧面观。注意展神经沿着斜坡在硬膜外的行程很长。在蛛网膜下腔内穿过硬脑膜，在蝶岩（Gruber）韧带下方，经颞骨展神经（Dorello）管进入颞骨岩部尖端的海绵窦（位于颅中窝和颅后窝交界处）。它穿过颈内动脉外侧的海绵窦，经眶上裂进入眼眶。

图 41.19 海绵窦，正中冠状面

前面观。左、右侧海绵窦借绕过垂体的海绵间窦相交通，垂体包裹于鞍膈下的垂体窝内。由于颈内动脉虹吸部的存在，动脉海绵窦部在此有 180° 的转折，因此每侧的冠状面切断颈内动脉两次。与海绵窦相关的 5 对脑神经及其分支中，只有展神经（CN Ⅵ）没有被硬脑膜侧壁包覆。

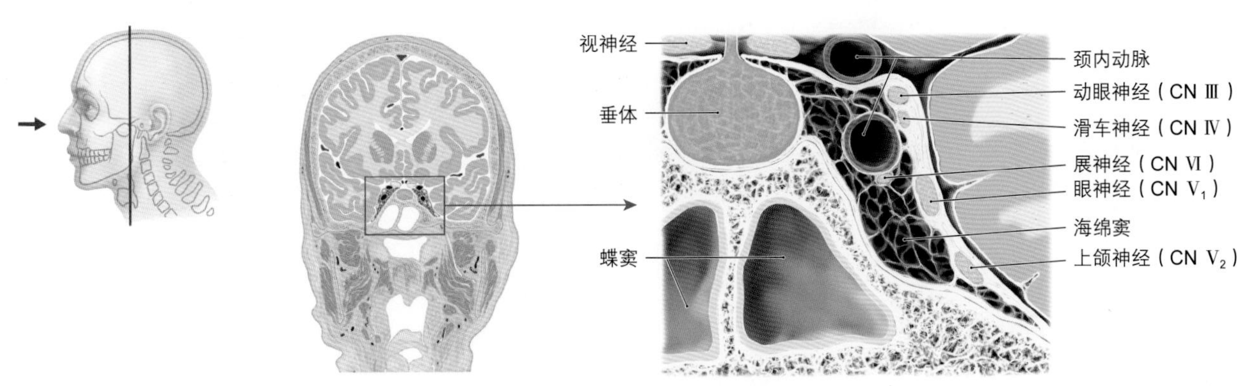

视神经
垂体
蝶窦
颈内动脉
动眼神经（CN Ⅲ）
滑车神经（CN Ⅳ）
展神经（CN Ⅵ）
眼神经（CN V_1）
海绵窦
上颌神经（CN V_2）

图 41.20 面部的浅层神经血管结构

前面观。切除：皮肤和皮下脂肪组织；表情肌（左侧）。

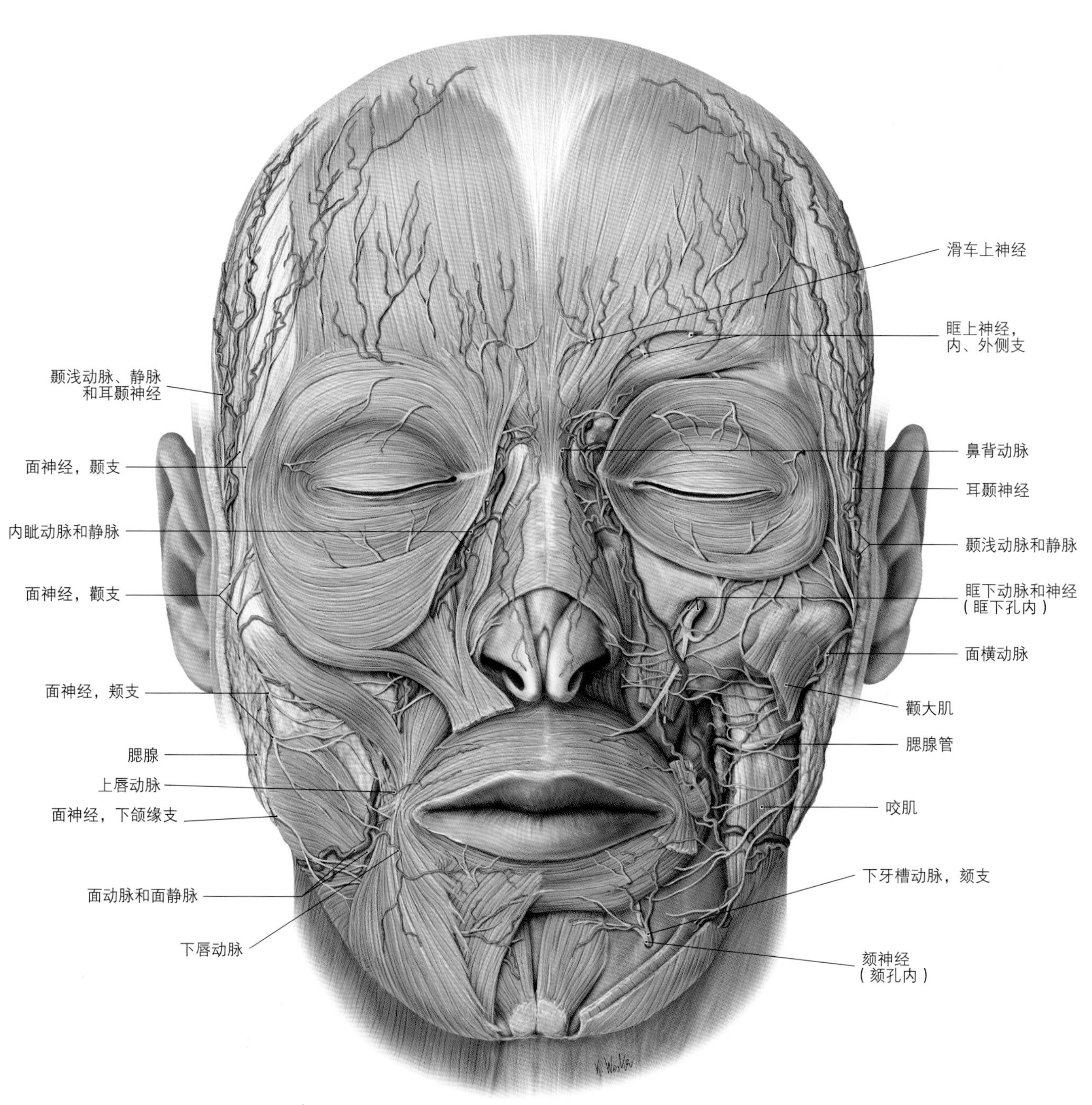

滑车上神经
眶上神经，内、外侧支
颞浅动脉、静脉和耳颞神经
面神经，颞支
鼻背动脉
耳颞神经
内眦动脉和静脉
颞浅动脉和静脉
面神经，颧支
眶下动脉和神经（眶下孔内）
面横动脉
面神经，颊支
颧大肌
腮腺
腮腺管
上唇动脉
咬肌
面神经，下颌缘支
下牙槽动脉，颏支
面动脉和面静脉
下唇动脉
颏神经（颏孔内）

图 41.21 头部浅层神经血管结构

左侧面观。

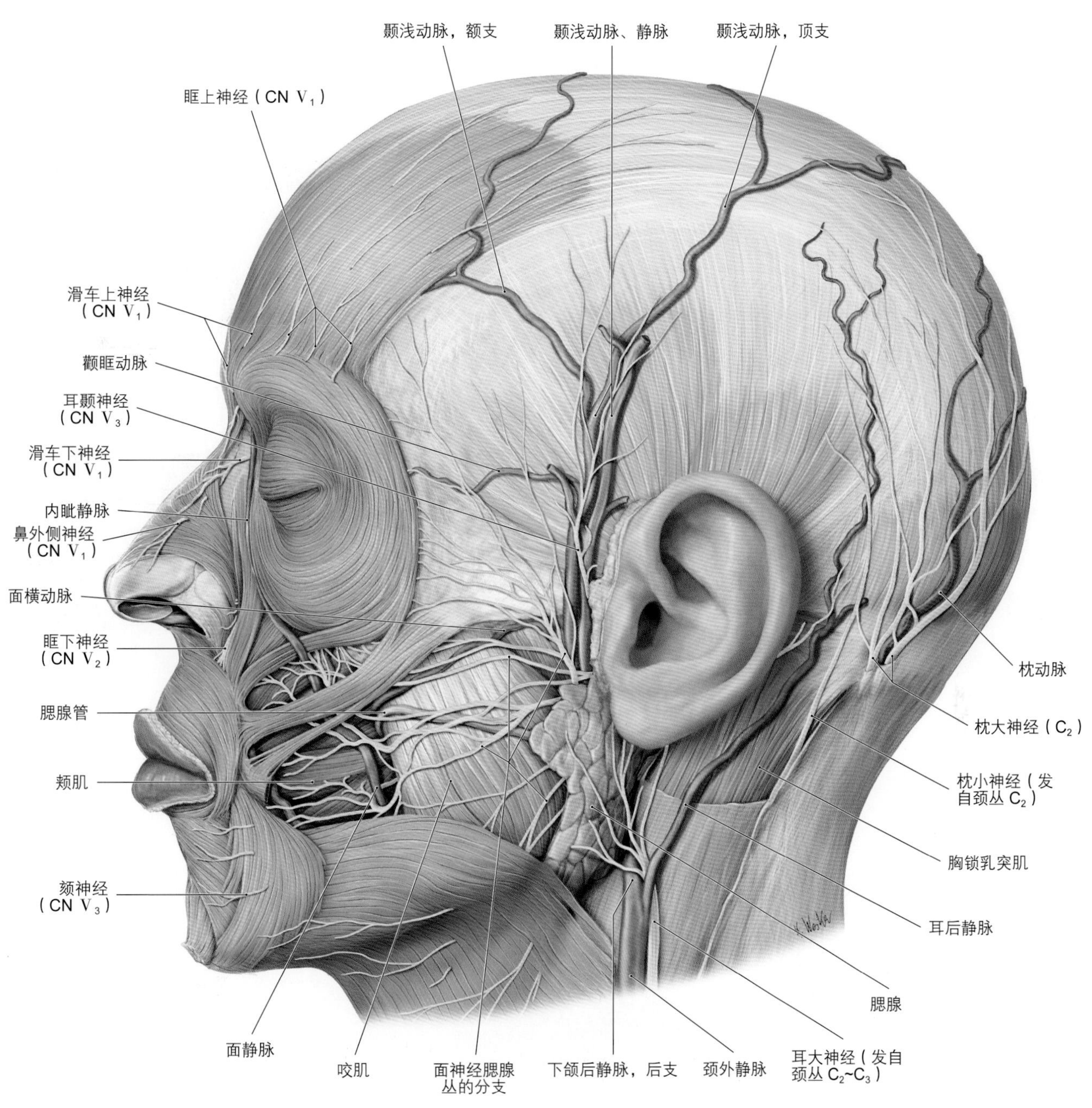
颞浅动脉，额支
颞浅动脉、静脉
颞浅动脉，顶支
眶上神经（CN V1）
滑车上神经
（CN V1）
颧眶动脉
耳颞神经
（CN V3）
滑车下神经
（CN V1）
内眦静脉
鼻外侧神经
（CN V1）
面横动脉
眶下神经
（CN V2）
腮腺管
颊肌
颏神经
（CN V3）
枕动脉
枕大神经（C2）
枕小神经（发
自颈丛 C2）
胸锁乳突肌
耳后静脉
腮腺
面静脉
咬肌
面神经腮腺
丛的分支
下颌后静脉，后支
颈外静脉
耳大神经（发自
颈丛 C2~C3）

腮腺区和颞窝的局部解剖

图 41.22 腮腺区

左侧面观。切除：腮腺、胸锁乳突肌和头部静脉。显示：腮腺床和颈动脉三角。

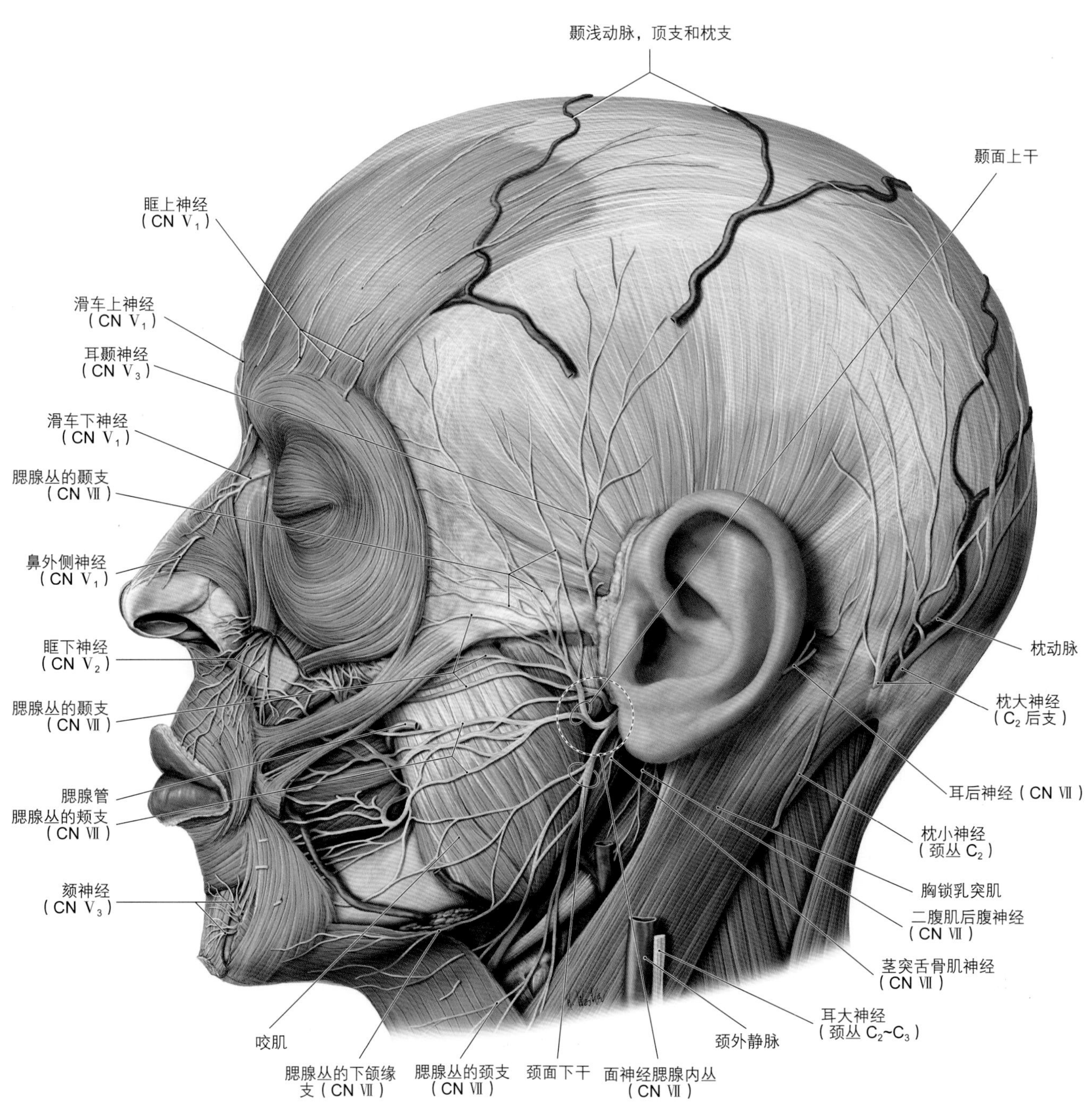
颞浅动脉，顶支和枕支
颞面上干
眶上神经（CN V_1）
滑车上神经（CN V_1）
耳颞神经（CN V_3）
滑车下神经（CN V_1）
腮腺丛的颞支（CN Ⅶ）
鼻外侧神经（CN V_1）
眶下神经（CN V_2）
腮腺丛的颧支（CN Ⅶ）
腮腺管
腮腺丛的颊支（CN Ⅶ）
颏神经（CN V_3）
枕动脉
枕大神经（C_2 后支）
耳后神经（CN Ⅶ）
枕小神经（颈丛 C_2）
胸锁乳突肌
二腹肌后腹神经（CN Ⅶ）
茎突舌骨肌神经（CN Ⅶ）
耳大神经（颈丛 C_2~C_3）
颈外静脉
咬肌
腮腺丛的下颌缘支（CN Ⅶ）
腮腺丛的颈支（CN Ⅶ）
颈面下干
面神经腮腺内丛（CN Ⅶ）

图 41.23 颞窝

左侧面观。颞窝位于颅的外侧面。向下与颞下窝连通（颧弓内侧）。去除颧弓和部分颧骨后可见颞下窝内侧的翼腭窝。

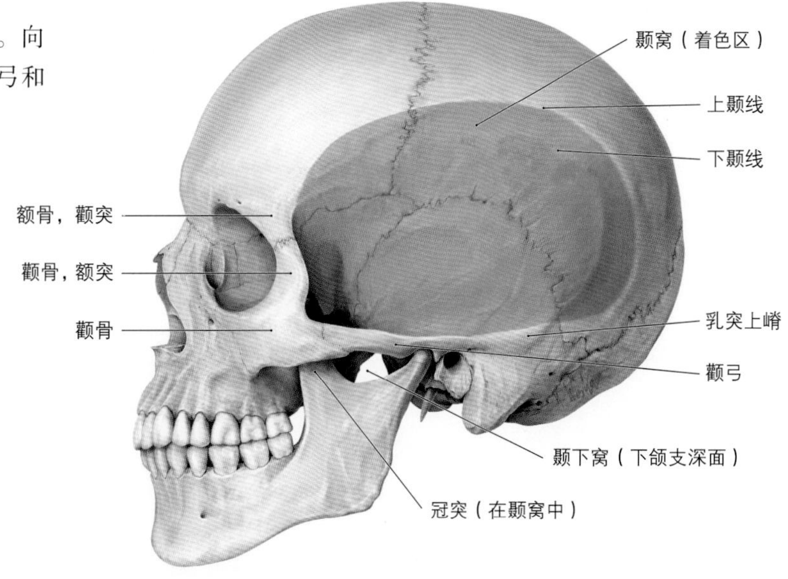
颞窝（着色区）
上颞线
下颞线
额骨，颧突
颧骨，额突
颧骨
乳突上嵴
颧弓
颞下窝（下颌支深面）
冠突（在颞窝中）

图 41.24 颞窝

左侧面观。切除：胸锁乳突肌和咬肌。显示：颞窝和颞下颌关节（见第 638 页）。

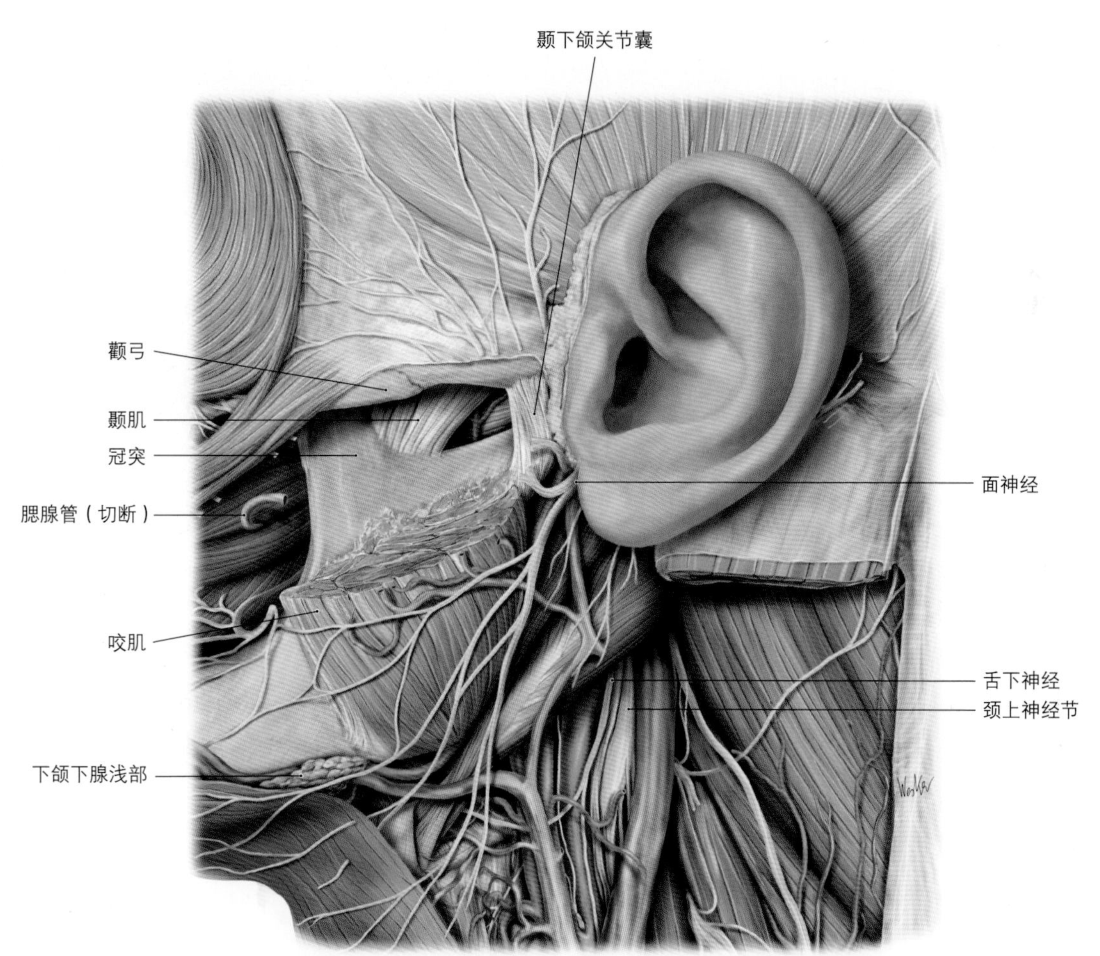
颞下颌关节囊
颧弓
颞肌
冠突
腮腺管（切断）
咬肌
下颌下腺浅部
面神经
舌下神经
颈上神经节

颞下窝的局部、解剖

图 41.25 颞下窝的骨性境界

颅底的斜外侧面观。

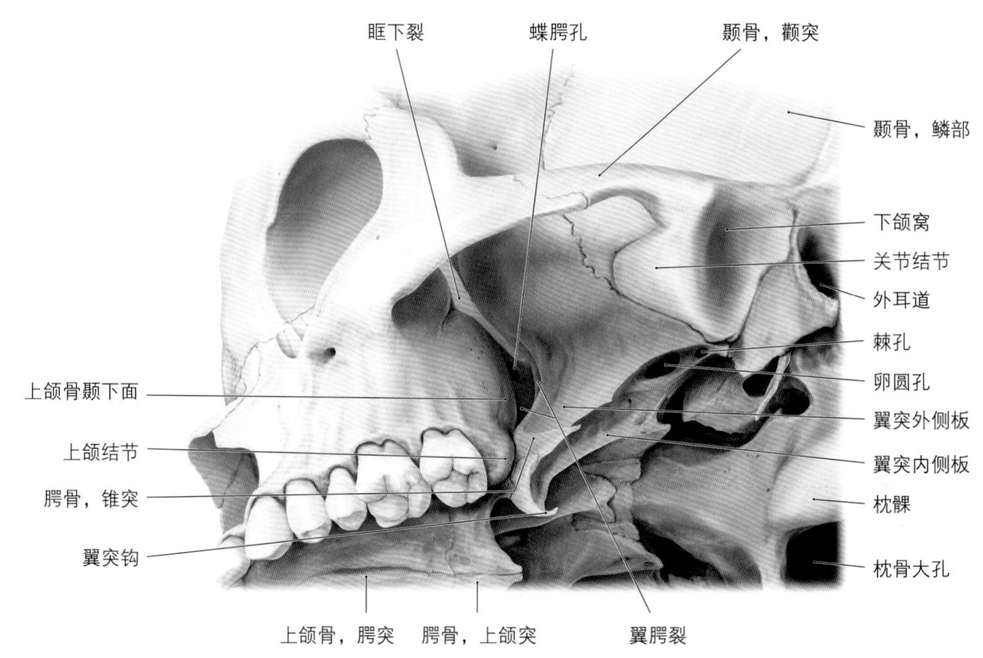
眶下裂
蝶腭孔
颞骨，颧突
颞骨，鳞部
下颌窝
关节结节
外耳道
棘孔
卵圆孔
翼突外侧板
翼突内侧板
枕髁
枕骨大孔
上颌骨颞下面
上颌结节
腭骨，锥突
翼突钩
上颌骨，腭突
腭骨，上颌突
翼腭裂

图 41.26 颞下窝：浅层解剖

左侧面观。切除：下颌支。注意：从下牙槽神经在下颌孔前发出下颌舌骨肌神经（见图 45.15 和图 45.17A）。

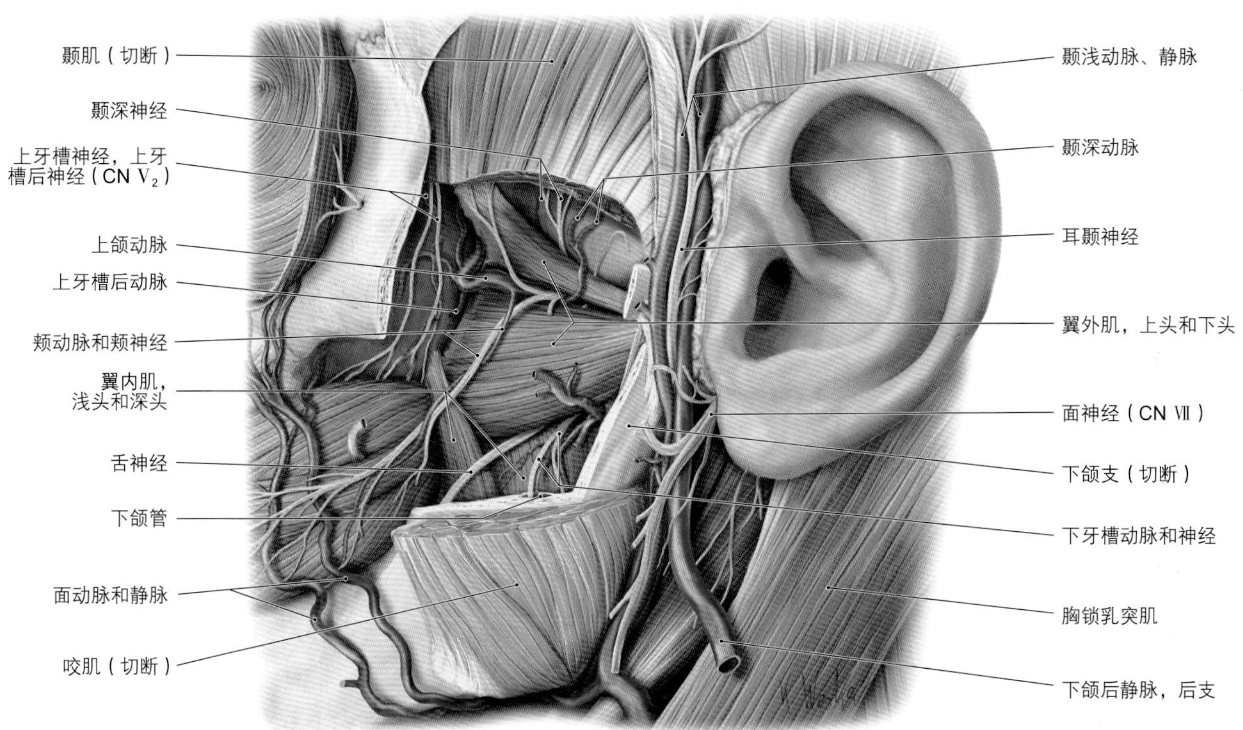
颞肌（切断）
颞深神经
上牙槽神经，上牙槽后神经（CN V_2）
上颌动脉
上牙槽后动脉
颊动脉和颊神经
翼内肌，浅头和深头
舌神经
下颌管
面动脉和静脉
咬肌（切断）
颞浅动脉、静脉
颞深动脉
耳颞神经
翼外肌，上头和下头
面神经（CN Ⅶ）
下颌支（切断）
下牙槽动脉和神经
胸锁乳突肌
下颌后静脉，后支

图 41.27 颞下窝：深层

左侧面观。切除：翼外肌（两个头）。显示：颞下窝深层，下颌神经穿窝顶的卵圆孔进入下颌管。

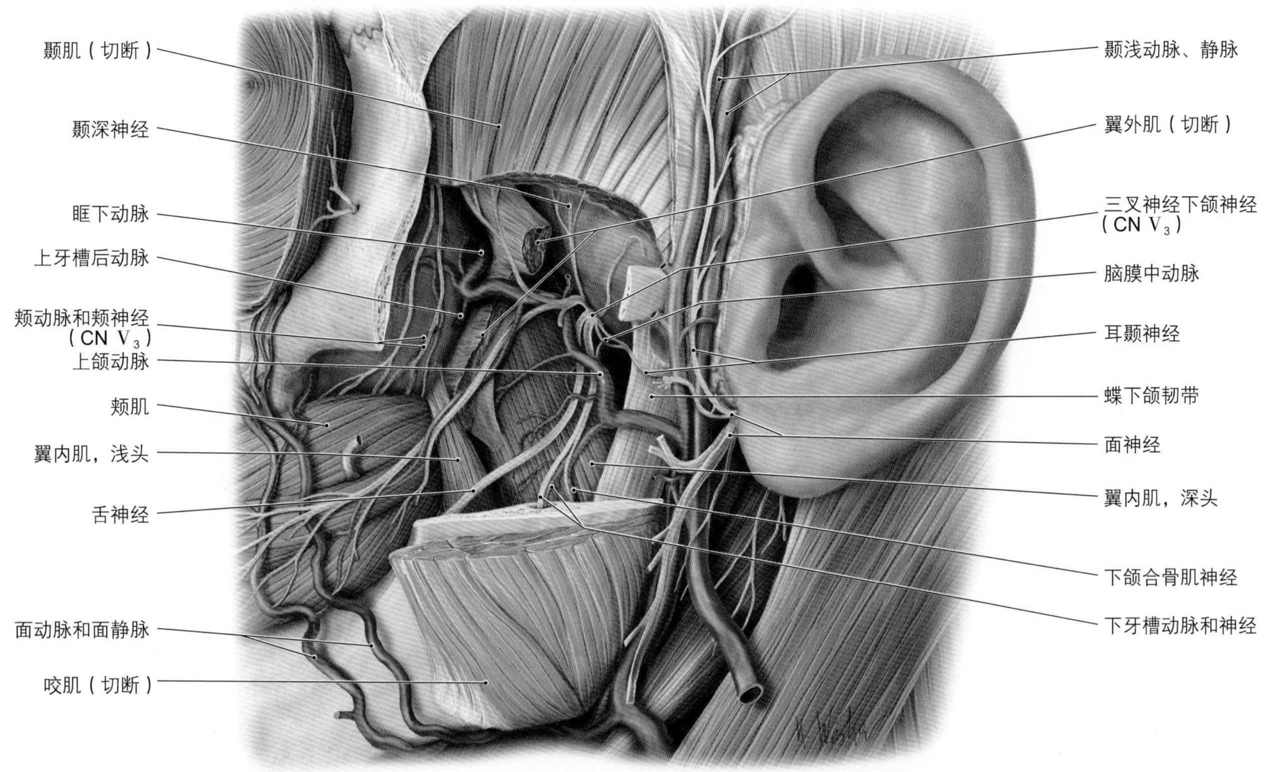
颞肌（切断）
颞深神经
眶下动脉
上牙槽后动脉
颊动脉和颊神经（CN V3）
上颌动脉
颊肌
翼内肌，浅头
舌神经
面动脉和面静脉
咬肌（切断）
颞浅动脉、静脉
翼外肌（切断）
三叉神经下颌神经（CN V3）
脑膜中动脉
耳颞神经
蝶下颌韧带
面神经
翼内肌，深头
下颌合骨肌神经
下牙槽动脉和神经

颞下窝的神经、血管

图 41.28 颞下窝内的下颌神经（CN V_3）

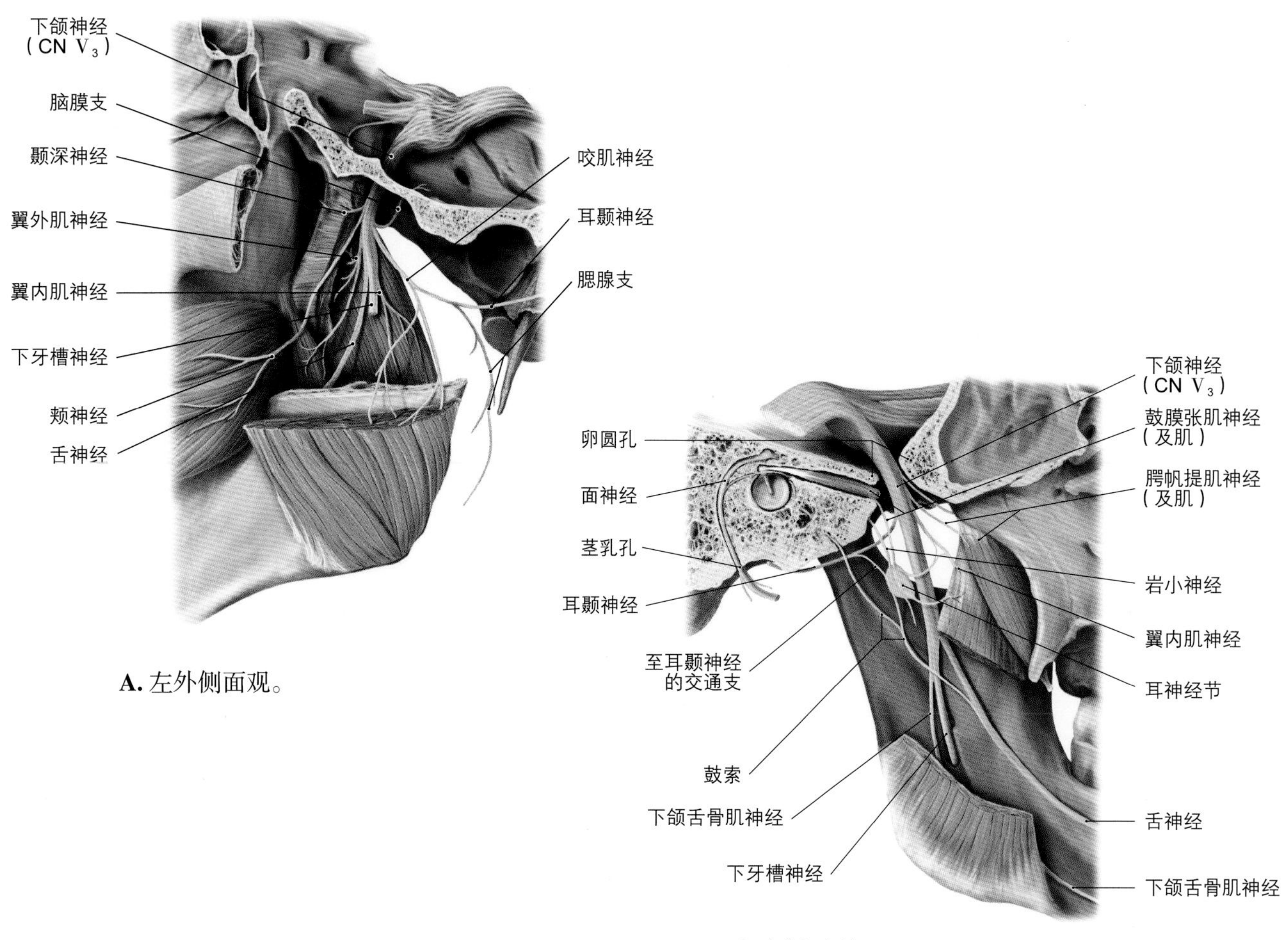

下颌神经
（CN V3）
脑膜支
颞深神经
翼外肌神经
翼内肌神经
下牙槽神经
颊神经
舌神经
咬肌神经
耳颞神经
腮腺支
卵圆孔
面神经
茎乳孔
耳颞神经
至耳颞神经
的交通支
鼓索
下颌舌骨肌神经
下牙槽神经
下颌神经
（CN V3）
鼓膜张肌神经
（及肌）
腭帆提肌神经
（及肌）
岩小神经
翼内肌神经
耳神经节
舌神经
下颌舌骨肌神经

A. 左外侧面观。

B. 左内侧面观。

表 41.7 颞下窝的神经

神经	神经纤维	支配
肌支（CN V_3）	特殊内脏运动	咀嚼肌；下颌舌骨肌；鼓膜张肌；腭帆张肌，二腹肌前腹
耳颞神经（CN V_3）	一般感觉	耳廓、颞区和颞下颌关节
	舌咽神经（CN Ⅸ）的内脏运动	腮腺
下牙槽神经（CN V_3）	一般感觉	下颌牙；颏支支配下唇和下颚的皮肤
舌神经（CN V_3）	一般感觉	舌前 2/3，口底
颊神经（CN V_3）	一般感觉	颊部皮肤和黏膜
脑膜支（CN V_3）	一般感觉	颅中窝硬脑膜
鼓索（CN Ⅶ）	特殊感觉味觉	舌前 2/3
	内脏运动	经下颌下神经节和舌神经（CN V_3）至下颌下腺和舌下腺

图 41.29　颞下窝内的动脉

左侧面观。上颌动脉在翼外肌的浅面或深面进入颞下窝（见图 41.27，第 599 页），经翼上颌裂进入翼腭窝。

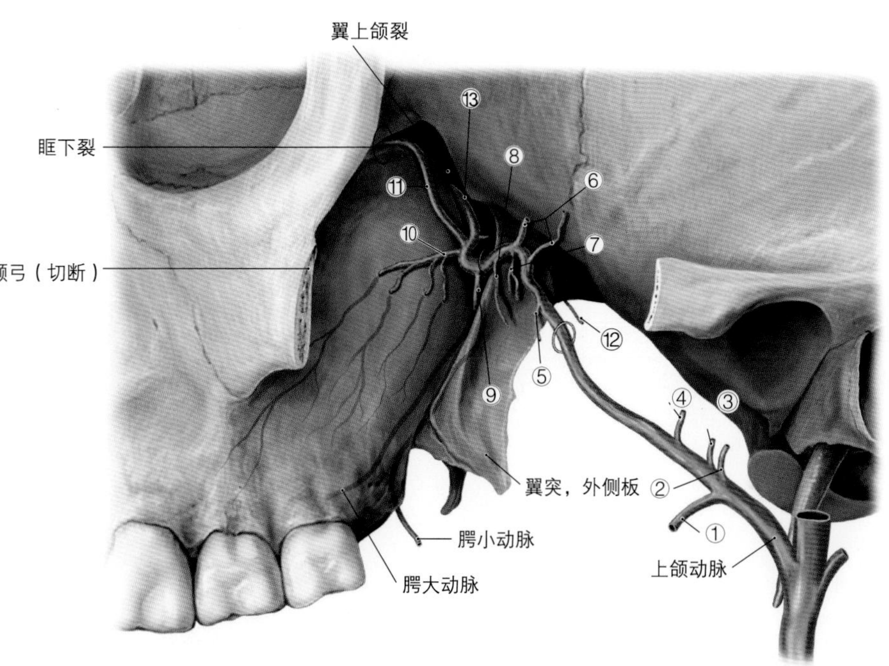
翼上颌裂
眶下裂
颧弓（切断）
⑬
⑧
⑥
⑪
⑩
⑦
⑫
⑤
⑨
④
③
翼突，外侧板
②
①
腭小动脉
腭大动脉
上颌动脉

表 41.8　上颌动脉的分支

<table>
<tr><th>分部</th><th colspan="2">动脉</th><th>分布</th></tr>
<tr><td rowspan="4">下颌部（起始至第 1 个环之间，图 41.29）</td><td colspan="2">①下牙槽动脉</td><td>下颌骨、牙、牙龈</td></tr>
<tr><td colspan="2">②鼓室前动脉</td><td>鼓室</td></tr>
<tr><td colspan="2">③耳深动脉</td><td>颞下颌关节、外耳道</td></tr>
<tr><td colspan="2">④脑膜中动脉</td><td>颅盖，硬脑膜，颅前、中窝</td></tr>
<tr><td rowspan="4">翼肌部（在动脉的第 1 和第 2 个环之间）</td><td colspan="2">⑤咬肌动脉</td><td>咬肌</td></tr>
<tr><td colspan="2">⑥颞深动脉</td><td>颞肌</td></tr>
<tr><td colspan="2">⑦翼肌支</td><td>翼肌</td></tr>
<tr><td colspan="2">⑧颊动脉</td><td>颊黏膜</td></tr>
<tr><td rowspan="7">翼腭窝部（在第 2 和第 3 个环之间）</td><td rowspan="2">⑨腭降动脉</td><td>腭大动脉</td><td>硬腭</td></tr>
<tr><td>腭小动脉</td><td>软腭、腭扁桃体、咽壁</td></tr>
<tr><td colspan="2">⑩上牙槽后动脉</td><td>上颌磨牙、上颌窦、牙龈</td></tr>
<tr><td colspan="2">⑪眶下动脉</td><td>上颌骨牙槽</td></tr>
<tr><td colspan="3">⑫翼管动脉</td></tr>
<tr><td rowspan="2">⑬蝶额骨动脉</td><td>鼻后外侧动脉</td><td>鼻腔外侧壁、鼻后孔</td></tr>
<tr><td>鼻中隔后支</td><td>鼻中隔</td></tr>
</table>

第 42 章 眶和眼

骨性眶

图 42.1 骨性眶

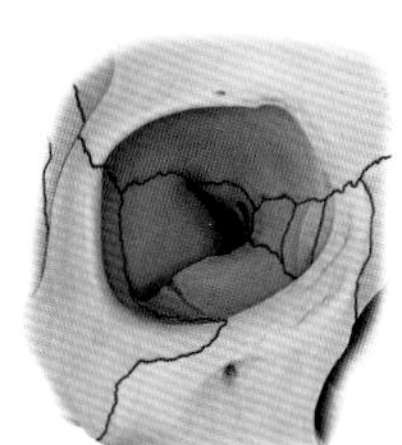

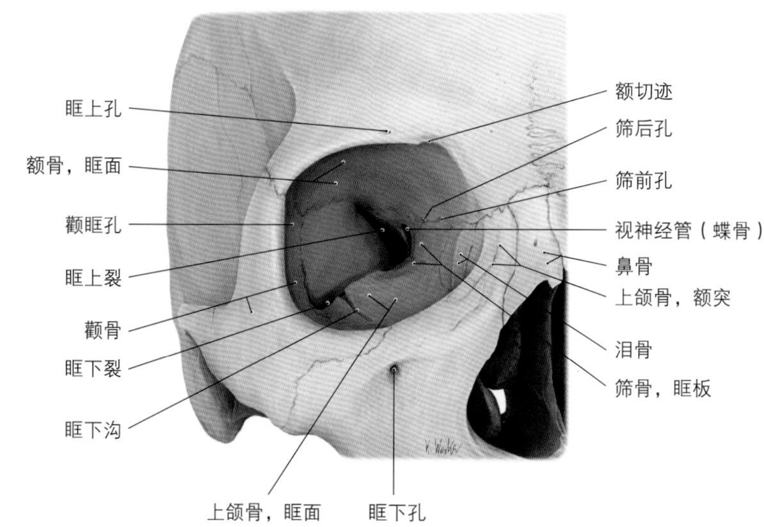
眶上孔
额骨，眶面
颧眶孔
眶上裂
颧骨
眶下裂
眶下沟
上颌骨，眶面
眶下孔
额切迹
筛后孔
筛前孔
视神经管（蝶骨）
鼻骨
上颌骨，额突
泪骨
筛骨，眶板

A. 前面观。

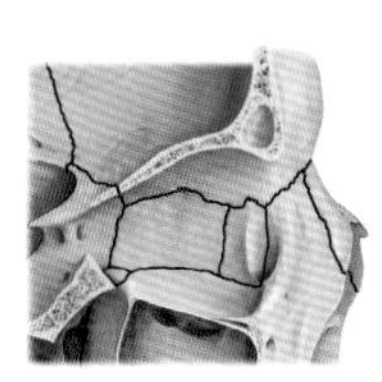

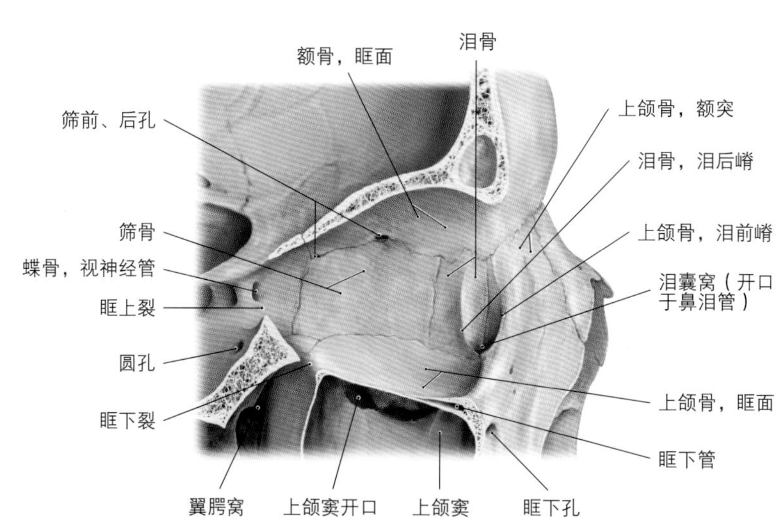
额骨，眶面
泪骨
筛前、后孔
筛骨
蝶骨，视神经管
眶上裂
圆孔
眶下裂
翼腭窝
上颌窦开口
上颌窦
眶下孔
上颌骨，额突
泪骨，泪后嵴
上颌骨，泪前嵴
泪囊窝（开口
于鼻泪管）
上颌骨，眶面
眶下管

B. 右眶外侧面观。

表 42.1 眶内神经、血管穿行的孔裂

<table>
<tr><th>孔裂 *</th><th colspan="2">神经</th><th>血管</th></tr>
<tr><td>视神经管</td><td colspan="2">视神经（CN Ⅱ）</td><td>眼动脉</td></tr>
<tr><td>眶上裂</td><td>动眼神经（CN Ⅲ）
滑车神经（CN Ⅳ）
展神经（CN Ⅵ）</td><td>三叉神经，眼支（CN V_1）
• 泪腺神经
• 额神经
• 鼻睫神经</td><td>眼上静脉</td></tr>
<tr><td>眶下裂</td><td colspan="2">眶下神经（CN V_2）
颧神经（CN V_2）</td><td>眶下动、静脉
眼下静脉</td></tr>
<tr><td>眶下沟</td><td colspan="3">眶下神经（V_2），眶下动脉和静脉</td></tr>
<tr><td>眶上孔</td><td colspan="2">眶上神经（外侧支）</td><td>眶上动脉</td></tr>
<tr><td>眶上切迹</td><td colspan="2">眶上神经（内侧支）</td><td>滑车上动脉</td></tr>
<tr><td>筛前孔</td><td colspan="3">筛前神经、动脉和静脉</td></tr>
<tr><td>筛后孔</td><td colspan="3">筛后神经、动脉和静脉</td></tr>
</table>

注：* 骨性鼻泪管内有鼻泪管。

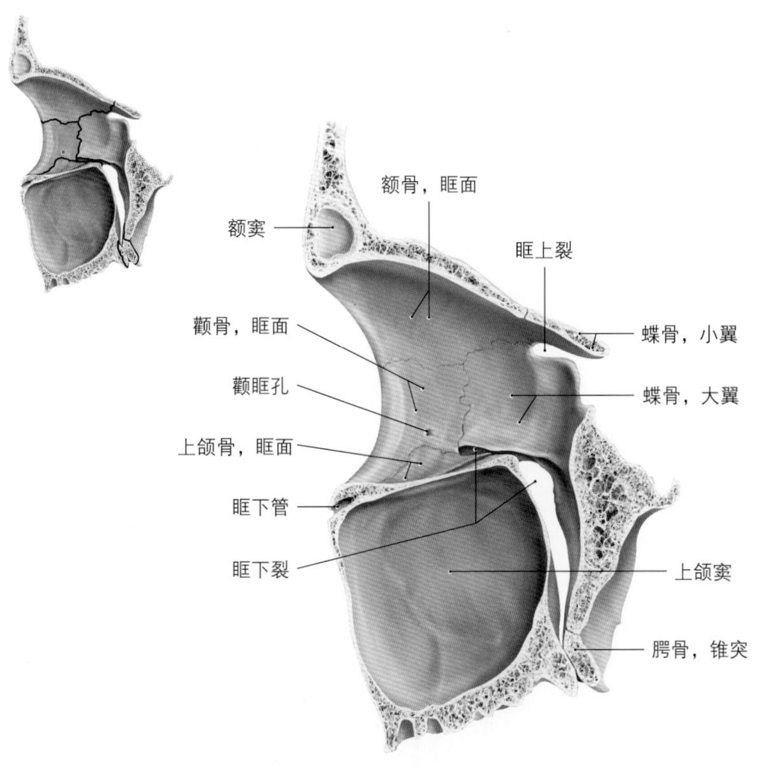
额骨，眶面
额窦
眶上裂
颧骨，眶面
蝶骨，小翼
颧眶孔
蝶骨，大翼
上颌骨，眶面
眶下管
眶下裂
上颌窦
腭骨，锥突

C. 右眶内侧面观。

表 42.2	眶周围的结构
方向	边界结构
上方	额窦
	颅前窝
内侧	筛窦
下方	上颌窦
某些深层结构与眶之间也存在重要的临床联系	
蝶窦	脑垂体
颅中窝	海绵窦
视交叉	翼腭窝

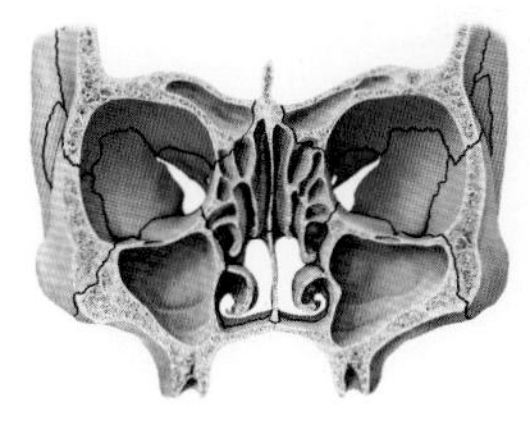

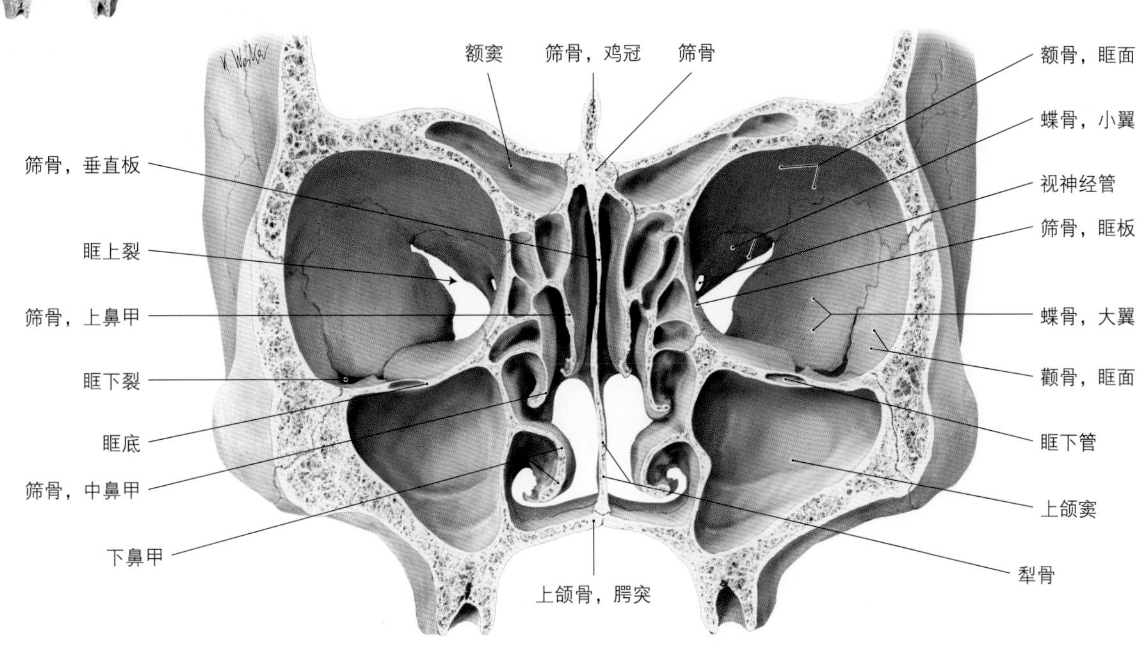
额窦
筛骨，鸡冠
筛骨
额骨，眶面
筛骨，垂直板
蝶骨，小翼
视神经管
眶上裂
筛骨，眶板
筛骨，上鼻甲
蝶骨，大翼
眶下裂
颧骨，眶面
眶底
眶下管
筛骨，中鼻甲
上颌窦
下鼻甲
犁骨
上颌骨，腭突

D. 冠状面，前面观。

眶内肌

图 42.2　眼外肌

眼球运动由 6 块眼外肌支配：4 块直肌（上直肌、下直肌、内直肌和外直肌）和 2 块斜肌（上斜肌和下斜肌）。

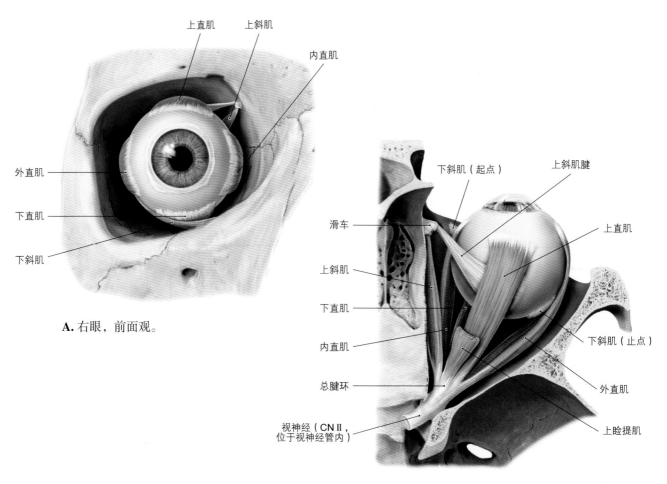

上直肌
上斜肌
内直肌
外直肌
下直肌
下斜肌

A. 右眼，前面观。

下斜肌（起点）
上斜肌腱
滑车
上直肌
上斜肌
下直肌
内直肌
下斜肌（止点）
总腱环
外直肌
视神经（CN Ⅱ，
位于视神经管内）
上睑提肌

B. 右眼，打开骨性眶的上面观。

图 42.3　眼外肌的测试

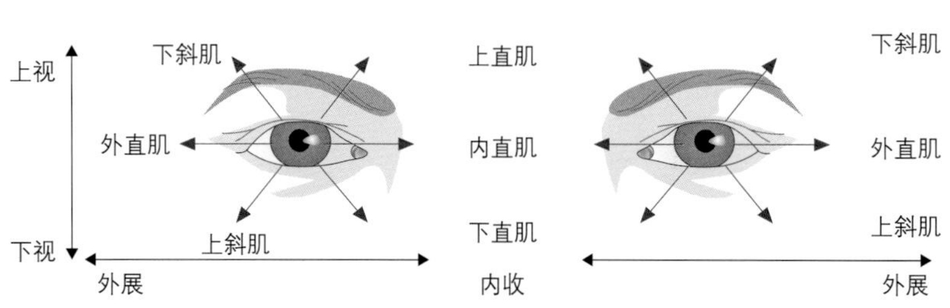

上视
下斜肌
上直肌
下斜肌
外直肌
内直肌
外直肌
下视
上斜肌
下直肌
上斜肌
外展
内收
外展

A. 由正视前方开始。眼球向任何主方向（箭头）的运动都需要同时运动不同脑神经支配的 2 块眼外肌，因此可以检测这对眼外肌的功能。

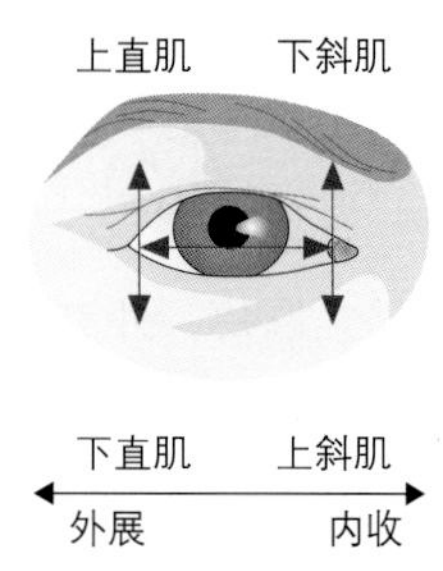

上直肌
下斜肌
下直肌
上斜肌
外展
内收

B. 由眼球内收或外展开始，向上或向下转动眼球时只需分别运动斜肌或直肌，可用于测试单块肌肉的功能。

图 42.4 眼外肌的运动

打开眶的上面观。红色圆圈代表垂直轴；黑色代表水平轴；蓝色代表前后轴（视轴 / 眼轴）。

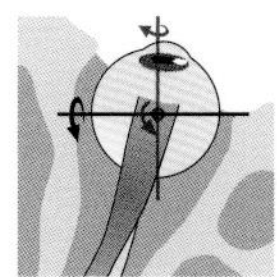
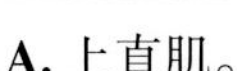

A. 上直肌。

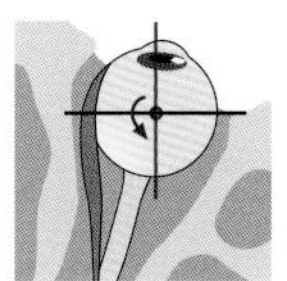

B. 内直肌。

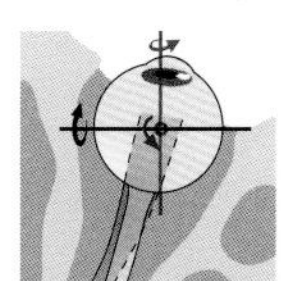

C. 下直肌。

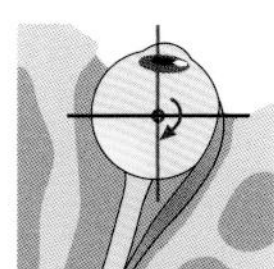

D. 外直肌。

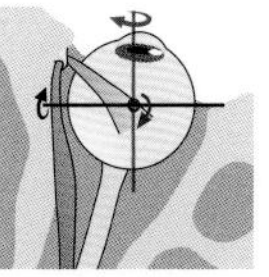

E. 上斜肌。

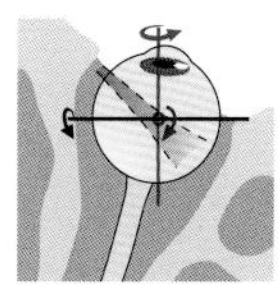

F. 下斜肌。

表 42.3 眼外肌

肌名	起点	止点	运动（见图 42.4）*			神经支配
			垂直轴(红色)	水平轴(黑色)	前后轴(蓝色)	
上直肌	总腱环	巩膜	上提	内收	旋向内侧	动眼神经（CN Ⅲ），上支
内直肌			—	内收	—	动眼神经（CN Ⅲ），下支
下直肌			下降	内收	旋向外侧	
外直肌			—	外展	—	展神经（CN Ⅵ）
上斜肌	蝶骨 +		下降	外展	旋向内侧	滑车神经（CN Ⅳ）
下斜肌	眶内侧缘		上提	外展	旋向外侧	动眼神经（CN Ⅲ），下支

注：* 由正视前方开始。
+ 上斜肌腱穿过腱环（滑车）附着于眶上内侧缘。

临床要点 42.1

动眼神经麻痹

眼肌或相关脑神经（包括神经核或神经行程中）的损伤会导致动眼神经麻痹。如果一块眼外肌无力或麻痹，可见眼偏斜。眼外肌协调运动损害可导致一只眼的视轴偏离正常位置。患者发生复视。

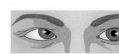

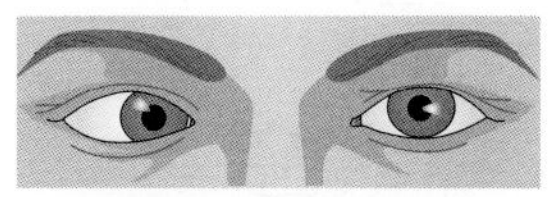

A. 展神经麻痹，外直肌瘫痪。

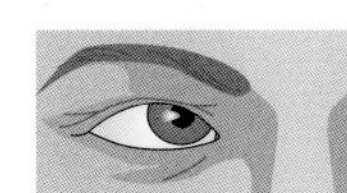

B. 滑车神经麻痹，上斜肌瘫痪。

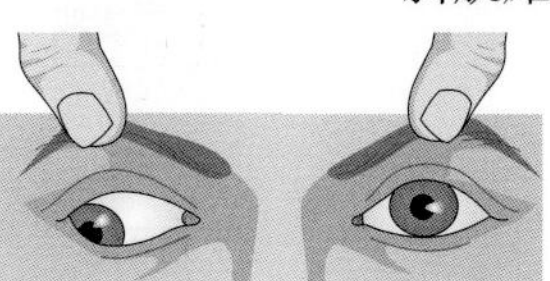

C. 动眼神经完全麻痹，上直肌、内直肌、下直肌和下斜肌瘫痪。

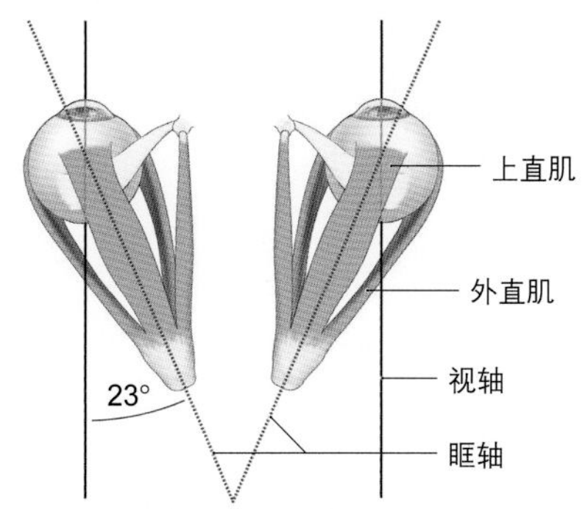
上直肌
外直肌
视轴
眶轴
23°

D. 正常视轴和眶轴。

眶内神经、血管

图 42.5 眶内静脉

右眶外侧面观。切除：外侧眶壁并打开上颌窦。

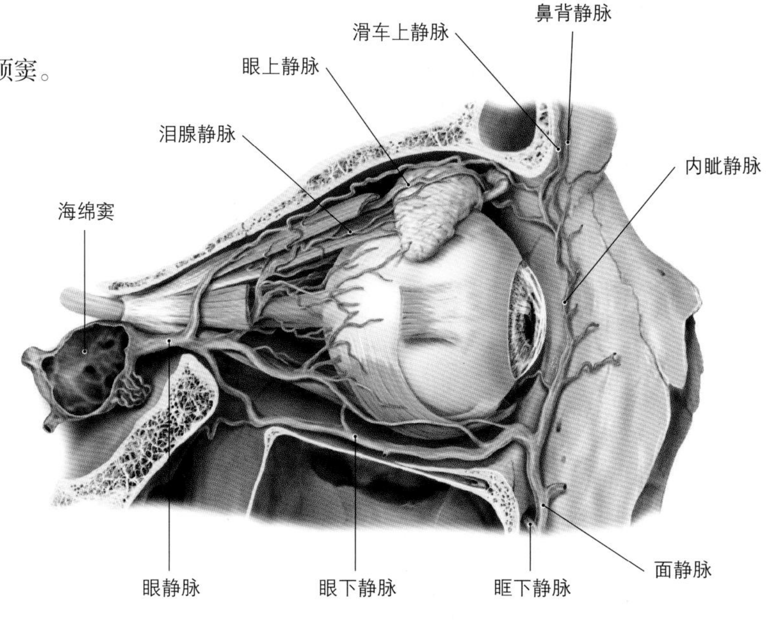

鼻背静脉
滑车上静脉
眼上静脉
泪腺静脉
内眦静脉
海绵窦
眼静脉
眼下静脉
眶下静脉
面静脉

图 42.6 眶内动脉

右眶上面观，打开视神经管和眶顶。

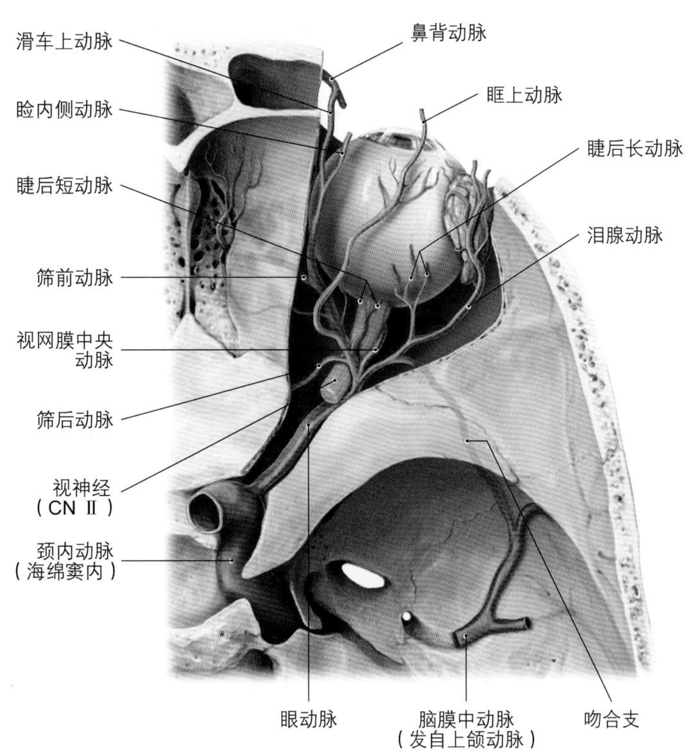

滑车上动脉
鼻背动脉
睑内侧动脉
眶上动脉
睫后长动脉
睫后短动脉
泪腺动脉
筛前动脉
视网膜中央动脉
筛后动脉
视神经（CN Ⅱ）
颈内动脉（海绵窦内）
眼动脉
脑膜中动脉（发自上颌动脉）
吻合支

临床要点 42.2

海绵窦综合征

面部危险三角（如图示）的静脉血由于重力作用通过无瓣膜的眼静脉进入海绵窦。挤压面部该区域的粉刺或疖子可导致感染栓子被挤入静脉系统并回流至海绵窦。海绵窦综合征（CIS）由海绵窦感染累及周围脑神经引起，可由眼球运动障碍进行诊断。

展神经（CN Ⅵ）走行在海绵窦内的血液中，将首先受累并表现为侧向运动受限。动眼神经（CN Ⅲ）和滑车神经（CN Ⅳ）走行在海绵窦外侧壁的硬脑膜内，最终因感染穿透硬脑膜而受影响。当所有支配眼外肌的神经受累时，眼球固定于眶内。眼神经（CN V_1）也行于硬脑膜外侧壁内，受累时将导致其分布区域（前额）刺痛或麻木。上颌神经（CN V_2）偶有受累，将导致眶下面部感觉麻木。海绵间窦可使感染扩散至对侧。若未及时治疗将导致死亡，然而随着诊断和治疗的进步，海绵窦感染导致的血栓性静脉炎的死亡率已由 100% 降至 20%。

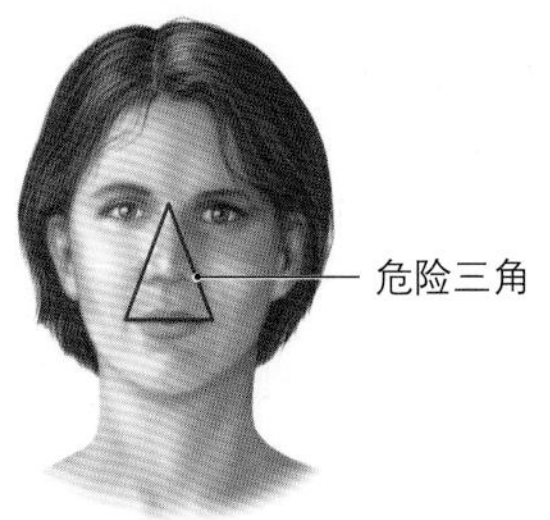

危险三角

图 42.7 眶内的神经分布

右眶外侧面观。切除：颞侧骨壁。

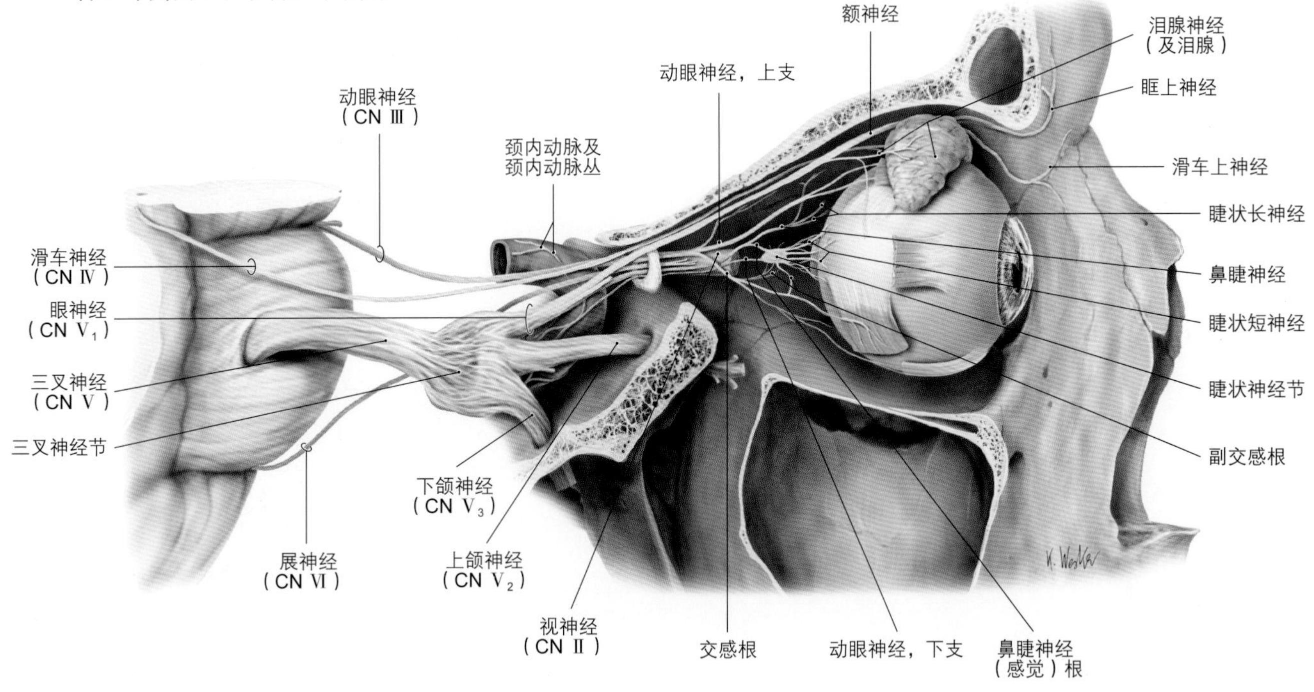
额神经
泪腺神经
（及泪腺）
动眼神经，上支
眶上神经
动眼神经
（CN Ⅲ）
颈内动脉及
颈内动脉丛
滑车上神经
睫状长神经
滑车神经
（CN Ⅳ）
鼻睫神经
眼神经
（CN V_1）
睫状短神经
三叉神经
（CN Ⅴ）
睫状神经节
三叉神经节
副交感根
下颌神经
（CN V_3）
展神经
（CN Ⅵ）
上颌神经
（CN V_2）
视神经
（CN Ⅱ）
交感根
动眼神经，下支
鼻睫神经
（感觉）根

图 42.8 脑神经经海绵窦进入眼眶的行程

右侧海绵窦部分打开的蝶鞍，颅底内面观。

显露两侧三叉神经节。右侧神经节从其正常位置向外侧拉开（因此显露了三叉神经压迹，即 Meckel 窝），以显示海绵窦和穿经海绵窦的颈内动脉。

注意展神经也横过海绵窦，并走行于颈内动脉的外侧。所有其他神经（动眼神经、滑车神经和三叉神经的 3 个分支）在海绵体窦的硬脑膜侧壁上向头侧和尾侧走行。海绵体内颈动脉瘤大多只累及展神经。占位性动脉瘤压迫神经导致功能丧失。在突然发作的单独展神经麻痹病例中，颈内动脉瘤始终应该是要考虑的可能病因。相反，单独滑车神经麻痹罕见。滑车神经作为多条受影响的神经之一更为常见，例如海绵窦血栓形成的病例中，所有穿过海绵窦的神经都会受到影响，通常也会影响三叉神经的两个分支。

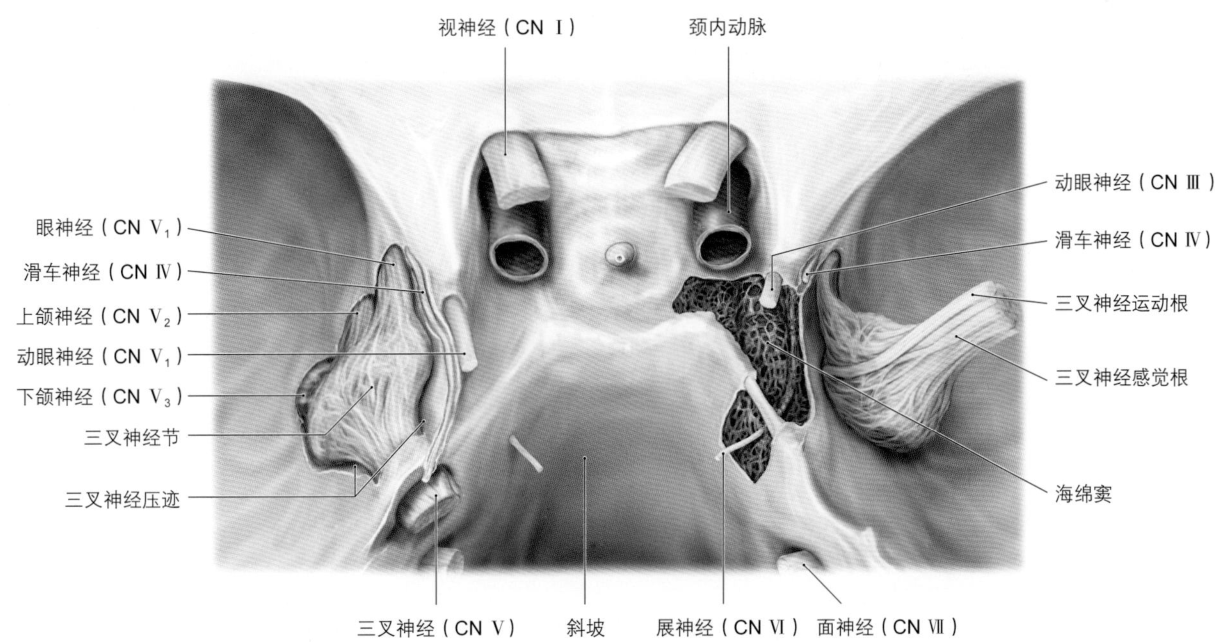
视神经（CN Ⅰ）
颈内动脉
动眼神经（CN Ⅲ）
眼神经（CN V_1）
滑车神经（CN Ⅳ）
滑车神经（CN Ⅳ）
上颌神经（CN V_2）
三叉神经运动根
动眼神经（CN V_1）
三叉神经感觉根
下颌神经（CN V_3）
三叉神经节
海绵窦
三叉神经压迹
三叉神经（CN Ⅴ）
斜坡
展神经（CN Ⅵ）
面神经（CN Ⅶ）

眶的局部解剖

图 42.9　眶的神经、血管

前面观。右眼：切除眼轮匝肌。左眼：部分切除眶隔。

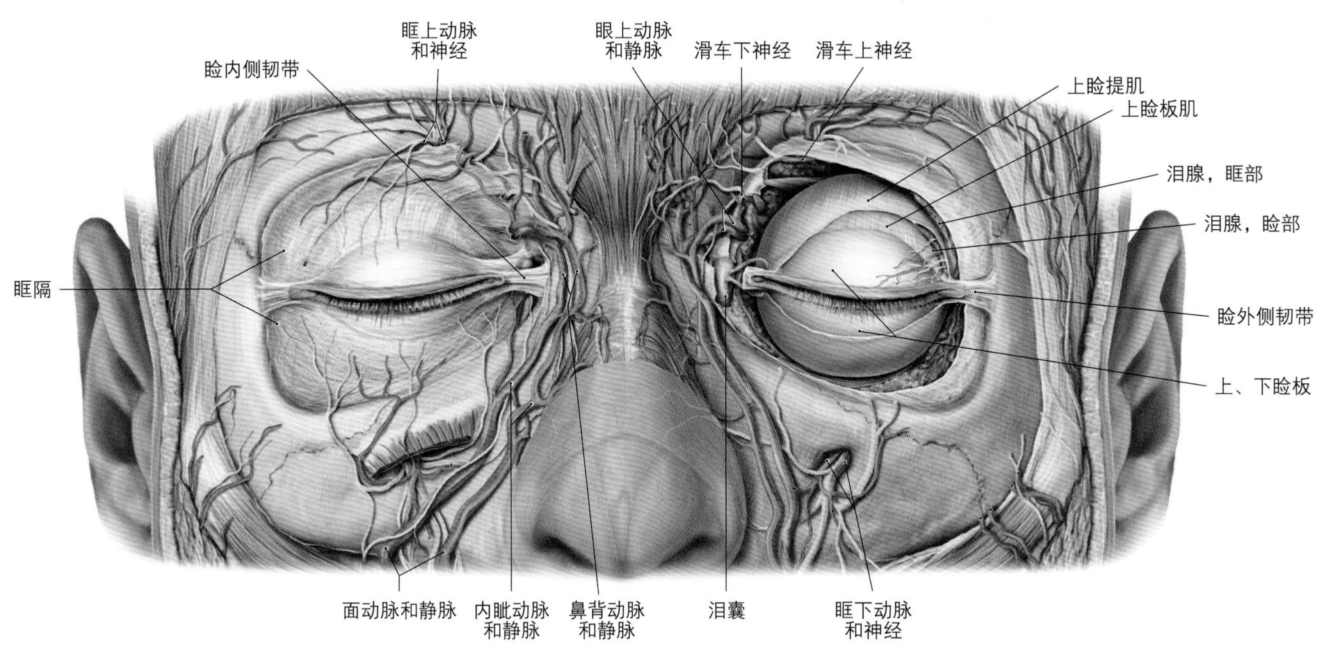
眶上动脉
和神经
眼上动脉
和静脉
滑车下神经
滑车上神经
睑内侧韧带
上睑提肌
上睑板肌
泪腺，眶部
泪腺，睑部
眶隔
睑外侧韧带
上、下睑板
面动脉和静脉
内眦动脉
和静脉
鼻背动脉
和静脉
泪囊
眶下动脉
和神经

图 42.10　神经血管结构出入眶的通路

前面观。切除：眶内容物。注意：视神经和眼动脉穿行视神经管，其余结构穿行眶上裂。

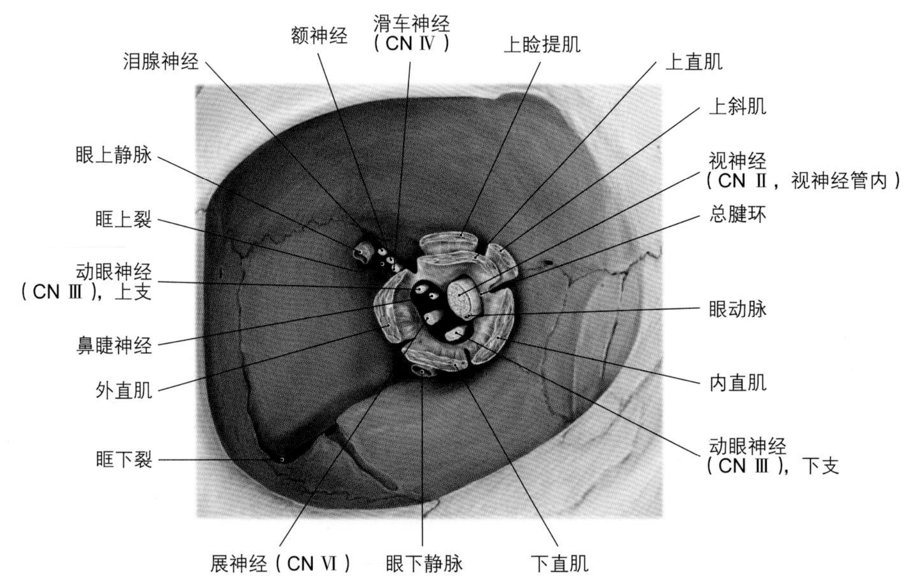
额神经
滑车神经
（CN Ⅳ）
泪腺神经
上睑提肌
上直肌
上斜肌
眼上静脉
视神经
（CN Ⅱ，视神经管内）
眶上裂
总腱环
动眼神经
（CN Ⅲ），上支
眼动脉
鼻睫神经
外直肌
内直肌
动眼神经
（CN Ⅲ），下支
眶下裂
展神经（CN Ⅵ）
眼下静脉
下直肌

图 42.11 眶内神经血管结构

上面观。切除：骨性眶顶、眶骨膜及眶脂体。

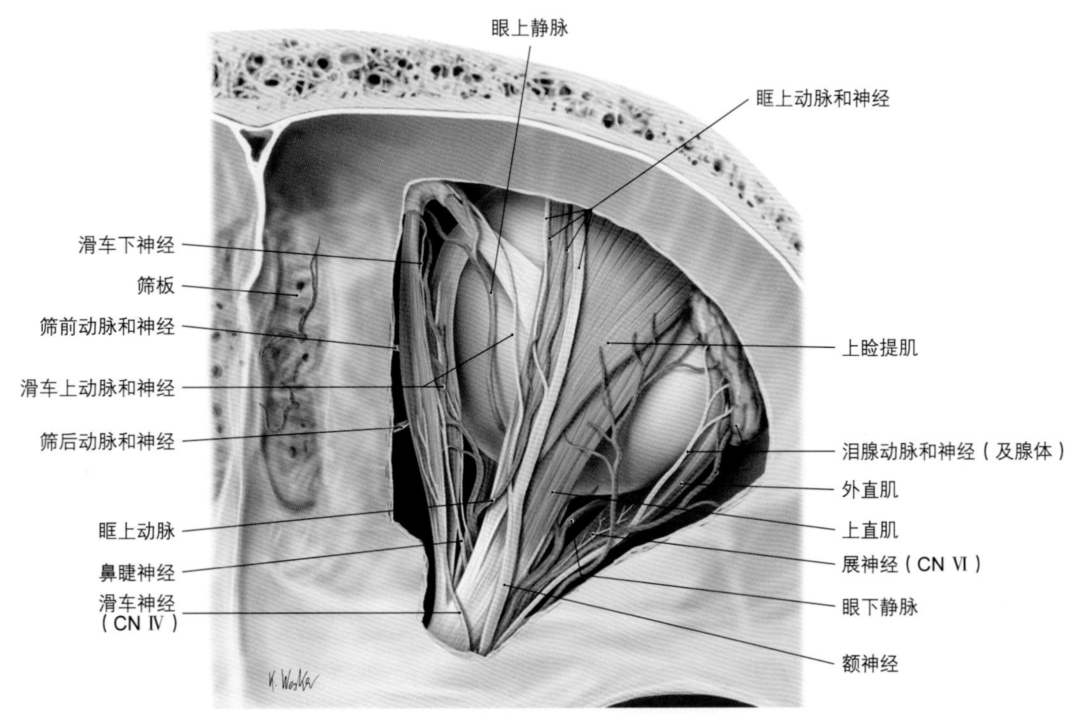
眼上静脉
眶上动脉和神经
滑车下神经
筛板
筛前动脉和神经
滑车上动脉和神经
筛后动脉和神经
眶上动脉
鼻睫神经
滑车神经
（CN Ⅳ）
上睑提肌
泪腺动脉和神经（及腺体）
外直肌
上直肌
展神经（CN Ⅵ）
眼下静脉
额神经

A. 上层。

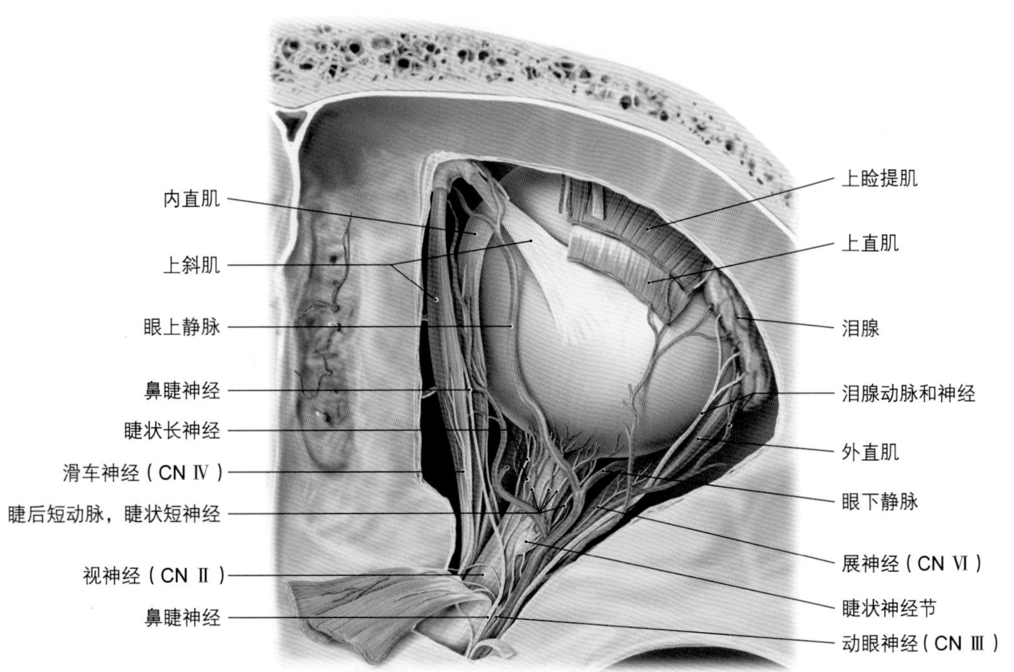
内直肌
上斜肌
眼上静脉
鼻睫神经
睫状长神经
滑车神经（CN Ⅳ）
睫后短动脉，睫状短神经
视神经（CN Ⅱ）
鼻睫神经
上睑提肌
上直肌
泪腺
泪腺动脉和神经
外直肌
眼下静脉
展神经（CN Ⅵ）
睫状神经节
动眼神经（CN Ⅲ）

B. 中层。翻开：上睑提肌、上直肌。显示：视神经。

眶和眼睑

图 42.12 眶的局部解剖

右眶矢状面，内侧面观。

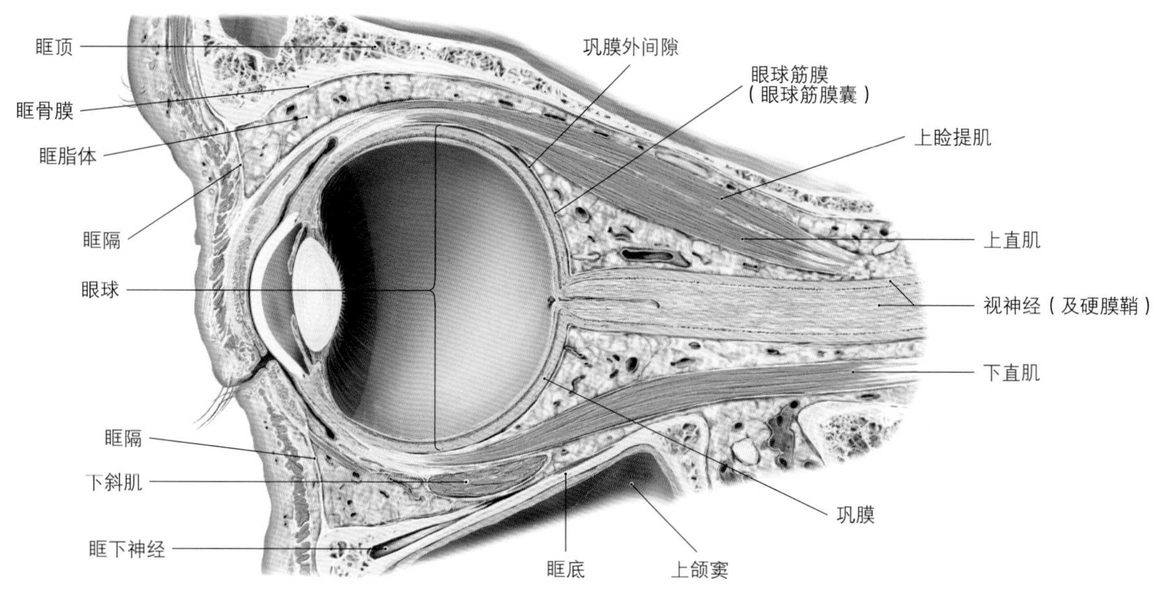
眶顶
眶骨膜
眶脂体
眶隔
眼球
眶隔
下斜肌
眶下神经
巩膜外间隙
眼球筋膜
（眼球筋膜囊）
上睑提肌
上直肌
视神经（及硬膜鞘）
下直肌
巩膜
眶底
上颌窦

图 42.13 眼睑与结膜

眶前部的矢状面。

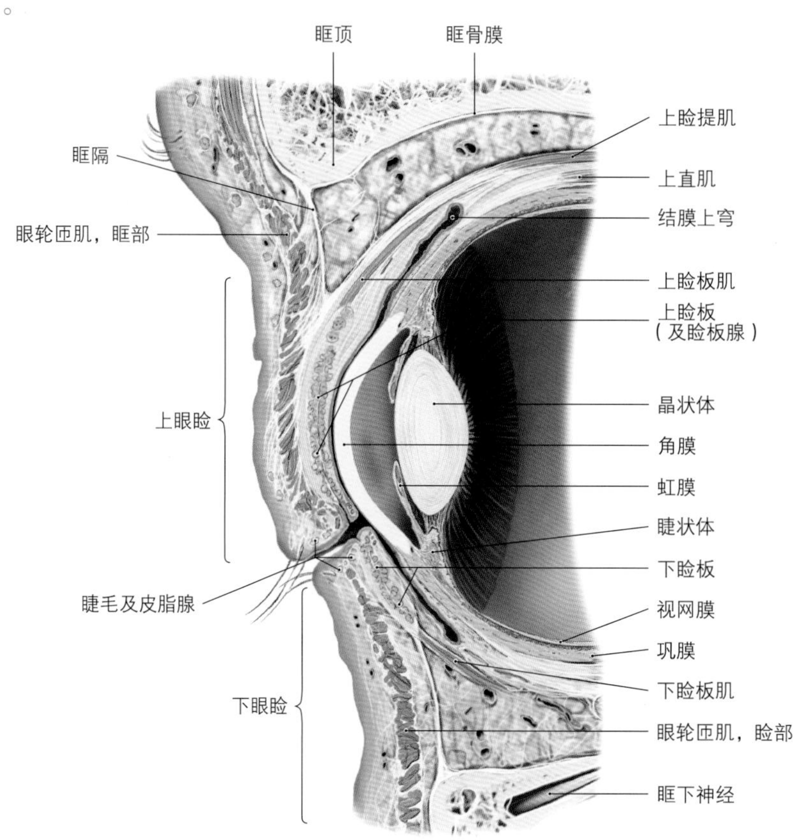
眶顶
眶骨膜
眶隔
眼轮匝肌，眶部
上眼睑
睫毛及皮脂腺
下眼睑
上睑提肌
上直肌
结膜上穹
上睑板肌
上睑板
（及睑板腺）
晶状体
角膜
虹膜
睫状体
下睑板
视网膜
巩膜
下睑板肌
眼轮匝肌，睑部
眶下神经

图 42.14 泪器

右眼，前面观。切除：部分眶隔。切断：上睑提肌（腱的止点）。

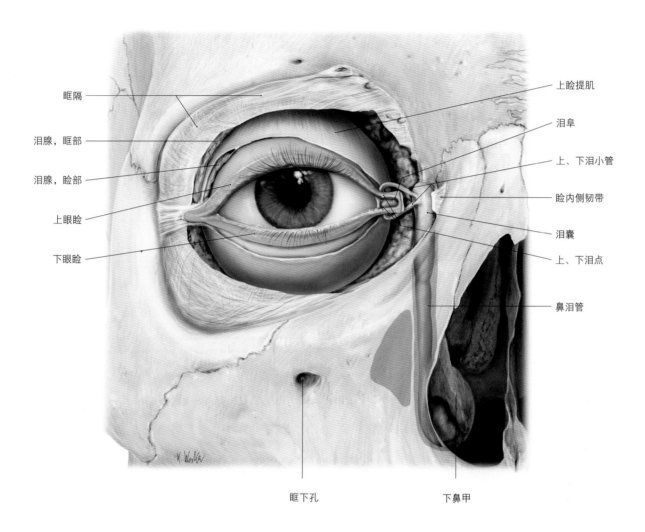

眶隔
泪腺，眶部
泪腺，睑部
上眼睑
下眼睑
上睑提肌
泪阜
上、下泪小管
睑内侧韧带
泪囊
上、下泪点
鼻泪管
眶下孔
下鼻甲

临床要点 42.3

泪液引流

围绝经期女性常因泪液分泌不足而导致慢性干眼症（结膜角膜炎）。泪腺的急性细菌性炎症不常发生，表现为严重的炎症和触痛，上眼睑呈现典型的 S 曲线。

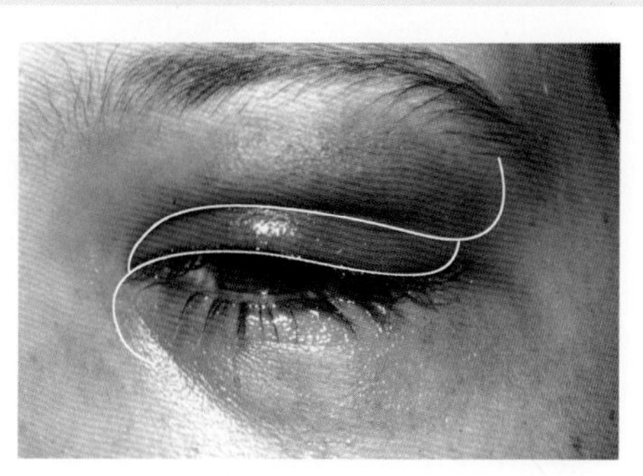

眼 球

图 42.15 眼球的结构

右眼球横切面，上面观。注意：眶轴（沿视神经及视神经盘连线）与视轴（沿眼中心至中央凹连线）间呈现 23° 夹角。

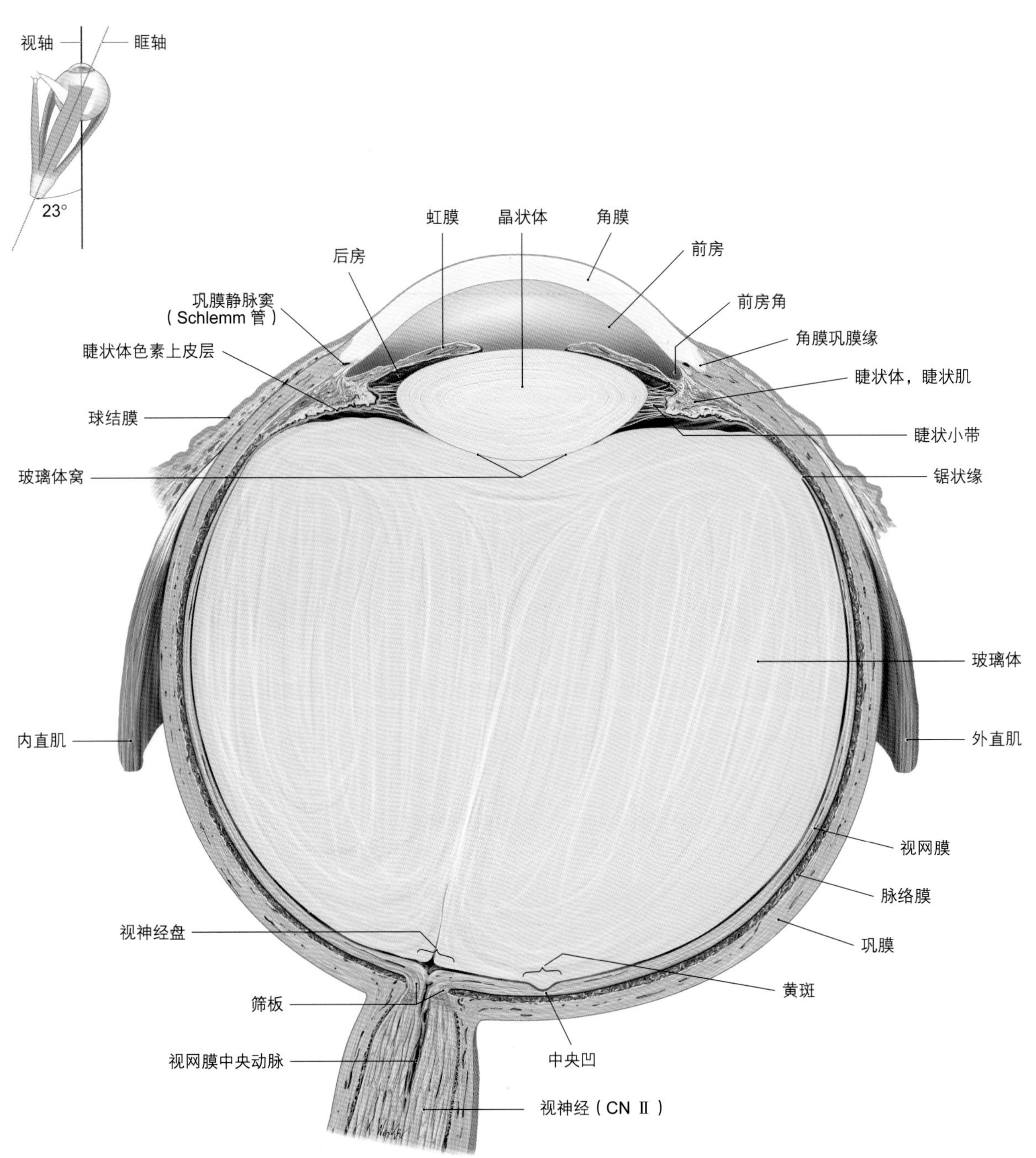
视轴
眶轴
23°
虹膜
晶状体
角膜
后房
前房
巩膜静脉窦
（Schlemm 管）
前房角
角膜巩膜缘
睫状体色素上皮层
睫状体，睫状肌
球结膜
睫状小带
玻璃体窝
锯状缘
玻璃体
内直肌
外直肌
视网膜
脉络膜
视神经盘
巩膜
黄斑
筛板
视网膜中央动脉
中央凹
视神经（CN Ⅱ）

图 42.16 眼球血管

右眼视神经水平横切面，上面观。眼动脉是颈内动脉的终支，眼内的动脉均发自眼动脉。血液由 4~8 条涡静脉回流至眼上、下静脉。

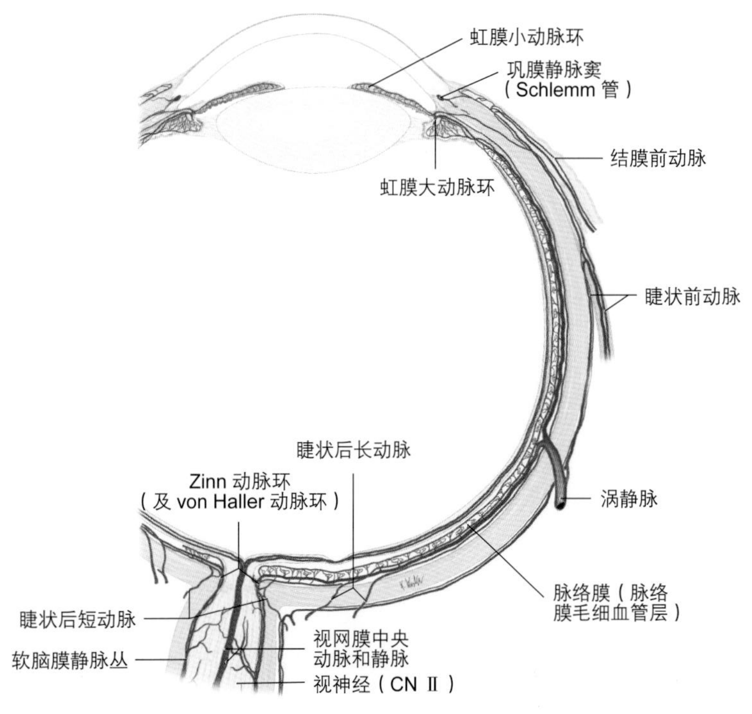
虹膜小动脉环
巩膜静脉窦（Schlemm 管）
结膜前动脉
虹膜大动脉环
睫状前动脉
睫状后长动脉
Zinn 动脉环（及 von Haller 动脉环）
涡静脉
脉络膜（脉络膜毛细血管层）
睫状后短动脉
视网膜中央动脉和静脉
软脑膜静脉丛
视神经（CN Ⅱ）

临床要点 42.4

眼底

眼底是体内唯一可对毛细血管进行直接检查的部位。眼底检查可观察到由于高血压或糖尿病导致的眼底血管改变，视神经盘检查对确定颅内压和诊断多发性硬化具有重要作用。

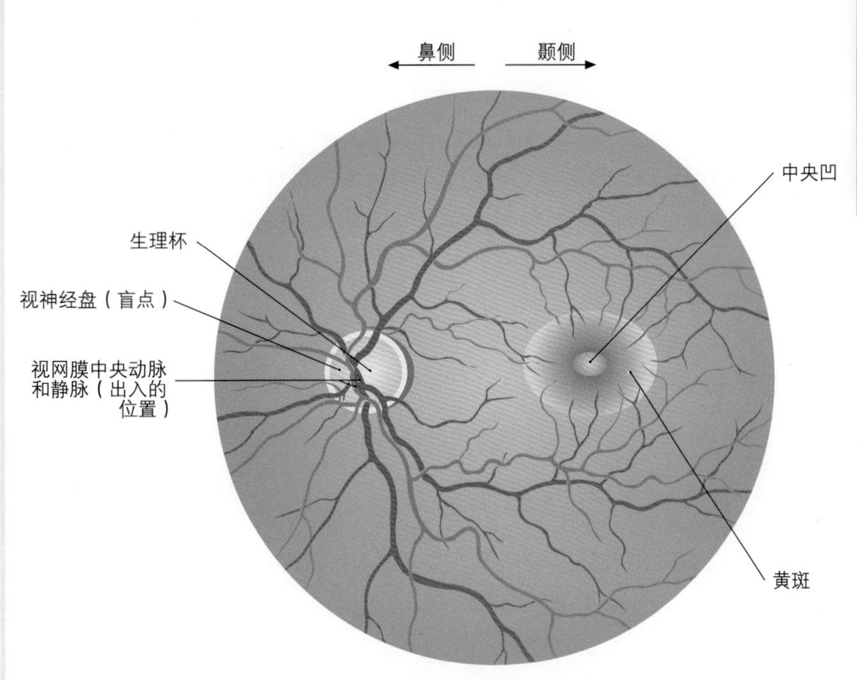
鼻侧
颞侧
生理杯
视神经盘（盲点）
视网膜中央动脉和静脉（出入的位置）
中央凹
黄斑

A. 左眼视网膜，前面观，模式图。

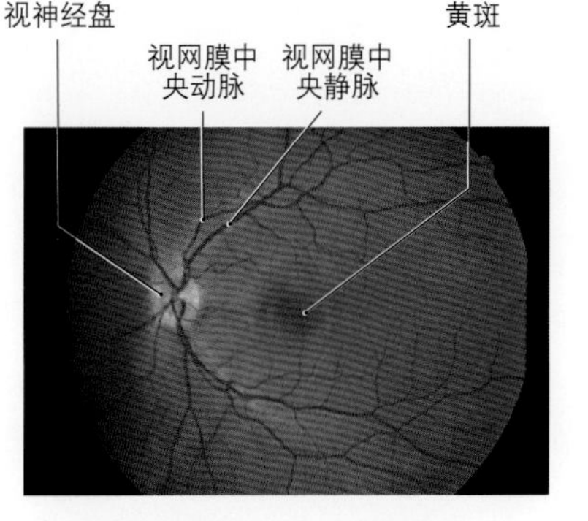
视神经盘
视网膜中央动脉
视网膜中央静脉
黄斑

B. 眼底镜检查的正常眼底。

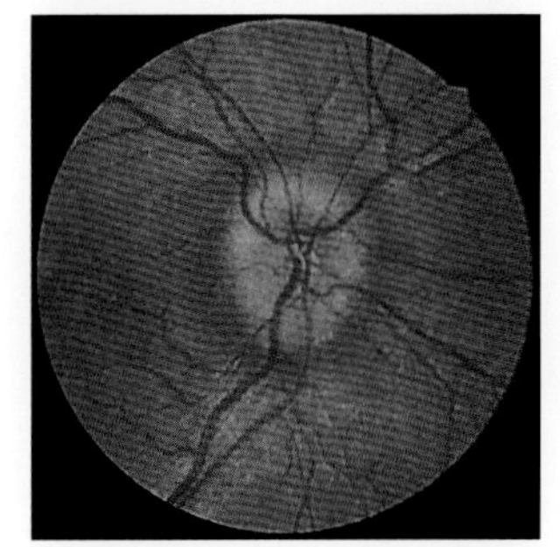

C. 颅内高压，视神经盘边缘变钝。

角膜、虹膜和晶状体

图 42.17　角膜、虹膜与晶状体

眼球前部横切面，前上面观。

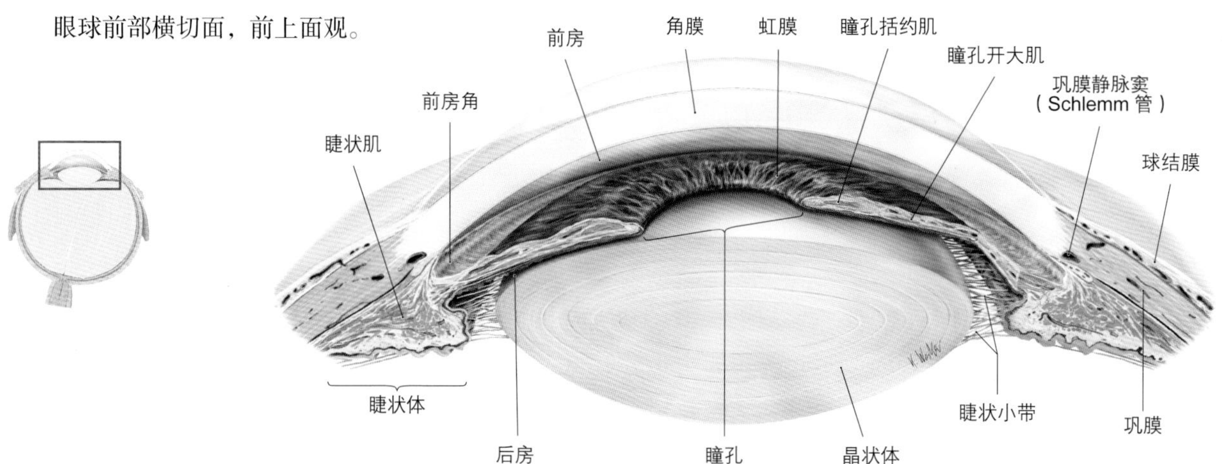
前房
角膜
虹膜
瞳孔括约肌
瞳孔开大肌
巩膜静脉窦
(Schlemm 管)
前房角
睫状肌
球结膜
睫状体
睫状小带
巩膜
后房
瞳孔
晶状体

图 42.18　虹膜

眼球前部横切面，前上面观。

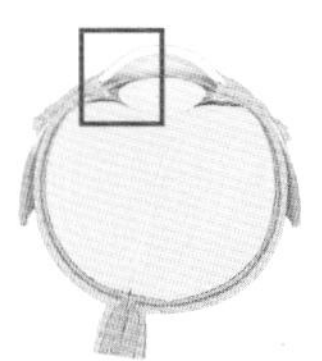

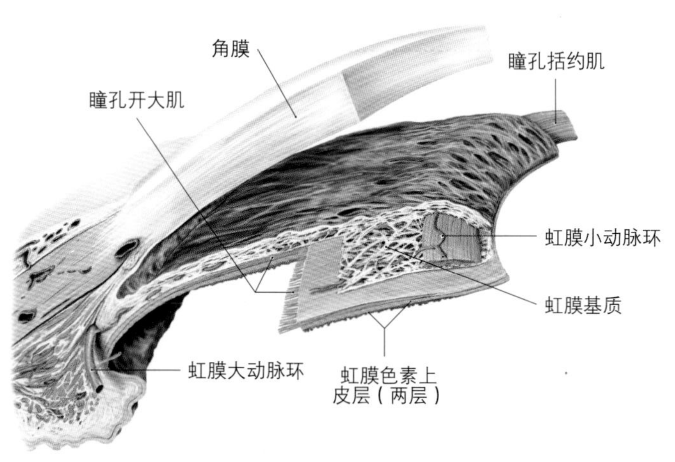
角膜
瞳孔括约肌
瞳孔开大肌
虹膜小动脉环
虹膜基质
虹膜大动脉环
虹膜色素上
皮层 (两层)

临床要点 42.5

青光眼

房水产生于后房并通过瞳孔进入前房，通过小梁网渗入巩膜静脉窦（Schelemm 管）并回流至巩膜上静脉。房水回流障碍导致眼内压增加（青光眼），并在薄板部位压迫视神经，最终可导致失明。慢性（开角型）青光眼最为常见（约占 90%），急性青光眼少发，其特点是红眼、强烈的头痛和（或）眼睛疼痛、恶心、巩膜上静脉扩张及角膜水肿。

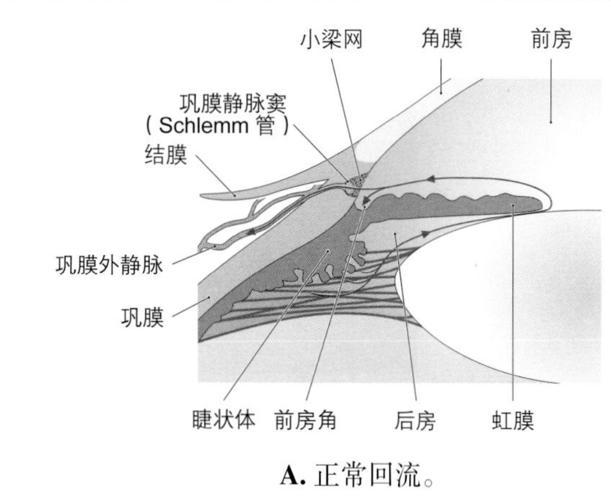
小梁网
角膜
前房
巩膜静脉窦
(Schlemm 管)
结膜
巩膜外静脉
巩膜
睫状体
前房角
后房
虹膜

A. 正常回流。

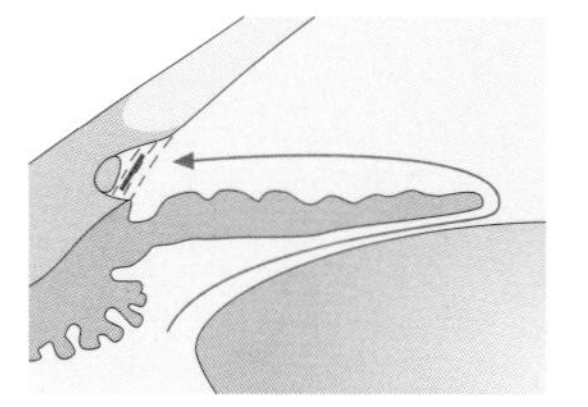

B. 慢性（开角型）青光眼。小梁网处回流受损。

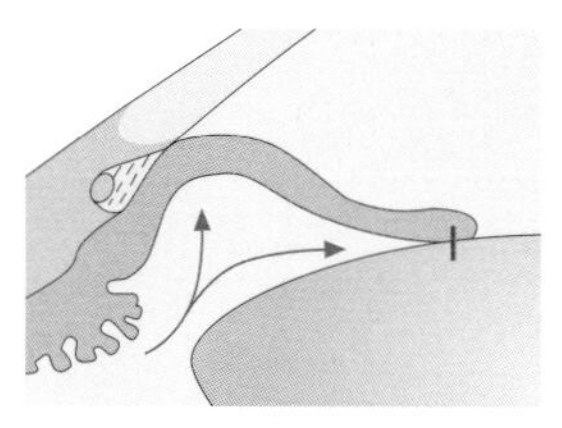

C. 急性（闭角型）青光眼。前房角被虹膜组织阻塞。房水不能进入前房，从而压迫虹膜部向前并阻塞前房角。

图 42.19 瞳孔

瞳孔大小由虹膜的两块眼内肌控制：瞳孔括约肌缩小瞳孔（副交感神经支配），瞳孔开大肌扩大瞳孔（交感神经支配）。

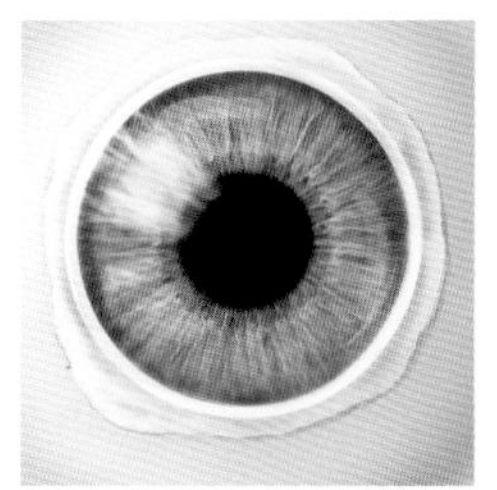

A. 正常瞳孔大小。

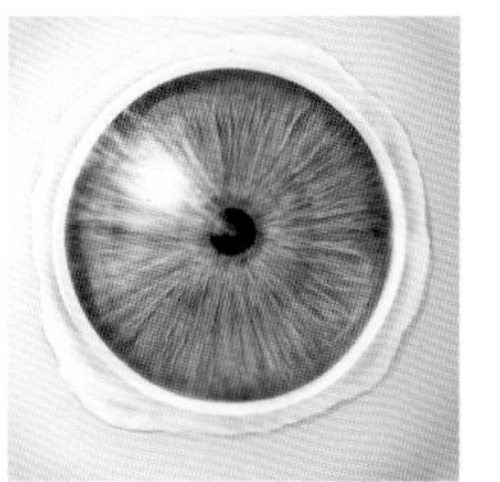

B. 瞳孔缩小。

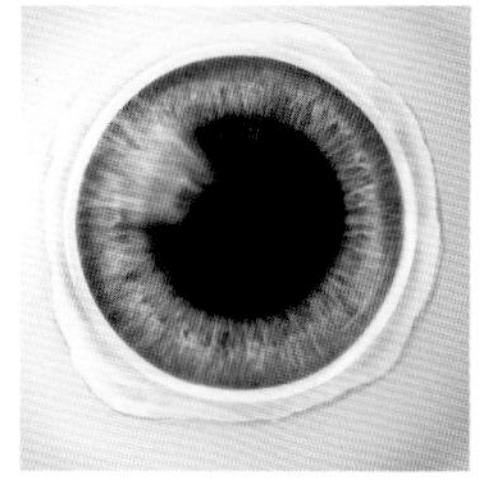

C. 瞳孔散大。

图 42.20 晶状体和睫状体

后面观。晶状体曲率由睫状体环的肌纤维控制。

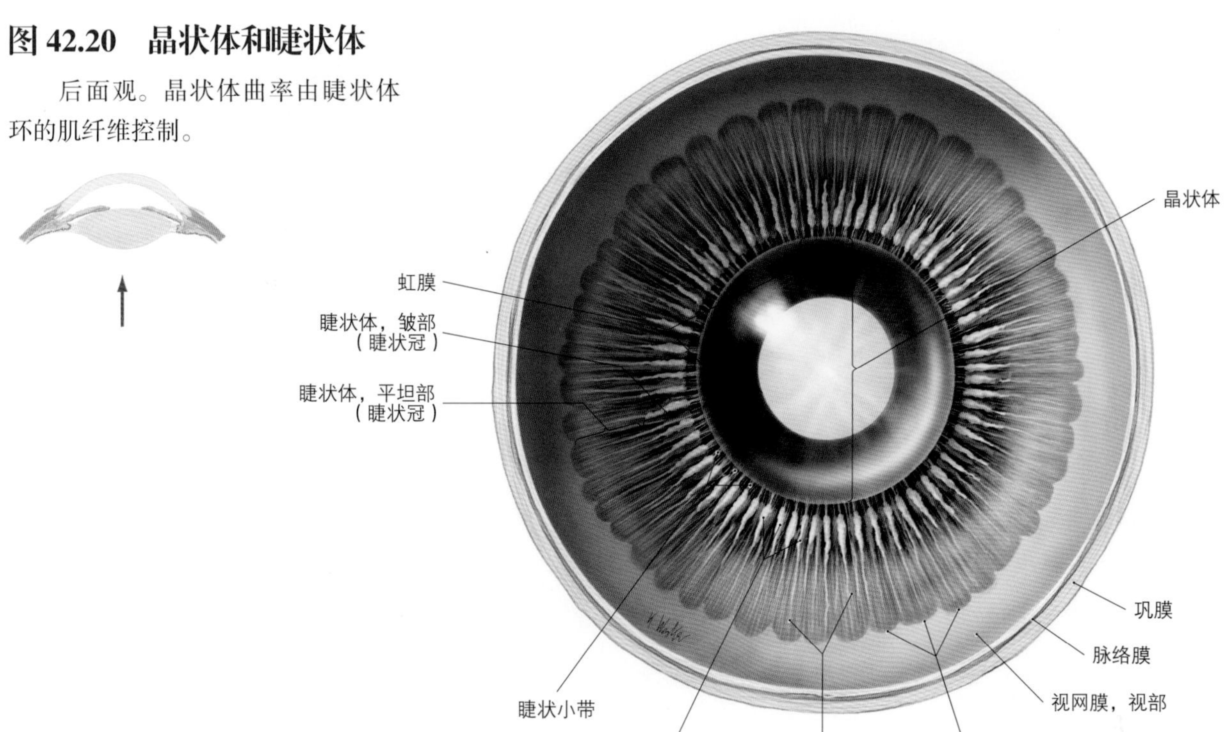
晶状体
虹膜
睫状体，皱部
（睫状冠）
睫状体，平坦部
（睫状冠）
巩膜
脉络膜
视网膜，视部
睫状小带
睫状突
睫状肌
锯状缘

图 42.21 晶状体光线折射

横切面，上面观。正常眼睛（屈光正常），光线经晶状体（和角膜）折射后焦点聚集在视网膜表面（中央凹）。视远物时，睫状肌松弛而导致睫状小带紧张，使晶状体曲率降低（视远方）。视近物时，睫状肌收缩使睫状小带松弛，晶状体曲率增高（视近物）。

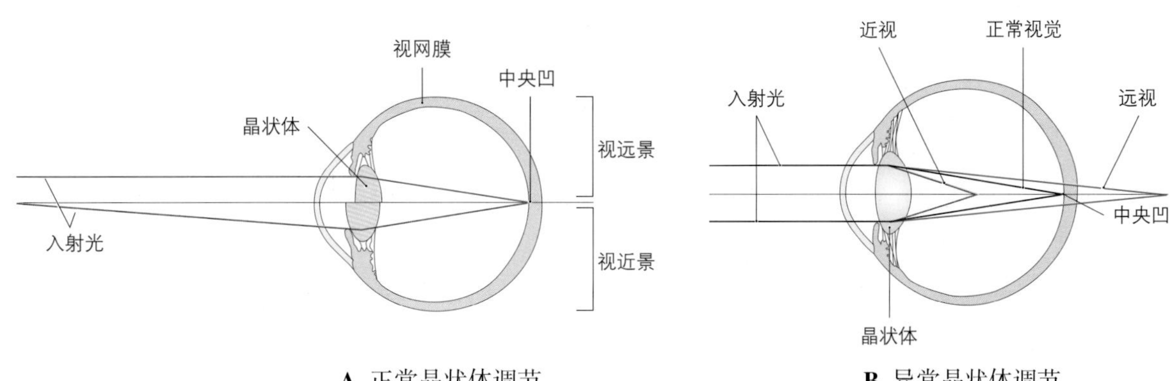
视网膜
中央凹
晶状体
视远景
视近景
入射光
近视
正常视觉
入射光
远视
中央凹
晶状体

A. 正常晶状体调节。

B. 异常晶状体调节。

第 43 章　鼻腔和鼻

鼻腔的骨

图 43.1　鼻的骨骼

鼻的骨骼由上方的骨性部和下方的软骨部组成，鼻孔（鼻翼）的近侧部由结缔组织和嵌入其中的软骨片组成。

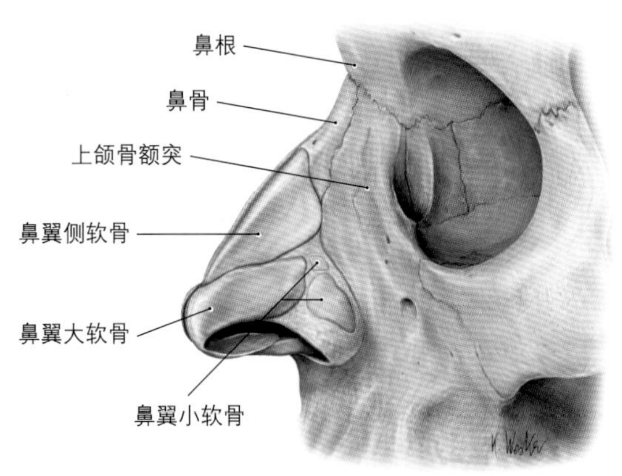
鼻根
鼻骨
上颌骨额突
鼻翼侧软骨
鼻翼大软骨
鼻翼小软骨

A. 左侧面观。

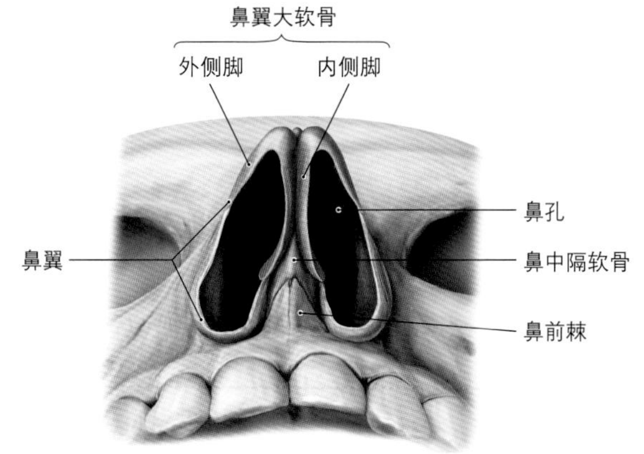
鼻翼大软骨
外侧脚
内侧脚
鼻孔
鼻翼
鼻中隔软骨
鼻前棘

B. 下面观。

图 43.2　鼻腔的骨

左右侧鼻腔由侧壁覆盖两侧，且被鼻中隔分隔。空气由鼻前孔进入并穿过三个通道：上、中、下鼻道（箭头）。三个鼻道分别由上、中、下鼻甲所分开，空气出鼻后孔进入鼻咽。

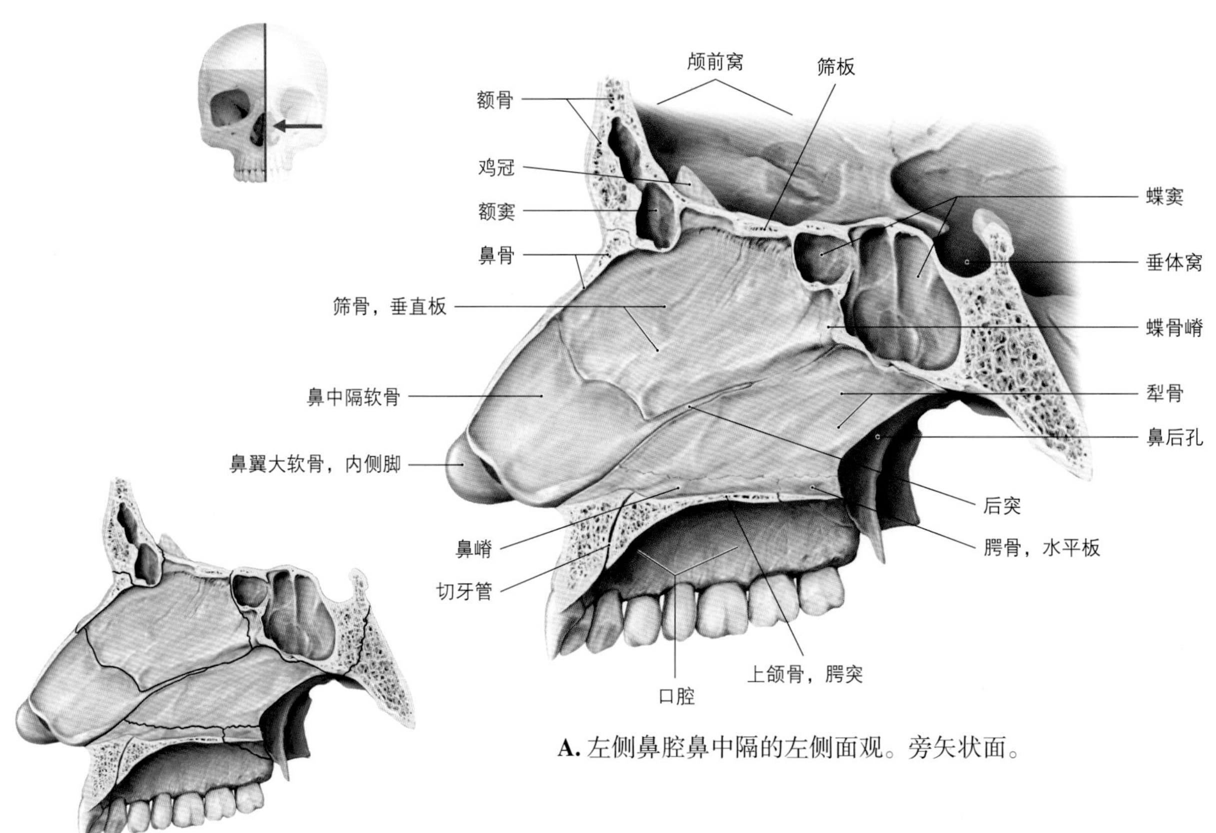
颅前窝
筛板
额骨
鸡冠
额窦
鼻骨
筛骨，垂直板
鼻中隔软骨
鼻翼大软骨，内侧脚
鼻嵴
切牙管
口腔
上颌骨，腭突
蝶窦
垂体窝
蝶骨嵴
犁骨
鼻后孔
后突
腭骨，水平板

A. 左侧鼻腔鼻中隔的左侧面观。旁矢状面。

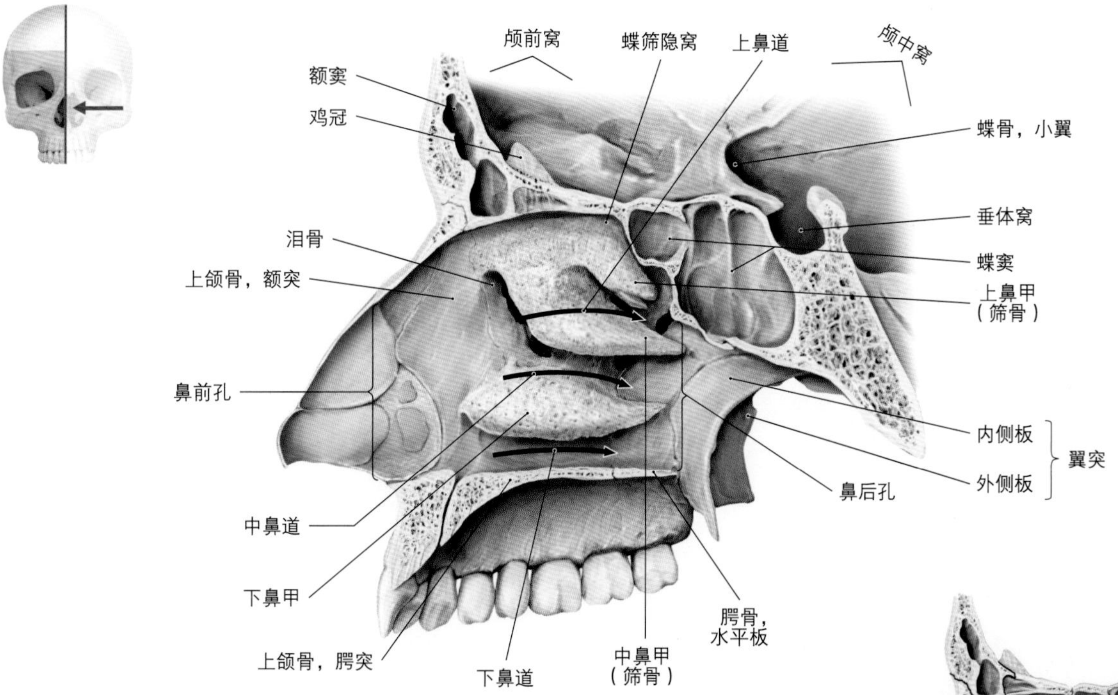

颅前窝
蝶筛隐窝
上鼻道
颅中窝
额窦
鸡冠
蝶骨，小翼
垂体窝
泪骨
蝶窦
上颌骨，额突
上鼻甲（筛骨）
鼻前孔
内侧板
翼突
外侧板
鼻后孔
中鼻道
下鼻甲
腭骨，水平板
上颌骨，腭突
下鼻道
中鼻甲（筛骨）

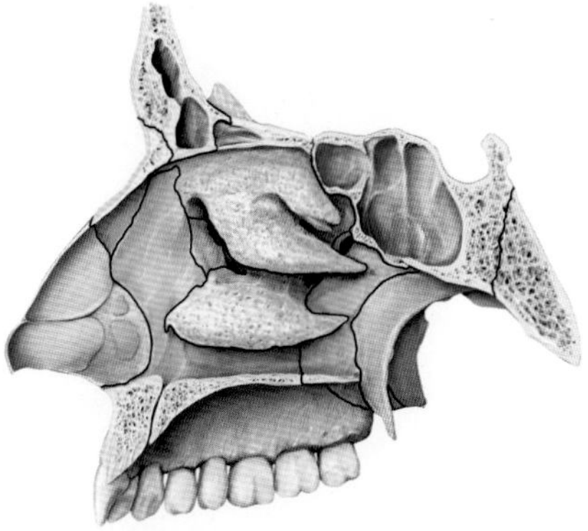

B. 右侧鼻腔的右侧壁，矢状面内面观。切除：鼻中隔。注意：上、中鼻甲为筛骨的一部分，下鼻甲为一块独立骨。

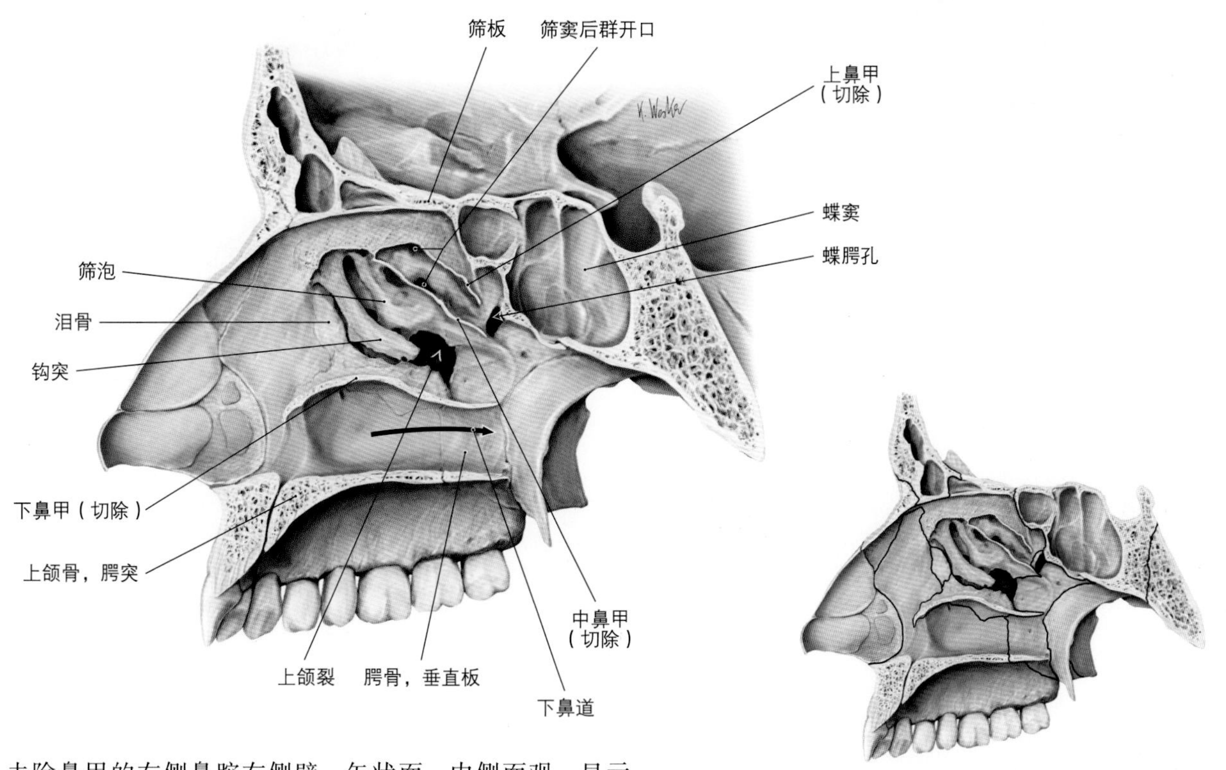
筛板
筛窦后群开口
上鼻甲（切除）
蝶窦
蝶腭孔
筛泡
泪骨
钩突
下鼻甲（切除）
上颌骨，腭突
中鼻甲（切除）
上颌裂
腭骨，垂直板
下鼻道

C. 去除鼻甲的右侧鼻腔右侧壁。矢状面，内侧面观。显示：鼻旁窦（见第618页）。

鼻旁窦

图 43.3 鼻旁窦的位置

鼻旁窦（额窦、筛窦、上颌窦和蝶窦）为含气空腔，减少了颅骨的重量。

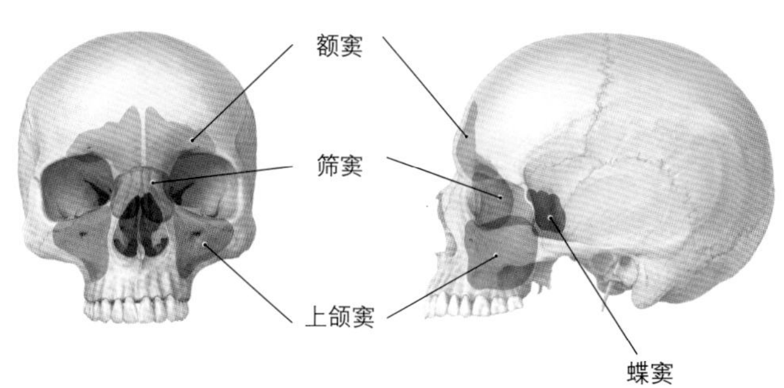
额窦
筛窦
上颌窦
蝶窦

A. 前面观。 **B.** 左侧面观。

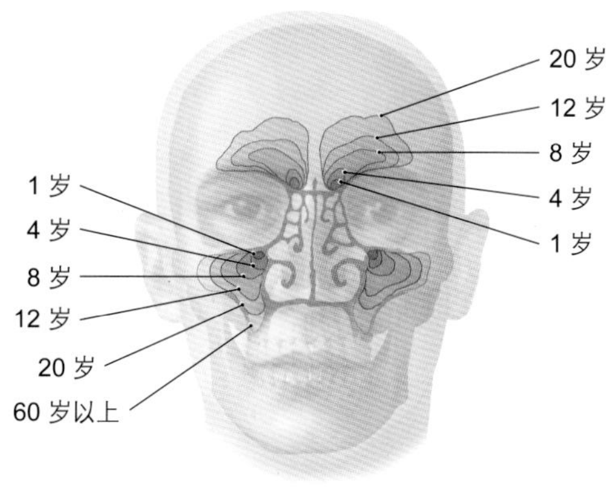
20 岁
12 岁
8 岁
4 岁
1 岁
1 岁
4 岁
8 岁
12 岁
20 岁
60 岁以上

C. 各鼻窦形成气腔（形成含气小房和空腔）的年龄。额窦（黄色）和上颌窦（橙色）随面颅的生长逐渐发育。

图 43.4 鼻旁窦

箭头指示来自鼻窦和鼻泪管的黏膜分泌物流入鼻腔的途径（见表 43.1）。

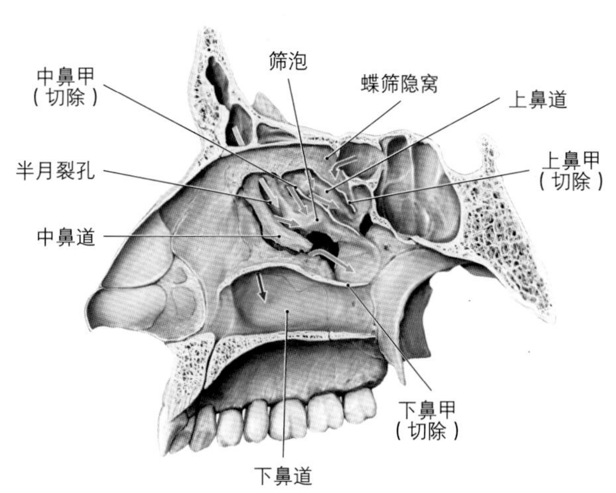
筛泡
中鼻甲
（切除）
蝶筛隐窝
上鼻道
半月裂孔
上鼻甲
（切除）
中鼻道
下鼻甲
（切除）
下鼻道

A. 鼻旁窦和鼻泪管开口。矢状切面，右侧鼻腔内侧面观。

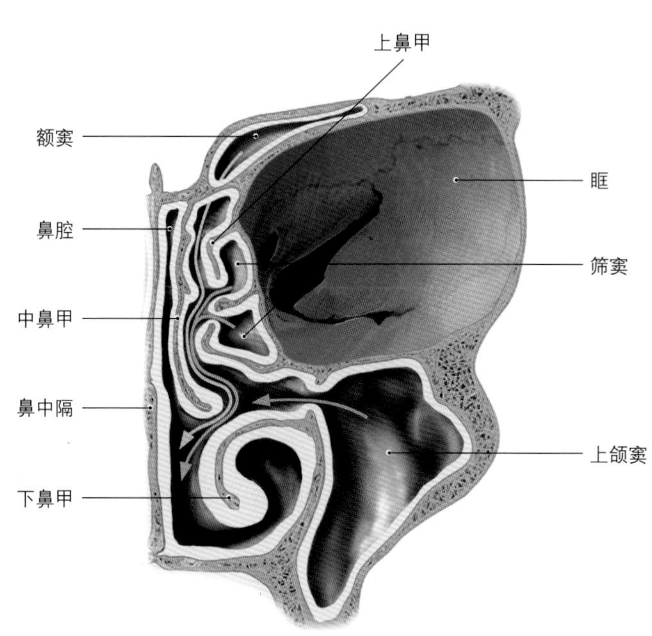
上鼻甲
额窦
眶
鼻腔
筛窦
中鼻甲
鼻中隔
上颌窦
下鼻甲

B. 左侧鼻腔的鼻旁窦及骨性通道。冠状面，前面观。

表 43.1 鼻窦引流的开口

鼻窦 / 管		开口	途径
蝶窦（蓝色）		蝶筛隐窝	直接
筛窦（绿色）	后群	上鼻道	直接
	前、中群	中鼻道	筛泡
额窦（黄色）		中鼻道	额鼻管至半月裂孔
上颌窦（橙色）		中鼻道	半月裂孔
鼻泪管（红色）		下鼻道	直接

图 43.5 鼻旁窦的骨性结构

冠状面，前面观。

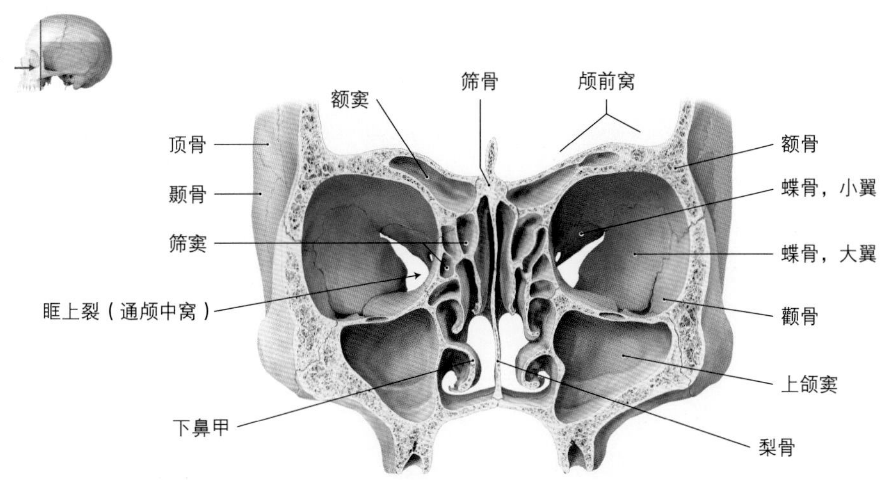
额窦
筛骨
颅前窝
顶骨
颞骨
筛窦
眶上裂（通颅中窝）
下鼻甲
额骨
蝶骨，小翼
蝶骨，大翼
颧骨
上颌窦
犁骨

A. 鼻旁窦的骨。

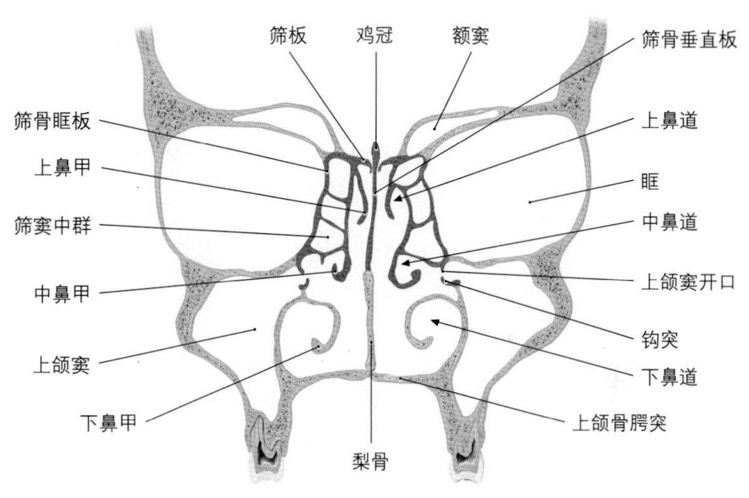
筛板
鸡冠
额窦
筛骨垂直板
筛骨眶板
上鼻甲
筛窦中群
中鼻甲
上颌窦
下鼻甲
上鼻道
眶
中鼻道
上颌窦开口
钩突
下鼻道
上颌骨腭突
犁骨

B. 鼻旁窦内的筛骨（红色）。

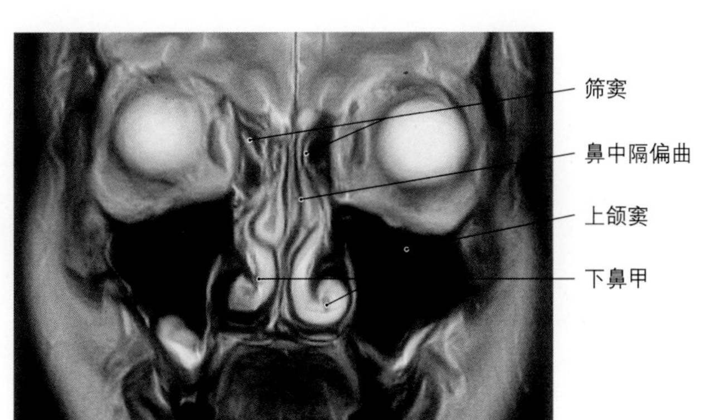
筛窦
鼻中隔偏曲
上颌窦
下鼻甲

C. 鼻旁窦的 MRI 影像。

临床要点 43.1

鼻中隔偏曲

正常鼻中隔将两侧鼻腔分为大致对称的两部分。鼻中隔过度偏曲会导致鼻道堵塞，可通过切除部分软骨（鼻中隔成形术）进行校正。

鼻窦炎

筛窦黏膜由于炎症（鼻窦炎）而肿胀时，将阻断额窦和上颌窦分泌物的流出（见图 43.4）。这将导致微生物的滞留而引起继发感染。慢性鼻窦炎患者可通过外科手术将狭窄处扩宽以建立有效的引流通道。

鼻腔的神经、血管

图 43.6 鼻中隔

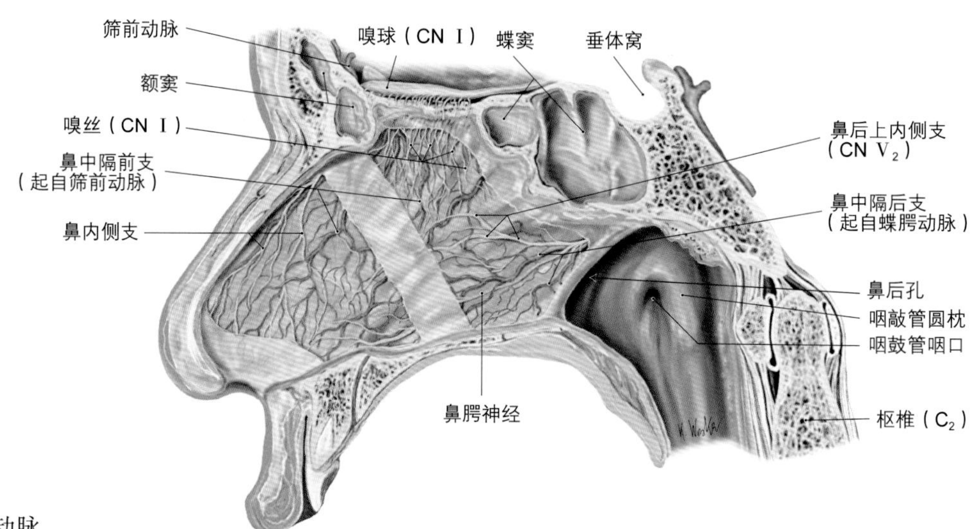
筛前动脉
嗅球（CN Ⅰ）
蝶窦
垂体窝
额窦
嗅丝（CN Ⅰ）
鼻中隔前支
（起自筛前动脉）
鼻内侧支
鼻后上内侧支
（CN V_2）
鼻中隔后支
（起自蝶腭动脉）
鼻后孔
咽鼓管圆枕
咽鼓管咽口
鼻腭神经
枢椎（C_2）

A. 鼻中隔左侧的神经和动脉。

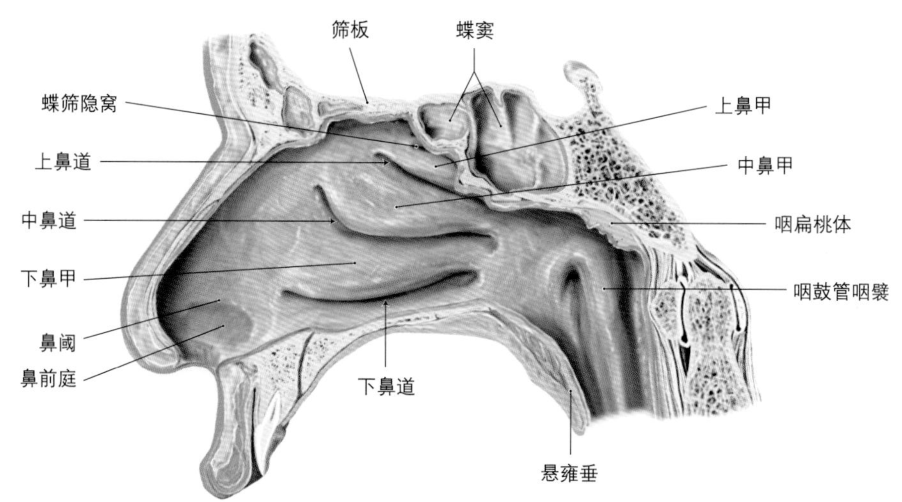
筛板
蝶窦
蝶筛隐窝
上鼻道
中鼻道
下鼻甲
鼻阈
鼻前庭
上鼻甲
中鼻甲
咽扁桃体
咽鼓管咽襞
下鼻道
悬雍垂

B. 鼻中隔左侧黏膜，旁矢状面。

图 43.7 鼻腔的动脉

注意：鼻腔静脉回流至面前静脉和眼静脉。

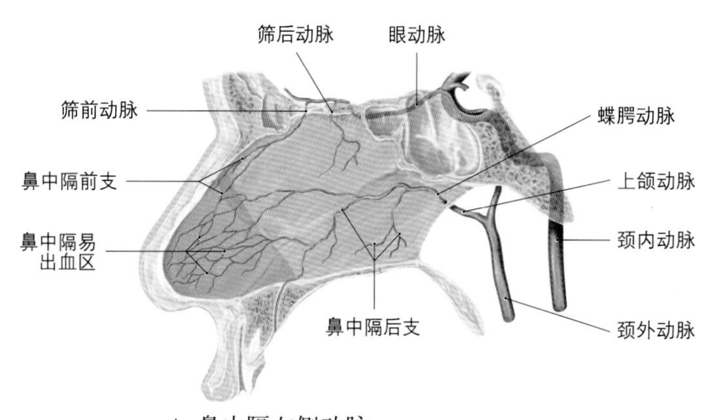
筛后动脉
眼动脉
筛前动脉
蝶腭动脉
鼻中隔前支
上颌动脉
鼻中隔易
出血区
颈内动脉
鼻中隔后支
颈外动脉

A. 鼻中隔左侧动脉。

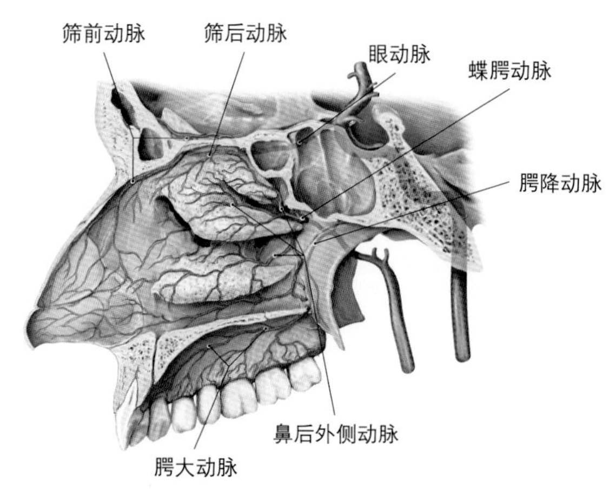
筛前动脉
筛后动脉
眼动脉
蝶腭动脉
腭降动脉
鼻后外侧动脉
腭大动脉

B. 右鼻腔外侧壁的动脉。

图 43.8 鼻腔外侧壁

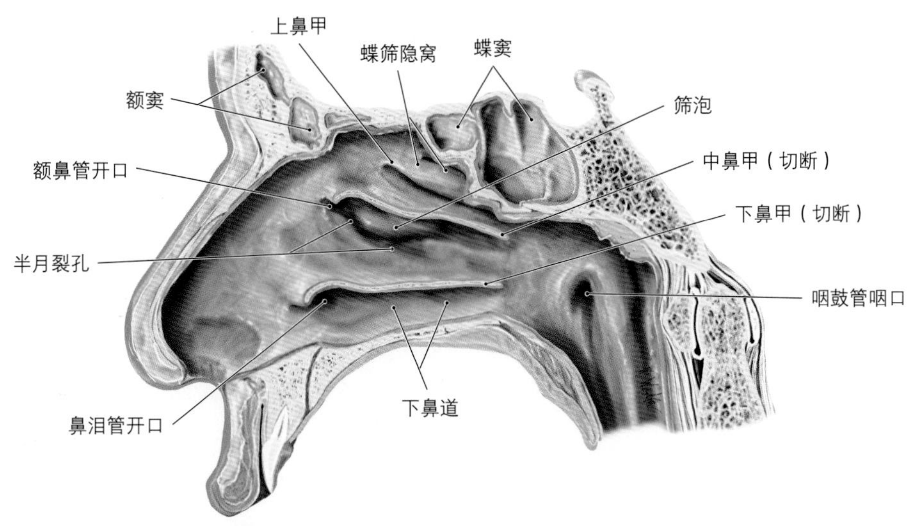
上鼻甲
蝶筛隐窝
蝶窦
额窦
筛泡
额鼻管开口
中鼻甲（切断）
下鼻甲（切断）
半月裂孔
咽鼓管咽口
鼻泪管开口
下鼻道

A. 鼻腔外侧壁切除中、下鼻甲显示下方的鼻道。

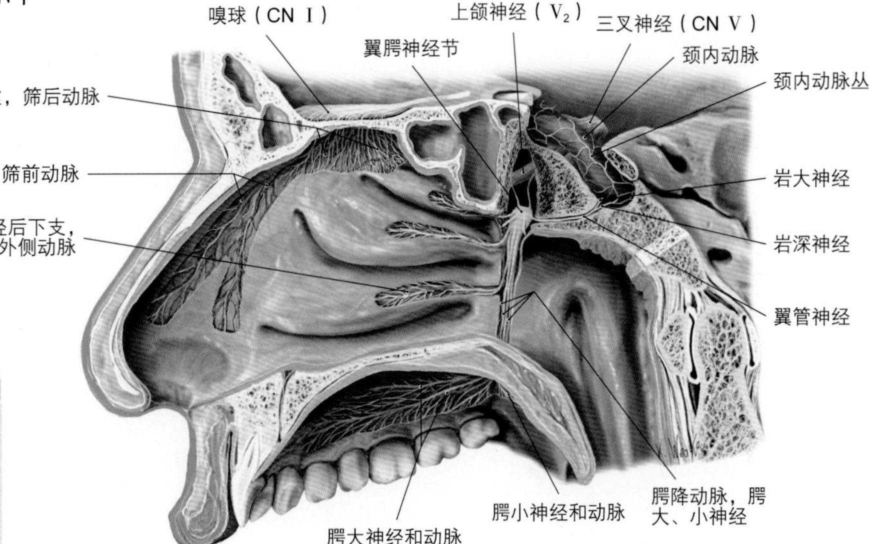
嗅球（CN Ⅰ）
上颌神经（V_2）
三叉神经（CN Ⅴ）
翼腭神经节
颈内动脉
颈内动脉丛
嗅丝，筛后动脉
筛前动脉
岩大神经
鼻神经后下支，
鼻后外侧动脉
岩深神经
翼管神经
腭降动脉，腭
大、小神经
腭小神经和动脉
腭大神经和动脉

B. 右鼻腔外侧壁的神经和动脉。矢状面。切除蝶腭孔。

临床要点 43.2

鼻出血

鼻腔血供来自颈内和颈外动脉，鼻中隔前部有富含血管的鼻中隔易出血区，为鼻出血的好发部位。

图 43.9 鼻腔的神经

左侧面观。

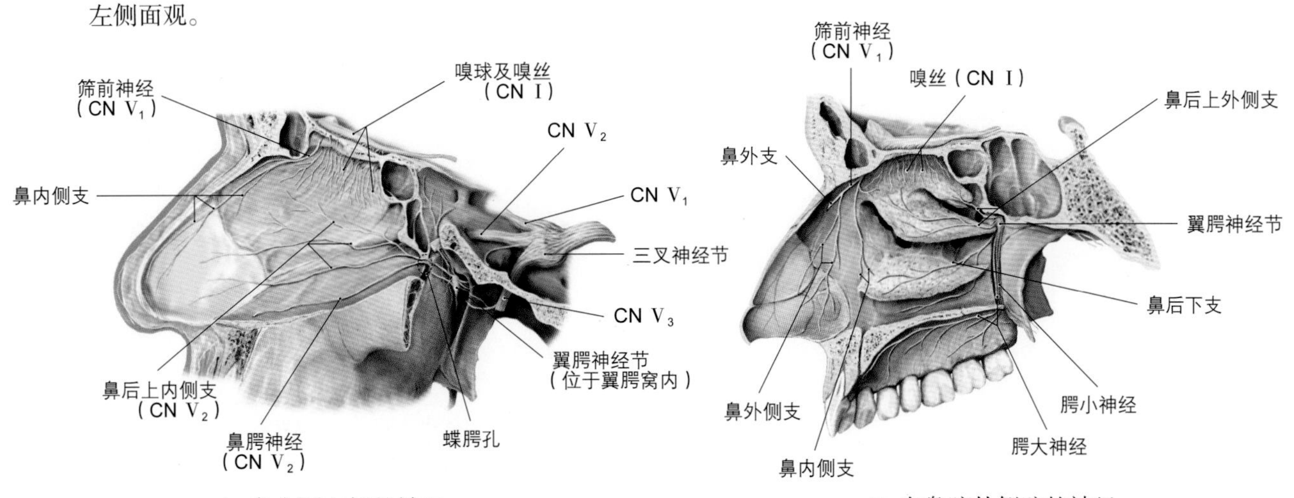
筛前神经
（CN V_1）
嗅球及嗅丝
（CN Ⅰ）
CN V_2
鼻内侧支
CN V_1
三叉神经节
CN V_3
翼腭神经节
（位于翼腭窝内）
鼻后上内侧支
（CN V_2）
鼻腭神经
（CN V_2）
蝶腭孔
筛前神经
（CN V_1）
嗅丝（CN Ⅰ）
鼻后上外侧支
鼻外支
翼腭神经节
鼻后下支
鼻外侧支
腭小神经
腭大神经
鼻内侧支

A. 鼻中隔左侧的神经。　　**B.** 右鼻腔外侧壁的神经。

翼腭窝

翼腭窝是一个小的锥形间隙，位于眶尖下方。经翼腭裂向外侧通向颞下窝。翼腭窝是颅中窝、眶、鼻腔和口腔之间的神经、血管走行的通道。

图 43.10 翼腭窝骨性境界

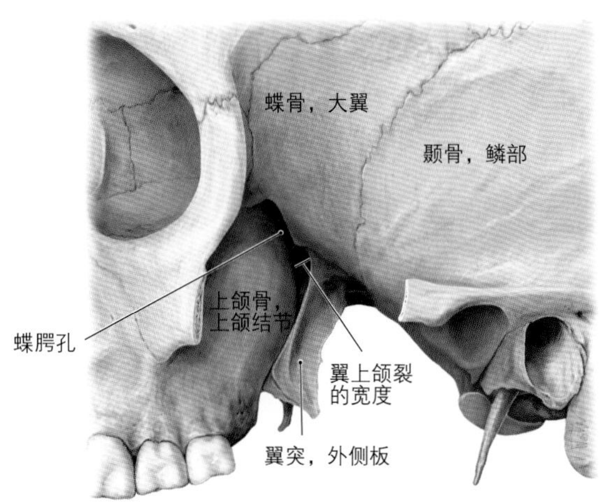
蝶骨，大翼
颞骨，鳞部
蝶腭孔
上颌骨，
上颌结节
翼上颌裂
的宽度
翼突，外侧板

A. 左侧面观。经颞下窝的翼上颌裂的外侧入路。

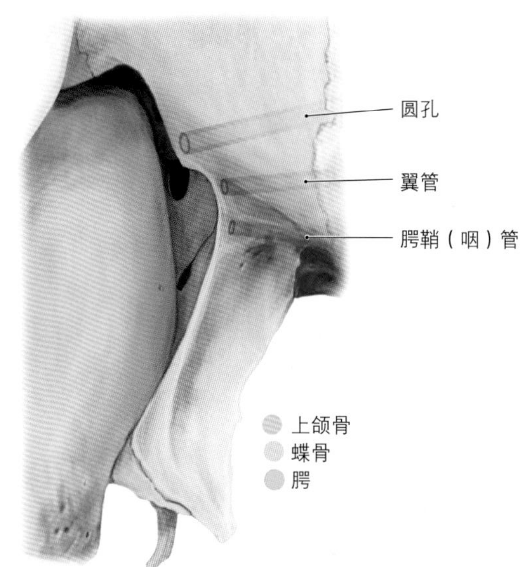
圆孔
翼管
腭鞘（咽）管
上颌骨
蝶骨
腭

B. 左侧面观。此彩图显示了腭骨所在位置的作用。

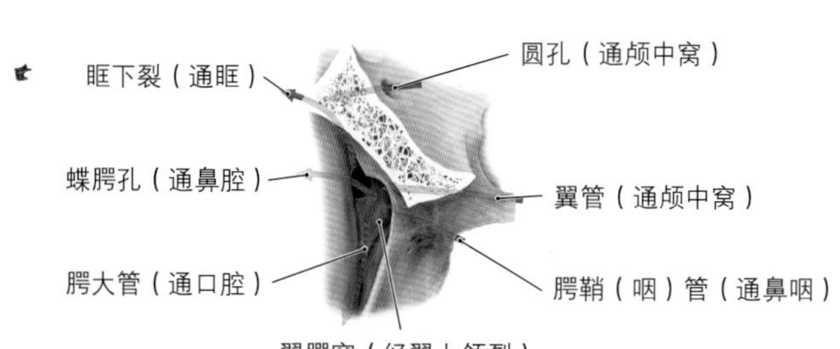
眶下裂（通眶）
圆孔（通颅中窝）
蝶腭孔（通鼻腔）
翼管（通颅中窝）
腭大管（通口腔）
腭鞘（咽）管（通鼻咽）
翼腭窝（经翼上颌裂）

表 43.2 翼腭窝的交通

交通	方向	通过	走行的结构
颅中窝	后上方	圆孔	• 上颌神经（CN V_2）
颅中窝	位于破裂孔前壁的后方	翼管	• 翼管的神经由以下神经组成 ▪ 岩大神经（CN Ⅶ的副交感神经节前纤维） ▪ 岩深神经（颈内动脉丛的交感神经节后纤维） • 翼管动脉 • 翼管静脉
眶	前上方	眶下裂	• 上颌神经（CN V_2） ▪ 眶下神经 ▪ 颧支 • 眶下动脉和静脉 • 眶下静脉丛和翼静脉丛之间的交通支
鼻腔	内侧	蝶腭孔	• 鼻腭神经（CN V_2），后上鼻外侧支和内侧支 • 蝶腭动脉和静脉
口腔	下方	腭大管（孔）	• 腭大（降）神经（CN V_2）和动脉 • 通过腭小管的分支 ▪ 腭小神经（CN V_2）和动脉
鼻咽	后下方	腭鞘（咽）管	• 上颌神经（CN V_2）的咽支和咽动脉
颞下窝	外侧	翼上颌裂	• 上颌动脉，翼腭（第3）段 • 上牙槽后神经、动脉和静脉

三叉神经的上颌神经（CN V_2，见图40.9，第567页）从颅中窝穿圆孔进入翼腭窝。副交感神经翼腭神经节接受来自岩大神经（面神经的中间神经支的副交感神经根）的节后纤维。节前纤维在翼腭神经节换神经元后支配泪腺、小腭腺和小鼻腺。岩深神经的交感神经纤维（交感神经根）和上颌神经（感觉根）的感觉纤维穿过翼腭神经节，不换神经元。这些翼腭结构可以在第621页的图43.8B的内侧面观看到。

图 43.11　翼腭窝的神经

左侧面观。为了简单起见，在这个结构压缩的小区域里用数字来标记神经。这些数字含义见表43.3。

图 43.12　翼腭窝的冠状面

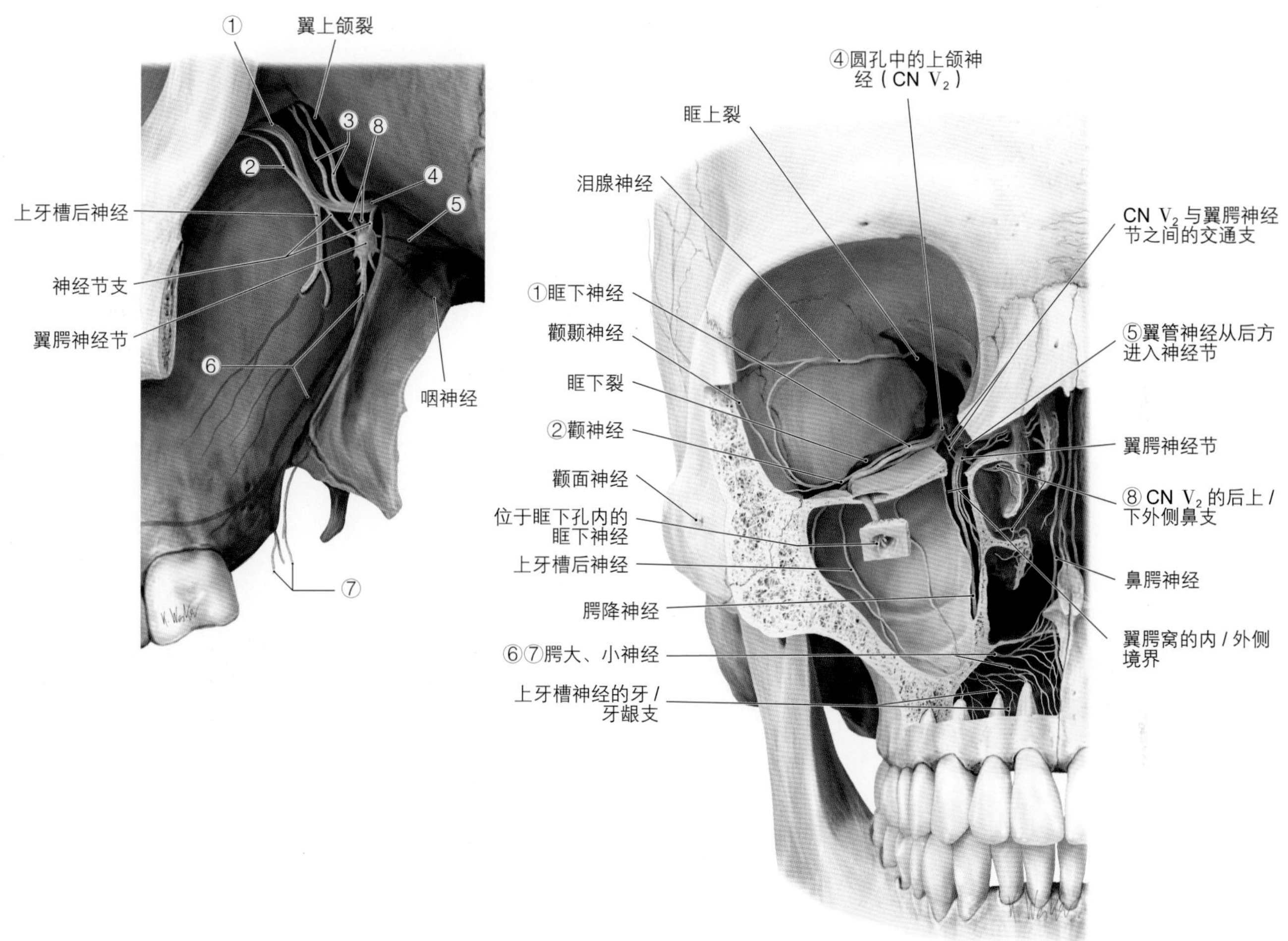

①
翼上颌裂
③ ⑧
②
④
⑤
上牙槽后神经
神经节支
翼腭神经节
⑥
咽神经
⑦
④圆孔中的上颌神经（CN V_2）
眶上裂
泪腺神经
CN V_2 与翼腭神经节之间的交通支
①眶下神经
颧颞神经
⑤翼管神经从后方进入神经节
眶下裂
②颧神经
翼腭神经节
颧面神经
⑧ CN V_2 的后上 / 下外侧鼻支
位于眶下孔内的眶下神经
上牙槽后神经
鼻腭神经
腭降神经
翼腭窝的内 / 外侧境界
⑥⑦腭大、小神经
上牙槽神经的牙 / 牙龈支

表 43.3　翼腭窝的神经

结构来源	通道	走行的神经
眶	眶下裂	①眶下神经
		②颧神经
		③眶支（来自 CN V_2）
颅中窝	圆孔	④ 上颌神经（CN V_2）
颅底	翼管	⑤翼管神经
腭骨	腭大管	⑥ 腭大神经
	腭小管	⑦ 腭小神经
鼻腔	蝶腭孔	⑧鼻后上内 / 外侧支和鼻后下内 / 外支（来自 CN V_2 鼻腭神经）

第 44 章　颞骨和耳

颞 骨

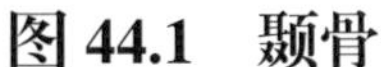

图 44.1　颞骨

左侧。颞骨由三部分组成：鳞部、岩部和鼓部(见图 44.2)。

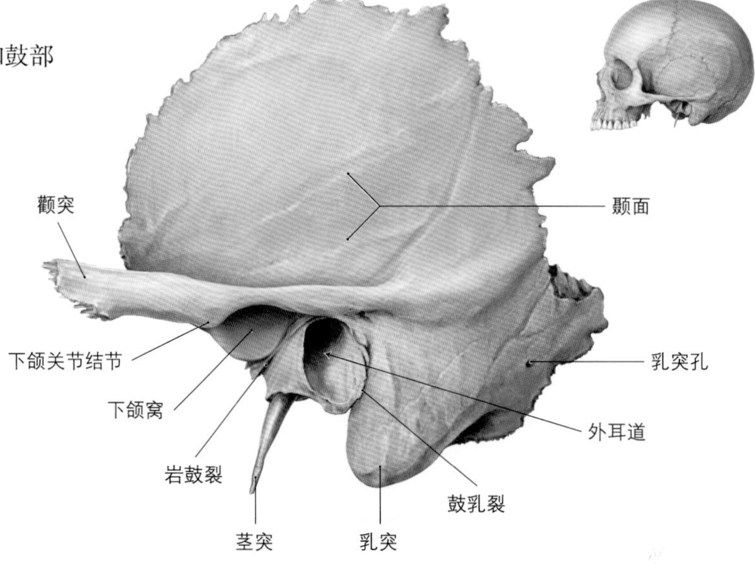
颧突
颞面
下颌关节结节
乳突孔
下颌窝
外耳道
岩鼓裂
鼓乳裂
茎突
乳突

A. 左外侧面观。

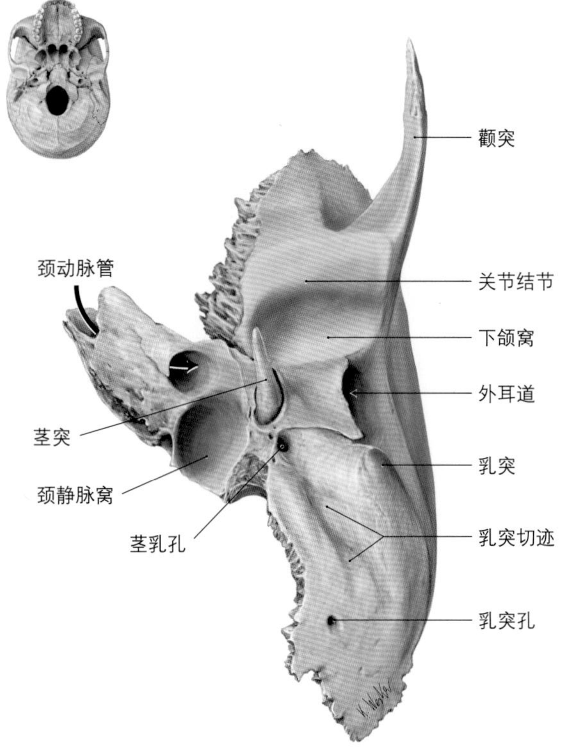
颧突
颈动脉管
关节结节
下颌窝
外耳道
茎突
乳突
颈静脉窝
茎乳孔
乳突切迹
乳突孔

B. 下面观。

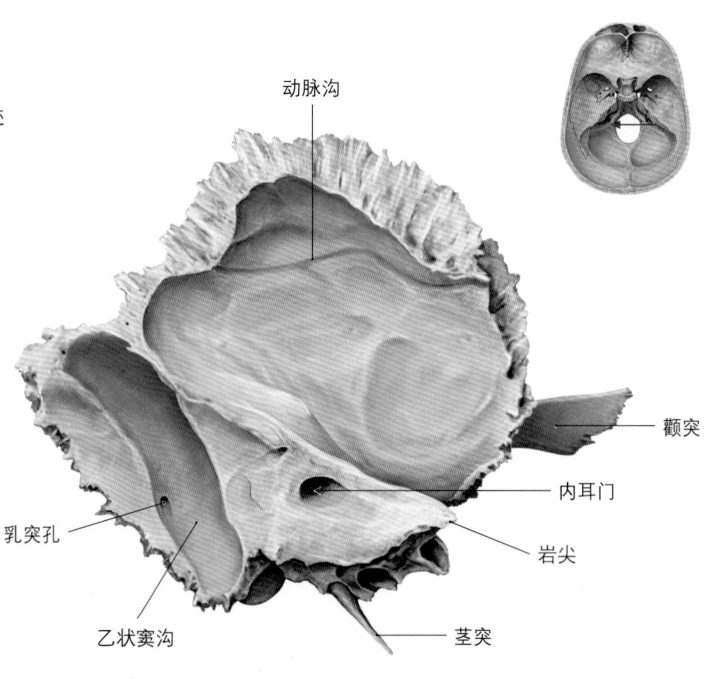
动脉沟
颧突
内耳门
乳突孔
岩尖
乙状窦沟
茎突

C. 内面观。

图 44.2 颞骨的分部

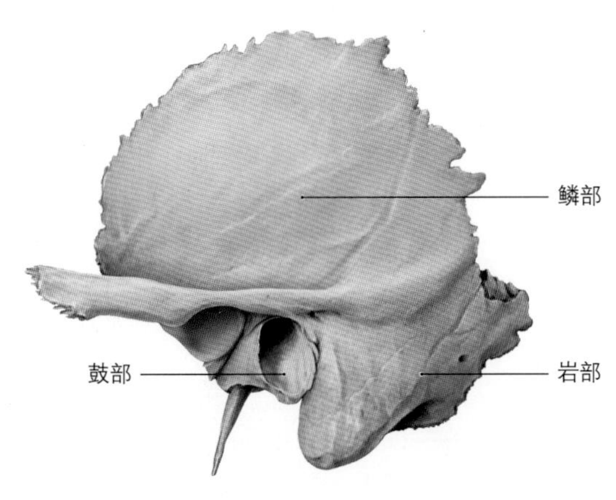
鳞部
鼓部
岩部

A. 左外侧面观。

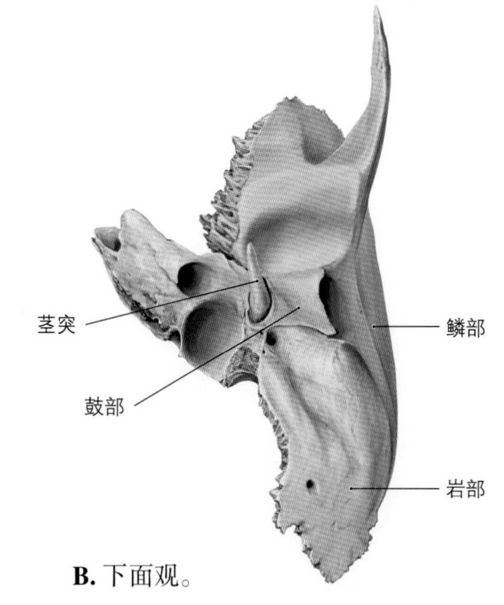
茎突
鳞部
鼓部
岩部

B. 下面观。

临床要点 44.1

颞骨结构

乳突内含乳突小房与中耳相通，中耳通过咽鼓管（图A）与鼻咽相通。细菌可通过咽鼓管由鼻咽进入中耳，在严重病例中，细菌会通过乳突小房进入颅内，引起脑膜炎。

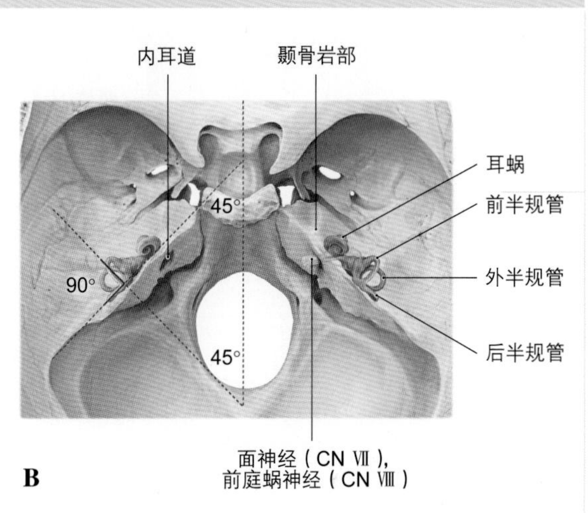
内耳道
颞骨岩部
耳蜗
前半规管
45°
90°
外半规管
后半规管
45°
面神经（CN Ⅶ），
前庭蜗神经（CN Ⅷ）

B

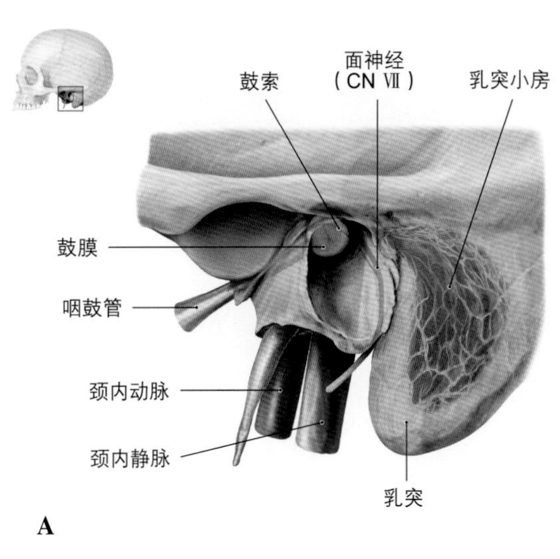
面神经
（CN Ⅶ）
鼓索
乳突小房
鼓膜
咽鼓管
颈内动脉
颈内静脉
乳突

A

颞骨岩部包含中耳、内耳以及鼓膜，骨性半规管分别与矢状面、冠状面及水平面大致呈45°角（图B）。

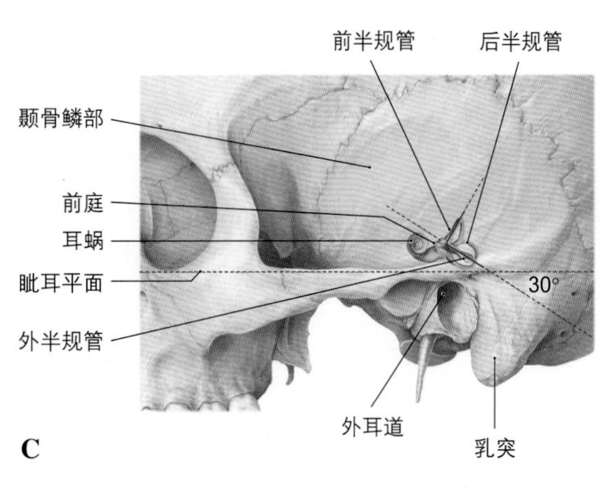
前半规管
后半规管
颞骨鳞部
前庭
耳蜗
眦耳平面
30°
外半规管
外耳道
乳突

C

用44℃温水或30℃冷水刺激外耳道，可引起半规管内淋巴流动，导致患者前庭性眼球震颤（眼球运动、前庭－眼反射）。此冷热水试验在诊断原因不明性眩晕中有重要作用。必须将患者需要测试的半规管平面调整为垂直平面（图C）。

外耳和外耳道

听觉器官分为三个主要部分：外耳、中耳和内耳。外耳和中耳为声音的传导装置，内耳是真正的听觉感受器官（见第 634 页）。内耳还包含平衡觉感受器——前庭器（见第 634 页）。

图 44.3 耳：概述

右耳冠状面，前面观。

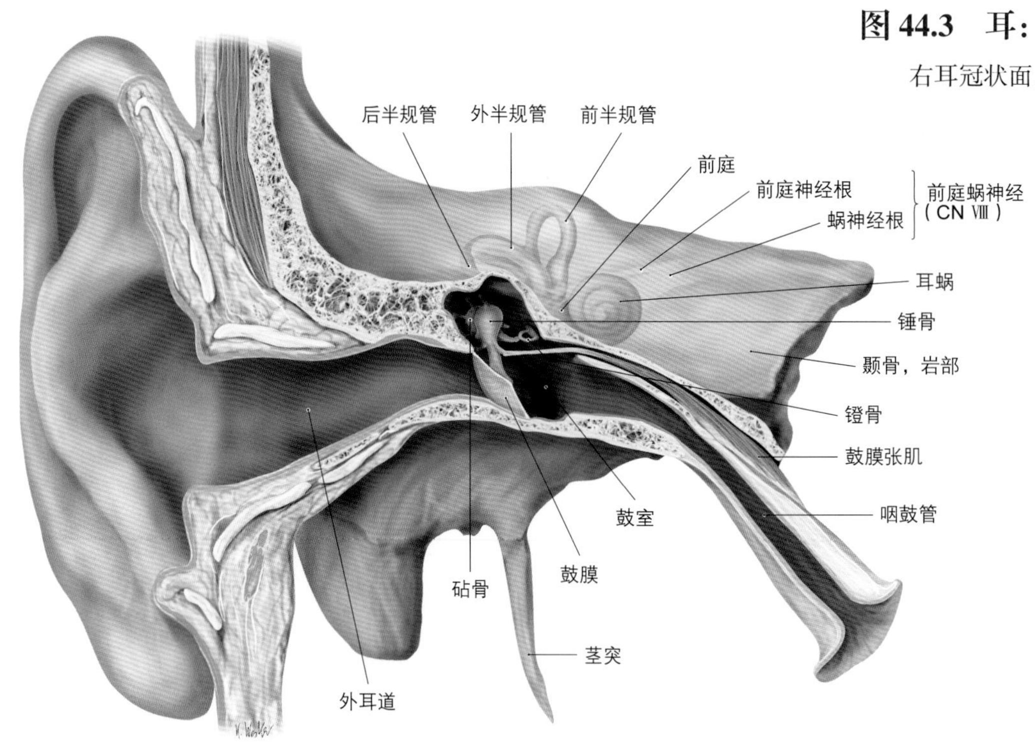
后半规管
外半规管
前半规管
前庭
前庭神经根
蜗神经根
前庭蜗神经（CN Ⅷ）
耳蜗
锤骨
颞骨，岩部
镫骨
鼓膜张肌
咽鼓管
鼓室
鼓膜
砧骨
茎突
外耳道

图 44.4 外耳道

右耳冠状面，前面观。鼓膜将外耳道与鼓室（中耳）分隔开。外耳道的外 1/3 为软骨部，内 2/3 为骨部（颞骨鼓部）。

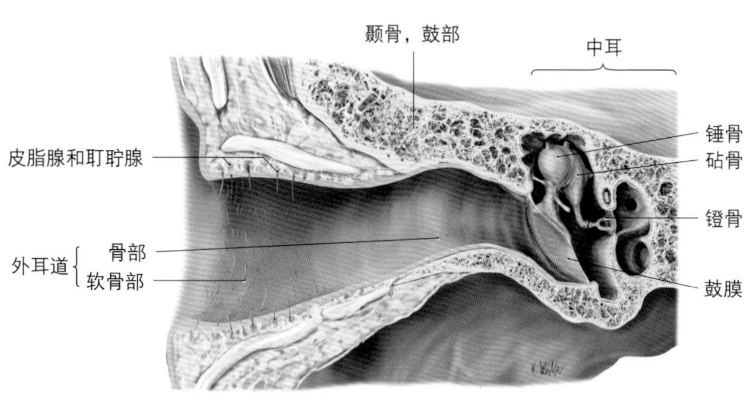
颞骨，鼓部
中耳
皮脂腺和耵聍腺
锤骨
砧骨
镫骨
外耳道
骨部
软骨部
鼓膜

临床要点 44.2

外耳道的弯曲

外耳道的软骨部分最弯曲。插入耳镜时应将耳郭向后上拉以使窥镜能够进入直的外耳道。

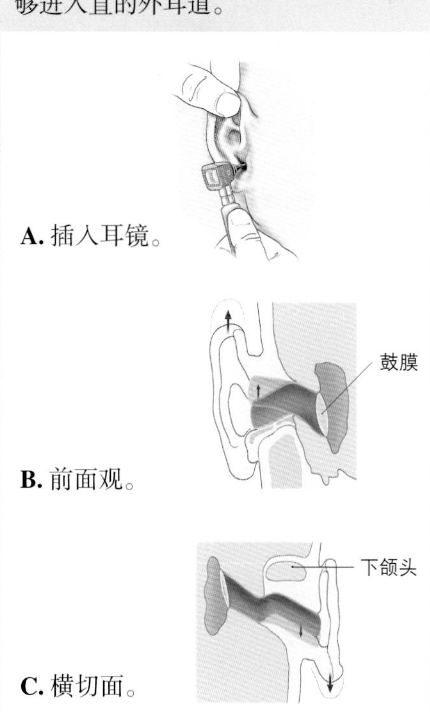
鼓膜
下颌头

A. 插入耳镜。

B. 前面观。

C. 横切面。

图 44.5 耳郭的结构

耳郭为一个漏斗形的软骨框架构成的声波振动收集器。耳郭肌属面部表情肌，在人类发育不良。

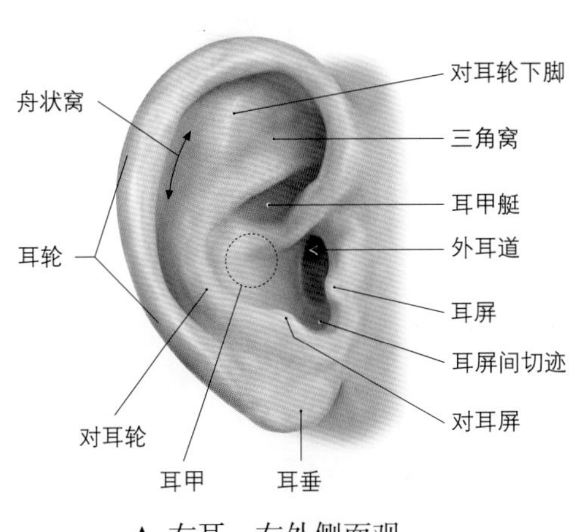
舟状窝
对耳轮下脚
三角窝
耳甲艇
外耳道
耳轮
耳屏
耳屏间切迹
对耳屏
对耳轮
耳甲
耳垂

A. 右耳，右外侧面观。

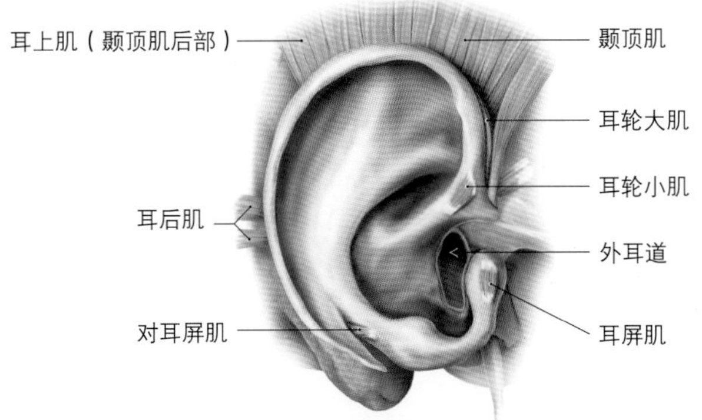
耳上肌（颞顶肌后部）
颞顶肌
耳轮大肌
耳轮小肌
耳后肌
外耳道
耳屏肌
对耳屏肌

B. 右耳郭的软骨和肌，右外侧面观。

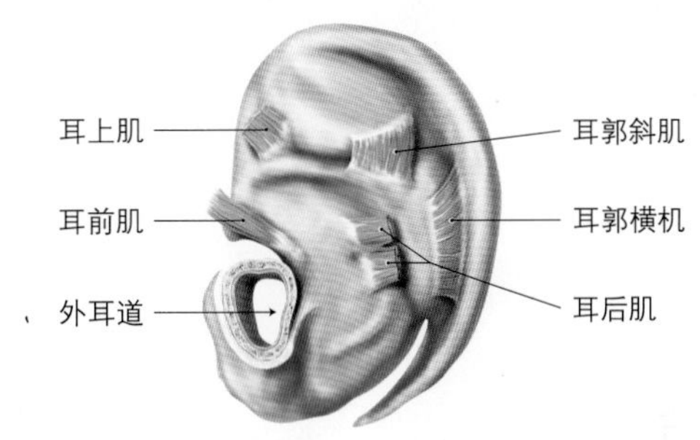
耳上肌
耳郭斜肌
耳前肌
耳郭横机
外耳道
耳后肌

C. 右耳郭的软骨和肌，耳背内侧面观。

图 44.6 耳郭动脉

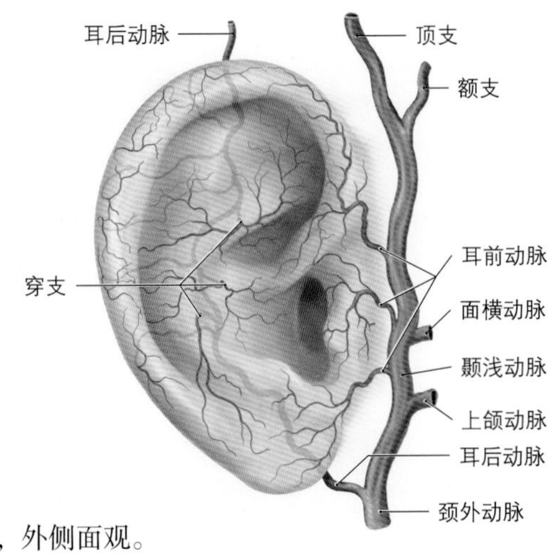
耳后动脉
顶支
额支
耳前动脉
穿支
面横动脉
颞浅动脉
上颌动脉
耳后动脉
颈外动脉

A. 右耳，外侧面观。

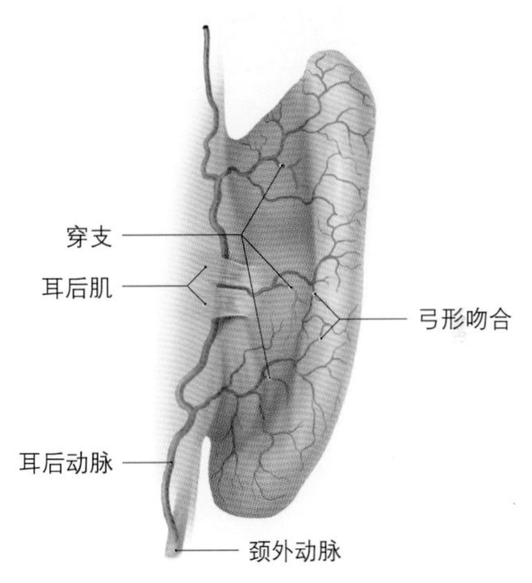
穿支
耳后肌
弓形吻合
耳后动脉
颈外动脉

B. 右耳，后面观。

图 44.7 耳郭神经分布

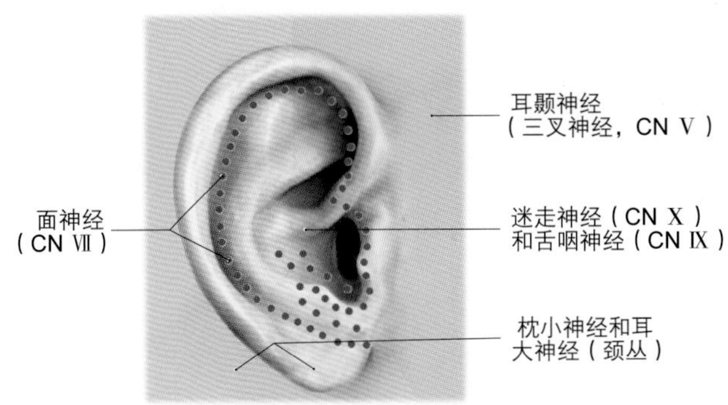
耳颞神经
（三叉神经，CN Ⅴ）
面神经
（CN Ⅶ）
迷走神经（CN Ⅹ）
和舌咽神经（CN Ⅸ）
枕小神经和耳
大神经（颈丛）

A. 右耳郭，外侧面观。

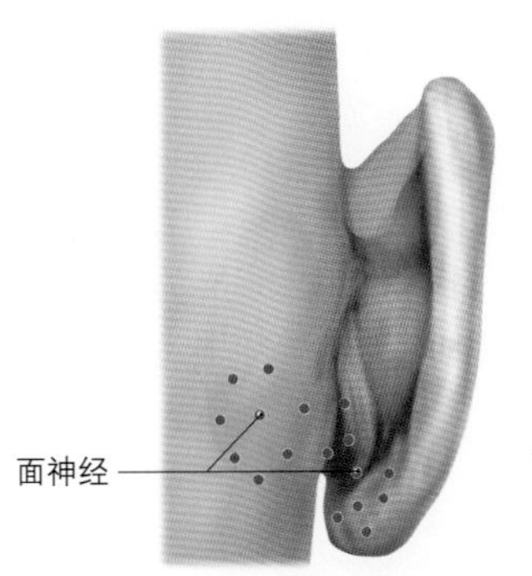
面神经

B. 右耳郭，后面观。

中耳：鼓室

图 44.8 中耳

右侧颞骨岩部，上面观。中耳鼓室向前经咽鼓管通鼻咽，向后通乳突小房。

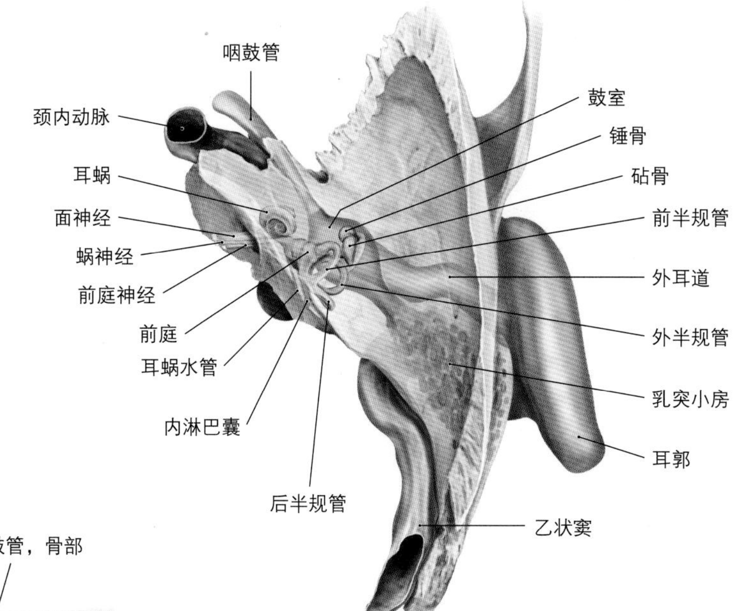
咽鼓管
颈内动脉
耳蜗
面神经
蜗神经
前庭神经
前庭
耳蜗水管
内淋巴囊
后半规管
鼓室
锤骨
砧骨
前半规管
外耳道
外半规管
乳突小房
耳郭
乙状窦

图 44.9 鼓室和咽鼓管

鼓室（打开）内面观。

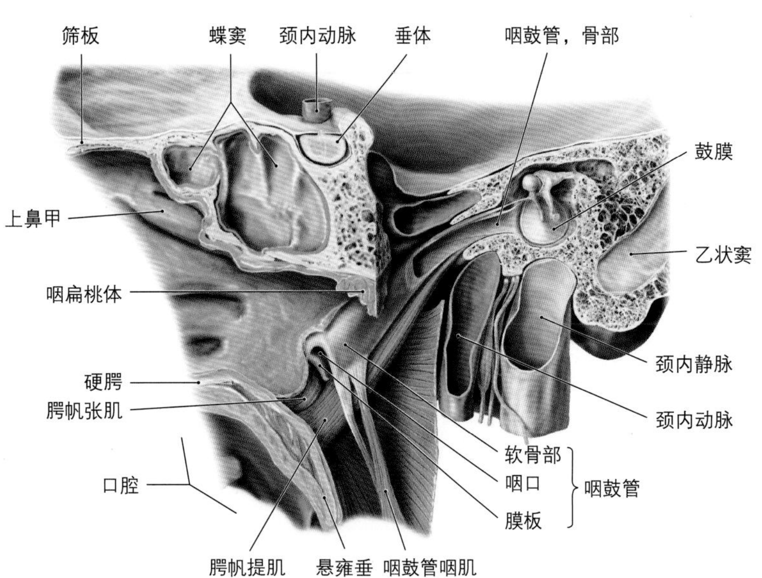
筛板
蝶窦
颈内动脉
垂体
咽鼓管，骨部
鼓膜
上鼻甲
乙状窦
咽扁桃体
颈内静脉
硬腭
腭帆张肌
颈内动脉
软骨部
咽口
膜板
咽鼓管
口腔
腭帆提肌
悬雍垂
咽鼓管咽肌

表 44.1 鼓室的边界

方向	壁	解剖边界	邻近结构	感染
前方	颈动脉壁	开口于咽鼓管	颈动脉管	—
外侧	鼓膜壁	鼓膜	外耳	—
上方	鼓室盖壁	室盖	颅中窝	脑膜炎、脑脓肿（尤其是颞叶）
内侧	迷路壁	覆于耳蜗基部的岬	内耳	—
			脑脊液（通过岩尖）	展神经麻痹、三叉神经激惹、视觉干扰（岩尖综合征）
下方	颈静脉壁	颞骨，鼓部	颈静脉窝	—
			乙状窦	窦血栓
后方	乳突壁	乳突窦入口	乳突小房	乳突炎
			面神经管	面瘫

注：患慢性化脓性中耳炎时，病菌可扩散至邻近结构。

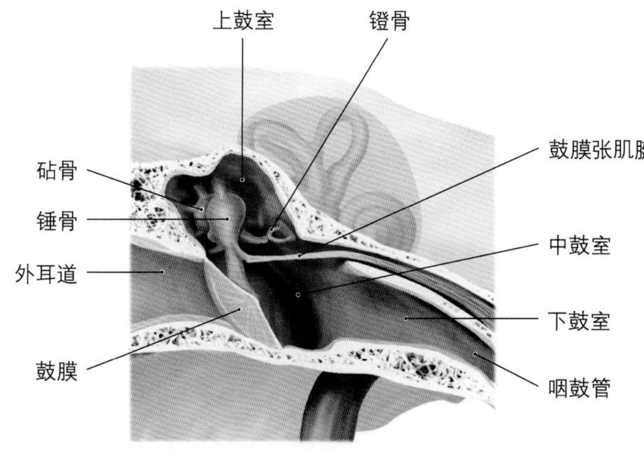
上鼓室
镫骨
砧骨
锤骨
外耳道
鼓膜
鼓膜张肌腱
中鼓室
下鼓室
咽鼓管

图 44.10 鼓室

A. 鼓室的分部，前面观。鼓室分为三个部分：上鼓室、中鼓室和下鼓室。

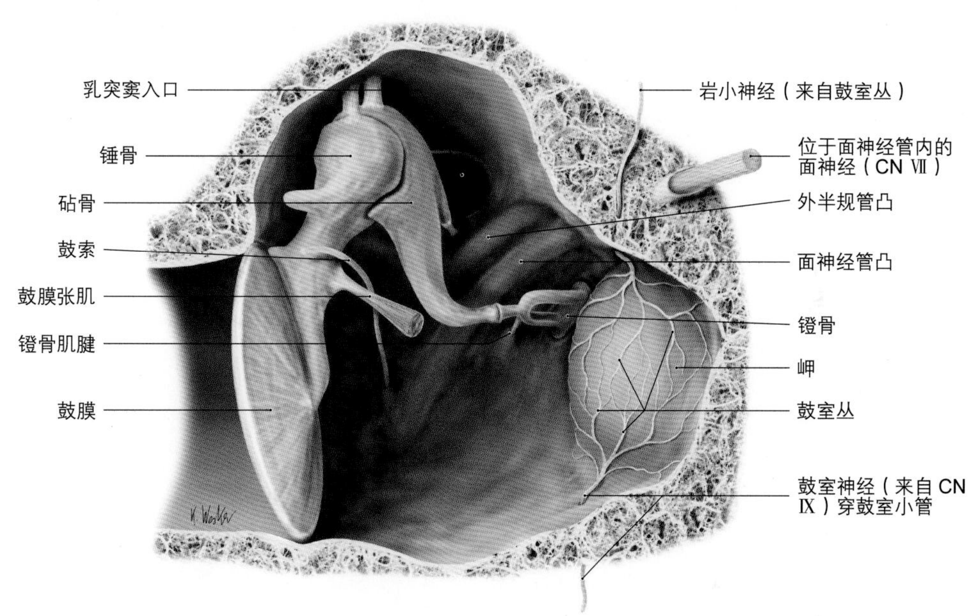
乳突窦入口
锤骨
砧骨
鼓索
鼓膜张肌
镫骨肌腱
鼓膜
岩小神经（来自鼓室丛）
位于面神经管内的面神经（CN Ⅶ）
外半规管凸
面神经管凸
镫骨
岬
鼓室丛
鼓室神经（来自 CN Ⅸ）穿鼓室小管

B. 冠状面，前面观（切除前壁）。

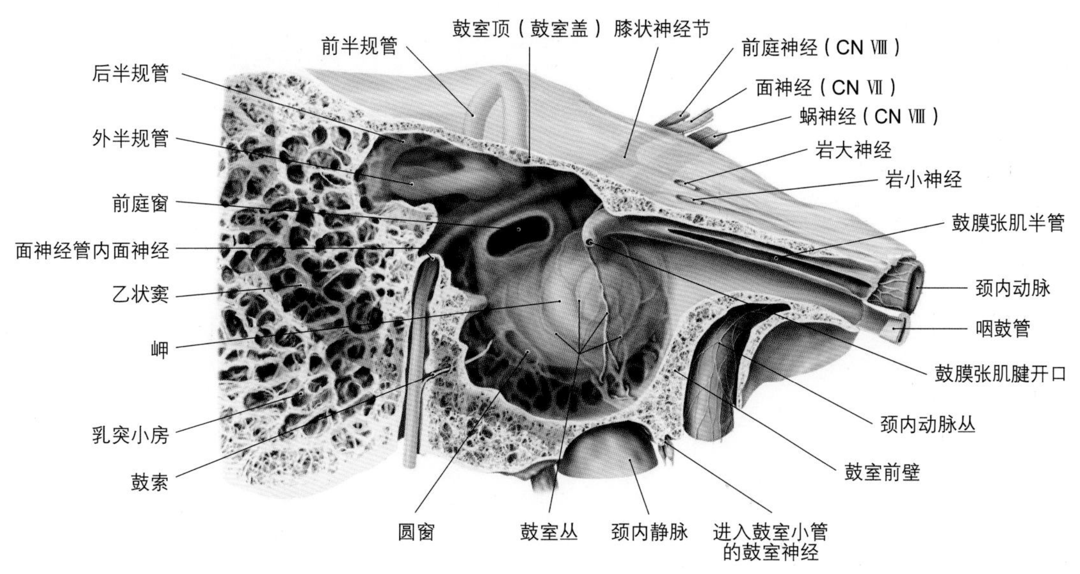
后半规管
前半规管
鼓室顶（鼓室盖）
膝状神经节
前庭神经（CN Ⅷ）
面神经（CN Ⅶ）
蜗神经（CN Ⅷ）
岩大神经
岩小神经
外半规管
前庭窗
面神经管内面神经
乙状窦
岬
乳突小房
鼓索
鼓膜张肌半管
颈内动脉
咽鼓管
鼓膜张肌腱开口
颈内动脉丛
鼓室前壁
圆窗
鼓室丛
颈内静脉
进入鼓室小管的鼓室神经

C. 鼓室解剖关系。斜矢状面显示内侧壁。

中耳：听骨链和鼓膜

图 44.11 听小骨

左耳。听骨链包括三块小骨，在鼓膜与前庭窗之间形成关节连接。

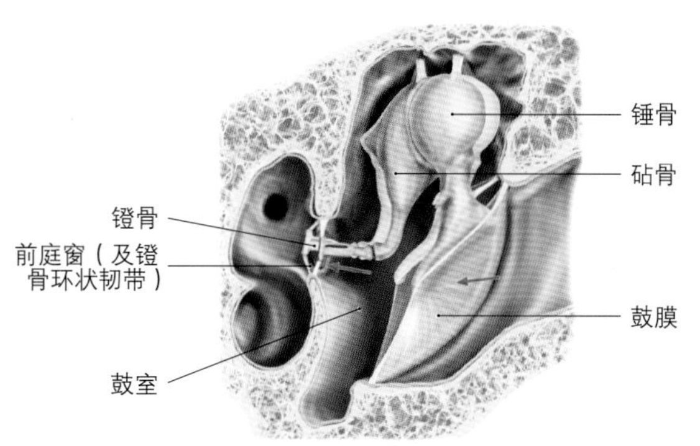
锤骨
砧骨
镫骨
前庭窗（及镫骨环状韧带）
鼓膜
鼓室

A. 中耳听小骨，前面观。

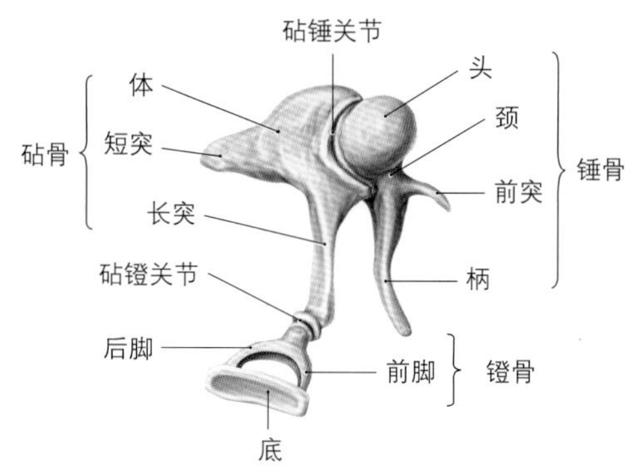
砧锤关节
体
头
砧骨
短突
颈
前突
锤骨
长突
柄
砧镫关节
后脚
前脚
镫骨
底

B. 听骨链各骨。左侧听骨链内侧面观。

图 44.12 锤骨

左耳。

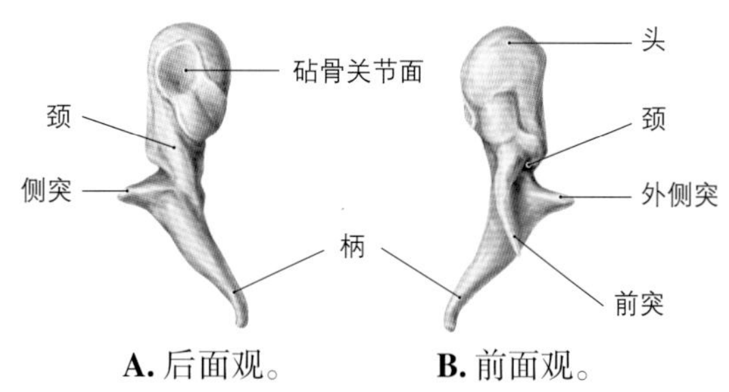
砧骨关节面
头
颈
颈
侧突
外侧突
柄
前突

A. 后面观。 **B.** 前面观。

图 44.13 砧骨

左耳。

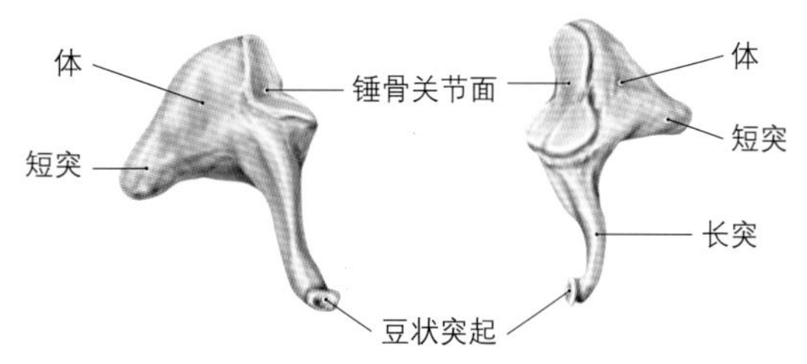
体
锤骨关节面
体
短突
短突
长突
豆状突起

A. 内面观。 **B.** 前外侧面观。

图 44.14 镫骨

左耳。

头
颈
后脚
前脚
底

A. 上面观。 **B.** 内面观。

图 44.15 鼓膜

右侧鼓膜。鼓膜共分为四个象限（Ⅰ～Ⅳ）。

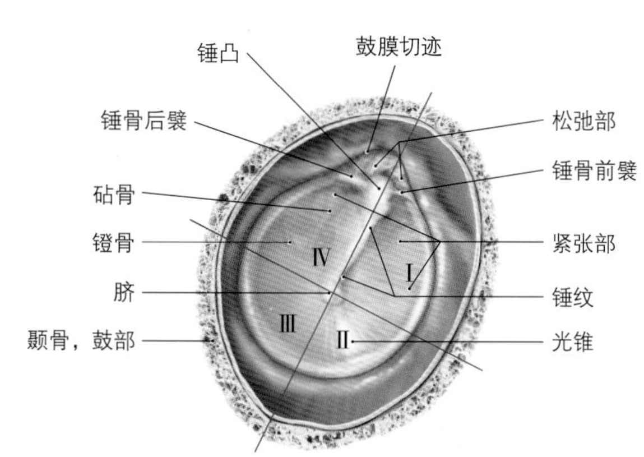
锤凸
鼓膜切迹
锤骨后襞
松弛部
锤骨前襞
砧骨
镫骨
紧张部
Ⅳ
Ⅰ
脐
锤纹
Ⅲ
Ⅱ
颞骨，鼓部
光锥

A. 右侧鼓膜外侧面观，显示四个象限。

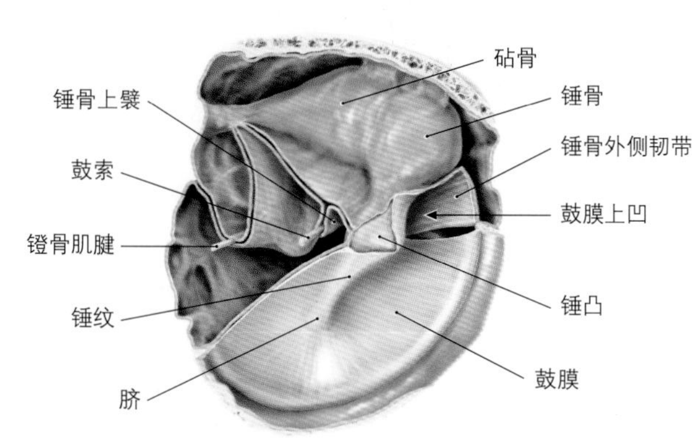
砧骨
锤骨
锤骨上襞
锤骨外侧韧带
鼓索
鼓膜上凹
镫骨肌腱
锤凸
锤纹
鼓膜
脐

B. 鼓室的黏膜。后外侧观，切除部分鼓膜。

图 44.16 鼓室内的听骨链

右耳外侧面观。显示：听骨链韧带及中耳肌（镫骨肌和鼓膜张肌）。

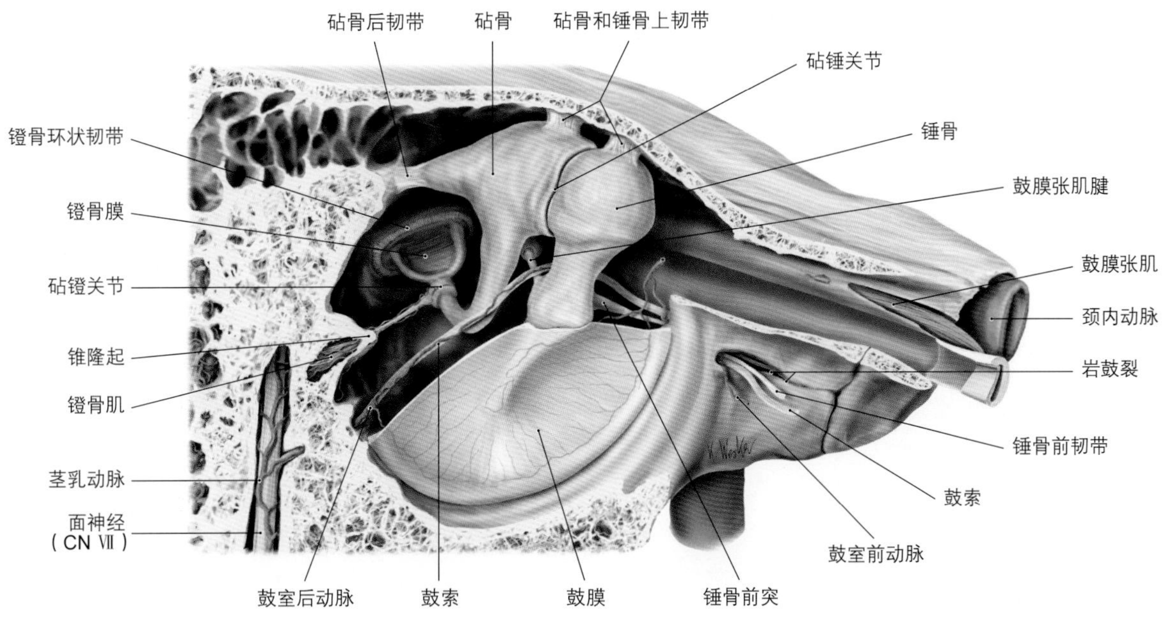
砧骨后韧带
砧骨
砧骨和锤骨上韧带
砧锤关节
锤骨
鼓膜张肌腱
鼓膜张肌
颈内动脉
岩鼓裂
锤骨前韧带
鼓索
鼓室前动脉
镫骨环状韧带
镫骨膜
砧镫关节
锥隆起
镫骨肌
茎乳动脉
面神经
（CN Ⅶ）
鼓室后动脉
鼓索
鼓膜
锤骨前突

临床要点 44.3

听骨链的作用

外界声波进入外耳道并引起鼓膜振动，听骨链将振动传递至前庭窗并引起内耳淋巴的振动。声波在液体中传导会遇到高阻抗，因此必须在中耳中放大。鼓膜和前庭窗面积的差异使声压增加了 17 倍。听骨链杠杆作用的放大倍数是 22 倍。如果听骨链不能将声压由鼓膜传递至镫骨底，患者传导性听力将损伤 20 分贝。

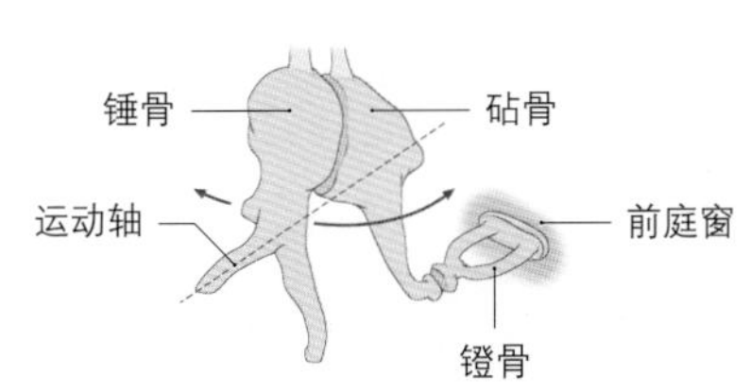
锤骨
砧骨
运动轴
前庭窗
镫骨

A. 鼓膜的振动引发听骨链的摇摆运动。听骨链杠杆作用的力学效应将声波放大了 1.3 倍。

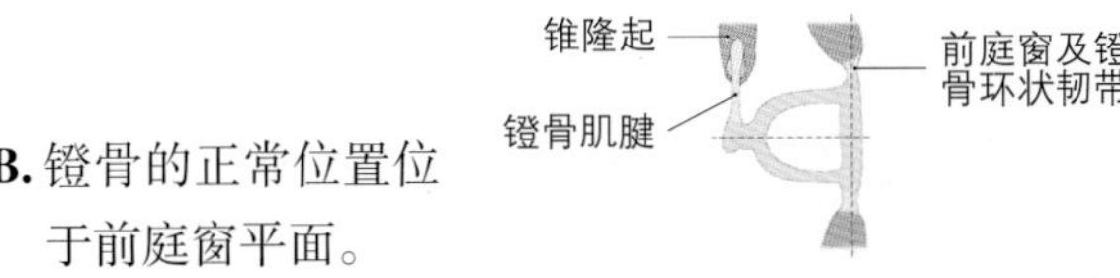
锥隆起
镫骨肌腱
前庭窗及镫骨环状韧带

B. 镫骨的正常位置位于前庭窗平面。

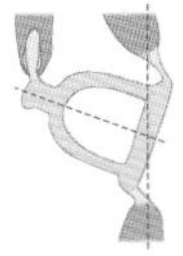

C. 听骨链的摆动导致镫骨倾斜，镫骨底在前庭窗膜（镫骨膜）上运动引起内耳淋巴的振动。

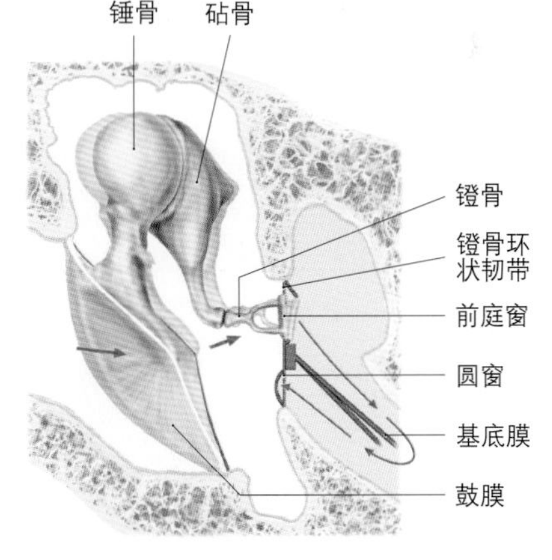
锤骨
砧骨
镫骨
镫骨环状韧带
前庭窗
圆窗
基底膜
鼓膜

D. 声波在听骨链中的传播。

中耳的动脉

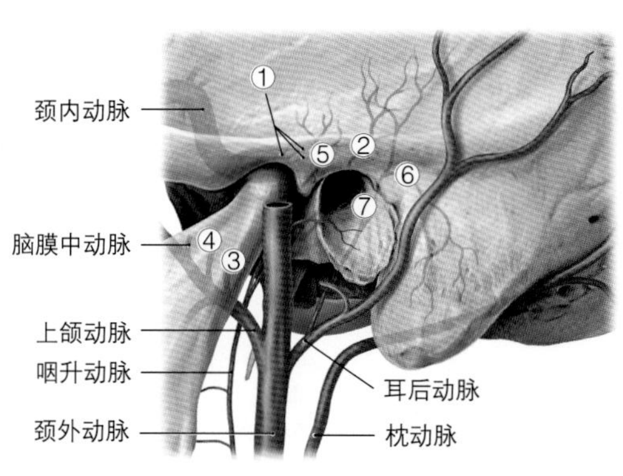

颈内动脉
1
5
2
6
7
脑膜中动脉
4
3
上颌动脉
咽升动脉
颈外动脉
耳后动脉
枕动脉

表 44.2 中耳的主要动脉

起源	动脉			分布
颈内动脉	①颈鼓动脉			鼓室（前壁）、咽鼓管
颈外动脉	咽升动脉（内侧支）	②鼓室下动脉		鼓室（底）、岬
	上颌动脉（终支）	③耳深动脉		鼓室（底）、鼓膜
		④鼓室前动脉		鼓膜、乳突窦、锤骨、砧骨
		脑膜中动脉	⑤鼓室上动脉	鼓室（底）、鼓膜张肌、镫骨
	耳后动脉（后支）	茎乳动脉	⑥茎乳动脉	鼓室（后壁）、乳突小房、镫骨肌、镫骨
			⑦鼓室后动脉	鼓索、鼓膜、锤骨

图 44.17 中耳的动脉：听骨链和鼓膜

右侧鼓膜内侧面观。炎症时鼓膜动脉扩张明显，其行程可见（如图所示）。

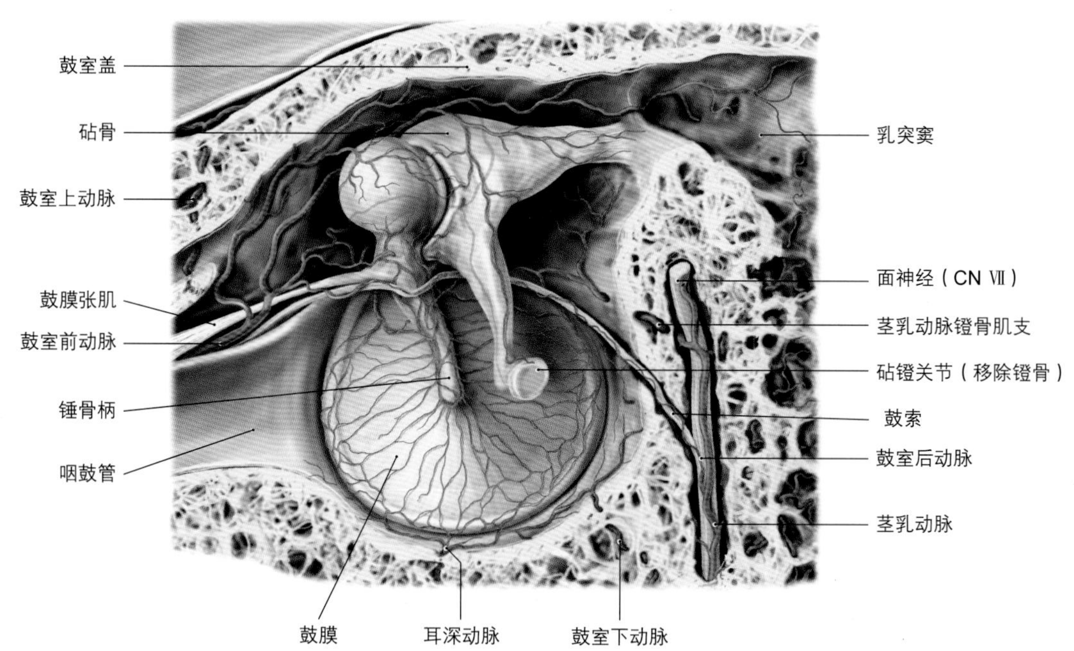

鼓室盖
砧骨
鼓室上动脉
鼓膜张肌
鼓室前动脉
锤骨柄
咽鼓管
乳突窦
面神经（CN Ⅶ）
茎乳动脉镫骨肌支
砧镫关节（移除镫骨）
鼓索
鼓室后动脉
茎乳动脉
鼓膜
耳深动脉
鼓室下动脉

图 44.18 中耳的动脉：鼓室

右侧颞骨岩部，前面观。切除：锤骨、砧骨、部分鼓索和鼓室前动脉。

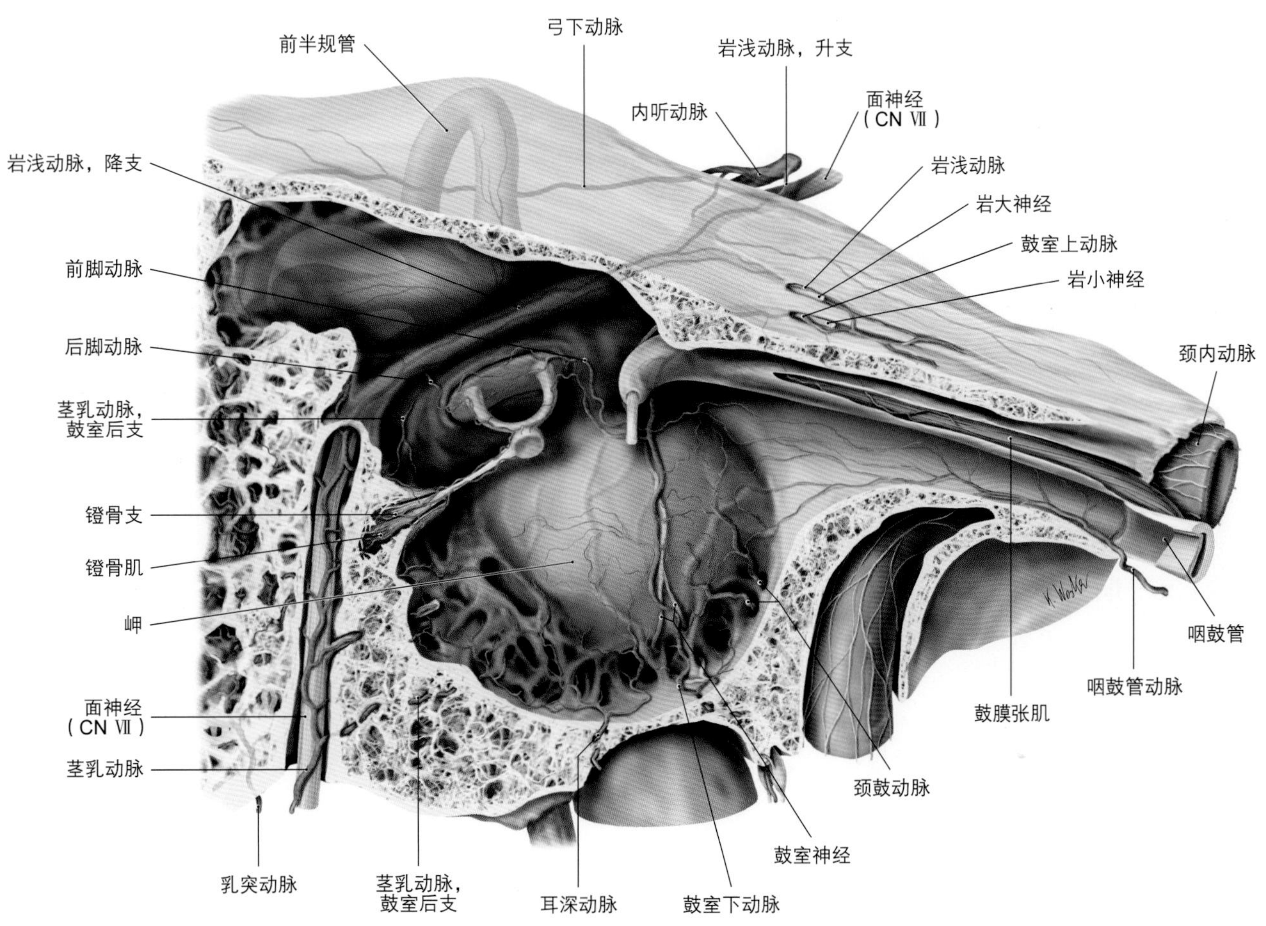
前半规管
弓下动脉
岩浅动脉，升支
内听动脉
面神经
（CN Ⅶ）
岩浅动脉，降支
岩浅动脉
岩大神经
前脚动脉
鼓室上动脉
岩小神经
后脚动脉
颈内动脉
茎乳动脉，
鼓室后支
镫骨支
镫骨肌
岬
咽鼓管
咽鼓管动脉
面神经
（CN Ⅶ）
鼓膜张肌
茎乳动脉
颈鼓动脉
鼓室神经
乳突动脉
茎乳动脉，
鼓室后支
耳深动脉
鼓室下动脉

临床要点 44.4

中耳炎

中耳炎是一种中耳感染，常发生在儿童上呼吸道感染后。积聚在中耳的液体会暂时降低听力，鼓室内壁的炎症会阻塞咽鼓管。

听觉过敏

当响亮的声音经过中耳传导至镫骨时，镫骨肌可以通过调节振动来保护脆弱的内耳。由于面神经损伤引起的镫骨肌麻痹会导致对声音极度敏感，这种情况被称为听觉过敏。

内 耳

内耳包括前庭器（平衡）和听器（听觉），两者均由充满内淋巴的膜迷路构成，膜迷路漂浮于充满外淋巴的骨性迷路内，骨迷路嵌于颞骨岩部。

图 44.19 前庭器

右外侧面观。

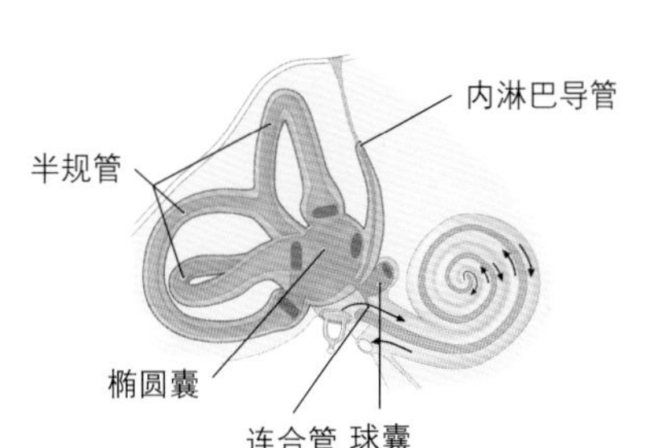

半规管
内淋巴导管
椭圆囊
连合管
球囊

A. 模式图。壶腹嵴和椭圆囊及球囊斑显示为红色。

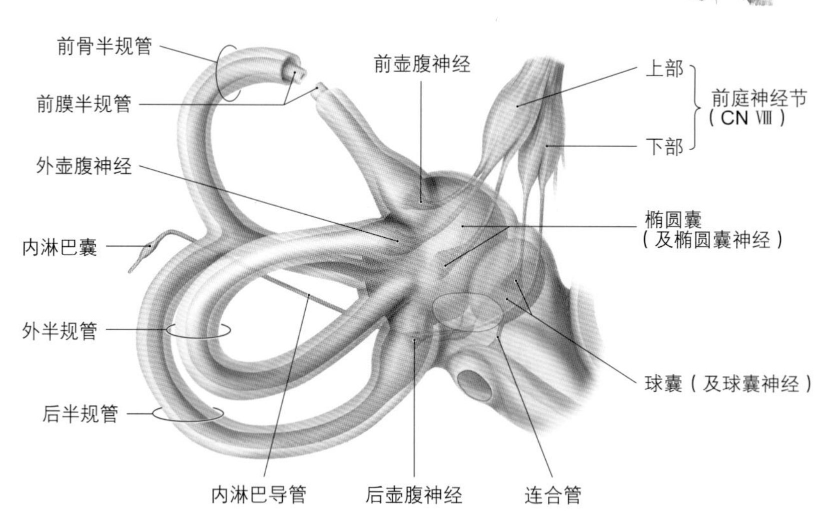

前骨半规管
前膜半规管
外壶腹神经
内淋巴囊
外半规管
后半规管
前壶腹神经
上部
下部
前庭神经节（CN Ⅷ）
椭圆囊（及椭圆囊神经）
球囊（及球囊神经）
内淋巴导管
后壶腹神经
连合管

B. 前庭器的结构。

图 44.20 听器

耳蜗由蜗迷路及骨性壳组成，内有听器的感觉上皮（Corti 器）。

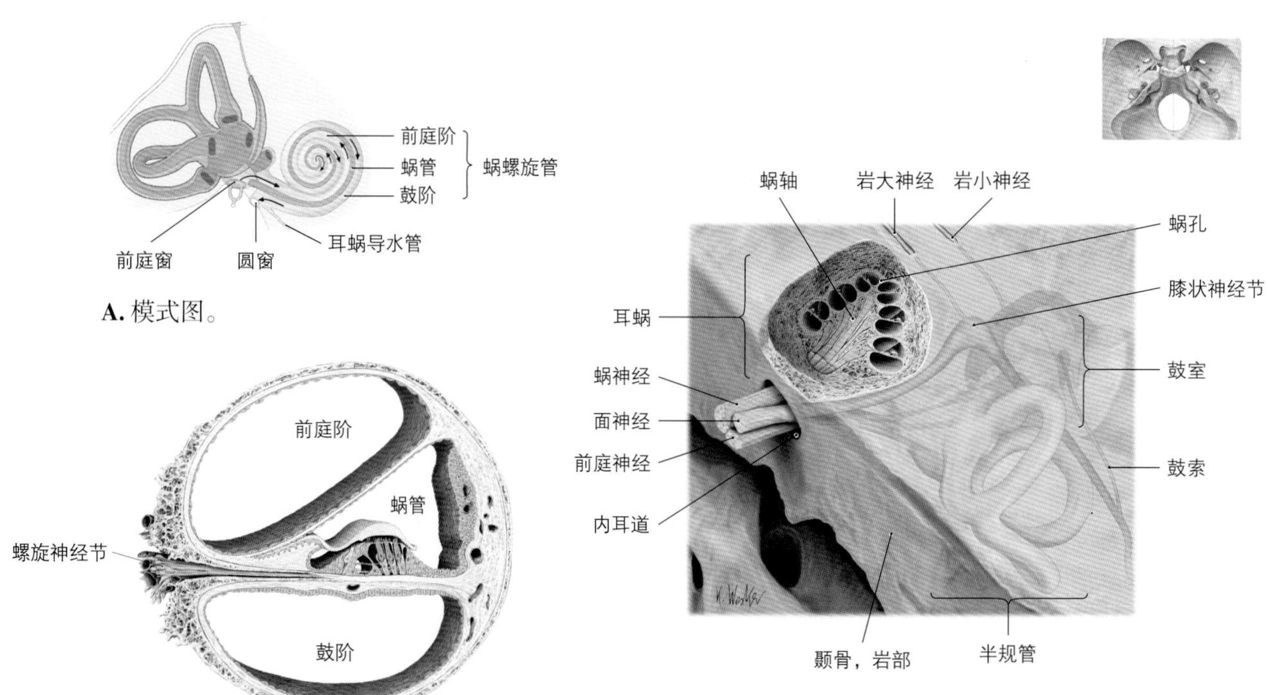

前庭阶
蜗管
鼓阶
蜗螺旋管
前庭窗
圆窗
耳蜗导水管
螺旋神经节
蜗轴
岩大神经
岩小神经
蜗孔
膝状神经节
耳蜗
蜗神经
面神经
前庭神经
内耳道
鼓室
鼓索
颞骨，岩部
半规管

A. 模式图。

B. 蜗管内的分隔，切面。

C. 耳蜗的位置。颞骨岩部耳蜗横切面的上面观。耳蜗的骨管（螺旋管）绕骨性轴（蜗轴）转 2.5 圈。

图 44.21 膜迷路的神经支配

右耳，前面观。前庭蜗神经（CN Ⅷ；见第 570 页）走行于内耳道，将神经冲动从内耳传导至脑干。前庭蜗神经分为前庭神经和蜗神经。注意：半规管内的感受器感受角加速度，球囊斑和椭圆囊斑感受水平和垂直的线性加速度。

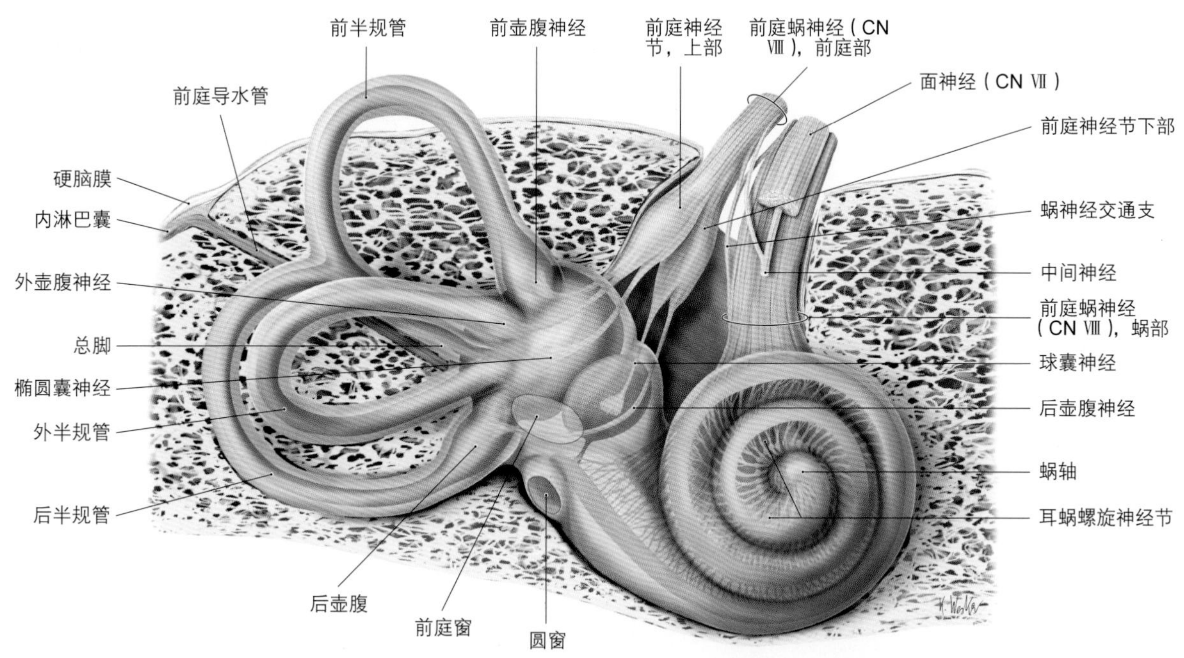
前半规管
前壶腹神经
前庭神经节，上部
前庭蜗神经（CN Ⅷ），前庭部
面神经（CN Ⅶ）
前庭神经节下部
前庭导水管
硬脑膜
内淋巴囊
蜗神经交通支
中间神经
外壶腹神经
前庭蜗神经（CN Ⅷ），蜗部
总脚
球囊神经
椭圆囊神经
后壶腹神经
外半规管
蜗轴
后半规管
耳蜗螺旋神经节
后壶腹
前庭窗
圆窗

图 44.22 内耳的血管

右前面观。迷路的血液供应来自内听动脉，为小脑前下动脉的分支（见第 688 页）。

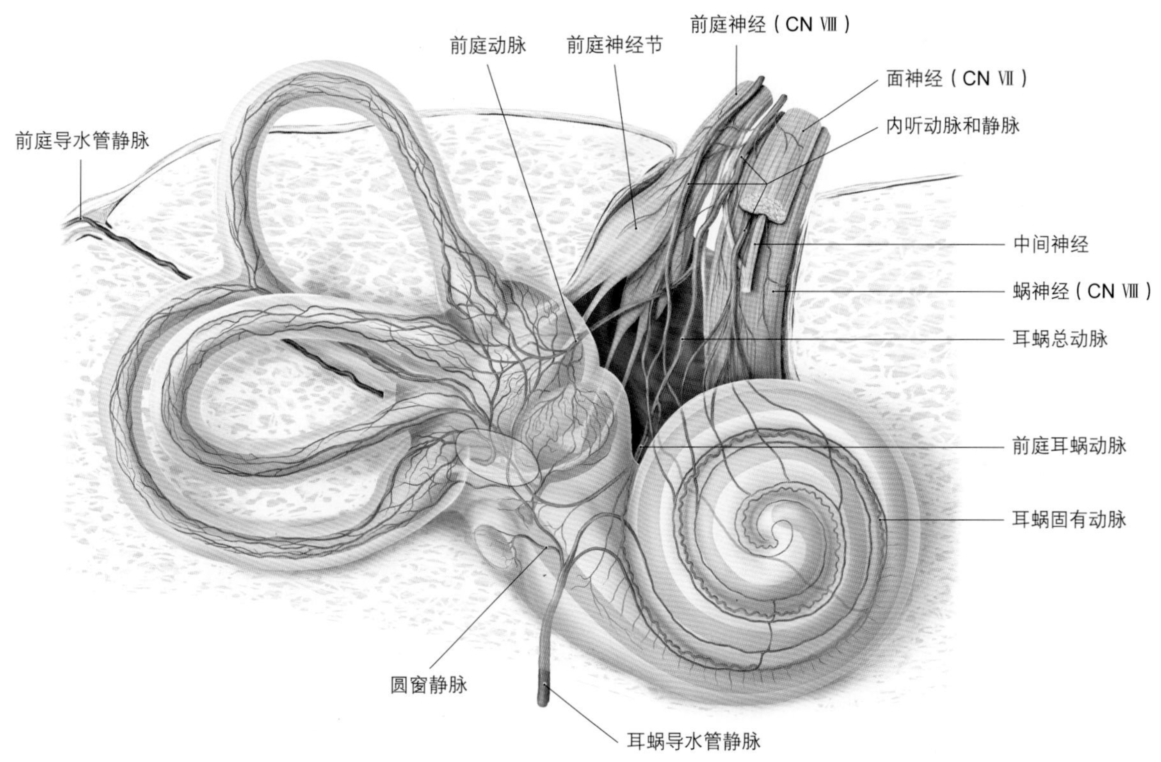
前庭神经（CN Ⅷ）
前庭动脉
前庭神经节
面神经（CN Ⅶ）
内听动脉和静脉
前庭导水管静脉
中间神经
蜗神经（CN Ⅷ）
耳蜗总动脉
前庭耳蜗动脉
耳蜗固有动脉
圆窗静脉
耳蜗导水管静脉

第45章 口腔和咽

口腔的骨

鼻腔的底（上颌骨和腭骨）构成口腔的顶，称为硬腭。上颌骨的两个水平突（腭突）在发育过程中一起生长，最终在腭中缝处融合，未融合导致腭裂。

图 45.1 硬腭

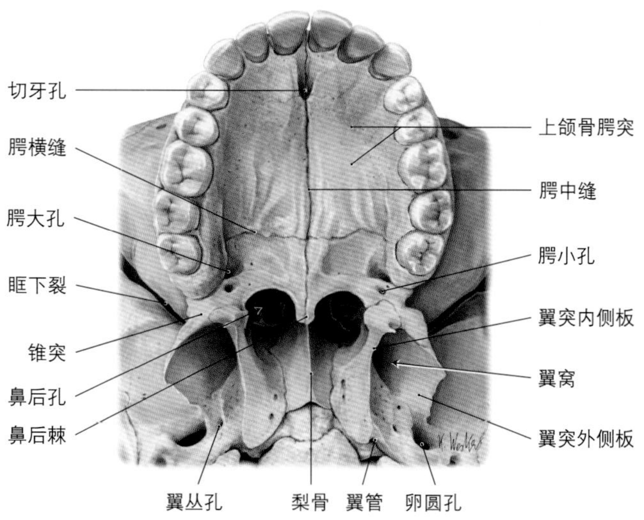
切牙孔
腭横缝
腭大孔
眶下裂
锥突
鼻后孔
鼻后棘
上颌骨腭突
腭中缝
腭小孔
翼突内侧板
翼窝
翼突外侧板
翼丛孔
梨骨
翼管
卵圆孔

A. 下面观。

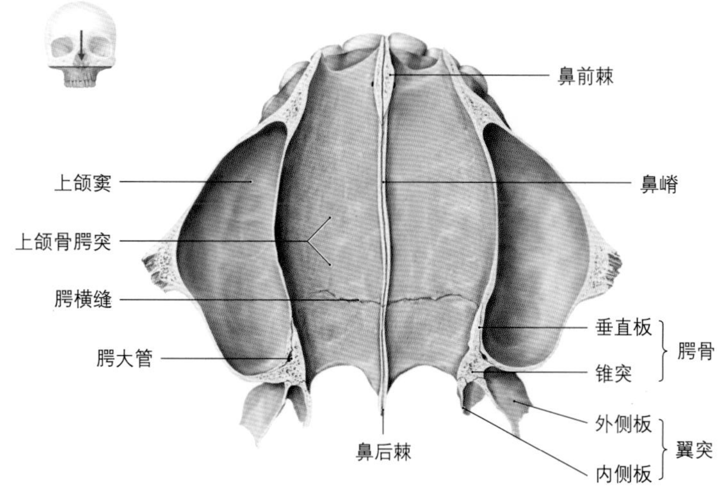
鼻前棘
上颌窦
上颌骨腭突
腭横缝
腭大管
鼻嵴
垂直板
锥突
腭骨
外侧板
内侧板
翼突
鼻后棘

B. 上面观。切除：上颌骨上部。

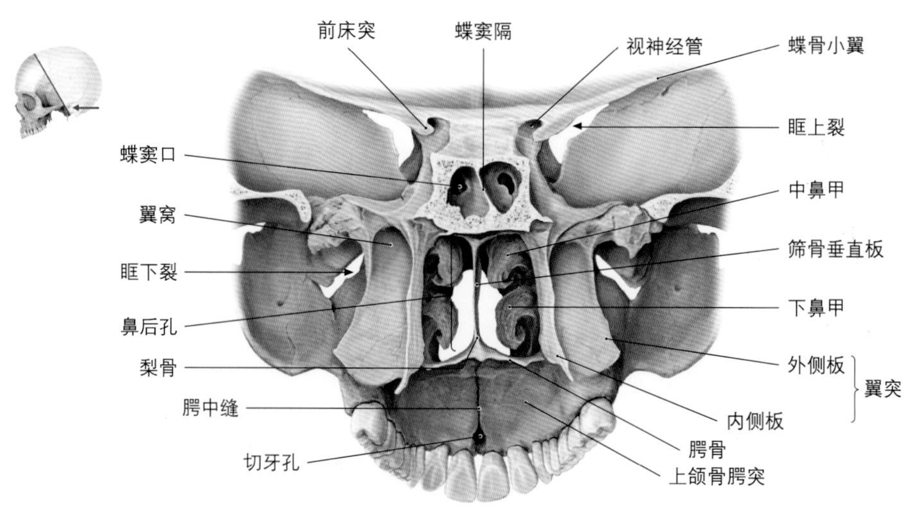
前床突
蝶窦隔
视神经管
蝶骨小翼
眶上裂
蝶窦口
翼窝
眶下裂
鼻后孔
梨骨
腭中缝
切牙孔
中鼻甲
筛骨垂直板
下鼻甲
外侧板
内侧板
翼突
腭骨
上颌骨腭突

C. 斜后面观。

图 45.2 下颌骨

下颌骨经颞下颌关节与面颅相连（见第638页）。

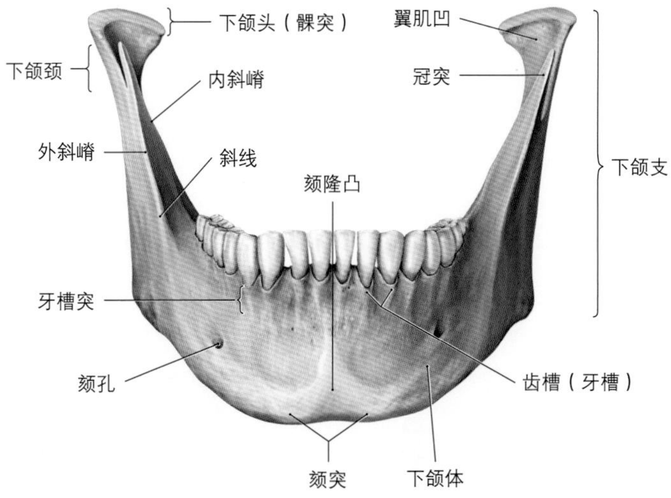

下颌头（髁突）
下颌颈
内斜嵴
外斜嵴
斜线
翼肌凹
冠突
颏隆凸
下颌支
牙槽突
颏孔
齿槽（牙槽）
颏突
下颌体

A. 前面观。

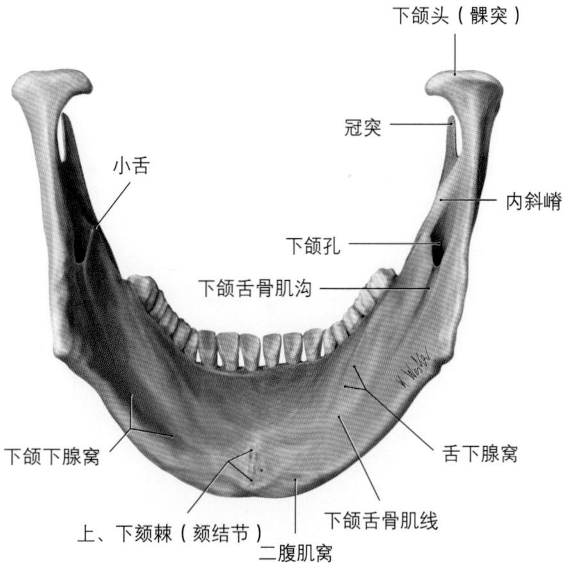

下颌头（髁突）
冠突
小舌
内斜嵴
下颌孔
下颌舌骨肌沟
下颌下腺窝
舌下腺窝
上、下颏棘（颏结节）
下颌舌骨肌线
二腹肌窝

B. 后面观。

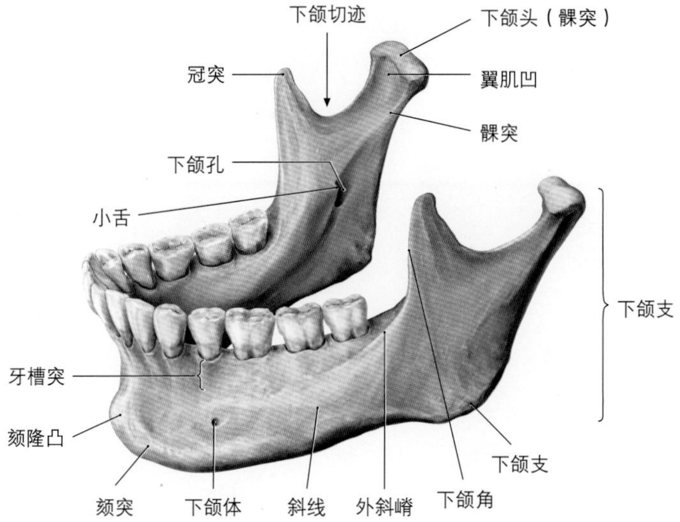

下颌切迹
下颌头（髁突）
冠突
翼肌凹
髁突
下颌孔
小舌
下颌支
牙槽突
颏隆凸
下颌支
颏突
下颌体
斜线
外斜嵴
下颌角

C. 左斜外侧面观。

图 45.3 舌骨

舌骨在颈部被肌悬挂于口底与咽之间。虽然未归入颅骨，但舌骨是口底肌的附着点。舌骨体和舌骨大角在颈前区可扪及。

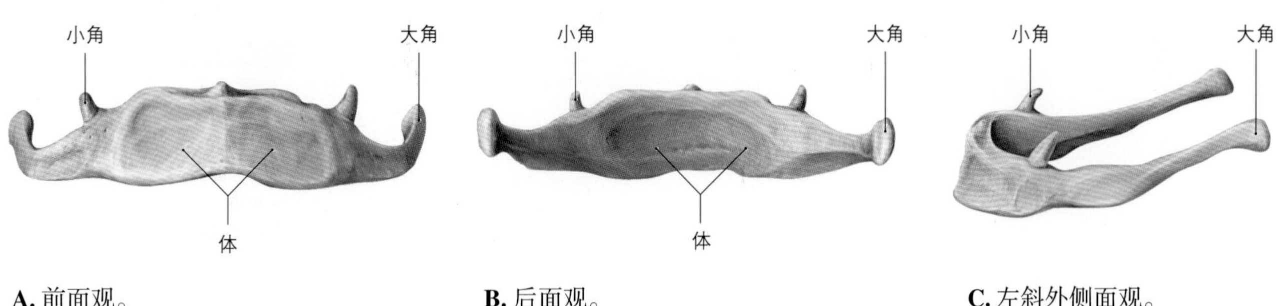
小角
大角
体
小角
大角
体
小角
大角

A. 前面观。 **B.** 后面观。 **C.** 左斜外侧面观。

颞下颌关节

图 45.4 颞下颌关节

下颌头与下颌窝形成颞下颌关节。

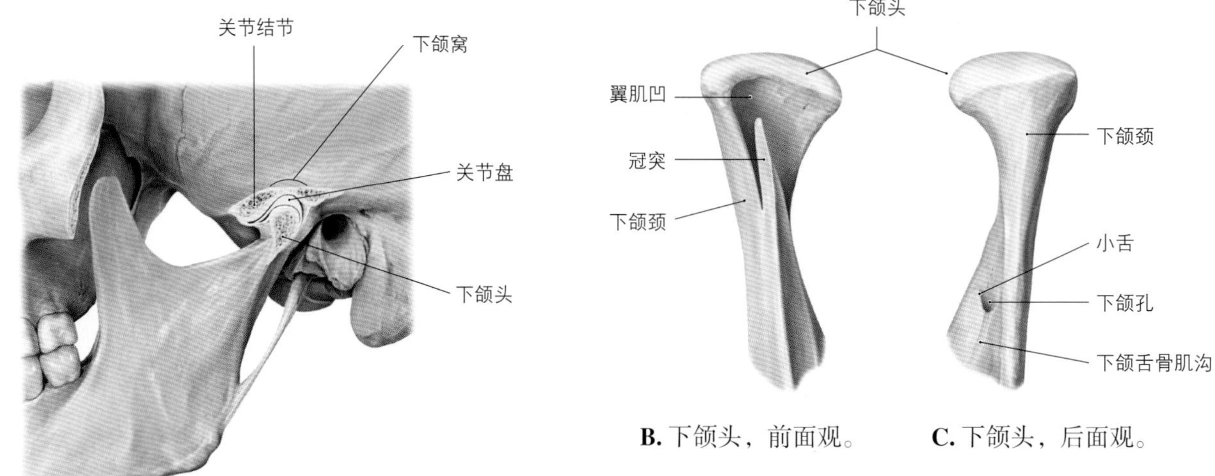
关节结节
下颌窝
关节盘
下颌头
下颌头
翼肌凹
冠突
下颌颈
下颌颈
小舌
下颌孔
下颌舌骨肌沟

B. 下颌头，前面观。 **C.** 下颌头，后面观。

A. 颞下颌关节矢状切面，左外侧面观。

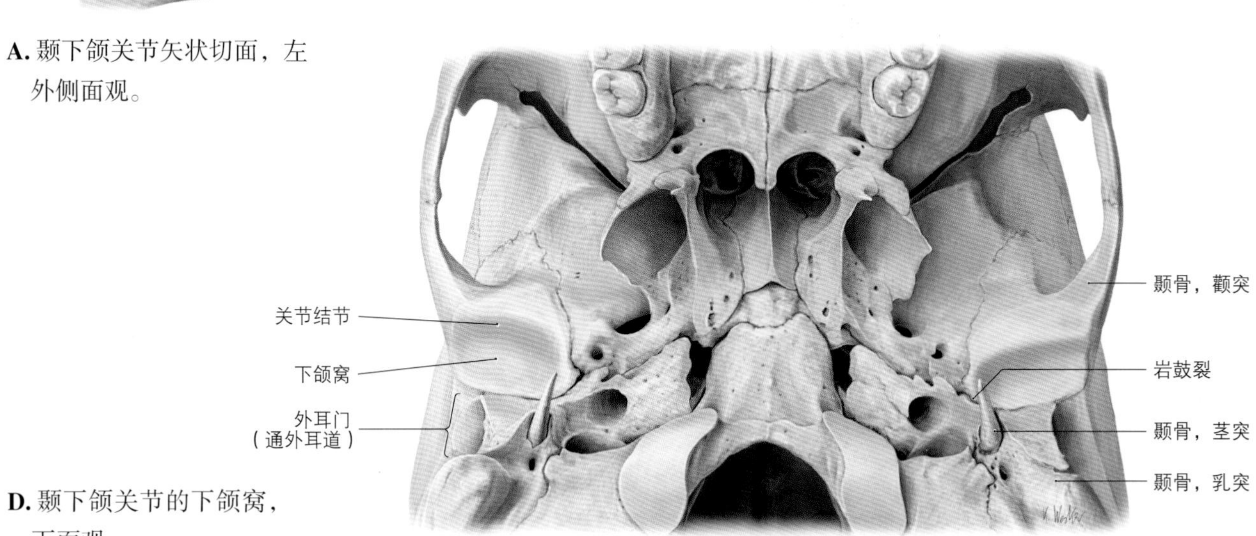
关节结节
下颌窝
外耳门
（通外耳道）
颞骨，颧突
岩鼓裂
颞骨，茎突
颞骨，乳突

D. 颞下颌关节的下颌窝，下面观。

图 45.5 颞下颌关节韧带

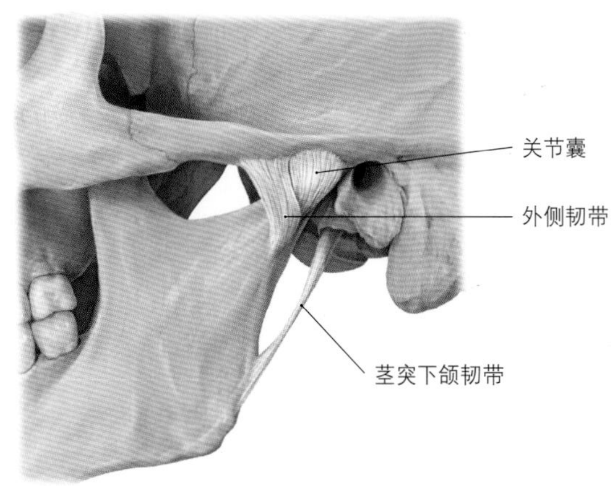
关节囊
外侧韧带
茎突下颌韧带

A. 左侧颞下颌关节外侧面观。

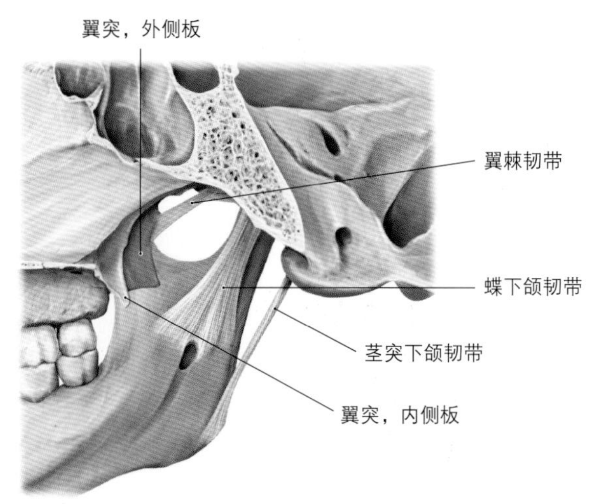
翼突，外侧板
翼棘韧带
蝶下颌韧带
茎突下颌韧带
翼突，内侧板

B. 右侧颞下颌关节内侧面观。

图 45.6　颞下颌关节的运动

左外侧面观。下颌骨下降（张口）的前 15°，下颌头依然位于下颌窝内；超过 15° 后，下颌头向前滑动至关节结节处。

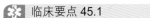

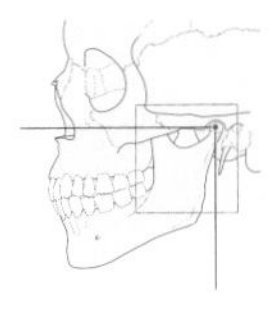

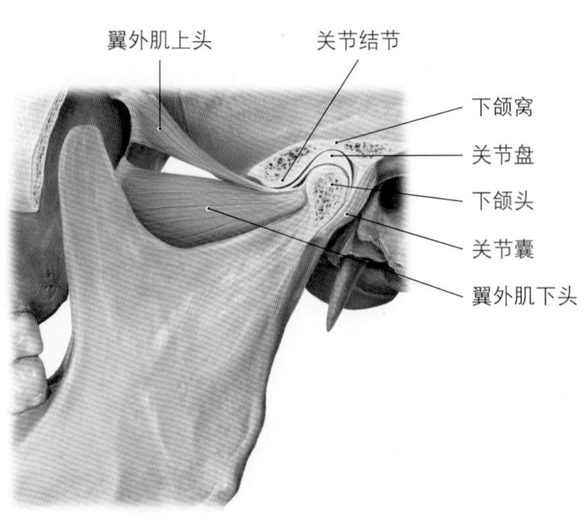
翼外肌上头
关节结节
下颌窝
关节盘
下颌头
关节囊
翼外肌下头

A. 闭口位。

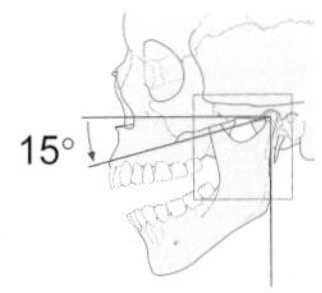
15°

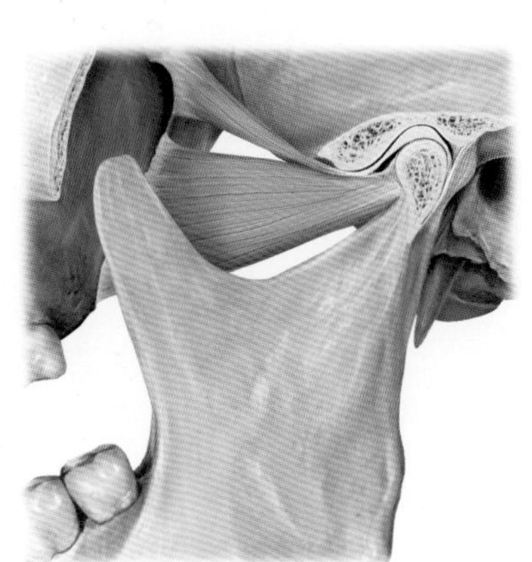

B. 张口 15°。

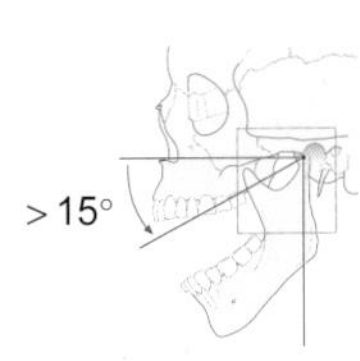
>15°

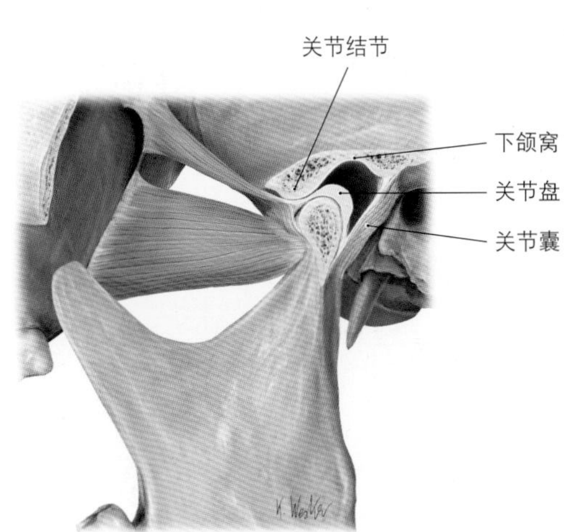
关节结节
下颌窝
关节盘
关节囊

C. 张口大于 15° 后。

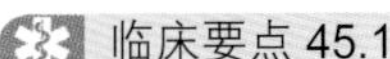
临床要点 45.1

颞下颌关节脱位

下颌头滑过关节结节会导致关节脱位，下颌骨被锁定在张口位，下压下颌骨牙列可使关节复位。

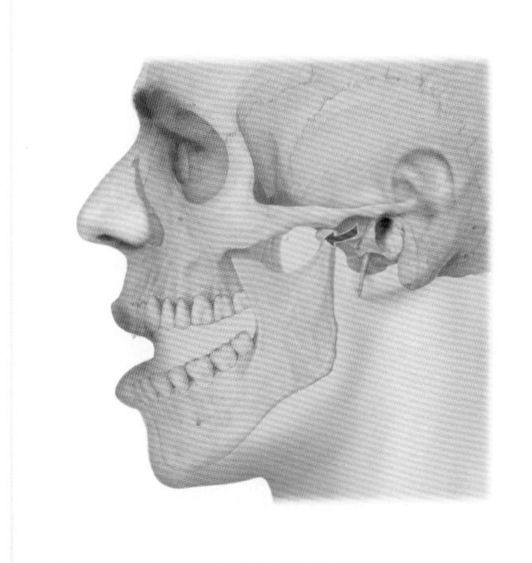

图 45.7　颞下颌关节囊的神经支配

上面观。

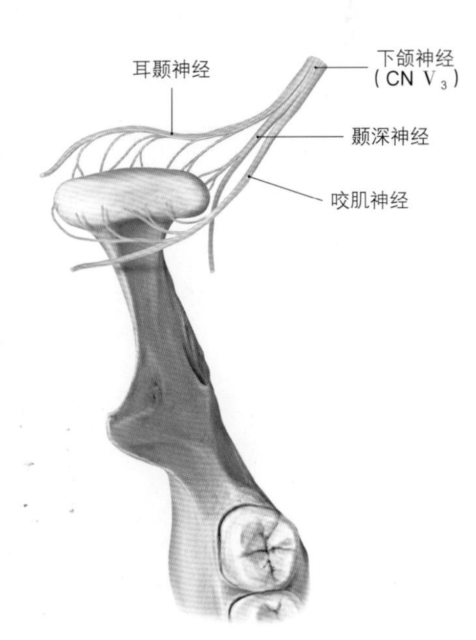
耳颞神经
下颌神经
（CN V_3）
颞深神经
咬肌神经

牙

图 45.8 牙的构造

牙分为牙冠、牙颈和牙根，由硬组织（牙釉质、牙本质、牙骨质）和软组织（牙髓）构成。

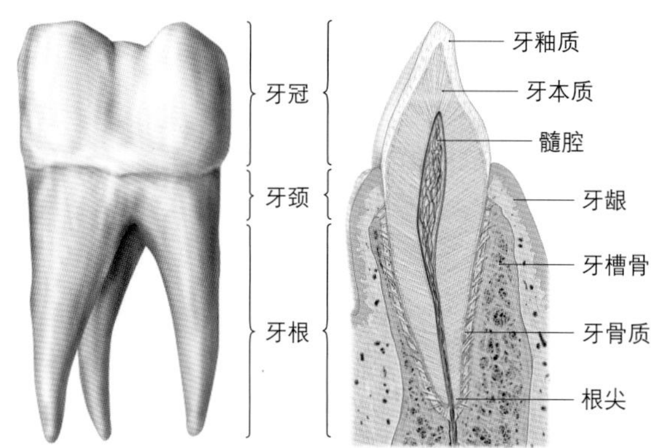
牙冠
牙颈
牙根
牙釉质
牙本质
髓腔
牙龈
牙槽骨
牙骨质
根尖

A. 牙的主要部分（磨牙）。

B. 牙的组织学（下颌切牙）。

图 45.9 恒牙

上颌骨和下颌骨的半侧包含一组牙，有 3 个前牙（2 个切牙、1 个尖牙）和 5 个后牙（2 个前磨牙、3 个磨牙）。

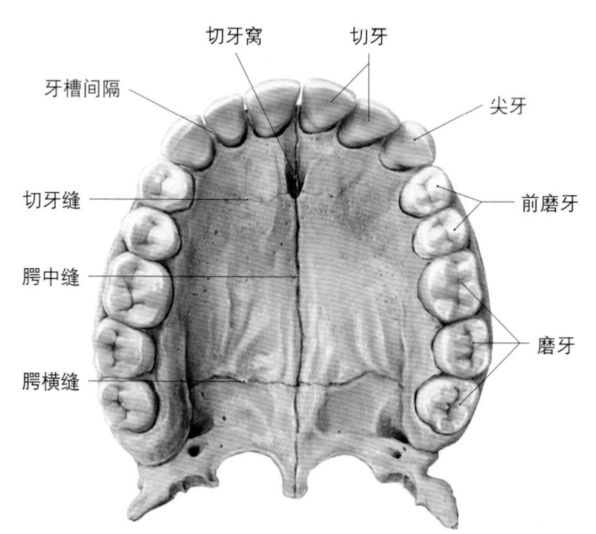
切牙窝
切牙
牙槽间隔
尖牙
切牙缝
前磨牙
腭中缝
磨牙
腭横缝

A. 上颌牙，上颌骨的下面观。

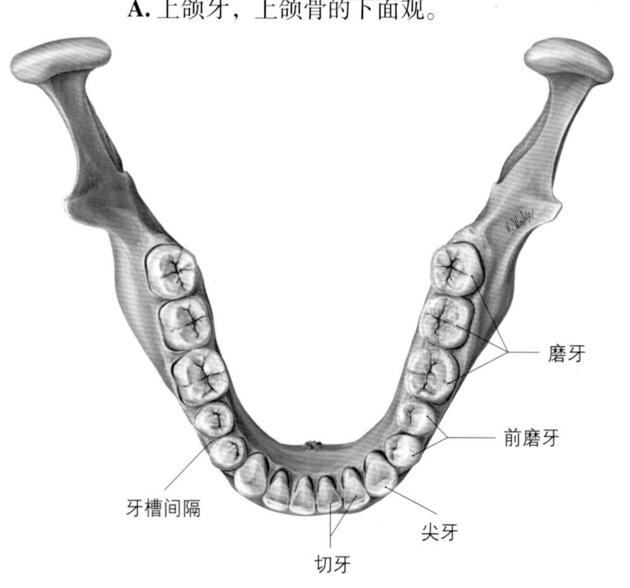
磨牙
前磨牙
牙槽间隔
尖牙
切牙

B. 下颌牙，下颌骨的上面观。

图 45.10 牙表面

牙齿顶部为咬合面。

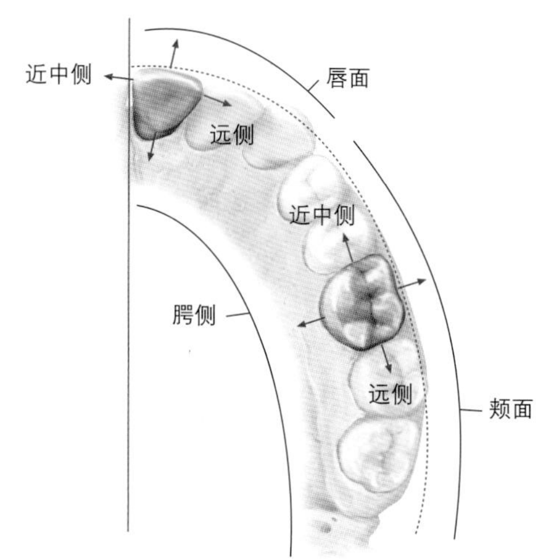
近中侧
唇面
远侧
近中侧
腭侧
远侧
颊面

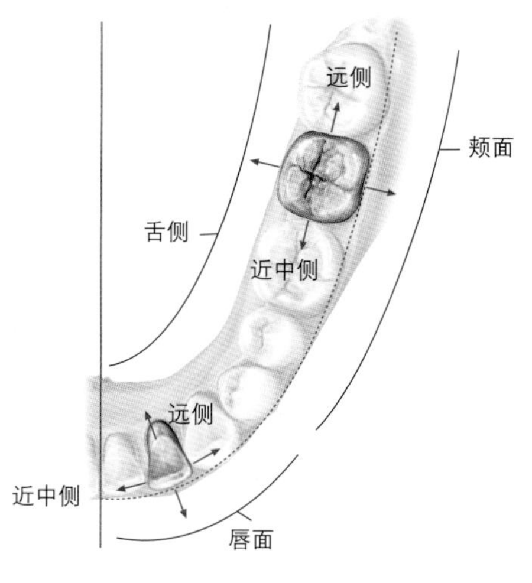
远侧
颊面
舌侧
近中侧
远侧
近中侧
唇面

图 45.11　牙的编号

在美国，32 颗恒牙以贯序进行计数编号而不分象限进行命名。注意：20 颗乳牙编号为 A 至 J（上颌），然后顺时针方向编号 K 至 T。右上颌第三磨牙为 1，右上颌第二前磨牙为 A。

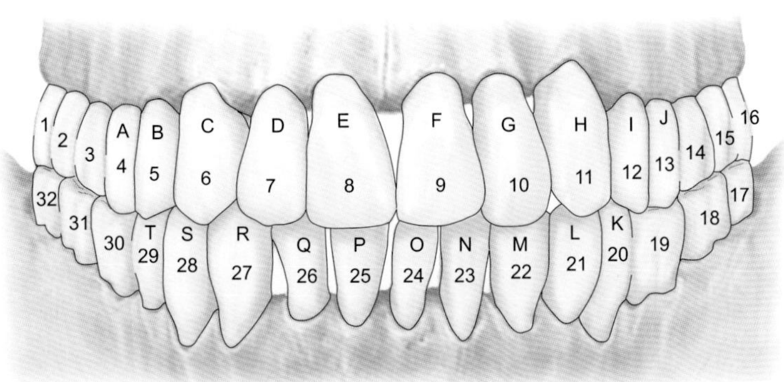
1
2
3
A
4
B
5
C
6
D
7
E
8
F
9
G
10
H
11
I
12
J
13
14
15
16
32
31
30
T
29
S
28
R
27
Q
26
P
25
O
24
N
23
M
22
L
21
K
20
19
18
17

图 45.12　牙全景 X 线片

牙全景 X 线片（DPT）是放射性检查方法，可初步检查颞下颌关节、上颌窦、上下颌骨和牙（龋齿、智齿位置等）的情况。感谢德国汉堡 Eppendorf 大学医学中心口腔颌面外科及齿科中心的放射诊断系主任 U. J. Rother 医师提供此图。

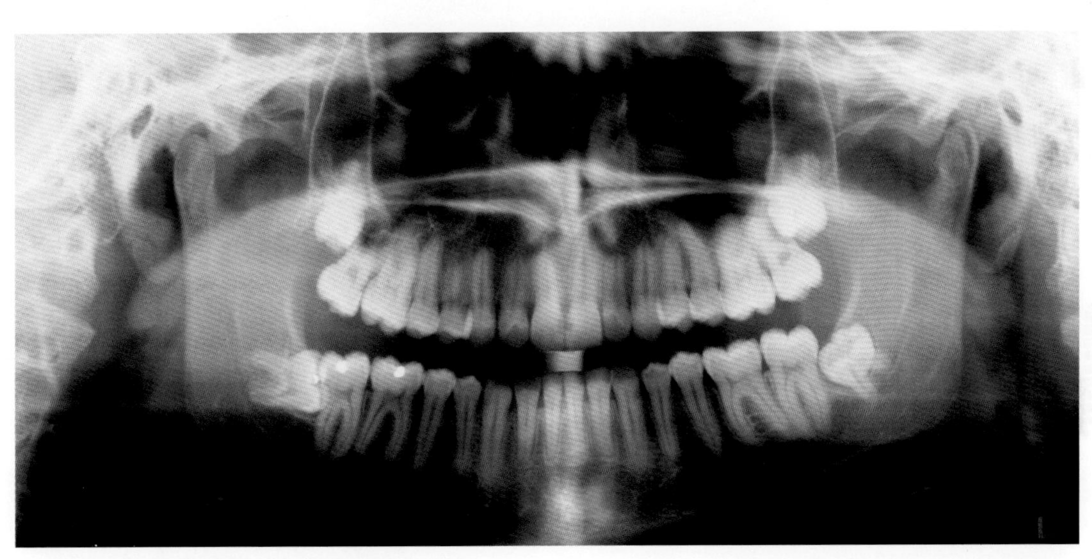

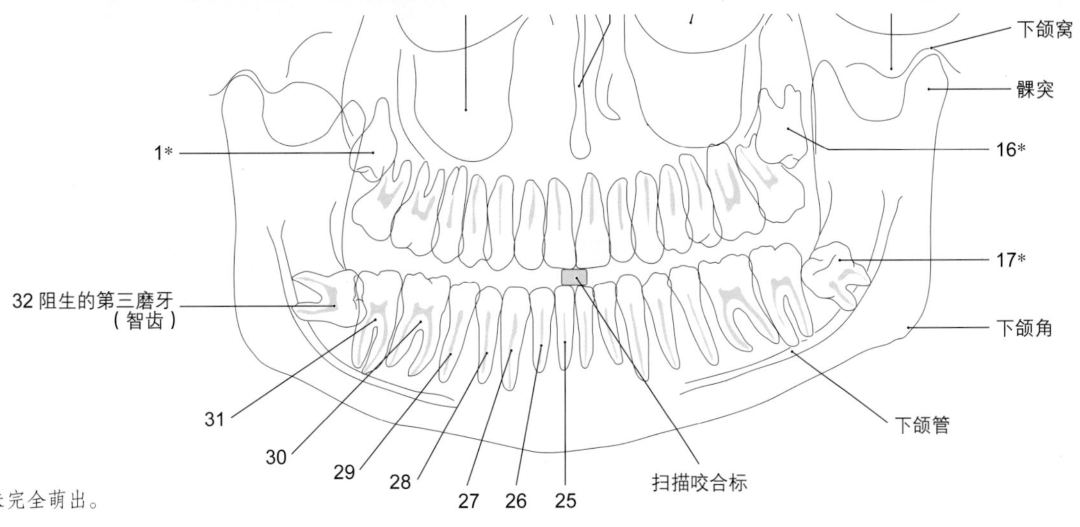
下颌窝
髁突
1*
16*
17*
32 阻生的第三磨牙
（智齿）
下颌角
下颌管
31
30
29
28
27
26
25
扫描咬合标

注：* 未完全萌出。

口腔肌的分布

图 45.13 口底肌

见第 516、517 页舌骨下肌群。

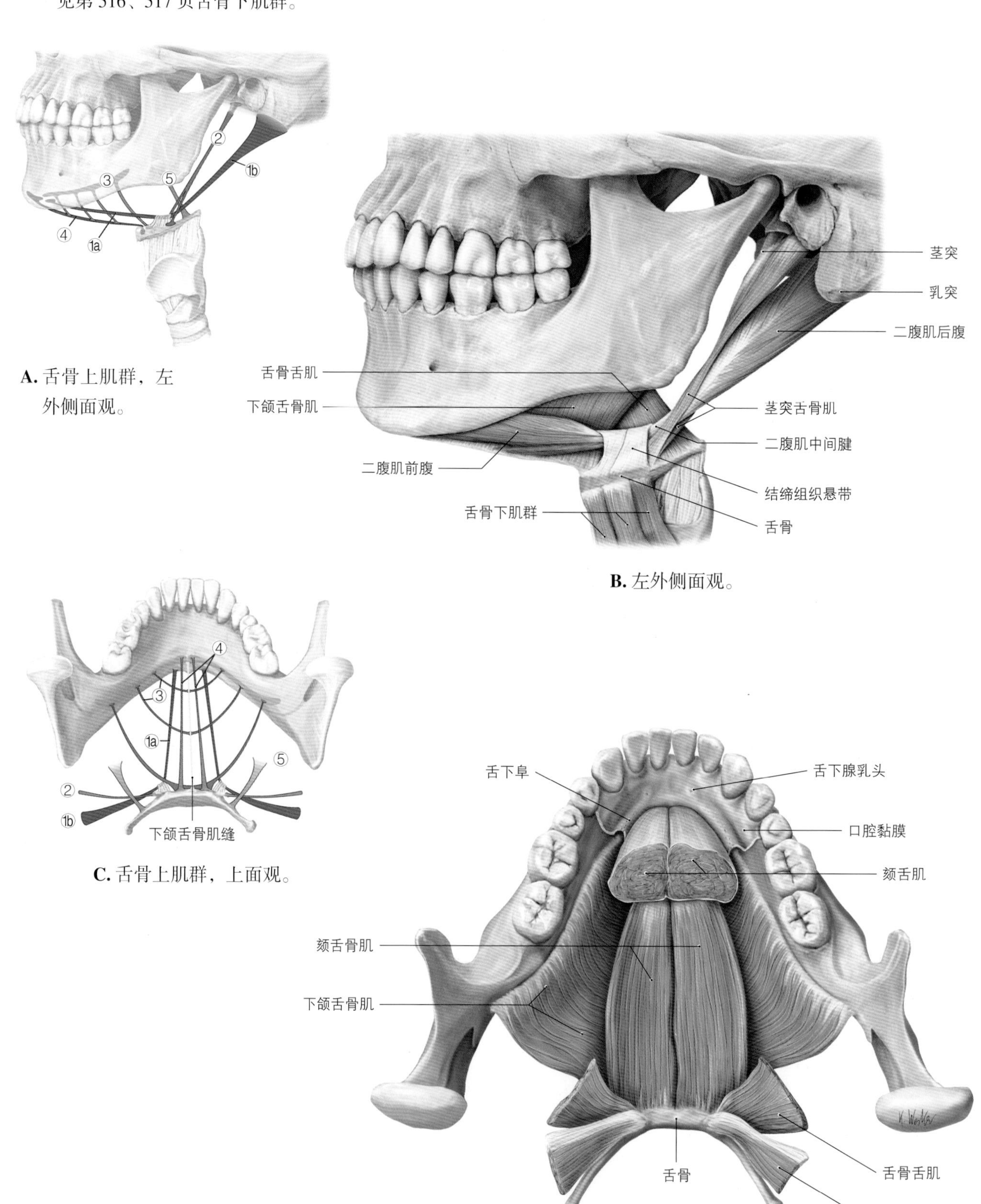
②
①b
③
⑤
④
①a
茎突
乳突
二腹肌后腹
舌骨舌肌
下颌舌骨肌
茎突舌骨肌
二腹肌中间腱
二腹肌前腹
结缔组织悬带
舌骨下肌群
舌骨
④
③
①a
⑤
②
①b
下颌舌骨肌缝
舌下阜
舌下腺乳头
口腔黏膜
颏舌肌
颏舌骨肌
下颌舌骨肌
舌骨
舌骨舌肌
茎突舌骨肌

A. 舌骨上肌群，左外侧面观。

B. 左外侧面观。

C. 舌骨上肌群，上面观。

D. 下颌骨和舌骨的上面观。

表 45.1 舌骨上肌群

肌名		起点	止点		神经支配	运动
①二腹肌	ⓐ前腹	下颌骨（二腹肌窝）	舌骨体	通过中间腱形成的纤维环	下颌舌骨肌神经（CN V_3）	吞咽时上提舌骨，辅助降下颌骨
	ⓑ后腹	颞骨（乳突切迹、乳突内侧）			面神经（CN Ⅶ）	
②茎突舌骨肌		颞骨（茎突）		通过分裂韧带		
③下颌舌骨肌		下颌骨（下颌舌骨肌线）		中间腱的止点（下颌舌骨肌缝）	下颌舌骨肌神经（CN V_3）	紧张并上提口底，吞咽时拉舌骨向前，辅助降下颌骨及左右研磨（咀嚼）
④颏舌骨肌		下颌骨（颏下棘）		舌骨体	C_1 神经前支经舌下神经（CN Ⅻ）	吞咽时拉舌骨向前，辅助降下颌骨
⑤舌骨舌肌		舌骨（舌骨大角的上缘）	舌侧面		舌下神经（CN Ⅻ）	下压舌

图 45.14 软腭肌

下面观。软腭构成口腔的后界，与咽分隔。

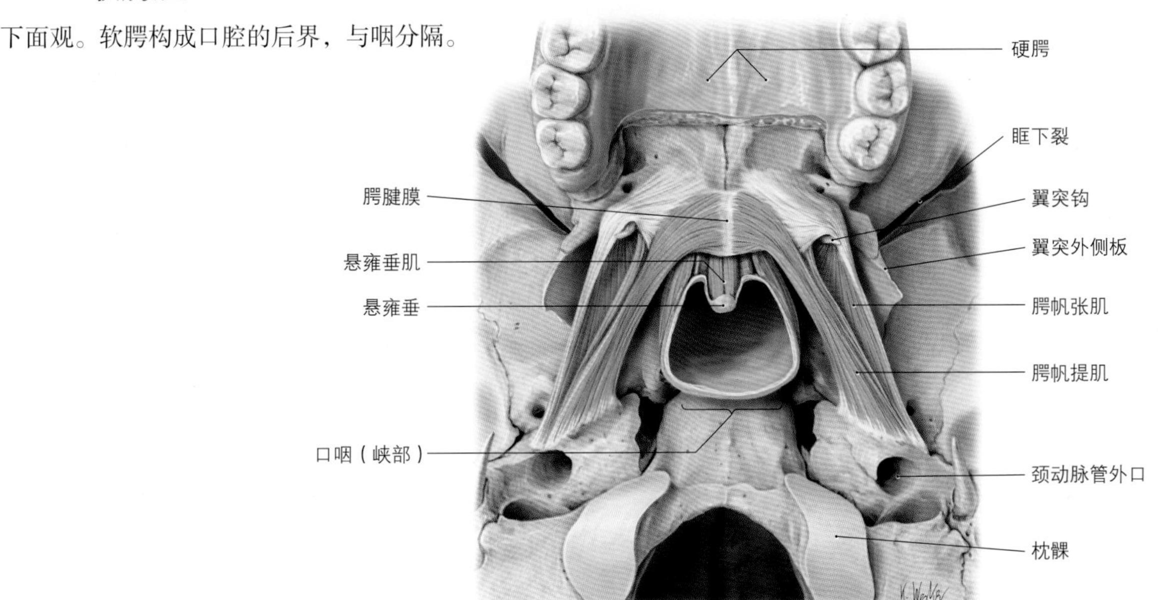

硬腭
眶下裂
腭腱膜
翼突钩
翼突外侧板
悬雍垂肌
悬雍垂
腭帆张肌
腭帆提肌
口咽（峡部）
颈动脉管外口
枕髁

表 45.2 软腭

肌名	起点	止点	神经支配	运动
腭帆张肌	内侧翼板（舟状窝）、蝶骨（嵴）、咽鼓管软骨	腭腱膜	翼内肌神经（CN V_3 经耳神经节）	紧张软腭，吞咽或打哈欠时打开咽鼓管咽口
腭帆提肌	咽鼓管软骨、颞骨（岩部）		迷走神经经咽丛	上提软腭至水平位
悬雍垂肌	悬雍垂黏膜	腭腱膜、后鼻棘		缩短和上提悬雍垂
腭舌肌 *	舌侧	腭腱膜		上抬舌后部，拉软腭靠近舌
腭咽肌 *				紧张软腭，吞咽时拉咽壁向前内上方

注：* 腭舌肌见第 646 页图 45.19，第 648 页图 45.24；腭咽肌见第 648 页图 45.24，第 653 页图 45.29C。

口腔的神经支配

图 45.15　口腔内的三叉神经

右外侧面观。

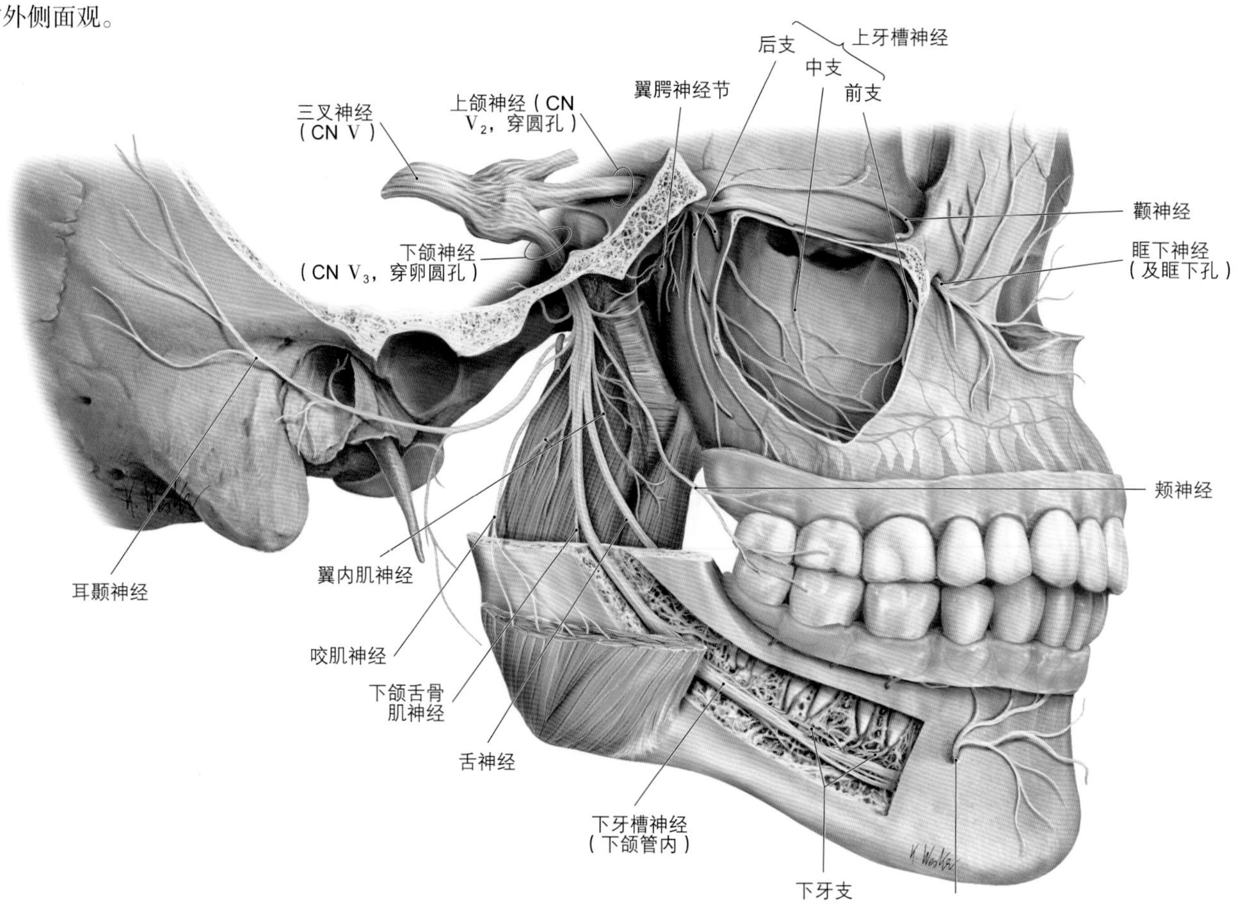

后支
上牙槽神经
中支
翼腭神经节
前支
三叉神经（CN V）
上颌神经（CN V_2，穿圆孔）
颧神经
眶下神经（及眶下孔）
下颌神经（CN V_3，穿卵圆孔）
颊神经
耳颞神经
翼内肌神经
咬肌神经
下颌舌骨肌神经
舌神经
下牙槽神经（下颌管内）
下牙支
颏神经（及颏孔）

图 45.16　硬腭的神经、血管

下面观。硬腭的感觉神经支配主要来自三叉神经上颌支（CN V_2）的终支，硬腭的动脉来自上颌动脉。

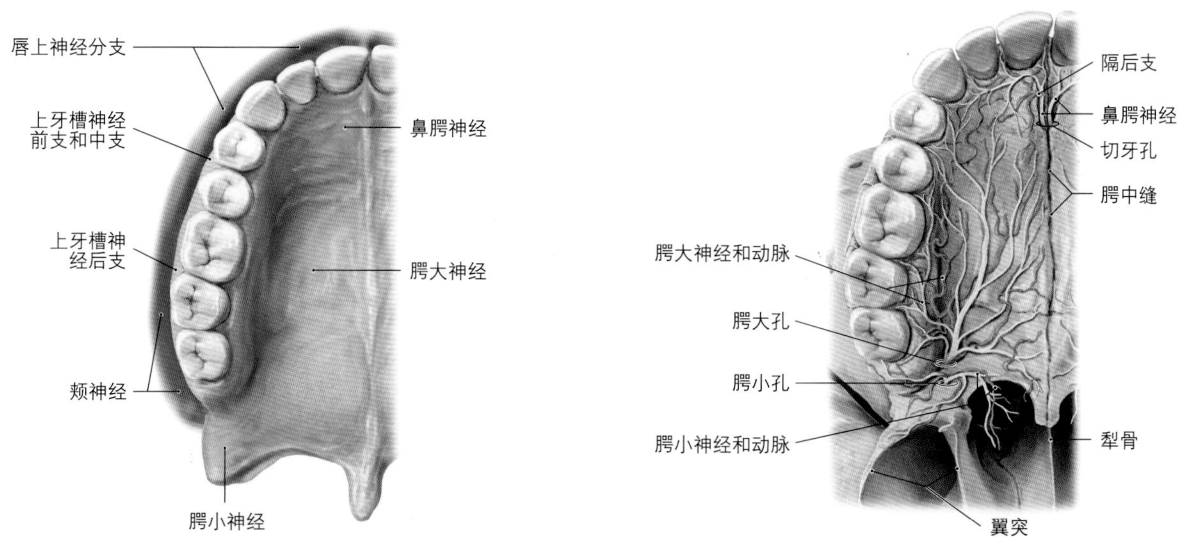
唇上神经分支
上牙槽神经前支和中支
鼻腭神经
上牙槽神经后支
腭大神经
颊神经
腭小神经
隔后支
鼻腭神经
切牙孔
腭中缝
腭大神经和动脉
腭大孔
腭小孔
腭小神经和动脉
犁骨
翼突

A. 感觉神经支配。注意：颊神经为下颌神经（CN V_3）分支。

B. 神经和动脉。

口底肌神经支配复杂，包括三叉神经（CN V_3）、面神经（CN Ⅶ）和经舌下神经（CN Ⅻ）走行的 C_1 颈神经。

图 45.17 口底肌的神经支配

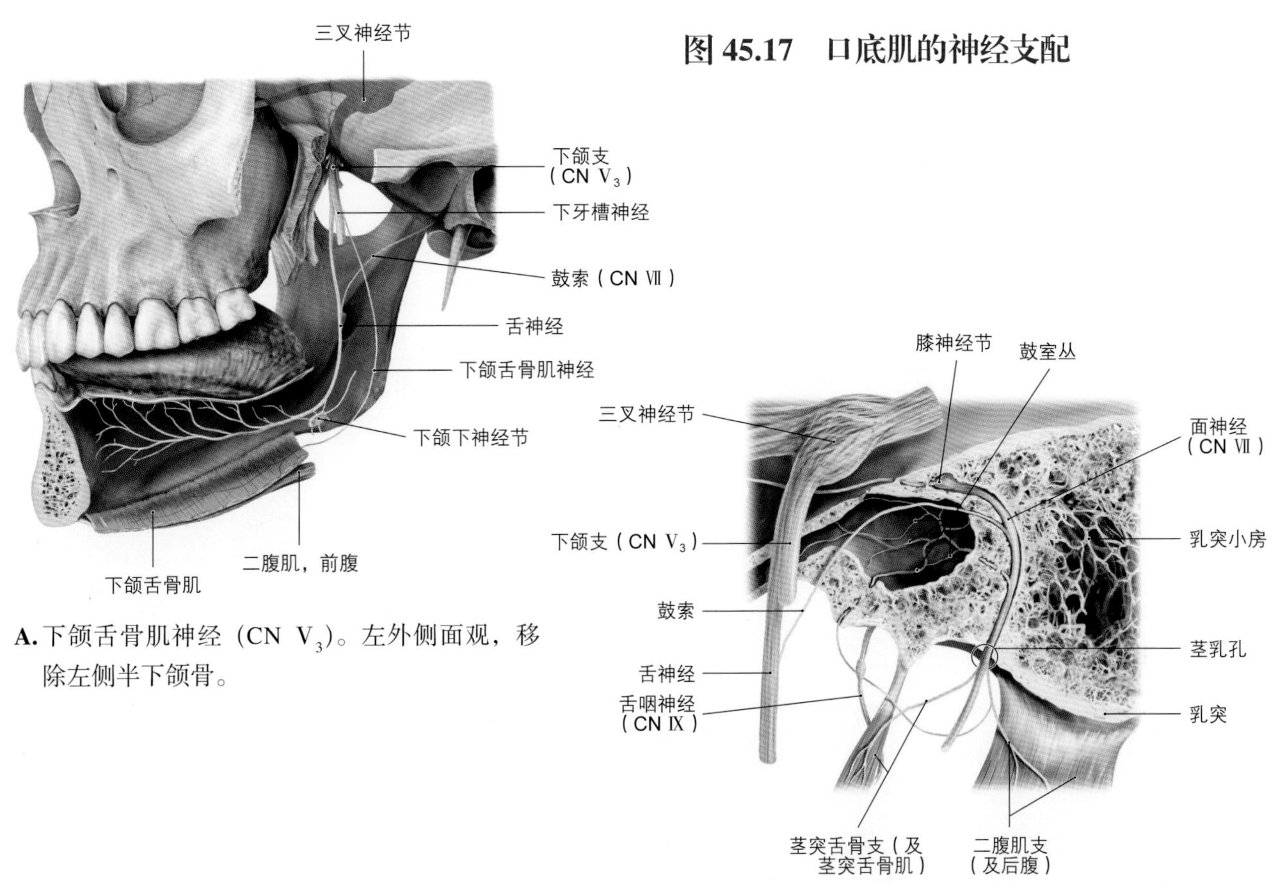
三叉神经节
下颌支（CN V_3）
下牙槽神经
鼓索（CN Ⅶ）
舌神经
下颌舌骨肌神经
下颌下神经节
二腹肌，前腹
下颌舌骨肌
膝神经节
鼓室丛
三叉神经节
面神经（CN Ⅶ）
乳突小房
下颌支（CN V_3）
鼓索
茎乳孔
舌神经
舌咽神经（CN Ⅸ）
乳突
茎突舌骨支（及茎突舌骨肌）
二腹肌支（及后腹）

A. 下颌舌骨肌神经（CN V_3）。左外侧面观，移除左侧半下颌骨。

B. 面神经（CN Ⅶ）。经乳突水平的颞骨岩部矢状面，内侧面观。

舌神经
舌下神经（CN Ⅻ）
下颌下神经节
C_1 脊神经（前支）
颏舌肌
颏舌骨肌
颏舌骨肌支（C_1）
颈袢上根（舌下神经降支）
颈袢下根（颈神经降支）
颈袢

C. C_1 脊神经前支，左外侧面观。

舌

舌背上覆高度特化的黏膜，具有味觉及精细触觉分辨的感觉功能。舌具有发达的肌性舌体，支持其完成咀嚼、吞咽和说话过程中的运动特性。

图 45.18 舌的结构

上面观。V形界沟将舌分为前 2/3 部（口部、沟前部）和后 1/3 部（咽部、沟后部）。

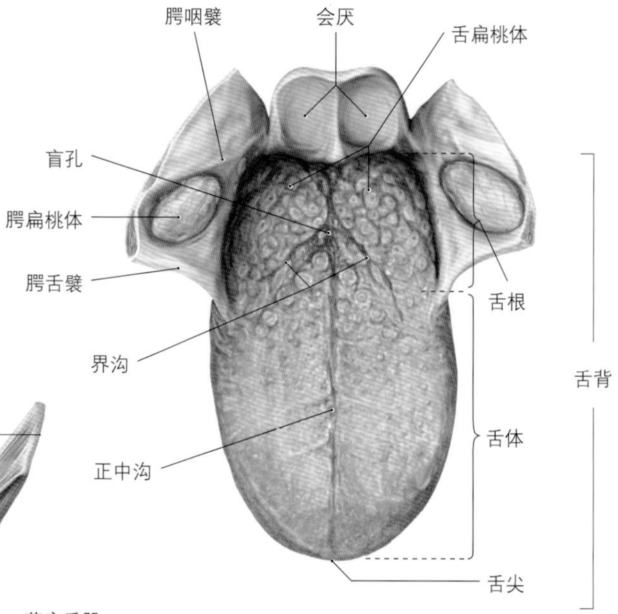

腭咽襞
会厌
舌扁桃体
盲孔
腭扁桃体
腭舌襞
界沟
正中沟
舌根
舌体
舌尖
舌背

图 45.19 舌肌群

舌外肌（颏舌肌、舌骨舌肌、腭舌肌和茎突舌肌）附着于骨并使舌运动。舌内肌（上下纵肌、横肌和垂直肌）未附着于骨，仅改变舌的形状。

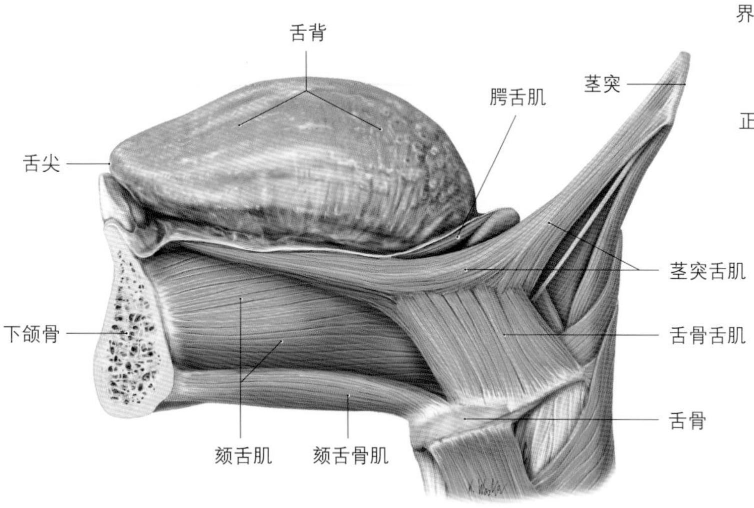

舌背
腭舌肌
茎突
舌尖
茎突舌肌
下颌骨
舌骨舌肌
舌骨
颏舌肌
颏舌骨肌

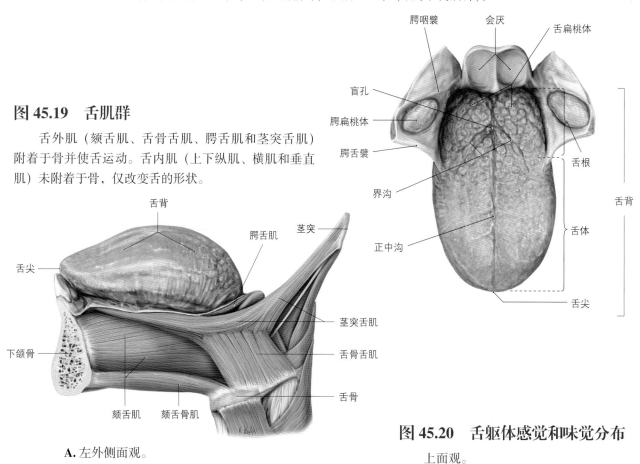

A. 左外侧面观。

图 45.20 舌躯体感觉和味觉分布

上面观。

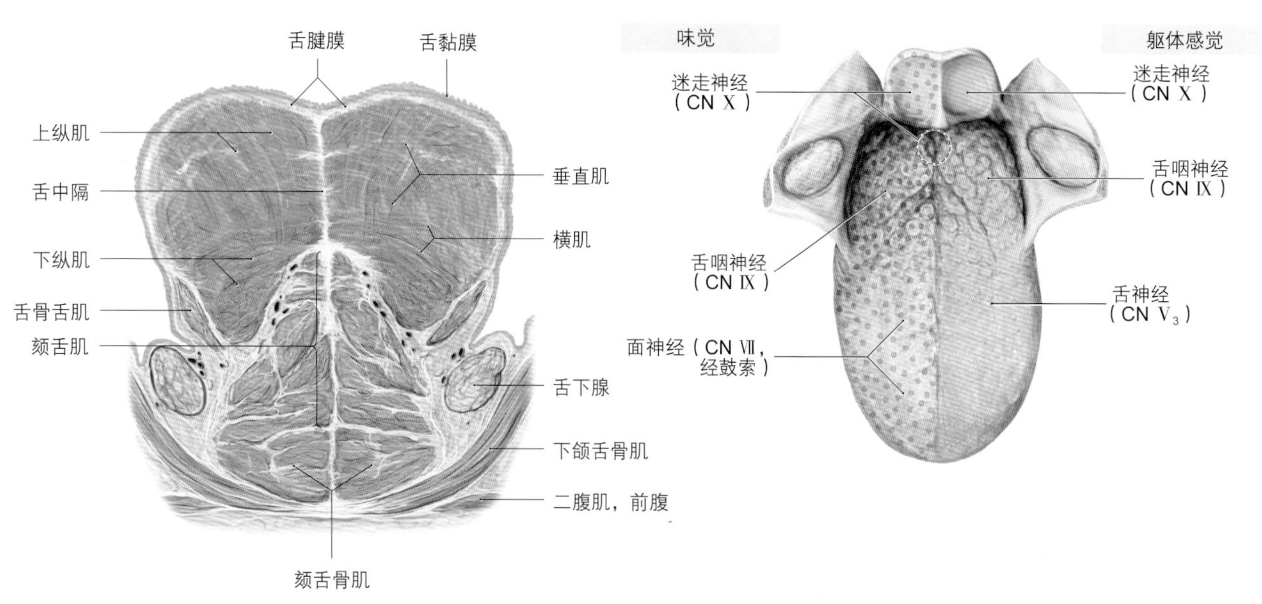

舌腱膜
舌黏膜
上纵肌
舌中隔
垂直肌
横肌
下纵肌
舌骨舌肌
颏舌肌
舌下腺
下颌舌骨肌
二腹肌，前腹
颏舌骨肌
味觉
躯体感觉
迷走神经（CN Ⅹ）
迷走神经（CN Ⅹ）
舌咽神经（CN Ⅸ）
舌咽神经（CN Ⅸ）
舌神经（CN V_3）
面神经（CN Ⅶ，经鼓索）

B. 冠状面，前面观。

图 45.21 舌的神经、血管

除腭舌肌 [由迷走神经（CN Ⅹ）支配] 外，其余舌肌受来自舌下神经（CN Ⅻ）的躯体运动神经支配。

舌尖
舌前腺
舌系带
舌深动脉和静脉
舌下襞
舌神经
舌下腺乳头
下颌下腺管

A. 舌下面观。

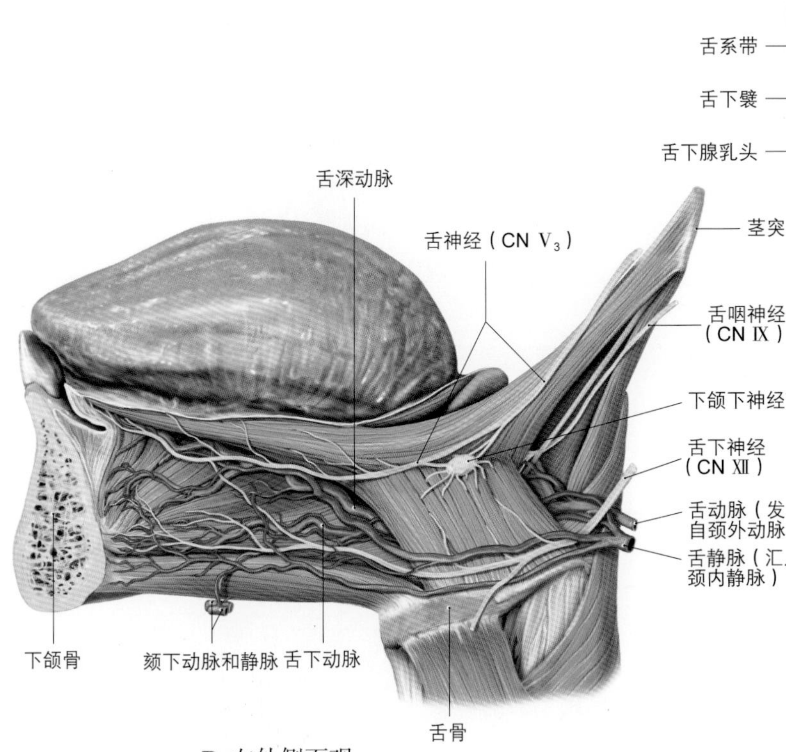

舌深动脉
舌神经（CN V_3）
茎突
舌咽神经（CN Ⅸ）
下颌下神经节
舌下神经（CN Ⅻ）
舌动脉（发自颈外动脉）
舌静脉（汇入颈内静脉）
下颌骨
颏下动脉和静脉
舌下动脉
舌骨

B. 左外侧面观。

图 45.22 舌从中线拉开后的口底

右下颌骨，内侧面观。口腔通常是半切的头部标本解剖。为了观察舌根 / 口底等结构之间关系，将舌拉出解剖平面，并将该区域黏膜切开。

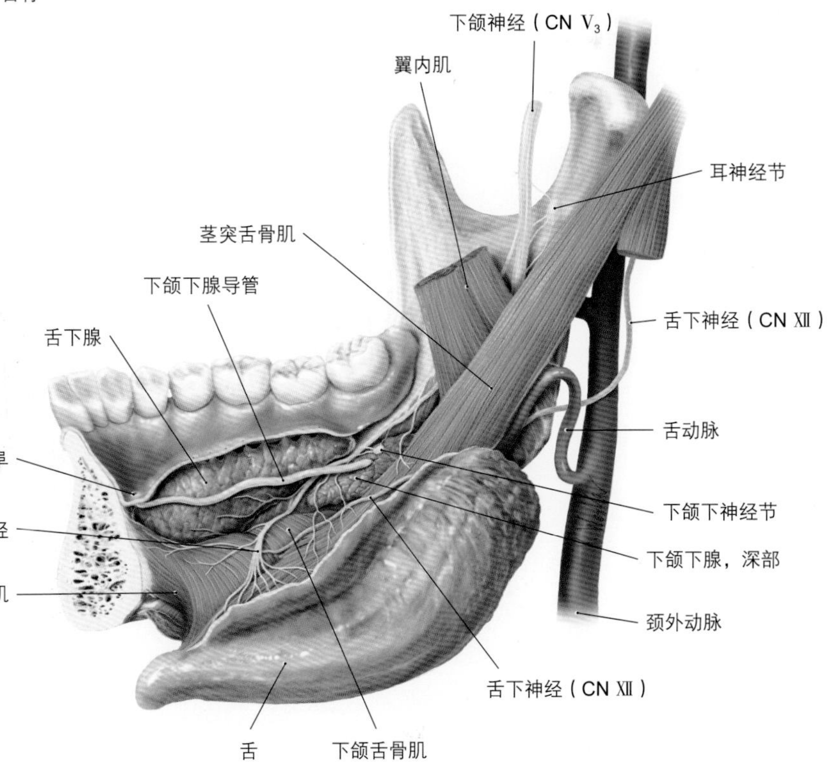

下颌神经（CN V_3）
翼内肌
耳神经节
茎突舌骨肌
下颌下腺导管
舌下腺
舌下神经（CN Ⅻ）
舌动脉
舌下阜
下颌下神经节
舌神经
下颌下腺，深部
颏舌肌
颈外动脉
舌下神经（CN Ⅻ）
舌
下颌舌骨肌

口腔和唾液腺的局部解剖

口腔位于鼻腔下方和咽的前方，以硬腭和软腭、舌和口底肌，以及悬雍垂为界限。

图 45.23 口腔

正中矢状面，左外侧面观。

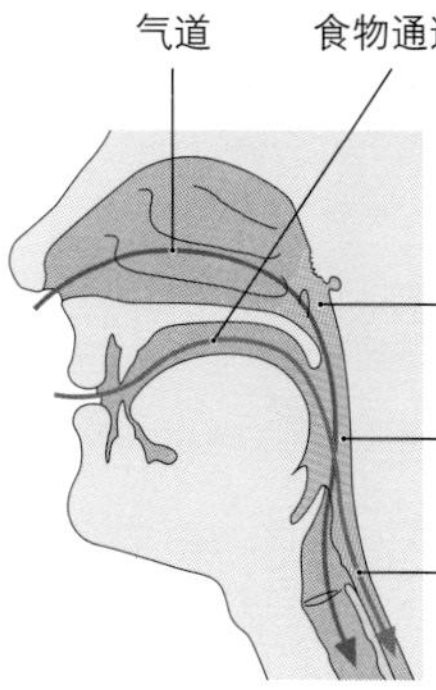

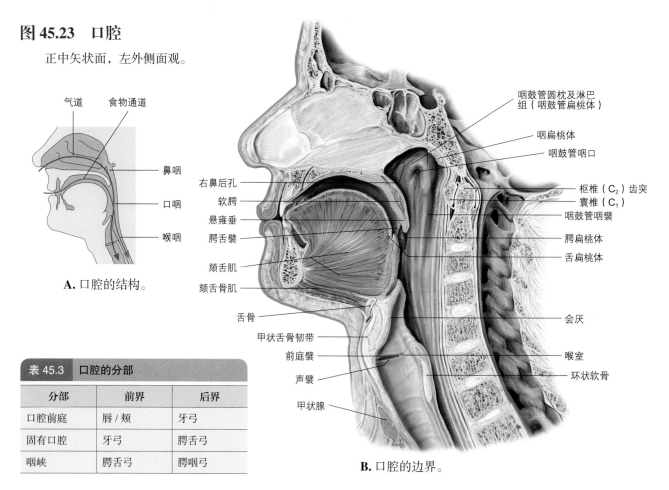

气道
食物通道
鼻咽
口咽
喉咽

A. 口腔的结构。

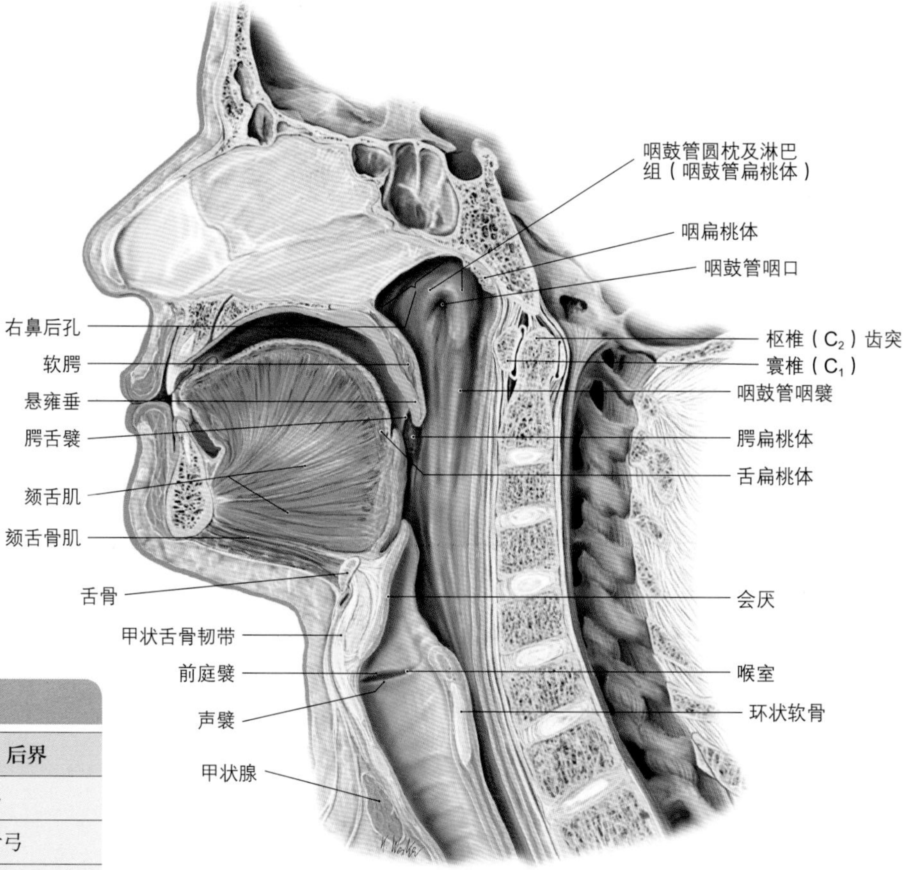

咽鼓管圆枕及淋巴组（咽鼓管扁桃体）
咽扁桃体
咽鼓管咽口
右鼻后孔
软腭
悬雍垂
腭舌襞
颏舌肌
颏舌骨肌
舌骨
甲状舌骨韧带
前庭襞
声襞
甲状腺
枢椎（C_2）齿突
寰椎（C_1）
咽鼓管咽襞
腭扁桃体
舌扁桃体
会厌
喉室
环状软骨

B. 口腔的边界。

表 45.3 口腔的分部		
分部	前界	后界
口腔前庭	唇 / 颊	牙弓
固有口腔	牙弓	腭舌弓
咽峡	腭舌弓	腭咽弓

图 45.24 口腔的局部解剖学

右侧，前面观。

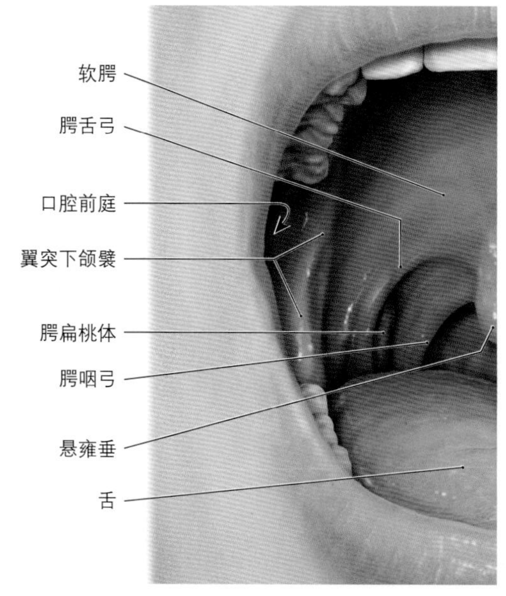

软腭
腭舌弓
口腔前庭
翼突下颌襞
腭扁桃体
腭咽弓
悬雍垂
舌

A. 张开的口腔。

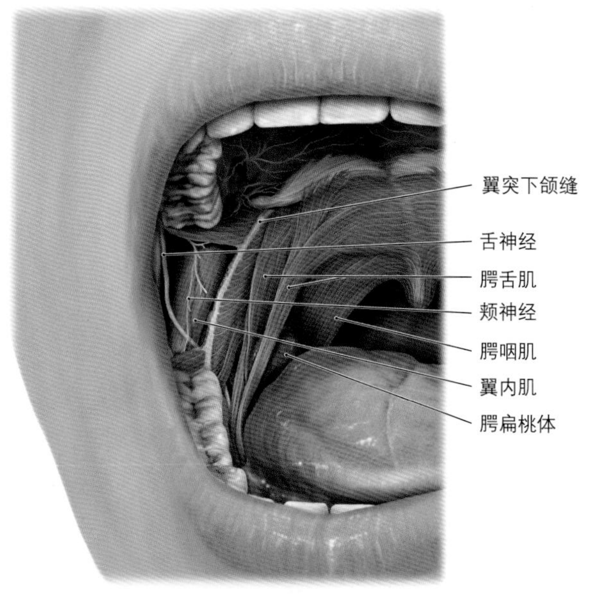

翼突下颌缝
舌神经
腭舌肌
颊神经
腭咽肌
翼内肌
腭扁桃体

A. 切除顶和侧壁黏膜的口腔。

三对大唾液腺为腮腺、下颌下腺和舌下腺。腮腺为纯浆液性腺体，舌下腺主要为黏液性腺体，下颌下腺为浆液黏液混合性腺体。

图 45.25 唾液腺

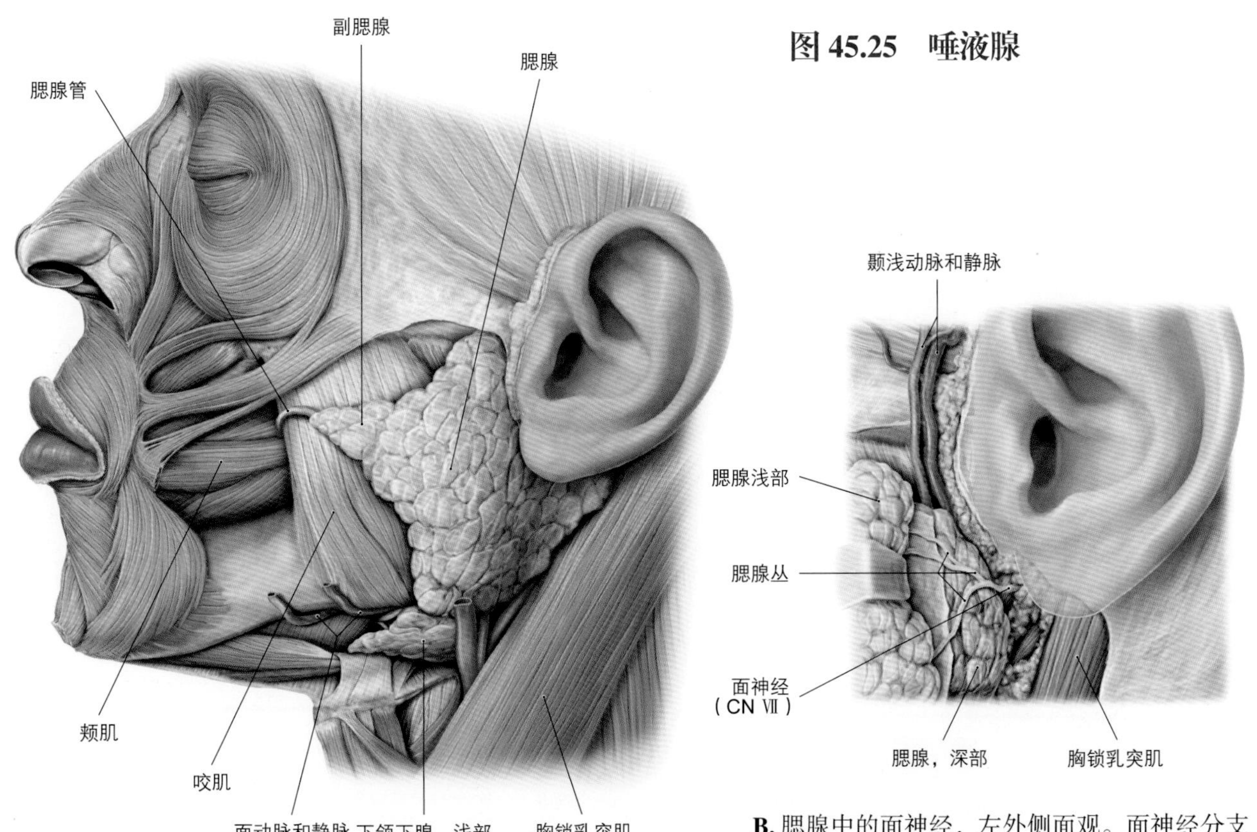

副腮腺
腮腺
腮腺管
颊肌
咬肌
面动脉和静脉
下颌下腺，浅部
胸锁乳突肌
颞浅动脉和静脉
腮腺浅部
腮腺丛
面神经
（CN Ⅶ）
腮腺，深部
胸锁乳突肌

A. 腮腺，左外侧面观。注意：腮腺管穿颊肌开口于上颌第二磨牙对侧黏膜。

B. 腮腺中的面神经，左外侧面观。面神经分支形成腮腺丛（见第568页），并将腮腺分为浅部（丛上）和深部（丛下）。

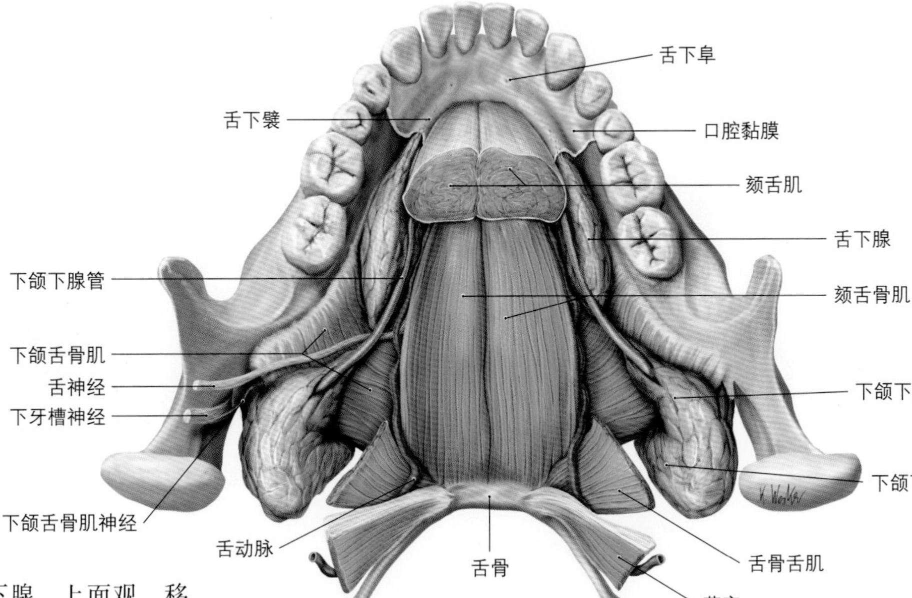

C. 下颌下腺和舌下腺，上面观，移除舌。

舌下阜
舌下襞
口腔黏膜
颏舌肌
舌下腺
下颌下腺管
颏舌骨肌
下颌舌骨肌
舌神经
下牙槽神经
下颌下腺，深部
下颌下腺，浅部
下颌舌骨肌神经
舌动脉
舌骨
舌骨舌肌
茎突

扁桃体和咽

图 45.26 扁桃体

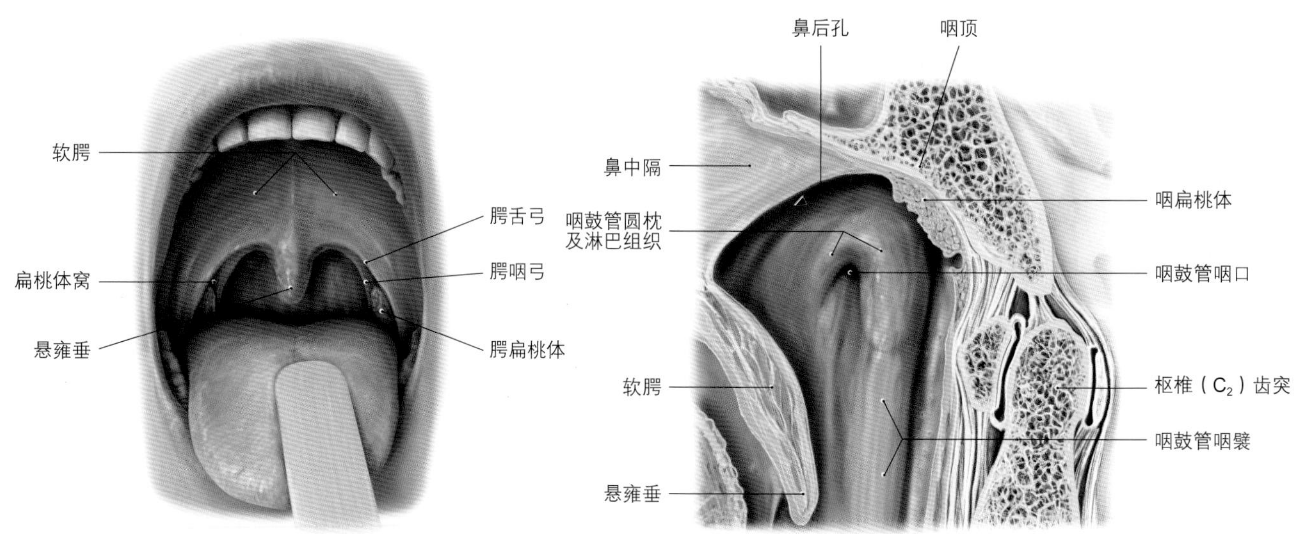
软腭
扁桃体窝
悬雍垂
腭舌弓
腭咽弓
腭扁桃体
鼻后孔
咽顶
鼻中隔
咽鼓管圆枕
及淋巴组织
软腭
悬雍垂
咽扁桃体
咽鼓管咽口
枢椎（C2）齿突
咽鼓管咽襞

A. 腭扁桃体，前面观。

B. 咽扁桃体。经咽顶的矢状面。

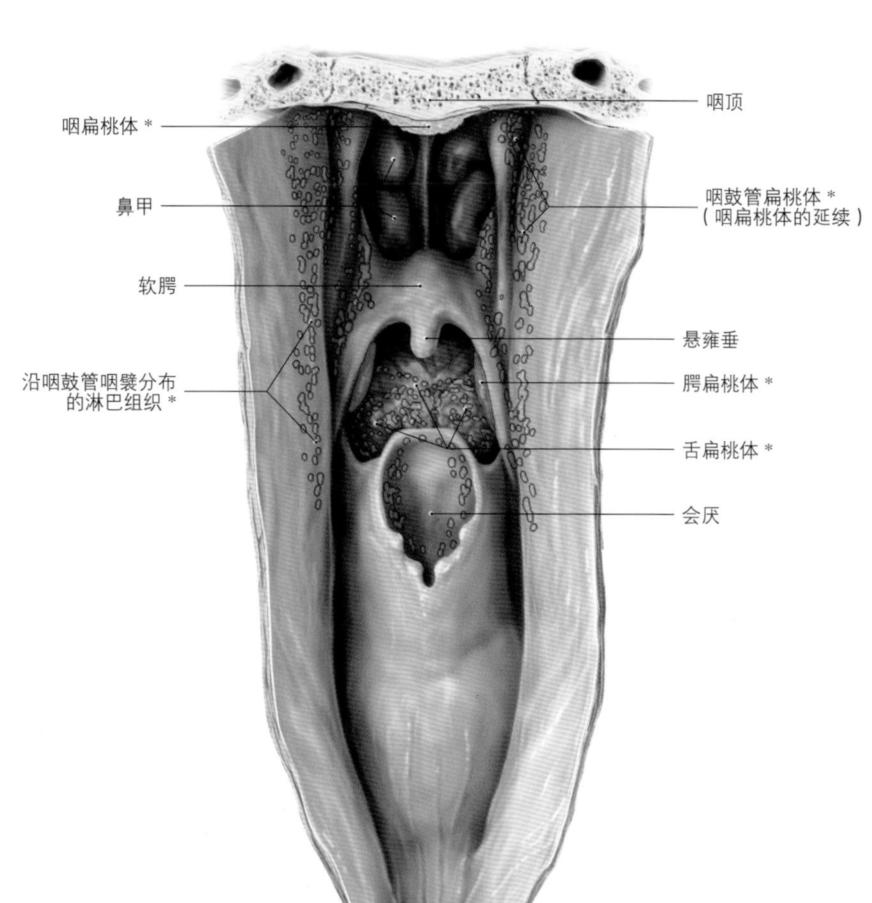
咽扁桃体 *
鼻甲
软腭
沿咽鼓管咽襞分布
的淋巴组织 *
咽顶
咽鼓管扁桃体 *
（咽扁桃体的延续）
悬雍垂
腭扁桃体 *
舌扁桃体 *
会厌

C. 咽淋巴环，打开咽部后面观。

表 45.4 咽淋巴环结构

扁桃体 *	数量
咽扁桃体	1
咽鼓管扁桃体	2
腭扁桃体	2
舌扁桃体	1
淋巴组织侧带	2

临床要点 45.2

扁桃体感染

严重的病毒或细菌感染可导致腭扁桃体的异常肿大，可堵塞口咽部致吞咽困难。

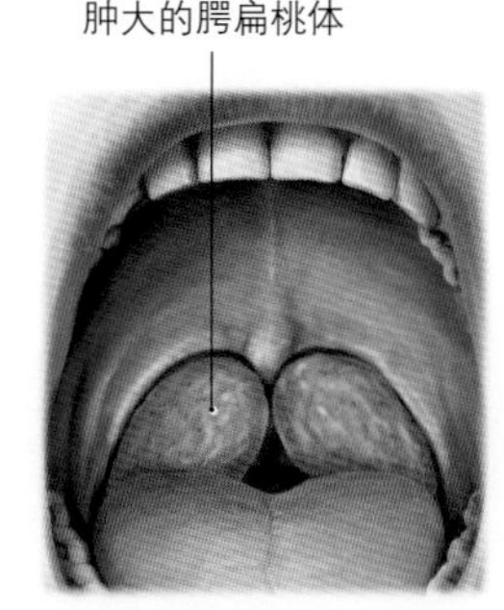
肿大的腭扁桃体

咽扁桃体在幼儿期发育良好，但在6~7岁开始退化。咽扁桃体异常肿大常见，可见扁桃体肿大突入鼻咽阻塞气道，导致患儿"张口呼吸"。

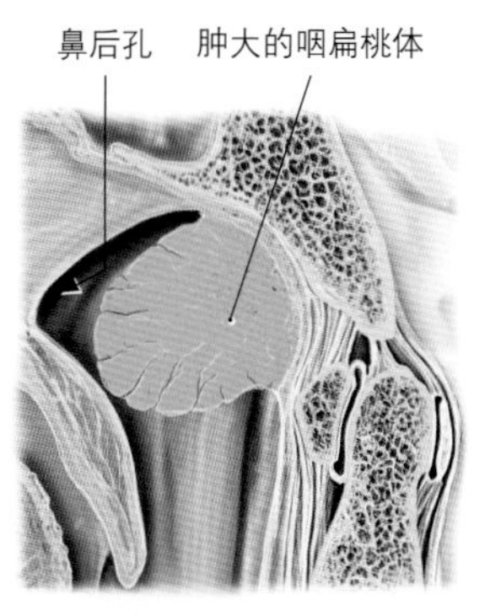
鼻后孔
肿大的咽扁桃体

图 45.27 咽黏膜

打开咽部的后面观。肌管前部有3个开口：鼻后孔通鼻腔，咽峡通口腔，喉口通喉。

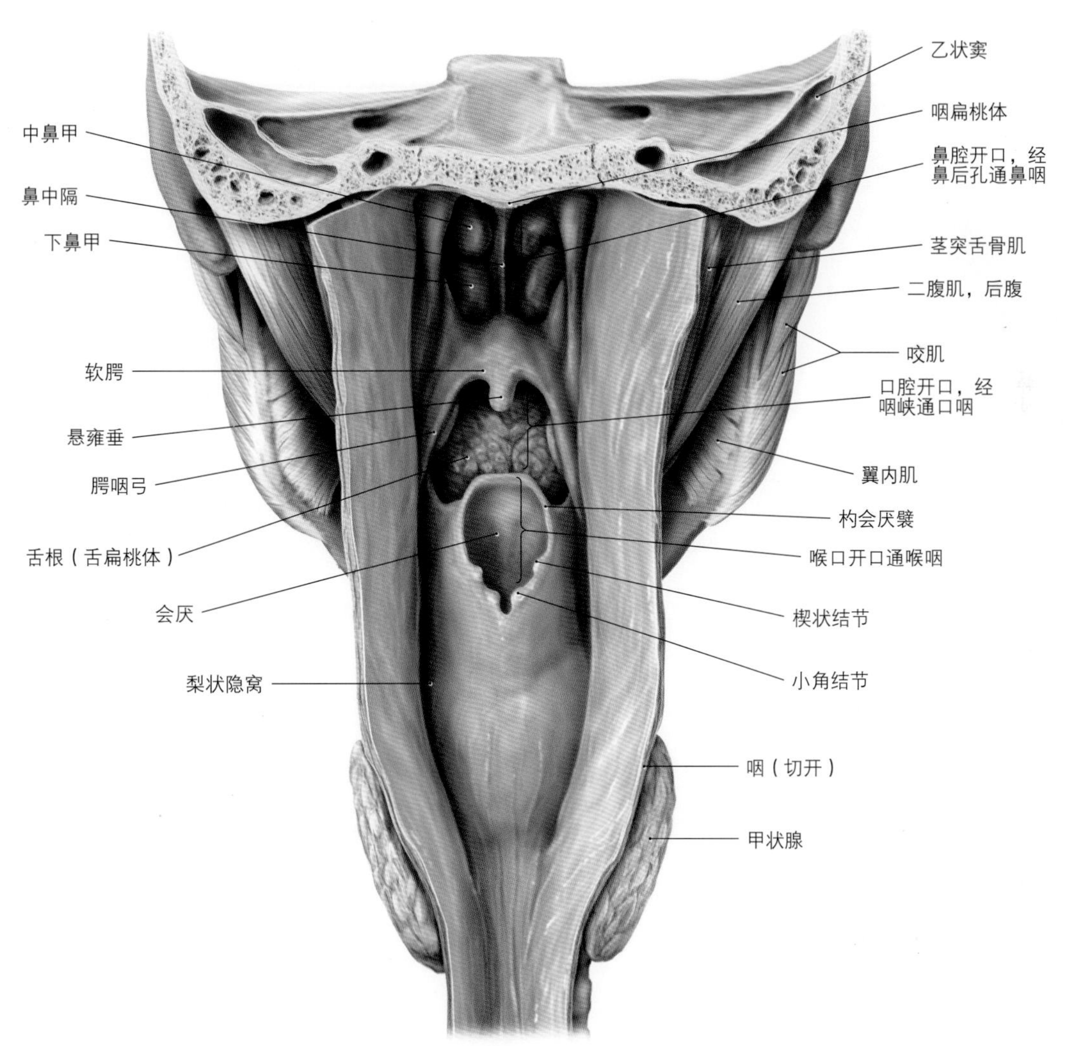
乙状窦
咽扁桃体
鼻腔开口，经鼻后孔通鼻咽
茎突舌骨肌
二腹肌，后腹
咬肌
口腔开口，经咽峡通口咽
翼内肌
杓会厌襞
喉口开口通喉咽
楔状结节
小角结节
咽（切开）
甲状腺
中鼻甲
鼻中隔
下鼻甲
软腭
悬雍垂
腭咽弓
舌根（舌扁桃体）
会厌
梨状隐窝

咽 肌

图 45.28 咽肌，左外侧面观

咽肌包括咽缩肌和相对薄弱的咽升肌。

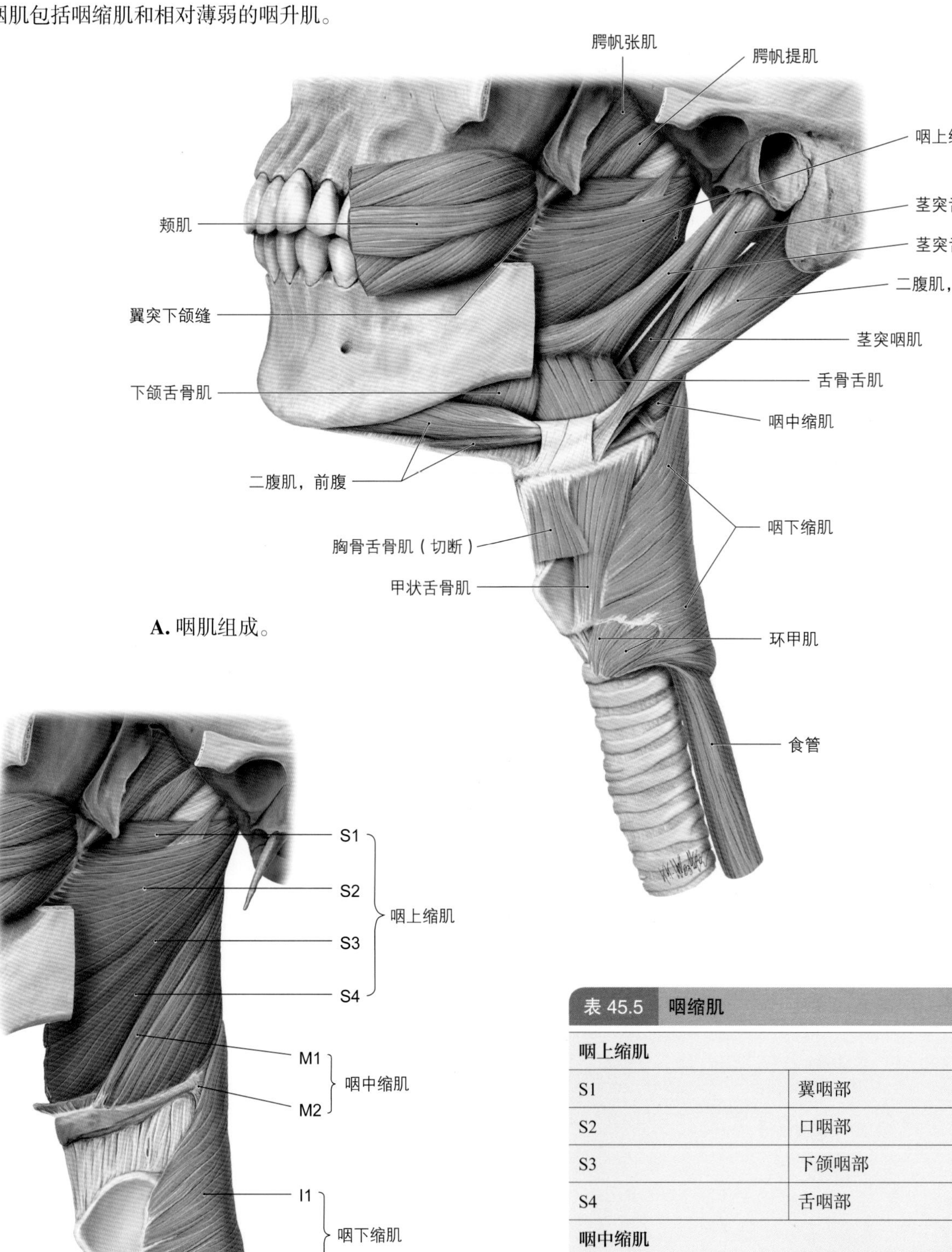
腭帆张肌
腭帆提肌
咽上缩肌
茎突舌骨肌
茎突舌肌
二腹肌，后腹
茎突咽肌
舌骨舌肌
咽中缩肌
颊肌
翼突下颌缝
下颌舌骨肌
二腹肌，前腹
胸骨舌骨肌（切断）
甲状舌骨肌
咽下缩肌
环甲肌
食管
S1
S2
S3
S4
咽上缩肌
M1
M2
咽中缩肌
I1
I2
咽下缩肌

A. 咽肌组成。

B. 咽肌分部。

表 45.5	咽缩肌
咽上缩肌	
S1	翼咽部
S2	口咽部
S3	下颌咽部
S4	舌咽部
咽中缩肌	
M1	小角咽部
M2	大角咽部
咽下缩肌	
I1	甲咽部
I2	环咽部

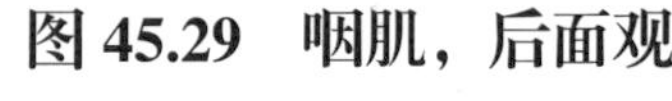

图 45.29 咽肌，后面观

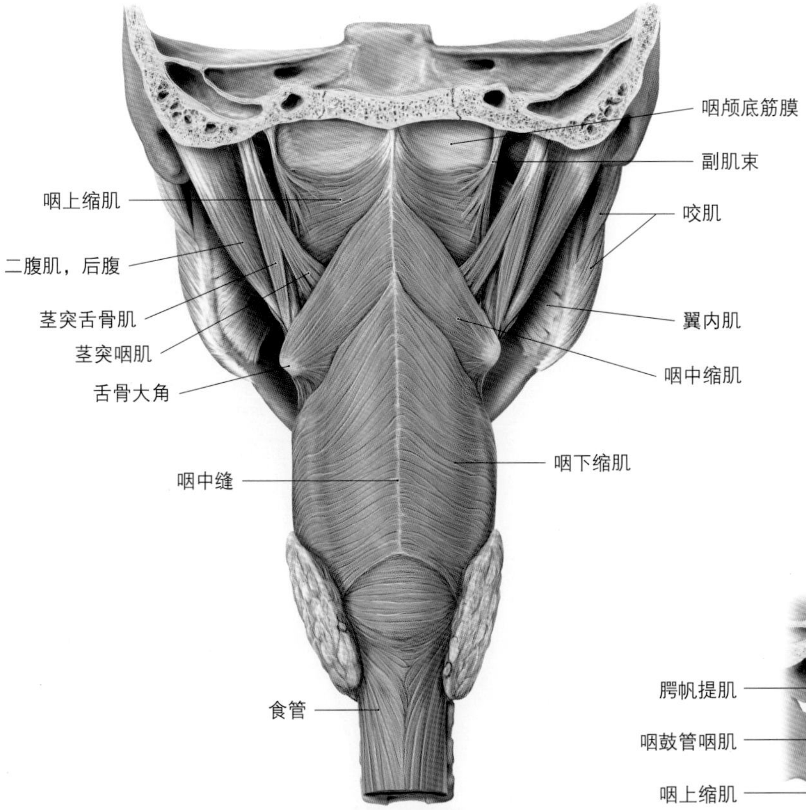

咽颅底筋膜
副肌束
咽上缩肌
咬肌
二腹肌，后腹
茎突舌骨肌
翼内肌
茎突咽肌
咽中缩肌
舌骨大角
咽下缩肌
咽中缝
食管

A. 咽后部肌。

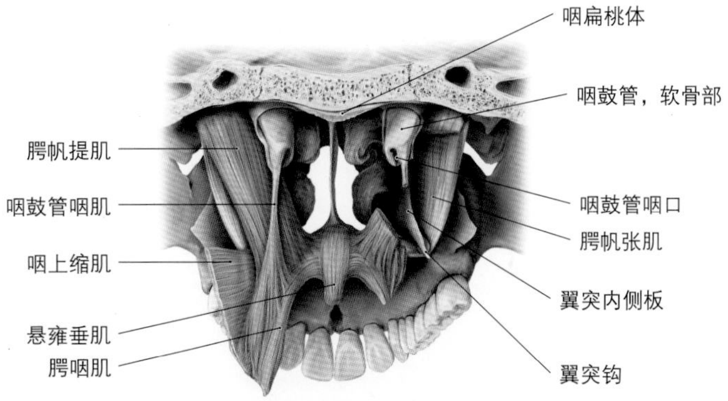

咽扁桃体
咽鼓管，软骨部
腭帆提肌
咽鼓管咽肌
咽鼓管咽口
腭帆张肌
咽上缩肌
翼突内侧板
悬雍垂肌
腭咽肌
翼突钩

B. 软腭及咽鼓管周围肌群。咽峡肌构成口腔后界。切开右侧：腭帆提肌和咽鼓管咽肌。

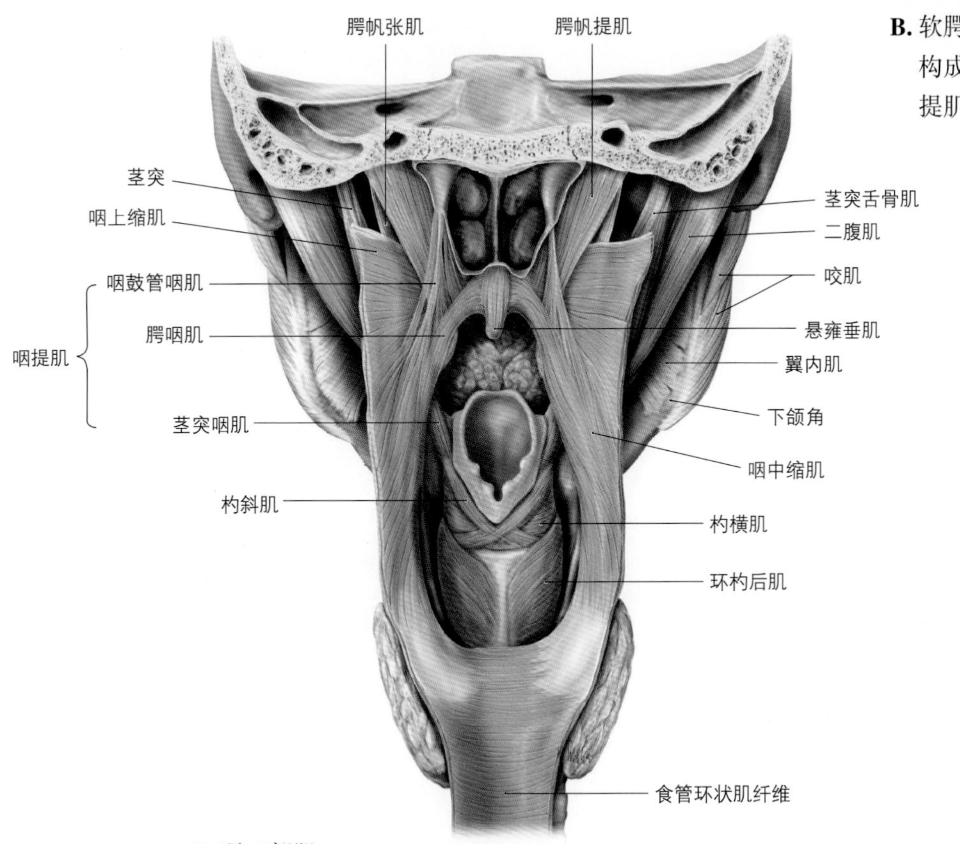
腭帆张肌
腭帆提肌
茎突
咽上缩肌
茎突舌骨肌
二腹肌
咽鼓管咽肌
咬肌
咽提肌
腭咽肌
悬雍垂肌
翼内肌
茎突咽肌
下颌角
咽中缩肌
杓斜肌
杓横肌
环杓后肌
食管环状肌纤维

C. 咽口部肌。

咽的神经、血管

图 45.30 咽旁间隙的神经、血管

后面观，移除脊柱和后部结构。

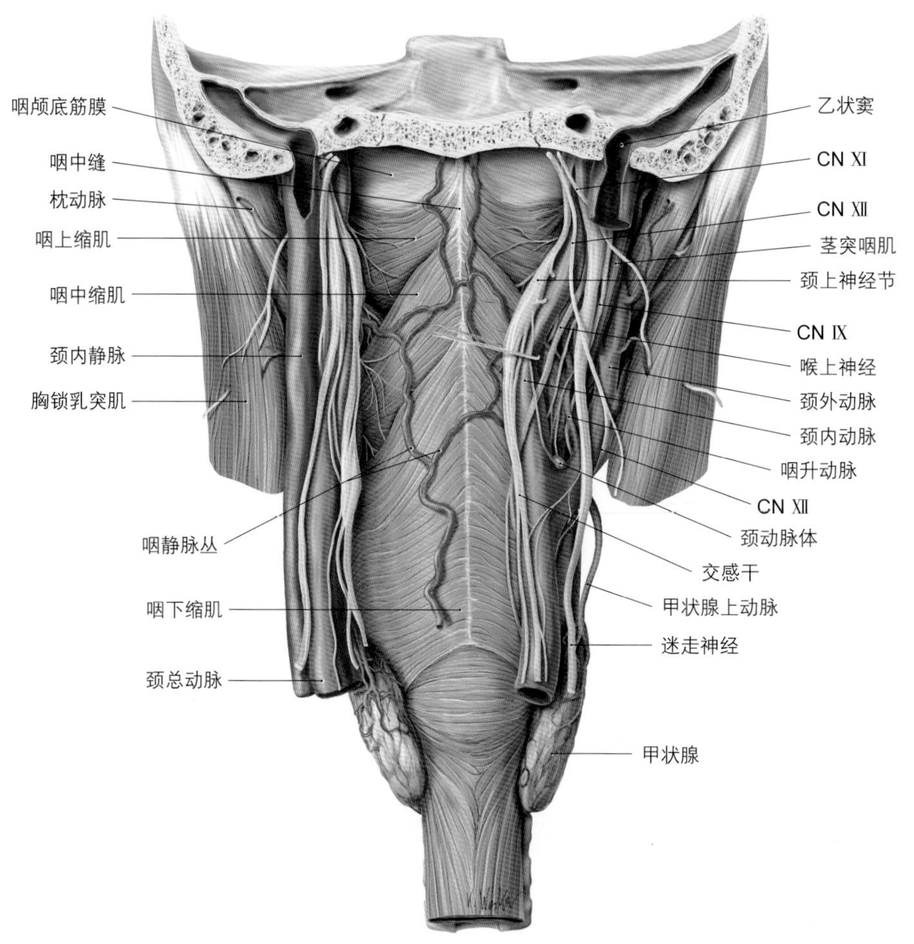
咽颅底筋膜
咽中缝
枕动脉
咽上缩肌
咽中缩肌
颈内静脉
胸锁乳突肌
咽静脉丛
咽下缩肌
颈总动脉
乙状窦
CN Ⅺ
CN Ⅻ
茎突咽肌
颈上神经节
CN Ⅸ
喉上神经
颈外动脉
颈内动脉
咽升动脉
CN Ⅻ
颈动脉体
交感干
甲状腺上动脉
迷走神经
甲状腺

图 45.31 头部筋膜和潜在组织间隙

扁桃体窝水平的横切面，上面观。筋膜境界是感染扩散的关键。图中所示的头部潜在间隙在感染渗出时变为真正的间隙。这些间隙由骨、肌和筋膜所界定，开始时可以限制感染扩散，但最终仍可通过间隙的交通扩散。

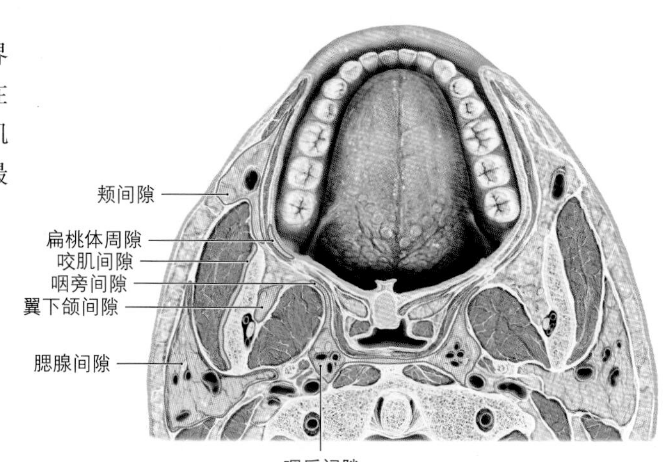
颊间隙
扁桃体周隙
咬肌间隙
咽旁间隙
翼下颌间隙
腮腺间隙
咽后间隙

图 45.32 咽神经、血管（剖开）

后面观。

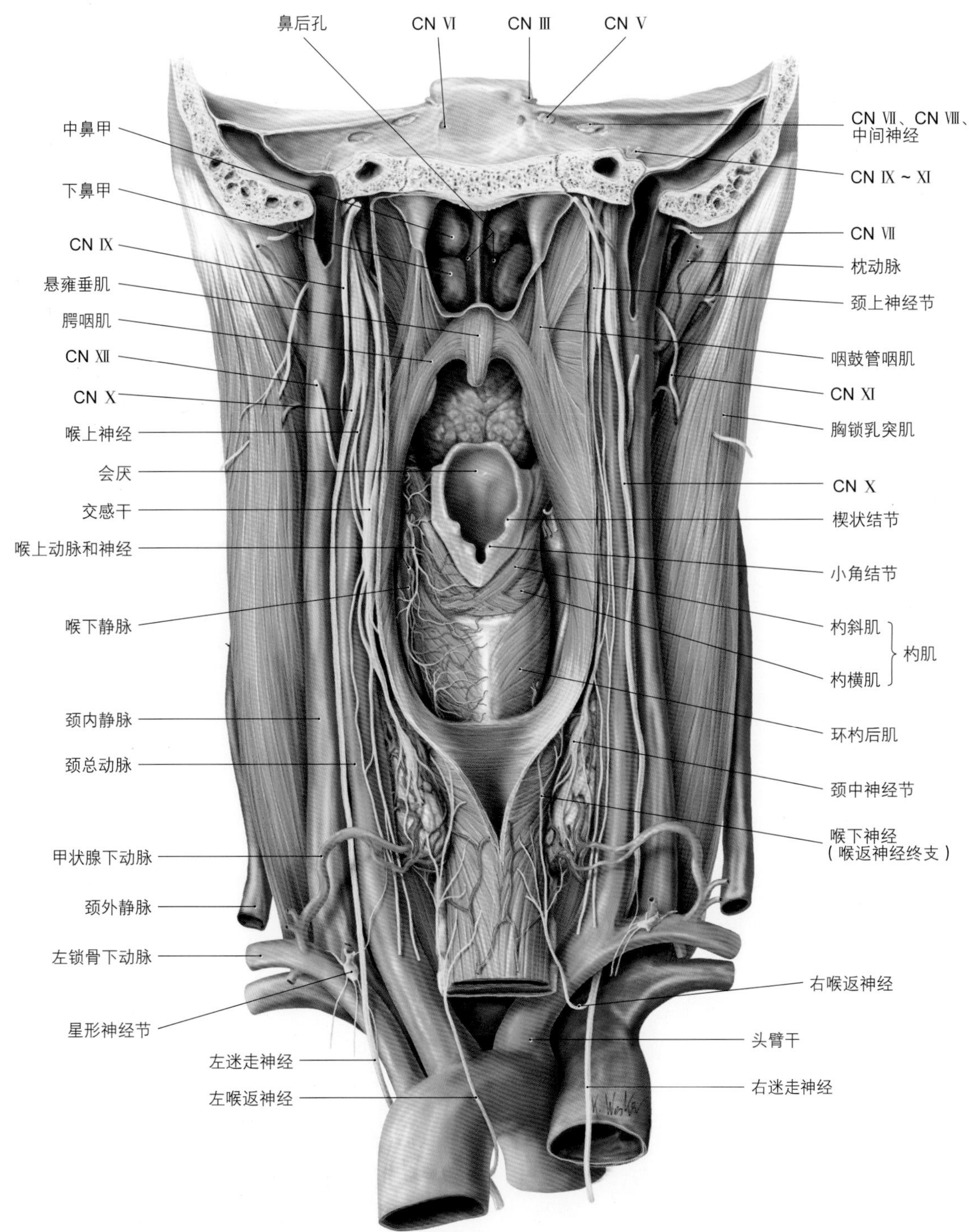
鼻后孔
CN Ⅵ
CN Ⅲ
CN Ⅴ
中鼻甲
下鼻甲
CN Ⅸ
悬雍垂肌
腭咽肌
CN Ⅻ
CN Ⅹ
喉上神经
会厌
交感干
喉上动脉和神经
喉下静脉
颈内静脉
颈总动脉
甲状腺下动脉
颈外静脉
左锁骨下动脉
星形神经节
左迷走神经
左喉返神经
CN Ⅶ、CN Ⅷ、
中间神经
CN Ⅸ ~ Ⅺ
CN Ⅶ
枕动脉
颈上神经节
咽鼓管咽肌
CN Ⅺ
胸锁乳突肌
CN Ⅹ
楔状结节
小角结节
杓斜肌
杓肌
杓横肌
环杓后肌
颈中神经节
喉下神经
（喉返神经终支）
右喉返神经
头臂干
右迷走神经

注：CN Ⅲ，动眼神经；CN Ⅴ，三叉神经；CN Ⅵ，展神经；CN Ⅶ，面神经；CN Ⅷ，前庭蜗神经；CN Ⅸ，舌咽神经；CN Ⅹ，迷走神经；CN Ⅺ，副神经；CN Ⅻ，舌下神经。脑神经相关内容详见第 40 章。

第 46 章　断层解剖学和放射解剖学

头颈部断层解剖学（Ⅰ）

图 46.1　经眶前缘的冠状面

前面观。此切面显示了头的 4 个区：口腔、鼻腔和鼻窦、眶以及颅前窝。口底肌、舌尖、硬腭、下颌管内的神经血管结构和第一磨牙位于口腔区。此切面强调了上颌窦与上颌牙、眶底与眶下沟内上颌神经关系的临床意义。眶内侧壁与筛房（窦）之间以一块薄骨板（眶板）分隔。由于颅骨外侧面的弯曲，此切面过于靠前以至于眶外侧骨壁不可见。

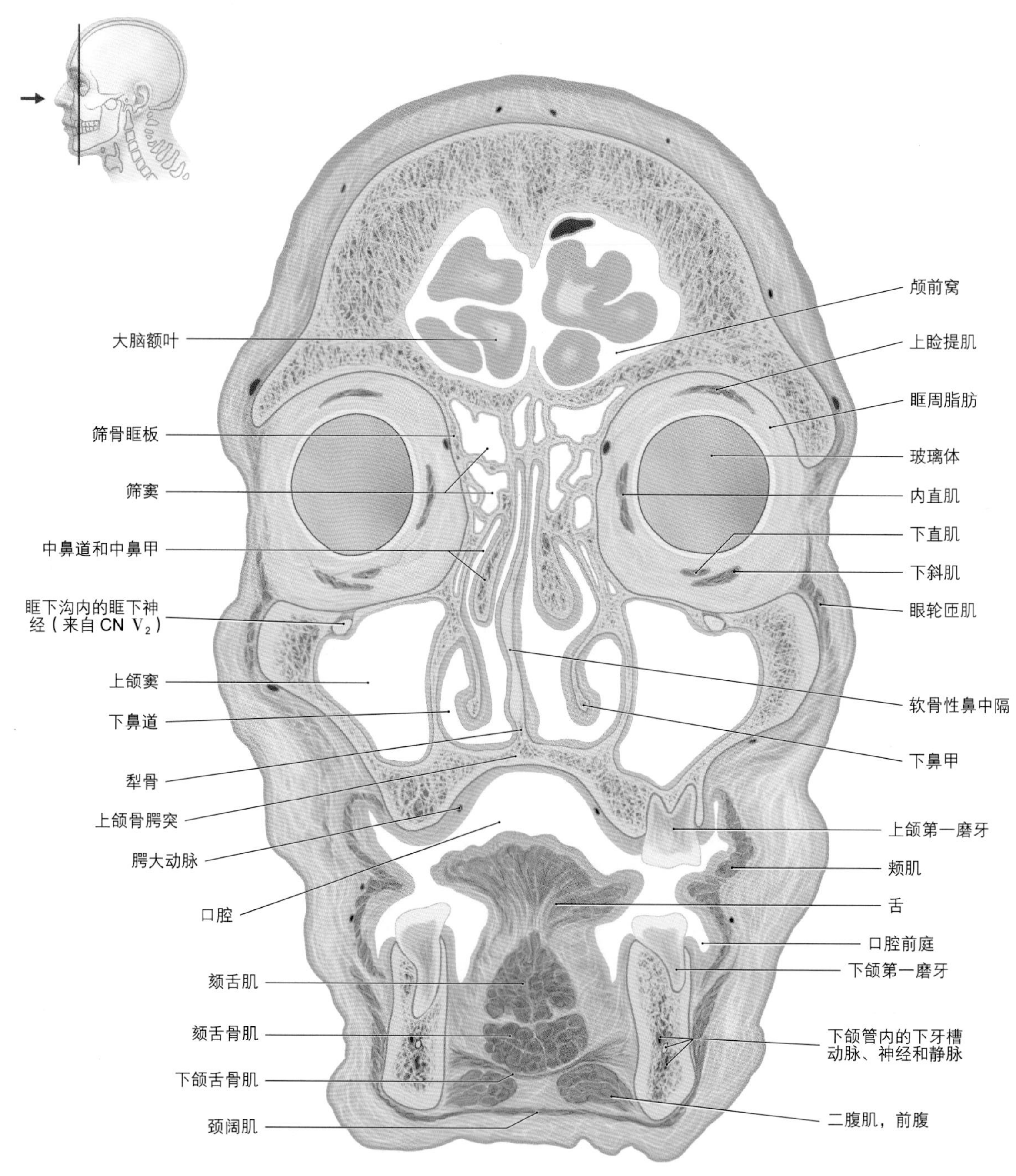
颅前窝
上睑提肌
眶周脂肪
玻璃体
内直肌
下直肌
下斜肌
眼轮匝肌
软骨性鼻中隔
下鼻甲
上颌第一磨牙
颊肌
舌
口腔前庭
下颌第一磨牙
下颌管内的下牙槽动脉、神经和静脉
二腹肌，前腹
大脑额叶
筛骨眶板
筛窦
中鼻道和中鼻甲
眶下沟内的眶下神经（来自 CN V_2）
上颌窦
下鼻道
犁骨
上颌骨腭突
腭大动脉
口腔
颏舌肌
颏舌骨肌
下颌舌骨肌
颈阔肌

图 46.2 经眶尖的冠状面

前面观。此切面较图 46.1 靠后，软腭分隔口腔和鼻腔。颊脂垫可见。这个切面略有角度，导致左侧下颌支明显的不连续。

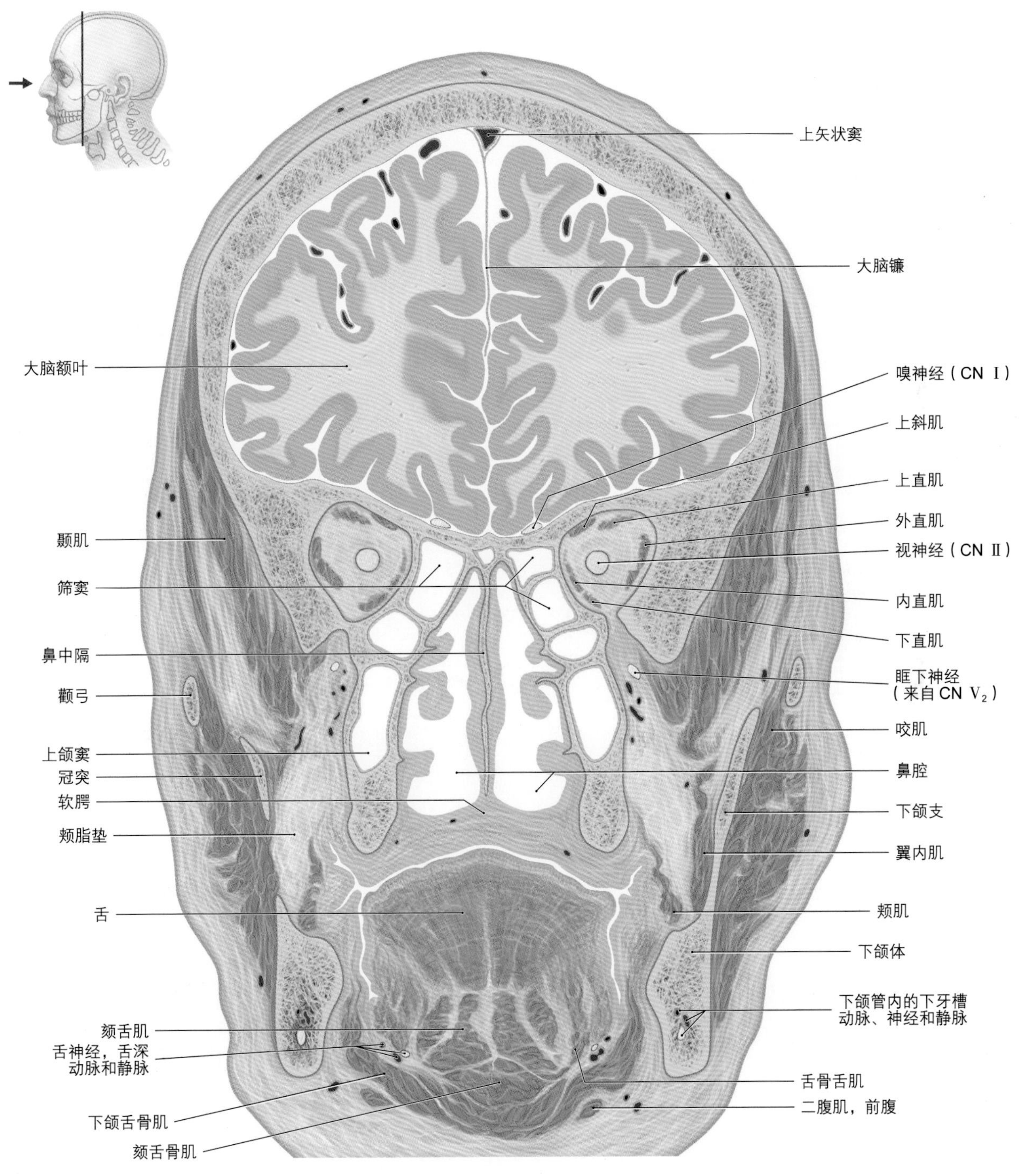
上矢状窦
大脑镰
大脑额叶
嗅神经（CN Ⅰ）
上斜肌
上直肌
外直肌
颞肌
视神经（CN Ⅱ）
筛窦
内直肌
下直肌
鼻中隔
眶下神经
（来自 CN V_2）
颧弓
咬肌
上颌窦
鼻腔
冠突
软腭
下颌支
颊脂垫
翼内肌
颊肌
舌
下颌体
下颌管内的下牙槽
动脉、神经和静脉
颏舌肌
舌神经，舌深
动脉和静脉
舌骨舌肌
二腹肌，前腹
下颌舌骨肌
颏舌骨肌

头颈部断层解剖学（Ⅱ）

图 46.3 经垂体的冠状切面

前面观。

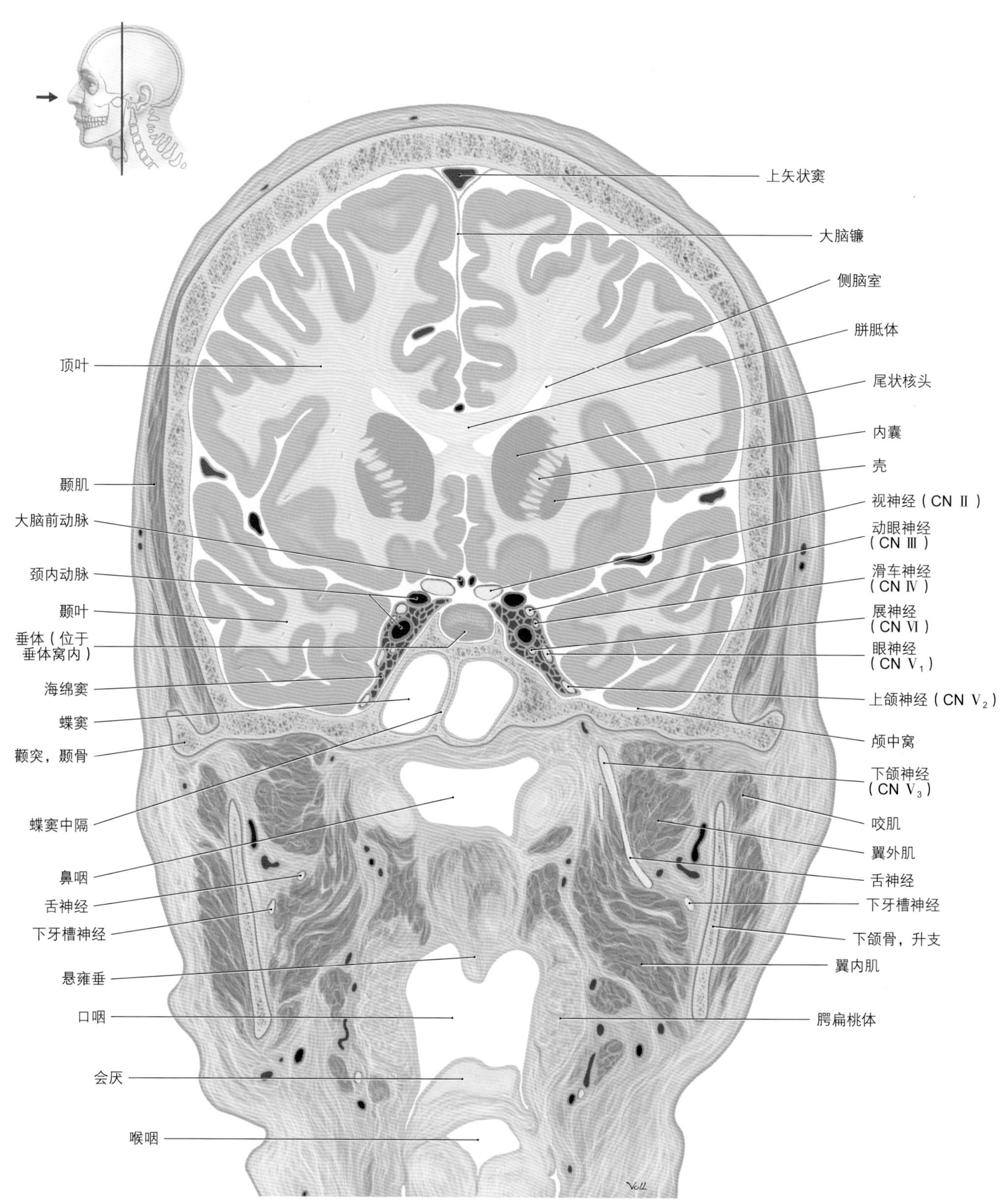
上矢状窦
大脑镰
侧脑室
胼胝体
尾状核头
内囊
壳
视神经（CN Ⅱ）
动眼神经（CN Ⅲ）
滑车神经（CN Ⅳ）
展神经（CN Ⅵ）
眼神经（CN V_1）
上颌神经（CN V_2）
颅中窝
下颌神经（CN V_3）
咬肌
翼外肌
舌神经
下牙槽神经
下颌骨，升支
翼内肌
腭扁桃体
顶叶
颞肌
大脑前动脉
颈内动脉
颞叶
垂体（位于垂体窝内）
海绵窦
蝶窦
颧突，颞骨
蝶窦中隔
鼻咽
舌神经
下牙槽神经
悬雍垂
口咽
会厌
喉咽

图 46.4 经鼻中隔的正中矢状面

左侧面观。

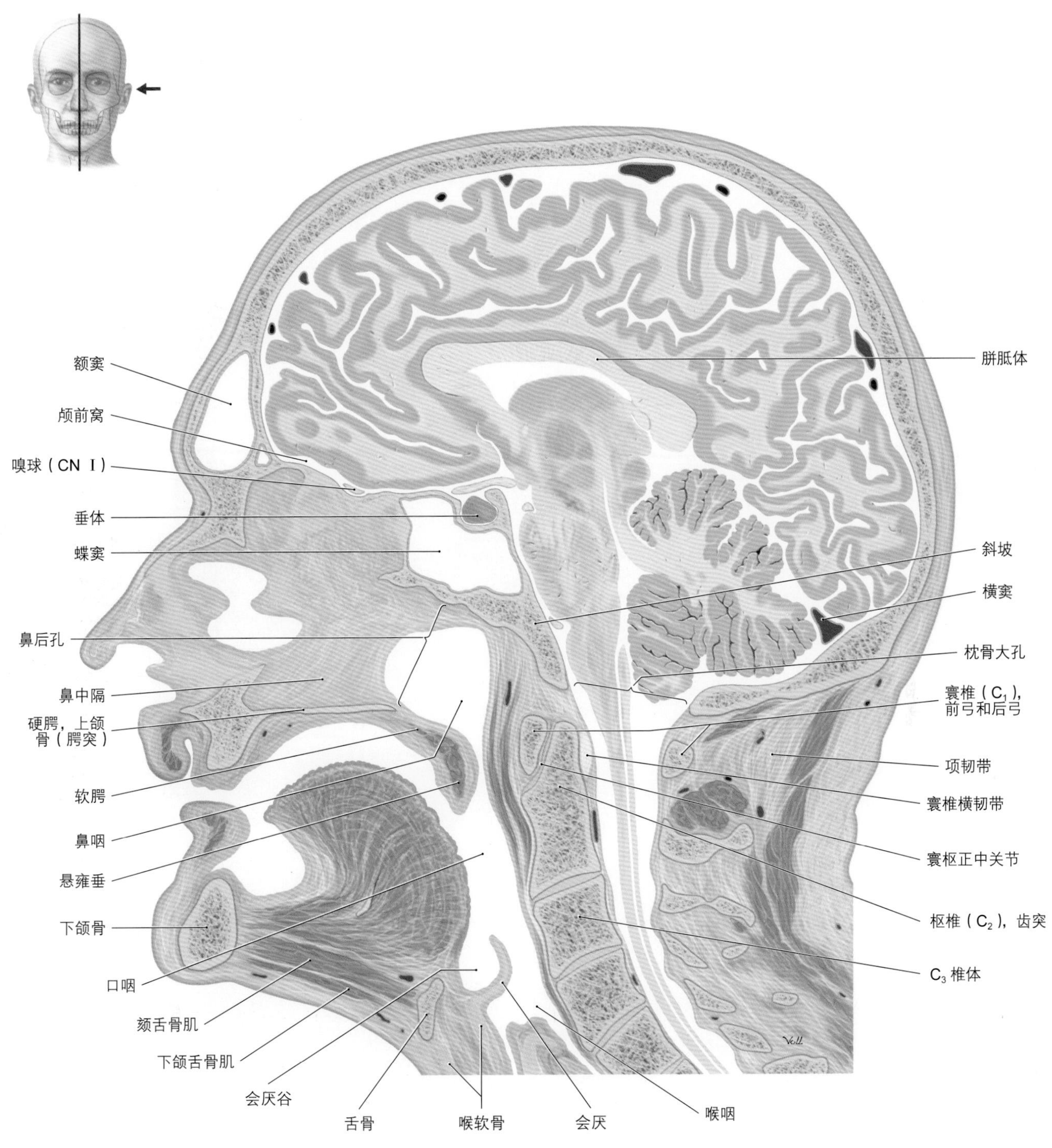
额窦
颅前窝
嗅球（CN Ⅰ）
垂体
蝶窦
鼻后孔
鼻中隔
硬腭，上颌骨（腭突）
软腭
鼻咽
悬雍垂
下颌骨
口咽
颏舌骨肌
下颌舌骨肌
会厌谷
舌骨
喉软骨
会厌
喉咽
胼胝体
斜坡
横窦
枕骨大孔
寰椎（C_1），前弓和后弓
项韧带
寰椎横韧带
寰枢正中关节
枢椎（C_2），齿突
C_3 椎体

头颈部断层解剖学（Ⅲ）

图 46.5 经眶内侧壁的矢状切面

左侧面观。此切面经鼻腔外侧壁的下鼻甲和中鼻甲。四个鼻旁窦中的三个（筛窦、蝶窦和额窦）在此切面可见，并且可观察其引流入鼻腔的关系。在颈椎区，椎动脉在多个平面被切断。脊神经在其穿椎间孔侧出之前被切断。

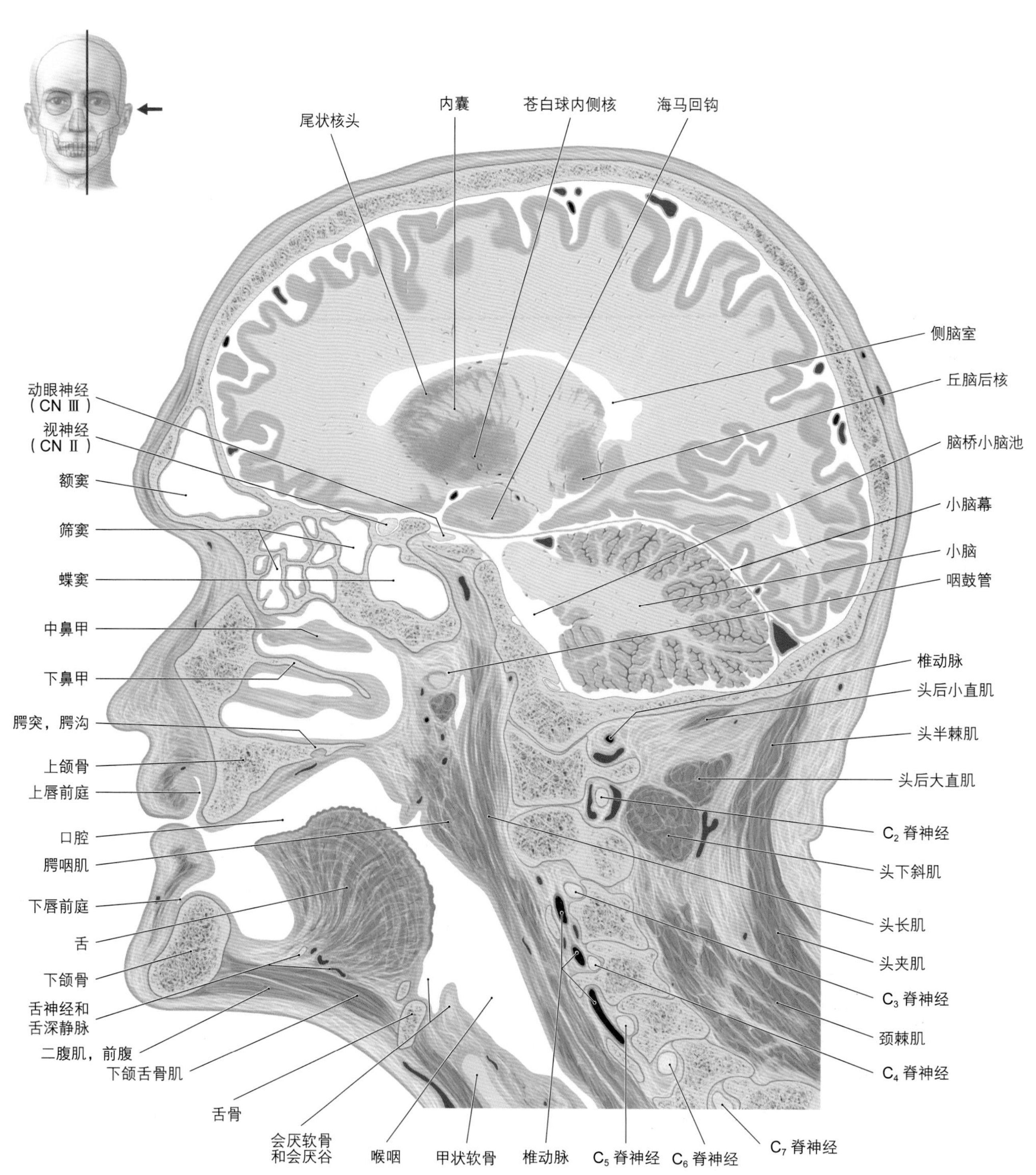
尾状核头
内囊
苍白球内侧核
海马回钩
侧脑室
丘脑后核
脑桥小脑池
小脑幕
小脑
咽鼓管
椎动脉
头后小直肌
头半棘肌
头后大直肌
C_2 脊神经
头下斜肌
头长肌
头夹肌
C_3 脊神经
颈棘肌
C_4 脊神经
动眼神经
（CN Ⅲ）
视神经
（CN Ⅱ）
额窦
筛窦
蝶窦
中鼻甲
下鼻甲
腭突，腭沟
上颌骨
上唇前庭
口腔
腭咽肌
下唇前庭
舌
下颌骨
舌神经和
舌深静脉
二腹肌，前腹
下颌舌骨肌
舌骨
会厌软骨
和会厌谷
喉咽
甲状软骨
椎动脉
C_5 脊神经
C_6 脊神经
C_7 脊神经

图 46.6 经眶内侧 1/3 的矢状面

左侧面观。此切面经上颌窦、额窦、蝶窦和单个筛窦小房。可见咽肌和咀嚼肌包绕着咽鼓管的软骨部。此切面还可见口腔内的腭扁桃体和口底下方下颌下腺的内侧部。

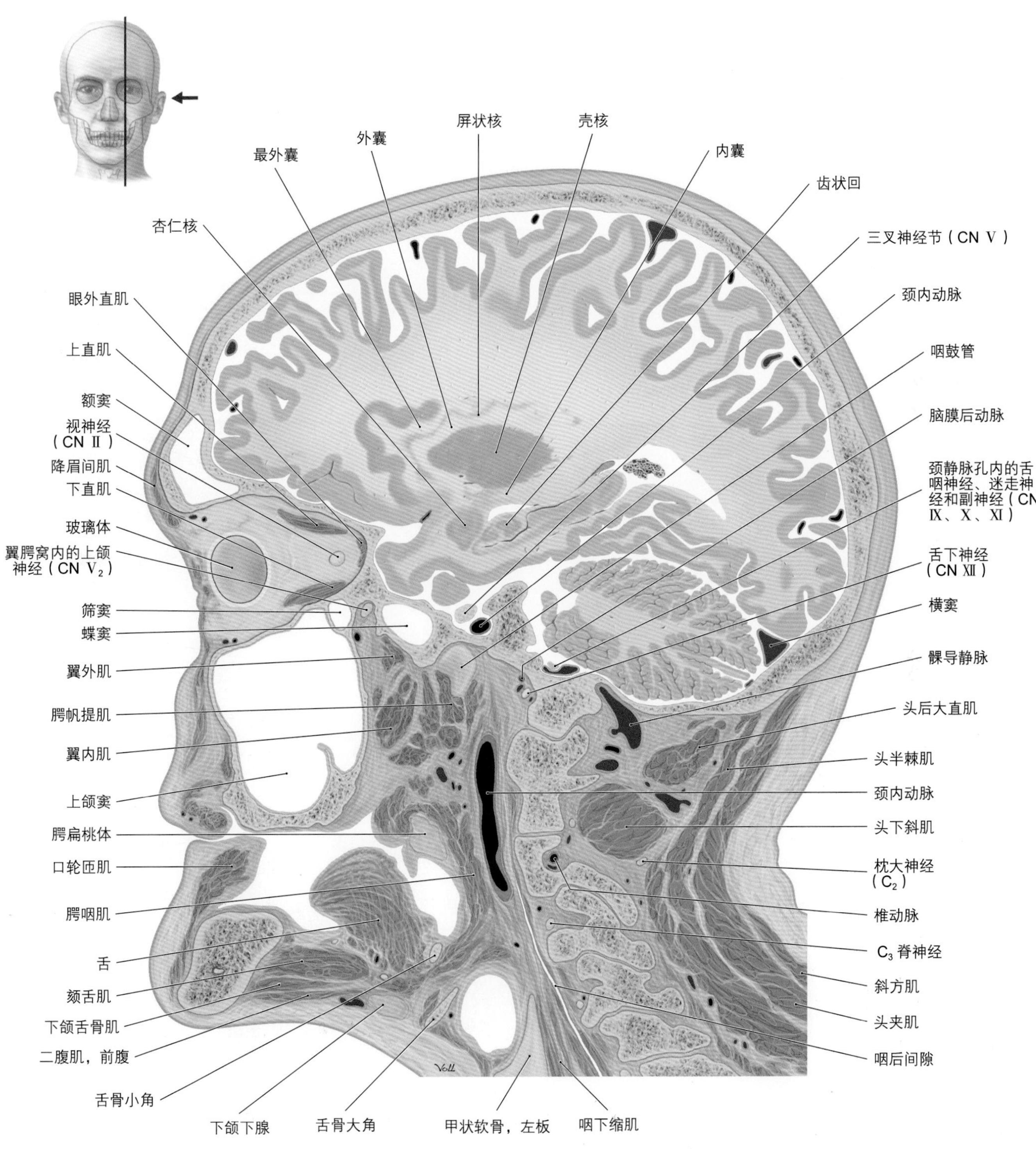
最外囊
外囊
屏状核
壳核
内囊
齿状回
杏仁核
三叉神经节（CN Ⅴ）
眼外直肌
颈内动脉
上直肌
咽鼓管
额窦
脑膜后动脉
视神经
（CN Ⅱ）
降眉间肌
下直肌
颈静脉孔内的舌咽神经、迷走神经和副神经（CN Ⅸ、Ⅹ、Ⅺ）
玻璃体
翼腭窝内的上颌神经（CN V_2）
舌下神经
（CN Ⅻ）
筛窦
横窦
蝶窦
髁导静脉
翼外肌
腭帆提肌
头后大直肌
翼内肌
头半棘肌
上颌窦
颈内动脉
腭扁桃体
头下斜肌
口轮匝肌
枕大神经
（C_2）
腭咽肌
椎动脉
舌
C_3 脊神经
颏舌肌
斜方肌
下颌舌骨肌
头夹肌
二腹肌，前腹
咽后间隙
舌骨小角
下颌下腺
舌骨大角
甲状软骨，左板
咽下缩肌

图 46.7 经视神经和垂体的横切面

下面观。

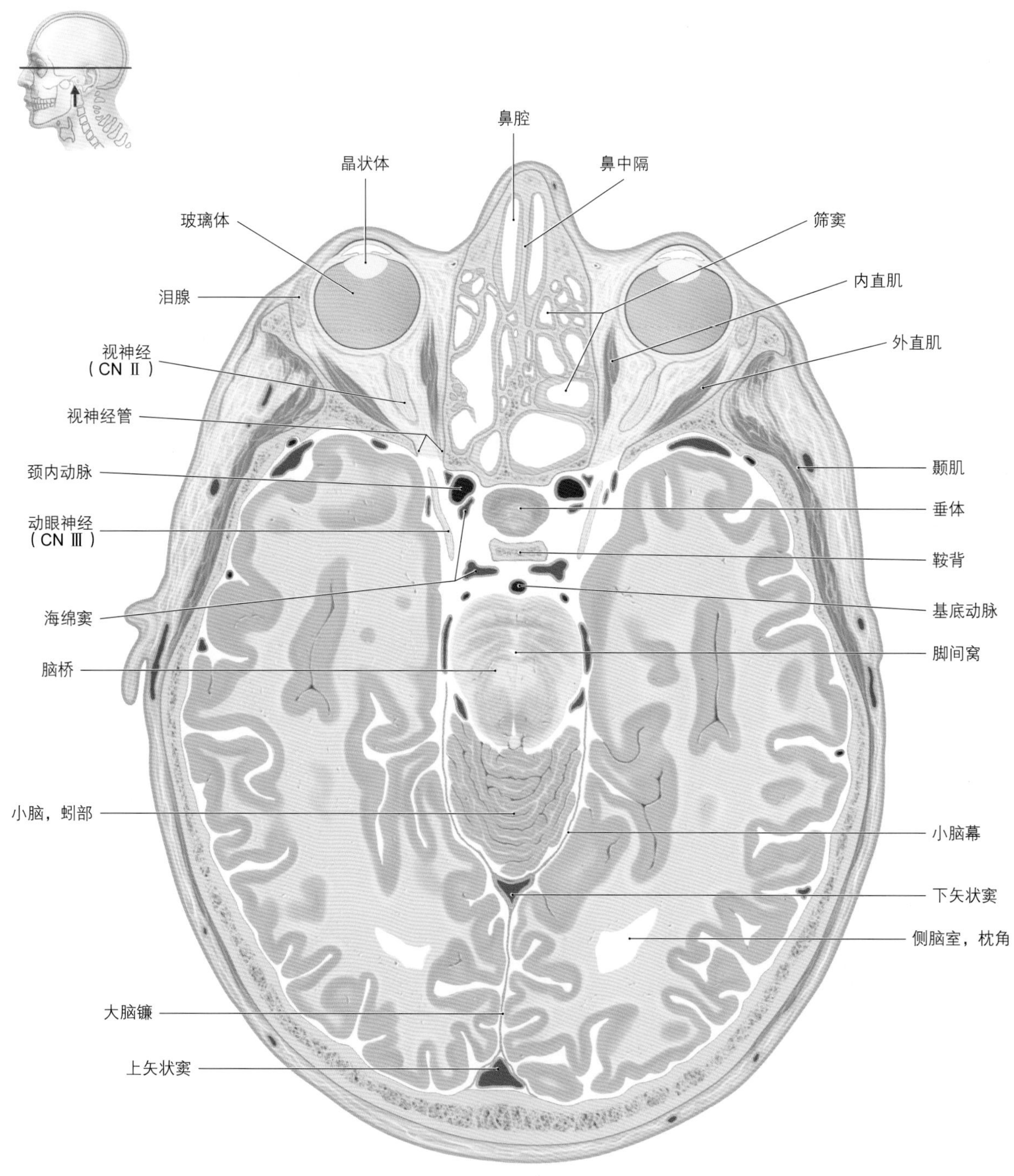
鼻腔
晶状体
鼻中隔
玻璃体
筛窦
泪腺
内直肌
视神经
（CN Ⅱ）
外直肌
视神经管
颞肌
颈内动脉
垂体
动眼神经
（CN Ⅲ）
鞍背
基底动脉
海绵窦
脚间窝
脑桥
小脑，蚓部
小脑幕
下矢状窦
侧脑室，枕角
大脑镰
上矢状窦

图 46.8 经正中寰枢关节的头部横切面

上面观。此切面经软腭和硬腭的黏膜性骨膜。显示了枢椎齿突（C_2 齿突）与寰椎（C_1）在正中寰枢关节处的关节连接，以及颈部垂直走行的神经、血管。椎动脉在进入枕骨大孔前被切断，并与对侧椎动脉融合形成基底动脉。

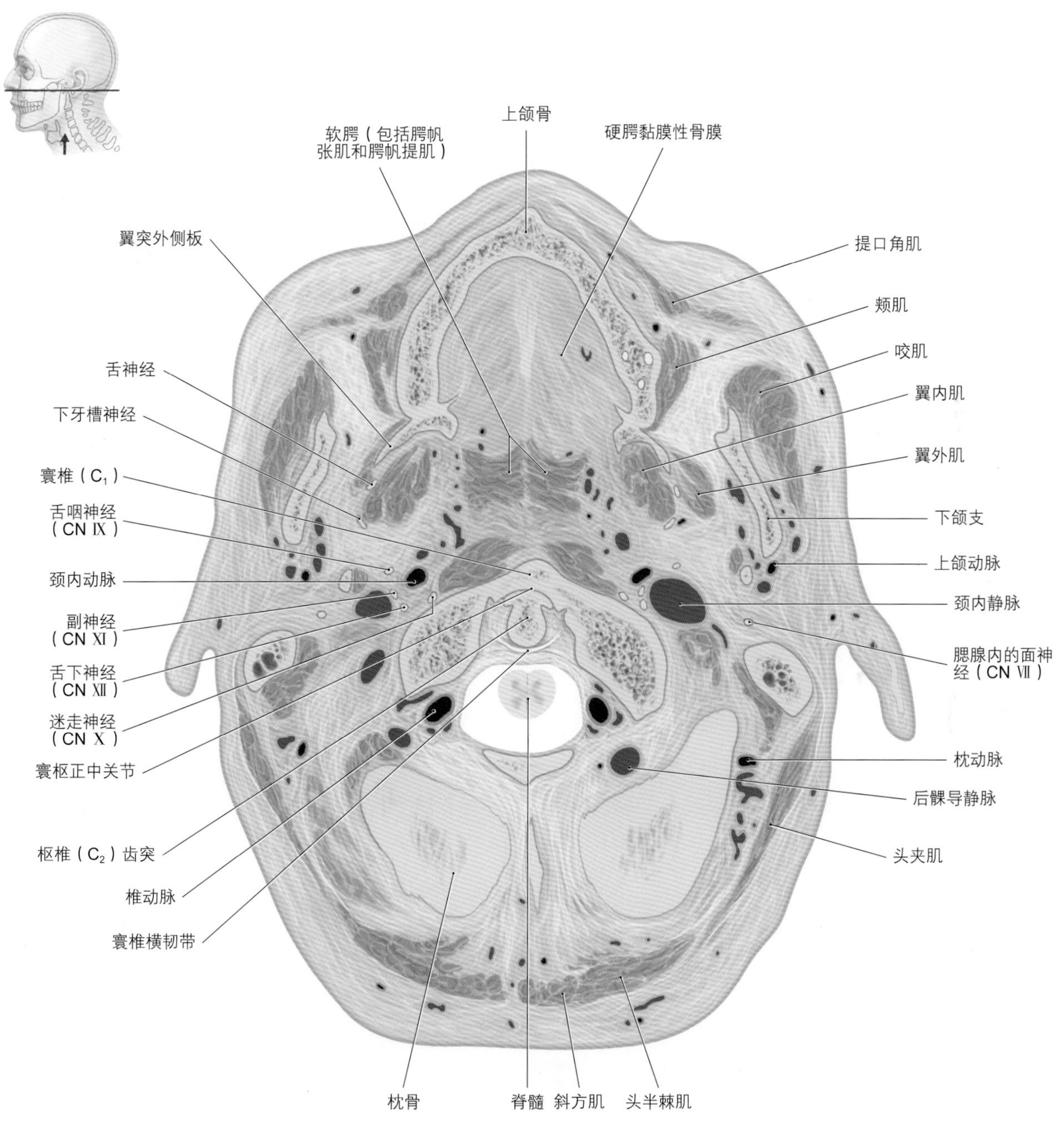
上颌骨
软腭（包括腭帆张肌和腭帆提肌）
硬腭黏膜性骨膜
翼突外侧板
提口角肌
颊肌
咬肌
舌神经
下牙槽神经
翼内肌
翼外肌
寰椎（C1）
下颌支
舌咽神经（CN Ⅸ）
上颌动脉
颈内动脉
颈内静脉
副神经（CN Ⅺ）
腮腺内的面神经（CN Ⅶ）
舌下神经（CN Ⅻ）
迷走神经（CN Ⅹ）
寰枢正中关节
枕动脉
后髁导静脉
枢椎（C2）齿突
头夹肌
椎动脉
寰椎横韧带
枕骨
脊髓
斜方肌
头半棘肌

头颈部断层解剖学（V）

图 46.9　颈部横切面

此切面经 C_5 椎体水平。下面观。胸锁乳突肌将颈内静脉和颈外静脉分开。副神经（CN Ⅺ）从后方进入肌内侧对其进行支配。由于颈部前曲，C_7（隆椎）细长的棘突在此切面中可见。

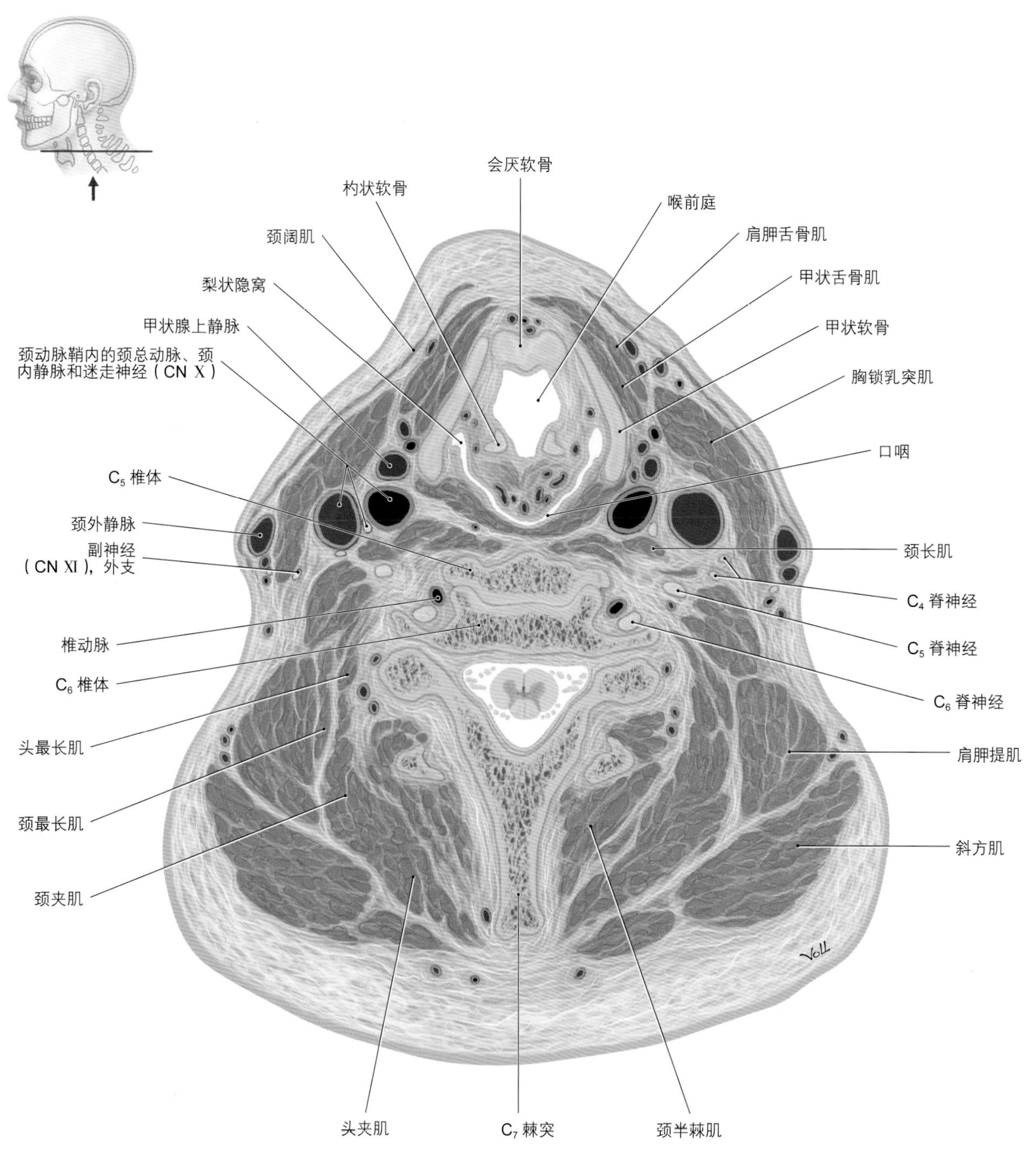
会厌软骨
杓状软骨
喉前庭
颈阔肌
肩胛舌骨肌
梨状隐窝
甲状舌骨肌
甲状腺上静脉
甲状软骨
颈动脉鞘内的颈总动脉、颈内静脉和迷走神经（CN Ⅹ）
胸锁乳突肌
口咽
C5 椎体
颈外静脉
颈长肌
副神经（CN Ⅺ），外支
C4 脊神经
椎动脉
C5 脊神经
C6 椎体
C6 脊神经
头最长肌
肩胛提肌
颈最长肌
斜方肌
颈夹肌
Voll
头夹肌
C7 棘突
颈半棘肌

图 46.10 C_6 椎体水平横切面

下面观。

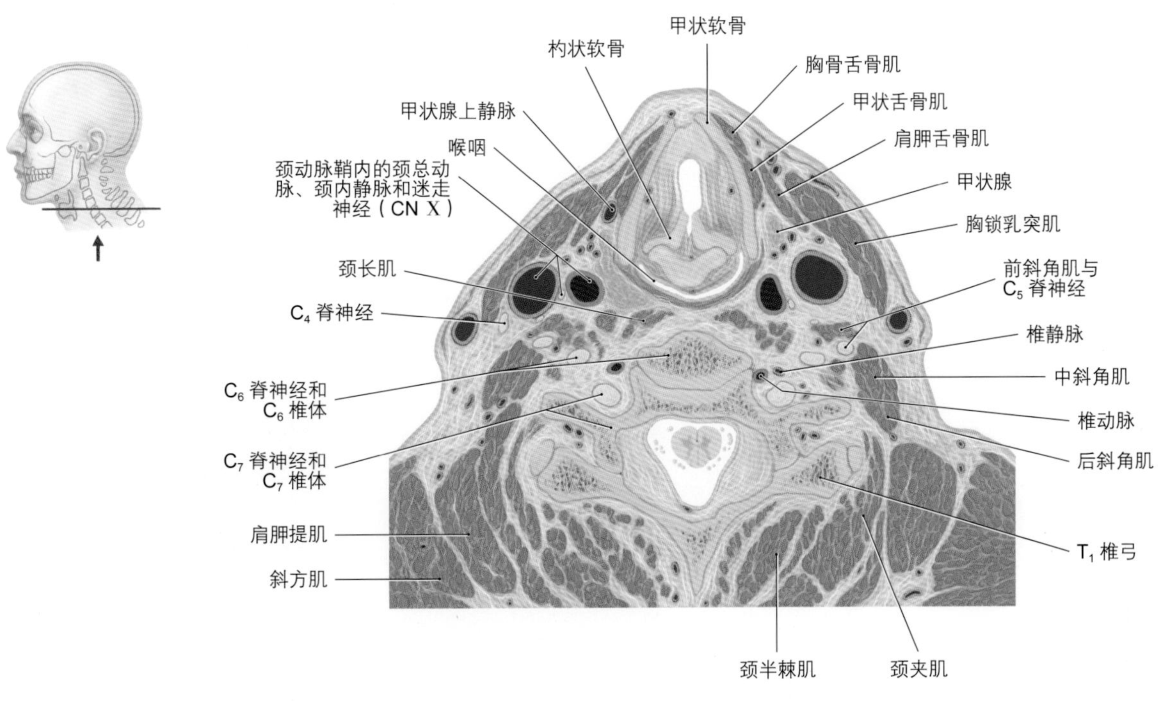
甲状软骨
杓状软骨
胸骨舌骨肌
甲状腺上静脉
甲状舌骨肌
喉咽
肩胛舌骨肌
颈动脉鞘内的颈总动脉、颈内静脉和迷走神经（CN X）
甲状腺
胸锁乳突肌
颈长肌
前斜角肌与 C5 脊神经
C4 脊神经
椎静脉
C6 脊神经和 C6 椎体
中斜角肌
椎动脉
后斜角肌
C7 脊神经和 C7 椎体
肩胛提肌
T1 椎弓
斜方肌
颈半棘肌
颈夹肌

图 46.11 颈部横切面

C_7 和 T_1 连接处水平的横切面。下面观。此切面显示了臂丛穿前斜角肌和中斜角肌之间 C_6~C_8 脊神经根。膈神经位于前斜角肌前面，颈动脉鞘（颈内静脉、颈总动脉和迷走神经）位于前斜角肌、胸锁乳突肌和甲状腺之间。

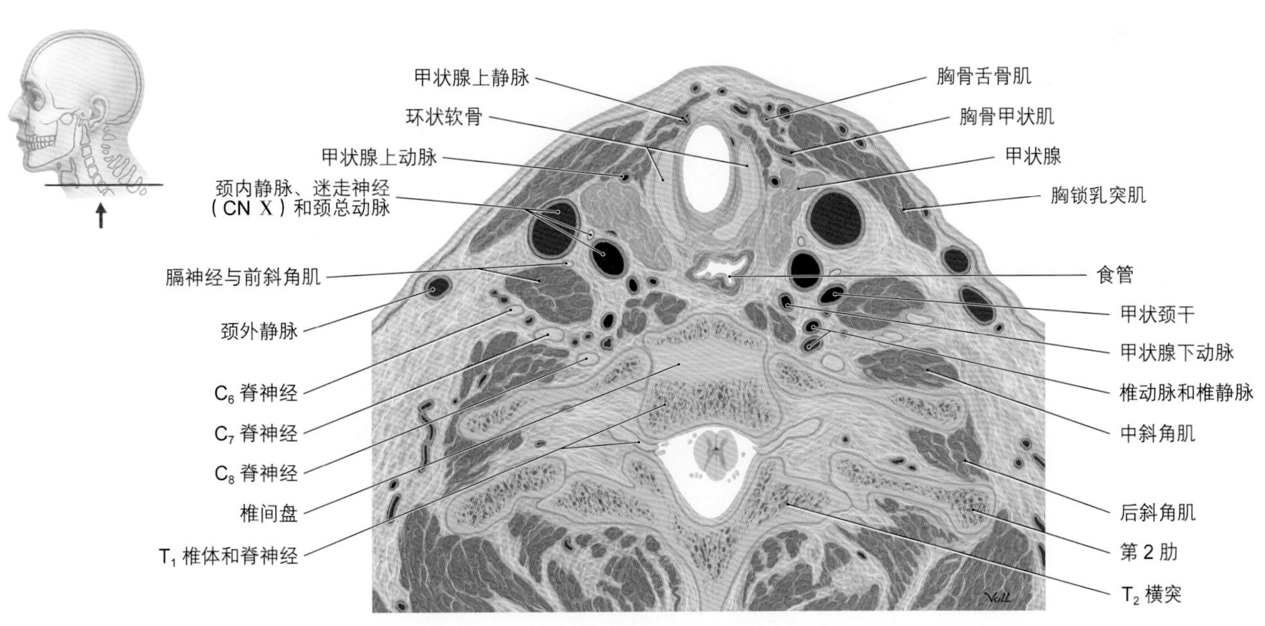
甲状腺上静脉
胸骨舌骨肌
环状软骨
胸骨甲状肌
甲状腺上动脉
甲状腺
颈内静脉、迷走神经（CN X）和颈总动脉
胸锁乳突肌
膈神经与前斜角肌
食管
颈外静脉
甲状颈干
甲状腺下动脉
C6 脊神经
椎动脉和椎静脉
C7 脊神经
中斜角肌
C8 脊神经
椎间盘
后斜角肌
第 2 肋
T1 椎体和脊神经
T2 横突

图 46.12　颅骨 X 线片

前后位片（经允许引自 Moeller TB, Reif E. Pocket Atlas of Radiographic Anatomy, 3rd ed. New York, NY: Thieme; 2010）。

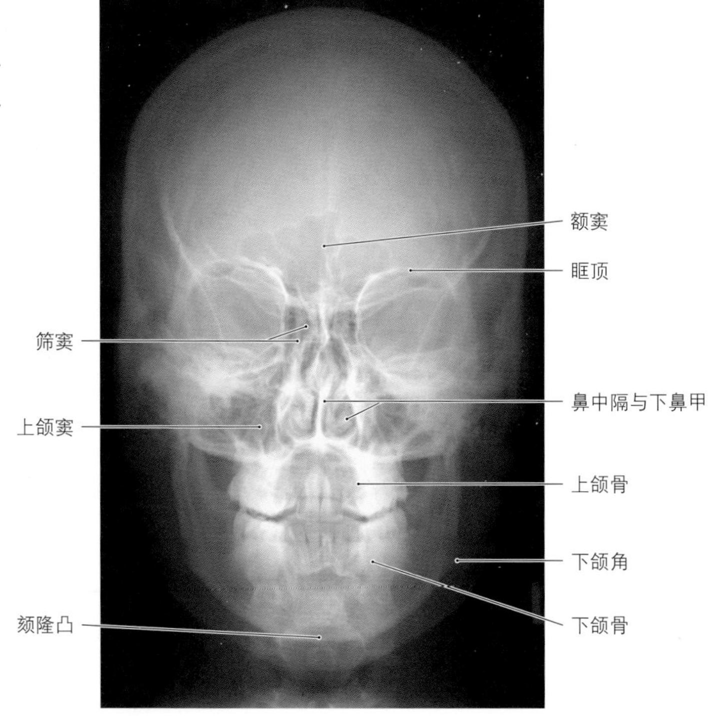
额窦
眶顶
筛窦
鼻中隔与下鼻甲
上颌窦
上颌骨
下颌角
下颌骨
颏隆凸

图 46.13　经眼球的冠状面 MRI

前面观。

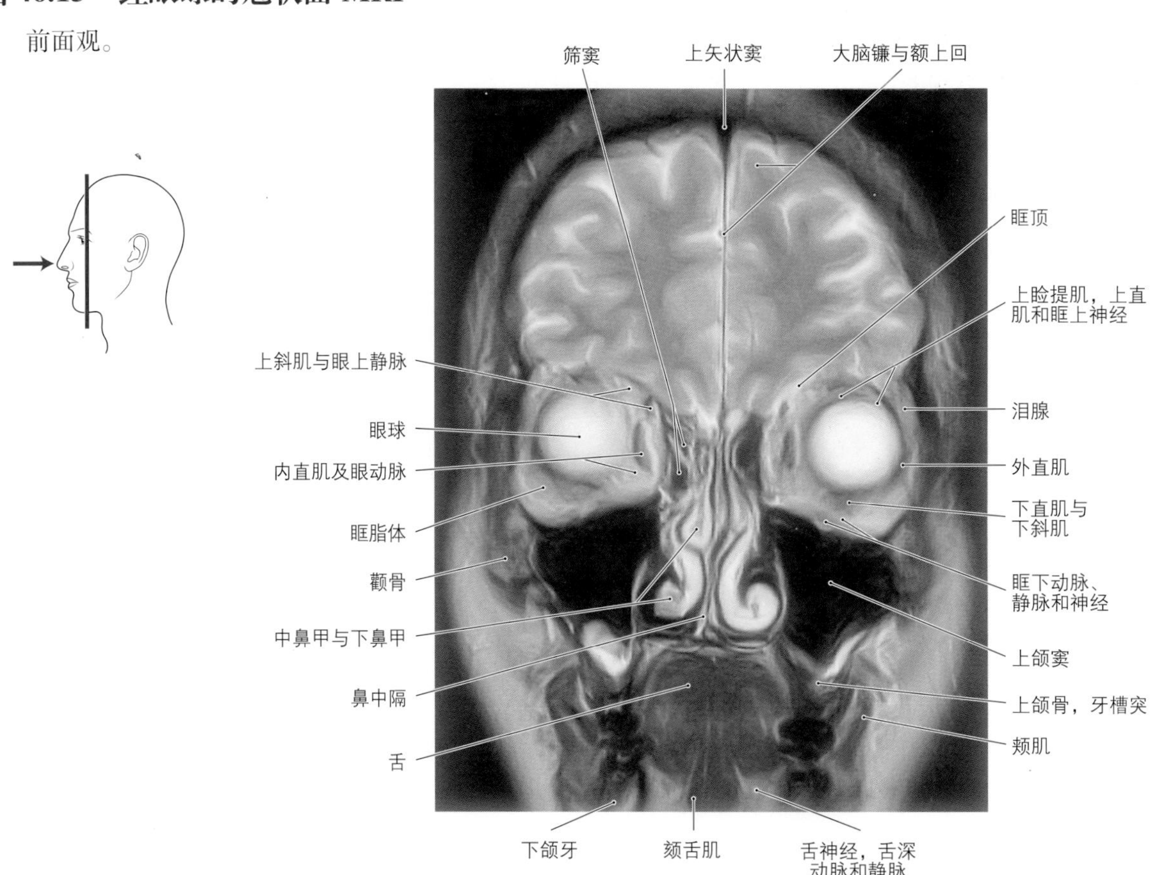
筛窦
上矢状窦
大脑镰与额上回
眶顶
上睑提肌，上直肌和眶上神经
上斜肌与眼上静脉
泪腺
眼球
外直肌
内直肌及眼动脉
下直肌与下斜肌
眶脂体
眶下动脉、静脉和神经
颧骨
上颌窦
中鼻甲与下鼻甲
上颌骨，牙槽突
鼻中隔
颊肌
舌
下颌牙
颏舌肌
舌神经，舌深动脉和静脉

图 46.14 颅骨 X 线片

左侧位片（经允许引自 Moeller TB, Reif E. Pocket Atlas of Radiographic Anatomy, 3rd ed. New York, NY: Thieme; 2010）。

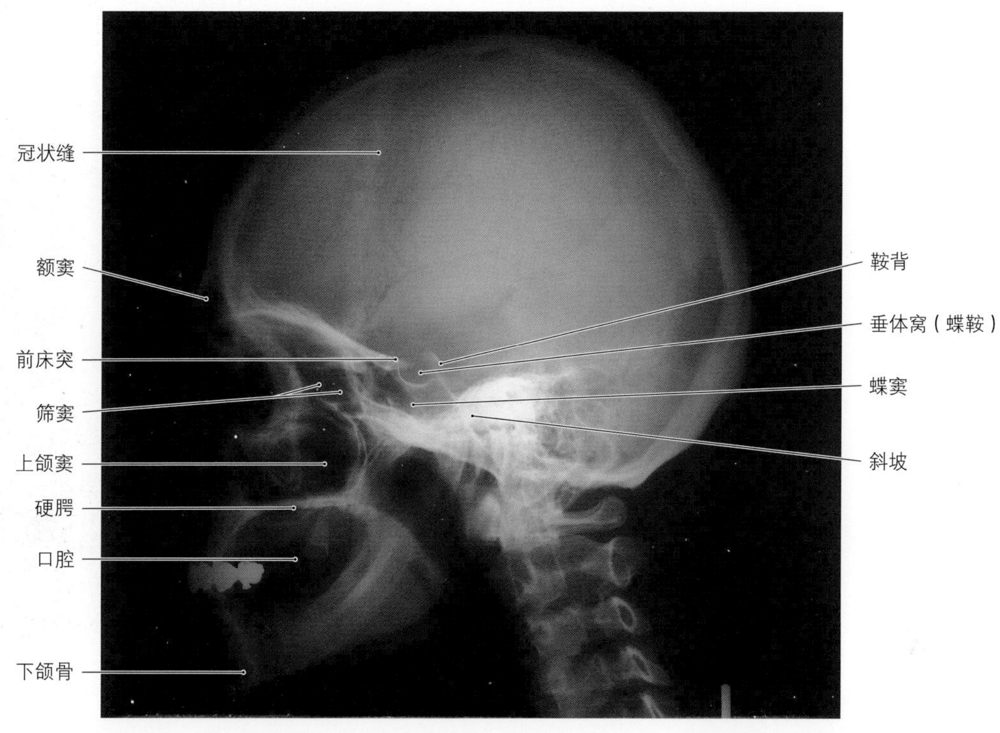
冠状缝
额窦
前床突
筛窦
上颌窦
硬腭
口腔
下颌骨
鞍背
垂体窝（蝶鞍）
蝶窦
斜坡

图 46.15 经鼻中隔的正中矢状位 MRI

左侧面观。方框区显示了脑室系统、丘脑和脑桥的位置。此区更详细的标注可见第 700 页图 51.5（经允许引自 Moeller TB, Reif E. Pocket Atlas of Sectional Anatomy, Vol 1, 4th ed. New York, NY: Thieme; 2014）。

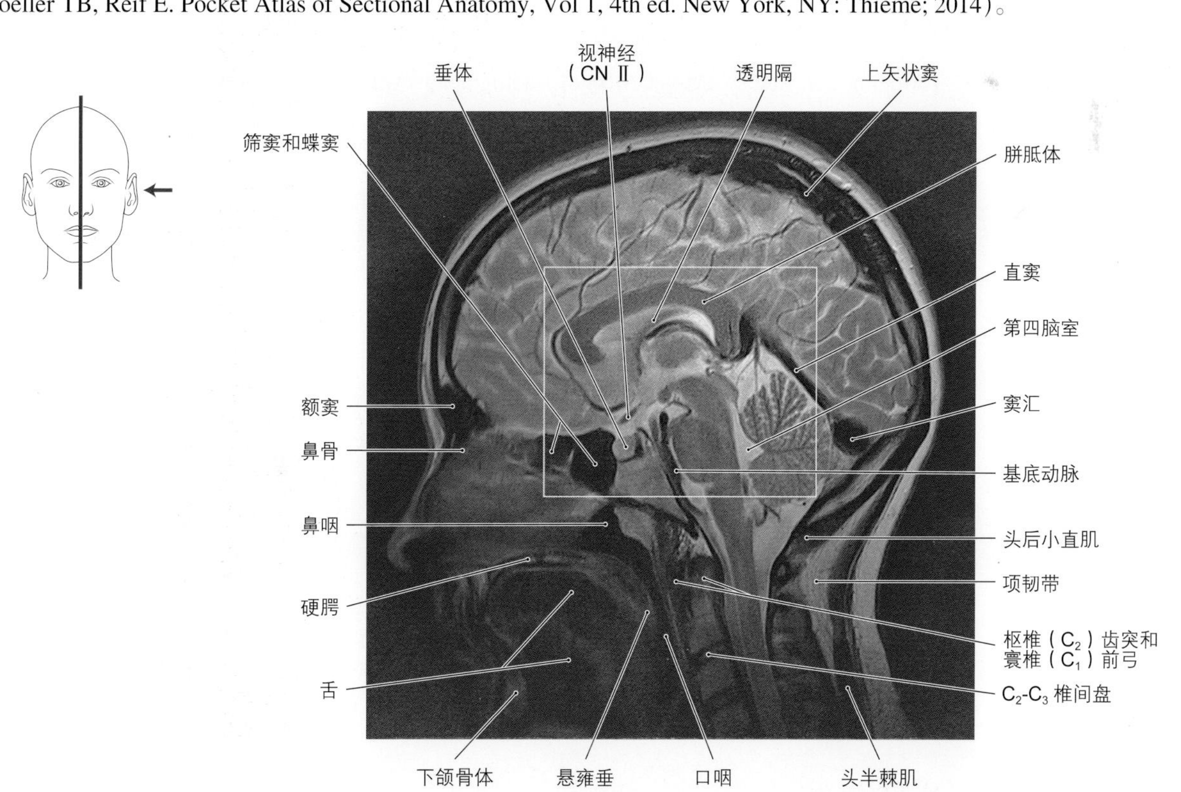
垂体
视神经
（CN Ⅱ）
透明隔
上矢状窦
筛窦和蝶窦
胼胝体
直窦
第四脑室
额窦
窦汇
鼻骨
基底动脉
鼻咽
头后小直肌
项韧带
硬腭
枢椎（C_2）齿突和
寰椎（C_1）前弓
舌
C_2-C_3 椎间盘
下颌骨体
悬雍垂
口咽
头半棘肌

图 46.16 颅骨 X 线片

下上位斜投照（Waters 位）(经允许引自 Moeller TB, Reif E. Pocket Atlas of Radiographic Anatomy, 3rd ed. New York, NY: Thieme; 2010)。

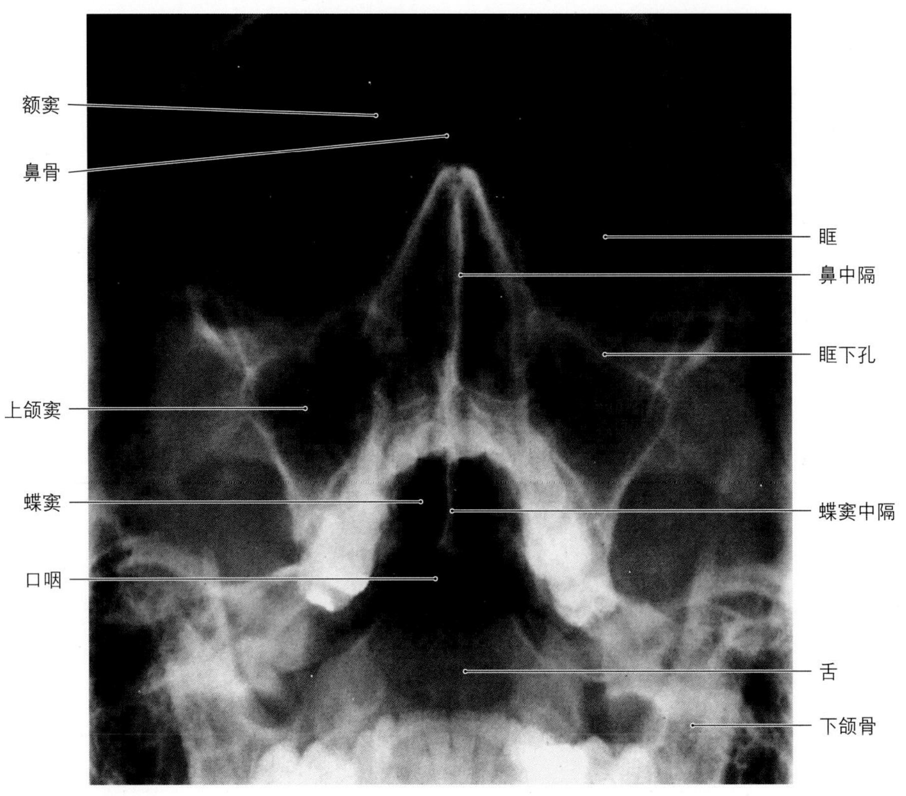
额窦
鼻骨
眶
鼻中隔
眶下孔
上颌窦
蝶窦
蝶窦中隔
口咽
舌
下颌骨

图 46.17 下颌骨 X 线片

左侧位片 (经允许引自 Moeller TB, Reif E. Pocket Atlas of Radiographic Anatomy, 3rd ed. New York, NY: Thieme; 2010)。

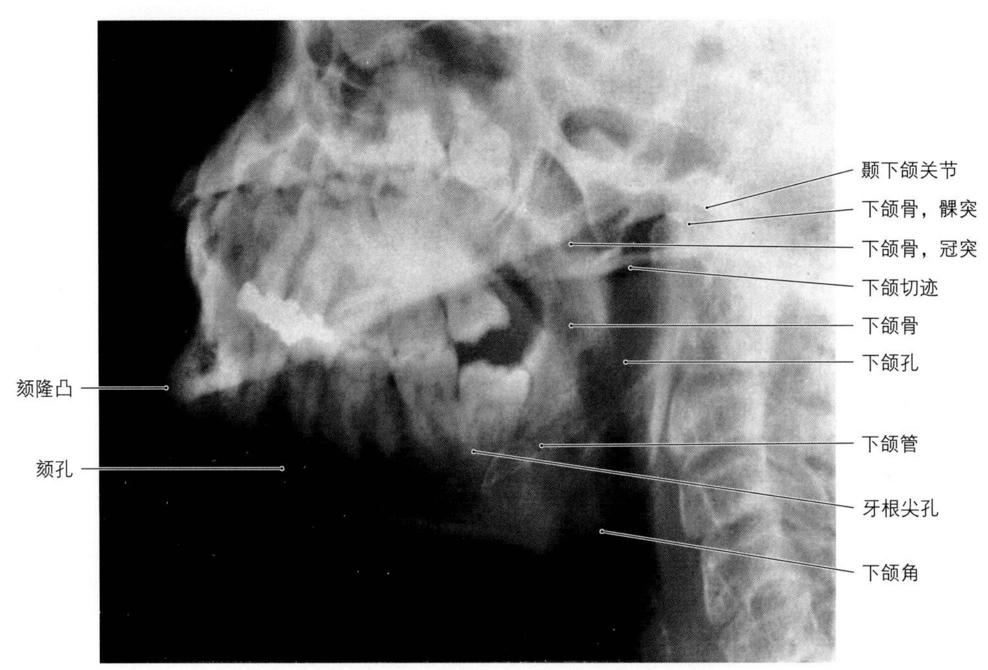
颞下颌关节
下颌骨，髁突
下颌骨，冠突
下颌切迹
下颌骨
下颌孔
颏隆凸
下颌管
颏孔
牙根尖孔
下颌角

图 46.18 经眶和鼻泪管的水平切面 MRI

下面观（经允许引自 Moeller TB, Reif E. Pocket Atlas of Sectional Anatomy, Vol 1, 4th ed. New York, NY: Thieme; 2014）。

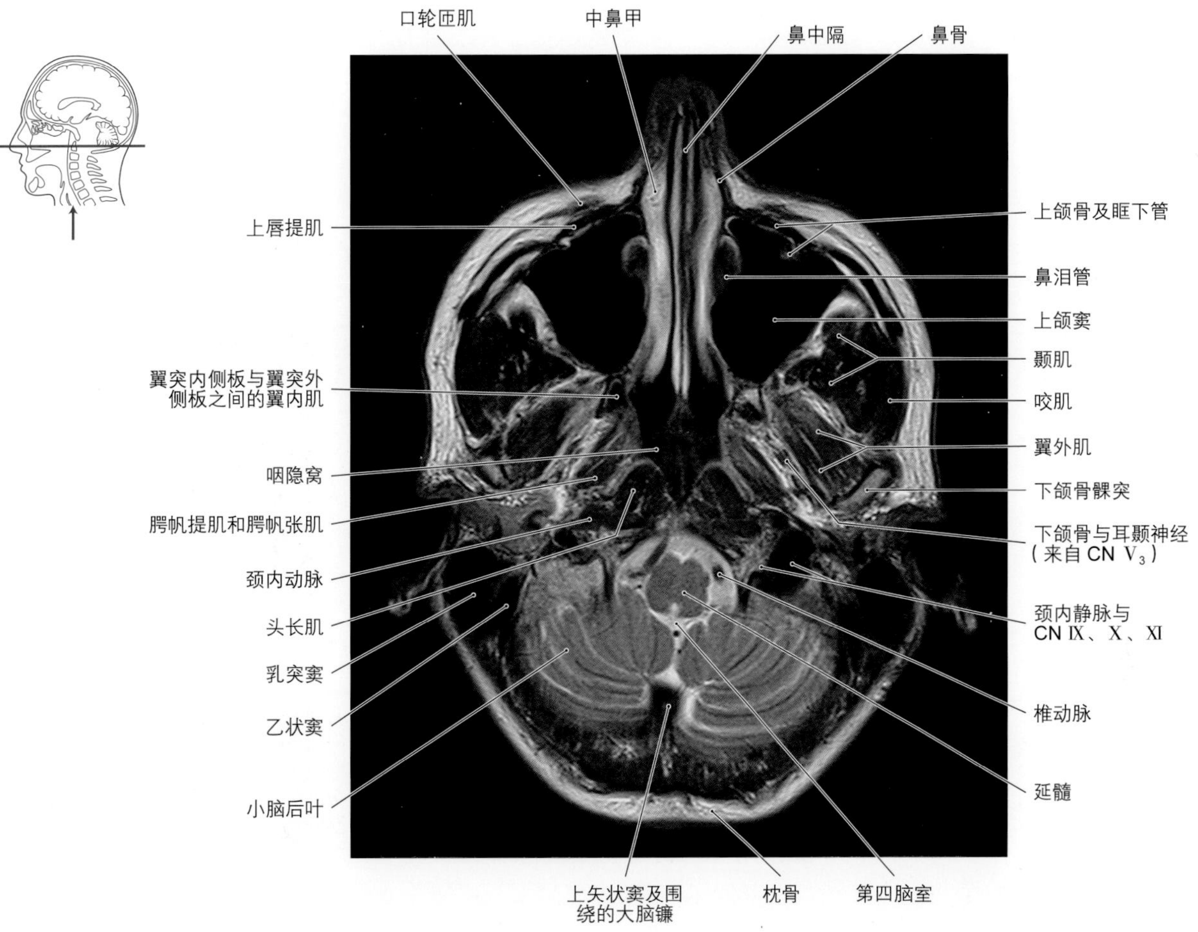

口轮匝肌
中鼻甲
鼻中隔
鼻骨
上唇提肌
上颌骨及眶下管
鼻泪管
上颌窦
颞肌
咬肌
翼突内侧板与翼突外侧板之间的翼内肌
翼外肌
咽隐窝
下颌骨髁突
腭帆提肌和腭帆张肌
下颌骨与耳颞神经（来自 CN V_3）
颈内动脉
颈内静脉与 CN Ⅸ、Ⅹ、Ⅺ
头长肌
乳突窦
椎动脉
乙状窦
延髓
小脑后叶
上矢状窦及围绕的大脑镰
枕骨
第四脑室

图 46.19 颈部的水平切面 MRI

下面观（经允许引自 Moeller TB, Reif E. Pocket Atlas of Sectional Anatomy, Vol 1, 4th ed. New York, NY: Thieme; 2014）。

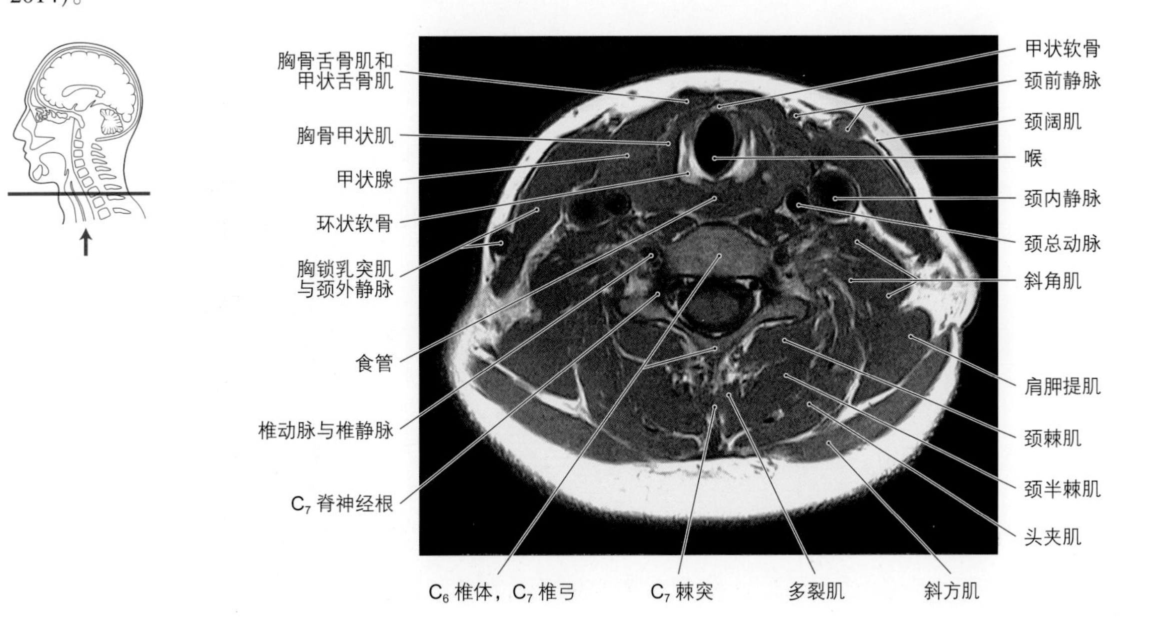

胸骨舌骨肌和甲状舌骨肌
甲状软骨
颈前静脉
胸骨甲状肌
颈阔肌
甲状腺
喉
颈内静脉
环状软骨
颈总动脉
胸锁乳突肌与颈外静脉
斜角肌
食管
肩胛提肌
椎动脉与椎静脉
颈棘肌
颈半棘肌
C_7 脊神经根
头夹肌
C_6 椎体，C_7 椎弓
C_7 棘突
多裂肌
斜方肌

图 46.20 颞下颌关节

冠状面（经允许引自 Moeller TB, Reif E. Atlas of Sectional Anatomy: The Musculoskeletal System. New York, NY: Thieme; 2009）。

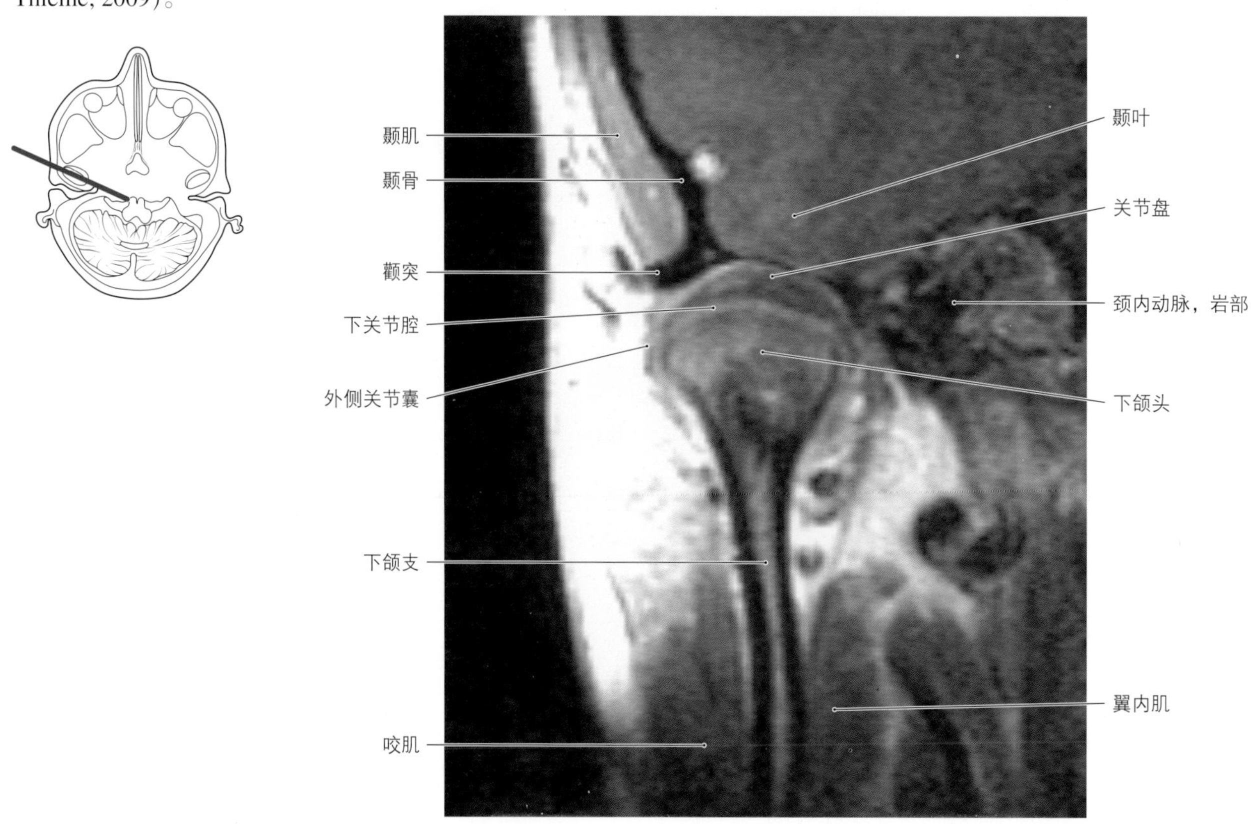
颞肌
颞骨
颧突
下关节腔
外侧关节囊
下颌支
咬肌
颞叶
关节盘
颈内动脉，岩部
下颌头
翼内肌

图 46.21 颞下颌关节

矢状面，闭口位（经允许引自 Moeller TB, Reif E. Atlas of Sectional Anatomy: The Musculoskeletal System. New York, NY: Thieme; 2009）。

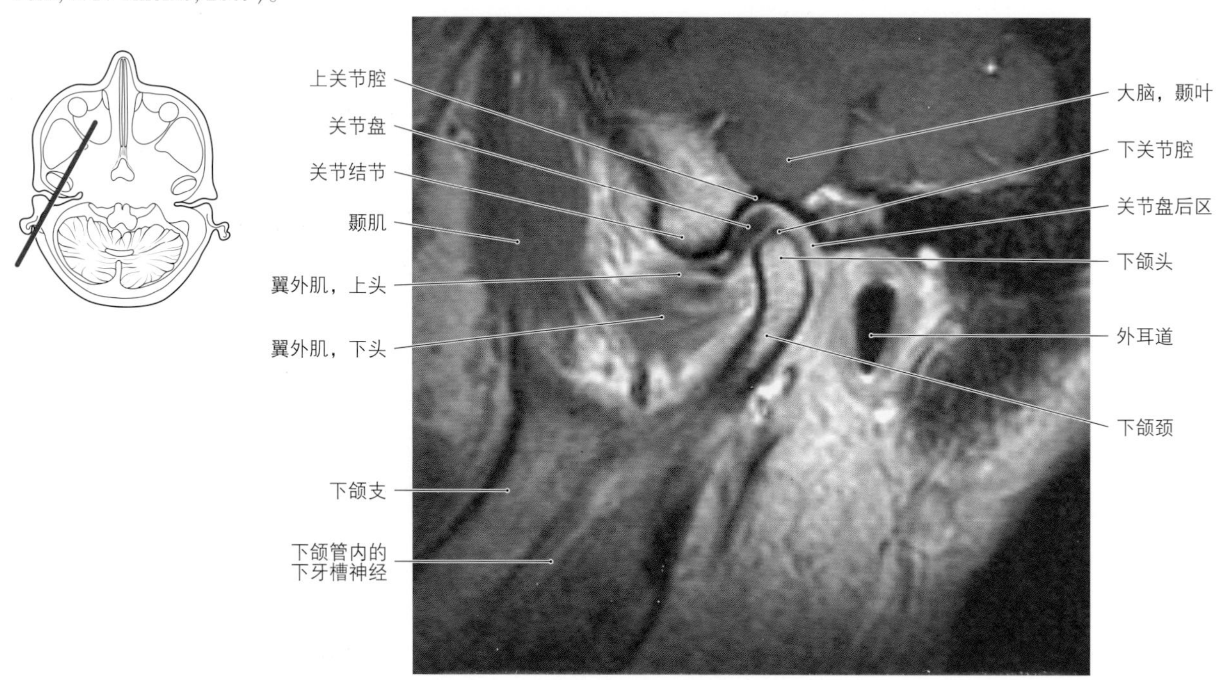
上关节腔
关节盘
关节结节
颞肌
翼外肌，上头
翼外肌，下头
下颌支
下颌管内的
下牙槽神经
大脑，颞叶
下关节腔
关节盘后区
下颌头
外耳道
下颌颈

图 46.22 颅脑磁共振血管造影

颅顶观。在这张血管造影照片中注意一个变异，右侧大脑后动脉发自颈内动脉而不是基底动脉。左侧结构正常（经允许引自 Moeller TB, Reif E. Pocket Atlas of Sectional Anatomy, Vol 1, 4th ed. New York, NY: Thieme; 2014）。

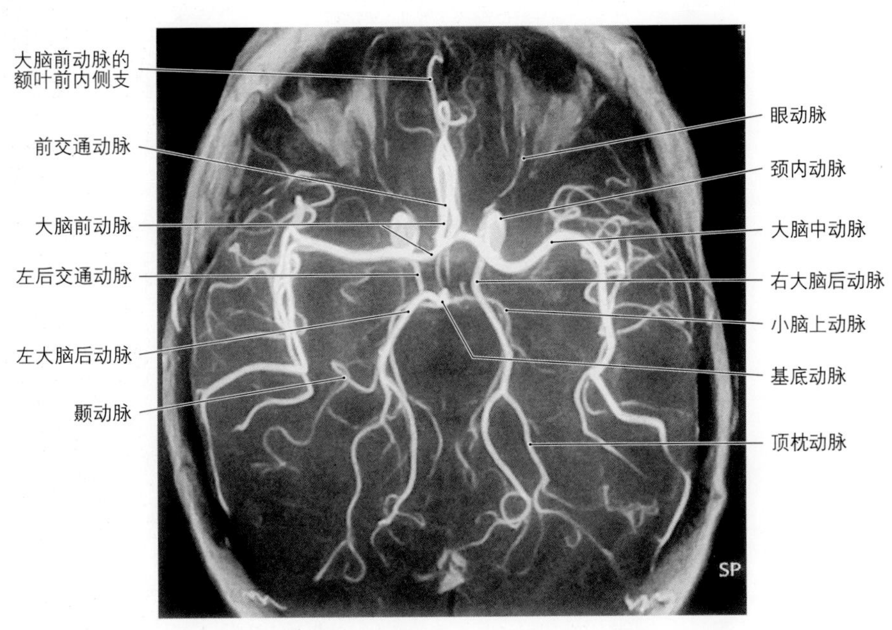
大脑前动脉的额叶前内侧支
前交通动脉
大脑前动脉
左后交通动脉
左大脑后动脉
颞动脉
眼动脉
颈内动脉
大脑中动脉
右大脑后动脉
小脑上动脉
基底动脉
顶枕动脉
SP

图 46.23 头部硬脑膜静脉窦系统

右侧位片。

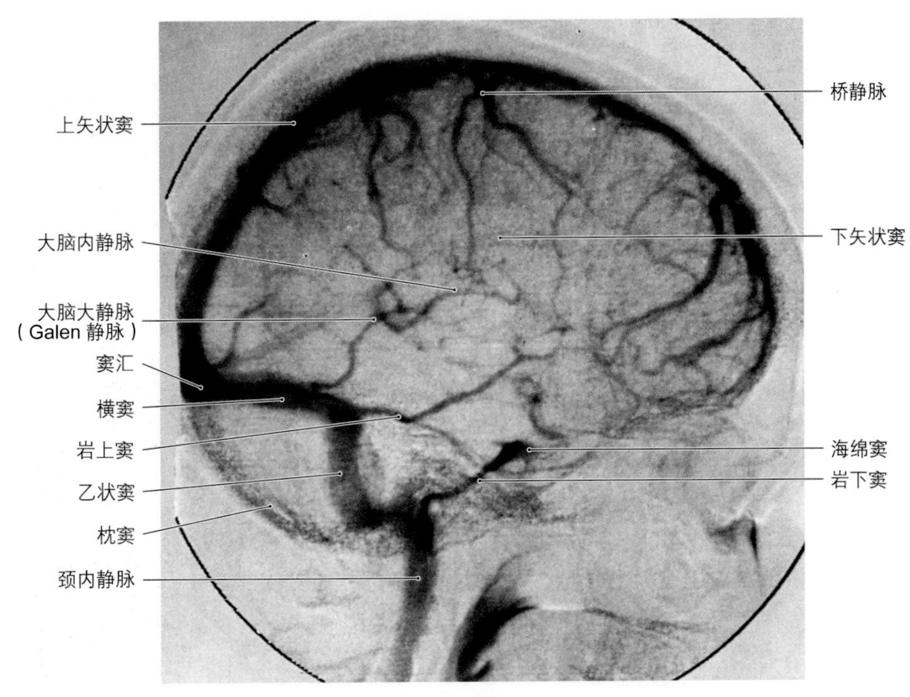
上矢状窦
大脑内静脉
大脑大静脉（Galen 静脉）
窦汇
横窦
岩上窦
乙状窦
枕窦
颈内静脉
桥静脉
下矢状窦
海绵窦
岩下窦

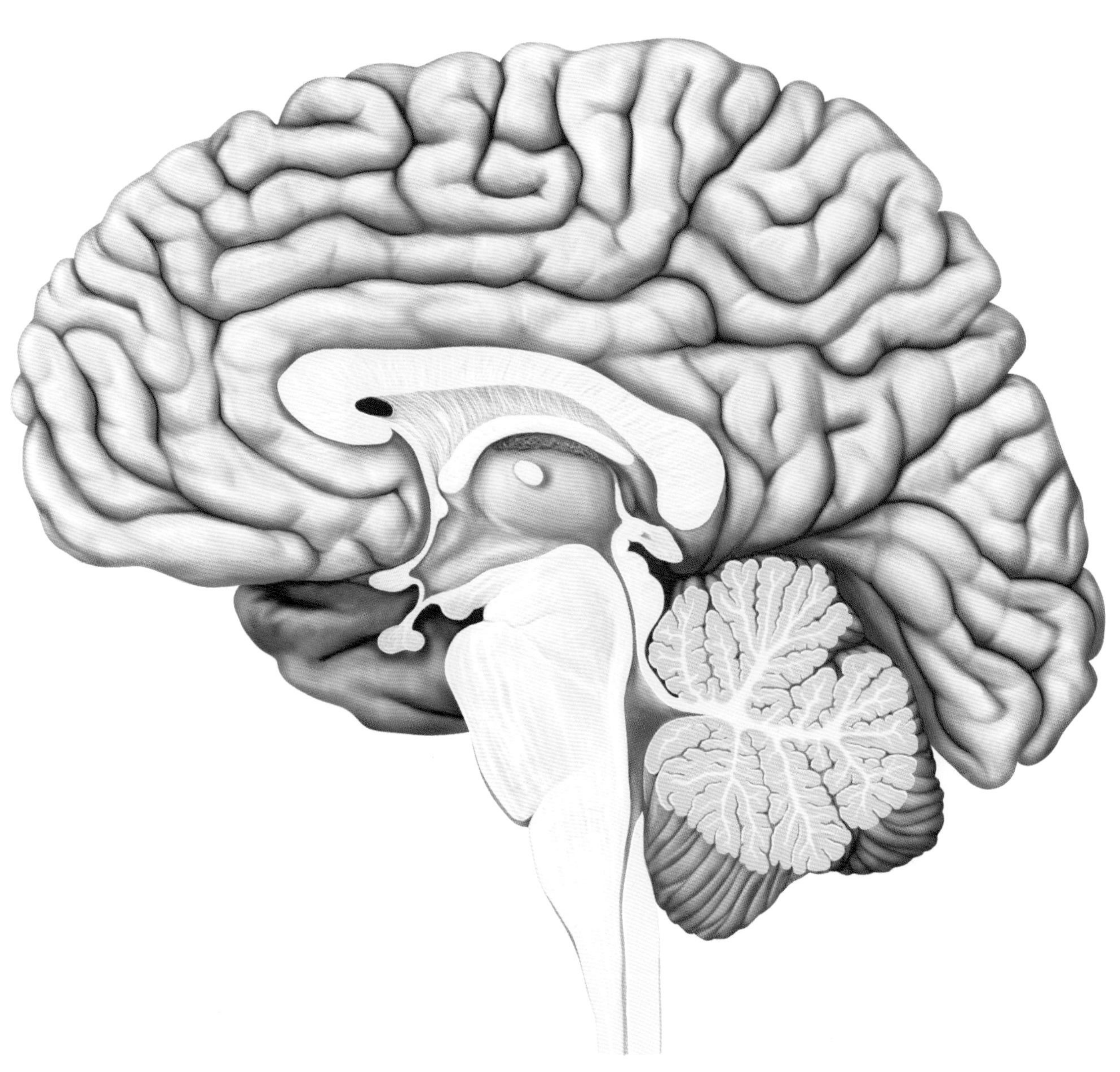

第 8 篇　脑和神经系统

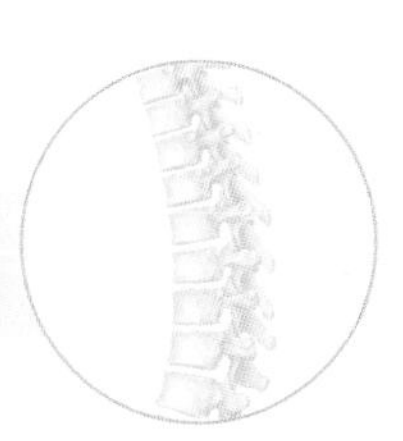

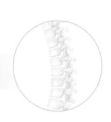

第 47 章 脑

神经系统：概述

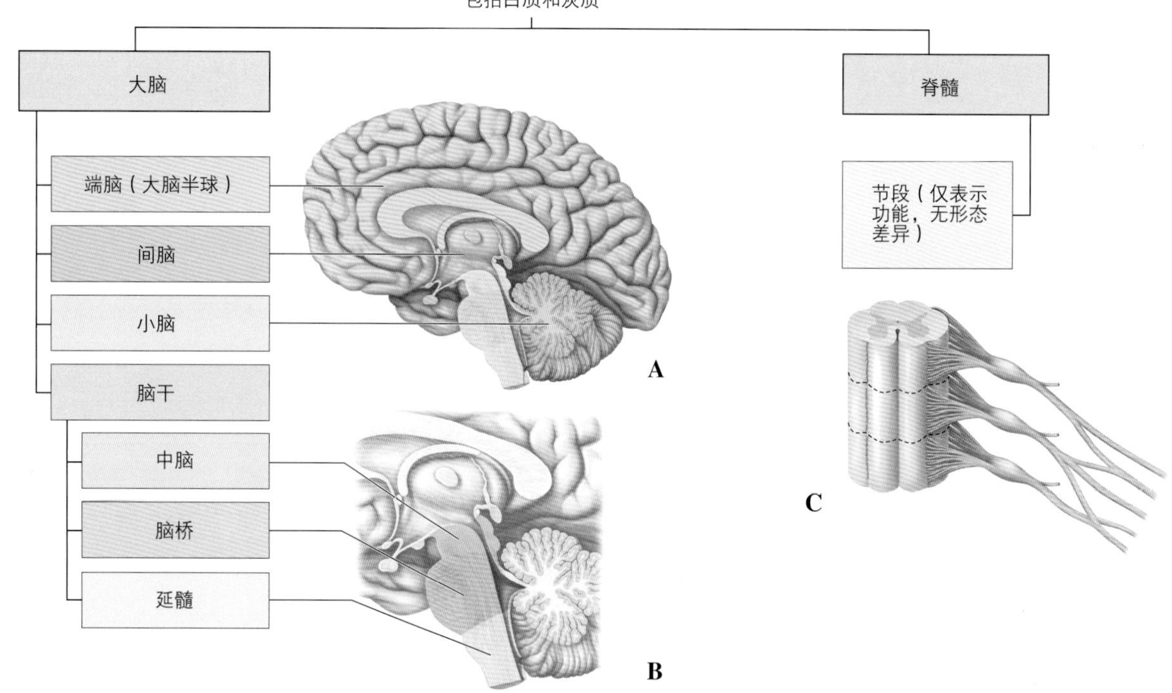
中枢神经系统
包括白质和灰质
大脑
脊髓
端脑（大脑半球）
间脑
小脑
脑干
中脑
脑桥
延髓
节段（仅表示功能，无形态差异）
A
B
C

图 47.1 中枢神经系统（CNS）的形态

图 A 和图 B 为大脑右半球，内侧面观；图 C 为脊髓横截面，腹侧面观。对整个神经系统的一般形态学概述对理解后面的知识是很有帮助的。中枢神经系统分为脑和脊髓。大脑进一步分为以下区域。

- 大脑半球（端脑或终脑）。
- 间脑。
- 小脑。
- 脑干由中脑、脑桥和延髓组成。

相对而言，中枢神经系统的另一部分，脊髓在形态上更像一个同质结构。然而，就其功能而言，脊髓也可以分为多个节段。灰质和白质的划分清晰可见。

- 灰质：位于中央，呈蝴蝶状的结构。
- 白质：围绕“蝴蝶”的物质。

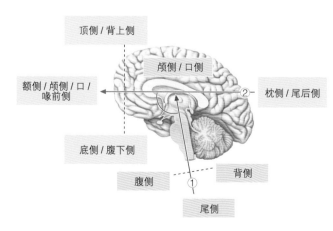

顶侧 / 背上侧
颅侧 / 口侧
额侧 / 颅侧 / 口 / 喙前侧
② 枕侧 / 尾后侧
底侧 / 腹下侧
腹侧
背侧
①
尾侧

图 47.2 神经系统的轴和方位术语

平面、轴和方位语适用于全身和周围神经系统。然而，对于中枢神经系统而言有 2 个轴有差异。

- 1 号轴：Meynert 轴。它与身体的轴相对应，用于确定脊髓、脑干和小脑的位置。
- 2 号轴：Forel 轴。水平穿过间脑和端脑，与 1 号轴成 80° 角。使间脑和端脑“面朝下”。

注：为了避免局部解剖关系的误解，以下为 2 号轴的方位术语。

- 底侧代替腹侧。
- 顶侧代替背侧。
- 额侧和口 / 喙侧代替颅侧。
- 枕侧代替尾侧。

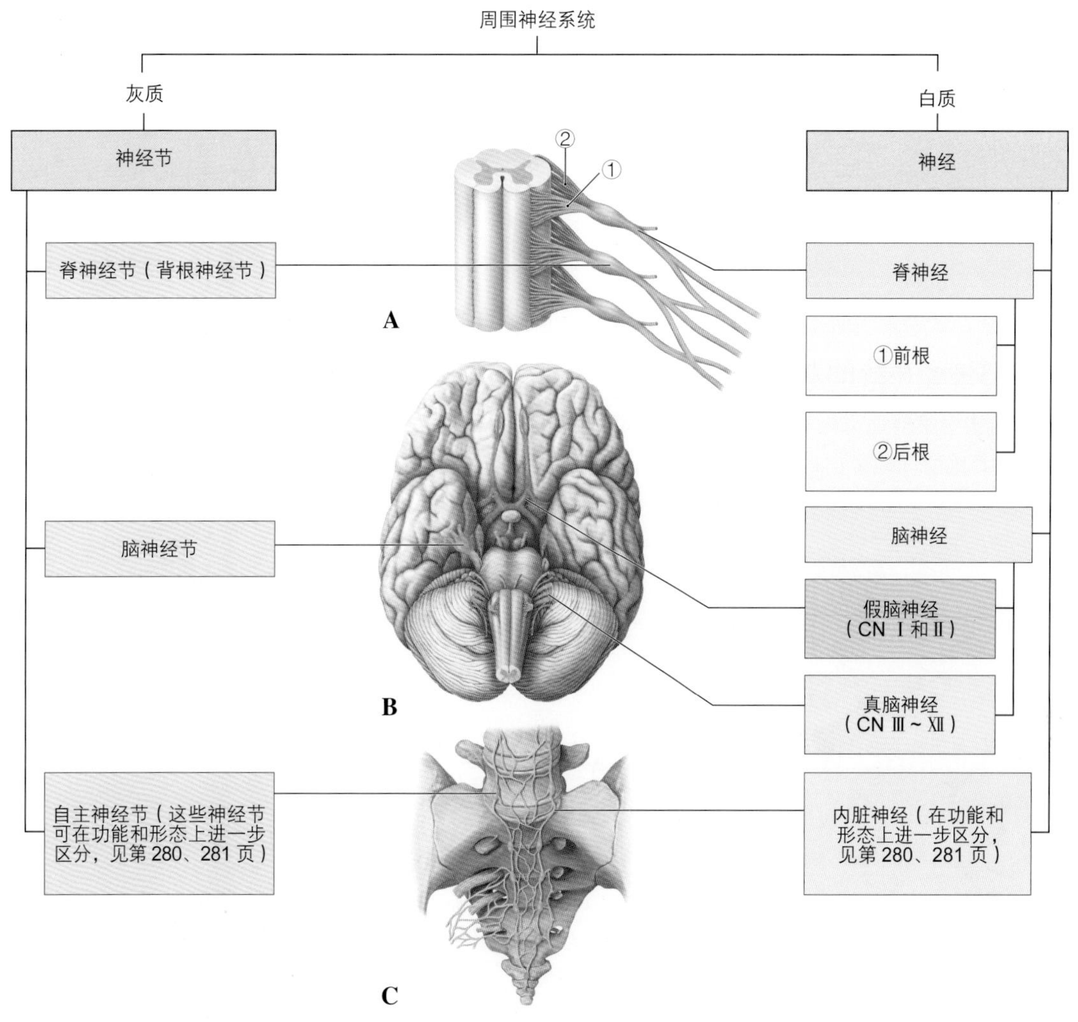
周围神经系统
灰质
白质
神经节
神经
脊神经节（背根神经节）
脊神经
①前根
②后根
②
①
A
脑神经节
脑神经
假脑神经
（CN Ⅰ和Ⅱ）
真脑神经
（CN Ⅲ ~ Ⅻ）
B
自主神经节（这些神经节可在功能和形态上进一步区分，见第 280、281 页）
内脏神经（在功能和形态上进一步区分，见第 280、281 页）
C

图 47.3　外周神经系统（PNS）的形态

图 A 为脊髓节段，腹侧面观；图 B 为大脑底面；图 C 为位于骶骨前部的交感神经节和交感神经。

来自外周神经系统的神经和神经节一般根据其连接中枢神经部位进行命名。

• 脊神经（连接脊髓和外周身体）。通常有 31 或 32 对，因功能的原因，脊神经（T_1~T_{11} 或 T_{12} 神经除外）的前支通常形成神经丛。

• 脑神经（连接脑和外周身体）。有 12 对。

神经节内的神经细胞（在 PNS 中）可以根据其特殊功能属性进行分类。

• 感觉神经元可见于任意神经系统，在外周神经系统，感觉神经元位于脊神经后根（背根）背根神经节中。在中枢神经系统，感觉神经元位于感觉核团内，与含有感觉神经纤维的脑神经相连。

• 自主神经系统的神经节包含支配身体器官的交感神经节后神经元和副交感神经元。内脏神经与自主神经节连接传导内脏运动纤维至内脏。自主神经系统也呈现典型的神经丛形态。

注：感觉神经的区分方法在中枢神经系统中存在一些特例。例如，第 1 对脑神经（嗅神经）和第 2 对脑神经（视神经）并不是真正的神经，而是端脑或间脑的一部分，明显属于中枢神经系统的一部分。由于历史原因它们也被称为神经，这是系统错误。这些“假的”脑神经（上图中在大脑上标为红色）通常与周围神经中的 10 条真正的脑神经（图中为黄色）形成对比，为了清楚显示，在整个图谱中每个区域都有进一步的详细标示。

神经系统：发育

图 47.4　中枢和周围神经系统

神经系统分为中枢神经系统（CNS）和周围神经系统（PNS）两部分。中枢神经系统包括脑和脊髓，两者构成一个功能单元。周围神经系统由脑和脊髓发出的神经组成（分别是脑神经和脊神经）。脊髓末端形成马尾(见第 41 页)。

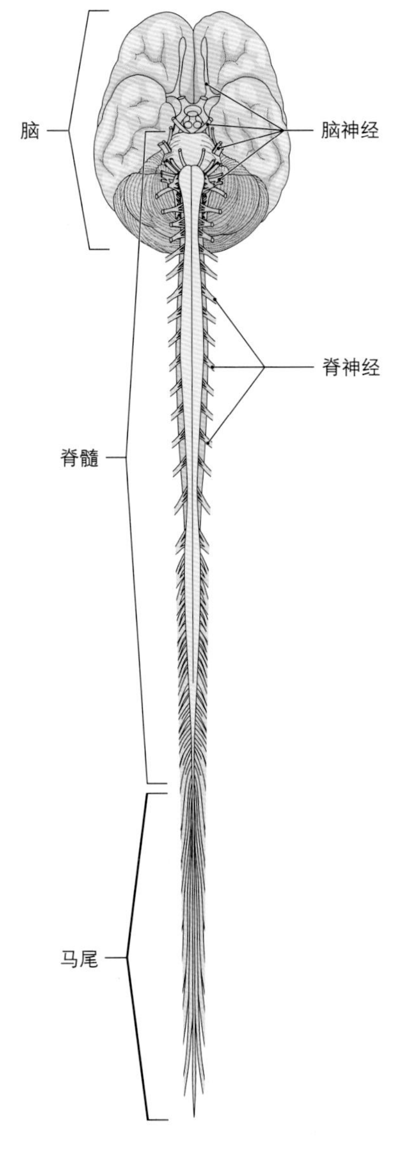
脑
脑神经
脊神经
脊髓
马尾

图 47.5　中枢神经系统的灰质和白质

神经细胞胞体聚集的地方肉眼呈灰色，而神经细胞突起（轴突）及其绝缘髓鞘呈白色。

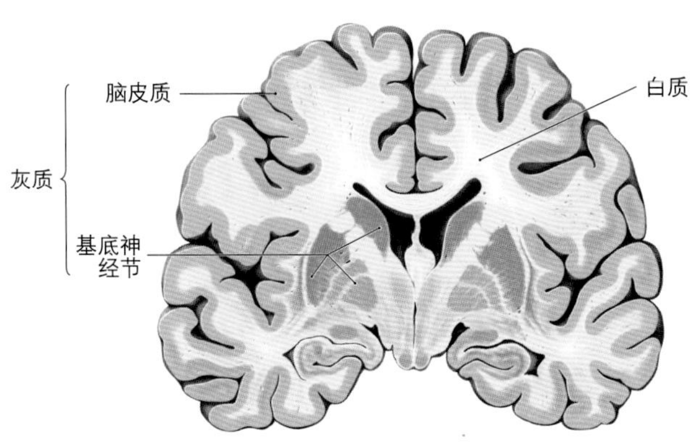
脑皮质
白质
灰质
基底神经节

A. 脑的冠状切面。

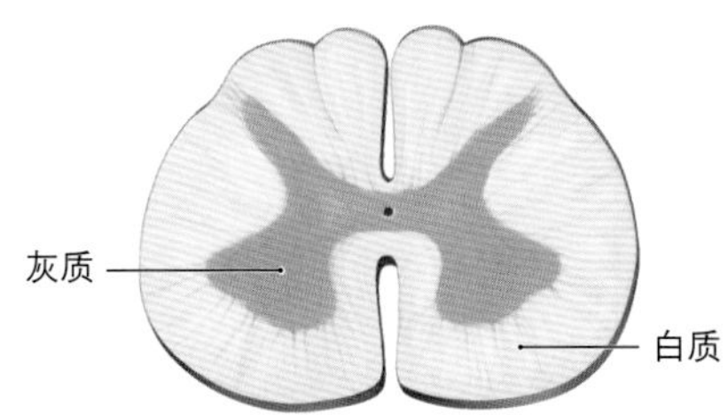
灰质
白质

B. 脊髓的横切面。

表 47.1　脑的发育

原发性囊泡		区域		结构
神经管	前脑	端脑		大脑皮质、灰质及基底神经节
		间脑		上丘脑（松果体）、背侧丘脑、下丘脑及底丘脑
	中脑 *			顶盖、被盖及大脑脚
	后脑	后脑	小脑	小脑皮质、小脑核团及小脑脚
			脑桥 *	神经核团及传导束
		延髓	延髓 *	

注：* 中脑、脑桥和延髓合称为脑干。

图 47.6　脑的胚胎发育

左侧面观。

颈曲
延髓
头曲
脑桥
视杯
岛叶
脑桥
延髓

A. 第 2 个月初。

C. 发育的第 3 个月。

端间脑沟
脑垂体原基
嗅球
乳头结节
岛叶
眼
脑桥
延髓

B. 第 2 个月末。

D. 第 7 个月。

图 47.7　成人的脑

参见图 47.10 端脑的分叶及脑神经。

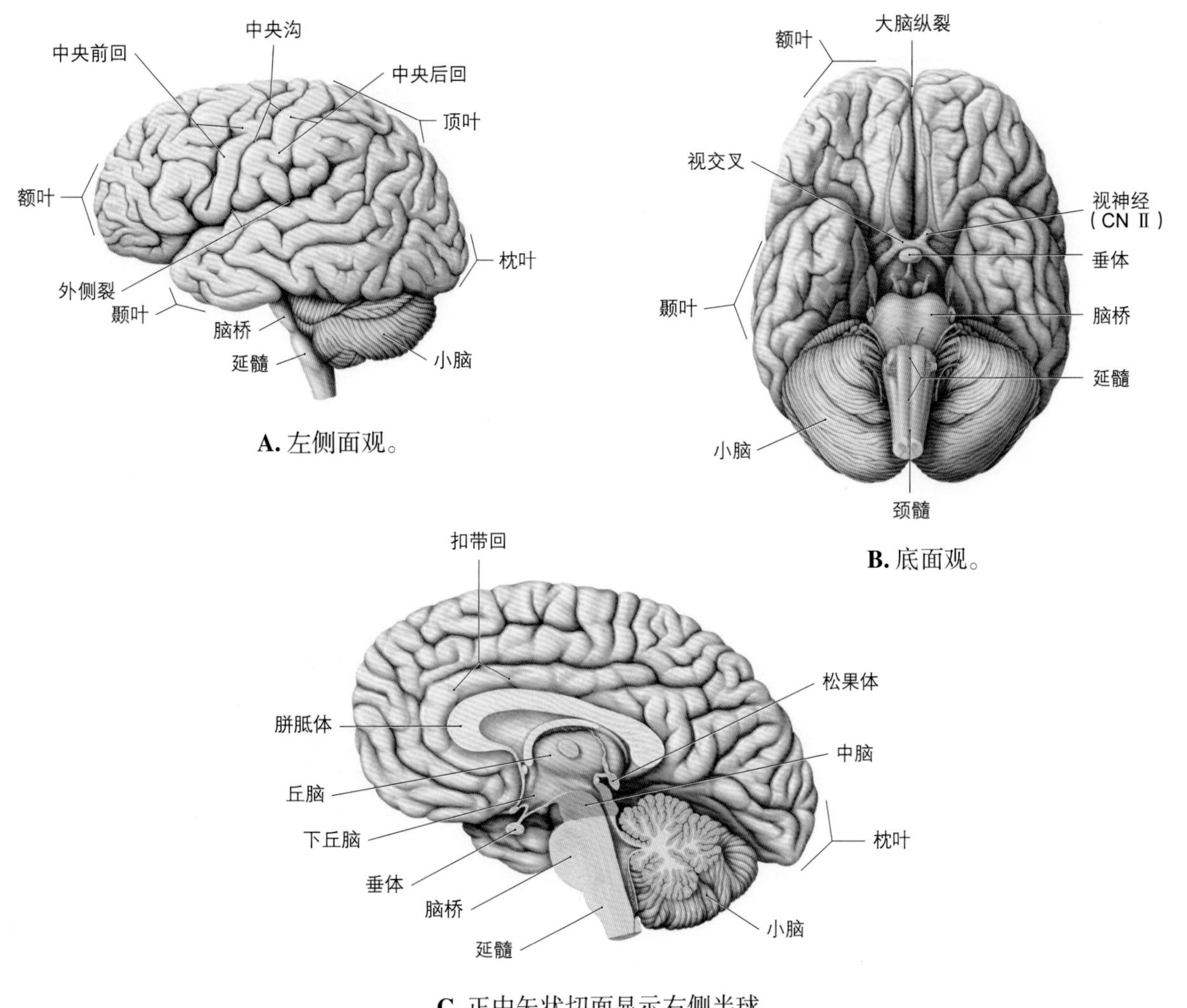

中央沟
中央前回
中央后回
顶叶
额叶
枕叶
外侧裂
颞叶
脑桥
延髓
小脑
大脑纵裂
额叶
视交叉
视神经
（CN Ⅱ）
垂体
颞叶
脑桥
延髓
小脑
颈髓
扣带回
松果体
胼胝体
中脑
丘脑
下丘脑
枕叶
垂体
脑桥
小脑
延髓

A. 左侧面观。

B. 底面观。

C. 正中矢状切面显示右侧半球。

脑的大体观

图 47.8 端脑

左侧面观。端脑是由胚胎的前脑发育而来，成人的前脑包括大脑半球及其附属结构。在大体解剖中，端脑的表面可以分为四个叶：额叶、顶叶、颞叶和枕叶。端脑的表面轮廓由卷曲的脑回和凹陷的脑沟组成。

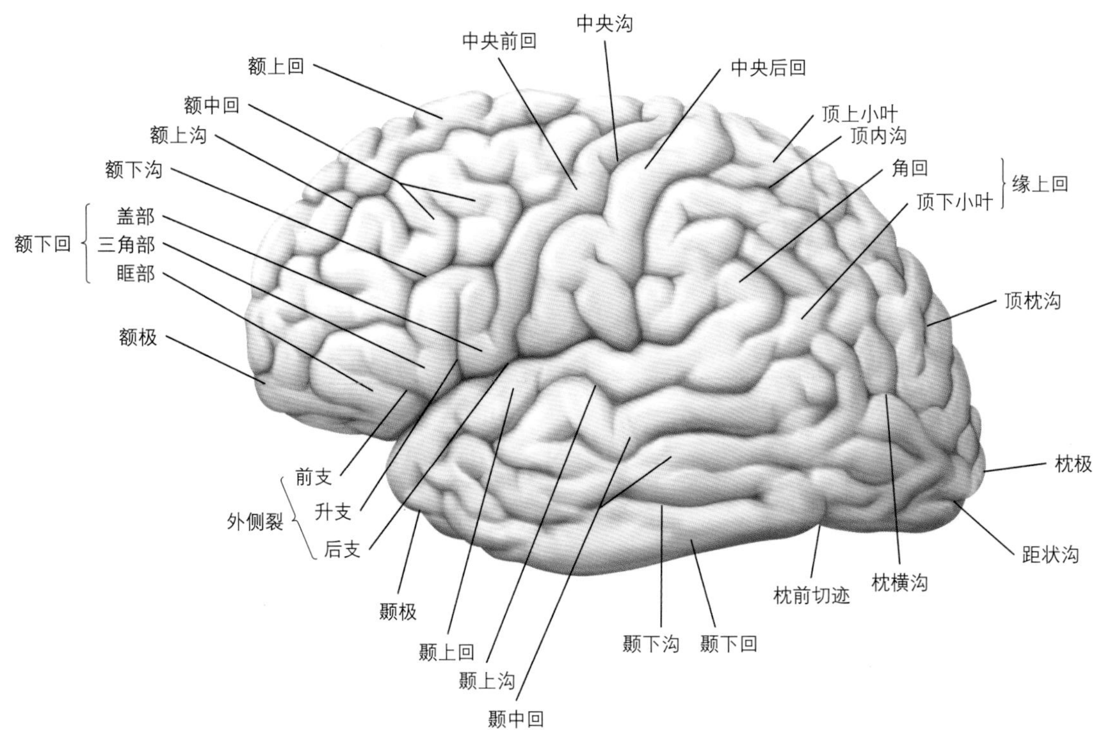
中央沟
中央前回
额上回
中央后回
额中回
顶上小叶
额上沟
顶内沟
额下沟
角回
缘上回
顶下小叶
额下回
盖部
三角部
眶部
顶枕沟
额极
枕极
前支
外侧裂
升支
后支
距状沟
枕横沟
枕前切迹
颞极
颞下沟
颞下回
颞上回
颞上沟
颞中回

图 47.9 岛叶

翻开左侧大脑半球的外侧面观。在发育过程中，部分大脑皮质沉入深面形成岛叶。覆盖深层皮质区的这部分大脑皮质被称为岛盖。

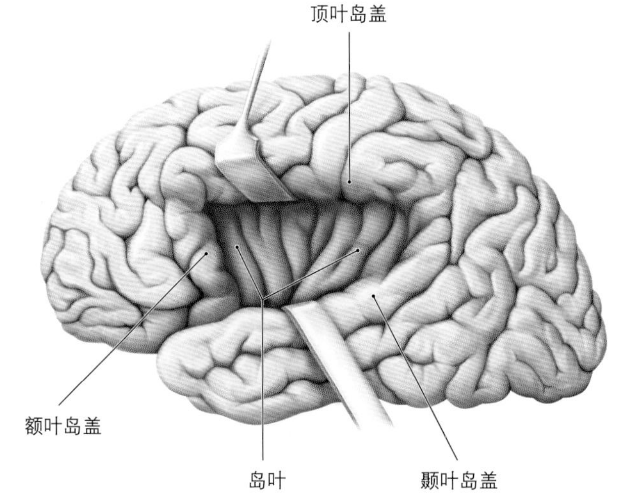
顶叶岛盖
额叶岛盖
岛叶
颞叶岛盖

图 47.10 大脑半球的分叶

根据功能不同新皮质层可分为多个脑叶。

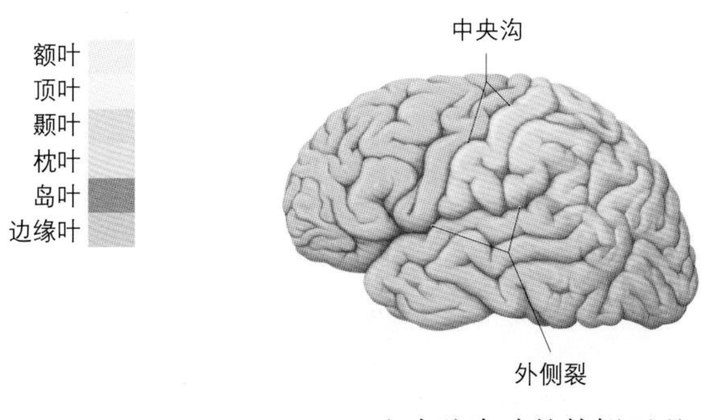
额叶
顶叶
颞叶
枕叶
岛叶
边缘叶
中央沟
外侧裂

A. 左大脑半球的外侧面观。

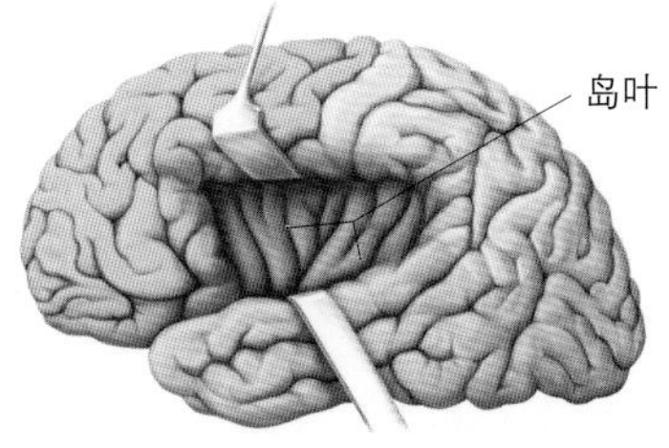
岛叶

B. 牵开的左大脑半球的外侧面观。

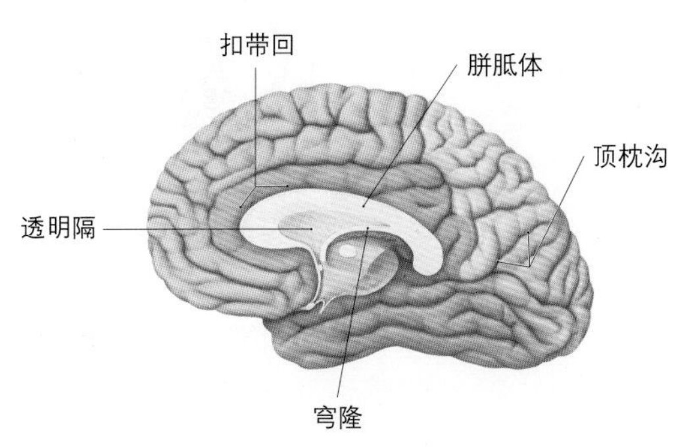
扣带回
胼胝体
顶枕沟
透明隔
穹隆

C. 右大脑半球内侧面观。

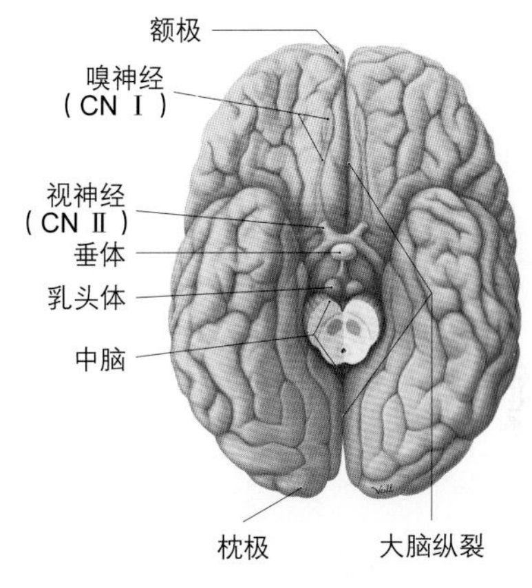
额极
嗅神经
（CN Ⅰ）
视神经
（CN Ⅱ）
垂体
乳头体
中脑
枕极
大脑纵裂

D. 端脑的底面观（脑干切除）。

图 47.11 脑的正中矢状面显示右侧大脑半球内侧面

沿大脑纵裂切开大脑。

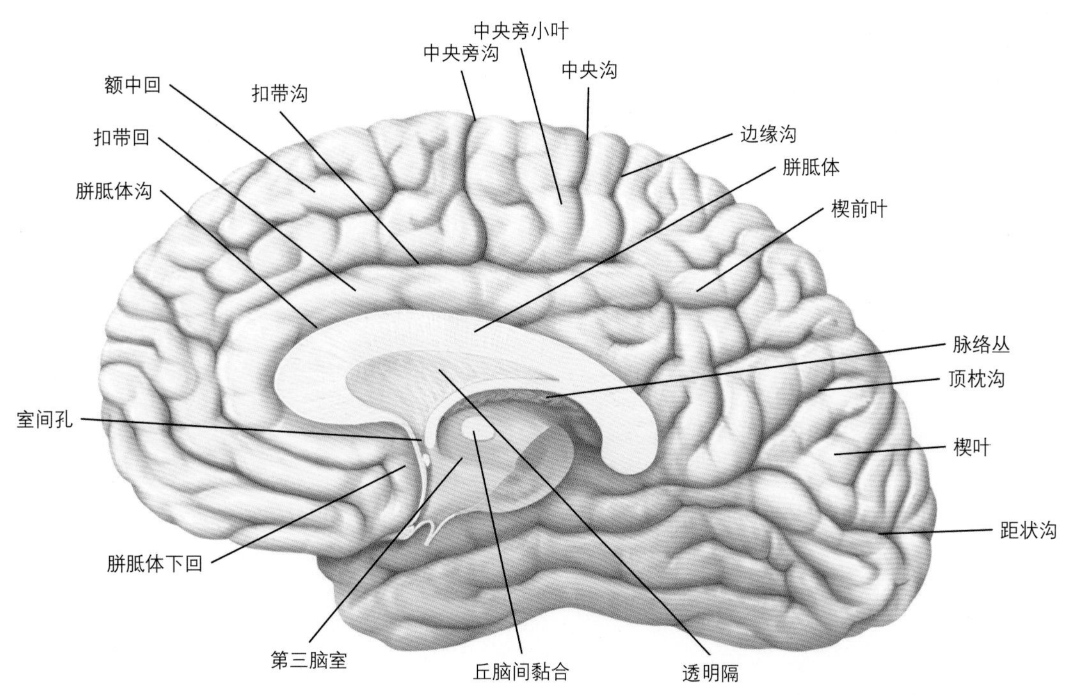
中央旁小叶
中央旁沟
中央沟
额中回
扣带沟
扣带回
边缘沟
胼胝体
胼胝体沟
楔前叶
脉络丛
顶枕沟
室间孔
楔叶
距状沟
胼胝体下回
第三脑室
丘脑间黏合
透明隔

间脑

间脑由前脑后部发育而来，成人的间脑由丘脑及其附属结构组成。

图 47.12　间脑

右大脑半球正中矢状面的内侧面观。间脑的主要组成有丘脑、下丘脑、垂体（前叶）。间脑位于胼胝体和部分端脑的下方，中脑的上方。丘脑占间脑的 4/5，但从脑底观察仅能看到下丘脑和上丘脑的一部分。在成人大脑中，间脑参与内分泌功能和松果体、神经垂体和下丘脑的自主协调。它还通过丘脑参与感觉信息传导和躯体运动控制。

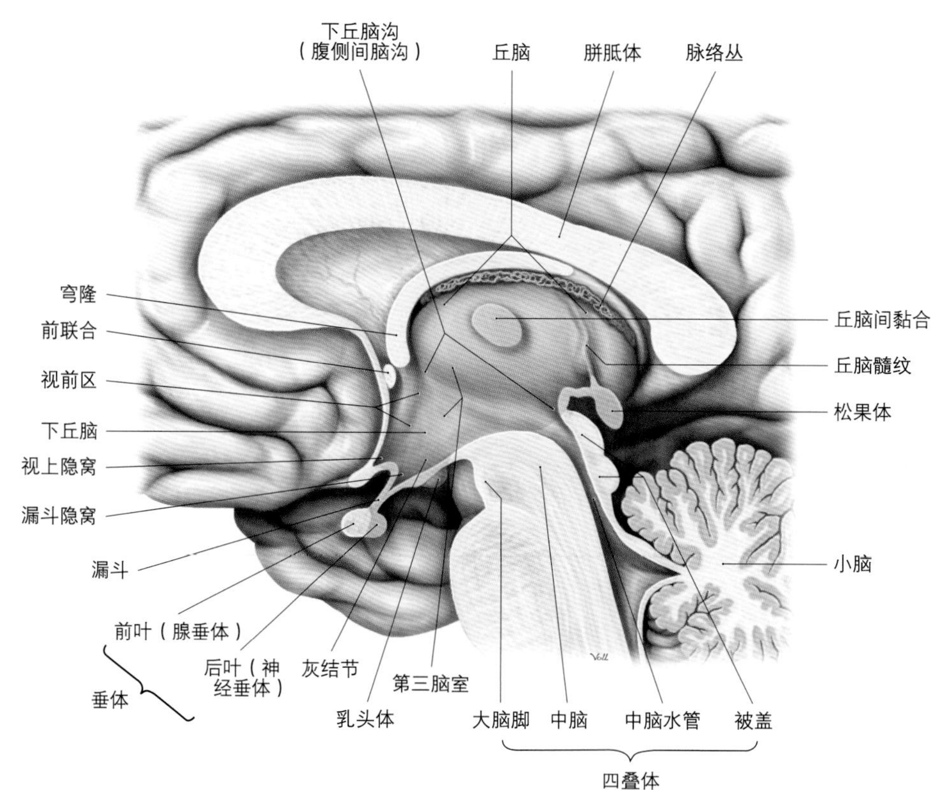
下丘脑沟
（腹侧间脑沟）
丘脑
胼胝体
脉络丛
穹隆
前联合
视前区
下丘脑
视上隐窝
漏斗隐窝
漏斗
前叶（腺垂体）
后叶（神经垂体）
垂体
灰结节
乳头体
第三脑室
大脑脚
中脑
中脑水管
被盖
四叠体
丘脑间黏合
丘脑髓纹
松果体
小脑

图 47.13　间脑在第三脑室周围的位置

经端脑斜横切面的后面观（已移除胼胝体、穹隆、脉络丛）。本图清楚地显示第三脑室的侧壁构成间脑的内侧界。

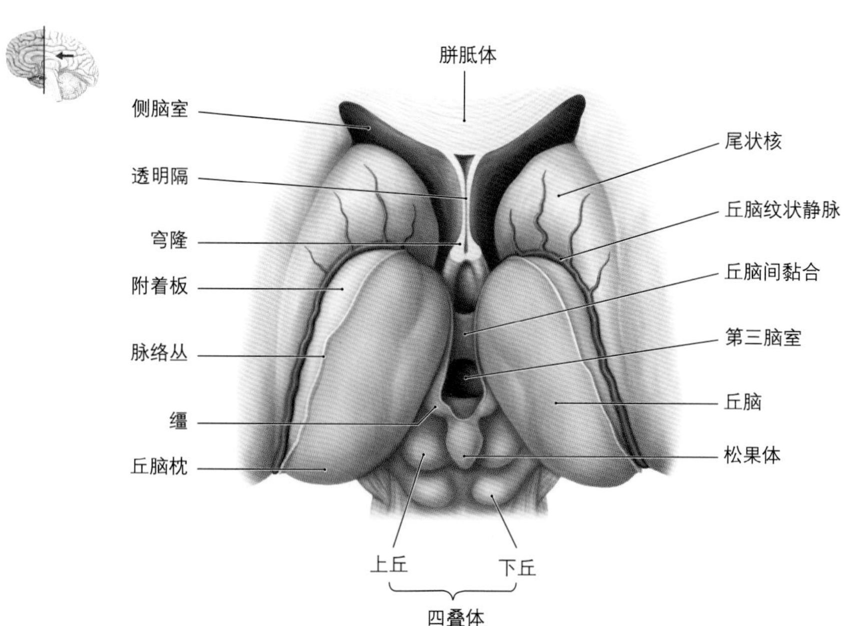
胼胝体
侧脑室
透明隔
穹隆
附着板
脉络丛
缰
丘脑枕
尾状核
丘脑纹状静脉
丘脑间黏合
第三脑室
丘脑
松果体
上丘
下丘
四叠体

图 47.14 间脑与脑干

左外侧面观。移除包绕丘脑的大脑半球及小脑，在此可见的间脑结构有丘脑、外侧膝状体和视束。后两者是视觉通路的组成部分。本图说明了间脑联系其下方的脑干与覆盖其上的大脑半球。

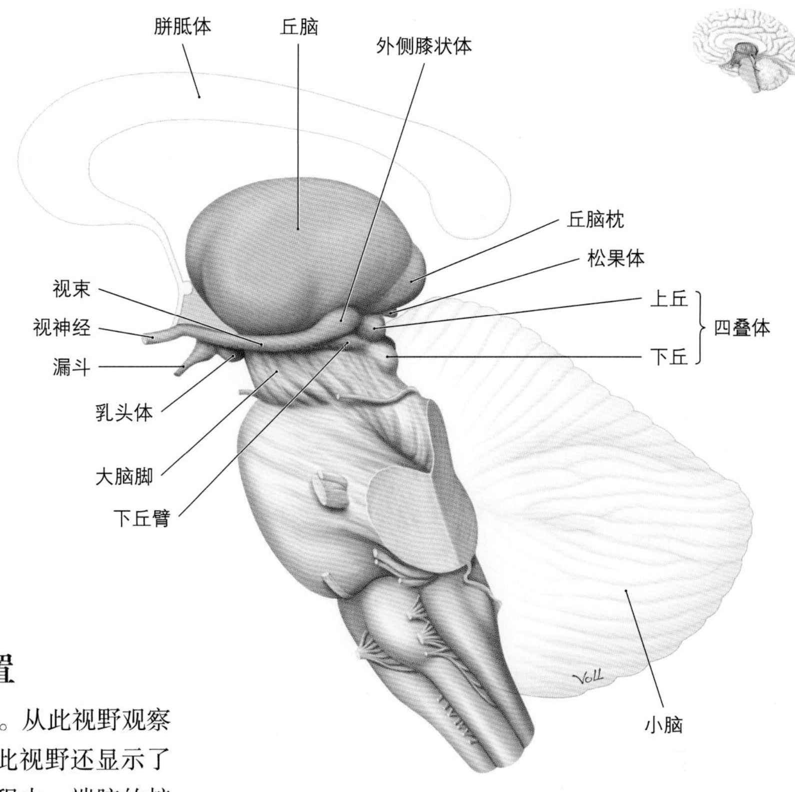
胼胝体
丘脑
外侧膝状体
丘脑枕
松果体
上丘
四叠体
下丘
视束
视神经
漏斗
乳头体
大脑脚
下丘臂
小脑

图 47.15 间脑在成人脑内的位置

脑的底面观（在脑桥高度离断脑干）。从此视野观察到的结构是位于大脑底面的间脑部分。此视野还显示了视神经是如何环绕大脑脚的。在发育过程中，端脑的扩张限制了从脑底能够观察到的间脑结构，这些结构如下。

- 视神经。
- 视交叉。
- 视束。
- 灰结节和漏斗。
- 乳头体。
- 外侧膝状体。
- 神经垂体。

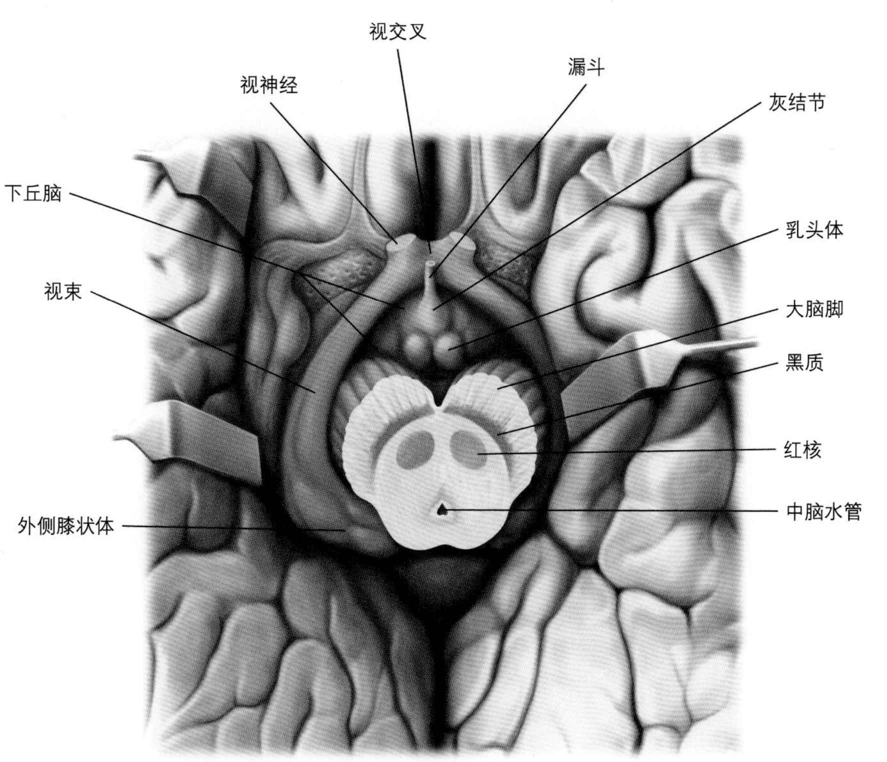
视交叉
视神经
漏斗
灰结节
下丘脑
乳头体
视束
大脑脚
黑质
红核
外侧膝状体
中脑水管

脑干和小脑

间脑和脑干构成的茎状结构连接大脑半球、小脑和脊髓。间脑由丘脑和相关结构组成，而脑干自上而下由中脑、脑桥和延髓构成。穿过脑干纤维束连接着脊髓和大脑，粗大的纤维束从对侧大脑进入小脑半球；12 对脑神经中有 10 对连于脑干。

图 47.16 间脑、脑干及小脑

左侧面观。

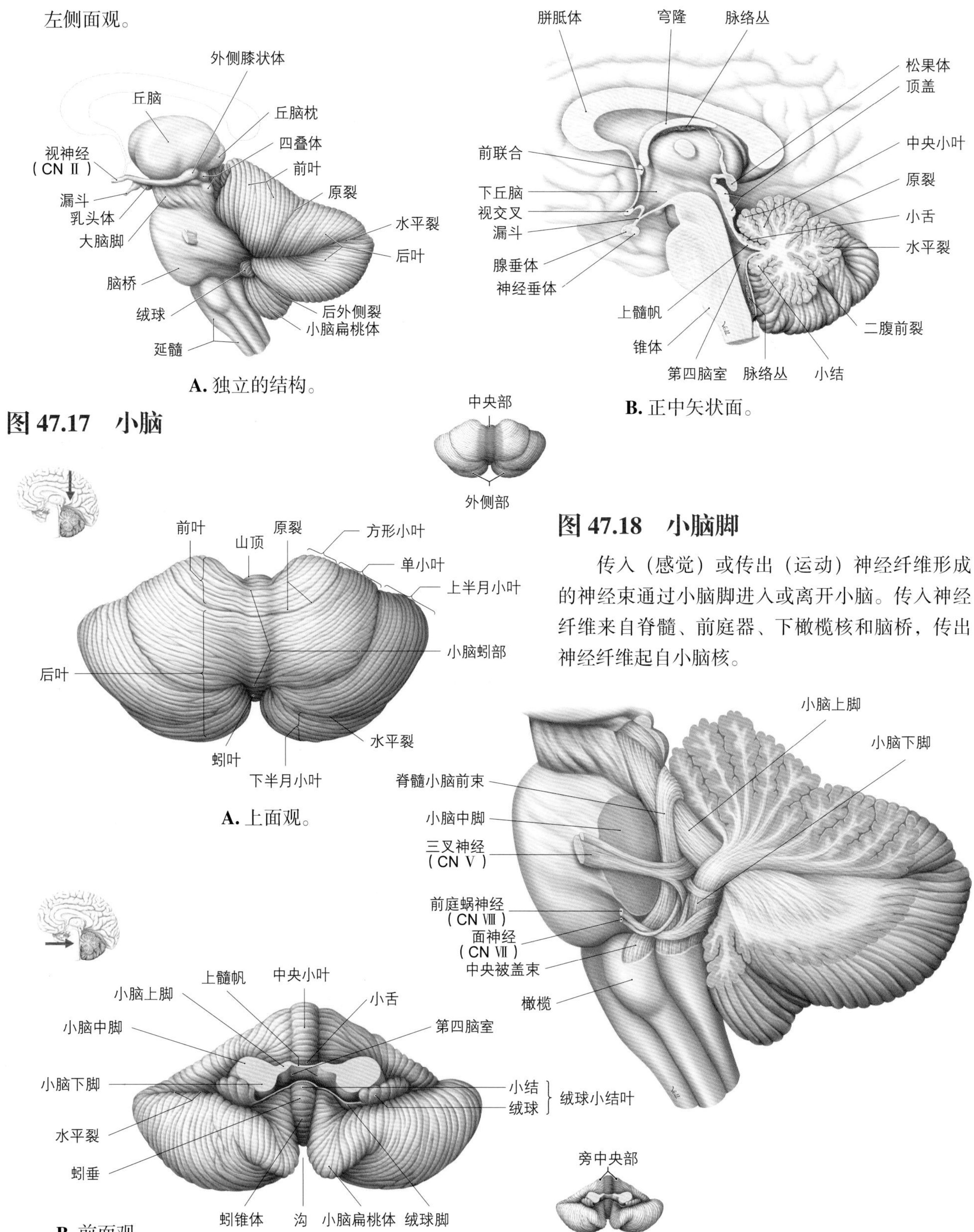
外侧膝状体
丘脑
丘脑枕
四叠体
视神经
（CN Ⅱ）
前叶
原裂
漏斗
乳头体
大脑脚
水平裂
后叶
脑桥
绒球
后外侧裂
小脑扁桃体
延髓
胼胝体
穹隆
脉络丛
松果体
顶盖
前联合
中央小叶
原裂
下丘脑
视交叉
小舌
漏斗
水平裂
腺垂体
神经垂体
上髓帆
二腹前裂
锥体
第四脑室
脉络丛
小结
中央部
外侧部
前叶
原裂
方形小叶
山顶
单小叶
上半月小叶
小脑蚓部
后叶
水平裂
蚓叶
下半月小叶
小脑上脚
小脑下脚
脊髓小脑前束
小脑中脚
三叉神经
（CN Ⅴ）
前庭蜗神经
（CN Ⅷ）
面神经
（CN Ⅶ）
中央被盖束
橄榄
上髓帆
中央小叶
小脑上脚
小舌
小脑中脚
第四脑室
小脑下脚
小结
绒球
绒球小结叶
水平裂
蚓垂
旁中央部
蚓锥体
沟
小脑扁桃体
绒球脚

A. 独立的结构。

B. 正中矢状面。

图 47.17 小脑

A. 上面观。

B. 前面观。

图 47.18 小脑脚

传入（感觉）或传出（运动）神经纤维形成的神经束通过小脑脚进入或离开小脑。传入神经纤维来自脊髓、前庭器、下橄榄核和脑桥，传出神经纤维起自小脑核。

图 47.19 脑干

脑干是 10 对脑神经（CN Ⅲ ~ Ⅻ）进出脑的部位。见第 560、561 页脑神经及核团概述。

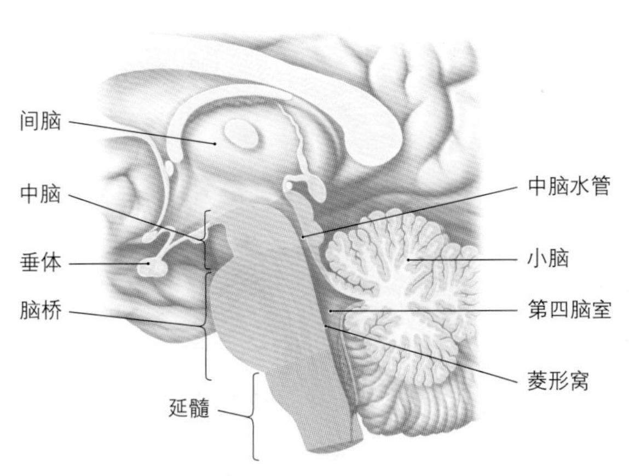
间脑
中脑
垂体
脑桥
延髓
中脑水管
小脑
第四脑室
菱形窝

A. 脑干的分段。

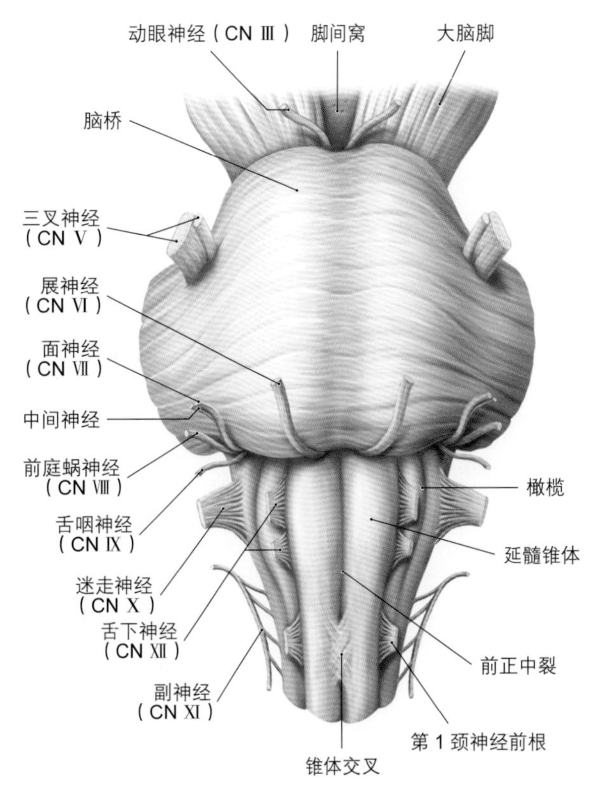
动眼神经（CN Ⅲ）
脚间窝
大脑脚
脑桥
三叉神经（CN Ⅴ）
展神经（CN Ⅵ）
面神经（CN Ⅶ）
中间神经
前庭蜗神经（CN Ⅷ）
舌咽神经（CN Ⅸ）
迷走神经（CN Ⅹ）
舌下神经（CN Ⅻ）
副神经（CN Ⅺ）
橄榄
延髓锥体
前正中裂
第 1 颈神经前根
锥体交叉

B. 前面观。

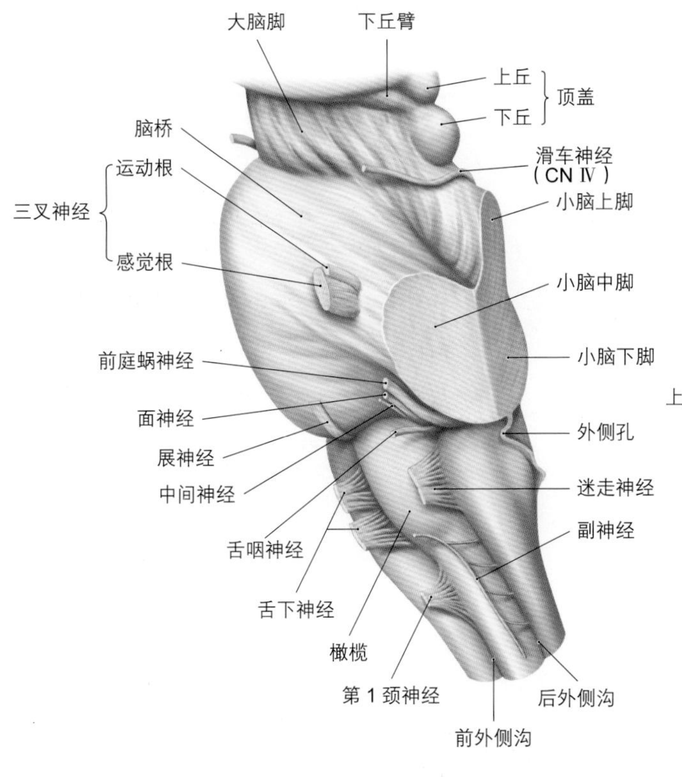
大脑脚
下丘臂
上丘
下丘
顶盖
脑桥
三叉神经
运动根
感觉根
滑车神经（CN Ⅳ）
小脑上脚
小脑中脚
前庭蜗神经
小脑下脚
面神经
外侧孔
展神经
中间神经
迷走神经
副神经
舌咽神经
舌下神经
橄榄
第 1 颈神经
后外侧沟
前外侧沟

C. 左外侧面观。

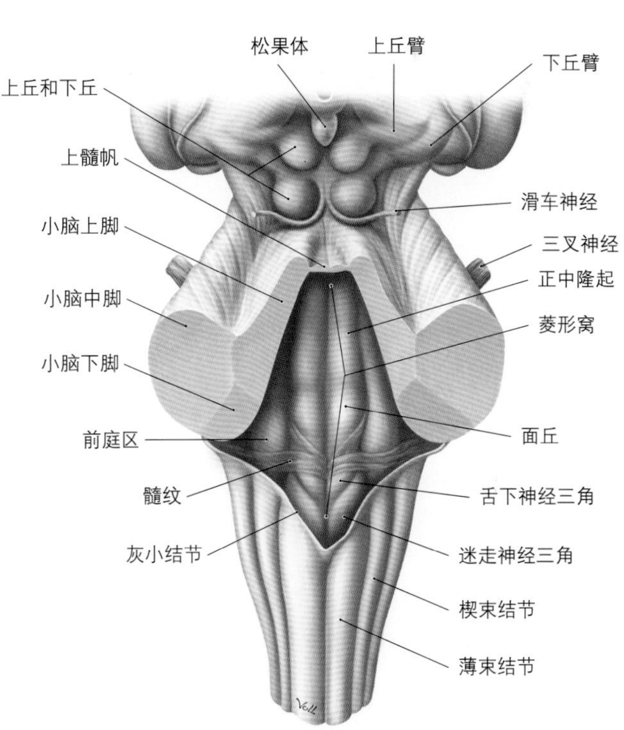
松果体
上丘臂
下丘臂
上丘和下丘
上髓帆
滑车神经
小脑上脚
三叉神经
正中隆起
小脑中脚
菱形窝
小脑下脚
面丘
前庭区
髓纹
舌下神经三角
灰小结节
迷走神经三角
楔束结节
薄束结节

D. 后面观。

图 47.20 脑脊液循环

大脑和脊髓悬浮在脑脊液中。脑脊液由脉络丛持续地产生，充满大脑的蛛网膜下腔和脑室，并通过蛛网膜颗粒引流进入颅腔的硬脑膜静脉窦系统（主要是上矢状窦）。少量脑脊液沿脊神经的近端引流至静脉丛或淋巴循环。

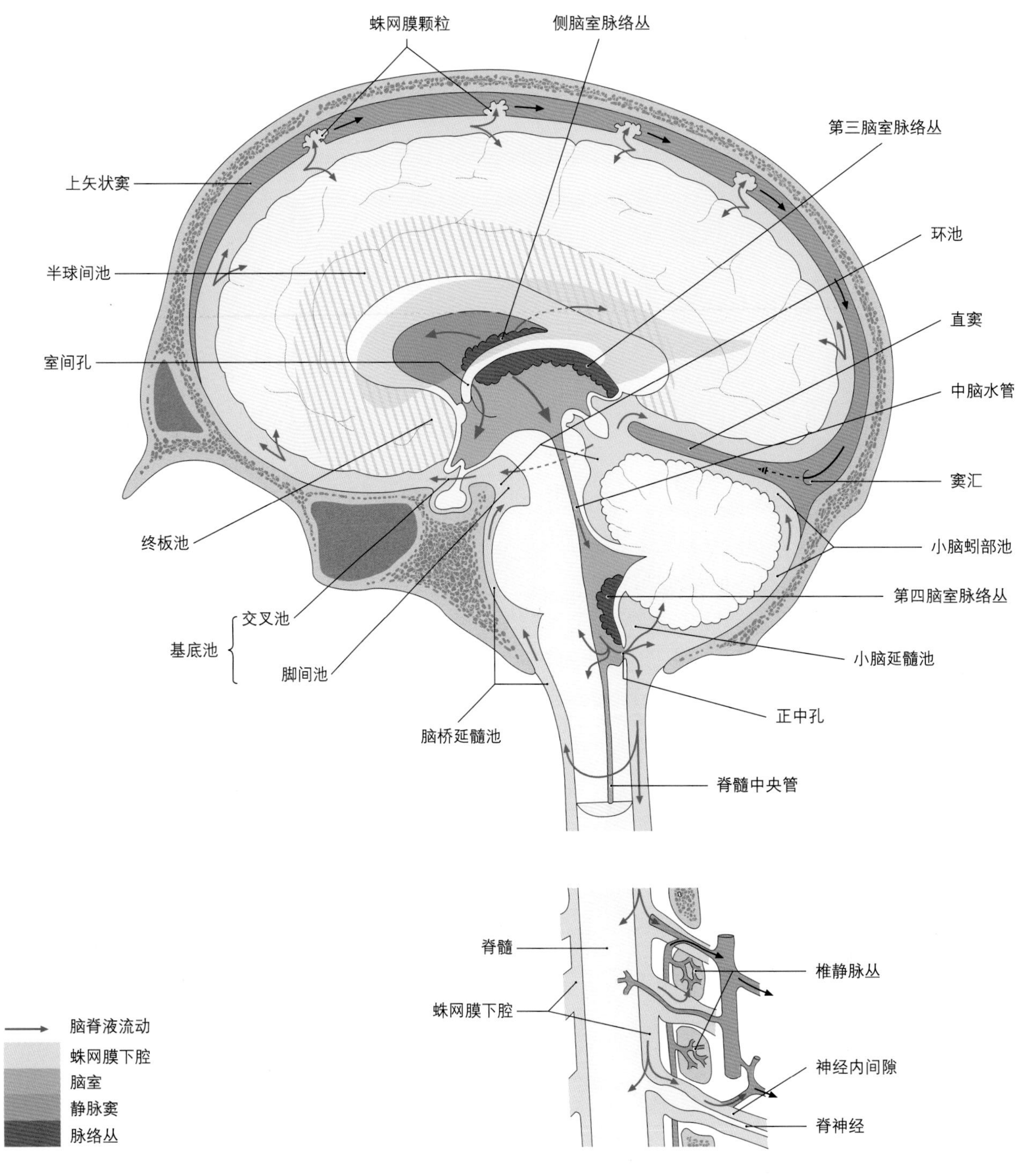
蛛网膜颗粒
侧脑室脉络丛
第三脑室脉络丛
上矢状窦
环池
半球间池
直窦
室间孔
中脑水管
窦汇
终板池
小脑蚓部池
第四脑室脉络丛
交叉池
基底池
脚间池
小脑延髓池
正中孔
脑桥延髓池
脊髓中央管
脊髓
椎静脉丛
蛛网膜下腔
神经内间隙
脊神经
脑脊液流动
蛛网膜下腔
脑室
静脉窦
脉络丛

图 47.21 脑室系统

脑室系统是脊髓中央管入脑后的延续。铸型标本显示了 4 个脑室间的连接。

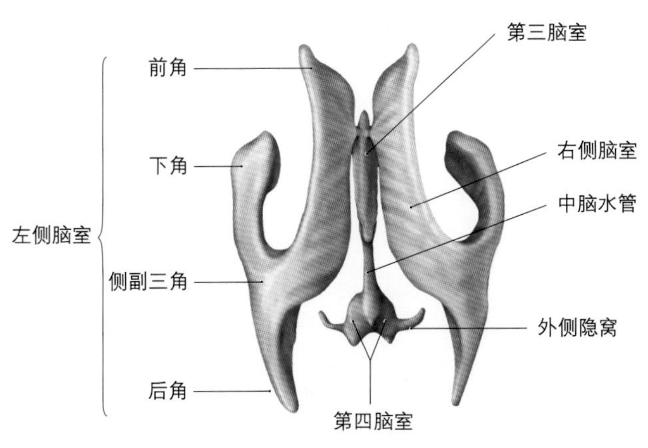
第三脑室
前角
下角
右侧脑室
中脑水管
左侧脑室
侧副三角
外侧隐窝
后角
第四脑室

A. 上面观。

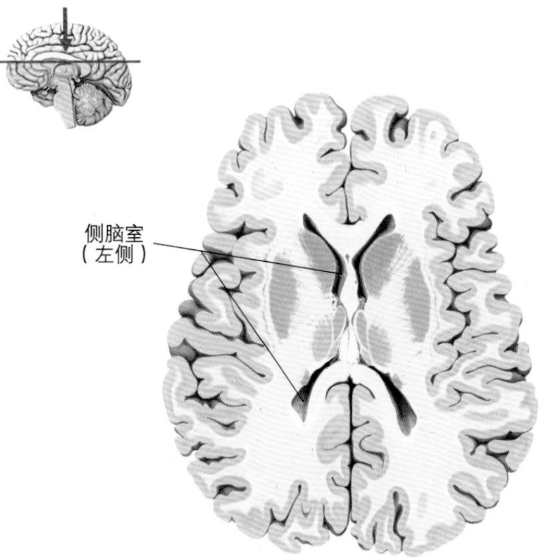
侧脑室
（左侧）

B. 脑横切面上的侧脑室。

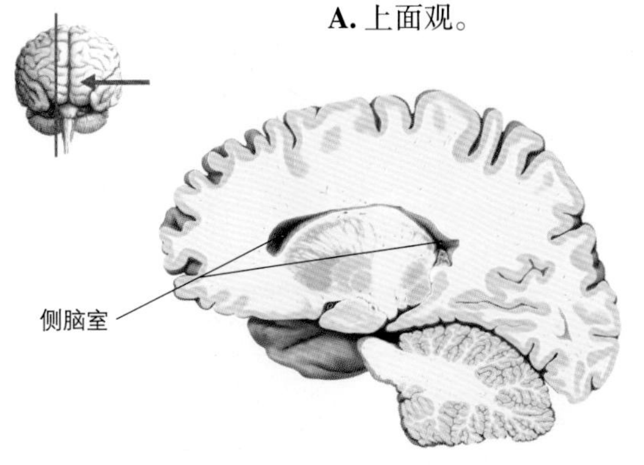
侧脑室

C. 脑矢状面上的左侧脑室。

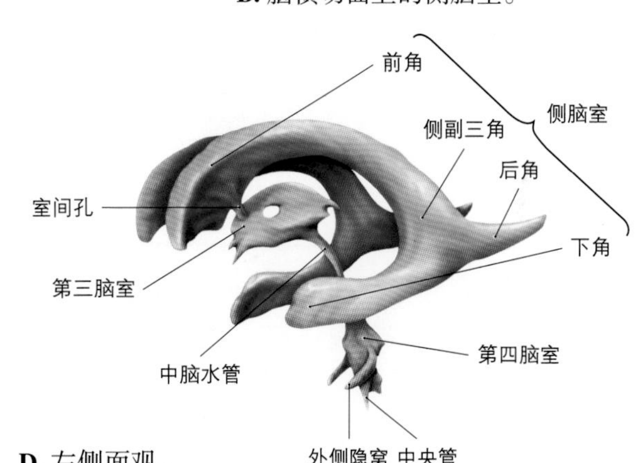
前角
侧副三角
侧脑室
后角
室间孔
下角
第三脑室
第四脑室
中脑水管
外侧隐窝 中央管

D. 左侧面观。

图 47.22 脑室的位置

左侧面观。

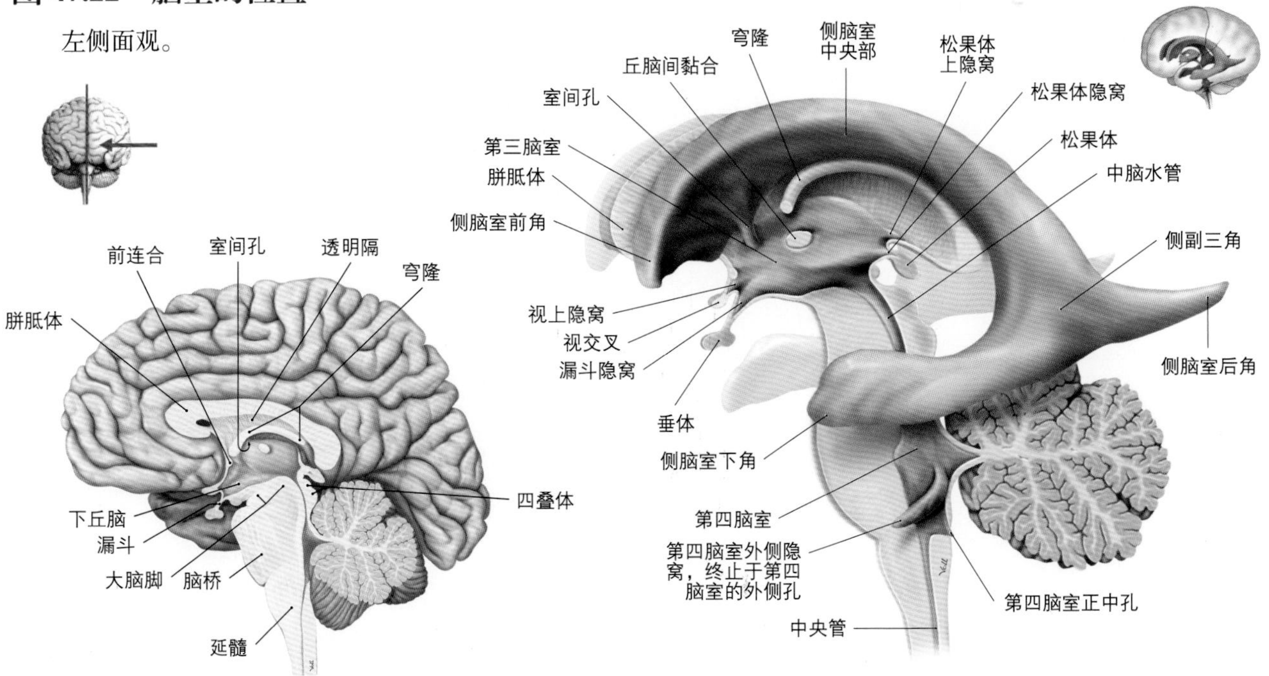
前连合
室间孔
透明隔
穹隆
胼胝体
下丘脑
漏斗
大脑脚
脑桥
延髓
四叠体
穹隆
侧脑室
中央部
松果体
上隐窝
丘脑间黏合
室间孔
松果体隐窝
松果体
第三脑室
胼胝体
中脑水管
侧脑室前角
侧副三角
视上隐窝
视交叉
漏斗隐窝
侧脑室后角
垂体
侧脑室下角
第四脑室
第四脑室外侧隐
窝，终止于第四
脑室的外侧孔
第四脑室正中孔
中央管

A. 正中矢状面上的第三和第四脑室。　**B.** 脑室系统及其毗邻结构。

第 48 章 脑的血管

脑的静脉和静脉窦

颅内静脉窦及硬脑膜内褶的更多资料见第 590~593 页。

图 48.1 大脑的浅静脉

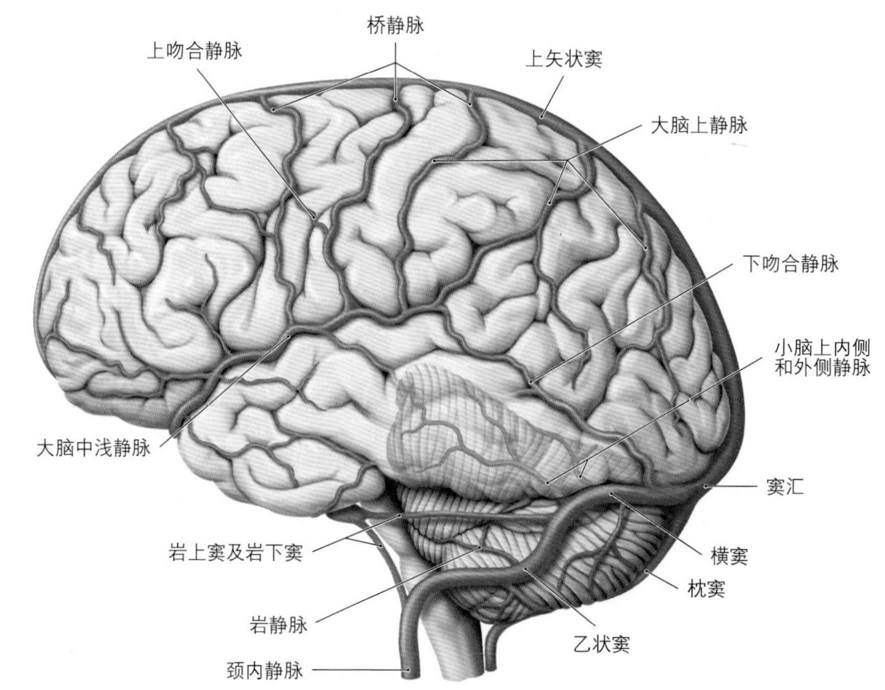
桥静脉
上吻合静脉
上矢状窦
大脑上静脉
下吻合静脉
小脑上内侧
和外侧静脉
大脑中浅静脉
窦汇
岩上窦及岩下窦
横窦
枕窦
岩静脉
乙状窦
颈内静脉

A. 左脑半球的外侧面观。

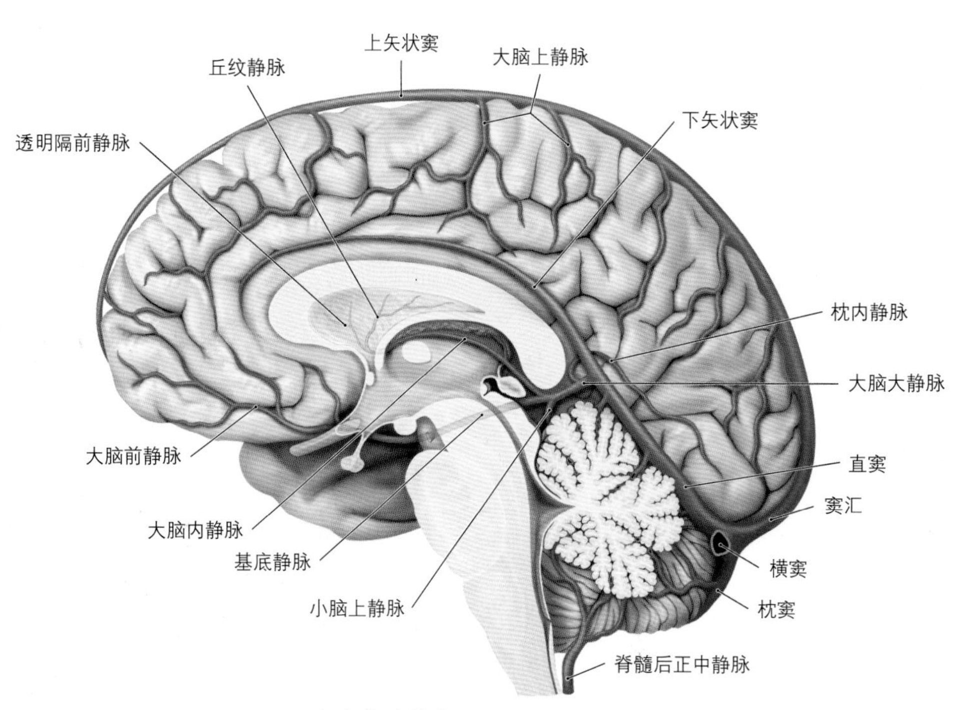
上矢状窦
丘纹静脉
大脑上静脉
下矢状窦
透明隔前静脉
枕内静脉
大脑大静脉
大脑前静脉
直窦
窦汇
大脑内静脉
基底静脉
横窦
小脑上静脉
枕窦
脊髓后正中静脉

B. 右脑半球的内面观。

图 48.2　脑底静脉系统

底面观。

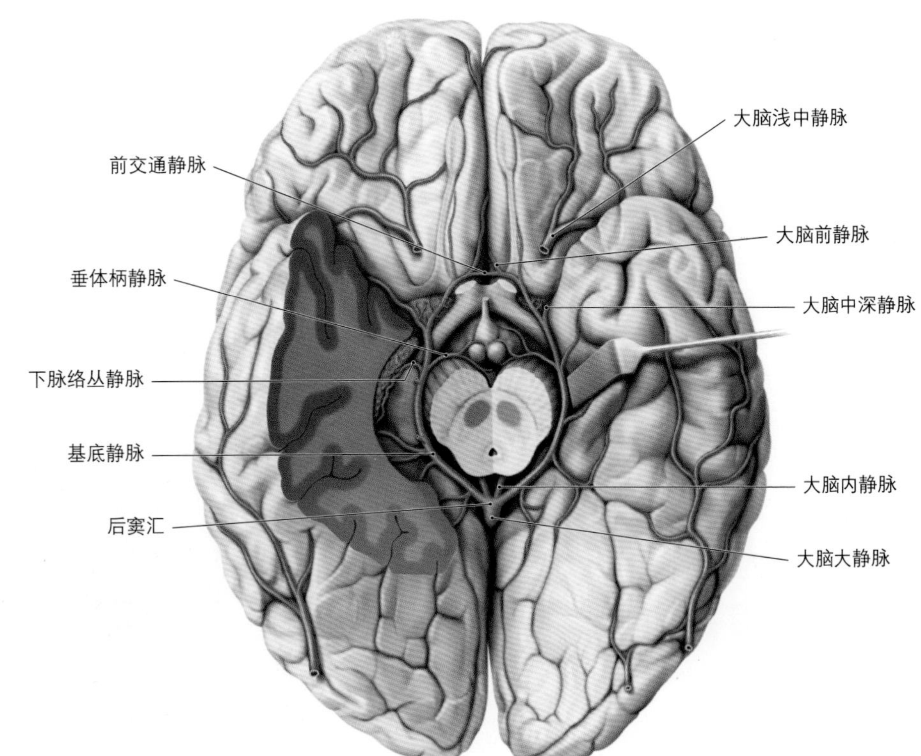
大脑浅中静脉
前交通静脉
大脑前静脉
垂体柄静脉
大脑中深静脉
下脉络丛静脉
基底静脉
大脑内静脉
后窦汇
大脑大静脉

图 48.3　脑干的静脉

底面观。

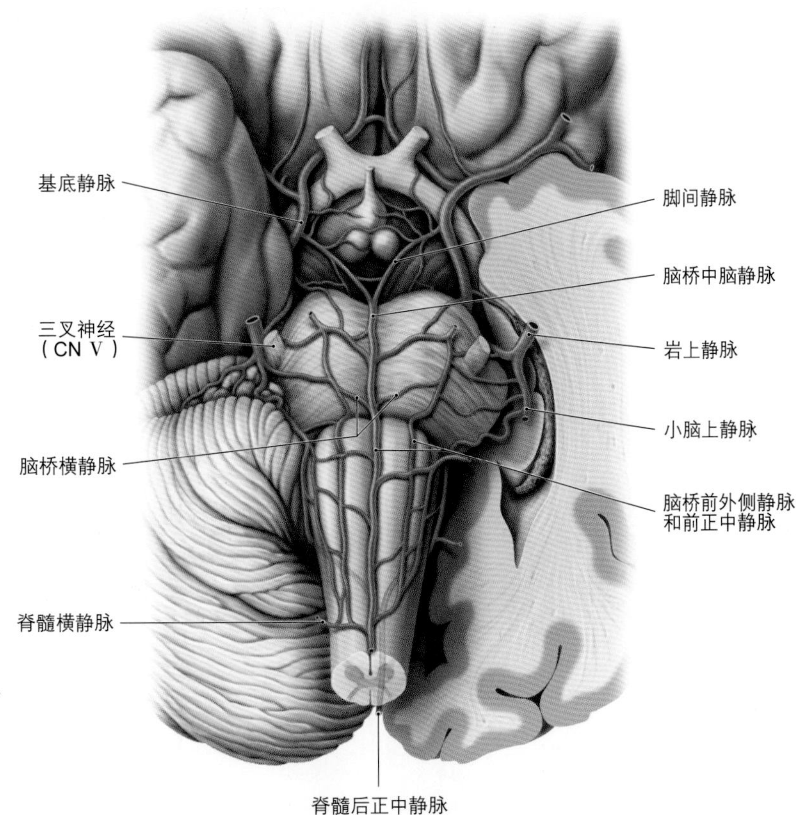
基底静脉
脚间静脉
脑桥中脑静脉
三叉神经
（CN Ⅴ）
岩上静脉
小脑上静脉
脑桥横静脉
脑桥前外侧静脉
和前正中静脉
脊髓横静脉
脊髓后正中静脉

脑的动脉

图 48.4　颈内动脉

左侧面观。颈内动脉的详细介绍见第 582 页。

图 48.5　脑干和小脑的动脉

左侧面观。

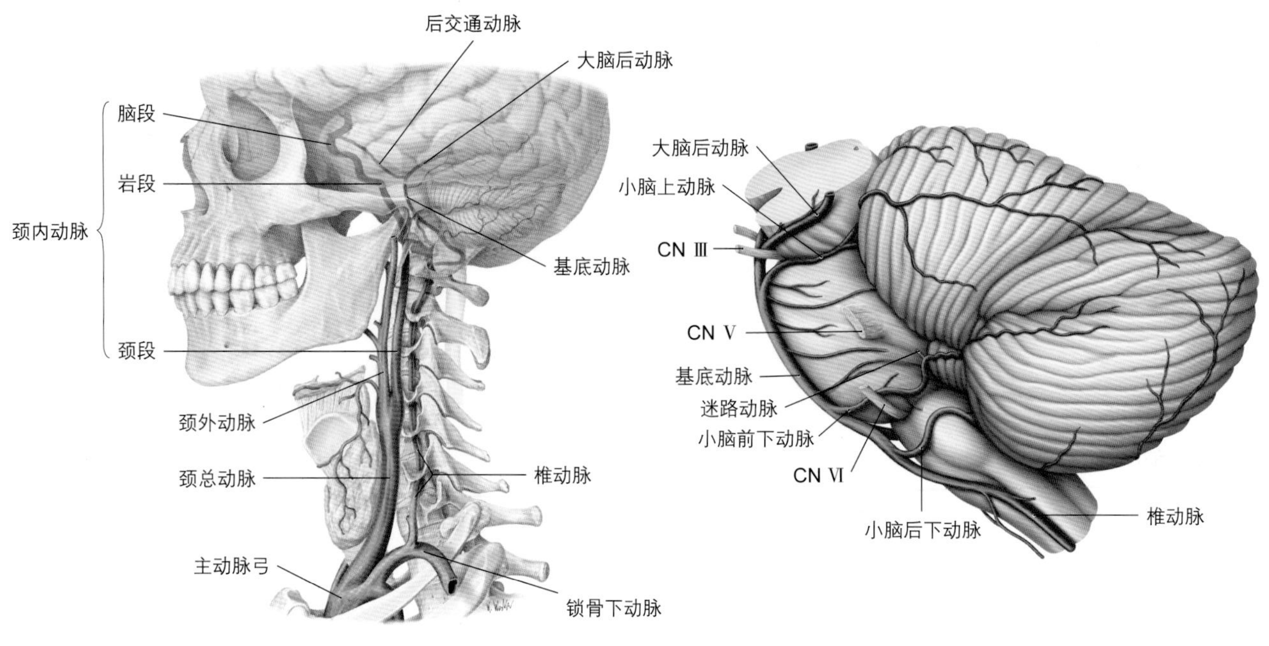
后交通动脉
大脑后动脉
脑段
岩段
颈内动脉
基底动脉
颈段
颈外动脉
颈总动脉
椎动脉
主动脉弓
锁骨下动脉
大脑后动脉
小脑上动脉
CN Ⅲ
CN Ⅴ
基底动脉
迷路动脉
小脑前下动脉
CN Ⅵ
小脑后下动脉
椎动脉

图 48.6　脑的动脉

底面观 / 下面观。

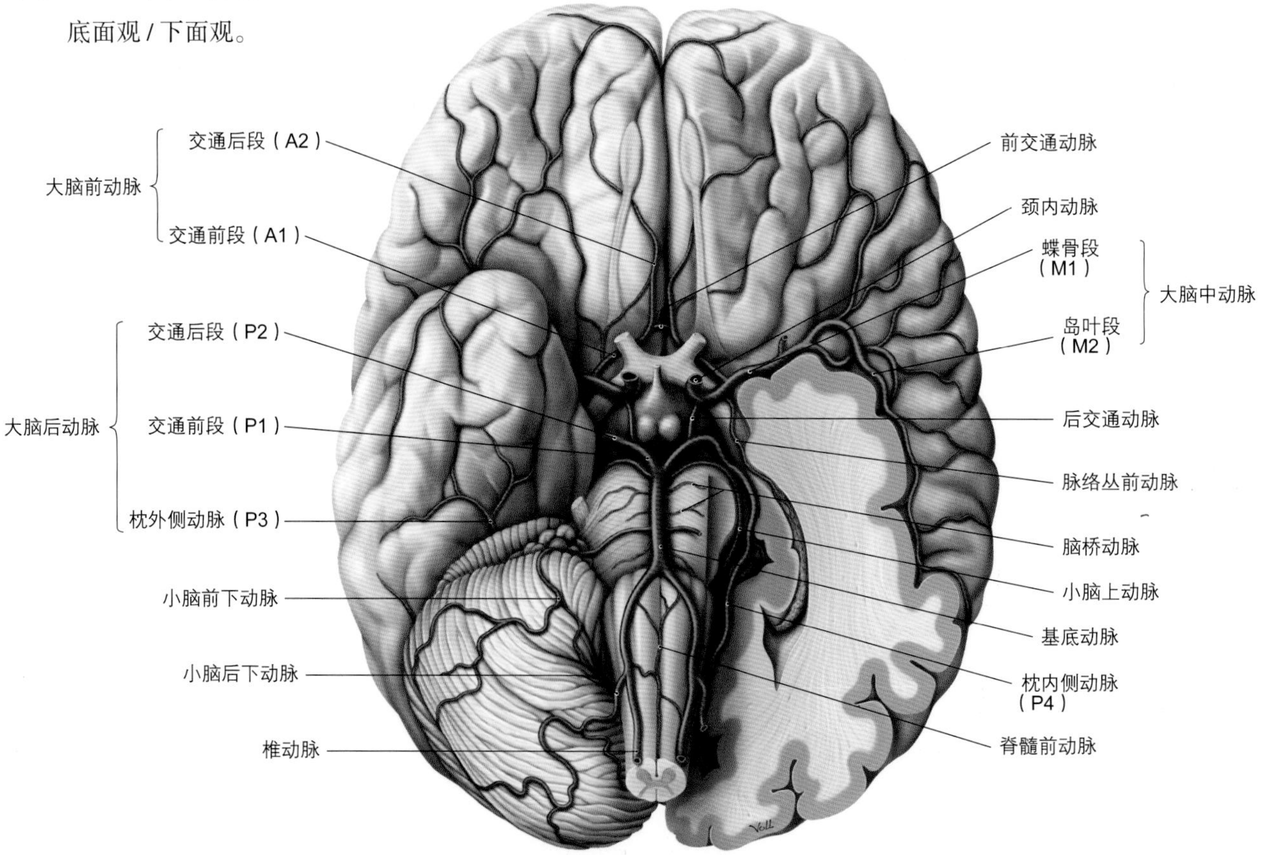

大脑前动脉
交通后段（A2）
交通前段（A1）
大脑后动脉
交通后段（P2）
交通前段（P1）
枕外侧动脉（P3）
小脑前下动脉
小脑后下动脉
椎动脉
前交通动脉
颈内动脉
大脑中动脉
蝶骨段（M1）
岛叶段（M2）
后交通动脉
脉络丛前动脉
脑桥动脉
小脑上动脉
基底动脉
枕内侧动脉（P4）
脊髓前动脉

图 48.7　大脑的动脉

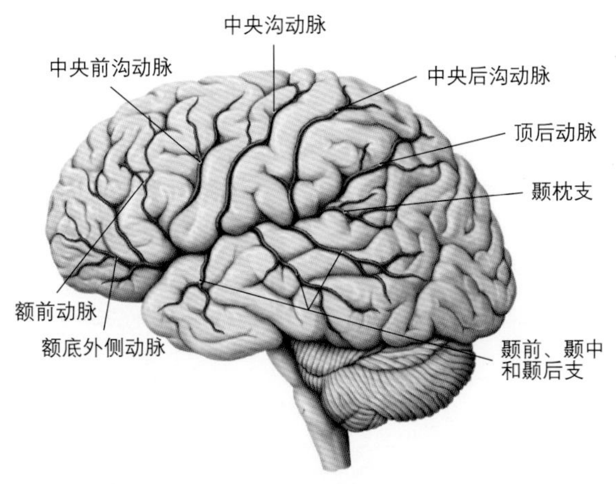
中央沟动脉
中央前沟动脉
中央后沟动脉
顶后动脉
颞枕支
额前动脉
额底外侧动脉
颞前、颞中
和颞后支

A. 大脑中动脉。左脑半球的外侧面观。

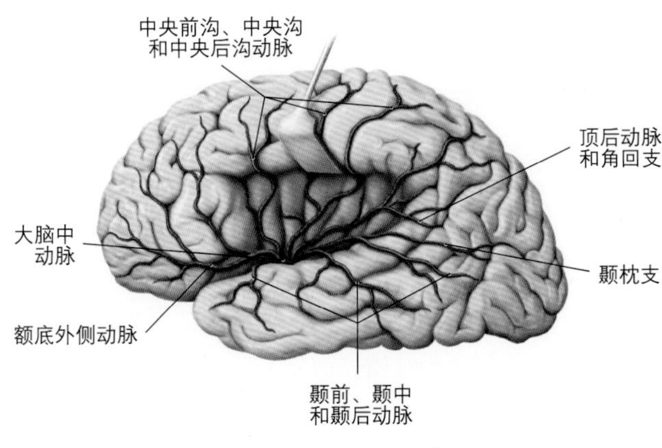
中央前沟、中央沟
和中央后沟动脉
顶后动脉
和角回支
大脑中
动脉
颞枕支
额底外侧动脉
颞前、颞中
和颞后动脉

B. 大脑中动脉。翻开外侧裂的左侧面观。

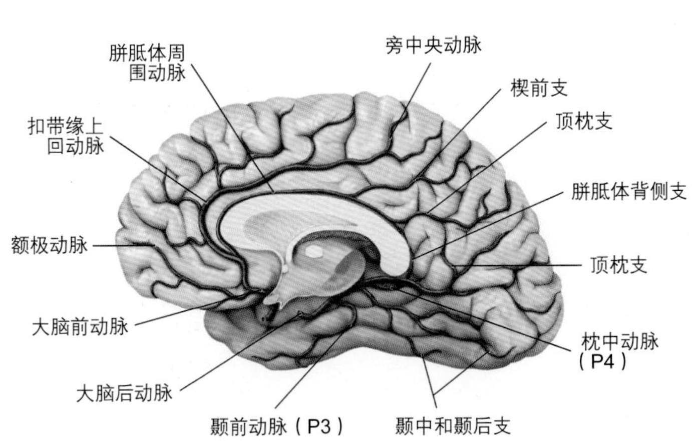
胼胝体周
围动脉
旁中央动脉
楔前支
扣带缘上
回动脉
顶枕支
胼胝体背侧支
额极动脉
顶枕支
大脑前动脉
枕中动脉
（P4）
大脑后动脉
颞前动脉（P3）
颞中和颞后支

C. 大脑前动脉和大脑后动脉。右脑半球的内侧面观。

图 48.8　大脑动脉的分布区域

中央灰质和白质的血供复杂（黄色部分），包括前脉络丛动脉。

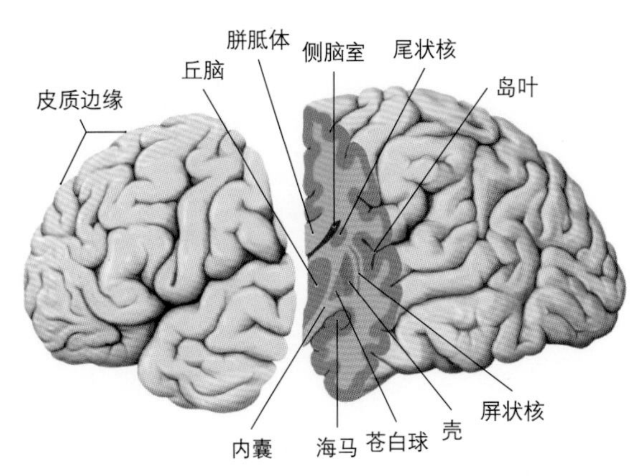
胼胝体
侧脑室
尾状核
丘脑
岛叶
皮质边缘
屏状核
壳
内囊
海马
苍白球
大脑前动脉
大脑中动脉
大脑后动脉

A. 左脑半球的外侧面观。

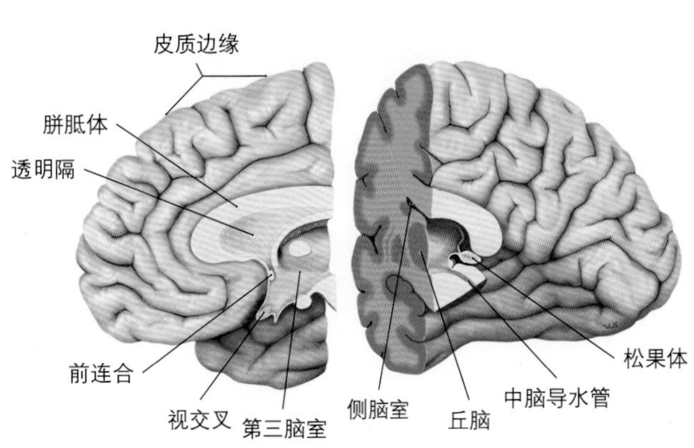
皮质边缘
胼胝体
透明隔
松果体
前连合
中脑导水管
视交叉
第三脑室
侧脑室
丘脑

B. 右半球的内侧面观。

第 49 章　功能系统

脊髓的解剖及构成

图 49.1　脊髓节段的解剖

从三维模型的左前上方斜向观察。脊髓的灰质位于内部，围绕中央管呈 H（或蝴蝶）形分布。与人们所见的大脑灰质在外的皮质分布恰恰相反。脊髓的主要功能是传导往返于大脑的神经冲动，所以灰质和白质的结构均是纵向排列。

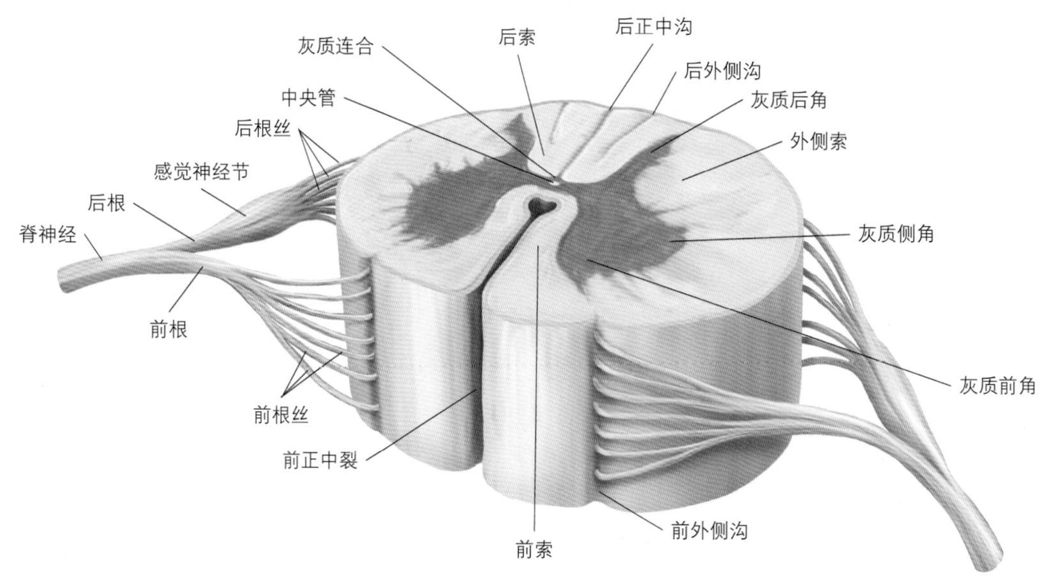
灰质连合
后索
后正中沟
后外侧沟
中央管
灰质后角
后根丝
外侧索
感觉神经节
后根
脊神经
灰质侧角
前根
灰质前角
前根丝
前正中裂
前外侧沟
前索

图 49.2　灰质的构成

左侧前斜上方观。脊髓灰质分为三个柱（角）。

• 前柱（角）：包含运动神经元。

• 侧柱（角）：在特定区域包含交感和副交感神经（内脏运动）神经元。

• 后柱（角）：包含感觉神经元。

这些柱内的传入（蓝色）和传出（红色）神经元按照功能聚集成核团。

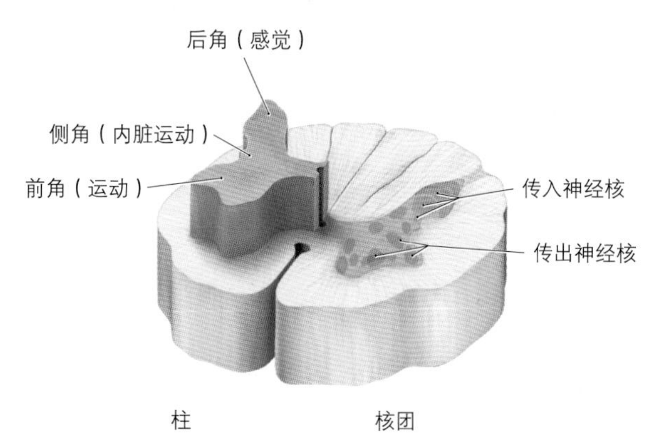
后角（感觉）
侧角（内脏运动）
前角（运动）
传入神经核
传出神经核
柱
核团

图 49.3　肌的神经支配

支配特定肌的运动神经元在灰质前角呈垂直的柱状分布，这些柱可称为核团，与脑干运动核的排列方式相似。大多数肌（节间肌）接受来自跨多个脊髓节段的运动神经核支配。单节段肌的运动神经元仅位于单个脊髓节段内。

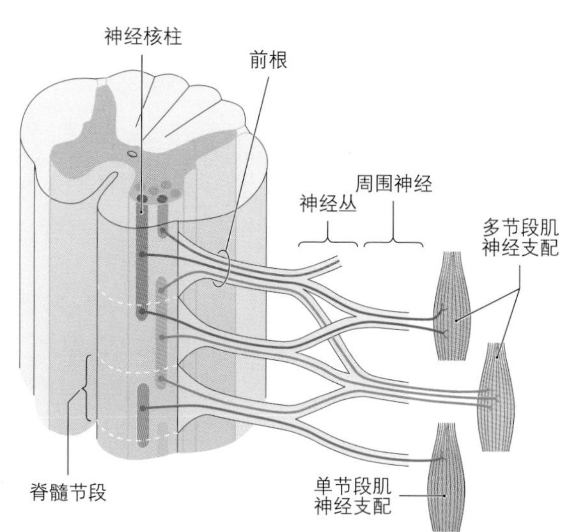
神经核柱
前根
周围神经
神经丛
多节段肌
神经支配
脊髓节段
单节段肌
神经支配

图 49.4 白质的构成

左侧前斜上方观。灰质柱将白质近似地分为前索、外侧索和后索。脊髓白质包含上行和下行传导束，这些传导束相当于中枢神经系统的周围神经。

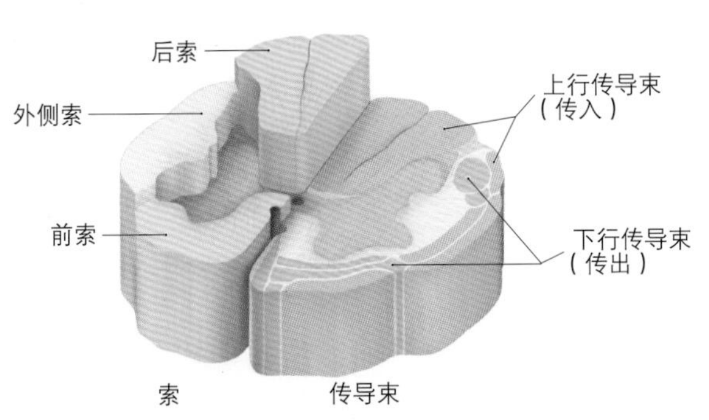
后索
外侧索
前索
上行传导束
（传入）
下行传导束
（传出）
索
传导束

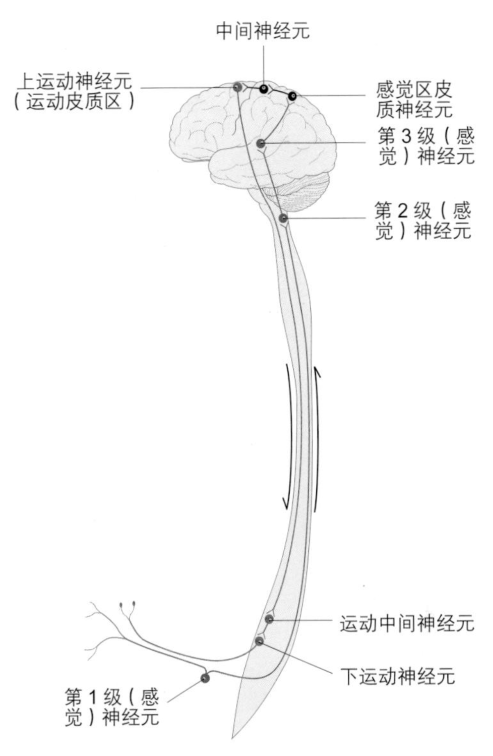
中间神经元
上运动神经元
（运动皮质区）
感觉区皮
质神经元
第 3 级（感
觉）神经元
第 2 级（感
觉）神经元
运动中间神经元
下运动神经元
第 1 级（感
觉）神经元

图 49.5 感觉运动整合概况

模式图描述了初级传入（感觉）神经元冲动的传导通路，轴突上升至脑干中的第二、第三级传入神经元换元，然后到达大脑感觉中枢皮质的感觉神经元。中间神经元联系感觉神经元与运动皮质的上运动神经元，后者发出下行纤维，在脊髓白质索内下行，至脊髓运动神经元换元，然后下运动神经元的轴突经脊神经发出至效应器。

图 49.6 脊髓固有束（黄色阴影）的配布规律

左侧前斜上方观。大多数肌均为多节段支配模式，支配的轴突需要在多个脊髓节段上行 / 下降参与脊髓反射。这些神经元的轴突源于灰质内的中间神经元并形成固有束。这些轴突聚集为固有束排列于灰质周围，并构成脊髓的固有回路。

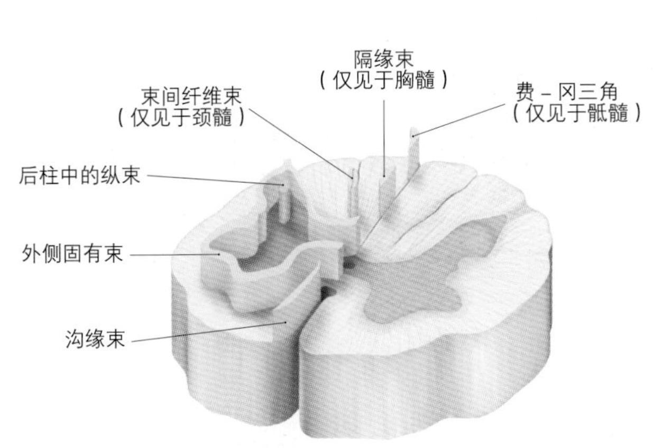
隔缘束
（仅见于胸髓）
束间纤维束
（仅见于颈髓）
费 – 冈三角
（仅见于骶髓）
后柱中的纵束
外侧固有束
沟缘束

图 49.7 脊髓的固有传导

蓝色的为传入神经元，红色为传出神经元。脊髓反射回路的神经元为黑色。这些中间神经元构成的链存在于脊髓内，构成脊髓固有回路。这些固有回路中的轴突通过位于灰质边缘的固有神经束传递信息至相邻节段。

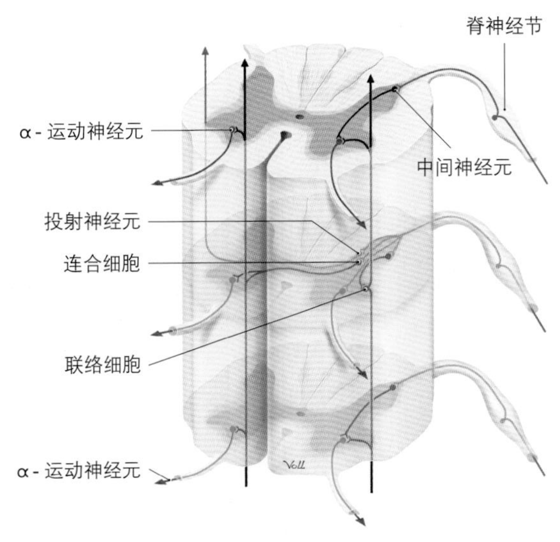
脊神经节
α - 运动神经元
中间神经元
投射神经元
连合细胞
联络细胞
α - 运动神经元

感觉和运动传导路

图 49.8　感觉传导路（上行纤维束）

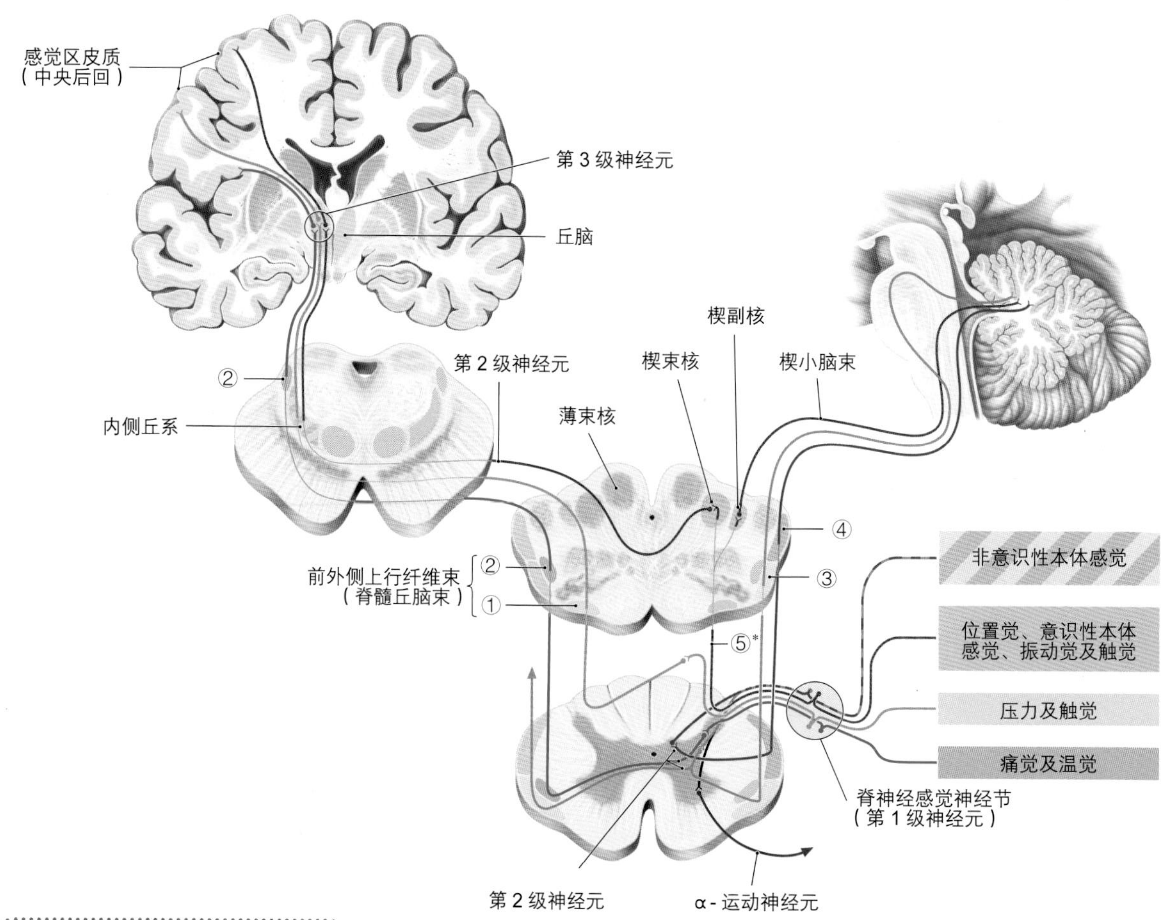
感觉区皮质
（中央后回）
第 3 级神经元
丘脑
楔副核
第 2 级神经元
楔束核
楔小脑束
②
内侧丘系
薄束核
④
前外侧上行纤维束
（脊髓丘脑束）
②
①
③
非意识性本体感觉
位置觉、意识性本体感觉、振动觉及触觉
⑤*
压力及触觉
痛觉及温觉
脊神经感觉神经节
（第 1 级神经元）
第 2 级神经元
α - 运动神经元

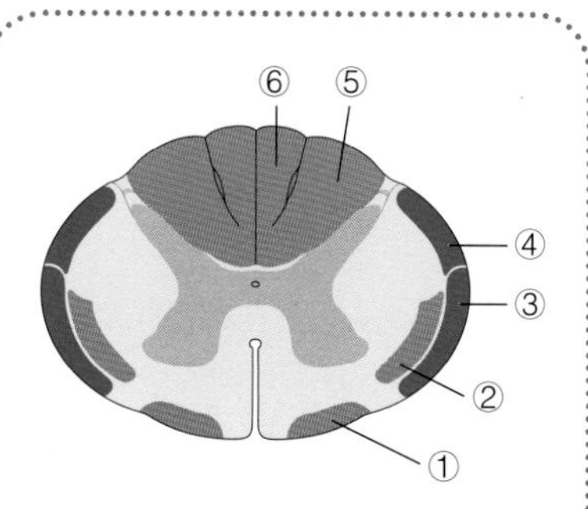
⑥
⑤
④
③
②
①

注：* 楔束和薄束分别传递来自上、下肢的感觉。在这个脊髓节段仅显示楔束。

表 49.1　脊髓感觉传导路（上行纤维束）

	纤维束	位置	功能		神经元
①	脊髓丘脑前束	前索	传递粗触觉和压觉		第 1 级传入神经元位于脊神经节，经白质前联合交叉至对侧至第 2 级神经
②	脊髓丘脑侧束	前索和侧索	传递痛觉、温觉、瘙痒和性冲动		
③	脊髓小脑前束	外侧索	传递非意识性运动协调信息（非意识性本体感觉、自动反射等，如慢跑、骑自行车）至小脑		投射神经元（第 2 级）接受脊神经节内第 1 级神经元的本体感觉信号
④	脊髓小脑后束				
⑤	楔束	后索	传递位置觉（意识性本体感觉）和皮肤精细触觉（触觉、震动、精细压力感觉、两点分辨）	传递上肢的信息（T_3 以下无）	第 1 级神经元胞体位于脊神经节，不交叉进入后柱神经核
⑥	薄束			传递下肢的信息	

图 49.9 运动传导路（下行纤维束）

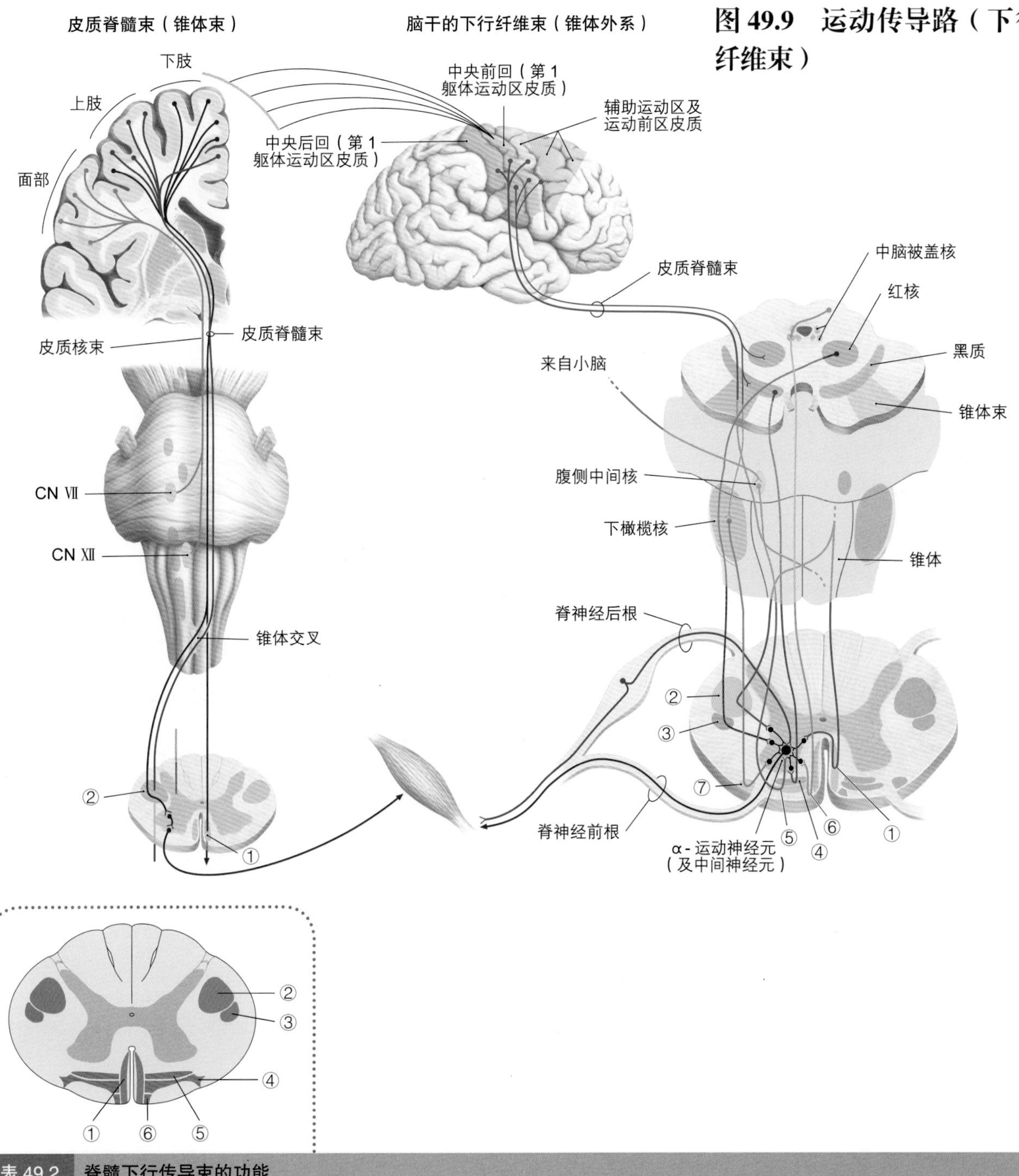

皮质脊髓束（锥体束）
脑干的下行纤维束（锥体外系）
下肢
上肢
面部
中央前回（第1躯体运动区皮质）
辅助运动区及运动前区皮质
中央后回（第1躯体运动区皮质）
皮质脊髓束
中脑被盖核
红核
皮质核束
皮质脊髓束
来自小脑
黑质
锥体束
腹侧中间核
CN Ⅶ
下橄榄核
CN Ⅻ
锥体
脊神经后根
锥体交叉
②
③
⑦
②
①
脊神经前根
α-运动神经元（及中间神经元）
⑤
④
⑥
①
②
③
④
①
⑥
⑤

表 49.2 脊髓下行传导束的功能

传导束			功能	
皮质脊髓束（锥体束）	①	皮质脊髓前束	随意运动功能的最重要传导路	起于大脑皮质运动区 皮质核束终止于脑神经运动核团 皮质脊髓束终止于脊髓前角运动神经元 皮质网状束终止于网状结构核团
	②	皮质脊髓侧束		
来自脑干的下行纤维束（锥体外系）	③	红核脊髓束	自主性和学习后运动的传导路（例如行走、跑步、骑自行车）	
	④	网状脊髓束		
	⑤	前庭脊髓束		
	⑥	顶盖脊髓束		
	⑦	橄榄脊髓束		

第 50 章　自主神经系统

自主神经系统（Ⅰ）：概述

图 50.1　自主神经系统

自主神经系统是周围神经系统的组成部分，支配平滑肌、心肌和腺体。分为交感（红色）和副交感（蓝色）神经系统，通常以拮抗的方式调节血流、腺体分泌及器官功能。

交感和副交感神经系统均为 2 级传导，接受中枢神经系统通过胞体位于下丘脑的上一级神经元控制。

交感神经系统内，节前神经元在成对的椎旁交感干神经节内换元，或在不成对的位于动脉根部的椎前神经节换元（腹腔神经节、肠系膜上神经节和肠系膜下神经节）。然后交感神经节后神经元通过灰交通支再次进入脊神经分布到靶器官，或沿动脉走行分布至靶器官。除头部外，副交感节前神经在靶器官的壁内神经节换元后，以短的节后神经支配器官。头部有 4 对副交感神经节：睫状神经节、翼腭神经节、下颌下神经节和耳神经节，分别与第Ⅲ、Ⅶ、Ⅸ脑神经相连。这 4 对神经节发出纤维支配眼的平滑肌纤维、唾液腺和鼻腔、鼻旁窦、硬腭、软腭、咽的腺体。

交感和副交感节前神经元都分泌乙酰胆碱抑制神经节内的烟碱受体。交感神经节后神经元分泌去甲肾上腺素作用于靶组织的 α－肾上腺素受体或 β－肾上腺素受体。副交感神经节后神经元分泌乙酰胆碱作用于靶组织的毒蕈碱受体。

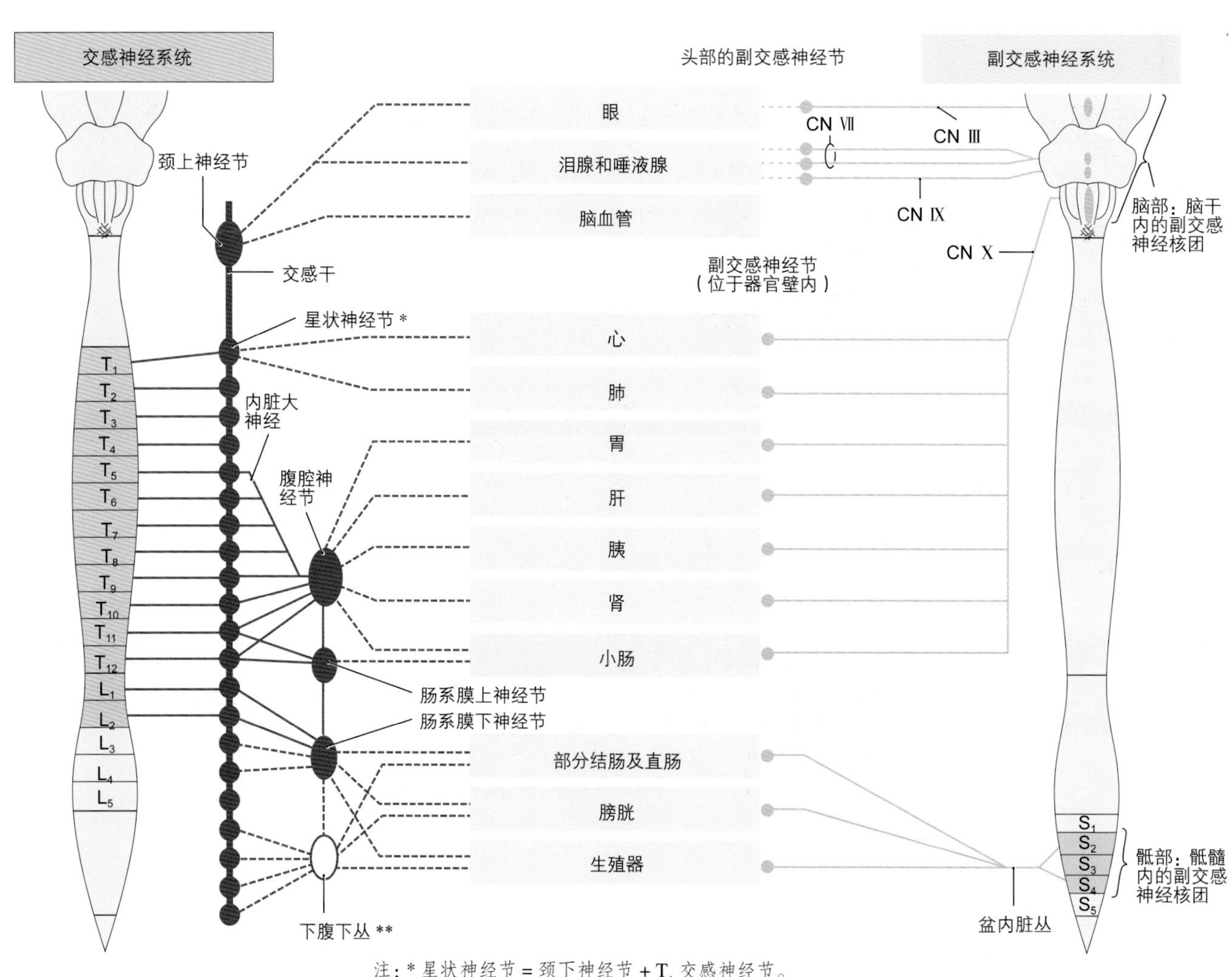
交感神经系统
头部的副交感神经节
副交感神经系统
颈上神经节
眼
泪腺和唾液腺
脑血管
CN Ⅶ
CN Ⅲ
CN Ⅸ
CN Ⅹ
脑部：脑干内的副交感神经核团
交感干
副交感神经节（位于器官壁内）
星状神经节 *
心
肺
胃
肝
胰
肾
小肠
部分结肠及直肠
膀胱
生殖器
内脏大神经
腹腔神经节
肠系膜上神经节
肠系膜下神经节
下腹下丛 **
盆内脏丛
骶部：骶髓内的副交感神经核团
T_1 T_2 T_3 T_4 T_5 T_6 T_7 T_8 T_9 T_{10} T_{11} T_{12}
L_1 L_2 L_3 L_4 L_5
S_1 S_2 S_3 S_4 S_5

注：* 星状神经节 = 颈下神经节 + T_1 交感神经节。

** 少数交感神经节前纤维通过骶内脏神经在下腹下丛的神经节换元。

表 50.1 副交感神经通路

<table>
<tr><th>神经元</th><th colspan="2">胞体位置</th></tr>
<tr><td>上运动神经</td><td colspan="2">下丘脑：副交感神经的上运动神经元胞体位于下丘脑，其轴突在白质纤维束中下降至脑干或骶髓（S_2~S_4）的下运动神经元处换元</td></tr>
<tr><td rowspan="2">节前神经元（下运动神经元）</td><td colspan="2">根据副交感神经节前神经元的位置将副交感神经分为脑部和骶部两个部分</td></tr>
<tr><td>脑干的脑神经核团：这些2级神经元的轴突作为第Ⅲ、Ⅶ、Ⅸ和Ⅹ脑神经的运动根离开中枢神经系统</td><td>脊髓（S_2~S_4）：来自 S_2~S_4 节段脊髓灰质的骶副交感神经轴突与来自骶髓侧角灰质的交感神经轴突一样，从 S_2~S_4 的前根离开脊髓然后进入 S_2~S_4 脊神经的前支。这些轴突从 S_2~S_4 脊神经前支形成的盆内脏神经丛穿过（不换神经元）后，到达下腹下丛，然后支配盆腔及后肠发育而来的结构</td></tr>
<tr><td>节后神经元</td><td colspan="2">脑部副交感神经节：头部副交感脑神经至少有一个神经节
• 第Ⅲ脑神经：睫状神经节
• 第Ⅶ脑神经：翼腭神经节和下颌下神经节
• 第Ⅸ脑神经：耳神经节
• 第Ⅹ脑神经：靠近靶器官的小的无名神经节</td></tr>
<tr><td>节后神经分布</td><td colspan="2">副交感神经伴其他神经纤维分布到靶组织。在头部，翼腭神经节（CN Ⅶ）和耳神经节（CN Ⅸ）的节后神经纤维加入三叉神经分支中并随之分布；睫状神经节（CN Ⅲ）的节后神经纤维伴随交感神经纤维及睫状短神经内的感觉纤维走行（节前纤维与 CN Ⅲ的躯体运动纤维伴行）。在胸部、腹部和骨盆，来自第Ⅹ脑神经和盆内脏神经的副交感神经节前纤维与交感神经节后纤维交织成丛（例如心丛、肺丛、食管丛）</td></tr>
</table>

表 50.2 交感神经通路

<table>
<tr><th>神经元</th><th colspan="2">胞体位置</th></tr>
<tr><td>上运动神经元</td><td colspan="2">下丘脑：副交感神经的上运动神经元胞体位于下丘脑，其轴突在白质纤维束内降至 T_1~L_2 脊髓侧角的下运动神经元换元</td></tr>
<tr><td>节前神经元（下运动神经元）</td><td colspan="2">T_1~L_2 脊髓侧角：侧角位于脊髓灰质前角与后角之间的中间部分，仅含有自主运动（交感）神经元，其轴突经脊神经前根离开脊髓后，通过白交通支（有髓神经）进入椎旁节</td></tr>
<tr><td rowspan="2">椎旁节内的节前神经元</td><td colspan="2">所有交感神经节前神经纤维进入交感干，并在交感干内的神经节换元，或上升 / 下降后换元。交感神经节前神经在两个位置换元，形成两种交感神经节</td></tr>
<tr><td>椎旁节换元</td><td>穿过椎旁节但不换元，神经纤维经胸、腰和骶内脏神经丛至椎前节换元</td></tr>
<tr><td>节后神经元</td><td>椎旁节：这些神经节在脊髓侧面形成交感干，节后纤维通过灰交通支（无髓神经纤维）离开交感干</td><td>椎前节：与沿腹主动脉分布的周围神经丛有关。有3个主要的椎前节：
• 腹腔神经节
• 肠系膜上神经节
• 肠系膜下神经节</td></tr>
<tr><td>节后神经纤维分布</td><td colspan="2">节后神经纤维的两种分布方式：
(1) 脊神经。交感神经节后纤维通过灰交通支再次进入脊神经。这些交感神经引发血管、汗腺和竖毛肌(肌纤维附着到毛囊，收缩形成“鸡皮疙瘩”）的收缩
(2) 动脉及管道。神经可以沿相应的结构形成丛。交感神经节后纤维与动脉伴行至靶器官。这就是内脏的神经支配方式(如交感神经支配血管收缩、支气管扩张、腺体分泌、瞳孔开大、平滑肌收缩）</td></tr>
</table>

自主神经系统（II）

图 50.2 脊神经模式图

脊神经均发自脊髓，包含躯体感觉（或传入，来自体壁）和躯体运动（或传出，到达体壁）纤维。体壁后（背侧）区的感觉纤维通过脊神经后支传入，前外侧区通过脊神经前支传入。躯体传入纤维通过脊髓后根进入脊髓。这些纤维的胞体位于感觉（脊髓/背根）神经节，在脊髓灰质后角换元并将大部分信息传至大脑进行翻译。躯体运动纤维的神经元位于脊髓灰质前角，传出纤维通过脊髓前根发出脊神经。无论躯体神经是否形成神经丛，这种配布模式存在于全部脊髓节段（C_1~S_5）。

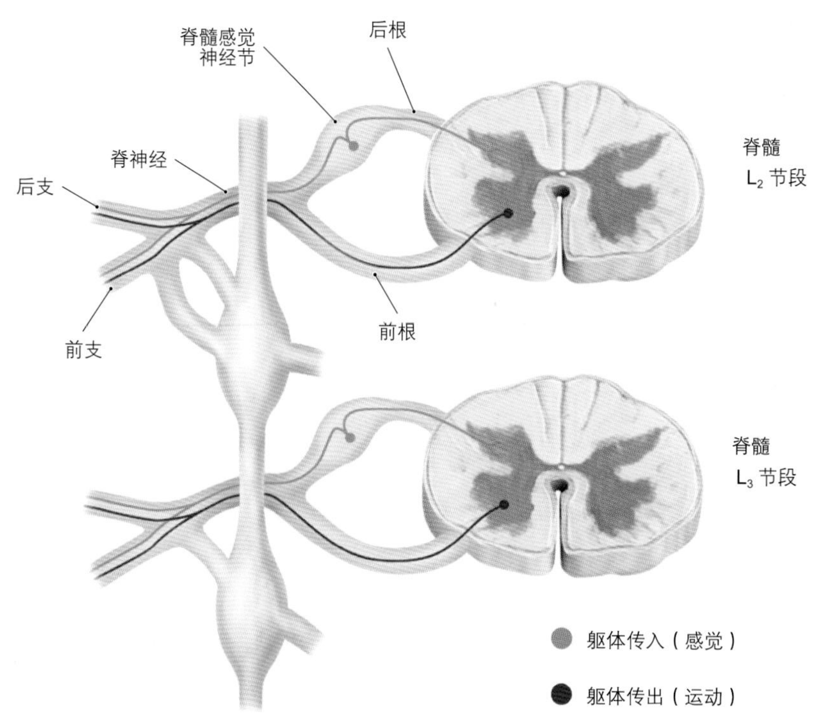
脊髓感觉
神经节
后根
脊神经
后支
前支
前根
脊髓
L_2 节段
脊髓
L_3 节段
躯体传入（感觉）
躯体传出（运动）

图 50.3 自主神经系统环路

体壁的皮区也需要交感神经纤维调节平滑肌收缩和腺体分泌。

胞体位于脊髓灰质侧角的交感神经元发出节前纤维（紫色），经脊神经传出/运动神经根（前根）出脊髓——伴躯体运动（传出）纤维走行——加入脊神经。体壁的平滑肌受交感神经节后纤维支配，而节前纤维在最靠近的神经元——在脊柱两侧呈链状排列交感神经椎旁节换元。每一个神经节都通过交通支与脊神经连接。白交通支是节前纤维走行至交感神经节的交通支（有髓鞘，故呈白色）。

节前纤维进入椎旁神经节有以下两种去向。

（1）交感神经节前纤维在神经节内换元，交感神经节后纤维（橙色）通过灰色交通支（无髓鞘）返回脊神经。交感神经节后纤维可以伴随脊神经前支和后支，即伴随躯体运动和感觉纤维分布到效应器。

（2）节前纤维可以在交感干内上行或下行至上一个或下一个椎旁节换元。这一点非常重要，因为交感神经支配的来源仅限于 T_1~L_2 脊髓水平。此图描绘了来自最下脊髓段 L_2 的交感神经沿交感干下降到 L_3 椎旁神经节，并在此换元，节后神经纤维出神经节后加入 L_3 脊神经。注意，在该节段只有一个灰交通支。在 T_1~L_2 水平，白交通支是传入纤维；而在 T_1 以上和 L_2 以下水平，灰交通支是传出纤维。因此，灰交通支的数目多于白交通支。脊神经前支和后支均含有分布到 L_3 皮区的交感神经节后纤维，伴随与各个脊柱节段一致的躯体感觉和运动纤维。

在了解了体壁是交感神经神经节后纤维支配后，现在会将注意力转向内脏。节前纤维的第3种去向是穿过同节段的椎旁节（不换元）后，进入内脏神经并在3个椎前节中的1个换元。3个椎前节分别位于腹主动脉前面的3条主要脏支的根部（腹腔动脉、肠系膜上动脉和肠系膜下动脉）。交感神经的节后纤维（橙色）沿动脉分支分布至其所支配的内脏，支配器官壁平滑肌收缩和促进器官壁内腺体的分泌。

体壁无副交感神经支配。血管壁的扩张是交感神经节后纤维停止刺激血管收缩后的结果。然而，肠壁的运动或肠腺的分泌等复杂控制需要副交感神经拮抗作用。胸腔脏器和大部分腹腔脏器（横结肠的中部以上）由迷走神经支配（深蓝色）。迷走神经的分支穿过相应的椎前节（不换元）后沿血管分支到达支配的器官壁，在器官壁内的小副交感神经节换元。副交感神经节后纤维（浅蓝色）非常短。其余腹腔和盆腔脏器接受副交感神经支配的方式相同，但是脊髓 S_2~S_4 节段的节前副交感纤维除外。

内脏也能感受疼痛，经内脏传入纤维（深绿色）传递到中枢神经系统。注意，内脏传入纤维从内脏沿交感神经的节前和节后纤维传导通路传导。传入纤维经椎前节（不换元）回到内脏神经，再经椎旁节（不换元），回到白交通支（内脏传入神经纤维有髓鞘）进入脊神经后根并到达脊神经节，其胞体位于脊神经节，散布在体壁的感觉神经元胞体之间。最后，在脊髓灰质后角与躯体感觉传入纤维一起在此换元。这就是牵涉痛的解剖基础，由于躯体痛的传导神经数目要远远多于脏器痛的传导神经，大脑很难有效地分辨脏器痛和躯体痛，故内脏痛经常会牵涉体壁的某个部位。

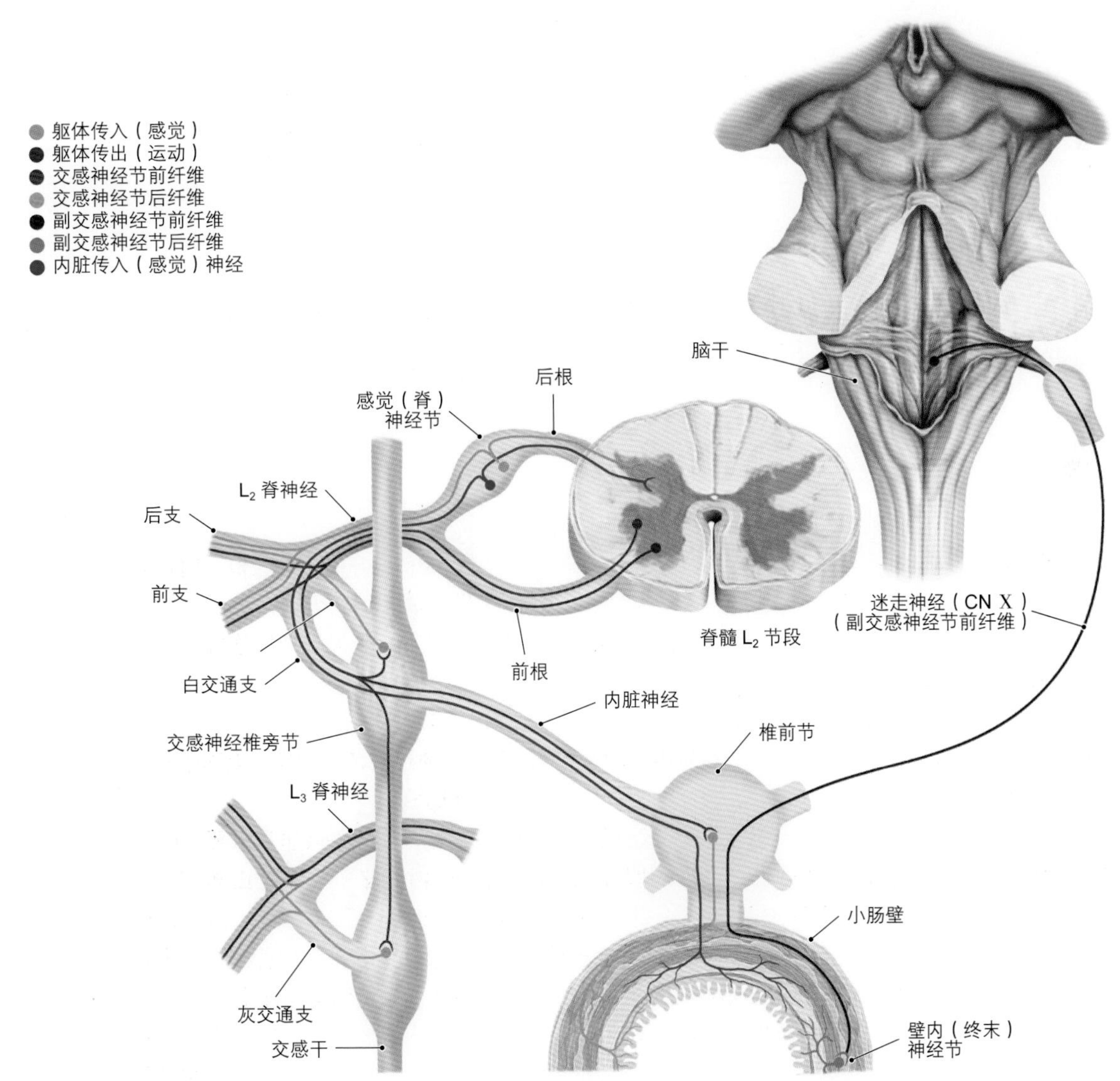
躯体传入（感觉）
躯体传出（运动）
交感神经节前纤维
交感神经节后纤维
副交感神经节前纤维
副交感神经节后纤维
内脏传入（感觉）神经
脑干
后根
感觉（脊）神经节
L2 脊神经
后支
前支
白交通支
交感神经椎旁节
前根
内脏神经
脊髓 L2 节段
迷走神经（CN X）（副交感神经节前纤维）
椎前节
L3 脊神经
小肠壁
灰交通支
交感干
壁内（终末）神经节

第 51 章 断层解剖学和放射解剖学

神经系统断层解剖学

图 51.1 脑的正中矢状面

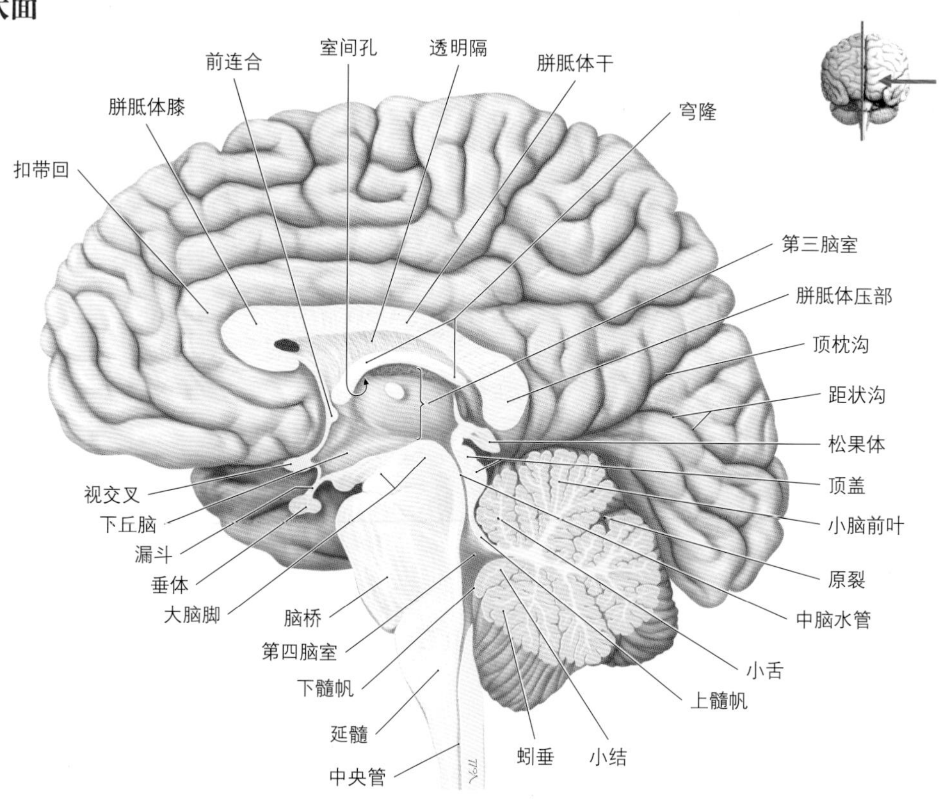
前连合
室间孔
透明隔
胼胝体干
胼胝体膝
穹隆
扣带回
第三脑室
胼胝体压部
顶枕沟
距状沟
松果体
顶盖
小脑前叶
原裂
中脑水管
视交叉
下丘脑
漏斗
垂体
大脑脚
脑桥
第四脑室
下髓帆
延髓
中央管
小舌
上髓帆
蚓垂
小结

图 51.2 脑的冠状面（Ⅰ）

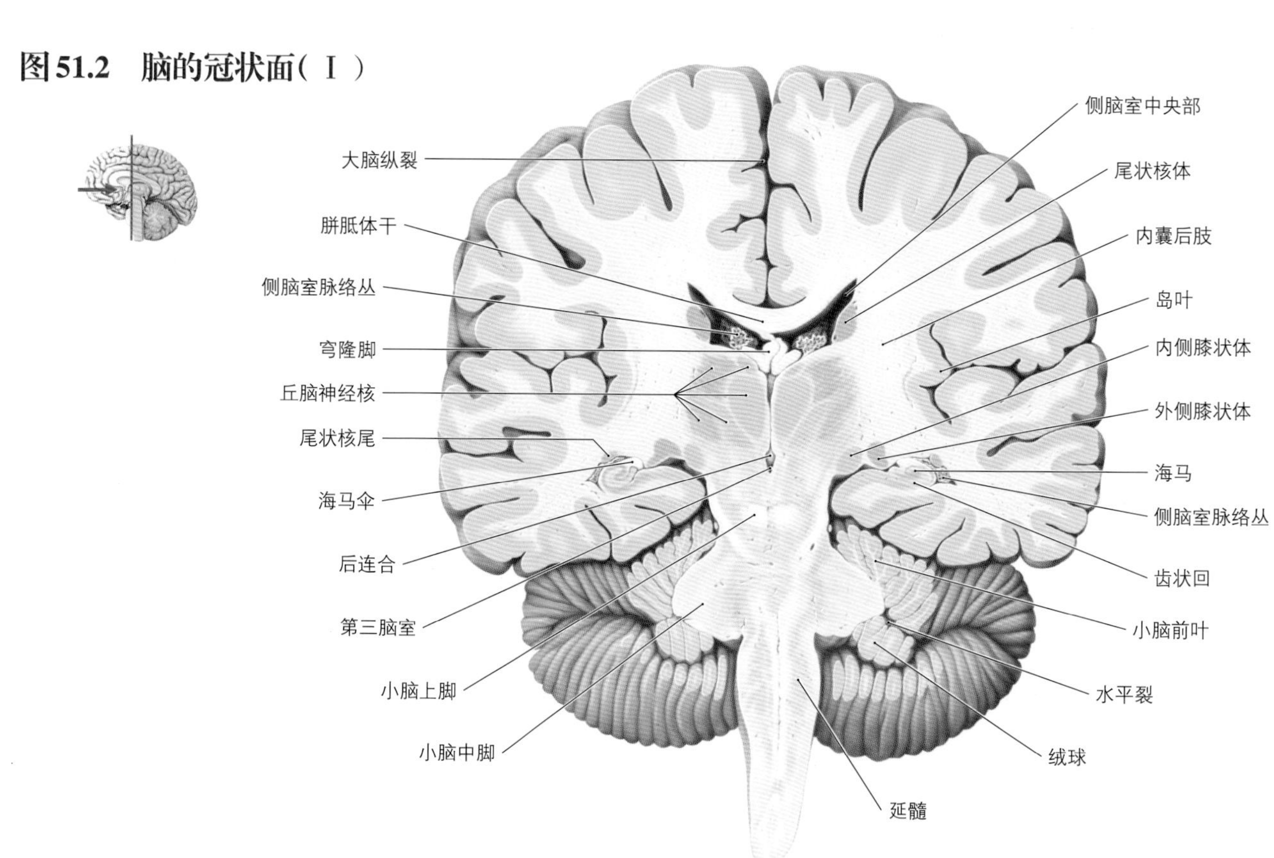
侧脑室中央部
尾状核体
内囊后肢
岛叶
内侧膝状体
外侧膝状体
海马
侧脑室脉络丛
齿状回
小脑前叶
水平裂
绒球
延髓
大脑纵裂
胼胝体干
侧脑室脉络丛
穹隆脚
丘脑神经核
尾状核尾
海马伞
后连合
第三脑室
小脑上脚
小脑中脚

图 51.3 脑的冠状面（Ⅱ）

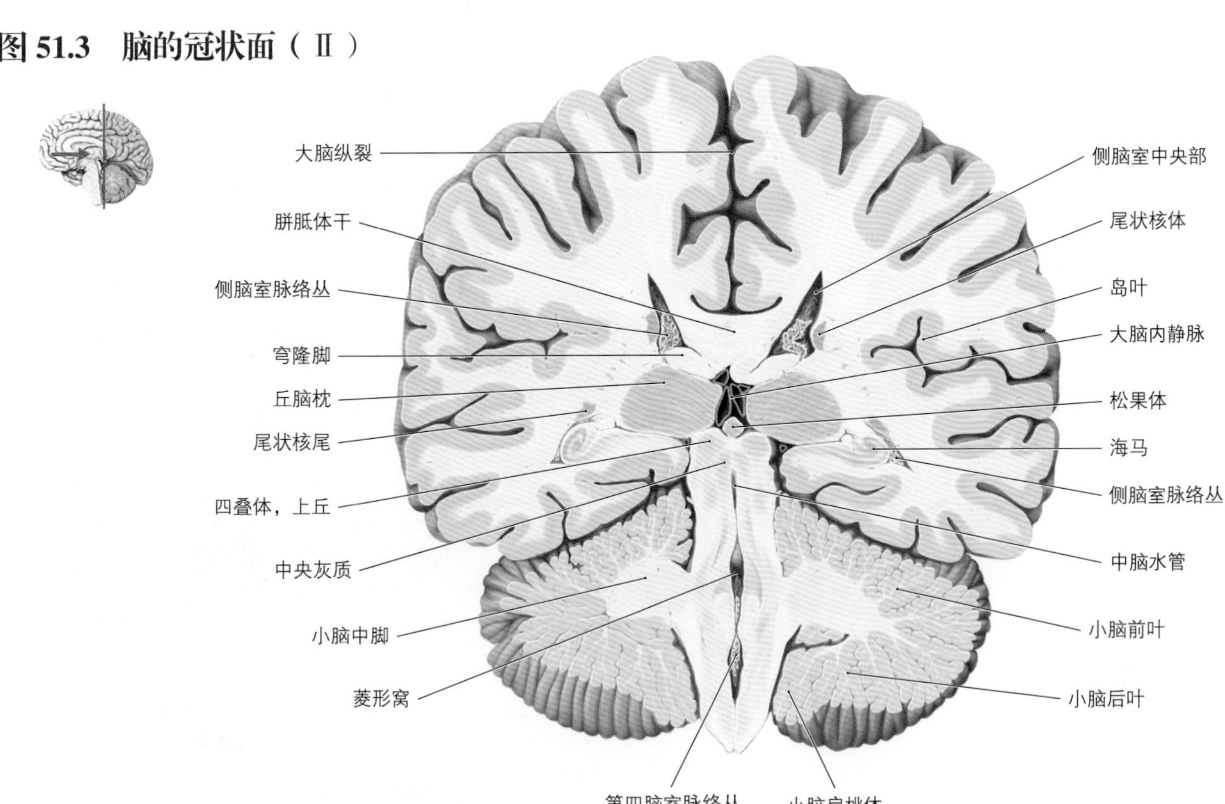
大脑纵裂
胼胝体干
侧脑室脉络丛
穹隆脚
丘脑枕
尾状核尾
四叠体，上丘
中央灰质
小脑中脚
菱形窝
第四脑室脉络丛
小脑扁桃体
侧脑室中央部
尾状核体
岛叶
大脑内静脉
松果体
海马
侧脑室脉络丛
中脑水管
小脑前叶
小脑后叶

图 51.4 经脑干上部的脑横切面

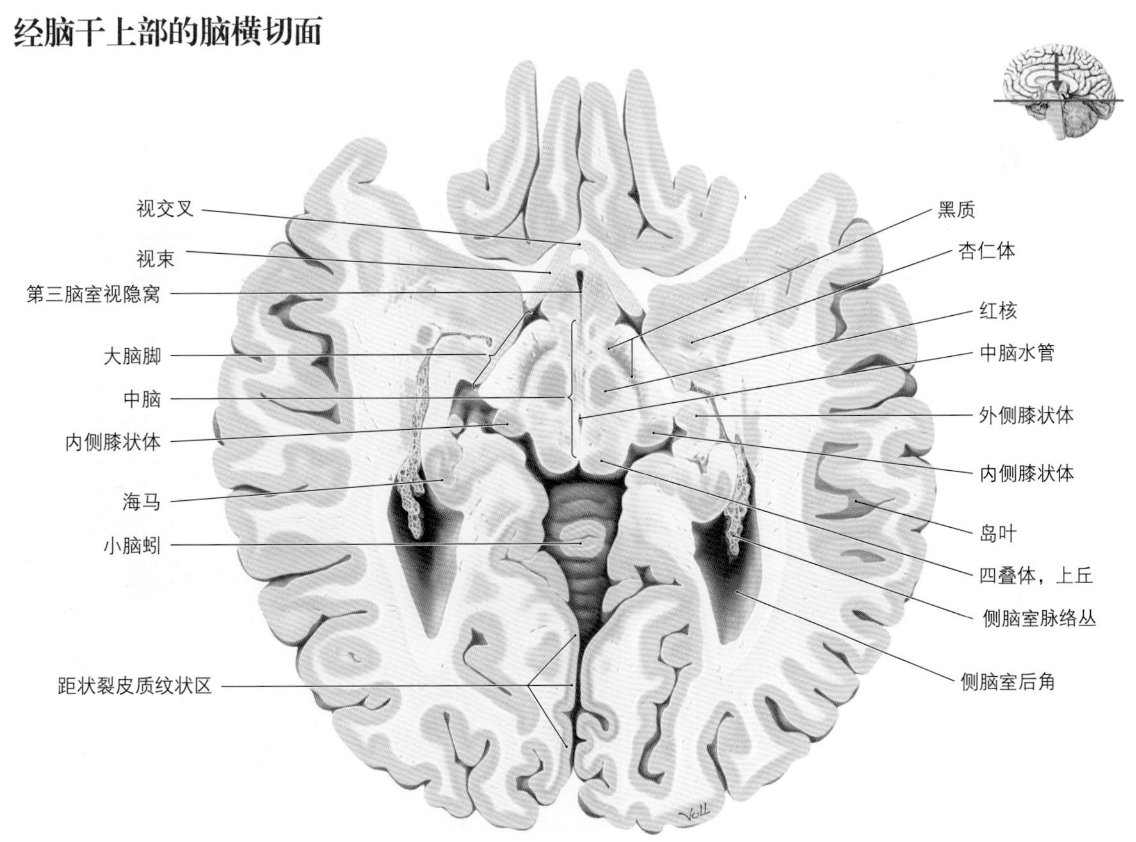
视交叉
视束
第三脑室视隐窝
大脑脚
中脑
内侧膝状体
海马
小脑蚓
距状裂皮质纹状区
黑质
杏仁体
红核
中脑水管
外侧膝状体
内侧膝状体
岛叶
四叠体，上丘
侧脑室脉络丛
侧脑室后角

更多脑血供影像资料见第 671 页。

图 51.5　脑 MRI

正中矢状面的左侧面观（经允许引自 Moeller TB, Reif E. Pocket Atlas of Sectional Anatomy, Vol 1, 4th ed. New York, NY: Thieme; 2014）。

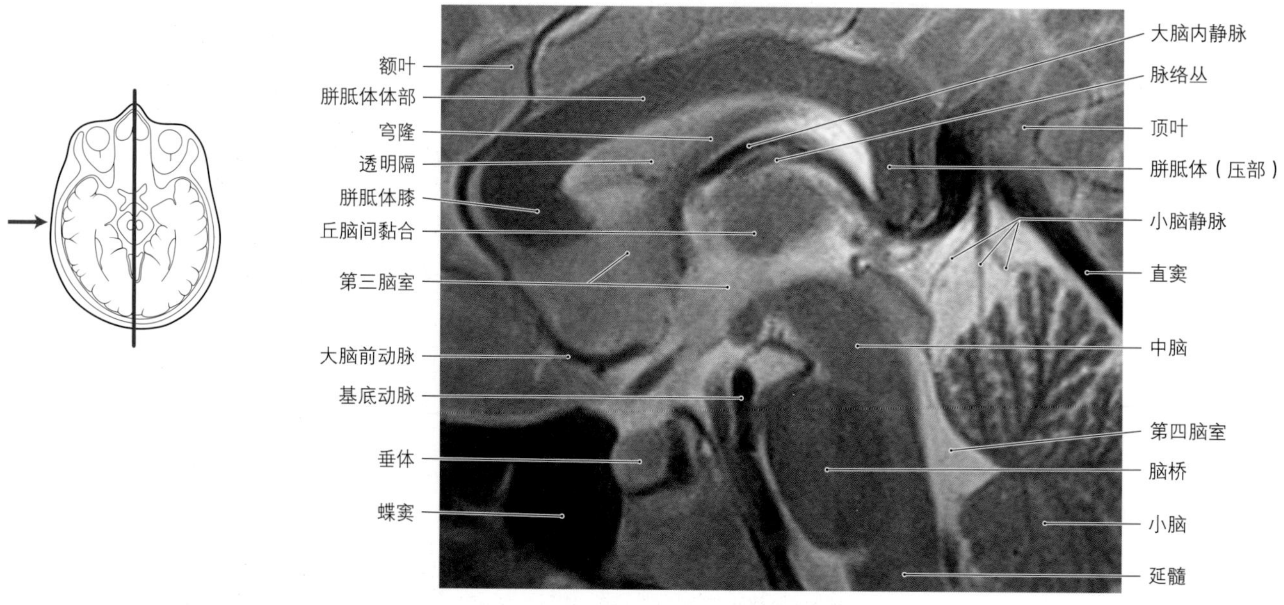

额叶
胼胝体体部
穹隆
透明隔
胼胝体膝
丘脑间黏合
第三脑室
大脑前动脉
基底动脉
垂体
蝶窦
大脑内静脉
脉络丛
顶叶
胼胝体（压部）
小脑静脉
直窦
中脑
第四脑室
脑桥
小脑
延髓

图 51.6　脑 MRI

经大脑半球横切面的下面观（经允许引自 Moeller TB, Reif E. Pocket Atlas of Sectional Anatomy, Vol 1, 4th ed. New York, NY: Thieme; 2014）。

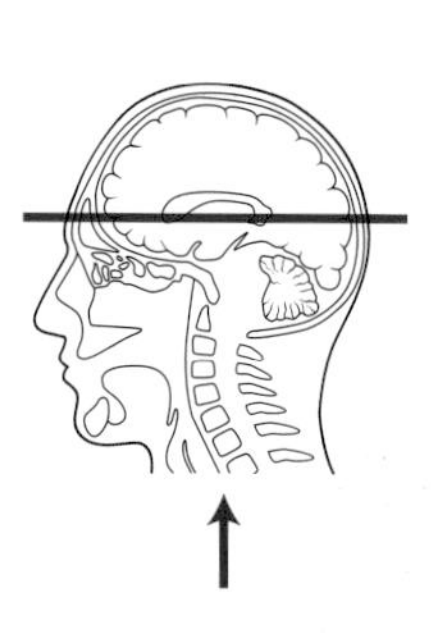

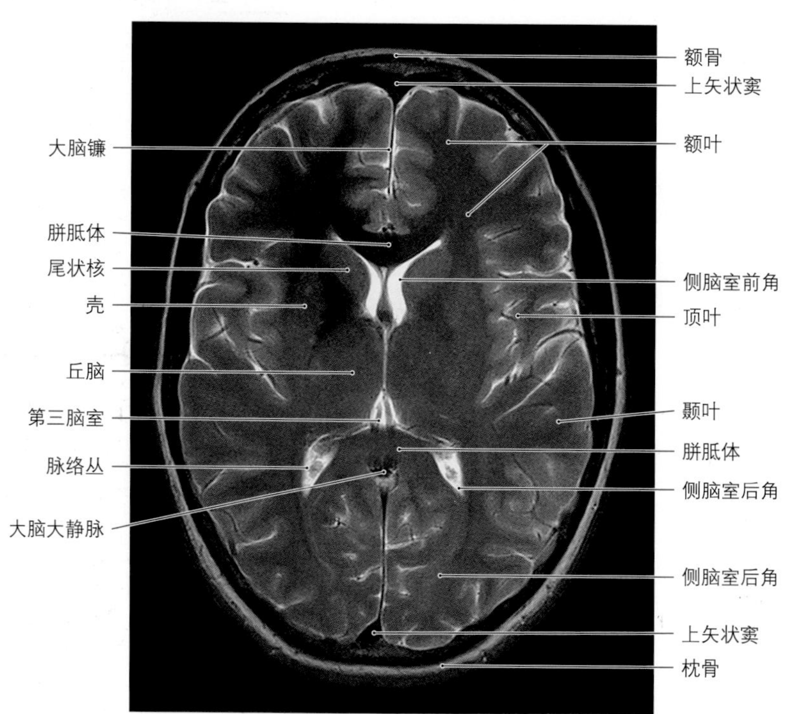

额骨
上矢状窦
大脑镰
额叶
胼胝体
尾状核
壳
侧脑室前角
顶叶
丘脑
第三脑室
颞叶
胼胝体
脉络丛
侧脑室后角
大脑大静脉
侧脑室后角
上矢状窦
枕骨

图 51.7 脑 MRI

经脑室系统的冠状面（经允许引自 Moeller TB, Reif E. Pocket Atlas of Sectional Anatomy, Vol 1, 4th ed. New York, NY: Thieme; 2014）。

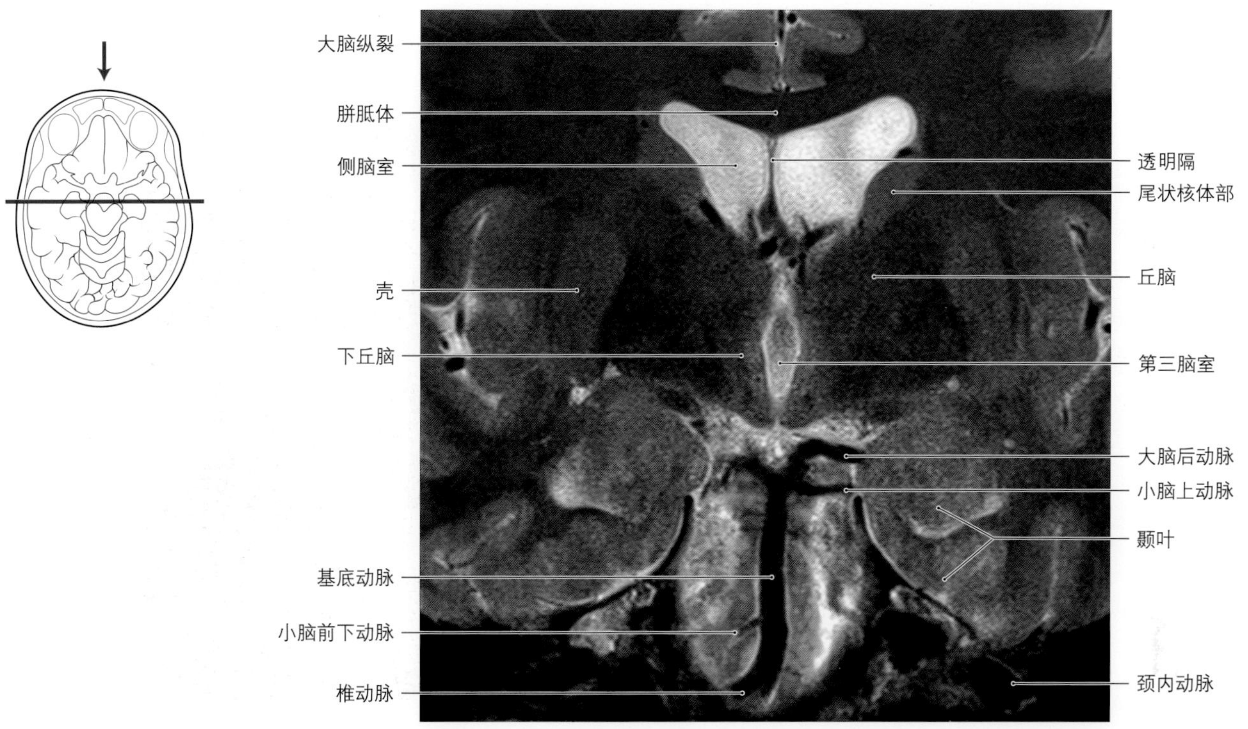
大脑纵裂
胼胝体
侧脑室
壳
下丘脑
基底动脉
小脑前下动脉
椎动脉
透明隔
尾状核体部
丘脑
第三脑室
大脑后动脉
小脑上动脉
颞叶
颈内动脉

图 51.8 颈部 MRI

经颈段脊髓冠状面的前面观（经允许引自 Moeller TB, Reif E. Pocket Atlas of Sectional Anatomy, Vol 1, 4th ed. New York, NY: Thieme; 2014）。

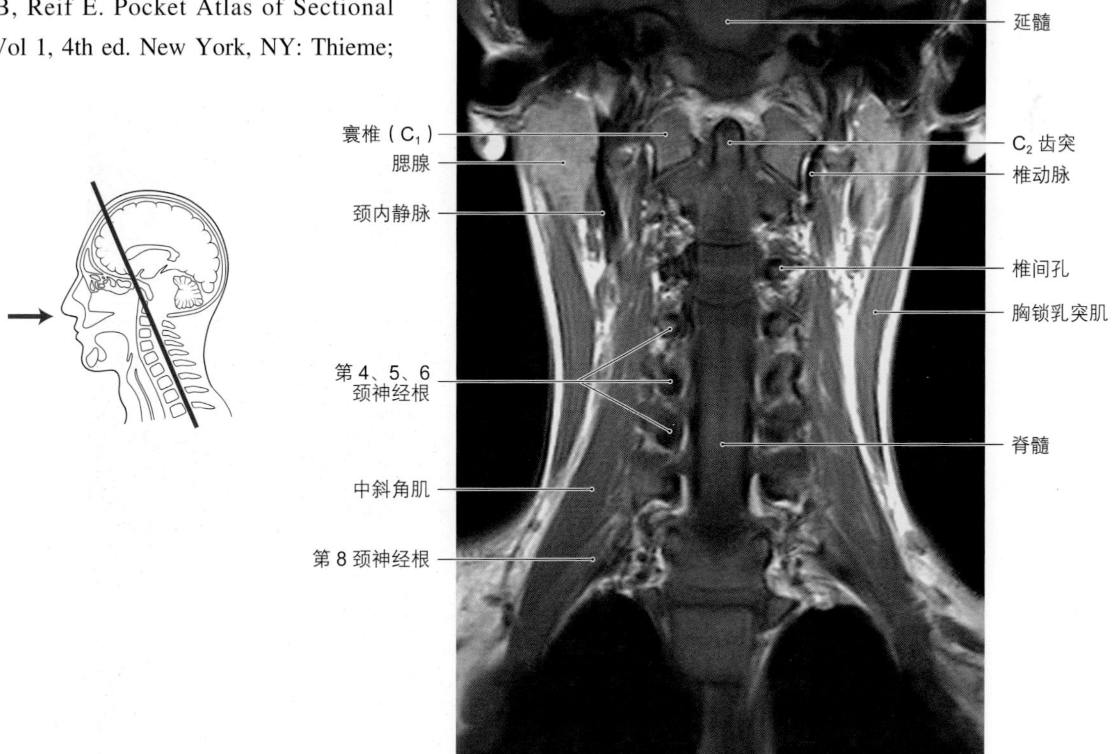
寰椎（C_1）
腮腺
颈内静脉
第4、5、6
颈神经根
中斜角肌
第8颈神经根
颞叶
延髓
C_2 齿突
椎动脉
椎间孔
胸锁乳突肌
脊髓